A. Feige, A. Rempen, W. Würfel, J. Jawny, A. Rohde

Frauenheilkunde

A. Feige, A. Rempen, W. Würfel, J. Jawny, A. Rohde

Frauen-heilkunde

Fortpflanzungsmedizin · Geburtsmedizin
Onkologie · Psychosomatik

Unter Mitarbeit von Franz Geisthövel

3., völlig überarbeitete Auflage

Mit 275 Abbildungen und 294 Tabellen

ELSEVIER
URBAN & FISCHER

URBAN & FISCHER
München · Jena

Zuschriften und Kritik an:
Elsevier GmbH, Urban & Fischer Verlag, Lektorat Medizin, Karlstraße 45, 80333 München
E-Mail: medizin@elsevier.com

Anschriften der Autoren:
Prof. Dr. med. Axel Feige
Leitender Arzt der Frauenklinik II
Klinikum Nürnberg-Süd
Breslauer Str. 201
90471 Nürnberg

Prof. Dr. Dr. med. Wolfgang Würfel
Kinderwunsch Centrum München
Lortzingstr. 26
81241 München

Prof. Dr. med. Anke Rohde
Gynäkologische Psychosomatik
Zentrum für Geburtshilfe und Frauenheilkunde
Universitätsklinikum Bonn
Sigmund-Freud-Str. 25
53105 Bonn

Prof. Dr. med. Andreas Rempen
Chefarzt der Frauenklinik mit Brustzentrum
Evangelisches Diakonie-Krankenhaus
Diakoniestr. 10
74523 Schwäbisch Hall

Dr. med. Johannes Jawny
Gemeinschaftspraxis Jamitzky/Jawny
Frauenärzte/Psychotherapie
Gynäkologische Onkologie
Halderstr. 27
86150 Augsburg

Wichtiger Hinweis für den Benutzer
Die Erkenntnisse in der Medizin unterliegen laufendem Wandel durch Forschung und klinische Erfahrungen. Herausgeber und Verfasser dieses Werkes haben große Sorgfalt darauf verwendet, dass die in diesem Werk gemachten therapeutischen Angaben (insbesondere hinsichtlich Indikation, Dosierung und unerwünschten Wirkungen) dem derzeitigen Wissensstand entsprechen. Das entbindet den Nutzer dieses Werkes aber nicht von der Verpflichtung, anhand der Beipackzettel zu verschreibender Präparate zu überprüfen, ob die dort gemachten Angaben von denen in diesem Buch abweichen und seine Verordnung in eigener Verantwortung zu treffen.

Wie allgemein üblich wurden Warenzeichen bzw. Namen (z.B. bei Pharmapräparaten) nicht besonders gekennzeichnet.

Bibliografische Information Der Deutschen Bibliothek
Die Deutsche Bibliothek verzeichnet diese Publikation in der Deutschen Nationalbibliografie; detaillierte bibliografische Daten sind im Internet unter http://dnb.ddb.de abrufbar.

3. Auflage 2006
2. Auflage 2001
1. Auflage 1996

06 07 08 09 10 4 3 2 1 0

Der Urban & Fischer Verlag ist ein Imprint der Elsevier GmbH.

Planung und Lektorat: Jörg Engelbrecht, München
Redaktion: Dr. Vera Pedersen, München
Zeichnungen: Anneli Nau, München
Herstellung: Kadja Gericke, Dietmar Radünz
Satz: Kösel, Krugzell
Druck und Bindung: LEGO S.p.A., Vicenza
Umschlaggestaltung: Spieszdesign Büro für Gestaltung, Neu-Ulm; Abbildung „Die prächtige Evelin“ von Sabine Starcke (in Privatbesitz; Aufnahme: C. Johansson. Mit freundlicher Genehmigung)
Gedruckt auf Prima Silk 100 g/m² 0,92 f. Vol.

ISBN 3-437-21871-9

Aktuelle Informationen finden Sie im Internet unter www.elsevier.com und www.elsevier.de

Geleitwort

Das Angebot an Fachliteratur ist auch in der Frauenheilkunde außerordentlich umfangreich, die Zahl der Monographien kaum mehr überschaubar. Dennoch klafft eine deutliche Lücke zwischen den studentischen Lehrbüchern einerseits und den wenigen Handbüchern als Nachschlagewerk andererseits. Hier soll das vorliegende Werk eine didaktische Brücke schlagen. Als Leserkreis angesprochen werden soll vor allem der Mediziner in der Weiterbildung zum Facharzt sowie der praktizierende Frauenarzt.

Klassische Lehrbücher für Studenten sollen in erster Linie Grundlagenwissen vermitteln, Zusammenhänge darstellen und Verständnis fördern. Katalogisch aufgelistetes Einzelwissen und Techniktransfer sollten nicht im Vordergrund stehen. Nur wenige der etablierten Lehrkompendien werden dieser Aufgabe gerecht. Auch der Ruf nach mehr Praxisorientierung im studentischen Unterricht geht an dem eigentlichen Ziel eines Universitätsstudiums vorbei. Defizite im Grundlagenwissen lassen sich im späteren Berufsleben schwer nachholen, der Praxisbezug jedoch ergibt sich in der beruflichen Routine von selbst.

Dieses neue Textbuch setzt fachpropädeutisches Wissen voraus, es ist praxisorientiert ein Leitfaden im beruflichen Alltag. Das Werk vermittelt gesichertes Fachwissen wie immer belastet mit dem „wissenschaftlichen Irrtum von heute" und zeigt Perspektiven auf für die zukünftige Entwicklung in der Frauenheilkunde.

Die Autoren werden sich bewußt oder unbewußt der „Würzburger Schule" verbunden fühlen, d.h. auch bei aller notwendigen Spezialisierung unseres Faches das Verbindende, die integrierenden Kräfte nicht zu vergessen. Motto: Frauenheilkunde unter einem Dach.

Herausgebern und Verlag gilt meine Gratulation zu dem gelungenen Werk – es wird weite Verbreitung und Anerkennung finden.

Würzburg, im Januar 2001 Karl-Heinrich Wulf

Vorwort zur 3. Auflage

Als wir uns in den Jahren 1994 und 1995 daranmachten, mit Unterstützung des Verlages Urban & Fischer – und hier insbesondere unserem Kollegen Burkhard Scheele, der damals Cheflektor war – das vorliegende Werk zu konzipieren, war ein Teil dieses Konzeptes das Ziel, dieses Buch in periodischen Abständen etwa alle 4 bis 5 Jahre neu zu überarbeiten und zu aktualisieren.

Das Erreichen dieses Zieles hing natürlich schon von Anfang an davon ab, dass das Buch auch ein Erfolg wird. Dies ist es mittlerweile geworden; es ist das meistverkaufte diesbezügliche Lehrbuch im deutschsprachigen Raum.

Vor diesem Hintergrund ist es uns allen möglich geworden, das ursprüngliche Ziel der periodischen Aktualisierung tatsächlich umzusetzen. Dem Verlag ist es zu danken, dass er trotz wechselnder Eigentümer und auch Lektoren ebenfalls an diesem Ziel festhielt.

Die nun vorliegende 3. Auflage, die wiederum intensiv überarbeitet, ergänzt und aktualisiert wurde, ist der gegenständliche Beweis dafür, dass ein solches Konzept auch in wirtschaftlich schwierigen und fluktuativen Zeiten dann zu verwirklichen ist, wenn alle Beteiligten mit gutem Willen und Engagement ein solches Ziel nie aus den Augen verlieren.

Wie schon im Vorwort zur 2. Auflage dargestellt, unterliegt unser Fach – wie fast kein anderes – ganz erheblichen Veränderungen. Mit Erscheinen des Buches haben bereits viele Landesärztekammern die neue Weiterbildungsordnung umgesetzt, was heißen soll, dass dort drei Schwerpunkte eingeführt wurden, nämlich die Spezielle Onkologie, die Spezielle Geburtshilfe und Perinatalmedizin und die Gynäkologische Endokrinologie und Reproduktionsmedizin. Diese Schwerpunkte sind führungsberechtigt, setzen eine mindestens 3-jährige Zusatzausbildung zum Frauenarzt voraus und schließen obligatorisch mit einer Prüfung bei den entsprechenden Landesärztekammern ab („Fachgespräch“ genannt).

Unser Buch hat sich schon früh dieser Strukturierung angenommen und so wird die vorliegende 3. Auflage die nun vollzogene neue Struktur unseres Faches noch mehr widerspiegeln, als dies bei den vergangenen Auflagen schon der Fall war.
Von dem Konzept des gemeinsamen Verfassertums sind wir auch dieses Mal nicht abgewichen, da wir gesehen haben, dass dieses etwas schwierigere Modell inhaltlich doch Vorteile gegenüber dem klassischen Mehrautorenbuch bietet. Auch sind wir nicht davon abgewichen, dass die Verfasser, die auch für die einzelnen Kapitel verantwortlich zeichnen, eigentlich immer nur das wiedergeben, was aus ihrem persönlichen Erfahrungsschatz stammt.

Umgekehrt sind wir uns aber bewusst geworden, dass ein solches Buch ohne eine qualifizierte psychosomatische, ggf. auch psychiatrische „Unterfütterung“ nicht mehr zeitgemäß ist. Dies umso mehr, weil in die Weiterbildungszeit zum Facharzt für Frauenheilkunde und Geburtshilfe seit 2004 in vielen Bundesländern ein 80-stündiger Weiterbildungskurs in der psychosomatischen Grundversorgung abgeleistet sein muss. Vor diesem Hintergrund haben wir Frau Kollegin Rohde als zusätzliche Autorin gewinnen können.

Anke Rohde hat die einzelnen Kapitel intensiv durchgearbeitet, um die Psychosomatik ergänzt und mit den einzelnen Autoren diskutiert und abgesprochen. Zusätzlich wurde ein Abschnitt „Psychosomatische Aspekte in der Diagnostik und Therapie“ hinzugefügt mit Kapiteln zu psychischen Störungen, Diagnosekriterien, Therapiemöglichkeiten, Interventionsformen und dem Vorgehen in speziellen Gesprächssituationen.

Ein Novum ist die Mitarbeit von Franz Geisthövel. Er ist mittlerweile einer der wenigen deutschen Gynäkologen, der integrativ die Gynäkologische Endokrinologie und Reproduktionsmedizin klinisch und wissenschaftlich bearbeitet. Mit Einführung des Schwerpunktes Gynäkologische Endokrinologie und Fortpflanzungsmedizin hat dieses Fachgebiet aber wieder sehr an Bedeutung gewonnen – auch wenn es aufgrund der bisherigen Weiterbildungspolitik (noch) an Nachwuchs mangelt. Als externer Autor hat er die entsprechenden Kapitel maßgeblich überarbeitet und neu gestaltet.

Die periodische Aktualisierung und das Modell des gemeinsamen Verfasserrates bringen zweifellos mehr Belastungen und Aufwand für den Verlag und die dortigen Lektoren mit sich. Insofern möchte sich das gesamte Team beim gesamten Verlag und den zuständigen Lektoren – hier insbesondere Frau Kollegin Pedersen – bedanken, dass auch diese 3. Auflage so umgesetzt werden konnte.

München, Nürnberg, Schwäbisch-Hall, Augsburg, Bonn
im September 2005

Axel Feige
Andreas Rempen
Wolfgang Würfel
Johannes Jawny
Anke Rohde

Vorwort zur 1. Auflage

Unser Fachgebiet ist wie kaum ein anderes in der Medizin in den letzten zehn Jahren mannigfaltigen Veränderungen und Innovationen unterworfen gewesen, und diese Entwicklung dauert an. Diese Tatsache hat ihren sichtbaren Ausdruck in der Novellierung der Weiterbildungsordnung für Ärzte gefunden, die im Bereich einzelner Landesärztekammern bereits vollzogen ist.

Die neue Weiterbildungsordnung für Ärzte sieht nach der Ausbildung zum Facharzt für Frauenheilkunde und Geburtshilfe drei fakultative Weiterbildungen vor: die „Spezielle Geburtshilfe und Perinatalmedizin", die „Spezielle operative Gynäkologie" und die „Gynäkologische Endokrinologie und Reproduktionsmedizin". Allen drei fakultativen Weiterbildungen gemeinsam ist eine mindestens zweijährige Ausbildung mit zum Teil erheblichen Leistungskatalogen und eine abschließende zusätzliche Prüfung. Die Gesamtheit des Faches ist dadurch gewahrt, daß die fakultativen Weiterbildungen – im Gegensatz zu Teilgebieten – allesamt erworben und ausgeübt werden dürfen.

Trotz des großen Angebotes an Studentenlehrbüchern mangelt es an einem praxisbezogenen Lehrbuch, das die Gesamtheit des Faches, aber auch die Spezialgebiete darstellt. In dieser Situation entstand die Idee für die Konzeption des vorliegenden Buches. Jeder der Herausgeber hat sich schon frühzeitig einem Gebiet gewidmet, das heute in der fakultativen Weiterbildung beschrieben wird.

Bewußt haben wir einzelne Subspezialitäten nicht dargestellt, wenn keiner von uns über eine spezielle Ausbildung bzw. über spezielle Kenntnisse auf diesem Gebiet verfügte. Ganz gezielt haben wir somit auf den Anspruch der „Vollständigkeit" verzichtet.

Die Herausgeber sind auch gleichzeitig die Autoren. In vielfältigen Diskussionen und Redaktionssitzungen haben wir uns bemüht, unsere medizinischen Vorstellungen und Aussagen zur Deckung zu bringen, um das vorliegende Werk inhaltlich aus einem Guß zu formen.

Die „Frauenheilkunde" wendet sich an die Assistenten in Weiterbildung zum Frauenarzt, an die Frauenärzte, die die fakultative Weiterbildung anstreben, aber auch an die praktisch tätigen Kolleginnen und Kollegen im niedergelassenen Bereich und an den Kliniken.

An dieser Stelle möchten wir Herrn Professor Dr. med. Karl-Heinrich Wulf danken, der sozusagen „unsichtbar" das einende Band aller Autoren darstellt. Bedanken möchten wir uns auch bei Herrn Dr. med. Burkhard Scheele, Frau Elke Simon sowie Frau Christine Zschorn vom Verlag Urban & Schwarzenberg, die uns auf dem oft schwierigen Weg in der Erstellung dieses Buches stets mit Ideen, Rat und Tat zur Seite standen.

Nürnberg, Würzburg, München
im November 1996

Axel Feige
Andreas Rempen
Wolfgang Würfel
Hans Caffier
Johannes Jawny

Inhaltsverzeichnis

I Gynäkologische Endokrinologie und Fortpflanzungsmedizin

II Schwangerschaft und Geburtshilfe

III Gutartige und bösartige Erkrankungen

IV Psychosomatische Aspekte bei Diagnostik und Therapie

Autorinnen und Autoren

Prof. Dr. med. Axel Feige
Leitender Arzt der Frauenklinik II
Klinikum Nürnberg-Süd
Breslauer Str. 201
90471 Nürnberg

Prof. Dr. med. Franz Geisthövel
Centrum für Gynäkologische Endokrinologie und Reproduktionsmedizin Freiburg (CERF)
Bismarckallee 7f
79098 Freiburg

Dr. med. Johannes Jawny
Gemeinschaftspraxis Jamitzky/Jawny
Frauenärzte/Psychotherapie
Gynäkologische Onkologie
Halderstr. 27
86150 Augsburg

Prof. Dr. med. Andreas Rempen
Chefarzt der Frauenklinik mit Brustzentrum
Evangelisches Diakonie-Krankenhaus
Diakoniestr. 10
74523 Schwäbisch Hall

Prof. Dr. med. Anke Rohde
Gynäkologische Psychosomatik
Zentrum für Geburtshilfe und Frauenheilkunde
Universitätsklinikum Bonn
Sigmund-Freud-Str. 25
53105 Bonn

Prof. Dr. Dr. med. Wolfgang Würfel
Kinderwunsch Centrum München
Lortzingstr. 26
81241 München

Abkürzungsverzeichnis

ABG	aldosteronbindendes Globulin
ACTH	adrenokortikotropes Hormon
ADH	antidiuretisches Hormon (Syn. Vasopressin)
AFI	amniotic fluid index, Amnionflüssigkeit-Index
AFP	alpha-Fetoprotein
AGS	adrenogenitales Syndrom
AID	artifizielle Insemination durch Donor
AIS	Androgeninsensitivitätssyndrome
AIT	Autoimmunthyreoiditis
AMA	antimitochondriale Antikörper
AMF	Anti-Müller-Faktor (testikulär)
ANA	antinukleäre Antikörper
APAK	Antiphospholipidantikörper
ART	assistierte Reproduktionstechniken
ASS	Acetylsalicylsäure
ATD	abdominotransversaler Durchmesser
AZF	Azoospermiefaktor
BEL	Beckenendlage
BET	brusterhaltende Therapie
bFGF	basischer Fibroblastenwachstumsfaktor
BKT	basale Körpertemperatur
BMD	bone mineral density, Knochenmineralisationsdichte
BPD	biparietal diameter, biparietaler Durchmesser
BSG	Blutsenkungsgeschwindigkeit
BTK	Basaltemperaturkurve
CAH	classical congenital adrenal hyperplasia, klassische kongenitale Nebennierenhyperplasie
CAH	congenital adrenal hyperplasia, kongenitale Nebennierenhyperplasie
cAMP	zyklisches Adenosinmonophosphat
CBG	kortisolbindendes Globulin
CC	Clomifencitrat
CEA	carcinoembryonic antigen, karzinoembryonales Antigen
CHA	chronisch habitueller Abort
CIN	zervikale intraepitheliale Neoplasie
CLI	Corpus-luteum-Insuffizienz
CMA	Chlormadinonacetat
CPA	Cyproteronacetat
CRF	corticotropin releasing factor, Kortikoliberin
CRP	C-reaktives Protein
CTG	Kardiotokografie
DCIS	duktales Carcinoma in situ
DEGUM	Deutsche Gesellschaft für Ultraschall in der Medizin
DES	Diethylstilbestrol
DHEA-S	Dehydroepiandrosteronsulfat
DHT	Dihydrotestosteron
DIC	disseminierte intravasale Gerinnung (Syn. Verbrauchskoagulopathie)
DIPI	(direkte) intraperitoneale Insemination
DRSP	Drospirenon
DSG	Desogestrel
DYD	Dehydrogesteron
EBM	evidence based medicine, evidenzbasierte Medizin
EE	Ethinylestradiol (Syn. Äthinylöstradiol)
E-E-Zeit	Entschluss-Entbindungszeit
EGF	epidermal growth factor, epidermaler Wachstumsfaktor
EIA	Enzymimmunoassay
ENG	Etonorgestrel
EOS	endogenes Opioidsystem
EschG	Embryonenschutzgesetz
ET	Embryonentransfer
EUG	Extrauteringravidität
FAS	funktionell androgenisierendes Syndrom
FFP	fresh frozen plasma, Frischplasma
FGF	Fibroblastenwachstumsfaktor
FISH	Fluoreszenz-in-situ-Hybridisierung
FKA	funktionell kutane Androgenisierung
FL	Femurlänge
FOD	frontookzipitaler Durchmesser
FOHA	funktionelle ovarielle Hyperandrogenämie
FSH	follikelstimulierendes Hormon
G-CSF	Granulozytenkolonie-stimulierender Faktor
GH-RH	Wachstumshormon-Releasing-Hormon
GIFT	intratubarer Gametentransfer
GM-CSF	Granulozyten-Makrophagen-Kolonie-stimulierender Faktor
GnRH	Gonadotropin Releasing Hormon, Gonadotropinfreisetzungshormon
GV	Geminalvesikel
GVH	graft versus host

HB-EGF heparinbindender epidermaler Wachstumsfaktor
HCA Hydrokortisonacetat
HCB Hydrokortisonbutyrat
HCG human chorionic gonadotropin, menschliches Choriongonadotropin
HDL high density lipoprotein, Lipoprotein hoher Dichte
HER humaner epithelialer Wachstumsfaktorrezeptor
HK Hämatokrit
HKSG Hysterosalpingo-Kontrastsonografie
HLA human lymphocyte antigen, menschliches Lymphozytenantigen
HMG human menopausal gonadotropine, menschliches Menopausengonadotropin
HPL human placental lactogen, humanes plazentares Laktogen
hPL humanes laktotropes Plazentahormon
HPV human papilloma virus, humanes Papillomavirus
HR hazard ratio
HRE hormonresponsive element, hormonresponsives Element
HSG Hysterosalpingografie
HSK Hysteroskopie
HSP Hitzeschockprotein
HSPG Heparinsulfatbindungsproteine
HSS Hysterosalpingo-Szintigrafie
HypoHG hypogonadotroper Hypogonadismus
ICI intrazervikale Insemination
ICSI intrazytoplasmatische Spermieninjektion
IGEL individuelle Gesundheitsleistungen
IGF insulin-like growth factor, insulinähnlicher Wachstumsfaktor
IL Interleukin
IORT intraoperative Radiotherapie
ITI intratubare Insemination
IUI intrauterine Insemination
IVC intravaginale Kultur
IVF In-vitro-Fertilisation
IVIg intravenöse Immunglobuline
KHK koronare Herzkrankheit
KS Kallmann-Syndrom
KU Kopfumfang
LAVH laparoskopisch assistierte vaginale Hysterektomie
LCIS lobuläres Carcinoma in situ
LDL low density lipoprotein, Lipoprotein niedriger Dichte
LGL large granular lymphocytes, Körnchenzellen
LH luteinisierendes Hormon
LIF Leukämieinhibitionsfaktor
LNG Levonorgestrel
LSK Laparoskopie
LUFS luteinizing unruptured follicle syndrome, Syndrom des luteinisierten, unrupturierten Follikels
MBU Mikroblutuntersuchung
MCR metabolische Clearance-Rate
MDG Medrogeston
MESA mikrochirurgische epididymale Spermienaspiration
MHC major histocompatibility complex, Histokompatibilitätshauptkomplex
MMP Matrixmetalloproteinase
MoM multiple of median, Vielfache des Median
MPA Medroxyprogesteronacetat
MTHFR Methylentetrahydrofolatreduktase
NARI Noradrenalinwiederaufnahmehemmer
NASSA Noradrenalin- und selektiver Serotoninwiederaufnahmehemmer
NET Norethisteron
NETA Norethisteronacetat
NG Norgestrel
NGM Norgestimat
NGMN Norelgestomin
NIDDM noninsulin-dependent diabetes mellitus, insulinunabhängiger Diabetes mellitus
NIHF nichtimmunologischer Hydrops fetalis
NNR Nebennierenrinde
NT Nackentransparenz
OAT Oligoasthenoteratozoospermie
OGTT oraler Glukosetoleranztest
oHSS ovarielles Hyperstimulationssyndrom
PCO polyzystisches Ovar
PCR Polymerasekettenreaktion
PDGF platelete derived growth factor, thrombozytenabgeleiteter Wachstumsfaktor
PECAM Plättchen- und endotheliales Adhäsionsmolekül
PESA perkutane epididymale Spermatozoenaspiration
PFO polyfollikuläres Ovar
PGE Prostaglandin E
PGS Prostaglandin-Endoperoxid-Synthetase
PI Pulsatilitätsindex

PID	pelvic inflammatory disease, Infektionen des oberen Genitaltraktes (entzündliche Beckenerkrankung)
PID	Präimplantationsdiagnostik
PK	Polkörperchen
PKA	Phosphokinase A
PKC	Phosphokinase C
PKD	Polkörperchendiagnostik
PLW	Prader-Labhart-Willi-Syndrom
PMS	prämenstruelles Syndrom
PN	Pronukleus
POF	premature ovarian failure
POMC	Proopiomelanokortinkotropin
PRL	Prolaktin
PT	Pubertas tarda
PTBS	posttraumatische Belastungsstörung
PTT	partielle Thromboplastinzeit
QL	Querlage
RANTES	regulated upon activation in normal T-cells expressed and secreted
RAS	Renin-Angiotensin-System
RDS	respiratory distress syndrome, Atemnotsyndrom
RESA	retrograde epididymale Spermatozoenaspiration
RI	Resistenzindex
RR	relatives Risiko
RSA	rezidivierender Spontanabort
SARM	selektiver Androgenrezeptormodulator
SCMPT	Spermien-Zervikal-Mukus-Penetrations-Test
SD	standard deviation, Standardabweichung vom Mittelwert
SERM	selektiver Östrogenrezeptormodulator
SFR	selektive Follikelreduktion
SHBG	sexualhormonbindendes Globulin
SL	Schädellage
SNRI	Serotonin- und Noradrenalinwiederaufnahmehemmer
SPRM	selektiver Progesteronrezeptormodulator
SRE	steroidresponsiv element, steroidresponsives Element

SRY	sex determing region of Y, geschlechtsdeterminierende Region des Y-Chromosoms
SSL	Scheitel-Steiß-Länge
SSRI	selektiver Serotoninwiederaufnahmehemmer
SSW	Schwangerschaftswoche
STD	sexually transmitted diseases, sexuell übertragbare Krankheiten
STH	somatotropes Hormon
TAF	Transkriptionsaktivierungsfaktor
TAK	Thyreoglobulinantikörper
TBG	thyroxinbindendes Globulin
TBPA	thyroxinbindendes Präalbumin
TEFNA	testikuläre Feinnadelaspiration
TESE	testicular sperm extraction, testikuläre Spermienextraktion
TF	testikuläre Feminisierung
TGF-α	transformierender Wachstumsfaktor α
TIMP	tissue inhibitors of metalloproteinases, Gewebeinhibitoren der Metalloproteinasen
TNF	Tumornekrosefaktor
TPO	Thyreoperoxidaseantikörper
TRAK	TSH-Rezeptor-Antikörper
TRH	Thyreotropin-Releasing-Hormon, Thyreotropinfreisetzungshormon (Syn. Thyreoliberin)
TSH	thyreoideastimulierendes Hormon, Thyreotropin
TSS	toxic shock syndrome, toxisches Schocksyndrom bei Infektion mit A-Streptokokken
VAIN	vaginale intraepitheliale Neoplasie
VCAM-1	vaskuläres Adhäsionsmolekül-1
VEGF	vaskulärer endothelialer Wachstumsfaktor
VIN	vulväres intraepitheliale Neoplasie
VIP	vasoaktives intestinales Peptid
VTE	venöses thromboembolisches Ereignis
WHR	waist-to-hip-ration, Taille-Hüfte-Verhältnis

Abbildungsnachweis

Die Abbildungen 33-19 bis 33-21, 34-11, 34-12, 34-19, 35-9 und 35-20 bis 35-22 sind mit freundlicher Genehmigung des Springer-Verlags übernommen aus:
Jawny, J.: Praxis der operativen Gynäkologie. Springer, Berlin–Heidelberg–New York 2000.

Weiteres Bildmaterial wurde aus folgenden Büchern übernommen:

Bender, H. G. (Hrsg.): Gutartige gynäkologische Erkrankungen I. Klinik der Frauenheilkunde und Geburtshilfe Band 8. Elsevier, Urban & Fischer, München, 4. Aufl. 2002.

Bettendorf, G., Breckwoldt, M.: Reproduktionsmedizin. Gustav Fischer Verlag, Stuttgart, New York 1989.

Diedrich, K., Bender, H. G. (Hrsg.): Gutartige gynäkologische Erkrankungen II. Klinik der Frauenheilkunde und Geburtshilfe Band 9. Elsevier, Urban & Fischer, München, 4. Aufl. 2003.

Bender, H. G. (Hrsg.): Allgemeine gynäkologische Onkologie. Klinik der Frauenheilkunde und Geburtshilfe Band 10. Elsevier, Urban & Fischer, München, 4. Aufl. 1998.

Bender, H. G. (Hrsg.): Spezielle gynäkologische Onkologie I. Klinik der Frauenheilkunde und Geburtshilfe Band 11. Elsevier, Urban & Fischer, München, 4. Aufl. 2000.

Bender, H. G. (Hrsg.): Spezielle gynäkologische Onkologie II. Klinik für Frauenheilkunde und Geburtshilfe Band 12. Elsevier, Urban & Fischer, München, 4. Aufl. 2003.

Böcker, W., Denk, H., Heitz, Philipp U. (Hrsg.): Pathologie. Elsevier, Urban & Fischer, München, 3. Aufl. 2004.

Aktories, K. et al. (Hrsg.): Allgemeine und Spezielle Pharmakologie und Toxikologie.
Begründet von W. Forth, D. Henschler, W. Rummel. Elsevier, Urban & Fischer, München, 9. Aufl. 2004.

Künzel, W. (Hrsg.): Schwangerschaft I. Klinik der Frauenheilkunde und Geburtshilfe Band 4. Elsevier, Urban & Fischer, München, 4. Aufl. 1999.

Gynäkologische Endokrinologie und Fortpflanzungsmedizin

I

1 Physiologie und Pharmakologie des ovariellen Zyklus

Ovar: embryonale und fetale Entwicklung

Die Primordialzellen entstehen in der 3. Embryonalwoche aus dem Entoderm am kaudalen Pol des Embryos. Durch amöboide Bewegung wandern sie in die Genitalleiste, wo sie in der 7. Embryonalwoche nachzuweisen sind. Ab dieser Entwicklungsstufe nennt man sie Oogonien, die sich vermittels Mitose und Meiose zu teilen beginnen. Die Gonadenanlage besteht somit aus sich teilenden Oogonien, Mesenchym und proliferierendem Keimepithel.

In der 20. Fetalwoche ist die maximale Oogonienanzahl mit etwa 8 Mio. erreicht. Die Mitoserate nimmt nun stetig ab, nach der 32.–34. Fetalwoche finden keine Mitosen mehr statt. In gleichem Maß nimmt die Oogonienatresie zu und erreicht ihr Maximum ebenfalls um die 32.–34. Fetalwoche. Durch Meiose gehen aus Oogonien die Primordialfollikel hervor, so dass sich nach der 34. Fetalwoche keine Oogonien mehr im Ovar nachweisen lassen. Sie unterliegen sowohl bereits intrauterin als auch in der weiteren Entwicklung der Atresie: Im 5.–6. Schwangerschaftsmonat sind es ca. 8 Mio., zum physiologischen Geburtszeitpunkt findet man noch 1–2 Mio., in der Pubertät nur noch 300 000–500 000 Primordialfollikel.

Abbildung 1-1 gibt die Stadien der ersten Reifeteilung (Meiose) beim Menschen wieder. Im Unterschied zu den somatischen Zellen, in denen die Prophase innerhalb weniger Stunden beendet ist, kann die Prophase I bei den Oozyten Wochen bis Jahre betragen. Am Ende verweilt die Oozyte in einer stationären Phase (Diktyotän). In dieser Prophase I der Meiose I befinden sich die Eizellen aller Primordialfollikel. Die exakten Ursachen für diesen Rest sind noch unbekannt. Bekannt ist aber, dass z.B. die Granulosazellen einen Meioseinhibitor (OMI = Oozytenmaturationsinhibitor) synthetisieren. In den letzten Jahren sind noch weitere dieser Inhibitoren bekannt geworden.

Mit der Ovulation nimmt die Eizelle ihre Teilungsaktivität wieder auf. Es werden die Äquatorialplatte und der Spindelapparat ausgebildet (Metaphase I), in der Anaphase I kommt es zu einer Trennung der Chromosomen. Augenfälligster Ausdruck hierfür ist der Zusammenbruch des Germinalvesikels (GV). In der Telophase I wird das erste Polkörperchen ausgestoßen und es entsteht die sekundäre Oozyte.

Nach der Meiose I verharrt die Eizelle keineswegs in der telophasischen Ruhe. Es wird sofort die zweite Reifeteilung eingeleitet, wobei die Eizelle dann in Metaphase II verharrt (die Chromosomen sind jetzt redupliziert). Mit Eindringen eines Spermiums, also von 23 weiteren Chromosomen, wird die zweite Reifeteilung beendet. Hierbei wird ein zweites Polkörperchen ausgestoßen, das einen haploiden Chromosomensatz enthält.

Das erste Polkörperchen nimmt in aller Regel auch an der zweiten Reifeteilung teil, teilt sich also noch einmal, so dass nach Vollzug der Fertilisation meistens drei Polkörperchen vorliegen.

Ovar: vom Primordialfollikel zum antralen Follikel

Alle Follikel, die man in einem Ovar identifizieren kann, lassen sich aufgrund ihrer Größe, ihres Granulosazellgehaltes und ihrer Struktur in verschiedene Klassen einteilen (Abb. 1-2). Die Anzahl der Follikel in den verschiedenen Klassen ist relativ konstant, da das Wechseln in eine andere Klasse nicht wahllos erfolgt, sondern immer im Verbund einer **Kohorte,** und dies auch nur dann, wenn durch Ovulation oder Atresie höherer Klassen wieder „Platz geschaffen" wurde.

In jeder Entwicklungsphase eines Follikels kann es zur **Regression** kommen. Je nach Entwicklungsstand des Follikels bedeutet die Regression vollständigen Untergang (Atresie, v.a. bei kleineren Follikeln bzw. unteren Klassen); es kann aber auch bereits zu einer schwachen Luteinisation mit Persistenz kommen (größere Follikel bzw. höhere Klassen; s. Kap. 3).

Die Entwicklung von einem Primordialfollikel zu einem Follikel der Klasse 4 oder 5 zieht sich über mehrere

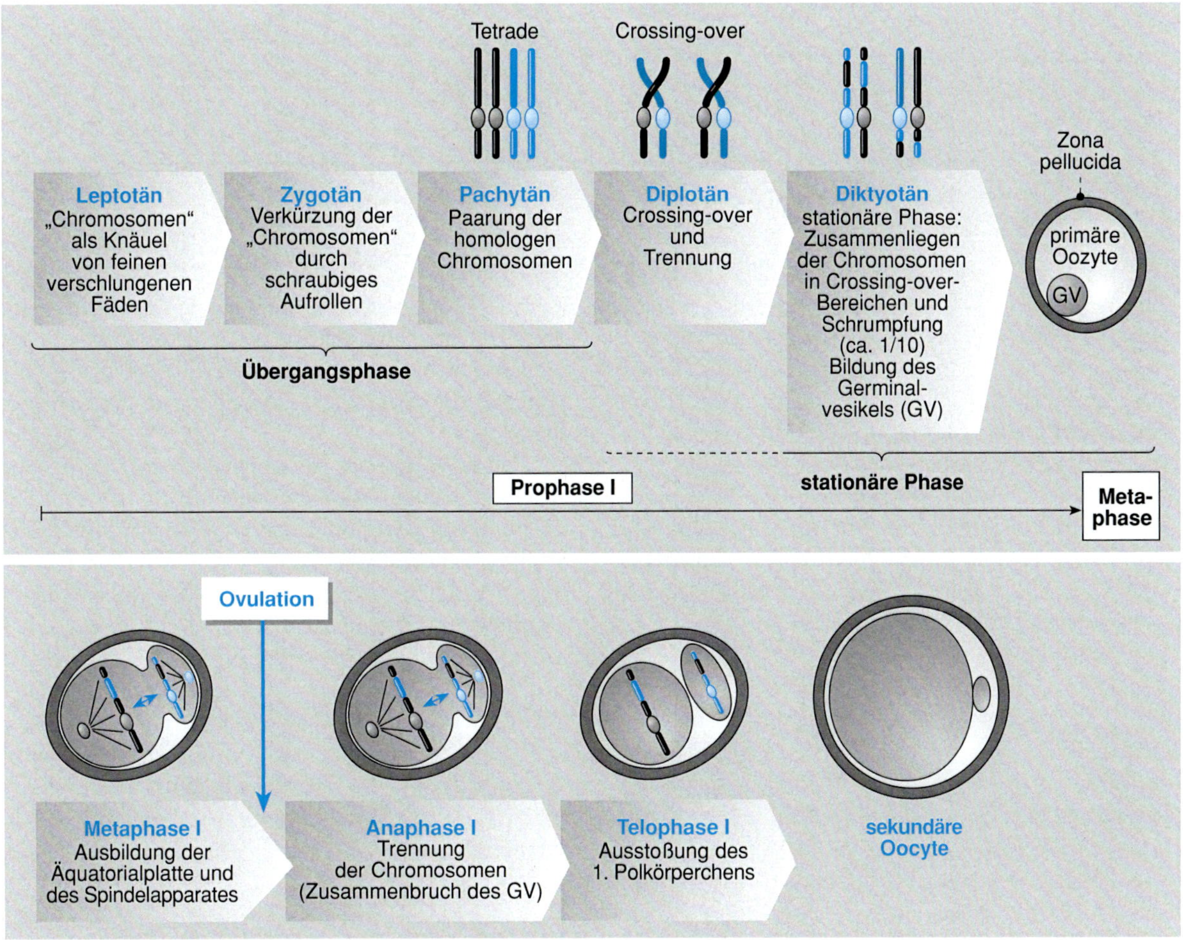

Abb. 1-1 Ablauf der 1. Reifeteilung (Meiose) beim Menschen.

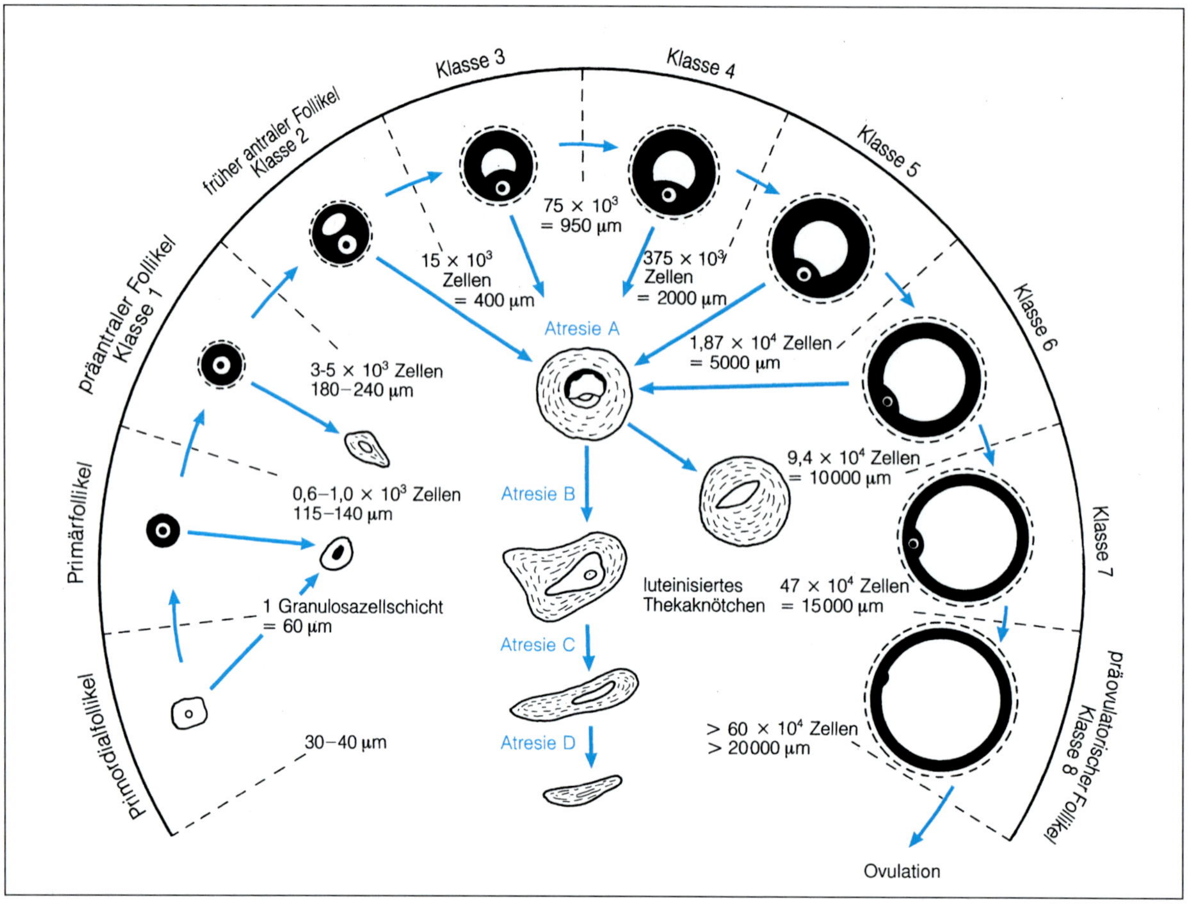

Abb. 1-2 Klassifikation der Follikel des Ovars (modifiziert nach Schindler, 1987).

Zyklen hinweg. Erst ab dem Klasse-4- oder -5-Stadium können Follikel für den eigentlichen – d.h. klinisch relevanten – Ovulationszyklus rekrutiert werden. Dies erfolgt unter FSH-Einfluss bereits während der Lutealphase des vorhergehenden Zyklus (Abb. 1-3). Hierbei wird nun nicht ein einziger Follikel für den Ovulationszyklus rekrutiert, sondern die Gesamtheit aller Follikel der Klassen 4 und 5. Dies können – v. a. bei jüngeren Frauen – bis zu 1000 sein. Mit zunehmendem Alter nimmt diese Zahl im Durchschnitt ab, was sich am besten bei ovariellen Stimulationen mit gleicher Dosis in verschiedenen Lebensaltern studieren lässt.

!

Beim polyfollikulären Wachstum unter einer ovariellen Stimulationstherapie werden nicht mehr Follikel rekrutiert, sondern von den (physiologischerweise) rekrutierten Follikeln eine größere Zahl zur Ovulation gebracht.

Dieser Zusammenhang erklärt, warum mehrfache ovarielle Stimulationen keinen verfrühten Eintritt des Klimakteriums induzieren; es wird aber auch deutlich, warum die Ovarien nach 300–500 ovulatorischen Zyklen „erschöpft“ sind und die Menopause eintritt. Die Einnahme eines Ovulationshemmers ändert daran nichts, da sich Follikel der Klasse 4 oder 5, die nicht rekrutiert werden, zurückbilden und atretisch werden.

Im Gegensatz zu den Spermien werden die Eizellen nicht neu gebildet, sondern liegen „auf Lager“, also in einem „Stock“. Warum das so ist, also warum sich die Eizellen nicht einfach teilen und damit für eine lebenslange Fertilität der Frau sorgen, darüber gab und gibt es verschiedenste Hypothesen.

Am wahrscheinlichsten ist die einfache Tatsache, dass eine sich teilende Eizelle – im Gegensatz zu den somatischen Zellen – sofort beginnt sich zu differenzieren, also den Weg der Embryonalentwicklung beschreitet. Mit anderen Worten: die Teilung einer Eizelle ergibt nicht 2 Eizellen, sondern einen zweizelligen Präimplantationsembryo.

Dieser Mechanismus ist von der Parthenogenese, also der eingeschlechtlichen Fortpflanzung („Jungfernzeugung“) bekannt. Damit wohnt der Eizelle aber ein einmaliges Potential inne, das so in keiner anderen Körperzelle existiert. Die zweigeschlechtliche

Fortpflanzung ändert daran nichts, da die sich teilende Eizelle – nach der Befruchtung – ja bekanntlich den Weg der Embryonaldifferenzierung und nicht der eigenen Duplizierung geht.

!

„Selbstvermehrung" von Eizellen durch Teilung ist vermutlich deshalb blockiert, weil befruchtete und auch unbefruchtete Eizellen die besondere Fähigkeit haben, durch die Teilung in die Differenzierung eines Embryos einzutreten. Im Gegensatz zu anderen Körperzellen beschreitet sie bei ihrer Teilung nicht die eigene Reduplizierung.

Hiermit sind natürlich mitotische Teilungen gemeint. Meiotische Teilungen machen hiervon eine Ausnahme und führen zu keinem Differenzierungsschub (vgl. Ausstoßung der Polkörperchen; s. o.).

Das Verharren in der Prophase I bringt – vor allem bei zunehmendem Lebensalter der Frau – das Risiko mit sich, dass es zu Chromosomenfehlteilungen kommen kann. Bekanntlich nehmen diese ab dem 30. Lebensjahr langsam zu und erreichen mit dem 40. Lebensjahr ein Ausmaß, dass von 10 befruchtungsfähigen Eizellen im Schnitt 7–8 Chromosomenfehlverteilungen besitzen. Diese Entwicklung nimmt nach dem 40. Lebensjahr dramatisch zu, wodurch sich u. a. die sinkende Fertilität der Frauen in diesem Alter, die erhöhte Abortrate und auch die Häufigkeitszunahme z. B. des Down-Syndroms erklären.

Vermutlich aufgrund der komplexen Konstruktion des menschlichen Genoms ist der Mensch von dem Mechanismus der Chromosomenfehlverteilung ganz besonders betroffen.

Führt man diesen Prozess gedanklich über das 50. Lebensjahr weiter, so lässt sich leicht feststellen, dass dann nur noch ganz wenige Eizellen die genetische Voraussetzung für eine intakte Schwangerschaft bieten (z. B. bei einer 50-jährigen Patientin etwa eine aus fünfzig). Insofern darf darüber spekuliert werden, dass dies eine der Ursachen für die Wechseljahre ist. Mit anderen Worten: die Ovarialfunktionen erlöschen auch deshalb, weil ein weiteres Vorhalten bei einer z. B. 60- oder 70-jährigen Frau dann definitiv zu keiner tatsächlichen Fortpflanzung mehr führen würde.

1 Steuerung des Follikelwachstums

1.1 Zweizelltheorie

Klassisch ist die sog. Zweizelltheorie, die auf den folgenden Definitionen basiert:
- Theka- bzw. Interstitialzellen sind LH-Zielorgane,
- Granulosazellen stellen FSH-Zielorgane dar.

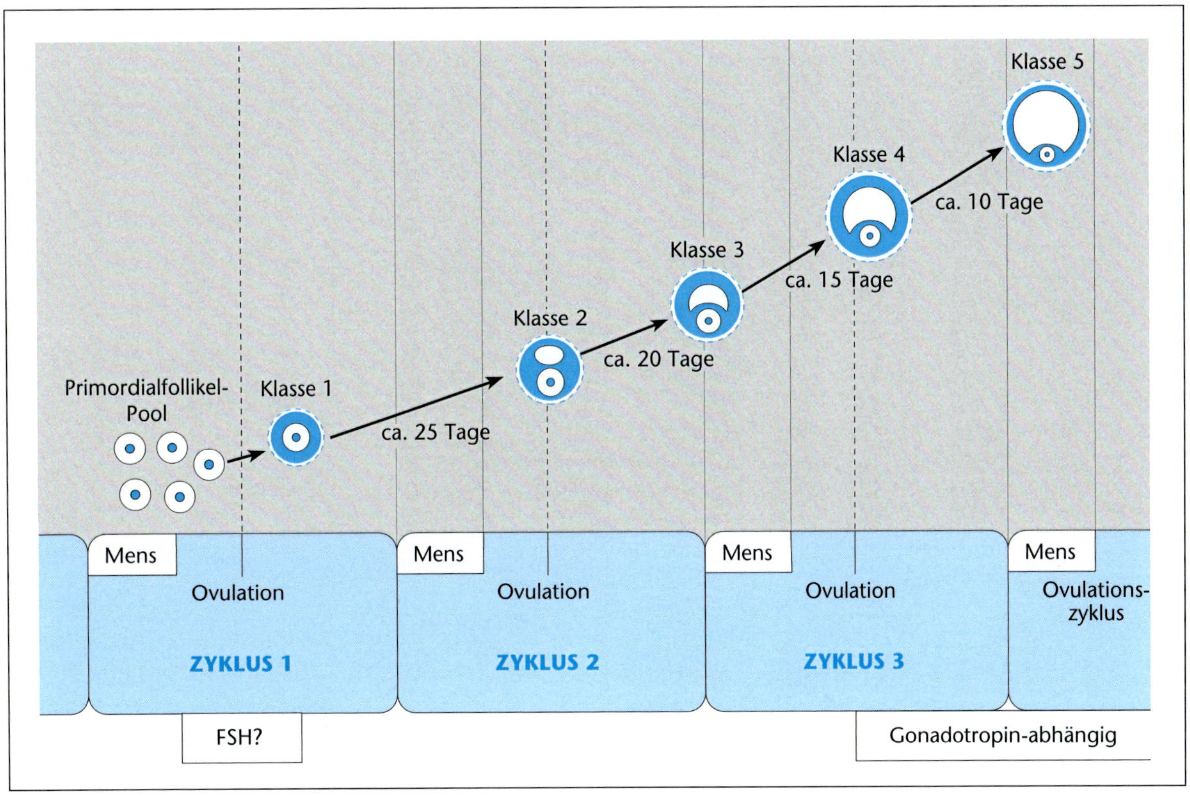

Abb. 1-3 Entwicklung vom Primordialfollikel zum „rekrutierbaren" Follikel.

Durch diese Zweiteilung wird die Komplexität des Follikels nur unzureichend erfasst. Insbesondere die immunkompetenten Zellen, deren wichtige Rolle zunehmend erkannt wird, bleiben unberücksichtigt (s. „Dreizelltheorie").

Grundlegend gilt: In den Thekazellen werden Androgene synthetisiert (v. a. Androstendion, Testosteron) und in den Granulosazellen werden die Androgene zu Estradiol umgewandelt („Aromatisierung", Abb. 1-4).

Thekazellen. Nach Erickson lassen sich mehrere Gruppen unterscheiden. Diese Gruppen ergeben sich v. a. durch die funktionelle Zuordnung der histologisch abgrenzbaren Interstitialzellen zu den Thekazellen. Bedeutsam sind:

- Thekainterstitialzellen: Sie umgeben den Follikel.
- Hilusinterstitialzellen: Sie sind den Leydig-Zellen – also testikulären Zellen – ähnlich. (Es bestehen enge Verbindungen zu sympathischen Nervenfasern und damit die Möglichkeit der vegetativen Steuerung.)

Weitere Interstitialzell-Subpopulationen sind:

- primäre Interstitialzellen, die zwischen der 12. und 22. Fetalwoche auftreten und den fetalen Leydig-Zellen (!) sehr ähnlich sind;
- sekundäre Interstitialzellen, die hypertrophierte Reste der Thekazellen in atretischen Follikeln darstellen. (Auch sie sind adrenerg innerviert, also vegetativ gesteuert.)

Granulosazellen. Morphologisch lassen sich 3 Gruppen abgrenzen:

- basale,
- antrale,
- kumulusnahe Granulosazellen.

Möglicherweise sind die basalen Granulosazellen das Stammzellreservoir. Sie haben die höchste LH-Rezeptoren-Population und die höchste Aromatase-, d. h. Steroidogeneseaktivität. Beides ist bei den kumulusnahen Granulosazellen genau umgekehrt. Die Bedeutung der antralen Granulosazellen ist bislang unklar.

Tatsächlich wird das Follikelwachstum nicht ausschließlich durch Granulosa- und Theka(interstitial)zellen bestimmt (klassische Zweizelltheorie), sondern auch durch eine Reihe anderer Zellpopulationen. Man kann sie unter dem Begriff der „dritten" Zellen zusammenfassen, wobei zu berücksichtigen ist, dass es sich hierbei um keine homogene Gruppe handelt und diese „dritten" Zellen ganz unterschiedlichen Blastemen entstammen.

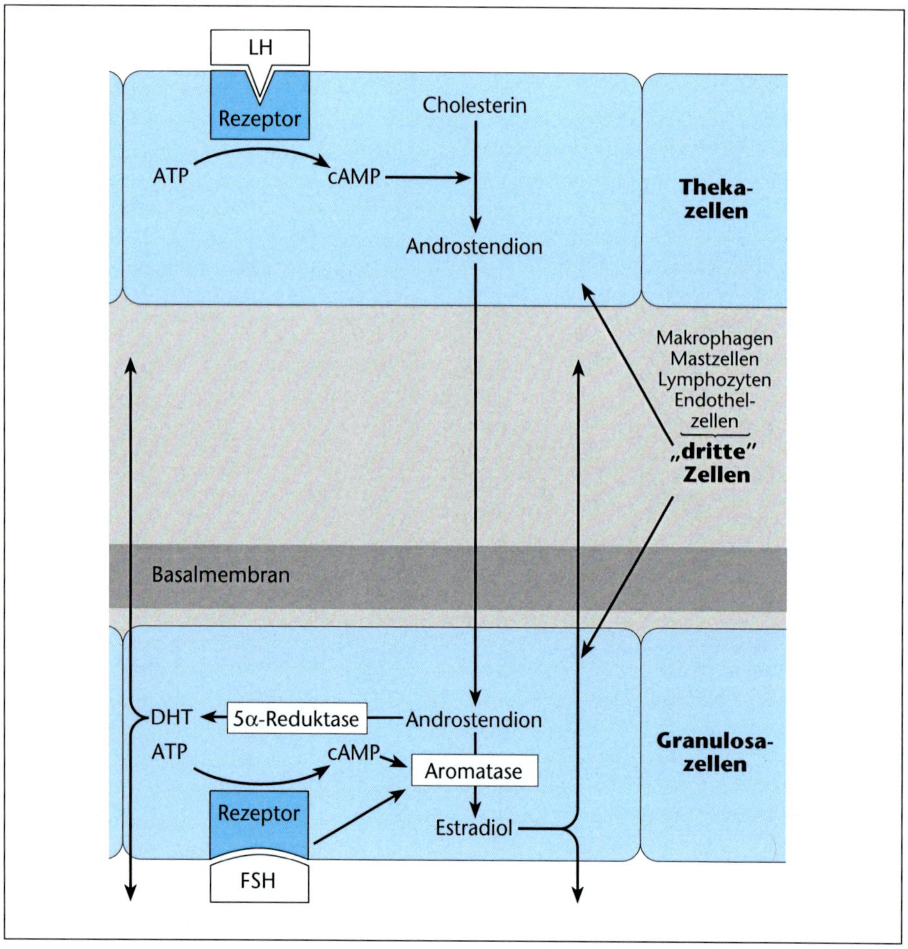

Abb. 1-4 „Dreizelltheorie".

Wichtig ist, dass es gerade diese Zellen sind, die das Follikelwachstum in das Netzwerk anderer Funktionssysteme einspannen und damit deren Beeinflussung aussetzen (z. B. Immunsystem, Gefäßsystem). Insofern muss die „Zweizelltheorie" heute zur „Dreizelltheorie" erweitert werden.

1.2 „Dreizelltheorie"

Zu dem Begriff „dritte" Zellen zählen in erster Linie immunkompetente Zellen, aber auch andere Zelllinien wie Endothelzellen und Fibroblasten.

Ihnen allen gemeinsam ist, dass sie Substanzen sezernieren, die in der auto- und parakrinen Regulation eine Rolle spielen. Von Bedeutung sind:
- Makrophagen,
- T- und B-Lymphozyten,
- eosinophile Zellen,
- Mastzellen.

Die wichtigsten Sekretionsprodukte sind der Tumornekrosefaktor-α (TNF-α), Interleukin-1 (IL-1), der basische Fibroblastenwachstumsfaktor (bFGF), die Gewebewachstumsfaktoren α und β (TGF-α, TGF-β) und Histamine. Hierdurch wird z. T. das Zellwachstum geregelt, die Steroidogenese aktiviert und die Durchblutung reguliert. Ähnliche Funktionen haben Endothelzellen (z. B. Synthese von Endothelin) und Fibroblasten (Wachstumsfaktoren). Die einzelnen Regulationsvorgänge sind sehr komplex. Bezüglich der Bedeutung der Zytokine s. Abschnitt Implantation.

Bedeutsam ist, dass diese Zelllinien über andere Systeme mit reguliert werden (z. B. immunkompetente Zellen über das Immunsystem), so dass eine enge Verzahnung von ovarieller Regulation und Immunsystem (und Psyche) besteht (sog. psychohumorale Kopplung).

1.3 Rezeptoren und Hormone

Thekazellen besitzen nur LH-Rezeptoren, Granulosazellen besitzen hauptsächlich FSH-Rezeptoren und in geringerem Maß LH-Rezeptoren.

LH aktiviert die Steroidsynthese hin zu den Androgenen (v. a. Androstendion, Testosteron) insbesondere durch Induktion der Schlüsselenzyme 17α-Hydroxylase und 17-,20-Desmolase. Eine Aromatisierung zu Estradiol ist unter LH-Einfluss (bzw. in den Thekazellen) nicht möglich.

FSH/Estradiol-Synergismus. FSH aktiviert (über cAMP) die Aromatase und somit die Konversion von den Androgenen zu Estradiol. Daneben besteht auch ein zweiter Weg, nämlich die Möglichkeit zur 5α-Reduktion der Androgene (Granulosazellen exprimieren auch die 5α-Reduktase), so dass Metaboliten wie Dihydrotestosteron (DHT) entstehen können.

FSH fördert ohne Kofaktoren die Induktion eigener Rezeptoren. Sobald eine nennenswerte Estradiolsynthese erreicht ist, kommt es zum FSH/Estradiol-Synergismus und dadurch zu einem exponentiellen Anstieg der FSH-Rezeptoren-Population. Daneben sorgt der FSH/Estradiol-Synergismus für eine rasche Teilung der Granulosazellen (v. a. Estradiol ist hier stark mitogen wirksam). Außerdem kommt es unter FSH/Estradiol zu einer langsamen, aber kontinuierlichen Induktion von LH-Rezeptoren.

> **!** So paradox es auch klingen mag: Das Ovar ist primär ein Organ, das Androgene synthetisiert und sezerniert. Die Synthese von Östrogenen ist eng an das Vorhandensein der Follikelreifung gekoppelt.

2 Selektion des dominanten Follikels

Für das weitere Wachstum des Follikels sind 3 Faktoren limitierend:
- Je kleiner der Follikel ist, desto geringer ist seine Aromataseaktivität, d. h., er bildet relativ viel Androgene und wenig Estradiol, und dies auch nur unter massiver FSH-Stimulation.
- Gerade kleine Follikel synthetisieren große Mengen an Aktivin, einem Heterodimer, das zentral die FSH-Synthese anregt (positive Rückkopplung). Je größer der Follikel nun wird, desto unabhängiger („reifer") wird auch die Aromataseaktivität. Im gleichen Maße nimmt die Aktivinsynthese ab, gleichzeitig nimmt die Synthese an Inhibin, das in Granulosazellen gebildet wird, zu. Hierdurch wird mit zunehmendem Follikelwachstum die zentrale FSH-Sekretion herabgesetzt.
- Der zunehmende Estradiolanstieg hemmt die zentrale FSH-Sekretion zusätzlich.

Somit entsteht sehr bald eine Situation, in der der größte Follikel bezüglich der Aromataseaktivität nicht nur unabhängig wird, sondern auch dafür sorgt, dass die FSH-Stimulation abnimmt. Für die anderen Follikel bedeutet dies eine mehr oder minder starke Akkumulation von Androgenen (d. h. eine weitere Hemmung der Aromatase) und damit Atresie („Androgentod").

Aktivin und Inhibin gehören zusammen mit MIS (Müller-Inhibitor-Substanz), TGF-β1 und anderen zu der sog. Superfamilie der Aktivine. Alle diese Peptide liegen als Heterodimere vor.

Die Gene, die für die einzelnen Untereinheiten (α, βA bis βE) kodieren, sind mittlerweile sequenziert. Durch alternatives Splicen der mRNA-Präkursoren entstehen Untereinheiten, die sich aneinander lagern und dann biologisch aktiv werden. Einen Überblick über die derzeitigen Vorstellungen gibt Abbildung 1-5.

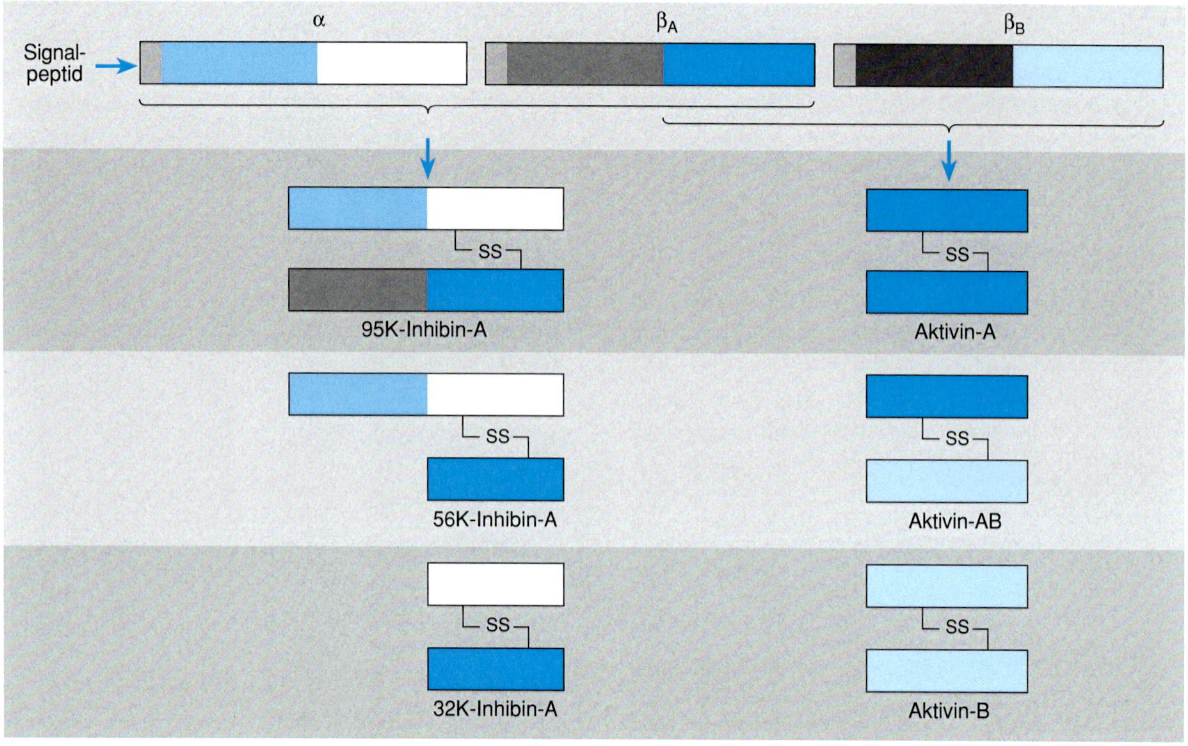

Abb. 1-5 Grobschematische Darstellung zur Aktivin-Familie und der Struktur wichtiger Aktivine und Inhibine.

3 Wechselseitige Ovulationen

Die Mitoserate in den beiden Ovarien ist in der Regel unterschiedlich. Dies hängt damit zusammen, dass das eine Ovar im Vorzyklus ein Corpus luteum getragen hat, das andere nicht. Da die finale Rekrutierung der Follikel aber bereits in der Lutealphase des Vorzyklus beginnt, steht die eine Follikelpopulation weit mehr unter dem Einfluss des (verblühenden) Corpus luteum als die andere (v. a. Progesteron). Dies hat zur Folge, dass die Mitoserate dort geringer ist und die Entwicklung der Follikel sich langsamer vollzieht. So gesehen kommen diese immer „zu spät“, was erklärt, warum die Ovulationen abwechselnd in dem einen und dem anderen Ovar stattfinden.

4 Präovulatorische Phase

Trigger für LH-/FSH-Anstieg. Triggermechanismus für den mittzyklischen LH-Anstieg ist der Estradiolanstieg, der sich zur Zyklusmitte hin rasant entwickelt (die Verdopplungszeit der Estradiolkonzentration im Serum vor dem LH-Anstieg beträgt ca. 48 Stunden). Bei Überschreitung eines Schwellenwertes von 200 pg/ml über mindestens 48 Stunden kommt es zur LH-Ausschüttung.

Zum LH-Anstieg hin hat die durch den FSH/Estradiol-Synergismus bewirkte Induktion der LH-Rezeptoren bereits einen größeren Umfang erreicht. Hierdurch nimmt die Fähigkeit der Granulosazellen zu, Progestine – also v. a. Progesteron und 17α-Hydroxy-Progesteron – zu synthetisieren. Diese können auch im Serum nachgewiesen werden. Das jetzt schon vermehrt synthetisierte Progesteron beeinflusst die Dauer des LH-Anstiegs positiv, zudem triggert es vermutlich den begleitenden FSH-Anstieg. Von diesem ist nur wenig bekannt, möglicherweise ist er verantwortlich für die Überführung der Primordialfollikel in Follikel der Klasse 1.

Der **LH-Anstieg** dauert ca. 48 Stunden, die Verdopplungszeit von LH beträgt (im Steilanstieg) ca. 4 Stunden, die folgende Plateauphase ca. 14 Stunden.

Luteinisierung. Die nun folgende Umstellung auf die dominierende Progesteronsynthese ist mit hoher Wahrscheinlichkeit auf eine Zunahme der Aktivität der 17α-Hydroxylase (speziell: Cytochrom P_{450}) zurückzuführen. Deren Aktivierung erfolgt hauptsächlich über den LH-Rezeptor. Parallel hierzu kommt es zu einem (vorübergehenden) Abfall des Estradiols und des 17α-Hydroxy-Progesterons. Die Bedeutung des gleichzeitigen Anstiegs von Inhibin ist noch nicht geklärt.

Mit dem LH-Anstieg und der Luteinisierung endet die mitotische Aktivität der Granulosazellen. Die Zahl der Lutealzellen des späteren Corpus luteum ist somit zu diesem Zeitpunkt fixiert.

5 Ovulation

Zeitpunkt. Die Ovulation findet ca. 34–44 Stunden nach Beginn des LH-Anstiegs statt, also etwa in der Mitte des Progesteronanstiegs.

Mechanismen. Die Follikel stehen **nicht** unter erhöhtem Druck; es kommt vielmehr zu einem Andauen der Follikelwand (im Bereich des „Stigmas") und einem anschließenden „Auslaufen" des Inhalts.

Durch den LH-Anstieg erfolgt – via cAMP – eine Aktivierung der Phosphokinasen A (PKA) und wohl auch C (PKC) und somit der Prostaglandin-Endoperoxid-Synthetase (PGS). PGS ist ein Schlüsselenzym für die Synthese von Prostaglandin E (PGE). Parallel hierzu aktivieren PKA und PKC den tPA („tissue"-Plasminogenaktivator): Es erfolgt die Konversion von Plasminogen zu Plasmin. PGE und Plasmin erhöhen die Aktivität verschiedener Kollagenasen. Daneben kommt es unter PGE-Einfluss zu einer vermehrten ovariellen Durchblutung und Permeabilität sowie zu einer Aktivitätszunahme von Kallikrein, Angiotensinogen und anderer zahlreicher Proteasen (u. a. Metalloproteasen).
Alle diese Vorgänge münden in einer Andauung der follikulären Apexzone und führen letztlich zur Ruptur. Unterstützt wird dies vermutlich durch die Migration von Mastzellen, die durch Histamin-Freisetzung die Durchblutung zum Zeitpunkt der Ovulation erhöhen (Mastzellen besitzen GnRH-Rezeptoren).
Die Aktivität des tPA ist eng auf das Zeitintervall der Ovulation begrenzt. Periovulatorisch erreichen viele PA-Inhibitoren (z. B. PA-Inhibitor I, α_2-Makroglobulin) höchste Konzentrationen.

Steuerung. Neben der autonomen Steuerung gibt es höchstwahrscheinlich eine psychohumorale (Mit-) Steuerung der Ovulation. Eine zentrale Rolle dürfte hierbei das hypophysäre Oxytocin spielen. Entgegen der landläufigen Meinung ist es nämlich nicht dafür verantwortlich, dass die Wehentätigkeit (mit) ausgelöst wird; dies erfolgt vielmehr durch das plazentar synthetisierte Oxytocin. Das zentrale Oxytocin wird in hohen Pulsationen v. a. während des Orgasmus und auch beim Stillen ausgeschüttet (Steuerung durch das EOS). Für die peripheren Wirkungen des Oxytocins sind folgende Befunde wichtig: In der Wand des präovulatorischen Follikels lassen sich glatte Muskelfasern nachweisen, die sich auf einen Oxytocinstimulus hin rasch und ausgeprägt kontrahieren. Unter Oxytocineinfluss kommt es zu einer Aktivierung der zervikotubaren Transportvorgänge mit beschleunigtem Spermientransport.

Diese psychohumorale Mitsteuerung und die Rolle des zentralen Oxytocins würden u. a. die bekannte Tatsache erklären, dass in Kriegszeiten die Schwangerschaftsraten auffällig hoch sind – trotz der seltenen Sexualkontakte.

6 Lutealphase

Die Gesamtheit der Theka- und luteinisierten Granulosazellen wird zu den Lutealzellen: Aus dem Follikel konstituiert sich das **Corpus luteum.** Bezogen auf seine Masse (im Milligrammbereich) ist es das aktivste hormonsynthetisierende Organ des gesamten menschlichen Organismus.

Struktur. Es ist zu unterscheiden zwischen:

- äußeren Paralutealzellen (hauptsächlich Androgensynthese),
- inneren Lutealzellen (v. a. Synthese von Progesteron und Östrogenen).

Diese Schichtung der Lutealzellen erinnert an die Struktur des Follikels mit Theka- und Granulosazellen, weswegen eine Zuordnung der einzelnen Zellen zueinander logisch erscheint; sie ist aber keineswegs nachgewiesen.

Wichtiger ist eine morphologische Unterscheidung:
- kleine Lutealzellen (bis 15 µm Durchmesser),
- mittlere Lutealzellen (16–20 µm Durchmesser),
- große Lutealzellen (über 20 µm Durchmesser).

Die großen Lutealzellen produzieren mehr Progesteron, die kleinen mehr Androgene; zudem besitzen die großen eine hohe Aromataseaktivität, die durch FSH gesteigert werden kann. Ihr Besatz an LH-/HCG-Rezeptoren ist hoch, entsprechend auch die Stimulierbarkeit durch LH bzw. HCG. Letzteres ist bei den kleinen allenfalls in der frühen Lutealphase der Fall.
Das Verhältnis der einzelnen Lutealzellgruppen ändert sich mit der Dauer der Lutealphase von ca. 1 : 4,5 auf 1 : 14,5 zugunsten der großen Lutealzellen. Die Zusammensetzung des Corpus luteum aus den verschiedenen Lutealzellen ist daher nicht nur von deskriptivem Interesse, sondern hat eine große Bedeutung, wenn es z. B. um so wichtige klinische Krankheitsbilder wie das ovarielle Hyperstimulationssyndrom (OHSS) geht (s. Kap. 4).
Auch hat die Existenz von großen und kleinen Lutealzellen immer wieder zu Versuchen geführt, die Zweizelltheorie auf das Corpus luteum zu übertragen. Ein tatsächlicher Nachweis ist hierfür aber nie erbracht worden (s. o.).

Das Substrat für die Steroidsynthese ist Cholesterin. Beim Menschen wird dies in Form von LDL utilisiert, HDL spielt keine Rolle.

„Dritte" Zellen. Fibroblasten, Endothelzellen sowie vor allem weitere immunkompetente Zellgruppen spielen bei der Regulation des Corpus luteum eine wichtige Rolle. Wie der wachsende Follikel wird auch das Corpus luteum durch verschiedene extraovarielle Regulationssysteme mit gesteuert:

Endothelzellen bilden verschiedene Gewebewachstumsfaktoren (z. B. TGF-β) und Endotheline (potente Vasodilatatoren und -konstriktoren); Lymphozyten und Makrophagen geben einige Immunmediatoren ab, die stark angiogenetisch und steroidogenetisch wirksam sind (z. B. TNF-α).

Lebensdauer. Das „sich selbst überlassene" Corpus luteum hat eine Lebensdauer von ca. 14 Tagen („natürliche" Lebensdauer). Das Sekretionsmaximum besteht am 7.–8. Tag nach LH-Anstieg, also zum Zeitpunkt einer möglichen Implantation (Progesteronsyntheserate 25 mg). Die LH-Pulsatilität wirkt dabei weniger „lebensverlängernd" als vielmehr stimulierend auf die Progesteronsynthese. Steigende Progesteronkonzentrationen kompromittieren die LH-Pulsatilität zusehends. Letztlich kommt es nach ca. 14 Tagen zu einer Abnahme der Steroidsynthese und damit also zu einem „Verblühen" des Corpus luteum (welches aufgrund der Einblutungen als Corpus rubrum bezeichnet wird).

Entscheidenden Anteil an diesem „Verblühen" hat Estradiol. Dies wurde durch das klassische Experiment von Hoffman belegt, der die Luteolyse (und Menstruation) durch Injektion von Estradiol auslöste. Estradiol:

- stimuliert die Synthese von Prostaglandin $F_{2\alpha}$ ($PGF_{2\alpha}$) und $DHKF_{2\alpha}$ (Dihydro-Keto-$PGF_{2\alpha}$): potente Luteolytika (Enzymhemmung, Vasokonstriktion);
- fördert die Synthese eines Oxytocin-ähnlichen Peptids, das die PGF-Synthese stimuliert;
- aktiviert die Produktion eines LH-Rezeptor-Bindungsinhibitors (LHRBI);
- inhibiert die 3β-Hydroxysteroid-Dehydrogenase (Konversion von Pregnenolon zu Progesteron).

Sollte der LH-Rezeptor nun stärker „stimuliert" werden – z. B. durch HCG (stärkere Affinität, höhere intrinsische Aktivität), wie dies bei der Schwangerschaft oder bei artifizieller HCG-Applikation der Fall ist –, dann „lebt" das Corpus luteum natürlich länger (so genannte Corpus-luteum-Rescue).

!

Die Lutealphase ist das Produkt der Follikelphase. Deshalb haben Corpus-luteum-Insuffizienzen (CLI) ihre Ursache meist in der ersten Zyklushälfte und sind – so gesehen – kein eigenständiges Krankheitsbild.

Nicht-steroidale Syntheseprodukte. Tabelle 1-1 gibt einen Überblick über wesentliche, bisher bekannte nicht-steroidale Syntheseprodukte. Besonders auffällig ist der hohe Anteil an gefäßwirksamen Substanzen (z.B. Renin, Vasopressin, Oxytocin). Da diese bevorzugt von den kleinen Lutealzellen sezerniert werden, liegt der Verdacht nahe, dass gerade deshalb die kleinen Lutealzellen (und die kleinen, „unreifen" Follikel) ein beträchtlicher Risikofaktor für ein OHSS sind.

Tab. 1-1 Einige wesentliche nicht-steroidale Syntheseprodukte von Follikel und Corpus luteum (modifiziert nach Schreiber 1991).

Follikel	Corpus luteum
Inhibin	Inhibin
Aktivin	Relaxin
Proopiomelanocorticotropin (POMC)	Oxytocin
Plasminogenaktivator	Renin
IGF-Bindungsinhibitoren	Vasopressin
LH-Rezeptor-Bindungsinhibitor (LHRBI)	vaskulärer endothelialer Wachstumsfaktor (VEGF)

7 Weitere Faktoren der ovariellen Regulation

Die bisherige Darstellung ist nur eine grobe Annäherung an die physiologischen Vorgänge. Allein schon ein Blick auf die bis heute bekannten Syntheseprodukte von Follikel und Corpus luteum zeigt, mit welch komplexen Strukturen man es hier zu tun hat (s. Tab. 1-1). Nahezu täglich werden neue Regulationsmechanismen bekannt. Sie zeigen die ovarielle Regulation, eingespannt in das komplizierte Netzwerk des Gesamtorganismus (z. B. Immunsystem oder Kohlenhydratstoffwechsel). Die Kenntnis einiger dieser Zusammenhänge ist von Bedeutung, weil sich erst hierdurch verschiedene pathophysiologische Zusammenhänge in der Endokrinologie erhellen.

7.1 Wachstumsfaktoren

Insulinähnliche Wachstumsfaktoren 1 und 2 (IGF 1 und 2, Somatomedin A und C)

IGF 1 wird in vielen Geweben synthetisiert, so z. B. in der Leber und in den Ovarien. IGF 1 und IGF 2 werden an verschiedene Bindungsproteine gebunden, wovon bislang fünf bekannt sind (IGFBP 1–5). Sie werden z. T. im Ovar synthetisiert und befinden sich in der Follikelflüssigkeit. Die Bindungsproteine haben eine unterschiedliche Affinität zu den IGFs, ihre Synthese ist z. T. abhängig von Wachstumshormon und Insulin, z. T. unabhängig.
IGF-1-Rezeptoren finden sich auf humanen Granulosa- und Thekazellen; IGF-2-Rezeptoren sind in humanen Ovarien ebenfalls nachgewiesen worden. IGF-1-Rezeptoren werden durch FSH und β-adrenerge Substanzen induziert. IGF 1 selbst vermittelt die wesentlichen Wirkungen des Wachstumshormons. An den Granulosazellen führt es (via Proteinkinase C) zu einer Verstärkung von:

- LH-Rezeptoren-Bildung (FSH-Synergismus),
- Aktivität der Aromatase,
- Progesteronsynthese,
- Inhibinsynthese.

An den Thekazellen führen IGF 1 und IGF 2 zu einer verstärkten Induktion von Cytochrom P_{450} und der 17α-Hydroxylase. Da Insulin seine Wirkung z. T. über die IGFs bzw. ihre Rezeptoren entfaltet, kommt es hierdurch zu einer Verstärkung der Wirkung von Insulin auf die LH-gesteuerte Androgensynthese.

7.2 Wachstumshormon

Wachstumshormon (GH, STH) und Wachstumshormon-Releasing-Hormon (GH-RH)

In unmittelbarem Zusammenhang mit IGF 1 und 2 steht das Wachstumshormon. Möglicherweise gibt es eine ovarielle Synthese oder zumindest die Synthese einer sehr ähnlichen Substanz.

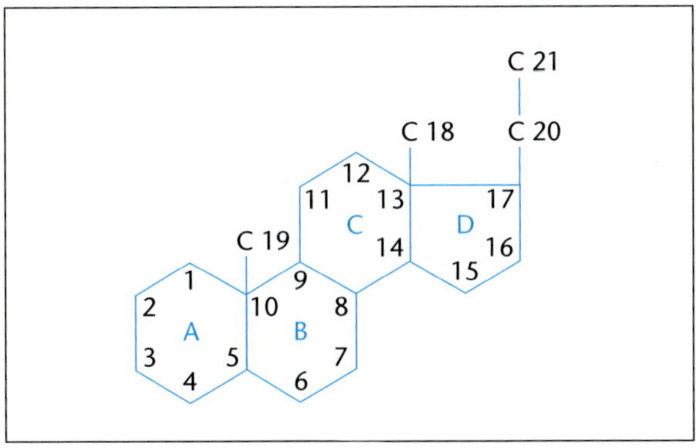

Abb. 1-6 Steroidgrundgerüst.

Am Ovar wirkt STH synergistisch mit FSH, dessen Effekte hierdurch deutlich verstärkt werden:
- Proliferation und Differenzierung der Granulosazellen,
- Aromataseaktivität,
- Proteoglykansynthese,
- LH-/HCG-Rezeptor-Expression.

Durch letztere sowie die Stimulation der ovariellen IGF-1-Synthese und -Sekretion führt STH u. a. zu einer deutlichen Zunahme der Progesteron-(und Androgen-)Synthese.

GH-RH: Seine ovarielle Synthese ist belegt, vermutlich wirkt es ebenfalls mit FSH synergistisch (erst wenige Untersuchungen).

Ovar: Hauptsekretionsprodukte und Derivate – Östrogene

Wesentliche Syntheseprodukte des Ovars sind die so genannten Steroidhormone, also Östrogene, Gestagene und Androgene.

1 Chemische Struktur der Steroidhormone

Steroidhormone sind nicht aus Aminosäuren aufgebaut, sondern bestehen aus Kohlenwasserstoffen, die eine ringförmige Anordnung besitzen. Charakteristisch sind 3 Sechserringe und ein Fünferring, die mit lateinischen Großbuchstaben (A, B, C, D) durchnummeriert werden; daneben erhalten die Kohlenstoffatome gemäß ihrer Position arabische Ziffern (C1, C2 usw.). Das gilt auch für Seitenketten (Abb. 1-6).

Steroide sind Verbindungen mit asymmetrischen Kohlenstoffatomen und können daher in einer (räumlichen) D- oder L-Konfiguration vorliegen. Nicht unbedingt gekoppelt hiermit ist die Fähigkeit, die Ebene polarisierten Lichts zu drehen: rechtsdrehend („d" oder „+") oder linksdrehend („l" oder „–").

Natürlich vorkommende Steroidhormone haben D-Konfiguration und die überwiegende Anzahl ist rechtsdrehend (z. B. D-d-Testosteron). Dasselbe gilt für synthetische Abkömmlinge von natürlichen Steroiden. Im Gegensatz dazu entstehen bei der Vollsynthese eines Steroids zu gleichen Anteilen Spiegelbildisomere (Enantiomere), von denen nur eines biologische Aktivität besitzt. Im Fall des Norgestrels ist dies die linksdrehende D-Konfiguration, was sich auch im Namen niederschlägt: Levo-norgestrel.

2 Endogene Östrogene

Nach wie vor sind Östrogene als diejenigen Substanzen definiert, „... die beim weiblichen Tier ein Brunftverhalten auslösen". Aufgrund dieser Definition zählen zu den Östrogenen nicht nur steroidale, sondern auch pflanzliche und chemische Substanzen.

Wichtige endogene Östrogene, mit ihren Strukturformeln in Abbildung 1-7 dargestellt, sind:
- Estron,
- Estradiol (17β),
- Estriol.

Charakteristisch ist der aromatische A-Ring mit der Hydroxylgruppe (Phenolgruppe). Die spezifische Aktivität der einzelnen Östrogene wird v. a. durch die Liganden am C-17-Atom (z. B. Hydroxylgruppe beim Estradiol) bestimmt.

Zu den natürlichen Östrogenen gehören auch ihre Ester. Durch die Veresterung mit Karbonsäuren entstehen Verbindungen, die sich im Wesentlichen durch erhöhte Stabilität unterscheiden und weniger durch ein eigenes biochemisches Profil (wie etwa Ethinylestradiol = EE).

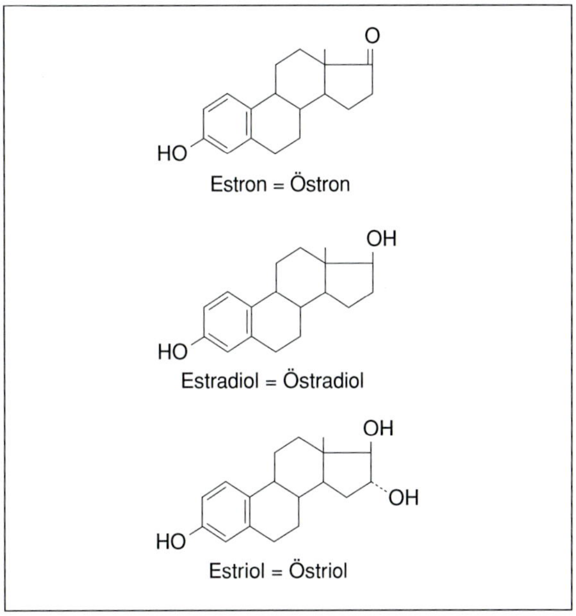

Abb. 1-7 Wichtige endogene Östrogene.

Der Depoteffekt ist umso anhaltender, je lipophiler die Verbindung ist. Alle Ester werden im Blut, in den Zielorganen und v. a. in der Leber in Estradiol und Fettsäuren gespalten. Bedeutung besitzen:
- Benzoat,
- Undecylat,
- Valerat/Valerianat,
- Phenylpropionat,
- Cyclopentylpropionat (= Cypionat).

2.1 Biologische Wirkungen

Das wichtigste Östrogen ist **Estradiol.** Es wird vornehmlich in den Granulosazellen gebildet. Weitere Syntheseorte sind: ZNS, Muskulatur, Leber, Endometrium, Plazenta, Unterhautfettgewebe, NNR (gering) und – beim Mann – der Hoden.

Rezeptoren. Abbildung 1-8 gibt die heutigen Vorstellungen vom Aufbau des Östrogenrezeptors wieder. Demnach besteht der Rezeptor aus sechs verschiedenen Domänen (A–F). Diese Domänen haben verschiedene Aufgaben, wobei es diesbezüglich auch Überschneidungen gibt. Grob gesagt ist folgende Zuteilung möglich:
- Domäne A/B: transkriptionale Aktivierungsfunktion (TAF),
- Domäne C: DNA-Bindung, daneben nukleäre Lokalisation (NLS) und Dimerisation,

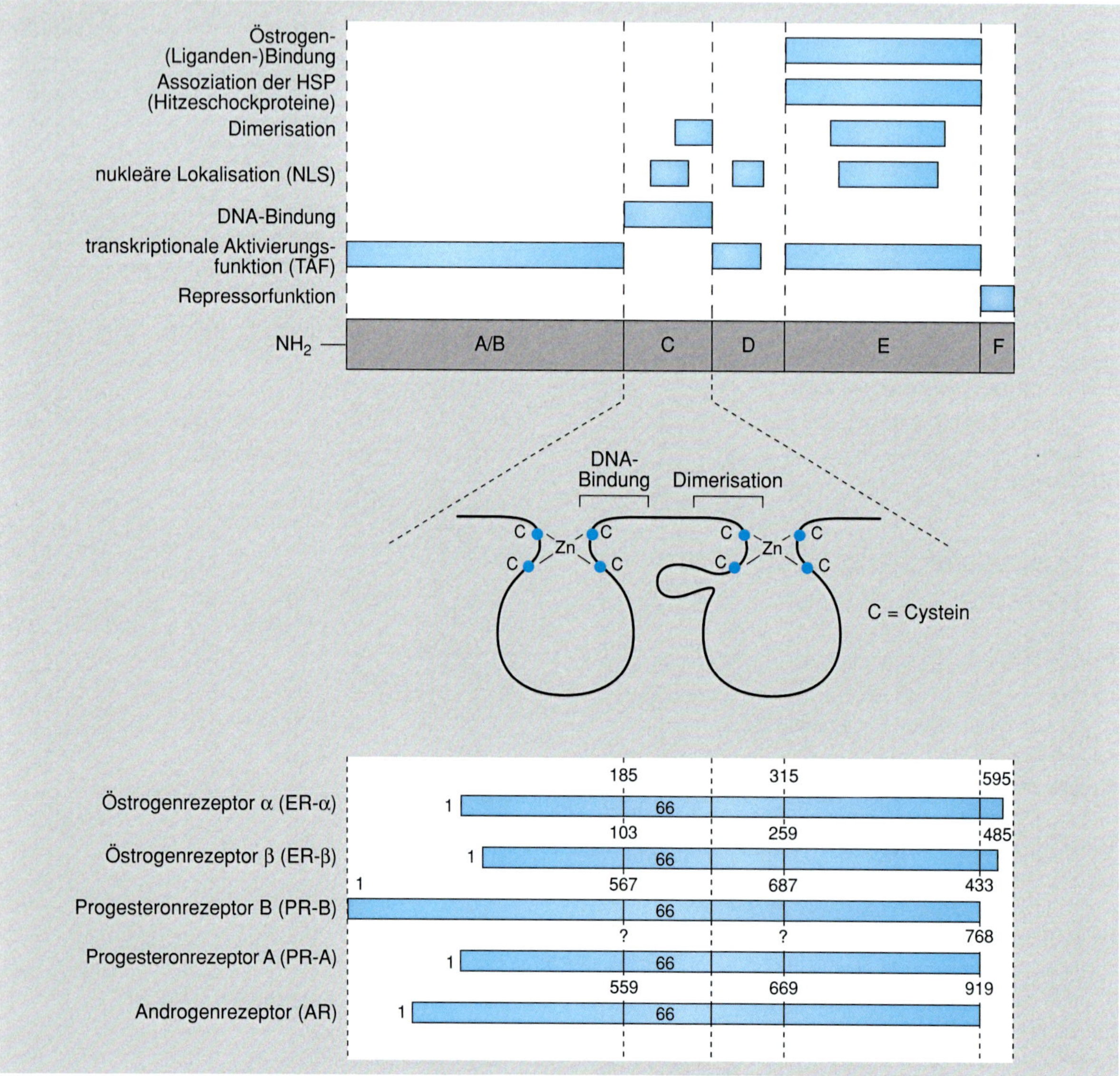

Abb. 1-8 Die verschiedenen Domänen (A–E [F]) des Östrogenrezeptors und ihre Funktionen. Neben den Östrogenrezeptoren α und β sind auch die Progesteronrezeptoren A und B sowie der Androgenrezeptor sehr ähnlich aufgebaut. Sie unterscheiden sich nur in der Länge der Aminosäurenketten in den einzelnen Domänen (s. unterer Teil der Abbildung).

- Domäne D: TAF und NLS,
- Domäne E: Östrogen-, d.h. Ligandenbindung, Assoziation der Hitzeschockproteine (HSP), daneben Dimerisation, NLS und TAF,
- Domäne F: Repressorfunktionen.

Von besonderer Bedeutung für die DNA-Bindung und die Dimerisation ist die Domäne C. Hierbei spielen in der sterischen Konfiguration des Rezeptors die so genannten „Zinkfinger" eine besondere Rolle. Hierbei sind Zinkatome zwischen jeweils vier Cystein-Aminosäuren „aufgehängt". Die dadurch entstandene räumliche Anordnung ist einerseits für die Dimerisation und andererseits für die DNA-Bindung verantwortlich.

Bisher sind zwei Östrogenrezeptoren beschrieben, nämlich α und β (ER-α und ER-β).

In Abbildung 1-9 sind die Domänen des α- und β-Östrogen-Rezeptors dargestellt, darüber hinaus die Prozentsätze, in denen der ER-α und der ER-β homolog sind. Abbildung 1-10 gibt die räumliche Konfiguration der beiden Östrogenrezeptortypen wieder.

Die beiden Östrogenrezeptortypen sind im Körper unterschiedlich verteilt. Hieraus ergibt sich, dass ein und derselbe Ligand (z.B. Estradiol) unterschiedliche Wirkungen auslösen kann. Gewebe, die vom Östrogenrezeptor-α hauptsächlich besetzt sind, sind z.B. die Leber und die Gebärmutter. In den Ovarien, den Hoden und dem Zentralnervensystem sind beide Rezeptortypen gleich häufig vertreten, während der β-Rezeptor vornehmlich in den Knochen, im Darm, aber auch in den Mammae zu finden ist.

Ob es in der Schwangerschaft eine Umverteilung der beiden Östrogenrezeptortypen gibt, ist derzeit noch nicht klar.

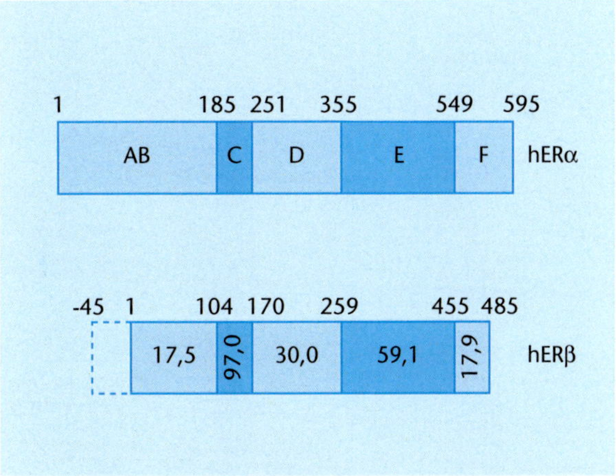

Abb. 1-9 Darstellung der Domänen des α- und des β-Östrogen-Rezeptors (ER). Zudem sind die Prozentsätze angegeben, in denen die Domänen des ER-α und des ER-β homolog sind (nach Huber 2003).

Sehr ähnlich ist auch der Aufbau der Progesteronrezeptoren A und B (PR-A, PR-B) sowie des Androgenrezeptors (AR).

Mediation der Östrogenwirkung. In Abbildung 1-11 ist das derzeitige Verständnis der intrazellulären Östrogen-Östrogenrezeptor-Kaskade bis hin zur Synthese von Proteinen bzw. der Änderung der Zellfunktion dargestellt.

Der inaktive Östrogenrezeptor liegt intranukleär vor. Kennzeichnend hierfür ist, dass an diesen Apo-Rezeptor Hitzeschockproteine (HSP) gebunden sind, vornehmlich HSP 56, 70 und 90. Im Falle der Östrogen-

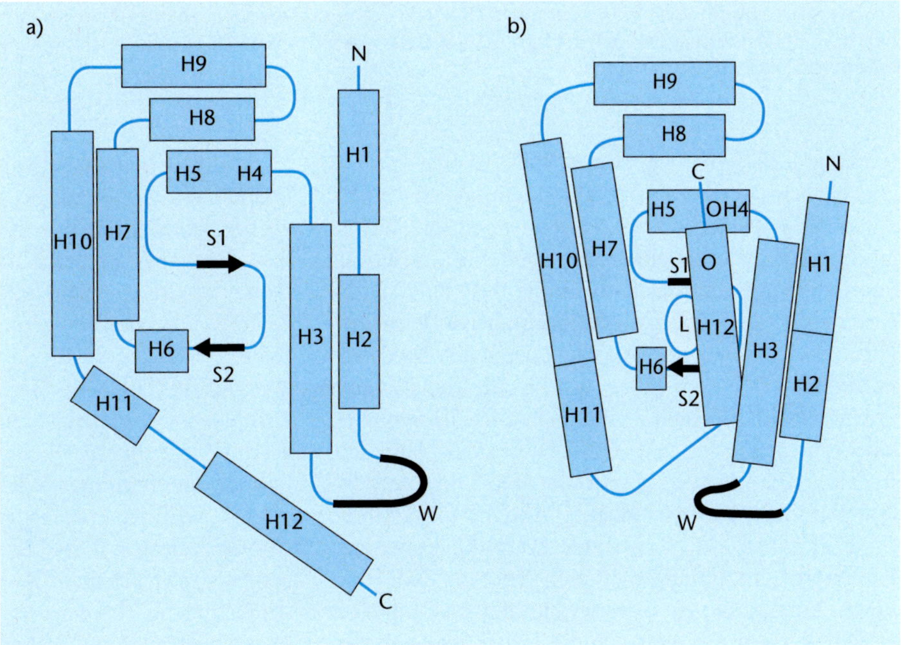

Abb. 1-10 Darstellung der räumlichen Konfiguration der beiden Östrogenrezeptoren, für den Fall dass eine Bindung, in diesem Fall an den gleichen, Liganden erfolgt (nach Huber 2003).

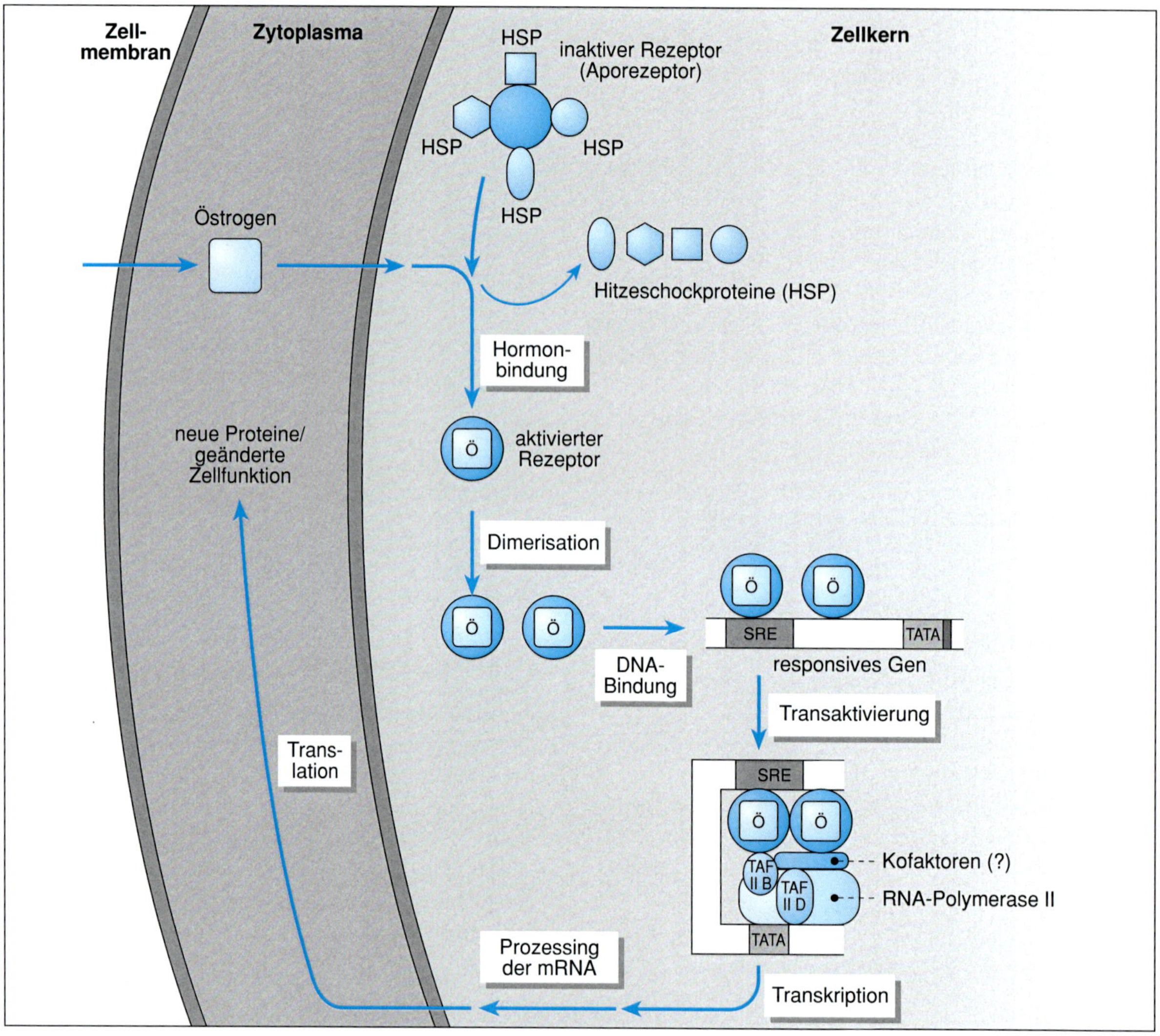

Abb 1-11 Derzeitiges Verständnis der intrazellulären Östrogen-Östrogenrezeptor-Kaskade bis hin zur Synthese von Proteinen bzw. der Änderung der Zellfunktion. HSP, Hitzeschockproteine; SRE, steroid-responsive element; TAF, Transkriptionsaktivierungsfaktor; TATA, TATA-Box.

bindung separieren die Hitzeschockproteine und es entsteht ein aktivierter Rezeptorkomplex. Jeweils 2 aktivierte Rezeptorkomplexe dimerisieren und binden an die DNA. Hierbei gibt es im Bereich des responsiven Gens spezielle Elemente, an die die dimerisierten Komplexe binden (SRE = steroidresponsives Element). Die DNA zwischen den SREs und der TATA-Box – ein bestimmter DNA-Abschnitt, der für die Transkription verantwortlich zeichnet – bildet nun eine Art Schlinge, wodurch sich SRE und TATA-Box näher kommen. In dieser Konfiguration reagiert der aktivierte Rezeptorkomplex mit transkriptionalen Aktivierungsfaktoren (TAF IIb und TAF IId), sowie (vermutlich) einigen Kofaktoren, die bislang noch nicht bekannt sind. Hierdurch kommt es zu Generierung der funktionellen RNA-Polymerase II, wodurch die Transkription gestaltet wird. Die hieraus entstehende RNS wird prozessiert und in das Zytoplasma exportiert. Hier kommt es dann zu der Translation, d.h. der Synthese neuer Proteine bzw. der Änderung der Zellfunktion.

Dieser Funktionsablauf gilt auch für die anderen Rezeptoren der Steroidrezeptor-Familie. Kleinere Unterschiede bestehen z.B. darin, dass der Aporezeptorkomplex bei anderen Steroidhormonen bevorzugt im Zytoplasma zu finden ist und nicht – wie bei den Östrogenen – im Zellkern.

Die **Organwirkungen** werden im Wesentlichen durch die α- und β-Rezeptoren vermittelt. Ihre Dichte ist in den Genitalorganen und der Mamma per se sehr hoch, dementsprechend sind dies die klassischen Zielorgane der Östrogenwirkungen. Folgende Wirkungen bzw. Veränderungen sind von Bedeutung:

- Vagina:
  - Zunahme der Superfizialzellen und des Karyopyknoseindexes,
  - vermehrte Glykogeneinlagerung;
- Zervix:
  - Weitstellung des Zervikalkanals,
  - Zunahme der Schleimsekretion („Spinnbarkeit");
- Endometrium:
  - Proliferation;
- Myometrium:
  - Zunahme der Kontraktilität,
  - vermehrte Ansprechbarkeit auf Oxytocin;
- Eileiter:
  - Zunahme der Motilität und der luminalen Sekretion.

Daneben gibt es auch extragenitale Östrogenwirkungen: Die Organe verfügen dementsprechend über eine relativ hohe Rezeptorendichte. Wichtig sind folgende Organsysteme bzw. Effekte:

- Darm:
  - Zunahme der Darmmotilität;
- Lunge:
  - Zunahme des Lungenvolumens und der Vitalkapazität;
- Knochen:
  - Stimulation der Osteoblasten,
  - positiver Kalziummetabolismus;
- Bindegewebe:
  - Bildung von Kollagen und Mukopolysacchariden;
- Haut:
  - Zunahme des Hautturgors sowie von Kollagen und elastischen Fasern;
- ZNS:
  - über Interaktion mit den Neurotransmittersystemen antidepressive und wahrscheinlich auch antipsychotische Wirkung.

Direkte Östrogenwirkungen. Neben der Wirkung über Rezeptoren können Östrogene auch direkt wirken. Dies erfolgt unterschiedlich:

- Hemmung bzw. Stimulation der Enzymaktivität,
- Bindung an Proteine (dadurch z. B. irreversibler Wirkungsverlust durch Konfigurationsänderung),
- Einlagerung in Membranen (dadurch Änderung der Stabilität und Permeabilität).

Östrogene sind anabol wirksam, proliferations- und mitosefördernd. In der Leber wird die Synthese verschiedener Transportproteine erhöht, wie z. B.:

- CBG (kortisolbindendes Globulin),
- SHBG (sexualhormonbindendes Globulin),
- TBG (thyroxinbindendes Globulin).

Proteinbindung. Nur 1–2% des Estradiols, 3–4% des Estrons und 7–8% des Estriols liegen in freier Form vor. Alle Östrogene haben eine hohe Affinität (Bindungsvermögen) an SHBG, allerdings sind nur zwischen 15 und 35% so (fest) gebunden; die größere Menge findet sich schwach an Albumin gebunden.

Zum allgemeinen Verständnis der Östrogenwirkungen ist der Einfluss auf 2 wichtige Organ- bzw. Regelsysteme dargestellt, nämlich das Gefäßsystem und den Wasser- und Elektrolythaushalt.
Östrogene wirken vasodilatatorisch.

Diese Wirkung kommt im Wesentlichen durch einen Kalzium-Antagonismus am Endothel und an der Muskelzelle zustande. Unterstützend wirken dabei die positive Induktion der Synthese von Kollagen und sauren Mukopolysacchariden mit einer Zunahme der Gefäßwandelastizität sowie auch der Antagonismus zu einigen vasoaktiven, d. h. konstriktorisch wirkenden Peptiden und Neurotransmittern (v. a. Noradrenalin).

Infolge der Aktivierung des Renin-Angiotensin-Systems wird vermehrt Noradrenalin sezerniert. Östrogene aktivieren das Renin-Angiotensin-System mit der Folge einer vermehrten Aldosteronfreisetzung und einer Wasser- und Natriumretention. Unterstützt wird dies durch die vermehrte Synthese des antidiuretischen Hormons (ADH), das ebenfalls durch Östrogene positiv gesteuert wird. Sowohl Natrium- und Wasserretention als auch Noradrenalin schränken den vasodilatatorischen bzw. antihypertensiven Effekt der Östrogene zwar etwas ein, ändern aber „unterm Strich" nichts an ihrer vasodilatatorischen Gesamtwirkung.
Östrogene erhöhen zudem die Gefäßpermeabilität. Dies führt zu Wasserverschiebungen, bevorzugt in den Extravasalraum. Daher kann es unter Östrogenwirkung zwar nicht zu einer Hypervolämie, aber zur Ausbildung von Ödemen bzw. Aszites kommen.

Diese Wasserverschiebung (u. a. ins subkutane Fettgewebe) führt zu einer Straffung der Haut – ein Grund, warum Östrogene „Fältchen" verschwinden lassen und „schön" machen.

Zentrale Wirkungen. Im ZNS sind Östrogenrezeptoren in unterschiedlicher Dichte vorhanden, eine zentrale (Neuro-)Steroidsynthese ist bekannt. Über Interaktionen mit dem Serotoninsystem haben Östrogene eine stimmungsaufhellende bzw. antidepressive Wirkung, über Interaktionen mit dem Dopaminsystem wahrscheinlich auch eine antipsychotische Wirkung. Außerdem sind sie geringgradig libidofördernd (s. Kap. 6).
Blutgerinnung. Östrogene bewirken generell eine Steigerung der gerinnungsfördernden wie auch der gerinnungshemmenden Aktivität. Es kommt sozusagen zu einem Gleichgewicht auf einem höheren Umsatzniveau. Zur Messung dieser Aktivität, also des Umsatzes, können einige Parameter herangezogen werden. Abbildung 1-12 gibt eine Übersicht über den Effekt der Östrogene auf die wichtigsten Gerinnungs- bzw. Umsatzparameter. Dieser Effekt ist stark abhängig von der Art des Östrogens – insbesondere seines Bindungsverhaltens (vergleiche das Bindungsverhalten von Estriol und Ethinylestradiol) und seiner Dosierung. Es liegt auf der Hand, dass eine Steigerung des Umsatzes wesentlich schneller und auch ausgeprägter zu pathologischen

Gerinnung		Fibrinolyse		Umsatzparameter
Gerinnungs- bzw. gerinnungsfördernde Faktoren	gerinnungshemmende Faktoren	fibrinolysefördernde Faktoren	fibrinolysehemmende Faktoren	
I Fibrinogen ↑	Antithrombin III ↓	Plasminogen-aktivator ↑	Plasminogen-aktivator-inhibitor 1 (PAI-1) ↓	Fibrinogenspaltprodukte (FSP) ↑
II Prothrombin ↑	Protein S ↓/↔	Plasminogen ↑		Fibrinopeptid A (FPA) ↑
VII Prokonvertin ↑		α_1-Antitrypsin ↑		Fibrinfragmente 1+2 ↑
VIII Antihämophiles Globulin A ↑		α_2-Makroglobulin ↑		Fibrinmonomere ↑
IX Christmas-Faktor ↑		Protein C ↑		Fibrinabbauprodukte ↑
X Stuart-Prower-Faktor ↑				Thrombin-Antithrombin-III-Komplex (TAT) ↑
XII Hageman-Faktor ↑				D-Dimere (DD) ↑
Kinine ↑				
Kallikreine ↑				

Abb. 1-12 Beeinflussung von Blutgerinnung, Fibrinolyse und der Umsatzparameter durch Östrogene (modifiziert nach Teichmann 1996).

Folgen führen kann (vgl. Reifendefekt bei niedriger und sehr hoher Geschwindigkeit eines Autos).

- Wichtig ist auch die Tatsache, dass die Bestimmung von Blutparametern nicht immer und unbedingt die lokalen Verhältnisse wiedergibt: So ist z. B. die fibrinolytische Aktivität an der Venenwand erniedrigt, während sie im Serum als erhöht gemessen wird (gilt v. a. für EE).

Neben Gerinnung und Fibrinolyse haben Östrogene auch noch Einfluss auf die rheologischen Eigenschaften: Viskosität und Hämatokrit werden angehoben (u. a. durch die Wasserverschiebungen); gleichzeitig nimmt die Deformierbarkeit der Erythrozyten zu, was sich günstig auf die Mikrozirkulation auswirkt.

Fettstoffwechsel. Im Vergleich zur Hypoöstrogenämie bewirkt die Zufuhr natürlicher Östrogene ein (günstiges) Ansteigen des HDL/LDL-Quotienten. Verantwortlich hierfür ist die Hemmung des Abbaus der HDL_2-Fraktion in der Leber durch Hemmung der Triglyzeridhydrolase; die LDL-Fraktion sinkt aufgrund schnellerer Elimination (Induktion von Rezeptoren bzw. Apolipoproteinrezeptoren). Die VLDL-Fraktion steigt mäßig an. Abbildung 1-13 zeigt eine Zusammenfassung der wichtigsten Veränderungen.

Außerdem ist noch bedeutsam, dass Östrogene den Anteil des Lezithins bei den Phospholipiden und den Anteil der ungesättigten Fettsäuren erhöhen (hier wirken Androgene und Gestagene als Antagonisten).

Kohlenhydratstoffwechsel. Etwas unklar ist der Einfluss der natürlichen Östrogene auf den Kohlenhydratstoffwechsel. Die charakteristische hepatische Induktion der Proteinsynthese verstärkt die Wirkung potentiell diabetogener Substanzen (z. B. der Somatomedine). Über die Entwicklung der Glukosetoleranz unter dem Einfluss natürlicher Östrogene liegen widersprüchliche Daten vor.

2.2 Abbau der Östrogene

Hauptabbauorgan ist die Leber, eine Inaktivierung findet aber auch in Haut, ZNS, Niere und anderen Organen statt. Daneben werden Östrogene auch im Fettgewebe gespeichert. Wichtig hierbei ist die Konversion von Estradiol in Estron durch die Steroid-17β-Dehydrogenase. Estron wird durch Hydroxylierung weiter verstoffwechselt. Am A-Ring führt die Hydroxylierung zur Bildung von Katecholöstrogenen; das sind kurzlebige Neuromodulatoren.

Dieser metabolische Schritt ist v. a. bei Frauen mit

Untergewicht und Hyperthyreose häufig. Bei Frauen mit Adipositas und Hypothyreose kommt es hingegen eher zur Hydroxylierung am D-Ring und damit zur Bildung von Estriol.
Estradiol, Estriol und Estron können mit Schwefel- und Glukuronsäure verestert und als Sulfate oder Glukuronate ausgeschieden werden. Sulfate und Glukuronate liegen nur bis zu 20% in freier Form vor, die Bindung erfolgt an Albumin.

2.3 Anwendungsformen

Möglich ist die orale, vaginale, parenterale (intramuskuläre) und dermale Applikation. Eine Übersicht über die derzeit im Handel befindlichen Einzelzubereitungen gibt Tabelle 1-2.
Mikronisiertes **Estradiol** wird bei der Lebererstpassage rasch und großteils zu Estron metabolisiert. Dementsprechend steigen die Serumkonzentrationen von Estron rasch an (Estron : Estradiol etwa 5 : 1). Dennoch kommt es – anders als beim EE – zu keinem kontinuierlichen Abfall des Estradiols, da zirkulierendes Estron auch wieder in Estradiol umgewandelt wird. Somit bleiben die Estradiolkonzentrationen bis zu 10 Stunden annähernd konstant und fallen dann erst langsam ab.
Bei der vaginalen und transdermalen Anwendung unterbleibt die Konversion im Rahmen der Leberpassage, die Estradiolkonzentrationen sind bis um den Faktor 5 höher, die Estronkonzentrationen deutlich niedriger.
Bei der transdermalen Applikation durch Pflaster (transdermale Systeme) ist die resorbierte Dosis weniger von der Konzentration als vielmehr von der Oberfläche abhängig. Ein Gleichgewicht von Zufuhr und Abbau wird nach etwa 5 Tagen erreicht.
Bei der dermalen Applikation, z. B. durch Gele, hängt die resorbierte Dosis hauptsächlich von der Auftragfläche ab. Da die zu applizierende Gesamtmenge aber in der Regel gleichmäßig dünn aufgetragen wird (und kaum unterschiedlich dick und dünn), ist somit eine relativ gute Dosierbarkeit möglich. Im Gegensatz zu den Pflastern (transdermale Systeme), wo sich erst langsam ein Gleichgewicht aufbaut (s. o.), erfolgt die Resorption bei der dermalen Anwendung rascher und schneller.
Estradiolester (Benzoate und Valerate) werden nach oraler Zufuhr im Darm aufgespalten, der weitere Metabolismus von freigesetztem Estradiol ist wie im letzten Abschnitt bereits dargestellt.
Bei intramuskulärer Applikation (Depotpräparat) kommt es zu einer kontinuierlichen Freisetzung und Aufspaltung v. a. in der Leber. Der Depoteffekt ist umso ausgeprägter, je lipophiler die Substanz ist (entspricht der Länge der Fettsäurekette).
Da **Estriol** nur schwach und kurzzeitig wirksam ist, hat es in üblichen Dosierungen (d. h. 2 mg) zwar Wirkungen auf Urethra, Blase, Vaginalepithel, Haut und Gefäßwände, nicht jedoch auf das Endometrium (keine Proliferation). Entsprechend wird es bevorzugt in der lokalen Therapie eingesetzt, zumal bei oraler Applikation nur 1–2% unverändert im Blut erscheinen. Bei deutlich höheren Dosen (8 mg und mehr) kann Estriol bei längerzeitiger oraler Einnahme kumulieren und auch Estradiol-ähnliche Effekte hervorrufen.

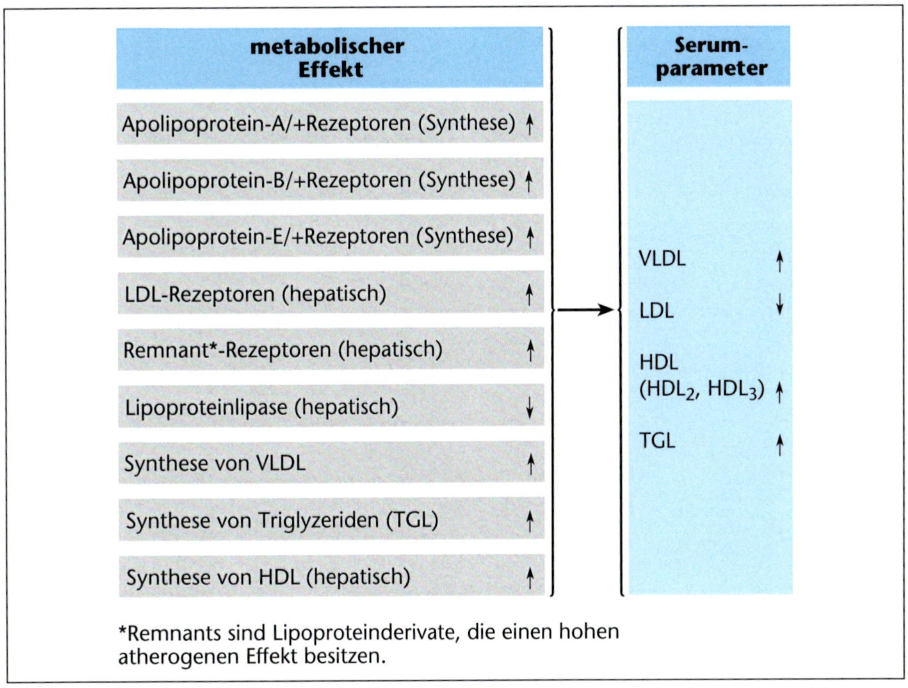

Abb. 1-13 Veränderungen der wesentlichen Fettstoffwechselparameter und zugrunde liegende metabolische Effekte unter Östrogeneinfluss (modifiziert nach Kuhl, 1995).

Tab. 1-2 Östrogene, die als Einzelstoffe derzeit in der Bundesrepublik Deutschland im Handel verfügbar sind (Stand 9/2005).

HANDELSNAME	DOSIERUNG	APPLIKATIONSFORM
Estradiol		
Cutanum® 50/100	3,9 mg/7,8 mg	Pflaster
Dermestril® 25/50/100	2 mg/4 mg/8 mg	Pflaster
Estrabeta® 25/-50/-100	2 mg/4 mg/8 mg	Pflaster
Estraderm® MX 25/-50/-100	0,75 mg/1,5 mg/3 mg	Pflaster
Estraderm TTS® 25/50/100	2 mg/4 mg/8 mg	Pflaster
Estradot® 25/-37,5/-50/-75/-100 µg	25/37,5/50/75/100 µg	Pflaster
Estramon® 25/50/100	2 mg/4 mg/8 mg	Pflaster
Estreva® 0,1%	1 mg (in 1g Gel)	Gel
Estrifam® 1 mg	1 mg	Tabletten
Estrifam/-forte®	2 mg/4 mg	Tabletten
Estring®	2 mg (pro Ring = 10 g)	Vaginalring
Estronorm®	1 mg/ 2 mg	Tabletten
Fem7® -50 µg/-75 µg/Combi	1,5 mg/2,25 mg/3 mg	Pflaster
Femoston mono®	2 mg	Tabletten
Gynokadin® Gel	0,6 mg (in 1 g Gel)	Gel
GynPolar® Gel 0,5 mg/-1,0 mg	0,5 mg (in 1 g Gel)	Gel
Linoladiol® N	0,01 g in 100 g Creme	Vaginalcreme
Sandrena 0,5 mg/1,0 mg	0,5 mg (in 1 g Gel)	Gel
Sisare® Gel mono 0,5 mg/1 mg	0,5 mg (in 1 g Gel)	Gel
Tradelia®/Tradelia® seven	25/50/100 µg/24 Stunden	Pflaster
Vagifem®	0,025 mg	Vaginaltabletten
Estriol		
Cordes® Estriol	0,5 mg in 1 g Creme	Creme
Estriol 2 mg Jenapharm®	2 mg	Tabletten
Estriol-Ovulum Jenapharm®	0,5 mg	Ovula
Estriolsalbe	0,1 g in 100 g Salbe	Salbe
OeKolp®-Tabletten 2 mg	2 mg	Tabletten
OeKolp®/-forte	0,03 mg/0,5 mg	Vaginalzäpfchen/Ovula
OeKolp® Creme	1 mg in 100 g Creme	Vaginalcreme
Oestro-Gynaedron® M 0,5/M 1,0	50 mg/100 mg in 100 g Creme	Vaginalcreme
Ortho-Gynest®	0,5 mg in 5 g Creme	Vaginalcreme
Ovestin® Tabletten 1 mg	1 mg	Tabletten
Ovestin® Creme 1 mg	1 mg in 1 g Creme	Creme
Ovestin® Ovula 0,5 mg	0,5 mg	Ovula
Synapause® E	1 mg	Tabletten
Xapro® Creme	1 mg in 1 g Creme	Creme
Ethinylestradiol		
Ethinylestradiol 25 µg Jenapharm®	0,025 mg	Dragees
Estradiolester		
Estradiol Depot 5 mg/-Depot 10 mg	2 mg/4 mg – Valerat auf 10 mg Injektionslösung	Ampullen für i.m. Injektion
Gynokadin®	2 mg – Valerat	Tabletten
Merimono™ 1 mg/Merimono™ 2 g	1 mg/2 mg – Valerat	Filmtabletten
Progynon®-Depot 10	10 mg – Valerat auf 1 ml Injektionslösung	Ampullen für i.m. Injektion
Progynova®	2 mg – Valerat auf 0,5 ml Lsg.	Tropfen
Progynova® 21/Progynova 21 mite	2 mg/1 mg – Valerat	Dragees
konjugierte Östrogene		
Presomen® 0,3/0,6/1,25/ 28/0,3 28/0,6 28/1,25	1,25 mg/0,6 mg/0,3 mg	Dragees

Tab. 1-3 Übersicht über bekannte Substanzklassen von Phyto- und Mykoöstrogenen (modifiziert nach Schäfer et al., 1996).

SUBSTANZKLASSE	EINZELSUBSTANZ	NATÜRLICHES VORKOMMEN
• Lignane	z. B. Enterolacton	in Bäumen, Getreidesorten, Ansaaten und Nüssen sehr weit verbreitet
• Flavonoide – Flavone – Flavanone – Chalcone	z. B. Kampferöl, Rutin	als sog. Gelbpigmente weit verbreitet bei Früchten, Gemüsesorten, Getreidesorten und besonders in Zitrusfrüchten
• Isoflavonoide	z. B. Daidzein, Genistein, Coumestrol, Formononetin	v. a. in Soja, Bohnen und im Klee
• Indolcarbinole	z. B. Indolocarbazol	Kohl
• resorzyklische Laktone	z. B. Zearalenon	z. B. in Schimmelpilzen
• pflanzliche Steroide	z. B. β-Sitosterol	in Holz und bestimmten Ölen z. T. hoch angereichert zu finden

Im Darm werden **Estriolester** kaum hydrolisiert, jedoch bei der Lebererstpassage. Allerdings erreichen die Estriolspiegel nicht die Höhe wie bei Einnahme von reinem Estriol.

3 Sonderfälle

3.1 Konjugierte equine Östrogene

Diese Östrogene werden aus dem Harn trächtiger Stuten gewonnen. Sie sind ein urinäres Mischprodukt aus mindestens zehn verschiedenen Östrogensulfaten. Die wichtigsten sind:

– Natrium-Estronsulfat (ca. 60%),
– Natrium-Equilinsulfat (ca. 20%),
– Natrium-17α-Dihydroequilinsulfat (ca. 10%).

Verbindungen wie Equilin- oder Dihydroequilinsulfat kommen nur beim trächtigen Pferd, jedoch nicht im humanen Organismus vor. Die Konjugate sind an der Zelle kaum aktiv und müssen erst durch Hydrolyse in die aktive Form des Hormons umgewandelt werden. Da sie eine hohe Affinität zu Albumin besitzen, haben sie eine längere biologische Halbwertszeit als unkonjugierte Östrogene.

Equine Östrogene können als Depotsubstanzen eingesetzt werden; sie sind aber auch peroral verabreicht stabil.

Anwendungsformen. Möglich ist die orale und vaginale Applikation (s. Tab. 1-2). Bei oraler Verabreichung kommt es zu einer deutlich stärkeren hepatischen Wirkung als durch Estradiol. Wirksam sind Estradiol, Estriol und 17β-Dehydroequilin, die nach Aufspaltung von Natrium-Estron- und Natrium-Equilinsulfat entstehen.

3.2 Xenoöstrogene

Eine Reihe von Chemikalien und natürlich vorkommenden Substanzen (v. a. in Pflanzen) binden ebenfalls an den Östrogenrezeptor und lösen eine intrinsische Aktivität aus.

Phyto- und Mykoöstrogene. Tabelle 1-3 gibt einen Überblick über die wichtigsten Substanzklassen der Phyto- und Mykoöstrogene.

Die wichtigsten Phytoöstrogene für den Menschen sind die Isoflavone Daidzein und Genistein, die zur Substanzklasse der Isoflavonoide gehören. Abbildung 1-14 zeigt die Strukturformen der beiden wichtigen Phytoöstrogene Genistein und Daidzein. Sie finden sich hauptsächlich in Sojabohnen und anderen Bohnenarten.

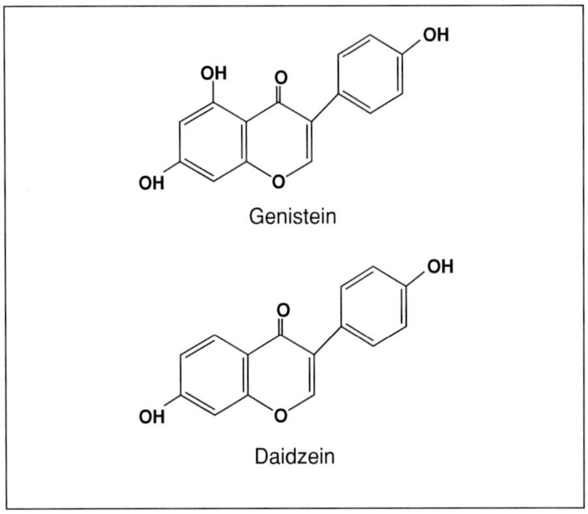

Abb. 1-14 Die Strukturformen der beiden wichtigen Phytoöstrogene Genistein und Daidzein.

In der Nahrung liegen die Stoffe meistens als Vorstufen bzw. in glykosidischer Bindung vor und werden erst im Gastrointestinaltrakt in eine resorbierbare, östrogene Wirkform umgewandelt; nach der Aufnahme in den Organismus erfolgt eine weitere Metabolisierung.

Die Exposition hängt in erster Linie von den Ernährungsgewohnheiten ab und variiert deshalb deutlich in den verschiedenen Ländern. Die geschätzte mittlere Aufnahme von Isoflavonen beträgt z. B. in der Bundesrepublik Deutschland < 1 mg/d, in Asien hingegen etwa 50–100 mg/d. Dementsprechend liegen auch die Plasmaspiegel für Daidzein und Genistein bei Japanern (und auch europäischen Vegetariern) viel höher als bei omnivoren Bewohnern westlicher Länder, nämlich zwischen 40–240 μg/ml (versus 3–4 μg/ml).

Wirkungsweise. Die Phytoöstrogene binden an die Östrogenrezeptoren, allerdings mit einer deutlich geringeren Affinität als Estradiol (ca. 1/1000). Die Affinität der einzelnen Substanzen gegenüber den beiden Rezeptorsubtypen ER-α und ER-β ist unterschiedlich. Ebenso unterschiedlich ist auch die Auslösung einer intrinsischen Aktivität. Da die Phytoöstrogene nicht nur agonistische Wirkungen auslösen, sondern antagonistische, sollte man sie besser als Phyto-SERMs bezeichnen.

Endokrine Wirkungen. Abhängig von den Ernährungsgewohnheiten können Phytoöstrogene im Plasma in 100fach höherer Konzentration als endokrine Östrogene vorliegen. Dies macht verständlich, dass Phytoöstrogene im Einzelfall durchaus nennenswerte biologische Wirkungen entfalten können – trotz der geringeren Affinität zum Östrogenrezeptor.

Phytoöstrogene:

- bewirken eine Stimulation der SHBG-Synthese und damit eine Reduktion der Wirkspiegel biologisch aktiver Östrogene (weil gebunden),
- zeigen – zumindest in vitro – Angiogeneseeffekte (insofern könnten sie eine mögliche Tumorpromotion hemmen),
- sind antioxidativ wirksam, insbesondere der Isoflavonmetabolit Equol, dessen molekulare Struktur den Tocopherolen (Vitamin E) ähnelt,
- sind Hemmer der Tyrosinkinase, wodurch sich – da Tyrosinkinase u. a. ein Kofaktor der Karzinogenese ist – tumorostatische Wirkungen ergeben können,
- sind Hemmer der 5α-Reduktase, was in der Prävention z. B. des Prostatakarzinoms eine Bedeutung spielt,
- führt zu deutlich niedrigen LH- bzw. FSH-Ausschüttungen in der Zyklusmitte (was z. B. Zahl und Intensität der Hitzewallungen bei postmenopausalen Patientinnen günstig beeinflussen könnte),
- reduzieren Serumcholesterinspiegel (insbesondere beobachtet unter einer Soja- und Leinsamendiät [ca. 10 g täglich]).

Nicht einwandfrei belegt ist bisher die Annahme, dass die Brustkrebsrate in Japan aufgrund der dortigen Ernährungsgewohnheiten, d. h. der Einnahme von Phytoöstrogenen, um ca. den Faktor 4 niedriger ist als in den USA (Japan 30–50-mal höherer Verzehr an Sojaprodukten).

Gleichwohl gibt es nicht nur theoretische Überlegungen, aufgrund deren ein protektiver Effekt der Phytoöstrogene gegenüber der Entstehung von z. B. Mammakarzinomen anzunehmen ist. Mittlerweile gibt es auch eine Reihe von In-vitro-Ergebnissen, die einen solchen Effekt belegen, wie z. B. die signifikant gesteigerte Wirksamkeit von Tamoxifen in der Anwesenheit von Soja-Isoflavonen.

Auch Hopfen enthält Phytoöstrogene, wobei insbesondere 8-Prenylnaringenin sehr wirksam ist. Seine östrogene Potenz liegt zwar klar unter der von 17-β-Estradiol, es ist aber deutlich stärker Östrogen-wirksam als z. B. Daidzein oder Genistein. Daneben kommen im Hopfen noch weniger wirksame östrogene Substanzen wie z. B. Xanthohumol oder Isoxanthohumol vor. 8-Prenylnaringenin ist mit 100 mg/kg Trockenmasse Hopfen relativ hoch konzentriert. Da allerdings nur wenige Gramm Hopfen pro Liter Bier eingesetzt werden, liegt die Konzentration bei etwa 300 nM, was immerhin eine wesentlich höhere Konzentration ist als die der bekannten Phytoöstrogene Daidzein oder Genistein in anderen Lebensmitteln.

Aufgrund dieser östrogenen Eigenschaften des Hopfens wird derzeit darüber spekuliert, dass ein **mäßiger** Konsum positive gesundheitliche Effekte haben könnte, wie z. B. eine Abnahme des Prostatakarzinom- bzw. des Arterioskleroserisikos. Wird auf Dauer eine tägliche Menge von 1 Liter Bier überschritten, ist nicht auszuschließen, dass sich durch die östrogenen Wirkungen des Hopfens eine Gynäkomastie bei Männern entwickeln kann.

Substanzen mit scheinbar östrogener Wirkung. Insbesondere bei der Behandlung klimakterischer Beschwerden, aber auch bei der Sterilitätsbehandlung sind einige pflanzliche Arzneispezialitäten in Gebrauch, die nachweislich keine Phytoöstrogene enthalten, dennoch aber eine Wirkung auf die ovarielle Regulation besitzen. Im Wesentlichen handelt es sich hierbei um:

- Vitex agnus-castus (Mönchspfeffer): hemmt dosisabhängig die Prolaktinfreisetzung und stabilisiert hierdurch auch die Lutealphase. Vitex agnus-castus bindet an verschiedene Dopaminrezeptoren (v. a. D2) und moduliert somit dopaminergen Tonus. Effekte auf die FSH- oder LH-Synthese sind nicht nachzuweisen. Dennoch hält sich der Glaube, dass Vitex agnus-castus bei Männern die Libido senkt, wovon sich angeblich der Name herleitet: „… für den Mönch".
- Lycopus (Wolfstrapp): die Substanz wirkt primär thyreolytisch und soll angeblich auch die hypophysäre FSH- und LH-Synthese sowie -Sekretion senken.
- Pulsatilla (Kuhschelle): Bei hypo- sowie hypergonadotropen Situationen soll es unter der Gabe von Pulsatilla zu einer Verbesserung in Richtung Normalwerte kommen.

Östrogen-wirksame Chemikalien. Chemikalien, die eine hormonartige, meist östrogene Wirkung aufweisen, werden unter dem Oberbegriff endogene Disruptoren zusammengefasst. Unter den umweltrelevanten endogenen Disruptoren finden sich auffällig viele halogenierte Kohlenwasserstoffe.
Tabelle 1-4 gibt eine Übersicht über einige chemische Substanzen, für die eine östrogene Wirkung in vivo nachgewiesen wurde. Die Strukturformeln von o,p'-DDT und Bisphenol A sind in Abbildung 1-15 dargestellt. Es ist darauf hinzuweisen, dass eine Reihe derjenigen Chemikalien, die in vivo eine östrogene Wirkung entfalten, darüber hinaus auch noch direkte toxische Wirkungen für den Menschen bzw. den Embryo besitzen.
Wirkungsweise. Sie entspricht im Wesentlichen der der Phyto- und Mykoöstrogene.

Das bekannteste Beispiel für die Wirkung eines endogenen Disruptors ist der Umweltzwischenfall im Lake Apopka in Florida. Aufgrund eines Schiffsunglücks wurde der See durch hohe Mengen von DTT und seiner Derivate kontaminiert. Bei den männlichen Nachkommen der Alligatoren wurde daraufhin über mehrere Generationen hinweg eine zunächst sehr starke und dann nachlassende Feminisierung beobachtet.

Chemikalien mit Verdacht auf eine östrogene Wirkung in vivo. Für eine Reihe umweltrelevanter Chemikalien ist der Beweis einer östrogenen Wirkung in vivo bislang nicht erbracht, wenngleich der hochgradige Verdacht darauf besteht. Hier sind unter anderem zu nennen:
- DEHP (PVC-Weichmacher),
- Diphenylphthalat (Weichmacher),
- Lindan (γ-HCH, Insektizid),
- 4-Chlor-2-Methylphenol (Konservierungsmittel),
- Tetrabrom-Bisphenol-A (Flammschutzmittel).

Tab. 1-4 Übersicht über einige chemische Substanzen mit nachgewiesener östrogener Wirkung in vivo (modifiziert nach Körner et al., 1996).

Einzelsubstanz	Verwendung	Östrogene Wirkung in vivo
• o,p'-DDT; p,p'-DDT	Insektizid	stark
• p-Alkylphenole	Detergenz	stark
• p,p'-DDE	Insektizid	mittel
• β-HCH (Hexachlorcyclohexan)	Insektizid	mittel
• Bisphenol A	Kunststoffmonomer	mittel
• Benzylbutylphthalat	Kunststoffweichmacher	schwach

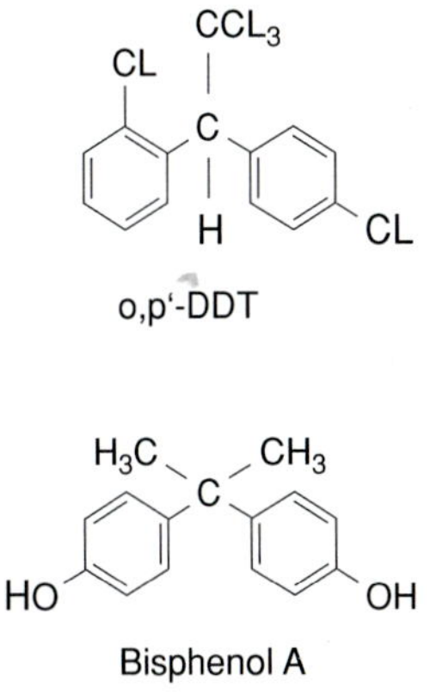

Abb. 1-15 Strukturformeln von o,p'-DDT, einem Insektizid, und Bisphenol A, einem Kunststoffmonomer. Beide Substanzen entfalten starke bis mittelstarke östrogene Wirkungen in vivo.

3.3 Weitere Östrogen-wirksame Substanzen

Milzpeptide werden aus BSE-freien Spendertieren (Kälbermilz) hergestellt. Sie wirken auf das Ovar (verdrängen Gonadotropine v. a. aus LH-Rezeptoren) und das Endometrium, lassen periphere Estradiolwerte ansteigen (bis auf 200 pg/ml!) und normalisieren erhöhte FSH-Werte.
Außerdem kommt es zu einer Normalisierung einer eventuell bestehenden Hypertriglyzeridämie mit Anstieg der HDL-Fraktion bis um 20%. Es werden sehr wenig Durchbruchsblutungen (ca. 0,5%) beobachtet.
Die durch Milzpeptide ausgelöste Hyperöstrogenämie beruht auf einer stimulierbaren Restfunktion des Ovars – freilich meist ohne Ovulation, Luteinisierung und nennenswerte Progesteronsynthese. Entgegen der eher skeptischen Einschätzung früherer Jahre werden Milzpräparationen heute durchaus für periklimakterische Patientinnen empfohlen (Lauritzen, 1987).
Andere **Organextrakte** werden meist aus tierischen Ovarien (oder Hoden), z. T. auch aus tierischen Hypophysen gewonnen. Dementsprechend haben sie östrogene oder gonadotrope (und damit wiederum östrogene) Wirkungen. Die Konzentration der Östrogene oder Gonadotropine ist allerdings tatsächlich oft verschwindend gering; zudem gibt es von Herstellerseite bislang keinerlei Standardisierung im Hinblick auf die Konzentration eventuell pharmakologisch wirksamer Substanzen (z. B. Gonadotropine) und die zu erwartenden Wirkungen im Organismus. Hierin besteht ein deutlicher Unterschied zu den Milzpeptiden.
Problematisch ist bei diesen Präparationen – im Vergleich zu den Milzpeptiden – auch der sehr hohe Anteil

an tierischem Eiweiß, d.h. Fremdeiweiß (Allergien!). Eine Garantie des Herstellers auf BSE-Freiheit müsste heutzutage selbstverständlich sein.
Verschiedene **Chemikalien** haben z.T. potente östrogene Wirkungen, so z.B. Kunststoffweichmacher, Dioxine, Nonoxinol. Ihre Verbreitung ist heutzutage beträchtlich, ihre Bedeutung bisher noch gar nicht abzuschätzen.

!

Kritiker glauben gute Gründe dafür zu haben, dass bestimmte Erkrankungen, wie z.B. männliche Subfertilität oder das Prostatakarzinom, ihre Ursache in dem zunehmenden synthetischen „Östrogenmeer" haben, das unsere Zivilisation umgibt. Bewiesen ist die östrogene Potenz weit verbreiteter Chemikalien – offen ist bislang noch ihre Bedeutung für die einzelnen Organsysteme.

4 Synthetisch hergestellte Östrogene

4.1 Ethinylestradiol/Mestranol

Als synthetisch hergestelltes Östrogen hat EE überragende Bedeutung und Dominanz erlangt. Sein 3-Methyläther Mestranol bindet nicht selbst an den Rezeptor (daher ein „Prohormon"); es muss in der Leber erst in EE konvertiert werden (Abspaltung einer Estergruppe am C-3-Atom), damit es wirksam werden kann (Darstellung der Substanzen mit ihren Strukturformeln in Abbildung1-16). Mestranol spielt heutzutage kaum noch eine Rolle.
Pharmakokinetik. Der First-Pass-Effekt (d.h. Abbau) für EE durch die Leber beträgt zwischen 38 und 48%.

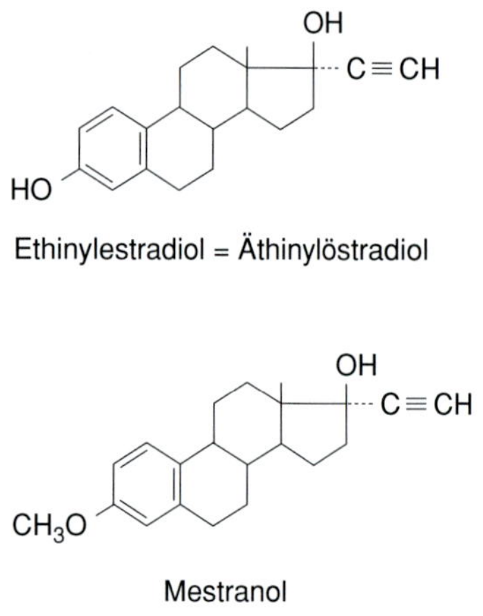

Abb. 1-16 Wichtige synthetische Östrogene.

Maximale Blutspiegel treten 3–6 Stunden nach peroraler Gabe auf, die Halbwertszeit im Serum beträgt dann ca. 10 Stunden. EE bindet nicht an SHBG, sondern nahezu ausschließlich an Albumin. Die Affinität zum Östrogenrezeptor ist nur etwas höher als die des natürlichen Estradiols. Entscheidend ist, dass die Inaktivierung des EE am Rezeptor wesentlich langsamer erfolgt. Der Grund liegt in der (C-17α-)Ethinylgruppe, die eine Metabolisierung zu dem relativ inaktiven Estron blockiert. Zusätzlich ist der Hormon-Rezeptor-Komplex bei EE außerordentlich stabil. (Cave: Blutspiegel lassen sich deshalb in Bezug auf Risiken oder Nebenwirkungen nur mit Vorsicht interpretieren!)

!

Die Stabilität von EE und sein nachfolgender langsamer Abbau haben EE zur dominierenden östrogenen Substanz in der hormonellen Kontrazeption gemacht.

Grundsätzlich ist eine Kontrazeption auch mit natürlichen Östrogenen möglich. Da Gestagene aber zu einer positiven Induktion von Enzymen führen, die z.B. Estradiol rasch in das relativ inaktive Estron überführen, eignet sich Estradiol zur Kombination mit Gestagenen nicht bzw. nur in sehr hohen Dosen (s. Kap. 5).

Der **Abbau** von EE erfolgt in der Leber. Er ist deutlich langsamer als derjenige der natürlichen Östrogene, da durch die Ethinylgruppe an der C-17-Position die Metabolisierung – also der Abbau zum Estron – blockiert wird.
Zudem besteht wie bei allen 17α-alkylierten Substanzen (also auch Gestagenen) ein enterohepatischer Kreislauf.

!

Die Bedeutung der synthetischen Östrogene liegt u.a. in ihrer guten peroralen Wirksamkeit, ihrer lang anhaltenden Rezeptorwirkung sowie in ihrer langsamen Metabolisierung (d.h. Abbau).

Lebermetabolismus. Von Bedeutung ist der starke positiv anabole Effekt auf die Proteinsynthese und -sekretion (übersteigt die Wirkung von Estradiol deutlich!), der durch den ausgeprägten enterohepatischen Kreislauf verstärkt wird. Betroffen sind fast alle hormonellen Transportproteine wie SHBG, TBG, CBG, TBPA (Thyroxin-bindendes Präalbumin) und ABG (Aldosteron-bindendes Globulin), aber auch andere Transportproteine wie z.B. Albumin und Vitamintransportproteine (z.B. Transkobalamin, Retinol- und Folat-bindendes Globulin) sowie die Gerinnungs- bzw. Fibrinolysefaktoren. Die Zunahme der Konzentrationen kann den Faktor 2–3 erreichen, vor allem beim SHBG. Dadurch kommt

es zu einer **absoluten Zunahme** der gebundenen Substanzen, **nicht** jedoch unbedingt zu einer Zunahme der **freien, also biologisch aktiven Fraktion.**
Der starke Anstieg der Serumproteine kann den onkotischen Druck erheblich steigern. Dies kann im Einzelfall dazu führen, dass ein präexistenter Hypertonus schwerer therapierbar („einstellbar") wird.
Sekretorische Funktion (Galle). Die erhöhte Viskosität (u. a. durch Elimination von Abbauprodukten des Fettstoffwechsels) und der verminderte Gallenfluss lassen die Neigung zu Cholostase und Infektionen zunehmen.
Blutgerinnung. EE nimmt einen wesentlich stärkeren Einfluss auf den Umsatz plasmatischer Gerinnungs- und Fibrinolyseparameter als die natürlichen Östrogene (s. Abb. 1-12). Der erhöhte Umsatz bringt ein höheres Risiko des „Entgleisens" mit sich, wobei die klinische Praxis zeigt, dass dies meist zu erhöhter Koagulabilität, also Thrombenbildung, führt. Zudem erfassen Gerinnungsanalysen aus dem Serum oft nicht die lokale Situation. Es ist bekannt, dass lokal durchaus ein Ungleichgewicht zuungunsten der Fibrinolyse bestehen kann. Zudem ist noch die mögliche Existenz von lokalen Gefäßwandschäden, also Angiopathien, zu berücksichtigen.

!

Ethinylestradiol erhöht das venöse Thrombembolierisiko; bei zusätzlichen Risikofaktoren (z. B. Hypertonus, Nikotinabusus) kommt es zu einer weiteren Risikosteigerung.

Fettstoffwechsel (s. Abb. 1-13). Die Wirkungen von EE sind ausgeprägter als die der natürlichen Östrogene. Hinzuweisen ist auf den Anstieg der HDL_2-Fraktion, die als besonders kardioprotektiv gilt.

!

Wie alle Östrogene besitzt auch Ethinylestradiol im Hinblick auf den Fettstoffwechsel und seine Parameter einen gefäßprotektiven und somit auch kardioprotektiven Effekt. Hiervon profitiert in erster Linie das arterielle System.

Kohlenhydratstoffwechsel. Eine Abnahme der Glukosetoleranz ist bekannt, fällt klinisch aber üblicherweise kaum ins Gewicht. (Weitaus bedeutsamer sind hier die Gestagenwirkungen.)
Renin-Angiotensin-System. Die positive Aktivierung erfolgt über Angiotensinogen. Im Vergleich zu Estradiol dürfte EE bis zu 300fach wirksamer sein. Da gleichzeitig auch die vasodilatatorische Potenz zunimmt, halten sich die Effekte die Waage. Resultieren kann allenfalls eine schwere Einstellbarkeit eines Hypertonus unter EE.

Knochenmetabolismus. EE hat einen starken stimulatorischen Effekt auf die Osteoblasten und ist eine potente Substanz zum Ausgleich der Kalziumbilanz. Die ausreichende Tagesdosis dürfte bei 8–10 µg liegen.
Die **endometriale Proliferationsfähigkeit** ist stark ausgeprägt, ebenso sind es die proliferativen Wirkungen am **Vaginalepithel.**
Klimakterische Symptome werden in der Regel nachhaltig gebessert. Dennoch ist EE für die postmenopausale Hormonsubstitution ungeeignet, da im Vergleich zu natürlichen Östrogenen zu viele unerwünschte Nebenwirkungen bestehen.
Anwendungsform. Gebräuchlich ist nur die orale Gabe (s. Tab. 1-2).

!

Alle Östrogene – ob natürlich, verestert, equin oder synthetisch – zeigen eine unterschiedliche Wirksamkeit in Bezug auf die Suppression der Gonadotropinsekretion, den Leberstoffwechsel, die Blutgerinnung, das Renin-Angiotensin-System, den Knochenmetabolismus, den Fettstoffwechsel, das Vaginalepithel, die Proliferation am Endometrium sowie die Beeinflussung vegetativer klimakterischer Beschwerden.

5 Antiöstrogene (SERMs)

Von Bedeutung und z. T. im Handel verfügbar sind derzeit folgende, mit ihren Strukturformeln in Abbildung 1-17 dargestellte Antiöstrogene:
- Clomifen,
- Tamoxifen,
- Raloxifen,
- Toremifen,
- Arzoxifen.

Biochemie. Bei den wesentlichen Vertretern, so z. B. Clomifen und Tamoxifen, handelt es sich nicht um Östrogene, sondern um Derivate der Stilbene, Substanzen also, die von ihrer Struktur her nur eine Ähnlichkeit mit den Östrogenen haben.
Rezeptorbindung. Nach Bindung der Antiöstrogene an den Östrogenrezeptor kommt es – je nach Substanz – zu unterschiedlichen Konfigurationsänderungen des Rezeptors. Diese Konfigurationen liegen zwischen der Konfiguration des inaktiven Rezeptors und derjenigen des durch einen reinen Agonisten, d. h. durch Östrogen, aktivierten Rezeptors. Entgegen der ursprünglichen Annahme, dass die Antiöstrogene den Östrogenrezeptor in seinem inaktiven Zustand „einfrieren" und somit komplett inaktivieren, hat sich gezeigt, dass die bislang bekannten antiöstrogenen Substanzen zu einer derar-

tigen Konfigurationsänderung des Rezeptors führen, dass dieser durchaus noch in der Lage ist, an die DNA zu binden und eine biologische Aktivität zu entfalten. Diese Tatsache gilt derzeit für alle bekannten antiöstrogen wirksamen Substanzen, vielleicht mit Ausnahme der Substanz ICI 1182780, bei der in wissenschaftlichen Untersuchungen Hinweise auf eine Wirkung als Vollantagonist bestehen.

Für die klinische Praxis ist es wichtig, dass alle derzeit zur Verfügung stehenden Antiöstrogene in einem unterschiedlichen Maße auch östrogene Partialwirkungen entfalten, also den Östrogenrezeptor selektiv in einer bestimmten Weise modulieren.

!

Die Tatsache, dass ein so genanntes Antiöstrogen gleichzeitig antiöstrogene sowie östrogene Partialwirkungen zeigt, hat dazu geführt, von dem Begriff „Antiöstrogen" abzurücken und von selektiven Östrogenrezeptormodulatoren (SERMs) zu sprechen.

In Abbildung 1-18 ist in schematischer Weise dargestellt, wie die Östrogenrezeptoraktivierung durch einen reinen Agonisten, d.h. Östrogen, die SERMs und einen reinen Antagonisten erfolgt.

Die Östrogenwirkung wird durch die zwei Rezeptoren ER-α und ER-β vermittelt. Die Affinität von 17β-Estradiol zu den beiden Rezeptoren ist ähnlich, während Raloxifen eine hohe Affinität für ER-α und Genestein für ER-β aufweist.

Es ist davon auszugehen, dass die unterschiedliche biologische Wirkung der SERMs in den verschiedenen Geweben auch darauf zurückzuführen ist, dass einerseits unterschiedlich dichte Populationen der beiden Rezeptoren in diesen Geweben bestehen und die SERMs andererseits eine unterschiedliche Affinität zu den Rezeptoren besitzen bzw. an diesen eine unterschiedliche agonistische/antagonistische Wirkung entfalten.

Zentrale Wirkungen. Es kommt zu einer Blockade der negativen Östrogenrückkoppelung und dadurch zu einer Stimulation des GnRH-Pulsgenerators mit nachfolgender Gonadotropinsekretion. Vermutlich aufgrund der antiöstrogenen Eigenschaften resultiert eine – von Substanz zu Substanz verschiedene – Neigung, Hitzewallungen, Schweißausbrüche, Sehstörungen und depressive Stimmungslagen auszulösen.

Proteinsynthese. Über die Zunahme der ovariellen Östrogensynthese und die damit verbundene Steigerung der Östrogenkonzentration im Blut kommt es zu einer positiven Induktion der Proteinsynthese (z.B. TBG, SHBG, CBG).

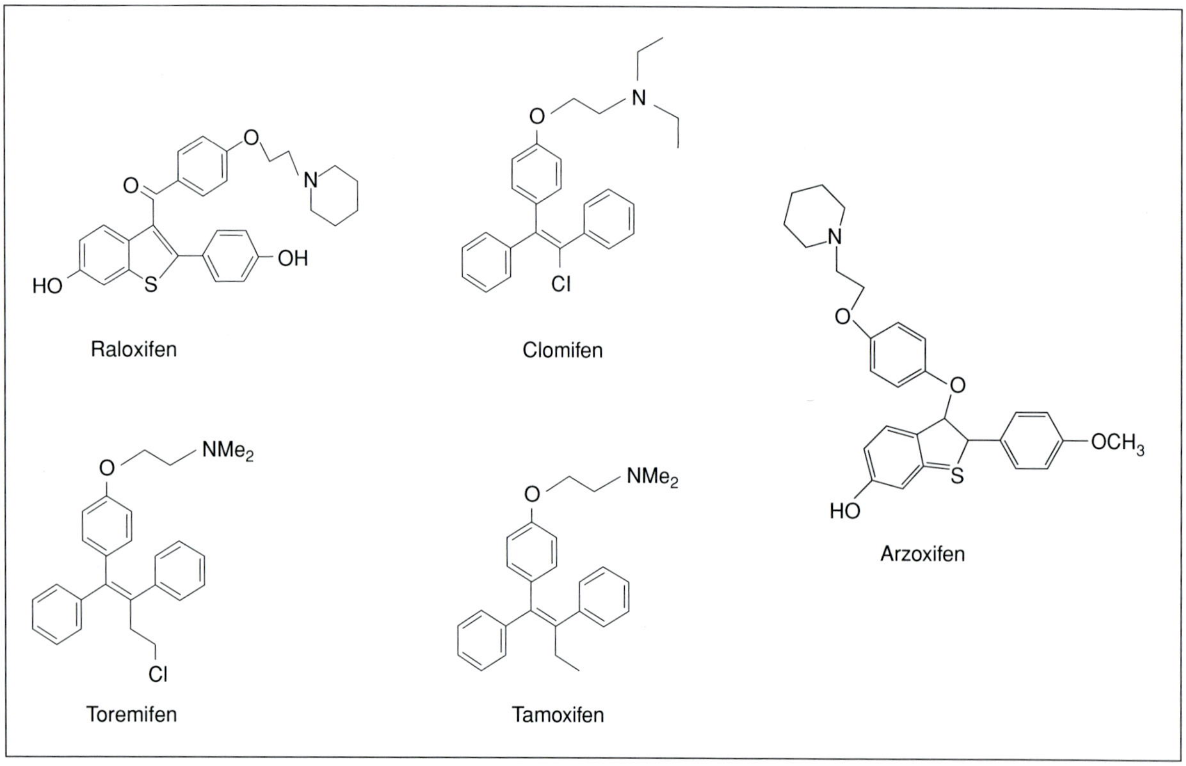

Abb. 1-17 Wichtige Antiöstrogene.

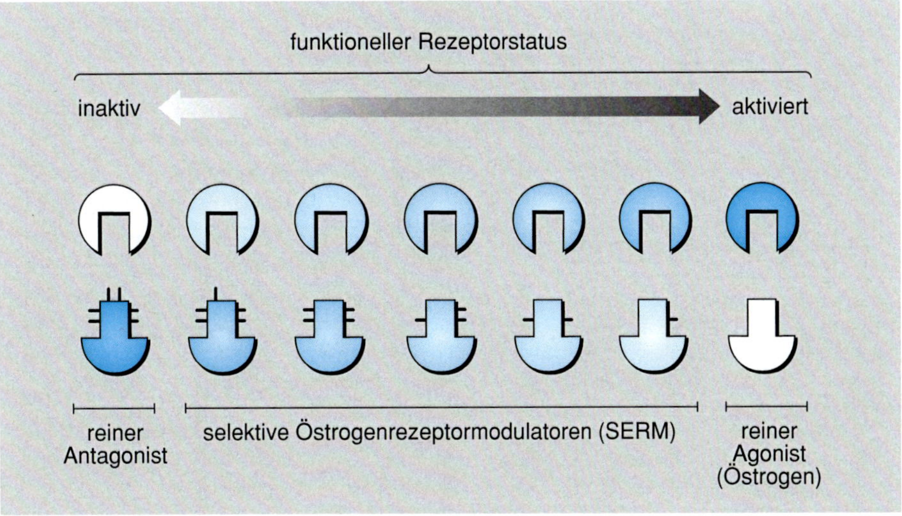

Abb. 1-18 Schematische Darstellung der Östrogenrezeptoraktivierung durch Östrogen (reiner Agonist), die SERM (selektive Östrogenrezeptormodulatoren) und reine Antagonisten (modifiziert nach McDonnell et al., 1995).

Die **peripheren Wirkungen** werden vor allem durch die östrogenen Eigenschaften charakterisiert. Wichtig ist die positive Wirkung von Raloxifen, Toremifen und – deutlich weniger ausgeprägt – auch von Tamoxifen auf den Knochenaufbau; Clomifen ist hier nicht wirksam. Bekannt ist auch die östrogene Partialwirkung auf Myome und Endometriose-Implantationen; aus diesen Gründen sind viele Antiöstrogene (im Vergleich zu den GnRH-Analoga) in der Behandlung dieser Erkrankungen wesentlich weniger geeignet.

Anwendungsformen. Bei den Antiöstrogenen stehen bislang nur perorale Konfektionen zur Verfügung.

5.1 Clomifen

Clomifen wird nahezu ausschließlich in der Sterilitätsmedizin angewandt. Seine Stimulation der hypothalamisch-hypophysären Achse mit einer nachfolgenden Stimulation des Follikelwachstums ist sehr ausgeprägt. Dieser Effekt gilt – in Bezug auf den Hoden – auch beim Mann, wo es zu einer Zunahme der testikulären Testosteronsynthese kommt. Der erwünschte positive Effekt auf die Spermiogenese ist nicht eindeutig belegt.

Viele **Nebenwirkungen** (Tab. 1-5) ergeben sich aufgrund der antiöstrogenen Wirkungen. Klinisch wichtig sind diese an den Zervixdrüsen (Dysmukorrhö). Hiervon sind ca. 30–50% aller Patientinnen betroffen. Der schlechte Zervixfaktor kann die Schwangerschaftswahrscheinlichkeit bis um etwa 25% senken.

Andere Nebenwirkungen (z.B. Gewichtszunahme) haben ihre Ursache in den durch das Follikelwachstum bedingten **erhöhten Östrogenwerten,** an die die Patientin im Einzelfall nicht mehr gewöhnt ist. Unterbauchbeschwerden sind in der Regel auf eine **Vergrößerung der Ovarien** (nicht nur beim polyfollikulären Wachstum) zurückzuführen und treten umso häufiger auf, je länger eine komplette Anovulation bestand. Morphologisch gesehen dürfte hier die entstandene Kapselverdickung der Ovarien eine nicht unerhebliche Rolle spielen. Das Auftreten eines ovariellen Hyperstimulationssyndroms (OHSS) ist unter Clomifen eine Rarität, die am ehesten noch bei Patientinnen mit polyzystischen Ovarien vorkommt (s. Kap. 4).

Kontraindikationen gegen Clomifen sind:

- bestehende Schwangerschaft,
- Leberfunktionsstörungen,
- unklare uterine Blutungen,
- Sehstörungen, starke Kopfschmerzen (unter Therapie).

!

Clomifen ist eine bewährte, relativ nebenwirkungsarme und ungefährliche Substanz. Eine Zunahme von Ovarial-

Tab. 1-5 Wichtige Nebenwirkungen von Clomifen.

– Dysmukorrhö (wird nicht subjektiv empfunden)	30–50%
– Hitzewallungen, Schweißausbrüche	11,2%
– Unterbauchbeschwerden	7,1%
– Blähbauch, Völlegefühl	4,0%
– Nausea, Erbrechen	1,8%
– Mastodynien (Brustspannen)	1,7%
– Sehstörungen – Kopfschmerzen – Nervosität, Schlaflosigkeit – depressive Verstimmungen, Müdigkeit – Lichtempfindlichkeit – allergische Hauterscheinungen – Haarausfall (reversibel) – Gewichtszunahme – erhöhte Miktionsfrequenz	< 1%

karzinomen nach Clomifeneinnahme besteht nicht, vorausgesetzt, man führt nicht mehr als 6 Stimulationszyklen hintereinander durch. Es ist aber zu bedenken, dass eine Hauptindikation für die Clomifeneinnahme Ovulationsstörungen bis hin zur Anovulation sind. Diese Störungen an sich sind höchstwahrscheinlich Risikofaktoren für die Entstehung bestimmter Malignome (z. B. Endometrium).

Bei Anovulation bzw. Ovulationsstörungen kommt es zu einer ununterbrochenen Östrogenwirkung – eine Gestagenwirkung hingegen kommt nicht zustande (Anovulation) oder ist von geringerer Bedeutung (Ovulationsstörungen mit Corpus-luteum-Insuffizienz). Es gibt viele Gründe, die dafür sprechen, dass dieser fortgesetzte östrogene (und damit auch mitogene) Stimulus die Entstehung hormonabhängiger Malignome fördern kann.
Bei der Einnahme oraler Kontrazeptiva kommt es natürlich auch zur Ovulationshemmung, doch fällt diese aufgrund der gleichzeitigen Zufuhr von Östrogenen und Gestagenen nicht ins Gewicht bzw. hat nicht dieselben endokrinologischen Auswirkungen wie die Anovulation ohne Hormonsubstitution.

5.2 Tamoxifen

Tamoxifen ist dem Clomifen sehr ähnlich. Entscheidend ist, dass die östrogenen Partialwirkungen umso mehr hervortreten, je höher die Dosierung ist, wobei eine enge Dosis-Wirkungs-Beziehung nicht besteht. Belegt sind eine positive Wirkung auf den Knochenaufbau (wegen der östrogenen Partialeffekte?) und eine Tendenz zur Flüssigkeits- sowie Natriumretention (v. a. bei längerer Einnahme). Tamoxifen wird bevorzugt in der **Onkologie** eingesetzt (z. B. Mammakarzinom).

!

Bei prämenopausalen Patientinnen führt Tamoxifen (wie Clomifen) zu einer Stimulation der Follikulogenese mit der Folge von deutlich erhöhten Östrogenwerten. Dementsprechend profitieren prämenopausale rezeptorpositive Patientinnen mit Mammakarzinom von einer alleinigen Tamoxifen-Therapie nicht.

Möglich ist hingegen eine Gabe von Tamoxifen auch bei prämenopausalen, rezeptorpositiven Patientinnen dann, wenn zugleich eine GnRM-Analoga-Therapie durchgeführt wird (antiproliferativer Effekt auf das Ovar?).
Tamoxifen scheint auch direkt am Endometrium zu wirken: Bekannt ist die Tendenz, die Entstehung von Endometriumkarzinomen zu fördern. Dieses Risiko ist aber bei weitem kleiner als der therapeutische Nutzen bei Mammakarzinomen (bzw. der Schaden, der entsteht, wenn Tamoxifen nicht eingenommen wird).

5.3 Toremifen

Toremifen gilt als Antiöstrogen der zweiten Generation, auf das das pharmakologische Konzept des SERM sehr gut zutrifft.
Metabolismus. Toremifen wird nach oraler Gabe gut resorbiert, die Spitzenkonzentrationen im Serum werden nach etwa 3 Stunden erreicht. Toremifen wird extensiv in der Leber metabolisiert. Der größte Teil der Metaboliten (ca. 90%) wird über Galle und Fäzes ausgeschieden, ein kleiner Teil (< 10%) renal.
Die Eliminationshalbwertszeit von Toremifen beträgt etwa 5 Tage. Ähnlich wie beim Tamoxifen ist deshalb eine kontinuierliche Verabreichung bis zu etwa 6 Wochen notwendig, um konstante Serumkonzentrationen zu erreichen.
Der Hauptmetabolit N-Dimethyltoremifen hat eine mittlere Halbwertszeit von 11 Tagen, besitzt in vivo aber nur geringe antikarzinogene Wirkungen (vermutlich aufgrund einer schlechten Verteilung in den Geweben).
Wirkungen. Die östrogene Partialwirkung von Toremifen ist deutlich geringer als die von Tamoxifen. Das Verhältnis von antiöstrogener und östrogener Wirkung soll bei Toremifen etwa 4-mal günstiger sein als bei Tamoxifen.
Toremifen ist so gut wie nicht uterotrop wirksam. Demnach gibt es bislang keine Hinweise, dass die Häufigkeit von Endometriumkarzinomen unter Toremifen ansteigt; gleichwohl sind gutartige Endometriumveränderungen beschrieben.
Die Hepatotoxizität von Toremifen ist geringer als die von Tamoxifen.
Unter der längerfristigen Gabe von Toremifen steigen SHBG und TGF-β an; LH und FSH können ansteigen, auch unveränderte Serumkonzentrationen sind beschrieben worden. Die Serumkonzentrationen von Prolaktin und Antithrombin III hingegen fallen ab.
Präparate. Toremifen ist derzeit unter dem Handelsnamen Fareston® im Handel verfügbar.

5.4 Raloxifen

Raloxifen gehört ebenfalls zur Gruppe der SERMs.
Metabolismus. Raloxifen wird nach oraler Applikation rasch resorbiert (ca. 60% der gegebenen Dosis). Die maximalen Plasmaspiegel werden üblicherweise innerhalb einiger Stunden erreicht, wobei dies individuell verschieden sein kann, da dies vom enterohepatischen Kreislauf des Raloxifens bzw. seiner Glukuronidmetaboliten abhängt.
Raloxifen unterliegt einem ausgeprägten First-Pass-Metabolismus (ca. 40%). Aufgrund des enterohepa-

tischen Kreislaufs bleiben die Raloxifenspiegel bis zu gut 24 Stunden relativ konstant.

Die Ausscheidung von Raloxifen bzw. seiner Glucuronid-Metaboliten erfolgt meist innerhalb von 5 Tagen und hauptsächlich über den Stuhl; weniger als 6–10% werden renal ausgeschieden.

Wirkungen. Raloxifen besitzt insbesondere am Knochen ausgeprägte östrogenagonistische Wirkungen. Die Knochenresorption wird vermindert, die Kalziumbilanz deutlich verbessert und somit die Knochendichte gesteigert.

Raloxifen verbessert das Lipid- und Gerinnungsprofil. So nehmen Gesamt- und LDL-Cholesterin- sowie die Triglyzeridkonzentrationen ab, HDL-Cholesterin nimmt hingegen geringfügig zu. Allerdings liegen bislang noch keine Studien vor, die beweisen, dass eine Langzeiteinnahme von Raloxifen die Häufigkeit von atherosklerotischen bzw. kardiovaskulären Erkrankungen senkt.

Raloxifen hat keinen stimulierenden Effekt auf das Endometrium, insbesondere nicht in der Postmenopause. Es gibt keinen Hinweis auf eine erhöhte Inzidenz von Endometriumkarzinomen. Anhand von Probebiopsien konnte auch nachgewiesen werden, dass Raloxifen keinen proliferativen Effekt hat, also auch keine benignen Veränderungen des Endometriums induziert.

Eine stimulierende Wirkung von Raloxifen auf die Mamma ist ebenfalls nicht nachgewiesen; Brustbeschwerden wie Schwellungen oder Schmerzempfindlichkeit treten demnach deutlich seltener auf als bei Patientinnen, die Östrogene einnehmen.

Zulassung. Derzeit ist Raloxifen zugelassen zur Prävention atraumatischer Wirbelbrüche bei postmenopausalen Frauen mit erhöhtem Osteoporoserisiko. Es ist in den nächsten Jahren mit der Zulassung für weitere Indikationen zu rechnen, so z. B. in der Therapie des postmenopausalen Mammakarzinoms.

Präparate. Raloxifen ist derzeit unter dem Namen Evista® im Handel erhältlich.

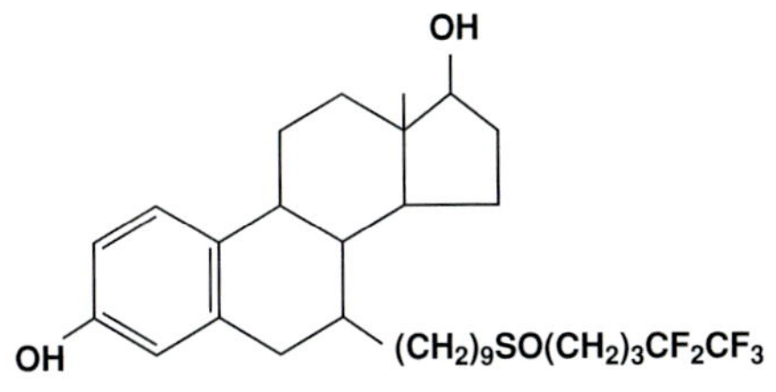

Abb. 1-19 Strukturformel des Östrogenrezeptorantagonisten Fulvestrant.

5.5 Arzoxifen

Es gehört ebenfalls zur Gruppe der SERMs; es findet sich derzeit in der frühen klinischen Erprobung.

6 Vollständiger Östrogenrezeptorantagonist

Wirkmechanismus. Wie die SERMs binden auch die vollständigen Antagonisten an den Östrogenrezeptor, vermutlich sowohl an den ER-α wie an den ER-β. Die Affinität ist sehr hoch, gleichwohl wird die intrinsische Aktivität des Rezeptors aufgrund der sehr langen Ketten nicht aktiviert (die Dimerisierung des Rezeptors wird verhindert). Darüber hinaus kommt es anschließend auch zu einem beschleunigten Abbau des Rezeptors an sich.

Substanzen. Der derzeit einzige zugelassene komplette Östrogenrezeptorantagonist ist Fulvestrant (Faslodex®). Seine Zulassung beschränkt sich bisher auf die Onkologie (postmenopausale Frauen mit östrogenrezeptorpositiven lokal fortgeschrittenen oder metastasierten Mammakarzinomen).

Abbildung 1-19 gibt die Strukturformel des kompletten Östrogenrezeptorantagonisten Fulvestrant wieder; man beachte die lange Seitenkette, die für seine Wirkung essentiell ist.

7 Aromatasehemmer

Wirkmechanismus. Die sog. Aromatase ist ein Enzymkomplex, der eine Schlüsselstellung in der Biochemie der Steroidhormone besitzt (s. dort und Kap. 2). Eine Hemmung der Aromataseaktivität führt – je nachdem, wie ausgeprägt diese Hemmung ist – zu einer Verminderung der Synthese nachfolgender Metaboliten, und zwar in unterschiedlichem Ausmaß. Klinisch von Bedeutung ist insbesondere die Hemmung der Konversion von Androgenen (v. a. Testosteron) hin zu den Östrogenen.

Pharmakologie. Mittlerweile sind Aromataseinhibitoren der dritten Generation bekannt, so u. a. die Substanzen Anastrozol, Letrozol und Exemestan. Sie sind bis um den Faktor 10 wirksamer als die Aromataseinhibitoren der ersten und zweiten Generation wie Aminoglutethimid oder Formestan. Abbildung 1-20 gibt ihre chemische Struktur wieder. Es ist darauf hinzuweisen, dass insbesondere Exemestan ein steroidales Gerüst besitzt.

Wirkungen. Die biologischen Wirkungen der einzelnen Aromatasehemmer sind – schon allein aufgrund der verschiedenen chemischen Struktur – unterschiedlich und

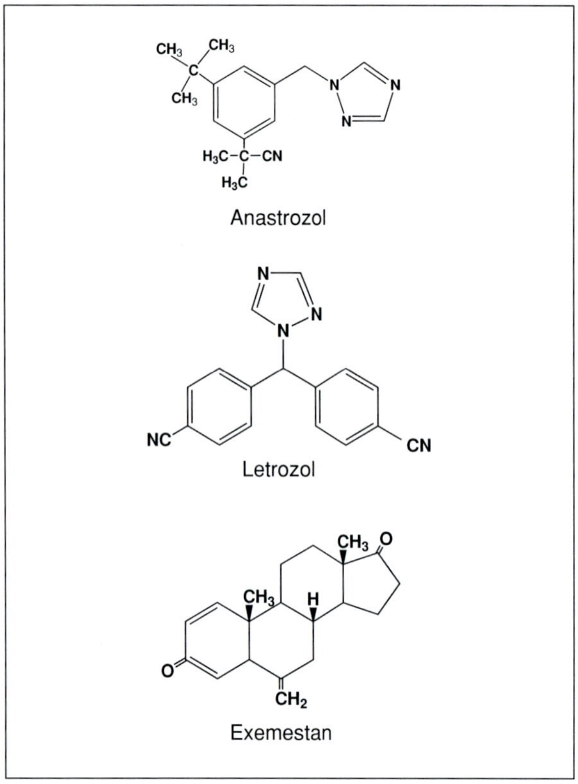

Abb. 1-20 Strukturformeln der drei wichtigsten Aromatasehemmer der dritten Generation, Anastrozol, Letrozol und Exemestan.

so auch klinisch nachweisbar. Tabelle 1-6 gibt eine Übersicht über wesentliche endokrine Nebenwirkungen.
Für Exemestan sind insbesondere androgene Nebenwirkungen (u. a. eine Gewichtszunahme) bekannt, bei Letrozol ist die Absenkung der Kortisol- und Aldosteronspiegel von Bedeutung. Bei Anastrozol sind bisher keine wesentlichen Nebenwirkungen bekannt geworden, selbst bei zehnfacher Überdosierung.
Präparate. Anastrozol ist als Arimidex®, Letrozol als Femara® und Exemestan als Aromasin® verfügbar. Die zugelassenen Indikationen beziehen sich bisher ausschließlich auf das Mammakarzinom und hier insbesondere das metastasierte. Arimidex® ist zur adjuvanten Therapie zugelassen. Darüber hinaus sind Aromatasehemmer als „off label"-Indikation in verschiedenen Bereichen in Erprobung oder auch schon eingesetzt (z. B. bei Endometriose; s. dort).

Ovar: Hauptsekretionsprodukte und Derivate – Gestagene

Als Gestagene bezeichnet man Substanzen, die an den Progesteronrezeptor binden und am proliferierten Endometrium eine sekretorische Transformation auslösen. Strukturelle Gemeinsamkeit aller Gestagene ist die Δ^4-Ketogruppe, während spezifische Partialwirkungen durch die anderen Substituenten bestimmt werden.

1 Endogene Gestagene

Wichtige Gestagene der Frau sind mit ihren Strukturformeln in Abbildung 1-21 dargestellt:
- Progesteron,
- 17α-Hydroxy-Progesteron.

Tab. 1-6 Wesentliche biologische Wirkungen der drei wichtigsten Vertreter der Aromataseinhibitoren der dritten Generation (nach Eiermann 2004).

	Anastrozol	Letrozol	Exemestan
androgene Wirkung	nein	nein	ja
Effekt auf SHBG	↓* oder kein Einfluss	↑**	↓**
Effekt auf Basis-Kortisolspiegel	nein	nein (oder ↓)	nein
Effekt auf Basisaldosteron	nein	nein (oder ↑)	nein
Effekt auf ACTH-Stimulation von Kortisol	nein	↓	bislang keine Daten
Effekt auf ACTH-Stimulation von Aldosteron	nein	↓	bislang keine Daten
Dosierung mit Einfluss auf Kortisol- oder Aldosteron-Spiegel/Standarddosierung	> 10	1	> 32

* bei Männern; ** postmenopausale Frauen

1.1 Biologische Wirkungen

Die biologischen Wirkungen lassen sich am besten studieren, wenn man einen agestagenen Zustand (z. B. bei Anovulation) mit den Veränderungen vergleicht, die sich unter Einnahme von Gestagenen nachweisen lassen. Hierauf wird im Folgenden Bezug genommen.

Generell führen Gestagene zu einem erhöhten Stoffwechsel (erhöhter Energieverbrauch u. a. durch thermodynamischen Effekt) und einer vermehrten Wasser- und Natriumausscheidung. Sie sind nicht anabol, sondern katabol wirksam und führen zu einer negativen Stickstoffbilanz. Eine spezifische Wirkung der Gestagene beim Mann ist unter natürlichen Bedingungen nicht bekannt.

Die **Synthese** findet hauptsächlich in den Lutealzellen und der Plazenta statt. Ein weiterer Syntheseort ist die NNR.

Rezeptoren. Wie die Östrogenrezeptoren sind Progesteronrezeptoren kernständig und in nahezu allen Geweben, in denen man auch Östrogenrezeptoren findet, vorhanden.

Proteinbindung. Progesteron liegt in ca. 3% in freier Form vor, bindet zu ca. 18% stark an Transkortin (CBG) und zu 80% schwach an Albumin. Seine Affinität zu CBG ist höher als die des Kortisols.

Hormonmetabolismus. Es besteht ein natürlicher Antagonismus zu Aldosteron (Mineralokortikoid), über die CBG-(Transkortin-)Bindung auch zu Kortisol. Nach oraler Verabreichung wird Progesteron rasch resorbiert und in der Leber metabolisiert. Natürliche Gestagene sind daher peroral verabreicht nicht wirksam (wohl aber vaginal).

Organwirkungen. Die wichtigsten Zielorgane sind die Genitalien und die Mamma.

- Endometrium:
  - sekretorische Transformation;
- Myometrium:
  - Stabilisierung der Membranpotentiale;
  - Abnahme der kontraktilen Bereitschaft und Aktivität („Progesteron-Block“, Progesteron ist somit ein potentes „Tokolytikum“);
- Eileiter:
  - Abnahme der Motilität und luminalen Sekretion;
- Vagina:
  - Abschilferung von Superfizialzellen und Intermediärzellen;
  - Abnahme des Karyopyknoseindex;
- Zervix:
  - Engstellung des Zervikalkanals,
  - Abnahme des viskösen Schleims;
- Mamma:
  - Entwicklung und Ausreifung der Milchgangsysteme (s. Kap. 32).

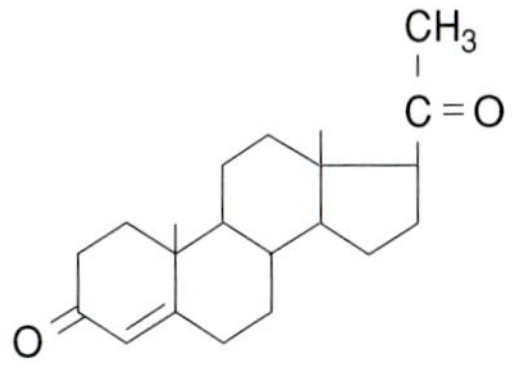

Progesteron

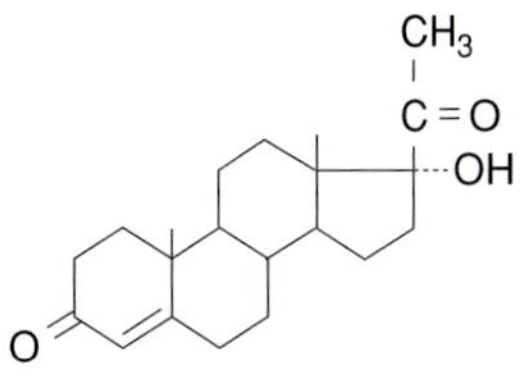

17α-Hydroxyprogesteron

Abb. 1-21 Wichtige endogene Gestagene.

Insgesamt führt Progesteron als „Schwangerschaftshormon“ zu einer Ruhigstellung des Uterus und zu einer Hemmung der Fortpflanzungsfunktionen. Von der Ruhigstellung sind oft auch benachbarte Organe betroffen, wie z. B. Blase, Harnleiter und Darm (Obstipation!).

Zentrale Wirkungen. Bekannt ist die Erhöhung der Körpertemperatur, wohl aufgrund einer Verminderung des CO_2-Partialdrucks in den Lungen und nachfolgender zentraler „Meldung“. Die entscheidenden Metaboliten hierfür sind das 5α- und 5β-Pregnan-3α-ol-20-on. Fehlen sie, kann ein Anstieg der Basaltemperaturkurve trotz erhöhter Progesteronspiegel ausbleiben. Deshalb ist auch das Maß der Temperaturerhöhung individuell sehr verschieden.

Bekannt ist weiterhin ein sedativer Effekt. Er wird vermutlich durch dieselben Metaboliten vermittelt.

Allgemeine periphere Wirkungen. Peripher wirkt Progesteron teils antiöstrogen, teils synergistisch.

Antiöstrogen ist der antiproliferative Effekt aufgrund der Bildungshemmung neuer Estradiolrezeptoren. Daneben besteht aber auch eine direkte mitosehemmende Eigenschaft des Progesterons.

Synergismus mit Östrogenen besteht bei der Differenzierung der Brustalveolen, der Stimulation des tubuloalveolären Wachstums (hier auch Synergismus mit Prolaktin) sowie bei der sekretorischen Transformation des Endometriums in der Lutealphase (Transformationsdosis = Gestagen-Gesamtdosis, die für die komplette sekretorische Transformation erforderlich ist).

Blutgerinnung. Hier bestehen mäßige, allenfalls moderierende Effekte, es kommt insbesondere zu einem Anstieg des Antithrombin III.

Gefäße. Progesteron wirkt vasokonstriktorisch auf Arterien. Im Gegensatz zu einigen synthetischen Gestagenen ist aber nicht bekannt, dass Progesteron blutdrucksteigernd wirkt.

Fettstoffwechsel. Beobachtet wird ein Abfall der Triglyzeride (vermehrter VLDL-Katabolismus) und von HDL; LDL hingegen steigt leicht an. Insgesamt sind diese Effekte – z. B. im Gegensatz zu den Nortestosteron-Derivaten – ausgesprochen moderat. Progesteron bzw. Gestagene sind Östrogenantagonisten im Hinblick auf die Einbaurate von Lezithin in Phospholipide und den Anstieg ungesättigter Fettsäuren.

Kohlenhydratstoffwechsel. Die Glukosetoleranz wird herabgesetzt, es kommt zu einer mäßigen Hyperinsulinämie. Die Glukoseaufnahme und -verwertung im Fettgewebe sind reduziert (s. Kap. 5).

1.2 Anwendungsformen

Möglich sind die vaginale und die dermale Applikation. Preisgünstig und wirksam ist u. a. folgende Rezeptur (nach Huber):

- Progesteron 0,2 g,
- Adips neutralis qu. sat., M. f. supp., d. tal. dos. Nr. XXIV,
  D. S. Zäpfchen.

Bei den fertigen Arzneispezialitäten ist die vaginale Anwendung in Form eines Gels (z. B. Crinone®) oder in Form von Kügelchen (z. B. Utrogest®) möglich.

Bei der dermalen (perkutanen) Anwendung ist zu beachten, dass es zu einer starken Metabolisierung durch die 5α-Reduktase der Haut kommt, so dass nur ca. 10% des in einem Alkohol-Wasser-Gel zugeführten Progesterons lokal zur Wirkung kommen (vgl. Progestogel® Gel). Eine preisgünstige Rezeptur für die perkutane Anwendung ist (nach Huber):

- Progesteron 3,0 g,
- Carbopol 940 0,3 g,
- Triaethanolamin 0,35 g,
- Alcohol. benzyl 1,8 g,
- Aethanol 10,0 g,
- Aqua dest. ad 100,0 g, D.S. 3% Progesteron Gel.

Unter bestimmten pharmakologischen Voraussetzungen ist auch die orale Zufuhr möglich. Bei oraler Applikation kommt es immer zu einer raschen Metabolisierung durch Reduktion der Doppelbindungen und Ketogruppen. Es entstehen die schwächer wirksamen Metaboliten Pregnandiol, 17α-Hydroxy-Progesteron und Desoxykortikosteron. Bei Zufuhr in mikronisierter Form erscheinen nach etwa 2 Stunden 10–15% im Blut, nach 12 Stunden noch 3%. Bei gleichzeitiger Nahrungsaufnahme ist die Inaktivierungsrate massiv vermindert, es können nun bis zu 50% im Blut erscheinen.

2 Synthetisch hergestellte Gestagene

Sie leiten sich einerseits von den natürlichen Gestagenen ab, zum anderen handelt es sich um synthetische Androgenabkömmlinge. Daneben gibt es noch die Progestagene, also Substanzen, die zu Gestagenen umwandelbar sind und dann erst als solche wirken. Die Einteilung erfolgt in:

- Progesteron-/17α-Hydroxy-Progesteron-Derivate (Pregnane),
- Testosteron-/19-Nortestosteron-Derivate (Estrane, Gonane).

Ein wesentliches Ziel bei der Entwicklung aller synthetischen Gestagene war es, die biologische Halbwertszeit sowie die Wirksamkeit durch Änderung des Grundgerüstes zu verlängern.

Bei den Estranen bzw. Gonanen wird dieses Ziel durch die Einführung einer Ethinylgruppe (oder Cyanomethylgruppe wie bei Dienogest) erreicht. Hierdurch entsteht auch bei niedrigen Konzentrationen eine hohe Wirkungsstärke, da die Abbaubarkeit stark verzögert wird. Das höchste Wirkpotential hat dabei zweifellos Gestoden. Dies bedeutet natürlich auch, dass eine niedrige Dosierung nicht automatisch niedrige Wirkung oder niedriges Risiko bedingt.

Pregnane besitzen keine Ethinylgruppe und sind deshalb höher zu dosieren. Insbesondere die Ethinylgruppe ist für das erhöhte hepatotoxische Potential verantwortlich, auch beim EE. Insofern verwundert es, dass bei der hormonellen Kontrazeption nicht mehr auf die Pregnane gesetzt wurde. Einer der Hauptgründe war wohl die „Beagle-Affäre" Anfang der 70er Jahre: Seinerzeit wur-

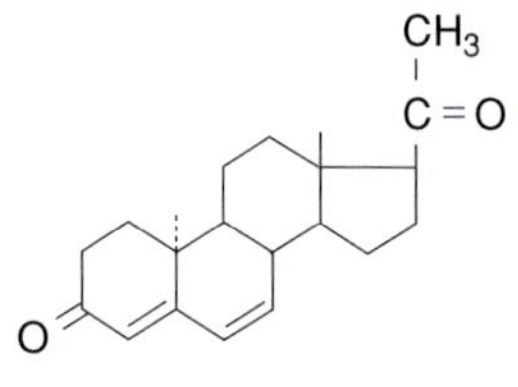

Dydrogesteron

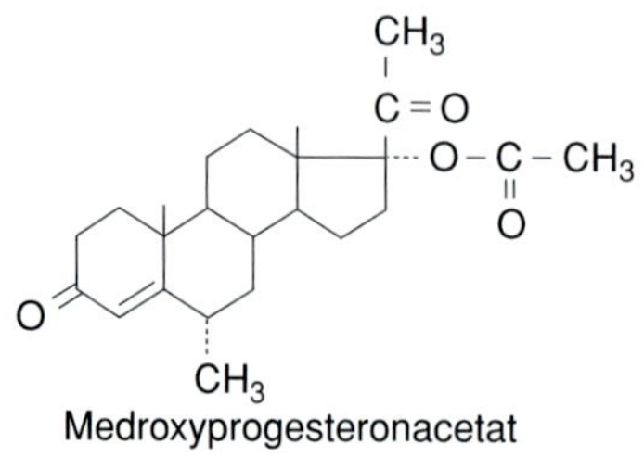

Medroxyprogesteronacetat

Abb. 1-22 Wichtige synthetische Gestagene (Progesteronderivate).

den einige Pregnane vom Markt genommen, weil tierexperimentelle Befunde eine Zunahme von Mammatumoren belegten. Allerdings konnte später zweifelsfrei nachgewiesen werden, dass es sich hier um ein hundespezifisches Phänomen handelt, das auf den Menschen nicht zutrifft.

Norethisteron wird zu ca. 50% bei der Lebererstpassage verstoffwechselt, die Bioverfügbarkeit beträgt zwischen 60 und 70%. Demgegenüber liegt die Bioverfügbarkeit für Levonorgestrel bei nahezu 100%, da hier die Lebererstpassage kaum wirksam ist. Allerdings gibt es auch exogene Faktoren für die Metabolisierung: So sind z.B. verschiedene Pharmaka (u.a. Barbiturate, Hydantoine und Phenylbutazone) in der Lage, diese zu beschleunigen.
Ein weiteres wichtiges Ziel bei der Entwicklung synthetischer Gestagene war und ist es, den nachteiligen Einfluss auf den Stoffwechsel (v.a. Fettstoffwechsel) möglichst gering zu halten und die gestagene Eigenwirkung möglichst stark zu betonen.

2.1 Progesteron-/17α-Hydroxy-Progesteron-Derivate (Pregnane)

Progesteronderivate besitzen keine androgenen oder anabolen Restwirkungen. Folgende Substanzen sind von Bedeutung (Abb. 1-22):

- Progesteronderivate:
  - Dydrogesteron,
  - Quingestron;
- 17α-Hydroxy-Progesteron-Derivate:
  - Cyproteronacetat (CPA, s. Antiandrogene),
  - Chlormadinonacetat (CMA, s. Antiandrogene),
  - Medroxyprogesteronacetat (MPA),
  - Megestrolacetat,
  - 17α-Hydroxy-Progesteron-Capronat.

2.2 Testosteron-/19-Nortestosteron-Derivate (Estrane, Gonane)

Biochemisch führen sie sich auf eine 17α-Substitution am C-17-Atom zurück. Sie besitzen dementsprechend alle androgene/anabole Restwirkungen, die in den gebräuchlichen Dosierungen jedoch nur in den Stoffwechselparametern nachweisbar sind. Partiell ist bei den Testosteron-Abkömmlingen auch eine minimale Metabolisierung zu Östrogenen möglich. Wichtige synthetische Gestagene (Nortestosteronderivate) sind (Abb. 1-23):

- Norethisteronderivate (Estrane):
  - Norethisteronacetat/-enantat,
  - Lynestrenol,
  - Dienogest,
  - Norethynodrel,
  - Ethinodioldiacetat;

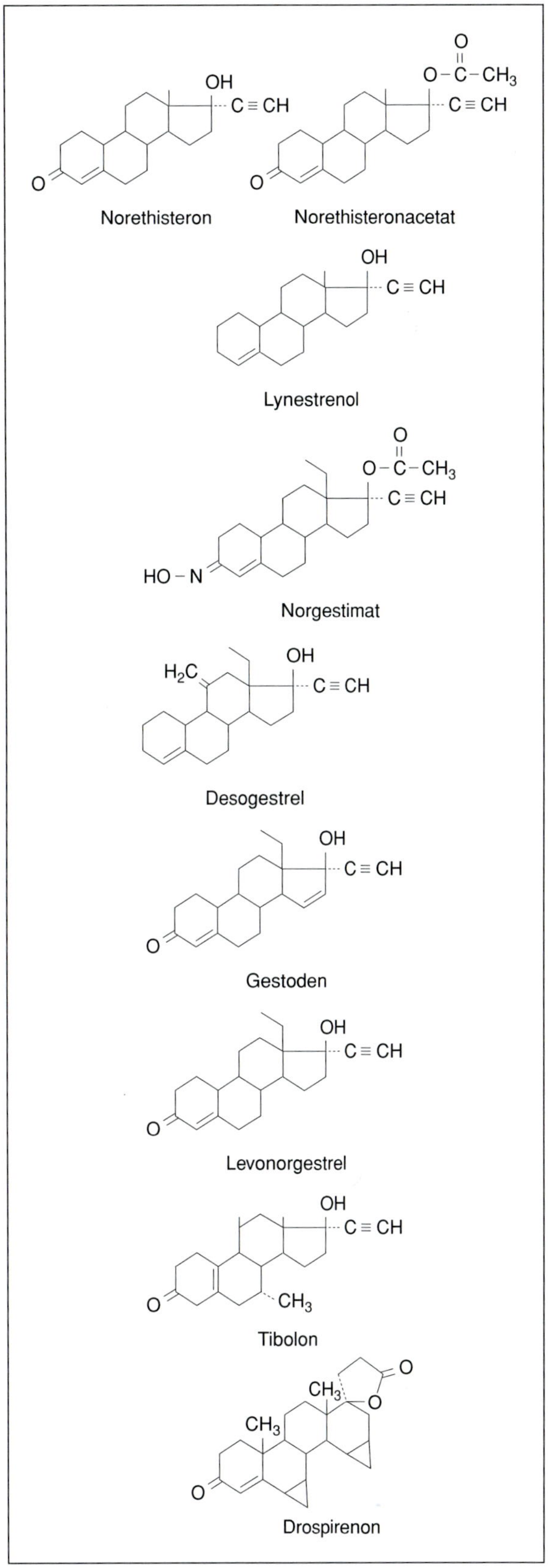

Abb. 1-23 Wichtige synthetische Gestagene (Nortestosteronderivate).

- Norgestrelderivate (Gonane):
  - Norgestimat,
  - Desogestrel,
  - Gestoden,
  - Levonorgestrel.

Direkte Testosteronderivate (Ethisteron, Dimethisteron) haben kaum noch Bedeutung.

Wichtig für die klinische Praxis ist, aus welcher Generation die einzelnen Gestagene stammen. Aus dieser Kenntnis lässt sich bereits oft ein Wirkungsprofil herleiten.

!

Testosteron- bzw. Nortestosteron haben den generellen Nachteil, dass sie die Fettstoffwechselparameter und damit die (arterielle) Gefäßprotektion nachteilig beeinflussen. Die Entwicklung immer neuerer Derivate – also das, was der Begriff „Generationen" ausdrückt – hatte und hat das Ziel, u.a. diese nachteiligen Effekte zu eliminieren, insbesondere im Zusammenspiel mit Ethinylestradiol, also bei der Ovulationshemmung.

Man unterscheidet folgende Generationen:

- 1. Generation:
  - Norethisteronacetat/-enantat, Lynestrenol, Ethynodioldiacetat, Norethynodrel. Diese Substanzen müssen alle erst in Norethisteron metabolisiert werden, um biologisch wirksam zu sein.
- 2. Generation:
  - Levonorgestrel (Norgestrel).
- 3. Generation:
  - Desogestrel, Norgestimat, Gestoden, Dienogest (s. Antiandrogene).

  Diese Gestagene besitzen noch eine geringe androgene Partialwirkung, die klinisch allerdings ohne Bedeutung ist.

2.3 Spironolactonderivate

Als Beispiel für einen Vertreter der Spironolactone sei Spironolacton genannt. Alle Vertreter dieser Gruppe besitzen aldosteronantagonistische und antiandrogene Wirkungen. Drospirenon (s. Abschnitt 3.11) besitzt – ähnlich wie Dienogest und die Progesteronderivate – keine Ethinylgruppe.

2.4 Biologische Wirkungen

Lebermetabolismus. Die 17α-alkylierten Norethisteronderivate (wie auch die Östrogene Mestranol oder EE!) werden nur schlecht abgebaut und unterliegen somit einer starken enterohepatischen Zirkulation. Sie belasten die Leber deutlich stärker und können im Einzelfall einen Steroidikterus auslösen. Dies gilt nicht für die fast „hepatoneutralen" Progesteronderivate.

Der Einfluss auf die **Blutgerinnung** ist wesentlich geringer als der der Östrogene, es besteht allenfalls eine modulierende Wirkung. Insbesondere die synthetischen Norethisteronderivate (v.a. Lynestrenol) senken die Antithrombin-III-Spiegel (jedoch kaum unter die kritische Grenze von 50%). Eine überdurchschnittliche Steigerung der Fibrinolyse ist für CMA bekannt, nicht jedoch für andere Gestagene. Aktuell ist die Diskussion, ob Gestoden und Desogestrel möglicherweise auch im venösen Schenkel eine gerinnungsfördernde Wirkung besitzen. Diese Problematik ist ausführlich in Kapitel 5 dargestellt.

Bekannt sind Berichte über eine Zunahme thrombembolischer Komplikationen bei hohen und ultrahohen Dosierungen, so z.B. für MPA in der Onkologie.

Fettstoffwechsel. Insbesondere Norethisteronderivate und auch die direkten Testosteronderivate senken die HDL-Fraktion und laufen der diesbezüglich positiven Wirkung der Östrogene entgegen. Die Cholesterin- und Triglyzeridspiegel ändern sich kaum. Letzteres gilt auch für die (neueren) Norgestrelderivate, die zusätzlich den Vorteil besitzen, sich bezüglich der HDL-Fraktion nahezu neutral zu verhalten (bzw. sogar eine leichte Zunahme bewirken sollen). Die VLDL-Fraktion bleibt im Wesentlichen unbeeinflusst, die LDL-Serumkonzentration kann v.a. bei Norethisteronpräparaten zunehmen. Progesteronabkömmlinge wie CPA verhalten sich meist HDL-neutral, erhöhen jedoch die Gesamttriglyzeride.

Kohlenhydratstoffwechsel. Progesteronabkömmlinge ändern die basale Insulinsekretion im Wesentlichen nicht, ebenso bleibt die Glukosetoleranz nahezu unverändert. Demgegenüber bewirken Norethisteron- und auch Norgestrelderivate eine Zunahme der Insulinresistenz und Insulinsekretion (s. Kap. 5).

Renin-Angiotensin-System. Norethisteronderivate wirken, vermutlich über eine Aktivierung von Angiotensinogen, blutdrucksteigernd. Alle anderen Gestagene, insbesondere Norgestrelderivate, verhalten sich neutral.

!

Insbesondere Norethisteronderivate sind aufgrund verschiedener wissenschaftlicher Studien in den Verdacht gekommen, durch ihre proliferative Wirkung an der Mamma das Risiko für die Entstehung eines Mammakarzinoms zu erhöhen. Bislang ist dieser Verdacht nicht ausgeräumt worden, wobei darauf hinzuweisen ist, dass nur eine äußerst marginale Erhöhung der Häufigkeit zur Diskussion steht.

3 Einzelne Gestagene

3.1 Desogestrel (DSG)

Dies ist ein Progestagen, das in der intestinalen Mukosa und in der Leber zu dem eigentlich wirksamen Metaboliten 3-Ketogestrel umgewandelt wird. Die Bioverfügbarkeit liegt bei ca. 75%.
Desogestrel hat minimale androgene und östrogene Partialwirkungen. Seine antigonadotrope Wirkung ist hingegen etwa 2-mal so hoch wie die von Levonorgestrel. Leberfunktion und Fettstoffwechsel werden nicht negativ beeinflusst.

3.2 Dienogest

Es enthält nicht die übliche Ethinylgruppe an der C-17-Position, sondern eine Cyanomethylgruppe. Dadurch entfällt der inhibitorische Effekt auf die Reduktase, so dass die Halbwertszeit relativ kurz ist.
Obwohl Dienogest (s. auch Antiandrogene) ein Norethisteronderivat ist, besitzt es keine androgenen Partialwirkungen, sondern antiandrogene; diese entsprechen denen von CMA.

Bezüglich der antiandrogenen Gestagene CMA und CPA siehe Antiandrogene.

3.3 Dydrogesteron

Dydrogesteron ist von der Struktur her dem reinen Progesteron sehr verwandt. Während sich im Progesteron das H-Atom am C-Atom 9 in α-Stellung und die Methylgruppe am C-Atom 10 in β-Stellung befindet, ist dies beim Dydrogesteron umgekehrt, weswegen es auch den Namen „Retro"-Progesteron besitzt. Ein weiterer Unterschied ist, dass die C-Atome 6 und 7 im Dydrogesteron durch eine zusätzliche Doppelbindung im Steroidring verbunden sind. Aufgrund dieser kleinen Strukturunterschiede wird Dydrogesteron im Gegensatz zu Progesteron gut aus dem Darm resorbiert und ist zudem vergleichsweise metabolisch stabil. Es besitzt keine östrogenen, keine androgenen und auch keine mineralokortikoiden Partialwirkungen, so dass es dem Wirkprofil von Progesteron weitgehend identisch ist. Da es aber als Progesteron nicht in das zentral wirksame 5α-Tetrahydroprogesteron metabolisiert wird, kommt es bei peroraler Anwendung nicht zu den typischen Begleiterscheinungen von Müdigkeit bzw. Benommenheit wie bei der peroralen Einnahme von Progesteron. Unter Gabe von Dydrogesteron nimmt das LDL-Cholesterin im Serum ab (auf ungefähr 20%), HDL-Cholesterin und die Triglyzeride nehmen um etwa 20% zu.

3.4 Gestoden

Dies ist das stärkste peroral wirksame Gestagen mit einer Bioverfügbarkeit von annähernd 100%. Es sind etwa 20 verschiedene Metaboliten bekannt, hierunter einige mit der Tendenz zur Akkumulation.
Gestoden ist etwa 3-mal so stark antigonadotrop wirksam wie Levonorgestrel. Seine androgenen und antiöstrogenen Partialwirkungen sind sehr gering, es besitzt auch geringe Aldosteron-ähnliche Wirkungen.

3.5 Levonorgestrel (LNG) und DL-Norgestrel

Dies sind die einzigen vollsynthetischen Gestagene – ein 50%-Gemisch aus den D- und L-Konfigurationen (Razemat); allerdings ist Dextronorgestrel hormonell praktisch unwirksam. Levonorgestrel ist oral stark wirksam und besitzt nur gering androgene, dafür deutlich antiöstrogene Eigenschaften. Es ist sehr stabil bei der Lebererstpassage, so dass die Bioverfügbarkeit bei etwa 95% liegt.

3.6 Lynestrenol

Es handelt sich um ein Progestagen, das in der Leber zu Norethisteron umgewandelt wird.

3.7 MPA

Als einziger Abkömmling des 17α-Hydroxy-Progesterons zeigt es dosisabhängig keine antiandrogenen Wirkungen (wie z. B. CPA oder CMA), sondern androgene; daneben antiöstrogene und v. a. Glukokortikoid-ähnliche Effekte, wobei letztere besonders in höheren Dosierungen von klinischer Bedeutung sind.

3.8 Norethisteron (NET)

Es ist oral stark wirksam. Typisch sind seine moderaten androgenen Restwirkungen; die Effekte auf den Fettstoffwechsel sind ungünstig. Norethisteron ist auch transdermal verabreicht relativ stabil. Wird es mit EE zusammen oral gegeben, werden deutlich höhere Serumkonzentrationen gemessen als ohne.

3.9 Norgestimat (NGM)

Es handelt sich um ein Progestagen, das rasch und vollständig in Levonorgestrelmetaboliten umgewandelt wird. Es ist gering androgen, aber auch nur gering antiöstrogen wirksam.

Tab. 1-7 Gestagene, die als Einzelzubereitung derzeit in der Bundesrepublik Deutschland im Handel sind. Die mit * gekennzeichneten Präparationen haben eine Zulassung zur Kontrazeption. Megestat ist ein MPA-Derivat und deshalb in Klammern gesetzt (Stand 9/2005).

Handelsnamen	handelsübliche Konfektionierung	Applikationsform
CMA		
Chlormadinon 2 mg Jenapharm	2 mg	Tabletten
CPA		
Androcur®/-Depot	50 mg/300 mg in 3 ml	Tabletten
Virilit®	50 mg	Tabletten
Desogestrel		
Cerazette®	0,075 mg	Tabletten
Implanon®*	ca. 40 µg/Tag über 3 Jahre	subkutanes Implantat
Levonorgestrel (LNG)		
duofem®	0,75 mg	Tabletten
Levogynon®	0,75 mg	Tabletten
Microlut®*	0,03 mg	Dragees
Mikro-30 Wyeth®	0,03 mg	Dragees
28 mini	0,03 mg	Tabletten
Lynestrenol		
Orgametril®	5 mg	Tabletten
MPA		
Clinofem® 2,5/5/10	2,5 mg/5 mg/10 mg	Tabletten
Clinovir® Oralsuspension	500 mg auf 5 ml	Trinksuspension
Clinovir® 100 mg, 250 mg, 500 mg	100 mg/250 mg/500 mg	Tabletten
Depo-Clinovir®*	150 mg	Suspension zur Injektion
Farlutal® 500/1000	500 mg/1000 mg	Suspension zur Injektion und zum Trinken
Farlutal® 100/200/250/500	100 mg/200 mg/250 mg/500 mg	Tabletten
Farlutal® Oralsuspension	5 ml enthalten 500 mg	Trinksuspension
MPA 250/-500 Hexal®	250 mg/500 mg	Tabletten
MPA-beta 500	500 mg	Tabletten
MPA Gyn 5®	5 mg	Tabletten
Norethisteron (NET)		
Gestakadin®	1 mg	Tabletten
Norethisteron 1,0 mg/5,0 mg Jenapharm	1 mg/5 mg	Tabletten
Noristerat®*	200 mg (-enantat)	Ampullen
Norethisteronacetat (NETA)		
Primolut®-Nor-5	5 mg	Tabletten
Progesteron		
Crinone® 4%/8%	45 mg/90 mg auf 1,125 g Gel	Vaginalgel
Progestogel®	10 mg auf 1 g	Gel
Utrogest®	100 mg	Kapseln
weitere handelsübliche Gestagenzubereitungen		
Duphaston® (Dydrogesteron)	10 mg	Tabletten
Prothil® 5, Prothil® 25 (Medrogeston)	5 mg/25 mg	Tabletten

3.10 Tibolon

Es handelt sich um ein Norethisteronderivat, das sich vom Norethynodrel nur durch eine zusätzliche Methylgruppe am C-7α-Atom unterscheidet. Bei oraler Anwendung hat es (bzw. seine Metaboliten) gleichzeitig schwach östrogene, gestagene und androgene Effekte, ohne dass es allerdings zur nennenswerten Proliferation des Endometriums kommt.

3.11 Drospirenon (DRSP)

Es besitzt eine hohe Ähnlichkeit mit Spironolacton. Aufgrund der fehlenden Ethinylgruppe ist es höher zu dosieren als die meisten 19-Nortestosteron-Derivate. Demnach beträgt die Transformationsdosis 40–60 mg pro Zyklus und die Ovulationshemmdosis 2 mg pro Tag. DRSP hat keine östrogenen, androgenen und glukokortikoiden Eigenschaften, weist aber ausgeprägte antiöstrogene, antiandrogene und v. a. antimineralokortikoide Eigenschaften auf. Der antiandrogene Effekt beträgt etwa $^1/_3$ desjenigen von CPA (s. dort).

!

Die biologischen Effekte der einzelnen Gestagene im Organismus sind z. T. sehr unterschiedlich. In der Kombination mit EE – wie sie bei der hormonellen Kontrazeption üblich ist – können diese Effekte verstärkt oder abgeschwächt werden. Dies bestimmt das Wirkungs- und Risikoprofil jedes oralen Ovulationshemmers.

Die typische **Anwendungsform** der synthetischen Gestagene ist die orale Applikation. Tabelle 1-7 gibt eine Übersicht über die derzeit im Handel befindlichen Einzelstoffzubereitungen. Daneben wird auch eine parenterale Verabreichung eingesetzt; diese erfolgt weniger wegen Problemen bei der Lebererstpassage, vielmehr geht es um den gewünschten Depoteffekt bei bestimmten Indikationen.

Neu ist die Möglichkeit der transdermalen Anwendung (transdermale Systeme), insbesondere in einer fixen Kombination mit Östrogenen und auch die direkte dermale Applikation in Form von Gelen. Grundsätzlich besteht die Möglichkeit, Kapseln, die peroral zugeführt werden, auch vaginal zu applizieren; die Resorption ist überlicherweise sehr gut (z. B. Utrogest®). Für die vaginale Anwendung gibt es neuerdings sogar ein Gel, das speziell hierfür entwickelt wurde (Crinone®).

Schon länger bekannt ist die Möglichkeit, Gestagene über subkutane Implantate zuzuführen, vor allem zur Kontrazeption. Neben dem bisher einzig verfügbaren Subdermalimplantat Norplant®, ein System mit 6 Kapseln, das Levonorgestrel freisetzt ist neuerdings in der Bundesrepublik ein neues subdermales Implantat, Implanon® erhältlich, das den aktiven Metaboliten von Desogestrel, nämlich Etonogestrel, in kontinuierlicher Form freisetzt.

4 Selektive Progesteronrezeptormodulatoren (SPRM)

Vorbemerkung. Ähnlich wie bei den SERMs sind mittlerweile Substanzen in der Entwicklung oder entwickelt, die eine partiell agonistische und eine partiell antagonistische Progesteronwirkung entfalten. Sie werden dementsprechend als selektive Progesteronrezeptormodulatoren (SPRM) bezeichnet.

Asoprisnil

Struktur. Abbildung 1-24 zeigt die chemische Struktur von Asoprisnil.

Zulassung. Asoprisnil befindet sich derzeit in der klinischen Erprobung.

Biologische Wirkungen. Das Hauptzielorgan von Asoprisnil ist das Endometrium. Asoprisnil besitzt keine glukokortikoiden oder antiglukokortikoiden Eigenschaften, doch – nach Organen wechselnd – eine schwache androgenetische bzw. antiandrogenetische Aktivität. Dementsprechend ist der Begriff „selektiv" sicher richtig.

In die Gruppe der SPRMs gehören auch die so genannten **„Antigestagene"**, bei denen es sich korrekterweise um Partialantagonisten mit einer erhaltenen Progesteronwirkung („Typ-2-Progesteron-Antagonisten") handelt. Am bekanntesten ist Mifepriston (RU 486), ein 13β-Methylsubstituiertes 19-Nor-Steroid. Die Strukturformel ist in Abbildung 1-25 angegeben.

Komplette **Progesteronantagonisten** sind ebenfalls bekannt, hierbei handelt es sich um die 13α-Methylsubstituierten 19-Nor-Steroide:

- Onapriston (ZK 98299),
- Lilopriston (ZK 98299).

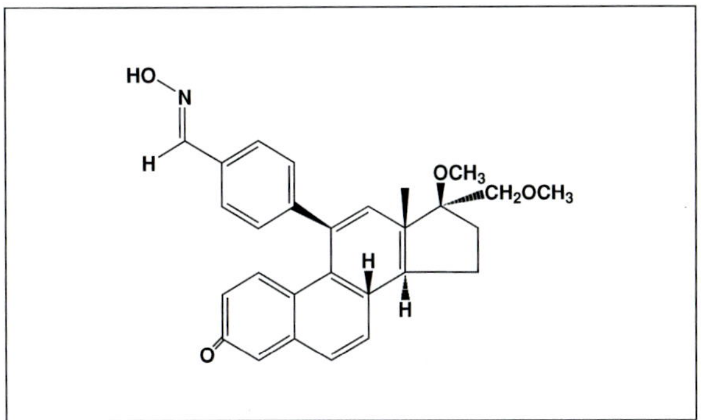

Abb. 1-24 Struktur von Asoprisnil.

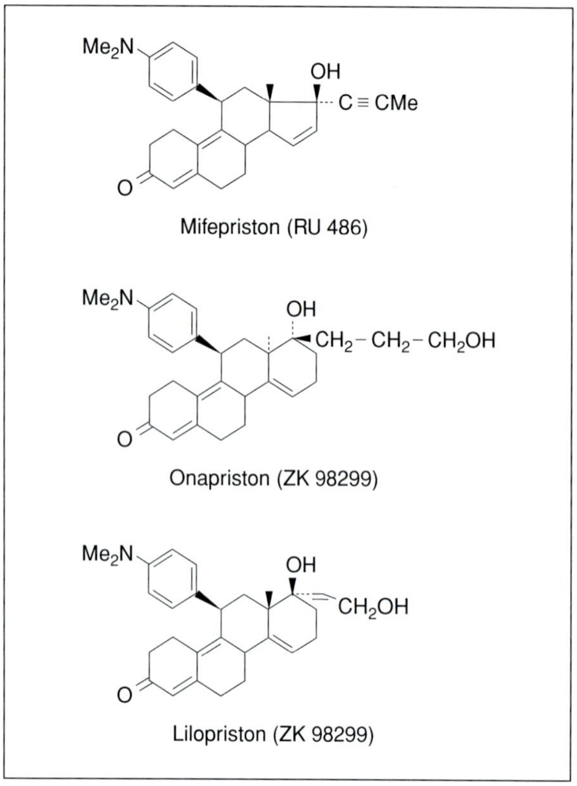

Abb. 1-25 Wichtige SPRM.

Ihre Strukturformel ist ebenfalls in Abbildung 1-25 wiedergegeben. Sie sind derzeit für den klinischen Einsatz nicht verfügbar.

Im Gegensatz zu diesem „Typ-1-Progesteron-Antagonisten" gibt es – ganz umgekehrt – auch noch Substanzen, die eine betont **progesteronagonistische Aktivität** entfalten. Sie sind unter dem Namen J 956, J 867 oder J 1042 bekannt.

Mifepriston im Besonderen

Rezeptorbindung. Im Gegensatz zu Progesteron besteht eine 5–10-mal höhere Affinität zum Progesteronrezeptor, der auch tatsächlich dimerisiert wird; dies erfolgt aber untergeordnet, so dass die gestagene Wirkung minimal ist. Das bedeutet, dass Antigestagene ohne Anwesenheit von Progesteron als schwache Agonisten wirken, in Anwesenheit von Progesteron als Antagonisten. Daneben besteht auch eine hohe Affinität zum Glukokortikoidrezeptor (antiglukokortikoide Wirkung, diese wird aber über ACTH gegengeregelt) und – schwächer – zum Mineralokortikoidrezeptor. Durch den Besatz der zentralen Progesteronrezeptoren entfalten Antigestagene auch ausgeprägte antigonadotrope und folglich antiovulatorische (antiöstrogene) Wirkungen; die Effekte am Androgenrezeptor sind uneinheitlich (androgen/antiandrogen).

Physiologische Wirkungen. Wirkungen der Antigestagene sind vor allem dann zu beobachten, wenn eine hohe Progesteronsynthese stattfindet, also vornehmlich in der **(Früh-)Schwangerschaft.** Abbildung 1-26 fasst die Wirkungen zusammen. Diese sind:

- Herbeiführung einer dezidualen Lyse,
- Ablösung und Untergang der Blastozyste,
- Abnahme der Synthese und Sekretion von HCG,
- Abnahme der Progesteronsekretion im Corpus luteum,
- Stimulation der Akkumulation von Prostaglandinen und Erhöhung der Sensitivität der Muskulatur gegenüber Prostaglandinen mit der Folge einer erhöhten Kontraktilität,
- Induktion der Zervixreifung.

Insbesondere die Zunahme der Kontraktilität des Myometriums und die Induktion der Zervixreifung werden zusätzlich durch die abfallenden Progesteronspiegel unterstützt.

Außerhalb der Schwangerschaft führt die Gabe von Antigestagenen zu folgenden Veränderungen des Zyklusgeschehens:

- Störung oder Verzögerung des mittzyklischen LH-Anstiegs,
- Verhinderung der sekretorischen Transformation des Endometriums.

Daneben sind noch weitere Wirkungen bekannt. Sie beruhen alle auf dem Vorhandensein von Progesteronrezeptoren in den entsprechenden Geweben bzw. ihrer Blockade durch Antigestagene und haben einen Einfluss auf folgende Krankheitsbilder:

- Endometriose: Rückgang der Schmerzen und Rückgang der Endometrioseherde (vermutlich kombinierte Wirkung aufgrund der antiovulatorischen Wirkung, der Hemmung der Follikelreifung, des antiproliferativen Effekts der Antigestagene und einer Abnahme der Prostaglandinsynthese).
- Myome: Rückgang des Volumens und im Gegensatz zur Behandlung mit GnRH-Agonisten keine Abnahme der Knochendichte.
- Meningeome: Tumorreduktion bei etwa einem Drittel der Patienten, vorausgesetzt, es handelt sich um progesteronrezeptorpositive Tumoren (was häufig der Fall ist).
- Mammakarzinom: bei progesteronrezeptorpositiven Patientinnen sind nach dem Versagen einer Therapie mit Tamoxifen vorübergehende Remissionen bei etwa 50% der behandelten Patientinnen beschrieben worden. Kontrollierte Studien hierzu liegen allerdings bislang nicht vor.

Für andere steroidabhängige Tumoren, z. B. des Endometriums oder der Prostata, liegen bislang kaum Studien vor.

Aufgrund ihrer pharmakologischen Wirkungen ist ein Einsatz der Antigestagene auch bei Extrauteringraviditäten denkbar.

Mifepriston ist auch grundsätzlich geeignet, eine normale Geburt einzuleiten. Üblicherweise kommt es bei 50% der Patientinnen nach der peroralen Gabe innerhalb von 2 Tagen zu einer spontan einsetzenden Wehentätigkeit.

Nebenwirkungen. Die Häufigkeit und die Schwere der Nebenwirkungen hängen sehr stark von der gewählten Dosis und der Dauer der Therapie ab. Bekannt sind folgende unerwünschte Effekte:

- Übelkeit, z. T. mit Erbrechen,
- Müdigkeit, Somnolenz (relativ häufig),
- Appetitlosigkeit, Gewichtsverlust,
- Schwindel,
- Schweißausbrüche, Erröten,
- Abnahme der Libido,
- Gynäkomastie (selten).

Aufgrund seiner antiglukokortikoiden Eigenschaften muss bei einer länger andauernden Behandlung berücksichtigt werden, dass Zeichen einer Nebenniereninsuffizienz auftreten. Bekannt ist diese Problematik, wenn die tägliche Dosierung 200 mg überschreitet. Wenn Zeichen einer NNR-Insuffizienz auftreten, ist eine Glukokortikoidsubstitution angezeigt.

Indikationen. In der Bundesrepublik Deutschland ist Mifepriston seit dem 6. Juli 1999 durch das Bundesinstitut für Arzneimittel und Medizinprodukte (BfArM) als Arzneimittel zugelassen.

Diese Zulassung gilt für folgende Indikationen:

1. Medikamentöse Beendigung einer intakten, intrauterinen Schwangerschaft bis zum 49. Tag nach der letzten Regel.
2. Erweichung und Erweiterung des Gebärmutterhalses bei einem instrumentellen Schwangerschaftsabbruch im ersten Schwangerschaftsdrittel (Trimenon).
3. Vorbereitung auf die Wirkung von Prostaglandinen bei einem medizinisch begründeten Schwangerschaftsabbruch.
4. Einleitung der Wehentätigkeit bei intrauterinem Fruchttod.

Mifepriston (Mifegyne®) darf in der Bundesrepublik Deutschland vom pharmazeutischen Hersteller nur direkt an jene medizinischen Einrichtungen bzw. Ärzte abgegeben werden, denen die Durchführung eines Schwangerschaftsabbruchs erlaubt ist. Über Abgabe und Erhalt der Substanz sind entsprechende Nachweise zu führen. Die Lagerung muss gesondert erfolgen und gegen unbefugte Entnahme gesichert sein.

Pharmakokinetik und Stoffwechsel von Mifepriston. Die Substanz wird nach oraler Applikation rasch resorbiert, die Bioverfügbarkeit beträgt etwa 40%. Eine vaginale Applikation ist grundsätzlich möglich, doch werden die für einen Schwangerschaftsabbruch notwendigen Konzentrationen bei den üblichen Dosierun-

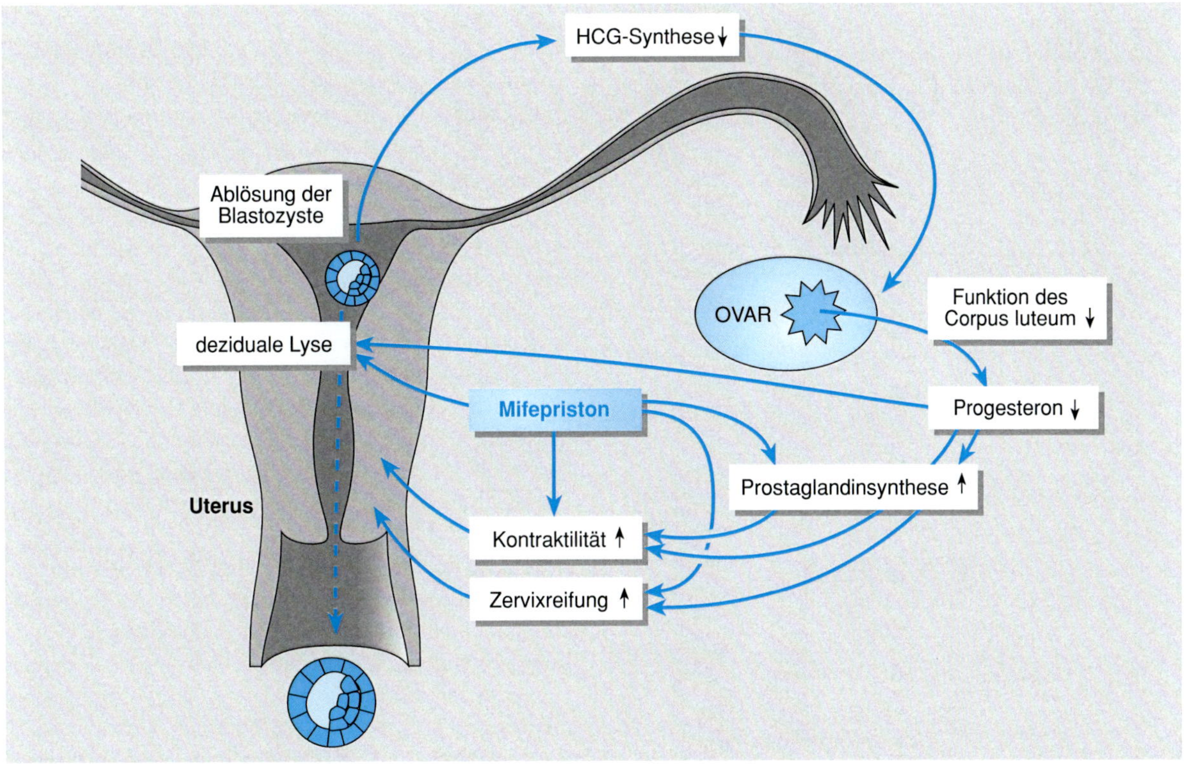

Abb. 1-26 Schematische Darstellung der verschiedenen Wirkungen von Mifepriston auf die frühe Schwangerschaft (modifiziert nach Spitz et al. 1998).

gen nur selten erreicht. Diese Applikation könnte z. B. für den Einsatz als Kontrazeptivum in Frage kommen (z. B. „Pille danach").

Im Serum geht Mifepriston mit Orosomukoid eine Bindung ein, jedoch nicht mit CBG oder SHBG. Nach peroraler Gabe werden die maximalen Serumspiegel innerhalb etwa einer Stunde erreicht. Die Ausscheidung erfolgt in erster Linie über den Stuhl (ca. 90%), weniger als 10% werden über die Nieren ausgeschieden.

Wirksamkeit von Mifepriston. Bei alleiniger Anwendung bis zum 49. Tag nach der letzten Regel kommt es zu einer Ausstoßung der Fruchtanlage in etwa 80%. Um diese Rate zu erhöhen, ist es erforderlich, das Antigestagen mit einem Prostaglandin zu kombinieren. Hierzu wird z. B. in Frankreich Misoprostol eingesetzt. In Deutschland besteht hierfür keine Zulassung, wie generell für kein anderes Prostaglandin eine Zulassung in der Kombination mit dem Antigestagen Mifepriston zum Schwangerschaftsabbruch (bis zum 49. Tag nach der letzten Regel) besteht.

Demnach muss der verschreibende Arzt in der Bundesrepublik Deutschland derzeit für die Verschreibung eines Prostaglandins in Kombination mit Mifepriston selbst die Verantwortung übernehmen.

Kontraindikationen für den Einsatz von Mifepriston:
- Schwangerschaft, die nicht ärztlich bestätigt wurde,
- Einsatz bei Raucherinnen über 35 Jahre,
- Leber-, Nieren- und Nebennierenerkrankungen,
- Blutgerinnungsstörungen,
- gleichzeitige Behandlung mit Kortikoiden,
- unklare Schwangerschaftsdiagnostik (z. B. Abortus versus EUG).

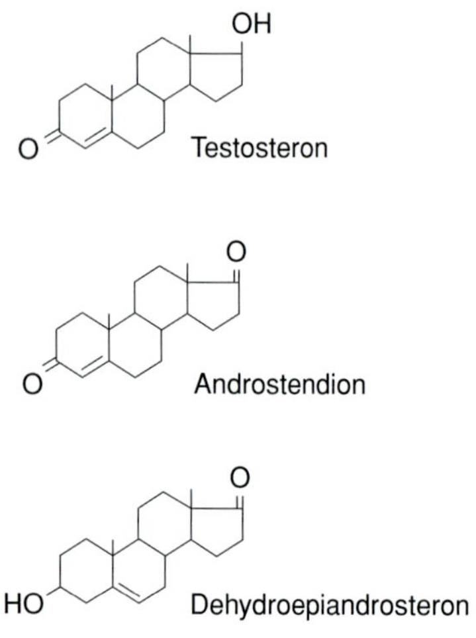

Abb. 1-27 Wichtige endogene Androgene.

Ovar: Hauptsekretionsprodukte und Derivate – Androgene

1 Endogene Androgene

Wichtige physiologische (natürliche) Androgene sind mit ihren Strukturformeln in Abbildung 1-27 dargestellt:
- Testosteron,
- Androstendion,
- Dihydroepiandrosteron(sulfat) = DHEA(S) (Syn. Prasteron; primär ein NNR-Androgen).

1.1 Biologische Wirkungen

Androgene sind ausgesprochen anabol und mitogen wirksame Steroide. Sie dienen in erster Linie der Geschlechtsdifferenzierung des männlichen Fetus, der Erhaltung seines Phänotyps und der reproduktiven Funktionen. Die hierbei induzierten Wirkungen am Gesamtorganismus (z. B. Muskulatur, Stoffwechsel usw.) sind auch bei der Frau von Bedeutung. Hier ist die ausgeprägte Fähigkeit der Androgene zur Natrium- und Wasserretention zu nennen.

Syntheseorte sind der Hoden, das Ovar (insbesondere das ovarielle Stroma), die Leber, die NNR und die Plazenta.

Der **Rezeptor** ist im Zellkern angesiedelt. Die höchste Affinität haben Dihydrotestosteron (DHT) und Testosteron, gefolgt von Androstendion (und noch geringer: DHEA). Biologisch aktiv am Rezeptor ist Dihydrotestosteron, hervorgegangen durch 5α-Reduzierung aus Testosteron. Daneben gibt es noch direkte, d. h. **rezeptorunabhängige Wirkungen,** die durch direkten Einfluss auf Enzymsysteme entstehen. Dies gilt v. a. für die anabolen Effekte an der Muskulatur; hier ist wiederum Testosteron stärker wirksam als DHT. Den höchsten **Rezeptorbesatz** haben beim Mann die Genitalorgane. Weitere wichtige Erfolgsorgane sind der Knochen, die Muskulatur, die Haut und Anhangsgebilde (Haare) und der Kehlkopf. Letztlich verfügen nahezu alle Organe über Androgen-Rezeptoren, so u. a. auch die Lunge, der Darm und das ZNS.

Die Erfolgsorgane sind bei der Frau identisch. Aufgrund des geringeren Rezeptorbesatzes fallen die Organwirkungen für den Phänotypus nicht so ins Gewicht.

Entscheidenden Einfluss haben Androgene bei der sexuellen Differenzierung (s. Kap. 2). In diesem Zusammenhang ist auf zwei weitere Wirkungen hinzuweisen:
- Die **Achsel- und Schambehaarung** ist primär durch Androgene induziert (zusammen mit Östrogenen als „Kofaktoren"). Das „androgene Dreieck" ist gewis-

sermaßen eine Überschussbildung (bei Männern und bei weiblicher Hyperandrogenämie). Daneben gibt es noch andere, stark androgenabhängige Hautareale, wie z. B. den Labienbereich (Lichen sclerosus et atrophicus, LSA).

- Die **Libido** ist ebenfalls primär durch Androgene vermittelt, was bei allen Formen der hormonellen Substitution berücksichtigt werden sollte.

Die **Proteinbindung** erfolgt vornehmlich an SHBG (dessen Synthese in der Leber vornehmlich unter Östrogeneinfluss [!] gefördert wird – Androgene wirken sogar inhibierend), z. T. auch an andere Proteine (α_1-Glykoprotein, Albumin). Der gebundene Anteil liegt bei ca. 97–99%; allerdings ist immer nur die freie Fraktion biologisch wirksam (bei Frauen: ca. 1%; bei Männern: ca. 2–3%).
Anstelle der Bestimmung des freien Androgen-Index (FAI) setzt sich zunehmend die Bestimmung der freien Fraktion der **einzelnen** Hormone durch.
Metabolismus. Der Abbau erfolgt in der Leber (Veresterung mit Glukuronsäure und Schwefelsäure). Daneben ist eine Aromatisierung zu Östrogenen (Testosteron zu Estradiol; Androstendion zu Estron) im Fettgewebe möglich. Diese Aromatisierung ist FSH-unabhängig, jedoch abhängig von der Anzahl der Stromazellen und Fettzellen (Adipozyten); Kortisol fördert, Progesteron hemmt die Aromatisierung. Fettgewebe enthält übrigens auch eine 5α-Reduktase und eine 17β-Hydroxylase.

1.2 Anwendungsformen

Testosteron wird bei oraler Zufuhr während der Lebererstpassage nahezu vollständig metabolisiert, so dass sich biologische Effekte erst ab 200 mg erzielen lassen. Deshalb sind nur die parenterale Anwendung – und zwar als Ester mittels i.m. Injektion – sowie die Applikation über ein transdermales Pflastersystem (z. B. Testoderm®) gebräuchlich. Hierdurch lassen sich die metabolischen Verluste durch Lebererstpassage gut umgehen und hohe Wirkspiegel erreichen.
Möglich ist auch die lokale Applikation (z. B. bei dystrophischen Vulvaerkrankungen), wobei die Resorptionsraten in den verschiedenen Hautarealen erheblich variieren (Skrotum oder Labienbereich : Unterarm = 40 : 1). Eine wirksame Testosteronrezeptur ist z. B.:
- Testosteronpropionat 2,0 g,
- Neribas-Fettsalbe ad 100,0 g.

Nicht in der Bundesrepublik Deutschland, wohl aber z. B. in den USA ist Androstendion (oral) verfügbar. Es hat mittlerweile einen etwas zweifelhaften Ruf als Dopingmittel (Anabolikum), zumal es als natürlich vorkommendes Androgen kaum (als Dopingsubstanz) nachweisbar ist.

2 Synthetisch hergestellte Androgene

Wichtige synthetische Androgene sind:
- Metenolonacetat,
- Mesterolon (schwach wirksam),
- Ethinyltestosteronderivat: Danazol.

Daneben haben einige Ester Bedeutung (s. Östrogene) wie z. B. Propionat und Enantat.

> **!** Alle synthetischen Androgene haben dieselben Wirkungsprofile wie die natürlichen; sie sind allerdings biologisch deutlich wirksamer, so dass viele physiologische Wirkungen zum Risikofaktor werden. Am stärksten ausgeprägt ist dies bei den „Anabolika", bei denen man zugunsten der anabolen Wirkungen praktisch alle anderen Wirkungen – sprich Risiken – unbesehen in Kauf nimmt.

Proteinbindung. Alle heute gebräuchlichen, synthetischen Substanzen haben eine hohe Affinität zum Rezeptor und zum SHBG und verdrängen die natürlichen Androgene üblicherweise aus der Proteinbindung. Gleichzeitig hemmen sie die Synthese von SHBG, so dass eine biologisch wirksame Hyperandrogenämie resultiert (freie Androgene).

2.1 Biologische Wirkungen

Stoffwechsel. Es kommt zu einem pointierten Anstieg des Cholesterins und der Triglyzeride, der HDL/LDL-Quotient verschiebt sich zu ungunsten von HDL (Risiko von arteriellen Komplikationen!). Alle Androgene senken den Einbau von Lezithin in Phospholipide und reduzieren den Anteil der ungesättigten Fettsäuren. Sie sind damit Antagonisten der Östrogene.
Blutgerinnung. Bekannt ist ein starker Anstieg gerinnungsfördernder und fibrinolytischer Faktoren und eine Zunahme des Umsatzes, zudem ein Anstieg des Hämatokrits. Da Androgene potentiell vasokonstriktorisch wirken, kann die Gefahr thrombembolischer Komplikationen im Einzelfall beträchtlich ansteigen.
Zentrale Wirkungen. Bei den meisten Substanzen kommt es zu einer Inhibition der Gonadotropinsekretion (nicht beim Mesterolon) und in Verbindung hiermit (beim Mann) zu einem nahezu völligen Sistieren der Spermiogenese. Zudem ist eine Hemmung der Prolaktinsekretion zu registrieren.
Stimmungslabilität und depressive Verstimmungen nehmen häufig zu, zugleich kommt es allerdings auch zu einer Antriebssteigerung. Letztere wird gerne in der onkologischen Palliation genutzt; bei Überdosierungen

kann es dann zu einer Steigerung der Aggressivität kommen.

Ovar. Androgene führen zu einer Hemmung der Follikulogenese sowie der Östrogen-Synthese (antiöstrogener Effekt).

Knochen. Typisch ist die Zunahme der Knochendichte.

Leber. Wichtig ist der positive, stimulierende Effekt auf die Eiweißsynthese und den Leberstoffwechsel. Bei allen Androgenen mit einer Ethinylgruppe besteht ein bedeutsamer enterohepatischer Kreislauf, der diese Wirkung verstärkt.

Auch der **Abbau** erfolgt im Wesentlichen in der Leber, und zwar durch Veresterung mit Schwefel- oder Glukuronsäure. Bei synthetischen Androgenen entstehen hierbei viele („irreguläre") Metaboliten. Hinzuweisen ist auf die Abnahme des Gallenflusses und die erhöhte Viskosität.

2.2 Ethinyltestosteron (Danazol)

Danazol ist ein Ethinyltestosteron-Abkömmling. Vom eigentlichen Ethinyltestosteron unterscheidet es sich durch einen N-O-Pentaring (Abb. 1-28).

Die **Rezeptorbindung** erfolgt bevorzugt an den Androgenrezeptor und weniger stark an den Progesteronrezeptor. Die Induktion von Progesteronrezeptoren wird von Danazol v.a. in der Mamma und im Endometrium gefördert („progestagene Wirkung").

Enzyminhibition. Verschiedene Enzymkomplexe der follikulären Steroidogenese werden blockiert, so z.B. die 17α-Hydroxylase und die 3β-Hydroxysteroiddehydrogenase. Dasselbe gilt für die NNR, wo die Kortikoidsynthese geringgradig gehemmt wird.

Antigonadotrope Wirkung. Obwohl die GnRH-Pulsfrequenz verlangsamt wird, bleiben FSH- und LH-Basalspiegel oft unverändert oder sinken nur geringgradig ab, lediglich bei erhöhten FSH-/LH-Spiegeln besitzt Danazol eine ausgeprägte antigonadotrope Wirkung. Allerdings wird ab 200 mg/d – dem üblichen therapeutischen Bereich – der mittzyklische LH-(FSH-)Anstieg relativ konstant kupiert.

Proteinbindung. Es kommt zu einer Supprimierung der hepatischen SHBG-Synthese bis um 80% und einer Verminderung der Gesamtandrogene (nicht kurz-, aber langfristig!).

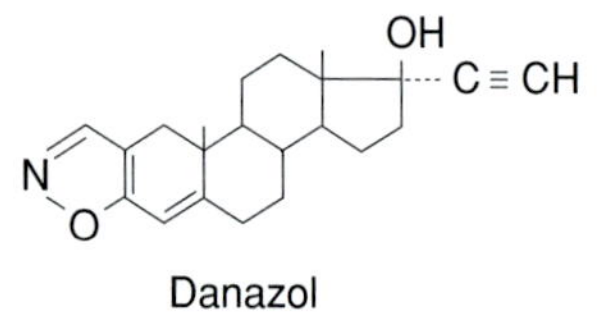

Abb. 1-28 Synthetisches Androgen: Danazol.

Immunmodulation. Danazol aktiviert u.a. die T-Suppressor-Lymphozyten und hemmt die Makrophagen-abhängigen Proliferationstendenzen. Eventuell bestehende Autoantikörpertiter werden gesenkt (Suppression der B-Zellen und/oder Monozyten).

Lipidmetabolismus. Typisch ist eine Inhibition der hepatischen HDL-Synthese, so dass die HDL_2-Fraktion fast vollständig verschwindet.

Die **Nebenwirkungen** (Abb. 1-29) sind im Wesentlichen durch die androgenen Partialwirkungen bestimmt:
- Gewichtszunahme (ca. 3–5 kg),
- Übelkeit,
- Muskelschmerzen,
- Akne, Seborrhö,
- Hirsutismus/Stimmveränderungen (letztere z.T. irreversibel),
- Lipidstoffwechsel: Abfall der HDL-Fraktion, Anstieg der LDL-Fraktion (kardiovaskuläre Erkrankungen können begünstigt werden).

Die übrigen Nebenwirkungen ergeben sich durch die Hypoöstrogenämie bzw. die mineralokortikoiden Restwirkungen von Danazol:
- Stimmungslabilität, depressive Verstimmungen,
- Hitzewallungen, Schweißausbrüche,
- prämenstruelles Syndrom,
- Muskelkrämpfe – evtl. mit peripheren Ödemen,
- selten: verminderte Glukosetoleranz (verursacht durch eine Danazol-induzierte Hyperglukagonämie).

Kontraindikationen:
- Nierenerkrankungen,
- Lebererkrankungen (Rotor-Syndrom, Dubin-Johnson-Syndrom, Porphyrien, Ikterus, hepatischer Pruritus),
- Hyperlipoproteinämie,
- Herzinsuffizienz (mittelschwer bis schwer),
- Gravidität (Absetzen bei Schwangerschaft).

2.3 Pheromone

Die Pheromone spielen im Tierreich eine sehr große Rolle für die gegenseitige Partnerwahl. Für die Wahrnehmung u.a. der Pheromone gibt es in der Entwicklungsgeschichte ein eigenes Organ, das sog. vomeronasale Organ oder Jacobson- bzw. J-Organ. Dieses konnte bei einer Vielzahl von Tierarten nachgewiesen werden und ist stets paarig angelegt. Es befindet sich üblicherweise in einer meist sackartigen Vertiefung des Gaumens und wird von Nervenzellen ausgekleidet, deren Fortsätze direkt im Hypothalamus enden.

Dieses Organ ist bei etwa 10% der Menschen doppelseitig in der Nase nachweisbar, bei etwa 15% einseitig. Dies legt den Verdacht nahe, dass Pheromone auch beim Menschen eine Bedeutung für die Partnerwahl haben, wenngleich sicherlich nicht so ausgeprägt wie bei Tieren.

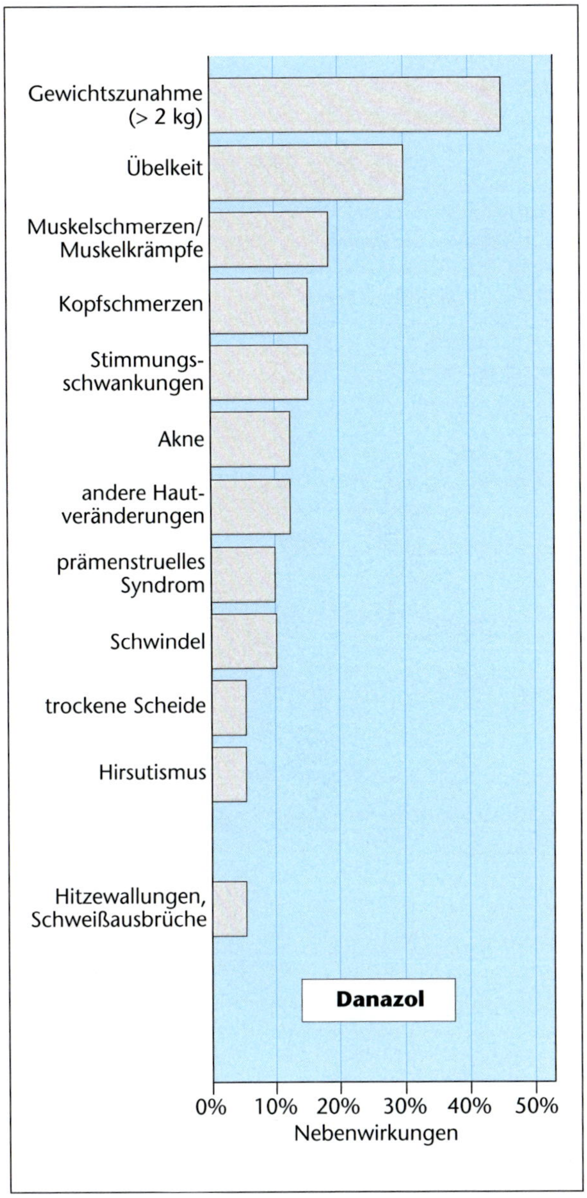

Abb. 1-29 Nebenwirkungen von Danazol (vgl. hierzu auch Abb. 1-43).

In aller Regel werden die menschlichen Pheromone nicht bewusst wahrgenommen, dennoch gibt es zahlreiche Experimente, die belegen, dass durch sie das geschlechtsspezifische Verhalten (mit) gesteuert wird. Ob dies ausschließlich über das vomeronasale Organ stattfindet oder ob nicht auch die normale olfaktorische Wahrnehmung vermittelt wird, steht noch nicht ganz fest.

Androstene. Hierunter versteht man die Familie der männlichen Pheromone, die allesamt Metaboliten der Androgene sind. Wichtigste Vertreter der Androstene sind:

- DHEA-Methyl-Hexen-Säure,
- Androstenol,
- Androstenon.

Androstenol, das nach Sandelholz riecht, und Androstenon, das einen urinähnlichen Geruch hat, können in hohen Konzentrationen auch bewusst wahrgenommen werden. Solche hohen Konzentrationen findet man u. a. im Achselschweiß.

Androstenol wird bei Frauen immer positiv beurteilt und führt auch zu positiven Stimmungsverschiebungen, während Androstenon immer negativ beurteilt wird. Offensichtlich kann durch die Sekretion dieser Substanzen einerseits eine positive Konditionierung, andererseits eine negative Konditionierung ausgelöst werden. Dies wird durch experimentelle Befunde unterstrichen, wonach Frauen in der periovulatorischen Phase ihre Aversion gegen Androstenon verlieren.

Kopuline. Kopuline sind typische weibliche pheromonale Substanzen, die erstmals im Vaginalsekret nachgewiesen wurden. Im Gegensatz zu den Androstenen, die sich von den Androgenen ableiten, bestehen Kopuline bevorzugt aus Essig-Propan-Butan-Methylpropan- und Methylbutansäure.

Die Sekretion der Kopuline variiert während des Zyklus erheblich. Interessanterweise scheinen diese für einen Mann dann keine Bedeutung zu haben, wenn er eine Frau ohnehin als sexuell attraktiv einschätzt; ist deren Attraktivität nach seiner Einschätzung allerdings primär gering, so wird sie durch die Kopuline – vor allem periovulatorisch – erhöht, sozusagen wird dadurch die Attraktivität von Frauen egalisiert.

Da sich die Zusammensetzung des Kopulin-Cocktails in den einzelnen Zyklusphasen ändert (man unterscheidet die präovulatorische, ovulatorische und postovulatorische Komposition), scheint die Attraktivität der Frauen nicht allgemein erhöht zu werden, sondern vor allem zur Ovulation hin.

Vomeropherine. Ein mittlerweile isoliertes Vomeropherin ist Pregna-4,20-dien-3,6-Dion (PDD). Diese Verbindung ist strukturell am ehesten den Gestagenen zuzuordnen. Sie wird bei Frauen nicht so sehr über die Achselhöhle als vielmehr generell über die Haut abgesondert. Die höchsten Spiegel lassen sich in der Lutealphase nachweisen, also zu einem Zeitpunkt, zu dem eine Fortpflanzung nicht möglich ist.

Interessanterweise hat man festgestellt, dass PDD bei Männern nicht nur zu einer ruhigeren Atmung und einem verlangsamten Herzschlag führt, sondern auch zu einer Senkung der LH-Konzentrationen bzw. Testosteronspiegel. Es liegt deshalb die Spekulation nahe, dass die Wahrnehmung von PDD signalisiert, dass derzeit eine Fortpflanzung nicht möglich ist, was zu einer Reduktion der Fortpflanzungsbereitschaft beim Mann führt.

Interessant sind auch andere Experimente mit Vomeropherinen, bei denen gezeigt werden konnte, dass Frauen, die in einer engen Lebensgemeinschaft miteinander leben, offensichtlich aufgrund der Wahrnehmung der Vomeropherine (und der Kopuline) relativ rasch ihren Menstruationszyklus gegenseitig synchronisieren. Es wurde dabei beobachtet, dass sich zum Zwecke der Synchronisation Zyklen bis zu 14 Tagen verlängern bzw. bis zu 12 Tagen verkürzen können.

Verbindung zum HLA-System. Eine Reihe von Experimenten deutet darauf hin, dass Frauen sich bevorzugt für die Duftnoten von Männern entscheiden, deren HLA-Kodierung von der eigenen sehr stark abweicht. Da das HLA-System (bzw. der Unterschied der HLA-Systeme beider Partner) eine gewisse Bedeutung für eine erfolgreiche Fortpflanzung spielen dürfte (s. Kap. 9), wird vermutet, dass die Pheromone nicht nur die Paarungsbereitschaft fördern, sondern auch dafür sorgen, dass man sich bevorzugt diejenigen Partner „erschnüffelt", mit denen eine erfolgreiche Fortpflanzung besonders wahrscheinlich ist.

Dieser Mechanismus soll beim Menschen aber dann aufgehoben bzw. kompromittiert werden, wenn die Frau orale Kontrazeptiva einnimmt. Wenn diese Befunde stimmen, dann müsste man für die „Pillengeneration" eine erhöhte Sterilitätsrate erwarten, die durch eine zu hohe Konkordanz im MHC (major histocompatibility complex, s. Kap. 9) bedingt ist.

3 Antiandrogene

Antiandrogen wirksame Substanzen können entweder aufgrund ihrer Struktur oder aufgrund ihrer Funktion eingeteilt werden.

Strukturell unterscheidet man:

- steroidale Antiandrogene,
- nicht-steroidale Antiandrogene.

Steroidale Antiandrogene sind z. B. Chlormadinonacetat (CMA), ein 17α-Hydroxy-Progesteron-Abkömmling, und Spironolacton. Aufgrund ihrer steroidalen Struktur vermögen sie nicht nur an den Androgenrezeptor, sondern auch an andere Rezeptoren zu binden.

Nicht-steroidale Antiandrogene sind z. B. Flutamid und Bicalutamid. Funktionell unterscheidet man:

- Typ-I-Antagonisten: dies sind die so genannten reinen Antagonisten, wie z. B. Flutamid. Bei deren Bindung unterbleibt am Androgenrezeptor die nötige Konfigurationsänderung, um aktiviert zu werden.
- Typ-II-Antagonisten: dies sind die nicht reinen Antagonisten, bei denen es somit zu einer gewissen Rezeptoraktivation kommt. In Anlehnung an das SERM-Konzept könnte man hier von SARMs sprechen, also den selektiven Androgenrezeptor-Modulatoren. Hierzu zählen CPA und Spironolacton (und in geringerem Umfang auch Drospirenon).
- Typ IIa: Inhibition der transkriptionalen Aktivität. Dies ist der vermutliche Wirkungsmechanismus bei Mifepriston.
- Typ IIb: die transkriptionale Aktivität wird nur partiell inhibiert (z. B. CPA).

Für die Typ-I- und die Typ-II-Antagonisten böte sich auch der Begriff selektive Androgenrezeptormodulatoren (SARM) an. Er ist bislang nicht der wissenschaftlichen Terminologie eingefügt. Typ-IIa-Antiandrogene wirken nicht direkt über den Rezeptor, sondern über die transkriptionale Aktivität. Auf sie würde dieser Begriff im eigentlichen Sinne daher nicht zutreffen.

In den Abbildungen 1-30 und 1-31 sind die primären und sekundären Angriffspunkte der Antiandrogene auf

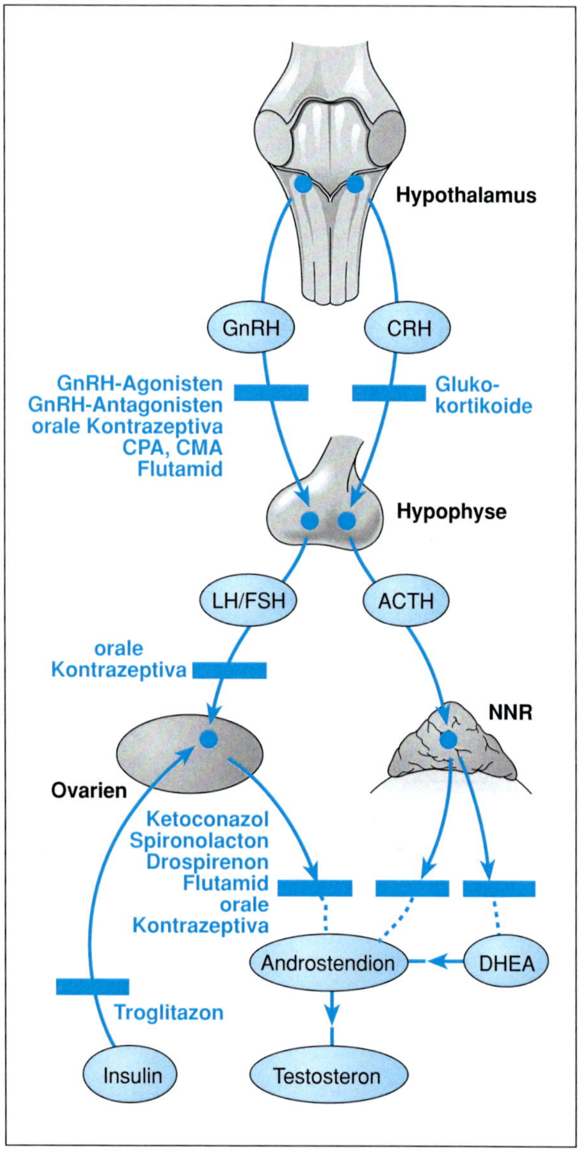

Abb. 1-30 Androgeninhibitoren und ihre endokrinen Angriffspunkte. Der Ort der Primärwirkung ist schwarz dargestellt, grau bedeutet, dass es sich um einen sekundären Effekt der betreffenden Substanz handelt (modifiziert nach Redmond, 1995).

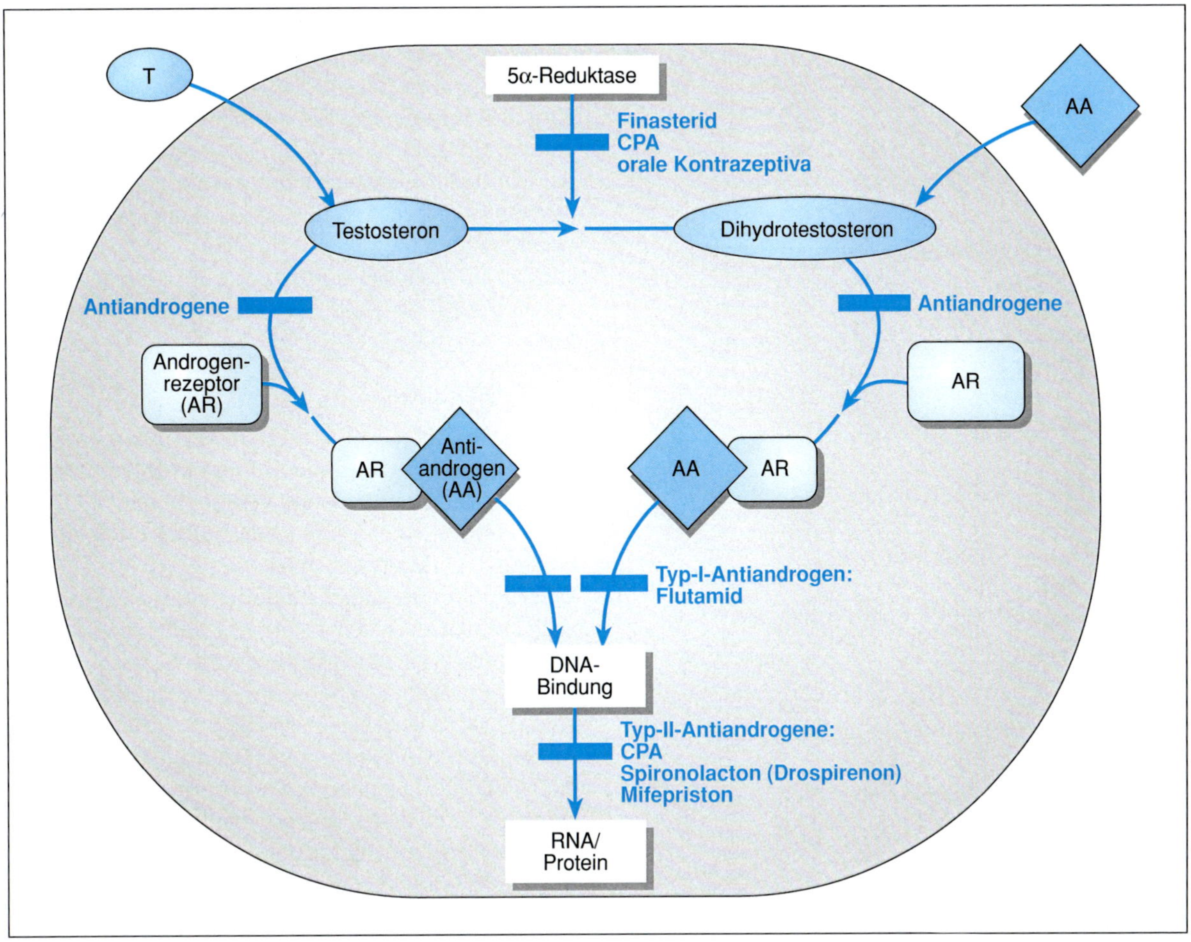

Abb. 1-31 Androgeninhibitoren auf zellulärer Ebene. Der Ort des Primäreffekts ist schwarz, Orte von Sekundäreffekten sind grau dargestellt (modifiziert nach Redmond, 1995).

das Endokrinium und den zellulären Metabolismus dargestellt.

In der Praxis zeigt sich, dass ein Großteil der Androgeninhibitoren bevorzugt auf bestimmte Organe wirkt. Tabelle 1-8 gibt einen Überblick über die wesentlichen Zielorgane der einzelnen Androgeninhibitoren bzw. Antiandrogene.

3.1 Steroidale Antiandrogene

3.1.1 Cyproteron- und Chlormadinonacetat (Abb. 1-32)

Rezeptorbindung. Sie erfolgt kompetitiv, d.h., der Besatz der Rezeptoren ist abhängig von der Konzentration der Androgene und Antiandrogene am Rezeptor.

CPA und CMA binden nicht nur mit hoher Affinität an den Androgenrezeptor, sondern auch an den Progesteronrezeptor. Da dieser auch zentral besetzt wird, haben CPA und CMA starke antigonadotrope Wirkungen und sind daher als Kontrazeptivum geeignet.

CPA hat zusätzlich glukokortikoidartige Nebenwirkungen und hemmt daher u.a. die ACTH-Sekretion.

Hormonmetabolismus. CMA und CPA werden bei der Lebererstpassage nicht metabolisiert. Es besteht eine Tendenz zur Akkumulation im Fettgewebe („Überhang“ bei Adipösen!).

Tab. 1-8 Zielorgane der Androgeninhibitoren bzw. Antiandrogene.

- ovarielle Suppression
  - orale Kontrazeptiva
  - GnRH-Agonisten (-Antagonisten)
  - Insulinsensitizer (z.B. Troglitazone)
- adrenale Suppression
  - Glukokortikoide
  - Ketoconazol
- periphere Gewebe
  - 5α-Reduktase-Inhibitoren: Typ 1, Typ 2 (z.B. Finasterid)

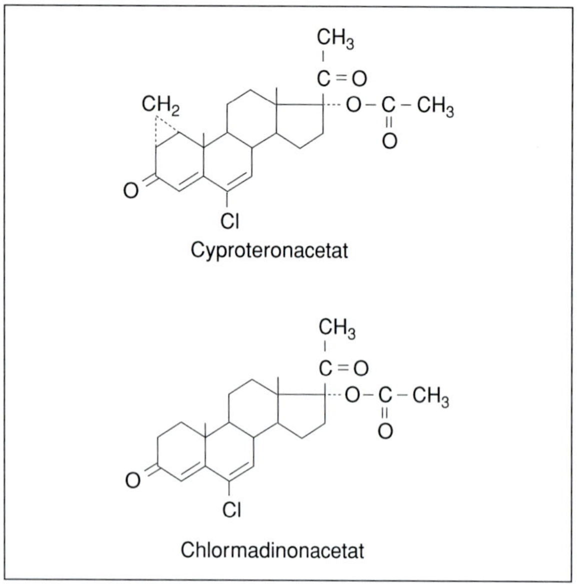

Abb. 1-32 Die Strukturformel von CPA und CMA.

Der Abbau erfolgt bevorzugt in der Leber, die Ausscheidung zu ca. 75% über die Galle und zu ca. 25% über die Niere.

Für CPA bestehen folgende **Nebenwirkungen:**

- Gewichtszunahme,
- depressive Verstimmung,
- Libidoverlust,
- Übelkeit,
- Leistungsabfall,
- Kopfschmerzen,
- Mastodynie,
- Menometrorrhagie.

Die Nebenwirkungen sind Folge der stark antiandrogenen sowie gestagenen Effekte. Sie sind insgesamt manchmal für die Therapie limitierend. CPA sollte aus diesen Gründen daher der Therapie ausgeprägter Hyperandrogenämien und ihrer klinischen Problematik vorbehalten bleiben.

Die derzeit gültige Indikationsempfehlung des ehemaligen Bundesgesundheitsamtes (BGA) vom 15.1.1996 sieht den Einsatz von CPA in Kombination mit EE (Diane®-35) bei leichteren Formen von Hirsutismus und der androgenetischen Alopezie vor, daneben auch bei Akne, wenn „... diese mit Entzündungen oder Knotenbildungen einhergehen oder die Gefahr einer Narbenbildung besteht und somit eine lokale Behandlung allein keinen Erfolg verspricht".

Bei der alleinigen Behandlung mit CPA gelten folgende Indikationen: Androcur®-10 bei schweren Formen der Akne sowie mittelschweren bis schweren Formen von Hirsutismus und androgenetischer Alopezie, Androcur® bei schweren bis schwersten Formen der Akne, bei hochgradigem Hirsutismus sowie bei schweren Formen der androgenetischen Alopezie bis hin zur Glatzenbildung. Beim Mann sind Androcur® und Androcur®-Depot bei Sexualdeviationen und für die palliative Therapie des Prostatakarzinoms zugelassen.

Nebenwirkungen von CMA sind seltener und milder, allerdings ist die antiandrogene Potenz von CMA auch deutlich geringer (20–40%).

Anwendungsformen. Gebräuchlich ist die orale und parenterale Applikation zum Zweck einer Depottherapie. Vollständige Verfügbarkeit ist sowohl parenteral als auch oral gegeben. Lokal ist die Wirkung unsicher, was vor allem für CPA gilt.

CPA ist als Monosubstanz (Androcur®) oder in Kombination mit EE als Kontrazeptivum (Diane 35®) erhältlich.

3.1.2 Dienogest

Dienogest (Abb. 1-33) gehört zu den Nortestosteronderivaten (13-Methylgonane), muss allerdings im Unterschied zu allen anderen Vertretern dieser Gruppe nicht erst zu Norethisteron metabolisiert werden, um biologisch wirksam zu werden.

Eine weitere Besonderheit dieser Substanz, die sich auch chemisch von den anderen 13-Methylgonanen unterscheidet (Cyanomethylgruppe am C-Atom 17), ist die ausgeprägte antiandrogene Wirkung. Sie beträgt etwa 20–40% derjenigen von CPA.

Metabolismus. Nach peroraler Gabe erfolgt eine rasche Aufnahme im Dünndarm, wobei eine erste Metabolisierung bereits in der Mukosa stattfindet; eine weitere Metabolisierung erfolgt in der Leber.

Im Plasma erfolgt keine Bindung an SHBG oder CBG, 90% des Dienogests binden in der Albuminfraktion, 10% – ein relativ großer Teil – zirkuliert in freier Form. Damit verdrängt Dienogest die Androgene nicht aus ihrer Proteinbindung, so dass keine Erhöhung der freien Androgene und damit eine Verstärkung der Androgenwirkung zustande kommt.

Aufgrund der Cyanomethylgruppe führt Dienogest zu keiner Hemmung der Cytochrom-P_{450}-abhängigen Oxygenasen, weswegen es höher dosiert werden muss als die anderen Gestagene.

Neben seinen ausgeprägten antiandrogenen Eigenschaften besitzt Dienogest auch gestagene Partialwirkungen.

Nebenwirkungen. Die Nebenwirkungspalette von Dienogest entspricht im Wesentlichen der von CPA, wobei Häufigkeit und Ausprägung meistens geringer sind.

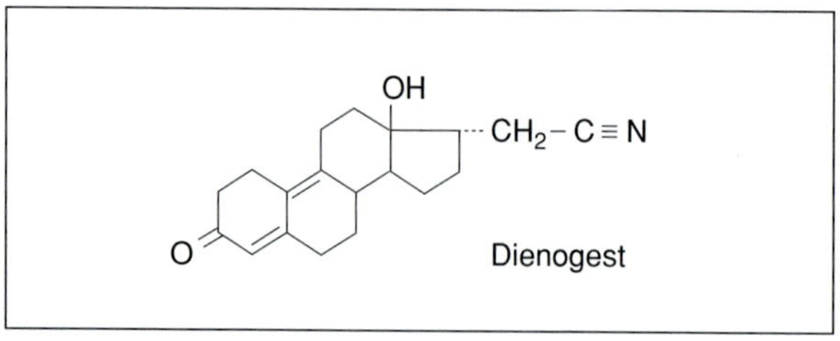

Abb. 1-33 Die Strukturformel von Dienogest.

Es ist darauf hinzuweisen, dass bei einer längerfristigen Einnahme von Dienogest oft eine mäßige Kumulation zu beobachten ist (vermutlich aufgrund einer gewissen Wirkung von Ethinylestradiol auf die Metabolisierung von Dienogest).

Anwendungsformen. Derzeit gibt es nur die perorale Applikation. Erhältlich ist ein Kontrazeptivum (Valette®; Kombination mit 30 µg EE).

3.1.3 Spironolacton (Drospirenon)

Spironolacton (Abb. 1-34) wird gerne bei Risikopatientinnen eingesetzt (z.B. Adipositas, Hypertonus). Da es keine kontrazeptive Wirkung besitzt, ist es auch bei Patientinnen mit Kinderwunsch anwendbar.

Nebenwirkungen sind selten und am ehesten durch Elektrolytverschiebungen (z.B. Müdigkeit, Adynamie, Hypotonie) charakterisiert. Insgesamt ist Spironolacton aber relativ „sicher“, sofern nicht präexistente Nierenerkrankungen bestehen.

Anwendungsformen. Gebräuchlich ist die orale Applikation, wobei eine vollständige Bioverfügbarkeit gegeben ist. Spironolacton ist lokal gut wirksam. Allerdings muss man bei einer therapeutischen Indikation (z.B. lokale Therapie bei Hirsutismus) auf Rezepturen zurückgreifen, da Fertigarzneimittel nicht im Handel sind. Beispiel für eine Rezeptur (nach Huber):

- Spironolacton: 1,0 g,
- Aqua dest.: q.s.,
- Acid lactic.: 1,0 g,
- Neribas Creme: 3,0 g, M. f. Creme.

Auf Drospirenon wurde bereits verwiesen. Es ist ebenfalls antiandrogen wirksam, und zwar etwa ein Drittel so stark wie CPA. Insofern kann es durchaus zu den Antiandrogenen gezählt werden. Wichtig ist zudem sein effektiver Mineralokortikoidantagonismus, also die Kupierung der durch Ethinylestradiol ausgelösten Aktivierung des Renin-Angiotensin-Systems mit der Folge einer vermehrten Wasserretention. Dementsprechend steht dieser Antagonismus bei der Indikationsstellung obenan, noch vor der antiöstrogenen Wirksamkeit.

Drospirenon ist derzeit in Deutschland nicht als Monosubstanz verfügbar, sondern nur in Kombination mit 30 µg EE, also primär als Kontrazeptivum (Petibelle®, Yasmin®).

3.1.4 Finasterid

Finasterid ist im eigentlichen Sinne kein Antiandrogen – sondern ein Typ-II-5α-Reduktase-Inhibitor.

> **!** Für Finasterid wie für alle nicht-steroidalen Antiandrogene (s. Abschnitt 3.2) besteht keine definitive Zulassung zur Behandlung der Hyperandrogenämie, obwohl ausführliche wissenschaftliche Untersuchungen zu deren Wirksamkeit und den zu erwartenden Nebenwirkungen vorliegen. Werden diese Substanzen eingesetzt, so liegt dies in der Verantwortlichkeit des Arztes; eine ausführliche Aufklärung ist vorzunehmen und das dezidierte Einverständnis der Patientin ist einzuholen.

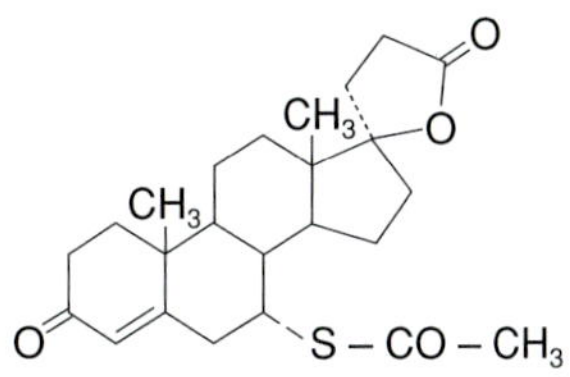

Abb. 1-34 Die Strukturformel von Spironolacton.

Endokrine Wirkungen. Obwohl Finasterid dem Testosteron strukturell sehr ähnlich ist, besitzt Finasterid keine androgenen, östrogenen sowie gestagenen Partialwirkungen, und im eigentlichen Sinne auch keine antiandrogene Aktivität – ist also ohne jegliche steroidale Aktivität.

Nach oraler Gabe kommt es bei Männern zu einer raschen Abnahme von DHT und einem leichten Anstieg des Serumtestosterons. Die Gonadotropinspiegel werden nicht beeinflusst.

Finasterid ist derzeit der einzige erhältliche 5α-Reduktase-Inhibitor; Typ-I-5α-Reduktase-Inhibitoren sind allerdings in Entwicklung.

Finasterid ist in der Bundesrepublik für die Behandlung von Prostataerkrankungen und neuerdings für die Behandlung der androgenetischen Alopezie bei Männern (Propecia®) zugelassen.

3.2 Nicht-steroidale Antiandrogene bzw. Androgeninhibitoren

3.2.1 Flutamid

Flutamid ist für die Behandlung des Prostatakarzinoms zugelassen, weitere Zulassungen bestehen in der Bundesrepublik Deutschland nicht.

Metabolismus. Flutamid wird nach oraler Gabe schnell resorbiert und rasch in den aktiven Metaboliten Hydroxyflutamid umgewandelt. Die Serumhalbwertszeit ist mit 5,5 Stunden vergleichsweise kurz. Flutamid bzw. Hydroxyflutamid werden vornehmlich durch die Leber abgebaut und in Form von inaktiven Metaboliten, hauptsächlich über den Stuhl, ausgeschieden.

Endokrine Wirkungen. Flutamid ist ein reiner Androgenantagonist und besitzt keine glukokortikoiden, gestagenen, androgenen oder östrogenen Partialwir-

kungen. Die Affinität zum Androgenrezeptor ist geringer als die von CPA (ungefähr 150-mal), weshalb vergleichsweise hohe Dosen in der Behandlung erforderlich sind (üblicherweise zwischen 500 und 750 mg). Die zentrale Gonadotropinsynthese und -sekretion bleiben üblicherweise unbeeinflusst; besteht allerdings eine überschießende LH-Sekretion – wie das bei Hyperandrogenämie oft der Fall ist –, so führt Flutamid zu einer Senkung der Gonadotropinfreisetzung.
In der Nebenniere führt Flutamid durch eine Hemmung der 17,20-Lyase-Aktivität zu einem leichten Abfall der DHEA-S-Synthese.
Nebenwirkungen. Flutamid wird üblicherweise gut toleriert, unerwünschte Nebenwirkungen sind selten. Bekannt sind u. a. mäßiggradige gastrointestinale Beschwerden, eine trockene Haut und ein erhöhter Appetit. Flutamid ist dosisabhängig hepatotoxisch, wenngleich Literaturberichte zeigen, dass dieses Risiko gering ist.
Kontraindikationen. Es gibt Berichte, wonach die Anwendung von Flutamid in der Frühschwangerschaft zu einer erhöhten Abortrate und einer Zunahme von Fehlbildungen im Bereich des Sternums und der Wirbelsäule führt. Bei männlichen Embryonen kann es zu Feminisierungserscheinungen kommen.
Anwendungsformen. Flutamid steht nur als orale Arzneimittelspezialität zur Verfügung.

3.2.2 Bicalutamid

Metabolismus. Bicalutamid besitzt eine Affinität zum Androgenrezeptor, die vermutlich 4-mal höher ist als die von Hydroxyflutamid. Die Plasmahalbwertszeit beträgt etwa eine Woche, so dass eine einmal wöchentliche Gabe ausreicht.
Endokrine Wirkungen. Wie Flutamid ist Bicalutamid offensichtlich auch ein reiner Androgenantagonist. Die zentrale Gonadotropinsekretion wird durch Bicalutamid nicht beeinflusst.
Nebenwirkungen. Bicalutamid scheint noch besser toleriert zu werden als Flutamid, insbesondere scheint es weniger gastrointestinale und hepatische Nebeneffekte zu haben.
Anwendungsformen. Bicalutamid ist derzeit in der Bundesrepublik Deutschland unter dem Handelsnamen Casodex® zu beziehen.
Es ist aber darauf hinzuweisen, dass diese Substanz fast ausschließlich in der Behandlung des Prostatakarzinoms eingesetzt wird und kaum Erfahrungen in der Behandlung von hyperandrogenämischen Frauen bestehen.

3.2.3 Weitere Substanzen

Zu folgenden Substanzen gibt es im Hinblick auf ihre antiandrogene Wirksamkeit wissenschaftliche Untersuchungen:
- Ketoconazol,
- Cimetidin,
- Mifepriston.

Die bisherigen Erfahrungen mit dem Einsatz dieser Substanzen in der Behandlung der FOHA sind freilich gering.

3.2.4 Bisphosphonate

Pharmakologie. Bisphosphonate sind Analoga des Pyrophosphats. Die Strukturformeln von 2 wichtigen Bisphosphonaten, der Zoledronsäure und der Ibandronsäure, sind in Abbildung 1-35 dargestellt.
Biologische Wirkungen. Bisphosphonate werden – je nach ihrer therapeutischen Applikation – an das Hydroxylapatit des Knochens gebunden. Nicht gebundenes Bisphosphonat wird innerhalb weniger Stunden unverändert über die Nieren ausgeschieden.
Die meisten Bisphosphonate hemmen die Farnesylisierung im Syntheseweg des Cholesterins (Mevalonatstoffwechsel). Hierdurch wird eine Apoptose ausgelöst (Abb. 1-36). Darüber hinaus gibt es noch andere Wege, auf denen intrazelluläre apoptotische Vorgänge induziert werden.
Bisphosphonate gelangen in die Osteoklasten immer dann, wenn in bestimmten Regionen ein erhöhter Knochenumsatz besteht (z. B. Tumorosteopathien, metabolische Osteopathien) und verstärkt Mikrosequester (mit Bisphosphonaten) in die Zelle gelangen.
Indikationsbereich. Neben der Osteoporose ist dies die Osteometastasierung von verschiedenen Karzinomen, bevorzugt des Mammakarzinoms.
Substanzen. Im Handel befinden sich Bisphosphonate der verschiedenen Generationen, so Clodronat (Ostac®, Bonefos®), Pamindronat (Areclin®), Zoledronat (Zometa®) und Ibandronat (Bondronat®).

Uterus und Endometrium

Auf die Morphologie des endometrialen Zyklus wird an dieser Stelle nicht gesondert eingegangen, hierzu sei auf Basislehrbücher verwiesen. Es sollen aber einige Aspekte dargestellt werden, die für das tiefere Verständnis – insbesondere der Fertilität – von Bedeutung sind.

1 Das Endometrium als Ort der Implantation

Ebenso wie das Ovar ist auch das Endometrium eingebunden in ein Netzwerk verschiedener Organsysteme. Neben der hormonellen Steuerung sind das:
- Immunsystem,

- Gefäßsystem und seine Regulation (Angiogenese und Durchblutung),
- Gerinnungssystem.

Wie kaum ein anderes Organ unterliegt das Endometrium einer raschen Abfolge von Proliferations-, Transformations- und Regressionsvorgängen. Dies gilt nicht nur für den normalen Menstruationszyklus, sondern in ganz besonderer Weise dann, wenn es zu einer Konzeption und damit zu einer postovulatorischen Einnistung des Embryos kommt.

Schon allein aus diesen Gründen ist es lohnenswert, die endokrinen und molekulargenetischen Abläufe insbesondere der Periimplantationsphase näher zu betrachten.

Zudem zeigt es sich immer mehr, dass der Verlauf der Schwangerschaft bzw. deren pathologische Entwicklungen (z. B. Abortbestrebungen, Gestosen, embryonale und fetale Retardierungen) sehr stark davon abhängen, wie die Implantation vollzogen wird und in welcher Art und Weise Embryo und mütterliche Organsysteme von Anfang an miteinander agieren (s. auch Kap. 9).

Zunächst werden die Substanzen bzw. Substanzfamilien vorgestellt, die bei der Implantation eine wichtige Rolle spielen.

1.1 Substanzen und Substanzklassen mit einer Bedeutung für die Implantation

1.1.1 Zytokine

Struktur. Zytokine haben typischerweise ein niedriges Molekulargewicht (< 80 000 D). Sie stellen eine große Gruppe von Glykoproteinen dar, die sowohl in ihrer Struktur als auch in ihrer Aminosäuresequenz sehr unterschiedlich sind. Die Kohlenhydratketten sind für die biologische Aktivität nicht unbedingt erforderlich, scheinen jedoch eine Bedeutung für die biologische Halbwertszeit der Substanz in vivo zu besitzen.

Aufgrund ihrer Strukturenähnlichkeiten, der Organisation der Gene, der chromosomalen Lokalisation und der Rezeptoraktivierung werden heute sechs Familien von Zytokinen unterschieden. Diese sind:

- Hämatopoietine: Hierzu gehören zahlreiche Interleukine, daneben koloniestimulierende Faktoren wie der G-CSF (Granulozyten-Kolonie-stimulierender Faktor) oder der GM-CSF (Granulozyten-Makrophagen-Kolonie-stimulierender Faktor) und der Leukämieinhibitionsfaktor (LIF). Während diese Faktoren an den Hämatopoietinrezeptor Typ I binden, binden die Interferone (IFN) an den Hämatopoietinrezeptor Typ II.
- epidermale Wachstumsfaktoren (EGF): Hierzu gehören neben EGF selbst der TGF-α (transformierender Wachstumsfaktor), der HB-EGF (Heparin-bindender

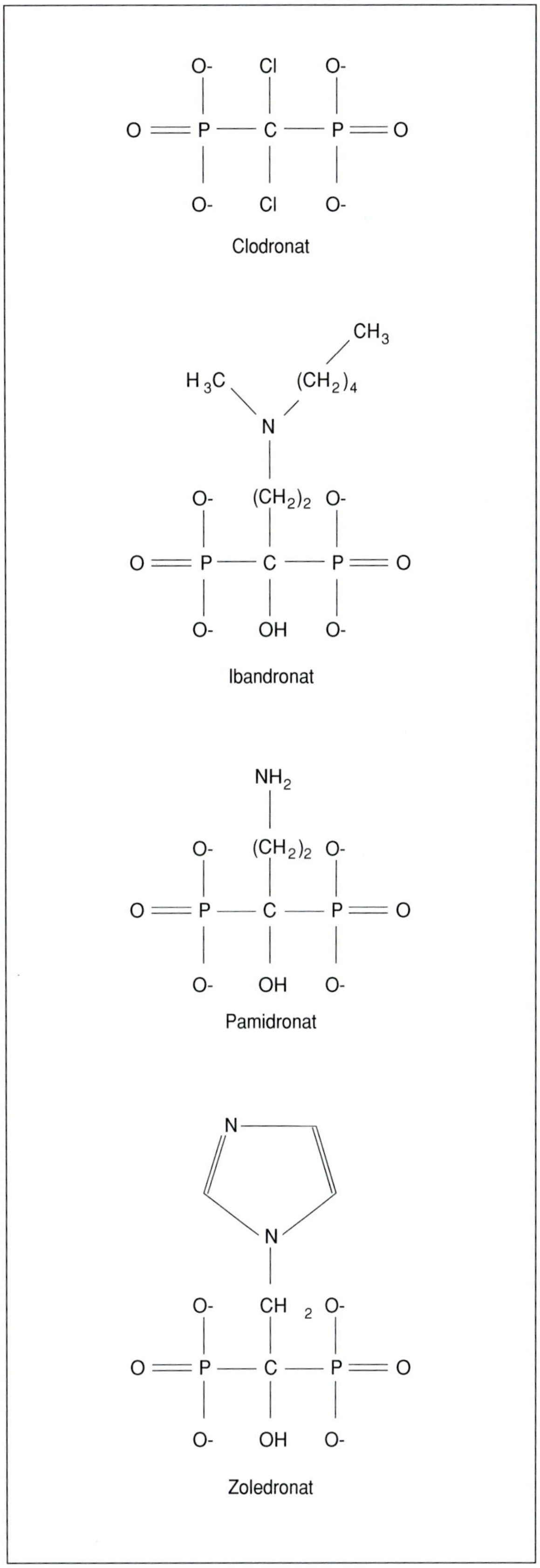

Abb. 1-35 Strukturformeln der Bisphosphonate.

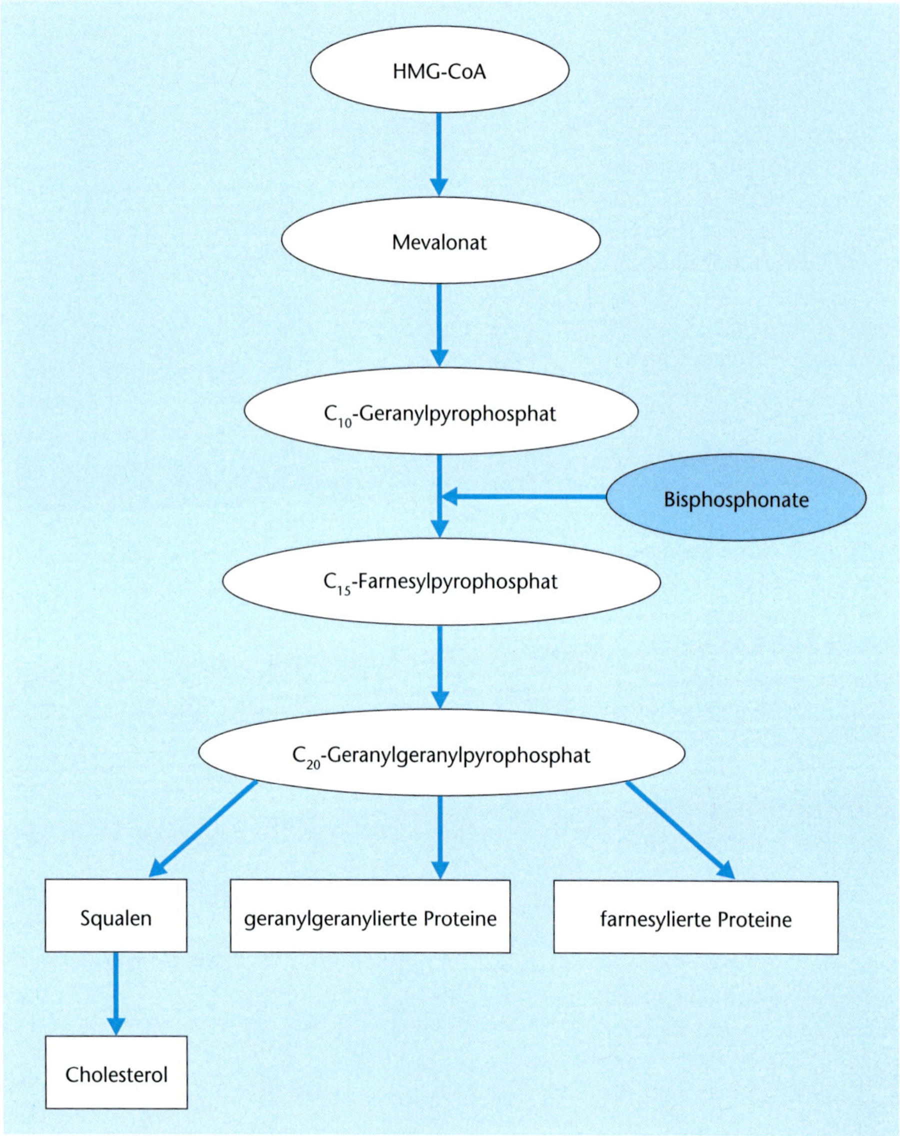

Abb. 1-36 Biochemische Wirkweise der Bisphosphonate auf den Mevalonatstoffwechsel.

epidermaler Wachstumsfaktor), Amphiregulin und andere.

Alle diese Substanzen binden an den EGF-Rezeptor. Der EGF-Rezeptor ist ein 170 000 D schweres monomeres Protein mit 1186 Aminosäuren, besitzt große Ähnlichkeit mit dem Rezeptor für den epithelialen Wachstumsfaktor, der die Bezeichnung HER (Humaner-epithelialer-Wachstumsfaktor-Rezeptor) trägt, selbst in vier verschiedenen Formen vorliegt (HER I bis IV) und in der Onkologie eine große Bedeutung besitzt.

- β-Trefoile: Hierzu gehören alle IL-1-Subtypen sowie der Fibroblastenwachstumsfaktor (FGF). Die Bindung erfolgt in diesem Fall an den IL-1-Rezeptor.
- Tumornekrosefaktoren (TNF): Sie binden an den TNF-Rezeptor.
- Cysteinknoten-Zytokine: Zu dieser Familie zählen die transformierenden Wachstumsfaktoren (TGF) der Subfamilie β sowie der PDGF (Plättchen-abgeleiteter Wachstumsfaktor). Die Cysteinknoten-Zytokine benützen als zweiten Boten Diserin-/Threoninkinase bzw. die Tyrosinkinase.
- Chemokine: Hierunter zählen IL-8 sowie die Makrophageninhibitionsproteine (MIP). Als zweiter Bote werden die Vertreter der G-Protein-Familie benützt.

Wirkungsweise. Üblicherweise agieren die Zytokine nicht als Einzelsubstanz, sondern immer in Kombination mit anderen. In diesem „Netzwerk" sind sie in der Lage, sich gegenseitig – im Hinblick auf ihre biologische Wirkung – zu verstärken, zu modulieren, zu antagonisieren usw. Hierbei spielt es auch eine Rolle, an welche Subtypen der in Tabelle 1-9 dargestellten Hauptrezeptoren die Zytokine binden.

So führt z. B. die Bindung von TNF-α an den TNF-Rezeptor I zu einer Apoptose der Zelle, die Bindung von TNF-α an den TNF-Rezeptor II hingegen zu einer Aktivierung des Zellwachstums.

In Tabelle 9-5 (Kap. 9) findet sich eine Übersicht der wesentlichen im Endometrium und beim Präimplantationsembryo nachgewiesenen Zytokine bzw. ihrer Rezeptoren.

1.1.2 Muzine

Beschreibung. Es handelt sich um eine Familie von Glykoproteinen mit einem hohen Molekulargewicht. Bei den Säugetieren sind bislang neun verschiedene Muzine bzw. ihre Gene beschrieben worden. Für die Implantation scheint das Muzin 1 (MUC 1) die größte Bedeutung zu besitzen.

Vorkommen. Muzine können in sehr vielen Geweben nachgewiesen werden. Sie finden sich in hohen Konzentrationen vor allem auf den Epithelialzellen des Uterus.

Steuerung. Im humanen Endometrium finden sich steigende Konzentrationen von MUC 1 in der Sekretionsphase. Diese Expression wird unter dem Einfluss der Östrogene gesteigert und unter Progesteron inhibiert. Im Falle einer Einnistung – also einer Frühschwangerschaft – kommt es zu einer rasch abfallenden Expression von MUC 1 an den Zelloberflächen.

Es wird angenommen, dass diese abfallende Expression von MUC 1 insbesondere um den Implantationsort des Embryos herum von Bedeutung ist, also nicht unbedingt sämtliche epithelialen Zellen des Cavum uteri betrifft.

1.1.3 Integrine

Struktur. Integrine sind heterodimere Membranglykoproteine, die Zell-Zell- bzw. Zell-Substrat-Bindungen vermitteln. Bislang sind 22 verschiedene Integrine identifiziert worden.

Von den β-Untereinheiten (β-1 bis β-8) kommt β-1 und β-2 eine zentrale Stellung zu, da diese mit vielen verschiedenen α-Untereinheiten Paare bilden können. Jedes dieser Integrinpaare erkennt dann einen speziellen Liganden: So bindet das Paar β-1/α-1 bevorzugt Kollagen und Laminin, das Paar β-1/α-5 Fibronektin und das Paar β-2/α-x Fibrinogen usw.

Rezeptoren. Die jeweiligen Integrinrezeptoren sind für die einzelnen Paarungen relativ spezifisch und werden bevorzugt während des sog. „Implantationsfensters" exprimiert.

Bedeutung. Aufgrund der vorliegenden Untersuchungen ist davon auszugehen, dass die Integrine eine nahezu einzigartige Rolle während der Implantation spielen, vor allem im Hinblick auf Zell-Zell-Verbindungen. So konnte z. B. nachgewiesen werden, dass die nicht-invasiven epithelialen Trophoblaststammzellen vor allem α-6/β-4-Integrine exprimieren, während die invasiven Zytotrophoblastzellen α-1/β-1- bzw. α-5/β-1-Integrine exprimieren.

1.1.4 Kadherine

Beschreibung. Die zweite Familie von Zelladhäsionsmolekülen – neben den Integrinen – sind die Kadherine. Von Bedeutung sind E-Kadherin, P-Kadherin und N-Kadherin. Sie benötigen für ihre Aktivität Kalziumionen.

Die Konzentrationen von E-Kadherin und verwandten Proteinen, wie z. B. α- und β-Katenin, sind am höchsten während der Sekretionsphase und werden durch Östrogene herunterreguliert.

Tab. 1-9 Übersicht über die sechs Zytokinfamilien, ihre wichtigsten Einzelsubstanzen und die Art des Rezeptors bzw. die Art der intrazellulären Signalübermittlung (Abkürzungen im Text).

Familie	Einzelsubstanzen	Rezeptortyp/Art der intrazellulären Signalübermittlung
Hämatopoietine	IL-2, IL-3, IL-4, IL-5, IL-6, IL-11 G-CSF, GM-CSF, LIF	Hämatopoietin-Rezeptor Typ I
	IL-10, IFN-α, IFN-β, IFN-γ, IFN-τ CSF-1	Hämatopoietin-Rezeptor Typ II
EGF (epidermale Wachstumsfaktoren)	TGF-α, HB-EGF, Amphiregulin, EGF	EGF-Rezeptor
β-Trefoils	IL-1α, IL-1β, IL-1Rα, FGFs	IL-1-Rezeptor
TNF (Tumornekrosefaktoren)	TNF-α, TNF-β, Fas-Ligand	TNF-Rezeptor
Cysteinknoten-Zytokine	TGF-α1, TGF-β2, TGF-β3, PDGF (VEGF?)	Serin-/Threoninkinase-Tyrosinkinase
Chemokine	IL-8, MIP-1α, MIP-1β	G-Protein-gekoppelte Superfamilie

Bedeutung. Die Kadherine haben eine Bedeutung für die Aufrechterhaltung der Gewebsstruktur im Endometrium und hier in Sonderheit für die Zell-Zell-Adhäsionen. Kurz vor der Menstruationsblutung kommt es zu einem nahezu vollständigen Verlust der Kadherine. Dies führt zu einer Diskohäsion der epithelialen Zellen, was das Abbluten des Endometriums erleichtert.

1.1.5 Selektine

Beschreibung. Die dritte Gruppe der membrangebundenen Adhäsionsmoleküle sind die Selektine, ihre wichtigsten Vertreter sind L-Selektin, P-Selektin und E-Selektin. Sie vermitteln auch Zell-Zell-Adhäsionen, und zwar aufgrund spezifischer Karbohydratbindungsstellen.

Bedeutung. Die Serumspiegel von P-Selektin ändern sich während des Menstruationszyklus, wobei die höchsten Konzentrationen in der Mitte der Proliferationsphase erreicht werden. Selektine stellen offensichtlich einen potenten Stimulator der endothelialen Zellmigration dar, und ihnen wird deshalb neuerdings auch in der Pathogenese der Endometriose Bedeutung zugemessen.

1.1.6 Immunglobulin-Superfamilie

Beschreibung. Diese vierte Gruppe der Adhäsionsmoleküle ist charakterisiert durch eine extrazelluläre Immunglobulindomäne, in Kombination mit interzellulären Adhäsionsmolekülen: Solche sind das vaskuläre Adhäsionsmolekül-1 (VCAM-1) sowie das Plättchen- und endotheliale Adhäsionsmolekül (PECAM). Diese IgG-ähnlichen Moleküle tragen zum Aufbau von Zell-zu-Zell-Adhäsionen bei.

Bedeutung. Im Endometrium bestehen Bindungskombinationen mit den Integrinen. VCAM-1 besitzt darüber hinaus eine bedeutende angiogenetische Aktivität und induziert eine beträchtliche endotheliale Zellmigration in das Endometrium. Da es sich zudem in hohen Konzentrationen in der Peritonealflüssigkeit von Frauen mit Endometriose befindet, scheint es in der Pathogenese der Endometriose eine Bedeutung zu haben.

Abbildung 1-37 gibt eine schematische Übersicht über den Aufbau der verschiedenen Zelladhäsionsmoleküle.

1.1.7 Heparinsulfat-Bindungsproteine (HSPG)

Beschreibung. Diese Bindungsproteine sind im Zusammenhang mit den Heparinsulfatproteoglykanen zu sehen, die auf der apikalen Plasmamembran des uterinen Endometriums insbesondere während des „Implantationsfensters“ exprimiert werden.

Die Abgrenzung zu anderen Substanzklassen ist z. T. unscharf, insbesondere gegenüber den Zytokinen und den Integrinen.

Dementsprechend zählt man zu den HSPGs, die für das Anbinden des Embryos von Bedeutung sind, folgende Proteine:

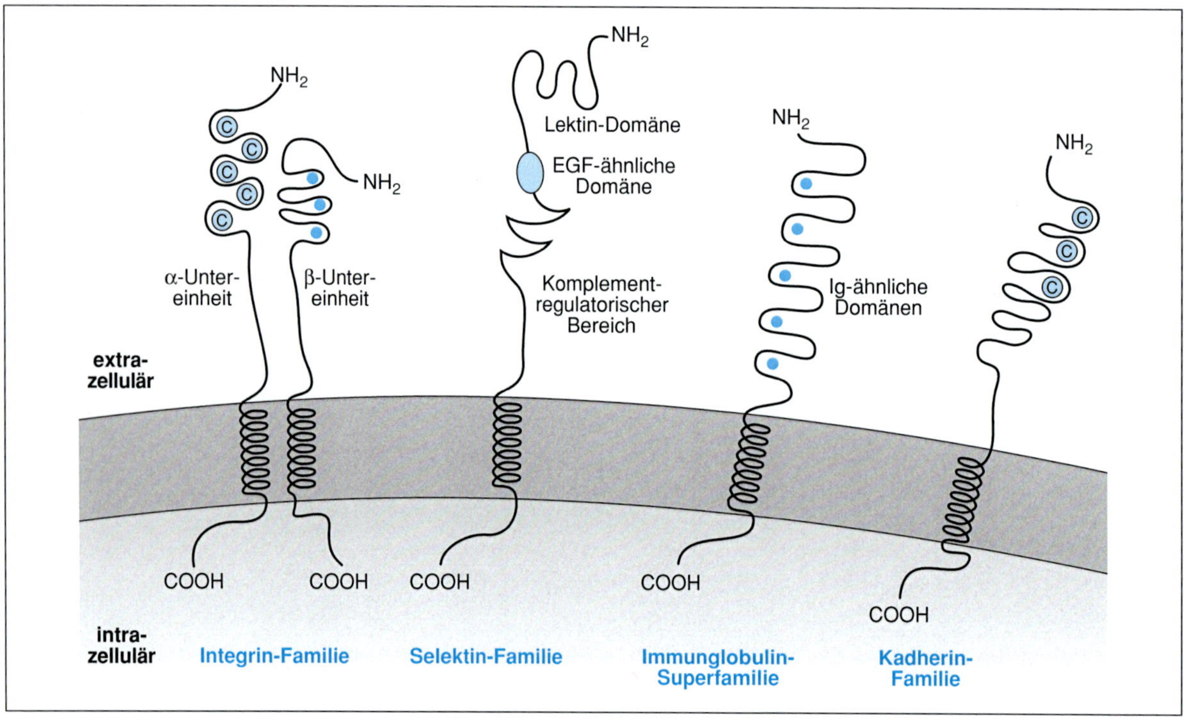

Abb. 1-37 Schematische Darstellung der vier Hauptklassen der Zelladhäsionsmolekülfamilien. © = Kalziumbindungsstellen; • = Disulfidbrücken (modifiziert nach Rier und Yeaman, 1997).

- das Heparin/Heparinsulfat-interagierende Protein (HIP),
- das Heparin-bindende, dem epidermalen Wachstumsfaktor ähnliche, transmembranäre Protein (HB-EGF),
- den transmembranären Integrinkomplex α_v-β_3 (s. o.),
- Amphiregulin (s. o.).

Bedeutung. Diese Proteine werden vor allem während des „Implantationsfensters" exprimiert. Die Proteine sollen im Zusammenspiel mit den entsprechenden Proteoglykanen nicht nur eine Bedeutung für die Adhäsion des Embryos an die uterinen Epithelien haben, sondern auch eine Bedeutung spielen für die Orientierung der Blastozyste, also die Apposition des Synzytiothrophoblasten an die endometriale Oberfläche.

1.2 Der Vorgang der Implantation

Der Vorgang der embryonalen Implantation wird in verschiedene Phasen unterteilt. Diese sind:
- das Schlüpfen der Blastozyste („hatching"),
- die embryonale Apposition,
- die embryonale Adhäsion,
- die embryonale Migration,
- die embryonale Invasion.

1.2.1 Embryonaler Trigger

Bereits frühe Furchungsstadien der Präimplantationsembryonen sezernieren verschiedene Komponenten der IL-1-Familie, nämlich IL-1 β, IL-1-ra und IL-1R-tI.

Zur IL-1-Familie gehören IL-1 α und IL-1 β sowie ein Inhibitor, nämlich der IL-1-Rezeptor-Antagonist (IL-1-ra). Identifiziert sind zwei IL-1-Rezeptoren, und zwar Typ I (IL-1R-tI) und Typ II (IL-1R-tII). Der Typ-I-Rezeptor wird an der Oberfläche von fast allen Zellen gefunden und ist für die Signalübertragung nach Bindung von IL-1 verantwortlich. Der Typ-II-Rezeptor befindet sich hauptsächlich auf der Oberfläche von B-Lymphozyten, neutrophilen Granulozyten und Monozyten; seine Funktion ist bislang unklar.

Die Sekretion von IL-β durch Präimplantationsembryonen findet allerdings nur dann in nachweisbaren Mengen statt, wenn sie entweder direkt auf menschlichen uterinen Epithelzellen platziert sind oder im Medium mit menschlichen uterinen Epithelzellen kultiviert werden; dies deutet wiederum auf einen gegenseitigen parakrinen Regulationsmechanismus von Embryo und Endometrium hin.

Die Expression der verschiedenen Komponenten der IL-1-Familie ist nicht bei allen Embryonen gleich. So zeigen zwar alle Blastomeren einer Blastozyste die Expression der mRNA von IL-1R-tI, aber nur 75% der Blastomeren eine Expression der mRNA von IL-1 β und IL-1 α. Bei der Expression dieser beiden Komponenten scheint das Implantationsvermögen erhöht zu sein, während bei der Expression von IL-1-ra alle Blastozysten später ein pathologisches Wachstum zeigen und früher oder später in ihrer Entwicklung arretieren.

Die verschiedenen Faktoren der Il-1-Familie haben folgende wesentliche Wirkungen:
- IL-1 induziert die Adhäsion von neutrophilen und eosinophilen Granulozyten an die Endothelzellen. Darüber hinaus fördern IL-α und IL-β die Expression von Adhäsionsmolekülen, insbesondere von α_v-β_3-Integrinen, wobei die β_3-Integrin-Untereinheit besonders stark exprimiert, wenn ein Präimplantationsembryo kokultiviert wird.
- IL-1 α fördert die Differenzierung der T-Zellen, was die T-Zellen zur Sekretion von IL-2 und zur Expression von IL-2-Rezeptoren anregt. Unter dem gemeinsamen Einfluss von IL-1 und IL-2 werden T-Helferzellen aktiviert, die sich dann in unterschiedliche Zytokin-sezernierende Zellen (TH-1 und TH-2) differenzieren. Dabei sind die TH-1-Zellen mit ihren Zytokinen für die zelluläre Immunität verantwortlich, die TH-2-Zellen mit ihren Zytokinen für die Antikörper-vermittelte Immunität.
- IL-1 β verstärkt einerseits die Aktivitätserhöhung der 92-kD-Kollagenase von Typ IV und ist andererseits ein potenter Inhibitor des TIMP (s. u.).

> **!** Durch die Synthese von Substanzen der IL-1-Familie sowie deren Rezeptoren induziert der Präimplantationsembryo endometriale Veränderungen, wodurch die Rezeptivität deutlich erhöht wird. Umgekehrt wird er empfänglich für Stimuli der Interleukine, die für seine Entwicklung von Bedeutung sind.

Bei der In-vitro-Fertilisation kommt es durch die In-vitro-Kultur zu einer vorübergehenden Abwesenheit des Präimplantationsembryos. Es ist davon auszugehen, dass deshalb der initiale Triggermechanismus hier nicht so in Gang kommt wie in vivo. Dies wäre eine Erklärung, warum die Schwangerschaftsraten der IVF bzw. ICSI, bezogen auf den einzelnen transferierten Embryo, immer noch nicht ganz so hoch sind wie bei in vivo gezeugten Embryonen.
Dieser Umstand hat auch dazu geführt, bei all den IVF-Indikationen, bei denen offene Eileiter vorhanden sind, den intratubaren Embryotransfer zu initiieren. Es zeigte sich jedoch, dass dessen Ergebnisse auch nicht besser waren als die des herkömmlichen Transfers in das Cavum uteri. Allerdings wird auch beim intratubaren Embryotransfer der Embryo erst im Vier- bis Achtzellstadium transferiert. Dies ist beim intratubaren Gametentransfer nicht der Fall, da hier die Zeugung ja im Eileiter stattfindet; tatsächlich sind bis heute die Ergebnisse der (laparoskopischen) GIFT-Methode besser als die aller IVF-Verfahren.

1.2.2 Vorbereitung des Endometriums

Für die wesentlichen morphologischen und funktionellen Veränderungen des postovulatorischen Endometriums sind insbesondere Estradiol (E_2) und Progesteron (P_4) verantwortlich. Diese beiden Hormone binden vornehmlich an ihre Rezeptoren im uterinen Stroma, was zu einer Hochregulation der Homeoboxgene Hoxa-10 und A-11 führt. Hierdurch kommt es zu einer stromalen Proliferation sowie zu einer deutlichen Zunahme der LIF-Synthese und -Sekretion.

Unter dem Einfluss von Progesteron und Estradiol kommt es zu einer deutlichen Aktivitätszunahme der Cyclooxygenase-1 (COX-1), die wesentliche Schritte im Metabolismus der Arachidonsäure hin zum Prostaglandin-H_2 metabolisiert, also letztlich die Synthese von Prostaglandin E_2 (PGE_2) aktiviert. Dieser Vorgang wird durch die hohe Aktivität von Hoxa-10 und LIF unterstützt. Im Endergebnis kommt es zu einer deutlichen Vaskularisierung des Endometriums und zu einer beginnenden Dezidualisierung.

Die Cyclooxygenase-2 (COX-2) wird in ihrer Aktivität nicht durch Estradiol oder Progesteron gesteuert, sehr wohl aber durch die Anwesenheit einer Blastozyste bzw. von IL-1 β. Mit anderen Worten: Bei Anwesenheit eines Embryos nehmen die Vaskularisierung sowie die Dezidualisierung massiv zu.

Es wird angenommen, dass das Endometrium in dieser Phase aufgrund einer hohen Muzinexpression (MUC 1) nicht rezeptiv für die geschlüpfte Blastozyste ist. Ob es tatsächlich die Muzine sind, die als Antiadhäsionssubstanzen wirken, ist nicht unumstritten. Tatsache ist jedoch, dass es für die Implantation des Embryos erforderlich ist, dass die apikale Glykokalix entweder lokal oder generell im Cavum uteri verdünnt wird.

Mit dem Trigger der Ovulation ändert sich insbesondere die Population immunkompetenter Zellen im Endometrium dramatisch. Siehe hierzu Tabelle 1-10.

Es kommt zu einem erheblichen Einstrom von Subtypen der NK-Zellen, die jetzt LGL (large granular leucocytes) oder Körnchenzellen genannt werden. Diese sind im Gegensatz zu den im peripheren Blut zirkulierenden NK-Zellen CD-16 negativ. Des Weiteren kommt es zu einem Einstrom aktivierter Makrophagen.

Diese Invasion der immunkompetenten Zellen, also der LGL-Zellen und der Makrophagen, nimmt dann – wenn sich eine Implantation erfolgreich vollzogen hat, also in der Frühschwangerschaft – noch einmal deutlich zu, und zwar sowohl in der Decidua basalis als auch in der Decidua parietalis.

Sowohl die LGL- als auch die aktivierten T-Zellen des Endometriums produzieren sehr frühzeitig die unterschiedlichsten Zytokine (z. B. IL-1), die für die Entwicklung des Embryos von großer Bedeutung sind (er exprimiert die entsprechenden Rezeptoren) und gleichzeitig die Differenzierung der T-Helferzellen unterstützen (s. o.).

Hauptsekretionsprodukte der TH-1-Zellen sind IL-2, TNF-β, IFN-γ, TNF-α. Hauptsekretionsprodukte der TH-2-Zellen sind IL-4, IL-5, IL-6, IL-13 und TGF-β.

Die Bedeutung der NK-Zellen bzw. der LGL-Zellen für die erfolgreiche Implantation wird immer mehr und mehr erkannt. Höchstwahrscheinlich ist es der „Dialog“ gerade mit diesen Zellen, der über den weiteren Verlauf der Implantation und damit einer erfolgreichen Schwangerschaft nachhaltig entscheidet. In diesem „Dialog“, der sich zwischen den Oberflächenantigenen (z.B: HLA-G [s. u.]) und den entsprechenden Rezeptoren auf den NK-Zellen (s. u.) entspinnt, trägt maßgeblich dazu bei, welches „Zytokin-/Wachstumsfaktorenmilieu“ entsteht. Dieses Milieu ist dann nicht nur für die weitere Entwicklung vor Ort verantwortlich, sondern hat auch direkte Auswirkungen auf die Ausbalancierung der spezifischen Immunabwehr, also ob die zelluläre Immunabwehr aktiviert wird (TH-1-Antwort) oder ob es zu einer überwiegend humoralen Antwort (TH-2) kommt (s. auch Kap. 9).

Ist es am Anfang die unspezifische Immunabwehr (NK-

Tab. 1-10 Leukozytensubtypen im Endometrium (nach King et al., 1998).

	Endometrium (keine Gravidität)		Frühe Dezidua	
	Proliferativ	Sekretorisch	Basalis (Trophoblast)	Parietalis (Trophoblast)
Granulozyten				
• Neutrophile	–	–/+	–/+	–
• Eosinophile	–	–	–	–
• Basophile	–	–	–	–
Lymphozyten				
• B-Zellen	–(+)	–(+)	–(+)	–(+)
• T-Zellen	+	+	+	+
• NK-Zellen (LGL)	+	+++	++++	+++
• Makrophagen	+	+	+++	+

Zellen bzw. LGL-Zellen), die für den Embryo von Bedeutung ist, wird der weitere Schwangerschaftsverlauf doch mehr und mehr von der spezifischen Immunabwehr und ihrer Aktivitätslage bestimmt. Genau dies scheint jedoch ganz am Anfang durch diesen „Dialog" eingefädelt zu werden.

1.2.3 Embryonale Adhäsionsphase

Für die weitere Adhäsion der Blastozyste spielt die EGF-Familie eine große Rolle. Ihre Expression bzw. Aktivität steht ja nicht nur unter dem Einfluss der Östrogene, sondern offensichtlich auch unter dem Einfluss der Zytokinkaskade, die während der Apposition ausgelöst wird (v. a. Chemokine).

Hierdurch kommt es auch zu einer vermehrten Expression von Vertretern der HSPGs, von denen man annimmt, dass sie insbesondere für die Orientierung der Blastozyste, also die Anbindung des Synzytiotrophoblasten an die dezidualisierte Endometriumoberfläche, verantwortlich sind. Für diese Funktion ist es auch erforderlich, dass es um den Implantationsort herum zu einer gezielten epithelialen Apoptose kommt. Diese scheint lokal vor allem durch die TGF-β-Familie initiiert zu werden. Möglicherweise synthetisiert und sezerniert die Blastozyste selbst in hohen Mengen TGF-β-Zytokine. TGF-β-Zytokine werden aber sicher auch von den TH-2-Zellen sezerniert, ebenso wie IL-4 bis IL-6.

Überwiegt diese antikörpervermittelte Immunität (s. o.), so ist von einem ungestörten Schwangerschaftsverlauf auszugehen. Überwiegt hingegen die durch TH-1-Zellen vermittelte zelluläre Immunantwort mit einer vermehrten Sekretion von IL-2, TNF-α und -β sowie IFN-γ, ist mit einer vermehrten Häufigkeit von Aborten, Gestosen und Wachstumsretardierungen zu rechnen (s. auch Kap. 9).

Aufgrund klinischer Beobachtungen weiß man, dass TH-1-assoziierte Erkrankungen, wie z. B. die primär chronische Polyarthritis (PCP), während der Schwangerschaft eine zeitweise Remission erfahren, während TH-2-assoziierte Erkrankungen, wie z. B. der Lupus erythematodes (LE), AIDS, Lepra und Toxoplasmose während der Schwangerschaft zu einer Verschlechterung neigen (s. Kap. 9).

Die LGL-Zellen bzw. ihre Sekretionsprodukte scheinen auch einen signifikanten Einfluss auf die Struktur des Endometriums zu haben. Insbesondere die Expression verschiedener Integrine wird gefördert. Daneben gibt es auch Hinweise, dass die Struktur der anderen Adhäsionsmoleküle (Immunglobulin-Supergenfamilie, Selektine, Kadherine) geändert werden. In diesem Zusammenhang scheint PGE_2 eine große Rolle zu spielen, wobei auch dessen Synthese durch die Körnchenzellen gefördert wird.

Das Sekretionsmuster des Uterus bzw. des Uterussekrets ist hoch komplex und enthält verschiedenste Substanzen wie Uteroglobin, Glykodelin, IGF-Bindungsprotein-1, Albumin, α- und β-Globin u. a. Die Bedeutung dieser Proteine im menschlichen Uterussekret ist im Einzelnen noch unklar, wenngleich gezeigt werden konnte, dass ein bestimmtes Proteinmuster günstig für die Implantation der Blastozyste ist, während ein anderes Proteinmuster eher ungünstig ist.

Die Komposition des Uterussekrets zum Zeitpunkt der Implantation hat zu dem Begriff „Implantationsfenster" geführt (dem Zeitraum also, in dem eine Implantation besonders günstig ist). Dieses Implantationsfenster ist bei bestimmten Tierspezies sehr eng und strikt, beim Menschen eher ein Zeitraum einer begünstigten Implantation; immerhin ist es ja beim Menschen – als der einzigen Spezies – auch möglich, dass sich die Blastozyste außerhalb des Endometriums einnistet.

Auch wenn beim Menschen eine extraendometriale Implantation möglich ist, so gibt es doch Hinweise darauf, dass die anderen bekannten Implantationsorte nicht nur weniger „begünstigt" sind, sondern auch über dezidierte Abwehrmechanismen gegen eine solche ektope Implantation verfügen. So konnte z. B. gezeigt werden, dass sich IL-1-ra in den Eileitern lediglich in der Lutealphase nachweisen lässt. Kommt es infolge einer „itis" zu einer Zerstörung der Tubenmukosa und der Ausbildung von kleinen Narbenbezirken, so funktioniert dieser Mechanismus in diesen Bezirken naturgemäß nicht mehr. Gleichzeitig ändert sich postinflammatorisch das Verhältnis von IL-β zu IL-1-ra, was den Schutzeffekt, der in der lutealen Tubenmukosa aufgebaut wird, weiterhin abschwächt.

Bei all diesen Steuerungsprozessen sollte bedacht werden, dass insbesondere beim Menschen die Steuerung des Immunsystems und seiner Leistungsfähigkeit sehr stark an die psychische Befindlichkeitslage gekoppelt ist (psychohumorale Steuerung). Hierdurch wird es ansatzweise klar, wie es möglich ist, dass psychische Abläufe somatische Funktionen zu beeinflussen vermögen („Psycho-Somatik"), und warum die bekannten Disstresssituationen von vielen Sterilitätspatienten durchaus zu erschwerten Implantationsbedingungen führen können.

1.2.4 Migration und Invasion

Migration und Invasion bedeuten ein Vordringen des Synzytiotrophoblasten insbesondere in die extrazelluläre Matrix (Abb. 1-38). Diese besteht hauptsächlich aus Fibronektin, Laminin und Kollagen.

Von der expandierenden Blastozyste bzw. dem Synzytiotrophoblasten werden zahlreiche Matrix-Metalloproteinasen (MMP) synthetisiert. Hierbei handelt es sich um Endopeptidasen, die Zink enthalten. Von Bedeutung sind:

- MMP-1 (Kollagenasen, u. a. 92-kD-Kollagenase Typ IV),

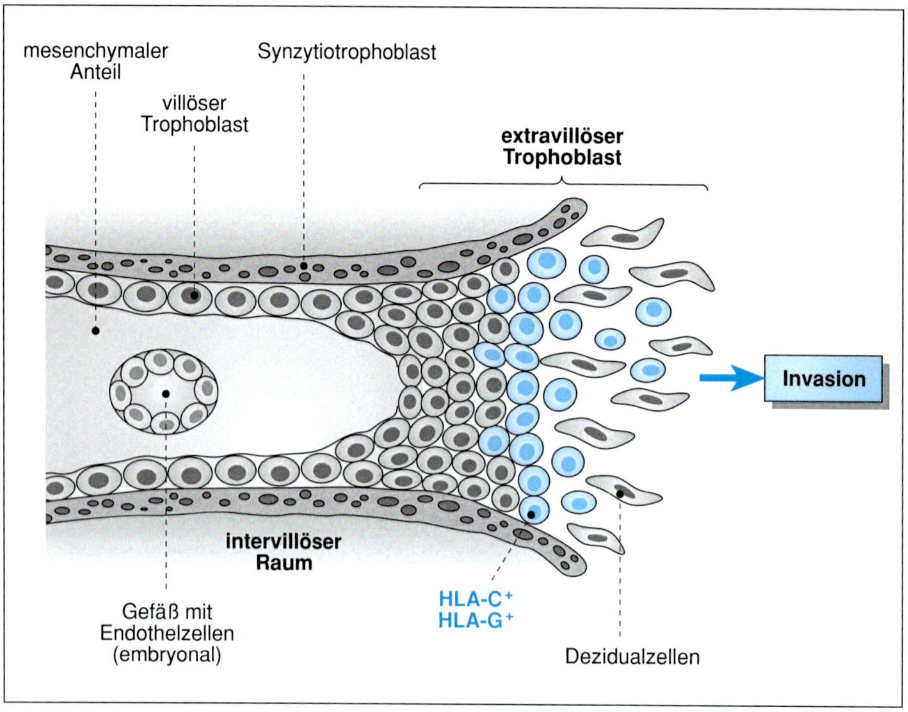

Abb. 1-38 Schematische Darstellung der trophoblastären Invasion („Haftzotte"). Im dezidualen Stroma kommt es zu direkten Zell-Zell-Kontakten (embryonal- maternal), so dass zelluläre Immunvorgänge hier im Vordergrund stehen.

- MMP-2 (Gelatinasen),
- MMP-3 (Stromelysin),
- MT-MMP-1 bis MT-MMP-3 (Membrantyp-Metalloproteinasen).

Diese Enzyme sowie ihre Inhibitoren (TIMP = tissue inhibitors of metalloproteinases 1–3), die umgekehrt wiederum vom endometrialen Stroma synthetisiert und sezerniert werden, bestimmen das Invasionsverhalten sowie die Invasionsgeschwindigkeit. Wichtig ist, dass insbesondere die blastozytären Enzyme wiederum unter der Regulation von Zytokinen stehen, wie z. B. GM-CSF, G-CSF u. a.

> **!** Dreh- und Angelpunkt der Implantation ist der Dialog des Embryos mit modifizierten natürlichen Killerzellen (NK-Zellen), den sog. LGL-Zellen (s. o.).

Üblicherweise sind die Zellen eines adulten Organismus durch die Expression von HLA-Merkmalen der Klassen I und II charakterisiert. HLA-I-Moleküle findet man auf der Oberfläche nahezu aller kernhaltigen Zellen, HLA-II-Moleküle nur auf bestimmten Zelltypen.

Ein Präimplantationsembryo exprimiert keine der klassischen HLA-I- und HLA-II-Moleküle. Er ist für das Immunsystem somit unidentifiziert. Insofern ist er ein Zielorgan der unspezifischen Immunabwehr, deren Hauptträger die NK-Zellen sind.

NK-Zellen bilden neben den T- und den B-Zellen die dritte Unterklasse der Lymphozyten. Sie können virusinfizierte Zellen und Tumorzellen zerstören. Diesbezüglich haben sie ähnliche Eigenschaften wie die zytotoxischen T-Zellen. Im Gegensatz zu den zytotoxischen T-Zellen werden die NK-Zellen zum „natürlichen" Immunsystem gerechnet, was heißen soll, dass der Prozess der Erkennung und Zerstörung der Zielzelle rasch, also ohne vorhergehende lange Sensibilisierungsphase, einhergeht und es kein immunologisches Gedächtnis gibt (wie im Rahmen der spezifischen adaptiven Immunität, die durch B- und T-Lymphozyten vermittelt wird). NK-Zellen fungieren ähnlich wie Granulozyten, Monozyten und auch das Komplement bei Infektionen im Rahmen der ersten Abwehrlinie, bis die spezifische Immunabwehr Antigene, Antikörper und zytotoxische T-Zellen gegen das als fremd Erkannte produziert hat. NK-Zellen findet man im Gewebe ausgesprochen spärlich, mit einer einzigen Ausnahme: der unter Progesteron-Stimulation stehenden Uterusschleimhaut.

Daran ändert auch nicht die Tatsache, dass man in der Zwischenzeit weiß, dass sowohl der Präimplantationsembryo wie auch der Trophoblast doch HLA-Moleküle trägt. Hierbei handelt es sich freilich auf dem Präimplantationsembryo um die nicht-klassische Gruppe HLA-G, am extravillösen Zytotrophoblasten vornehmlich um HLA-C. Diese nicht-klassischen HLA-Gruppen werden von der spezifischen Immunabwehr nicht „wahrgenommen", so dass die entsprechenden Zellen weiterhin als unidentifiziert gelten. Tabelle 1-11 gibt eine Übersicht über die wichtigsten Moleküle des Haupthistokompatibilitätskomplexes (MHC) des Menschen.

Diese nicht-klassischen HLA-Gruppen sind wenig polypmorph und interessanterweise auch im Vergleich der einzelnen Spezies wenig variabel. Mit anderen Worten: die Embryonen der ver-

Tab. 1-11 Übersicht über die wichtigsten vom Haupthistokompatibilitätskomplex (MHC) des Menschen kodierten Moleküle.

Klasse Ia	Klasse Ib	Klasse II	Klasse III
HLA-A	HLA-E	HLA-DP	Komplementfaktoren
HLA-B	HLA-F	**HLA-DQ**	C2, C4, B
HLA-C	HLA-G	**HLA-DR**	TNF-α, TNF-β

schiedenen Spezies identifizieren sich in sehr ähnlicher Weise und werden dementsprechend auch sehr ähnliche Reaktionen des Immunsystems – sofern auch eine intrakorporale Austragung erfolgt – auslösen.

Es hat sich nun gezeigt, dass die speziellen NK-Zellen des Endometriums bzw. der Dezidua eine Reihe von oberflächlichen Rezeptoren besitzen, die durch diese nicht-klassichen HLA-Gruppen aktiviert werden können. Tabelle 1-12 gibt eine kurze Übersicht. Dies bedeutet, dass der Präimplantationsembryo bzw. der sich nidierende Embryo zwar ein Zielorgan der unspezifischen Immunabwehr, also der NK-Zellen, ist, er jedoch die Fähigkeit hat, den Zugriff zu inaktivieren.

Bei näherem Hinsehen stellt man fest, dass es sich nicht nur um eine Inhibition über die entsprechenden Rezeptoren handelt, auch eine Aktivierung ist möglich. Auf diesem Wege werden die LGLs offensichtlich „benutzt“, spezifische Synthese- und Sekretionsleistungen zu veranlassen.

Die überwiegende Zahl der hierbei synthetisierten Zytokine oder Wachstumsfaktoren unterstützen den Vorgang der Implantation nachhaltig, wobei sie einerseits auf die Zellteilungsaktivität des Embryos Einfluss nehmen, die Dynamik der Invasionsfront unterstützen und andererseits auch Wirkungen auf das Gefäßsystem entfalten (s. Tab. 9-4, Kap. 9).

!

Durch spezielle Inhibitoren (KIR) verhindert der extravillöse Zytotrophoblast seine Lyse durch die NK-Zellen. Gleichzeitig macht er sich deren Aktivität zunutze und gebraucht die durch sie produzierten Immunmediatoren wie z. B. G-CSF und GM-CSF zur Stimulation des eigenen Wachstums.

Natürlich ist die spätere, d. h. adulte, HLA-Indentifikation bereits im Embryo genetisch angelegt. Auch wenn er sie während der frühen Implantation nicht zu zeigen scheint, muss er sie im weiteren Verlauf der Schwangerschaft doch sukzessiv präsentieren.

Dies bedeutet, dass die unspezifische Immunabwehr und ihre Mechanismen im Laufe der Schwangerschaft immer unwichtiger, die Aktivitätslage der spezifischen Immunabwehr immer wichtiger wird. Dementsprechend sind mit der Geburt eines Kindes die typischen embryonalen HLA-Klassen nicht mehr nachweisbar und es dominieren nun die adulten HLA-Klassen (I und II).

Damit dieser Mechanismus funktioniert, sind 2 Grundbedingungen erforderlich:

1. Die Aktivitätslage der spezifischen Immunabwehr muss so eingefädelt werden, dass es auch bei der allmählichen Präsentation der adulten HLA-Merkmale keine Schwierigkeiten gibt.
2. Der „Gewöhnungseffekt“ des spezifischen Immunsystems muss sukzessive erfolgen.

Offensichtlich ist es gerade das Zytokin- bzw. Wachstumsfaktorenmuster, das sich beim Dialog zwischen Embryo und LGLs ergibt, das dafür maßgeblich verantwortlich ist, wie die Aktivitätslage der spezifischen Immunabwehr nachhaltig gestaltet wird. Bei einer erfolgreichen Schwangerschaft ist dies dann eine „Konditionierung“ hin zu einer supprimierten zellulären Immunabwehr (TH-1-Antwort) und einer akzentuierten humoralen Immunantwort (TH-2).

Was nun die Gewöhnung der spezifischen Immunabwehr an die späteren adulten HLA-Merkmale anbelangt, so scheint diese bereits sehr frühzeitig zu erfolgen. Offensichtlich ist insbesondere HLA-E in der Lage, schon sehr frühzeitig Ausschnitte bzw. Abschnitte der späteren adulten HLA-Komplexe des Embryos zu präsentieren. Diese Präsentation nimmt dann im weiteren Schwangerschaftsverlauf immer mehr zu, wobei dann die Bedeutung von HLA-E (und möglicherweise anderer HLA-Gruppen) immer mehr abnimmt und sich die eigentliche adulte HLA-Identität des Fetus immer mehr „demaskiert.“

Tab. 1-12 HLA-Gruppen und entsprechende Rezeptoren auf den NK-Zellen (Auswahl).

MHC-Molkekül	NK-Rezeptor	Funktion
HLA-A	KIR-3D-Unterfamilie	–
HLA-C (Komplementärgruppen)	KIR-2D-Unterfamilie	–
HLA-F	ILT4	– (+?)
HLA-E	NK-G2-Familie (2A, B und C)/CD 94	+
HLA-G	ILT2, ILT4	–

–, Inhibition; +, Stimulation; KIR, Killerzell-Ig-ähnlicher Rezeptor; ILT, Ig-ähnliches Transkriptprotein (inhibitorischer Rezeptor)

Dieses „Einfädeln“ der spezifischen Immunabwehr ist in Abbildung 1-39 wiedergegeben.
Viele dieser Faktoren werden von den LGLs und anderen immunkompetenten Zellen vor Ort produziert, zumindest anfangs. Im Laufe der späteren Implantation treten dann immer mehr spezialisierte Zellen auf, die diese Funktion übernehmen und den weiteren Implantationsvorgang bzw. die Schwangerschaft vorantreiben.
Die weitere Invasion erfordert eine erhebliche Neoangiogenese. Stimulatoren dieser Neoangiogenese sind wiederum eine Reihe von Zytokinen, so u.a. VEGF (vaskulärer endothelialer Wachstumsfaktor), FGF, TGF-α und -β, IL-8, PDEGF, G-CSF, GM-CSF u.a. Inhibitoren der Angiogenese sind u.a. IFN-α, Prolaktin, Fibronektin und Gewebsinhibitoren der Metalloproteinasen (TIMP).
Abschließend bleibt festzustellen:

!

Die embryonale Implantation, insbesondere die Migration und Invasion der Blastozyste, und das Metastasierungsverhalten von malignen Tumoren zeigen eine hohe Übereinstimmung, vor allem im Hinblick auf die Organisation des infiltrativen Wachstums und die Neoangiogenese.

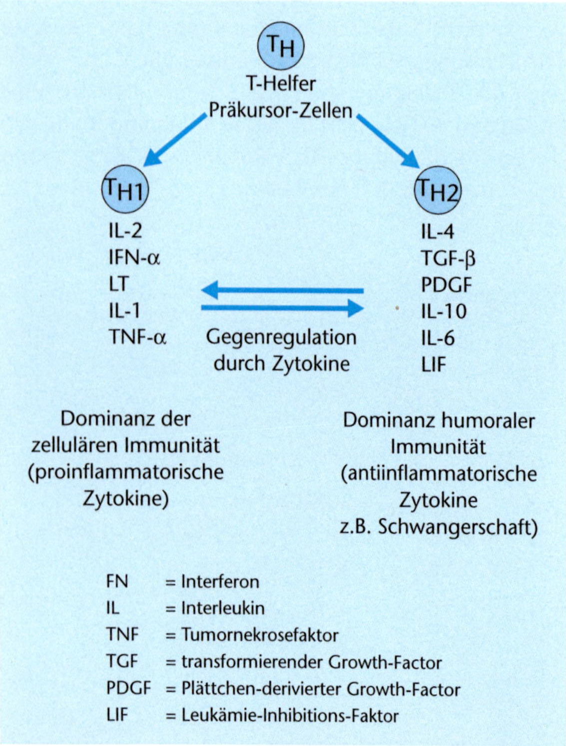

Abb. 1-39 Die klassische Immunantwort mit den zwei T-Helferzellen-Typen TH-1 und TH-2. Kennzeichnend ist das Zytokinprofil (nach Mor, 2002).

Zentrale Regulation: hypothalamische Ebene

Zentraler Dreh- und Angelpunkt der ovariellen Regulation sind die Synthese sowie die Sekretion des Gonadotropin-Releasing-Hormons (GnRH) und insbesondere die Regulation seiner Sekretion. Es ist zwar richtig, dass auch auf hypophysärer und ovarieller Ebene exogene und endogene Einflüsse zur Geltung kommen, der entscheidende Mediator zwischen Umwelt, Umweltbedingungen, körperlichen Einflüssen und der „reproduktiven Achse“ ist aber der GnRH-Pulsgenerator bzw. seine Steuerung.

!

Die reproduktiven Funktionen des Organismus sind „Luxus"funktionen des Organismus, die für seine eigentliche Existenz nicht erforderlich sind. Es ist daher konsequent, dass diese Funktionen „abgeschaltet" werden können, wenn äußerer oder innerer „Disstress" den Organismus zwingen, sich auf die Erhaltung seiner Existenz zu konzentrieren. Mittler und Nahtstelle ist u.a. der GnRH-Pulsgenerator.

Aufgrund dieser zentralen Stellung – die sich auch im praktischen Management von endokrinen Erkrankungen niederschlägt – ist es erforderlich, genauere Kenntnisse über GnRH, den GnRH-Pulsgenerator und dessen Regulation zu besitzen.

1 Gonadotropin-Releasing-Hormon (GnRH)

Struktur. GnRH ist ein relativ einfaches Dekapeptid (s. Abb.1-42), hervorgegangen aus einem Präkursor (Prä-Pro-GnRH), der aus 92 Aminosäuren (AS) besteht.

Ein weiteres Spaltprodukt ist GAP (GnRH-assoziiertes Peptid, 56 AS), das sehr ähnlich wie GnRH wirkt. Zur physiologischen Bedeutung von GAP ist wenig bekannt.

Die **Synthese** findet in Neuronen statt, die in der Eminentia mediana zusammenlaufen. Die Speicherung erfolgt in Granula; der Transport zur Hypophyse erfolgt via Pfortaderkreislauf, der Hypothalamus und Adenohypophyse verbindet. In Abbildung 1-40 sind die Anordnung der wichtigsten hypothalamischen Kerngebiete und ihre Beziehung zu anderen Gehirnregionen dargestellt.
Die **Sekretion** erfolgt typischerweise pulsatil und nicht kontinuierlich. Zwar sind praktisch alle biologischen Systeme pulsatil gesteuert (damit ist die Fluktuation zwischen oberem und unterem Grenzwert gemeint),

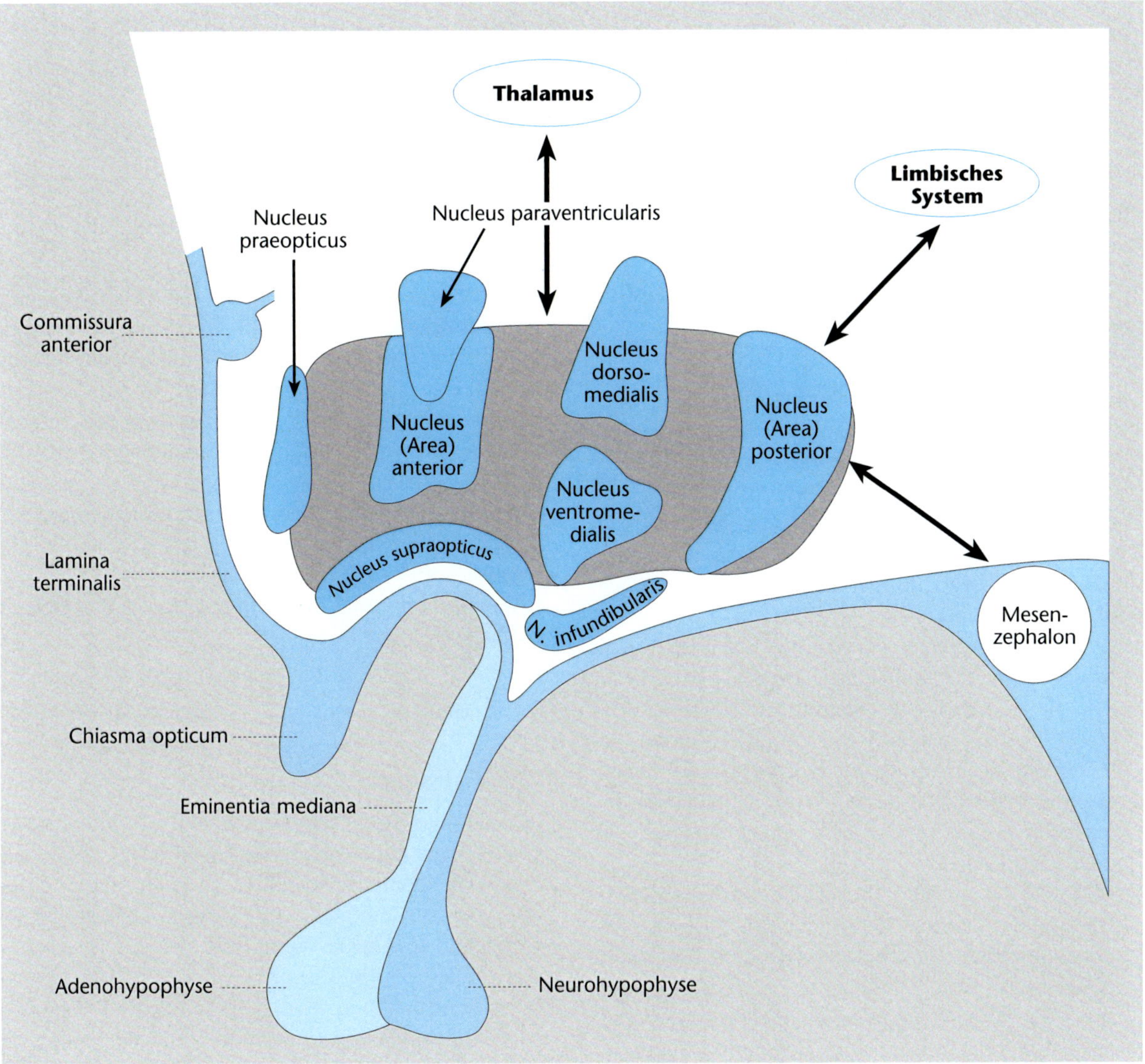

Abb. 1-40 Anordnung der wichtigsten hypothalamischen Kerngebiete und ihre Beziehung zu anderen Gehirnregionen.

doch ist dies bei der GnRH-Sekretion besonders ausgeprägt.

Daher stammt der Begriff des **„GnRH-Pulsgenerators“.** Dieser ist mit großer Wahrscheinlichkeit im Nucleus arcuatus und Organum vasculosum der Lamina terminalis lokalisiert. Nicht ganz geklärt ist, ob es sich bei den quasi stündlichen („zirkhoralen“) elektrophysiologischen Potentialen um eine Eigenleistung (-art) der GnRH-Neurone handelt oder ob andere Neurone daran beteiligt sind (was anzunehmen ist). Wie „Sensoren“ finden sich GnRH-positive Perikarya diffus im gesamten ZNS verteilt, v.a. im limbischen System, in der Amygdala und dem Bulbus olfactorius.

2 GnRH-Pulsfrequenz

Für die physiologische hypophysäre Gonadotropinsekretion ist die pulsatile GnRH-Freisetzung essentiell. Eine kontinuierliche GnRH-Freisetzung (bzw. Wirkung am hypophysären GnRH-Rezeptor) führt zum Gegenteil, nämlich einem nahezu vollkommenen Erliegen der Gonadotropinsekretion (pharmakologisches Prinzip der GnRH-Agonisten). Physiologisch ist eine zirkhorale Frequenz der GnRH-Freisetzung mit einem Puls alle 60–90 Minuten. Die Pulsfrequenz besitzt 2 wichtige Funktionen:

1. Sie bestimmt die pulsatile Ausschüttung des hypophysären LH und FSH.
2. Sie gibt den Ausschlag, ob bevorzugt FSH **oder** LH sezerniert wird.

Hierzu ist bislang Folgendes bekannt:

- Bei hohen Frequenzen erfolgt die Expression der mRNA für die α-Untereinheit (identisch für beide Hormone).
- Bei niedrigen Frequenzen kommt es zur Expression der mRNA für die FSH-β-Untereinheit (spezifisch für FSH).
- Bei normalen Frequenzen: Synthese und Sekretion beider Hormone.

Diese Art der Steuerung macht klar, warum es kein getrenntes „LH-RH" und „FSH-RH" gibt, sondern nur ein (gemeinsames) GnRH.

> **!**
>
> Die Frequenz (also das Sekretionsmuster) der GnRH-Sekretion ist für die Steuerung der Hypophyse wesentlicher als die Amplitude (also die freigesetzte Menge).

Da die Frequenz stark unter dem modulierenden Einfluss von Estradiol und Progesteron steht, bestimmen also bevorzugt ovarielle Steroide, ob zentral LH oder FSH sezerniert wird.
Hierzu einige Beispiele:

- In der mittleren Follikelphase beginnt Estradiol die zentrale Gonadotropinsekretion zu hemmen. Wird dieser Einfluss seinerseits gehemmt, kommt es zu einem massiven Anstieg der hypophysären Gonadotropinsekretion. Dies ist das Wirkprinzip der ovariellen Stimulation von Antiöstrogenen wie Clomifen oder Tamoxifen.
- Mittzyklisch induziert Estradiol zusätzliche GnRH-Rezeptoren; zusammen mit der Hemmung der hypothalamischen Dopaminsekretion bzw. Förderung des zentralen Noradrenalinumsatzes schafft Estradiol somit die Voraussetzungen für die Frequenz- (und auch Amplituden-)Erhöhung der GnRH-Sekretion, also des mittzyklischen LH-Anstiegs.
- Unter dem Einfluss von Progesteron kommt es in der Lutealphase zu einer Abnahme der GnRH-Pulsfrequenz. Dies führt zu einer:
  - Abnahme der LH-Pulsfrequenz, also dem „Verblühen" des Corpus luteum,
  - Zunahme der FSH-Sekretion, also der Rekrutierung der Follikel für kommende Zyklen.

3 Steuerung des GnRH-Pulsgenerators

Wie das Ovar selbst, so ist der GnRH-Pulsgenerator eingebettet in ein Netzwerk von Regulationsmechanismen; er registriert – gleichsam wie eine Antenne – nahezu alle Veränderungen der körperlichen Homöostase. Abbildung 1-41 zeigt die Einflüsse auf die zentrale GnRH-Freisetzung.

4 Modulatoren der GnRH-Pulsatilität

Es sind eine Reihe von **Modulatoren** der GnRH-Pulsatilität beschrieben, so z. B.:

- Steroide (Östrogene, Gestagene, Androgene),
- Releasing-Hormone und Verwandte (CRH, GH-RH, Somatostatin),
- andere Hormone (z. B. Melatonin, Katecholöstrogene).

Die wichtigsten Modulatoren sind die Steroide, und hier wiederum die Östrogene. Weiterhin ist wichtig, dass es auch eine zentrale Steroidsynthese gibt: Neurosteroide. Davon abzugrenzen sind die **Neurotransmitter,** die distinkt gesetzte Impulse weitergeben, jedoch als System keine eigenständige Bedeutung haben. Die wichtigsten sind:

- biogene Amine (z. B. Noradrenalin, Adrenalin, Dopamin, Serotonin),
- Neuropeptide (z. B. Opioide, Neuropeptid Y),
- Aminosäuren und Abkömmlinge (z. B. Glycin, GABA).

4.1 Steroide

4.1.1 Östrogene

Neurone mit Östrogenrezeptoren sind beschrieben; die größte Dichte findet sich zwischen dem Nucleus arcuatus und dem präoptischen Gebiet. Je nach Art der Exposition und dem Zeitpunkt im Zyklusgeschehen können Östrogene die GnRH-Pulsatilität steigern oder inhibieren. Dies erfolgt vermutlich über Mediatoren und über eine Aktivierung des dopaminergen Systems sowie einer Steigerung der β-Endorphin-Synthese. Beide Systeme sind in einem Wechselspiel verbunden (dopaminerge Aktivierung führt zur Aktivierung des β-Endorphins, das wiederum die Dopamin-Sekretion inhibiert). Dies erklärt u. a., warum die Östrogen-Effekte zu verschiedenen Zyklusphasen unterschiedlich sein können.

4.1.2 Gestagene

Die meisten Gestagen-Rezeptoren wurden im mediobasalen Hypothalamus und im Gebiet um die Eminentia mediana nachgewiesen. Hohen Rezeptorenbesatz findet man in Dopamin-Neuronen und – etwas weniger – in β-Endorphin-Neuronen.
Progesteron allein ist relativ wirkungslos. Um regulative Effekte entfalten zu können, ist eine vorhergehende Östrogenwirkung erforderlich. Dabei modulieren die Zeitspanne der vorangegangenen Östrogenwirkung und die Höhe der Östrogenkonzentrationen die biologischen Effekte von Progesteron erheblich.
Bedeutend ist die durch Progesteron induzierte Abnahme der GnRH-Pulsatilität in der Lutealphase auf

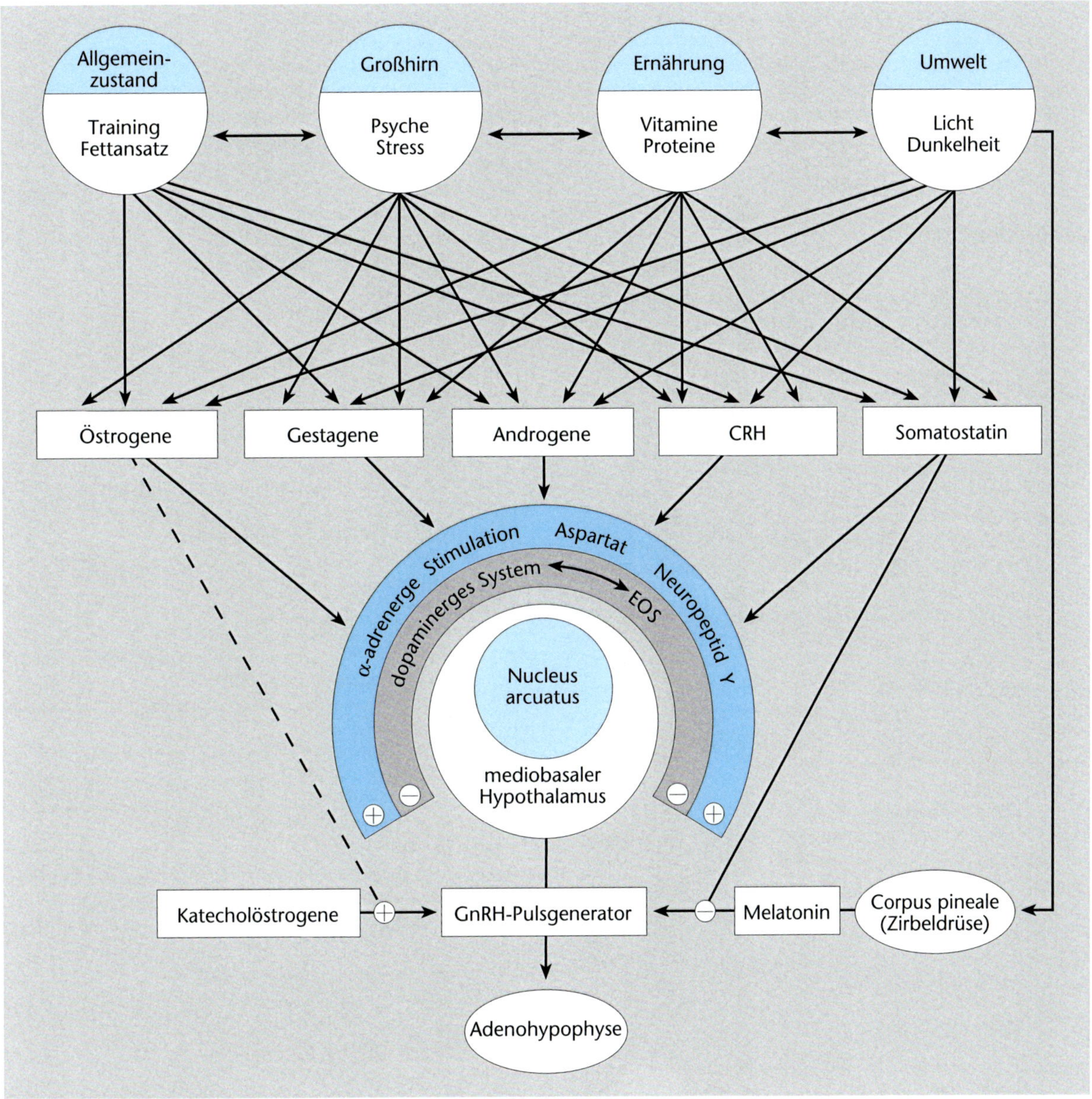

Abb. 1-41 Einflüsse auf die zentrale GnRH-Freisetzung.

einen Puls alle 3 Stunden (oder mehr); gleichzeitig nimmt die Amplitude (bis zur Mitte der Lutealphase) zu und dann wieder ab.

4.1.3 Androgene

Androgenrezeptoren finden sich im Hypothalamus und in anderen Gehirnregionen, so z. B. dem Hippokampus und der Amygdala.

Im Vergleich zu den Östrogenen spielen sie nur eine untergeordnete Rolle, möglicherweise weil sie in Östrogene umgewandelt werden. Eine Östrogen-ähnliche Wirkung auf den GnRH-Pulsgenerator darf unterstellt werden.

4.2 Releasing-Hormone und Verwandte

4.2.1 Kortikotropes Releasing-Hormon (CRH) bzw. -Faktor (CRF)

Wesentlichste Bildungsstätte von CRH ist der Nucleus paraventricularis mit seinen Verbindungen zur Adenohypophyse (ACTH), zur Neurohypophyse (Vasopressin, Oxytocin), zum Hirnstamm und zum Rückenmark sowie zum limbischen System und zur Großhirnrinde. CRH ist somit ein zentraler Modulator und Vermittler des Stressgeschehens, der Schmerzverarbeitung sowie von Stimmungslagen.

CRH hat sowohl direkt als auch über die Ausschüttung von β-Endorphinen einen supprimierenden Einfluss auf den GnRH-Pulsgenerator.

Somatostatin ist der natürliche Antagonist von GH-RH (Growth-Hormon-Releasing-Hormon) und TRH. Es wird im Nucleus periventricularis und paraventricularis synthetisiert. Weitere Syntheseorte sind Pankreas, Gastrointestinaltrakt und Plazenta. Somatostatin hemmt die Pulsatilität des Pulsgenerators.

4.3 Andere Hormone

4.3.1 Melatonin

Charakteristika/Synthese. Melatonin ist ein Hauptsekretionsprodukt der Zirbeldrüse (Corpus pineale, Epiphyse). Es entsteht durch β-adrenerge Aktivierung der Pinealozyten aus Serotonin, ist also ein Zwischenprodukt des zentralen Tryptophan-Serotonin-Metabolismus.

Regulation. Wesentlichster Faktor der Regulation des Tag-Nacht-Rhythmus von Melatonin ist die Lichteinstrahlung, bei vielen Tieren über das „dritte Auge" vermittelt, beim Menschen über die Retina. Beim Menschen werden die höchsten Melatoninspiegel um Mitternacht erreicht, sie normalisieren sich in den Morgenstunden wieder. Je länger die Lichteinwirkung ist, desto kürzer dauert das nächtliche Melatonin-Hoch, wobei die Lichtdauer offensichtlich mehrere Tage „gespeichert" und dann „hochgerechnet" wird, so dass kurzfristige Schwankungen der Lichteinwirkung keine Rolle spielen. Erheblichen Einfluss haben hingegen massive Störungen des Tag-Nacht-Rhythmus, wie sie z. B. bei Transatlantikflügen auftreten.

Physiologische Rolle. Der bei Transatlantikflügen auftretende „Jetlag" ist u. a. gekennzeichnet durch
- Schlafstörungen,
- Konzentrationsstörungen,
- Kopfschmerzen.

Sein Abklingen dauert in der Regel einige Tage, was auf die erst langsam einsetzende Umstellung der Zirkadianik der Melatoninsekretion zurückzuführen ist.

Für die ovarielle Regulation ist wichtig, dass Melatonin (via EOS) die GnRH-Pulsfrequenz vermindert. Dementsprechend sind die mittzyklischen LH-Anstiege zu rund 60% in den frühen Morgenstunden zu beobachten, also nach Abklingen des mitternächtlichen Melatonin-Gipfels.

4.3.2 Katecholöstrogene

Struktur. Sie besitzen eine hohe Ähnlichkeit mit Östrogenen und Katecholaminen.

Syntheseorte sind die verschiedenen Areale des Zwischenhirns.

Funktion. Sie greifen über Enzymblockaden bzw. -aktivierungen v. a. in den Metabolismus α-adrenerger Substanzen ein und somit auch auf die GnRH-Pulsatilität.

4.4 Neurotransmitter

4.4.1 Endogenes Opioidsystem (EOS)

Das EOS besitzt im „Ruhezustand" – also außerhalb einer psychischen „Schocksituation" – einen regulierenden Einfluss nur auf die reproduktive Achse.

Definition/Präkursoren. Endogene Opioide (EOP) sind natürlich vorkommende Peptide, deren Sequenzen eine der beiden Pentapeptidreihen enthalten:
- Tyr-Gly-Gly-Phe-Met: Met^5,
- Tyr-Gly-Gly-Phe-Leut: Leu^5.

Alle stammen von hochmolekularen Präkursoren ab (entsprechen 3 Genen), bekannt sind:
- das Proopiomelanokortin (POMC),
- das Proenkephalin (PENK),
- das Prodynorphin (PDYN).

POMC führt zu β-Endorphin, weitere Spaltprodukte sind ACTH, α-, β- und γ-MSH, α- und β-Lipotropin. PENK ist der Präkursor für Met- und Leu-Enkephalin, PDYN-Abkömmlinge sind Dynorphin A und B sowie α- und β-Neoendorphin.

Vorkommen. POMC-Abkömmlinge, insbesondere β-Endorphin werden v. a. im Nucleus arcuatus synthetisiert. Von hier aus ziehen Neurone zu anderen hypothalamischen Arealen, aber auch zu extrahypothalamischen Arealen wie:
- dem Nucleus supraopticus,
- dem Nucleus paraventricularis,
- dem Mittelhirn,
- den Corpora amygdaloideae,
- der Eminentia mediana.

Dies alles sind Strukturen, die an der Kontrolle der hypophysären Hormonsekretion beteiligt sind (s. Abb. 1-41).

Das Vorkommen von EOP ist nicht auf das ZNS begrenzt, sie werden auch in folgenden Strukturen gefunden (und synthetisiert):
- Plazenta (β-Endorphin, Dynorphin),
- Leydig-Zellen,
- große Follikel,
- Corpus luteum,
- Epithelzellen des Genitaltrakts.

Rezeptoren. EOP binden an verschiedene Rezeptoren, bekannt sind μ-, δ-, κ-, ε-Rezeptoren mit Subtypen.

EOP-Neurone besitzen Estradiolrezeptoren, so dass eine Modulation des Tonus möglich ist.

Funktion. Die Synthese und Sekretion folgender Hormone wird offensichtlich durch eine Art „opioidergen Grundtonus" geregelt:
- LH-RH,
- Oxytocin,
- Prolaktin.

Vermutlich ist die pulsatile Sekretion der drei Hormone auf eine zyklische Stimulation der EOP-Rezeptoren zurückzuführen; eine kontinuierliche Besetzung der Rezeptoren führt nämlich gerade beim Opioidsystem rasch zur Ausbildung einer Toleranz.

EOP gelten generell als inhibitorische Neurotransmitter oder Neuromodulatoren im Hypothalamus.

4.4.2 Dopaminerges System

Synthese. Dopamin wird aus Tyrosin (essentielle Aminosäure) synthetisiert. Zwischenprodukt ist DOPA (L-Hydroxyphenylalanin). Tyrosin ist die Ausgangssubstanz aller Katecholamine. Hauptsyntheseorte sind das TIDA (tuberoinfundibuläres dopaminerges System) und THDA (tuberohypophysäres dopaminerges System).

Der **Abbau** erfolgt durch MAO (Monoaminooxidase).

Zentrale Verbindungen. Es bestehen enge Verflechtungen zwischen dem TIDA und den GnRH-sezernierenden Neuronen im Nucleus arcuatus und der Eminentia mediana (s. Abb. 1-41).

Funktion. Dopamin ist der prolaktininhibierende Faktor (PIF). Zudem hemmt Dopamin die zentrale GnRH-Sekretion.

4.4.3 α-adrenerges System

Substanzen. Hauptvertreter sind Noradrenalin und Serotonin.

Zentrale Verbindungen. Besonders im Locus coeruleus bestehen enge Verbindungen zwischen α-adrenergen Neuronen, die zum Hirnstamm ziehen, und GnRH-Neuronen.

Funktion. Der GnRH-Pulsgenerator wird durch α-adrenerge Stimulation aktiviert, durch α-adrenerge Inhibitoren gebremst.

5 Regulation des GnRH-Pulsgenerators in verschiedenen Lebensaltern

Fetalperiode. Der erste Nachweis von GnRH gelingt zwischen der 12. und 14. Fetalwoche, der erste Nachweis von Pulsatilität zwischen der 18. und 20. Fetalwoche. Zu diesem Zeitpunkt ist die Hypophyse auch in der Lage, LH und FSH zu sezernieren. Unklar ist, warum die Gonadotropin-Konzentrationen bei weiblichen Feten um ein Vielfaches höher sind als bei männlichen Feten (negative Rückkopplung durch Androgene?).

Kindheit. Bei Buben und Mädchen findet die pulsatile GnRH-Freisetzung in unterschiedlichen Frequenzen statt. Entscheidend ist, dass die Sensitivität der Hypophyse mit zunehmendem Alter eher abnimmt. Dementsprechend werden auch nur geringe Mengen von LH und FSH ins Blut abgegeben und nur geringe Mengen von Sexualsteroiden synthetisiert. Diese reichen aber offensichtlich aus, um eine zentrale Hemmung hervorzurufen (intakte Rückkopplung).

In der Pubertät ist für den GnRH-Pulsgenerator kennzeichnend, dass seine Aktivität so zunimmt, dass die Folge eine erhöhte LH-Pulsamplitude, jedoch nicht eine erhöhte LH-Pulsfrequenz ist. Die Phasen der erhöhten Aktivität sind zunächst nur während des Schlafs festzustellen, später auch während des gesamten Tages. Diese Enthemmung bezeichnet man als „self-priming". Tatsächlich kommt es jedoch zu keiner Selbstauslösung der Pubertät, sondern einer Auslösung durch andere Faktoren.

Ein wichtiger Kofaktor ist zweifellos der Ernährungszustand, wenngleich das ehemals so bedeutende Konzept des „kritischen Körpergewichts" fallen gelassen wurde. Auffallend ist noch die deutliche Abnahme der SHBG-Serumkonzentrationen in der Pubertät, wodurch die freien Steroide zunehmen. Als Ursache für den SHBG-Abfall wird eine vermehrte Inkorporation von Steroid-SHBG-Komplexen in das Zellinnere angenommen.

Perimenopause. Mit Sistieren der ovariellen Funktionen kommt es nachgerade zu einer „Enthemmung" der GnRH-Pulsatilität und zu dem charakteristischen Anstieg der Gonadotropine.

6 GnRH als Pharmakon

Indikationen sind die hypothalamische Amenorrhö und das PCO- bzw. PFO-Syndrom. Bei supraphysiologischen Dosierungen lassen sich auch Zyklusstimulationen für IVF und verwandte Verfahren durchführen (d. h. Induktion eines polyfollikulären Wachstums).

Durchführung. Die Pulsatilität wird durch eine extern zu tragende selbststeuernde Pumpe imitiert, Abstände und Dosierung der Pulse werden vorgegeben (Applikation von Lutrelef® mit der Zyklomat-pulse-Hormonpumpe). Die Zufuhr ist i. v. oder s.c. möglich. Die HWZ von nativem GnRH beträgt ca. 13–27 Minuten.

Nebenwirkungen bestehen nur durch den Applikationsweg (Haut- oder Venenreizungen).

7 GnRH-Agonisten und -Antagonisten

Durch Ersatz einiger Aminosäuren wurden GnRH-ähnliche Substanzen synthetisiert, denen allen gemeinsam ist, dass sie mit höherer Affinität an den GnRH-Rezeptor binden und eine längere HWZ besitzen.

Da primär eine Blockade des Rezeptors gewünscht ist, müssen und sollen sie nicht-pulsatil verabreicht werden (nicht-pulsatil verabreichtes GnRH führt übrigens auch zu einer mangelnden Stimulation!).

7.1 GnRH-Agonisten

Vorübergehend führen sie zu einer FSH-/LH-Freisetzung („flare-up"-Effekt), letztlich aber zu einer Blockade der Rezeptoren, also einer Desensitivierung oder Niederregulation („down"-Regulation). Hierdurch wird ein hypogonadotroper, hypoöstrogener (und auch hypoandrogener) Zustand induziert, vergleichbar der postmenopausalen Situation. Die wichtigsten Agonisten sind in Abbildung 1-42 dargestellt. Klinisch von Bedeutung ist, dass auch die ovariellen GnRH-Rezeptoren besetzt werden. Möglicherweise führt deren Aktivierung zu einer Desensitivierung, die sich bei hormonellen Zyklusstimulationen unter GnRH-Analoga in einem höheren Gonadotropinverbrauch und einer verzögerten Ansprechphase niederschlagen.

Indikationen:

- Vermeidung von vorzeitigen LH-Anstiegen (Ovulation; vorzeitige Luteinisierung),
- Endometriose,
- Myomverkleinerung (konservativ; Verminderung der Durchblutung vor der Operation),
- in der Onkologie als adjuvante oder palliative Therapie Rezeptor-positiver Tumoren (z. B. Mamma, Prostata),
- Pubertas praecox.

GnRH-Agonisten führen zur Induktion einer artifiziellen Hypoöstrogenämie und Hypoandrogenämie; dies ist nicht nur beim Mann wichtig (Therapie des Prostatakarzinoms). Androgene sind generell mitogene Substanzen und somit – allgemein ausgedrückt – bei vielen hormonabhängigen Krankheitsbildern auch bei der Frau (z. B. Endometriose) als „Ko-Proliferationsfaktoren" wirksam (eine Tatsache, die bislang viel zu wenig beachtet wird).

natürliches GnRH	pGLU	HIS	TRP	SER	TYR	GLY	LEU	ARG	PRO	GLY-NH_2
Buserelin (Suprecur®)					D-SER Bu_t					Äthyl-amid
Goserelin (Zoladex®-Gyn)					D-SER Bu_t					AzGLY
Leuprorelin (Enantone®-Gyn Monatsdepot)					D-LEU					Äthyl-amid
Triptorelin (Decapeptyl®)					D-TRP					GLY-NH_2
Nafarelin (Synarela®)					D-NAL (2)					GLY-NH_2

Abb. 1-42 Aminosäuresequenz von GnRH und seiner wichtigsten Agonisten.

Daneben macht man sich die „Hypogonadotropinämie" bei verschiedenen ovariellen Stimulationsprotokollen zunutze (s. Kap. 4).

Die **Nebenwirkungen** sind alle ausschließlich Folgen der induzierten Hypoöstrogenämie/-androgenämie. Sie sind bei den GnRH-Agonisten besonders ausgeprägt. Daneben gibt es noch Wirkungen über extrahypophysäre GnRH-Rezeptoren, die im Einzelnen noch nicht genau erfasst sind. Die Nebenwirkungen sind (mit ihren prozentualen Häufigkeitsangaben in Abb. 1-43):

- klimakterische Beschwerden (Hitzewallungen, Schweißausbrüche, Schlaflosigkeit),
- prämenstruelles Syndrom,
- Kopfschmerzen,
- Brustschmerzen,
- Stimmungsschwankungen,
- trockene Scheide,
- Haarausfall,
- nachlassender Hautturgor.

Klinisch oft kaum tolerierbar, wenngleich auch nicht vital gefährdend ist eine Demineralisierung der Knochen. Im trabekulären Knochen nimmt die Dichte um 4–10% ab. In der Regel ist dies vollständig reversibel (dauert evtl. bis zu 18 Monate). Bis jetzt ist letztlich unklar, ob die Demineralisierung von späterer Bedeutung ist, da ähnliche Demineralisierungen auch physiologisch sein können (z. B. 6-monatige Stillperiode).

Applikationshinweise. GnRH-Agonisten stehen als Nasensprays oder s.c. Injektionen für die tägliche Applikation und als ca. 4 Wochen, 8 Wochen (Profact® Depot) und 12 Wochen wirkende (Zoladex® 10,8 mg) Depotpräparate zur Verfügung (i.m., Implantat). Letztere werden meist bevorzugt (nicht unbedingt bei Zyklusstimulationen). Als Therapiebeginn empfiehlt sich die mittlere Lutealphase (weniger Blutungskomplikationen). Estradiolwerte unter 50 pg/ml sind als therapeutische Spiegel ausreichend (Androgenmessungen sind bei der Betreuung von Frauen nicht sinnvoll). Je niedriger die Spiegel sind, desto mehr hypoöstrogene (und hypoandrogene) Nebenwirkungen stellen sich ein, unter 20 pg/ml ist mit einer starken Beeinträchtigung des Knochenmetabolismus zu rechnen. Ein Therapiezyklus sollte – gerade im Hinblick auf den Knochenmetabolismus – nie länger als 6 Monate dauern.

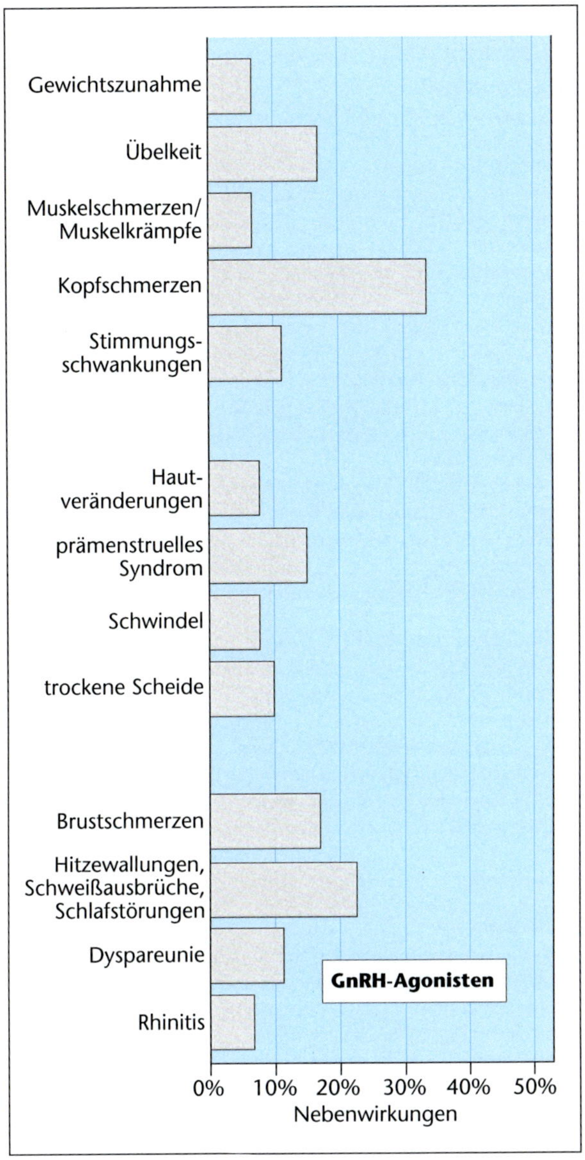

Abb. 1-43 Nebenwirkungen von GnRH-Agonisten (s. auch Abb. 1-29).

7.2 GnRH-Antagonisten

Auch sie binden an den Rezeptor, führen jedoch zu keinem „flare-up"-Effekt, sondern zu einer sofortigen Hemmung der Gonadotropinsekretion.

Im Handel verfügbar ist derzeit Cetrorelix (Cetrotide®) und Ganirelix (Orgalutran®). Das Hauptproblem der 1. und 2. Generation, nämlich allergische Reaktionen (GnRH-Rezeptoren auf Mastzellen), spielt bei den Substanzen der 3. Generation kaum noch eine Rolle.

Zur Vermeidung einer vorzeitigen Ovulation (durch LH-Anstieg) sind Antagonisten günstiger als Agonisten, da eine feiner dosierte und gezieltere Therapie möglich wird (z. B. Applikation kurz vor HCG-Gabe). Auch tritt die Wirkung sofort ein, so dass nicht immer der abgeklungene „Flare-up-Effekt" abgewartet werden muss. Abbildung 1-44 zeigt die Strukturformeln von Cetrorelix und Ganirelix als Beispiele für einen GnRH-Antagonisten der 3. Generation.

Antagonisten führen im Organismus zu denselben endokrinologischen Veränderungen wie Agonisten. Da man sie aber nur kurzzeitig gibt, treten diese Veränderungen seltener und moderater auf als bei den Agonisten.

Indikationen. Bislang ist nur die Gabe zur Vermeidung frühzeitiger LH-Anstiege (vorzeitige Luteinisierung) bzw. vorzeitiger (Ovulation) bei der hormonellen Zyklusstimulation zugelassen. Da eine noch längere Anwendung derzeit sehr teuer ist, bleibt abzuwarten, ob weitere Zulassungen folgen (z. B. Endometriose).

Applikationshinweise. Die Antagonisten werden s.c. verabreicht.

Es gibt die Möglichkeit einer täglichen Injektion, z. B. ab dem 7. Tag einer Gonadotropinstimulation; zugelassen ist für Cetrorelix (Cetrotide®) auch die Bolusgabe (einmalig; 3 mg) im Rahmen der Gonadotropinstimulation.

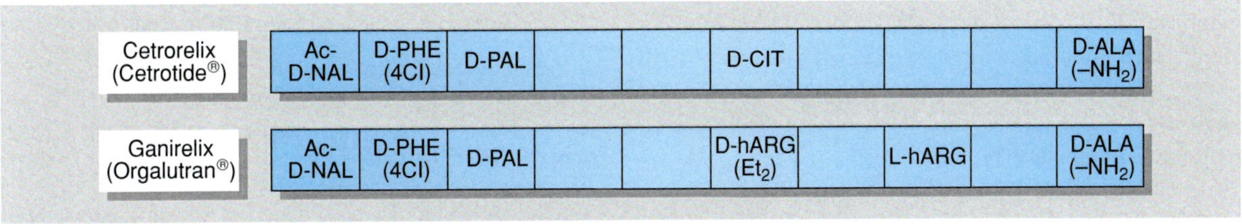

Abb. 1-44 Aminosäuresequenzen von Cetrorelix und Ganirelix, zwei GnRH-Antagonisten der 3. Generation. Typisch ist der Mehrfachersatz durch z. T. biochemisch erheblich veränderte Aminosäuren.

Zentrale Regulation: hypophysäre Ebene

1 Der GnRH-Rezeptor

1.1 Grundlagen: Ligand-Rezeptor-Interaktion, intrinsische Aktivität

Bindung/Aktivierung. Alle Rezeptoren besitzen 2 wesentliche Komponenten:
- die Bindungsdomäne und
- die Effektordomäne.

Damit eine Substanz (Ligand) andocken kann, muss sie eine Struktur besitzen, die zur Bindungsdomäne passt (Spezifität). Damit ein Ligand einen Impuls (intrinsische Aktivität) auslösen kann, muss er eine zusätzliche sterische Konfiguration besitzen, die zur Effektordomäne passt. Üblicherweise ist beides der Fall: Ligand und Rezeptor passen zueinander wie „Schloss und Schlüssel".

Es gibt aber auch die Möglichkeit, dass ein Ligand Affinität zur Bindungsdomäne besitzt, jedoch keine Struktur hat, die zur Effektordomäne passt: Dann kommt es nicht zur Aktivierung des Rezeptors, gleichwohl er aber besetzt ist (z. B. Antiöstrogene).

Dazwischen sind praktisch alle Übergänge möglich: Sie ergeben sich aus der mehr oder minder großen „Ähnlichkeit" einer Substanz mit der Idealstruktur, die sie haben sollte, um die Domäne optimal zu besetzen. Dementsprechend binden viele Hormone auch an andere Rezeptoren als an ihre „eigenen" (z. B. Wachstumshormon und Prolaktin) bzw. lösen zusätzliche Wirkungen aus und nicht nur ihre „typischen"; beides erfolgt mit verminderter Affinität bzw. verminderten spezifischen Effekten (z. B. HCG am TSH-Rezeptor : Affinität ca. 1 : 10 000 im Vergleich zu TSH).

Lösung des Liganden. Wichtig ist, dass der Ligand nach Abklingen der stimulatorischen Wirkung wieder abdiffundiert, andernfalls bleibt der Rezeptor besetzt und kann nicht erneut aktiviert werden. Therapeutisch macht man sich dies z. B. bei den GnRH-Agonisten zunutze, die den Rezeptor zwar zunächst aktivieren, sich dann aber nur sehr langsam wieder lösen und dadurch wie funktionelle GnRH-Antagonisten wirken.

Signalübermittlung. Grundsätzlich sind 2 verschiedene Arten von Rezeptoren zu unterscheiden: membranständige und intrazelluläre Rezeptoren.

Praktisch alle Proteo- und Peptidhormone (z. B. FSH, LH, HCG, ACTH, GnRH) wirken über membranständige, Steroidhormone hingegen über intrazelluläre Rezeptoren.

Dementsprechend bedarf die intrazelluläre Signalübertragung bei membranständigen Rezeptoren einer Signalkakaskade („second messenger"), die das Signal, das durch die Aktivierung des Rezeptors gesetzt wurde, weitervermittelt.

Mehrere Systeme sind bekannt, wichtig sind folgende:

- Adenylzyklase:

Sobald der Rezeptor stimuliert ist, wird über ein stimulierendes Kopplungsprotein, G-Protein (G_s; Guanylnukleotid-bindendes Protein), die Adenylzyklase aktiviert. Diese fördert die Bildung von zyklischem Adenosinmonophosphat (cAMP) aus Adenosintriphosphat (ATP). Das cAMP ist einer der zentralen zweiten Botenstoffe. Durch cAMP wird wiederum die Proteinkinase (PKA) aktiviert, die ihrerseits verschiedene Proteine (z. B. Enzyme) phosphorylieren kann, also in die aktive Form überführt.
Der Abbau von cAMP erfolgt durch die Phosphodiesterase. Wird dieses Enzym gehemmt (z. B. durch Koffein), wird die Hormonwirkung verstärkt.
Typisches Beispiel: **Gonadotropinrezeptoren.**
Es gibt auch inhibitorische G-Proteine (G_i). Werden sie durch die Rezeptoraktivierung angesprochen, so wird die Bildung von cAMP gehemmt.
Typische Beispiele: **Somatostatinrezeptor, Opiatrezeptoren.**

- Phospholipase C (PLC):

Die Aktivierung der PLC erfolgt wieder über ein G-Protein. Die aktivierte PLC fördert die Bildung von Inositoltriphosphat (IP_3) und Diacylglyzerin (DAG). IP_3 öffnet via Calmodulin die Kalzium-Kanäle (Anstieg der intrazellulären Kalziumkonzentration), DAG und Kalzium wiederum aktivieren die PKC. Zusammen mit Phosphatidylserin entsteht ein potenter Enzymkomplex, der verschiedene Proteine zu phosphorylieren, also zu aktivieren, vermag.
Typisches Beispiel: **GnRH-Rezeptor.**

- Phospholipase A_2:

Über ein G-Protein wird die Phospholipase A_2 (PLA_2) aktiviert, wodurch es zur Abspaltung der Arachidonsäure (AA) aus Phospholipiden kommt. Danach erfolgt eine rasche Metabolisierung der AA in Prostaglandine (Cyclooxygenase) und Leukotriene (Lipoxygenase). Insbesondere diese Metaboliten wirken als potente zweite Boten mit vielfältigen „Vernetzungen" (z. B. Aktivierung der PLC oder PKC; s. Kap. 30).
Typisches Beispiel: **Eikosanoidsynthese** (bzw. -Rezeptor).

- Tyrosinkinase:

Sie funktioniert nicht über G-Proteine. Der aktivierte Rezeptor besitzt selbst die Fähigkeit zur Phosphorylierung (an den Tyrosinenden der entsprechenden Proteine).
Typische Beispiele: **Insulinrezeptor, EGF-Rezeptor (HER).**

- Kalzium (Magnesium):

Insbesondere Kalzium wirkt selbst als regulatorisches Agens (da Kofaktor vieler metabolischer Reaktionen). Es ist in hohen Konzentrationen im endoplasmatischen Retikulum (ER) vorhanden. Ansonsten ist die intrazelluläre Kalziumkonzentration sehr niedrig (ca. 1/1 000 der extrazellulären Kalziumkonzentration). Die Konzentrationsdifferenz wird durch Kalziumpumpen (ATP-abhängig) aufrechterhalten. Viele Hormone führen zu einem Anstieg der intrazellulären Kalziumkonzentration, und zwar durch Hemmung der Pumpen und Öffnung der Kalziumkanäle im ER.
Magnesium ist – bei der Aktivierung von Proteinen – oft ein Kofaktor. Des Membranpotential betreffend ist es hingegen ein physiologischer Antagonist.
Typische Beispiele: Rezeptoren für **AMPA (Aminomethylisoxazolpropionsäure), NMDA (N-Methyl-D-Aspartat).**

!

Für die intrazelluläre Signalübermittlung bei aktivierten membranständigen Rezeptoren stehen zwar komplexe, in allen Zellen jedoch sehr ähnliche Systeme zur Verfügung. Variabel sind hingegen die Art und die Dichte des Rezeptorbesatzes der einzelnen Zellen. Nur hierdurch wird die Hormonwirkung an einer Zelle bestimmt, und nicht durch die allen Zellen gemeinsame „Endstrecke" der intrazellulären Signalübermittlung.

Ein „zweiter Bote" ist bei intrazellulären Rezeptoren – im Vergleich zu membranständigen Rezeptoren – nicht erforderlich. Die gut lipidlöslichen Steroide passieren ohne Probleme die Plasmamembran und gelangen direkt bis in den Zellkern.

Proteo- und Peptidhormone sind wenig lipophil – vermutlich der Grund, warum ihre spezifischen Rezeptoren membranständig sind. Interessanterweise sind diese Rezeptoren in der Plasmamembran nicht starr verankert oder „fixiert", sondern sehr mobil; zudem werden sie bei ihrer Aktivierung inkorporiert (Endozytose) und anschließend wiederverwertet.

Zum tieferen und damit besseren Verständnis sei an dieser Stelle der GnRH-Rezeptor herausgegriffen. Für ihn ist dieser endozytotische Prozess mit am besten belegt, zudem kommt dem GnRH-Rezeptor und seiner Funktion eine zentrale Stellung in der „reproduktiven Achse" zu.

1.2 Charakteristika des GnRH-Rezeptors

Der Rezeptor ist ein Sialoglykoprotein (ca. 60 kD). Er findet sich außer in der Adenohypophyse auch in den sympathischen Ganglien, an Mastzellen, im Ovar und in der Plazenta. Diese Verteilung ist sicher Ausdruck einer weitaus komplexeren Regulation und Wirkung von GnRH als bisher bekannt.

Die **Synthese** des Rezeptors selbst unterliegt wiederum einer Steuerung (über sein kodierendes Gen). Hierüber ist wenig bekannt. Bekannt ist jedoch, dass die Rezeptorpopulation in bestimmten Lebens- und Zyklusphasen unterschiedlich ist: So ist sie z. B. besonders hoch zum Zeitpunkt des mittzyklischen LH-Anstiegs, besonders niedrig im Alter und während des Stillens.

Aktivierung und Kreislauf des GnRH-Rezeptors. Der endozytotische Vorgang, der in Abbildung 1-45 exemplarisch dargestellt wird, gliedert sich in folgende Abschnitte:

1. Ausgangszustand.
2. Bindung von GnRH an den Rezeptor und Bildung des Hormon-Rezeptor-Komplexes.
3. Laterale Migration der Komplexe in ein Stachelsaumgrübchen („coated pit"); der Name Stachelsaumgrübchen oder -vesikel kommt von dem umgebenden Clathrin-(d. h. Protein-)Gerüst. Es ist u. a. erforderlich, um die Plasmamembran bei der Einschnürung und Vesikelbildung zu stabilisieren und zu schützen).
4. Bildung eines Stachelsaumvesikels durch Endozytose.
5. Abspaltung des Clathringerüstes, wodurch ein Rezeptosom – also ein Endosom mit Rezeptoren – entsteht; dieses wandert entlang den Mikrofilamenten zum Golgiapparat.
6. Fusion des Endosoms mit dem Golgiapparat und Dissoziation des Hormon-Rezeptor-Komplexes.
7. Rückführung des Rezeptors an die Plasmamembran.

2 Synthese und Freisetzung der Gonadotropine

Die Aktivierung des GnRH-Rezeptors bewirkt einen Einstrom von Kalzium-Ionen aus dem Extrazellulärraum. Hierdurch kommt es zu folgenden Mechanismen:

- Exozytose von Granula, die LH und FSH enthalten,
- Aktivierungskaskade verschiedener zweiter Boten.

Hierbei kommen alle oben dargestellten Systeme zur Geltung. Auf diese Art und Weise ist die Gonadotropinfreisetzung durch mehrere verschiedene und z. T. unabhängige Mechanismen „gesichert".

3 Regulation der Gonadotropinfreisetzung

3.1 Regelkreise/Rückkopplungen

Für die Regulation der Gonadotropinfreisetzung sind 3 Regelkreise (Rückkopplungen) beschrieben:

- ultrakurzer Regelkreis (GnRH regelt seine Freisetzung selbst),
- kurzer Regelkreis (Gonadotropine regeln ihre Freisetzung selbst),
- langer Regelkreis (ovarielle Substanzen, v. a. Östrogene und Progesteron, regeln hypothalamische und hypophysäre Ebene).

Dies gilt im Wesentlichen auch für andere hormonelle Systeme (z. B. Schilddrüse, NNR).

3.2 Modulatoren der Gonadotropinfreisetzung

Östrogene. Positiv: Dies gilt für hohe Konzentrationen; hierdurch wird der mittzyklische Anstieg maßgeblich getriggert; zudem große Bedeutung in der Induktion der weiblichen Pubertät.

Negativ: Wirksam in niedrigen Konzentrationen; Östrogene führen zur Abnahme der Gonadotropinsekretion (insbesondere FSH) und zur Zunahme der hypophysären Speicherung (wichtig für den LH-Anstieg).

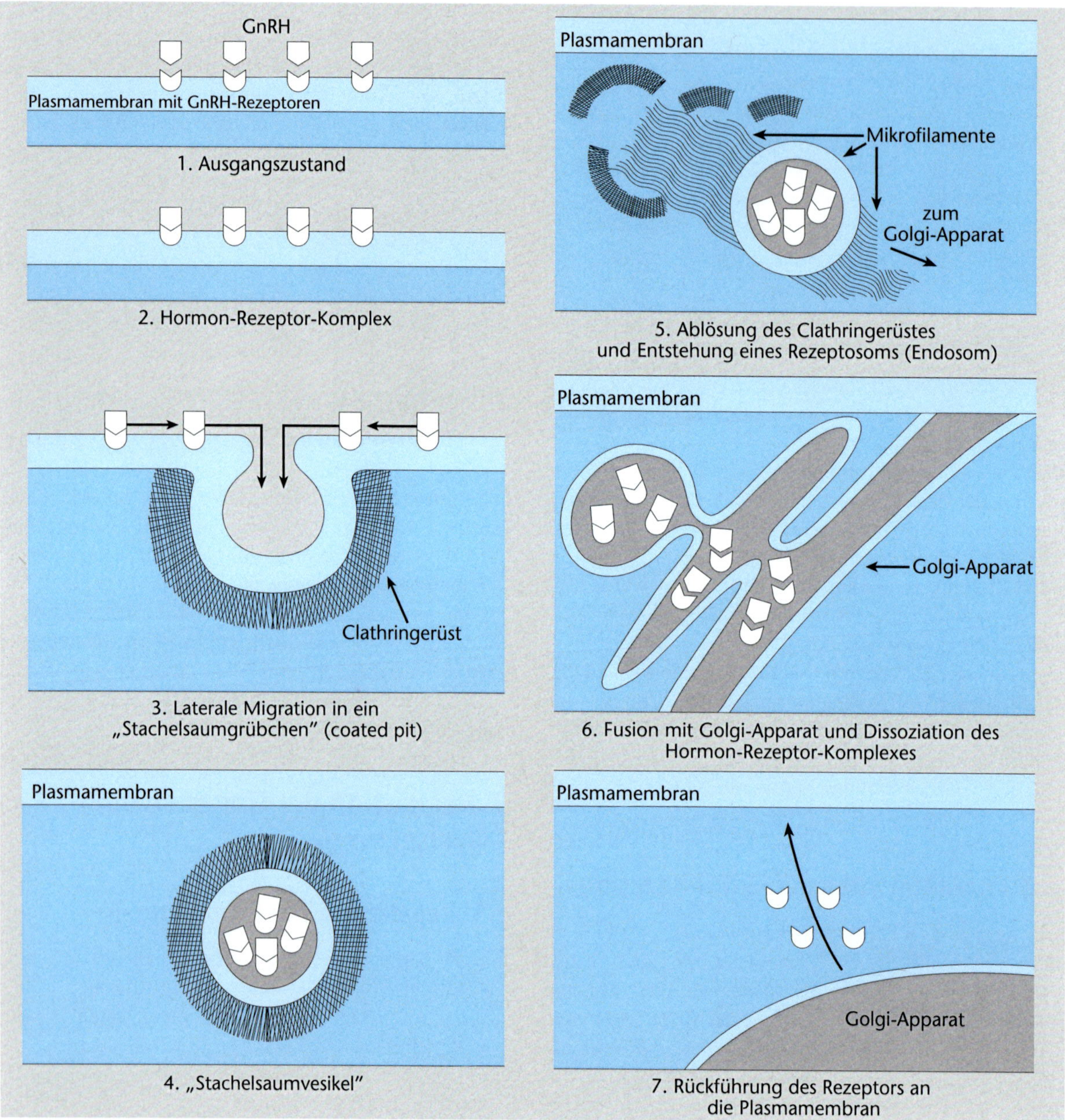

Abb. 1-45 Rezeptorzyklus via Endozytose am Beispiel des GnRH-Rezeptors.

Progesteron ist allein wenig wirksam, sondern wirkt synergistisch mit Östrogenen (positiv und negativ).

Androgene hemmen insbesondere die LH-Freisetzung, aber auch die FSH-Sekretion (vgl. PCO- bzw. PFO-Syndrom).

CRF inhibiert die Gonadotropinfreisetzung, vermutlich über β-Endorphin-Freisetzung. Dieser Effekt kann durch Naloxon aufgehoben werden.

Wachstumshormon. Wachstumshormon oder/und GH-RH (GH-Releasing-Hormon, auch ST-RH: Somatotropin-Releasing-Hormon) fördern die Freisetzung von Gonadotropinen. Umgekehrt hemmt GnRH die Freisetzung von Wachstumshormon. Generell bestehen enge anatomische Verbindungen zwischen den beiden Systemen.

Inhibin. Es handelt sich um ein dimeres Peptid primär ovarieller Herkunft, das über eigene hypophysäre Rezeptoren wirkt. Es ist ein sehr potenter Inhibitor der FSH-Freisetzung. Daneben bestehen noch weitere Organwirkungen (Hemmung der plazentaren HCG-Synthese, der Erythropoese und Förderung der hypothalamischen GH-RH-Freisetzung).

Die Rolle der strukturell verwandten **Aktivine** ist beim Menschen für die Gonadotropinfreisetzung in vivo bislang unklar. In den übrigen Organsystemen ist Aktivin ein Antagonist der Inhibinwirkung, mit Ausnahme der zentralen Oxytocinfreisetzung: Diese wird gefördert.

Weitere Substanzen. In den hypophysären Zellen lässt sich eine Fülle weiterer Substanzen und z. T. auch deren Synthese nachweisen. Es ist zu vermuten, dass sie eine Rolle in der „Feinregulierung" – also der auto- und parakrinen Regulation – spielen. Zu nennen sind:

- EOS: wirkt generell hemmend (s. CRF),
- Renin angiotensin converting enzyme (ACE), Angiotensin II: modulieren wahrscheinlich die GnRH-induzierte Prolaktin-freisetzung,
- Wachstumsfaktoren (z. B. FGF, EGF): setzen LH, Prolaktin und Wachstumshormon frei.

Es ist davon auszugehen, dass sich unser Verständnis für dieses Netzwerk in Zukunft vertiefen wird.

4 Gonadotropine

4.1 Biochemische Struktur

Die Gonadotropine FSH (follikelstimulierendes Hormon) und LH (luteinisierendes Hormon) sowie das humane Choriongonadotropin (HCG) gehören zusammen mit TSH (Thyreoida-stimulierendes Hormon) zu einer gemeinsamen Familie von Glykoproteinhormonen. Der Name Glykoproteinhormone rührt daher, dass diese Substanzen neben dem Peptidanteil einen beträchtlichen Kohlenhydratanteil besitzen (zwischen 15 und 35%, je nachdem, ob sie hypophysärer oder plazentarer Herkunft sind). Diese Kohlenhydratketten sind für die biologische Aktivität der Hormone von großer Bedeutung.

4.1.1 Heterodimere Struktur

Alle genannten Glykoproteinhormone bestehen aus einer α- und einer β-Untereinheit (Abb. 1-46). Innerhalb einer Spezies ist die Struktur der α-Untereinheit stets gleich (beim Menschen: 92 Aminosäuren). Die β-Untereinheit ist hormonspezifisch. Beim Menschen besteht die β-Untereinheit von FSH aus 111 Aminosäuren, die β-Untereinheit von LH aus 121 Aminosäuren und die β-Untereinheit von HCG aus 145 Aminosäuren. Obwohl sich die Länge der β-Untereinheit von LH und HCG um immerhin 24 Aminosäuren unterscheidet, sind die beiden Untereinheiten doch sehr ähnlich – insbesondere auch in ihrer sterischen Konfiguration –, was erklärt, warum LH und HCG an dasselbe Rezeptorsystem binden.

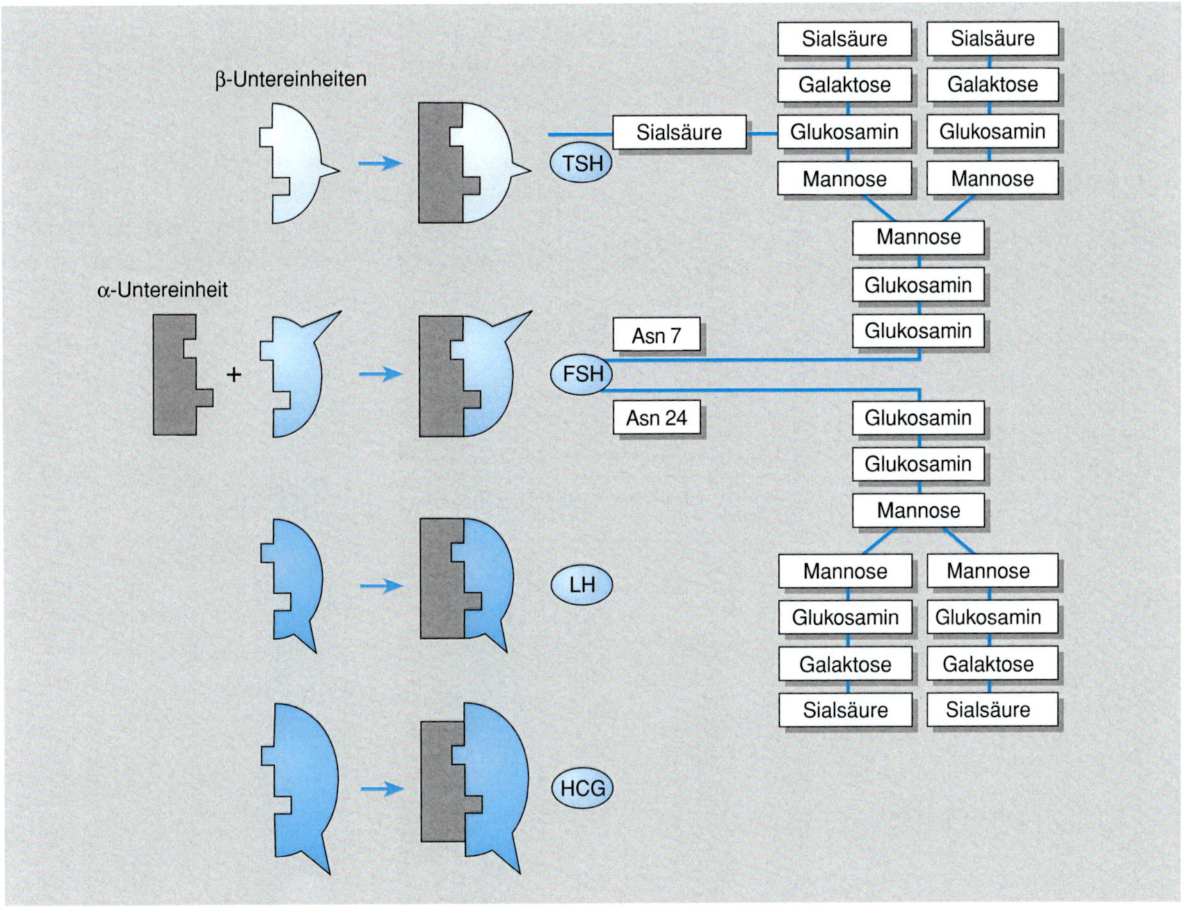

Abb. 1-46 Schematische Darstellung des Aufbaus der Gonadotropine und verwandter Glykoproteine aus α- und β-Untereinheiten. Der Aufbau der Kohlenhydratseitenketten ist exemplarisch für das FSH dargestellt; die Glykosilierungsstellen sind Asn 7 und Asn 24 (Asn, Asparagin) (modifiziert nach Thotakura et al., 1995).

4.1.2 Kohlenhydratseitenketten

Die Stellen, an denen sich die Kohlenhydratseitenketten an das Peptidgerüst anhängen, also die so genannten Glykosilierungsstellen, sind in den β-Untereinheiten unterschiedlich.

LH-β besitzt eine einzige Stelle an der Position 30, FSH-β besitzt zwei Stellen an Position 7 und 24 und HCG-β sechs solcher Glykosilierungsstellen.

Die Glykosilierung erfolgt entweder als O-Glykosilierung (vor allem bei Gonadotropinen plazentarer Herkunft) oder N-Glykosilierung (bevorzugt bei Gonadotropinen hypophysärer Herkunft). Wesentliche Kohlenhydrate sind: Glukosamin, Galaktosamin, Manose, Galaktose und Sialsäure.

Auch die α-Untereinheiten sind glykosiliert, wobei hier keine Unterschiede zwischen den einzelnen Hormonen bestehen.

Für die biologische Aktivität spielen die Kohlenhydratseitenketten und ihre Zusammensetzung eine wesentliche Rolle. So verbleibt z. B. HCG, das die höchste Konzentration von Sialsäure hat, über 24 Stunden im Organismus präsent, während LH nur eine Plasmahalbwertszeit von etwa 1 Stunde besitzt.

Die Glykosilierung der α-Untereinheit ist wichtig für das Bindevermögen an den Rezeptor bzw. dessen Aktivierung.

4.2 Gonadotropinrezeptoren

FSH einerseits und LH und HCG andererseits binden an verschiedene Transmembranrezeptoren (Abb. 1-47). Beide Rezeptoren sind durch verschiedene Gene kodiert, deren Länge 80 000–100 000 Basenpaare beträgt. Die Rezeptoren selbst bestehen aus etwa 700 Aminosäuren.

Die Rezeptoren gliedern sich in folgende 3 Domänen (Regionen):

- extrazelluläre Domäne,
- Transmembrandomäne,
- intrazelluläre Domäne.

Die extrazelluläre Domäne ist verantwortlich für die spezifische Erkennung des Liganden, also der Gonadotropine. Der Transmembrananteil bestimmt im Wesentlichen die Verankerung des Liganden am Rezeptor und vermittelt die Konfigurationsänderung des Rezeptors, die durch die Ligandenbindung entsteht, an die intrazelluläre Region. Diese ist dann verantwortlich für die Initiierung der weiteren intrazellulären Signalkaskade über „second messenger" (s. o.).

4.3 Gonadotropine als Pharmaka

Bis heute wird ein Großteil der Gonadotropine zur Anwendung beim Menschen aus dem Urin postmenopausaler Frauen gewonnen; hier sind die Gonadotropine physiologisch erhöht (humanes Menopausengonadotropin, hMG). Naturgemäß handelt es sich um ein FSH-LH-Gemisch, das einen hohen Anteil anderer Proteine (bis zu 97%) enthält. Deshalb sind allergische Reaktionen möglich. Eine hoch-purifizierte (hp) Spezialität steht zur Verfügung (Menogon®hp). Tatsächlich kommt es hierbei zu weniger lokalen Reaktionen, Unterschiede

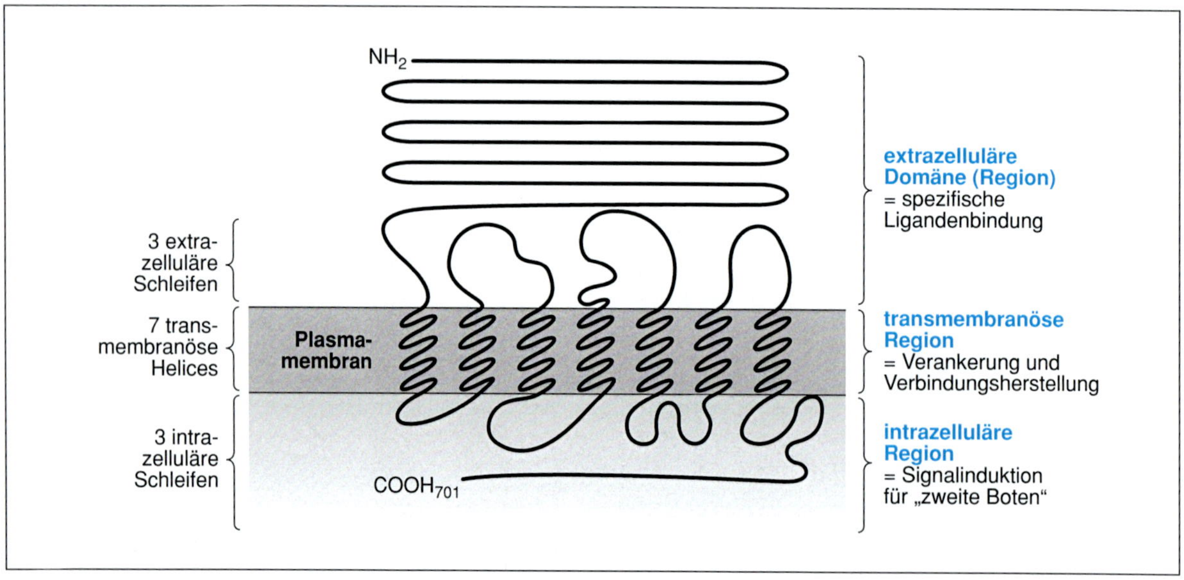

Abb. 1-47 Schematischer Aufbau eines Gonadotropinrezeptors (hier: LH-/HCG-Rezeptor) aus 701 Aminosäuren. Für die Funktion des Rezeptors wichtig ist die sterische Konfiguration, die hier allerdings nicht dargestellt ist (modifiziert nach Themmen et al., 1997).

in der biologischen Wirkung bestehen nicht. Die Abtrennung von FSH aus den Urogonadotropinen ist möglich, dieses hoch-gereinigte FSH trägt ebenfalls den Zusatz hp.

FSH hp (Fertinorm HP) ist mittlerweile in Deutschland nicht mehr im Handel, aber in anderen Ländern.

Heutzutage geht man immer mehr dazu über, die einzelnen Gonadotropine gentechnisch herzustellen, also durch eine rekombinante Proteinsynthese. Dementsprechend heißt gentechnologisch hergestelltes FSH recFSH (rekombinantes FSH). Im Handel erhältlich als Puregon® oder Gonal f®.
LH ist mittlerweile auch als gentechnologisches Syntheseprodukt verfügbar (recLH) und trägt den Handelsnamen Luveris®.
Auch für HCG ist mittlerweile ein gentechnologisch hergestelltes Produkt verfügbar (recHCG), es heißt Ovitrelle®.
Für die Follikelreifung, bei der eine gewisse, minimale Menge an LH erforderlich ist (meist endogen, auch nach hypophysärer Blockade durch GnRH-Analoga vorhanden), ist eine **LH-Zufuhr** nur selten notwendig, Indikationen sind: extreme hypogonadotrope Zustände (meist Amenorrhöen), schlechte ovarielle Response, v.a. bei Frauen mit altersbedingter Ovarialinsuffizienz.
Die reine **FSH-Therapie** bietet viele theoretische Vorteile (z.B. besserer FSH/LH-Quotient), die sich aber in praxi meist so nicht bestätigt haben. Tatsächlich sind bei Patientinnen mit endogen erhöhten LH-Spiegeln keine höheren Schwangerschaftsraten erzielbar, wohl aber eine geringere Abortrate. Da hMG-Präparate meist billiger angeboten werden, sind sie bislang von FSH nicht ganz verdrängt worden.
Gentechnologisch hergestelltes FSH (recFSH) ist genauso wirksam wie urinäres. Hinweise, wonach es sogar wirksamer sein soll, haben sich bislang nicht bestätigt. Vorteile gegenüber dem urinären FSH sind: keine Fremdeiweißbelastung (keine evtl. Übertragung von z.B. Viren) und konstante Qualität.
Eine pulsatile Zufuhr der Gonadotropine ist nicht erforderlich, die Ergebnisse sind nicht besser.
Der Ersatz von LH durch HCG zur Ovulationsinduktion hat sich in der Praxis bewährt; dennoch ist LH als Monosubstanz wünschenswert, da ovarielle Hyperstimulationssyndrome (s. Kap. 4) nur nach HCG-, jedoch nicht nach LH-Ovulationsinduktion getriggert werden. Für die Follikelreifung (s.o.) ist ein Ersatz von LH durch HCG ohnehin nicht möglich bzw. nicht etabliert.
Nebenwirkungen. Allergien, die immer wieder beobachtet werden, sind meist harmlos. Die theoretische Möglichkeit einer Immunisierung ist eine ausgesprochene Rarität.

▶ Um die Folgen von Überdosierungen zu vermeiden (z.B. Mehrlingsschwangerschaften), ist bei Gonadotropintherapien immer eine sorgfältige Überwachung erforderlich.

5 Prolaktin (PRL)

Prolaktin ist ein entwicklungsgeschichtlich sehr altes Hormon. Es lässt sich bei allen Wirbeltieren nachweisen. Im Gegensatz zu den Gonadotropinen beeinflusst Prolaktin auch extragonadal eine Reihe von Organen und Geweben, was es schwierig macht, seine Wirkungen auf einen Nenner zu bringen. Folgende Wirkungsbereiche sind beim Menschen wichtig:
- Fortpflanzung, Geburt (?) und Laktation,
- Immunsystem und Hämatopoese,
- Förderung der Lungenreife.

Daneben sind v.a. bei Tierspezies noch zu nennen:
- Stoffwechsel,
- Wachstum,
- osmotische Regulation.

Vorkommen. Die PRL-Synthese ist für die eosinophilen Zellen des Hypophysenvorderlappens (HVL), des Endometriums, die Dezidua, die Plazenta, einige immunkompetente Zellen, das Gehirn sowie für die Tränen- und Schweißdrüsen belegt.
Struktur. Prolaktin ist ein einkettiges Proteohormon mit 199 AS (MG 23000 D). Die cDNA ist bekannt. PRL gehört in eine Familie mit dem Wachstumshormon und dem Plazentalaktogen (PL). Üblicherweise herrscht die monomere Form (L-PRL für „little") vor. Die Möglichkeit zur Bildung von Di- bzw. Oligomeren besteht:
- „big" (B-)PRL (MG ca. 46 000 D): dimere Form;
- „big-big" (BB-)PRL: Tri-, Tetra- und Oligomere.

Daneben sind auch Mischungen beschrieben. Bekannt ist die Fähigkeit von (BB-)PRL, an Immunglobuline zu binden. Die Bioaktivität ist dann gering, die immunmodulierende Wirkung hoch.
Über die Bioaktivität entscheidet der Grad der Glykosilierung. Ist sie niedrig, so ist die Bioaktivität hoch; das ist üblicherweise bei (L-)PRL der Fall, während bei Oligomeren der Glykosilierungsgrad ansteigt.
Üblicherweise liegen ca. 60% als (L)-Prolaktin, ca. 15% als (B)-Prolaktin und ca. 25% als (BB)-Prolaktin vor. Nach TRH-Stimulation und bei entzündlichen Prozessen nimmt das biologisch hoch aktive (L)-Prolaktin zu, bei idiopathischen Hyperprolaktinämien hingegen liegen bis zu 80% als (BB)-Prolaktin vor. Interessant ist, dass (B)-Prolaktin hauptsächlich in der Dezidua synthetisiert wird; seine Synthese steht unter dem fördernden Einfluss von Insulin. TRH und Dopamin sind hierbei ohne Bedeutung.

(L-)PRL kann auch enzymatisch gespalten werden. Es entsteht dann eine 16-kD-Form, die stark angiogenetisch wirksam ist und offenbar nicht an den klassischen Rezeptor bindet.

Transport. Für PRL ist ein eigenes Bindungsprotein beschrieben (PRL-BP). Es ist insbesondere für den intravasalen Transport von PRL verantwortlich. Erst durch diese Proteinbindung vermag PRL „endokrin" zu wirken, daneben gibt es auch noch einige autokrine und parakrine Effekte, für die eine Proteinbindung allerdings nicht erforderlich ist (Abb. 1-48).

Rezeptoren. Der PRL-Rezeptor (PRL-R) liegt in mehreren Isoformen vor, die genetische Kodierung ist seit Anfang der 90er Jahre bekannt. Es besteht eine hohe Ähnlichkeit nicht nur mit dem Wachstumshormonrezeptor, sondern auch mit den Rezeptoren für Zytokine, Erythropoietin, Thrombopoietin, Leptin und andere.

Den PRL-R findet man in vielen Geweben, wobei für manche die Wirkung von PRL bislang unbekannt ist. Beschrieben sind PRL-Rezeptoren z. B. in den Ovarien, der Mamma, der NNR, der Lunge, der Leber, dem Darm, dem Thymus, daneben auch im olfaktorischen System, in den Submandibulardrüsen, der Cochlea, den Ganglien des Trigeminus und anderer Nerven.

Die Tatsache, dass sich besonders beim frühen Embryo in vielen Geweben eine hohe Dichte an PRL-Rezeptoren findet und deren Konzentration bereits ab dem 20. Tag der Schwangerschaft deutlich abnimmt, legt nahe, dass PRL eine wichtige Rolle in der frühembryonalen Entwicklung spielt.

Im Einzelnen sind folgende **physiologische Wirkungen** von Bedeutung:

- Differenzierung der Milchdrüse (der mammogene Effekt ist beim Menschen nicht sicher bewiesen),
- Laktation (laktogene, galaktopoetische Wirkung): sehr wichtig; sie wird durch Wachstumshormon, Insulin und Cortisol gefördert;
- Modulation des Riechens, Fühlens usw. (Bedeutung für die Partnerwahl?),
- Hemmung des GnRH-Pulsgenerators, dadurch Abnahme der FSH- und LH-Sekretion: indirekte (negative) Wirkung auf Follikulogenese und Lutealphase (direkte Luteolyse bei verschiedenen Tierspezies),
- Immunmodulation: gesteigerte Ausreifung von B- und T-Lymphozyten;
- Blutbildung: Stimulation der Hämatopoese (Leukozyten, Erythrozyten, Thrombozyten). Erythropoietin hemmt die zentrale Prolaktinsekretion; umgekehrt steigt diese bei Anämie an;
- Steuerung der frühembryonalen Entwicklung und Differenzierung,
- fetale Lungenreife: Induktion des Surfactant-Faktors, insbesondere zwischen der 28. und 30. SSW (zusammen mit Cortisol);
- Geburt (?): bekannt sind erhebliche peripartale Fluktuationen und eine gesteigerte Synthese von dezidualen Prostaglandinen;
- Vieles ist noch unklar!

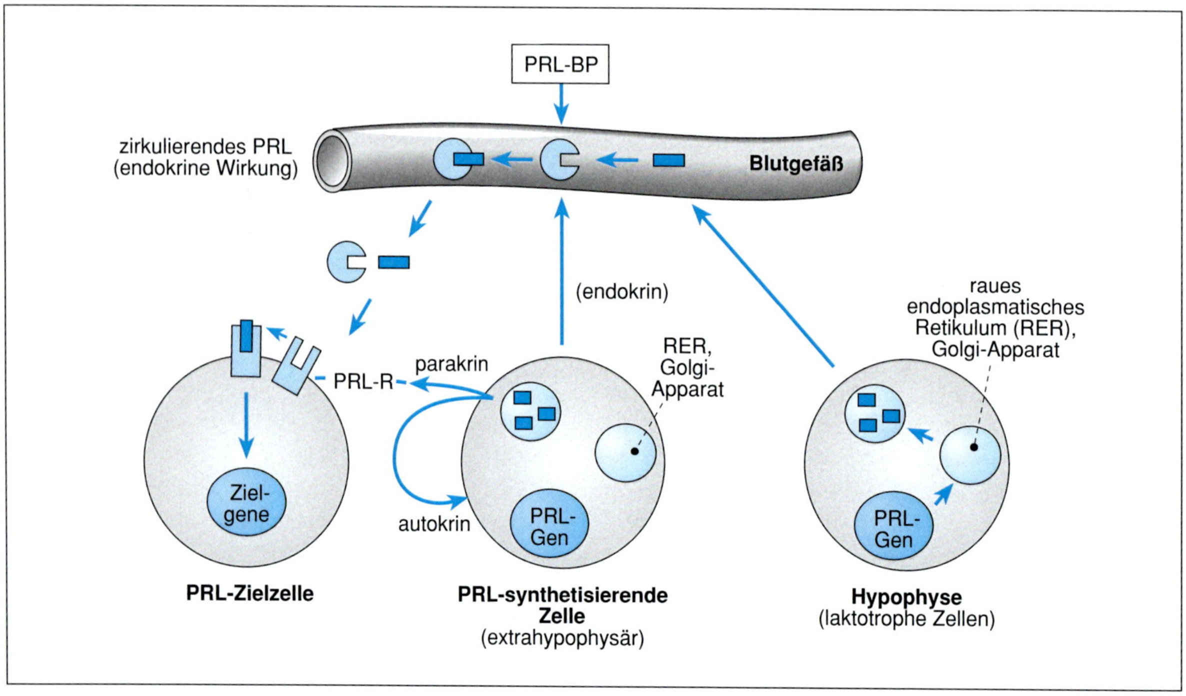

Abb. 1-48 Schematische Darstellung der Wirkungsmedikation von Prolaktin (modifiziert nach Binart et al., 1998).

5.1 Steuerung der PRL-Sekretion

Die Ausschüttung von PRL erfolgt pulsatil; die Amplituden können stark variieren. Die höchsten physiologischen PRL-Konzentrationen finden sich im Schlaf (Melatonineffekt?). Im Zyklus sind die Prolaktinwerte in der späten Follikelphase und in der Lutealphase am höchsten. Als Krankheitsbild ist nur die Hyperprolaktinämie bekannt, eine Hypoprolaktinämie ist demgegenüber keine eigene Entität, kann aber bei Anorexia nervosa oder beim Sheehan-Syndrom vorkommen.

PIF/PRF. Die Freisetzung von Prolaktin wird maßgebend durch folgende Faktoren gesteuert:
- Prolaktin-Inhibitions-Faktor (PIF): Dopamin,
- Prolaktin-Releasing-Faktor (PRF): TRH.

Hemmung und Wegfall der Hemmung sind für die Steuerung der Sekretion wichtiger als positive Stimulation. Das dopaminerge System (TIDA, THDA) wird wiederum durch den Opioidtonus reguliert.

Ein weiterer wichtiger PIF ist γ-Aminobuttersäure (GABA). Sie wirkt über ein eigenes tuberoinfundibuläres GABAerges System (TIGA) von Neuronen.

Weitere **zentrale** Modulatoren sind:

hemmender Einfluss:
- Somatostatin,
- Endothelin,
- GAP (Gonadotropin-assoziiertes Peptid);

fördernder Einfluss:
- Serotonin,
- Angiotensin II,
- VIP (vasoaktives intestinales Peptid),
- Neurotensin,
- ANF (atrialer natriuretischer Faktor),
- Motilin (intestinales Peptid).

Ihre Bedeutung tritt aber weit hinter Dopamin, TRH und GABA zurück.

Äußere Einflüsse. Wie kaum ein anderes Hormon ist Prolaktin über das dopaminerge System an die vielfältigsten äußeren Reize, die zu einer erhöhten Ausschüttung führen können, gekoppelt:
- Stress (Disstress, Eustress – also auch Orgasmus),
- Ernährung (proteinreiches Essen),
- Jahreszeit (zumindest bei verschiedenen Tierspezies in den Wintermonaten erhöht, beim Menschen jedoch fraglich),
- Medikamente (v.a. Neuroleptika, Antidepressiva, Magen-Darm-Therapeutika),
- Licht/Dunkelheit (Licht hemmt Ausschüttung, vgl. Melatonin),
- Temperatur,
- Mamillenstimulation.

5.2 Pharmakologische PRL-Sekretionshemmung

Zur Anwendung kommen Dopaminagonisten, die – je nach ihrer Struktur – einen mehr oder minder ausgeprägten Serotoninantagonismus besitzen. Sie finden daher größtenteils auch Anwendung in der Therapie der Parkinson-Erkrankung. Dopaminagonisten, die derzeit angewandt werden, sind Mutterkornalkaloidabkömmlinge und gliedern sich in 3 Klassen:
- Lysergsäureamidderivate,
- Aminoergolinderivate,
- Clavinsäurederivate.

In Entwicklung bzw. klinischer Erprobung sind derzeit synthetische Dopaminagonisten, die nicht von Mutterkornalkaloiden abstammen (Nonergot-Präparate).

Strukturell handelt es sich bei den Ergolinen um zyklische Peptide. Am weitesten verbreitet sind Bromocriptin und Lisurid; die neueren Substanzen (2. Generation) sind Cabergolin und Quinagolid. Quinagolid (Oktahydrobenzoquinolin) ist zumindest von seiner Wirkweise her kein eigentliches Ergolinderivat mehr, da es bevorzugt an den Dopamin-D_2-Rezeptor gebunden wird. Dementsprechend kann es auch dann noch eingesetzt werden, wenn z.B. bei Prolaktinomen eine Resistenz gegen Bromocriptin besteht (bromocriptinresistente Prolaktinome).

Rezeptorbindung. Die Affinität zum Dopaminrezeptor ist sehr hoch: bei Bromocriptin ca. um den Faktor 1000 und bei Lisurid um den Faktor 10 000 im Vergleich zu Dopamin. Zudem werden sie in den betreffenden Hirnarealen angereichert (Konzentrationen sind ca. 5-mal höher als im Serum), und zwar aufgrund der ausgeprägten Hydrophobie.

Die **Nebenwirkungen** beruhen im Wesentlichen auf einer „relativen Dopaminüberdosierung" (sowohl zentral als auch peripher); Nebenwirkungen sind:
- Übelkeit (ca. 50%),
- Kopfschmerzen, Sehstörungen (ca. 20%),
- Müdigkeit, Abgeschlagenheit, Benommenheit,
- Mundtrockenheit,
- Darmkrämpfe, Miktionsprobleme (selten),
- Verstopfung/Durchfall, Erbrechen, Appetitlosigkeit (selten),
- Halluzinationen, Psychosen (selten).

Anwendungshinweise. Tabelle 1-13 gibt eine Übersicht über die derzeit im Handel befindlichen und zugelassenen Dopaminagonisten.

▶ Es ist darauf hinzuweisen, dass Ergoline der 2. Generation oft nur einmal wöchentlich eingenommen werden müssen.

Da Übelkeit bei der täglichen Einnahme das größte Problem ist, empfiehlt sich ein Beginn der Medikation am

Tab. 1-13 Derzeit im Handel verfügbare Dopaminagonisten zur Senkung erhöhter Prolaktinspiegel. Hinzuweisen ist darauf, dass Cabergolin und Quinagolid meist nur einmal wöchentlich einzunehmen sind. Ansonsten richten sich die Dosierungen nach den entsprechenden Indikationen (z. B. Hyperprolaktinämie bei Ovulationsstörungen, Abstillen) (Stand 9/2005).

Substanz	Handelsname	Handelsübliche Konfektionierung	Applikationsform
Bromocriptin	Bromocriptin CT 2,5	2,5 mg	Tabletten
	Bromocriptin beta® 2,5	2,5 mg	Tabletten
	Bromocriptin-ratiopharm® 2,5	2,5 mg	Tabletten
	Bromocriptin-HEXAL® 2,5 mg	2,5 mg	Tabletten
	Kirim® gyn	2,5 mg	Tabletten
	Pravidel® 2,5 mg	2,5 mg	Tabletten
Lisurid	Dopergin®-0,2	0,2 mg	Tabletten
Cabergolin	Dostinex®	0,5 mg	Tabletten
Metergolin	Liserdol®	4 mg	Filmtablette
Quinagolid-HCl	*Norprolac® 25/50/75/150	27 µg/55 µg/82 µg/164 µg	Tablette

* Zulassung nur für Hyperprolaktinämie, nicht zum Abstillen

Abend und ggf. ein Einschleichen mit ansteigenden Dosierungen. Bewährt hat sich auch die intravaginale Anwendung von z. B. Bromocriptin, die zu zuverlässigen Resorptionsraten führt und gerade die gastrointestinalen Beschwerden erheblich abmildert.

6 Wachstumshormon – growth Hormon (GH), somatotropes Hormon (STH)

Die Hauptbedeutung des Wachstumshormons liegt in der Regulation des körperlichen Wachstums. Daneben wurde es in den letzten Jahren als Kofaktor in der Regulation verschiedener reproduktiver und endokrinologischer Vorgänge erkannt. Besonders wichtig scheint seine Einbindung in den Insulinmetabolismus und dessen Pathophysiologie zu sein.

STH ist beim Erwachsenen mit einem Absolutgehalt von 5–10 mg und einem 45%-Anteil der GH-produzierenden Zellen an der hypophysären Gesamtmasse das am stärksten vertretene Hormon. GH-Spiegel steigen in der Pubertät stark an, fallen danach aber wieder ab. Deshalb wird GH gerne als ein „Hormon auf Suche nach seiner Funktion“ beschrieben.

Struktur/Sekretion. GH ist ein Proteohormon (MG: 21 000 D) und wird in den azidophilen Zellen des HVL gebildet. Es wird periodisch sezerniert, die Zahl der Sekretionsphasen liegt zwischen 4 und 8 Stunden (je 24 Stunden) in der Pubertät. Es besteht ein Tag-Nacht-Rhythmus der Sekretion: STH-Spiegel sind im Tiefschlaf am höchsten.

Rezeptoren. GH-Rezeptoren – sie binden nur Wachstumshormon – werden in beträchtlicher Konzentration im Zytoplasma und im Nukleus/Nukleolus von Oozyten, dem Germinalepithel sowie den Lutealzellen nachgewiesen. Deutlich geringere Konzentrationen sind für Granulosazellen sowie Zellen der Theca interna und externa bekannt.

Interessanterweise besitzen Granulosazellen darüber hinaus einen Rezeptor, an den vasoaktives intestinales Peptid (VIP) und GH-RH gemeinsam zu binden vermögen.

Regulation. Die hypothalamische Kontrolle erfolgt durch ein Releasing-Hormon (GH-RH) und einen Inhibitionsfaktor (Somatostatin, GH-IF), die wiederum unter der Kontrolle zahlreicher nervaler und humoraler Faktoren stehen:

- **Aktivierung:** Eine Hypoglykämie führt zu einer Aktivierung der Glukorezeptoren im Nucleus ventromedialis und damit zu einer Ausschüttung von GH-RH. Dasselbe bewirken Glucagon, Vasopressin, Östrogene, Testosteron, Schilddrüsenhormone und Dopamin.
- **Hemmung:** Eine Hyperglykämie führt zu einer Hemmung der STH-Sekretion, allerdings wirkt Insulin auch direkt. Weitere Inhibitoren: Glukokortikoide und GnRH.

Funktionsmediation. Die hormonelle Wirkung von STH wird im Wesentlichen durch Somatomedin C (IGF 1) vermittelt, wobei dem ovariell synthetisierten IGF 1 und seinem Rezeptor die größere Bedeutung zukommt als dem hepatischen.

Wichtige Effekte. STH ist ein „Promotor" des Knochenwachstums mit stark anaboler Komponente (s. Lehrbücher der Pädiatrie und Inneren Medizin).

Wichtig sind hier:

- die Stimulation der GnRH-Ausschüttung,
- der Einfluss auf die Regulation der Follikulogenese.

Daneben besitzt es zweifellos auch wichtige anabole Effekte auf den Gesamtorganismus. Diese bzw. ihr Wegfall sind am besten bei der Somatopause (s. Kap. 6) zu sehen.

STH als Pharmakon. Wachstumshormon wird mittlerweile gentechnologisch hergestellt (rekombinantes GH/STH) und ist als solches verfügbar (teuer!). Somatostatin ist ebenfalls als Pharmakon verfügbar, neuerdings auch das Analogon Octreotid (Sandostatin®) (s. Kap. 3).

7 Oxytocin

Struktur. Abbildung 1-49 gibt die Struktur von Oxytocin und dem verwandten Peptidhormon Vasopressin wieder. Beide sind aus neun Aminosäuren aufgebaut, und zwar einerseits aus einem Sechserring und andererseits aus einem Schwanzteil, bestehend aus 3 Aminosäuren.

Synthese. Vorläufer für Oxytocin ist ein aus 125 Aminosäuren bestehendes Prähormon in den magnozellulären Neuronen der supraoptischen Region (SON) und der paraventrikulären Kerne (PVN) des Hypothalamus. Dieses Prähormon wird in verschiedenen Stufen durch verschiedene Enzyme gespalten. Limitierend ist hierbei die Aktivität des Enzyms PAM (Peptidylglycin-amidisierende Monooxygenase). Die Metabolisierung erfolgt in den sekretorischen Granula während des axonalen Transports vom Hypothalamus in die Hypophyse. Oxytocin wird allerdings nicht nur zentral synthetisiert und freigesetzt, eine Synthese ist auch in der Plazenta belegt (zunehmend gegen Ende der Tragzeit) und im Corpus luteum.

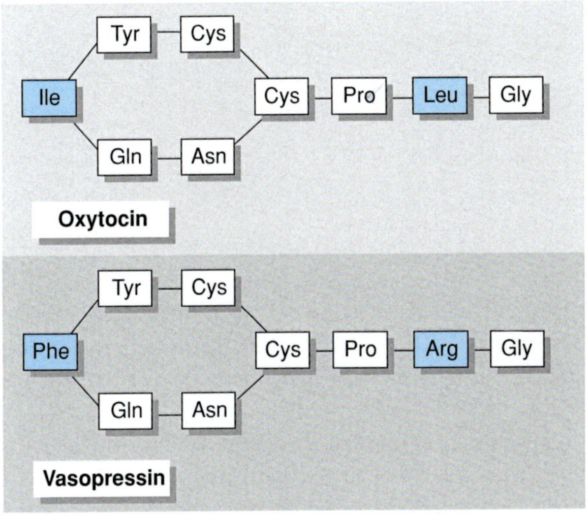

Abb. 1-49 Struktur von Oxytocin und Vasopressin. Beide Peptidhormone unterscheiden sich durch 2 Aminosäuren (Isoleucin versus Phenylalanin und Leucin versus Arginin).

Das hypophysäre Oxytocin wird in hohen Konzentrationen und schubweise während des Orgasmus freigesetzt; es spielt physiologischerweise beim Geburtsvorgang nur eine sehr untergeordnete Rolle. Diese Rolle kommt dem lokal, d. h. in der Plazenta synthetisierten Oxytocin, zusammen mit den Prostaglandinen zu.

Metabolismus. Oxytocin wird sehr schnell in der Leber, den Nieren und der Plazenta metabolisiert. Die Metabolisierungsrate beträgt zwischen 15 und 25 ml/min und ist bei Schwangeren höher als bei Nichtschwangeren.

Rezeptor. Oxytocin wirkt über einen spezifischen Oxytocinrezeptor (OTR). Die intrazelluläre Signalübermittlung erfolgt vermittels G-Protein-Koppelung und unter Einbeziehung des Phospholipase-C-Systems.

Physiologische Wirkung. OTRs finden sich an den myoepithelialen Zellen um die Alveolen der Mamma, am Endometrium, am Myometrium, der Dezidua und im Amnion.

Dementsprechend sind die physiologischen Wirkungen, nämlich eine Vermehrung des Milchausstroms während der Laktation, eine Förderung der uterinen Kontraktilität, eine milde Erhöhung des arteriellen Blutdrucks und eine Tendenz zur Herbeiführung von Tachykardien. Wichtig ist auch die Fähigkeit von Oxytocin, im Endometrium, Myometrium und in der Dezidua sowie im Amnion die lokale Prostaglandinsynthese und -freisetzung zu fördern.

In der wissenschaftlichen Literatur wird Oxytocin zusammen mit den Prostaglandinen, die die Kontraktilität des Myometriums fördern, zu der Substanzgruppe der Oxytozide zusammengefasst.

Antagonisten. Mehrere Oxytocinantagonisten sind derzeit in der klinischen Erprobung, ein erster (Atosiban) ist seit kurzem als Arzneispezialität verfügbar (BRD: Tractocile®).

8 Eikosanoide

Abbildung 1-50 zeigt eine Übersicht über die wesentlichen Synthesewege wichtiger Eikosanoide. Neben der

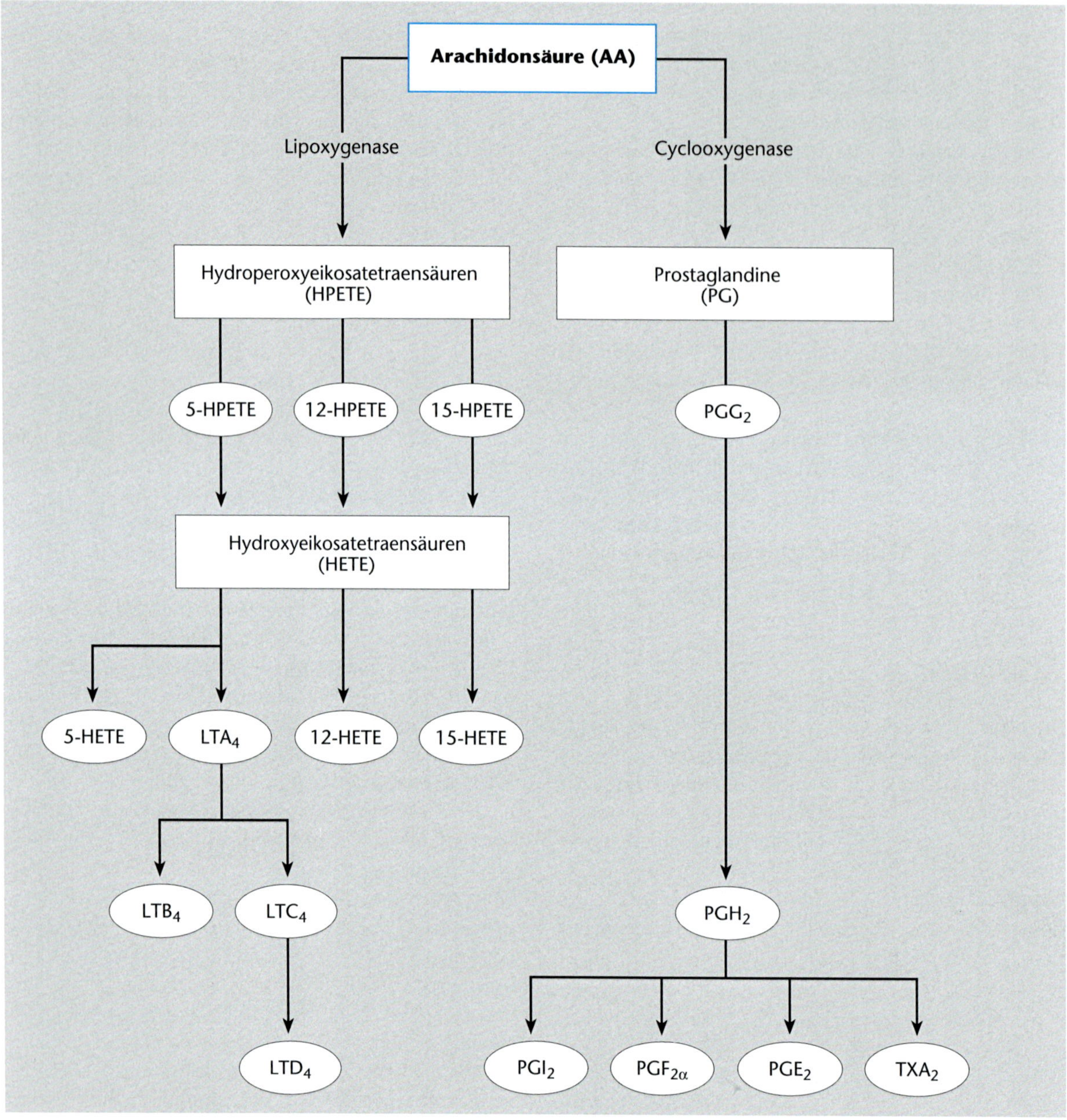

Abb. 1-50 Synthesewege wichtiger Eikosanoide (LT, Leukotrien; TX, Thromboxan).

Lipoxygenase sind die **Cyclooxygenasen (COX) 1** und **2** die Schlüsselenzyme, die die sequenzielle Synthese von Prostaglandin (PG) G_2 und PGH_2 aus der Arachidonsäure ermöglichen (s. Kap. 30). PGs und Eikosanoide (Leukotriene und Thromboxane) werden in den Zellen nicht gespeichert, so dass ihre Freisetzung nicht durch die Speicherkapazität limitiert ist. Die Stimulation der Eikosanoidsynthese ist relativ unspezifisch, in der Regel genügt ein Membranreiz. Eikosanoide sind kurzlebig und werden rasch enzymatisch inaktiviert. Das weitere Schicksal entspricht dem der längerkettigen Fettsäuren, d. h. β- und ω-Oxidation und Ausscheidung in Form von Di- und Tetranorverbindungen im Harn. Physiologische Wirkungen der wichtigen Prostaglandine sind in Tabelle 1-14 zusammengestellt. Den komplexen Einfluss der Eikosanoide auf viele genitale und damit u. a. reproduktive Funktionen zeigt Tabelle 1-15.

Synthetisch veränderte Prostaglandine. Tabelle 1-16 gibt eine Übersicht über eine Reihe chemisch veränderter Prostaglandine, die als Arzneimittelspezialitäten verfügbar sind.

In der Gynäkologie macht man sich diejenigen Substanzen zunutze, die kontraktionsfördernd auf den Uterus

Tab. 1-14 Physiologische Wirkungen der wichtigsten Prostaglandine (PG, Prostaglandin; TX, Thromboxan).

PGI_2	Abnahme von Vasotonus und Thrombozytenaktivität
TXA_2	Zunahme von Vasotonus und Thrombozytenaktivität
$PGF_{2\alpha}$	Zunahme von Utero-, Vaso- und Bronchotonus
PGE_2	Abnahme von Vasotonus, Zunahme von Uterotonus (Zervixreifung)

wirken. Dementsprechend sind sie in der Bundesrepublik Deutschland u. a. zur **Vorbereitung** einer Abortinduktion im ersten Trimenon, zur Durchführung einer Abortinduktion im zweiten Trimenon, zur Geburtseinleitung bei unreifem und reifem Zervixbefund sowie zur Prophylaxe (bei besonderem Risiko) und Behandlung der atonischen Nachblutung zugelassen.

Bislang gibt es für keine dieser Substanzen eine explizite Zulassung zur Abortinduktion im ersten Trimenon bzw. in der Kombination mit dem Antigestagen Mifepriston. Es ist aber bekannt, dass eine solche Kombination sehr sinnvoll ist, da hierdurch nicht nur die Ausstoßungsrate deutlich erhöht wird, sondern auch die Zahl der kompletten Aborte. Nicht zugelassen, aber vielfach verwendet ist dafür Misoprostol, dessen Indikationsbereich eigentlich die Gastroenterologie ist.

Tab. 1-15 Eikosanoide und ihre Bedeutung für genitale Funktionen (modifiziert nach Zahradnik, 1991).

	LIPOXYGENASE-REIHE	CYCLOOXYGENASE-REIHE
Ovar	Permeabilitätssteigerung der Follikelwand	Chemotaxis der Eizelle Durchblutungsverteilung Koordination der Eizellreifung Kumuluszell-Eizell-Adhärenz Luteolyse (lokal)
Eileiter	Chemotaxis der Ampulla	Kontraktilität Zilienmotilität Sekretbildung
Endometrium	Vasokonstriktion Leukozytenmigration	Modulator bei Proliferation/Sekretion/Vasotonus
Myometrium	Kontraktion	Durchblutungsverteilung Kontraktilität

Tab. 1-16 Übersicht über derzeit zugelassene Prostaglandinderivate mit Handelsnamen (Stand 9/2005).

Substanz	Präparatname	Applikationsform	In Deutschland zugelassen für folgende Indikationen
Dinoproston	Prepidil® Gel*	Gel	medizinisch induzierte Geburtseinleitung bei Schwangeren mit unreifer Zervix (Bishop-Score bis 5)
	Minprostin® E_2 Vaginalgel 1 mg/ 2 mg*	Gel	Geburtseinleitung am Termin oder in Terminnähe bei Bishop-Score bis 4 und Einlingsschwangerschaft
	Minprostin® E_2 Vaginaltablette*	Tablette	Geburtseinleitung mit ausreichender Geburtsreife der Cervix uteri, wenn die parenterale Gabe nicht angezeigt ist
Dinoprost – Trometamolsalz	Minprostin® $F_{2\alpha}$ Amp.*	Ampulle	atonische Nachblutungen nach Ausräumung des Uterus oder nach der Geburt. Vorbeugung einer Uterusatonie bei besonderem Atonierisiko, z. B. nach Mehrlingsgeburt oder bei Blasenmole
Gemeprost	Cergem®*	Vaginalzäpfchen	Zervixerweichung und -erweiterung zur Vorbereitung einer Ausräumung des Uterus bei Nichtschwangeren und Schwangeren bis zur 12. Schwangerschaftswoche. Einleitung einer Schwangerschaftsbeendigung im 2. Trimenon bei gesunden Frauen; eine instrumentelle Nachbehandlung ist erforderlich
Sulproston	Nalador®-500	Ampulle	i. v. Infusion: zur Vorbereitung einer instrumentellen Ausräumung des Uterus. Abortinduktion bei intakter Schwangerschaft, verhaltenem Abort und Blasenmole. Zur Geburtseinleitung bei intrauterinem Fruchttod. Zur Behandlung postpartaler atonischer Blutungen
Misoprostol	Cytotec®	Tablette	Prophylaxe und Therapie in der Gastroenterologie
	Myfegyne® 200 mg	Tablette	Beendigung einer intakten intrauterinen Schwangerschaft bis zum 49. Tag der Amenorrö in sequenzieller Anwendung mit Prostaglandin; Erweichung und Dilatation der Cervix uteri vor einem instrumentierten Schwangerschaftsabbruch während des I. Trimenons; Vorbereitung der Wirkung von Prostaglandinanaloga bei medizinisch begründetem Schwangerschaftsabbruch (jenseits des I. Trimenons); Einleitung der Wehentätigkeit zur Ausstoßung eines in utero abgestorbenen Fetus bei Patienten, bei denen Prostaglandine oder Oxytocin nicht angewendet werden können
Iloprost – Trometamol	Ilomedin®	Ampulle	fortgeschrittene Thrombangiitis obliterans
Alprostadil	prostavasin® 20 µg/40 µg	Ampulle	chronische arterielle Verschlusskrankheit Stadium III und IV

* Zulassung für die Indikationen in der Gynäkologie

Literatur

Berga S. L. (Hrsg.): Brain, behaviour and reproductive function. Semin. Reproduct. Endocrinol. 15/1 (1997).

Binart N., V. Goffin, C. J. Ormandy, P. A. Kelly: Prolactin, Overview. In: Knobil E. (ed.): Encyclopedia of Reproduction, vol. 4, pp. 31–39. Academic Press, San Diego–London–Boston–New York–Sydney–Tokyo–Toronto 1998.

Bruce R. C. (ed.): Progesteron receptor antagonists and selective progesteron receptor modulators (SPRMs). Sem Reprod Med 23 (2005).

Catt K. J.: Receptors for Hormones, Overview. In: Knobil E. (ed.): Encyclopedia of Reproduction, vol. 4, pp. 195–206. Academic Press, San Diego–London–Boston–New York–Sydney–Tokyo–Toronto 1998.

DeGroot L. J., L. Jameson: Endocrinology. Saunders 2001.

Diel I. J.: Biphosphonate – neue Indikationen beim Mammakarzinom. Gynspectrum 3 (2003) 13–15.

Eiermann W.: Aromatasehemmer: Neuer Standard in der endokrinen Therapie. Gynspectrum 4 (2000) 8–10.

Graf, M.: Physiologie des Menstruationszyklus. Gynäkologe 29 (1996) 70.

Grammer K., A. Jütte: Der Krieg der Düfte: Bedeutung der Pheromone für die menschliche Reproduktion. Gynäkol. Geburtsh. Rundsch 37 (1997) 150–153.

Holt, J. A., W. Würfel, M. W. Beckmann: Control and trafficing of cholesterol and other lipids within the ovary. Semin. Reprod. Endocrinol. 9 (1991) 303.

Huber J. C.: Das Ying-Yang der Östrogene: Der Alpha- und der Beta-Östrogenrezeptor. gyne 24 (2003) 97–99.

Huber, J.: Die Hormontherapie. Ariston, Genf–München 1990.

Keck C., J. Neulen, M. Breckwoldt: Praxis der Frauenheilkunde, Bd. 1: Endokrinologie, Reproduktionsmedizin, Andrologie. Thieme, Stuttgart–New York 2002.

King A., T. Burrows, S. Verma, I. Eta: Human uterine lymphocytes. Hum Reprod Update 4 (1998) 480.

Kleine-Gunk B.: Phytoöstrogene. Vorkommen, Wirkungsweise und potenzieller gesundheitlicher Nutzen. Frauenarzt 42 (2001) 1398–1404.

Knobil E., J. D. Neill: Encyoclopedia of Reproduction. Academic Press 1998.

Körner W., V. Hauf, W. Schuller, M. Zwirner, H. Hagenmaier: Entwicklung und praktische Erprobung eines einfachen Screening-Systems für östrogenartig wirkende Umweltchemikalien. Berichte Umweltforschung in Baden-Württemberg S. 385–396 (1996). PUG-Projekt: „Umwelt und Gesundheit".

Krüssel J. S., M. L. Polan, C. Simon: Cytokine and growth factor network in human endometrium. In: Arici A. (ed.): Infertility and Roproductive Medicine. Clinics of North America: WB Saunders, (2002).

Kuhl, H.: Natürliche und synthetische Steroidhormone. In: Wulf, K. H., H. Schmidt-Matthiesen (Hrsg.): Klinik der Frauenheilkunde und Geburtshilfe, Bd. 1: Schneider, H. P. G. (Hrsg.): Endokrinologie und Reproduktionsmedizin I, 3. Aufl., S. 71–101. Urban & Schwarzenberg, München–Wien–Baltimore 1995.

Leidenberger, F. A. et al.: Klinische Endokrinologie für Frauenärzte. 3. Aufl., Springer, Heidelberg 2005.

Marzusch K., J. Dietl: Die Plazentation beim Menschen: Ein Transplantations- oder Tumormodell. Z. Geburtshilfe. Neonatol. 202 (1998) 47–54.

Präimplantation und Implantation. Der Gynäkologe (Hrsg.: Diedrich K., H. M. Beier) 4 (1998).

Redmond G. P.: Androgenic disorders of women: Diagnostic and therapeutic decision making. Am. J. Med 98 (1A), 120 S–129 S.

Rier S. E., G. R. Yeaman: Immune aspects of endometriosis: relevance of the uterine mucosal immune system. Semin. Reprod. Endocrinol. 3 (1997) 209–220.

Rossmanith, W. G.: Neuroendokrine Steuerung der menschlichen Reproduktion. Ullstein Mosby, Berlin–Wiesbaden 1994.

Schäfer, W. R., H. P. Zahradnik, N. Frijus-Plessen, K. Schneider: Anthropogene Substanzen mit unerwünschter Östrogenwirkung. Umweltmed. Forsch. Prax. 1 (1996) 35–42.

Schreiber, J. R. (Hrsg.): Advances in ovarian physiology. Semin. Reprod. Endocrinol. 9 (1991).

Schulte-Übbing, C.: Angewandte Umweltmedizin. Sonntag, Stuttgart 1995.

Sedlmayr P., G. Dohr: Killerzellen der Dezidua. J. Fertil. Reprod. 2 (1999) 32–35.

Spitz I. M., C. W. Bardin, L. Benton, A. Robbins: Early pregnancy termination with mifepriston and misoprostol in the United States. N. Engl. J. Med. 338 (1998) 1241–1247.

Tabibzadeh S. (Hrsg.): From endometrial receptivity to implantation: a molecular perspective. Semin. Reprod. Endocrinol. Vol. 17/3 (1999).

Teichmann, A. T.: Empfängnisverhütung. Thieme, Stuttgart–New York 1996.

Tempfer C., H. P. Zahradnik: Orale Kontrazeption: Gestagene und ihre Partialwirkungen. Menopause & Kontrazeption 4 (2004).

Themmen A. P. N., J. W. M. Martens, H. G. Brunner: Gonadotropin receptor mutations. J. Endocrinol. 153 (1997) 179–183.

Thotakura N. R., D. L. Blithe: Glycoproteinhormones: Glycobiology of gonadotrophins, thyrotrophin and free subunit. Glycobiology 5 (1995) 3–10.

Winkler M., W. Rath: Anwendungsbereiche von RU 486 in Gynäkologie und Geburtshilfe. Deutsches Ärzteblatt 96 (1999) A 1962–A1967.

Würfel W.: Immuntherapie bei wiederholten Aborten und ART-Versagern. medifact-publishing 2003.

Zahradnik, H.P.: Eicosanoide (Prostaglandine und Leukotriene) – Grundlagen und Klinik. Arch. Gynec. Obstet. 250 (1991) 1–4.

2 Wichtige Krankheitsbilder bei normaler und gestörter sexueller Differenzierung

Normale sexuelle Differenzierung

1 Pubertas praecox

Zu differenzieren sind:

- Pubertas praecox vera, d. h. ein normaler Ablauf der Pubertät, aber zeitlich vorverlegt,
- Pseudopubertas praecox, d. h. eine vorzeitige Geschlechtsentwicklung, ohne dass das Ovar aktiv wird.

Bei 95% aller Mädchen beginnt die Pubertät zwischen dem 8. und 13. Lebensjahr. Dementsprechend ist das 8. Lebensjahr als untere Grenze für den Pubertätsbeginn akzeptiert. Allerdings sollte auch ein Pubertätsbeginn zwischen dem 8. und 10. Lebensjahr aufmerksam verfolgt werden, vor allem bei einer auffällig akzelerierten Entwicklung.
Der Beginn der Pubertät selbst ist gekennzeichnet durch die Thelarche (Brustentwicklung), es folgen zeitlich in der klassischen Triade die Adrenarche (z. B. Schamhaarentwicklung) und dann die Menarche.

1.1 Pubertas praecox vera

Ursachen. Der Pubertas praecox vera liegt eine ovarielle Aktivierung zugrunde, die entweder **direkt**, d. h. GnRH-abhängig (hypothalamisch-hypophysär), oder **indirekt**, d. h. GnRH-unabhängig, also ektop (z. B. durch

Gonadotropin-synthetisierende Tumoren) bedingt ist. Einen Überblick gibt Tabelle 2-1.

Bei den direkten Ursachen sind die Grenzen zwischen funktionellen und organischen Ursachen nicht immer scharf zu ziehen. Letztlich führt jede organische Änderung über Störungen funktioneller Abläufe erst zur endokrinologischen Symptomatik (z. B. Zirbeldrüsentumoren via Melatonin, s. Kap. 1). Insgesamt sind direkte funktionelle Ursachen für ca. 75% der vorzeitigen Pubertätsentwicklung verantwortlich.

Tab. 2-1 Ursachen der Pubertas praecox vera.

direkt (GnRH-abhängig)	
• funktionell	z. B. (unbehandelte) Hypothyreose
• organisch	– Hypothalamustumoren (z. B. Kraniopharyngiom) – hypothalamische Hamartome (Tuber cinereum) – Neurofibromatose – tuberöse Sklerose – ZNS-Tumoren (z. B. Optikusgliom, Astrozytom) – Zirbeldrüsentumoren – Z. n. Enzephalitis – Hydrozephalus – Z. n. (niedrig dosierter) Radiatio – posttraumatischer Zustand
• idiopathisch	
indirekt (GnRH-unabhängig)	
• Mädchen	– Teratom, Teratokarzinom, Dysgerminom – Chorionkarzinom – Leberzellkarzinom
• Buben	– HCG-sezernierende Tumoren – Teratom, Teratokarzinom – Leberzellkarzinom

Hypophysäres Überlappungssyndrom („overlap"-Syndrom). Eine schwere (unbehandelte) Hypothyreose führt über eine vermehrte TRH-Ausschüttung zur vermehrten Prolaktin-Sekretion und Galaktorrhö. Es kommt aber auch zu einer vermehrten Aktivierung des GnRH-Pulsgenerators und somit zur Ausschüttung von FSH und LH. Die Störung der Schilddrüsenachse „überlappt" sozusagen auch Regulationsmechanismen der anderen Achsen. Erklärt wird dies derzeit durch Rückwirkungen auf den endogenen Opioidtonus, der u. a. den GnRH-Pulsgenerator steuert.

Obwohl die Pubertät durch die Triade Thelarche, Adrenarche und Menarche charakterisiert ist, spricht viel dafür, dass zumindest Thelarche und Menarche einerseits sowie Adrenarche andererseits unabhängig voneinander gesteuert werden. Zwar beobachtet man bei einer GnRH-abhängigen Pubertas praecox oft diese klassische Triade, bei einer GnRH-unabhängigen Pubertas praecox aber gibt es Dissoziationen, z. B. dass die Adrenarche isoliert auftritt. In einer solchen Situation ist dann die Grenzziehung zwischen Pubertas praecox einerseits und pubertätsunabhängigen Erscheinungen andererseits naturgemäß schwierig.

Die **Diagnostik** erfolgt immer in Zusammenarbeit mit dem Neurologen und dem Pädiater (sowie ggf. dem Augenarzt). Die Diagnostik hirnorganischer Erkrankungen – die hier erforderlich werden kann – gehört nicht in die Hände des Frauenarztes.

Der Frauenarzt führt eine allgemein-gynäkologische und sonografische Untersuchung durch. Die Erfassung des Entwicklungsstandes nach Tanner ist obligat (Abb. 2-1, Tab. 2-2), weitere diagnostische Hinweise sind in Tabelle 2-3 dargestellt.

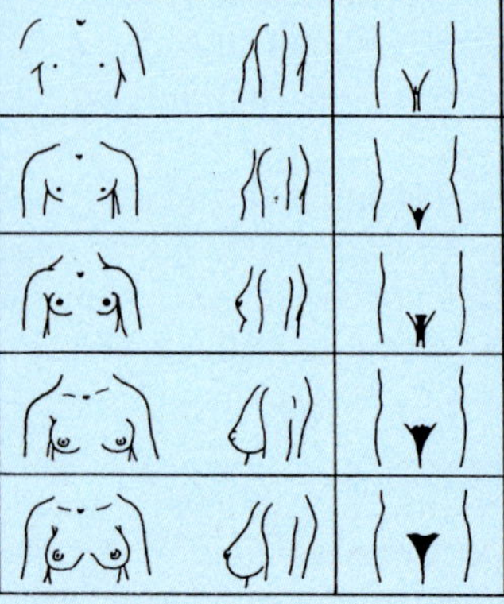

Tanner-Stadium	Brust	Pubes	LH basal	WHO-Gruppe	LH-Anstieg nach GnRH (z. B. 25 min nach 25 µg GnRH)	FSH/LH-Quotient	LH-Episoden
I				I	0	–	0
II				I	< 100 ng/ml	≫ 1	vereinzelt, schlafassoziiert (kleine Amplitude)
III			normal	II	< 100 ng/ml	> 1	schlafassoziiert; vereinzelte episodische LH-Pulse (kleine Amplitude und Frequenz)
IV			normal	II	> 100 ng/ml	> 1	Zunahme von Amplitude und Frequenz
V			normal	II	> 100 ng/ml	< 1	adulte zirkhorale LH-Episoden (Frequenz: 1 Puls/90–120

Abb. 2-1 Zusammenfassende Darstellung von Pubertätsstadien, Gonadotropinwerten (basal nach der WHO-Klassifikation und stimuliert mit 25 µg GnRH i. v.), FSH/LH-Quotienten und LH-Episoden (modifiziert nach Wolf, 1987).

Tab. 2-2 Pubertätsstadien nach Tanner.

Tanner-Stadium	Brust	Pubes
I	B1 fehlende Brustentwicklung: palpabler Drüsenkörper	P1 keine Schambehaarung
II	B2 Brustknospe: Vergrößerung des Warzenhofes, der Drüsenkörper wölbt sich vor	P2 vereinzelte, leichte, pigmentierte, lange Haare an den großen Schamlippen oder am Mons pubis
III	B3 Vergrößerung des Brustgewebes: der Drüsenkörper ist größer als der Warzenhof	P3 stärkere und dunklere Behaarung, die sich in der Mittellinie über der Symphyse ausbreitet und auf Fotografien sichtbar ist
IV	B4 Knospenbrust: Drüse im Warzenbereich hebt sich gesondert von der übrigen Drüse ab	P4 kräftige Behaarung wie bei der erwachsenen Frau, aber in geringerer Ausdehnung
V	B5 ausgereifte Brust: Zurückweichen der Warzenhofvorwölbung in die übrige Brustkontur	P5 kräftige Behaarung wie bei der erwachsenen Frau, wobei die Behaarung bis zu den Leistenbeugen reicht und auf die Oberschenkelinnenseite übergreifen kann. Nach oben ist die Behaarung horizontal abgegrenzt

Die endokrinologische (Basis-)Diagnostik sowie weiterführende Untersuchungen sind in Tabelle 2-4 und Tabelle 2-5 aufgeführt.

Bei einer GnRH-abhängigen Pubertas praecox sollte zunächst versucht werden, die zugrunde liegende Ursache zu sanieren. Um einen vorzeitigen Epiphysenschluss (Klein- bzw. Minderwuchs) zu verhindern, sollte eine gonadotropinsuppressive Therapie durchgeführt werden. Methode der Wahl sind heutzutage GnRH-Agonisten (mit Antagonisten bestehen nur wenig Erfahrungen). Sind auch peripher spezifische Veränderungen festzustellen (z.B. Virilisierung), dann können entsprechende Hormonrezeptorenblocker eingesetzt werden, wie z.B. CPA.

Zwar kommt es bei einer solchen Therapie auch zu einer Minderung der zentralen Gonadotropinsekretion, dennoch werden Gestagene oder gar Ethinyltestosteron heute nicht mehr primär zur Gondadotropinsuppression angewandt.

GnRH-Agonisten haben demgegenüber den Vorteil, dass sie deutlich weniger Nebenwirkungen zeigen; auch sind ihre Wirkungen

Tab. 2-3 Diagnostische Hinweise bei Verdacht auf Pubertas praecox.

- Größe, Gewicht (BMI), Vitalzeichen
- allgemeine Zeichen der Maskulinisierung (z.B. Stimme)

– Haut:	Hirsutismusstigmata, Cutis laxa, Striae, Café-au-lait-Flecken
– Haare:	Tanner-Stadium, Axillarbehaarung, Haarkonsistenz
– ZNS:	grobneurologische Untersuchung, Blick- und Gesichtsfeld, Riechvermögen
– Augen:	Augenfundus
– Gesicht:	ggf. Dysmorphiezeichen
– Brust:	Tanner-Stadium
– Abdomen:	Fettverteilung (android, gynäkoid)
– Genitalien:	Inspektion, Untersuchung (ggf. Vaginoskopie), Sonografie

Tab. 2-4 Diagnostik bei Verdacht auf eine GnRH-abhängige Pubertas praecox.

- endokrinologische Basisdiagnostik:
  - FSH/LH
  - Estradiol (evtl. auch Progesteron)
  - Prolaktin
  - DHEA-S, T, Androstendion
  - Schilddrüsenfunktion (z.B. TRH-Test)
- weiterführende endokrinologische Diagnostik (üblicherweise mit Konsil):
  - adrenale Achse
  - GnRH-Test
  - Wachstumshormonachse
- spezielle weiterführende Diagnostik (mit Konsil):
  - Knochenalterbestimmung
  - zytogenetische Analyse
  - molekulargenetische Untersuchungen

Tab. 2-5 Diagnostik bei Verdacht auf eine GnRH-unabhängige Pubertas praecox.

- bei Verdacht auf Hyperöstrogenämie:
  - Estradiol (ggf. auch Estron, Estriol)
  - Progesteron
  - HCG (ggf. auch HCS = humanes Chorionsomatotropin)
  - Schilddrüsenfunktionstests
- bei Verdacht auf Hyperandrogenämie:
  - DHEA-S
  - Testosteron
  - Androstendion
  - 17α-Hydroxyprogesteron u. a.
- weiterführende Diagnostik (mit Konsil):
  - Knochenalterbestimmung
  - Becken-, Abdomen-, Schädeluntersuchung durch bildgebende Verfahren
  - molekulargenetische Untersuchungen

auf das Endokrinium insofern günstiger, als sie die NNR und die Zirbeldrüse funktionell unbeeinflusst lassen (regelrechte Adrenarche). Setzt man sie wieder ab, dann dauert es etwa 1–2 Monate, bis die Pubertätsentwicklung wieder in Gang kommt. Bei einem Anwendungszeitraum von 4–5 Jahren ist ein Größenzuwachs von 6–10 cm zu erwarten.

Auch bei der GnRH-unabhängigen Pubertas praecox muss zunächst versucht werden, die zugrunde liegende Ursache zu sanieren.
Für die erforderliche gonadale Suppression sind GnRH-Agonisten nur ausnahmsweise wirksam. Dementsprechend werden in einer solchen Situation meist Gestagene hoch dosiert eingesetzt, manche Autoren empfehlen auch die Gabe von Testolacton. Sofern durch die Gabe der Gestagene eventuelle periphere Veränderungen, wie z. B. Virilisierungszeichen, nicht schon antagonisiert werden, bietet sich die zusätzliche Gabe von spezifischen Hemmstoffen wie z. B. CPA an.

Obwohl es mittlerweile sehr viele Hinweise dafür gibt, dass der Beginn der Pubertät in einem engen Zusammenhang mit dem Tryptophanstoffwechsel steht (s. Kap. 1), ist die Gabe von Intermediärprodukten des Tryptophanstoffwechsels, z. B. Melatonin, bislang klinisch wenig erprobt und dementsprechend als Therapieoption nicht etabliert.

1.2 Pseudopubertas praecox

Ursachen. Es kommt zur Pseudopubertas praecox durch Induktion der pubertären Entwicklung, jedoch ohne regelrechte Aktivierung des Ovars. Wird hierdurch die Differenzierung in Richtung des chromosomalen Geschlechts akzeleriert, so spricht man von einer **isosexuellen** Pseudopubertas praecox, andernfalls von einer **heterosexuellen** Pseudopubertas praecox. Für letztere sind verschiedene Formen des „adrenogenitalen Syndrom" (AGS), die bei Mädchen zu einer Virilisierung führen, typische Beispiele.
Weitere mögliche Ursachen sind:
- NNR-Tumoren,
- Ovarialtumoren (Granulosa-, Thekazelltumoren) bzw. Leydig-Zell-Tumoren,
- iatrogene Östrogen-, evtl. auch Androgenzufuhr,
- McCune-Albright-Syndrom (Gendefekt mit komplexen Überfunktionssyndromen wie Struma, M. Cushing, Hyperpigmentierungen (Café-au-lait-Flecken), östrogenproduzierenden Ovarialzysten, fibröser Knochendysplasie),
- familiäre Testotoxikose.

Diagnostik/Therapie. Nach den einzelnen Ursachen ist gezielt zu suchen; die Therapie ist entsprechend kausal (z. B. operativ bzw. substituell beim AGS).

2 Pubertas tarda

Definition. Ist mit dem 13. Lebensjahr noch kein Entwicklungsstadium II nach Tanner (s. Tab. 2-2) erreicht, so ist von einer Pubertas tarda zu sprechen.

Tab. 2-6 Mögliche Ursachen einer Pubertas tarda.

hypergonadotroper Hypogonadismus
- chromosomal bedingt (z. B. Turner-Syndrom; 45,XO)
- nicht-chromosomal bedingt (z. B. Swyer-Syndrom)

hypogonadotroper Hypogonadismus
- hypophysär-anatomische Ursachen
  - Prolaktinom
  - Kraniopharyngeom
  - nicht-klassifizierbare Adenome oder Malignome
  - postoperative Läsionen
- hypophysär-funktionelle Ursachen
  - kongenitale Abwesenheit bestimmter Glieder des Regelkreises (z. B. von GnRH-Rezeptoren; von GnRH – zusammen mit Anosmie: Kallmann-Syndrom, angeboren)
- periphere Ursachen
  - Cushing-Syndrom, angeborene NNR-Hyperplasie
  - Enzymdefekte (z. B. 17α-Hydroxylase-Mangel)
  - primäre Hypothyreose
  - Kachexie/Anorexia nervosa
  - (Gonadotropin-)resistente Ovarien
- Sonstiges
  - angeborene Defekte des ZNS
  - Pinealome mit erhöhter Melatoninsekretion

eugonadotrope Situation
- Androgenresistenz

Ursachen sind vornehmlich hypergonadotrope Ovarialinsuffizienzen (ca. 45%). Eine Pubertas tarda ohne Störungen der Gonadotropinsekretion ist eine Rarität. Tabelle 2-6 gibt mögliche Ursachen der Pubertas tarda wieder.

Zu beachten ist aber auch, dass es (selten) zu einer Pubertas tarda kommt, bei der keine krankhaften Ursachen vorliegen und die damit als physiologisch anzusehen ist.

Im Zentrum der **Diagnostik** (Abb. 2-2) stehen die Bestimmung der Serumgonadotropine und das Karyogramm.

Auch bei einem **Kallmann-Syndrom** (hypogonadotroper Hypogonadismus mit Anosmie) sollte eine NMR- oder CT-Diagnostik erfolgen, da der Ausfall des Geruchssinnes auch durch einen Tumor verursacht sein kann.

Eine Gonadenbiopsie ist bei allen Mosaikformen bzw. nicht eindeutig hypergonadotropen Formen angezeigt, da nur durch die histologische Untersuchung eine Aussage zur Prognose bezüglich der späteren Fertilität gemacht werden kann. Insbesondere bei Mosaikformen findet man oft – offenbar in Abhängigkeit von der Ausprägung des Mosaiks – funktionelles ovarielles (Rest-) Gewebe mit Primordialfollikeln.

In einer solchen Situation besteht schon heute die Möglichkeit, dieses ovarielle Gewebe zu kryokonservieren, um – bei einem späteren Kinderwunsch – einzelne Eizellen aus diesem Gewebe in vitro heranreifen zu lassen (In-vitro-Maturierung, IVM). Es ist allerdings darauf hinzuweisen, dass die Kryokonservierung von funktionellem Ovarialgewebe mit der Option einer IVM derzeit in dieser Situation noch einen Vorgriff auf zukünftige Möglichkeiten der Reproduktionsmedizin

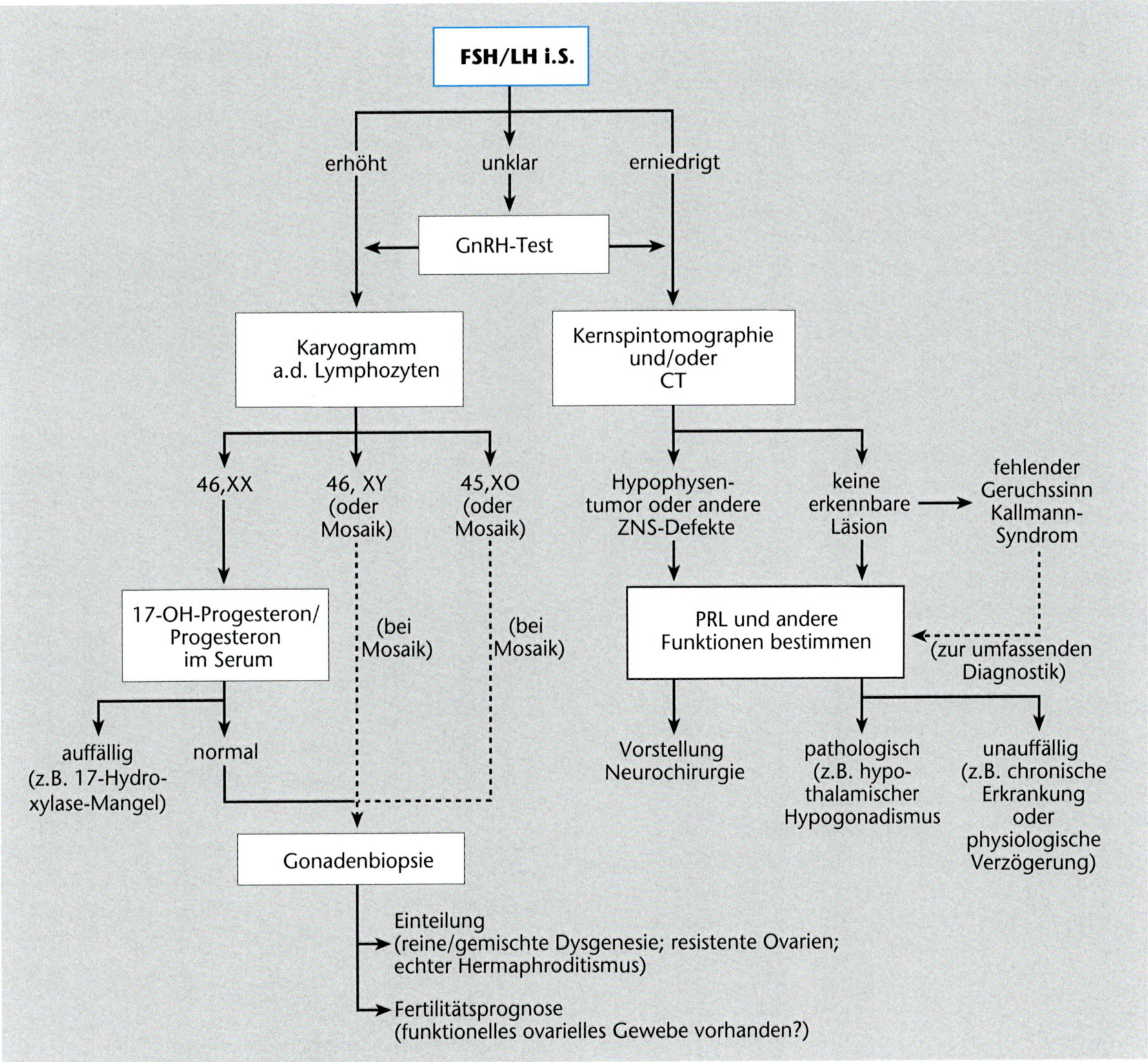

Abb. 2-2 Diagnostisches Vorgehen bei Pubertas tarda.

darstellt, da alle bisherigen Versuche der IVM – zumindest beim Menschen – frustran verlaufen sind und der dringende Verdacht besteht, dass bei den derzeitigen Techniken der IVM ein erhöhtes Fehlbildungsrisiko für die Nachkommenschaft besteht.

Therapie. Zu unterscheiden ist zwischen einer hyper- und einer hypogonadotropen Ausgangslage. Im Vordergrund steht dabei die Induktion der Pubertät. Daneben ist die spätere Fertilität bzw. deren Prognose zu berücksichtigen.

!

Zunächst müssen alle organischen Ursachen ausgeschlossen bzw. beseitigt sein. Bei bestehenden funktionellen Krankheitsbildern ist die primäre medikamentöse Therapie dort anzusiedeln (z. B. Hypothyreose). Erst dann kann – sofern noch erforderlich – eine hormonelle Therapie mit dem Ziel der Pubertätsinduktion einsetzen.

Hypergonadotrope Ausgangslage. Initiierung der Pubertät: Östrogene (natürlich oder konjugiert; nicht EE) für 6–12 Monate (z. B. 0,3 mg Presomen®/d).

Initiierung der Zyklusperiodizität: Zugabe von Gestagenen (bevorzugt Progesteronabkömmlinge) für 12 bis 24 Monate (z. B. 10 mg MPA/d vom 15. bis 25. Zyklustag; günstig: Erhöhung der Östrogendosis auf 0,6 mg/d).

Erhaltung: übliche Präparate wie bei der postmenopausalen Substitution (keine „Pille").

Bezüglich der Fertilität siehe „Störungen der sexuellen Differenzierung – Gonosomenaberrationen", Abschnitt 2. Bislang ist bei späterem Kinderwunsch nur die Eizellspende denkbar; diese ist in der Bundesrepublik Deutschland nach dem Embryonen-Schutz-Gesetz (ESchG) verboten, ebenso in Österreich und der Schweiz.

Hypogonadotrope Ausgangslage. Grundsätzlich besteht hier die Möglichkeit, durch Gabe von Gonadotropinen oder pulsatiler GnRH-Applikation die hypogonadotrope Situation physiologisch anzugehen. Dies ist aber mit einem erheblichen Aufwand verbunden; zudem zielt eine solche Therapie auf Fertilität ab (d. h., es müsste – individuell – wieder für Kontrazeption gesorgt werden!). Daher ist die Vorgangsweise pragmatisch wie bei einer hypergonadotropen Situation zu wählen. Erst im Fall eines späteren Kinderwunsches wird die Erhaltungstherapie abgesetzt und mit der spezifischen Therapie begonnen.

Störungen der sexuellen Differenzierung – Gonosomenaberrationen

1 Einteilung

Tabelle 2-7 gibt einen Überblick über die verschiedenen Formen der gestörten Sexualentwicklung und ihrer Ursachen – soweit bekannt.

Chromosomales Geschlecht. Bei überzähligen Chromosomen werden Störungen der Fertilität häufig beobachtet. Sollte im Einzelfall noch eine Spermiogenese nachweisbar sein, so ist es wichtig zu wissen, dass bei den Reifeteilungen (also der Ausprägung des haploiden Chromosomensatzes) die überzähligen Chromosomen meist verloren gehen, also „normale" Gameten entstehen. Insofern ist bei Kinderwunsch – zumindest bei den Männern – TESE (testikuläre Spermienextraktion)/ICSI (intrazytoplasmatische Spermieninjektion) mit Erfolg möglich. Ähnliches gilt für die Mosaike.

Gonadales Geschlecht. Das gonadale Geschlecht definiert sich durch die Existenz der geschlechtsspezifischen Gonaden.

!

Für die klinische Definition Zwitter (Hermaphrodit) wird ausschließlich das gonadale Geschlecht herangezogen.

Somatisches Geschlecht. Ergibt sich aufgrund des gonadalen Geschlechts kein Hermaphroditismus, ist das somatische Geschlecht aber nicht eindeutig ausgeprägt, so ergibt sich die Definition eines Pseudohermaphroditismus – je nach gonadalem Geschlecht männlich oder weiblich.

!

Das Ausmaß der Intersexualität beim Pseudohermaphroditismus ist abhängig davon, wie stark die einzelnen hormonell kontrollierten Entwicklungsschritte gestört sind, d. h. entweder gehemmt und/oder verstärkt ablaufen.

Abbildung 2-3 zeigt, wie bei gegebenem gonadalem Geschlecht durch das hormonelle Zusammenspiel ein normales weibliches oder männliches Genitale entsteht. Bei Störungen resultieren Doppelanlagen oder Fehlentwicklungen unterschiedlichen Ausmaßes (wie z. B. Virilisierung von Mädchen beim AGS; Abb. 2-4).

Der **echte Hermaphroditismus** ist eine Rarität.

Beim **Pseudohermaphroditismus femininus** ist die häufigste Ursache das klassische AGS (s. dort). Vom AGS abzugrenzen

Tab. 2-7 Störungen der Sexualentwicklung. (AMH = Anti-Müller-Hormon; SRY, Sex-determinierende Region des Y-Chromosoms) (modifiziert nach Drews 1987).

I chromosomales Geschlecht	
a) Fehlverteilung der Geschlechtschromosomen in der Meiose – XXX-Ovar XX(X...) – Y-Hoden (Klinefelter-Syndrom)	
XY(Y...) Hoden (Spermatogenesedefekte)	
b) Mosaike durch Keimfusion in frühen Entwicklungsstadien	
XX/XY-Hoden oder Ovotestis	
c) Verlust des Y in den Furchungsteilungen	
– XO/XY-Hoden oder Streifengonaden	
XO-Streifengonaden (Turner-Syndrom)	
d) XX-Männer, Translokation des SRY auf ein X-Chromosom oder ein Autosom	
XX-SRY-Hoden mit Untergang der Spermatogonien wie beim Klinefelter-Syndrom	
e) XY-Frauen, Deletion des SRY auf dem Y-Chromososm	
Streifengonaden wie beim Turner-Syndrom	
II gonadales Geschlecht	
• **echte Hermaphroditen** mit Ovotestis; entsprechend dem Anteil an funktionierendem Hodengewebe graduelle Vermännlichung oder normale männliche oder weibliche Entwicklung	
III somatisches Geschlecht	
• **männliche Pseudohermaphroditen**	
mit Müller-Strukturen	
a) Hodenhypoplasie, AMH- und Testosteronmangel	Reste von Uterus und Tuben, Hypospadie
b) selektiver AMH-Defekt	Uterus und Tuben in einem männl. Genitale
ohne Müller-Strukturen	
a) selektive Defekte in der Testosteronsynthese – autosomale Vererbung	 graduelle Feminisierung
b) testikuläre Feminisierung – Androgenrezeptordefekt (X-gebundene Vererbung) – α-Reduktase-Mangel (autosomale Vererbung)	 meist totale Feminisierung graduelle Feminisierung
• **weibliche Pseudohermaphroditen**	
a) endogene Androgenbildung in der fetalen NNR adrenogenitales Syndrom (AGS)	Ovarien und weibliches inneres Genitale, Vermännlichung des äußeren Genitale
b) exogene Androgene, z. B. Gestagene mit androgener Komponente während der Schwangerschaft	
IV zentrale Determinationsstörung	
a) diskordante Sexualidentität (Transsexualität)	
b) Rhythmusstörungen, zentral bedingte Infertilität, Ursachen beim Menschen noch unbekannt	

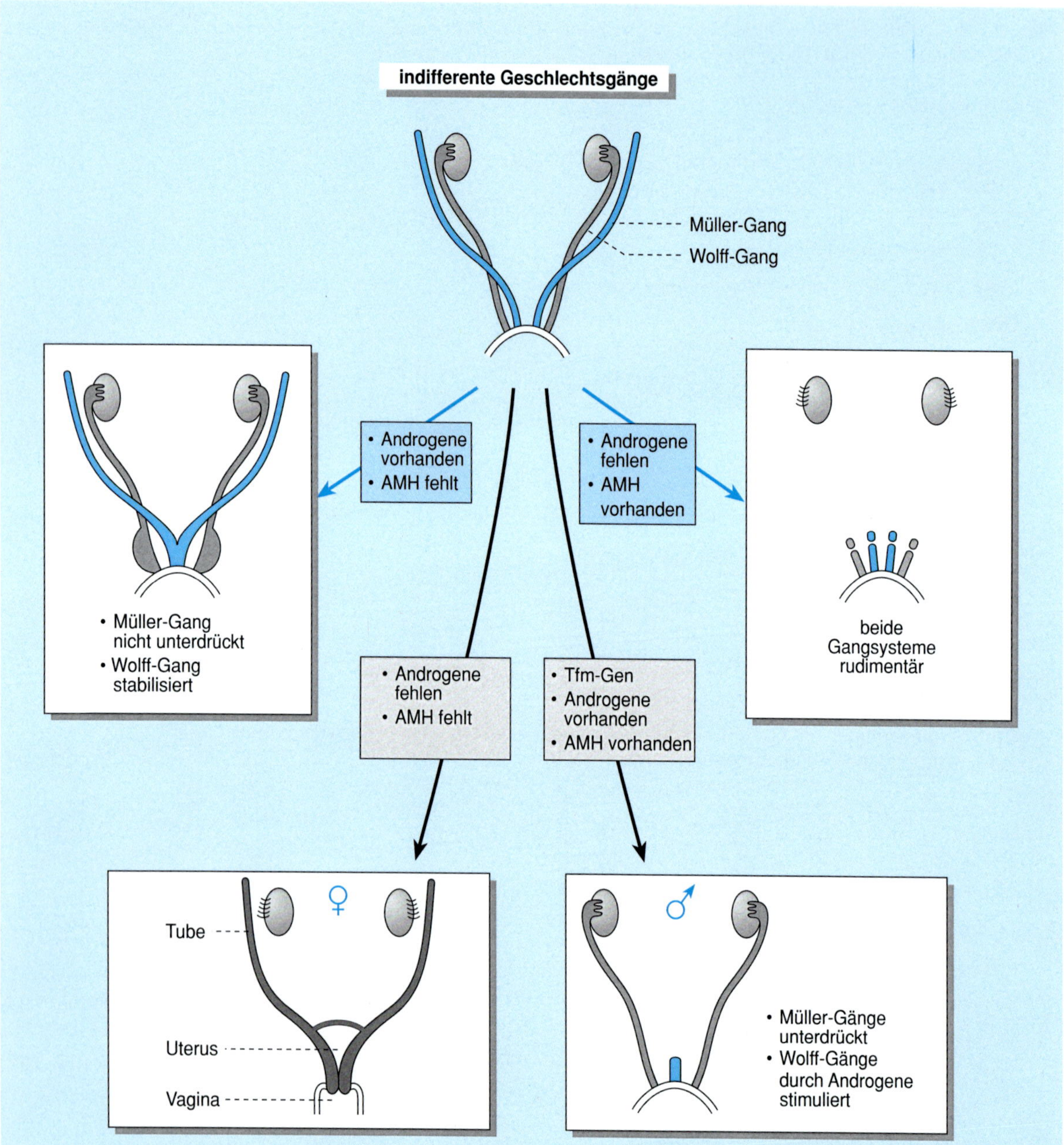

Abb. 2-3 Differenzierung der Gangsysteme in männlich und weiblich und ihre Störungen. Tfm-Gen, Y-ständiges Regulator-Gen für die Induktion männlicher Gonaden (modifiziert nach Lauritzen, 1987).

sind transplazentare Virilisierungen weiblicher Feten durch exogene oder endogene mütterliche Androgene während der Schwangerschaft, z. B. durch Medikamente oder androgensynthetisierende Tumoren.

Beim **Pseudohermaphroditismus masculinus** ist zu unterscheiden zwischen einem männlichen Karyotyp mit Müller-Strukturen und einem solchen ohne Müller-Strukturen. Liegen Müller-Strukturen vor, so ist der Pseudohermaphroditismus masculinus meist auf eine Gonadendysgenesie zurückzuführen. Abhängig davon, wie „inkomplett" die Gonadendysgenesie ist, sind alle Zwischenformen denkbar und letztlich in der Literatur auch beschrieben. Patienten mit einer kompletten (reinen) Gonadendysgenesie haben entweder einen normalen männlichen oder weiblichen Chromosomensatz, stets aber einen komplett weiblichen Phänotyp.

Fehlen Müller-Strukturen, so ist die häufigste Ursache ein Androgenrezeptordefekt, also eine Androgenresistenz oder ein Androgeninsensitivitätssyndrom (AIS).

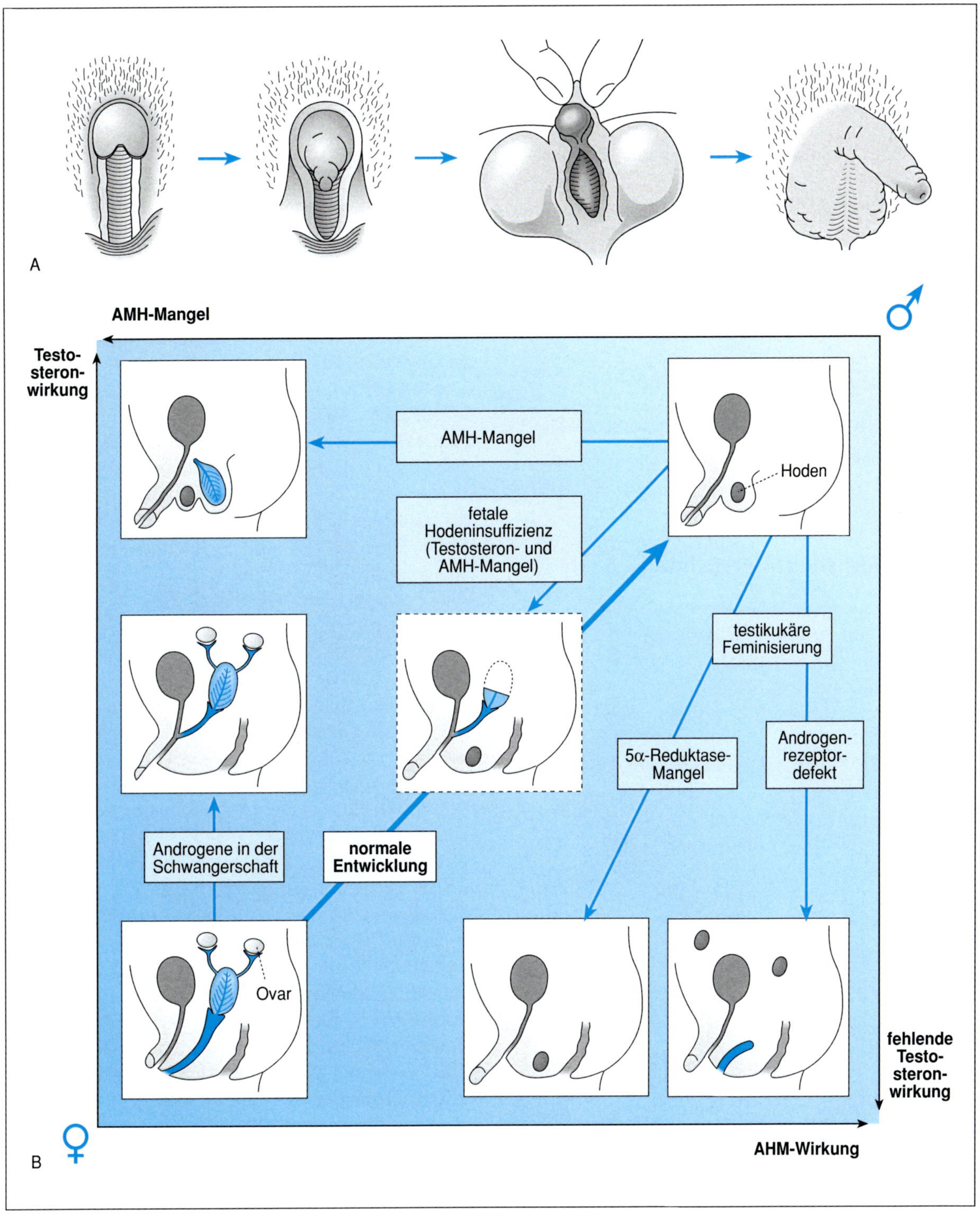

Abb. 2-4 Intersexbildung beim Menschen.

A. Äußeres Genitale: zunehmende Vermännlichung bei Kindern mit AGS. Das männliche Genitale wird durch Testosteron induziert, das weibliche entsteht konstitutiv. Übergänge (intermediäre Ausbildung des Phallus mit Hypospadie und Entwicklung der großen Labien in Richtung Skrotum) können bei weiblichen Feten durch Androgene während der Schwangerschaft und beim männlichen Fetus durch Testosteronmangel entstehen.

B. Innere Genitalgänge: Die Entwicklung wird von Testosteron und AMH bestimmt. Bei weiblichen Feten können Androgene das Herabwandern der Vaginalanlage stoppen. Bei männlichen Feten kann Testosteronmangel zu einem partiellen Herabwandern der Gänge und AMH-Mangel zum Zurückbleiben von Müller-Gang-Derivaten führen (nach Drews, 1987).

2 Diagnostik

2.1 Fluoreszenz-in-situ-Hybridisierung (FISH)

Mit der FISH-Technik ist es relativ einfach möglich, die Zahl der Geschlechtschromosomen (und auch der Autosomen) zuverlässig festzustellen. Es handelt sich hierbei nur um eine numerische Untersuchung, ohne eine Aussage zu möglichen strukturellen Auffälligkeiten. Für eine sorgfältige Diagnose ist die Anfertigung eines Karyogramms erforderlich.

2.2 Karyogramm

Es wird erstellt aus Lymphozyten des peripheren Blutes.

Die Bestimmung des Barr-Körperchens (kondensiertes, inaktives X-Chromosom), z. B. aus dem Bukkalabstrich, ist heutzutage obsolet.

2.3 Körperliche Untersuchung

Folgende Fragen sollten beantwortet werden:

- Existenz von Penis bzw. Klitoris (Klitoris: zwei Frenula; Penis: ein Frenulum),
- Größe von Penis bzw. Klitoris,
- Lage der Urethra (ggf. Blauprobe): penil, hypospadisch, perineal?
- Art und Größe der Labien: skrotalisiert, labioskrotale Fusion, Skrotum?
- Urogenitalsinus oder Vagina,
- Hoden: vorhanden, Größe? Leistenkanal?
- Labia majora?
- Uterus?
- körperliche Fehlbildungen?

2.4 Sonografie

Folgende Fragen sollen beantwortet werden:

- Uterus: Größe, Lage, Fehlbildungen?
- Ovarien?
- Nieren angelegt?

▶ Falls eine Sonografie vaginal nicht möglich sein sollte, auch an den rektalen und transabdominalen Zugang (mit voller Blase) denken!

2.5 Hormonbestimmungen

Diese Untersuchungen sind primär nicht indiziert; sie sollten erst in zweiter Linie durchgeführt werden, und zwar dann, wenn spezifische Fragen beantwortet werden sollen, wie z. B.:

- hypergonadotroper Hypogonadismus: FSH, LH, Estradiol;
- AGS: Testosteron, Androstendion, DHEA-S und andere (s. Kap. 4).

2.6 Gonadenbiopsie

Für die Diagnostik von Störungen der Gonadendifferenzierung ist heutzutage eine Gonadenbiopsie (zur histologischen Sicherung der Art des Keimgewebes) eigentlich nicht mehr erforderlich; die Ergebnisse der oben angeführten Untersuchungen, insbesondere aber die humangenetischen, ermöglichen auch ohne Histologie eine exakte Diagnose.
Eine Ausnahme hiervon ist dann gegeben, wenn der V. a. auf einen Ovotestes besteht.
Geht es bei Störungen der sexuellen Differenzierung allerdings um die Frage der **Fertilitätsabklärung,** dann ist eine Gonadenbiopsie unumgänglich, da nur durch die histologische Aufarbeitung die Frage beantwortet werden kann, ob funktionelles Keimgewebe vorhanden ist oder nicht.
Beim Nachweis einer Spermiogenese bzw. von Primordialfollikeln sollte mit dem Patienten bzw. der Patientin auf alle Fälle die Möglichkeit der Kryokonservierung von gonadalem Gewebe besprochen werden.
Bei späterem Kinderwunsch können schon heute kryokonservierte testikuläre Spermatozoen relativ erfolgreich für die Fertilisierung von Eizellen verwendet werden (s. Kap. 4: ICSI/TESE). Bei unreifen Eizellen, d. h. Primordialfollikeln, ist die Situation derzeit etwas anders, da solche nach dem Auftauen erst in vitro nachreifen müssten (vgl. IVM, oben), bevor sie fertilisiert werden könnten. Die Ergebnisse der IVM sind derzeit allerdings noch schlecht (s. Kap. 4), was sich allerdings in einigen Jahren ändern könnte, wenn z. B. bei einer betreffenden Patientin dann Kinderwunsch besteht.
Gerade bei weiblichem Phänotypus ist eine Gonadenbiopsie freilich nur mittels Laparoskopie oder gar Laparotomie möglich. Die Indikation hierzu ist also sorgfältig zu stellen. Allerdings ist bei einigen sexuellen Differenzierungsstörungen, wie z. B. dem Swyer-Syndrom und bei der testikulären Feminisierung, ohnehin auch ein Tumor auszuschließen.
Zusammenfassung. Abbildung 2-5 gibt das diagnostische Vorgehen bei Vorliegen der Chromosomenanalyse wieder. Es zeigt sich, dass man bereits mit Chromosomenanalyse, körperlicher Untersuchung und ggf. Hormonuntersuchungen – also mit relativ wenig Aufwand – die Diagnose weitestgehend erhärten kann. Dies ist auch insofern von Bedeutung, da bei vielen Formen der Fehlentwicklung von Sexualorganen erhebliche psychosexuelle Probleme bestehen bzw. durch die ausschließliche Mitteilung der Diagnose noch ver-

schärft werden (z. B. testikuläre Feminisierung: „Sie sind eigentlich ein Mann“). Je aufwendiger aber die Diagnostik ist (z. B. Laparoskopie), desto mehr wächst die Sensibilität des/der Betroffenen und sein/ihr Informationsbedarf und damit auch das „Aushorchen“ Dritter. Aufgrund fragmentarischer und unzulänglicher Vorinformationen bleibt dann für die notwendige, subtile psychische Führung oft kaum noch Raum, und der Therapeut muss sich darauf beschränken, das „zerschlagene Porzellan wieder zu kitten“.

!

Sobald nach behutsamer und möglichst wenig invasiver Diagnostik eine Verdachtsdiagnose besteht, sollte ein erfahrener Psychosomatiker hinzugezogen und in die weitere Informations- und Therapieplanung mit einbezogen werden.

3 Therapieprinzipien

Die Therapie muss sich nach der jeweiligen Diagnose richten. Es ist darauf hinzuweisen, dass auch hormonell bedingte Veränderungen (z. B. AGS) zum Zeitpunkt der Diagnostik schon so fixiert sein können, dass zusätzliche chirurgische Maßnahmen erforderlich werden.

Da aber jede Art von Therapie darauf zielt, eine klarere sexuelle Zuordnung zu erreichen, sollte – insbesondere bei den ausgeprägten Mischformen – in einer sorgfältigen psychologischen Evaluierung ausgelotet werden, wie die Identifikationslage ist und wie daher die Zuordnung der Geschlechtlichkeit gewünscht wird. Wichtig ist in diesem Zusammenhang das Alter des oder der Betroffenen zum Zeitpunkt der Diagnosestellung: Bei einem Kind kann man letzten Endes nicht voraussehen, wie sich die **sexuelle Identität** entwickeln wird. Mittlerweile weiß man auch, dass man durch klare Festlegungen im Säuglingsalter, z. B. durch entsprechende operative Maßnahmen, die Entwicklung der damit angestrebten Geschlechtsidentität nicht unbedingt erreicht. Gerade solche Betroffene werden später möglicherweise in eine Identitätskrise gestürzt, wenn ihre „innere Geschlechtsrolle“ ihrer vermeintlichen äußeren nicht entspricht. Gerade im Bereich Intersexualität gibt es aber auch neue Tendenzen bei Betroffenen, die z. B. über Selbsthilfegruppen oder Internetforen miteinander kommunizieren und ihre Intersexualität als **„drittes Geschlecht“** bewusst weiterleben wollen.

Manchmal kann es individuell durchaus sinnvoll sein, die Diagnose nicht definitiv bzw. nicht ganz eindeutig mitzuteilen und erst auf entsprechende Nachfragen den Chromosomenbefund zu nennen. So sind gerade Männer mit testikulärer Feminisierung in der Regel gut sozial und auch sexuell etabliert und leben nicht selten in festen Partnerschaften. Hier kann es im Einzelfall zu erheblichen Problemen bei der Mitteilung der Diagnose kommen.

Letzten Endes kann man generell verbindliche Empfehlungen in diesem Zusammenhang kaum geben. Wichtig ist aber für die Betroffenen – abgesehen von seltenen Ausnahmefällen – ganz allgemein eine **weitestgehende Offenheit** und gleichzeitig das Angebot psychologischer Unterstützung bei der Verarbeitung der Diagnose. Gerade heute im Zeitalter globaler Information ist davon auszugehen, dass ein Betroffener bzw. eine Betroffene mit hoher Wahrscheinlichkeit „zufällig“ über eine entsprechende Diagnose stolpern und dann unter Umständen in eine noch viel größere Krise gestürzt wird, als wenn von Anfang an ein einigermaßen offener Umgang damit praktiziert wurde. Auch das Vertrauen in die ärztliche Behandlung könnte erheblich leiden – ganz abgesehen vom **Patientenrecht auf Information.** Außerdem ist es ohne ausführliche Exploration der psychischen Aspekte kaum wirklich möglich zu erkennen, was möglicherweise an innerpsychischen Konflikten oder Identitätsproblemen besteht, die durch das Wissen über den Befund einer weiteren (psychotherapeutischen) Klärung zugänglich werden.

Eltern sollten dahingehend beraten werden, dass sie ihrem Kind hinsichtlich dieser Problematik möglichst früh mit einer gewissen Selbstverständlichkeit und Offenheit gegenübertreten und dieses altersgemäß an die besondere Situation heranführen. Andernfalls besteht die Gefahr, dass es immer ein „Familiengeheimnis“ gibt, über das alle möglichen Beteiligten informiert sind, nur nicht der oder die Betroffene. Auch in solchen Fällen ist mit einer schweren Vertrauenskrise zu rechnen, wenn dann irgendwann – mehr oder weniger zufällig – der bzw. die Betroffene von der Diagnose erfährt.

EINZELNE KLINISCHE BILDER

1 Ullrich-Turner-Syndrom/ Gonadendysgenesie

Die **Ursache** liegt in einer non-disjunction (Nicht-Auseinanderweichen) während einer meiotischen oder mitotischen Kernteilung. Das zweite Gonosom, das hierbei „verloren“ wird, kann entweder ein X- oder ein Y-Chromosom sein. Letztlich ist das Ullrich-Turner-Syndrom durch eine gonosomale Monosomie (X0) gekennzeichnet.

Das Alter der Mütter unterscheidet sich nicht von dem anderer Mütter, das Alter der Väter ist jedoch oft deut-

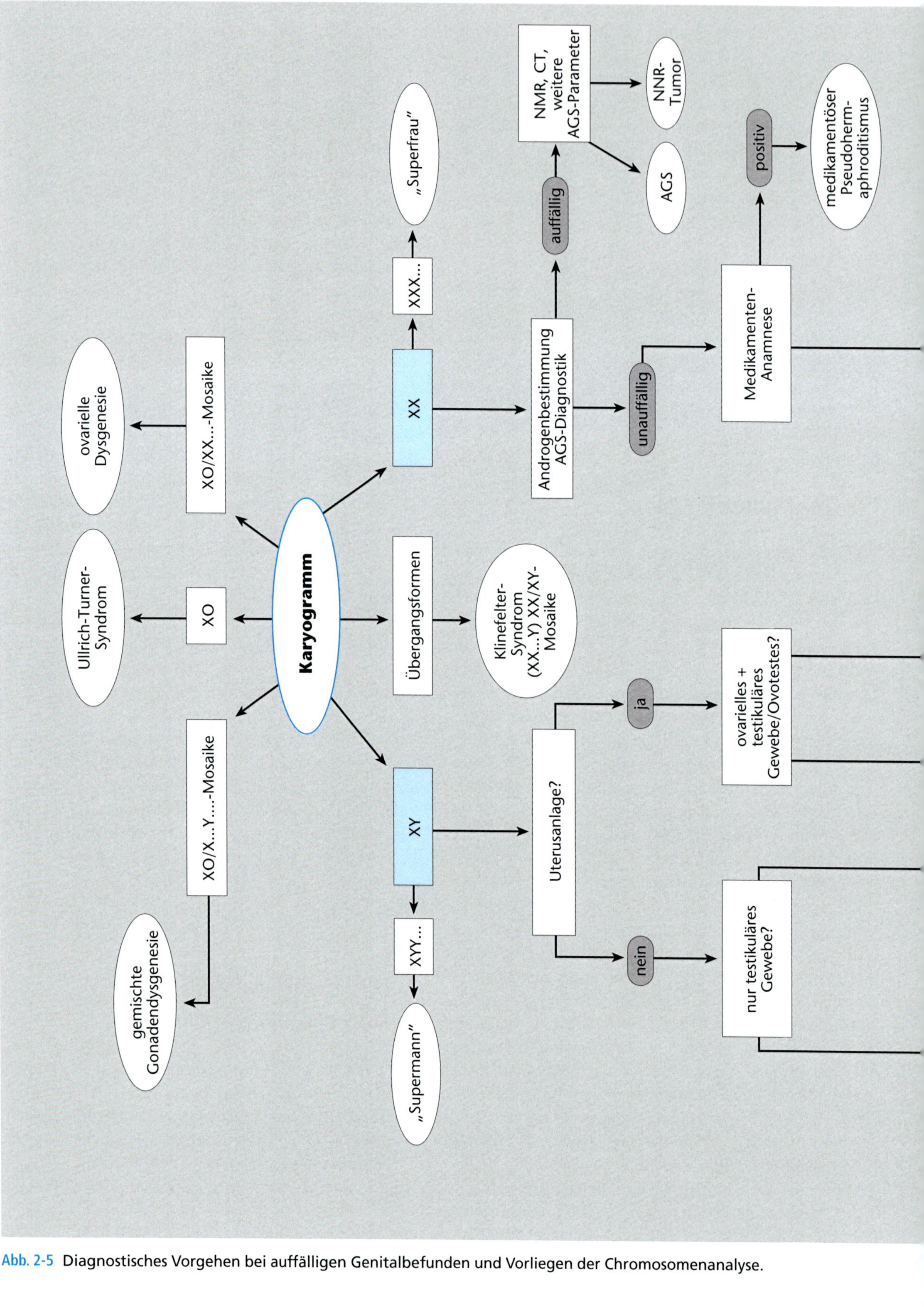

Abb. 2-5 Diagnostisches Vorgehen bei auffälligen Genitalbefunden und Vorliegen der Chromosomenanalyse.

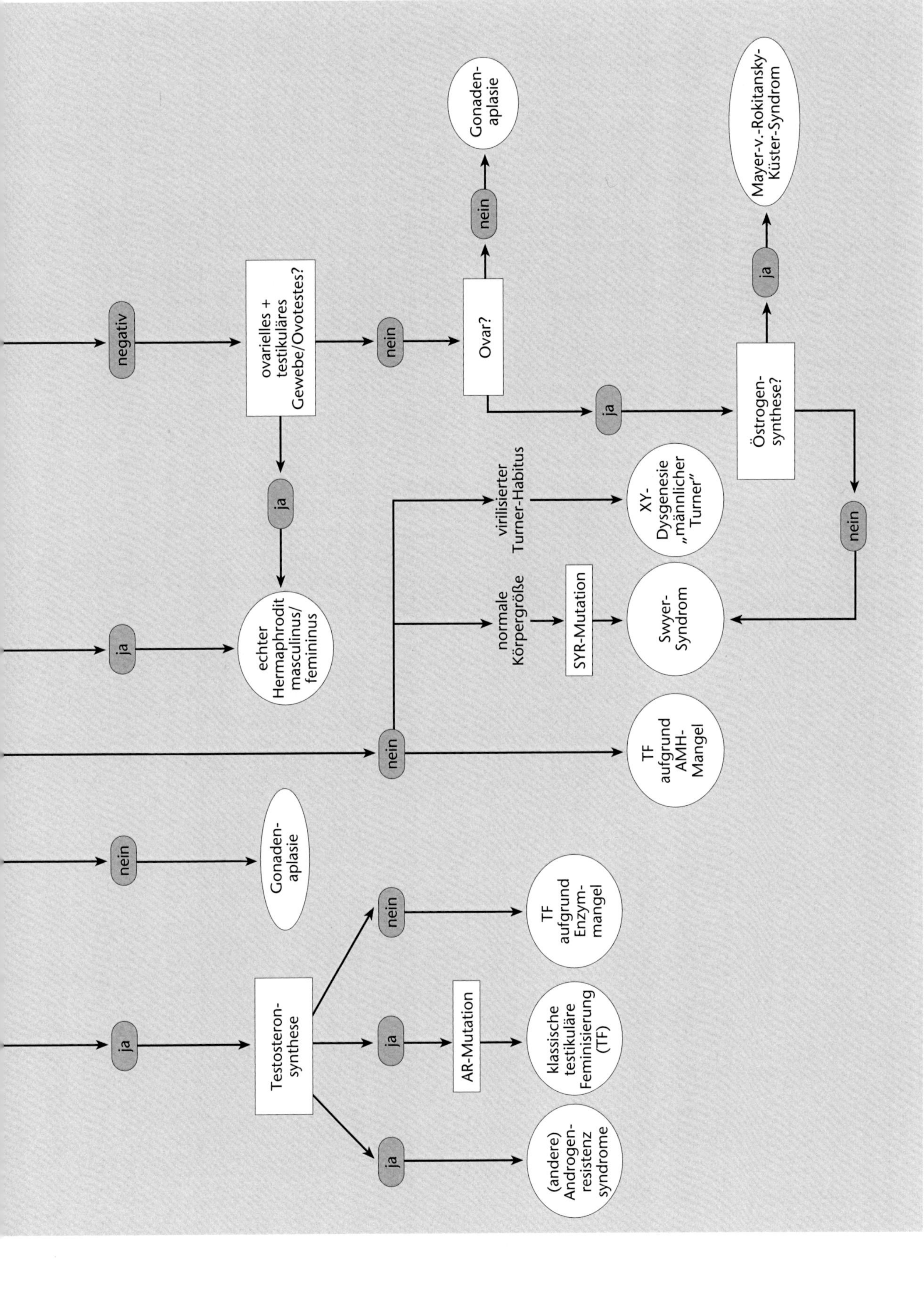
negativ
ovarielles + testikuläres Gewebe/Ovotestes?
nein
Ovar?
nein
Gonaden-aplasie
ja
Östrogen-synthese?
ja
Mayer-v.-Rokitansky-Küster-Syndrom
nein
ja
echter Hermaphrodit masculinus/femininus
ja
nein
virilisierter Turner-Habitus
XY-Dysgenesie „männlicher Turner"
normale Körpergröße
SYR-Mutation
Swyer-Syndrom
TF aufgrund AMH-Mangel
nein
Gonaden-aplasie
ja
Testosteron-synthese
nein
TF aufgrund Enzym-mangel
ja
AR-Mutation
klassische testikuläre Feminisierung (TF)
ja
(andere) Androgen-resistenz syndrome

lich erhöht (die Bestimmung der Herkunft des X-Chromosoms ist möglich). Nicht ganz selten sind Mosaike, wie z.B. XO/XX oder XO/XXX, was insofern von Bedeutung ist, als bei Mosaiken nicht unbedingt eine völlige Infertilität vorliegen muss.

Häufigkeit. Etwa 0,02% aller Lebendgeborenen und 1,2% der Spontanaborte.

Klinisches Bild. Abbildung 2-6A gibt schematisch die fakultativen Symptome des Ullrich-Turner-Syndroms wieder. Diese sind durchaus nicht immer gleichzeitig vorhanden, weswegen Patientinnen mit einem Ullrich-Turner-Syndrom oft einen weitaus weniger typischen Habitus aufweisen (Abb. 2-6B). Zwar findet man immer einen sexuellen Infantilismus und einen Kleinwuchs, nicht obligat hingegen ist das Turner-spezifische Dysmorphiesyndrom (Tab. 2-8). Auch ist dieses Dysmorphiesyndrom keine Einheit, die einzelnen Stigmata können isoliert auftreten.

Von großer Bedeutung ist der sexuelle Infantilismus. Eine ovarielle Differenzierung war ursprünglich (bis zum 3. Lebensmonat) vorhanden, fällt dann aber der Degeneration anheim (nicht unbedingt beim Mosaik). Die Ovarien imponieren später als bindegewebige Stränge und heißen Streifenovarien (streak ovaries). Die hieraus resultierende primäre Amenorrhö ist oft das erste

Tab. 2-8 Die Stigmata des Dysmorphiesyndroms beim Ullrich-Turner-Syndrom (fakultativ).

- Sphinxgesicht
- Strabismus
- Epikanthusfalten
- hoher Gaumen
- Faltenhals (Pterygium colli)
- Schildthorax
- X-förmige Arme (Cubitus valgus)
- Knochendefekte (Epiphysenfugen offen)
- Gefäß-, Herz-, Nieren-, Ureterfehlbildungen
- Pigment- und Hautanomalien

Symptom, weswegen der Gynäkologe aufgesucht wird. Wegen der fehlenden Androgen- und AMH-Wirkung bilden sich die Wolff-Gänge zurück und die Müller-Gänge bleiben erhalten. Hierdurch bildet sich ein äußeres und ein inneres weibliches Genitale, das aber wegen der fehlenden hormonellen Stimulation infantil bleibt.

Die Intelligenz liegt im Normbereich, wobei man allerdings häufig eine Minderbegabung für Mathematik be-

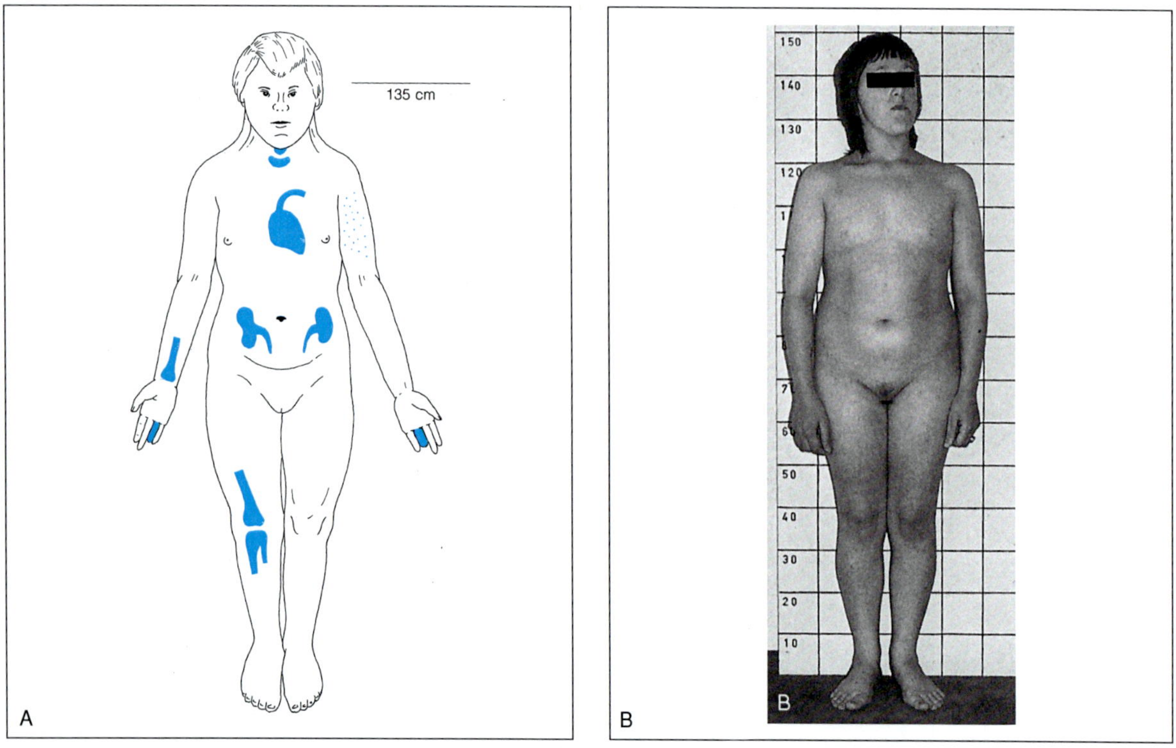

Abb. 2-6 Ullrich-Turner-Syndrom.

A. Fakultative Symptome des Turner-Syndroms: Kleinwuchs, Faltenhals, Schildthorax, Cubitus valgus, Herz-, Gefäß-, Nieren- und Knochenfehlbildungen, Pigmentationsanomalien (modifiziert nach Lauritzen 1987).

B. Habitus beim Turner-Syndrom einer 17-jährigen Patientin (nach Lauritzen 1987).

obachtet. Diese wird u. a. durch die ebenfalls häufiger auftretenden Raum-Orientierungs-Störungen bei Ullrich-Turner-Patientinnen erklärt.
Unter Hormonsubstitution gleicht sich dies aber oft aus, ebenso wie die häufig zu beobachtende „vegetative Labilität".
Die **Diagnostik** erfolgt durch molekulargenetische Untersuchungen an Interphasekernen (FISH) oder anhand des Karyogramms.
Endokrinologisch handelt es sich um einen hypergonadotropen Hypogonadismus, selten findet man auch normale Gonadotropinwerte. Androgene und NNR-Steroide sind meist normal, das Wachstumshormon ist oft erhöht.
Eine Gonadenbiopsie ist nicht erforderlich, dennoch sollte ein Tumorgeschehen ausgeschlossen werden (beschrieben sind Gonadoblastome und Dysgerminome).
Therapie. Sie beginnt ab dem Zeitpunkt des normal üblichen Menstruationsbeginns (ca. 13. Lebensjahr) mit einer Östrogen-Gestagen-Kombination (wegen der gewünschten androgenen Restwirkung mit Norethisteron-Derivaten). Bei zusätzlichen Symptomen (z. B. Osteoporose, mangelnde Schambehaarung, verminderte Androgenspiegel, aber auch verminderte Libido) wird zusätzlich DHEA-S (10–20 mg/d) gegeben. Auch die Gabe anaboler Steroide (als Wachstumsinitiator) wurde beschrieben (z. B. Oxandrolon). Da der Kleinwuchs genetisch determiniert ist, ist die zusätzliche Gabe von Wachstumshormon kaum von Vorteil. Die Substitution ist lebenslang durchzuführen.
Turner-Patientinnen (XO) sind infertil, bei Mosaiken muss das nicht so sein. Hier kann sich eine hoch dosierte Gonadotropintherapie lohnen. Aufgrund der hypoplastischen Tuben besteht jedoch meist ein „funktioneller Tubenfaktor", so dass In-vitro-Fertilisation/Embryotransfer (IVF/ET) zu empfehlen ist.
Für XO-Patientinnen ist eine Eizellspende denkbar, die – wie schon erwähnt – in der Bundesrepublik Deutschland nach dem ESchG strafrechtlich verboten ist.
Bekannt ist – auch schon in jungen Jahren – die Neigung zu Korpuskarzinomen. Entsprechend konsequent sollte die Überwachung der Substitutionstherapie sein. Maligne Entartungen der gonadalen Anlagen sind nicht wirklich gehäuft, weswegen eine prophylaktische Entfernung – im Gegensatz zum Swyer-Syndrom – nicht indiziert ist.
Besonders auffallende und damit auch störende Stigmata im äußeren Erscheinungsbild (z. B. Pterygium colli) sollten – auf Wunsch der Patientin – durch plastisch-chirurgische Eingriffe korrigiert werden.
Besonders wichtig ist die psychische Führung. Eine Information wie „Sie sind ja eigentlich gar keine Frau" ist grundlegend falsch und nahezu ein Kunstfehler. Natürlich muss die Patientin darüber informiert sein, warum sie keine eigenen Kinder bekommen kann. Turner-Patientinnen können durchaus eine normale Vita sexualis haben; bei der oft zu beobachtenden Libidoverminderung ist die zusätzliche Gabe von Androgenen indiziert. Ein Problem ist oft, dass die Patientin einen ebenfalls kleinen Mann findet.
Prognose. Bei Vorliegen von Gefäß- und Herzerkrankungen sowie als Folge der Osteoporose kann die Lebenserwartung verkürzt sein. Ansonsten unterscheidet sie sich nicht von der der Normalbevölkerung, insbesondere dann nicht, wenn eine konsequente Hormonsubstitution vorgenommen wird.
Unter Substitutionstherapie kommt es zu einer oft überraschenden körperlichen und auch psychischen Nachreifung. Die Brustentwicklung ist nicht immer befriedigend, kann aber unter Hormonsubstitution und ggf. noch zusätzlichen Hormongaben (Östrogene hoch dosiert) verbessert werden.

1.1 Ovarielle Dysgenesien

Der Turnertypus entsteht entweder durch ein zweites, aber weitgehend inkompetentes X-Chromosom (z. B. Xp, zerstörter Arm; Xqi, Isochromosom am langen Arm oder X0/XX...-Mosaike). Gerade Patientinnen mit einem Mosaik zeigen abgeschwächte Manifestationen ihrer sekundären Geschlechtsmerkmale, oft mit unregelmäßigen Menstruationsblutungen. Vereinzelt – je nach Stärke des Mosaiks – sind auch Schwangerschaften beschrieben worden, wie z. B. bei starken Mosaiken (z. B. 1:1 im Gegensatz zu einem schwachen Mosaik wie z. B. 1:20). Cave: Gonadoblastome treten gehäuft auf.

1.2 Gemischte Gonadendysgenesie

Hierunter versteht man das Nebeneinander einer X0-Zell-Reihe und einer Y-haltigen Zellreihe. Praktisch alle Y-Mosaik-Formen sind bis heute beschrieben: 45,X0/X...Y... bis hin zu komplexen Formen z. B. 45,X0/46,XY/46,XX oder 47,XXY oder 47,XYY.
Je nachdem, wie stark diese Mosaike ausgeprägt sind, kommt es zu einer mehr oder minder ausgeprägten seitendifferenten Entwicklung der Gonaden, z. B. links ein rudimentärer Hoden und rechts Streifenovarien. Der Uterus ist praktisch immer vorhanden, die Vermännlichung meist inkomplett.
Meist erfolgt phänotypisch eine weibliche Zuordnung, aber auch eine männliche Zuordnung ist (therapeutisch) möglich (psychologisches Gutachten!). Die Streifenovarien sollten auf alle Fälle entfernt werden, da bis zum 30. Lebensjahr bei 75% aller Betroffenen mit Tumoren gerechnet werden muss (z. B. Gonadoblastome, Dysgerminome).

1.3 „Pseudo-Turner-Syndrom": Noonan-Syndrom

Definition. Aufgrund der Stigmata ist das Noonan-Syndrom gerne als Pseudo-Turner-Syndrom oder auch als „Male-Turner"-Syndrom bezeichnet worden, obwohl die Chromosomen beim Noonan-Syndrom unauffällig sind (also keine X0-Konstellation vorliegt).

Heutzutage ist davon auszugehen, dass dem Noonan-Syndrom Mutationen im PTPN11-Gen zugrunde liegen.

Häufigkeit. Die Inzidenz des Noonan-Syndroms beträgt ca. 1:1000 Geburten; es ist die zweithäufigste genetische Ursache für Fehlbildungen des Herzens. Entgegen einer früher weit verbreiteten Annahme sind beim Noonan-Syndrom beide Geschlechter gleich häufig betroffen.

Klinik. Bislang war die Diagnose des Noonan-Syndroms eine rein klinische Diagnose. Demnach handelte es sich um ein Dysmorphiesyndrom, das durch eine charakteristische „Noonan-Facies" mit Hypertelorismus, Ptosis, Pterygium colli, tiefen Haaransatz, großen und tief sitzenden Ohren, Herzfehlern (vor allem Pulmonalstenose) und Kleinwuchs gekennzeichnet ist.

Insgesamt ist die Symptomatik außerordentlich variabel (s. u.). Tabelle 2-9 gibt die Häufigkeit von Symptomen beim Noonan-Syndrom wieder.

Genetik. Das (mutierte) Gen für das Noonan-Syndrom (vom Typ 1) liegt auf dem langen Arm des Chromosoms 12 ($12q_{24.1}$). Dieses PTPN11-Gen erstreckt sich über 56 Kilobasen und umfasst 15 Exons. Das Genprodukt ist das 524 Aminosäuren lange SHP-2-Protein, eine nicht membranständige Rezeptorphosphotyrosin-Phosphorylase, die eine zentrale Regulatorfunktion in fast allen Signaltransduktionswegen von Wachstumsfaktoren ausübt. Neben diesem positiven Effekt auf Migration, Proliferation und Differenzierung von Zellen können durch SHP-2 auch Prozesse supprimiert werden, wie z.B. die T-Zell-Aktivierung und Zelladhäsion (auch Thrombozytenaggregation). Die Wirkung von SHP-2 kann je nach Zell- und Gewebetyp durch andere Proteine, wie z. B. Gab-1 und Gab-2, modifiziert werden. Aufgrund dieser Modifikationen und der Tatsache, dass SHP-2 im Zentrum der Regulation fast aller Wachstums- und Differenzierungsprozesse liegt, ist die vielfältige Symptomatik des Noonan-Syndroms zu erklären.

Man geht heute davon aus, dass das Noonan-Syndrom eine genetische Heterogenität darstellt (also in verschiedenen Typen vorkommt); dies hängt damit zusammen, dass in einigen Familien mit einer dominanten Vererbung des Noonan-Syndroms keine PTPN11-Mutationen gefunden wird und andererseits in einigen Familien ein rezessiver Erbgang angenommen werden muss. Dementsprechend ist es wahrscheinlich, dass noch mindestens 2 weitere Genloci existieren.

Verwandte Syndrome. Aufgrund molekulargenetischer Untersuchungen ist unlängst nachgewiesen worden, dass das Leopard-Syndrom (Symptome: Lentigines; abnorme Überleitungen im EKG; okulärer Hypertelorismus; Pulmonararterienstenose; abnormale Genitalien; Wachstumsretardierung; sensorineuronale Taubheit) mit dem Noonan-Syndrom allelisch zu sein scheint. Allerdings handelt es sich hierbei um PTPN11-Genmutationen, die bislang nicht bei Patienten mit Noonan-Syndrom nachgewiesen wurden.

Tab. 2-9 Häufigkeiten von Symptomen beim Noonan-Syndrom (nach Schlüter et. al 2003).

Organsystem	Symptome	%
Augenanomalien	– Hypertelorismus – sonstige: Ptosis, antimongoloide Lidachse, Epikanthus, Stabismus, Myopie	70–90
Ohrdysplasien	– tief sitzend, groß, nach hinten orientiert	40–70
Hals	– kurz, Flügelhals, tiefer Haaransatz	60–80
Herzfehler	– Pulmonalstenose – hypertrophische (obstruktive) Kardiomyopathie (HOCM) – sonstige: Ventrikelseptumdefekt (VSD), Atriumseptumdefekt (ASD), Fallot-Tetralogie, Aortenstenose	50–90
Minderwuchs		50–85
Kryptorchismus		50–75
Sternumdeformation		30–70
Gedeihstörungen		50–80
mentale Retardierung		30–40

weitere mögliche Symptome: Aszites; Café-au-lait-Flecke; Neurofibrome; multiple Nävi; weiter Mamillenabstand; hypoplastische, invertierte Mamillen; Hypospadie; Hörstörungen; hoher Gaumen; Mikrognathie; Dysplasien des Lymphsystems (Chylothorax); Skoliose; Spina bifida occulta; Cubitus valgus; Nierenanomalien; Gerinnungsstörungen (Thrombozytopenien, isolierte oder kombinierte Defizienz der Faktoren VIII, XI oder XII).

Die Kombination aus einem Noonan-Syndrom und der Neurofibromatose (NF) wird als NF-NS-Syndrom bezeichnet; ob es sich hier um ein zufälliges Zusammentreffen von zwei Erkrankungen handelt oder gar um ein eigenes Syndrom (Watson-Syndrom), ist derzeit noch offen. Das „cardio-faciale-cutane"(CFC)-Syndrom zeichnet sich durch ähnliche dysmorphe Stigmata wie das Noonan-Syndrom aus. Hinzu kommen noch ektodermale Auffälligkeiten, Krampfleiden und regelmäßig eine mentale Retardierung, die schwerwiegender ist als beim Noonan-Syndrom. Bislang konnten bei CFC-Patienten keine Mutationen des PTPN11-Gens nachgewiesen werden.

2 Reine Gonadendysgenesie (Swyer-Syndrom)

Definition. Patienten mit einer reinen Gonadendysgenesie haben normale innere und äußere Genitalien, jedoch liegen anstelle der Gonaden funktionslose „Streifen" vor.

Anders als beim Turner-Syndrom sind die Betroffenen weder kleinwüchsig noch zeigen sie charakteristische äußere Merkmale („rein" = Fehlen von sonstigen Fehlbildungen). Der Karyotyp ist 46,XX oder 46,XY; in diesem Fall spricht man dann von einem Swyer-Syndrom, gelegentlich sind Klitorisvergrößerungen nachzuweisen.

Die embryonale Gonadenanlage ist primär bipotent und differenziert sich erst ab der 7./8. Embryonalwoche in die männliche bzw. weibliche Richtung. Hierfür sind verschiedene Gene bzw. Genprodukte erforderlich.

In der Bande Yp22 liegt das SRY („sex determing region of Y"), ein Gen, das die Synthese des Testis-determinierenden Faktors (TDF) kontrolliert, der für die Entwicklung des männlichen Geschlechts notwendig ist.

Neben Genen auf dem Y-Chromosom sind aber auch Loci auf dem X-Chromosom und auch solche auf den Autosomen zur testikulären Differenzierung erforderlich. So enthält z.B. Xp eine Region, die in bestimmten Situationen und trotz Anwesenheit von SRY die testikuläre Entwicklung kompromitieren kann. Hierbei handelt es sich um das DDS (das „dose-dependant sex reversal"-Gen).

Autosomale Kandidatengene, die vermutlich zu Störungen der testikulären Differenzierung führen können, sind z.B. das XY-SOX9-Gen, das dem SRY-Gen verwandt ist und auf Chromosom 17 (q24) lokalisiert ist. Weitere solcher Gene werden auf dem kurzen Arm des Chromosoms 9 sowie dem langen Arm des Chromosoms 10 vermutet.

Dementsprechend ist die reine Gonadendysgenesie bis heute ein heterogenes Krankheitsbild; auch Ausprägungen, die offensichtlich nicht genetischer Natur sind, also sog. Phänokopien, sind bekannt.

Die XX-Form wird zumeist autosomal-rezessiv vererbt, die XY-Form X-chromosomal-rezessiv vererbt. Warum sich auch bei der XY-Form keine Ovarien (wie eben bei der XX-Form) oder auch keine Hoden (wie bei der unkompromittierten XY-Form) entwickeln, ist bislang unklar.

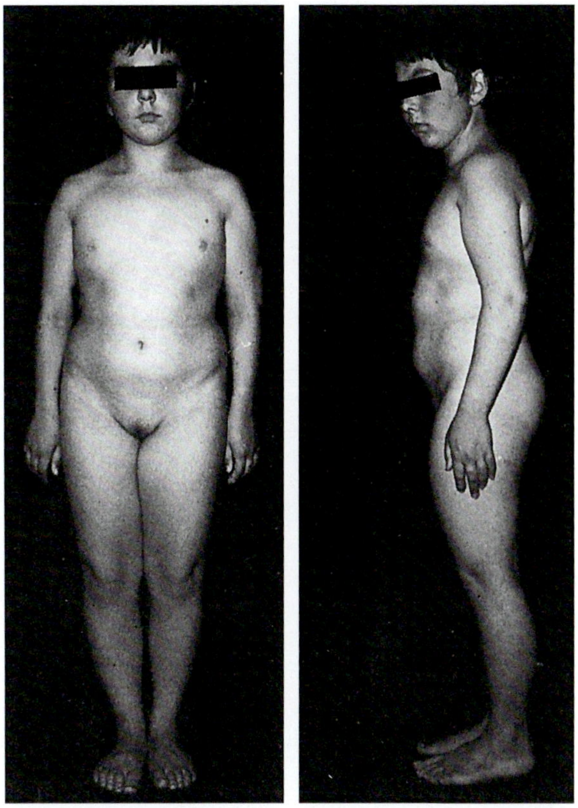

Abb. 2-7 Reine Gonadendysgenesie ohne gröbere Fehlbildungen (Swyer-Syndrom; nach Lauritzen, 1987).

Bei nicht wenigen Patienten mit einer reinen Gonadendysgenesie lassen sich heute molekulargenetisch Mutationen im SRY-Gen nachweisen.

Häufigkeit. Die „reine" Gonadendysgenesie ist selten.

Klinisches Bild. Abbildung 2-7 zeigt eine „reine" Gonadendysgenesie ohne auffallende Fehlbildungen. Zum typischen Bild gehören:

- infantiler Habitus,
- hypoplastisches weibliches Genitale,
- Amenorrhö,
- sehr spärliche Behaarung,
- Fehlen der sekundären weiblichen Geschlechtsmerkmale.

Anders als beim Turner-Syndrom haben die Patienten eine meist normale Körpergröße, z. T. mit Tendenz zum eunuchoiden Hochwuchs. Fehlbildungen treten in der Regel nicht gehäuft auf.

Diagnostik. Das diagnostische Vorgehen umfasst:

- körperliche Untersuchung,
- klinisches Bild,
- Karyogramm, Mutationen des SRY-Gens

– Laparoskopie: Streifenovarien (streak ovaries)?, rudimentäres Hodengewebe?

Endokrinologisch handelt es sich um einen hypergonadotropen Hypogonadismus (FSH und LH erhöht, niedrige Östrogenwerte).

Die **Therapie** ist wie beim Turner-Syndrom. Ein wesentlicher Unterschied betrifft das klinische Management.

> **!**
> Bei der „reinen" Gonadendysgenesie sind tumoröse (benigne und maligne) Neubildungen der Gonadenanlagen gehäuft.

Am häufigsten (bis zu 35%) ist das Gonadoblastom, das bei einem Drittel der Erkrankten beidseitig auftritt. Es handelt sich dabei um einen gemischten, primär gutartigen Keimzelltumor. Nicht selten besteht eine Androgensynthese, Östrogensynthese ist eher die Ausnahme. Die häufigste maligne Variante ist das Dysgerminom. Besonders häufig sind Neoplasien bei XY-Gonaden-Dysgenesien zu beobachten.

> **!**
> Eine prophylaktische Entfernung dieser gonadalen Anlagen ist geboten.

Prognose. Siehe Turner-Syndrom.

Patienten mit einer „reinen" Gonadendysgenesie sind von sog. **XX-Männern** zu unterscheiden. XX-Männer sind phänotypisch männliche Individuen mit einem weiblichen Chromosomensatz, man rechnet etwa mit einer Häufigkeit von 1:20000 auf phänotypisch männliche Neugeborene.

Die Ursache ist die Translokation des SRY-Gens auf das X-Chromosom, und zwar zusammen mit dem Azoospermiefaktor (AZF, s. Kap. 4). Diese Translokation kann oft durch eine hoch auflösende Bandentechnik nachgewiesen werden, ansonsten ist der Nachweis mit Hilfe einer In-situ-Hybridisierung möglich.

Die XX-Männer sind dementsprechend infertil und zeigen einen hypergonadotropen Hypogonadismus; andere auffällige Merkmale fehlen, die geistige Entwicklung ist normal.

Hiervon abzugrenzen sind phänotypisch normal entwickelte und fertile Männer, deren Kerngeschlecht formal ebenfalls XX ist. Hier ist es zu einer – äußerst seltenen – Translokation eines Arms von einem anderen Chromosom auf das Y-Chromosom gekommen.

3 Testikuläre Feminisierung

Definition. Bei der testikulären Feminisierung (TF) handelt es sich sowohl vom Karyogramm (46,XY) als auch vom gonadalen Geschlecht her um männliche Individuen, die jedoch phänotypisch völlig weiblich sind. Allerdings fehlt charakteristischerweise die gesamte Achsel- und Schambehaarung (haarlose Frauen, „hairless women"). Ein weiteres Charakteristikum sind die Leistenhoden.

Die **Häufigkeit** liegt bei etwa 1:25000 Geburten. TF macht ca. 15–20% aller Intersexformen aus.

Ursache. Ursache für die TF ist ein Androgenrezeptor-(AR)-Defekte, so dass die – sogar in hohen Konzentrationen vorliegenden – Androgene an den Endorganen nicht wirksam werden können. Die genetische Grundlage dafür sind Mutationen am Androgenrezeptor. Das AR-Gen liegt auf Xq11-12, umfasst 90 Kilobasen und enthält 8 Exons (bezüglich der Struktur des Rezeptors s. Kap. 1). Weltweit sind bisher mehr als 300 verschiedene Mutationen des Androgenrezeptors charakterisiert worden.

Meist besteht eine komplette Androgenresistenz. Neben den beschriebenen Mutationen kommt auch sehr selten hierfür ein völliges Fehlen der Androgenrezeptoren bzw. eine massiv verminderte Populationsdichte in Betracht.

Mittlerweile weiß man, dass es auch eine partielle Androgenresistenz gibt; insofern hat sich der Begriff des **Androgeninsensitivitätssyndroms** (AIS) eingebürgert.

Besteht eine partielle Androgenresistenz, so ist das Spektrum der klinischen Erscheinungen breit; ist der Defekt massiv ausgeprägt, so kommt es zu einem überwiegend weiblichen Phänotyp mit blind endender Vagina und nur geringen Virilisierungszeichen; bei geringerer Ausprägung sind alle Stufen der Ambivalenz bis hin zu normal entwickelten Männern, die lediglich infertil sind, möglich. Typisch ist, dass – da das AMH ungestört wirken konnte – eine vollständige Regression der Müller-Gänge vorliegt.

Der **Erbgang** ist X-chromosomal-rezessiv.

Klinisches Bild (bei kompletter Androgenresistenz):
- weiblicher Phänotyp („sehen gut aus"),
- leicht eunuchoider Hochwuchs,
- Fehlen von Achsel- und Schambehaarung,
- kleine Schamlippen, meist kleine Klitoris,
- Urogenitalsinus wie ein langes und normal weites Scheidenrohr (Geschlechtsverkehr meist problemlos möglich),
- typischerweise: keine Portio, kein Uterus, keine Tuben,
- Leisten- oder Labienhoden (oft Leistenhernien),
- primäre Amenorrhö.

Endokrinologische Situation. Bis zur Pubertät sind die endogenen Androgenspiegel niedrig. Mit Einsetzen der Pubertät kommt es zu einer Stimulation der gonadalen Steroidsynthese, namentlich des Testosterons. Da die positive Rückkopplung fehlt, findet sich in aller Regel eine hypergonadotrope Situation mit der Folge von z. T. exzessiven Testosteronkonzentrationen im Serum und einer erhöhten gonadalen Östrogensynthese. Die Aromatisierung der hohen Testosteronspiegel zu Estradiol, aber auch die erhöhte gonadale Estradiolsynthese führen zu einer relativen hyperöstrogenen Situation, die letztlich für die Feminisierung verantwortlich ist.

Diagnostik:

- Karyogramm: 46,XY.
- Testosteron, Estradiol, LH (FSH): pubertär bzw. postpubertär erhöht, v. a. Testosteron und LH (präpubertär empfiehlt sich ggf. Stimulation mit HCG).
- HCG-Test:
  3 Tage lang 5000 I.E. HCG i.m.: es kommt zu einem normalen Anstieg von Testosteron und Dihydrotestosteron; daneben finden sich Normwerte für 17α-Hydroxypregnenolon, 17α-Hydroxyprogesteron sowie DHEA (dies gilt sowohl prä- als auch postpubertär).
- SHBG-Test (Androgenresistenztest) mit Gabe von 2 mg/kg KG Stanazol i.m.:
  - Abfall des SHBG um ca. 50%: ungestörte Androgenrezeptorfunktion,
  - geringer Abfall des SHBG: v. a. partielle Androgensensitivität,
  - kein Abfall des SHBG: komplette Androgenresistenz;
- **Molekulargenetik**.

Die molekulargenetische Untersuchung tritt bei der Diagnose immer mehr in den Vordergrund (s. Kap. 3).

Therapie. Die maligne Entartung der Hoden wird in bis zu 30% angegeben. Es ist zu empfehlen – unter sorgfältigen Kontrollen –, die Pubertät abzuwarten, bevor man die Hoden entfernt.

Nach einer Entfernung der Hoden sollte eine Östrogen-/Gestagensubstitution durchgeführt werden – bei nicht entfernten Hoden auch dann, wenn die Östrogenwerte niedrig sind und sich der weibliche Phänotyp verzögert ausprägt. In den seltenen Fällen einer Uterusanlage sollte zumindest durch zyklische Gestagengaben für eine regelmäßige Blutungstätigkeit gesorgt werden.

Sowohl die Sozialisation als auch die sexuelle Identifikation sind weiblich. Insofern sollte man eine Mitteilung des gonadalen Geschlechts unterlassen, auch bei einer Entfernung der Leistenhoden. Allerdings sollten die Betroffenen darüber aufgeklärt sein, dass sie steril sind und bleiben werden (Ausnahme: bei Uterusanlage ist die Eizellspende denkbar).

Sollte die Anatomie ein normales Sexualleben nicht ermöglichen, können plastisch-chirurgische Eingriffe indiziert sein.

Die lokale Gabe von Testosteronsalben zur Induktion einer Achsel- oder Schambehaarung ist wirkungslos. Allenfalls profitieren hier Betroffene mit einem 5α-Reduktase-Mangel, aber auch nur nach Applikation von Dihydrotestosteron.

Prognose. Es besteht eine übliche Lebenserwartung.

Die TF ist der klassische Phänotypus einer kompletten Androgenresistenz aufgrund eines AR-Defekts. Komplette Defekte sind jedoch eher die Ausnahme, wesentlich häufiger führen die bekannten Mutationen des AR-Gens – die Störungen auf allen Ebenen des Androgenrezeptors verursachen können – zu mehr oder minder ausgeprägten inkompletten Androgenrezeptordefekten.

Dementsprechend kann das gesamte klinische Spektrum der Androgenresistenz beobachtet werden, wobei eine konstante Genotyp-Phänotyp-Korrelation nicht besteht. Es ist sogar bekannt, dass bei ein und derselben Punktmutation der Phänotyp innerhalb einer Familie deutlich variieren kann. Es muss deshalb davon ausgegangen werden, dass es noch Modulationsfaktoren der Androgenwirkung gibt. Hierüber ist bislang allerdings wenig bekannt.

Bei den inkompletten Androgenresistenzen ist die phänotypische Palette sehr breit: sie reicht von phänotypisch männlichen Patienten mit mangelhafter Pubertätsentwicklung und/oder Subfertilität und/oder Gynäkomastie über die Intersexualität bis hin zu phänotypisch weiblichen Patientinnen. So gesehen ist davon auszugehen, dass inkomplette Androgenrezeptordefekte insgesamt wesentlich häufiger sind und zu einer weit größeren Zahl von Krankheitsbildern beitragen als bislang angenommen.

3.1 Sonderformen der testikulären Feminisierung

TF mit Klitorishypertrophie (inkomplette TF). Zu dem Beschriebenen kommen eine labioskrotale Fusion und die Ausbildung eines inneren Genitales. Sie ist vermutlich durch isolierten AMH-Mangel bedingt.

TF mit partieller Feminisierung. Es dominiert eine mehr männliche Genitaldifferenzierung, oft mit skrotaler Hypospadie, aber auch mit Gynäkomastie. Hierzu gehört auch das **Reifenstein-Syndrom** (kleiner, skrotaler Hoden, Gynäkomastie, männlicher Phänotypus). Interessanterweise findet man in den betroffenen Familien häufig phänotypisch unauffällige, jedoch infertile Männer; sie weisen endokrinologisch oft einen ähnlichen Grad an Androgenresistenz auf wie ihre phänotypisch stärker betroffenen Verwandten.

Perineale vulviforme Hypospadie/Oviduktpersistenz. Es bestehen lediglich kleinere anatomische Veränderungen aufgrund verminderter Androgenansprechbarkeit und zudem Störungen der Testosteron-Synthese. Bislang sind fünf Enzymdefekte bekannt. Die Folge ist ein Pseudohermaphroditismus masculinus mit normalem innerem, jedoch teilweise intersexuellem äußerem Genitale.

Gonadale Tumoren finden sich bei ca. 35% aller Betroffenen (!). Das Entartungsrisiko ist bei intraabdominal gelegenen Hoden ca. 30-mal höher als bei labial bzw. skrotal gelegenen Hoden. Histologisch dominieren die tubulären Adenome – eigentlich multifokale Hyperplasien; sie treten frühestens mit dem pubertären Gonadotropinanstieg auf. Bei den malignen Varianten, den malignen Keimzelltumoren, dominieren die Seminome.

3.2 5α-Reduktase-Mangel

Zu den Androgenresistenzsyndromen gehört auch der 5α-Reduktase-Mangel.

Ursache. Von der 5α-Reduktase sind 2 Isoenzyme bekannt (Typ I und II), wobei das Typ-II-Enzym vorwiegend im Genitalgewebe exprimiert wird und damit eine Schlüsselstellung für die Umwandlung von Testosteron (T) zu Dihydrotestosteron (DHT) innehat. Das entsprechende Gen (SRD5A2) ist auf Chromosom 2 lokalisiert und kodiert in 5 Exons ein Protein mit 254 Aminosäuren. Mutationen im SRD5A2-Gen führen zu einer eingeschränkten Enzymaktivität und setzen die lokale Wirkung von DHT herab. Dadurch kommt es – je nach Schweregrad der Enzymfunktionseinschränkung – zu einer mangelhaften oder auch völlig fehlenden Virilisierung des äußeren Genitales. Es sind bislang mehrere verschiedene Mutationen dieses Gens beschrieben worden.

Endokrine Situation. Die Konzentration von DHT ist erniedrigt, Testosteron im Serum ist normal. Damit ist der T/DHT-Quotient erhöht. Präpubertär sind die endogenen Androgenspiegel niedrig, die Diagnostik muss daher mittels HCG-Test erfolgen. Zeigt sich im HCG-Test (bzw. postpubertär auch ohne diesen Test) ein T/DHT-Quotient ≥ 16, so sollte eine molekulargenetische Untersuchung auf den zugrunde liegenden Gendefekt erfolgen.

Phänotypus. Bei der klassischen 5α-Reduktase-Defizienz besteht bei der Geburt ein komplett oder vornehmlich weiblicher Phänotyp. Mit den pubertär ansteigenden Testosteronkonzentrationen kann es zu einer deutlichen Virilisierung des Genitales kommen. Da die Mutationen in einem unterschiedlichen Ausmaß zur Einschränkung der Enzymaktivität der 5α-Reduktase führen, ist der Phänotyp sehr variabel. So konnten 5α-Reduktase-Defekte auch bei Patienten mit intersexuellem Genitale und vornehmlich männlichem Erscheinungsbild festgestellt werden.

Therapie. Insbesondere aufgrund der pubertären Virilisierung sollte bei phänotypischen Frauen mit männlichem Kerngeschlecht eine operative Entfernung der Gonaden erfolgen.

Bei Intersexformen lässt sich – frühzeitige Diagnostik vorausgesetzt – durch die lokale Behandlung mit 2,5%igem DHT-Gel eine Differenzierung in Richtung männlichem Phänotyp erreichen, wodurch eine gute Ausgangssituation für folgende kosmetische Operationen geschaffen werden kann.

4 Adrenogenitales Syndrom (AGS)

Mit einer heterozygoten Frequenz von ca. 1 : 40 bis 1 : 50 in Mitteleuropa und 1 : 20 in Süd- und Südosteuropa gehört das AGS zu den häufigsten bekannten monogenetischen Erkrankungen.

Die **Ursachen** für das AGS sind angeborene Enzymdefekte, die zu Störungen in der Synthese von Kortisol, Aldosteron und Androgenen führen. Kennzeichnend ist die reaktive Erhöhung der ACTH-Stimulation, unter der es dann zu einem vermehrten Anfall von Androgenen sowie Vorstufen des Kortisols und der Androgene kommt. Die Enzymdefekte sind oft inkomplett; dementsprechend ist die klinische Ausprägung in Hinblick auf Symptomatik und zeitliches Auftreten sehr variabel (klassische, nicht-klassische, kryptische Syndrome). Insbesondere die klassischen Formen treten bereits in der Kindheit auf; postpubertär sind die „late-onset"-Syndrome wichtig, bei denen die Merkmalsträger meist heterozygot sind.

Der mit Abstand häufigste Enzymdefekt ist der **21-Hydroxylase-Defekt.** Deutlich seltener sind der:

- 3 β-Hydroxysteroid-Dehydrogenase-Defekt,
- 11 β-Hydroxylase-Defekt.

Ausgesprochene Raritäten sind der 17-Hydroxylase-Defekt und die Lipidhyperplasie (fehlendes Cytochrom P_{450scc}; akute NNR-Insuffizienz mit Salzverlust).

Biochemische Grundlagen. Abbildung 2-8 gibt einen Überblick über die Hauptsynthesewege der Steroidhormone und die wesentlichen, bekannten Enzymdefekte.

Die C21-Steroide (Δ^5-Gestagene, z. B. Pregnenolon oder 17-OH-Pregnenolon) werden mittels der 3β-Hydroxysteroiddehydrogenase in biologisch sehr aktive Δ^4-C21-Steroide (z. B. Progesteron oder 17-OH-Progesteron) umgewandelt.

Durch die **21-Hydroxylase** werden diese Gestagene in der Position 21 hydroxyliert, wodurch aus Progesteron u. a. Aldosteron und Kortikosteron entstehen, aus 17-Hydroxyprogesteron Glukokortikoide wie 11-Desoxykortisol.

Die anschließende Hydroxylierung in Position 11 vermittelt dann die **11β-Hydroxylase,** wodurch Kortisol gebildet wird.

> **!**
> Die den verschiedenen Enzymdefekten beim AGS zugrunde liegenden genetischen Mutationen lassen sich durch molekulargenetische Methoden immer häufiger und besser diagnostizieren. Insofern nehmen molekulargenetische Untersuchungsmethoden in der Diagnostik des AGS schon heute eine zentrale Position ein.

4.1 21-Hydroxylase-Defekt

Der 21-Hydroxylase-Defekt ist mit ca. 95% die häufigste Ursache eines AGS.

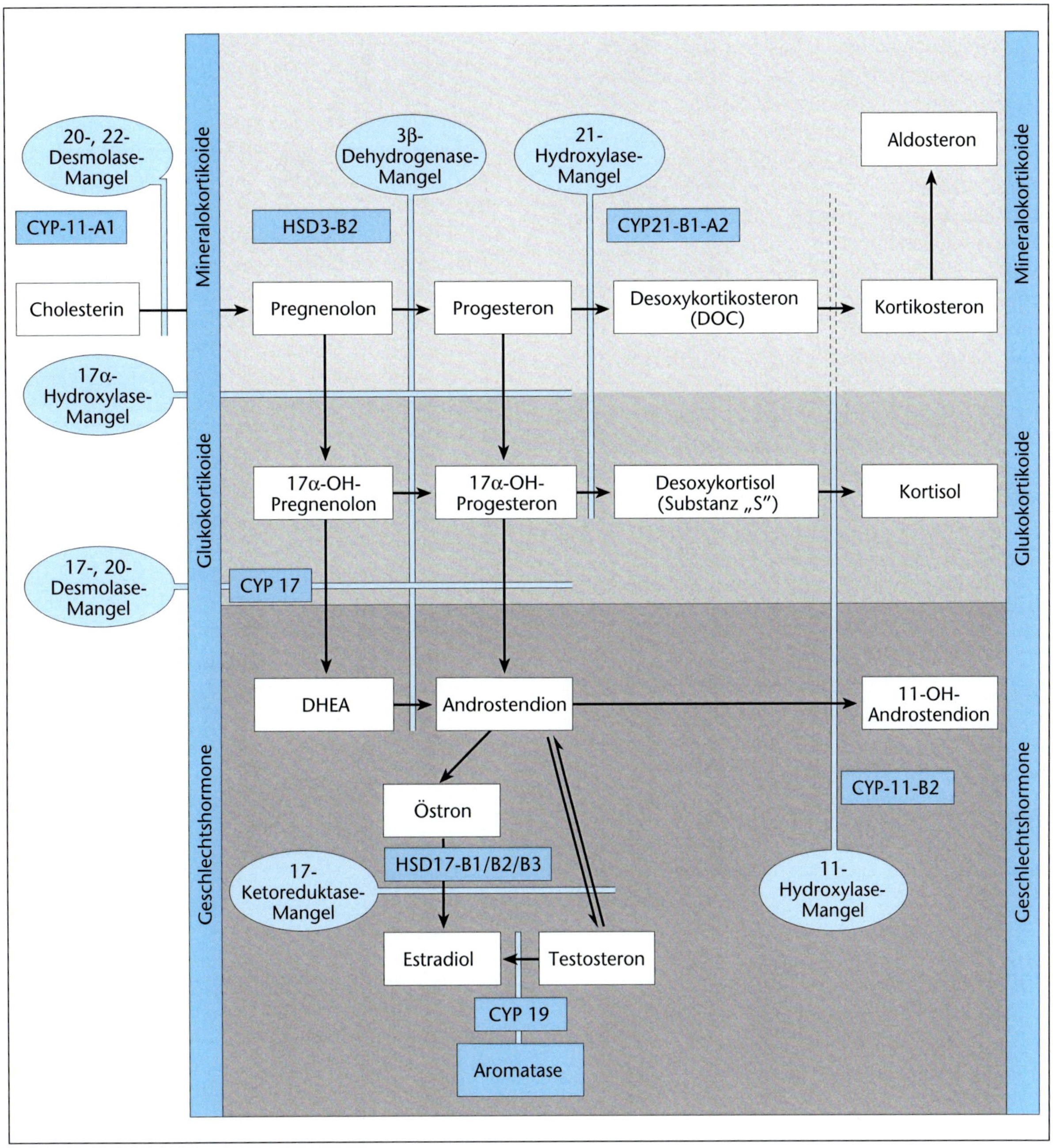

Abb. 2-8 Hauptsynthesewege der wichtigsten Steroidhormone mit Darstellung der wichtigsten Enzymdefekte. In den eckigen Kästchen sind die entsprechenden Gene für die einzelnen Enzymaktivitäten zugeordnet. Die Wirkungen der einzelnen Enzyme beruhen im Wesentlichen auf den Genen, die entweder für die verschiedenen Formen der Cytochrome P_{450} (CYP) oder die Hydroxysteroiddehydrogenasen (HSD) und ihre Reduktasen kodieren. Bei einer molekulargenetischen Diagnostik der einzelnen Enzymdefekte untersucht man demnach auf Mutationen in den entsprechenden Genloci.

Molekulargenetik. Der Erbgang ist autosomal-rezessiv. Der Gendefekt liegt auf dem Chromosom 6, nahe dem HLA-B- bzw. -D-Locus (CYP-21-B bzw. CYP-21-A2). Für die Ausprägung des AGS spielt es eine zentrale Rolle, welche Mutationen genau vorliegen und ob eine homozygote Mutation oder eine heterozygote („compound"-Heterozygotie) Mutation vorliegt.

Pathophysiologie. Es fallen vermehrt 17-Hydroxy-Progesteron, Progesteron sowie Δ^4-Androgene (Androstendion, Testosteron) an, da dieser Konversionsweg nicht gestört ist. In welcher Intensität diese Zwischenstufen kumulieren, das hängt vor allem von der Ausprägung des Defektes ab. Im mildesten Fall kommt es lediglich zu Zyklusstörungen (evtl. mit Sterilitätsproblemen).

Klinik. Je nach Ausprägung der Mutation können weibliche Neugeborene bereits Zeichen der genitalen Virilisierung, männliche Neugeborene z. B. ein großes Genitale mit einer Überpigmentierung des Genitales oder der Brustwarzen aufweisen. Bei maximaler Ausprägung der Enzymdefekte sind die Kinder oft anorektisch und lethargisch, leiden unter zunehmendem Erbrechen und Durchfällen sowie an mangelnder Gewichtszunahme. Diese Symptome können sich steigern – meist in der zweiten bis dritten Lebenswoche –, und zwar zu schockartigen Zuständen mit massivem Gewichtsverlust und einer Hyperglykämie.

Milde, sog. compound-heterozygote Mutationen der 21-Hydroxylase zeigen sich demgegenüber oft relativ spät („nicht-klassische Spätform", „late onset"). Die dann dominierende Hyperandrogenämie zeigt sich dann vielmehr in Symptomen wie Hirsutismus, Akne, Zyklusstörungen bzw. PFO- oder PCO-Syndrom.

So gibt es Studien, die zeigen, dass Patientinnen mit einer Hyperandrogenämie, die wegen Sterilitäts- bzw. Zyklusstörungen vorstellig werden, bis zu 20% heterozygote Mutationen des 21-Hydroxylase-Gens besitzen (CYP-21-B oder CYP-21-A2). Allerdings sind diese Störungen oft so „milde", dass sie nicht immer als alleiniger kausaler Faktor für ovarielle Funktionsstörungen in Frage kommen. Oft müssen dann noch andere Faktoren, wie z. B. metabolische (z. B. Hyperinsulinämie, metabolisches Syndrom), dazutreten. Es steht aber außer Frage, dass eine adrenale Hyperandrogenämie ovarielle Funktionsstörungen – im Einzelfall sogar massiv – verstärken kann.

Diagnostik. Der erste Schritt ist der ACTH-Test. Er vermag nicht nur die Diagnose zu sichern, sondern ist auch in der Lage, die einzelnen Unterformen in etwa zu diskriminieren. Zur Durchführung siehe Abschnitt 4.2. Bestimmt werden:

- 17-OH-Progesteron,
- Kortisol,
- (Androstendion).

Kennzeichnend nach ACTH-Gabe sind:

- exzessiver Anstieg von 17-Hydroxy-Progesteron um mehr als 2,5 ng/ml,
- bei normalen Basalspiegeln oft nur mäßiger Anstieg von Kortisol,
- (exzessiver Anstieg von Androstendion).

Übrige Hormone:

- Testosteron: erhöht (auch möglich: normal),
- Androstendion: erhöht (auch möglich: normal),
- (DHEA-S: noch normal bis deutlich erhöht).

Sinnvoll kann noch die Bestimmung von 11-Desoxykortikosteron (DOC) sein: So ist ein 17-Hydroxy-Progesteron/DOC-Quotient > 12 nahezu beweisend für ein heterozygotes AGS.

!

Bei Verdacht auf einen 21-Hydroxylase-Defekt ist die molekulargenetische Diagnostik mehr und mehr nicht der „nächste" Schritt, sondern meistens der erste (CYP-21-B, CYP-21-A2). Dementsprechend hat die HLA-Typisierung für die Diagnostik massiv an Bedeutung verloren.

Weitere Untersuchungen sollten die Bestimmung der Elektrolyte und des Säure-Basen-Haushalts (typisch: Hyponatriämie, Hyperkaliämie, metabolische Azidose) sein. Eine **Frühdiagnose** ist mittels standardisierter Filterpapierplättchen (z. B. zusammen mit dem Screening auf Hypothyreose und Phenylketonurie) und v. a. mittels Molekulargenetik möglich.

Auch im Rahmen der **Pränataldiagnostik** ist eine molekulargenetische Untersuchung von zugrunde liegenden Genmutationen möglich; die Materialgewinnung erfolgt vermittels Chorionzottenbiopsie oder Fruchtwasserpunktion.

Die Bestimmung von 17α-Hydroxy-Progesteron, z. B. im Fruchtwasser, kann noch Zusatzinformationen bzgl. der endokrinen Situation des Fetus liefern. Die HLA-Typisierung hat auch bei der Pränataldiagnostik massiv an Bedeutung eingebüßt.

Therapie

- Basistherapie: Kortisolsubstitution (Hydrokortison) 15–20 mg/m^2 Körperoberfläche (Verteilung der täglichen Dosis im Verhältnis 2 : 1 : 1),
- nach Epiphysenschluss: 0,5–0,75 mg Dexamethason,
- Salzverlust: Fluokortisol: 0,1–0,2 mg/d und 3–5 g Kochsalz/d,
- operative Therapie: möglichst frühzeitig (z. B. 12. Monat), v. a. Klitorisreduktionsplastik.

4.2 3β-Dehydrogenase-Mangel (Salzverlustsyndrom)

Der **Erbgang** ist autosomal-rezessiv. Der Gendefekt befindet sich auf Chromosom 1.

Pathophysiologie. Bei diesem Defekt kommt es zu einem Ansteigen der Δ^5-Steroide: Pregnenolon und 17-OH-Pregnenolon. Da der Konversionsschritt zu den Δ^5-Androgenen DHEA und DHEA-S weiterhin möglich ist, fallen auch diese vermehrt an.

Wichtig ist, dass üblicherweise das Ovar von diesem Enzymdefekt auch betroffen ist; dies gilt jedoch nicht für viele Zielorgane wie Fett- und Talgdrüsen sowie Haarfollikel. Hier ist manchmal eine Umwandlung in die biologisch hoch aktiven Androgene wie Testosteron und Androstendion möglich, so dass sogar ein Hirsutismus resultieren kann.

Klinik. Üblicherweise mangelt es an Testosteron, Androstendion sowie Kortisol und Aldosteron; gebildet wird nur das sehr schwach wirksame DHEA. Dementsprechend entstehen ein Salzverlustsyndrom sowie ein infantiles weibliches Genitale bei Buben bzw. Intersexformen. Mädchen sind primär „nur" durch das Salzverlustsyndrom betroffen. Bei der Spätform („nicht-klassisch") wird bei angeblich bis zu 15% hirsuter Frauen ein entsprechender Defekt gefunden. Neben dem Hirsutismus imponieren Zyklusstörungen und/oder ein PFO- bzw. PCO-Syndrom.

Diagnostik. Dringender Verdacht auf diesen Defekt besteht, wenn:

- DHEA und DHEA-S deutlich erhöht und
- Androstendion und Testosteron normal oder (meist) wenig erhöht sind.

Es sollte dann ein ACTH-(Kurz-)Test durchgeführt werden.

ACTH-Test:
250 μg ACTH (z. B. Kortikotropin [1–24]) i. v. als Bolusinjektion. Blutentnahmen vor Bolusinjektion sowie nach 30, 60 und 90 min, dabei werden bestimmt:

- Kortisol,
- 17-Hydroxy-Pregnenolon,
- 17-Hydroxy-Progesteron,
- (Androstendion; kein „Muss").

Kennzeichnend nach ACTH:

- Kortisol und 17-Hydroxy-Progesteron: normal,
- 17-Hydroxy-Pregnenolon: exzessiv erhöht (20–45 ng),
- 17-Hydroxy-Pregnenolon-17-Hydroxy-Progesteron-Quotient: massiv erhöht (> 6),
- (Androstendion: nicht überschießend).

Anmerkungen:

- Bei einer Dosis von 250 μg spielt das Gewicht der Patientin keine Rolle.
- Der Test sollte morgens nüchtern durchgeführt werden.
- Günstig sind eine Durchführung im Liegen und ein stressfreies „Ambiente" (Ruhe, keine massive Lichteinstrahlung).
- Die Patientin sollte einigermaßen stressfrei zum Test kommen.
- Wegen 17-Hydroxy-Progesteron empfiehlt sich eine Durchführung in der (mittleren) Follikelphase (Corpus luteum ist somit als Quelle ausgeschlossen).

Der 3β-Dehydrogenase-Mangel ist heutzutage ebenfalls der **molekulargenetischen Diagnostik** zugängig. Wie beim 21-Hydroxylase-Mangel stellt die molekulargenetische Diagnostik immer mehr einen ersten Schritt in der Abklärung des Krankheitsbildes dar.

Spezifische Therapie. Therapeutisches Ziel ist, durch Substitution die ACTH-Stimulation zu vermindern und damit die NNR-Synthese von Androgenen und Kortisolpräkursoren herabzusetzen. Sofern die Kortisolsynthese nicht massiv herabgesetzt ist (d. h. im Falle der „late-onset"-Syndrome), muss Kortisol nicht unbedingt substituiert werden:

- übliche Substitution: Dexamethason; Dosis (Faustregel): 0,5 mg/d (abends);
- Alternativen: Prednisolon, Hydrokortison; Sekretionsrhythmus imitieren, d. h. etwa 50% der Dosis morgens, 25% abends.
  Vorteile von Dexamethason gegenüber Prednisolon oder Hydrokortison:
  - länger wirksam (Einmaldosis),
  - bessere Suppression von ACTH,
  - geringere Flüssigkeitsretention.

Therapieüberwachung (etwa alle 6–8 Wochen). Kortisolspiegel (nüchtern, Normwert morgens: 20 bis 30 ng/ml).

! Cave: Bei Überdosierung droht ein iatrogenes Cushing-Syndrom.

Durch die Substitutionstherapie kann man mittel- und langfristig einen Stillstand der Androgenisierung und sogar einen Rückgang erwarten. Etwas problematischer ist die Restitution der ovariellen Funktion, da sich dieser Defekt auch ovariell auswirkt. Bei Sterilität wird man in der Regel ohne eine ovulationsinduzierende Therapie nicht auskommen. Zusätzlich kann bei Buben noch eine Testosteronsubstitution notwendig sein.

4.3 11β-Hydroxylase-Mangel

Der **Erbgang** ist autosomal-rezessiv. Der Gendefekt liegt auf dem langen Arm des Chromosoms 8.

Pathophysiologie. Es fallen vermehrt Steroide an, die nicht in Position 11 hydroxyliert wurden (also desoxyliert sind), wie z. B. 11-Desoxykortisol oder 11-Desoxykortikosteron. Aufgrund des vermehrten Anfalls anderer Präkursoren sind auch Androstendion und Testosteron erhöht. Die Genese des oft beobachteten Hypertonus ist nicht völlig klar, möglicherweise hängt sie mit einer Steroidbildung in Richtung Mineralokortikoide zusammen.

Interessanterweise stellt sich kein Salzverlustsyndrom ein, was entweder durch noch nicht bekannte Syntheseumwege zum Aldosteron hin oder eine nur partielle Bedeutung des Enzyms bei der Umwandlung von Desoxykortikosteron (DOC) zum Kortikosteron oder eine (zusätzliche) gesteigerte Endorganempfindlichkeit erklärt wird. Für Letzteres spräche auch das massive Ausmaß der Virilisierung, das hormonell kein eigentliches Korrelat findet.

Klinik. Es besteht eine ausgeprägte Virilisierung weiblicher Feten; zusätzlich treten oft ein Hypertonus und eine Hypokaliämie auf.

Die Spätform („nicht-klassisch") äußert sich ähnlich wie beim 21-Hydroxylase-Mangel: Hyperandrogenämie, Zyklusstörungen, PFO-Syndrom.

Diagnostik: Androstendion, Testosteron, DOC sowie 11-Desoxykortisol im Serum sind erhöht. Der ACTH-Test ist diagnostisch weniger hilfreich. Gelegentlich findet man eine Hypokaliämie, Hypernatriämie (!) und eine metabolische Alkalose (!). Eine **molekulargenetische Abklärung** ist beim 11β-Hydroxylase-Mangel heutzutage möglich und tritt – wie bei den anderen Enzymdefekten – immer mehr und mehr als ein erster Schritt in den Vordergrund.

Pränataldiagnostik. Auch hier steht heutzutage die molekulargenetische Diagnostik im Vordergrund. Die Bestimmung von 11-Desoxykortisol im Fruchtwasser kann im Hinblick auf die endokrine Situation des Fetus durchaus noch sinnvoll sein.

Die **Therapie** ist wie beim 21-Hydroxylase-Mangel; zusätzlich kann der Einsatz von Antihypertensiva und Diuretika notwendig werden.

4.4 Weitere seltene Enzymdefekte

Alle genannten Defekte sowie weitere Enzymdefekte sind mit ihren wesentlichen endokrinologischen Parametern in Tabelle 2-10 dargestellt.

Da die übrigen Enzymdefekte zu einer verminderten Androgenbildung führen, sind in erster Linie männliche Individuen und hierbei die Genitalentwicklung betroffen. Gelegentlich sind auch weibliche Individuen kompromittiert, wie z. B. beim 17α-Hydroxylase-Mangel, wo es zu einem Ausbleiben der Pubertät kommt (s. Tab. 2-6). Insgesamt sind die weiteren Enzymdefekte sehr selten.

Tab. 2-10 Hereditäre Enzymdefekte der Nebennierenrinde. DOC = Desoxykortikosteron, 17-OH CS = 17-Hydroxykortikosteroide (modifiziert nach Lauritzen 1987).

		Klinische Wirkungen			NNR-Sekretion		Harnausscheidung	
Art des Enzymdefekts	NNR-Hyperplasie	Androgene	Mineralokortikoide	Glukokortikoide	gesteigert	vermindert	erhöht	erniedrigt
erhöhte Androgenbildung								
21-Hydroxylase	+	↑	normal	∅	17-OH-Progesteron Testosteron DHEA-S DHEA AD Östrogene	Kortisol Kortikosteron DOC Cortexolon Aldosteron	17-Ketosteroide (Androsteron Ätiocholanolon) u. 11-OH- so wie 11-Oxo-Derivate, Pregnantriol, Pregnantriolon	Kortisol Kortikosteron Cortexolon DOC 17-OH CS Tetrahydroaldosteron
11-Hydroxylase	+	↑	↑	∅	wie 1, ferner Cortexolon DOC	Kortisol Kortikosteron Aldosteron	17-Ketosteroide (Androsteron Ätiocholanolon) Tetrahydrocortexolon Tetrahydro-DOC	wie 1 zusätzlich 11-OH-Derivate
3β-Dehydrogenase	+	∅	∅	↑	DHEA Kortikosteron, DOC Cortexolon Testosteron Aldosteron Androstendion	Kortisol		

Tab. 2-10 Hereditäre Enzymdefekte der Nebennierenrinde. DOC = Desoxykortikosteron, 17-OH CS = 17-Hydroxykortikosteroide (modifiziert nach Lauritzen 1987). *(Fortsetzung)*

		Klinische Wirkungen			NNR-Sekretion		Harnausscheidung	
Art des Enzymdefekts	**NNR-Hyperplasie**	**Androgene**	**Mineralokortikoide**	**Glukokortikoide**	**gesteigert**	**vermindert**	**erhöht**	**erniedrigt**
verminderte Androgenbildung								
17α-Hydroxylase	+	∅	↑	∅	Kortikosteron DOC	Kortisol Cortexolon (Aldosteron) Androgene Östrogene	Tetrahydrokortikosteron Tetrahydro-DOC	17-Ketosteroide 17-OH CS Tetrahydrocortexolonkortisol (Aldosteron)
17-Reduktase	∅	↓	normal	normal	Androstendion	Testosteron (Umwandlung aus Androstendion gestört)	(Androstendion)	Testosteron
20-, 21-Desmolase	+ Lipoidhyperplasie	↓	↓	↓	–	alle Steroide		alle Steroide
verminderte Aldosteronbildung								
18-Dehydrogenase	∅	normal	↓	normal	18-OH-Kortikosteron Kortikosteron	Aldosteron	–	Aldosteron

+, vorhanden; ↑, erhöht, ↓, erniedrigt

5 Mayer-von-Rokitansky-Küster-Syndrom

Definition. Hemmungsfehlbildung der Müller-Gänge, die etwa im 2. Embryonalmonat entstehen. Eigentlich entwickelt sich ein „Uterus bipartitus solidus rudimentarius" mit Vaginalhypo- bzw. -aplasie.

Häufigkeit. Ca. 10% aller Frauen mit primärer Amenorrhö sind betroffen.

Klinisches Bild. Normalerweise liegt ein weiblicher Habitus vor, Thelarche und Mammaentwicklung normal. Das äußere Genitale ist hypoplastisch, das Vaginalrohr nur andeutungsweise angelegt, ebenso der Uterus und zumeist auch die Tuben. Die Ovarien sind in aller Regel unauffällig.

Häufig sind begleitende Anomalien des Urogenitalsystems und des Skeletts (bis hin zum Klippel-Feil-Syndrom) sowie Aortenaneurysmen (!).

Diagnostik. Gonadotropine sind normal, in der Regel besteht ein biphasischer Zyklus. Karyogramm: 46,XX. Es sollte eine gezielte Suche nach begleitenden Fehlbildungen durchgeführt werden!

Therapie. Verschiedene Operationsverfahren zur Bildung einer Neovagina sind beschrieben (z. B. nach Kirchhoff, nach Terruhn, nach Vecchetti u. a.). Das Verfahren nach Vecchetti ist deshalb besonders interessant, da es sich laparoskopisch ausführen lässt.

Fertilität. Der „Uterus" gestattet in der Regel nicht das Austragen einer Schwangerschaft. Die Möglichkeit einer „Leihmutterschaft" ist in der Bundesrepublik Deutschland nach dem ESchG strafrechtlich untersagt, ebenso in Österreich und der Schweiz.

6 Weitere Uterusfehlbildungen

Es handelt sich um Hemmungsfehlbildungen unterschiedlichen Ausmaßes. Die Einteilung der uterinen Anomalien nach der American Fertility Society (heute: American Society for Reproductive Medicine, ASRM) ist in Abbildung 2-9 dargestellt. Sie gehen – sieht man von den Hypoplasien oder Agenesien einmal ab – mit einem normalen Zyklusgeschehen einher. Die Fertilität ist aber dennoch häufig herabgesetzt, da die Tubenanlagen meist hypoplastisch sind („funktioneller Tubenfaktor"), nur eine einseitige Tubenanlage besteht und eine Neigung zu chronisch habituellen Aborten induziert wird (v. a. bei Septierungen; s. Kap. 9).

Die **Diagnostik** besteht in einer Kombination aus Sonografie, HSG (Hysterosalpingografie), HKSG (Hysterosalpingokontrastsonografie), evtl. auch Laparoskopie.

Die **Therapie** richtet sich natürlich nach dem jeweiligen Befund. Es ist allerdings dringend davor zu warnen, unnötige „kosmetische" Eingriffe durchzuführen, z. B. bei unikornealen Anlagen (das rudimentäre Horn stört ja meist nicht) – oft ist der (postoperative) „Schaden" größer als der Nutzen.

Viel bedeutsamer für die Betroffenen ist die oft begleitende Hypoplasie der Tuben, die zur Sterilität führen kann. Sie wird gerne als „psychogen" eingeordnet, da „die Eileiter ja offen sind". Hier besteht zweifellos – nach einer Frist von z. B. 2–3 Jahren – die Indikation zur Durchführung einer IVF-Behandlung.

Oft findet in der Schwangerschaft – durch die lange, hoch dosierte Hormonanflutung – eine „Nachreifung" der Eileiter statt, so dass sich eine zweite Schwangerschaft dann ohne Nachhilfe einstellen kann.

Transsexualität

Transsexualität gehört zu den Störungen der Geschlechtsidentität und ist gekennzeichnet durch ein andauerndes Zugehörigkeitsgefühl zum biologisch anderen Geschlecht. Die ICD-10-Kriterien sind in Tabelle 2-11 dargestellt.

Die **Ursache** der Transsexualität ist letzten Endes noch ungeklärt. Von der Etablierung der Geschlechtsidentität als Ergebnis einer komplexen bio-psycho-sozialen Entwicklung wird ausgegangen, in deren Verlauf verschiedenartige Einfluss- bzw. Störfaktoren zur Wirkung kommen können.

Nach den spärlichen epidemiologischen Untersuchungen ist für Europa von einer **Häufigkeit** von etwa 1:30 000 **Mann-zu-Frau-Transsexuellen** (MFT) und von etwa 1:100 000 **Frau-zu-Mann-Transsexuellen** (FMT) auszugehen, die eine hormonelle und chirurgische Geschlechtsangleichung anstreben. Die klinischen Erfahrungen zeigen, dass von vielen Betroffenen zunächst ein Gynäkologe oder ein Endokrinologe aufgesucht wird, wobei meist der Wunsch nach Indikationsstellung für eine gegengeschlechtliche Hormonbehandlung im Vordergrund steht.

1 Rechtliche Rahmenbedingungen

In der Bundesrepublik Deutschland gibt es seit 1981 ein Transsexuellengesetz (TSG).

§ 1 TSG erlaubt, den Vornamen ändern zu lassen, sofern sich eine Person dem anderen Geschlecht als zugehörig empfindet, seit mindestens drei Jahren unter dem Zwang steht, ihren Vorstellungen entsprechend zu leben, und mit hoher Wahrscheinlichkeit anzunehmen ist, dass sich das Zugehörigkeitsempfinden zum anderen Geschlecht nicht mehr ändern wird. Üblicherweise müssen zwei über das zuständige Gericht beauftragte und mit der Materie vertraute Gutachter das Vorliegen der Transsexualität bestätigen. Dieser Begutachtung kommt in praxi eine zentrale Funktion zu, da die Vornamensänderung so gut wie immer der Einstieg in die Geschlechtsangleichung ist. Somatische Behandlungsschritte müssen noch nicht absolviert sein, allerdings sollte durch Psychodiagnostik, Psychotherapie und Alltagstest die Diagnose als gesichert gelten.

§ 8 TSG ermöglicht die Personenstandsänderung („weiblich"/„männlich") nach operativer Geschlechtsangleichung inklusive Herbeiführung der Fortpflanzungs**un**fähigkeit.

Die ursprünglich vorgegebene Altersgrenze von 25 Jahren für § 1 ist mittlerweile, nämlich nach einem Beschluss des Bundesverfassungsgerichts von 1991, gefallen.

Tab. 2-11 ICD-10-Kriterien für die Diagnose Transsexualität

ICD-10 F64.0 Transsexualismus
• Die Betroffenen haben den Wunsch, als Angehörige des anderen Geschlechts zu leben und als solche akzeptiert zu werden, in der Regel verbunden mit dem Wunsch, den eigenen Körper durch chirurgische und hormonelle Behandlungen dem bevorzugten Geschlecht anzugleichen.
• Die transsexuelle Identität besteht andauernd seit mindestens 2 Jahren.
• Der Transsexualismus ist nicht Symptom einer anderen psychischen Erkrankung, wie z. B. einer Schizophrenie, und geht nicht mit einer Chromosomenaberration einher.

THE AMERICAN FERTILITY SOCIETY CLASSIFICATION OF MÜLLERIAN ANOMALIES

Patient's Name ______________________ Date __________ Chart # __________

Age ______ G ______ P ______ Sp Ab ______ VTP ______ Ectopic ______ Infertile Yes ______ No ______

Other Significant History (i.e. surgery, infection, etc.) ______________________

____

HSG ________ Sonography ________ Photography ________ Laparoscopy ________ Laparotomy ________

EXAMPLES

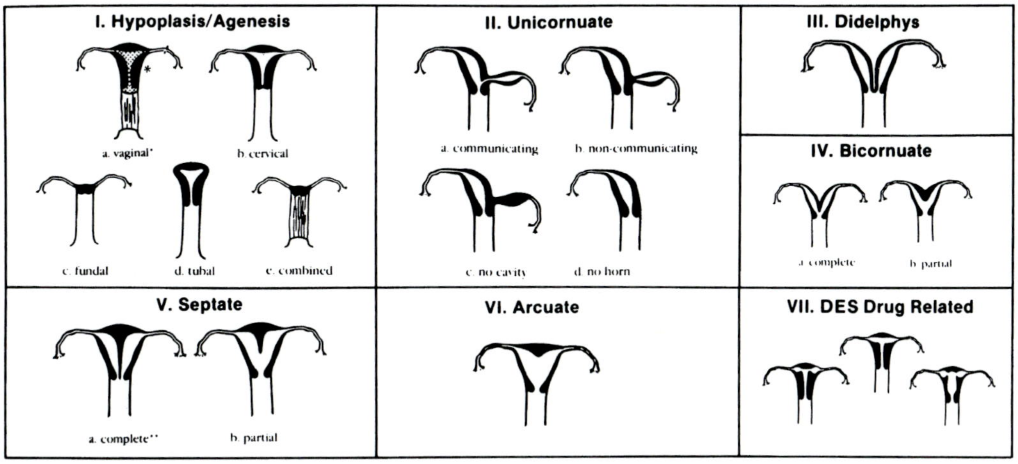

* Uterus may be normal or take a variety of abnormal forms.
** May have two distinct cervices

Type of Anomaly

Class I ____________ Class V ____________
Class II ____________ Class VI ____________
Class III ____________ Class VII ____________
Class IV ____________

Treatment (Surgical Procedures): ______________________

____

____

Prognosis for Conception & Subsequent Viable Infant*

_______ Excellent (> 75%)

_______ Good (50-75%)

_______ Fair (25%-50%)

_______ Poor (< 25%)

*Based upon physician's judgment.

Recommended Followup Treatment: ______________________

____

____

Property of
The American Fertility Society

Additional Findings: ______________________

____

____

Vagina: ______________________
Cervix: ______________________

Tubes: Right ____________ Left ____________
Kidneys: Right ____________ Left ____________

DRAWING

L R

For additional supply write to:
The American Fertility Society
2140 11th Avenue, South
Suite 200
Birmingham, Alabama 35205

Abb. 2-9 Klinischer Dokumentationsbogen mit Einteilung der uterinen Anomalien nach der American Fertility Society (DES = Stilben-Derivate).

2 Diagnosestellung

Transsexualität ist in aller Regel zunächst eine Selbstdiagnose. Zunehmend sind bereits junge Betroffene über die Medien, Internet etc. über das Störungsbild informiert, erkennen sich selbst und ihre eigenen innerpsychischen Konflikte wieder und suchen therapeutische Hilfe. Erster Ansprechpartner ist dabei häufig der Gynäkologe/Endokrinologe mit dem Ziel, möglichst bald eine Hormonbehandlung zu beginnen. Nach den allgemein anerkannten **Standards der Behandlung** der Deutschen Gesellschaft für Sexualforschung folgt allerdings die Hormonbehandlung erst nach fundierter Diagnosestellung, Psychotherapie und Alltagstagstest; nur in seltenen Einzelfällen ist es sinnvoll, von dem in Tabelle 2-12 dargestellten stufenweise Vorgehen abzuweichen.

Neben der somatischen Untersuchung, die eine **Chromosomenanalyse** zum Ausschluss von Intersexualität einschließt, liegt das **Primat der Diagnostik im psychiatrisch-psychologischen Bereich.** Insbesondere ist differenzialdiagnostisch abzuklären, ob psychische Störungen bestehen, die mit einer Störung der Geschlechtsrollenidentität einhergehen können (wie z.B. schizophrene Psychosen oder die Borderline-Störung). Auch andere Störungen der Geschlechtsidentität bzw. der Sexualpräferenz müssen ausgeschlossen werden (s. Tab. 2-12 und Kap. 40). Wenn solche Störungen festgestellt werden, ist weiter zu klären, ob die Transsexualität Symptom dieser Störung ist oder ob die Störung komorbid und unabhängig neben der Transsexualität besteht.

Tab. 2-12 Transsexualität und die wichtigsten Differenzialdiagnosen.

Transsexualität	Betroffene haben den Wunsch, als Angehörige des anderen Geschlechts zu leben; meist wird eine Geschlechtsangleichung angestrebt (Hormonbehandlung, chirurgische Maßnahmen)
Transvestitismus	Tragen der Kleidung des anderen Geschlechts, um sich vorübergehend zugehörig zu fühlen. Keine sexuelle Motivation
fetischistischer Transvestitismus	Tragen von Kleidung des anderen Geschlechts mit dem Ziel der sexuellen Erregung
Borderline-Störung	Persönlichkeitsstörung, die mit vorübergehender Unsicherheit in der Geschlechtsrollenidentität einhergehen kann; typische psychopathologische Unsicherheit bzw. Instabilität auch in anderen Lebensbereichen (s. Kap. 40)
paranoide Psychose (z. B. Schizophrenie)	Überzeugung, zum anderen Geschlecht zu gehören, kann im Rahmen von Wahnsymptomen auftreten; dann nur vorübergehend in der akuten Krankheitsphase, ansonsten typische Psychopathologie (s. Kap. 40)

3 Therapie

Die **Standards für die Behandlung und Begutachtung** in Deutschland wurden 1997 formuliert, getragen von der Deutschen Gesellschaft für Sexualforschung, der Akademie für Sexualmedizin und der Gesellschaft für Sexualwissenschaften.

Die Richtlinien sind wie folgt zusammengefasst:

- Standards der Diagnostik und Differenzialdiagnostik,
- Standards der Psychotherapie/psychotherapeutischen Begleitung,
- Standards zur Indikationsstellung der somatischen Behandlung,
- Standards der somatischen Behandlung,
- Standards der Begutachtung nach dem Transsexuellengesetz.

> **!** Die genannten Standards sind Mindestanforderungen, grundsätzlich gilt: die Begleitung und Behandlung Transsexueller gehört in die Hände von auf diesem Gebiet ausgesprochen Erfahrenen und kann nur in der Vernetzung verschiedener Dachfachdisziplinen erfolgen (u. a. Psychologie/Psychotherapie, Endokrinologie, Chirurgie).

3.1 Stufenschema der Behandlung

Angelehnt an die Standards der Behandlung sollte die Behandlung transsexueller Patient(inn)en idealerweise folgendem **Stufenschema** folgen:

- **Stufe 1:** Psychotherapie/psychiatrische Behandlung
  Die Psychotherapie dient vor allem zu Beginn zur Diagnosesicherung und zum Ausschluss von differenzialdiagnostisch in Frage kommenden Störungsbildern. Mit Sicherung der Diagnose hat die Psychotherapie dann die Funktion der Begleitung in der weiteren Behandlungsplanung, der Auseinandersetzung mit zu erwartenden Problemen und der Unterstützung bei der Entscheidungsfindung. Ziele der Psychotherapie sind die Überprüfung der inneren Stimmigkeit und Konstanz des Identitätsgeschlechts, die Überprüfung der Lebbarkeit der gewünschten Geschlechtsrolle und die realistische Einschätzung von Möglichkeiten und Grenzen somatischer Be-

handlungen. Sie muss ergebnisoffen sein, es besteht nicht der Anspruch, das Bedürfnis nach Geschlechtsangleichung zu forcieren oder aufzulösen. Vor allem in Verbindung mit der Alltagserprobung kommt der Psychotherapie eine zentrale Bedeutung zu.

> **!**
> Die Psychotherapie muss in jedem Fall **vor** der Einleitung somatischer Therapiemaßnahmen stehen, da nur mit guter Diagnostik und Vorbereitung die weiteren Behandlungsschritte zur langfristigen Zufriedenheit der Betroffenen und zum positiven Verlauf führen.

- **Stufe 2:** „Alltagstest"
  Der sog. Alltagstest (full-time real-life experience) wird üblicherweise während der Psychotherapie beginnen, evtl. aber auch schon früher. Damit ist gemeint, dass Betroffene Schritt für Schritt in allen Bereichen des täglichen Lebens „offiziell" die andere Geschlechtsrolle übernehmen. Dazu ist es erforderlich, dass sie sich in Familie, sozialem Umfeld und auch im Beruf „outen". Der Alltagstest soll eine Selbsterprobung im Identitätsgeschlecht sein, wobei die/der Betroffene durchgängig in allen sozialen Bezügen in der angestrebten Geschlechtsrolle lebt. Gerade vor Beginn der somatischen Maßnahmen kann es für Mann-zu-Frau-Transsexuelle mit sehr männlichem Äußeren schwierig sein, in die Frauenrolle zu schlüpfen, ohne sozial ausgegrenzt zu werden. Da der Alltagstest sozial verträglich und kein „Härtetest" sein soll, kann es im Einzelfall bei eindeutiger Diagnose auch sinnvoll sein, bereits parallel zum Alltagstest eine Hormonbehandlung oder auch eine Epilation der Barthaare durchzuführen. Sinn des Alltagstests sind der Nachweis der inneren Stimmigkeit des Identitätsgeschlechts und die Lebbarkeit der gewünschten Geschlechtsrolle. Der/die Betroffene wird den Alltagstest üblicherweise in enger Absprache mit dem behandelnden Psychotherapeuten planen.
- **Stufe 3:** Gegengeschlechtliche Hormontherapie
  Eine gegengeschlechtliche Hormontherapie sollte frühestens nach etwa einem Jahr Psychotherapie und mindestens 6 Monaten „Alltagstest" beginnen. Wichtig ist als Voraussetzung eine gesicherte Diagnose durch psychiatrische/psychotherapeutische Verlaufsbeobachtung, wodurch die innere Stimmigkeit und Konstanz des Identitätsgeschlechts und die Lebbarkeit der gewünschten Geschlechtsrolle nachgewiesen wurden. Eine entsprechende **Bescheinigung des behandelnden Psychotherapeuten** sollte vorliegen. Vor Beginn der Behandlung ist auch die Aufklärung über Möglichkeiten und Grenzen der Hormonbehandlung von Bedeutung.
  Nicht selten ist der Gynäkologe/Endokrinologe allerdings erster Ansprechpartner für Transsexuelle, die es auch verstehen, den bei ihnen bestehenden Leidensdruck weiterzugeben und Ärzte zu voreiligen somatischen Maßnahmen zu drängen. Natürlich wird die Situation auch dadurch nicht einfacher, dass es nicht ungewöhnlich ist, dass Transsexuelle bereits „anbehandelt" kommen, weil sie sich bereits über das Internet Hormone „besorgt" haben. Wichtig ist aber, dass nicht durch somatische Veränderungen (z. B. als Nebenwirkung der Hormone) ein unumkehrbarer Prozess voreilig in Gang gesetzt wird, ohne dass eine fundierte Diagnostik vorgeschaltet ist.
- **Stufe 4:** Geschlechtsangleichende Operationen
  Operative Eingriffe sollten erst dann geplant werden, wenn die Psychotherapie mindestens 18–24 Monate angedauert hat, über 1–2 Jahre ein erfolgreicher „Alltagstest" und mindestens 6–12 Monate die gegengeschlechtliche Hormonbehandlung durchgeführt wurden.

3.2 Die somatische Behandlung Transsexueller

Die somatische Behandlung Transsexueller, sei es nun hormonell oder chirurgisch, kann also nie einen ersten Schritt darstellen. Vielmehr handelt es sich um nachgeordnete „ausführende" Therapiemodalitäten, wenn im Rahmen einer psychologischen/psychotherapeutischen Evaluation zuvor das Therapieziel und seine Rahmenbedingungen abgesteckt worden sind.

> **!**
> Hormonelle und insbesondere chirurgische Interventionen sind weitgehend irreversibel. Vor ihrem Einsatz muss die psychiatrische Diagnostik erfolgt sein, Psychotherapie und Alltagstest in der angestrebten Geschlechtsrolle sollten erfolgreich verlaufen sein.

3.2.1 Hormonbehandlungen

Allgemeines. Für die Hormonbehandlung gibt es einige Grundprinzipien, die nachfolgend kurz dargestellt werden:

- Zunächst ist eine umfassende Diagnostik des Endokriniums erforderlich, inklusive Schilddrüsenfunktion und ggf. Entzündungen, Nebennierenrinde sowie Insulinmetabolismus.

Der Grund hierfür ist, dass Schilddrüsenfunktionsstörungen das gesamte Endokrinium und damit auch eine Hormonbehandlung stören können bzw. von der Nebennierenrinde androgene Metaboliten sezerniert werden bzw. im Rahmen eines gestörten Insulinmetabolismus (Hyperinsulinämie) ebenfalls androgene Impulse möglich sind; auch das Fettgewebe als endokrines Organ darf hierbei nicht vergessen werden.

- Die hypophysär-gonadale Achse wird ruhig gestellt mit der Folge, dass die gonadalen Funktionen sistieren.

Dies wird heute üblicherweise mit GnRH-Agonisten (Depotpräparate) durchgeführt.

- Es erfolgt eine Behandlung mit den führenden geschlechtsspezifischen Hormonen.

Dies sind bei der Frau die Östrogene, meist das Ethinylestradiol, beim Mann das Testosteron.

- Die geschlechtsspezifische Hormonbehandlung ist lebenslang fortzuführen.

Dabei scheinen bei älteren Patienten auch niedrige Dosierungen ausreichend zu sein. Dies gilt insbesondere für Östrogene. Bedenken im Hinblick auf thrombembolische Komplikationen oder die Induktion von Karzinomen, wie z. B. dem Mammakarzinom, bestehen bei einer Östrogenmonobehandlung (also ohne Gestagene) nach derzeitiger Datenlage nicht (vgl. hierzu Kap. 6), v. a. bei Verwendung natürlicher Östrogene.

- Da insbesondere Androgene, aber auch Östrogene extragonadal synthetisiert und sezerniert werden, wird zumeist eine zusätzliche Behandlung mit Antiandrogenen bzw. – neuerdings – auch antiöstrogenen Substanzen geübt.

Während es für die antiandrogene Behandlung eine ganze Palette von Substanzen gibt (s. Kap. 1), ist eine wirksame antiöstrogene Behandlung nur ansatzweise möglich (vgl. SERM, Kap. 1). Grundsätzlich ist aber die Neutralisation extragonadaler Androgene vor allem bei der Umwandlung Mann zu Frau klinisch wesentlich bedeutsamer als die Neutralisation extragonadaler Östrogene (also bei der Umwandlung Frau zu Mann)

Speziell: die Hormonbehandlung von Mann-zu-Frau-Transsexuellen

Es werden folgende Substanzen verabreicht:
- GnRH-Agonisten (als Depotpräparate),
- Östrogene,
- Antiandrogene wie z. B. CPA, Flutamid oder Finasterid (vgl. Kap. 1).

Grundsätzlich ist auch die Gabe von GnRH-Antagonisten (in Depotform) möglich, allerdings bestehen hiermit bislang nur sehr wenige Erfahrungen.

Wenn EE verabreicht wird, so werden Tagesdosen von 50–100 μg empfohlen. Insbesondere bei einer Tagesdosis von 100 μg ist auf die Nebenwirkungen zu achten. Grundsätzlich ist auch die Applikation transdermaler Systeme oder eines Gels möglich; hier werden etwa 100 μg 17-β-Estradiol zweimal die Woche empfohlen. In ähnlichen Dosierungen können auch injizierbare Östrogene verabreicht werden.

Die Gabe von Gestagenen ist nicht unbedingt erforderlich, wird aber zumeist geübt. Unter diesem Gesichtspunkt ist die Gabe von CPA oder auch CMA sinnvoll. Grundsätzlich können aber auch nicht antiandrogen wirksame Gestagene in ähnlicher Dosierung appliziert werden.

Die (erwünschten) körperlichen Reaktionen einer solchen Behandlung sind ein Wachstum der Brustwarzen, eine Zunahme des Brustdrüsengewebes (i. S. einer Gynäkomastie), eine Veränderung des Hautturgors, eine Fettumverteilung hin zum weiblichen Muster. Es verringert sich der Bartwuchs, es kommt zu einer Abnahme der sexuellen Appetenz, der Erektionen, des Ejakulatvolumens und der Orgasmusfähigkeit; nach einigen Monaten tritt eine (meist) irreversible Atrophie der primären männlichen Geschlechtsorgane auf.

Wird die Prostata im Rahmen nachfolgender chirurgischer Maßnahmen nicht entfernt, so besteht auch bei Mann-Frau-Transsexuellen die Möglichkeit einer benignen Prostatahyperplasie oder gar der Entwicklung eines Prostatakarzinoms.

> **!**
> In der Literatur werden als größtes Risiko thrombembolische Komplikationen angegeben. Es ist deshalb zu empfehlen, vor Behandlungsbeginn Thrombophilien auszuschließen sowie sonstige Risikofaktoren zu minimieren (wie z. B. Übergewicht, Hypertonus, Nikotinabusus).

Speziell: die Hormonbehandlung von Frau-zu-Mann-Transsexuellen

Die Therapieprinzipien sind:
- die Applikation von GnRH-Agonisten (ggf. Antagonisten),
- Androgene.

Die Gabe von antiöstrogenen Substanzen tritt hier vergleichsweise zurück bzw. ist noch nicht etabliert oder erst seit kurzen möglich (s. o.).

Wie bei der Applikation von Östrogenen ist die orale Gabe von Androgenen, die Injektion (z. B. Testosteronester 2 bis 250 mg alle zwei Wochen) oder auch die transdermale Applikation möglich. Am wenigsten Nebenwirkungen dürfte die transdermale Gabe (entweder als transdermales System oder Gel) haben.

Unter dieser Behandlung kommt es zu einer Hypertrophie der Klitoris und Veränderungen am Kehlkopf (verbunden mit einer Senkung der Stimmlage). Es erfolgt eine Fettumverteilung hin zum männlichen Muster, mit einer Straffung des Bindegewebes und Abnahme des subkutanen Fettgewebes im Gesicht („kantigere Gesichtszüge"). Unerwünschte Nebenwirkung kann die Entwicklung abnorm hoher Blutfette sein, kombiniert mit einer Risikomehrung im Hinblick auf koronare Herzerkrankungen.

Wird im Rahmen nachfolgender operativer Maßnahmen die Gebärmutter nicht entfernt, so besteht ein erhöhtes Risiko, an einem

Endometriumskarzinom zu erkranken; auch ein erhöhtes Risiko für die Entwicklung eines Mammakarzinoms scheint zu bestehen. Da aber üblicherweise nach der Operation auch die Personenstandsänderung angestrebt werden wird, wofür die dauerhaftige Fortplanungsunfähigkeit bescheinigt werden muss, wird das Verbleiben der Gebärmutter eher die Ausnahme sein.

3.2.2 Geschlechtsangleichende chirurgische Maßnahmen

Transsexuelle selbst lehnen die nicht selten verwendeten Begriffe „Geschlechtsumwandlung“ oder auch „Transformation“ ab, und zwar mit der Begründung, dass sie nicht ihr Geschlecht umwandeln wollen, sondern ihr äußeres Geschlecht ihrem inneren Geschlecht anpassen lassen.

Die operativen Möglichkeiten zur Geschlechtsangleichung haben sich in den letzten Jahren durch immer ausgefeiltere Techniken deutlich verbessert. Mittlerweile werden besonders in spezialisierten Zentren ästhetisch und funktionell zufriedenstellende bis sehr gute Ergebnisse erzielt. Es ist aber zu berücksichtigen, dass jeder Eingriff auch Komplikationen nach sich ziehen kann, dass in der Regel mehrere Eingriffe erforderlich sind und es sich hierbei um elektive Maßnahmen handelt.

Grundsätzlich sind diese Maßnahmen nicht im eigentlichen Sinne kurativ, sondern zielen darauf ab, dass bislang somatisch regelrecht angelegte und empfindsame Körperregionen irreversibel entfernt bzw. modifiziert werden.

> **!**
>
> Auch wenn durch die vorangegangene Diagnostik bzw. Therapiemaßnahmen (und damit verbundene Gutachten) die Indikation zu geschlechtsangleichenden chirurgischen Maßnahmen gestellt wurde, sollte doch jeder Operateur sich selbst eine Meinung bilden und entscheiden, ob er den einzelnen Eingriff für erforderlich hält oder nicht.

Bei lege artis festgestellter Transsexualität übernehmen die gesetzlichen Krankenkassen die Kosten für geschlechtsangleichende Operationen. Allerdings ist Voraussetzung dafür die vorherige **Einholung einer Kostenzusage.**

Speziell: Mann zu Frau

Die operativen Maßnahmen zielen primär darauf ab, die Hoden und einen Großteil des männlichen Penis zu entfernen und gleichzeitig eine Neovagina zu schaffen. Diese Vagina wird zumeist aus der umgestülpten Penishaut geformt, zudem wird Gewebe der Glans penis zur Schaffung einer künstlichen Klitoris verwendet.

Bei der unbedingt gebotenen operativen Nachsorge ist auf eine sorgfältige Wundversorgung sowie die regelmäßige Bougierung der Neovagina zu achten. Ein weiterer, aber sekundärer operativer Eingriff ist eine Mammaaugmentationsplastik, d.h. die operative Vergrößerung der Brust, sofern durch die bisherige Hormonbehandlung nur eine unbefriedigende Gynäkomastie erzielt werden konnte.

Schon bei der „Notwendigkeit“ dieser Maßnahme scheiden sich in der Literatur die Geister. Nicht wenige Autoren bezweifeln, dass die „Notwendigkeit“ eines solchen operativen Eingriffs im Hinblick auf das Erzielen eines weiblichen Erscheinungsbildes tatsächlich erforderlich ist.

Mit großer Zurückhaltung sind weitergehende Korrekturwünsche zu prüfen. Solche sind z.B. Nasenkorrekturen, Unterfütterung von Wangen und Lippen, Nachkonturierungen der Augenbrauen, Reduktionen des Kehlkopfes mit einer Korrektur an den Stimmbändern usw.

In der Literatur wird hier der Begriff von „polychirurgischen Bestrebungen“ verwendet.

Nicht im eigentlichen Sinne des Wortes „geschlechtsangleichende Chirurgie“ ist die Epilierung von Gesichts- und Körperbehaarung. Sie ist aber zumeist Bestandteil des operativen Behandlungskonzepts, vor allem wenn eine ursprünglich starke Körperbehaarung vorgeherrscht hat.

Üblicherweise wird die Krankenkasse bzw. der Medizinische Dienst der Krankenkassen (MdK) vor Erteilung der Kostenübernahmeerklärung eine zusätzliche gutachterliche Stellungnahme über die Notwendigkeit solcher Maßnahmen einholen.

Speziell: Frau zu Mann

Die operativen Maßnahmen umfassen primär eine Entfernung der Gebärmutter, die Entfernung der Adnexe sowie die Ablatio beider Mammae zusammen mit einer plastisch-chirurgischen Verkleinerung der Brustwarzen. Die Schaffung einer Phalloplastik zusammen mit Hodensurrogaten gilt bislang nicht als etablierter Behandlungsschritt in der Transformationschirurgie.

Dies hat verschiedene Gründe: so sind die einzelnen diesbezüglichen Operationstechniken nicht selten komplikationsbehaftet, Funktionsfähigkeit und Empfindungsvermögen nicht immer wirklich überzeugend. Auch gibt es bislang keine einheitliche Meinung über die optimale chirurgische Vorgangsweise (z.B. Bauchmuskel- und Leistenhautlappenplastik bzw. Phalloplastik mit Unterarmtransplantat).

Um den Frau-zu-Mann-Transsexuellen postoperativ Sexualverkehr zu ermöglich, scheint sich immer mehr die Anlage funktionsadaptierter hydraulischer Penisprothesen oder die Schaffung einer arteriovenösen Fistel im Neophallus – beides mit erhaltener Orgasmusfähigkeit – durchzusetzen. Wegen der derzeit noch nicht immer zufriedenstellenden Ergebnisse sehen einige Frau-zu-Mann-Transsexuelle von einem Penoidaufbau ab.

Literatur

Bradshawe K. D., R. Carr R. (Hrsg.): Pediatric and adolescent gynecology. Reproductive Medicine 21 (2003).

Drews, U.: Geschlechtsspezifische Entwicklung. In: Wulf, K. H., H. Schmidt-Matthiesen (Hrsg.): Klinik der Frauenheilkunde und Geburtshilfe, Bd. 1: Lauritzen, C. (Hrsg.): Gynäkologische Endokrinologie, 2. Aufl., S. 3–33. Urban & Schwarzenberg, München–Wien–Baltimore 1987.

Eicher, W.: Sexualmedizin in der Praxis. Fischer, Stuttgart 1979.

Hartmann U., H. Becker: Störungen der Geschlechtsidentität. Ursachen, Verlauf, Therapie. Springer Verlag, Heidelberg 2002.

Heinrich, U., I. Gerhard: Intersexualität. In: Runnebaum, B., T. Rabe (Hrsg.): Gynäkologische Endokrinologie. Springer, Berlin–Heidelberg–New York 1994.

Hiort O., P.-M. Holterhus, G.H.G. Sinnecker, K. Kruse: Androgenresistenzsyndrome – Klinische und molekulare Grundlagen. Dt. Ärzteblatt 96 (1999) A 686–692.

Karl M.: Störungen der Androgenwirkung, Androgenresistenz. In: Schulte B., H. M. Schulte: Praktische Endokrinologie. Urban & Schwarzenberg, München–Wien–Baltimore 1996.

Lauritzen, C.: Intersexualität. In: Wulf, K. H., H. Schmidt-Matthiesen (Hrsg.): Klinik der Frauenheilkunde und Geburtshilfe, Bd. 1: Lauritzen, C. (Hrsg.): Gynäkologische Endokrinologie, 2. Aufl., S. 35–94. Urban & Schwarzenberg, München–Wien–Baltimore 1987.

Murken J.: Pränatale Diagnostik und Therapie. Enke Verlag, Stuttgart 1994.

Schlüter G., M. Rossius, A. Wesse, B. Zoll: Das Noonan-Syndrom. Dt. Ärzteblatt 100 (2003) A 1192–1197.

Schneider, H. P. G., H. Ochs: Uteriner Faktor der weiblichen Sterilität: In: Wulf, K. H., H. Schmidt-Matthiesen (Hrsg.): Klinik der Frauenheilkunde und Geburtshilfe, Bd. 3: Krebs, D., H. P. G. Schneider (Hrsg.): Endokrinologie und Reproduktionsmedizin III, 3. Aufl., S. 131–142. Urban & Schwarzenberg, München–Wien–Baltimore 1994.

Sinnecker G. H. G.: Intersexualität. Gynäkologe 37 (2004) 79–805.

Tariverdian G., W. Buselmaier: Humangenetik. Springer Verlag, Heidelberg 2004.

Tscherne, G.: Gynäkologische Fehl- und Mißbildungen. In: Hiersche, H. D., A. Huber (Hrsg.): Praxis der Gynäkologie im Kindes- und Jugendalter. Thieme, Stuttgart–New York 1987.

Witkowski R., Prokop O., Ullrich E.: Lexikon der Syndrome und Fehlbildungen. Springer, Berlin–Heidelberg– New York 1995.

Wolf, A. S., J. Esser Mittag: Kinder- und Jugendgynäkologie. Schattauer, Stuttgart 1995.

Wolf, A.: Endokrinologie der Neugeborenenperiode bis zur Geschlechtsreife. In: Wulf, K. H., H. Schmidt-Matthiesen (Hrsg.): Klinik der Frauenheilkunde und Geburtshilfe, Bd. 1: Lauritzen, C. (Hrsg.): Gynäkologische Endokrinologie, 2. Aufl., S. 195–216. Urban & Schwarzenberg, München–Wien–Baltimore 1987.

3 Zyklus- und Ovulationsstörungen (Ovarialinsuffizienzen)

Vorbemerkungen zur Ovarialinsuffizienz

1 Begriffsbestimmungen

So komplex der Menstruationszyklus aufgebaut ist, so vielfältig sind die Störfaktoren, die ihn beeinflussen können, und so unterschiedlich sind die Entitäten, die hierfür zugrunde liegen. Ort der Ursachen können prinzipiell alle Hauptorgane der **hypothalamo-hypophysär-ovariell-endometrialen Funktionsachse** sein, aber diese kann auch durch zahlreiche Einflüsse anderer „Hormonachsen" oder metabolischer Netzwerke dysreguliert werden. Ohne Zweifel steht als Ursache die Dysfunktion des Ovars im Zentrum von **Menstruationsstörungen,** wobei sie primär oder sekundär mit hypothalamo-hypophysären Störfaktoren assoziiert ist; konsekutiv wird auch der endometriale Funktionsablauf mit einbezogen. Andererseits gibt es auch primär auf uterin-endometrialer Ebene dysfunktionelle Störmuster, die sich jedoch häufig einer eindeutigen ätiologischen Zuordnung entziehen.

Der **physiologische ovarielle Zyklus** setzt sich aus vier Funktionsabschnitten zusammen:

- Selektionsphase: Auswahl des zur Ovulation bestimmten dominanten Follikels (Dauer: ca. 10 Tage);
- Maturationsphase: Ausreifung des selektionierten Follikels bis zum präovulatorischen Status; Größenzunahme des dominanten Follikels um ca. 2 bis 2,5 mm/Tag (Dauer: ca. 4 Tage);
- Ovulationsphase: Ruptur des präovulatorischen Follikels;
- Lutealphase: Bildung des Corpus luteum, hervorgehend aus dem rupturierten Follikel (Dauer: ca. 14 Tage).

Intervall. Die Länge eines ovulatorischen Zyklus wird vor allem von der Selektionsphase bestimmt, welche die größte Variabilität aufweist; hingegen ist die Lutealphase durch eine relative Stabilität charakterisiert. Die Ovulation findet daher ca. 11–14 Tage vor der nächsten zu erwartenden Blutung statt, deren Eintritt aus der Dauer der zurückliegenden Zyklen in etwa vorausgesagt werden kann.

Kommt es bei einer Oligomenorrhö zu einer Ovulation, liegt diese also ca. 2 Wochen vor Ende des abgeschätzten Zyklusintervalls. Da die Lutealphase – um suffizient zu sein – mindestens eine Dauer von 11 Tagen haben muss, ergibt sich für kurze Zyklen (< 22 Tage), dass sowohl die Selektions- wie auch die Maturationsphase verkürzt sind; für letztere bedeutet dies eine sehr rasche Größenzunahme des dominanten Follikels um > 2,5 mm/Tag, denn in jedem Fall sollte der präovulatorische Follikel einen maximalen Durchmesser von > 17 mm aufweisen. Umgekehrt ist die Selektionsphase bei Zyklen bis 35 Tagen deutlich verlängert.

- **Regeltempo- und -typusanomalien** definieren sich durch die Intervalle, Dauer und Stärke der Menstruation:
  - Eumenorrhö: weitgehend schmerzlose Blutung unter 10 Tage; Intervalle > 20 Tage und < 35 Tage,
  - Polymenorrhö: Intervalle < 22 Tage,
  - Oligomenrrhö: Intervalle > 34 Tage bis 3 Monate,
  - Amenorrhö,
  - Menorrhagie: verlängerte Menstruation,
  - Metrorrhagie: ayzyklische Blutungen (inkl. Dauer- und Schmierblutungen),
  - Spottings: sporadisch auftretende vaginale Blutungen von sehr geringer Menge,
  - Hypermenorrhö: verstärkte Menstruation > 150 ml (ca. 20 Tampons), Abgang von Blutkoagula, die sich aufgrund eines zunehmenden Mangels an lokalen Gerinnungsfaktoren infolge der starken Blutung bilden.

Wie bereits erwähnt ist zu beachten, dass nicht alle Regeltempo- und -typusanomalien rein hormonell bedingt sind, da auch andere primär uterin-endometriale Ursachen vorliegen können, dazu zählen (abgesehen von onkologischen Erkrankungen):

- cavumnahe intramurale, aber besonders auch **submuköse Myome** sowie **Endometriumpolypen;** die beiden letzteren benignen Tumoren können breitbasig und gestielt auftreten und dann in der Zervix sichtbar sein.
- chronische Infektionen des Endometriums, z. B. bei **Chlamydieninfektionen**
- zervikal oder vaginal auftretende Endometrioseherde, wobei es auch zu **Kontaktblutungen** kommen kann; bei vesikaler Endometriose können eine **Mikro-** bzw. eine **Makrohämaturie** und bei rektaler Beteiligung **blutige Stühle** zyklisch auftreten.

Gerade bei der **Endometriose** geht außerdem die Schmerzempfindung mit in die Beurteilung einer Blutungsstörung ein, wobei die **sekundäre,** sich zunehmend verstärkende **Dysmenorrhö** schon fast pathognomonisch für die Endometriose ist und eine **primäre Dysmenorrhö,** also Blutungsschmerzen seit der Menarche oder der frühen Adoleszenz, eher gegen Endometriose als Ursache spricht, diese aber – trotz des jugendlichen Alters der Patientin – nicht ausschließen lässt.

> **!** Die Benennung von Zyklusstörungen (Regeltempo- und -typusanomalien etc.) ist zunächst rein deskriptiv-symptomatisch und keine Diagnose per se; sie setzt die Kenntnis der Funktionsabläufe aller beteiligten Organe voraus.

2 Diagnose der Zyklusstörungen

Das Endometrium ist als wichtiges reproduktionsendokrinologisches Zielorgan des weiblichen Organismus quasi ein Spiegelbild des endokrinen Status der Frau. Daher sollte zunächst versucht werden, jede Zyklusstörung anamnestisch und funktionell, also meist endokrin, abzuklären. Weiterhin leistet der Einsatz der Vaginalsonografie als Diagnostikum wertvolle Dienste, worauf an mehreren Stellen noch später verwiesen wird.

An dieser Stelle sei auf die **sonografische Differenzialdiagnose** von **Myomen** und **Polypen** eingegangen.
Diese weisen homogene Echostrukturen auf, wobei Myome eher isohypodens und Endometriumpolypen eher hyperdens erscheinen. Der beste Zeitpunkt, polypöse Strukturen sonografisch zu erkennen, ist die präovulatorische Phase, während deren die beiden breit aufgebauten Endometriumschichten sich gut abgrenzen lassen („3-Strich"-Struktur: zweimal Grenzschicht Endo-/Myometrium; einmal doppelte Cavumschicht). Die Endometriumschichten stellen sich hypodens dar, und daher kontrastieren sie gut zu den hyperdensen polypösen Strukturen. Im Gegensatz dazu lassen sich in der Lutealphase, in der das Endometrium homogen-hyperdens erscheint, eher die hypodens konfigurierten Myome darstellen.
Hat man den Verdacht auf ein zentral lokalisiertes Myom oder einen Endometriumpolyp, sollte im Folgezyklus, also postmenstruell, nochmals sonografisch kontrolliert werden, um nach Bestätigung die Indikation für eine operative Abtragung zu stellen.

!

Es sei aber darauf hingewiesen, dass der Ultraschall als bildgebendes Verfahren keine Ausschlussdiagnostik ermöglicht und bei unklaren sonografischen Befunden des Endometriums immer eine operativ-histologische Abklärung erfolgen sollte. Dies gilt auch, wenn durch die konventionellen Diagnose- und Therapieverfahren (s. Abschnitte 1.2, 2.2, 4) keine Ursache für die Blutungsstörung gefunden wird, vor allem zum Zeitpunkt der Perimenopause.

Tab. 3-1 Einteilung der Amenorrhö nach der WHO (modifiziert).

Gruppe II ist die wichtigste, aber als solche schlecht definiert, da sie eigentlich aus zahlreichen Untergruppen besteht.

Gruppe I:	• funktionelle hypogonadotrope Amenorrhö; verursacht durch funktionelle hypothalamisch-hypophysäre Insuffizienz
Gruppe II:	• dysfunktionelle hypothalamisch-hypophysäre Amenorrhö; verursacht durch gestörtes Zusammenspiel von Gonadotropinen und anderen Faktoren der zentralen ovariellen Regulation (u. a. bei der funktionellen Androgenisierung; „PCOS")
Gruppe III:	• hypergonadotrope Amenorrhö; primär ovariell bedingt (z. B. durch klimakterische Ovarialinsuffizienz oder Gonadendysgenesien); die erhöhte Sekretion der Gonadotropine ist reaktiv
Gruppe IV:	• uterine, normogonadotrope Amenorrhö; verursacht durch uterine Pathologie (z. B. Müller-Gang-Anomalien, Asherman-Syndrom u. a.)
Gruppe V:	• hyperprolaktinämische Amenorrhö; definitionsgemäß sind nur Hyperprolaktinämien bei nachweisbarem Prolaktinom (Hypophysenadenom) gemeint
Gruppe VI:	• funktionelle Amenorrhöen verschiedener Ursachen; Sammelgruppe, in die alle funktionellen Amenorrhöen eingeordnet werden, die in den anderen Gruppen nicht erfasst sind (z. B. medikamentöse Hyperprolaktinämie, psychogene Störungen) oder deren Ursache bislang unbekannt ist
Gruppe VII:	• organisch hypogonadotrope Amenorrhö, organisch bedingte hypothalamisch-hypophysäre Insuffizienz (verursacht z. B. durch nicht-prolaktinsynthetisierenden Tumor, Trauma u. a.)

Ovarialinsuffizienzen: Allgemeine Hinweise

Nach wie vor wird zur Einteilung der verschiedenen Ovarialinsuffizienzen die Klassifikation der World Health Organization (WHO) benutzt, die in Tabelle 3-1 dargestellt ist. Da sie in vielerlei Hinsicht nicht mehr ganz zeitgemäß ist, weil sie dem Wissenszuwachs der letzten 3 Jahrzehnte in reproduktionsendokrinologischer Sicht nicht mehr in der dafür notwendigen differenzierten Weise gerecht werden kann, wird daher im Folgenden ein Darstellungsweg gewählt, der sich vor allem nach praktischen, diagnose- und therapieprojizierten Gesichtspunkten orientiert. Wenn angezeigt, wird dabei auf die WHO-Klassifikation verwiesen.

Anamneseerhebung. Zur Erfassung der Ursachen einer Zyklusstörung ist eine exakte Anamneseerhebung notwendig. Zu erheben sind Informationen über:
– Perinatal-, Kindheits- und Reifungsdaten (soweit bekannt);
– Gewichtsentwicklung;
– Hautveränderungen;
– Dynamik des Zyklusmusters;

- psychosomatische Ereignisse;
- Medikamenteneinnahme (z. B. orale Kontrazeption, Schilddrüsenhormontherapie etc);
- familiäre Disposition.

Aktuell sind die Zukunftsvorstellungen und -erwartungen der Patientin von Belang, z. B. Kontrazeptionswunsch oder Kinderwunsch etc.

> **!**
> Insgesamt ist bei der Anamneseerhebung eine individualisierte Sichtweise erforderlich, die sich dem funktionellen Netzwerk des Endokriniums und der Reproduktion bewusst ist.

Befunderhebung. Je nach den Erfordernissen sollten folgende körperliche Befunde erhoben werden:

- Körpergröße/-gewicht, BMI, abdominale Zirkumferenz;
- Körperform (z. B. Nackenregion, Augen-Ohren-Region, Extremitäten, Gelenkstellungen, Brustregion);
- sekundärer Behaarungstyp;
- Hautbeschaffenheit (z. B. Akne, Acanthosis nigricans);
- Brustentwicklung;
- äußeres Genitale, Vagina, Muttermund und Vaginalzytologie.

Nach Möglichkeit sollten mittels vaginalsonografischer Untersuchung die vollständige Präsenz des inneren Genitales verifiziert und im Detail Form, Größe und Lage von Uterus und Ovarien sowie Aufbau und Struktur des Endometriums erfasst werden.

Im Falle eines **Virgostatus,** insbesondere in der Adoleszenz, sollte mit der Patientin zuvor erörtert werden, ob sie lieber von einer Ärztin anstelle eines Arztes die Untersuchung durchführen lassen möchte. Sonografische Untersuchungen können auch trotz Virgostatus schmerzlos sein, sollten aber niemals bei Angabe eines Kontaktschmerzes durchgeführt werden. Alternativ ist häufig problemlos – nach entsprechender Aufklärung und aktiver Zustimmung der Patientin – eine rektale Sondenführung möglich, die sich bezüglich der Bildqualität gegenüber der vaginalen nicht unterscheidet. In einzelnen Fällen (z. B. bei Mädchen oder Virgines) kann auch eine Narkoseuntersuchung (gerade zum Ausschluss von Ovartumoren) erforderlich sein.

Krankheitsbilder der Ovarialinsuffizienz

1 Normogonadotrope Ovarialinsuffizienz (WHO II)

Krankheitsbilder dieser Entität werden in die Gruppe II nach WHO eingeteilt, und zwar unter Ausschluss anderer Ursachen.

1.1 Ätiologie

In dieser Gruppe muss davon ausgegangen werden, dass eine Dysregulation des hypothalamischen Pulsgenerators bei der pulsatilen Ausschüttung des **Gonadotropin-Releasing-Hormons** (GnRH) mit einer konsekutiv eingeschränkten Sekretion der hypophysären Gonadotropine **luteinisierendes Hormon** (LH) und **follikelstimulierendes Hormon** (FSH) vorliegt, wodurch sich in der Folge eine Ovarialinsuffizienz ergibt. Sonstige Ursachen scheiden bei dieser Gruppe aus.

Zirkadiane Untersuchungen haben gezeigt, dass die pulsatile Freisetzung der Gonadotropine, d. h. das **zirkhorale Konzentrationsmuster** (Pulspeaks in der Follikelphase alle 60 Minuten, in der Lutealphase alle 90 Minuten), bei der normogonadotropen Ovarialinsuffizienz gestört ist, mit einer Reduzierung der Pulsfrequenz und Amplitude. Nachgeschaltet besteht eine insuffiziente Stimulierung der Ovarien. Je stärker die hypothalamische pulsatile GnRH-Sekretion Abweichungen zeigt (die im Einzelfall theoretisch angenommen werden müssen, da ja eine Messung des GnRH in der Peripherie nicht möglich ist), umso stärker ist auch die Dysfunktion der untergeordneten Organe Hypophyse und Ovar ausgeprägt mit fließenden Übergängen im Sinne eines zunehmenden Kontinuums: ausgehend von einem komplett biphasischen ovulatorischen Zyklus entwickelt sich zunächst eine Corpus-luteum-Insuffizienz, dann anovulatorische Zyklen, weiter eine Oligomenorrhö bis zur leichteren normogonadotropen und dann bis zur schweren hypogonadotropen Amenorrhö, bei der in maximaler Ausprägung überhaupt kein GnRH mehr freigesetzt wird und eine völlige Ruhe der hypothalamo-hypophysär-ovariell-endometrialen Achse herrscht (s. Abschnitt 2).

1.2 Diagnostik

Diagnostische Hilfsparameter sind neben der bereits erwähnten Anamneseerhebung, der somatischen Befundung und der vaginalsografischen Untersuchung die Erfassung der basalen Körpertemperatur (BKT) und die

Bestimmung der **zirkulatorischen Hormonparameter,** von denen die Folgenden in Abhängigkeit von der Fragestellung zum Einsatz kommen (s. Tab. 3-3):

- LH, FSH (Hypophyse: gonadotroph);
- Prolaktin (Hypophyse: galaktotroph);
- TSH (Hypophyse: thyroidotroph);
- Estradiol und Progesteron (Ovar): C_{18}-, C_{21}-Sexualsteroidbiosynthese;
- Testosteron (Ovar, Nebennierenrinde, Fettgewebe);
- DHEA-S (Nebennierenrinde): C_{19}-Sexualsteroidbiosynthese;
- Kortisol (Nebennierenrinde): C_{21}-Sexualsteroidbiosynthese.

Zur Beurteilung der **ovariellen Funktionsreserve** wurde ein funktionell-sonomorphologischer Ovar-Score (Wetzka et al. 2005) entwickelt. Reproduktionsendokrinologische Studien zum physiologischen Menstruationszyklus, zum Klimakterium (menopausal transition) und zur „funktionellen Androgenisierung" der Frau haben gezeigt, dass dieser Ovar-Score, der sich aus der Messung des **Ovardurchmessers**, der **Anzahl der klein-antralen Follikel (< 11 mm)** und des **Anteils an intraovariellem Bindegewebe** zusammensetzt, die ovarielle Funktionsreserve präzise erfassen und die Reaktion auf eine hormonelle Stimulation im Rahmen einer Kinderwunschtherapie voraussagen kann. Die Parameter des **Ovar-Scores** sind im Abschnitt „Funktionelle Androgenisierung" (s. Tab. 3-4 und Abschnitt 5) angegeben. Der Ovar-Score wird in den folgenden Abschnitten wiederholt Erwähnung finden.

1.3 Stufen der normogonadotropen Ovarialinsuffizienz

Corpus-luteum-Insuffizienz. Die leichteste Störung ist eine Corpus-luteum-Insuffizienz (CLI; Syn: Gelbkörperschwäche, Corpus-luteum-Defekt). Endokrin kommt es zum Estradiol-Peak (ca. 220 pg/ml), gefolgt vom LH-Peak (> 35 mU/ml) am darauf folgenen Tag, an dem der präovulatorische Follikel eine Größe von ≥ 18 mm erreicht, der in aller Regel innerhalb der nächsten 18–24 Stunden kollabiert. Damit liegt klassischerweise der CLI ein ovulatorischer Zyklus zwischen 21 und 35 Tagen zugrunde, allerdings ist der Gelbkörper zu schwach. Die Basalkörpertemperatur (BTK) ist < 10 Tage hypertherm und das Progesteron ist ca. 7 Tage nach Ovulation bzw. 7 Tage vor der zu erwartenden Menstruationsblutung < 10 ng/ml. Allerdings sind bei der CLI auch schon Follikelreifungsstörungen zu beobachten, bei der der maximale Durchmesser des dominanten Follikels 18 mm nicht erreicht, dieser vorzeitig luteinisiert und atretisch wird; es besteht bereits eine „verdeckte" Anovulation. Solche relativ aufwendigen Untersuchung sind allerdings nur im Rahmen einer Sterilitätsabklärung oder bei Symptomen des klimakterischen Gestagendefizits notwendig. Gleichzeitig wird mit diesen sonografischen Befunden auch deutlich, dass bei einer CLI im Rahmen einer Kinderwunschtherapie häufig eine einfache Progesteronsubstitution nicht ausreicht, sondern eine Unterstützung der follikulären Maturation erforderlich ist.

Anovulation. Ähnlich verhält es sich mit dem folgenden Schweregrad, dem sog. **anovulatorischen Zyklus,** der durch einen monophasischen Verlauf der BTK und einem vollständigen Fehlen des Progesteronanstiegs in der 2. Zyklushälfte gekennzeichnet ist. Wie schon bei der anovulatorischen CLI erklärt, ist die Follikelreifung zu schwach, so dass der dominante Follikel nicht bis zum maturen präovulatorischen Status von > 17 mm Durchmesser heranreift, sondern zuvor atretisch wird, aber nicht luteinisiert.

Oligomenorrhö. Als weitere Steigerung der Störung ist mit einer Oligomenorrhö zu rechnen, die meistens anovulatorisch verläuft, aber durchaus auch mit einer Ovulation und nachfolgender CLI, in einzelnen Fällen auch mit einer postovulatorisch suffizienten Lutealphase abschließen kann. Es wäre aber aus praktischer Sicht wenig weiterführend, eine solche exakte Differenzierung systematisch diagnostizieren zu wollen. Mit den o.g. Hormonparametern werden andere Ursachen auszuschließen sein. Ferner ist dabei zu bedenken, dass selbst bei fertilen Frauen durchaus sporadisch Zyklen mit CLI oder Anovulation auftreten können, dies insbesondere bei vorübergehenden Phasen von Stress, den Organismus beeinträchtigenden harmlosen Erkrankungen (Virusinfekt) oder bei Zeitumstellungen (transozeanische Flugreisen) u.Ä.

Sonografisch finden sich mittelgroße Ovarien mit einigen klein-antralen Follikeln (± 0-Ovar-Score) (s. Tab. 3-4); der Uterus stellt sich in normaler bis leicht verminderter Größe dar (Längsache: ca. 65 mm; normal: ca. 70–75 mm), das Endometrium ist mittelhoch aufgebaut (ca. 6 mm – beide Schichten zusammen quer gemessen), kann aber je nach der zirkulatorischen Estradiolkonzentration geringere oder höhere Werte zeigen. Bei einer Oligomenorrhö während der frühen und mittleren Phase des Klimakteriums kann aber eine Follikelpersistenz (s.u.) mit relativ hohen Endometriumwerten (> 10 mm) nachweisbar sein.

Follikelpersistenz. Diese ist gekennzeichnet durch einen anovulatorischen, monophasischen Zyklus mit z.T. supraphysiologischen Estradiolwerten (> 250 pg/ml). Die Östrogenwerte können massiv bis > 800 pg/ml ansteigen und dann zu einer enormen Proliferation des Endometriums (z.B. > 10 mm Gesamtbreite bei der sonografischen Kontrolle) und zur Mastodynie führen. Sekretionsort der teilweise deutlich angehobenen Estradiolspiegel ist ein stark vergrößerter Follikel, der eine entsprechend hohe Estradiol-sezernierende Granulosazellmasse aufweist und aus ungeklärten Gründen nicht ovuliert; in Einzelfällen kann es dann zur Follikelruptur mit Symptomen des akuten Abdomens kommen.

Luteinized-unruptured-follicle-Syndrome (LUFS). Eine Sonderform der Follikelpersistenz ist das LUFS, bei dem eine Luteinisierung (d. h. ein suffizienter Progesteronanstieg von >10 ng/ml) ohne eigentliche follikuläre Ovulation erfolgt. Infolge der suffizienten Progesteronproduktion kommt es zu einem komplett biphasischen Basaltemperaturkurvenverlauf, so dass eine Ovulation vorgetäuscht wird. Dieses Syndrom wird relativ selten bei Kinderwunschpatienten diagnostiziert. Durch tägliche Ultraschalluntersuchungen um den Zeitpunkt der zu erwartenden Ovulation wird der fehlende Kollaps des präovulatorischen Follikels, der sogar an Größe noch beträchtlich zunehmen kann (> 40 mm) und sich dann als **Luteinzyste** darstellt, nachgewiesen.

Am Beispiel des LUFS wird deutlich, dass die **Ovulation** genau genommen aus **vier Hauptvorgängen** besteht, und zwar aus:

- Luteinisierung der zunächst dominant Estradiol-produzierenden Granulosazellen zu den dann dominant Progesteron-produzierenden Luteinzellen;
- Dissoziation des Cumulus oophorus von der Follikelwand;
- Maturation der Oozyte (Vollendung der 2. Reduktionsteilung);
- Ruptur des präovulatorischen Follikels mit Freisetzung der reifen (haploiden) Oozyte.

Die Differenzierung dieser verschiedenen Ovulationsvorgänge kommt z. B. auch bei der IVF-Therapie zum Tragen, bei der man der Ruptur des dominanten Follikels durch ein entsprechendes Induktions-Timing (Follikelpunktion des noch nicht rupturierten Follikels ca. 36 Stunden nach HCG-Gabe) zuvorkommt, während die drei erstgenannten Ovulationsvorgänge bereits stattgefunden haben.

1.4 Normogonadotrope Amenorrhö

Die ausgeprägteste Störung in dieser Gruppe ist die **normogonadotrope Amenorrhö,** die in den allermeisten Fällen sekundär (d. h. nach stattgefundener Menarche), selten primär auftritt.

Von **sekundärer** Amenorrhö spricht man, wenn die letzte Menstruationsblutung 6 Monate zurückliegt oder wenn zur letzten Periode ein Abstand von mindestens 3 Intervallen von der Länge der vorausgegangenen Zyklen besteht.

Die Patientin ist phänotypisch unauffällig, die Gonadotropine werden im Normbereich zwischen < 8 bis > 3 mU/ml gefunden, die Estradiolkonzentration liegt im mittleren bis unteren Normbereich oder auch unterhalb der Norm (< 20 pg/ml); die übrigen Hormonparameter zeigen einen Normalbefund. Die Ovarien zeigen eine normale Größe mit maximalem Durchmesser von ca. 25 mm mit einigen klein-antralen Follikeln (± 0-Ovar-Score) (s. Tab. 3-4), ein Hinweis auf eine durchaus bestehende basale Aktivität. Die Längsachse des Uterus liegt zwischen 60 und 65 mm, das Endometrium ist mäßig auf ca. 5 mm Gesamtbreite aufgebaut, insgesamt besteht also der sonografische Hinweis auf einen leichten C_{18}-Sexualsteroid-Mangel. Beim Übergang zum hypogonadotropen Status können sich die Ovarien noch kleiner zeigen, wobei winzige antrale Follikel zu erkennen sind, die es zu berücksichtigen gilt; denn wenn in diesem Ausnahmefall der Ovar-Score zu niedrig angesetzt wird, kann es bei einer gonadotropen Kinderwunschtherapie zur Überstimulierung kommen.

Diese diagnostischen Mittel reichen im Grunde aus, so dass ein sog. **Gestagentest** (s. u. in diesem Abschnitt) meist **nicht notwendig** ist und eigentlich nur eingesetzt werden muss, wenn die raschen und exakten diagnostischen Möglichkeiten wie Ultraschall und Hormonanalysen nicht zur Verfügung stehen oder eine Ultraschalluntersuchung nicht durchgeführt werden kann. Dies ist der Fall bei Mädchen oder Virgines oder wenn aus anderen Gründen eine vaginale Sonografie abgelehnt wird. Alternativ kann bei diesen Gegebenheiten eine sehr vorsichtig rektal durchgeführte Sonografie indiziert sein oder angeboten werden. Der Hinweis, dass bei Männern zur Vorsorgeuntersuchung der Prostata eine rektal durchgeführte Sonograpfie Standard ist, mag zur vorbereitenden Aufklärung nützlich sein.

Wenn auch dies nicht möglich ist, kann der **Gestagentest** durchgeführt werden. Grundlage für einen „positiven" Gestagentest („positiv" = Induktion einer Abbruchblutung nach Ende der oralen Gestageneinnahme, z. B. mit Medroxyprogesteronacetat 10 mg/d über 10 Tage) ist ein normogonadotroper Status. Hierdurch werden die Ovarien endogen zu einer basalen Aktivität angeregt mit einer entsprechenden Estradiolsekretion, die ausreicht, um das Endometrium genügend proliferativ aufzubauen, so dass dem exogen zugeführten Gestagen genügend Endometrium für die sekretorische Transformation zur Verfügung steht. Somit kann nach Ende der Einnahmephase des Gestagens eine Abbruchblutung hervorgerufen werden. Ein positiver Gestagentest schließt eine mechanische Amenorrhö aus (Tab. 3-2).

Aus diagnostischen Gründen ist in **keinem Fall** ein **Clomifentest** notwendig, da er keine zusätzlichen Informationen bietet, die für therapeutische Entscheidungen notwendig wären. Wenn Clomifen eingesetzt wird,

Tab. 3-2 Befunde bei sekundärer normogonadotroper Amenorrhö.

Schwangerschaft	ausgeschlossen!
Körpergröße	normwüchsig
Sekundärbehaarung	Normbereich (Tanner 5)
Brustentwicklung	Normbereich (Tanner 4)
Zervixfaktor	östrogenisiert (Insler-Score um 5)
Gestagentest	positiv
Prolaktin	Normbereich
TSH	Normbereich
LH, FSH	Normbereich
Ultraschall:	
• Uteruslängsachse	• > 50 mm, < 70 mm
• Endometrium	• > 3 mm Gesamtbreite
• Ovar-Score	• +1 bis –1

dann erfolgt dies ausschließlich zum Zwecke einer therapeutischen Maßnahme bei aktuell bestehender ungewollter Kinderlosigkeit (s. Abschnitt 4.2.2).

Auch ein **GnRH-Test** ist **nicht** erforderlich, da mit den bereits beschriebenen Untersuchungsparametern ein ausreichende therapieprojizierte Diagnosestellung erreicht worden ist.

Die zahlenmäßig wichtigste Amenorrhöform ist die **sekundäre normogonadotrope** Funktionsstörung (auch die Zwischenform: Oligoamenorrhö), die häufig einschubartig – also vorübergehend – vom 16. bis 22. Lebensjahr auftritt. In dieser Übergangsphase von der Adoleszenz bis zum frühen Erwachsenenalter, also in einer Phase, in der auf familiärer, schulischer, beruflicher sowie partnerschaftlicher Ebene, d.h. im Rahmen der Identifikationsfindung, erhebliche mentale Stresskonstellationen eintreten, kann sich ein psychosomatisches Konfliktpotential in Form dieser Ovarialinsuffizienz Ausdruck verleihen (s. auch Abschnitt 3 ff. „weight loss amenorrhea", Leistungssport etc.). Bei intrafamiliären Problemen spielt der Scheidungsprozess der Eltern eine überragende Rolle. In jedem Fall sollte eine psychosomatische Exploration erfolgen, wobei immer fließende Übergänge mit den Faktoren der unter den hypo-normogonadotropen Ovarialinsuffizienzen genannten (Abschnitt 3 ff.) zu berücksichtigen sind. Die wesentliche Aufgabe des behandelnden Arztes ist es, beruhigend und aufklärend auf die Patientin einzuwirken (s. Abschnitt 4 ff.: Beratung und Therapie bei der hypo- und normogonadotropen Ovarialinsuffizienz).

!

Die normogonadotrope Ovarialinsuffizienz, selbst in Form der Amenorrhö, ist als leichte Störung zu betrachten, deren Symptome selbst bei Perpetuierung gut zu therapieren sind. Vor jeder medikamentösen Maßnahme sollte eine Schwangerschaft ausgeschlossen werden.

1.5 Sonderform: McCune-Albright-Syndrom (MAS)

Eine Sonderform der normogonadotropen Funktionsstörung ist das MAS. Es handelt sich um ein heterogenes klinisches Bild:

- isosexuelle Pubertas praecox;
- Knochendysplasie;
- „Café-au-lait"-Flecken der Haut;
- normogonadotrope Amenorrhö.

Dieses Syndrom ist durch eine postzygotische Mutation des Arginin-201, des Gens für die α-Untereinheit des G_s-Proteins, das die Effekte einer großen Anzahl von Proteohormonen durch Kopplung ihres Rezeptors an eine intrazelluläre Signalkaskade vermittelt, charakterisiert. Das MAS tritt sporadisch auf, Mädchen sind häufiger betroffen als Jungen. In Rahmen der Pubertas praecox kommt es frühzeitig zur Thelarche, Pubarche (mit Hirsutismus) und Menarche. Nicht selten werden große Ovarialzysten durch eine Hyperaktivität des ovariellen Follikelapparats beobachtet.

Die therapeutische Maßnahme in diesem speziellen Fall ist der (eventuell auch kombinierte) Einsatz von Aromataseinhibitoren, GnRH-Analoga und Antiandrogenen (s. Abschnitt 4: Beratung und Therapie bei der hypo- und normogonadotropen Ovarialinsuffizienz).

2 Hypogonadotrope Ovarialinsuffizienz (WHO I)

Krankheitsbilder dieser Entität werden in die Gruppe I nach WHO (s. Tab. 3-1) eingeteilt, unter Ausschluss anderer Ursachen.

2.1 Klinische Bilder der hypogonadotropen Ovarialinsuffizienz

Primäre Amenorrhö. Die Menarche sollte bis spätestens mit dem **16. Lebensjahr** eingetreten sein, andernfalls spricht man von primärer Amenorrhö. Sind keinerlei Zeichen einer sexuellen Entwicklung oder des pubertären Wachstumsschubs nachweisbar, wird sogar schon ab einem **Alter von 14 Jahren** von primärer Amenorrhö gesprochen. Die Amenorrhö ist keine Diagnose, sondern lediglich ein Symptom, in einigen Fällen auch ein Symptom eines komplexen Syndroms. Nur wenige Störformen führen ausschließlich zur primären Amenorrhö (z.B. bestimmte Müller-Gang-Anomalien, s. dort), die meisten von ihnen können sowohl mit primärer als auch mit sekundärer Amenorrhö assoziiert sein.

Hypogonadotroper Hypogonadismus (HypoHG). Bei vollständigem Ausfall bzw. deutlicher Reduzierung der pulsatilen GnRH-Sekretion oder der Gonadotropine besteht ein HypoHG (Synonym: hypothalamische Amenorrhö). Meist ist er funktionell, seltener organisch bedingt, z.B. durch Tumoren der Hypophyse (z.B. Makroprolaktinom) oder des ZNS (z.B. Kraniopharyngeom) (s. Abschnitt 6 ff.). Häufig besteht bei der funktionellen Störung eine familiäre Disposition, in seltenen Fällen liegt auch eine monogenetische Ursache zugrunde. Weiterhin können auch systemische konsumierende Erkrankungen, z.B. Herz-, Nieren- und Lebererkrankungen sowie Diabetes mellitus und schweres Asthma, ursächlich in Frage kommen. Je nach zeitlichem Eintreten dieser Störung kann sie primär oder sekundär (vor bzw. nach dem Eintreten der Pubertät) vorkommen. Betrifft dies ausschließlich das **Menstruationsgeschehen,** zeigt sich lediglich das klinische Zeichen einer primären oder sekundären Amenorrhö mit Bezugspunkt Menarche. Bezogen auf die **Ovarfunktion** spricht man von **sekundärer Ovarialinsuffizienz**, da das Ovar selbst funktionstüchtig und nur konsekutiv durch die hypothalamo-hypophysäre Dysfunktion betroffen ist, aber durchaus in der Lage wäre, umhegend auf endo- oder exogenen Stimuli zu reagieren.

Pubertas tarda und konstitutionelle Entwicklungsstörung. Ist diese Störung aber bereits primär (also präpuberal) entstanden, kann sich diese Regulationsstörung phänotypisch auch als **Infantilismus** im Sinne einer Pubertas tarda ausdrücken. Zwar tritt die Pubarche, die durch die adrenalen Androgene hervorgerufen wird, ein, die Sekundärbehaarung bleibt aber spärlich. Thelarche, pubertärer Wachstumsschub und Menarche bleiben aus.

Meist liegt eine sog. **konstitutionelle Entwicklungsverzögerung** zugrunde (Verzögerung von Wachstum sowie emotionaler und psychischer Reife), die sich spontan durch einen verspäteten Eintritt der Pubertät mit allen physiologischen Attributen normalisieren kann. Es könnte sich dahinter ein sog. **Deprivatisierungssyndrom** verbergen, hervorgerufen durch schwere psychosomatische Einflussfaktoren besonders aus dem intrafamiliären Bereich (z.B. Scheidung der Eltern, sexuelle Nötigung oder sexueller Missbrauch). Auch der Leistungssport kann in dieser Alterphase mit primärer Amenorrhö und Pubertas tarda einhergehen (besonders bei Turnerinnen, s. Abschnitt 3.2). Generell ist zu erwarten, dass es in ca. 60% der hypogonadotropen Amenorrhö zur Entwicklung bzw. zur Wiederherstellung eines regelmäßigen Zyklus kommt, wobei als wesentlicher Prädiktor für eine Normalisierung eine leichte Anhebung eines zuvor zu niedrigen BMI gilt. In zunehmendem Maße findet sich auch bei adipösen Mädchen ein funktioneller HypoHG. Einige Sonderformen sollten Beachtung finden (s. Abschnitt 2.3).

2.2 Diagnostik

Zur Basisdiagnostik des funktionellen HypoHG werden dieselben Parameter wie bei der normogonadotropen Ovarialinsuffizienz eingesetzt (Tab. 3-3).

Der Phänotyp ist im Allgemeinen unauffällig, d.h., es zeigen sich keine Malformationen. Wenn diese gefunden werden, muss immer an eine monogenetische Erkrankung (s. Abschnitt 2.3.1) gedacht werden.

Die Vaginalwände können relativ trocken sein, die Portio ist klein bis winzig, eine Ektopie ist nicht zu erkennen. Sonografisch findet sich ein deutlich verkleinerter Uterus (Längsachse < 55 mm) und das Endometrium stellt sich strichförmig dar. Die Ovarien sind in aller Regel kleiner (< 25 mm Längsdurchmesser) und sind oligo-, im schwersten Fall afollikulär (Tab. 3-4); hierbei sollte aber auf die bereits oben (Abschnitt 1.4) gemachte Einschränkung der Aussage des Ovar-Scores, der sich ansonsten als enorm zuverlässig erwiesen hat, aufmerksam gemacht werden.

Tab. 3-3 Befunde bei der primären hypogonadotropen Ovarialinsuffizienz.

Sekundärbehaarung	spärlich (Tanner 2–3)
Brustentwicklung	gering (Tanner 1–2)
Zervix	trocken (Insler-Score: < 3)
Gestagentest	negativ
Östrogen-Gestagen-Test	positiv
Prolaktin	Normbereich
LH, FSH und Estradiol	niedrig
Ultraschall: • Uteruslängsachse • Endometrium • Ovar-Score	 • < 55 mm • strichförmig (< 3 mm) • –1 bis –2-Ovarien
Riechprüfung	normal (oder pathologisch beim Kallmann-Syndrom)
Knochenalterbestimmung	Verzögerung des Knochenalters
Gesichtsfeldprüfung/Augenhintergrund	normal (pathologisch bei Tumor)
Schädel-CT, Kernspin-TG	normal (pathologisch bei Tumor)
Ultraschall, i.v. Pyelogramm	s. Kallmann-Syndrom
neurologische, ophthalmologische und otologische Untersuchungen	s. Kallmann-Syndrom

Tab. 3-4 Sonomorphologischer Ovar-Score (nach Geisthövel, aus Wetzka et al. 2005).

max. Ovar-durchmesser (mm)	Punkte	Follikel-zahl/ max. Ovar-durchmesser	Punkte	zentrale Echodichte/ max. Ovar-durchmesser	Punkte	Score	Reaktion auf FSH
< 20	–1	< 3	–1	–	0	–2	VPR
≥ 20 < 25	–0,5	≥ 3 < 5	–0,5	–	0	–1	PR
≥ 25 < 28	0	≥ 5 < 8	0	–	0	0	NR
≥ 28 < 30	0,5	≥ 8	0,5	< 1/3	0	1,5	HR
≥ 30	1	≥ 8	0,5	> 1/3	0,5	2	VHR
≥ 35	2	–	2	–	–	2	VHR

VPR, very poor response = sehr geringe oder fehlende ovarielle Funktionsreserve (oFR): Klimakterium, menopausal transition (STRAW-Stadien ≥ –2 ; s. Kap. 6);
PR, poor response = geringe oFR: Präklimakterium (STRAW-Stadium –3; s. Kap. 6); Z.n. Ovarzysten-OP (z. B. bei Endometriose);
NR, normal response = mittlere oFR: Normgruppe um das 30. Lebensjahr herum zwischen dem 3. und 6. Zyklustag;
HR, high response = hohe oFR: z. B. junge Patientin (< 25 Jahre) mit normogonadotroper Oligomenorrhö;
VHR, very high response = sehr hohe oFR: polyfollikuläres Ovar beim FAS I/FAS III („PCOS" bei schlanken/adipösen Patientinnen).

Die Gonadotropin-Werte liegen < 4 mU/ml, wobei das LH wegen seiner kürzeren Halbwertszeit meist in noch etwas niedrigeren Konzentrationen als das FSH gemessen wird. Die Estradiolwerte liegen ebenfalls sehr niedrig (< 20 pg/ml), auch das Progesteron (< 0,2 ng/ml); das Testosteron zeigt ebenfalls einen Trend zu niedrigen Werten (< 0,3 ng/ml). Die übrigen Hormonparameter zeigen im Durchschnitt Normwerte.

Östrogen-Gestagen-Test. Der Gestagentest muss – wenn man ihn tatsächlich durchführen möchte (s. Anmerkungen zum Gestagentest unter Abschnitt 1.4) – ein negatives Ergebnis zeigen, d. h., es kommt wegen der fehlenden ovariell-östrogenen Stimulation auf das Endometrium und des damit fehlenden Aufbaus des Endometriums, des eigentlichen Zielorgans des Gestagens, nicht zur Abbruchblutung. Diese wird aber mit einer zusätzlichen Östrogengabe erreicht, die für das Gestagen die Voraussetzung schafft, dass das Endometrium nach seinem proliferativen Aufbau durch das Östrogen sekretorisch umgewandelt wird und dann nach Hormonentzug abblutet.

Durchführung: 2 mg Estradiolvalerat (E_2V) über 21 Tage + 10 mg MPA während der letzten 12 Tage vom E_2V.

Das Testverfahren ist, wenn die o.g. Parameter eingesetzt werden können, nur in unklaren Ausnahmefällen noch erforderlich.

Ein Clomifentest braucht nicht durchgeführt werden.

Ein **GnRH-Test** mag dann sinnvoll sein, wenn so gut wie keine hypophysären Gonadotropine gemessen werden, um zwischen hypothalamischer und hypophysärer Ebende der Funktionsstörung differenzieren zu können. Dabei werden vor und 60 Minuten nach i. v. Gabe von Relefact® LHRH die Serumwerte von LH und FSH bestimmt: Ein Anstieg sollte nachgewiesen werden, wobei eine

- FSH-Dominanz auf ein **präpuberales**,
- ein gleichsinniger Anstieg von LH und FSH auf ein **peripuberales**,
- eine LH-Dominanz auf ein **postpuberales** Sekretionsmuster hinweist.

Besonders wenn auch die anderen (die thyreo-, lakto-, adrenokortiko- und somatotrophen) Hormonachsen Dysfunktionen zeigen, wäre zum Ausschluss eines zentralen Tumors auch die Durchführung eines NMR des Schädels anzuraten.

Bei Pubertas tarda wäre eine röntgenologische Bestimmung des **Knochenalters** (Handwurzelknochen nach Greulich und Pyle) sinnvoll, und bei der Verdachtsdiagnose eines Kallmann-Syndroms wären eine Riechprüfung, eine Nierendiagnostik und neurologische, ophthalmologische und otologische Untersuchungen angezeigt (s. Abschnitt 2.3.1).

Zum therapeutischen Vorgehen sei auf das Kapitel 4 „Beratung und Therapie bei der hypo- und normogonadotropen Ovarialinsuffizienz" verwiesen.

2.3 Sonderformen der hypogonadotropen Ovarialinsuffizienz

2.3.1 Monogenetische Ursachen

Kallmann-Syndrom (KS). Ein besonderes Beispiel eines monogenetisch verursachten primären und funktionellen HypoHG ist das **Anosmie-Amenorrhö-Syndrom** (Syn: Kallmann-Syndrom, KS; **olfaktogenitale Dysplasie**). Dabei handelt es sich um ein Syndrom, das beim weiblichen Individuum in einer Häufigkeit von 1:50 000 auftritt. Ursache sind verschiedene Punktmutationen oder Deletionen des KAL-Gens auf dem X-Chromosom (Xp22.3), ein Gen, das für das extrazelluläre Matrixprotein Aosmin-1 (680 Aminosäuren) kodiert. Dieses Protein weist Homologien mit Molekülen auf, die bei der neuronalen Migration und der Ausrichtung von neuronalen Axonen im Rahmen von Zell-Zell- bzw. Zell-Matrix-Interaktionen eine Rolle spielen. Infolge des Gen-Defektes kommt es zu multiplen Anomalien, verbunden mit **Agenesie** oder **Hypoplasie** des **Bulbus olfactorius**.

In der Embryonalentwicklung entstehen sowohl die olfaktorischen Neurone wie auch die GnRH-Neurone in der olfaktorischen Plakode, von wo die Letzteren in den Hypothalamus einwandern. Daher kommt es zu der Verknüpfung von **Anosmie** und **primärer Amenorrhö** (mit Pubertas tarda), da ein **absoluter GnRH-Mangel** besteht.

Das KS tritt genetisch wie klinisch heterogen auf. Drei unterschiedliche Vererbungsmodi sind bekannt. Ca. 50% der Familien mit X-gebundenem HypoHG weisen eine KAL-Gen-Mutation/-Deletion auf. Autosomal-dominante wie auch autosomal-rezessive Erbgänge kommen vor. Nur 5% treten sporadisch auf. Daraus ist zu schließen, dass möglicherweise auch Polymorphismen ein Rolle spielen.

Neben einem kompletten KS kann es auch nur zu einer isolierten Anosmie kommen. Folgende **Anomalien** können im Zusammenhang mit einem KS beobachtet werden:
- unilaterale Nierenagenesie, Anomalien des harnableitenden Systems (50% der Fälle);
- Lippen-Kiefer-Gaumen-Spalten;
- Synkinesien, zerebelläre Ataxie;
- Schwerhörigkeit;
- Störung der Blickmotorik.

Daraus ergibt sich, dass beim Hinweis auf HypoHG immer nach dem Riechvermögen gefragt und gegebenenfalls eine Riechprüfung sowie bei Nachweis eines KS eine Nierenuntersuchung, evtl. auch eine neuro-, ophthalmo- und otologische Abklärung veranlasst werden sollten. Beim KS kann es wegen der genetischen Festlegung nicht zu einer spontanen Konstitutionalisierung des Menstruationszyklus kommen. Immer kommt es – unbehandelt – zur Pubertas tarda.

Prader-Labhart-Willi(PLW)-Syndrom (Synonym: Prader-Willi-Syndrom). Dieses Krankheitsbild ist durch einen funktionellen GnRH-Mangel (mit Pubertas tarda, primärer Amenorrhö etc.), Kleinwuchs, Fettsucht und Oligophrenie charakterisiert. Die Fettsucht ist durch eine ungebremste Polyphagie bedingt, in deren Folge meistens auch eine Insulinresistenz, d.h. ein Diabetes mellitus Typ II, auftritt (s. Abschnitt 5 Funktionelle Hyperandrogenämie). Diese Patientinnen sind meist extrem schlecht zu führen (aggressives Verhalten) und erfordern häufig eine umfassende professionelle Betreuung. Andere Adipositassyndrome mit Neigung zur normo- bis hypogonadotropen Funktionsstörungen sind (s. Abschnitt 5.3.6):
- Bardet-Biedl-Syndrom,
- Alström-Syndrom,
- Cohen-Syndrom,
- Carpenter-Syndrom.

Darüber hinaus gibt es einige wenige, extrem seltene Krankheitsbilder mit funktionellem HypoHG (s. Abschnitt 5.3.6), die in jüngerer und jüngster Zeit durch molekulargenetische Methoden einer monogenetischen Ursache zugeordnet werden konnten. Dazu zählen Mutationen folgender Gene, die für Proteinfaktoren kodieren, die im Zusammenspiel mit anderen Faktoren für die Differenzierung und die Entwicklung einer oder mehrerer Zelllinien des Hypophysenvorderlappens zuständig sind:
- DAX-1 (angeborene Nebennierenhypoplasie, adrenale hypoplasia congenita, AHC): verzögerte Pubertät, normale Fertilität;
- PC-1 (prohormone convertase 1): extreme Adipositas, Hypokortizismus;
- GnRH-Receptor: Infertilität;
- PROP-1 (kombiniertes Hypophysenhormon-Defizit, combined pituitary hormone deficiency, CPHD): Kleinwuchs, Hypothyreoidisms, Pubertas tarda;
- FSH-β-Untereinheit: Pubertas tarda.

Bezüglich der speziellen monogenetischen Störformen sei darauf hingewiesen, dass nur in einzelnen Speziallabors entsprechende molekulargenetische Untersuchungen vorgenommen werden. Zum jetzigen Zeitpunkt ist auch für die Routinetherapie meist der exakte molekulargenetische Befund nicht ausschlaggebend.

2.3.2 Panhypopituitarismus

In seltenen Fällen kann ein HypoHG auch durch ein vollständiges Fehlen der Hypophysenfunktion (Panhypopituitarismus) hervorgerufen sein. Folgende Ursachen sind denkbar:
- kongenitale Aplasie;
- bei Hypophysentumoren;
- posttraumatisch:

- nach externer Gewalteinwirkung,
- nach Blutung,
- post infectionem,
- nach Hypophysenoperation (z. B. bei Makroprolaktinom),
- nach Chemotherapie und/oder Radiatio,
- Sheehan-Syndrom: peripartales Trauma (im Rahmen der modernen Geburtshilfe so gut wie nie mehr auftretend).

Je nach dem Zeitpunkt des Auftretens kommt es zur primären Amenorrhö (mit PT) bzw. sekundären Amenorrhö.

Die therapeutischen Maßnahmen sind im Kapitel 4 „Beratung und Therapie der normo- und hypogonadotropen Ovarialinsuffizienz" zusammengefasst.

3 Normohypogonadotrope Ovarialinsuffizienzen (WHO I/II)

Diese Zwischenformen der Ovarialinsuffizienz werden in die Gruppen I und II nach WHO eingeteilt.

3.1 Essstörungen

Der Begriff Essstörungen umfasst die Syndrome Anorexia nervosa, weight loss amenorrhea und Bulimia nervosa (s. Kap. 40).

Anorexia nervosa (AN). Dieses Syndrom beinhaltet multiple **psycho-neuro-endokrin-metabolische** Dysfunktionen. Infolge eines schweren GnRH-Mangels kommt es zum HypoHG. Funktionell-endokrinologisch gesehen ist das Körpergewicht von besonderer Bedeutung: Bei Unterschreiten einer Gewichtsgrenze von unter 15% des „Idealgewichts" (BMI < 17,5 kg/m^2) ist mit einer **hypothalamischen Amenorrhö** zu rechnen, die je nach der zeitlichen Manifestation als primäre oder sekundäre Amenorrhö imponieren kann.

Neben dem HypoHG finden sich ein **Hypothyreoidismus**, ein **Hyperkortizismus** und ein **Hypersomatotropismus.** Ursachen sind Malnutrition, somatische Hyperaktivität und psychogener Stress. Die Kombination aus massiver Erniedrigung der ovariellen C_{18}-, C_{19}- und C_{21}-Sexualsteroide und Hypovitaminose, Kalzium- und Proteinmangel ist Ursache für die Entwicklung einer **Knochendichteminderung,** die in hohem Prozentsatz gefunden wird und mit der Dauer der Amenorrhö korreliert. Tritt die Anorexie bereits präpuberal ein, resultiert eine Pubertas tarda.

Die Erkrankungsgipfel liegen zwischen dem 13./14. und dem 18./19. Lebensjahr. Es besteht eine **frühkindliche Individuationsstörung** mit Identitätsverlust und Selbstfindungsstörung. Die Patientinnen entstammen meist sozial höher gestellten Familien, in denen ein nach außen heiles und nach innen abgeschlossenes Familiensystem mit kühler, oft auch feindseliger, manchmal auch überfürsorglicher Dominanz der Mutter vorherrscht; andererseits fehlt die ausgleichende, fürsorgliche Funktion des Vaters. Gefühle und emotionale Bedürfnisse werden nicht angesprochen, sondern weitgehend unterdrückt. Die Selbstbeurteilung und -bewertung ist massiv gestört, eine Krankheitseinsicht besteht nicht. Die/der Frauenärztin/-arzt wird wegen der Amenorrhö und nicht wegen eines Untergewichts aufgesucht.

Die Patientinnen sind, solange es ihre körperliche Konstitution erlaubt, intellektuell und somatisch hyperaktiv. Gewichts- und Beinumfang werden mitunter täglich kontrolliert. Diäten, Askese und Fitness-Bemühungen bestimmen den Alltag. Die Essensaufnahme wird nicht als notwendig angesehen, sondern als störend abgelehnt. Massiver Tabakabusus ist typisch. Das Hungergefühl wird unterdrückt, mitunter auch durch Appetitzügler, und nicht mehr empfunden. Der Körper und die Körperrundungen werden mit einem überzogenen Schlankheitsideal verzerrt empfunden, als „böser" Bereich abgelehnt und als **Protestort** benutzt, auch um die eigenen Besonderheiten, die eigene Identität (auch gegenüber der Mutter) hervorzuheben. Gefühle von Fraulichkeit und Sinnlichkeit werden verdrängt, der phänotypische Ausdruck der Fortpflanzungsfähigkeit (Brust-, Hüftform) wird in eine neutral-peripuberale Stufe „zurückgedreht". Nicht selten kann eine therapierefraktäre Magersucht durch Kachexie zum Tode führen.

Weight loss amenorrhea. Diese kann als eine milde Form der AN sowohl in psychosomatischer („anorektische Reaktion") wie in endokriner Sicht (eher normogonadotrop; WHO II) angesehen werden. Meist liegt ein depressives Verstimmungssyndrom durch aktuelle äußere Anlässe wie z. B. „Liebeskummer", Scheidung der Eltern, schulische oder berufliche Probleme vor. Die Patientinnen sind einsichtig und verständig, therapeutische Erfolge sind leichter zu erzielen (s. Kap. 4 „Beratung und Therapie bei der hypo- und normogonadotropen Ovarialinsuffizienz" sowie Kap. 40 und 41).

Eine andere Übergangsform zeigen Patientinnen, die zu erheblichen Gewichtsschwankungen neigen **(„thin-fat-people"),** eine Störform, die erkenntlich macht, dass eine Grenzlinie zwischen AN und Adipositas nicht immer streng gezogen werden kann.

Bulimia nervosa (BN). Ergänzend zur AN ist die BN als weitere Form der Essstörung anzusehen, bei der im allgemeinen Normgewicht besteht und weniger ausgeprägte Zyklusstörungen (z. B. Oligomenorrhö, WHO II) zu beobachten sind.

Die BN ist eine psychiatrische Erkrankung mit gierig gesteigertem Hunger- und fehlendem Sättigungsgefühl. Anfallsweise kommt es zu zwanghaften, heimlich-ritualisierten Essattacken, bei denen in kurzer Zeit riesige Mengen an Nahrungsmitteln verschlungen werden, gefolgt von suchtartig provoziertem Erbrechen, das der möglichen Gewichtszunahme durch die Essattacke vorbeugen soll. Die Anfälle sind dann verbunden mit schweren Selbstvorwürfen, Scham und Ekel vor sich selbst und daraus resultierenden Depressionen, die wieder Ausgangspunkt einer nächsten Attacke sein können. Das geringste Überschreiten der Zufuhr von „schlechten" Nahrungsmitteln (z. B. ein Riegel Schokolade zu viel) kann dann Auslöser einer folgenden Fress- und Brechorgie sein. Die Anfälle treten definitionsgemäß mindestens 2-mal pro Woche, aber manchmal bis mehrfach täglich auf.

Es kommt zu massiven Gewichtsschwankungen (± 5 kg). Die Erkrankung umkreist in obsessiver Fixierung aufs Essen den gesamten Alltag. Das krankhafte Essverhalten mit den nachfolgenden Brechattacken kann zusammen mit Laxanzienabusus zu Störungen im gesamten Verdauungstrakt (z. B. Verhornung der Fingerkuppen, Zahnschmelzschäden, Karies, Heiserkeit, Refluxösophagitis, Durchfälle) und zu schweren Flüssigkeits- und Elektrolytentgleisungen führen, bis hin zum Nieren-, Herz- und Kreislaufversagen. Verbrauch großer Mengen an Nahrungsmitteln kann durchaus die finanziellen Möglichkeiten übersteigen und zwanghaftes Betteln und Stehlen bzw. Abgleiten in die Drogenszene mit sich bringen.

Im Gegensatz zur AN bestehen Leidensdruck und Krankheitseinsicht. Obwohl Bulimikerinnen als tüchtig, energisch und durchsetzungsfähig gelten, führen Schuld- und Schamgefühle zur Isolation, Einsamkeit und zum sozialen Abstieg. Streitigkeiten in den jeweiligen Familien werden offen mit Wut, Hassgefühlen und Geschrei ausgetragen, Scheidungen der Eltern sind häufig.
Auch die BN ist durch eine frühkindliche Identifikationsstörung gekennzeichnet. Im äußeren Erscheinungsbild meist unauffällig, bleibt die Erkrankung der nächsten Umgebung lange Zeit, oder überhaupt, verborgen, zumal sich die Betroffenen aus Schamgefühl kaum jemandem mitteilen.

3.2 Leistungssport, Tanzkunst, Körpergewicht, Körperideal (WHO I/II)

Körperliche Überaktivität kann aus vielerlei Gründen zu unterschiedlich ausgeprägten Zyklusstörungen führen. Wenn extremes Training in der späten Infantilperiode durchgeführt wird, können primäre Amenorrhö und HypoHG mit Pubertas tarda die Folge sein. Nach der Menarche ist das gesamte Übergangsspektrum von sekundärer hypothalamischer Amenorrhö (WHO I) bis zum Lutealphasendefekt (WHO II) möglich.
Insbesondere sind **Langstreckenläuferinnen, Kunstturnerinnen** und **Tänzerinnen** betroffen, weniger **Schwimmerinnen.** Auch hier muss der Einfluss des Körpergewichts Beachtung finden, wobei dem Fettgewebe besondere Bedeutung zukommt. Sein Anteil von > 17% des Körpergewichts korrespondiert etwa mit einem BMI von 19 kg/m^2, einem somatischen Status, der etwa um die Menarche besteht. Zur Erhaltung regelmäßiger Zyklen ist ein Fettanteil von > 22% notwendig. So haben Langstreckenläuferinnen, die zu den schlanksten Sportlerinnen gehören, einen Fettanteil von ca. 14%, während dieser Prozentsatz bei den Schwimmerinnen mit 20–25% höher liegt. Insbesondere scheint die Abnahme des subkutanen feminin-glutealen Fettdepots, das eine Art weiblich-endokrines „Schutzpolster" darstellt, die Entwicklung von Zyklusstörungen zu fördern; es ist aber auch die intraabdominal-viszerale Fettmasse reduziert. Bei 30–50% der ausdauerbelasteten Leistungssportlerinnen kommt es zur länger andauernden Amenorrhö. Besonders betroffen sind ästhetische und auf Ausdauerleistung basierende Sportdisziplinien mit hohen Trainingseinheiten und niedrigem Körperfettgehalt (Turnen, rhythmische Sportgymnastik, Ballett, Marathonlauf).

Nun scheint das körperliche Training nicht allein für Zyklusstörungen verantwortlich zu sein. Neben mentalem Stress durch den kompetitiven Charakter von Leistungssport (Versagensängste, Depressionen nach Niederlagen oder Verletzungen) spielen auch endokrin-metabolische Stressfaktoren, wie z. B. die Aktivierung der ACTH-Kortisol-Achse eine Rolle. Zudem weisen nutritive Komponenten auf **pathopsychologische Stressfaktoren** hin mit Übergängen zur AN oder auch zur BN. In diesem Kontext ist auch eine einseitige vegetarische Ernährung (**Vegetarismus**) zu nennen, die Zyklusstörungen hervorrufen kann. Weiterhin sollte die Psychodynamik des sozialen Umfeldes (Einflüsse von Trainer und Eltern, Isolierung aus dem Schulklassenverband durch Trainingszeiten von mehr als 18 Stunden/Woche) berücksichtigt werden, so z. B. auch die manipulative Bremsung der Körpergewichtszunahme, wie sie bei jungen Leistungsturnerinnen zu beobachten ist, bei denen durchaus eine artifizielle Pubertas tarda erwünscht scheint. Dabei ist allerdings auch zu beachten, dass die Auswahlkriterien bei der Talentsuche von z. B. artistischen Eliteturnerinnen auf bestimmten somatischen Vorbedingungen basieren: die optimale mechanische Umsetzung bei Turnerinnen setzt eine relativ kurze Statur, kurze Gliedmaßen, breite Schultern und einen relativ kurzen breiten Nacken voraus, ein Phänotyp, der durchaus auf genetische Prädispositionen hinweist.

Übergänge gibt es auch zu einer zahlenmäßig nicht zu unterschätzenden Gruppe von Frauen, die z. B. nach Nikotinentzug und/oder im Hinblick auf ein modernes schlankes **Körperideal** (Beruf: Model, Mannequins), manchmal auch unter einem **Fitnesswahn** zu übermäßigem Langstreckenlauf (Jogging) tendieren, um ästhetisch-gewichtsreduzierende sowie psychisch-ausgleichende, ablenkende und anxiolytisch-euphorisierende Effekte zu erzielen. Die Ausschüttung dopaminerger Substanzen und endogener Opiate (z. B. Endorphine, Enkephaline) scheinen solche psychotropen Reaktionen zu unterstützen. Die synchrone Freisetzung von stressabhängigen Faktoren wie β-Endorphin und ACTH lässt sich mit dem Phänomen erklären, dass die gemeinsame Ausgangssubstanz das Proopiomelanocortin (POMC) ist. Auch könnte eine suchtartige Abhängigkeit von übermäßigem körperlichem Training in der kontinuierlichen Konzentrationserhöhung von endogenen Opiaten eine Erklärung finden. Weiterhin führt eine mit Leistungssport und dem Verlangen nach sportiv-körperlichem „outfit" assoziierte Einnahme von **anabolen Androgenen** durch Suppression der Gonadotropinausschüttung zur Amenorrhö; hierbei fällt eine Virilisierung i. S. einer pharmakologischen Androgenisierung (s. Abschnitt 5.1) auf.
Pathophysiologie. Verlängerung der Zyklusintervalle mit Verminderung der Anzahl ovulatorischer Zyklen resultiert in einer **Reduktion der mittleren Sexual-**

steroidkonzentration. Ein relativer oder absoluter, länger anhaltender (< 1 Jahr) Mangel an osteoprotektiven C_{18}-, C_{19}- und C_{21}-Sexualsteroiden ist mit einer Verminderung der **Knochendichte** (**Osteopenie, Osteoporose**) assoziiert. Bei Sexualsteroidkonzentrationen entsprechend der Postmenopause liegt der Knochendichteverlust bei 5% pro Jahr.
Ebenso kann die Knochenaufbauphase durch Sexualsteroidmangel oder -entzug empfindlich gestört werden. Dies ist besonders bei jüngeren Frauen von Bedeutung, da der Knochen seinen **Dichtegipfel** erst ca. um das 28. Lebensjahr erreicht; allerdings werden bereits bis zu 40% der **Gipfelmasse** in der Adoleszenz erreicht, so dass diese Altersphase für den Knochenaufbau enorm wichtig ist. So wird der jährliche Knochenverlust bei Patienten mit AN mit bis zu 3% angegeben. Dabei muss wohl ein BMI von 16,5 kg/m^2 unterschritten werden. Eine signifikante Erniedrigung des Dichtegipfels muss als Risikofaktor für die Entwicklung einer Osteoporose gelten. Es konnte gezeigt werden, dass bei Marathonläuferinnen die Knochendichte eindeutig niedriger als im Vergleichskollektiv ist und dass die Verminderung des ossären Mineralgehalts bei Athletinnen mit der Qualität der Ovarialfunktion korrespondiert.

> !
> Daraus ist zu schließen, dass sportliche Betätigung nur dann osteoprotektiv wirkt, solange sie nicht infolge von Sekundäreffekten zu gonadaler Funktionsruhe führt, da offensichtlich der ossäre Nettoeffekt mehr durch die zirkulatorischen Sexualsteroidkonzentrationen als durch körperliche Aktivität bestimmt wird.

4 Beratung und Therapie bei der hypo- und normogonadotropen Ovarialinsuffizienz

4.1 Hypogonadotrope Ovarialinsuffizienz

In der Pubertät ist eine Substitution der fehlenden C_{18}- und C_{21}-Sexualsteroide erforderlich, wodurch es zur Brustreifung, zu regelmäßigen Menstruationszyklen und zur mentalen und psychischen Reifung kommt.
Zunächst wird man über ca. 6 Monate mit kontinuierlicher, niedrig dosierter Östrogentherapie (sog. „natürliches" Östrogen) beginnen, dann die Östrogendosis um weitere 3–6 Monate auf die übliche Dosierung steigern und danach mit zyklisch gegebenem Gestagenzusatz fortsetzen. Allerdings sollte bei Kontrazeptionswunsch auf eine sog. „Mikropille" umgestellt werden, da prospektiv eine Ovulation nicht sicher auszuschließen ist.
Ausnahmen hiervon ist der monogenetisch verursachte HypoHG oder jener bei irreversiblem Panhypopituitarismus; bei beiden ist eine Rekonstituionalisierung der Hypophyse nicht zu erwarten. Beim Panhypopituitarismus ist ein vollständiger Ersatz aller ausgefallenen Hormone zu gewährleisten:
- Östrogene/Gestagene,
- Androgene (DHEA-S),
- Schilddrüsenhormon,
- Glukokortikoide,
- Fludrokortison,
- im Voradoleszentenalter: Wachstumshormon.

Weiterhin ist auf den ausreichenden Aufbau der ossären Strukturen zu achten (s. Kap. 6).
Auch Kinder mit PLW-Syndrom benötigen eine Substitutionstherapie. Das größte Problem stellt die psychische Führung dar, vor allen Dingen die Beschränkung der Polyphagie.

4.2 Normogonadotrope Ovarialinsuffizienz

4.2.1 Ohne oder mit prospektivem Kinderwunsch

Bei einer CLI ist nicht unbedingt eine Therapienotwendigkeit gegeben. Bei prämenstruellem „Vorschmieren" könnte eine Gestagengabe in der 2. Zyklushälfte (ca. vom 14. bis 25. Zyklustag) indiziert sein. Diese Therapie könnte auch bei anovulatorischen regelmäßigen Zyklen eingesetzt werden, wenn ein ausreichender Endometriumaufbau (z. B. > 5 mm) nachgewiesen wird.
Bei einer normogonadotropen Amenorrhö im Übergang von Adoleszenz und Erwachsenalter können etwa folgende Empfehlungen gegeben werden:
- Es liegt keine Erkrankung, sondern lediglich eine leichte Störung der hormonellen Feinabstimmung vor.
- Die Störung ist im Allgemeinen vorübergehender Natur und bedarf vorerst keiner Therapie.
- Kontrolluntersuchungen nach ca. 6 Monaten sind sinnvoll.
- Auf einen ausgeglichenen Ca^{2+}-Haushalt sollte geachtet werden; wenn ein Trend zur Hypovitaminose besteht, sollte auch Vitamin D_3 verabreicht werden.
- Bei leichter Amenorrhö mit Übergang zu oligomenorrhoischen Durchbruchsblutungen reicht es aus, während der ersten zehn Tage eines jeden Monats ein Gestagen (z. B. 10 mg Dydrogesteron, Duphaston®) einzunehmen.
- Spontanovulationen sind möglich, daher ist bei Bedarf eine Antikonzeption auch mit einem oralen Kontrazeptiva indiziert.

- Orale Kontrazeptiva verstärken die Störung nicht (der Begriff „Post-pill-Amenorrhö" ist inkorrekt).
- Eventuell sollte auch eine psychosomatische Betreuung in Gang gesetzt werden.
- Sollte die Dysfunktion auch bei Kinderwunsch noch bestehen, kann mit relativ einfachen Mitteln und guter Erfolgsrate geholfen werden.

Wird ein Trend zu übermäßigem körperlichem Stress erkannt, sollte zur Mäßigung geraten bzw. eine kontinuierliche endokrinologisch-gynäkologische Betreuung angeboten werden, dies insbesondere bei Leistungssportlerinnen. Bei sehr jungen Patientinnen sollten möglicherweise auch die Eltern bzw. das Trainerteam in die Beratung mit einbezogen werden.

Bestehen Hinweise für **Essstörungen** mit Trend zum Unter-/Mangelgewicht, sollte versucht werden, die Patientin von einer ausgewogenen Ernährungsweise zu überzeugen. Ein Anstieg des Körpergewichts von oft nur wenigen Kilogramm kann schon eine Verbesserung der Hormonlage mit Übergang von der Amenorrhö in die Oligomenorrhö bedeuten; dies wird von den Patientinnen oft als bedeutsamer Fortschritt in ihrem gesamten Selbst- und Körpergefühl, in ihrer Selbstfindung empfunden. Bei **persistierendem Hypogonadismus** ist eine Substitutionstherapie, besonders auch unter dem Aspekt der Prophylaxe oder Behandlung der Osteopenie/Osteoporose, dringend erforderlich, wobei erhebliche Compliance-Probleme einberechnet werden müssen. Andererseits können mit der Gesundung ovulatorische Zyklen auftreten, die eine entsprechende Antikonzeptionsaufklärung erforderlich machen. Die alleinige somatisch-endokrine Behandlung wäre ungenügend; vielmehr ist eine langwierige psychiatrisch-therapeutische Intervention aufzubauen. Die wohl effektivste Therapieform scheint eine Kombination aus gynäkologisch und internistischer Betreuung, verhaltenstherapeutischem Ansatz, psychodynamischer Behandlung und körperorientierter Therapieform zu sein, wobei Familien- und Gruppentherapien mit einbezogen werden müssen. Das Ansprechen auf die Therapie zeigt sich an einer Gewichtszunahme und dem Eintritt der Menarche bzw. der Wiederkehr von Menstruationsblutungen. Da depressive Verhaltensmuster durchaus mitbestimmend sind, wird der Einsatz von z.B. trizyklischen Antidepressiva (z.B. Imipramin) als sinnvoll angesehen. Häufig ist eine stationäre Therapie nicht zu umgehen. Selbsthilfegruppen können in der poststationären Phase hilfreich sein. Leider muss konstatiert werden, dass in einem relativ hohen Prozentsatz von schwerer AN jegliche ärztliche Hilfe erfolglos bleibt und es leider allzu häufig zum Tod durch Ausfall der lebenswichtigen Organfunktionen im Hungerzustand kommt.

Bei **organisch bedingten Störungen** wie z.B. beim Kallmann-Sydrom ist eine kontinuierliche Substitution mit Östrogen-Gestagen-Präparaten bis in das mittlere Postmenopausenalter angezeigt. Ebenfalls ist die Indikation für eine Hormontherapie bei primärer Amenorrhö, insbesondere bei der Pubertas tarda, gegeben. Es kommt zur Brustentwicklung, zum Nachholen des Wachstumsschubs und zu regelmäßigen Zyklen, verbunden mit einer mental-psychischen Reifung. Der Entstehung einer Osteoporose wird vorgebeugt.

Gerade bei Patientinnen mit niedrigen zirkulierenden Sexualsteroiden (C_{18}-, C_{21}- und C_{19}-Sexualsteroide: alle wirken osteotroph!!!) sollte für einen ausreichenden Ca^{2+}-/Vitamin-D-Haushalt (sozusagen als Grundnahrungsmittel!) Sorge getragen werden (s. o.).

> **!**
>
> Grundsätzlich sollte vor jedem Beginn einer Hormontherapie bei normo-/hypogonadotropen Dysfunktionen eine Gravidität ausgeschlossen sein, da es zu Spontanovulation mit nachfolgender Schwangerschaft auch aus einer länger bestehenden Amenorrhö heraus kommen kann.

4.2.2 Mit aktuellem Kinderwunsch

Bei der Kinderwunschtherapie ist ein individuelles Vorgehen in Abhängigkeit von der Anamnese und den Ausgangsbefunden notwendig. Bei CLI, anovulatorischem Zyklus, Oligoamenorrhö und normogonadotroper Amenorrhö ist die Indikation für eine Clomifentherapie gegeben. In unserem Zentrum hat sich als Standardtherapie die Gabe von ½–1 Tablette Clomifen/d vom 2. bis 6. Zyklustag durchgesetzt. In aller Regel kommt es mittels Clomifen zur Komprimierung der Follikelphase auf eine für das praktische Vorgehen akzeptable Länge und dann zur Ovulation; die Applikation am Zyklusanfang führt dazu, dass der antiöstrogene Effekt des Clomifens auf Endometriumproliferation und Zervixsekretion, der wegen der langen Halbwertszeit des Clomifens prolongiert ist, zum Zeitpunkt der präovulatorischen Phase nicht mehr wirksam wird. Bei normogonadotroper Amenorrhö kann bei verzögerter oder mangelnder follikulärer Maturation der niedrig dosierte Zusatz von Gonadotropinen im laufenden Clomifenzyklus sinnvoll sein. Führt eine Clomifentherapie nicht zur follikulären Maturation bei einer ausgeprägten normogonadotropen Amenorrhö (sog. „Clomifen-non-Responder": mangelnde hypophysäre Funktionsreserve), ist es nach max. 6 Clomifentherapien nicht zur Schwangerschaft gekommen (sog. „Clomifen-Versager") oder liegt eine hypogonadotrope Amenorrhö vor, sollte auf eine Gonadotropintherapie umgeschaltet bzw. mit dieser begonnen werden.

In aller Regel reicht der Zusatz von FSH aus; liegen allerdings die zirkulatorischen Werte von LH < 1 mU/ ml, sollte statt rFSH das **humane Menopausengonadotropin (HMG)** oder zum rFSH zusätzlich sLH gegeben werden. Bei zu niedrigem zirkulatorischem LH kommt es zwar zum Follikelwachstum via FSH-abhängiger Steigerung der Theka-/Granulosazellmitose, aber die Estradiolsekretion ist zu niedrig, weil den Granulosazellen zu wenig C_{19}-Sexualsteroid-Substrat zur Aromatisierung in C_{18}-Sexualsteroide zur Verfügung steht; denn das androgenproduzierende Thekazellkompartiment wird durch den LH-Mangel zu wenig aktiviert.

Besonders bei der hypogonadotropen Form muss beachtet werden, das nach einer scheinbar „therapierefraktären" Anfangsphase ganz plötzlich (innerhalb weniger Tage) eine hoch sensitive Reaktion eintreten kann mit Trend zur polyfollikulären Maturation und der Gefahr der Hyperstimulation sowie der Mehrlingsschwangerschaft. Erstes Zeichen der Reaktivität ist weniger die Selektion eines dominanten Follikels als vielmehr der erste diskrete Östradionanstieg; nicht selten kommt es allerdings zur Spontanatresie des gerade selektionierten Follikels mit Estradiolabfall, dem – bei Beibehaltung der Gonadotropindosis – ein nächster Estradiolanstieg mit der Selektion eines anderen Follikels folgt. Daher muss sehr vorsichtig und geduldig im Sinne einer Niedrigdosis-Langzeit-Gonadotropintherapie vorgegangen werden (Keck und Geisthövel 1999) (s. Abschnitt 5.3.4).
Eine weitere Therapieoption stellt beim Clomifen-non-Responder bzw. bei den hypogonadotropen Formen die **pulsatile GnRH-Therapie** da; diese hat den Vorteil, dass ein schweres Hyperstimulationssyndrom dabei nicht eintritt; allerdings kann es durchaus auch zu Polyovulationen mit konsekutiver Mehrlingsschwangerschaft kommen. Die pulsatile GnRH-Therapie setzt eine gewisse geistige Kompetenz der Patientin voraus und wird dann auch von diesen Patientinnen sehr gern mit gutem Erfolg eingesetzt; die Dosierungen liegen bei ca. 10–25 µg/Puls; die GnRH-Pumpe kann mit der Ovulation, die spontan oder mit HCG ausgelöst werden kann, abgesetzt und durch niedrige HCG-Injektionen ersetzt werden, kann aber auch während der Lutealphase weiterlaufen. Auch bei der Hyperprolaktinämie und Kinderwunsch hat sich der Einsatz der pulsatilen GnRH-Therapie bewährt (s. Abschnitt 6.2).

5 Funktionelle Androgenisierung (WHO II)

5.1 Einleitung

Definition. Die **Androgenisierung** eines weiblichen Individuums ist durch phäno- und/oder serotypische Störungen, die mit männlich orientierten Charakteristika (z. B. Hirsutismus oder männliche C_{19}-Sexualsteroid-Konzentrationen in der Zirkulation) einhergehen, definiert.
Diese sind im Allgemeinen mit spezifisch weiblichen Störmustern, wie z. B. Oligomenorrhö, vergrößerten polyfollikulären Ovarien wie auch mit reproduktionsmedizinischen Defiziten, kombiniert oder können metabolischen Einflussfaktoren (z. B. Hyperinsulinämie, Adipositas) unterliegen.
Die Androgenisierung wird vom Autor in 3 Hauptgruppen unterteilt (Abb. 3-1):

- funktionelle Androgenisierung (FA);
- tumoröse Androgenisierung (Ovar-, Nebennierenrindentumoren, paraneoplastische Tumoren);
- pharmakologische Androgenisierung (z. B. durch die Einnahme androgenisierender Anabolika).

Begriffsbestimmung. Im vorliegenden Beitrag wird nur die FA mit den entsprechenden funktionellen Dysregulationen und Krankheitsbilder unter Einbeziehung klinischer Grundlagen und sich daraus ableitender diagnostischer und therapeutischer Verfahren behandelt.
Ursprüngliche und allgemein gebräuchliche Bezeichnungen und Begriffe, welche die FA betreffen und von uns als nicht mehr zeitgemäß und unzutreffend angesehen werden, finden nur Eingang im Text bei Literaturvergleichen; zu diesen Begriffen zählen:

– Stein-Leventhal-Syndrom (nach den Autoren, die u. a. als Erste das Syndrom beschrieben haben);

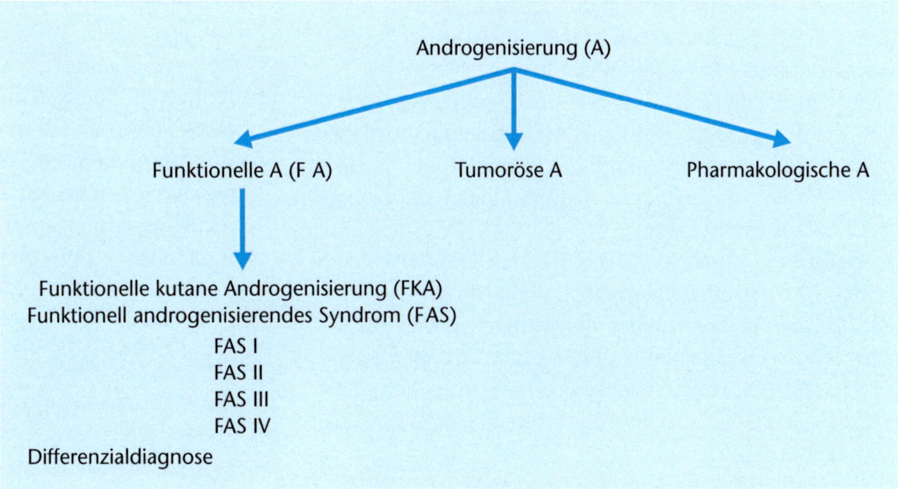

Abb. 3-1 Klassifikation der Androgenisierung der Frau.

- polyzystisches oder multizystisches Ovar;
- polyzystisches Ovarsyndrom (PCOS; Syn. polycystic ovary disease, PCOD);
- spät manifestierendes adrenogenitales Syndrom (late onset AGS);
- kryptisches AGS (keine klinischen Symptome, nur biochemisch erfasst);
- nicht-klassische angeborene Nebennierenhyperplasie (non-classical congenital adrenal hyperplasia, NC-CAH; anglo-amerikanisch: entspricht dem late-onset AGS).

Stattdessen soll hier eine eigenständig entwickelte Klassifikation der FA benutzt werden, bei der die klinisch erforderlichen Gesichtspunkte im Vordergrund stehen.

Pathophysiologie. Insgesamt hat man es mit Störformen zu tun, die eine immense Heterogenität mit mehr kosmetischen Abweichungen einerseits und mit komplexen Erkrankungen andererseits aufweisen. Mono- und oligosymptomatische Bilder wechseln mit polysymptomatischen ab. Es kann ein Organ oder wenige Organe, aber auch zahlreiche Organe beteiligt sein. Neben relativ kurzen, episodischen Störungen (z. B. pubertäre Akne) liegt meist eine längerfristige (z. B. Infertilität) oder – nicht selten in Kombination mit Adipositas – auch eine lebenslange Problematik zugrunde.

Zunehmend ergeben sich Hinweise, dass genotypische Veränderungen mit oligo- oder polygenetischen Polymorphismen und Mutationen wie auch Dysregulationen auf der Transkriptionsebene eine Rolle spielen. Diese endogen hereditären Faktoren sind zusammen mit exogen umweltbedingten Einflüssen und dem jeweiligen Serotyp für die Expression des individuellen Phänotyps bedeutsam.

Man kann primäre Ursachen von sekundären unterscheiden, wenn es auch vielfach unmöglich ist, im Netzwerk der komplexen Symptomatologie Ursache und Wirkung klar zu diskriminieren. Weiterhin ist zu beachten, dass einerseits mehr dermatologische oder gynäkologische, andererseits aber auch internistisch-interdisziplinäre Fragestellungen bestehen.

Nicht zuletzt muss auch an eine medikamentöse Ursache der FA gedacht werden. Differenzialdiagnostisch müssen z. T. schwere systemische Erkrankungen in Betracht gezogen werden, deren Symptompalette mit jener des FA überlappen kann.

Einteilung. Demnach ist die FA der Frau ein vielschichtiger Symptomenkomplex, der sich nach Ansicht des Autors vor allem unter diagnostischen und therapeutischen Gesichtspunkten in 5 weitere Gruppen differenzieren lässt, wobei die jeweils dominant involvierten Organ oder Organsysteme die Gruppeneinteilung bestimmen (s. Abb. 3-1):

- Funktionell kutane Androgenisierung (FKA; Haut),
- Funktionell androgenisierendes Syndrom (FAS):
  - FAS I: Ovar (≈ „PCOS“ bei schlanken Patientinnen),
  - FAS II: Nebenierenrinde (≈ „NC-CAH“, „late onset AGS“),
  - FAS III: Ovar, Fettgewebe, Pankreas, Leber (≈ „PCOS“ bei adipösen Patientinnen),
  - FAS IV: FAS, die nicht klar einzuordnen ist;
- Differenzialdiagnose: andere Erkrankungsbilder mit androgenisierenden Symptomen.

5.2 Diagnostik

Diagnostisch kommt der vaginalsonografischen Bewertung der Ovarien eine besondere Bedeutung zu:
- zur Gruppeneinteilung der FA,
- als ein zusätzliches diagnostisches Mittel zur Frage der „menopausal transition“ (Klimakterium),
- zur Voraussage des ovariellen Response bei den IVF-Therapien.

Aus reproduktionsendokrinologischer Sicht hat es sich als sinnvoll erwiesen, die Ovargröße und seine sonografische Struktur genauer zu unterteilen. Dabei ist der folgende **sonografisch-morphologische Ovar-Score** der ovariellen Funktionsreserve entwickelt worden (Tab. 3-4):

- Das **0-Ovar** entspricht der Ovarstruktur eines Ovars in der physiologischen, frühen Follikelphase (ca. zwischen 3. und 7. Zyklustag) in einer Altersphase um das 30. Lebensjahr. Es gibt dabei individuelle, vor allem altersabhängige Schwankungen. Letztendlich wird jedes Ovar in den –2-Status zum Zeitpunkt der Menopause gelangen.
- Bei den **–1-/–2-Ovarien** liegt eine deutliche verminderte primäre bzw. sekundäre Einschränkung der Funktionsreserve vor, wie sie während des Klimakteriums (s. Kap. 6) oder bei der schweren hypogonadotropen Ovarialinsuffizienz (s. Abschnitt 2) nachzuweisen ist.
- Die Ovar-Scores **+1** und insbesondere **+2** (entspricht einem sog. „PCO“) charakterisieren hypersensitive Ovarien, die unter Gonadotropintherapie zu einer follikulären Überreaktion mit Hyperstimulationssyndrom und bei einem In-vivo-Verfahren zu einer daraus resultierenden Induktion einer Mehrlingsschwangerschaft neigen. Dies ist auch der Grund, warum der Begriff „zystisch“ durch „follikulär“ ersetzt werden muss (= polyfollikuläres Ovar, PFO).

!

Die Besonderheit dieser Ovarien liegt in einer gewissen paradoxen Dysregulation, indem einerseits durch eine Überrekrutierung einer großen Anzahl klein-antraler Follikel gewissermaßen eine basale endogene Hyperstimulation besteht, andererseits aber das (noch immer ungeklärte) Phänomen der unifollikulären Selektion und Maturation bis hin zum ovulatorischen Follikel nicht stattfindet und damit eine gewisse fortdauernde funktionelle Trägheit vorgetäuscht wird, die sich in einer anovulatorischen azyklischen Oligoamenorrhö widerspiegelt.

Dieser Ovar-Score wird bei der Definition der FA-Gruppen eingesetzt. Die **laborchemischen, v.a. hormonellen Parameter** für die Diagnostik der FA sind:

- Prolaktin, TSH, fT_4, LH, FSH, Estradiol, Progesteron, Testosteron, freies Testosteron, DHEA-S, SHBG und Kortisol.
- Bei Alopezie können noch zusätzlich ein kleines Blutbild, Eisen und Ferritin mit bestimmt werden.
- Insbesondere bei Adipositas (FAS III) lohnt sich die Durchführung eines oGTT und einer Lipidelektrophorese im Nüchternzustand.
- Zur Differenzierung einer ovariellen oder adrenalen Genese der Hyperandrogenämie ist die zusätzliche Durchführung eines Dexamethason- und Dexamethason-/GnRH-Analogon-Tests sinnvoll (s. Tab. 3-6).

5.3 Klassifikation

5.3.1 Funktionell kutane Androgenisierung (FKA): Haut

Klinik. Die Patientinnen leiden, oft auch episodisch (z. B. Pubertätsakne), an einer dermatologisch-androgenisierenden Störung: Akne, Hirsutismus und Alopezie.

Pathophysiologie. Mittlerweile gibt es dank umfangreicher molekularbiologischer Untersuchungen klare Hinweise, dass hier eigene pathogenetische Entitäten vorliegen, die durch intrakutane, molekulargenetische Dysregulationen (z. B. 5α-Reduktase; insulin like growth factor, IFG-System; epidermaler Wachstumsfaktor, EGF; u.v.m.) an den Haarfollikeln und den Talgdrüsen hervorgerufen werden.

Die regelmäßig zyklierenden Patientinnen zeigen normale Hormonwerte. Es muss vor allem dabei auf den Ausschluss von Dysfunktionen der Schilddrüse geachtet werden (Tab. 3-5 und 3-6).

Der Ovar-Score liegt bei nicht-klimakterischen Patientinnen im Bereich –1 bis + 1 (s. Tab. 3-4).

Typisch für das späte Klimakterium (late menopausal transition) und die Postmenopause ist die Alopezie, der wohl weniger eine funktionelle als vielmehr eine altersentsprechende strukturelle Störung der Haarformation (wahrscheinlich eine irreversible Miniaturisierung des Haarfollikels) zugrunde liegt. Aus funktioneller Sicht mag eine relative Erhöhung des Androgen/Östrogen-Quotienten eine Rolle spielen.

Tab. 3-5 Algorithmus für die Labordiagnostik bei FKA, Stufe I.

immer zu erfassen	– Testosteron – freies Testosteron – DHEA-S
• bei Hirsutismus zusätzlich	– TSH – fT_4
• bei Alopezie zusätzlich	– TSH – fT_4 – Eisen – Ferritin – Hämoglobin – kleines Blutbild
• im Klimakterium oder in der Perimenopause zusätzlich	– FSH – LH – Estradiol – Progesteron
• in der Menopause zusätzlich	– FSH – Estradiol

Weiterhin sollten systemisch-konsumierende Störungen wie Eisenmangelanämie oder Intoxikationen durch Umweltgifte (z. B. Chlorakne, Schwermetalle) wie auch aggressive kosmetische Hautbehandlungen (z. B. Haarfärbeverfahren, extremes Föhnen, zu straff gebundener Pferdeschwanz, Epilieren u. Ä.) ausgeschlossen werden.

Therapie. Therapeutisch kommen topische und systemische Behandlungen sowie Kombinationen je nach individueller Konstellation in Frage (s. Tab. 3-7 bis Tab. 3-13).

5.3.2 FAS I: Ovar

Klinik. Die schlanken Patientinnen (BMI < 24 kg/m²) leiden an:

- kutaner androgenisierender Symptomatik (meist Akne bzw. Hirsutismus, seltener Alopezie),
- Oligoamenorrhö,
- Infertilität.

Hormonstatus. Endokrinologisch finden sich:

- angehobener LH/FSH-Quotient;
- Hypertestosteronämie, die sich nur ungenügend (< 50%) unter Dexamethason supprimieren lässt und unter GnRH-Analogon ansteigt (Marker: 17-OH-Progesteron) (s. Tab. 3-6);
- SHBG ist nur leicht erniedrigt.

Ovar-Score. Die Ovarien zeigen das typische ausgeprägte +2-Muster (s. Abb. 3-2 und Tab. 3-4). Mit zunehmendem Alter (> 40 Jahre) – also mit zunehmender Depletion des ovariellen Follikelapparats – nehmen aber Ovargröße und Follikelzahl ab, so dass das +2-Ovar nach und nach in das –2-Ovar übergeht.

Tab. 3-6 Labordiagnostik zur Differenzialdiagnose aller FA-Gruppen; Stufe II (Geisthövel und Schulze 2000).

Indikationen	• deutlich pathologische Werte in der Stufe I der Labordiagnostik (s. Tab. 3-5) • Infertilität • starke (progressive) kutane androgenisierende Symptomatik, Zyklusstörungen, Adipositas (besonders androide Adipositas), SHBG < 20 nmol/l, unklare Androgenisierung	
Tag 1	8:00–9:00 Uhr	• Profilbestimmungspool von 3 gepoolten Serumproben, dabei nochmalige Kontrolle der pathologischen Werte, meist: – LH, FSH, Estradiol, Progesteron, Testosteron, freies Testosteron, DHEA-S, SHBG – 17-OH-Progesteron, Kortisol – Lipidelektrophorese (nach 12-stündiger Nüchternphase) – oraler Glukosetoleranztest (Dextro® oGT-Saft): Bestimmung von Glukose und Insulin vor 0 und 60 Minuten nach oraler Glukosebelastung (nach 12-stündiger Nüchternphase) – ACTH-Test (Synacthen® Injektionslösung): Bestimmung von 17-OH-Progesteron vor und 60 Minuten nach (langsamer!) i. v. Gabe von 25 mg Tetracosactid
	22:00 Uhr	– Einnahme von 2 mg Dexamethason oral
Tag 2	8:00–9:00 Uhr	– post Dexamethason: 17-OH-Progesteron, Kortisol, Testosteron, evtl. DHEA-S (= Dexamethason-Test)
	direkt anschließend	– GnRH-Analogon(GnRHA)-Test (Decapeptyl® 0,1 mg) 1 Amp. s.c.
	22:00 Uhr	– Einnahme von 2 mg Dexamethason oral
Tag 3	8:00–9:00 Uhr	– post Dexamethason-GnRHA: 17-OH-Progesteron, Kortisol, Testosteron, evtl. DHEA-S (= Dexamethason-GnRHA-Test)
zusätzlicher Parameter, v. a. bei (auch prospektivem) Kinderwunsch		– CYP21B -Mutations-/Deletionsanalyse

SHBG, sex hormone-binding globulin

!

Nach der Menopause kann es zwar eine – meist hilär bedingte – Hypertestosteronämie geben, aber es gibt kein „PCO" (+2-Ovar) mehr, da die „Zysten" Follikel sind, die mit altersbedingter Regression vollständig verschwinden! Polyzystische Veränderungen des Ovars jenseits der Menopause müssen immer an ein Zystadenom oder an eine maligne Veränderung denken lassen.

Pathophysiologie. Die wohl vom Ovar gesteuerte chronische LH-Anhebung ist eine der funktionellen Ursachen, die dazu führen, dass beim FAS I dieses stets gleichförmige, azyklische, anovulatorische Funktionsgeschehen besteht. Obwohl noch kein Kandidaten-Gen gefunden wurde, darf man annehmen, das molekulargenetische Dysregulationen (Polymorphismen) auf morphogenetischer Ebene vorliegen. Diese führen zur mitotisch bedingten Hyperrekrutierung einer großen Anzahl klein-antraler Follikel, kombiniert mit einem Selektionsblock und fehlender Maturation eines dominanten, zur Ovulation bestimmten Follikels. Gleichzeitig besteht im Hilusbereich eine verstärkte Fibrogenese, die auch an der Außenfläche zur Verstärkung der Tunica albuginea führt. Derzeit gibt es **keine kurativen,** lediglich symptomatische Therapiemöglichkeiten (s. auch unter FAS III). Auch die Vorstellung, dass der Einsatz eines oralen Kontrazeptivums (OC) (mit antiandrogenem Gestagen) aufgrund seiner antigonadotropen Wirkung zu einer bleibenden, d. h. kurativen Ruhigstellung führt, übersieht, dass in den meisten Fällen, solange das Ovar aktiv ist, ein irreversibler Zustand vorliegt, der

Tab. 3-7 Indikationen zur topischen oder systemischen Behandlung bei FKA.

topisch	• kutane androgenisierende Symptomatik – Akne – Hirsutismus – Alopezie
	• ein Symptom
	• regelmäßiger Zyklus
	• normale Laboranalytik
	• kein Kontrazeptionswunsch
	• Kontraindikation gegen Sexualsteroide
	• Ablehnung gegen systemische Therapie
	• in Kombination mit systemischer Therapie
systemisch	• ein schwerwiegendes Symptom oder mehrere Symptome
	• unregelmäßiger Zyklus
	• Kontrazeptionswunsch

weniger von der Hyper-LH-ämie als vielmehr von gonadotropinunabhängigen intraovariellen Zytodifferenzierungsfaktoren dysreguliert wird. Zwar wird das Ovar unter OC-Gabe etwas kleiner, weil auch die Follikel kleiner werden, aber sofort nach Absetzen des OC stellt sich wieder das Ausgangsvolumen des Ovars ein. Therapie s. unter Abschnitt 5.3.4.

5.3.3 FAS II: Nebenniere

Die Patientinnen dieser Gruppe ähneln phänotypisch jenen des FAS I.

Hormonstatus. Im Gegensatz zum FAS I findet sich:
- keine Anhebung des LH/FSH-Quotienten;
- eine Hypertestosteronämie (Marker: die Vorstufe 17-OH-Progesteron), die sich unter Dexamethason gut supprimieren lässt; unter gleichzeitiger GnRH-Analogon-Gabe (isolierte Stimulation des Ovars) kommt es nicht zum Anstieg des (adrenalen) 17-OH-Progesterons, es bleibt supprimiert; ein basaler 17-OH-Progesteronanstieg muss also adrenaler Herkunft sein;
- DHEA-S ist häufig erhöht und wird unter Dexamethason auch gut supprimiert;
- SHBG ist ggf. nur leicht erniedrigt.

Ovar-Score. Die Ovarien zeigen in typischer Weise die Ovarstruktur 0 bis +1 (je nach Alter der Patientin) (s. Tab. 3-4).

Pathophysiologie. Das komplexe Netzwerk der adrenalen Steroidbiosynthese kann durch verschiedene Enzymstörungen nachhaltig beeinträchtigt werden. Für den klinisch tätigen Gynäkologen sind solche Enzym-

Tab. 3-8 Therapieprinzipien der Akne für alle Gruppen der funktionellen Androgenisierung mit Dermatologika (z. T. nach Luderschmidt, persönliche Mitteilung).

fettiger Hauttyp	
papulös (Akne Grad I–II)	• diätetische Maßnahmen: – Vermeidung von zu fettigen, frittierten Speisen, Schokolade
	• topische Desquamation – Benzoylperoxid (z. B. PanOxyl® mild 2,5 Creme); nur auf die betroffenen Stellen auftragen bis zum Verschwinden der Akne (cave: Bleichwirkung auf Kleider!)
	• Azelainsäure (0,15 g, Skinoren 15% Gel; 0,2 g, Sikinoren® Creme)
papulo-pustulös, pustulös (Akne Grad II–III)	• in Kombination mit o. g. Therapie allein oder zusätzlich Antibiotika: – topisch: Clindamycin (z. B. Basocin® Akne-Gel), Erythromycin (z. B. Akne Cordes® Lösung) – systemisch: Minocyclin (z. B. Skid® 50 mg zweimal täglich)
	• allein oder zusätzlich Vitamin-A-Säure – topisch: Tretinoin (Cordes® Vas Creme) – systemisch: Isotretinoin 10/20 mg (Roaccutan® initial 0,5 bis max. 1 mg KG/d); (cave: Tretinoin und Isotretinoin sind **teratogen** und sollten, wenn überhaupt, nur unter eindeutiger Indikation, nach entsprechender Aufklärung und unter **strengster Kontrazeption** Frauen im gebärfähigen Alter verabreicht werden)
intermediärer bis trockener Hauttyp	17α-Estradiol 0,01 (bis 0,6) in Excipial Creme ad 38,0 oder bzw. eine Creme morgens, die andere abends Tretinoin 0,005%ig in Toleriane (Roche-Posay) ad 38,0 g

Tab. 3-9 Therapieprinzipien des Hirsutismus für alle FA-Gruppen mit Dermatologika.

Epilierung	• manuelle Epilierung • Diodenlaser: Erfolgsrate höchstens 25% (vor einer solchen Behandlung Ausschluss endokriner Ursachen)
Dermatologika	• Eflornithin (Vaniqa 11,5% Creme) (topische Therapieergebnisse nur ungenügend!)

Tab. 3-10 Therapieprinzipien der Alopezie für alle FA-Gruppen mit Dermatologika (z.T. nach Luderschmidt, persönlicher Mitteilung).

morgens (kurze Haare für Wasch- und Föhnvorgang günstiger)	• Dercap Vital Shampoo mit Aminoxil von Vichy (keine Konzentrationsangabe)
(morgens und) abends	• Lösung aus: – 17α-Estradiol 0,015 g oder Norethisteronacetat 0,1 g – Minoxidil 2,0 g, Äthanol : Isopropylmyristat 95 : 5 ad 100 ml – evtl. Mandelöl 5 ml (bei Trockenheitsgefühl) • Regaine® Frauen Lösung (Minoxidil 20 mg)

Tab. 3-11 Systemische Therapieprinizipien mit Endokrinologika (Antiandrogene) für alle FA-Gruppen.

- Antiandrogene
  - steroidale Dihydrotestosteronrezeptorblocker (DHT-RB) als Monosubstanzen
  - Kombinationspräparate mit nichtsteroidalen DHT-RB oder 5α-Reduktase-Blocker
- GnRH-Analoga („add-back"-Therapie) und antiandrogene Kombinationspräparate
- Glukokortikoide

störungen von besonderer Bedeutung, die mit einer Erhöhung der zirkulierenden Androgenspiegel einhergehen. Ursache sind Mutationen oder Deletionen der Gene, die für die Enzyme der adrenalen Steroidogenese enkodieren, wobei das am häufigsten betroffene Gen das CYP21B-Gen (21-Hydroxylase-Gen) ist. Man unterscheidet die **klassische kongenitale Nebennie renhyperplasie (classical congenital adrenal hyperplasia, C-CAH)** (Syn: adrenogenitales Syndrom, AGS) von der **nicht-klassischen** CAH (non-classical CAH, **NC-CAH**; Syn: **late onset AGS**). In den Industrieländern wird vom Gynäkologen das Vollbild der CAH nicht mehr beobachtet, da die Kinder schon postnatal von pädiatrischer Seite betreut und mit einer Glukokortikoid (evtl. auch Mineralokortikoid)-Therapie eingestellt bzw. plastisch-chirurgisch versorgt werden; dasselbe trifft zu, wenn der Enzymdefekt mittelschwer ist und dann als Pubertas praecox (isosexuell beim Jungen und intersexuell beim Mädchen) imponiert. Mit der Pubertät und der Adoleszenz geht die Versorgung dieser Kinder allmählich von der pädiatrischen in die gynäkologische (und internistische) Betreuung über, wobei das pädiatrisch festgelegte Behandlungsschema zunächst übernommen werden sollte. Da die Compliance der lebenslang notwendigen Medikamenteneinnahme oft zu wünschen übrig lässt, sollten entsprechende Hormon- und evtl. Elektrolytkontrollen (Testosteron, 17-OH-Progesteron; bei Salzverlust: Renin, Natrium, Kalium) durchgeführt werden. Bis zum Abschluss des Längenwachstums sollte eine Hydrokortison-(Kortisol-)Dosis von 15–20 mg/m² Körperoberfläche, aufgeteilt in 3 Tagesdosen (Morgendosis etwa 50% der Tagesdosis), verabreicht werden; will man dann auf andere Glukokortikoide überwechseln, sollte auf die Äquivalenzdosis geachtet werden (1 mg Hydrokortison = 1,25 mg Kortison = 0,25 mg Prednisolon = 0,04 mg Dexamethason). Überraschend ist gelegentlich, dass bei früher diagnostiziertem Salzverlust die notwendige mineralokortikoide Substitution ungenügend ist; es muss lebenslang das Mineralokortikoid Fludrokortison (z. B. Astonin® H) in einer altersabhängigen Richtdosis von 20–200 µg/d in einer Tagesdosis eingenommen werden. Auch verfügt die Patientin oft nicht über ihren Notfallpass.

Wesentlich bedeutsamer als die CAH ist für den Gynäkologen die sog. **NC-CAH.** Die milde Aktivitätsschwäche der CYP21B (21-Hydroxylase) oder der 3β-Hydroxy-Steroid-Dehydrogenase führt zu einem Aufstau i. S. einer Akkumulation von Androgenen, inbesondere von Testosteron und DHEA-S. Solche Patientinnen fallen durch eine peri- und postpubertär manifest werdende androgenisierende Symptomatik mit Akne, Hirsutismus, Alopezie sowie Zyklusstörungen unterschiedlicher Schweregrade auf. Besteht allerdings in sehr seltenen Fällen eine heterozygote oder homozygote CYP21B-Mutation/-Deletion mit starkem Aktivitätsverlust des Enzyms und sind die Androgenkonzentrationen relativ hoch, kann es über zentrale Feedback-Mechanismen je nach der zeitlichen Korrespondenz mit der Pubertät zur sowohl primären wie sekundären Amenorrhö, die meistens dann normogonadotrop ist, kommen. **Genitale Malformationen** (z. B. Hypospadie, pseudoskrotale Dystrophie) liegen bei der üblichen leichten bis mäßigen Erhöhung der C_{19}-Sexualsteroide **nicht** vor; besteht aber eine deutliche Anhebung des

Tab. 3-12 Systemische Therapie mit Sexualsteroiden für alle FA-Gruppen: Östrogene mit Dihydrotestosteron-Rezeptorblockern (DHT-RB).

Kombinationspräparate mit „natürlichen" Östrogenen: E_2V + AA	Indikationen: • KAS Grad I–II • kein Kontrazeptionswunsch • Klimakterium, Menopause
• E_2V (2 mg) + CPA (1 mg) • E_2V (2 mg) + Dienogest (2 mg)	• Climen® • Lafamme® 2/2 mg • Climodien® 2/2 mg
• Estradiol (1 mg) + Dienogest (2 mg)	• Angeliq®
Kombinationspräparate mit „synthetischen" Östrogenen: EE (stärkere Wirkung als E_2V) + AA	Indikationen: • KAS Grad I–III • Kontrazeptionswunsch • Zyklusstörungen (Oligomenorrhö) • Testosteron ↓, LH ↓, SHBG ↑ (eine kurative Wirkung ist aber nicht möglich!!!);
• EE (0,035 mg) + CPA (2 mg) (100% der AA-Wirkung)	• Diane®-35 • Juliette®
• EE (0,03 mg) + Dienogest (2 mg) (40% der AA-Wirkung	• Valette®
• EE (0,03 mg) + Drospirenon (3 mg) (30% der AA-Wirkung)	• Yasmin® • Petibelle®
• EE (0,05 mg) + CMA (1 mg) (20% der AA-Wirkung)	• Neo-Eunomin®
• EE (0,03 mg) + CMA (2 mg) (20% der AA-Wirkung)	• Belara® • balanca®

AA, Antiandrogen; KAS, kutane androgenisierende Symptomatik (Akne, Hirsutismus, Alopezie); CPA, Cyproteronacetat; CMA. Chlormadinonacetat; EE, Ethinylestradiol; E_2V, Estradiolvalerat; LH, luteinisierendes Hormon; SHBG, sexualhormon-bindendes Globulin; T, Testosteron.
Anmerkung: Die wichtige systemische Wirkung erfolgt hauptsächlich über die Östrogenkomponente; daher sind die Unterschiede in der lokalen AA-Wirkung relativ zu werten!

Testosterons, kann es konsekutiv zu einer **Klitorishypertrophie** kommen. Dies hat aber nichts mit dem intersexuellen Befund bei der C-CAH postnatal oder bei der Pubertas praecox im Kleinkindesalter zu tun; wie auch nicht zu erwarten ist, dass die NNR hyperplastisch wird (und dies etwa sonographisch oder mittels NMR nachgewiesen würde). Insofern sollten die verwirrenden Begriffe „late onset" oder „kryptisches AGS" sowie „NC-CAH" nicht mehr für die peri- und postpuberale, sowie die im Erwachsenenalter auftretende Hyperandrogenämie adrenaler Herkunft (mit oder ohne CYP21B-Mutation/-Deletion) verwandt werden.

Zu betonen ist, dass der **Heterozygotenstatus** einer **CYP21B-Mutation/-Deletion** zwar in der Gruppe FAS II signifikant häufiger als in einer Kontrollgruppe von ovulatorischen Frauen auftritt, aber wegen seiner ubiquitären Verteilung in der Gruppe FKA und in allen FAS-Gruppen kann die CYP21B-Mutation/-Deletion nicht als spezifischer Klassifikationsmarker der Gruppe FAS II gelten (Botsch et al. 2005). Daher ist die Diagnose FAS II ausschließlich an klinische und endokrine-metabolische Parameter und nicht an den molekulargenetischen Befund gebunden, wie dies bei den Diagnosebegriffen NC-CAH und Late-Onset-AGS der Fall ist; hier hat der molekulargenetische Befund ein inadäquates diagnostisches Übergewicht.

Therapie. Die klassische Therapie ist die Behandlung mit einem Glukokortokoid (z. B. Prednisolon 5 mg abends, laufende Kontrollen) oder Hydrokortison. Darunter sollte gelegentlich eine Kontrolle des Testoste-

Tab. 3-13 Systemische Therapie für alle FA-Gruppen mit Antiandrogenen: Endokrinologika.

nichtsteroidale Dihydrotestosteron-rezeptorblocker (ns-DHTRB)	• Spironolacton (z. B. Aldactone® 25/–50; Aldactone®) • Flutamid (z. B. Fugerel®)
Indikationen: • Kontraindikation/ Unverträglichkeit gegen Sexualsteroide • Postmenopause	
5α-Reduktase-Blocker	• Finasterid (PROSCAR®)
Indikationen: s. o. unter ns-DHTRB	

rons und/oder des DHEAS erfolgen. Patientinnen ohne aktuellen Kinderwunsch sollten darauf hingewiesen werden, dass es wieder zu ovulatorischen Zyklen kommen kann.

Auch Kombinationstherapien sind möglich, etwa wenn es unter einer oralen Kontrazeption (OC) (mit antiandrogenem Gestagen) nicht zu einer deutlichen Verbesserung eines Hirsutismus käme, da die adrenalen Androgene unter OC alleine nicht ausreichend supprimiert sind.

FAS II bei Patientinnen mit Kinderwunsch und Schwangerschaft

Zu erwähnen ist, dass bei Nachweis eines Heterozygotenstatus bei Patientinnen mit Kinderwunsch ebenfalls der Partner entsprechend untersucht werden sollte, da bei einem Nachweis auch beim Partner eine C-CAH des Fetus und im Fall eines weiblichen Fetus eine schwere Androgenisierung durch die embryonale fetale adrenale C_{19}-Sexualsteroid-Hypersekretion droht.

Bei Schwangerschaft sollte daher die Patientin frühzeitig mit Dexamethason (plazentagängig; zur Inhibition der fetalen adrenalen C_{19}-Sexualsteroide) therapiert und nach entsprechendem Wunsch der Patientin eine Amniozentese mit Bestimmung des Karyotyps und des CYP21-Gens durchgeführt werden. Bei Vorliegen eines Homozygotenstatus eines weiblichen Fetus sollte während der gesamten Schwangerschaft Dexamethason verabreicht werden. Auf diese Weise lässt sich eine schwere intersexuelle Malformation des äußeren Genitales verhindern bzw. deren Ausmaß reduzieren. Allerdings muss hier vermerkt werden, dass die Indikation zu und der Beginn mit dieser Therapie zu einem Zeitpunkt getroffen wird, bei dem noch gar nicht abgeklärt werden kann, ob diese Therapie überhaupt notwendig ist. Daher muss diese Behandlung wie eine **experimentelle Therapieform** eingestuft und entsprechend ausführlich dokumentiert werden.

5.3.4 FAS III: Fettgewebe, Ovar, Pankreas, Leber

Klinik. Patientinnen der FAS-Gruppe III leiden unter einem vielschichtigen Beschwerdebild, an dem zahlreiche Organe, vor allem das Fettgewebe, das Ovar, das Pankreas und die Leber beteiligt sind. Wenn das Symptom Adipositas schon in der Kindheit auftritt (early onset obesity), ist in aller Regel mit einem schwer therapierbaren, lebenslangen Krankheitssyndrom zu rechnen (Abb. 3-3).

Pathophysiologie und Verlauf. Eine polygenetische Komponente zusammen mit umweltbedingten Einflussfaktoren wird als Ursache dieses Syndroms angesehen; neuerdings wird auch eine intrauterine Ursache mit in Erwägung gezogen, da gezeigt worden ist, dass weibliche Mangelgeborene (small for gestational age, SGA) in Pubertät und Adoleszenz Symptome zeigen ähnlich wie bei einem FAS III. In der Pubertät kommt es mit und nach frühnormaler Menarche zum Auftreten von Hirsutismus und Oligomenorrhö. Die Adipositas zeigt sich meist im Stadium I bis II mit androidem Fettverteilungsmuster (abdominale Zirkumferenz > 100 cm). Anders als bei den schweren Adipositassyndromen der Differenzialdiagnosegruppe (z. B. Prader-Labhart-Willi-Syndrom) (s. Abschnitt 5.3.6) bestehen **keine Malformationen** oder **mentale Einschränkungen.**

Ovar-Score. Sonografisch finden sich in aller Regel beiderseits +2-Ovarien (Abb. 3-2; s. Tab. 3-4).

Hormonstatus. Serologisch zeigen sich:

- chronische Anhebung des LH und des LH/FSH-Quotienten;
- Hyperandrogenämie (insbesondere Hypertestosteron-

0-Ovar

- mittlere Ovargröße: 25–28 mm
- mittlerer Status: 5–7 Follikel
- mittlere zentrale Echodensität: < 1/3 des max. Ovardurchmessers

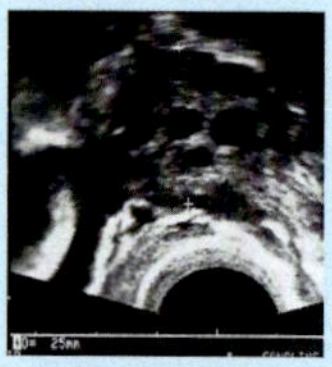

+ 2-Ovar (FAS III)

- ovarielle Vergößerung: > 30 mm
- polyfollikulärer Status: ≥ 8 Follikel
- zentrale Hyperechodensität: > 1/3 des max. Ovardurchmessers

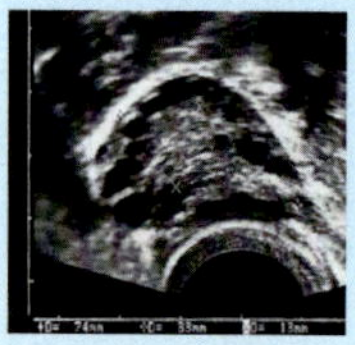

Abb. 3-2 Funktionell sonografisches Ovar-Scoring (FAS I/III).

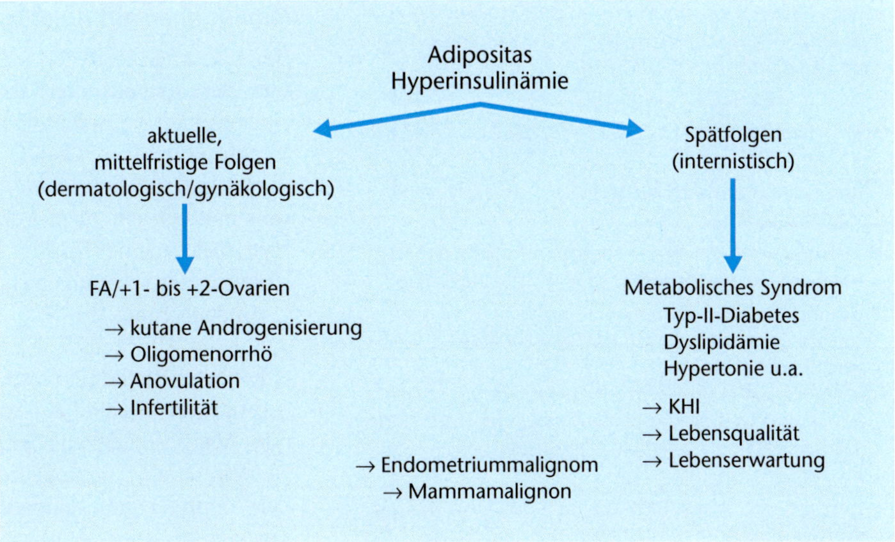

Abb. 3-3 FAS III: Dualismus der Ätiologie und der Folgen. FA, funktionelle Androgenisierung; KHI, koronare Herzinsuffizienz.

ämie von gesamtem und besonders auch von freiem Testosteron);
- massive Senkung des SHBG;
- Hyperinsulinämie mit Normoglukosämie oder mit gestörter Glukosetoleranz, in einigen Fällen durchaus aber auch schon eine basale Hyperglukosämie (= Diabetes mellitus Typ II);
- Dyslipidämie (vor allem Hypertriglyzeridämie, Anhebung des LDL/HDL-Quotienten) (s. Tab. 3-6).

Zu betonen ist, dass eine Senkung des **SHBG-Spiegel** von < 10 nmol/l als **pathognomonisch** für eine **Hyperinsulinämie** einzustufen ist, da hohe Insulinspiegel zusammen mit einer Adipositas zu einer deutlichen Senkung der hepatischen SHBG-Sekretion führen; dadurch ergibt sich ein androgenisierender Amplifikationseffekt, indem das freie, biologisch aktive Testosteron in der Zirkulation additiv zu den basal erhöhten Gesamttestosteron-Konzentrationen weiter ansteigt. Die chronischen Anhebung des LH/FSH-Quotienten zusammen mit der persistierenden polyfollikulären anovulatorischen Reaktion der Ovarien führt zur Infertilität.

Therapie. Auffällig ist, dass dieses Vollbild des FAS III durchaus schon im frühen Frauenalter, sogar schon in der späten Adoleszenz in Erscheinung treten kann. Es ergibt sich insgesamt eine **duale Dysfunktionsstruktur** (s. Abb. 3-3) mit aktuellen Störungen aus dem dermatologisch-gynäkologischen Bereich (in der reproduktiven Lebensphase) und mit prospektiven Krankheitsformen (sog. metabolisches Syndrom) aus dem internistischen Sektor (bevorzugt in der peri-/postmenopausalen Lebensphase; allerdings kann sich das Vollbild auch schon in jungen Jahren ausgebildet haben). Daher muss der Gynäkologe eine breite Palette an therapeutischen Prinzipien für dieses Syndrom in Abhängigkeit von der individuellen Situation der Patientin bereithalten.

Anhand dieser Gruppe sollte beispielhaft die Vielfältigkeit der therapeutischen Möglichkeiten erörtert werden.

Patientinnen ohne Kinderwunsch

In jedem Fall sollte – auch wenn die Ergebnisse hierzu in hohem Prozentsatz frustran sind – eine Lebensumstellung mit moderater Kalorienreduktion, ausgewogener Ernährungszusammensetzung und körperlicher Bewegung angeraten und entsprechend mit der Patientin strukturiert werden (Tab. 3-14 bis 3-17). In einzelnen Fällen bietet sich der Einsatz von **Antiadiposita** (Sibrutamim, Orlistat) an; Grundlage solcher Therapieverfahren ist aber eine gleichzeitig zu erfolgende Ernährungsumstellung; in einzelnen Fällen mag der primäre medikamentöse Einsatz mit einer erfolgenden Gewichtsabnahme einen psychotropen Effekt mit sich bringen, so dass sekundär eine Ernährungs- und Lebensumstellung leichter fällt. Weiterhin ist auch an den Einsatz von **Antihyperinsulinämika** (Metformin, Acarbose, Pioglitazon, Rosiglitazon) und von **Lipidsenkern** (z. B. Atorvastatin) zu denken (Tab. 3-16 und 3-17); hier ist eine interdisziplinäre Zusammenarbeit mit einem/r Diabetologen/in und Ernährungeberater/in sinnvoll.

Bei Oligomenorrhö, androgenisierender Symptomatik und Kontrazeptionswunsch kann – unter Berücksichtigung der Kontraindikationen – der Einsatz von **oralen Kontrazeptiva mit antiandrogener Komponente** (EE mit Dienogest, Cyproteronacetat, Chlormadinonacetat oder Drospirenon) (s. Tab. 3-12) indiziert sein. Wenn kein Kontrazeptionswunsch vorliegt, können die Antiandrogene mit **Estradiolvalerat** kombiniert werden. Mit einer solchen Therapie ist allerdings – entgegen der land-

Tab. 3-14 Therapieprinzip der „gesunden Ernährung" („good healthy food") bei FAS III.

- kalorienangepasst: ca. 2000 kal/d, bei Übergewicht: < 1500 kal/d
- gesunde Ernährung: leicht, frisch, italienisch, asiatisch-japanisch
- fettreduziert: < 35% der zugeführten Nahrung/Tag, < 0,5 g/kg Körpergewicht
- gesunde Fette:
  - bevorzugen: einfach ungesättigte Fettsäuren, z. B. hochwertiges Olivenöl
  - vermeiden: tierische Fette (z. B. Bauchfett), gesättigte Fettsäuren (z. B. weiße Bratenfette), mehrfach ungesättigte Fettsäuren (z. B. in Margarine)
- komplexe Kohlenhydrate:
  - bevorzugen: Salate, Rohkost, Gemüse, Obst (Ballaststoffe); möglichst Gerichte variabel gestalten
  - deutlich reduziert: einfache Kohlenhydrate (z. B. Schokolade)
- pflanzliche statt tierischer Eiweiße < 1 g Eiweiß/kg Körpergewicht/d
- salzarm bei Bluthochdruck
- vitaminreich, viel Obst
- Spurenelemente: Kalzium, Zink, Magnesium, Eisen, Selen, Folsäure
- wenig Alkohol
- viel Flüssigkeit (stille Mineralwasser, Medium-Mineralwasser: kalziumreich, natriumarm)
- bewusst, mit Freude, ruhig und langsam essen, viel kauen

läufigen Meinung – eine kurativer Effekt auf die dysmorphologische Struktur des +2-Ovars nicht zu erzielen (s. Abschnitt 5.3.2), wohl aber der möglichen Entwicklung zu prämalignen oder malignen Veränderungen des Endometriums vorzubeugen; das Risiko hierfür ergibt sich durch eine **jahrelang andauernde relative Hyperöstrogenämie,** die dadurch zustande kommt, dass einerseits wegen der chronischen Anovulation die „Progesteronbremse" fehlt und andererseits die Aromatisierung von C_{19}- in C_{18}-Sexualsteroide via erhöhter Fettgewebsmasse enorm gesteigert ist; diese Faktoren mögen auch ein Rolle dabei spielen, dass Adipöse ein erhöhtes Mammamalignomrisiko aufweisen (s. Abb. 3-3).

Im Falle von Kontraindikationen (z. B. Hypertonie) kann ein Hirsutismus mit **Spironolacton, Flutamid** oder einem **5α-Reduktase-Hemmer (Finasterid)** angegangen werden (Tab. 3-13). Dabei ist auf eine strikte Kontrazeption (z. B. mit Intrauterinpessar) wegen der feminisierenden Wirkung auf männliche Feten zu achten. Eine **Kombinationstherapie** mit verschiedenen Therapieprinzipien ist selbstverständlich möglich und auch individuell sinnvoll.

Patientinnen mit Kinderwunsch

Bei Infertilität (Tab. 3-18 und 3-19) sollte durch Einsatz der erstgenannten therapeutischen Maßnahmen eine optimale Vorbereitung reproduktionsmedizinischer Verfahren erfolgen. Gerade für Maßnahmen der Ernährungs- und Lebensstiländerung mag der wichtige Hinweis nützlich sein, dass Adipöse (v. a. mit präexistenter Hyperinsulinämie) belastet sind mit:

- geringerer Schwangerschaftsrate im Rahmen der Sterilitätstherapie,
- höherer Abortrate,
- höherem Risiko für Gestationsdiabetes.

Antihyperinsulinämika (Antidiabetika) (z. B. Metformin, Acarbose) sollten aber mit der Ovulation abgesetzt werden, da eine Teratogenität – obwohl unwahrscheinlich – zum jetzigen Zeitpunkt nicht sicher ausgeschlossen werden kann, d. h., dass diese Medikamente nur **unter Kontrolle** des Therapiezyklus eingesetzt werden sollten. In Einzelfällen (z. B. habitueller Abort unter Ausschluss anderer Ursachen) kann eine Fortführung der Therapie nach entsprechender Aufklärung sinnvoll sein. Nach Eintreten der Schwangerschaft sollte pro Trimenon ein oraler Glukosetoleranztest durchgeführt werden.

Im Rahmen der vorgegebenen endokrinen Dysfunktion, vor allem durch die chronische Hyper-LH-ämie ist die Rate an „Clomifen-Versagern" recht hoch. Bei der konsekutiven **Gonadotropintherapie** (z. B. mit rekombinantem FSH) muss darauf geachtet werden, dass angesichts des +2-Ovar-Status (s. Abb. 3-2 und Tab. 3-4) eine Hypersensitivität der Ovarien mit hohem Risiko der Induktion einer höhergradigen Mehrlingsgravidität und des **ovariellen Hyperstimulationssyndroms** (oHSS) besteht.

Tab. 3-15 Erhöhung des Kalorienverbrauchs: Steigern der täglichen körperlichen Aktivität im Alltag.

- Treppensteigen statt Rolltreppen (z. B. im Kaufhaus, im Bahnhof), statt Fahrstuhl (z. B. an Arbeitsstelle, beim Arzt, beim Amt)
- Einkaufen zu Fuß oder mit dem Fahrrad statt mit dem Auto
- zwischen Autoparkplatz und Zielpunkt Wegstrecke einbauen
- Steigen Sie eine oder zwei Bus-/Straßenbahnhaltestelle früher aus und gehen Sie den Rest zu Fuß
- körperliche Inaktivität vermeiden:
  - nicht > 1 Stunde fernsehen
  - nicht zu lange vor dem Computer sitzen
  - nicht zu viel mit dem Auto erledigen
- Gartenarbeit

Tab. 3-16 Alle FA-Gruppen: medikamentöse Therapie – Indikationen.

Parameter	Dermato-logika	Endokrinologika				Anti-adiposita	Anti-HI	Lipid-senker
		Sexualsteroide			Spironolacton, Flutamid, Finasterid			
		nÖ/AA		EE/AA				
Akne	+	+	<	+	+			
Alopezie	+	+	<	+	+			
Hirsutismus		+	<	+	+			
Oligoamenorrhö		+		+				
LH/FSH o		+	<	+				
toT ↑/fT ↑		+	<	+				
SHBG ↓		+	<	+				
Menopause		+			+			
Kontrazeption				+				
Kontraindikationen gegen Sexualsteroide					+			
Adipositas		+		+? s. KI	+	+		
Insulin ↑							+	
Dyslipidämie								+

AA, Antiandrogene; Anti-HI, Antihyperinsulinämika; EE, Ethinylestradiol; fT, freies Testosteron; FSH, follikelstimulierendes Hormon; LH, luteinisierendes Hormon; nÖ, natürliche Östrogene: toT, tataler Testosteron.

Tab. 3-17 Übersicht der eingesetzten Präparate in der medikamentösen Therapie für alle FA-Gruppen (Geisthövel und Schulze, 2000a und 2000b).

Medikamentengruppe	Generikaname	Handelsname (Dosis)	Applikation
nÖ/CPA	E_2V/CPA	Climen®	
EE/AA	EE/CMA	Neo-Eunomin®, Belara®	
	EE/Dienogest	Valette®	
	EE/CPA	Diane® 35	
Spironolacton		Aldactone® 50/100 (50/100 mg)	1 Tablette/Tag
Flutamid		Fugerel® (250 mg)	2-mal 1 Tablette/Tag
Finasterid		Proscar® (5 mg)	1 Tablette/Tag
Antiadiposita	Sibutramine		
Orlistat	Reductil® (10 mg)		
Xenical® (120 mg)	1 Tablette/Tag		3-mal 1 Tablette/Tag zu den 3 Hauptmahlzeiten
Antihyperinsulinämika/-diabetika	Acarbose	Glucobay® 50 (50 mg)	3-mal 1 Tablette/Tag zu den 3 Hauptmahlzeiten
	Metformin	z. B. Mediabet® (800 mg)	2-mal 1 Tablette/Tag
	Rosiglitazon	Avandia® (4 mg)	
	Pioglitazon	Actos® (15 mg)	1–2-mal 1 Tablette/Tag
Lipidsenker	Atorvastatin	Sortis® (20 mg)	1 Tablette/Tag unabhängig von Tageszeit und Nahrungsaufnahme

AA, Antiandrogene; CMA, Chlormadinonacetat; CPA, Cyproteronacetat; EE, Ethinylestradiol; E_2V, Estradiolvalerat; nÖ, natürliche Östrogene.

Tab. 3-18 Infertilitätstherapie der FAS I bis IV in vivo.

FAS-Gruppen	Ziele/Indikationen	Mögliche Maßnahmen
II	• DHEA-S ↓ • T ↓, fT ↓	• Prednisolon 5 mg/d, Hydrokortison
III	• Gewicht ↓ • Hyperinsulinämie ↓	• Lebens-/Ernährungsumstellung • Metformin 800 2×/d
I–IV	• 1. Stimulation	• Clomifen 50 (100) mg /d
I/III	• Clomifenversager • LH > 13 mU/ml • high-responder (2–6 dominante Follikel)	• lz-nd FSH: 37,5-50-75 IU/d • GnRH-A/lz-nd rFSH • post-HCG-Follikelreduktion

DHEA-S; Dehydroepiandrosteron-Sulfat; GnRH-A, Gonadotropin-Releasing-Hormon-Analoga; FSH, follikelstimulierendes Hormon; LH, luteinisierendes Hormon; lz-nd, langzeit-niedrigdosiert; r FSH, rekombinantes follikelstimulierendes Hormon; (f)T, (freies) Testosteron.

Bei dem In-vivo-Verfahren sollte eine sehr vorsichtige, **niedrig dosierte** (50 IU/D), **langzeitige** (> 15 Behandlungstage) **Therapie mit (rekombinantem, r) FSH** zur Anwendung kommen. Wenn dabei eine bifollikuläre Selektion und Maturation überschritten wird, kann eine operative präovulatorische Follikelreduktion mit **Oozytenaspiration** zum Einsatz kommen.
Alternativ wären auch die IVF-, ICSI/IVF-Therapieformen anzuraten: Durch eine initiale rFSH-Dosierung von < 100 IU/d und den Transfer von maximal 2 eumorphologischen Embryonen ist das o.g. Risiko auszuschließen. Ist dennoch nach der Oozytenaspiration die Entwicklung zu einem oHSS höchstwahrscheinlich, ergibt sich die Indikation für eine Kryokonservierung von allen tauglichen 2-PN-Zellen ohne aktuellen Embryotransfer (ET), der im Falle einer nachfolgenden Schwangerschaft das oHSS noch weiter anheizen würde. Der ET kann in einem milde stimulierten Folgezyklus nachgeholt werden kann.

5.3.5 FAS IV: nicht eindeutig zuzuordnendes FAS

Wegen der enormen oben bereits erörterten Heterogenität ist bei einer kleineren Anzahl von Patientinnen die organbezogene klare Zuordnung, wie sie bei der FKA und den FAS-Gruppen I–III vor allem unter therapeutischen Gesichtspunkten vorgenommen wird, nicht möglich. So gibt es z.B. Kombinationen mit Adipositas, Hyperinsulinämie, CYP21B-Deletion, DHEA-S-Anstieg und 0-Ovarien (s. Tab. 3-4) mit dominantem Follikel; alles Einzelsymptome, die eine klare Einteilung nicht erlauben. Die Diagnose wird unter Nennung der Symptome gestellt. Hier muss ein entsprechend individueller therapeutischer Weg gefunden werden.

5.3.6 Differenzialdiagnose

Darunter fallen Krankheitsbilder
– die überlappend Symptome mit denen der FA aufweisen,

Tab. 3-19 Infertilitätstherapie der FAS I–IV in vitro.

FAS-Gruppen	Indikation	Mögliche Maßnahmen
III	• Gewicht ↓ • Hyperinsulinämie ↓	• Lebens-/Ernährungsumstellung • Metformin
I/III	• Gonadotropine(GT)-„high-responder" (+1-Ovar); GT-„very high responder" (+1,5-/+2-Ovar)	• sichere IVF-Therapien: – rFSH-Dosis: 70–100 (< 150) IU/d – HCG-Auslösung bei dominantem Follikel 14–18 mm – HCG-Dosis: 4000–5000 IU – 2-Pronukleizellen-Kryokonservierung ohne aktuellen Embryotransfer – kein HCG in der Lutealphase

HCG, humanes Choriongonadotropin; FSH, follikelstimulierendes Hormon.

- und/oder bei denen ein gestörter absoluter oder relativer C_{19}-Sexualsteroid-Metabolismus nicht vorliegt,
- und/oder bei denen Androgenisierungssymptome eine nur untergeordnete Rolle spielen,
- und/oder bei denen Symptome bestehen, für die klassische endokrine bzw. fertilitätsorientierte therapeutische Behandlungsmethoden nicht in Frage kommen.

Dazu zählen u. a.:

- Alopezie:
  - postpartales Effluvium,
  - Alopecia totalis,
  - Alopecia areata,
  - polyglanduläres Autoimmunsyndrom (PAS),
  - ektodermale Dysplasie;
- Akne:
  - Acne inversa,
  - Sjögren-Syndrom;
- Hirsutismus:
  - Hypertrichiosis,
  - Anorexia nervosa,
  - McCune-Albright-Syndrom (s. Abschnitt 1.5),
  - Leprechaunismus (Donohue-Syndrom),
  - Pubertas praecox (s. Abschnitt 5.3.3),
  - Partial-Androgen-Insensitivity-Syndrom (s. Abschnitt 8.3.2);
- endokrine oder andere Erkrankungen:
  - Hyper-/Hypothyreose (s. Abschnitte 7.2.2 und 7.2.3),
  - Cushing-Syndrom, Morbus Cushing,
  - Akromegalie,
  - Anorexia nervosa,
  - polyglanduläres Autoimmunsyndrom (PAS),
  - multiple endokrine Neoplasien (MEN);
- Diabetes mellitus:
  - Typ I,
  - Typ II: mature obesity and diabetes of the young (MODY),
  - Leprechaunismus (Donohue-Syndrom);
- einfache Adipositas ohne Krankheitssymptome
- Adipositassyndrome (s. Abschnitt 2.3.1):
  - Prader-Labhart-Willi-Syndrom,
  - Bardet-Biedl-Syndrom (Laurence-Moon-Biedl-Bardet-Syndrom),
  - Alström-Syndrom,
  - Cohen-Syndrom,
  - Carpenter-Syndrom,
  - PC-1-Mutation;
- Pseudohermaphroditismus feminimus
  - congenital adrenal hyperplasia, CAH (AGS, kongenitales adrenogenitales Syndrom),
  - Aromatasegendefekt.

6 Hyperprolaktinämie (WHO V/VI)

6.1 Physiologie der zirkulatorischen Prolaktinwerte

Das Prolaktin ist im humanen System zuständig für die Laktation. Die zirkulatorischen Spiegel sind postnatal sehr hoch (maternalen Ursprungs), fallen dann in der Neonatalperiode massiv ab, bleiben niedrig in der Kindheit, um dann mit der Pubertät leicht anzusteigen. Erst mit Eintritt einer Schwangerschaft steigen die Prolaktinspiegel stark an, bleiben während der Laktation deutlich erhöht und fallen dann nach der Stillzeit wieder in den nicht-schwangeren Normbereich ab (Abb. 3-4).

Langzeitschwankungen werden durch Klimawechsel und auch die jahreszeitlichen Schwankungen (Zunahme im Winter: Kälte? Dunkelheit?) hervorgerufen. Auch Zeitzonenwechsel mit entsprechenden Störungen des Wach-Schlaf-Rhythmus kann mit einer Hyperprolaktinämie assoziiert sein und kann z. B. bei sich rasch wiederholenden Veränderungen eine Sterilitätsproblematik hervorrufen (z. B. bei transozeanischen Flugbegleiterinnen, Vielfliegerinnen).

Neben diesen physiologischen Langzeitschwankungen finden sich auch **zirkazyklische Fluktuationen** mit einem präovulatorischen Anstieg und leicht höheren Spiegeln in der Luteal- gegenüber der frühen Follikelphase. Daher sollten Basis-Prolaktin-Untersuchungen bzw. Kontrollen von leicht hyperprolaktinämischen Serumwerten in der frühen Follikelphase durchgeführt werden.

Darüber hinaus sind auch **zirkadiane** bzw. **sporadische Kurzzeitschwankungen** (Erhöhungen des Prolaktins bis zu 1–2 Stunden) zu beachten. Sie finden sich physiologisch während des Schlafs (Normalisierung im Wachzustand) und bei der taktilen Reizung der Brustwarzen. Auch unter erhöhten Östrogenwerten (z. B. bei Zyklusstimulation) kann es zum diskreten Prolaktinanstieg kommen. Inwieweit Disstress eine Hyperprolaktinämie auslösen kann, d. h., inwieweit Prolaktin, wie immer behauptet wird, ein „Stresshormon"darstellt, ist nach den Erfahrungen des Autors sehr fraglich.

6.2 Ursachen und Pathologie der Hyperprolaktinämie

Organisch bedingte Hyperprolaktinämien (HyperPRLn) sind – wenn sie zur Amenorrhö führen – der WHO-Gruppe V und die medikamentös oder „funktionell" bedingten der WHO-Gruppe VI zuzuordnen (s. Tab. 3-1).

Eine HyperPRL kann alle Formen der Zyklusstörungen, wie sie bei der normo- und hypogonadotropen Ovarialinsuffizienz abgehandelt worden sind, bedingen, angefangen von der CLI, dem anovulatorischen Zyklus bis hin zu der Oligomenorrhö sowie normo- und hypogonadotropen Amenorrhöen. Allerdings sind die schweren Zyklusstörungen eher selten bei der HyperPRL zu finden. Andererseits kann z. B. bei peripuberalem Auftreten eines funktionell verdrängenden Makroprolaktinoms (s. dort) ein HypoHG mit einer Pubertas tarda resultieren.

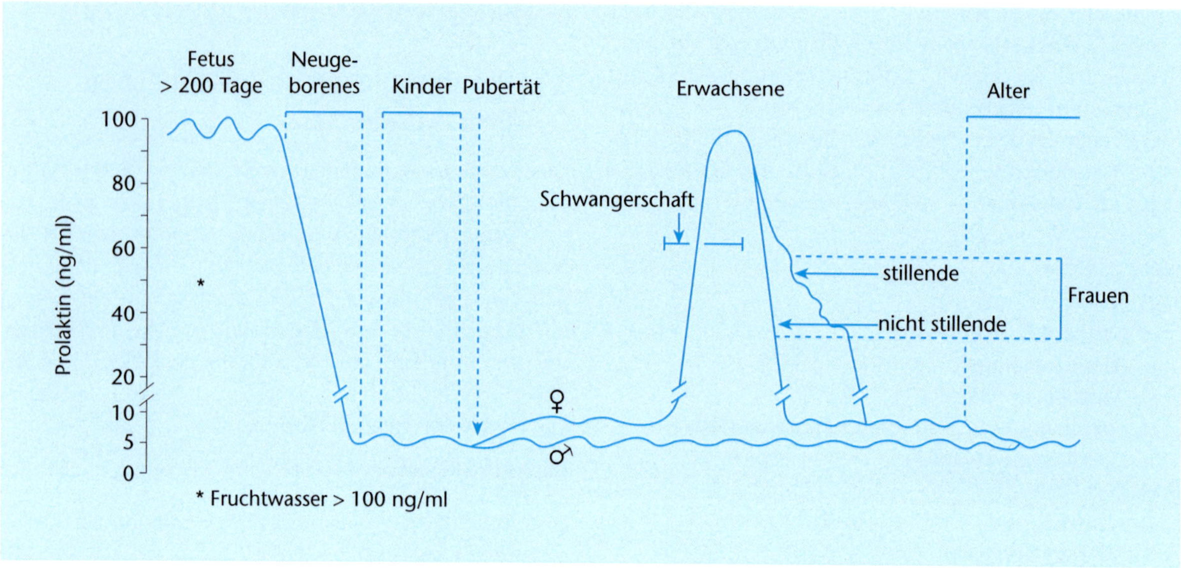

Abb. 3-4 Schematische Darstellung der Prolaktinsekretion während der einzelnen Lebensabschnitte. Hohe Prolaktinspiegel während der Fetalzeit sowie während der Schwangerschaft sind auf deren hohe Östrogenkonzentrationen zurückzuführen. Von der Pubertät an sind geschlechtsspezifische Konzentrationsunterschiede der Serumspiegel durch die höheren Östrogenspiegel beim weiblichen Geschlecht bedingt.

Weiterhin ist die HyperPRL häufig mit einer **Galaktorrhö** (s. dort) assoziiert. Im Zusammenhang mit einer interstitiellen Wassereinlagerung kann es auch zu **Mastodynien** und zusammen mit entzündlich-bakteriellen Faktoren zur **Mastitis** kommen.

Die Ursachen der HyperPRL sind vielfältig. Der überwiegende Anteil (ca. 75%) der HyperPRL ist **funktionell,** der Rest ist **organisch** bedingt. Auf der Basis der bildgebenden Verfahren (MRT des Schädels) unterscheidet man die **Mikro-** von den **Makroadenomen** (auch **Mikro-** und **Makrohyperprolaktinom** genannt; s. Abschnitt 6.3).

Die Ursache der autonomen, meist monoklonalen Mikroadenome mit Prolaktinsynthese ist bislang unklar. Die Mikroadenome weisen nur sehr selten eine Progredienz auf, während dies für die Makroadenome nicht so gilt, die doch kompromittierend und in einzelnen Fällen auch semimaligne infiltrierend wachsen können. Fortgeschrittene Stadien eines wachsenden Adenoms können bei in aller Regel massiv erhöhten Prolaktinwerten (>> 100 mg/ml) zu Einschränkungen der Hypophysenfunktion bis hin zum Panhypopituitarismus (s. Abschnitt 2.3.2) führen. Weiterhin kann es zu schweren **Kopfschmerzen** und **Blickfeldausfällen** durch Kompression auf das Chiasma opticum kommen. Treten solche Tumoren präpuberal auf, machen sie sich als primäre Amenorrhö mit Pubertas tarda bemerkbar. Nicht in jedem Fall korreliert die Tumorgröße mit den peripher gemessenen Prolaktinwerten. In seltenen Fällen bestehen auch funktionelle **Mischtumoren,** von denen neben Prolaktin auch z.B. Wachstumshormon (STH) oder ACTH (sog. laktosomatotrophe oder laktoadrenotrophe Hypophysenadenome) sezerniert werden können, wobei neben den Symptomen der Hyperprolaktinämie auch Symptome der Akromegalie bzw. des Morbus Cushing in Erscheinung treten können.

Nahezu jede Unterbrechung der vaskulären Verbindung zwischen Hypothalamus und Hypophyse stört die dopaminerge Inhibition der Prolaktinfreisetzung („stalk effect"). Dies erklärt, warum Tumoren (z.B. Kraniopharyngeom, Hamartome), Granulomatosen, Zysten oder Traumata im Bereich des Hypophysenstiels – also suprahypophysäre Ereignisse – zu einer sog. **Begleit-HyperPRL** führen können (typische Werte: um 50 ng/ml, seltener > 100 ng/ml).

Bislang ist eine nennenswerte direkte Beeinflussung des Ovars durch Prolaktin nicht bewiesen. Entscheidend ist die Störung des GnRH-Pulsgenerators. Dementsprechend lässt sich mittels einer pulsatilen GnRH-Applikation – auch bei Weiterbestehen der HyperPRL – ein gestörtes Zyklusgeschehen im Falle von Kinderwunsch wieder normalisieren (s. Abschnitt 4.2.2).

An dieser Stelle soll auf das Phänomen der **Makroprolaktinämie** (nicht zu verwechseln mit Makroprolaktinom!) eingegangen werden. Das bioaktive Prolaktin ist ein Monomer von 23000 kD; in der Zirkulation können aber auch di- und oligomere Prolaktine („big" Prolaktin, b-PRL; ca 50000 kD) und Prolaktin-Immunglobulin-G-Komplexe (PRL-Ig, „big-big"-Prolaktin, bb-PRL; 100000 kD) nachgewiesen werden. Selbst wenn diese in-vitro bioaktiv sind, ist ihre Bioverfügbarkeit meist gering, da sie wegen ihrer hohen Molekulargröße das vaskuläre Endothelium nicht durchschreiten können. Das bb-PRL ist aber meist immunsensitiv, so dass in den meisten Immunoassays (ELISA, RIA)

Kreuzreaktionen möglich sind und daher neben dem monomeren PRL auch das di-, oligomere und das bb-PRL gemessen werden.

!

Typisch für einen hohen Anteil von bb-PRL an einer ausgeprägten „immunologischen" HyperPRL ist die Diskrepanz zwischen immunologisch gemessen hohen Prolaktinwerten und fehlenden oder relativ gering ausgeprägten Symptomen wie Zyklusstörungen, Galaktorrhö, Mastodynie, Mastitis und Infertilität.

Beim klinischen Hinweis für eine Makroprolaktinämie muss nach der Durchführung eines kreuzreagierenden Immunoassays die Serumprobe, d. h. der Immunglobulinkomplex des bb-PRL, mit Polyethylenglykol gefällt werden (dies wird auf Anfrage von einigen Speziallabors durchgeführt); ist der danach gemessene Abfall des immunologisch gemessenen PRL > 60%, spricht man von einer Makroprolaktinämie.

Beim **Syndrom der leeren Sella** ist die Hypophyse meist im hinteren, unteren Teil der Sella zusammengedrückt. Als Ursachen kommen z. B. Infarkte, Divertikel oder eine schwangerschaftsbedingte Kompression des Hypophysenstiels in Frage.

Ektope Sekretionen sind vor allem bei Malignomen, also beim paraneoplastischen Syndrom, bekannt (z. B. bei Bronchialkarzinom oder Lymphoblastosen).

Bei **Hypothyreosen** kommt es zu einer erhöhten TRH-Freisetzung. Diese kann, da TSH die Funktion des hypophysären Laktotrophen mit regulieren kann, eine HyperPRL unterschiedlichen Ausmaßes bewirken. Unter physiologischen Verhältnissen ist die regulative Bedeutung des TRH eher gering (s. Abschnitt 7.2.2).

Stress führt über eine Tonusveränderung des endogenen Opioidsystems nicht selten zu einer Inhibition der Dopaminfreisetzung und – theoretisch – zur HyperPRL; dass allerdings Prolaktin als zuverlässiger endokriner Stressmarker dienen kann, ist nach den Erfahrungen des Autors nicht gegeben.

Die Ursache einer Hyperprolaktinämie bei **hepatorenalen** Erkrankungen ist bislang unklar, sie tritt bei ca. 75% auf. Bei Lebererkrankungen könnte der veränderte Östrogenabbau eine Rolle spielen; Hämodialyse bzw. Nierentransplantation bessert die Hyperprolaktinämie.

!

Weiterhin ist bei einer erstmals nachgewiesenen HyperPRL immer zu hinterfragen, ob nicht eines der zahlreichen Medikamente, die funktionell zur HyperPRL führen können, evtl. eingenommen wird.

Gerade bei trizyklischen Antidepressiva sollte, falls aus gynäkologisch-endokrinologischer Sicht ein Absetzen des Antidepressivums als sinnvoll oder für eine klarere Differenzialdiagnosestellung sogar als erforderlich angesehen wird, eine interdisziplinäre Absprache erfolgen.

Für die Praxis ist entscheidend, welche Symptome einer HyperPRL im Vordergrund stehen und in welchem Ausmaß die Patientin davon betroffen ist. So spricht man bei der Galaktorrhö von 3 Schweregraden:

- Sekretion einer milchigen bis bläulich verfärbten Flüssigkeit auf starken äußeren Druck (Grad I),
- auf leichten Druck (Grad II),
- oder spontan (Grad III).

!

Die Galaktorrhö Grad I ist eigentlich nie therapiebedürftig, während in aller Regel bei einer häufig oder kontinuierlich auftretenden Galaktorrhö vom Grad III wegen des hohen Leidensdrucks (z. B. Flüssigkeitsflecken im T-Shirt!) eigentlich immer eine Therapieindikation besteht.

Weiterhin ist zu beachten, dass alle 3 Schweregrade, v. a. Grad I, häufig **spontan,** also **ohne** nachweisbare HyperPRL auftreten können.

6.3 Diagnostik

In der Praxis steht die einfache, orientierende Untersuchung an erster Stelle.

Basaler Prolaktinspiegel. Die Prolaktinmessung ist obligat bei der Diagnostik von:

- Wachstums- und Entwicklungsstörungen,
- Zyklusstörungen, Galaktorrhö,
- unklaren Ödemeinlagerungen,
- Mastodynie,
- Mastitis (non-puerperale),
- Infertilität.

Für die Wertigkeit eines erhöhten basalen Prolaktinspiegels sollte berücksichtigt werden, dass die Blutabnahme möglichst in der frühen oder mittleren Follikelphase und **nicht** nach einer Brustpalpation stattfinden sollte.

Bei einem Wert von ≥ 20 ng/ml spricht man von einer Hyperprolaktinämie. Ein Wert von < 20 ng/ml ist allerdings für eine normale zirkadiane Prolaktinsekretion nicht immer beweisend; es könnte durchaus eine nächtlich HyperPRL bestehen.

Prolaktinwerte von > 250 ng/ml sind praktisch beweisend für ein Prolaktinom, allerdings ist mit einem darunter liegenden Prolaktinwert ein Prolaktinom nicht ausgeschlossen.

Bei Werten von > 100 ng/ml liegt immerhin in 50% ein Hypophysenadenom vor.

Bei Werten von ca. 50 ng/ml muss an die Möglichkeit einer Begleit-HyperPRL (s. Abschnitt 6.2) gedacht werden.

Auf das diagnostische Phänomen der Makroprolaktinämie wurde bereits ausführlich hingewiesen.

Provokationstests. Bekannt sind der **Metoclopramid-(MCP)-Test** sowie der **TRH-Stimulationstest.** Diese Tests dienen zur Erfassung einer **latenten** HyperPRL. Diese geht mit normalen basalen Prolaktinspiegeln einher, durch bestimmte Reize (z. B. Stress, Medikamente oder auch in Assoziation eines stärkeren nächtlichen Prolaktinanstiegs) kommt es aber zu einer überschießenden, d. h. pathologischen Prolaktinausschüttung. Für die Diagnostik haben sich beide Testverfahren bewährt.

Morgens und in einer stressfreien und entspannten Atmosphäre werden 10 mg MCP langsam i. v. injiziert. Die Prolaktinbestimmungen erfolgen vor MCP-Injektion und 25 Minuten danach. Beweisend sind Prolaktinanstiege von mehr als 200 ng/ml.

Der **TRH-Test** wird ausführlich in Abschnitt 7.3 beschrieben. Vorteilhaft ist die gleichzeitige Abklärung der Schilddrüsenfunktion (immerhin treten in ca. 25% Hypothyreosen bei latenter HyperPRL auf). Neben Prolaktin werden auch TSH und fT_4 bestimmt.

> !
>
> Funktionstests können nicht zuverlässig zwischen funktionellen und organisch verursachten HyperPRL unterscheiden.

Bildgebende Verfahren. Das MRT des Schädels ist die Methode der Wahl für die Diagnostik eines Prolaktinoms bzw. von suprahypophysären Prozessen. Obwohl relativ teuer, ist der Nutzen sehr hoch, da hiermit auch sehr kleine Tumoren noch sicher zu erfassen sind:

- Mikroadenom < 1 cm Größe,
- Makroadenom ≥ 1 cm Größe.

Eine radiologische Abklärung mittels MRT sollte erst nach Ausschluss einer Hypothyreose oder einer Induktion durch Medikamente sowie nach einer Bestätigung einer Hyperprolaktinämie durch eine Zweituntersuchung erfolgen. Die Indikation zum MRT ergibt sich bei Prolaktinwerten von etwa > 40 ng/ml oder Kompressionssymptomen; in diesem unteren Bereich besteht die Indikation im Wesentlichen zum Ausschluss von suprahypophysären Prozessen.

Bei Galaktorrhö ist eine entsprechende Differenzialdiagnose (z. B. Zytologie, Mammasonografie, Mammografie, Galaktografie) besonders bei sanguiner Sekretion erforderlich.

Bei länger bestehenden Ameno- oder Oligo-Amenorrhöen im Rahmen einer HyperPRL sollte auch immer an die mögliche Entstehung einer Osteopenie/-porose gedacht werden. Gegebenenfalls sollten die Osteoporose-Diagnoseparameter (s. Kap. 6 und Abschnitt 5.2) bestimmt und eine Knochendichtemessung vorgenommen werden.

Wichtig ist, dass Hypophysentumoren oft noch weitere Läsionen setzen und es z. B. zu Ausfällen der TSH- oder ACTH-Sekretion kommen kann. Dies sollte bei der Basisdiagnostik berücksichtigt werden (vgl. andererseits Mischtumoren: Abschnitt 6.2).

Bei ausgeprägter HyperPRL ohne klinisches Korrelat muss an die oben schon ausführlich dargestellte Makroprolaktinämie (s. Abschnitt 6.2) gedacht und eine Prolaktinbestimmung nach Polyethylenausfällung durchgeführt werden.

6.4 Therapie

6.4.1 Patientinnen ohne Kinderwunsch

Grundsätzlich ist eine **individuelles** therapeutisches Vorgehen erforderlich.

Letztlich sind therapeutische Maßnahmen nur erforderlich, wenn entsprechende klinische Symptome bestehen. Bei jüngeren Patientinnen richtet sich die Behandlung auch danach, ob z. B. Kontrazeptions- oder Kinderwunsch vorliegt. Unter oraler Kontrazeption kann es zu einem leichten, jedoch unproblematischen Anstieg der zirkulatorischen Prolaktinkonzentration kommen. Wenn außer einer Zyklusstörung, die ja durch das Kontrazeptivum symptomatisch korrigiert wird, keine weiteren Symptome bestehen, ist eine medikamentöse Prolaktinsenkung nicht unbedingt erforderlich. Bei Vorliegen von Symptomen (z. B. Galaktorrhö Grad III, Mastodynie) ist eine medikamentöse Prolaktinsenkung notwendig, die aber nicht unbedingt die Prolaktinwerte auf Normalniveau senken muss, vielmehr reicht eine **Dosistitrierung** des eingesetzten Medikaments bis zum Verschwinden des entsprechenden Symptoms aus; eine Niedrigdosistherapie ist vor allem dann anzustreben, wenn Nebenwirkungen wie Nausea etc. (s. unten in diesem Abschnitt) bestehen.

Zu wenig ist bekannt, dass eine lang anhaltende Hyperprolaktinämie, die mit einer Amenorrhö oder auch Oligo-Amenorrhö einhergeht, zur **Osteopenie/Osteoporose** führen kann! Dabei ist nicht das Prolaktin selbst als knochenabbauend anzusehen, sondern die Osteopenie/Osteoporose entwickelt sich passiv durch den Mangel an Sexualsteroiden. Wenn kein orales Kontrazeptivum eingenommen wird, sollte entweder die Prolaktin-senkende Medikation so eingestellt werden, dass wieder ein biphasischer Zyklus zustande kommt, oder es kann auch über eine hormonelle Substitutionstherapie nachgedacht werden.

In jedem Fall muss die Patientin ohne Kinderwunsch, v. a. unter PRL-senkender Therapie, auf die Möglichkeit von Spontanovulationen und einer eventuell eintretenden Schwangerschaft aufgeklärt werden.

Bei der **nicht-puerperalen Mastitis** (gerötete, überwärmte, gespannte, schmerzhafte Brust) lohnt sich zunächst, auch bei normalen Prolaktinspiegeln, eine **prolaktinsenkende** Therapie, die neben lokal kühlenden und wärmeabziehenden Maßnahmen wie Quarkwickel und mit der Gabe von **analgetischen** und **antiinflammatorischen Substanzen** (z. B. Diclofenac) meist erfolgreich ist. Hierdurch lässt sich in aller Regel eine **Antibiotikumtherapie** (meist Staphylokokken) vermeiden. Bei abszedierenden, insbesondere bei rezidivierend-abszedierenden Mastitiden ist meist eine **operative Sanierung** unumgänglich; dieser Schritt sollte nicht zu lange herausgezögert werden.

Bei der **puerperalen Mastitis** sollte in jedem Fall abgepumpt und die o.g. lokale Maßnahme durchgeführt werden. Bei erhöhter Körpertemperatur sollten zusätzlich Wadenwickel angelegt und evtl. auch Paracetamol eingenommen werden. Ferner muss hinterfragt werden, ob die Patientin noch weiter stillen möchte. In diesem Fall sollte eine niedrig dosierte Prolaktinsenkung erfolgen, die meist die Entzündung abklingen lässt, aber die Laktationsfähigkeit aufrechterhält. Für das medikamentöse Abstillen hat sich Cabergolin 0,5 mg oral 1-mal/Woche über 14 Tage bewährt.

Bei **Makroprolaktinämien** ohne entsprechendes klinisches Korrelat gelten dieselben Hinweise wie bereits beschrieben.

> **!**
>
> Die Behandlung einer nicht-adenombedingten HyperPRL ohne klinische Symptomatik ist nicht erforderlich. Die funktionelle HyperPRL ist per se risikolos, unabhängig davon, ob das monomere oder mehr b-PRL oder bb-PRL erhöht ist.

Bei einem **Mikroprolaktinom** ist eine Operationsindikation sehr selten gegeben, da neurologische, ophthalmologische oder endokrine Ausfallserscheinungen kaum zu erwarten sind und eine Progression eher unwahrscheinlich ist.

In aller Regel spricht ein Makroprolaktinom gut auf eine endrokrine Therapie an. Die **Indikation** zur operativen (transsphenoidalen) Sanierung wird zunehmend **seltener** gestellt, da:

- die Rezidivrate hoch ist,
- die HyperPRL nach einer operativen Intervention oft weiterbesteht,
- Dopaminagonisten in etwa 50% zu einer Regression der Adenome führen,
- hypophysäre iatrogene Begleitläsionen mit entsprechendem Ausfall der anderen Hormonachsen möglich sind.

Deshalb ist die Behandlung mit **Dopaminagonisten** auch für Makroprolaktinome die Primärtherapie. Zudem können für eine eventuelle spätere Operation günstigere Ausgangsbedingungen geschaffen werden. Der **operative Eingriff** bei Makroprolaktinomen ist **indiziert** bei:

- rasch auftretenden Ausfallserscheinungen (z. B. Gesichtsfeld),
- medikamentöser Unverträglichkeit und/oder wenn eine symptomatische Behandlung nicht möglich ist,
- Ausfallserscheinungen, die sich medikamentös nicht bessern lassen,
- geplanter Schwangerschaft, falls dabei eine übermäßige Volumenzunahme zu erwarten wäre.

Postoperativ muss eine sorgfältige Diagnostik bezüglich möglicher hormoneller Ausfälle erfolgen (z. B. FSH, TSH, ACTH). Eine **Radiotherapie** ist Ausnahmesituationen (z. B. infiltratives Wachstum) vorbehalten.

Besteht eine ausgeprägte Hyperprolaktinämie in der Schwangerschaft, sind insbesondere bei Makroprolaktinom eine regelmäßige Kontrolle des Prolaktins und Blickfelduntersuchungen (alle 4 Wochen) angezeigt; in Ausnahmefällen von zunehmender zentraler Symptomatik ist auch eine Therapie mit Dopaminagonisten in der Schwangerschaft, v. a. jenseits der 22. SWS, möglich, in extrem seltenen Fällen ein neurochirurgisches Vorgehen erforderlich.

Zur **medikamentösen Therapie** stehen zur Verfügung:

- Bromocriptin: 2,5–5 mg/d (z. B. Pravidel®),
- Metergolin 1–3-mal 4 mg/d (Liserdol®),
- Lisurid 0,2–0,4 mg/d (Dopergin®),
- Cabergolin 0,5 mg/Woche (Dostinex®).

Folgende Nebenwirkungen müssen beachtet werden:

- Nausea,
- Schwindel,
- Hypotonie mit synkopenartigen Ausfällen.

Wegen der unangenehmen, aber harmlosen Nebenwirkungen sollte mit der Dosierung einschleichend begonnen werden, z. B. mit Halbtablettenschritten. Weiterhin sollte die Einnahme abends direkt vor dem Einschlafen erfolgen; auf diese Weise lassen sich die Nebenwirkungen meist vermeiden.

Falls die zur Prolaktinsenkung erforderliche Dosierung eines Prolaktinsenkers trotz sachgerechter Einnahme dennoch mit entsprechenden Symptomen einhergeht, kann man versuchen, zwei Prolaktinsenker aus unterschiedlichen Substanzklassen mit jeweils niedriger Dosierung kombiniert einzusetzen. Interessanterweise werden die beschriebenen Nebenwirkungen beim Einsatz dieser Medikamente zum Abstillen nicht oder kaum beobachtet.

6.4.2 Patientinnen mit Kinderwunsch

Wenn Kinderwunsch besteht, ist ein sorgfältiges Zyklusmonitoring erforderlich, da das gesamte Feld an Zyklusstörungen zu beobachten ist. Begleitende Endokrinopathien (v.a. eine Hypothyreose) sind auszugleichen, die Einnahme von Medikamenten, welche die Prolaktinsekretion fördern (z.B. Antidepressiva), sollte möglichst abgesetzt werden. Da es sich hierbei meist um Psychopharmaka handelt, ist ein Absetzen oft nicht ohne weiteres möglich, so dass es der Zusammenarbeit mit der ansonsten behandelnden Fachdisziplin bedarf.
Persistiert die HyperPRL, erfolgt eine kontinuierliche Therapie mit Dopaminagonisten, günstigerweise einschleichend und abends beginnend (geringere Nebenwirkungen).
Die PRL-Spiegel sind zu kontrollieren (schon innerhalb von 8 Stunden kann ein Absinken der Prolaktinkonzentrationen nachgewiesen werden), bei einer suffizienten Absenkung kann in 4–6 Wochen mit einer Normalisierung des Zyklusgeschehens gerechnet werden. Nach erfolgter Normalisierung des Zyklusgeschehens ist ein Zyklusmonitoring anzuraten. Zeigt dies noch insuffiziente Zyklen (z.B. bei CLI), ist eine Kombination mit Clomifen oder anderen Therapieformen sinnvoll.
Bei HyperPRLn im Rahmen von Therapiemaßnahmen, wie z.B. IVF oder ICSI, bei denen außerhalb der eigentlichen Behandlungszyklen keine Konzeptionschancen bestehen, ist eine Behandlung mit Dopaminagonisten im Vorfeld und während der Behandlungszyklen ausreichend.
Auf den Einsatz der pulsatilen GnRH-Therapie wurde schon früher eingegangen (s. Abschnitt 4.2.2).

Obgleich weltweit über **keine teratogenen** Effekte berichtet worden ist, wird empfohlen, mit Eintreten der Schwangerschaft die Medikation abzusetzen. Mikroadenome reagieren gewöhnlich nicht mit einer Größenzunahme. Da es in der Schwangerschaft physiologischerweise zu einem erheblichen Anstieg der Prolaktinkonzentrationen kommt, ist eine PRL-Kontrolle in der Schwangerschaft nur von bedingter Aussagekraft; höchstens bei einem massiven PRL-Anstieg mag ein Hinweis für eine Größenzunahme, vor allem dann von Makroadenomen, gegeben sein.

7 Schilddrüsenfunktionsstörungen (WHO I/II)

Für die gynäkologische Endokrinologie ist in erster Linie die Kenntnis funktioneller Schilddrüsenstörungen und ihres Einflusses auf die hypothalamo-hypophysär-ovarielle Regulation von Bedeutung. Dementsprechend werden hier ausgewählte Bereiche von Pathologie, Diagnostik und Therapie der Hypo- und Hyperthyreose sowie der Autoimmunthyreoditis (AIT) dargestellt.
Schilddrüsenfunktionsstörungen sind der WHO-Gruppe II zuzuordnen; daneben kann aber auch – bei schweren Entgleisungen des thyreoidalen Stoffwechsels – der zentrale GnRH-Pulsgenerator in seiner Funktion tiefgreifender gestört werden, wodurch auch eine Zuordnung zur WHO-Gruppe I möglich ist (s. Tab. 3-1).

7.1 Regulation bei Euthyreose

Das hypothalamische Tripeptid **Thyreotropin-Releasing-Hormon (TRH),** das mit etwa 10 Pulsen pro Tag in das hypothalamisch-hypophysäre Portalsystem sezerniert wird, ist ein potenter Stimulator der hypophysären Ausschüttung des **thyreoideastimulierenden Hormons (TSH)** und in geringerem Umfang auch des Prolaktins. Das TSH (MG: 28000 D) ist wie FSH, LH oder HCG ein Glykoprotein, dessen α-Ketten strukturell identisch sind und dessen β-Ketten durch ihre Strukturunterschiede für die jeweils spezifischen rezeptorvermittelten Funktionen verantwortlich sind. Das zirkulierende TSH unterliegt zirkadianen Konzentrationsschwankungen, wobei tagsüber niedrige Werte und nachts zwischen 22 Uhr und ca. 6 Uhr hohe Werte zu messen sind.
Inhibitoren (Antagonisten) der TSH-Freisetzung (vergleichsweise schwächer als das TRH wirksam) sind der Neurotransmitter **Dopamin** sowie der Wachstumshormonantagonist **Somatostatin.**
Hauptsyntheseprodukte der Schilddrüse sind vor allem **Thyroxin (T_4)** und weniger **Trijodthyronin (T_3),** wobei T_3 im Wesentlichen für die metabolischen Effekte verantwortlich ist. Dafür gibt es folgende Gründe:
- (periphere) zytoplasmatische Konversion von T_4 zu T_3,
- 10-mal höhere Bindungsaffinität von T_3 an den Zielrezeptor und damit höhere Effektivität der spezifischen Wirkung,
- stärkere Bindung von T_4 an entsprechende Bindungsproteine.

Wesentliche Bindungsproteine sind:
- Thyroxin-bindendes Globulin (TBG) (bindet etwa 75–80%),
- Thyroxin-bindendes Präalbumin (TBPA),
- Albumin.

TBG wird in der Leber synthetisiert, Östrogene und T_4 erhöhen seine Syntheserate, Androgene vermindern sie. Für die negative Rückkopplung der TSH-Synthese und wohl auch der TRH-Synthese ist wiederum hauptsächlich T_3 verantwortlich. Darüber hinaus fördert T_3 die periphere Konversion von Androstendion zu Östrogenen (Fettgewebe!).

!

Wie bei allen hormonellen Substanzen entfaltet nur die freie (d. h. ungebundene) Fraktion die biologische Aktivität. Die freien(f)T_3-Spiegel spiegeln die biologische Aktivität der Schilddrüsenhormone, die fT_4-Spiegel hingegen die Sekretionsleistung der Schilddrüse wider. Gerade wegen der relativen Abhängigkeit vom TBG (z. B. Anstieg bei Einnahme eines oralen Kontrazeptivums oder in der Schwangerschaft) ist es sinnvoll, zur Diagnostik neben TSH das fT_4 zu bestimmen.

Jodid ist der Grundbaustein der T_3- bzw. T_4-Synthese und wird über die Nahrung aufgenommen. Der Tagesbedarf von Jodid beträgt:
- für Jugendliche und Erwachsene: ca. 200 µg/d;
- für Schwangere: ca. 230 µg/d;
- für Stillende: ca. 260 µg/d.

Von Bedeutung für das Verständnis der Physiologie ist die Fähigkeit von TSH, an den LH-/HCG-Rezeptor zu binden, ebenso wie LH/HCG an den TSH-Rezeptor zu binden vermag. Diese Kreuzreaktionen kommen aufgrund der Strukturähnlichkeit und der dadurch resultierenden Bindungsaffinität der Liganden zu dem heterologen Rezeptor zustande. Um nennenswerten Einfluss auf die gonadale Sexualsteroidsynthese zu nehmen, sind aber supraphysiologische TSH-Konzentrationen – wie bei der Hypothyreose – erforderlich.

In der Schwangerschaft sind für die Diagnostik, aber auch für die Therapie einige Besonderheiten zu beachten:
- Im Rahmen des enormen HCG-Anstiegs im I. Trimenon und der Kreuzreaktion zwischen HCG mit dem thyreoidalen TSH-Rezeptor kommt es zu einem deutlichen Anstieg der T_3-/T_4-Sekretion (sog. „Schwangerschaftsthyreose“). Der Anstieg der T_3-/T_4-Sekretion führt über den negativen Feedback-Mechanismus physiologischerweise zum **Abfall der TSH-Spiegel** in den niedrig-normalen Bereich. In immerhin 9% liegt das TSH im nicht messbaren Bereich („HCG-Hyperthyreose“); dies findet sich in 60% bei der **Hyperemesis.** Da die HCG-Spiegel zum II. Trimenon wieder abfallen, ist der TSH-supprimierende Effekt im Wesentlichen nur im I. Trimenon von Bedeutung. Zusätzlich kommt es im weiteren Verlauf der Schwangerschaft zum Anstieg des Plasmavolumens, so dass auch hierdurch die T_3-/T_4-Spiegel wieder abfallen und das TSH ansteigt.
- Gleichzeitig besteht eine erhöhte hepatogene TBG-Sekretion im 1. Trimenon, so dass die biologische Effektivität von T_3/T_4 abgepuffert wird. Um die eigentliche biologische Aktivität der Schilddrüse in dieser Zeit erfassen zu können, macht es nur Sinn, die **freien** Schilddrüsenhormone zu messen vor allem **fT_4, dessen Serumkonzentrationen sich nicht wesentlich ändern.**
- Der Schilddrüsenhormonbedarf ist in der Schwangerschaft deutlich erhöht, auch die Jodausscheidung und der Jodbedarf der wachsenden embryonalen/fetalen Schilddrüse steigen an, wodurch der Jodmangel verschärft wird. Jodid ist plazentagängig, nicht aber TSH.
- Die Hormonspiegel von substituierten Patientinnen sollten in kurzen Abständen geprüft werden, z. B. alle 1–2 Monate, möglichst beginnend in der frühen Schwangerschaft.

7.2 Schilddrüsenfunktionsstörungen

7.2.1 Einteilung der Schilddrüsenfunktionsstörungen

Nach einer in jüngerer Zeit vorgeschlagenen revidierten Klassifikation der American Thyroid Association ergibt sich die in Tabelle 3-20 zusammengefasste und verkürzte Einteilung der Schilddrüsenfunktionsstörungen. Im Weiteren wird ausführlicher auf die Störungen hingewiesen, die für die Gynäkologie von besonderer Bedeutung sind.

7.2.2 Hypothyreose

Die Hypothyreose ist für die gynäkologische Endokrinologie bedeutsamer und auch zahlenmäßig häufiger als die Hyperthyreose. Etwa 5% aller beobachteten Störungen des Menstruationzyklus basieren auf einer Hypothyreose. Im Vordergrund stehen die Hypothyreosen bei der AIT und jene, die durch Jodmangel hervorgerufen sind oder während der Schwangerschaft und Stillzeit in Erscheinung treten und auch in der Menopause nachgewiesen werden. In der reproduktionsfähigen Zeit sind besonders Hypothyreose und AIT mit Sterilität und Infertilität assoziiert.

Klinische Symptomatik. Mäßiggradige Regeltempo- und -typusanomalien, die allerdings nur relativ selten zu Eizellreifungsstörungen und damit zu Sterilität und Aborten führen, sind nur wenige der Symptome der Hypothyreose. Weitere Beschwerden und Befunde sind in Tabelle 3-21 dargestellt.

Hypophyse/Hypothalamus. Im Mittelpunkt steht die **Erhöhung** der **TSH-Spiegel**, sei es basal und/oder nach Stimulation. Diese Erhöhung kommt wegen der Reduzierung der zirkulatorischen Konzentrationen der Schilddrüsenhormone T_3 und T_4 und der daraus resultierenden Verminderung des negativen Feedbacks an der zentralen hypothalamo-hypophysären Achse zustande.

Da TRH auch ein potenter Stimulator der Prolaktinsekretion ist, gehen Hypothyreosen oft mit einer

Tab. 3-20 Klassifikation der Schilddrüsenfunktionsstörungen.

Hypothyreose	
primär (Schilddrüse)	• Erwachsenenform: – chronische Autoimmunthyreoditis (Hashimoto) – iatrogen (postoperativ, Z. n. Radiojodtherapie oder Radiatio) – diffuse oder noduläre Kropfbildung – schwerer Jodmangel • neonatale Form
sekundär (hypophysär)	• Tumor • Entzündung, inflammatorisch • Trauma • TSH-Insuffizienz • Panhypopituitarismus
tertiär (hypothalamisch)	• Tumor • Entzündung, inflammatorisch • Trauma
transiente Hypothyreose	• Erwachsenenform: – postpartal – Jodmangel – medikamenteninduziert – umweltbedingt – diätbedingt • neonatal
Hyperthyreose	
Schilddrüsenüberfunktion	• Morbus Basedow (diffus, Ophthalmopathie) • multinoduläre Kropfbildung • autonomer Knoten • iatrogen: übermäßige Jodeinnahme • chronisch autoimmun (Hashimoto-Toxikose) postpartale hyperthyreote Phase • hypophysäre Resistenz gegen Schilddrüsenhormone • TSH-sezernierender Tumor • HCG-Übersekretion in der Frühschwangerschaft (Schwangerschaftshyperthyreose) – Gemini – Blasenmole – Chorionkarzinom
Thyreotoxikose (ohne Schilddrüsenüberfunktion), transiente Hyperthyreose	• übermäßige Schilddrüsenhormoneinnahme (Hyperthyreosis fasciata, iatrogen) • postinflammatorisch (subakute Thyreoiditis) • Frühschwangerschaft (s. o.) • postpartal
Thyreoiditis (mit euthyreoter Stoffwechsellage, s. o.)	• akute Thyreoiditis • subakute Thyreoiditis (de Quervain) • chronische Autoimmunthyreoiditis (Hashimoto) • postpartum Thyreoiditis (= silent) (vgl. oben) • Thyreoiditis Riedel

HyperPRL einher, 4% sogar mit einer Galaktorrhö. Erhöhte Prolaktinkonzentrationen ziehen – wie wohl auch eine erhöhte TRH-Pulsatilität – eine Steigerung des zentralen Dopaminumsatzes und des Endorphintonus nach sich, was wiederum eine Störung der pulsatilen GnRH-Freisetzung zur Folge hat.

Nicht ganz auszuschließen ist, dass es im Sinne eines hormonellen Überlappungssyndroms parallel zur Ausschüttung von TSH auch zu einer Ausschüttung von FSH und vor allem LH kommt.

Durch die subnormalen Spiegel von T_3 und T_4 kommt es zu folgenden peripheren Effekten:

– Reduktion der SHBG-Synthese,
– Anstieg von freiem (verfügbarem) Testosteron mit einer Zunahme seiner metabolischen Clearance-Rate (MCR).

Das Angebot an freiem Testosteron wird noch dadurch erhöht, dass sich die MCR von Androstendion nicht verändert, so dass dieses vermehrt in Testosteron umgewandelt wird. Der nächste Schritt ist die verstärkte Konversion von Testosteron zu Estradiol. Dessen weiterer Metabolismus ist bei Hypothyreose ebenfalls verändert, und zwar zugunsten der 16-Hydroxylation mit einer Zunahme von Estriol anstelle der üblichen 2-Hydroxy-Estradiol-Katecholöstrogene. Da Estriol nur schwach wirksam ist, kommt es zu einem „relativen" peripheren Östrogenmangel, wodurch die **SHBG-Synthese** weiter abnimmt und letztlich daraus zumindest eine **relative Hyperandrogenämie** resultiert. In der Folge kann es zu einer kutanen androgenisierenden Symptomatik mit **Hirsutismus** und **Alopezie** kommen (s. Abschnitt 5).
Schwangerschaft. Der TSH-Abfall in den niedrig-normalen Bereich während des I. Trimenons ist physiologisch (s. o.).

!

Ein **hoch-normales TSH im I. Trimenon** ist Ausdruck eines **Jodmangels** und womöglich einer **Hypothyreose** (oder anderer Schilddrüsenerkrankungen) und sollte weiter abgeklärt werden; daher sollten TSH und fT_4 möglichst in der Frühschwangerschaft kontrolliert werden. Die Hypothyreose in der Schwangerschaft ist häufig im Rahmen immunologischer Dysfunktionen zu sehen.

7.2.3 Hyperthyreose

Klinische Symptomatik. Die wesentlichen subjektiven und objektiven Symptome der Hyperthyreose sind in Tabelle 3-22 dargestellt.
Pathophysiologie. Wichtige dysregulative Veränderungen umfassen periphere und zentrale Hormonsysteme:

- **Testosteronmetabolismus:** Wesentlich ist der **Anstieg** der **SHBG-Konzentration** im Serum auf etwa das 2- bis 3-fache im Vergleich zu Euthyreoten. Gesamtestradiol und Gesamttestosteron steigen an, die MCR beider ist jedoch vermindert. Hiervon ist Testosteron mehr betroffen, da es eine höhere Bindungsaffinität besitzt, es entsteht – paradoxerweise – ein Mangel an bioaktivem Testosteron. Dies hat zur Folge, dass es einerseits – trotz eines Anstiegs an Gesamttestosteron – nur **selten** zu Androgenisierungserscheinungen kommt, andererseits zu einer vermehrten Konversion von Androstendion zu Testosteron und weiter zu Estradiol und vor allem Estron.
- **Östrogenmetabolismus:** Da im Gegensatz zur Hypothyreose die Aktivität der 2-Hydroxylase gesteigert ist, kommt es zusätzlich zu einem vermehrten Anfall von Katecholöstrogenen, 2-Hydroxy-Estron

Tab. 3-21 Hypothyreose: klinische Symptome (Schumm-Drager 1996).

häufige Symptome	• Kälteintoleranz • vermehrte Müdigkeit • verstärktes Schlafbedürfnis • Obstipation • kühle, schuppende, trockene, blassgelbe Haut • psychomotorische Verlangsamung • Antriebsarmut • Gewichtszunahme • langsame, verwaschene Sprache, raue Stimme • Zyklusstörungen • Libidoverlust • brüchige Haare/Nägel • Lidödeme
zusätzliche Befunde der juvenilen Hypothyreose	• gestörte zerebrale und neuroneurologische Entwicklung • Störungen von Wachstums-, Skelett- und Zahnentwicklung • gestörte Pubertätsentwicklung • Taubheit • Myopathie
Besonderheiten und zusätzliche Befunde der Altershypothyreose	• Oligomonosymptomatik: – Adynamie – depressive Verstimmung – Stenokardien (cave: Fehldeutung der Symptome als Altersbeschwerden)

Tab. 3-22 Hyperthyreose: klinische Symptome (Schumm-Drager 1996).

- Gewichtsabnahme
- Appetitsteigerung
- Tachykardie, Rhythmusstörungen
- Nervosität, Unruhe
- häufiger Stuhlgang, Diarrhö
- Hyperhidrosis, Hitzeintoleranz
- Haarausfall
- Müdigkeit, Abgeschlagenheit
- Muskelschwäche
- Zyklusstörungen
- Tachykardie, Arrhythmie
- warme, feuchte Haut
- systolischer Hypertonus (große RR-Amplitude)
- Tremor
- Hyperreflexie
- Muskelschwäche
- endokrine Orbitopathie*
- prätibiales Myxödem*

* zusätzlich beim Morbus Basedow.

und 2-Hydroxy-Estradiol. Östrogene und Östrogenmetaboliten lassen die SHBG-Konzentration weiter ansteigen; zusammen mit dem Abfall der Androgene führt dies zu der oftmals beobachteten **weichen Haut** und dem **dünnen Haar** der Patientinnen (bis hin zur **Alopezie**, s. Abschnitt 5.3.6).

- **Zentrale Auswirkungen:** Die chronisch erhöhten Gesamtöstrogene führen zu einer insuffizienten zentralen Rückkopplung. Dies führt dazu, dass das LH im Vergleich zu euthyreoten Patientinnen auf das 2- bis 3-fache erhöht ist (FSH ist eher erniedrigt). Zudem sind die mittzyklischen Gonadotropinanstiege flacher, und im GnRH-Test besteht oft eine überschießende Reaktion. Es ist anzunehmen, dass dies eine ovarielle Hyperandrogenämie und damit die Ausbildung von polyfollikulären Ovarien (+1- bis +2-Ovarien) triggert (s. Abschnitt 5.3.6).

Schwangerschaftshyperthyreose. Die **Gestationshyperthyreose** (GH) ist die gesteigerte Ausdrucksform der vergleichsweise häufigen Schwangerschaftshyperthyreose (s. o.).

Bei hohen HCG-Serum-Konzentrationen (z. B. Zwillings- oder Mehrlingsschwangerschaften) ist das Risiko einer GH deutlich erhöht, da trotz des „Puffereffekts" durch angestiegene TBG-Spiegel die fT_4/fT_3-Werte in den hyperthyreoten Bereich ansteigen. Von besonderer Bedeutung für das Auftreten einer GH sind die Immuneffekte in der Gravidität, so dass hier auch eine hyperthyreote Stoffwechsellage im Rahmen einer AIT (s. dort) auftreten kann.

Da die HCG-Sekretion jedoch nach dem I. Trimenon abfällt, ist die GH meist auch nur im I. Trimenon nachweisbar. Dennoch sollte etwa 3–4 Monate nach der Geburt eine Kontrolluntersuchung durchgeführt werden, da es **postpartal** zur **hyperthyreoten Exazerbation** kommen kann. Die zweithäufigste Ursache einer Schwangerschaftshyperthyreose ist der **Morbus Basedow,** für den insbesondere die Erhöhung der **TSH-Rezeptor-Antikörper(TRAK)**-Werte kennzeichnend ist. Da die TRAKs diaplazentar übertragen werden, führt dies im 2. Trimenon zu einer vermehrten Hormonproduktion der fetalen Schilddrüse und damit zur **fetalen Hyperthyreose.** Die Differenzialdiagnose ist in Tabelle 3-23 dargestellt. Risiken beim Morbus Basedow in der Schwangerschaft sind:

- Aborte,
- Fehlbildungen,
- fetale Hypothreose durch die maternale TSH-Suppression → fetale Struma,
- fetale Hyperthyreose durch die fetale Schilddrüse stimulierende Antikörper,
- vorzeitige Wehentätigkeit.

Tab. 3-23 Differenzialdiagnose des Schilddrüsenfunktionssystems in der physiologischen Schwangerschaft und beim Morbus Basedow.

Parameter	Physiologische Schwangerschaft	Morbus Basedow
TBG	hoch	hoch
T_3/T_4	hoch	hoch
fT_4 (mens 3)	niedrig-normal	erhöht
TSH	im I. Trimenon supprimiert, ab II. Trimenon hoch-normal	supprimiert
TRAK	negativ	positiv (95%)
TPO-AK	negativ	positiv (5%)
Sonografie	echonormal	echoarm
Struma	keine	vorhanden
Orbitopathie	keine	vorhanden
Normalisierung	spontan	keine, vor allem postpartal

TBG, thyroxinbindendes Globulin; TPO-AK, Thyreoidea-Peroxidase-Antikörper; TRAK, TSH-Rezeptor-Antikörper; TSH, thyreoideastimulierendes Hormon.

7.2.4 Autoimmunthyreoditis (AIT)

Die chronisch lymphozytäre Thyreoiditis vom **Hashimoto-Typ** ist mit einer Euthyreose, aber meist mit einer Hypothyreose (gelegentlich auch mit einer Hyperthyreose) assoziiert und ergibt sich aus dem Nachweis von Autoantikörpern gegen schilddrüsenspezifische Antigene, und zwar **Thyroidea-Peroxidase-Antikörper (TPO-AK)** (häufiger) und **TRAK** (seltener). Die Infiltration mit Lymphozyten und Plasmazellen kann das gesamte Organ befallen (diffuse Thyreoiditis) oder fokal auftreten (fokale Thyreoiditis). Die lymphozytäre Thyreoiditis zeigt sich häufig in prädisponierten Familien und ist assoziiert mit HLA-DR3, HLA-DR5 und HLA-B8, wobei die atrophische Form mit klinisch manifester Hyperthyreose mehr mit HLA-DR3 und die hyperplastische Verlaufsform eher mit HLA-DR5 einhergeht.

Die Hauptursache der Hypothyreose im reproduktionsfähigen Alter ist die AIT, und zwar entweder die hypertrophe Form (Hashimoto-Thyreoiditis) oder die atrophische Form. Allerdings können die AITs auch wie bereits erwähnt mit euthyreoten und hyperthyreoten Stoffwechsellagen einhergehen, dies insbesondere während Schwangerschaft und Stillzeit (transiente Formen) wie auch in der Menopause; die **postpartale Thyreoditis** mit hypothyreoter Funktionslage wird häufig übersehen, und es sollte an sie bei unerklärlicher Abgeschlagenheit und Apathie der Stillende gedacht werden. Daher spielt die Bestimmung von fT_4 keine Rolle für die Diagnosestellung einer AIT, sondern nur für die Überprüfung der aktuellen Funktion. Risiken einer euthyreoten AIT in der Schwangerschaft können Gestose und Plazentalösung sein.

Darüber hinaus konnte gezeigt werden, dass das Auftreten von Autoantikörpern (vor allem TRAK und TPO-AK) bei einer euthyreoten oder hypothyreoten Schilddrüsenfunktion das Risiko von Aborten in der Frühschwangerschaft bis um den Faktor 4 erhöht (**habitueller Abort**). Der genaue Mechanismus hierfür ist nicht bekannt (s. Kap. 9). Es darf aber angenommen werden, dass dieser Mechanismus nicht nur zu einer erhöhten klinischen Abortrate führt, sondern generell zu Implantationsproblemen, also auch zu Sterilität. Als prognostisch besonders ungünstig gilt das Auftreten mehrerer, auch nicht-schilddrüsenspezifischer Autoantikörper (z.B. DNA-AK) (s. Kap. 9).

!

Bei Schilddrüsenautoantikörpern ist generell mit einem erhöhten Abortrisiko zu rechnen. Bei positivem Nachweis von TRAKs kann die Schilddrüsenfunktion des Fetus eingeschränkt werden.

7.3 Endokrine Diagnostik von Schilddrüsenfunktionsstörungen

Für die Screening-Diagnostik aus gynäkologisch-endokrinologischer und reproduktionsmedizinischer Sicht reicht zunächst die Bestimmung von TSH und fT_4 aus. Die Palette der Indikationen für diese Bestimmung umfasst nahezu das gesamte Fachgebiet:
- Alopezie, Hirsutismus, Veränderungen der Haarstruktur;
- SHBG-Veränderungen;
- Zyklusstörungen;
- Hyperprolaktinämie, Galaktorrhö, Mastodynie;
- Essstörungen;
- Fertilitätsstörungen;
- Schwangerschaft, Gestose, Stillzeit, insbesondere mit entsprechender Anamnese;
- unklare endokrin-vasovegetative Beschwerden während des Klimakteriums, Meno- und Postmenopause.

Im Falle von reproduktionsmedizinischen „Therapieversagern“ und beim habituellen Abort sollten zusätzlich die Serumwerte von TPO-AK und TRAK bestimmt werden.

TRH-Test. Die Durchführung kann in einigen Fällen (z.B. Galaktorrhö Grad III bei normalen Prolaktinspiegeln, Mastodynie u.Ä., Infertilität) auch aus gynäkologischer Sicht sinnvoll sein, immer dann, wenn nach diskreten Veränderungen gefahndet werden soll.

Der Test kann i.v. (im Bolus 200 µg TRH) oder nasal (2 mg TRH insgesamt, in jedes Nasenloch ein Sprühstoß) durchgeführt werden. Die 1. Blutabnahme erfolgt vor, die 2. Blutentnahme 30 Minuten nach der TRH-Injektion. Es ist sinnvoll, aus der Basisprobe TSH, fT_4 und Prolaktin und aus der stimulierten Probe nochmals TSH und Prolaktin zu bestimmen.

Mit der Messung des Prolaktins lässt sich auch eine manifeste (basal erhöhte Prolaktinwerte) oder latente Hyperprolaktinämie (überschießender stimulierter Prolaktinwert) erfassen, die sich durchaus infolge einer Hypothyreose (erhöhte TRH-Aktivität) entwickeln kann (s. Abschnitt 7.2.2).

Für die Bewertung der Schilddrüsenfunktion und des des TRH-Tests gelten folgende Referenzwerte:
- Euthyreose:
  - TSH basal: 0,3–3,5 µU/ml; im Rahmen der Kinderwunschtherapie und in der Schwangerschaft sollte der Wert < 2,5 µU/ml liegen;
  - fT_4: 7,0–20,0 pg/ml;
  - Post-TRH: TSH: 3,0–17,5 µU/ml.

Faustregel: Als normal gilt im TRH-Test ein Mindestanstieg des TSH um das 2- bis 2,5fache des Basalwertes.
- Hypothyreose:
  - TSH basal: erhöht (> 3,5 µU/ml);
  - latente Hypothyreose: fT_4 normal;
  - manifeste Hypothyreose: fT_4 erniedrigt.
- Hyperthyreose:
  - TSH basal: erniedrigt;
  - Post-TRH: TSH-Anstieg erniedrigt (< 3,0 µU/ ml).

Der Verdacht auf Hyperthyreose ist:
- bestätigt, wenn fT_4 erhöht ist (manifeste Hyperthyreose),
- wenn fT_3 und fT_4 normal sind → weitere Abklärung erforderlich (latente Hypothyreose? Auto-AK?).

Wichtige Hinweise zum TRH-Test:
- Bei Hyperöstrogenämie (Schwangerschaft, Hormonsubstitution, Einnahme von Ovulationshemmern) sind die TSH-Spiegel erhöht, ebenso kann der TSH-Anstieg akzentuiert werden. Dasselbe gilt für die gleichzeitige Applikation von Metoclopramid (MCP) oder Clomifen.
- Da TRH auch die Prolaktinsekretion stimuliert, ist der Test zur Erfassung der latenten Hyperprolaktinämie geeignet.
- Glukokortikoide, L-Dopa, Acetylsalicylsäure, Prolaktinhemmer wie Bromocriptin oder Lisuridmaleat sowie Somatostatin können den TRH-induzierten TSH-Anstieg abschwächen bzw. unterdrücken. Dasselbe gilt unter oder kurz nach der Gabe von Schilddrüsenhormon (Thyroxin).

7.4 Therapie

7.4.1 Euthyreose

Auf die ausreichende Zufuhr von Jodid in der Nahrung (z.B. jodidversetztes Kochsalz, Fisch) besonders bei Adoleszenten und hier besonders in den endemischen Mangelgebieten (vor allem in Süddeutschland) sollte geachtet werden. Bei der Entwicklung einer Struma sollte die Patientin von internistischer bzw. nuklearmedizinischer Seite behandelt werden. Da der Jodidbedarf in der Schwangerschaft und Stillzeit erhöht ist, sollten grundsätzlich in diesen Lebensabschnitten 200 µg/d Jodid von der Frau eingenommen werden. Allerdings sollte immer, zumindest anamnestisch, eine hyperthyreote Stoffwechsellage ausgeschlossen werden.

Generell sollte bei der Anwendung von jodhaltigen Diagnostika eine Jodidtherapie abgesetzt werden. Bei der AIT wird empfohlen, frühzeitig, also schon bei hoch-normalen TSH-Werten, mit einer Schilddrüsenhormonsubstitution zu beginnen, da diese Therapie den Prozess zu bremsen scheint. Der TSH-Wert sollte dabei im unteren Normbereich liegen; im Fall der Schwangerschaft und Stillzeit sollte zusätzlich noch eine Substitution von mindestens 100 µg/d Jodid erfolgen.

7.4.2 Schilddrüsenfunktionsstörungen: allgemeine Hinweise

Die Therapie der manifesten Hypothyreose und der Hyperthyreose sollte vom **Internisten** mit Schwerpunkt Endokrinologie oder auch von **Nuklearmedizinern** mit entsprechender Erfahrung begonnen werden, zumal in Einzelfällen eine zusätzliche, aufwendige Diagnostik (z.B. Szintigrafie, CT, MRT, Feinnadelbiopsie) erforderlich werden kann und eine Indikation zur operativen Intervention gestellt werden muss. Diese Empfehlung sollte auch dann gelten, wenn die ersten differenzialdiagnostischen Schritte von einem Gynäkologen unternommen wurden. Der weitere Verlauf sollte dann in enger interdisziplinärer Kooperation gesteuert werden. Auch während der Schwangerschaft ist eine enge interdisziplinäre Kooperation gefragt.

7.4.3 Hypothyreose

Bei der Hypothyreose gilt für die Substitutionstherapie mit Levothyroxin (L-Thyroxin) folgende Faustregel:

- TRH-Test mit exzessivem TSH-Anstieg: 100 bis 200 µg/d L-Thyroxin;
- TSH basal: deutlich > 3,0 µU/ml; TSH stimuliert > 25,0 µU/ml (pathologisch, aber mäßig erhöht): 50–75–100 µg/d L-Thyroxin;
- TRH-Test: basal normal, nur dezenter Anstieg Post-TRH: Versuch mit Jodidsubstitution 100–200 µg/d.

Durch die Behandlung mit L-Thyroxin kommt es zur Suppression der zirkulierenden TSH-Werte und zur Anhebung der fT_4-Werte. Die festgelegte **Dosierung** sollte **einschleichend erreicht werden, beginnend mit 25–50 µg/d und alle 2 Wochen steigernd.** Das TSH sollte unter Therapie im mittleren bis unteren Normbereich und das fT_4 sollte im mittleren bis oberen Normbereich liegen. **TSH-Werte < 0,1 µU/ml** können mit Herzrhythmusstörungen und bei langfristiger Dauer auch mit Osteoporose vergesellschaftet sein und sollten daher vermieden werden **(Hyperthyreosis fasciata).** Daher sind hier entsprechende Kontraindikationen zu beachten. Eine Therapiekontrolle sollte nach ca. 6 Wochen durchgeführt werden.

7.4.4 Hyperthyreose

Die Therapie der Hyperthyreose liegt in der Hand der internistischen, nuklearmedizinischen und chirurgischen Fachkollegen. Bei der thyreostatischen Therapie muss individuell entschieden werden, ob medikamentös (Carbimazol, Propylthiouracil) und/oder mit Radiojodtherapie und/oder chirurgisch vorgegangen werden sollte.

Ein besonderes Augenmerk sollte von gynäkologischer Seite auf eine Hyperthyreose in Schwangerschaft, Stillzeit und nach der Stillzeit geworfen werden. Die Indikation für eine thyreostatische Therapie in der Schwangerschaft ergibt sich bei der **manifesten** Hyperthyreose.

> **!**
>
> **Thyreostatika** sind plazentagängig; sie sind **nicht teratogen** und können daher in der Schwangerschaft und auch während der Stillzeit verabreicht werden.

Eine möglichst niedrige Dosierung sollte während der Schwangerschaft und Stillzeit verabreicht werden. So sollte die Tagesdosierung von Carbimazol 20 mg und jene von Propylthiouracil 300 mg nicht überschreiten.

7.4.5 AIT, Morbus Basedow

Auf Therapieprinzipien bei eu-, hypo- und hyperthyreoten Funktionszuständen ist bereits hingewiesen worden (s. Abschnitte 7.4.1 bis 7.4.4).

Bei der Behandlung in der Schwangerschaft ist bei Vorliegen von TRAK-Antikörpern zudem mit einer Einschränkung der fetalen Schilddrüsenfunktion und der Entwicklung einer fetalen Hyperthyreose zu rechnen. Die erforderliche thyreostatische Therapie sollte allerdings nur in enger Zusammenarbeit mit dem internistischen Fachkollegen durchgeführt werden.

Nur bei deutlich erhöhten TRAK-Werten (> 30 IE/l) sollte eine **Operation** oder **Radiojodtherapie** durchgeführt werden. Bei darunter liegenden Werten reicht in der Regel eine thyreostatische Therapie aus, wobei häufig Remissionen während der Schwangerschaft zu beobachten sind. In diesen Fällen kann dann die thyreostatische Therapie abgesetzt werden.

8 Hypergonadotrope Ovarialinsuffizienz (WHO III)

8.1 Climacterium praecox (premature ovarian failure, POF)

Klinik. Das Versiegen der Ovarialfunktion vor dem 40. Lebensjahr wird als Climacterium praecox (Syn: premature ovarian failure, POF) bezeichnet. Die sekundäre Amenorrhö in Verbindung mit klimakterischen Ausfallserscheinungen (Hitzewallungen, Schweißausbrüche, Schlafstörungen, Herzpalpationen, migränoide Kopfschmerzen, Gefühlsschwankungen, gereizte Stimmung) sind die wesentlichen klinischen Kennzeichen.

Pathophysiologie. Meist findet sich keine erkenntliche Ursache (idiopathisch).

Gelegentlich können für die Entwicklung eines POF auch **autoimmunologische Störungen** mit dem Auftreten von antinukleären Antikörpern gegen ovarielles Gewebe eine Rolle spielen, dies auch im Rahmen des **polyautoimmunologisch endokrinen Syndroms** (mit z. B. Thyreoiditis Hashimoto, Morbus Addison).

Ein POF kann auch infolge einer **Chemotherapie** oder einer **Radiatio** mit Unterbauchfeldern (z. B. bei Morbus Hodgkin) auftreten. Das FSH ist massiv erhöht (> 25 mU/ml), das Estradiol stark erniedrigt (< 20 pg/ml). Besonders follikulotoxisch sind z. B. **Cyclophosphamid** und **Cisplatin,** weniger agressiv sind Adriamycin und Methotrexat; je reproduktionsmedizinisch älter die Patientin ist, umso stärker ist die toxische Wirkung und umso geringer die Möglichkeit einer gewissen Rekonstitutionalisierung der Ovarfunktion. Die Effekte einer Radiatio sind von der lokalen Dosis, die verabreicht worden ist, und vom Alter der Patientin abhängig; bei etwa **4 Gy** sind im Mittel die Hälfte der Follikel zerstört, ist aber die Patientin über 40 Jahre, kann dies schon den vollständigen Follikelverlust bedeuten, wobei zu berücksichtigen ist, dass in diesem Alter natürlich der noch bestehende Follikelbestand bereits physiologischerweise massiv abgenommen hat (Grade des Ovar-Scores; s. Tab. 3-4).

Therapie. Therapeutisch sind eine Östrogen-Gestagen-Substitution, kalziumreiche Kost (evtl. Kalziumgabe) und isodense Körperübungen notwendig bzw. anzuraten. Bei Sterilität ist nur die heterologe IVF-ET-Therapie (Oozytendonation) möglich, ein Verfahren, das in Deutschland nach dem Embryonenschutzgesetz (§ 1.1,1) nicht erlaubt ist.

Die Insensitivität gegen Gonadotropine bei histologischem Normbefund der Ovarien wird als **„resistant ovary syndrome"** bezeichnet, wobei im Fall von Kinderwunsch eine hoch dosierte Gonadotropintherapie versucht werden kann.

Allerdings zeigt sich insbesondere unter reproduktionsmedizinischen Aspekten, dass häufiger als allgemein bekannt sich das Klimakterium **physiologischerweise** schon deutlich **vor dem 40. Lebensjahr** im Sinne einer eingeschränkten ovariellen Funktionsreserve ankündigt durch:

- Anheben des FSH > 8 mU/ml und des FSH/LH-Quotienten zwischen dem 3. und 7. Zyklustag;
- Verkleinern der Ovarien < 25 mm max. Ovardurchmesser mit geringer Zahl der Follikel (< 5; oligo- bis afollikulär) (= –1- bis –2-Ovarien) (s. Tab. 3-4);
- Hitzewallungen unter der Therapie von Clomifen, die allerdings relativ gut anschlägt;
- geringe bzw. sehr geringe Reaktion („poor response") unter Gonadotropinen mit der Notwendigkeit sehr hoher täglicher Hormondosen (bis 350 IU rFSH/d) bei den ART-Zyklen.

8.2 Chromosomale Erkrankungen: Gonadendysgenesie

8.2.1 Reine Gonadendysgenesie

Bei der reinen Gonadendysgenesie (46,XX) ist es zu einem genetisch bedingten überstürzten Verlust an Follikeln gekommen. Uterus wie Tuben sind aufgrund des Östrogenmangels hypoplastisch; die Vagina ist trocken. Es besteht ein hypergonadotroper Hypergonadismus mit Pubertas tarda (s. Kap. 2).

8.2.2 Swyer-Syndrom

Das Swyer-Syndrom ist eine XY-Gonaden-Dysgenesie (Synonym: „XY-Frau", „reine Gonadendysgenesie vom XY-Typ"). Es besteht ein hypergonadotroper Hypogonadismus mit primärer Amenorrhö und Pubertas tarda. Für eine genauere Ausführung sei auf Kapitel 2 verwiesen.

8.2.3 Ullrich-Turner-Syndrome, Turner-Mosaiksyndrome

Das Ullrich-Turner-Syndrom ist eine der häufigsten chromosomalen Störungen, die durch den kompletten oder partiellen Verlust des Y-Chromosoms gekennzeichnet ist.

Der hypergonadotrope Hypogonadismus, der aufgrund einer vollständigen Gonadendysgenesie zustande kommt, ist mit einer primären Amenorrhö, Pubertas tarda und Sterilität assoziiert (s. auch Kap. 2)

Turner-Mosaiksyndrome. Während der 45,X-Karyotyp meist das phänotypische Gesamtspektrum des Ullrich-Turner-Syndroms vorlegt, ist bei den übrigen chromosomalen Konstellationen, besonders beim Mosaik, mit einer breit gefächerten Variabilität des phänotypischen Erscheinungsbildes zu rechnen. So finden sich neben dem Vollbild des Ullrich-Turner-Syndroms auch Patientinnen mit oligosymptomatischen Turner-Stigmata und äußerlich unauffällige Patientinnen mit Sterilität und Climacterium praecox. Selbst Spontanschwangerschaften wurden in seltenen Fällen bei Mosaikpatientinnen beobachtet, allerdings mit einer erhöhten Abort-, Totgeburten- und Fehlbildungsrate. In solchen Fällen ist häufig das einzige phänotypische Leitsymptom die **geringe Körpergröße.** Je nach Schnelligkeit der fortschreitenden Follikelatresie kann früher oder später eine sekundäre Amenorrhö mit hypergonadotropem Status eintreten (**Climacterium praecox**).

8.3 Monogenetische Erkrankungen

8.3.1 Noonan-Syndrom

Das Noonan-Syndrom (benannt nach der Erstbeschreiberin J. A. Noonan) kann starke Ähnlichkeiten mit dem Turner-Syndrom aufweisen, daher spricht man auch vom „Turner-like syndrome“, und da dieses auch beim männlichen Geschlecht auftritt, gibt es auch die Bezeichnung **„male Turner syndrome“.** Detaillierte Ausführungen zu Pathologie, Genetik und Klinik finden sich in Kapitel 2.

8.3.2 Androgeninsensitivitätssyndrome (AIS)

Komplettes AIS (Syn. complete AIS, CAIS; hairless woman; testikuläre Feminisierung) (s. Kap. 2)
Inkomplettes AIS (Syn. partial AIS, PAIS; Reifenstein-Syndrom, Gilbert-Dreyfus-Syndrom, infertiler Mann) (s. Kap. 2)
Phänotyp. Während bei der kompletten AIS eine unisexuelle weibliche Geschlechtszuordnung besteht, werden bei der inkompletten AIS alle Übergänge von phänotypisch Frauen mit Virilisierung (Klitorishypertrophie, Mammaatrophie, Hirsutismus) über feminisierte Männer mit intersexuellem Genitale (Hypospadie, Kryptorchismus, Gynäkomastie, Pseudohermaphroditismus masculinus) bis zu einem phänotypisch unauffälligen, aber infertilen Mann beobachtet.
Pathologie. Der Karyotyp ist 46,XY, histologisch werden im Hodengewebe ein Hyperplasie der Leydig-Zwischenzellen und eine Tubulussklerose festgestellt. Diesen Übergangsformen liegen Mutationen des Androgen-Rezeptor-Gens mit unterschiedlicher Ausprägung auf der Expressionsebene zugrunde.
Therapie. Das therapeutische Vorgehen richtet sich im Rahmen intensiver Beratungsgespräche nach den phänotypischen, mentalen und psychischen individuellen Vorgaben. In über 50% der Fälle von CAIS und PAIS sind Verwandte mit betroffen.

8.3.3 5α-Reduktase-Defekt (s. Kap. 2)

8.3.4 Weitere monogenetische Erkrankungen mit hypergonadotroper Ovarialinsuffizienz

Tabellarisch sei auf **extrem seltene** Erkrankungsbilder eingegangen, bei denen es zu einer primären Störung der Ovarialfunktion und damit konsekutiv zu einer **hypergonadotropen** Konstellation kommt (vgl. auch Kapitel 4.3.1):

- NR5A1-Gen (steroidogenetic factor-1): Niereninsuffizienz, gestörte Ovarentwicklung wird erwartet;
- FSH-Rezeptor-Gen: primäre Amenorrhö mit oder ohne PT; sekundäre Amenorrhö;
- LH-Rezeptor-Gen: primäre Amenorrhö mit normaler Entwicklung der sekundären Geschlechtsmerkmale;
- 17-Hydroxylase-Gen, 17,20-Desmolase-Gen, 20,22-Desmolase-Gen, steroidogenic acute regulatory protein (StAR)-Gen: klassische adrenale Hyperplasie (CAH) mit primärer hypergonadotroper Amenorrhö; weiblicher Phänotyp oder Pseudohermaphroditismus masculinus im Falle von 46,XY-Personen; autosomal-rezessiv;
- Aromatasegen: Pseudohermaphroditismus femininus, primäre Amenorrhö, Virilisierung, polyfollikuläre Ovarien (+2-Ovar-Score = PCO).

Bezüglich der speziellen monogenetischen Störformen sei darauf hingewiesen, dass nur in wenigen Speziallabors entsprechende molekulargenetische Untersuchungen vorgenommen werden. Zum jetzigen Zeitpunkt ist auch für die Routinetherapie meist der exakte molekulargenetische Befund nicht ausschlaggebend.

Psychische Aspekte des Menstruationszyklus und prämenstruelles Syndrom

1 Prämenstruelles Syndrom

Nur etwa jede vierte Frau im gebärfähigen Alter bemerkt überhaupt keinerlei psychische oder körperliche Veränderungen während des Menstruationszyklus. Etwa 75% aller Frauen nehmen dagegen in der zweiten Zyklushälfte und besonders in der letzten Woche vor der Menstruation psychische und körperliche Veränderungen wahr. Die körperlichen Veränderungen sind nicht immer von der Dysmenorrhö abzugrenzen, v. a. wenn es sich um Beschwerden im Bereich des Unterleibes handelt (Bauchschmerzen, Gefühl des Aufgeblähtseins etc.). Die psychischen prämenstruellen Symptome können sehr vielfältig sein: von einer leichten, lediglich subjektiv wahrnehmbaren gedrückten Stimmung bis hin zur schweren Depressivität, von vermehrter Ungeduld bis hin zur schweren Reizbarkeit, die im Einzelfall zu fremdaggressiven Handlungen führen kann. Gerade diese schweren Formen des PMS (prämenstruelle dysphorische Störung) (s. u.) führen für die betroffenen Frauen zu einem erheblichen Leidensdruck, v. a. wenn daraus schwere Konflikte im familiären Umfeld resultieren. Da die betroffenen Frauen selbst meist rasch wahrnehmen, dass ihre psychischen Probleme zyklusabhängig sind, wenden sie sich in erster Linie an den behandelnden Gynäkologen.

In Abhängigkeit von der Schwere der prämenstruellen Symptomatik kann eine Behandlung mit Pflanzenextrakten sinnvoll sein; insbesondere können Vitex-agnus-castus-Präparate (Mönchspfeffer) wegen ihrer nachgewiesenen PRL-senkenden Wirkung eine gewisse Erleichterung erbringen (z. B. Nachtkerzenöl etc.). Auch die Gabe eines Kontrazeptivums schafft nicht selten Abhilfe, wobei eine kontinuierliche, azyklische Behandlung mit einem kombinierten Einphasen-Präparat zum Einsatz kommen kann. Bei schwereren Störungen (prämenstruelle dysphorische Störung) besteht in der Gabe bestimmter Antidepressiva eine sehr wirksame Therapieoption (s. u.).

2 Prämenstruelle dysphorische Störung

Bei der prämenstruellen dysphorischen Störung (PMDS) handelt es sich um die schwerste Form des PMS. Wichtig war die Etablierung entsprechender Diagnosekriterien im Jahr 1987 im DSM-III (Diagnostisches und Statistisches Manual Psychischer Störungen, 3. Auflage). Das DSM ist das psychiatrische Diagnosesystem der APA (American Psychiatric Association), das v. a. für Forschungszwecke verwendet wird. Ebenso wie in dem Nachfolgemanual (DSM-IV) befanden sich diese PMDS-Kriterien im Anhang für „Störungsbilder, die weiterer Forschung bedürfen". Dies beruht darauf, dass lange umstritten war, ob es sich bei der PMDS um eine behandlungsbedürftige Krankheitseinheit handelt. Mittlerweile dürfte dieser Streit entschieden sein durch die Zulassung eines Antidepressivums (Fluoxetin) durch die FDA in den Vereinigten Staaten für genau diese Indikation. Für Kliniker verschwanden sehr rasch nach Einführung der operationalisierten Kriterien die Zweifel daran, dass es sich bei der PMDS um ein behandlungsbedürftiges Krankheitsbild handelt. Leider gibt es in der ICD-10 bisher keine entsprechende Kategorie für die Zuordnung des schweren PMS mit primärer psychischer Symptomatik (hilfsweise Zuordnung unter den „Nicht näher bezeichneten affektiven Störungen", F 38.8 und N 94.3).

2.1 Häufigkeit und Relevanz

Nach Beginn der regen Forschungstätigkeit im Bereich PMS seit den 30er Jahren des letzten Jahrhunderts wurden vielfältige und unterschiedliche Kriterien für prämenstruelle Syndrome erstellt. Resultierend aus der Unterschiedlichkeit schwankten die Häufigkeiten des PMS zwischen 20 und 50%. Nach den wenigen bisher vorhandenen epidemiologischen Untersuchungen unter Anwendung der DSM-IV-Kriterien für die PMDS (Tab. 3-24) muss davon ausgegangen werden, dass zwischen 3 und 7% Prozent aller Frauen im gebärfähigen Alter unter dieser schweren Form des PMS leiden. „Leiden" ist in diesem Fall tatsächlich das richtige Wort, was sich auch in den Diagnosekriterien widerspiegelt: nur wenn die vorhandenen prämenstruellen Symptome zu einer deutlichen Beeinflussung der beruflichen Leistungsfähigkeit oder durch Konflikte zur Störung sozialer bzw. familiärer Beziehungen führen, sind die Diagnosekriterien erfüllt. In der Praxis sind es meist gerade diese Auswirkungen der Problematik mit immer wiederkehrenden Konflikten mit Kindern und (Ehe-)Partnern, die manchmal sogar zu körperlichen Auseinandersetzungen führen, welche die Frauen veranlassen, Hilfe zu suchen. Nicht selten haben betroffene Frauen bereits vielfache Behandlungsversuche hinter sich einschließlich psychotherapeutischer Bemühungen um eine Veränderung oder auch psychiatrische Behandlungen unter der Diagnose einer „Impulskontrollstörung" oder Psychose.

Wichtiges Merkmal der Problematik ist es, dass die meisten Frauen sich in dieser prämenstruellen Zeit selbst als fremd erleben, dass sie Dinge tun oder sagen, von denen sie genau wissen, dass sie falsch sind, dass sie aber dem Impuls trotz ausgeprägter Bemühungen nicht widerstehen können. Nicht selten sind auch erhebliche Partnerschaftsprobleme die Folge bis hin zur drohenden Trennung, weil die monatlich auftretenden Auseinandersetzungen immer schlimmer werden und sich daraus ein Kreislauf aus gegenseitigen Kränkungen und Schuldzuweisungen entwickelt.

2.2 Diagnostik und Differenzialdiagnostik

Leider bietet die ICD 10 keine angemessene Möglichkeit, diese schwere PMDS adäquat einzuordnen. Erforderlich wäre eine entsprechende Diagnosekategorie in Teil F („Psychische Störungen", und zwar im Kapitel F3 „Affektive Störungen"). Diese fehlenden Kriterien

Tab. 3-24 Kriterien der prämenstruellen dysphorischen Störung nach DSM-IV (Anhang B, Diagnostisches und Statistisches Manual Psychischer Störungen. Diagnosesystem der American Psychiatric Assosciation 1987).

Symptomatik: während der meisten Menstruationszyklen des vergangenen Jahres bestanden mindestens 5 der genannten Symptome über die meiste Zeit während der letzten Woche vor Beginn der Menstruation mit Rückbildung innerhalb weniger Tage nach ihrem Einsetzen; mindestens eines der Symptome (1), (2), (3) oder (4) war vorhanden	• deutliche depressive Verstimmung, Hoffnungslosigkeit, Insuffizienzgefühle • deutliche Angst und Anspannung • deutliche Affektlabilität, erhöhte Empfindlichkeit • andauernde und deutliche Reizbarkeit oder Wut; als Folge vermehrte zwischenmenschliche Konflikte • Interesselosigkeit für übliche Aktivitäten • Konzentrationsschwierigkeiten • Lethargie, leichte Ermüdbarkeit oder deutlicher Energieverlust • Appetitveränderungen (z. B. Heißhungerattacken mit Kohlenhydrat-Craving) • Schlafstörungen (Hypersomnie, Insomnie) • subjektives Gefühl des drohenden Kontrollverlustes • körperliche Symptome (z. B. Brust-, Bauch-, Kopf-, Gelenk-, Muskelschmerzen, Gefühl des Aufgedunsenseins, Gewichtszunahme durch Wassereinlagerungen etc.)
Auswirkungen	• deutliche Beeinflussung beruflicher Leistungen und sozialer bzw. familiärer Beziehungen (z. B. durch Konflikte als Folge der Reizbarkeit)
Differenzialdiagnose	• Symptome sind nicht nur Ausdruck der Exazerbation einer anderen Störung, z. B. einer depressiven Störung, einer Angststörung, einer Dysthmie oder einer Persönlichkeitsstörung
Diagnosebestätigung	• Störung wird durch eine prospektive, tägliche Selbstbeobachtung über mindestens zwei Zyklen bestätigt

sind sicher auch ein Grund dafür, dass die schwere Form des PMS, nämlich die PMDS, auch bei Psychiatern bisher nur unzureichend bekannt ist. Obwohl es sich nach einhelliger Meinung aller Experten nicht um eine Subform der Depression handelt, bleibt in der ICD-10 derzeit nur die Einordnung als „atypische Depression" übrig, und zwar unter der Kategorie F 38.8 (Sonstige nicht näher bezeichnete affektive Störungen) in Kombination mit N 94.3 (Sonstige nicht näher bezeichnete Zustände im Zusammenhang mit den weiblichen Genitalorganen und dem Menstruationszyklus). Die auf den ersten Blick passend scheinende Kategorie F 38.10 (Rezidivierende kurze depressive Störung) kommt deshalb nicht in Frage, weil sie ausdrücklich nicht verwendet werden darf, wenn kurze depressive Episoden ausschließlich an den Menstruationszyklus gebunden sind.

Die aufgeführten Symptome zeigen sehr deutlich, dass die **Kernsymptomatik** sich im affektiven Bereich bewegt, und zwar mit den Symptomen Anspannung, Reizbarkeit, Depressivität, Affektlabilität. Bis auf die letzte Symptomengruppe (alle körperlichen Symptome zusammengefasst) betreffen auch die übrigen Symptome psychische Erlebnisweisen und Qualitäten.

Ungewöhnlich für eine psychische Störung ist die Erfordernis der Diagnosebestätigung durch die **prospektive Dokumentation** der Beschwerden (zwei fortlaufend prospektiv dokumentierte Menstruationszyklen), was sich in der Praxis allerdings sehr gut bewährt. Differenzialdiagnostisch infrage kommende andere Störungen (wie etwa chronische Depressionen, Dysthymie etc.) lassen sich so gut abgrenzen. Und auch für die betroffene Frau macht die fortlaufende Dokumentation ihres psychischen und körperlichen Befindens über zwei Menstruationszyklen sehr rasch deutlich, ob es sich tatsächlich wie vermutet um eine prämenstruelle Störung handelt oder ob andere Ereignisse bzw. Faktoren ausschlaggebend sind.

2.3 Ursachen

Die im Menstruationszyklus auftretenden hormonellen Veränderungen mit zyklischen Schwankungen der gonadalen Steroide (z. B. Estradiol und Progesteron) stellen wahrscheinlich nur einen Faktor in einer multifaktoriellen Genese bei einem ausgeprägten PMS bzw. einer PMDS dar. Es ist wahrscheinlich, dass auch andere Faktoren an der Genese beteiligt sind, wie etwa eine familiäre Belastung mit affektiven Störungen, eine eigene Vorgeschichte mit Depressionen oder Angststörungen, ebenso wie die Persönlichkeit, die aktuelle Lebenssituation und psychosoziale Belastungen; von einer individuellen Vulnerabilität für affektive Störungen ist auszugehen. Zumindest für die schwer ausgeprägte Symptomatik ergeben sich Hinweise auf die Beteiligung biologischer Faktoren wie etwa des Serotoninsystems, des GABA-Systems und auch eventuell zentraler Opioidaktivitäten.

2.4 Therapie

Mit den dargestellten DSM-IV-Kriterien stehen klinisch gut anwendbare Kriterien zur Verfügung, die seit 1987 auch eine Reihe kontrollierter Therapiestudien möglich gemacht haben. Seit der Einführung der Diagnosekriterien wurden eine Vielzahl doppelblinder, plazebokontrollierter Therapiestudien zur Behandlung der PMDS durchgeführt. Für praktisch alle Antidepressiva vom SSRI-Typ (selektive Serotoninwiederaufnahmehemmer) wurden Wirksamkeitsnachweise vorgelegt (z. B. Fluoxetin, Paroxetin, Citalopram, Sertralin). Auch Studien mit anderen serotonerg wirksamen Antidepressiva (wie etwa Venlafaxin oder das trizyklische Antidepressivum Clomipramin) führten zu den gleichen Ergebnissen. Interessant ist, dass mittlerweile für praktisch alle untersuchten Substanzen Studien sowohl zur **kontinuierlichen** (über den gesamten Zyklus) als auch zur **intermittierenden** Gabe (nur in der zweiten Zyklushälfte) vorliegen und dass beide Arten der Applikation wirksam sind. In der klinischen Praxis bewährt es sich, mit der Patientin herauszuarbeiten, welche Art von Vorgehen ihr selbst am liebsten wäre: Es gibt Frauen, die lieber durchgehend ein Medikament nehmen, um sich nicht ständig selbst beobachten zu müssen und ihren Zykluskalender im Auge zu haben, während andere bei einer prinzipiell vorhandenen Abneigung gegen Psychopharmaka lieber so wenig wie möglich nehmen wollen und deshalb mit der intermittierenden Gabe beginnen. Ausprobiert werden muss letzten Endes immer, welches Verfahren für die betroffene Frau am besten zu tolerieren ist.

Die intermittierende Gabe eines Antidepressivums kann auch in den Fällen sinnvoll sein, in denen eine der typischen Nebenwirkungen eines SSRI auftritt, nämlich eine Verminderung der Libido.

2.5 Verlauf und Prognose

Eine PMDS kann in jedem Alter beginnen. Manches Mal berichten Frauen, dass sie die Probleme seit ihrer Menarche kennen. Typisch ist allerdings die Verschlimmerung im Alter über dreißig und ebenfalls typisch ist auch eine Verschlimmerung nach der Geburt eines Kindes. Schlüssige Erklärungen für diese Phänomene gibt es noch nicht, allerdings könnten hier der zunehmende Stress bzw. die damit nicht selten zunehmenden innerfamiliären Belastungen eine Rolle spielen.

Auch bei Frauen, die aus gesundheitlichen Gründen oder weil ihre Familienplanung abgeschlossen ist, die orale Kontrazeption absetzen (und sich beispielsweise sterilisieren lassen), sollte an die Verschlechterung einer PMDS gedacht werden, wenn danach plötzlich vorher unbekannte psychische Symptome auftreten. Auch bei hysterektomierten Frauen kann eine solche Symptomatik entstehen, weil diese an die Funktion des Ovars gebunden ist.

Von einem Fortbestehen der prämenstruellen Symptomatik bis zur Menopause ist auszugehen. Da allerdings Frauen mit einer ausgeprägten PMDS prinzipiell als „vulnerabel" für affektive Störungen gelten müssen, kann sich eine ähnliche Symptomatik auch in der Perimenopause als „klimakterische Depression" oder manifestieren.

Wenn eine Medikation erfolgreich ist, kann nach einem halben bis dreiviertel Jahr ein **Absetzversuch** gemacht werden; die Wahrscheinlichkeit des Wiederauftretens der prämenstruellen Symptomatik ist allerdings hoch. Dennoch kann durchaus eine Therapiepause möglich sein, weil es in der Regel so ist, dass sich durch den guten Therapieerfolg die Situation in der Familie recht rasch stabilisiert. Vor allen Dingen können alle Beteiligten danach die Zusammenhänge meist besser erkennen und einordnen und deshalb mit wieder auftretenden Symptomen häufig sehr viel besser umgehen. Aus ärztlicher Sicht ist allerdings auch nichts dagegen einzuwenden, wenn eine betroffene Patientin sich für eine längerfristige Einnahme eines niedrig dosierten Antidepressivums entscheidet.

Literatur

Bettendorf G., M. Breckwoldt: Reproduktionsmedizin. Gustav Fischer Verlag, Stuttgart–New York 1989.

Bray G. A., C. Bouchard, W. P. T. James: Handbook of Obesity. Marcel Dekker, Inc, New York–Basel–Hong Kong 1998.

Geisthövel et al. (2005) Hum Reprod 20, Suppl 1, 485.

Geisthövel F., E. Schulze: Funktionelle ovarielle Hyperandrogenämie, Adipositas, Hyperinsulinämie und weitere assoziierte Dysfunktionen 2000. www.gyn-endo-handbuch.de.

Geisthövel F.: Funktioneller Hyperandrogenismus (sog. „Syndrom polyzystischer Ovarien"). Neue Aspekte zur Klassifizierung, Ätiologie, Diagnostik und Therapie. Gynäkologe 35 (2002) 48–63.

Keck C., F. Geisthövel: Long-term FSH-Therapie zur Behandlung der Sterilität beim gonatropin-hypersensitiven Ovar. Geburtsh Frauenhlk 59 1999 215–219.

Lehnert G., B. Allolio, H. J. Buhr, K. Hahn, B. Mann, K. Mohnike, M. Weiss: Nebenniere. In: Lehnert H., Deutsche Gesellschaft für Endokrinologie (Hrsg). Thieme Verlag, Stuttgart–New York 2003.

Leidenberger F. A.: Klinische Endokrinologie für Frauenärzte. Springer Verlag, Berlin–Heidelberg–New York 1992.

Update Gynäkologische Endokrinologie. Der Gynäkologe. 38 (2005).

4 Infertilität und Sterilität

Das sterile Paar

Zweifellos verdankt die Sterilitätsmedizin ihren Durchbruch als eigene Fachdisziplin vor allem technischen und apparativen Innovationen, wie z. B. der In-vitro-Fertilisation (IVF). Dennoch handelt es sich bei der Sterilitätsmedizin keineswegs um „Befruchtungsmechanik", sondern um einen höchst komplexen medizinischen Ansatz, in dessen Mittelpunkt zwei Menschen und ihre Beziehung stehen; weiterhin müssen das soziale Umfeld und in zunehmendem Maß die Umwelt und ihre möglichen Noxen Berücksichtigung finden. Damit ist die Problematik des sterilen Paares eingebettet in ein Netzwerk verschiedenster Faktoren und Ursachen.
Es ist die Aufgabe des behandelnden Arztes, sich dieser komplexen Problematik behutsam und doch zügig zu nähern. Dabei muss er die unterschiedlichsten moralischen, weltanschaulichen und religiösen Standpunkte der einzelnen Personen ausloten und berücksichtigen. Dies alles braucht Zeit und erfordert viele, möglichst ungestörte Gespräche.

> **!**
> Sterilitätsmedizin ist zuallererst Gesprächsmedizin. Die zur Verfügung stehenden Methoden und Techniken müssen sich den persönlichen Vorstellungen der betroffenen Paare unterordnen und nicht umgekehrt.

Von Sterilität im eigentlichen Sinne spricht man nur dann, wenn mit 100%iger Sicherheit gesagt werden kann, dass die Zeugung auf normalem Wege ausgeschlossen ist. Dies wäre z. B. beim Fehlen der beiden Samenleiter bzw. der beiden Eileiter der Fall.
In den meisten Fällen liegt demgegenüber eine mehr oder minder ausgeprägte Subfertilität vor, was heißen soll, dass die Wahrscheinlichkeit des Eintritts einer Schwangerschaft auf normalem Wege reduziert ist. Dabei kann die Subfertilität im Einzelfall solche Ausmaße annehmen, dass mit dem Eintritt einer Schwangerschaft während des reproduktiven Alters der Frau nicht mehr zu rechnen ist.
Davon abzugrenzen ist der Begriff Infertilität, der auch das Austragen einer Schwangerschaft beinhaltet. So sind z. B. Patientinnen mit wiederholten Aborten nicht steril und im Einzelfall auch nicht subfertil, aber infertil.

1 Psychische Evaluation

Von Kinderlosigkeit betroffene Paare zeigen im Allgemeinen keine relevanten Auffälligkeiten hinsichtlich Persönlichkeit, Partnerschaft, Einstellung zur Sexualität, Häufigkeit psychopathologischer Symptome etc. Auftretende Symptome (z. B. depressive Verstimmungen, psychosomatische Beschwerdebilder) sind am ehesten als Folge der ungewollten Kinderlosigkeit zu werten. Sie sind nur selten die Ursache, wie beispielsweise bei einigen seltenen Fällen der so genannten idiopathischen Sterilität, bei der keine organische Ursache bei Mann oder Frau gefunden wird und bei der tatsächlich Hinweise auf eine psychische (Mit-)Verursachung bestehen. Nicht nur die ungewollte Kinderlosigkeit, sondern auch deren Behandlung geht mit einem erheblichen Maß an psychischen Belastungen einher (Tab. 4-1). Die Bereitschaft der betroffenen Paare, diese Belastungen auf sich zu nehmen, reflektiert oftmals den erheblichen Leidensdruck, der durch die ungewollte Kinderlosigkeit entsteht.
Schon beim Erstgespräch sollte mit der Evaluation der psychischen Situation des Paares begonnen werden. Wichtig ist, dass das Paar gemeinsam erscheint und dass ausreichend Zeit für ein ungestörtes Gespräch zur Verfügung steht. Das ist in der Hektik der täglichen Routine oft schwer zu realisieren, jedoch unabdingbar.
Vielleicht nicht gerade beim Erstgespräch, sondern im weiteren Verlauf der Sterilitätsbehandlung sollte man auch eine behutsame sexualmedizinische Anamnese erheben. Dies ist wichtig, um definitive Sexualstörungen, die natürlich auch zu Sterilität führen können, frühzeitig zu erkennen.

!

Sexualstörungen stellen primär keine Indikation für eine operative oder instrumentelle Sterilitätsbehandlung dar.

Besteht der Verdacht auf Sexualstörungen, so sollte man den Kontakt mit dem einschlägig erfahrenen psychosomatischen Kollegen suchen. Angefangen bei Erektionsstörungen bis hin zum „Virgin-wife-Syndrom" gibt es eine große Palette möglicher Ursachen und Diagnosen. Nur ausnahmsweise kommt in diesen Fällen eine spezifische, somatisch orientierte oder gar medikamentöse Sterilitätsbehandlung in Betracht.

Sexualstörungen können aber auch sekundär auftreten (vgl. „Präkonditionierung", s. u.) oder durch eine sterilitätsmedizinische Behandlung iatrogen verursacht werden. Gerade dies zu vermeiden, darauf sollte subtil geachtet werden.

1.1 Erste Fragen

Erfahrungsgemäß bieten sich zu Beginn folgende Fragen an:
- Wie lange besteht der Kinderwunsch?
- Seit wann befinden Sie sich in intensiver ärztlicher Behandlung?
- Waren Sie ggf. schon bei anderen Ärzten in Behandlung?

Hat sich ein gewisses Vertrauensverhältnis zwischen Paar und Arzt eingestellt, kann das Gespräch ausgeweitet und intensiviert werden. Folgende Fragenkomplexe haben sich als hilfreich erwiesen (nach Kentenich, 1996):
- Warum glauben Sie, dass Sie kein Kind bekommen?
- Wer von Ihnen beiden leidet mehr unter der Kinderlosigkeit?
- Welche persönlichen Ängste haben Sie vor einer möglichen Therapie?
- Wo liegen für Sie die Grenzen?
- Wie würde ein Leben ohne Kind aussehen?

Grundsätzlich sollte man sich aber nicht zu lange mit einem „Frage-Antwort-Spiel" aufhalten, da die Fragen meist sehr bewusst beantwortet werden und somit eine tendenzielle Einfärbung von Seiten des betroffenen Paares erfahren. Da Sterilitätspatienten aber auffällig häufig überangepasst sind und sich durch eine Unfähigkeit auszeichnen, Fehler machen zu dürfen, werden die Antworten meist von dieser Grundhaltung geleitet.

Es ist deshalb zu raten, möglichst bald einen „Gesprächsfaden" aufzunehmen, anhand dessen der erfahrene Arzt über Informationen, Erzählungen, Analogien das betreffende Ehepaar an seine Situation heranführt. Bei einem so geführten Gespräch erfährt das Ehepaar zudem, dass es mit bestimmten Problemen nicht alleine ist, was durchaus eine gewisse Entlastung für die Paarsituation herbeiführen kann.

Eine große Bedeutung kommt der Körpersprache zu, die vom Arzt genau mitverfolgt werden sollte. Dies gilt vor allem dann, wenn das Ehepaar oder die einzelnen Partner verbal sehr versiert sind, was nicht selten bei „kopfgesteuerten" Sterilitätspatienten der Fall ist.

Tatsächlich erfragt werden sollten typische psychoso-

Tab. 4-1 Psychische Begleiteffekte der Sterilität.

Affektive Symptome	– Trauer – depressive Symptome – „emotionale Krisen" – Frustration – Wut – Schuldgefühle
Veränderung des Selbstwertgefühls	– Erschütterung des Selbstbewusstseins – Identitätsprobleme (z. B. „keine vollwertige Frau") – „Kontrollverlust" über eigene Lebensplanung
Veränderung der Paarbeziehung	– negative Veränderungen, z. B. Konflikte in der Partnerschaft durch „Schuldzuweisung" – positive Veränderungen, z. B. „stärkeres Zusammengehörigkeitsgefühl"
Beeinträchtigung des Sexuallebens	– Störungen der Spontaneität durch „Sex nach Terminkalender" – Meist Abnahme der Frequenz sexueller Kontakte bis hin zu völliger Asexualität
Abnahme von Sozialkontakten	– Rückzug aus sozialen Kontakten – Vermeidung von Kontakten mit Schwangeren und jungen Familien – Häufig Verheimlichung der Behandlung auch im engsten familiären und sozialen Umfeld

matische Krankheitsbilder, wie z. B. Asthma bronchiale oder Pelveopathien; auch ist die Frage nach einer vorangegangenen psychotherapeutischen Behandlung bzw. Mitbehandlung obligatorisch.

Tabelle 4-2 gibt auszugsweise die Leitlinien der Deutschen Gesellschaft für psychosomatische Geburtshilfe und Gynäkologie (DGPGG) für eine psychosomatisch orientierte Diagnostik bei Sterilität wieder.

1.2 Das Problem der Präkonditionierung

Dem Großteil der betroffenen Paare sind definitive Fertilitätsstörungen nicht a priori bekannt, wie z. B. Zustand nach Sterilisation. Somit wird das mögliche Problem einer Fertilitätsstörung den meisten Paaren – und in aller Regel zuerst den Frauen – erst im Laufe der Zeit und allmählich bewusst, wobei ein Zeitrahmen schwer anzugeben ist. Dieser hängt sicher von vielen Faktoren ab, wie z. B. dem Lebensalter, der Familienplanung im persönlichen Umfeld und dem Sozialstatus.

Diese Bewusstwerdung hat praktisch immer zur Folge, dass nun Informationen zum Thema Sterilität gesammelt werden. Da dieses Sammeln aber diskret, also unerkannt durch Dritte bleiben soll, sind bevorzugte Quellen Illustrierte und Fernsehsendungen. Der Besuch beim Arzt ist in dieser Phase die Ausnahme, da dies bereits ein Zuviel an „Öffentlichkeit“ ist; zudem spielt die Tatsache eine Rolle, dass auch in unserer „aufgeklärten Zeit“ die Verbalisierung sexueller Abläufe für viele Menschen ein Problem ist („falsche Scham“). Nach und nach entsteht so eine nicht selten eigentümliche Mischung aus physiologischen Einzeldaten, Missverständnissen und Halbwahrheiten. Diese „Welt“ ist nicht nur Ursache eines manchmal irrationalen Leidensdrucks, der für Außenstehende kaum nachvollziehbar ist, sie ist nicht selten auch die Basis für eine teilweise konsequente und intensive Selbsttherapie.

Es ist immer wieder erstaunlich, bei wie vielen Paaren bereits vor dem ersten Arztbesuch Basaltemperaturkurven geführt wurden und Geschlechtsverkehr „nach

Tab. 4-2 Auszüge aus den Leitlinien der Deutschen Gesellschaft für Psychosomatische Geburtshilfe und Gynäkologie (DGPGG) für eine psychosomatisch orientierte Diagnostik bei Sterilität.

Diagnostik		Schlüsselfragen zur Leitlinie „Psychosomatisch orientierte Diagnostik und Therapie bei Sterilität“
Notwendige Diagnostik: 1. Erstgespräch mit dem Paar entsprechend psychosomatischer Grundversorgung mit Fokus auf Sterilitätsproblemen (inkl. psychosozialer Bedingungen), Partnerschaft und Sexualität. 2. Parallele Untersuchung der Frau (Hormone, Infektionsserologie, Uterus, Zervix, Tube) und Untersuchung des Mannes (1–2 Spermiogramme, HIV-Test, evtl. körperliche Untersuchung, evtl. Hormonanalyse [FSH, Testosteron], evtl. Zytogenetik). 3. Angebot einer psychologischen/psychotherapeutischen Betreuung des Paares/der Einzelpersonen.	**Hinweise zur Durchführung der Diagnostik:** 1. Die Sterilität soll als bio-psychosoziales Problem aufgefasst werden. 2. Der durchführende Arzt soll über ausreichende Kenntnisse der psychosomatischen Grundversorgung verfügen und diese integrativ selbst in Diagnostik und Therapie miteinbeziehen. 3. Psychologische oder ärztliche Psychotherapeuten sollen in die Teams fest integriert sein, um eine Trennung in körperliche und psychische Anteile zu vermeiden. 4. Eine psychosomatische Betreuung soll von Anfang an gewährleistet sein, nicht erst nach Enttäuschungen oder bei erfolgloser Beendigung der Therapie. 5. In der psychosomatisch orientierten Diagnostik empfehlen sich Schlüsselfragen (s. u.). 6. Mindestens 30 % der Frauen haben in ihrem Leben Phasen der Kinderlosigkeit, wobei der größte Teil später schwanger wird.	– Wie lange besteht Kinderwunsch in Ihrer Partnerschaft? – Wie lange sind Sie in Behandlung? – Bei wie vielen Ärzten waren Sie in Behandlung? – Was ist die Ursache Ihrer Sterilität (subjektive Theorie)? – Wer leidet mehr unter der Kinderlosigkeit (Mann oder Frau)? – Was hat sich in Ihrem Leben verändert seit Wissen um Sterilität? – Wie zufrieden sind Sie mit Ihrer Sexualität und Liebe (Frequenz, Anorgasmie, Dyspareunie, Lust)? – Was hat sich in Ihrer Sexualität verändert? – Psychosomatische Krankheitsbilder (Ulkus, Asthma, Unterbauchschmerz, Haut)? – Psychiatrische/psychotherapeutische (Vor-)Behandlung (Lebenskrisen, Partnerschaft, Sterilität)? – Welche Therapie sollte Ihrer Ansicht nach durchgeführt werden? – Wie stehen Sie zu Alternativen (Adoption, Pflegekind)? – Wo sind Grenzen der Therapie? Dauer der Therapie? – Wie geht es weiter, falls wir nicht „erfolgreich“ sind?

Plan" üblich ist; Ähnliches gilt für die freiwillige Einhaltung von sexuellen Karenzzeiten, Umstellung der Ernährung, Aufgabe des Berufes usw. Es ist klar, dass diese Selbsttherapie nicht ohne Auswirkungen auf die Paarbeziehung bleibt (und vice versa); bei vielen sterilen Paaren resultiert daraus eine Lebensführung, die sich von der fertiler Paare – im Einzelfall – nachhaltig unterscheidet. Insofern sind die meisten sterilen Paare bereits „präkonditioniert", bevor sie einen Arzt aufsuchen. Die Möglichkeit einer „Präkonditionierung" muss insbesondere dem erstmalig konsultierten Arzt bewusst sein und spielt für die weitere Evaluation bzw. Führung des Paares eine große Rolle.

Hat sich ein gutes Vertrauensverhältnis aufgebaut, so empfehlen wir – im Gegensatz zu vielen psychologischen Schulen – durchaus ein „offensives Vorgehen". Hierbei können folgende Fragen hilfreich sein:

- Haben Sie den Eindruck, dass sich Ihr Leben durch den Kinderwunsch geändert hat?
- Glauben Sie, dass sich Ihr Sexualleben verändert hat?

Je nachdem, wie sich das weitere Gespräch entwickelt, kann man dann noch direkter nach der „Präkonditionierung" fragen, z. B.:

- Beachten Sie den Ovulationszeitpunkt?
- Gibt es Geschlechtsverkehr „nach Plan"?
- Haben Sie Ihr sonstiges Leben im Hinblick auf den Kinderwunsch geändert?

Erfahrungsgemäß entspinnt sich spätestens jetzt ein aufschlussreicher Gesprächsfaden. Damit kommt auch der Zeitpunkt, an dem die Evaluation bereits in eine sanfte Korrektur der Präkonditionierung übergehen kann. Hierzu ist in erster Linie die sachliche Information geeignet. Doch sollte man es nicht nur bei der Darstellung der Fortpflanzungsphysiologie belassen, sondern auch auf die Bedeutung des sozialen Umfeldes und psychosexueller Zusammenhänge eingehen. Es ist sicher von Vorteil, wenn sich der Arzt in diesen Fragen nicht als akademischer Theoretiker, sondern als im Leben stehender Mensch vermittelt.

Nach diesen ersten Schritten darf der „Faden nicht reißen", vielmehr muss auch weiterhin großer Wert auf die subtile psychische Führung des Paares und damit auf Gespräche gelegt werden. Es hat sich in der Praxis gezeigt, dass es eher ungünstig ist, die psychosomatische Führung aus der Hand des behandelnden Arztes zu geben und an den Psychosomatiker übergehen zu lassen. Viele Paare sehen in den dann erforderlichen Überweisungen eine Inkompetenz des behandelnden Arztes oder sperren sich, da sie „doch keinen Klaps haben".

Deshalb ist es erforderlich, dass sich der behandelnde Arzt selbst der Erfordernisse der psychischen Führung annimmt und entsprechend weiterbildet. Allerdings sind wir der Meinung, dass es hierzu keiner gesonderten Ausbildung bedarf; psychische Führung und Psychosomatik sollten selbstverständlicher Gegenstand der Weiterbildung in der Sterilitätsmedizin sein (s. inhaltliche Vorgaben der fakultativen Weiterbildung). Die Hinzuziehung eines in diesen Problemen geschulten Psychosomatikers sollte komplexen Problemfällen vorbehalten bleiben, in denen dann oft auch eine längere Therapie erforderlich ist.

Das Ergebnis einer sorgfältigen psychischen Evaluation muss nicht in jedem Fall eine Sterilitätsbehandlung sein. Es ist durchaus möglich, dass dem Paar Zweifel kommen können. In einer solchen Situation ist dann die Hinzuziehung eines erfahrenen Psychosomatikers zu empfehlen. Dringend abzuraten ist von einer „Überredung" des Paares zu einer Sterilitätsbehandlung.

Ebenfalls dringend abzuraten ist von einer Sterilitätsbehandlung in partnerschaftlichen Konfliktsituationen und beim so genannten pathologischen Kinderwunsch. Während eine partnerschaftliche Konfliktsituation in Kinderwunschsprechstunden kaum gesehen wird, ist der pathologische Kinderwunsch schon häufiger. Hierunter versteht man einen Kinderwunsch, der nicht mehr den natürlichen und menschlich nachvollziehbaren Wunsch nach einem eigenen Kind zum Inhalt hat, sondern andere, wie z. B. das „Gleichziehen-Müssen" mit Geschwistern, die Kinder haben, das „Ausfüllen" des leeren Kinderzimmers in der neuen Wohnung oder die Kompensation für den Tod eines Haustieres. Auch hier ist die Hinzuziehung eines erfahrenen Psychosomatikers angezeigt und nicht eine Sterilitätsbehandlung. Dasselbe gilt auch für typische psychosomatische Krankheitsbilder wie Vaginismus und Erektionsstörungen (insofern organische Ursachen ausgeschlossen sind).

2 Die weitere psychische Führung

Der weitere Umgang mit einem sterilen Paar erfordert ein gewisses Einfühlungsvermögen, das jedoch ein übliches menschliches Maß nicht übersteigt und neben gutem Willen die Fähigkeit (und auch die nötige Schulung bzw. Erfahrung) voraussetzt, ein fundiertes Patientengespräch zu konzipieren und auch zu führen. Nach unserer Erfahrung ist es sehr hilfreich, bei der psychischen Führung eines sterilen Paares einige wesentliche Gesetzmäßigkeiten und Verhaltensweisen zu berücksichtigen. Sie sind nachfolgend dargestellt.

2.1 Erfolgsdruck und „Schicksalsvertrag"

Der Erfolgsdruck ist von Paar zu Paar sehr verschieden. Hier gehen die unterschiedlichsten Faktoren ein, wie z. B. Alter, Sozialstatus und soziales Umfeld. Es gibt Paare, die nicht unter Erfolgsdruck stehen, sich ein Leben auch ohne Kind vorstellen können und dies auch meist von vornherein so ansprechen. Dies ist aber eher die Minderheit, zumindest in den Zentren. Die meisten Paare hingegen stehen unter Erfolgsdruck. Teil des ärzt-

lichen Gespräches und der ärztlichen Führung muss es sein, das Ausmaß dieses Erfolgsdrucks zu erfassen und zu helfen, ihn abzubauen. Dies kann – bei „innerem Druck" – durch Aufklärung und Abbau von Missverständnissen oder Ängsten erfolgen; es kann – bei „äußerem Druck" – im Einzelfall aber auch bedeuten, dem Paar zu helfen, sein Lebensumfeld neu zu ordnen. Dies ist besonders dann der Fall, wenn durch „Freunde" und/oder Angehörige ein zu hoher Druck ausgeübt wird.
Besonders wichtig ist es, von Anfang an mit dem Paar darüber zu sprechen, wie es sich das weitere Leben im Fall einer erfolglosen Sterilitätstherapie vorstellt. Hierbei sollte die Adoption oder die Aufnahme eines Pflegekindes genauso angesprochen werden wie Alternativen ganz ohne Kinder. Solche Alternativen müssen bestehen, da es einerseits keine Sterilitätstherapie gibt, die einen 100%igen Erfolg garantieren kann, andererseits durch die völlige Ausrichtung auf eine erfolgreiche Sterilitätstherapie – also eigene Kinder – der Erfolgsdruck maximal gesteigert wird.

!

Innerer und äußerer Druck verschlechtern die Prognose jeglicher Sterilitätsbehandlung.

Druck kann sich aber auch dadurch aufbauen, dass das Paar im Rahmen der Sterilitätsdiagnostik und -therapie bereits sehr viel unternommen hat – allerdings ohne Erfolg. In einer solchen Situation neigen viele Paare dazu, die Existenz eines „Schicksalsvertrages" anzunehmen: „Da wir schon so viel (an Mühen) in die Schicksalskasse eingezahlt haben, müssen wir jetzt bevorzugt (vom Glück) bedacht werden." Diese oft unbewusste Haltung führt dann zu sehr hohen Erwartungen in einzelne Therapiemaßnahmen. Bei Misserfolg ist der emotionale „Absturz" entsprechend dramatisch, nicht selten wandelt sich die Enttäuschung in Aggressionen gegenüber den behandelnden Ärzten.
Wichtig ist auch hier die Aufklärung des Paares, und zwar von Anfang an. Auch sollten die Zusammenhänge verbalisiert werden, da sie vielen Paaren nicht bewusst sind. Bei einem bestehenden „Schicksalsvertrag" sollte man dem Drängen des Paares auf weitere Therapiemaßnahmen nicht vorschnell nachkommen, da weitere Therapiemaßnahmen potenziell auch weitere Misserfolge bedeuten, wodurch die Situation verschärft werden und es zu einer „Negativspirale" kommen kann (s. u.).

!

Sich nicht aufzugeben, also kraftvoll und ganz hinter der Sache zu stehen, und doch loslassen zu können, also auch einen Misserfolg ertragen zu können – das sind wichtige Voraussetzungen für das Paar, um zu einem Erfolg zu kommen. In diese Richtung sollte die ärztliche Führung erfolgen.

2.2 Intellektualisierung von Sexualität und Fortpflanzung

Die menschliche Fortpflanzung ist mit der Sexualität aufs Engste verwoben bzw. in sie eingebettet. Kennzeichnend für die Gefühlswelt der Sexualität ist das Intuitive, das Triebhafte und Spontane, und so wird Sexualität in aller Regel auch erlebt. Sexualität ist also primär keine „intellektuelle Leistung". Jegliche Art von Beschäftigung mit Sterilität – sei sie laienhaft („Präkonditionierung") oder professionell – fördert aber eine „Intellektualisierung" von Fortpflanzung und Sexualität. Dies ist kontraproduktiv, da hierdurch die emotionale Sphäre von Sexualität und Fortpflanzung beeinflusst und meistens auch gestört wird.

Hierzu ein Beispiel: Es macht für das Paar und seine Beziehung einen erheblichen Unterschied, ob der Geschlechtsakt spontan, emotional und ohne Sinnausrichtung auf eine Zeugung erlebt wird oder ob er ärztlich angeordneter „Vollzug" nach einer z. B. vorangegangenen ovariellen Stimulationsbehandlung ist. Dabei ist nicht nur der Verlust an Spontanität ein erhebliches Problem, sondern auch die sich einstellende Eigenbeobachtung, die dazu führt, dass Emotionalität und Gefühl zunehmend von mechanistischen bzw. physiologischen Betrachtungsweisen abgelöst werden. Anstelle von Erleben kommt es mehr und mehr zur wissenschaftlichen Fall-Kontroll-Studie an sich selbst.

Nun sind aber die psychosexuellen Abläufe aufs Engste mit somatischen Abläufen verknüpft, wie z. B. die Möglichkeit der Ovulationsinduktion durch den weiblichen Orgasmus zeigt (s. Kap. 1); zweifellos tragen sie damit zu einer nicht unerheblichen Verbesserung der Konzeptionsraten bei. Damit führen Verlust oder erhebliche Minderung von Sexualität bereits zu einer Abnahme der Konzeptionschancen. Die Chancen werden dann nochmals schlechter, wenn sich darüber hinaus auch noch Fehlhaltungen oder Fehlverhaltensweisen einstellen, wie beispielsweise psychogen bedingte Erektionsstörungen, die – bei Nachfragen – gar nicht so selten angegeben werden.

!

Jede Art von Sterilitätsdiagnostik und -therapie führt zu einer Intellektualisierung von Sexualität und Fortpflanzung, welche die Konzeptionschancen mindert. Es muss deshalb darauf geachtet werden, dass diese Intellektualisierung auf ein Mindestmaß begrenzt wird.

Das beginnt schon bei einfachen Maßnahmen wie der Führung einer Basaltemperaturkurve (BTK), die zweifellos wertvolle Informationen über das Zyklusgeschehen liefert. Sie konfrontiert die Frau aber auch jeden Morgen mit ihrer Kinderlosigkeit und führt zu einer bewussten Berücksichtigung des Zyklusgeschehens. Wird die BTK nun über den sinnvollen Zeitraum von 3–4 Monaten hinaus weitergeführt (Jahre sind keine Seltenheit!), wird Kinderlosigkeit durch die sich täglich wiederholende Bewusstwerdung als Problem nachhaltig verschärft und Sexualität nur noch zykluskonform zugelassen – im Laufe der Zeit auch nur noch zykluskonform „vollzogen". Die Folge sind erhebliche Beziehungskrisen. Die dabei entstehenden Konflikte werden aber von den meisten Paaren nicht zugelassen, weil sie ihren Vorstellungen von „Lebens- bzw. Kinderplanung" entgegenstehen. Die Folge davon ist eine „Wendung gegen sich selbst", also ein weiteres Hindernis für eine Konzeption; zudem wird das Selbstwertgefühl weiter gemindert. Es ist deshalb zu empfehlen, jegliche überflüssige Diagnostik zu unterlassen und auch bei einfachen Maßnahmen die Probleme der Intellektualisierung mit dem Paar von Anfang an anzusprechen.

Meist noch wesentlich ausgeprägter ist der Verlust von Sexualität bei weitergehenden Eingriffen, wie z. B. IVF. Allerdings ist hier die Problematik auf den eigentlichen Behandlungszyklus beschränkt und nicht fortlaufend vorhanden, wie z. B. beim Führen einer BTK. Damit das Paar wieder Zeit zur Selbstfindung hat, sollte man bei IVF nicht Behandlungszyklus an Behandlungszyklus reihen, sondern bewusst Pausen einlegen. Der Grund sollte mit dem Paar besprochen werden. Unsere Erfahrung zeigt, dass solche Pausen im Hinblick auf die sexuelle Selbstfindung von den meisten Paaren – nach anfänglicher Skepsis – durchweg positiv empfunden werden. Immer wieder wird auch die Beobachtung gemacht, dass bei „weichen" Indikationen (bei ihnen ist eine Schwangerschaft per vias naturales nicht gänzlich ausgeschlossen) eine Konzeption in den Behandlungspausen erfolgt. Freilich spielt auch hier der passagere Wegfall des Erfolgsdrucks eine Rolle.

2.3 Frühe Bindung an den Embryo

Die modernen audiovisuellen Mittel (z. B. Sonographie, Dopplersonographie) machen es heute bereits in der 6. SSW p. m. routinemäßig möglich, den Embryo darzustellen und seine Herzaktion zu zeigen. Es liegt auf der Hand, dass eine derartig frühe Visualisierung auch zu einer früheren Bindung der werdenden Mutter bzw. der werdenden Eltern an den Embryo führt.

Bei der IVF ist diese Visualisierung noch viel früher möglich, nämlich in den ersten 24–48 Stunden nach Zeugung des Präimplantationsembryos. Dies führt zwangsläufig dazu, dass sich bei der IVF noch wesentlich früher erste Bindungen zwischen Patientin (resp. Partner) und Embryo aufbauen. Allerdings wäre dies auch ohne Visualisierung der Fall: Dafür sorgen alleine schon die Intellektualisierung des Zeugungsvorgangs und das entstehende Bewusstsein, die Embryonen nun in utero zu tragen.

Dementsprechend äußern Patientinnen – durchaus in Kenntnis der realen Erfolgsaussichten – nach dem Embryotransfer nicht selten, dass „es nun ja geklappt" habe und dass sie (die Embryonen – oder sind gar die Kinder gemeint?) jetzt nur noch „angehen" müssten.

Aufgrund dieser frühen Bindung wird ein Misserfolg bzw. das Eintreten der Menstruationsblutung auch emotional anders erlebt als eine Blutung am Ende eines natürlichen Zyklus oder auch nach Maßnahmen, die „alles im Dunkeln lassen" (z. B. Inseminationen): Viele Frauen erleben die Blutung – meist unausgesprochen – als Abgang, und der Verlust muss erst betrauert werden (insbesondere bei Maßnahmen wie IVF).

Der Begriff Trauer ist hier zweifellos richtig am Platz. Trauer heißt, nach einem Verlust (das) Leben wieder zu gewinnen. Genau dies müssen insbesondere die Frauen z. B. nach einem frustranen IVF-Versuch wieder tun. Sinnvoll kann es auch sein, betroffene Frauen bzw. Paare aktiv zu dieser Trauer zu ermutigen, weil dies manchmal unterdrückt wird, nach dem Motto „Ich kann doch nicht um ein Kind trauern, das ich noch gar nicht habe".

Ein erster Schritt hierzu ist das gemeinsame Gespräch mit dem Paar. Ein solches Gespräch ist für den Arzt meist unangenehm, weswegen die Gefahr besteht, ihm aus dem Weg zu gehen. Wird es geführt, empfinden es die Paare als große Erleichterung, wenn der Arzt ihres Vertrauens auch jetzt zuhört, ihnen beisteht und zu erkennen gibt, dass auch ihn dieser Misserfolg berührt.

Zudem sollte der Arzt in einem solchen Gespräch versuchen, den ganzen Menschen mit all seinen Fähigkeiten anzusprechen. Dies kann z. B. dadurch erfolgen, dass er sich nach dem Berufsleben und seinen Möglichkeiten erkundigt, den Urlaubsplänen, dem persönlichen Umfeld, den Hobbys. Hierdurch hilft er den betroffenen Frauen bzw. Paaren aufzuzeigen, dass das Leben auch noch andere Facetten hat, die für die Betroffenen durchaus von Bedeutung sind und die nun helfen können, über die Trauersituation hinwegzukommen.

Über solche Gespräche hinaus braucht das Paar für die zu leistende Trauerarbeit Zeit und Abstand, weswegen auch aus diesem Grund von einer unmittelbaren Hintereinanderreihung von IVF-Behandlungszyklen abzuraten ist. Wir machen z. B. in aller Regel Pausen von 2–3 Monaten und bieten weitere Gespräche – in schwierigen Situationen auch gezielt psychotherapeutische Hilfe – an.

!

Je mehr Einblick die Patientin in die Fortpflanzungsvorgänge hat, desto stärker ist die frühe Bindung an die Embryonen. Je stärker die Bindung ist, desto traumatischer wird der Misserfolg erlebt. Die Überwindung dieser Enttäuschung braucht Zeit und nicht Aktionismus (z. B. sofortige neue Behandlungszyklen).

Aktionismus – z. B. ein sofortiger neuer Behandlungszyklus – kann zwar zum Erfolg – also einer Schwangerschaft – führen. Rein statistisch (s. Schwangerschaftsrate pro Behandlungszyklus) ist es aber wahrscheinlicher, dass der Erfolg ausbleibt, sich damit die psychische Situation der Patientin bzw. des Paares verschärft und man in eine Negativspirale und damit zunehmende Depressivität und Verzweiflung einmündet.

2.4 Die „Negativspirale"

Alle genannten Faktoren, also die frühe Bindung, der „Schicksalsvertrag", der innere und äußere Druck usw., führen zu individuell unterschiedlich hohen Erwartungen an die einzelnen Behandlungsmaßnahmen; entsprechend unterschiedlich ist das Maß der Enttäuschung im Fall eines Misserfolgs. Diese Enttäuschung ist bei Sterilitätspaaren in aller Regel größer als bei normal fertilen Paaren, im Einzelfall kann sie ganz erhebliche Formen annehmen. Solche Situationen sind auch für den behandelnden Arzt emotional unangenehm und belastend: Statt den schwierigeren Weg einzuschlagen, nämlich die Enttäuschung bzw. die Trauer gemeinsam mit dem Paar aufzuarbeiten, ist die Versuchung groß, den leichteren Weg des Aktionismus zu gehen, um „die Situation zu retten". Der alsbaldige Beginn einer neuen Therapiemaßnahme wird besprochen, oft werden die dafür erforderlichen Rezepte und Unterlagen gleich mitgegeben.

Tatsächlich lassen sich mit einem „das schaffen wir schon" viele Situationen überbrücken. Eine Lösung ist dies aber nur, wenn es während der folgenden Behandlungsmaßnahme auch tatsächlich zu einer Schwangerschaft kommt. Diese neue Behandlungsmaßnahme steht aber unter ungünstigen Vorzeichen: Da sie Kompensation für den vorausgegangenen Misserfolg ist, sind die Erwartungen und damit der Druck sehr hoch; zudem wird der ungelöste Enttäuschungskonflikt weitergeschleppt. Letztlich führt dies dazu, dass die Chancen auf einen Erfolg noch geringer sind. Tritt er nicht ein, ist der psychische Fall („tiefes Loch") umso größer. Folgt man nun der Logik des Aktionismus, müsste die nächste Behandlungsmaßnahme abermals unmittelbar erfolgen, wobei ein erneuter Misserfolg nun noch wahrscheinlicher wird usw. Auf diese Art und Weise dreht sich die Spirale für das Paar immer weiter nach unten, es kommt zur „Negativspirale".

Ein Entrinnen ist eigentlich nur durch eine Schwangerschaft möglich, doch diese wird durch die fortgesetzte Traumatisierung, die Intellektualisierung und das (eigentlich berechtigte) Einfordern des „Schicksalsvertrages" immer unwahrscheinlicher. So stehen am Ende der Negativspirale mehr erfolglose Patientenpaare als eigentlich notwendig, zudem belastet mit erheblichen Problemen und Konflikten.

> **!** Die Negativspirale kann dazu führen, dass das Paar am Ende der Behandlung kinderlos bleibt und durch zusätzliche ungelöste Probleme und Konflikte belastet ist.

Diese „Negativspirale" von Sterilitätspaaren entspricht einem allgemeineren psychologischen Konzept, das nach Mäurer die „Mäurer-Spirale" bezeichnet wird. Danach führt die Enttäuschung, ein bestimmtes Ziel nicht erreicht zu haben, zunächst zu einer Entmutigung und zu einem Rückzug (Abstand nehmen von der eigenen Fähigkeit; „nur der Arzt kann es noch"). Dieser Rückzug verstärkt die Unfähigkeit, das Ziel zu erreichen („es geht ja gar nicht"), wodurch eine gewisse Faulheit entsteht, das Ziel überhaupt noch anzupeilen („es wird ja doch nichts mehr"). Die daraus resultierende depressive Stimmungslage führt wiederum zu vermehrter Enttäuschung und zur Entmutigung.

„Blinder" Aktionismus führt in dieser Situation keineswegs zur Erreichung des Ziels, sondern verstärkt eher noch die depressive Stimmungslage.

Es bedarf eines gewissen Fingerspitzengefühls im Umgang mit Paaren, wenn es darum geht, eine sich anbahnende Negativspirale zu erkennen. Hierzu sind in erster Linie ein intensiver Gesprächskontakt und die gute Führung des Paares erforderlich. Bei ersten Zeichen sollte man Therapiepausen einlegen (evtl. bis zu einem halben Jahr und mehr). Im Einzelfall ist ein explizites Verbot, sich in den Medien mit Kinderwunsch zu beschäftigen, sinnvoll. In dieser Situation haben sich auch Selbsthilfegruppen als hilfreich erwiesen. In besonders schwierigen Situationen sollte man einen erfahrenen Psychotherapeuten hinzuziehen.

In Tabelle 4-3 sind die Empfehlungen der DGPGG für die Sterilitätstherapie auszugsweise wiedergegeben. Sie stellen eine gute Orientierung im Umgang mit Sterilitätspaaren dar, insbesondere um Entwicklungen wie die Ausbildung einer Negativspirale zu verhindern.

3 Das Ende der Behandlung

Ein Ende der Behandlung tritt natürlich zum einen dann ein, wenn es zu einer Konzeption gekommen ist. An den meisten Zentren ist es Usus, dass die weitere Schwangerschaftsvorsorge vom zuweisenden Kollegen oder den geburtshilflichen Sprechstunden bzw. Abteilungen übernommen wird. Wir verfahren prinzipiell so, führen aber – bei ausdrücklichem Wunsch des Paares – auch die Schwangerschaftsvorsorge, ggf. die Pränataldiagnostik und die Entbindung durch. Hierbei hat sich gezeigt, dass das durch die Konzeption gestärkte Vertrauen des Paares sehr hilfreich ist, wenn es darum geht,

Tab. 4-3 Auszüge aus den Leitlinien der Deutschen Gesellschaft für Psychosomatische Geburtshilfe und Gynäkologie (DGPGG) für eine psychosomatisch orientierte Therapie bei Sterilität.

Hinweise zur Durchführung der Therapie:
1. Vor jedem therapeutischen Schritt ist das Paar noch einmal in Bezug auf die spontane Schwangerschafts- und Geburtenrate ohne Therapie zu beraten. 2. Bei jeder Therapieform ist das Mehrlings- und Frühgeburtenrisiko zu erwägen und auf die Gefahren und Folgen von Frühgeburtlichkeit hinzuweisen. 3. Das Therapieziel ist die Lösung des Sterilitätsproblems, wobei das Ergebnis eine Schwangerschaft oder der Verzicht auf ein (eigenes) Kind sein kann. 4. Bei jeder Therapie sind eine zeitliche Begrenzung und das Alter von Patientin und Patient zu diskutieren. 5. Bei der ärztlichen Beratung ist besonders auf Nebenwirkungen und Risiken von Medikamenten bzw. der operativen Therapie einzugehen. 6. Ethische und juristische Vorschriften müssen beachtet werden: Embryonenschutzgesetz, SGB V, Berufsordnung für Ärzte.

Risiko- und Hochrisikoschwangerschaften mit ihren Problemen zu betreuen. Nicht selten hat man dabei aber auch das Gefühl, dass die Paare es nur dem Sterilitätstherapeuten zutrauen oder „erlauben", schwierige Entscheidungen zu treffen. Dies gilt auch dann, wenn er die Schwangerschaft nicht selbst betreut. Zweifellos sehen sie in ihm die dritte Person, die an der Elternschaft beteiligt ist, und unterstellen unbewusst, dass er deshalb besonders verantwortlich mit „seiner" Schwangerschaft umgehen wird. Nicht selten sind Patientinnen, die durch Sterilitätstherapie schwanger geworden sind, in der Schwangerschaft besonders ängstlich – unter anderem auch ableitbar durch oft vorhandene frühere Erfahrungen von Fehlgeburten und anderen „Misserfolgen". Auf solche Ängste, die sich auch um die Zeit der Geburt noch einmal verstärken können, sollte einfühlsam eingegangen werden. Dabei kann es für die betroffenen Patientinnen auch hilfreich sein, psychologische oder psychotherapeutische Hilfe in Anspruch zu nehmen, zumal gerade die ersten Wochen und Monate nach der Geburt oft schwierig sind: Neben dem allgemeinen Risiko einer postpartalen Depression (10–15% aller Frauen) kommt bei Sterilitätspatientinnen nicht selten auch noch die Erfahrung hinzu, dass das „Glücksgefühl" nicht wie erwartet eintritt, was erneut zu Insuffizienz- und Minderwertigkeitsgefühlen führen kann.

Zweifellos schwieriger ist die Situation, wenn die Sterilitätstherapie nicht zum Erfolg führt oder abzubrechen ist, weil ein Erfolg ausgesprochen unwahrscheinlich ist. Jetzt ist wichtig, dass von Anfang an Alternativen für ein Leben ohne eigene Kinder bestanden; andernfalls kann sich nun eine Situation ergeben, die für einzelne Betroffene ausweglos erscheint. Auch in dieser speziellen Situation ist es für den behandelnden Arzt zwar einfacher, bezüglich des weiteren Verlaufs zunächst unkonkret zu bleiben („Lassen sie uns erst einmal abwarten. Vielleicht ergeben sich ja neue Möglichkeiten"). Schwieriger, aber für das betroffene Paar unabdingbar, ist das **konkrete Ansprechen des Therapieendes**, damit der nun eintretende abschließende Trauerprozess um das nicht bekommene eigene Kind beginnen kann. Und auch dazu sollten Paare durchaus aktiv ermutigt werden.

Gerade jetzt sind stützende Gespräche wichtig. Sie sollen das Paar stabilisieren, aber auch ausloten, ob die bestehende Symptomatik weiterreicht und die Hinzuziehung eines erfahrenen Psychosomatikers erforderlich macht. Als sehr hilfreich erweisen sich gerade am Ende einer somatischen Behandlung Selbsthilfegruppen unter professioneller psychologischer Führung.

4 Psychosomatische Betreuung im Überblick

Die tiefer gehende Besprechung aller im Zusammenhang mit Sterilität auftretenden psychosomatischen Aspekte erfordert naturgemäß einen etwas größeren Zeitrahmen, als es in der üblichen Routinepraxis möglich ist. Wünschenswert ist jedoch – darauf wurde auch anfänglich bereits hingewiesen –, dass diese Themenbereiche selbstverständlicher Teil der ärztlichen Beratung sind, ohne dass eine – von den Patienten oft als stigmatisierend empfundene – Überweisung zum Psychosomatiker oder zur Psychologin erfolgen muss.

Tabelle 4-4 fasst die relevanten Themenbereiche vor, während und am Ende der Sterilitätstherapie aus psychosomatischer Sicht noch einmal zusammen.

Männliche Fertilitätsstörungen – Diagnostik

Die vom Ärztetag beschlossene Änderung der Weiterbildungsordnung (WBO) sieht die Einführung der Zusatzbezeichnung Andrologie vor. Im Anschluss an eine dermatologische, urologische oder internistisch-endokrinologische Ausbildung kann die Zusatzbezeichnung Andrologie, wiederum bei Erfüllung zusätzlicher inhaltlicher und zeitlicher Vorgaben, erworben werden. Die Zusatzbezeichnung ist führungsberechtigt.

Gleichzeitig hierzu wird der Schwerpunkt gynäkologische Endokrinologie und Reproduktionsmedizin eingeführt, eine mindestens dreijährige Zusatzausbildung im Anschluss an die frauenärztliche Weiterbildung. Die

Tab. 4-4 Psychosomatische Aspekte in der Betreuung von Sterilitätspatienten.

vor Beginn der Sterilitätstherapie	
Diagnose „Sterilität"	– Besprechung der Bedeutung der ungewollten Kinderlosigkeit für beide Partner – Auswirkungen auf Selbstwertgefühl, Lebensplanung, Partnerschaft, Sozialkontakte etc.
Relevanz des Kinderwunsches	– Klärung der Bedeutung des Kinderwunsches für beide Partner (z. B. auf einer Skala von 1–10) – jeweilige Motivation für den Kinderwunsch – realistische Einordnung des Kinderwunsches in das bisherige Wertesystem – Thematisierung evtl. vorhandener „überwertiger" Fokussierung auf ein eigenes Kind
Ambivalenzen hinsichtlich des Kinderwunsches	– Auswirkungen der Erfüllung des Kinderwunsches („Vorteile /Nachteile") – Klärung und Zulassen von Ambivalenzen (z. B. erforderliche Veränderungen im Berufsleben, Einschränkungen) – Thematisierung von Divergenzen beim Paar
mögliche Begleiterscheinungen der Behandlung	– Aufklärung über mögliche somatische Nebenwirkungen der Behandlung und die oft ausgeprägte psychische Belastung – Thematisierung von möglichen Auswirkungen auf die Lebensführung (z. B. Zeitaufwand, Probleme am Arbeitsplatz, Zurückstellen anderer Interessen, Einbeziehung von Familie und Freunden, Vermeidung von sozialem Rückzug)
mögliche Erfolglosigkeit der Behandlung	– bereits vor Beginn der Kinderwunschbehandlung Besprechung (= Antizipation) der Möglichkeit, dass die Kinderwunschbehandlung nicht zum Erfolg führen wird – realistische Einschätzung der „Erfolgschancen"
alternative Lebensplanung	– bereits zu diesem Zeitpunkt Besprechung von Lebensalternativen, z. B. Adoption, Pflegekind, Einstellung auf ein Leben ohne Kind, berufliche und private Alternativen, alternative Lebensziele
während der Sterilitätstherapie	
während der Behandlungszyklen	– Unterstützung bei der Bewältigung von Belastungen, z. B. durch Empfehlung des Erlernens von Entspannungsverfahren oder Verhaltensstrategien für den Umgang mit spezifischen Problemsituationen
Krisenintervention bei „erfolglosen" Behandlungszyklen	– akute Krisenintervention, z. B. bei nicht erfolgter Schwangerschaft; besonders bei depressiver Reaktion nach Ergebnismitteilung (ggf. auch in einem längeren Telefongespräch) – Ermutigung, „Trauer" und dazugehörige Gefühle zuzulassen
alternative Lebensplanung	– Ermutigung zur Beschäftigung mit Alternativen zum eigenen Kind (z. B. Adoption, Pflegekind, Einstellung auf ein Leben ohne Kind)
am Ende der Sterilitätstherapie	
endgültiges Behandlungsende	– offenes Ansprechen des definitiven Behandlungsendes, um Trauerprozess und Neuorientierung zu ermöglichen – Keine Verschiebung dieser Thematik („jetzt machen wir erst mal eine Behandlungspause")
Bewältigung der „endgültigen" Kinderlosigkeit	– Unterstützung bei der Akzeptanz der „endgültigen" Kinderlosigkeit – aktiv zum Trauerprozess um das „nicht bekommene Kind" ermutigen – Fokussierung auf Integration in das eigene „Schicksal" und aktive Umsetzung alternativer Lebensstrategien (z. B. Adoption, Leben ohne Kind) – Ermutigung zur bewussten Konzentration auf die Paarbeziehung und deren Stabilisierung

Inhalte dieses Schwerpunktes überlappen sich z. T. mit der Andrologie, insbesondere im Bereich der andrologischen Therapiemaßnahmen. Auch der Schwerpunkt kann zukünftig offiziell geführt werden.
Die WBO wurde in Deutschland erstmals für die Bayerische Landesärztekammer (BLÄK) zum 1.8.2004 umgesetzt. Die anderen Ärztekammern werden sukzessive folgen.
In Österreich und der Schweiz sind zum jetzigen Zeitpunkt weder die Einführung eines Schwerpunkts noch die Zusatzbezeichnung beschlossen.

Aufgrund der Änderungen der WBO ist davon auszugehen, dass sich die reproduktionsmedizinischen Zentren in zunehmendem Maße so aufstellen werden, dass Kolleginnen oder Kollegen mit der Zusatzbezeichnung Andrologie dort „Hand in Hand" integriert werden. Dies ist im Hinblick auf die dringend erforderliche Paarbehandlung auch sinnvoll.
Obwohl vielerorten Einigkeit besteht, dass die noch günstigere Lösung die eines „Facharztes für Reproduktionsmedizin" wäre, also eines Arztes, der beide Geschlechter betreuen kann, dürfte es dorthin noch ein langer Weg sein.

1 Anamnese

Zu einer umfassenden Anamnese gehören:
- **allgemeine Familienanamnese:** z. B. Kinderlosigkeit, Diabetes;
- **allgemeine Eigenanamnese:** z. B. Kinderkrankheiten, Hodenhochstand, Leistenbruch, Geschlechtskrankheiten, Allgemeininfektionen, operative Eingriffe, Diabetes, Gefäßerkrankungen, fieberhafte Erkrankungen in den letzten Monaten;
- **Berufs-/Umweltanamnese:** z. B. Kontakt mit Kunststoffen, Schwermetallen, Strahlen, Lösungsmitteln, Pestiziden;
- **Sexualanamnese:** z. B. sexuelle Entwicklung, Sexualverhalten, kontrazeptive Maßnahmen, Kinderwunschdauer;
- **Medikamenten-/Suchtmittelanamnese:** z. B. Psychopharmaka, Antiandrogene, Zytostatika, Hormonpräparate (Anabolika!), Antibiotika, Nikotin, Alkohol, Drogen.

Zur Erhebung einer lückenlosen Anamnese empfiehlt sich die Verwendung von Fragebögen – aber Vorsicht: Fragebögen „verführen" dazu, das ärztliche Gespräch zu ersetzen, und werden von den Patientenpaaren dann als anonym und als „Fließband-Abfertigung" erlebt.

2 Körperliche Untersuchung

- **Gesamtinspektion:**
  - Körperproportionen (Hochwuchs?),
  - Muskel- und Fettverteilung (cushingoid?, eunuchoid?),
  - Behaarungsmuster (Kopf, Bart, Achseln, Schambereich),
  - Gynäkomastie? (relative Hyperöstrogenämie z. B. bei Leberzellschaden);
- **Inspektion des Genitales:**
  - Schamhaarbegrenzung (dreieckig nach oben, horizontal),
  - Penis und Skrotum (Größe, Lage, Form; Varikozele?, ggf. Valsalva-Druckversuch).
- **Genitale Untersuchung:**
  - Hodenpalpation (15–25 ml, evtl. Orchidometer; Konsistenz prall-elastisch; Palpation von Nebenhoden und Ductus deferens),
  - Nebenhodenpalpation (verdickt?; Samenleiter tastbar?),
  - Untersuchung des Penis (mit Zurückstreifen des Präputiums: Phimose?, Balanitis?, Hypospadie?, Plaques?),
- **Rektale Untersuchung** (Patient stehend, nach vorne gebeugt, oder seitlich liegend mit angezogenen Beinen):
  - Prostata: kastaniengroß, derb-elastisch,
  - Bläschendrüsen: nur bei ausgeprägter Stauung zu tasten!

3 Sonografie und andere technische Verfahren

Die **Sonografie** wird z. T. mit speziellen Sonden durchgeführt (Rektalsonde) und eignet sich sehr gut zur Untersuchung von Hoden, Prostata und Bläschendrüsen (wenn auch nicht ausschließlich) und hier insbesondere zur Abgrenzung von soliden (z. B. Tumoren) und zystischen Prozessen (z. B. Spermatozelen, Hydrozelen).
Die **Doppler-Sonografie** hat ihre Domäne in der Diagnose von v. a. subklinischen Formen der Varikozelen. Diese sind bedingt durch eine Insuffizienz der V. spermatica mit Erweiterung des Plexus pampiniformis. Dopplersonographisch wird der venöse Reflux nachgewiesen (am stehenden Patienten, mit und ohne Valsalva).
Diaphanoskopie. Lichtdurchleuchtung im abgedunkelten Raum zur Differenzialdiagnose bei soliden („negativ") bzw. zystischen Prozessen („positiv"). In ihrer Bedeutung von der Sonografie zurückgedrängt.
Phlebografie (perkutane Spermatikaphlebografie). Abklärung einer okkulten Varikozele mit transfemoraler retrograder Kontrastmittelapplikation. Relativ aufwändig, aber sehr sicher; heutzutage teilweise durch die Farbdoppler-sonografie ersetzbar.
Thermografie. Erfasst unterschiedliche Hauttemperaturen v. a. am Skrotum und ermöglicht so zusätzliche Informationen bei Varikozelen oder Entzündungen (Temperaturdifferenz).

Klinische Bedeutung hat am ehesten die Kontaktthermographie (mittels auflegbarer Folien).
Bezüglich weitergehender Verfahren wie z. B. Uroflowmetrie, Urethrozystoskopie, Spermatozystografie, Penisplethysmografie siehe entsprechende Lehrbücher aus dem Fach Urologie.

4 Spermiogramm

Es sollten pro Patient mindestens zwei Spermiogramme durchgeführt werden (wegen physiologischer Schwankungen). Bei Kontrolle einer Therapie sind – aufgrund der Spermiogenese – Mindestabstände von 2–3 Monaten einzuhalten.
Nachfolgend wird das „normale“ Spermiogramm (Routinespermiogramm) dargestellt, wie es üblicherweise als erster diagnostischer Schritt vollkommen ausreicht, insbesondere dann, wenn sich Normalbefunde ergeben.

Zur qualitativen Charakterisierung des Spermas werden die klassischen Parameter Anzahl (Dichte), Beweglichkeit und Morphologie herangezogen. Es herrscht jedoch schon seit langer Zeit Einigkeit, dass die Aussagekraft dieses sog. Routinespermiogramms begrenzt ist und man hier nicht mit absoluter Zuverlässigkeit zwischen fertilen und infertilen Männern unterscheiden kann, sieht man einmal von einer Azoospermie ab. Dennoch bietet das Routinespermiogramm einen relativ guten Anhaltspunkt zur Beurteilung der männlichen Fertilität; der beste Indikator hierbei dürfte die Morphologie sein.

4.1 Technik

Unter standardisierten Bedingungen, d. h. nach sexueller Karenzzeit von ca. 5 Tagen, wird Ejakulat durch Masturbation gewonnen und in einem sterilen Gefäß aufgefangen.

- Falls Gewinnung zu Hause, sollte der Transport handwarm innerhalb von 30–60 min stattfinden.
- Gewinnung durch Coitus interruptus oder Vibrator ist möglich, Kontamination durch spermizide Substanzen (cave: Kondome) sollte vermieden werden.

Insbesondere bei eingeschränkten Spermiogrammen ist ein Split-Ejakulat zu empfehlen. Hierbei werden die ersten zwei Ejakulatstöße in einem ersten und die übrigen in einem zweiten Gefäß aufgefangen. Oft sind in den beiden Fraktionen Dichte und Motilität unterschiedlich (Motilität meist in der zweiten Fraktion höher).
Eine Karenzzeit von ca. 5 Tagen bei der Anfertigung eines diagnostischen Spermiogramms macht deshalb Sinn, weil ein solches diagnostisches Spermiogramm unter standardisierten Bedingungen angefertigt werden sollte; anders ist die Vergleichbarkeit von Spermiogrammen nicht gewährleistet.
Anders verhält es sich mit der Spermaabgabe im Rahmen von therapeutischen Maßnahmen. Hier sind unseres Erachtens keine Karenzzeiten erforderlich, vielleicht mit der Ausnahme von extremen Kryptozoospermien. Dies hängt damit zusammen, dass sich, aufgrund der Erfahrungen in der Praxis, erhebliche Zweifel ergeben haben, ob die Karenzzeit tatsächlich signifikante Parameter, wie z. B. Dichte und Beweglichkeit, zum Besseren ändert.
Zweifellos wird das Ejakulatvolumen – also die Quantität – positiv beeinflusst; die Qualität ist hingegen das Ergebnis einer dreimonatigen Spermiogenese. Zwar können Ereignisse wie z. B. hohes Fieber oder akuter Stress die Parameter kurzfristig verschlechtern, doch das hat nichts mit der Karenzzeit zu tun. Wichtig ist in diesem Zusammenhang auch die Tatsache, dass die Häufigkeit von Ejakulationen positiv mit den Spermiogrammparametern korreliert („je häufiger, desto besser“). Erstaunlich ist das nicht, da andernfalls das Hodenparenchym ziemlich das einzige Blastem des Körpers wäre, dessen Leistung durch Nicht-Inanspruchnahme zunähme.

4.2 Beurteilung der Probe

Verflüssigung
Normalwert der Verflüssigungszeit: 5–20 Minuten.
Das aus den Bläschendrüsen stammende Semenogelin wird während der Ejakulation durch Prostataenzyme (Clottingenzyme) koaguliert, so dass das Ejakulat eine gallertartige Konsistenz bekommt. Die Verflüssigung erfolgt dann durch verschiedene Prostataproteinasen. Keine Koagulation findet z. B. bei Verschluss der Bläschendrüsen oder bei pathologischem Prostatasekret statt.

Viskosität
Bestimmung anhand der Spinnbarkeit (z. B. mit Glasstab), die in Zentimetern angegeben werden kann – genügt zur Orientierung, Viskosimeter erbringen keine Vorteile.
Viskosipathie: alle Störungen der Spermaverflüssigung. Oft bei chronisch-entzündlichen Prozessen, aber auch bei vegetativen Dysregulationen festzustellen; zudem bei angeborenen Enzymdefekten. Hier hilft – wie für die IUI (intrauterine Insemination) – der Zusatz von α-Chymotrypsin (nach Schill).

Farbe/Geruch
Normal sind eine milchig-weiße Farbe und ein kastanienblütenartiger Geruch.
Hämospermie: rötlich-braun durch Blutbeimengung (z. B. bei Tumoren oder Entzündungen der Bläschendrüsen).
Pyospermie: gelblich-gallertig durch Eiterbeimengung. Bei bakterieller Kontamination (z. B. E. coli) kann ein fauliger Geruch entstehen.

Volumen
Normalwert: 2–8 ml.
Aspermie: kein Sperma. Mögliche Ursachen:
- Retrograde Ejakulation,
- Hypotestosteronismus,
- Anorgasmie,
- Transportaspermie.

Hypospermie: zu wenig Sperma. Mögliche Ursachen: s. Aspermie, zusätzliche Ursachen:
- Prostatovesikulitis,
- Bläschendrüsenaplasie,
- Verschluss im Bereich der D. ejaculatorii,
- konsumierende Allgemeinerkrankung,
- zu kurze Karenzzeit.

Hyperspermie: zu viel Sperma. Über Ursachen ist wenig bekannt (sexuelle und/oder parasympathische Überstimulation?).

pH-Wert
Normalwert: 6,0–8,0. Bestimmung erfolgt durch Indikatorpapier oder Glaselektrode.
Erhöhung: akut-entzündliche Erkrankungen, längeres Stehenlassen.
Erniedrigung: chronisch-entzündliche Erkrankungen, reines Prostatasekret (z. B. durch Verschluss).

Nativpräparat
Etwa 30 Minuten nach Verflüssigung wird ein Tropfen Sperma auf den Objektträger gegeben, mit einem Deckglas bedeckt und unter dem Phasenkontrastmikroskop untersucht. Diese Untersuchung dient der ersten Orientierung: Dichte und Beweglichkeit werden geschätzt, es ist zu achten auf Verklumpungen (Agglomerationen, Kopf-zu-Kopf- oder Schwanz-zu-Schwanz-Agglutinationen usw.) sowie die Kontamination mit Erythrozyten, Epithelien, Bakterien, Trichomonaden und evtl. Rundzellen (Spermiogenesevorstufen). Zur Differenzierung von Rundzellen und Leukozyten wird die alkalische Leukozytenphosphatase mittels Cytur-Test bestimmt.
Dichte. Normalwert: 20 Mio.–250 Mio. Spermatozoen/ml.
Verdünnung des Ejakulats mit destilliertem Wasser im Verhältnis 1 : 10 oder 1 : 20 und Auszählen in der Neugebauer-Kammer oder Makler-Kammer.
Azoospermie: keine Spermien,
Kryptozoospermie: nur vereinzelt Spermien,
Oligozoospermie: < 20 Mio. Spermien/ml,
Polyzoospermie: > 250 Mio. Spermien/ml.

Motilität
Normalwerte:
- schnell progressiv (WHO A): ≥ 20%,
- langsam progressiv (WHO B): ≥ 20%,
- ortsständig (WHO C): ≥ 20%.

Bei 37 °C sollten mindestens 20 Gesichtsfelder (400-fache Vergrößerung, Neugebauer-Zählkammer) ausgezählt werden. Nach wie vor ist die Schätzmethode in Händen einer erfahrenen Kraft völlig ausreichend. Objektivere Messverfahren (u. a. für wissenschaftliche Zwecke) sind folgende Methoden:
- MEP („multiple exposure photography"), bei der unter Verwendung eines Stroboskops durch mehrmaliges Belichten innerhalb 1 Sekunde der Bewegungsablauf festgehalten wird (Auswertung kann via Video computergestützt erfolgen).
- Laser-Doppler-Spektroskopie, bei der die Ablenkung des Laserstrahls bzw. seine Frequenzveränderung durch ein motiles Spermium ausgenützt wird, um mittels eines Autokorrelators die zurückgelegte Strecke (und dann Geschwindigkeit) zu errechnen.

Asthenozoospermie: Motilität herabgesetzt, sonst alles o. B.
Nekrozoospermie: alle Spermien tot (Eosintest).

Morphologie
Normalwert: ≥ 30% Normalformen (WHO).
Teratozoospermie: ≥ 70% abnormale Formen.
Zur Beurteilung der Spermatozoenmorphologie liefert das Nativpräparat orientierende Hinweise. Für eine exakte Analyse sollten Ausstrichpräparate auf einem Objektträger hergestellt werden.
Nach einer geeigneten Anfärbung (z. B. Shorr-Färbung, Papanicolaou-Färbung, Diff-Quick) werden idealerweise 200 Spermien bei 1000facher Vergrößerung (unter Ölimersion) ausgewertet.
Dabei wird zwischen normalen und pathologischen Spermatozoen unterschieden, letztere werden in Kopf-, Mittelstück- und Schwanzdefekte eingeteilt. Des Weiteren werden beurteilt: unreife Spermatogenesezellen, Leukozyten, Makrophagen sowie Epithelzellen.
Die weltweit gebräuchlichste Klassifikation der Spermatozoenmorphologie ist die Einteilung nach den so genannten „strikten Kriterien" (nach Kruger) (Abb. 4-1).
Ein allgemein anerkannter Normalwert für den Anteil von Normalformen (nach diesen Kriterien) existiert zurzeit nicht, wobei die meisten Publikationen davon ausgehen, dass der Normwert bei > 14% liegt und ein pathologischer Bereich mit einer allerdings guten Prognose ab 15 und 14% beginnt, während die wirklich schlechte Prognose bei 4% (Normalformen) beginnt.

Um noch exaktere Werte bemüht sich die „Düsseldorfer Klassifikation" (nach Haidl). Diese Klassifikation beruht auf vergleichenden Untersuchungen von Hoden- und Nebenhodenhistologie mit der morphologischen Spermaanalyse. Das Ziel ist es, durch die Beurteilung der Spermien im gefärbten Ausstrich auf pathologische Vorgänge bei der Spermatogenese und Nebenhodenausreifung zu schließen. Besondere Berücksichtigung erfahren hierbei die „Überstreckungsformen" (bei Überstreckung des postakro-

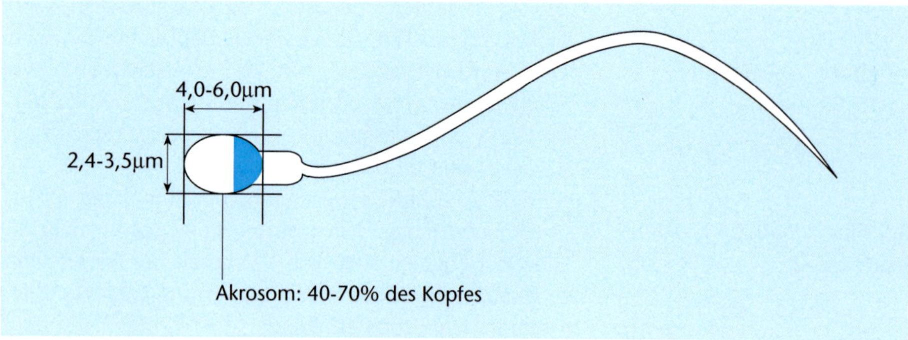

Abb. 4-1 Normales Spermatozoon nach den „strikten Kriterien" (Kruger 1988). Neben dem gleichmäßigen Kopf und einem gut geformten Akrosom sollen keine Defekte im mittleren Teil und Schwanzteil auftreten; daneben soll kein Zytoplasmarest größer als die Hälfte des Spermienkopfes sein (modifiziert nach Kruger, 1986).

somalen Segments auch „tapering forms" genannt) sowie von Flagellumveränderungen. Damit kann z. B. bei der Asthenozoospermie differenziert werden, ob diese im Wesentlichen auf Störungen des Bewegungsapparates der Spermien zurückzuführen ist (dies wäre prognostisch ungünstig) oder ob es eher externe Einflüsse auf die Flagellummembram gewesen sind, die die verminderte Beweglichkeit zur Folge hatten (hier würde sich ein medikamentöser Behandlungsversuch lohnen).
Elektronenmikroskopische Untersuchungen sind für wissenschaftliche Fragestellungen von Bedeutung, haben sich bislang aber für eine exakte Indikationsstellung zur Mikroinsemination (ICSI, s. dort) nicht durchgesetzt. Naturgemäß ist bei elektronenmikroskopischen Untersuchungen die erfasste Quote morphologischer Veränderungen noch einmal deutlich höher als bei den „strikten Kriterien".

Eosintest
Normalwert: ≥ 50% vitale Zellen.
Technik: 0,5%iges Eosin in physiologischer Kochsalzlösung wird im Verhältnis 1 : 1 gemischt (z. B. 1 Tropfen + 1 Tropfen).
Auswertung: Tote Spermien erscheinen eosinpositiv, vitale eosinnegativ. Der Test eignet sich insbesondere, um immotile, aber vitale Spermien („schlafende Spermien") zu erkennen. Wichtig z. B. bei Indikationsstellung zu ICSI, und hier wiederum bei TESE oder MESA.

4.3 Biochemische Parameter

Fruktose
Normalwert: 1,2–5,0 mg/ml.
Physiologie. Fruktose ist ein Marker für die Bläschendrüsenfunktion (wird dort sezerniert). Sie wird nach dem Alles-oder-Nichts-Gesetz synthetisiert, wobei ein Basistestosteronspiegel vorhanden sein muss. Eine Zuordnung zum Androgenspiegel ist demnach nicht möglich.
Klinische Praxis. Erfasst wird die Fruktosekonzentration nach Ablauf der Verflüssigung („Initialfruktose").

! Die Fruktosekonzentration gilt als wichtiger biochemischer Parameter.

Die Fruktolyse (Fruktoseverbrauch in 4–5 Stunden) ist nur noch für wissenschaftliche Fragestellungen relevant.
Differenzialdiagnostische Bedeutung:
- androgenabhängige Bläschendrüseninsuffizienz:
  - primärer Hypogonadismus (z. B. Hodenhochstand, Hodenatrophie, Morbus Klinefelter),
  - sekundärer Hypogonadismus (z. B. Diabetes mellitus, chronische Lebererkrankungen);
- androgenrefraktäre Bläschendrüseninsuffizienz (z. B. Entzündungen, Verschluss, Aplasie);
- Medikamente (z. B. Antiandrogene, Zytostatika);
- zu lange Karenzzeit.

Akrosin
Physiologie. Akrosin ist im Kopf der Spermien lokalisiert und ist das entscheidende Enzym für die Penetration der Zona pellucida. Akrosin liegt als Proenzym vor und wird durch Autoaktivierung aktiviert.
Bedeutung. Völliges Fehlen kommt bei der Globozoospermie (Rundkopfspermien) vor. Daneben gibt es aber auch pathologische Erscheinungen durch andere Malformationen der Spermien sowie eine zu geringe Aktivität oder einen zu schnellen Ablauf der Reaktion bei Normalformen. Letztlich ist alles mit Fertilisationsstörungen kombiniert.

Weitere Parameter
Die **saure Phosphatase** ist ein Marker für die Prostatafunktion. Erniedrigung bei Androgenmangel, Prostatitiden und Prostataatrophie; Erhöhung bei Prostatakarzinomen. Bei letzteren hat sie aber auch an Bedeutung verloren, da heutzutage das PSA (prostataspezifische Antigen) als Marker der Wahl gilt.
Auch bezüglich der Fertilitätsdiagnostik sind keine wesentlichen Zusatzinformationen zu gewinnen, weswegen die Bestimmung der Phosphatase auch in dieser Hinsicht von untergeordneter Bedeutung ist.
Carnitin wird als Marker für die Nebenhodenfunktion diskutiert. Karnitin scheint dort als Kofaktor der Fettsäureoxidation für die Spermatozoenreifung von Bedeutung zu sein und ist offensichtlich androgenabhängig.

α-Glukosidase ist ein Nebenhodenmarker. Seine Bestimmung zusammen mit FSH gibt bei Azoospermie Hinweise auf ein Verschlussgeschehen.

Leukozytenelastase: empfindlicher Entzündungsparameter; erlaubt Abgrenzung chronisch-entzündlicher Prozesse von vegetativ bedingten Erkrankungen (z. B. bei Hämospermie).

Komplement C3 ist ebenfalls ein empfindlicher Entzündungsparameter; ebenso wie die Proteine Coeruloplasmin, α-2-Makroglobulin usw. normalerweise nicht im Seminalplasma vorkommend (Blut-Sperma-Schranke), jedoch bei chronisch-entzündlichen Prozessen (durchlässigere Schranke) vorhanden.

Viele weitere Bestimmungen (z. B. Hyaluronidase, Seminin, Spermin) sind nur bei speziellen, d. h. wissenschaftlichen Fragestellungen sinnvoll.

Abbildung 4-2 zeigt, wie die Untersuchungsparameter des Seminalplasmas in die differentialdiagnostische Abklärung einbezogen werden.

4.4 Klinische Wertigkeit

Spermiogrammbefunde unterliegen starken Schwankungen und erlauben nur im begrenzten Rahmen die individuelle Aussage, dass ein Mann fertil, subfertil oder infertil ist.

Zwar geht die Wahrscheinlichkeit, ein Kind zu zeugen, gegen null, wenn gewisse Grenzen unterschritten werden (z. B. 1 Mio. Spermien/ml, 0% WHO A, 5% WHO B). Darüber ist es jedoch oft schwierig, die tatsächliche Einschränkung der individuellen Fertilität zahlenmäßig zu erfassen. Sie verläuft sicher nicht parallel zu der Verschlechterung der Spermiogrammparameter. Zudem bedeutet die Einschränkung eines Spermiogramms in den meisten Fällen eine Verschlechterung der Wahrscheinlichkeit, ein Kind zu zeugen – eine Verschlechterung, die aber in oft nicht zu erfassendem Maß durch den Zeitfaktor ausgeglichen werden kann.

Beispiel. Ehemann: 10 Mio. Spermien/ml, 5% WHO A und 10% WHO B. Deshalb deutliche Abnahme der Fertilisationsrate der Eizellen (bei IVF), wo anstelle von 70% nur ca. 10% erreicht werden (d. h. von 10 Eizellen wird statistisch gesehen nur eine befruchtet). Berücksichtigt man weiterhin, dass mit Abnahme der Fertilisationsrate auch die Implantationsrate der befruchteten Eizellen leicht ab- sowie die Abortrate zunimmt, lässt sich leicht errechnen, dass die Fertilität des betroffenen Paares zwar deutlich eingeschränkt ist, es aber über einen Zeitraum von 10 Jahren durchaus zu einer Schwangerschaft kommen kann.

Der Zeitpunkt ist individuell natürlich nicht vorhersehbar: Der Eintritt einer Schwangerschaft kann überdurchschnittlich lange dauern, aber auch unterdurchschnittlich kurz. Dies wäre beim Wunsch nach einem zweiten Kind nicht anders, so dass sich im Einzelfall Abstände zwischen den beiden Kindern bis zu Jahrzehnten ergeben können. Insofern wäre in dieser Situation die Sterilitätstherapie sicher nicht absolut indiziert; sie hat aber dann ihre Berechtigung, wenn es darum geht, die individuelle Wahrscheinlichkeit auf eine Schwangerschaft zu erhöhen und den Zeitfaktor zu reduzieren.

Führt man das obige Beispiel weiter und unterstellt, dass die Fertilisationsrate bei 40% liegt (und diese Variationen sind bei ein und demselben Spermiogrammbefund von verschiedenen Männern möglich), dann verändern sich die gesamte Situation und natürlich auch die Beratung des Paares.

Das Beispiel zeigt, wie zentral die Frage der Befruchtungsfähigkeit ist. Trotz aller oben dargestellter Testverfahren kommt der IVF neben ihrem therapeutischen Wert eine wesentliche diagnostische Bedeutung zu (s. u.), da sie am besten Aussagen zur tatsächlichen Gameteninteraktion zulässt. Hierdurch ist auch erkannt worden, dass es Sterilitäten gibt, in denen ein (vermeintlich) normales Spermiogramm vorliegt, es jedoch wiederholt zu keinen Fertilisationen in vitro kommt (PS: wobei die Eizellen in Ordnung sind; nachgewiesen in Publikationen, bei denen mit Spendersperma Paralleluntersuchungen stattfanden, was aber in Deutschland oder der Schweiz bei IVF nicht gestattet ist).

Neben Fragen der Fertilitätsbeurteilung kommt dem Spermiogramm in der Andrologie auch eine Bedeutung in der Diagnostik von Erkrankungen des Urogenitalsystems zu. Siehe hierzu Lehrbücher der Andrologie/Urologie.

5 Funktionelle Untersuchungen

Da das Spermiogramm lediglich eine Momentaufnahme darstellt und nur in beschränktem Umfang Aussagen zur individuellen Prognose liefert, d. h. zur Befruchtungskapazität der Gameten, besteht ein großes Interesse an der Etablierung von Untersuchungsverfahren, die hierzu prädiktive Aussagen ermöglichen und somit eine IVF aus diagnostischen Gründen überflüssig machen.

5.1 Mukuspenetration

Prinzip

Untersuchung der Penetrationsfähigkeit der Spermien in den Zervikalmukus. Dabei muss bei den In-vivo-Tests der periovulatorische Zeitraum (Verifizierung z. B. durch LH-Gipfel) gewählt werden, da nur dann die optimalen Voraussetzungen von Seiten der Mukusbeschaffenheit bestehen. Insofern kann der Test auch dazu verwendet werden, bei normalem Spermiogramm eine Dysmukorrhö – also einen zervikalen Sterilitätsfaktor – zu diagnostizieren. Folgende Tests (Beschreibung s. „Weibliche Fertilitätsstörungen – Diagnostik", Abschnitt 2.1 bis 2.3) stehen zur Verfügung:

- Postkoitaltest nach Sims-Huhner,
- Kurzrok-Miller-Test,
- In-vitro-Penetrationstest (nach Kremer).

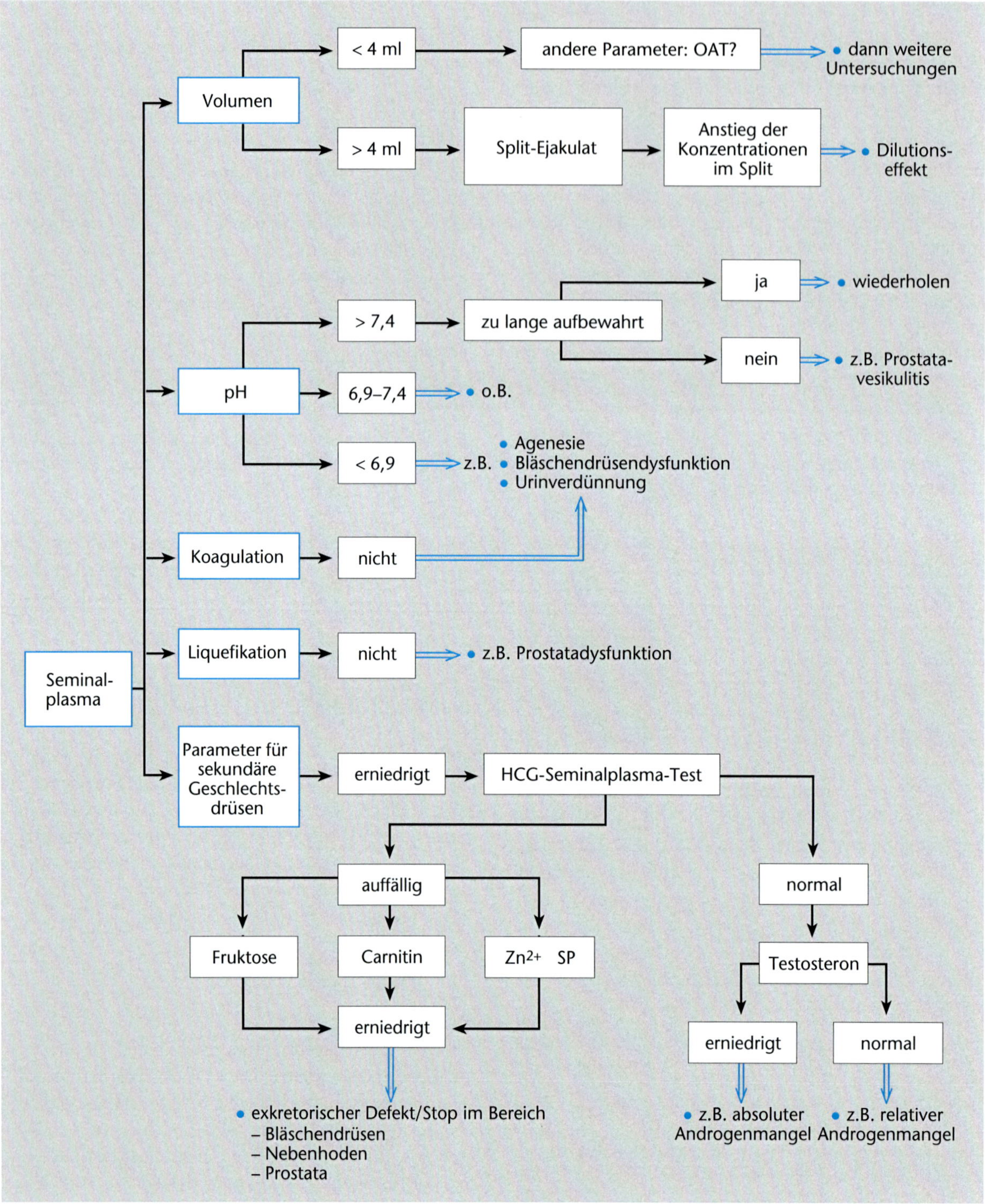

Abb. 4-2 Flussdiagramm für das diagnostische Vorgehen anhand von Parametern des Seminalplasmas (modifiziert nach Schill et al., 1994).

5.2 Befruchtungsfähigkeit

Überlebensfähigkeit

Prinzip. Messung der Motilität und der Vitalität 30 Minuten und 4 Stunden nach Ejakulation, wobei der Motilitätsabfall nicht mehr als 15% betragen darf.

Bedeutung. Von gewisser Wichtigkeit ist auch die Überlebenszeit nach 24 und 48 Stunden – v.a. bei eingeschränkten Spermiogrammen. Sollten nach 24 Stunden keine motilen Spermien mehr vorhanden sein, so ist z.B. im Rahmen einer In-vitro-Fertilisation mit einer eingeschränkten Fertilisationsrate bzw. einem Ausbleiben der Fertilisation zu rechnen.

Schwelltest

Prinzip. Inkubation der Spermien in einem hypoosmolaren Milieu. Das Maß der Auftreibung im Schwanzbereich der Spermien steht für die funktionelle Integrität der Plasmamembran.

Bedeutung. Der Test ist einfach durchzuführen; insofern hat er einen Stellenwert insbesondere für die Routinediagnostik, auch wenn sein prädiktiver Wert deutlich begrenzt ist. Wir selbst sehen eine Bedeutung bei der ICSI mit testikulären Spermatozoen (s.u.).

HOP-Test (Hamster-Oozyten-Penetrations-Test)

Prinzip. Eindringverhalten kapazitierter Spermien in Hamsteroozyten, die zuvor von ihrer Zona pellucida befreit wurden.

Bedeutung. Der HOP-Test ist ein artifizieller Test im heterologen System (Mensch – Hamster). Hierdurch sind seine Ergebnisse nur begrenzt auf die menschliche Gameteninteraktion übertragbar. Insofern ist der Test mittlerweile von untergeordneter Bedeutung.

Variation. Induktion und Synchronisation der Akrosomreaktion. Hierdurch soll sich die Vorhersagbarkeit im Hinblick auf die Fertilisationsfähigkeit und die Prognosestellung z.B. bei einem negativen IVF-Versuch, für weitere Versuche deutlich verbessern. (Es liegen aber z. Zt. nur limitierte Erfahrungen vor.)

Hemizona-Assay

Prinzip. Bindung der Spermien an Zona-pellucida-Fragmente.

Die **Bedeutung** ist derzeit noch nicht abzuschätzen. Problematisch aus ethischer Sicht ist zudem die Herkunft humaner Zona pellucida (nur zu verwenden, wenn noch kein Spermienkontakt erfolgte, also von de novo gewonnenen humanen Oozyten!).

Akrosomreaktion

Prinzip. Bestimmung mittels monoklonaler (seltener polyklonaler) Antikörper, wobei durch eine Dreifarbenfärbung zwischen toten und vitalen Spermien sowie Spermien mit intaktem Akrosom und abgelaufener Reaktion zu unterscheiden ist.

Bedeutung. Pathologisch ablaufende Akrosomreaktionen führen dazu, dass diese in vitro nicht auszulösen sind; hierdurch kann in einem relativ hohen Maß auf das spätere Fertilisationsverhalten der Spermien geschlossen werden.

6 Mikrobiologische Untersuchungen

Die mikrobiologische Untersuchung ist bei Verdacht auf Samenwegsinfektion erforderlich – auch dann, wenn diese asymptomatisch sein sollte. Folgende Befunde begründen einen solchen Verdacht:

- Hämospermie,
- Leukospermie,
- Bakteriospermie,
- Agglomerationen,
- Viskosipathie,
- pH erhöht (> 8,0),
- Fruktose erniedrigt.

> **!** Grundsätzlich ist die hier erforderliche Diagnostik und Therapie Aufgabe des Urologen oder Dermatologen. Dies sollte auch dann so gehalten werden, wenn sich ein entsprechender Verdacht im Rahmen einer Fertilitätsabklärung durch den Gynäkologen ergibt.

Untersuchungsgang

Zunächst werden die Anamnese erhoben und eine körperliche Untersuchung durchgeführt. Danach erfolgt die Reinigung der Glans penis mit einem Desinfektionsmittel, des Weiteren ein Harnröhrenabstrich, eine Urinuntersuchung (mikroskopisch, kulturell) und die Prostatamassage mit Exprimat- und Exprimaturinuntersuchung (mikroskopisch, kulturell, pH-Wert).

Das Ejakulat selbst wird in einem sterilen Gefäß aufgefangen, evtl. Verdünnung 1 : 2 (Seminalplasma bakteriostatisch), und die Nährböden bzw. Spezialnährböden (z.B. GO) werden beimpft.

Der Nachweis verschiedener Keime (z.B. Mykoplasmen, Chlamydien) ist mittlerweile durch spezielle Testsets möglich, die auf der Basis monoklonaler Antikörper arbeiten (z.B. ELISA). Der Nachweis von Trichomonaden hingegen erfolgt durch eine mikroskopische Untersuchung des Nativsekrets.

Bedeutung

Die Keimzahl ist pathologisch bei pathogenen Keimen (z.B. E. coli) > 100 000/ml oder apathogenen Keimen (z.B. St. epidermidis) > 1 000 000/ml. Chlamydien bedürfen der Behandlung, da sie auf die Frau übertragen werden können und hier via PID eine tubare Sterilität verursachen können. Eine zusätzliche Kompromittie-

rung der männlichen Fertilität ist wahrscheinlich. Dasselbe gilt für Mykoplasmen (z. B. Ureaplasma urealyticum).
Unklarer ist die Situation bei Anaerobiern. Eine Fertilitätsminderung ist wahrscheinlich. Unsicher ist der Therapienutzen bei asymptomatischen Paaren.
Eine akute oder chronische Urethroadnexitis mit anderen Keimen ist selbstverständlich eine Indikation zur intensiven Behandlung und Ausbehandlung, da andernfalls Residualzustände drohen, die die Fertilität massiv einschränken können (z. B. Schädigung des Keimepithels, narbige Verschlüsse).

7 Immunologische Untersuchungen

Pathophysiologie
Üblicherweise besteht eine Blut-Sperma-Barriere. Infolge von Entzündungen, Verschlüssen oder Traumata kann es zu einem Kontakt mit immunkompetenten Zellen und dadurch zur Bildung von Spermatozoenantikörpern kommen. Diese können zu Agglutinationen oder zur Immobilisation der Spermien führen. Bekannt sind Autoantikörper beim Mann und Isoantikörper bei der Frau.

Verfahren/Bedeutung
Die Verdachtsdiagnose ergibt sich durch die Beobachtung von Agglutinationen im Spermiogramm und das ortsständige „Schütteln" der Spermien („Shaking-Phänomen") in den Mukuspenetrationstests.
Der direkte Nachweis erfolgt mittels monoklonaler Antikörper (verschiedene Tests im Handel), wobei dem Nachweis von Antikörpern der IgA-Klasse wohl die größte Bedeutung zukommt. Entscheidend ist der Nachweis hoher Titer im Seminalplasma sowie im Mukus, die Serumbestimmung hat nur wenig Aussagekraft. Mittlerweile kennt man mehr als 15 verschiedene Antigene, die auf der Oberfläche der Spermatozoen exprimiert werden. Ein Großteil ist aber immunologisch offensichtlich innert, die Bedeutung dieser Antigene ist weitgehend unklar.

8 Hormonelle Diagnostik

Die hormonelle Steuerung der testikulären Hormonproduktion sowie der Spermiogenese unterliegt der hypophysären Steuerung durch LH und FSH, die zentralen Regulationsabläufe (GnRH) sind dieselben wie bei der Frau. Ebenfalls wie bei der Frau werden beim Mann Östrogene und Androgene synthetisiert, lediglich die physiologische Bedeutung ist hin zum Testosteron verschoben.

Schematisch gilt folgendes:

- Zielorgan für LH: Leydigzellen – Androgensynthese (v. a. Testosteron);
  bei der Frau: Thekazellen – Androgensynthese;
- Zielorgan für FSH: Sertolizellen und Hodentubuli – Spermiogenese (Östradiolsynthese), Regulation zusammen mit Testosteron, zentrale Rückkopplung via Inhibin;
  bei der Frau: Granulosazellen – Östradiolsynthese, reifender Follikel (zusammen mit Östradiol; zentrale Rückkopplung via Inhibin).

8.1 Basisdiagnostik

Folgende Werte sind von Bedeutung: FSH, LH, Testosteron, Prolaktin, Östradiol sowie SHBG.
Technik. Wegen der zirkadianen Rhythmik Blutabnahme morgens zwischen 8 und 11 Uhr, wegen kurzfristiger Schwankungen (v. a. von Testosteron, da pulsatil geregelt) langsame Entnahme oder 2–3 Proben im Abstand von 5–10 Minuten.
LH und Testosteron sind Marker für Störungen des Leydigzellapparates.
FSH ist Marker für Störungen des Tubuluskompartiments und der Sertolizellen.
Prolaktin (Hyperprolaktinämie) hat bei Impotentia coeundi Bedeutung.

8.2 Funktionstests

HCG-Test (testikuläre Ebene). Stimulation der Testosteronsynthese durch HCG, das dem LH analog wirkt. Vor und nach i. m. Applikation von 5000 I.E. HCG an 3 Tagen Testosteronbestimmung also am Tag 0 und am Tag 4. Ein fehlender Anstieg spricht für latente oder manifeste Leydigzellinsuffizienz.
GnRH-Test (hypophysäre Ebene). Erfasst wird die funktionelle Reservekapazität des Hypophysenvorderlappens. Eine erhöhte Ausschüttung von LH und FSH spricht für eine beginnende Gonadeninsuffizienz, mangelnde Stimulierbarkeit für einen hypophysären Schaden.
Antiöstrogentest (hypothalamische Ebene). Stimulation der hypothalamischen GnRH-Freisetzung durch Blockade der Rückkopplung (d. h. der zentralen Steroidrezeptoren) mit Anstieg von LH und FSH. Ein fehlender Anstieg spricht für eine hypothalamische Dysfunktion, sofern ein hypophysärer Schaden ausgeschlossen ist.
Clomifentest. Unter Clomifenstimulation kann es nur bei intakter hypophysärer Funktion zu einem Anstieg der Gonadotropine und zu einer gonadalen Stimulation kommen. Geeignet ist der Test daher zur Differentialdiagnostik zwischen hypophysärer und hypothalamischer Insuffizienz (s. Kap. 3).

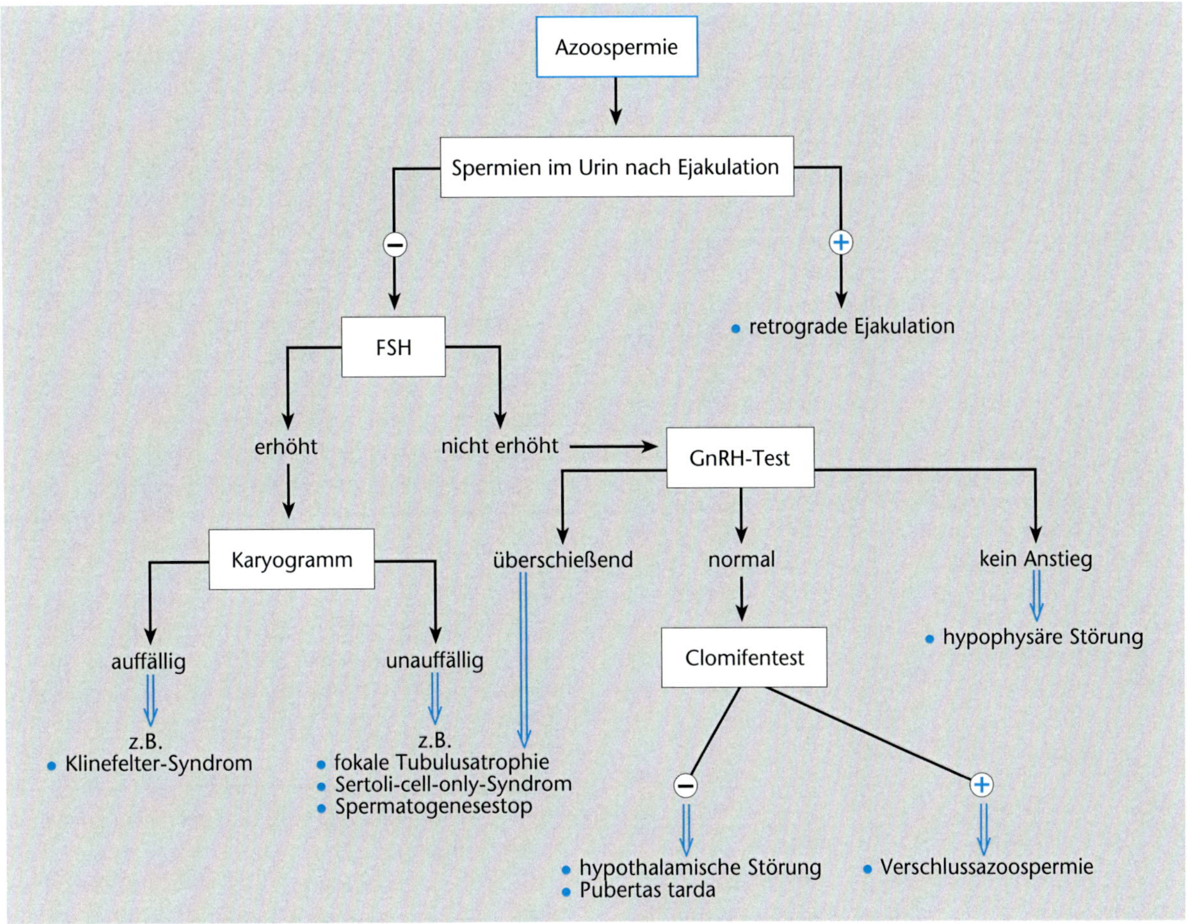

Abb. 4-3 Flussdiagramm für die Abklärung der Azoospermie (modifiziert nach Schill et al., 1994).

8.3 Klinische Wertigkeit

Die Basisdiagnostik sowie ggf. die weiterführenden Tests erlauben es, endokrinologische Störungen der männlichen Fertilität zu erfassen.

Hypergonadotroper (primärer) Hypogonadismus. Die Basissekretion von FSH und LH ist erhöht, im GnRH-Test kommt es zu einer Erhöhung der hypophysären Reservekapazität.

Hypogonadotroper (sekundärer) Hypogonadismus. Sekretion von FSH und LH erniedrigt oder grenzwertig normal. Testosteronsekretion erniedrigt. Bei begleitender Impotentia coeundi kann Prolaktin erhöht sein.

Hieraus ergibt sich entweder die Notwendigkeit zur weiteren Abklärung (z.B. Hodenbiopsie) oder der Ansatz für eine spezifische Therapie. Wenn keine endokrinologischen Störungen auszumachen sind, so spricht man von **eugonadotropen Störungen** der Fertilität, die eine weitere Diagnostik erforderlich machen (z.B. Verschlussazoospermie, retrograde Ejakulation).

Es ist darauf hinzuweisen, dass der Großteil der männlichen Fertilitätsstörungen keine endokrinologische Ursache hat.

Abbildung 4-3 gibt in einem Flussdiagramm wieder, wie die Tests in der Abklärung der Azoospermie eingesetzt werden.

9 Umweltdiagnostik

Im Gegensatz zur Eizelle werden Spermien aus einem Stammzellpool stets aufs Neue gebildet, wobei das testikuläre Blastem eines der teilungsaktivsten Gewebe des Körpers ist. Da die Teilungsphase einer Zelle der sensibelste Abschnitt im Zellzyklus ist, sind exogene Noxen für teilungsaktive Blasteme besonders problematisch.

Für viele exogene Noxen wie z.B. Genussgifte oder Strahlen steht der negative Einfluss auf die Fertilität außer Frage; bei den eigentlichen Umweltgiften (z.B. Schwermetalle, Pestizide) fehlen bislang zweifellos die „harten" Daten. Dies hat im Wesentlichen damit zu tun, dass bei den üblichen Schadstoffbelastungen in unserer Umwelt akute Vergiftungen eher die Ausnahme sind und es meist um die Auswirkungen von langjährigen,

chronischen Belastungen geht – und hier ist der Nachweis von Zusammenhängen schwierig. Es spricht aber zunehmend mehr dafür, dass Umweltbelastungen eine große medizinische Bedeutung haben.
Da viele der in Frage kommenden Substanzen die Meiose bzw. die Mitose negativ beeinflussen, ist zu erwarten, dass hiervon in erster Linie die männliche Fertilität betroffen ist; für die weibliche ist dies erst in zweiter Linie zu erwarten, da die Eizellen ja seit der Fetalperiode angelegt sind. Angriffspunkte wären hier eher die Granulosazellen (mit der Folge mangelhaften Follikelwachstums, z. B. PFO) und die Vollendung der Reifeteilungen postovulatorisch bzw. mit der Fertilisation.
Neben der Wirkung auf die Zellteilung (Meiose, Mitose) gibt es auch den direkten Angriff der Noxen auf Zellen: Gemeint sind hier ausgewiesene Zellgifte und solche Substanzen, die z. B. östrogene oder antiöstrogene Eigenschaften besitzen. Für sie ist dann eine ähnlich starke Wirkung auf die männliche und weibliche Fertilität zu erwarten (s. Kap. 1: Xenoöstrogene).
Nicht vergessen werden darf, dass die Effekte vieler Umweltnoxen sehr komplex sind und u. a. auch Sexualverhalten, Libido, zentrale Steuerung, Potenz und letztlich Stimmungen zu beeinflussen vermögen.

!

Derzeit ist die Bedeutung von Umweltnoxen für die Fertilität noch nicht sicher abzuschätzen. Unserer heutigen Erfahrung nach ist die Bedeutung für die männliche Subfertilität größer als z. B. für ovarielle Funktionsstörungen. Anzuraten ist eine sorgfältige Umweltanamnese und dann ggf. eine gezielte Diagnostik.

Substanzgruppen, die bei männlichen Fertilitätsstörungen in Frage kommen:

- Strahlen (v. a. radioaktive);
- Genussgifte (Alkohol, Kaffee, Rauchen);
- Drogen, Medikamente;
- Schwermetalle (z. B. Pb, Hg, Cd);
- Pestizide, Insektizide (z. B. HCH, DDT);
- Phthalate (bei der Plastikherstellung verwendet);
- Lösungsmittel (z. B. Toluol, Xylol);
- andere Chemikalien (z. B. PCB, Dioxin, Benzol).

Nach EU-Verordnung wird für neue Chemikalien die Klassifizierung „toxisch für das Reproduktionssystem" vorgeschrieben. Die hauptsächliche Unterteilung erfolgt in:

- Fertilitätstoxikologie,
- Entwicklungstoxikologie (pränatale Toxizität mit prä- und/oder postnataler Manifestation; s. Kap. 9).

Bezüglich der ca. 100 000 Chemikalien, die derzeit benutzt werden, lässt sich meist nicht feststellen, welche reproduktionstoxisch sind und welche nicht.

Im Folgenden werden Pathophysiologie und Vorkommen einzelner, ausgewählter Noxen und deren Auswirkungen auf die Fertilität genauer beschrieben.

Rauchen

Pathophysiologie. Es sind über 2 000 gefährliche Inhaltsstoffe bekannt, darunter Hunderte von mutagenen Substanzen, u. a. Formaldehyd, Kadmium, Nitrosamine, Polonium 210 (Radioisotop!). Wichtig ist neben den direkt zelltoxischen Wirkungen die vasokonstriktorische Wirkung des Nikotins; zudem führt es zu einer Adrenalinfreisetzung.
Fertilität. Reduktion des Ejakulatvolumens, der Beweglichkeit, der Überlebensfähigkeit sowie der Akrosinaktivität. Hemmung der Testosteronsynthese sowie Anstieg der Östradiolkonzentrationen, vermutlich durch beschleunigte periphere Konversion des Testosterons (Katecholamine).

Alkohol

Pathophysiologie. Alkohol fördert die periphere Durchblutung. Je nach Konsum (Männer maximal 70 g/d) kann es zu Leberzellschädigungen mit Östrogenanstieg (durch verzögerten Abbau) und Hodenatrophie mit Testosteronabfall kommen.
Fertilität. Zunahme des Ejakulatvolumens, jedoch Abnahme der Motilität und Dichte mit ansteigenden Rundzellkonzentrationen.
So sehr Alkoholmissbrauch aus anderen Gründen abzulehnen ist, ausgesprochen negative Auswirkungen auf die Fertilität sind erst dann zu erwarten, wenn es bereits zu einer Schädigung anderer Organe gekommen ist (z. B. Leberzirrhose).

Koffein

Pathophysiologie. Koffein führt zu einer Engstellung der peripheren Arterien und damit zu einer Verschlechterung der Hodendurchblutung. Hierfür sind allerdings sehr hohe Konzentrationen von Koffein erforderlich. Umgekehrt fördert Koffein offensichtlich die Beweglichkeit der Spermatozoen.
Fertilität. Kaffeekonsum von mehr als vier Tassen am Tag führt bei Nichtrauchern zu einer Verbesserung der Beweglichkeit der Spermatozoen; durch Rauchen wird dieser Effekt jedoch zunichte gemacht und es kommt trotz Kaffeekonsum insgesamt zu einer Motilitätsverschlechterung der Spermatozoen.

Blei (Pb)

Vorkommen. Industriell, z. B. in Farben und bei der Galvanotechnik; in Abgasen, Keramikgeschirr und Bleiglas. Die Aufnahme erfolgt v. a. über den Magen-Darm-Trakt und inhalativ.
Fertilität/Endokrinium. Infertile Männer weisen im Vergleich zu fertilen höhere Bleikonzentrationen im Ejakulat auf (Mittelwert: 3,6 µg/ml versus 1,7 µg/ml),

eindeutige Zusammenhänge sind bislang nicht belegt. Bekannt ist, dass Blei die Affinität des Gonadotropinrezeptors sowie die peripheren Gonadotropinkonzentrationen vermindert und die pubertäre Konversionsrate der 5α-Steroide erhöht.

Eigene Erfahrungen. Wir selbst stellen bei eingeschränkter männlicher Fertilität im Seminalplasma nicht selten deutlich höhere Bleiwerte fest als im Serum, v.a. bei Risikogruppen wie Straßenarbeitern oder Berufskraftfahrern. In diesen Fällen kommt es nach einer Ausschwemmung mit Chelatbildnern (DMPS) oft zu einer Besserung der Spermiogramme (wegen der Spermiogenesedauer meist mit einer Latenzzeit von 2–3 Monaten).

Quecksilber (Hg)

Vorkommen. Elementar bei der Thermometer- und Leuchtstoffröhrenherstellung; in Zahnfüllungen; anorganisch in Antiseptika; organisch in Fungiziden, Holzschutz- und Unkrautvernichtungsmitteln.

Auswirkungen. Abnahme der Spermienmotilität und Zunahme pathologischer Formen. Dosisabhängig scheint eine Kompromittierung der Fertilität wahrscheinlich, ebenso ein Anstieg der Abortrate bei den Ehefrauen der betroffenen Männer. Bekannt ist die Beeinträchtigung des Immunsystems.

Eigene Erfahrungen. Bei etwa 5% der Amalgamträger mit Subfertilität haben wir im Seminalplasma höhere Hg-Konzentrationen gefunden als im Serum. Entfernung der Füllungen und Ausschwemmung haben nahezu regelhaft zu einer teilweise deutlichen Verbesserung der Spermiogrammparameter geführt.

Hexachlorcyclohexan (HCH)

Vorkommen. Bekanntestes der 8 Isomere ist Lindan, eingesetzt als Pestizid und Holzschutzmittel. Bei der Herstellung entstehen oft Verunreinigungen mit anderen Isomeren, die z.T. wesentlich toxischer sind.

Auswirkungen. Ausgeprägter antiöstrogener Effekt, vermutlich durch Blockade des Östrogenrezeptors und Inhibition der endogenen Östrogenwirkung; daneben leicht östrogene Eigenwirkung (vgl. Tamoxifen). Ein direkter Effekt auf die Spermaparameter konnte bislang nicht nachgewiesen werden.

Eigene Erfahrungen. Der Nachweis erhöhter Belastungen ist uns selbst bei subfertilen Patienten, die in der Holzindustrie exponiert waren, bislang nie gelungen. Möglicherweise hat dies mit der Lipophilie von HCH zu tun.

Dichlordiphenyltrichlorethan (DDT)

Vorkommen. Insektizid, das in der BRD seit 1972 verboten ist.

Auswirkungen. Unterschiedlich starke östrogene Wirkungen der verschiedenen Formen (DDD, DDE und DDT) mit z.T. ausgeprägter Stimulation östrogenabhängiger Gewebe (auch beim Mann), bis hin zur Abnahme der GnRH-Pulsatilität. Beschrieben ist aber auch die Blockade des Östrogenrezeptors ohne Eigenaktivität.

Eigene Erfahrungen: wie bei HCH.

Polychlorierte Biphenyle (PCB)

Vorkommen. Als Gemisch von Einzelverbindungen (Kongenere) in Weichmachern, Kühlflüssigkeiten, Imprägnier- und Schmiermitteln. Anwendung seit 1983 in der BRD verboten, via Nahrungskette allerdings weiterhin von Bedeutung.

Fertilität/Endokrinium. Schon bei niedrigsten Konzentrationen kommt es zu einer Abnahme der Spermienmotilität und -überlebenszeit. Konzentrationen sind im Sperma infertiler Männer höher als bei fertilen. Außerdem besteht eine bekannte hohe Affinität zu den HDL-/LDL-Fraktionen mit Anreicherung in Luteal- sowie NNR-Zellen und Hemmung der Estradiol- bzw. Kortikoidsynthese.

Eigene Erfahrungen: wie bei HCH.

Lösungsmittel

Substanzen. Kritisch sind die chlorierten aliphatischen Kohlenwasserstoffe, wozu u.a. Formalin, Toluol, Xylol zählen.

Fertilität. Gesichert ist eine signifikante Verschlechterung der Spermiogrammparameter bis hin zur Oligo- oder Azoospermie, daneben auch eine Abnahme der Motilität und Zunahme der morphologischen Auffälligkeiten.

Eigene Erfahrungen: bislang keine.

Östrogene

Bislang nicht exakt abzuschätzen ist die Bedeutung von **Östrogenen,** die aufgrund der Hormoneinnahme beim Menschen (und z.T. auch bei Tieren) in die Abwässer gelangen und auf diesem Weg z.T. rezirkulieren. Es ist relativ gut belegt, dass die Abwässer, insbesondere von großen Städten, erhöhte Östrogenspiegel aufweisen und dass eine Hyperöstrogenämie beim Mann mittel- und langfristig zu negativen Wirkungen auf die Spermiogenese führt. Allerdings ist bislang noch völlig unklar, ob die östrogenen Substanzen im Wasser sowie die östrogene Wirkung von verschiedenen Umweltschadstoffen tatsächlich zu einer Hyperöstrogenämie beim Mann und damit zu negativen Folgen für seine Fertilität führen.

> **!** Obwohl die Umweltmedizin noch in den „Kinderschuhen" steckt, sollte man stets an die Möglichkeit denken, dass insbesondere bei exponierten Berufsgruppen fertilitätsmindernde Effekte, die durch bestimmte Schadstoffe vermittelt werden, bestehen könnten.

Für die Erhebung einer Umweltanamnese bietet sich die Verwendung von Patientenfragebögen bzw. vorgedruckten ärztlichen Erhebungsbögen an. Solche sind mittlerweile von vielen Umweltreferaten zu erhalten, u.a. vom Referat für Gesundheit und Umwelt der Stadt München.

10 Hodenbiopsie

Invasive diagnostische und neuerdings auch therapeutische Methode (zur Gewinnung testikulärer Spermien für IVF/ICSI – eine Möglichkeit, an die derzeit noch zu wenig gedacht wird).

> !
>
> Es ist zu fordern, dass zukünftig bei allen Hodenbiopsien, die aus Gründen einer Fertilitätsabklärung durchgeführt werden, ein Teil des Biopsates für spätere Sterilitätsbehandlungen kryokonserviert wird.

Bezüglich der verschiedenen Konzepte siehe Abschnitt „TESE".

Indikationen
Im Rahmen der Fertilitätsabklärung bei:
- Verdacht auf Verschlussazoospermie,
- hochgradiger Oligospermie mit unauffälligen FSH-Werten.

Daneben ergeben sich weitere Indikationen bei der Abklärung urologischer Krankheitsbilder (s. hierzu urologische Lehrbücher).

Wichtige Krankheitsbilder
Im Nachfolgenden sind einige wichtige Diagnosen genannt, deren Kenntnis für die Fertilitätsdiagnostik von Bedeutung ist. Bezüglich der weitergehenden Diagnostik (sowie Kontraindikationen der Hodenbiopsie, Technik und Aufarbeitung des Materials) s. urologische und pathologische Lehrbücher.
Beim **Sertoli-cell-only-Syndrom** existieren nur Sertolizellen bei Fehlen des Keimepithels. Im Spermiogramm: Azoospermie.
Das **Depopulationssyndrom** ist eine erworbene, irreversible Störung mit Verlust des gesamten Keimepithels. Im Spermiogramm: Azoospermie.
Die **Tubulussklerose, -fibrose, -hyalinose** ist mit einem Verlust des Keimepithels und meist einer Leydigzellhyperplasie kombiniert; typisch bei Klinefelter-Syndrom. Im Spermiogramm: Azoospermie oder schweres Oligo-Astheno-Teratozoospermie-(OAT-) Syndrom (bzw. Kryptozoospermie).
Die **interstitielle Fibrose** besteht bei Zustand nach Orchitis z.B. bei Mumps, Tuberkulose, Syphilis, Mononukleose. Im Spermiogramm: meist schweres OAT-Syndrom.
Die **Spermatogenesehemmung** ist eine quantitative Verminderung aller Spermatogenesestufen. Im Spermiogramm: Oligozoospermie.
Der **Spermatogenesestopp** ist auf allen Stufen der Differenzierung möglich. Im Spermiogramm: Azoospermie oder schwere Oligozoospermie.
Daneben ist auch die Diagnostik eines Normalbefundes von Bedeutung. Im Fall einer Azoospermie beweist er z.B. die Diagnose eines Samenwegsverschlusses.

Männliche Fertilitätsstörungen – Therapie

1 Konservative Therapie

1.1 Nicht-entzündliche Hodenschädigungen

Diese Gruppe stellt die bei weitem größte dar, hierunter fallen u.a. auch genetisch und anlagebedingte Schädigungen. Letztlich sind aber die meisten „idiopathisch". Ein tatsächlich rationeller Therapieansatz existiert meist nicht, so dass empirische Therapieversuche im Vordergrund stehen.

> !
>
> Bei allen konservativen Therapieansätzen ist der Effekt individuell schwer vorhersehbar. Sinnvoll ist der Einsatz bis hin zu mittelschweren Formen der Subfertilität und (meist) in Kombination mit IUIs. Bei schwerer Subfertilität ist ICSI klar überlegen, eine konservative Therapie ist dort überflüssig.

> !
>
> Cave: In letzter Zeit haben sich die Hinweise verdichtet, dass zwar individuell eine Verbesserung der Spermiogrammparameter erreicht werden kann, nicht aber unbedingt eine Erhöhung der Schwangerschaftsrate!

Kallikrein
Physiologie. Das Kallikreinsystem besitzt einen positiven Effekt auf den Spermatozoenstoffwechsel und die Spermatogenese (via Verbesserung der Sertolizellfunktion) und stimuliert die kontraktilen Elemente des Rete testis sowie des Systems der Ductuli efferentes. Letztlich von Bedeutung ist die Verbesserung der Spermienmotilität.

Indikationen können sein: die Asthenozoospermie, daneben auch die Oligozoospermie – auch bei leicht erhöhten FSH-Spiegeln.
Kontraindikation. Chronische Adnexitis, da durch die Freisetzung der Kinine die Gefahr einer weiteren Ausbreitung und Exazerbation besteht.
Dosierung. Täglich 600 E. peroral für mindestens 3 Monate. Ein erstes Spermiogramm wird nach frühestens 6 Wochen durchgeführt; bei Therapieerfolg (d. h. Verbesserung der Spermiogrammparameter) ist eine Weiterführung sinnvoll.
Kritische Würdigung. Die Kallikreintherapie dürfte – v. a. bei der Asthenozoospermie – die am weitesten verbreitete konservative Therapieform sein. In der Regel ist es nicht sinnvoll, diese Therapie alleine durchzuführen, eine Kombination mit IUI (bei zumindest einer offenen Tube) ist nach spätestens 3 Monaten Therapiedauer zu empfehlen.

Androgene
Pharmakologie. Die Zufuhr darf bei üblichen Zubereitungen nicht oral erfolgen, da 90% in der Leber inaktiviert werden, ausgenommen Testosteronundecanoat, das in den Chylomikronen transportiert und somit nicht inaktiviert wird. Bewährt hat sich deshalb auch die parenterale Zufuhr, z. B. als Propionat, Önathat, Cypionat.
Indikationen liegen in erster Linie in der Substitution bei Leydigzellinsuffizienz (z. B. bei Klinefelter-Syndrom).
Dosierung. Testosteron (250 mg) in Depotform alle 2 bis 4 Wochen oder ca. 160 mg Undecanoat tgl.; möglich ist neuerdings auch die Gabe über ein transdermales Pflastersystem (Androderm® oder Testoderm®, tgl. ein Pflaster).
Nebenwirkungen. Anabolismus, Hämatokritsteigerungen mit der Gefahr thrombembolischer Komplikationen, Gefahr der Tubulusfibrose sowie – möglicherweise – eine erhöhte Inzidenz von Prostatakarzinomen.
Kritische Würdigung. Die sog. niedrig dosierte Androgentherapie (75 mg Mesterolon/d), die wohl die Spermatogenese nicht direkt beeinflusst, sondern allenfalls die Aktivität der akzessorischen Geschlechtsdrüsen, und die sog. hoch dosierte Therapie (2-mal 250 mg Testosterondepot), die auf ein Reboundphänomen nach Absetzen spekuliert, haben heutzutage keine Bedeutung mehr.
Bei einer Fertilitätsstörung ist umgekehrt vor einer Androgengabe, insbesondere einer hoch dosierten, dringend zu warnen, da eine Verschlechterung des Spermiogramms bis hin zur Azoospermie droht (Androgene = „Pille für den Mann").

Testosteronaromatasehemmer
Pharmakologie. Hemmung der Konversion (Aromatisierung) von Testosteron zu Östradiol bzw. Androstendion zu Östron. Dabei ist weniger die Akkumulation von Androgenen von Bedeutung als vielmehr die Verminderung der Östrogene. Sie sollen eine Inhibition der Spermatogenese bewirken (zumindest im Tierversuch nachgewiesen).
Indikation. Oligozoospermie.
Dosierung. 1 g Testolacton/d für mindestens 3, besser 6 Monate.
Nebenwirkungen sind nicht bekannt.

Antiöstrogene (Tamoxifen, Clomifen)
Pharmakologie. Clomifen besitzt in höherer Dosierung noch deutliche östrogene Restpotenzen, dementsprechend ist Tamoxifen der Vorzug zu geben (s. Kap. 1, „Physiologie und Pharmakologie des ovariellen Zyklus").
Indikationen. Idiopathische Oligozoospermie; daneben auch noch relativer hypogonadotroper Hypogonadismus.

Gonadotropine
Allgemeines. Im Gegensatz zur Therapie bei der Frau, bei der sich der Einsatz von FSH (HMG) bzw. LH (HCG) an den physiologischen Abläufen des Zyklus orientiert – die Gonadotropine also kurzfristig in einer bestimmten Abfolge zum Einsatz kommen –, werden sie beim Mann auch gerne kombiniert eingesetzt.

Indikationen und Therapie:

1. Hypogonadotroper Hypogonadismus (LH, FSH, Testosteron erniedrigt),
2. Oligo-Asthenozoospermie-Syndrom und Asthenozoospermie bei (relativem) Androgenmangel,
3. Oligozoospermie mit (relativem) FSH-Mangel oder gesicherter Spermatiden-/Spermatozyten-Reifungsstörung.

Die nachfolgend angegebenen **Behandlungsprotokolle** sind Orientierungshilfen, es existieren sehr viele individuelle Variationen. Wichtig ist jedoch bei allen, dass die Therapie lange genug, d. h. im Einzelfall über Jahre durchgeführt wird.
zu 1: HCG (5 000 I.E. 1-mal pro Woche) für ca. 8 Wochen zur Leydigzellreifung, dann Kombination mit 75 I.E. HMG (besser: FSH) 2–3-mal pro Woche. Die Monotherapie mit HCG ist der Kombinationstherapie unterlegen, kann evtl. bei guter Spermatogenese versucht werden.
zu 2: HCG (5 000 I.E. 1-mal pro Woche oder 2 500 I.E. 2-mal pro Woche).
zu 3: HCG (5 000 I.E. 1-mal pro Woche), kombiniert mit 75 I.E. HMG (FSH) 2–3-mal pro Woche für mindestens 6 Monate; bei einer Spermatogenesestörung (s. o.) kann evtl. auf HCG verzichtet werden.
Nebenwirkungen sind sehr selten, am ehesten noch anabole Effekte mit Zunahme von Libido und Potenz.

Kritische Würdigung. Wenn eine Gonadotropintherapie erfolgreich sein soll, sind oft sehr lange Behandlungszeiten erforderlich. Damit wird sie sehr teuer, zudem sinkt die Compliance. Unbestritten ist zwar die Verbesserung vieler Spermiogramme bei richtiger Indikationsstellung, oft ist diese Verbesserung aber für eine Konzeption nicht ausreichend, wie überhaupt der Erfolg im Hinblick auf Schwangerschaften schwer zu erfassen bleibt.

GnRH

Indikation. Hypogonadotroper Hypogonadismus, z. B. Kallmann-Syndrom, hier ist die GnRH-Behandlung Methode der Wahl (sehr gute Ergebnisse).

Applikation. Pulsatil i. v. oder s. c. über eine Pumpe (s. Kap. 1). Mindestbehandlungszeit 6 Monate, oft länger.

Prolaktinhemmer

Nur indiziert bei nachgewiesener Hyperprolaktinämie (Dosierung s. Kap. 3). Die Behandlung sollte 3, besser 6 Monate durchgeführt, ggf. fortgeführt werden.

Zink

Physiologie. Exfoliierte Zellen sind reich an Zink. Üblicherweise wird Zink intratestikulär von den Sertolizellen reabsorbiert, bei einer überdurchschnittlichen Exfoliation unreifer Keimzellen kommt es jedoch zu einem Verlust. Zink führt daneben zu einer verbesserten zellvermittelten Immunität mit Verminderung der T4-/T8-Ratio sowie einer verminderten Kupferaufnahme und hierdurch zu einem verbesserten Metabolismus der essentiellen Fettsäuren. Peroral verabreichtes Zink schwemmt Kadmium, Arsen und Quecksilber aus.

Indikationen. Erhöhte Exfoliation unreifer Keimzellen, Asthenozoospermie.

Dosierung. 2-mal 50 mg Zinkaspartat über mindestens 3 Monate.

Kritische Würdigung. In den letzten Jahren ist eine Zunahme der Therapie mit Zink zu beobachten, v. a. in Kombination mit Kallikrein. Dies dürfte u. a. damit zu tun haben, dass Zink relativ nebenwirkungsarm ist und zumindest vorübergehend potenzsteigernd wirkt.

Neuerdings wird Zinkorotat (80 mg/d) oder Zinkaspartat (100 mg/d) zur Ausschwemmung chronischer Schwermetallbelastungen empfohlen. Eine Kombination mit Selen (200 µg/d) und den Vitaminen E und C (s. u.) soll die Effektivität noch steigern (vgl. auch Kallikrein).

Pentoxifyllin

Pharmakologie. Es handelt sich um ein Methylxanthinderivat, das über eine Hemmung der Phosphodiesterase eine Erhöhung des cAMP in den Spermien bewirkt. Daneben kommt es zu einer Verbesserung der Fließeigenschaften des peripheren Bluts und damit der Mikrozirkulation im Hoden und Nebenhoden. Hieraus resultiert letztlich eine Zunahme der Motilität und – weniger ausgeprägt – der Dichte.

Indikation. Asthenozoospermie.

Dosierung. 3-mal 400–600 mg/d über mindestens 3 Monate. Bewährt hat sich auch der Zusatz bei der Spermienpräparation für IUI, GIFT oder IVF.

Captopril

Pharmakologie. Das Angiotensin converting enzyme (ACE) ist das Schlüsselenzym an der Bindestelle zwischen dem Renin-Angiotensin- und dem Kallikrein-Kinin-System. Wird ACE gehemmt, so kommt es zur Akkumulation von Kinin (Inhibition des Abbaus; vgl. hierzu Kallikreininhibitoren).

Indikation. Oligozoospermie.

Dosierung. 50 mg/d für 3 Monate (besser 6 Monate).

Nebenwirkungen. Blutdrucksenkend (bei Normotonie wohl aber ohne Probleme).

Vitamine

Bedeutung haben vor allem die Vitamine C, B_{12} und E. Die Bedeutung der Vitamine C und E als Antioxidantien ist unbestritten, ihr Einsatz bei der männlichen Subfertilität eher empirisch und letztlich unbewiesen. Sie erleben neuerdings eine Renaissance, da sie zur Therapie bei chronischen Schwermetall- und Pestizidvergiftungen empfohlen werden (Vitamin C: 2–5 g/d; Vitamin E: 300 mg/d). Bei Vitamin B gibt es klinische und tierexperimentelle Studien, die einen Nutzen bei idiopathischen Spermatogenesestörungen belegen (Cyanocobalamin 5–10 mg/d über 3–6 Monate).

Amitriptylin (Psychopharmaka)

Gut geeignet zur adjuvanten Therapie, insbesondere bei ausgeprägtem Stressfaktor, empfohlen werden 30 mg/d. Auch andere Psychopharmaka (Tranquilizer) sind geeignet. Es ist allerdings davor zu warnen, Psychopharmaka kritiklos einzusetzen. Dass Sterilitätstherapie Stress bedeutet, steht außer Frage – auch dass dieser letztlich schädlich für den Erfolg der diesbezüglichen ärztlichen Bemühungen ist. Diesen Stress zu mindern ist jedoch nicht primär die Aufgabe von Psychopharmaka, sondern die einer einfühlsamen ärztlichen Führung des betroffenen Paares.

1.2 Entzündliche Erkrankungen des Hodens und der männlichen Adnexe

Die Therapie entzündlicher Erkrankungen des Hodens sollte in der Hand des urologischen Fachkollegen liegen.

Isolierte **Orchitiden** (z. B. Mumpsorchitis) sind selten, häufiger sind **Prostatitiden** und **Epididymitiden,** wobei letztere nicht unbedingt Beschwerden verursachen müssen. Die Behandlung erfolgt nach Antibiogramm, gebräuchlich sind z. B. Tetracycline, Gyrasehemmer,

Cotrimoxazol und Erythromycin. Insbesondere bei Nebenhodenentzündungen wird eine zusätzliche Gabe von Antiphlogistika (Diclofenac, Indometacin, Ibuprofen) empfohlen, um Verschlüssen und der Ausbildung von Antikörpern entgegenzuwirken.

1.3 Ejakulationsstörungen

α-Sympathomimetika/Anticholinergika

Indikationen. Ejakulationsstörungen, z. B. infolge Diabetes mellitus, Zustand nach retroperitonealer Lymphonodektomie, Querschnittslähmungen.

Dosierungen:

- Mitodrin 5–15 mg i. v., ca. 15 Minuten vor Ejakulation oder oral für 10 Tage;
- Imipramin 25–75 mg/d oral;
- Brompheniramin 3-mal 8 mg/d oral (v. a. bei Diabetes).

Die Kontraindikationen sind zu beachten. Bei Blutdruckkrisen oder Bradykardien infolge α-Sympathomimetika-Applikation eignen sich z. B. 10 mg Phentolamin.

Weiterführende Maßnahmen. Ejakulationsstörungen sind ein komplexes Feld, insofern ist eine Beschränkung auf Medikamente im Einzelfall oft unzureichend. Bei der **Querschnittslähmung** sind medikamentöse Hilfen in aller Regel ohnehin ohne Effekt. Hier hat sich die Elektrostimulation sehr gut bewährt. Falls auch diese versagen sollte, kann die Implantation einer Spermatozele (künstliches Samenreservoir im Bereich des Nebenhodens) erwogen werden. Da die Spermienqualität jedoch mit zunehmender Liegedauer der Spermatozele abnimmt, sind einerseits regelmäßige Spülungen erforderlich, andererseits ist ein forciertes Vorgehen im Sinne von Maßnahmen der assistierten Fertilisation (z. B. ICSI) zu empfehlen. Wir selbst haben durchaus gute Erfahrungen mit alloplastischen Spermatozelen gemacht.

Eine Alternative zur Spermiengewinnung ist MESA (s. Abschnitt 3.1).

Bei **retrograder Ejakulation** ist immer danach zu fahnden, inwieweit die Ejakulation vollständig oder nur partiell ist. Grundsätzlich sind auch in die Blase ejakulierte Spermien befruchtungsfähig. Ihre Überlebensfähigkeit kann durch Alkalisierung des Urins (z. B. Uralyt-U®) oder präejakulatorische Auffüllung der Blase mit Kulturmedium (z. B. Ham's F10) gesteigert werden. Werden Spermien auf diese Art und Weise gewonnen, so ist die Kombination mit einer technischen Maßnahme, wie z. B. IUI (s. Abschnitt 2.1) erforderlich.

> **!** Bei Ejakulationsstörungen muss einerseits auf die Qualität des Spermiogramms und andererseits auf den erforderlichen Aufwand für den Mann geachtet werden. In dem Maß, in dem die Qualität des Spermiogramms ab- und der Aufwand zunimmt, ist eine Kombination mit technischen Verfahren wie z. B. IUI, IVF, GIFT, ICSI erforderlich, um dadurch die Erfolgsaussichten pro Behandlung zu steigern.

1.4 Spermatozoenautoantikörper

Die medikamentöse Therapie bei Spermatozoenautoantikörpern ist aus folgenden Gründen umstritten:

- Sie ist mit erheblichen Nebenwirkungen belastet, und
- Erfolge sind bislang nicht sicher nachgewiesen.

Zudem ist das Auftreten von Autoantikörpern nicht per se fertilitätsmindernd; sie müssen im Seminalplasma und – abhängig vom verwendeten Test-Kit – in hohen Titern nachgewiesen werden.

Glukokortikoide

Dosierung: 96 mg Methylprednisolon vom 15.–21. Zyklustag der (normozyklischen) Ehefrau (z. B. über 3 Monate).

Azathioprin

Dosierung: initial 100 mg/d für 1–3 Monate, bei Abfall der Antikörpertiter Dosisreduktion auf 50 mg.

Weiterführende Maßnahmen

IUI, GIFT und IVF. Im Unterschied zu Spermatozoenantikörpern bei der Frau, bei denen jegliche Spermienexposition vermieden werden sollte und somit eine klare Präferenz für IVF besteht, geht es hier in erster Linie darum, die Autoantikörper sorgfältig auszuwaschen. Ist dies geschehen, so haben auch IUI und GIFT ihren Stellenwert bzw. ist die IVF therapeutisch nicht überlegen (erlaubt aber diagnostische Zusatzinformationen!).

> **!** Bei nachgewiesenen Spermatozoen-Autoantikörpern ist eine medikamentöse Therapie heutzutage nur noch in Einzelfällen oder allenfalls in zweiter Linie zu empfehlen. Instrumentelle Verfahren wie IUI, GIFT oder IVF stellen die Primärtherapie dar.

2 Instrumentelle Verfahren

2.1 Homologe Insemination

Verfahren
Beschrieben sind die:
- Portiokappe (mit Nativsperma),
- intrazervikale Insemination (ICI),
- intrauterine Insemination (IUI),
- intratubare Insemination (ITI),
- (direkte) intraperitoneale Insemination (DIPI).

Prinzip
Bei männlicher Subfertilität: instrumentelle Verkürzung des Aszensionsweges der Spermien, damit Verminderung der Verlustrate der motilen Spermien und höhere Konzentration der motilen Spermien an der Eizelle.
Bei anderen Indikationen: Überwindung von anatomisch-mechanischen oder immunologischen Barrieren im weiblichen Genitaltrakt (z. B. Narben, Strikturen, Dysmukorrhö, zervikale Antikörper).

Zusatzmaßnahmen
Spermapräparation. Nur bei der Portiokappe darf Nativsperma verwendet werden. Allerdings ist dieses Verfahren obsolet. Bei den anderen Verfahren (v. a. IUI) ist die Gefahr einer Keimverschleppung, aber auch einer abakteriellen „-itis" (Prostaglandine usw.) zu groß. Infolgedessen sind Spermien und Seminalplasma zu trennen; am gebräuchlichsten ist die Aufschwimm-Methode („swim-up"). Verwendet werden auch Präparationen über Percoll-Gradienten oder Glaswolle.
Exaktes Ovulationstiming erfolgt entweder durch Bestimmung des LH-Anstiegs – günstigerweise im Urin (z. B. Clearplan) oder durch HCG bzw. recLH-Applikation.
Bei männlicher Subfertilität:
Zyklusstimulation z. B. mit CC (Clomifencitrat) und/oder HMG bzw. FSH (s. „Weibliche Fertilitätsstörungen – Therapie", Abschnitt 4.1): Da bei männlicher Subfertilität – je nach Grad der Einschränkung – die Befruchtungsraten vermindert sind (normal sind 70%, d. h., bei einem normalen Spermiogramm befruchten sich von 10 Eizellen etwa 7), versucht man dies durch ein Mehr an befruchtungsfähigen Eizellen auszugleichen; das Mehrlingsrisiko ist aus dem gleichen Grund praktisch nicht erhöht, muss jedoch anhand des konkret vorliegenden Spermiogramms zum Inseminationszeitpunkt abgeschätzt werden.
Zusätze. Kallikrein (bei Asthenozoospermie); Pentoxifyllin (Radikalenfänger, positive Effekte auf die Akrosomreaktion); α-Chymotrypsin bei Viskosipathien. Koffein hingegen gilt als umstritten (membrantoxisch?).

Technik
Für alle beschriebenen Verfahren stehen kommerziell erhältliche Sets zur Verfügung, die gut zu gebrauchen sind. Verwendet werden auch gewaschene und resterilisierte Embryotransfer-Katheter. Auf ein steriles Vorgehen ist zu achten. Cave: Desinfektionsmittel sind spermientoxisch und müssen nach Einwirkung wieder abgewaschen werden.

Risiken
Das Hauptrisiko ist (außer bei Portiokappe und bei ICI) die Infektion. Bei der ITI kommt es bei bis zu 5% zu (meist stummen) Perforationen der Tube, bevorzugt isthmisch; bei DIPI u. Ä. zu Darm- und Gefäßverletzungen, die ebenfalls meist stumm bleiben. Bei korrekter Vorgangsweise ist insbesondere die IUI ein Verfahren, das sehr wenige Komplikationen aufweist.

Bedeutung
Die Portiokappe ist im „homologen System" (Sperma des eigenen Partners) obsolet, da keinerlei Vorteile gegenüber dem normalen Geschlechtsverkehr bestehen. Ihr Einsatz ist bei der Samenspende („heterologes System"), bei der das Sperma ja nicht kompromittiert ist, möglich. Größte Bedeutung hat zweifellos die IUI, bedingt durch die günstige Kombination aus einfacher Handhabung, geringen Risiken und guten Erfolgsaussichten. Sie ist bei uns Methode der Wahl.

Demgegenüber treten die anderen Verfahren klar zurück, wobei allenfalls der ITI noch eine gewisse Bedeutung (höhere Schwangerschaftsraten?) zukommen könnte. Die DIPI war – ebenso wie z. B. der peritoneale Oozyten- und Spermientransfer (POST) – historisch insofern von Bedeutung, als durch die hiermit erzielten Erfolge bestehende Vorstellungen der Reproduktionsphysiologie korrigiert werden mussten.

Erfolgsaussichten
Der Erfolg hängt eng mit dem Grad der Einschränkung des Spermiogramms zusammen; generell kann mit einer Schwangerschaftsrate von 5–10% pro Behandlungszyklus gerechnet werden. Deshalb muss eine Therapie immer aus mehreren Zyklen bestehen, was aufgrund der relativ geringen Belastung der Patientin zumutbar erscheint. Mit der Anzahl der Behandlungszyklen steigt dann natürlich auch die Schwangerschaftsrate pro Patientin an („kumulative Schwangerschaftsrate").
Inseminationen setzen mindestens einen intakten Eileiter voraus. Dieser eine Eileiter kann auch den kontralateralen Eierstock „bedienen", was damit zusammenhängt, dass die Oozytenaufnahme nicht unbedingt durch direkte Kontaktaufnahme des Eileiters mit dem Follikel erfolgen muss, sondern auch durch Aspiration des Douglassekrets in die Tube erfolgen kann. Insofern sind die Konzeptionsaussichten bei der Existenz nur eines Eileiters nicht um 50%, sondern nur um etwa

20% reduziert. Ein verödeter Douglasraum (z. B. durch Verwachsungen) stellt freilich ein nicht unerhebliches Konzeptionshindernis dar, selbst dann, wenn beide Eileiter durchgängig sind (erschwerte Kontaktaufnahme zwischen Tube und Follikel bzw. erschwerte Aspiration des Douglas-Sekrets durch den Eileiter). Postentzündlich veränderte Tuben erhöhen die Inzidenz extrauteriner, d. h. tubarer Graviditäten. Eine laparoskopische Abklärung des Genitalsitus sollte zumindest bei entsprechender Anamnese der Patientin (z. B. Adnexitiden, IUP) vor Beginn der Inseminationsbehandlung erfolgen, ansonsten ist die HKSG ausreichend. Eine Spermiogramm-Untergrenze ist schwer anzugeben. Bei guter Beweglichkeit sind auch mit Dichten von 1 Mio. Spermien/ml noch Erfolge zu erzielen. Da aber eine abnehmende Dichte meist auch die anderen Parameter betrifft, also auch die Beweglichkeit, dürfte die Grenze zwischen 2 Mio./ml und 5 Mio./ml liegen (s. auch 2.3 IVF).

2.2 Intratubarer Gametentransfer (GIFT)

Bislang galt der intratubare Gametentransfer als Anschlussverfahren nach einer Serie erfolgloser Inseminationsbehandlungen. Durch die Einführung von Methoden der Mikroinsemination hat er *jedoch massiv an Bedeutung verloren*. Zum einen sind mit ihm Erfolge maximal bei mittelschweren männlichen Fertilitätseinschränkungen zu erzielen – die Indikation der Mikroinsemination reicht weit darüber hinaus –, zum anderen sind akzeptable Erfolge nur bei der laparoskopischen und nicht bei der transvaginalen (hysteroskopischen oder ultraschallkontrollierten taktilen) Durchführung zu erwarten. Darüber hinaus sind beim GIFT keinerlei Informationen über das Fertilisationsverhalten der Gameten erhältlich, was bei männlicher Subfertilität ja von großer Bedeutung ist.

2.3 In-vitro-Fertilisation (IVF)

Bedeutung der „konventionellen" IVF

„Diagnostische" IVF. Das Fertilisationsverhalten der Gameten ist trotz vielfältiger Zusatzuntersuchungen nicht explizit vorherzusagen. Dies gilt ganz besonders bei Spermiogrammen, bei denen eine Inseminationsbehandlung noch zu vertreten ist. Hier bietet ein technisch einwandfreier IVF-Behandlungszyklus die Möglichkeit, Informationen über das Fertilisationsverhalten der Gameten in vitro zu erhalten und damit individuell – also auf das Paar bezogen – die weitere Therapiestrategie festzulegen.

Weitere Therapiestrategie. Ergibt sich hierbei – auch bei schlechtem Spermiogramm – eine akzeptable Befruchtungsrate, so können weitere Inseminationszyklen durchaus sinnvoll sein. Ergibt sich im Rahmen von ein bis zwei technisch einwandfreien IVF-Versuchen jedoch keine Fertilisation von (mehreren) Oozyten, so besteht die Indikation zur Mikroinsemination; alle anderen Verfahren sind dann nicht nur nicht mehr indiziert, sondern auch unnötig kostentreibend.

Erfolgsaussichten der IVF. Bei männlicher Subfertilität hat die IVF-Behandlung nicht nur diagnostische Aspekte; nach wie vor handelt es sich – auch nach den neuen Richtlinien für die gesetzlichen Krankenkassen in Deutschland – um eine anerkannte Therapiemaßnahme bei leichter bis mittelgradiger männlicher Subfertilität, insbesondere dann, wenn IUI-Behandlungen (s. o.) nicht zum Erfolg geführt haben, eine Fertilisation der Eizellen aber möglich ist. Grundsätzlich kann diese Maßnahme auch als intratubarer Embryotransfer (bei offenen Eileitern; nach den Richtlinien EIFT genannt) durchgeführt werden.

Aus der Zeit, in der ICSI als Behandlungsmaßnahme nicht zur Verfügung stand, weiß man, dass es eine „untere Grenze des Spermiogrammes" gibt, bis zu der Fertilisationen auftreten bzw. bei deren Unterschreitung kaum mehr welche zu beobachten sind. Diese Grenze liegt bei etwa 700 000 Spermien pro ml, von normaler Form und vorwärtsbeweglich (WHO A und B). Diese Grenze lässt sich aus jedem Spermiogramm relativ „gut herausrechnen", wobei sich zeigt, dass die scheinbaren Schwankungen von Spermiogramm zu Spermiogramm im „Kern" dann gar nicht so gravierend sind.

Bis zu diesem Grenzwert ist eine IVF medizinisch vertretbar, wobei darauf hinzuweisen ist, dass die Fertilisationsraten natürlich gering ausfallen. Bewegen sich Spermiogramme regelmäßig unterhalb dieser Grenze, besteht eine klare ICSI-Indikation.

Zur berücksichtigen ist auch, dass „fertilisierte Eizellen nicht gleich fertilisierte Eizelle" ist. Es ist offensichtlich so, dass der männliche Faktor (bei der IVF) weiter wirkt, und zwar insofern, als dass bei eingeschränkter Spermaqualität nicht nur die Fertilisationsrate sinkt, sondern auch die Schwangerschafts- und natürlich auch die Mehrlingsrate; die Abortrate steigt demgegenüber an.

2.4 Mikroinsemination

Definition

Hierunter versteht man Zusatzmaßnahmen zur IVF, die darauf abzielen, die Befruchtung einer Eizelle zu erleichtern. Daher auch die Bezeichnung „assistierte Fertilisation". Hierunter fallen:

- das Zonadrilling (ZD; einzelne „Bohrlöcher" in der Zona),
- die partielle Zonadissektion (PZD; Schnitte in die Zona, z. T. mit der Entfernung von einzelnen kleinen Teilen),
- die subzonale Insemination (SUZI; Verbringen mehrerer kapazitierter Spermien in den perivitellinen Raum),

– die **intrazytoplasmatische Spermieninjektion** (ICSI; Verbringen eines einzelnen Spermiums in das Oolemma).

ZD, PZD und SUZI haben als Verfahren der Mikroinsemination nur noch historische Bedeutung, durchgesetzt hat sich ICSI.

Durchführung der ICSI (intrazytoplasmatische Spermieninjektion)

ICSI ist eine Zusatzmaßnahme im Rahmen der IVF. Insofern sind alle Schritte bis hin zur Eizellgewinnung einer „normalen" IVF identisch. Nach der Gewinnung der Eizellen werden diese durch Hyaluronidase von den umgebenden Granulosazellen befreit. Unter einem speziellen Stereomikroskop (mit so genannter Mikromanipulationseinrichtung) wird dann ein einzelnes Spermium in eine dünne Injektionspipette aufgezogen und direkt im Oolemma platziert („Mikroinjektion"), die Eizelle wird dabei durch eine so genannte Haltepipette fixiert.

Auf einige technische Besonderheiten ist hinzuweisen:

- Nur „reife" Eizellen (Metaphase II, ausgestoßenes 1. Polkörperchen) können verwendet werden, die anderen müssen gegebenenfalls nachreifen.
- Die Eizelle ist an der Haltepipette so zu fixieren, dass die Polkörperchen bei 6 Uhr oder bei 12 Uhr zu sehen sind. Nur so wird der Spindelapparat nicht zerstört.
- Bei guter Restmotilität einzelner Spermien kann man – um diese besser einfangen zu können – ein hochmolekulares „Bremsmedium", z. B. PVP, verwenden.
- Injizierte Spermien müssen (wie unter natürlichen Bedingungen) immobil sein. Deshalb sollte das Schwanzstück z. B. durch ein „Überstreifen" mit der Injektionspipette immobilisiert werden. Zudem bricht dies die Membran des Spermiums auf, was die intraoozytäre „Verarbeitung" des Spermiums erleichtert (geschieht normalerweise bei der Fusion des Spermiums mit der Plasmamembran der Eizelle).
- Um Osmolaritätsanstiege während der Injektion zu vermeiden – sie findet außerhalb des Brutschrankes statt –, wird das Kulturmedium z. B. mit Paraffinöl überschichtet.

Tab. 4-5 Grenzwerte für die ICSI-Indikation gemäß den derzeit geltenden Richtlinien (Deutschland, Stand 06/05; für die CKY).

Merkmal	Indikationsbefund alternativ	
	nativ	swim-up
Konzentration (Mio./ml)	< 10	< 5
Gesamtmotilität (%)	< 35	< 50
Progressivmotilität (WHO A in %)	< 25	< 40
Normalformen (%)	< 20	< 20

Indikationsstellung zur ICSI. Aufgrund der 1996 überarbeiteten Empfehlungen der Deutschen Gesellschaft für Gynäkologie und Geburtshilfe (DGGG) zur Durchführung der ICSI ist eine „Indikation zur ICSI ... dann gegeben, wenn bei schwerer männlicher Subfertilität oder aufgrund anderer Gegebenheiten (z. B. IVF ohne Befruchtung) die Herbeiführung einer Schwangerschaft durch andere Behandlungsmethoden ohne ausreichende Aussicht auf Erfolg ist".

Mit der Einführung der ICSI als Kassenleistung wurden in Deutschland für die gesetzlichen Krankenkassen (GKV) Richtlinien erlassen, wann eine ICSI indiziert ist. Tabelle 4-5 gibt einen Überblick über die Grenzwerte, die bei mindestens 2 aktuellen Spermiogrammen im Abstand von mindestens 12 Wochen unterschritten werden müssen. Unterschieden wird, ob es sich um das Nativejakulat oder einen Zustand nach Aufbereitung („swim-up") handelt.

Neben dieser eindeutigen und ausschließlich männlichen Indikation gibt es in der Literatur auch Berichte, wonach für die ICSI auch eine Indikation bei oozytär bedingten Nichtfertilisationen (z. B. PFO) besteht. Die bisher berichteten Ergebnisse sind aber enttäuschend, weswegen diese Indikation für die klinische Routine nicht in Betracht kommt.

Sinnvoll hingegen kann die Durchführung einer ICSI auch bei weniger stark eingeschränkten Spermiogrammen dann sein, wenn z. B. auf Seiten der Ehefrau eine relative Ovarialinsuffizienz besteht, nur wenige Eizellen gewonnen werden können und aufgrund der durch das Spermiogramm bedingten niedrigen Befruchtungsraten in einem hohen Maße damit gerechnet werden muss, dass sich von den wenigen Eizellen letztlich keine befruchtet.

▶ Es ist allerdings darauf hinzuweisen, dass viele dieser Indikationsstellungen von den deutschen GKV-Richtlinien nicht abgedeckt werden.

Eine besondere Indikation zur ICSI, die allerdings auch nicht von den deutschen GKV-Richtlinien abgedeckt ist, hat sich in den letzten Jahren bei HIV-positiven Ehemännern herauskristallisiert. Hier scheint es so zu sein, dass insbesondere die ICSI den größten Schutz dahingehend bietet, dass eine HIV-Infektion vom Mann nicht auf das Kind übertragen wird; zumindest sind diesbezüglich keine Fälle berichtet worden.

Da die Lebenserwartung von HIV-Infizierten durch die moderne antiretrovirale Therapie deutlich zugenommen hat, ist die Behandlung von HIV-diskordanten Ehepaaren auch aus ethischer

Sicht zunehmend akzeptabel; der frühere Vorwurf, dass durch eine solche Behandlung „Halbwaisen in die Welt gesetzt werden", hat kaum noch Bestand.

Fachliche und organisatorische Voraussetzungen. Die Durchführung der ICSI ist ebenso wie die Durchführung der IVF an eine Genehmigung durch die zuständige Landesärztekammer bzw. das zuständige Landesministerium gebunden. Die für die IVF bestehenden Vorschriften finden uneingeschränkt Anwendung, zusätzlich muss für die ICSI ein eigener Laborraum eingerichtet werden. Die personelle Besetzung muss derart gestaltet sein, dass das ICSI-Verfahren während eines entsprechenden Behandlungszyklus jederzeit optimal durchgeführt werden kann.

Humangenetische Beratung – Voruntersuchungen. Vor der Durchführung einer ICSI soll eine humangenetische Beratung angeboten werden.

Eine solche humangenetische Beratung beginnt üblicherweise mit einer Stammbaumanalyse beider Partner über drei Generationen (u.a. zur Frage von Fehlgeburten, Totgeburten, Personen mit körperlichen oder geistigen Behinderungen, anderen Familienmitgliedern mit Fertilitätsstörungen). Ergeben sich hierbei Hinweise auf Erkrankungen, die genetisch bedingt sein können, so ist es Aufgabe der Beratung, die damit verbundenen Risiken mit dem Paar zu besprechen.

In Abhängigkeit von dem Beratungsgespräch kann es sinnvoll sein, vor allem bei nicht obstruktiver Azoospermie oder schwerer Oligoasthenoteratozoospermie (OAT) eine Chromosomenanalyse beider Partner anfertigen zu lassen. Dies gilt auch für molekulargenetische Untersuchungen auf den Azoospermiefaktor (AZF), eine mögliche Gendeletion am Genort q11 des Y-Chromosoms.

Bei kongenitaler beidseitiger Aplasie des Vas deferens (CBAVD) ist dringend zu einer humangenetischen Beratung des Ehepaares zu raten. Dies hängt damit zusammen, dass verschiedene Mutationen des CFTR-Gens, die für eine ein- oder beidseitige Aplasie verantwortlich sind, wiederum für die Veranlagung zur Mukoviszidose und im Einzelfall auch für schwere klinische Manifestationsformen verantwortlich zeichnen können. Neben der detaillierten Mutationsanalyse sind im Einzelfall auch noch ein Schweißtest sowie Ultraschalluntersuchungen der Nieren sinnvoll.

Insgesamt sind genetische Ursachen für eine männliche Subfertilität – soweit man sie heute erkennen kann – auffällig gering. Die Prävalenz wird z.B. in der Größenordnung von 4% für den AZF bei nicht obstruktiven Azoospermien angegeben. Grundsätzlich ist aber zu erwarten, dass die molekularbiologische Diagnostik eine immer größere Bedeutung einnehmen wird; ob dies im Einzelfall immer eine klinisch-therapeutische Bedeutung haben wird, muss man abwarten. Denn viele der heute in der wissenschaftlichen Diskussion stehenden Defekte zeigen keine (männliche oder weibliche) Subfertilität, sondern führen neben erheblichen Störungen für den Gesamtorganismus oft zu einer kompletten Infertilität ohne eine nachweisbare Spermatogenese (oder Oogenese).

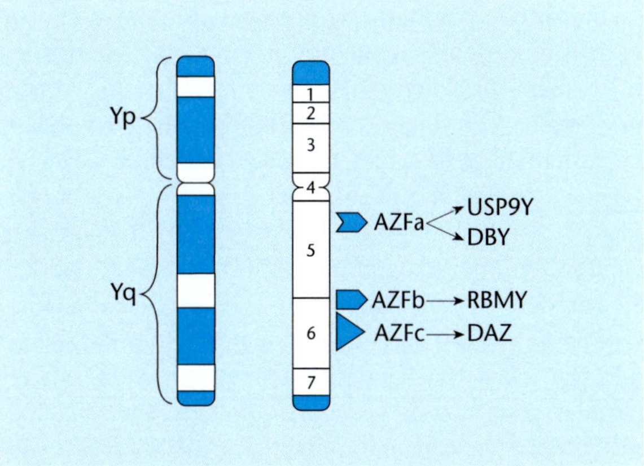

Abb. 4-4 Die AZF-Region auf dem Y-Chromosom (q11) besteht aus vier Regionen, nämlich AZFa, AZFb, AZFc und AZFd. Die Spermatogenesegene in diesen Regionen enthalten USP9Y (Ubiquitin-spezifische Protease 9 auf dem Y-Chromosom), DBY (dead box Y), RBMY (RNS bindendes Motiv auf dem Y-Chromosom) und DAZ (Deletion in Azoospermie) (modifiziert nach Laymann, 2002).

Abbildung 4-4 zeigt eine schematische Darstellung des Y-Chromosoms mit GG-Banden und den Deletionsintervallen 1 bis 7 für den AZF.

Qualitätssicherung. Zentren, die eine ICSI anbieten, sollten mindestens 100 Behandlungszyklen pro Jahr durchführen.

Jedes Zentrum ist verpflichtet, an der prospektiven Erfassung des DIR (Deutsches IVF-Register bei der Landesärztekammer Schleswig-Holstein) teilzunehmen.

Ergebnisse. Nahezu unabhängig vom Ausgangsspermiogramm beträgt die Fertilisationsrate der injizierten Eizellen 50–60%. Da in einem Behandlungszyklus in der Regel mehrere Eizellen gewonnen und injiziert werden, kommt es bei 95–98% der Zyklen zum Embryotransfer. Die Schwangerschaftsrate pro Behandlungszyklus liegt in erfahrenen Zentren bei 30–35% (z.T. darüber). Etwas niedriger liegen die Schwangerschaftsraten bei Verwendung von epididymalen Spermien, noch niedriger liegen sie bei Verwendung von testikulären Spermien.

Werden mehrere (d.h. maximal 4) Behandlungszyklen wiederholt, so liegt die Schwangerschaftsrate in guten Zentren bei 60–70% (kumulative Schwangerschaftsrate).

Damit ist die ICSI tendenziell – wenngleich nicht signifikant – sogar etwas erfolgreicher als die IVF bei Normozoospermie.

Grenzen der Methode. Grundsätzlich können für die Fertilisation von Eizellen alle männlichen Keimzellen mit einem haploiden Chromosomensatz und einem proximalen Zentromer – anderenfalls kann der Spindelapparat nicht ausgebildet werden – verwendet werden. Dementsprechend gibt es in der Literatur Berichte bezüglich der Injektion von Spermatozyten II. Ordnung, rundovalen Spermatiden und elongierten Spermatiden. Es hat sich gezeigt, dass durch ROSI (rundovale Spermatideninjektion) und ELSI (elongierte Spermatideninjektion) zwar Befruchtungsraten um ca. 50% zu erreichen sind, die so gezeugten Embryonen sich aber ausgesprochen schlecht implantieren, also die Schwangerschaftsraten pro Behandlungszyklus sehr niedrig ausfallen und die Abortrate deutlich erhöht ist. Auch wenn ELSI tendenziell besser abschneidet als ROSI, ist die Spermatideninjektion heutzutage dennoch als ein experimentelles Verfahren anzusehen, und es bestehen derzeit auch keine Hinweise, dass sich die schlechten Ergebnisse in Zukunft verbessern lassen.
Dasselbe gilt für ROSNI, bei der der Kern (Nucleus) einer rundovalen Spermatide injiziert wird. Auch hier sind die Fertilisationsraten relativ gut, die Implantationsraten der Embryonen aber schlecht und die Abortrate sehr hoch.
Bei der Verwendung von Spermien hingegen sind nicht nur die Fertilisationsraten, sondern auch die Implantationsraten sehr gut; dabei spielt es offenbar nur eine geringe Rolle, ob die Spermien direkt aus dem Nebenhoden (MESA, s. dort) oder aus dem Hodengewebe (TESE, s. dort) gewonnen werden. Allerdings gibt es einen Unterschied der Ergebnisse bei obstruktiver und nicht obstruktiver Azoospermie: Bei letzterer liegt häufig ein Hodenblastemschaden zugrunde, z.T. besteht auch ein hypergonadotroper Hypogonadismus; beides sind Faktoren, die offensichtlich zu einer Verringerung der Implantationsrate der Embryonen beitragen.
Es ist aber festzuhalten, dass die ICSI auch dann noch erfolgreich durchzuführen ist, wenn auf Seiten des Mannes erhöhte FSH-Werte vorliegen (bis ca. 80 I.E./ml); dies bedeutet, dass die hypergonadotrope Situation beim Mann derzeit besser zu therapieren ist als bei der Frau.
Fehlbildungsrisiko – psychosoziale Entwicklung. Die Diskussion um Fehlbildungen nach ICSI hat auch dazu geführt, dass das genetische Basisrisiko der Normalbevölkerung nach oben korrigiert werden musste. Dieses wurde in der Größenordnung von 3–4% für die großen Fehlbildungen angegeben. Wie schon die prospektiven Erhebungen in den Städten Mainz und Magdeburg im Rahmen von Studien des Bundesforschungsministeriums ergaben, so zeigt auch die deutsche ICSI-Follow-up-Studie, dass dieses genetische Basisrisiko in der Normalbevölkerung höher liegt, und zwar offensichtlich in einer Größenordnung von 6,5–7,5% (für große Fehlbildungen).

Eine erhebliche Erhöhung der Fehlbildungsrate nach ICSI war auch theoretisch nicht zu erwarten, da die Morphologie des Spermiums – von ganz wenigen Ausnahmen abgesehen – nicht mit der „Qualität der DNS" korreliert. Auch findet an der Zona pellucida keine genetische Auslese statt. Dass schnelle und besonders wohlgeformte Spermien kein „besseres" Erbgut transportieren, ist auch daran zu ermessen, dass die Vererbung von genetischen Krankheiten durch Männer in aller Regel streng nach den Mendel-Gesetzen, also arithmetisch erfolgt.
Eine genetische Selektion findet beim Menschen hingegen ab der Fertilisation, also auf der Ebene des Präimplantationsembryos bzw. des Embryos statt. Diese Selektionsmechanismen dürften dafür verantwortlich sein, dass sich beim Menschen – unabhängig von der Art der Zeugung – nur ca. 20–25% der Embryonen einnisten und zu einer Schwangerschaft führen, und von diesen Schwangerschaften wiederum 15–20% im Abort enden (im Gegensatz zu der hohen Implantationsfähigkeit und dem geringen Abortrisiko bei anderen Säugetierspezies).

In letzter Zeit sind vermehrt Berichte publiziert worden, wonach so genannte Imprintingfehler nach IVF oder ICSI vermehrt zu beobachten sind.

Nicht alle, sondern nur eine bestimmte Anzahl von Genen sind „imprinted". Hierunter versteht man epigenetische Vorgänge über bzw. neben der DNS zumeist durch Methylierung, wodurch die Aktivität des Gens bestimmt wird, und zwar aufgrund seiner Herkunft (also unterschiedlich bei weiblicher bzw. männlicher Herkunft). Am bekanntesten sind die Krankheitsbilder des Angelman-Syndroms und des Prader-Willi-Syndroms, bei denen es sich im Grunde um ein und dieselbe Genmutation handelt; ist dabei das mütterlich imprintete Gen aktiv, so kommt es zur klinischen Ausbildung des Angelman-Syndroms, ist das väterlich imprintete Gen aktiv, zur Ausprägung des Prader-Willi-Syndroms.
Insgesamt sind Imprintingfehler ausgesprochen selten, z.B. 19 beschriebene Fälle des Angelman-Syndroms weltweit.

Mittlerweile kennt man 18 Gene, für die ein Imprinting beschrieben ist. Alle diese Gene sind für die pränatale Entwicklung des Embryos bzw. Feten von Bedeutung.
Das Risiko, an einem Angelman-Syndrom zu erkranken, scheint allerdings nicht nur nach IVF-/ICSI-Behandlungen erhöht zu sein, sondern überhaupt dann, wenn es länger dauert, bis eine Schwangerschaft (auch auf normalem Wege) eintritt; wartet das Paar über zwei Jahre auf den Eintritt einer solchen Schwangerschaft (auch auf normalem Wege), so ist das relative Risiko, dass das Kind an einem Angelman-Syndrom erkrankt, genau so hoch wie nach einer IVF- oder ICSI-Behandlung.
Letztlich bedeutet dies, dass für die genomischen Imprintingfehler das Gleiche zu gelten scheint wie für das relative Risiko von Fehlbildungen (bzw. schwangerschaftsassoziierten Pathologien), nämlich dass Subfertilität per se (und von dieser darf man nach über zwei Jahren ausgehen) einen Risikofaktor darstellt, und zwar auch für genomische Imprintingfehler.
Sollte dem so sein, dann werden noch viele wissenschaftliche Untersuchungen und Erkenntnisse notwen-

dig werden, da zum jetzigen Zeitpunkt keine Erklärungsmodelle für solche Zusammenhänge existieren.

Spekulationen gehen dahin, dass die Methylierung der DNS insbesondere dazu dient, den zu starken Einfluss der väterlichen Gene zurückzudrängen; immerhin sind es ja gerade die väterlichen Gene, die im Wesentlichen das aktive Verhalten während der Implantation und das „parasitäre" Gebaren während der Schwangerschaft bestimmen; und so soll – dahin geht die Spekulation – den mütterlichen Genen die Möglichkeit gegeben werden, hier i. S. eines „Schutzes des weiblichen Organismus" gegenzuregulieren.

In diesem Zusammenhang sind vor allem die unisomen Disomien in den Mittelpunkt getreten, also Zustände im Erbgut, wo beide Genloci nur vom Vater stammen (paternale unisome Disomie); in der Literatur sind einige Fallbeispiele bekannt, bei denen nachgewiesen werden konnte, dass solche „Fehlverteilungen" doch zu erheblichen Störungen der Implantation führen können, im Einzelfall auch mit Fehlbildungen der Embryonen und Feten (Beobachtungen bei Tieren).

Was die psychosoziale Entwicklung der ICSI-Kinder anbelangt, belegt die überwiegende Mehrheit der vorliegenden Untersuchungen, dass es hier keine Unterschiede zu gleichaltrigen „normalen" Kindern gibt. Zu berücksichtigen ist hierbei freilich, dass es sich bei ICSI-Kindern um Wunschkinder handelt, die im Unterschied zu „normalen" Kindern von vorneherein nahezu immer überdurchschnittliche Förderung erfahren; insofern sind exakte Erfassungen schwierig.

Nicht bestätigt haben sich australische Studien, wonach es Entwicklungsdefizite bei ICSI-Buben gäbe.

!

Die Fehlbildungsrate bei IVF- und ICSI-Kindern unterscheidet sich nicht.

In diesem Punkt gibt es keine unterschiedlichen Meinungen bzw. keine unterschiedlichen Studienergebnisse.

!

Nicht ganz geklärt ist bis zum heutigen Zeitpunkt, ob die Fehlbildungsrate der IVF- bzw. ICSI-Kinder gegenüber Patientinnen, die spontan konzipierten, erhöht ist.

Eine jüngst publizierte Metaanalyse der ASRM (American Society for Reproductive Medicine) kommt zu dem Schluss, dass eine Erhöhung der Fehlbildungsrate auch gegenüber Kindern nach Spontankonzeption nicht nachzuweisen ist.

Dem stehen eine Reihe von Studien gegenüber – so auch die Deutsche ICSI Verlaufskontrollstudie – die zu dem Schluss kommen, dass das relative Risiko für Fehlbildungen bei IVF- und ICSI-Kindern gegenüber Kindern nach Spontankonzeption um etwa den Faktor 1,3 erhöht ist.

Bei einer genaueren Analyse der Daten kann man feststellen, dass in dem Kollektiv der IVF- und ICSI-Schwangerschaften Retardierungen, Frühgeburtlichkeit, Präeklampsie, Plazentainsuffizienz und auch Plazenta praevia häufiger vorkommen. Dies erklärt auch, warum in diesem Kollektiv Kinder mit einem Geburtsgewicht von unter 2 500 g doppelt so häufig geboren werden, obwohl das generelle Gestationsalter bei der Geburt zwischen dem IVF- und ICSI-Kollektiv und dem Spontanschwangerschaftskollektiv keine Unterschiede aufweist.

Eine erhöhte Häufigkeit von Plazentainsuffizienzen (mit der Folge von Retardierungen und Frühgeburtlichkeit) und Gestosen findet man interessanterweise auch in dem Kollektiv von Patientinnen, die nach jahrelangem Kinderwunsch letztlich spontan konzipierten und bei denen aufgrund vorausgegangener Untersuchungen die Diagnose einer „unerklärten Sterilität" (idiopathischen Sterilität) gestellt wurde. Die Häufigkeit dieser Pathologie ist zudem umso größer, je länger es gedauert hat, bis die einzelne Patientin konzipierte.

Demgegenüber steht die Tatsache, dass ein kleines, besonderes Patientinnenkollektiv nach IVF- und ICSI-Behandlungsmaßnahmen keinerlei Erhöhungen dieser Pathologie zeigt, nämlich Leihmütter (die Daten stammen aus den USA). Definitionsgemäß handelt es sich bei solchen Frauen um fertile Frauen, die oft schon mehrere Kinder geboren haben.

Aus all diesen Daten ist der Schluss zu ziehen, dass Subfertilität/Sterilität per se bereits einen Risikofaktor darstellt, und zwar für schwangerschaftsassoziierte Pathologien und – damit einhergehend – auch eine entsprechende Erhöhung der Fehlbildungsrate. Dabei scheint es keine Rolle zu spielen, wie die Konzeption erfolgte (vgl. Spontankonzeptionen bei unerklärter Sterilität bzw. Schwangerschaften mit einer „Leihmutter" nach IVF oder ICSI).

!

Subfertiltät/Steriltät per se bedeutet, dass bei eingetretener Schwangerschaft offensichtlich ein erhöhtes Risiko von schwangerschaftsassoziierten Pathologien und damit auch eine gewisse Erhöhung der Fehlbildungsrate existiert.

Insofern wird es in Zukunft weitaus mehr als in der Vergangenheit darauf ankommen, angeborene (also genetische) bzw. erworbene Faktoren zu diagnostizieren, die zu Subfertilität führen können.

Eine Reihe von Gerinnungsstörungen (Thrombophilien) kann zu Infertiltät (s. Kap. 9) führen und damit auch zu Subfertilität per se. Die Prävalenz von derartigen Gerinnungsstörungen liegt bei 5 bis 7% in der Bevölkerung. Patientinnen mit einer Thrombophilie haben bekanntermaßen ein erhöhtes Risiko für schwangerschaftsassoziierte Pathologien (s. Kap. 9). Allein schon ein Screening auf diese Gerinnungsstörungen würde im Einzelfall eine „unerklärte

Sterilität" erhellen; zudem ließe sich bei einer entsprechenden Begleitbehandlung in der Schwangerschaft die Rate der assoziierten Pathologien deutlich senken.
Ähnliches gilt auch für immunologische Erkrankungen, wie z. B. die Autoimmunthyreoidits vom Typ Hashimoto, deren Häufigkeit in der Gesamtbevölkerung ansteigt und deren Inzidenz im Kollektiv der subfertilen Paare sicherlich noch einmal höher ist.

> **!** Die Abklärung von systemischen Faktoren, die zur Subfertilität führen können (wie z. B. Gerinnungsstörungen, immunologische Störungen), muss in Zukunft wesentlich häufiger und sorgfältiger geschehen, als dies in der Vergangenheit der Fall war.

Es ist davon auszugehen, dass neben diesen bekannten Faktoren in der Zukunft auch noch weitere, vor allem genetische Faktoren identifiziert werden, die im Einzelfall zu Subfertilität führen können.
Insofern werden die Implantation (s. Kap. 9) und Faktoren, die sie stören, nicht nur in der Diagnostik und Therapie von Patientinnen mit chronisch habituellen Aborten von Bedeutung sein, sie werden auch in der Abklärung der Paarsubfertilität eine immer größere Rolle spielen. Und dabei geht es nicht nur um die Reduzierung von schwangerschaftsassoziierten Pathologien bzw. Fehlbildungen der geborenen Kinder, es geht auch darum, bei Kenntnis dieser subfertilen Faktoren die Chancen auf die Implantation eines Embryos im Rahmen des IVF- oder ICSI-Verfahrens zu erhöhen.

> **!** Zur Verhinderung schwangerschaftsassoziierter Pathologien und zur Risikominderung im Hinblick auf Fehlbildungen der geborenen Kinder wird es immer wichtiger werden, möglichst optimale Implantationsverhältnisse zu schaffen und Faktoren, die die Implantation verschlechtern, zu erkennen und zu eliminieren.

Kostensituation. Bei der Erfüllung der gesetzlichen Voraussetzungen werden für die GKV bei Ehepaaren (wobei die Frau unter 40 Jahre alt sein muss) bei drei Behandlungszyklen 50% der Behandlungs- und Medikamentenkosten übernommen. Eine ähnliche Lösung findet sich in Österreich, wo die Kosten zu einem Drittel vom betroffenen Paar (nicht Ehepaar), ein Drittel von einem Fonds und ein Drittel selbst getragen werden müssen. In der Schweiz gibt es überhaupt keine Kostenübernahme durch die Krankenkassen.
Die Privatkrankenkassen (PKV) übernehmen in der Regel drei komplette Behandlungsversuche, wobei für die Behandlungsdetails nicht die GKV-Richtlinien gelten, sondern ausschließlich die vertraglichen Vereinbarungen. Da die Kostenerstattung in der Schweiz mit der deutschen nicht vergleichbar ist, gilt dem Grunde nach das für die deutschen GKV-Patienten gesagte.

2.5 Sonderfall: Heterologe Insemination

Synonyme. Samenspende, AID (artifizielle Insemination durch Donor), donogene Insemination (per vias naturales).
Bedeutung. Die heterologe Insemination ist insofern ein Sonderfall, als hierbei bewusst ein Dritter zur Erfüllung des Kinderwunsches hinzugezogen wird und das Kind nicht mehr leibliches beider Partner ist. Die Hinzuziehung Dritter ist aber im umgekehrten Fall, nämlich der Eizellspende, straf- sowie standesrechtlich untersagt, wie überhaupt der Gesetzgeber sowie die Berufsordnung eine Hinzuziehung Dritter generell ausschließen (z. B. Leihmutterschaft).
Die heterologe Insemination hat bislang ihre Sonderstellung nur deshalb behaupten können, weil es für schwere und schwerste männliche Subfertilität einerseits keine Erfolg versprechende Therapie gab, andererseits dieses Problem zahlenmäßig stark ins Gewicht fällt.
Dies hat sich mit der Mikroinsemination, insbesondere der ICSI, grundlegend geändert: Als Indikationen für die heterologe Insemination verbleiben zukünftig nur noch die Azoospermie ohne testikuläre Spermiogenese und – mit Einschränkung – schwere Erbkrankheiten und bestimmte infektiöse Erkrankungen (bezüglich AIDS siehe ICSI).

Angewandt wird die heterologe Insemination daneben noch bei gleichgeschlechtlichen, d. h. lesbischen Lebensgemeinschaften, bei denen Kinderwunsch besteht. Diese Indikation ist aber eigentlich keine medizinische, da die Kinderlosigkeit einer gleichgeschlechtlichen Lebensgemeinschaft keine Krankheit darstellt.

Insgesamt hat aber die heterologe Insemination heutzutage medizinisch massiv an Bedeutung eingebüßt, wenngleich die derzeitige Kostensituation bei der ICSI (s. dort) zu einer gewissen Renaissance geführt hat.

> **!** In der Bundesrepublik Deutschland ist die Samenspende nur per vias naturales uneingeschränkt möglich; die Samenspende im Rahmen einer IVF oder ähnlicher Verfahren ist im Bereich der meisten Ärztekammern berufsrechtlich oft untersagt.

Rechtslage. In der Bundesrepublik bestehen keine gesetzlichen Regelungen für die heterologe Insemination auf natürlichem Weg. Der Berufsverband der Frauenärzte nimmt folgenden Standpunkt ein:

- Eine Zusage der Anonymität an den Spender ist als sittenwidrig anzusehen.
- Die Anwendung von sog. Samencocktails „oder die Vereitelung der Feststellung der Personalien des Spenders bzw. der entsprechenden Unterlagen verletzt das allgemeine Persönlichkeitsrecht des Kindes und macht unter Umständen den Arzt schadenersatzpflichtig".

Jedes in einer Ehe geborene Kind ist nach bundesdeutschem Recht ehelich und der Ehemann der Vater; dennoch ist zu empfehlen, sich vor Behandlung bestätigen zu lassen, dass der Ehemann auf sein gesetzliches Anfechtungsrecht verzichtet. Mittlerweile gibt es aber einige OLG-Urteile, wonach ein solches gesetzliches Anfechtungsrecht nicht besteht, wenn der Ehemann schriftlich in die Durchführung einer heterologen Insemination eingewilligt hat.

Auswahl der Spender. Die Spender sollen eine unauffällige Familien- und Eigenanamnese besitzen, konstitutionelle, chronische und Erbkrankheiten sind auszuschließen. Die meisten Zentren, die sich mit heterologer Insemination beschäftigen, legen zudem Wert auf eine zumindest durchschnittliche Intelligenz und eigene Kinder des Spenders. Es ist Usus, den Spender im konkreten Fall nach dem Phänotypus des Ehemannes auszuwählen („Typenangleichung").

Technik. Zur Anwendung soll heutzutage nur noch Kryosperma kommen, auch wenn dadurch die erzielbaren Schwangerschaftsraten etwas absinken. Die Mindestdauer der Kryokonservierung soll 3 Monate betragen. Dies ist im Hinblick auf HIV-Infektionen und die Latenzzeit der Serokonversion erforderlich. Weitere Untersuchungen wie die auf Lues sind obligat, Hepatitis- oder CMV-Screening sind zu empfehlen. Alle Tests sind bei den Spendern in regelmäßigen Abständen zu wiederholen (s. Empfehlungen der American Society for Reproductive Medicine, ASRM). Bei der Ehefrau sollte eine zervikale oder tubare Inkompetenz ausgeschlossen worden sein. Eine Spermapräparation ist bei AID grundsätzlich nicht erforderlich, es sei denn, die Insemination erfolgt intrauterin (IUI). Nativsperma wird mittels Portiokappe appliziert.

Eine Zyklusstimulation ist nur dann erforderlich, wenn bei der Ehefrau zusätzlich Follikelreifungsstörungen und/oder Ovulationsprobleme bestehen. Liegen diese Störungen nicht vor, erhöht ein polyfollikuläres Wachstum natürlich das Mehrlingsrisiko (der Spender besitzt eine Normozoospermie!).

Erfolgsaussichten. Die Schwangerschaftsrate pro Zyklus liegt zwischen 25 und 30%, die kumulative Schwangerschaftsrate nach maximal vier Zyklen etwa bei 65%.

Psychosomatik, juristische Probleme. Wegen der zurückgegangenen Bedeutung sei für Interessierte auf die umfangreiche diesbezügliche Literatur verwiesen.

3 Operative Verfahren

Die **mikrochirurgische Refertilisierung** ist eine Domäne der urologischen Mikrochirurgie. In allen Aspekten ist sie der gynäkologischen Tubenchirurgie vergleichbar:

- Durchführung nur unter mikrochirurgischen Kautelen,
- sehr gute Ergebnisse mit Vasovasostomien (Epididymovasostomien deutlich schlechter!), bei Zustand nach Sterilisation (vorausgegangene Vasoligatur) sogar noch besser als in der Tubenchirurgie,
- weniger gute Ergebnisse bei Aplasien und insbesondere bei postentzündlichen Zuständen.

Gerade in Fällen, in denen die Prognose nicht so günstig ist, sollte mit dem betroffenen Patienten präoperativ die Möglichkeit einer zusätzlichen MESA besprochen werden („Münchner Modell", s. u.).

Umgekehrt muss es nicht immer das Ziel einer Refertilisierung sein, uneingeschränkte Zeugungsfähigkeit wiederherzustellen. Resultiert auf Dauer ein mittelgradig eingeschränktes Spermiogramm, so ergibt sich hieraus immer noch die Option, eine wesentlich weniger aufwändige IUI durchzuführen. Und bei sehr stark eingeschränktem Spermiogramm, bei dem sich letztlich die Indikation zur ICSI ergibt, ist zu bedenken, dass die ICSI mit Spermien aus dem Ejakulat tendenziell zu besseren Ergebnissen führt als mit epididymalen Spermien.

3.1 MESA (mikrochirurgische epididymale Spermienaspiration)

Technik. Unter mikrochirurgischen Arbeitskautelen werden aus dem Nebenhoden Proben gewonnen. Grundsätzlich könnten diese Proben, sofern sie Spermien enthalten, für eine IUI oder eine IVF verwendet werden; in der Regel ist die Dichte jedoch derart gering, dass nur eine Kombination mit einer ICSI akzeptable Therapieaussichten begründet.

Indikationsstellung. Wenn es ausschließlich darum geht, bei einer bestehenden Azoospermie Spermien zu gewinnen, dann wird heutzutage in der Literatur der TESE der Vorzug vor der MESA gegeben. Obwohl die Schwangerschaftsraten mit testikulären Spermatozoen tendenziell etwas schlechter sind als mit epididymalen, so hat die TESE doch den Vorteil, dass eine zusätzliche histologische Abklärung des Hodengewebes möglich ist.

Betrachtet man demgegenüber die obstruktive Azoospermie als eine Krankheitsentität, bei der es nicht in erster Linie darum geht, epididymale oder testikuläre Spermien zu gewinnen, sondern darum, die reproduktiven Funktionen des Mannes wiederherzustellen, dann kann eine mikrochirurgische Gewinnung von epididymalen Spermatozoen durchaus sehr sinnvoll sein.

„Münchner Modell". Bei bestehender obstruktiver Azoospermie wird versucht, durch einen mikrochirurgischen Eingriff eine Wiederdurchgängigkeit des oder der Samenleiter zu erreichen. Für den Fall, dass sich intraoperativ zeigt, dass dieses Ziel nicht erreichbar ist, ist mit dem betroffenen Ehemann bereits vor dem Eingriff die Möglichkeit der Gewinnung von epididymalen Spermatozoen und ihrer anschließenden Kryokonservierung besprochen worden. Die letztliche Entscheidung fällt aber immer erst intraoperativ, nämlich anhand des Operationssitus. Da der primäre Zugang unter mikrochirurgischen Kautelen stattfindet, ist es dann nur konsequent, auch die Gewinnung der Spermatozoen unter mikrochirurgischen Kautelen vorzunehmen (MESA).

Aufgrund unserer Ergebnisse kann bei etwa 20% der operierten Männer mit einer Wiederherstellung einer normalen Fertilität gerechnet werden. Weitere reproduktionsmedizinische Maßnahmen sind dann meist nicht mehr erforderlich.

Bei weiteren 20% der Männer führt der mikrochirurgische Eingriff zu einem eingeschränkten Spermiogramm, das aber nicht immer einer ICSI bedarf; in vielen Fällen ist die Durchführung einer IUI mit einer begleitenden Zyklusstimulation der Ehefrau erfolgreich.

Bei sehr stark eingeschränkten Spermiogrammen besteht die Indikation zu einer ICSI. Auch hier war der mikrochirurgische Eingriff insofern sinnvoll, als die Schwangerschaftsraten mit Spermien aus dem Nativejakulat tendenziell höher sind als mit epididymalen oder testikulären Spermien (s. o.).

Nur für den Fall, dass sich nach dem Refertilisierungseingriff keine Spermien im Ejakulat finden (ca. 50% aller operierten Männer), ist nun die ICSI mit kryokonservierten, epididymalen Spermatozoen angezeigt. Die ursprüngliche Befürchtung, dass die Kryokonservierung die Schwangerschaftsraten verschlechtert, hat sich nicht bestätigt, weswegen Kryo-MESA heute Methode der Wahl ist.

> **!**
>
> Müssen bei einer Azoospermie die Spermien operativ gewonnen werden (z. B. durch MESA oder TESE), dann gilt es heute als Methode der Wahl, diese Spermien zu kryokonservieren und spätere ICSI-Behandlungen nur mit kryokonservierten Spermien durchzuführen (Kryo-MESA, Kryo-TESE). Die Behandlungsergebnisse verschlechtern sich hierdurch nicht signifikant.

Zur Gewinnung von epididymalen Spermien sind auch noch andere Methoden beschrieben worden, so die PESA (perkutane epididymale Spermatozoenaspiration) und die RESA (retrograde epididymale Spermatozoenaspiration). Bei der PESA werden die Spermatozoen mittels einer Kanüle oder eines Butterflys direkt perkutan aus dem Samenleiter aspiriert, bei der RESA wird der Samenleiter z. T. operativ freigelegt und retrograd kanalisiert. Insbesondere die PESA wird in angloamerikanischen Ländern als Methode der Wahl zur Spermatozoengewinnung in der Hand des Gynäkologen empfohlen. Dem kann schon allein aus berufsrechtlichen Gründen weder in der Bundesrepublik Deutschland noch in der Schweiz oder Österreich gefolgt werden, da die gültigen Weiterbildungsordnungen operative Eingriffe am Mann in den Händen des Gynäkologen nicht decken, ganz zu schweigen von versicherungsrechtlichen Aspekten. Aber auch rein medizinisch ist dieses Vorgehen nicht sinnvoll, da es ausschließlich auf die Gewinnung von epididymalen Spermien zielt, eine vergleichsweise hohe Komplikationsrate hat und die Chancen für den Erfolg einer Refertilisierungsoperation deutlich verschlechtert. Mit anderen Worten: Insbesondere die PESA fixiert das betroffene Ehepaar unabdingbar auf reproduktionsmedizinische Techniken, also die ICSI.

Weitere Indikationen zur MESA: Ejakulationsstörungen infolge einer Querschnittslähmung oder einer radikalen Tumoroperation (ohne vorangegangene Spermaasservation) – sofern andere Verfahren, wie z. B. Elektrostimulation, versagen.

Erfolgsaussichten. Bei Kryo-MESA/ICSI kann mit einer Schwangerschaftsrate *pro Behandlungszyklus* von etwa 25–28% gerechnet werden (eigene Ergebnisse).

3.2 Hodenbiopsie – TESE (testikuläre Spermienextraktion)

Definition. Primär handelt es sich um ein diagnostisches Verfahren bezüglich der testikulären Spermiogenese und der Abschätzung von Therapieaussichten bei stark eingeschränkten Spermiogrammen. TESE umschreibt begrifflich die Gewinnung von Spermien aus einer Hodenbiopsie für die ICSI.

Indikation. Die TESE ist indiziert bei allen nicht durch einen Verschluss bedingten Azoospermien, also vorzugsweise bei testikulärer Insuffizienz unterschiedlicher Genese. Darüber hinaus ist sie indiziert bei verschlussbedingten Azoospermien, bei denen eine MESA nicht durchführbar war.

Durchführung. Insbesondere bei testikulärer Insuffizienz hat sich gezeigt, dass eine Restspermiogenese oft nur noch in „Spermiogeneseinseln" erhalten ist. Es ist deshalb sinnvoll, eine TESE immer multilokulär durchzuführen.

Um dem betroffenen Partner wiederholte operative Eingriffe zu ersparen, gilt die Kryokonservierung der gewonnenen testikulären Spermien auch hier als Methode der Wahl. Eine signifikante Verschlechterung der Behandlungsergebnisse bei der ICSI ergibt sich dadurch nicht. Bezüglich der operativen Organisation gibt es folgende zwei Modelle:

- *Hamburger Modell:* Die TESE wird multilokulär durchgeführt und von jedem Biopsat wird ein Teil für die histologische Untersuchung abgetrennt. Die verbleibenden Biopsate werden sofort kryokonserviert und asserviert. Anhand der histologischen Untersuchungen wird dann der Nachweis einer Spermiogenese in den einzelnen Biopsaten geführt. Die Biopsate selbst werden erst im Rahmen der ICSI-Behandlung wieder aufgetaut und verarbeitet. Dies erfolgt vorwiegend durch enzymatische Aufdauung.
- *Münchner Modell:* Die betroffenen Ehemänner werden in die Frauenklinik aufgenommen, die Operation findet in einem eigenen Saal neben den andrologischen Labors statt. Sobald ein Biopsat gewonnen ist, wird ein Teil für die histologische Untersuchung abgetrennt, der andere Teil sofort mechanisch aufgearbeitet, wodurch der Nachweis einer Spermiogenese sofort geführt werden kann. Der Eingriff wird so lange ausgedehnt, bis genügend Spermien gefunden sind bzw. bis feststeht, dass trotz ausgedehnter multifokaler Biopsien keine Spermien nachweisbar sind. Die aufbereiteten Biopsate werden abschließend gepoolt, portioniert und in Straws asserviert. Bei der Durchführung der ICSI werden dann nur so viele Straws aufgetaut, wie für die Befruchtung der Eizellen in einem Behandlungszyklus erforderlich sind.

Der Vorteil des Hamburger Modells liegt darin, dass ohne größeren organisatorischen Aufwand jede Hodenbiopsie für eine TESE verwandt werden kann. Eine Überlegenheit durch die Kryokonservierung in ganzen Blöcken (bessere Kryoprotektion) oder die enzymatische Aufdauung ist nachweislich nicht gegeben.

Beim Münchner Modell ist der organisatorische Aufwand höher, der Eingriff kann jedoch befundadaptiert durchgeführt werden; zudem ist eine ökonomischere Verwendung der Proben möglich. Die Ergebnisse beim Münchner Modell sind tendenziell, aber nicht statistisch signifikant besser als beim Hamburger Modell.

Die Spermiengewinnung kann auch durch eine Feinnadelfächerbiopsie vorgenommen werden (TEFNA, testikuläre Feinnadelaspiration). Nachteilig hierbei sind die eingeschränkte histologische Beurteilung der Proben sowie die schlechte Beherrschbarkeit von Blutungen, da die TEFNA ja ohne Freilegung des Hodens, also perkutan, durchgeführt wird.

Erfolgsaussichten. Bei einer ICSI mit testikulären Spermatozoen, die aufgrund einer nicht-obstruktiven Azoospermie gewonnen wurden, liegen die Erfolgsaussichten pro Behandlungszyklus bei etwa 15–20% (durchschnittlich transferierte Embryonenzahl 2,3); bei einer ICSI mit Spermien, die aufgrund einer obstruktiven Störung gewonnen wurden, liegt die Schwangerschaftsrate bei 20–25% pro Behandlungszyklus, also höher (durchschnittlich transferierte Embryonenzahl 2,2; eigene Ergebnisse). Die kumulative Schwangerschaftsrate liegt im ersten Fall nach vier Behandlungszyklen bei etwa 45–50%, im zweiten Fall bei etwa 55%.

Fehlbildungsrisiko. Unter Berücksichtigung der Richtlinien der DGGG, also insbesondere der humangenetischen Voruntersuchungen, ist das Fehlbildungsrisiko der geborenen Kinder nicht erhöht, ebenso wenig hat sich eine Zunahme von gonosomalen Chromosomenaberrationen bei Buben nachweisen lassen (eigene Ergebnisse).

3.3 Alloplastische Spermatozele

Prinzip. Implantation eines artifiziellen Samenreservoirs im Bereich des Nebenhodens. Für einen begrenzten Zeitraum (bis zu etwa 6 Monaten) können hieraus Spermien abpunktiert werden.

Indikation. Durch MESA/ICSI bzw. TESE/ICSI und Kryokonservierung neu zu definieren. Typischerweise Einsatz bei querschnittsgelähmten Männern, bei inoperablen kongenitalen Aplasien und nicht anders therapierbaren Ejakulationsstörungen (z. B. bei Zustand nach radikalen Lymphonodektomien). Postentzündliche Stenosen sind keine Indikation (zumindest wurde bisher keine erfolgreiche Schwangerschaft berichtet).

Bedeutung. Auch unter Ausschluss postentzündlicher Zustände und mit regelmäßigen Spülungen der Spermatozelen sind die gewinnbaren Spermaproben meist äußerst limitiert, so dass nur vereinzelt erfolgreiche Schwangerschaften mit GIFT, IVF oder gar IUI berichtet wurden. Grundsätzlich hätte sich diese Situation mit der Einführung der ICSI geändert. Dennoch hat sich die Verwendung einer alloplastischen Spermatozele nicht durchgesetzt und TESE/ICSI bzw. MESA/ ICSI wird in der klinischen Routine der eindeutige Vorzug gegeben. Zu tun dürfte dies im Wesentlichen damit haben, dass die Spermatozele nur eine begrenzte Haltbarkeit besitzt, während durch die Kryokonservierung von epididymalen oder testikulären Spermien wiederholte ICSI-Behandlungen – auch über Jahre hinweg – ohne erneute operative Eingriffe möglich geworden sind.

3.4 Varikozelensanierung

Prinzip. Eine venöse Insuffizienz im Einzugsgebiet der V. spermatica interna kann zu einer Verschlechterung des Spermiogramms unterschiedlichen Ausmaßes führen. Eine Sanierung kann dementsprechend zu einer Verbesserung führen.

Techniken. Hohe operative Ligatur nach Bernardi-Ivanessevich, selektive Katheterisierung mit Sklerosierung oder Embolisation (Kunststoffimplantat).

Bedeutung. Die Sanierung von Varikozelen ist ein relativ weit verbreiteter Eingriff. Unbestritten ist der Erfolg nach Beseitigung größerer Venenkomplexe, zumal sie auch Beschwerden verursachen können. Ob kleinere Varikozelen angegangen werden müssen, v. a. wenn nur geringgradige Einschränkungen des Spermiogramms vorliegen, sollte hinterfragt werden; aber auch bei massiveren Einschränkungen sollte der Patient zumindest über die (limitierte) Möglichkeit einer Spermiogrammverbesserung aufgeklärt werden und letztlich auch darüber, dass ein verbessertes Spermiogramm keineswegs schon eine Schwangerschaft bedeutet.

3.5 Spermienkonservierung

Indikationen

- Konservierung vor einer fertilitätsmindernden Therapie (z. B. Operation, Chemotherapie, Bestrahlung; meist bei Malignomen),
- Asservation von Nebenhodenpunktaten (MESA), Hodenbiopsien (TESE) oder Spermatozelenpunktaten,
- heterologe Insemination.

Technik. s. „Weibliche Fertilitätsstörungen – Therapie“, Abschnitt 4.5.

Bedeutung. Bei den bisherigen Gefriertechniken ist mit einer Absterberate von 30–50% zu rechnen gewesen. Entsprechend schlecht waren insbesondere die Ergebnisse bei der Verwendung von Kryokonservaten nach einer fertilitätsmindernden Therapie, so dass die Indikationsstellung zunächst deutlich nachließ. Dies hat sich mit ICSI geändert, so dass diese Indikation wieder an Bedeutung gewinnt.

> **!**
> Mit der Einführung der ICSI ist es heutzutage wieder interessant geworden, vor potenziell fertilitätsmindernden Therapien Kryokonservate von Spermien anzulegen.

Bei der Kryokonservierung von Punktaten und/oder Biopsien liegen naturgemäß stark eingeschränkte Ausgangsproben vor. Die Kryokonservierung muss deshalb unter denselben hohen Qualitätsstandards wie die Kryokonservierung von Oozyten oder Vorkernstadien erfolgen.

Deutlich abgenommen hat bereits die Bedeutung der Kryokonservierung für die heterologe Insemination. Dennoch ist bei ihrer Durchführung eine Kryokonservierung unverzichtbar.

Weibliche Fertilitätsstörungen – Diagnostik

1 Zyklusgeschehen

Neben der orientierenden andrologischen Diagnostik ist dies ein erster wesentlicher Schritt der gezielten Sterilitätsdiagnostik. Hilfreich sind eine sorgfältige Anamneseerhebung (Regeltempus, Beschwerden) sowie eine sorgfältige gynäkologische und körperliche Untersuchung (z. B. Behaarungstyp).

1.1 Basaltemperaturkurve (BTK)

Technik. Messung der morgendlichen Aufwachtemperatur, möglichst zum gleichen Zeitpunkt und unter ähnlichen Bedingungen (z. B. im Liegen nach einer gewissen Ruhephase). Spezielle Thermometer (mit Minicomputern) sind kommerziell erhältlich, aber hier nicht unbedingt erforderlich (s. Kap. 5).

Auswertung. Normal ist ein periovulatorischer Temperaturanstieg von mindestens 0,3–0,5 °C innerhalb von 48 Stunden und für mindestens 10 Tage. Hinweise auf pathologische Abläufe sind:

- treppenförmiger Anstieg: Corpus-luteum-Insuffizienz (CLI);
- Temperaturplateau < 10 Tage: CLI;
- Temperaturanstieg nach dem 16. Zyklustag: Follikelreifungsstörungen (oft mit CLI kombiniert).

Anmerkung. Das Führen einer BTK über 3 bis maximal 6 Monate ist vollkommen ausreichend, da danach keinerlei weitere Informationen zu erhalten sind und die Belästigung der Patientin nicht unterschätzt werden sollte.

Ist das Ziel ein Ovulationstiming aus therapeutischen Gründen, so können die oben genannten Thermometer und Minicomputer hilfreich sein.

Zu bevorzugen ist jedoch die Bestimmung des LH-Anstiegs, da diese Methode präziser ist, selbst bei Zyklusschwankungen angewandt werden kann und für die Patientin weniger Aufwand mit sich bringt.

Auch hier gibt es mittlerweile computergestützte Auswertungssysteme, bei denen die Ergebnisse der LH-Bestimmung von Zyklus zu Zyklus gesammelt und für weitere Zyklen extrapoliert werden. Sie sind vergleichsweise einfach zu handhaben und eignen sich sowohl zur Bestimmung der fruchtbaren Tage als auch – allerdings weniger sicher – zum Ausschluss der fruchtbaren Tage, also zur Kontrazeption (z. B. Persona®, s. Kap. 5).

1.2 Zervix-Score – Spinnbarkeit – Farnkrauttest

Prinzip. Unter zunehmendem Östrogeneinfluss wird der Zervikalschleim immer dünnflüssiger, besser spinnbar und bildet – sobald er trocknet – große Kristalle. Diese einzelnen Faktoren lassen sich messen und auch in Scores zusammenfassen.

Technik

- Spinnbarkeit: Mit der Tuberkulinspritze (und ggf. einem Aufsatz, z. B. kleines Silikonröhrchen) oder dem Schleimabsauger wird der Zervikalschleim abgesaugt. Die Spinnbarkeit (z. B. zwischen Absauger und Objektträger) sollte periovulatorisch 12–15 cm betragen. Falls nicht: keine Ovulation? Zervizitis?
- Farnkrauttest: Gewinnung des Schleims wie oben; periovulatorisch sollte sich das typische Farnkrautmuster zeigen.
- Muttermundweite: Beurteilung nach Spiegeleinstellung der Portio.
- Zervikalschleimmenge: nach Einstellung der Portio Entnahme z. B. mit der Tuberkulinspritze. Es gibt z. B. auch das Ovumeter, mit dem die Patientin die Menge selbst feststellen kann (s. Kap. 5).

Auswertung. Einzeln oder in Scores, z. B. nach Insler (Tab. 4-6) oder der WHO (berücksichtigt zusätzlich noch Konsistenz/Viskosität).

Bedeutung. Sowohl Einzelparameter als auch Scores ermöglichen nur eine *indirekte* Abschätzung des Zyklusgeschehens. Insbesondere die Erstellung der Scores ist aber mit einigem Aufwand – auch für die Patientin – verbunden, ohne dass hierbei alle für die Sterilitätsdiagnostik relevanten Informationen über das Zyklusgeschehen erhältlich wären. Deshalb sind diese Maßnahmen alleine nur von eingeschränkter Bedeutung, ergeben fallweise aber eine sinnvolle Ergänzung des Zyklusmonitorings (s. u.).
Größere Bedeutung hat z. B. der Zervixscore bei der Durchführung von Tests zur Prüfung der Spermien-Mukus-Interaktion (z. B. Postkoitaltest nach Sims-Huhner, s. Abschnitt 2.1). Der Farnkrauttest alleine ist eine einfache Maßnahme bei der Beurteilung der menopausalen Hormonsubstitution.

Anmerkung. Bezüglich der Diagnostik des Zyklusgeschehens gilt dasselbe für die Vaginalzytologie, deren Bedeutung in der Diagnostik von Kolpitiden natürlich außer Frage steht.

1.3 Zyklusmonitoring

Definition. Zusammenfassung aller Maßnahmen wie Ultraschalluntersuchungen (Follikulometrie, Endometriumsaufbau), Hormonanalysen (LH-Anstieg, Luteinisierung, luteale Hormonsekretion) sowie evtl. Erstel-

Tab. 4-6 Zervixindex nach Insler (Karbowski und Schneider, 1994).

Punkte	0	1	2	3
Menge des Zervixsekrets	kein Sekret	wenig (geringe Menge Sekret im Zervikalkanal feststellbar)	vermehrt (glänzender Tropfen im Zervikalkanal sichtbar)	reichlich (Sekret fließt spontan aus dem Zervikalkanal)
Muttermund	– geschlossen – Mukosa blassrosa – Os externum kaum für dünne Sonde zugänglich		– teilweise offen – Mukosa rosa – Zervikalkanal für Sonde leicht durchgängig	– Mukosa hyperämisch – Os externum weit offen
Spinnbarkeit	keine	leicht (ein Faden kann ohne abzureißen auf 1/4 des Abstands zwischen äußerem Muttermund und Vulva gezogen werden)	gut	sehr gut (der Faden kann bis über die Vulva gezogen werden, ohne abzureißen)
Farnbildung	kein kristallisierbares Sekret	linear (feine Linien an einigen Stellen)	partiell (gutes Farnkrautphänomen mit seitlichen Verzweigungen an einigen Stellen)	komplett (volles Farnkrautphänomen über das ganze Präparat)

lung von Zervixscores zur qualitativen Erfassung des Zyklusgeschehens.

Einzelne Maßnahmen

- Sonografie:
  - Follikulometrie (PFO? Größe der sprungreifen Follikel? Ovulation oder LUF-Syndrom [= luteinisierter unrupturierter Follikel]? Ausbildung und Größe des Corpus luteum),
  - Endometriumsaufbau (Dicke, Typ),
  - Ausschluss ovarieller und uteriner Pathologie (z. B. Endometriose, Myom);
- Hormonanalysen:
  - LH/FSH-Ratio während der Follikelphase,
  - periovulatorische Estradiolwerte,
  - Bestimmung und Grad des LH-Anstiegs,
  - Ausmaß der Luteinisierung,
  - luteale Progesteronwerte (2–3),
  - evtl. spätluteale bzw. perimenstruelle FSH-Bestimmung,
  - ggf. weitere Spezialwerte (z. B. Androgene, Prolaktin);
- periovulatorischer Zervixscore (s. o.).

Bedeutung. In der genannten Kombination lassen sich alle wesentlichen Parameter des Zyklusgeschehens und somit der Großteil der Zykluspathologien erfassen. Ergeben sich hieraus bestimmte Verdachtsmomente, z. B. auf Endokrinopathien, so sollte sich eine gezielte weitere Hormondiagnostik anschließen (s. Kap. 3).

Spezieller sind so genannte Provokationstests, mit deren Hilfe man die ovarielle Reserve abschätzen will. Am bekanntesten ist die Gabe von Clomifen (z. B. 100 mg) von Tag fünf bis neun mit Bestimmung v. a. des FSH-Werts. Steigt der FSH-Wert zu hoch an (z. B. über 10 U/l), wird daraus geschlossen, dass die ovarielle Reserve eingeschränkt ist und sich damit die Prognose verschlechtert. Gänzlich durchsetzen konnten sich diese Provokationstests bis heute aber nicht.

Eine mögliche Alternative zur Bestimmung der ovariellen Reserve scheint neuerdings die Bestimmung des Anti-Müller-Hormons (AMH) zu sein.

2 Spermien-Mukus-Interaktion – zervikale Inkompetenz

Es lässt sich darüber streiten, ob bei der Diagnostik der weiblichen Fertilitätsstörung diese Untersuchungen den nächsten Schritt darstellen sollen oder eher die Diagnostik des Genitalsitus. Bei einer blanden Sterilitätsanamnese und somit einer orientierenden Sterilitätsdiagnostik kommt der zervikalen Diagnostik zweifellos der Vorteil einer geringen Invasivität zu. Es versteht sich von selbst, dass sich bei entsprechenden anamnestischen Hinweisen eine andere Reihenfolge ergibt (z. B. Zustand nach rezidivierenden Adnexitiden).

2.1 Postkoitaltest nach Sims-Huhner (in vivo)

Durchführung. Im Spontanzyklus (keine Stimulation, insbesondere kein CC) wird der Ovulationszeitpunkt am günstigsten festgelegt durch Erfassung des LH-Anstiegs (BTK oder Zervixscores sind hierfür eher ungeeignet). Die vorherige Kenntnis des Spermiogramms ist unabdingbar, eine Karenzzeit von ca. 5 Tagen wird empfohlen (standardisierte Bedingungen). Der Geschlechtsverkehr erfolgt ungeschützt, postkoitale Spülungen oder Ähnliches sind zu unterlassen. Ca. 12 Stunden postkoital werden der Schleim abgesaugt, auf den Objektträger (evtl. mit Anfärbung) aufgebracht, bei 400facher Vergrößerung ca. 10 Gesichtsfelder ausgezählt und der Mittelwert erstellt.

Auswertung. Siehe Tabelle 4-7. Der Test gilt ab Stufe 3 als vermutlich positiv, ab Stufe 4 als sicher positiv. Als pathologisch gelten neben der Gradeinteilung der mobilen Spermien auch das ortständige „Zucken" („Shaking") und die Anordnung in Reihen („Palisadenphänomen"), was beides auf Antikörper hinweist.

Bedeutung. Zum Zeitpunkt der Ovulation muss es für die Spermien möglich sein, durch den Zervikalmukus zu aszendieren. Deshalb ist es so wichtig, den Ovulationszeitpunkt exakt zu bestimmen. Temperaturanstieg und hoher Zervixscore korrelieren hiermit in der Regel, können aber auch aus anderen Gründen ansteigen (z. B. Zervizitis, Infekt) und sind zur Bestimmung des Ovulationszeitpunkts weniger geeignet, v. a. wenn schon ein pathologisches Geschehen vermutet wird. Ein technisch einwandfrei durchgeführter Sims-Huhner-Test sollte – sofern er pathologisch ist – wiederholt werden. Bestätigt sich das Ergebnis, so ist nach den Ursachen zu suchen:

- Erektionsstörungen, Impotentia coeundi (evtl. noch Untersuchung des Vaginalsekrets nach Spermien, Gespräch mit dem Paar),
- eingeschränktes Spermiogramm (der Partner sollte jedoch *vorher* untersucht worden sein; ein Sims-Huhner-Test ist hierfür kein Ersatz),

Tab. 4-7 Auswertung des Sims-Huhner-Tests (modifiziert nach Tinneberg, 1995).

Stufe	
0	keine Spermien
1	nur immobile Spermien im Gesichtsfeld
2	1–5 mobile Spermien/Gesichtsfeld
3	6–10 mobile Spermien/Gesichtsfeld
4	11–15 mobile Spermien/Gesichtsfeld
5	> 20 mobile Spermien/Gesichtsfeld

- Anovulation, Follikelreifungsstörungen: Wiederholung unter Stimulationsbedingungen (kein CC),
- Dysmukorrhö, z.B. bei Zustand nach Konisation (gerade hier würde der Zervixscore zum Ovulationstiming versagen): Wiederholung unter Vorbehandlung mit z.B. 80 µg EE/d für 7 Tage kann versucht werden,
- ausgeprägte Retroflexio, hierdurch Probleme beim Sperma-Mukus-Kontakt: Wiederholung mit Bauchlage postkoital oder durch In-vitro-Tests,
- Zervizitis: Diagnostik bakteriologisch (Chlamydien) und Wiederholung des Sims-Huhner-Tests nach Sanierung (eine Zervizitis kann falsch hohe Zervix-scores vortäuschen),
- Spermatozoenantikörper (eher seltene Ursache).

!

Cave: Der Nachweis von Antikörpern sollte im Zervikalschleim erfolgen, der Nachweis von zirkulierenden Antikörpern ist deutlich weniger aussagekräftig und kann nicht empfohlen werden.

Nachweis von Spermaantikörpern (ASA = Antispermatozoenantikörper):

- **im Sperma:**
  - MAR-Test (Mixed-Antiglobulin-Reaktion): Vermischung von Nativsperma mit verschiedenen Indikatorpartikeln (Erythrozyten oder Latex-Mikrosphären mit IgG-AKs oder IgA-AKs). Ausgezählt wird der Prozentsatz der Spermien in gemischten Agglutinaten – bezogen auf 100 Spermien (MAR%). Kontrollansätze mit Donorspermien, deren AK-Status bekannt ist, sind sinnvoll.
  - Dies ist ein einfacher Test zum Nachweis von Auto-Antikörpern mit der Möglichkeit der Differenzierung in IgA- und IgG-Antikörper. Insbesondere Letzteren kommt ein wesentlicher Einfluss auf die Verminderung der Fertilität zu.
- **im Mukus:**
  - indirekter MAR-Test: entspricht dem MAR-Test, nur dass nun noch verflüssigter Zervikalschleim hinzugefügt wird. Auswertung entspricht dem MAR-Test. Muzinöse AKs gelten als fertilitätseinschränkend.
- **im Serum:**
  - ELISA: direkter Nachweis von zirkulierenden AKs.

2.2 Kurzrok-Miller-Test (in vitro)

Durchführung. Entnahme von Schleim (cave: kein Vaginalsekret) zum Zeitpunkt der Ovulation und Gewinnung von Sperma durch Masturbation. Beides wird auf dem Objektträger zusammengebracht.

Auswertung. Beurteilung von Anzahl und Motilität der Spermien nach 5 und 30 Minuten:

- normal: Eindringen vorwärtsbeweglicher Spermien,
- pathologisch: Palisadenbildung der Spermien, Agglutinationen, Immobilisation.

Zur Differenzierung pathologischer Phänomene wird gerne auch Spendersamen gegengetestet („gekreuzter Test").

Bedeutung. Der Kurzrok-Miller-Test hat eigentlich nur noch historischen Wert, der Kremer-Test bzw. der SCMPT sind zu bevorzugen.

2.3 Kremer-Test (in vitro)

Zu empfehlen ist die modifizierte Form, nämlich der Spermien-Zervikal-Mukus-Penetrations-Test (SCMPT) nach Eggert-Kruse.

Durchführung. Im Spontanzyklus ohne Medikamenteneinnahme (insbesondere kein CC) erfolgt die Schleimabnahme zum Zeitpunkt der Ovulation, das Sperma wird nach 5-tägiger Karenz durch Masturbation gewonnen. Von der zusätzlichen Einnahme von EE ist primär abzuraten, da dadurch nur die nativen Verhältnisse maskiert werden. Aufziehen des Mukus in kleine Kapillaren (ohne Luftblasen), die auf der einen Seite mit Plastilin verschlossen werden und bei denen auf der anderen Seite der Mukus etwas herausquellen sollte. Nun werden die Glaskapillaren auf einer Platte mit Entfernungsangabe in Millimetern befestigt, wobei das freie Ende in ein Spermareservoir eintaucht. Es folgt die Inkubation bei 37°C und günstigerweise bei 100% Luftfeuchtigkeit (Brutschrank). (Kommerziell sind auch spezielle Sets erhältlich.)

Gekreuzter Test: Austestung gegen Mukus von Donorinnen mit nachgewiesener Fertilität und/oder unter Verwendung von Donorsperma eines fertilen Mannes.

Auswertung. Nach 30 Minuten, 2 und 6 Stunden werden gemessen:

- Eindringtiefe (des ersten Spermiums),
- Dichte (der eingedrungenen Spermien, Gesichtsfeld ≥ 100),
- Beweglichkeit (der eingedrungenen Spermien).

Die Parameter werden in einem Score (Tab. 4-8) erfasst.

Tab. 4-8 Score zur Auswertung des Kremer-Tests (nach Eggert-Kruse, 1989).

Score	Eindringtiefe (mm)	Dichte	Beweglichkeit
0	< 15	0–9	immobil
1	15–29	10–49	ortständig beweglich
2	30–44	50–99	einige propulsiv beweglich
3	> 45	> 100	die meisten propulsiv beweglich

Bedeutung. Der Test stellt eine gute Ergänzung des Sims-Huhner-Tests dar, v.a. wenn dieser negativ oder zweifelhaft ausfällt. Als Funktionstest ist er eine sehr sinnvolle Ergänzung der andrologischen Diagnostik. Der gekreuzte Test empfiehlt sich insbesondere beim Verdacht auf das Vorliegen einer immunologisch bedingten Sterilität. Einziger Nachteil ist der relativ hohe Zeitaufwand.

Angesichts der Variabilität und der Qualität des menschlichen Zervikalmukus ist ein Test mit kommerziell erhältlichem Zervikalmukus (Rindersurrogat) für die Beurteilung der Spermienpenetration eingeführt worden („Penetrak-Test"). Aufgrund der unterschiedlichen biologischen Eigenschaften wird der Nutzen des Penetrak-Tests allerdings geringer eingeschätzt als der des SCMPT.
Ein anderer Ersatz für humanen Zervikalmukus sind hochmolekulare Hyaluronsäurepolymere. Sie haben aber bislang noch keinen Eingang in die klinische Routinediagnostik gefunden.

3 Anatomische Sterilitätsfaktoren

Die Diagnostik anatomischer Sterilitätsfaktoren ist naturgemäß weitaus invasiver als die bisherigen Verfahren. Es besteht dementsprechend keine einheitliche Meinung darüber, wann im zeitlichen Ablauf einer Sterilitätsdiagnostik welche Maßnahmen zu indizieren sind, v.a. bei unauffälligen Ultraschallbefunden und einer blanden Anamnese.
Ist Letzteres der Fall, so kann man es sicher vertreten, z.B. zunächst eine Serie von UIs durchzuführen, ohne den Genitalsitus abgeklärt zu haben. Bei anamnestischen oder sonstigen Hinweisen auf einen anatomischen Faktor sollte man primär eine laparoskopische Abklärung vornehmen – trotz der damit verbundenen Invasivität.

3.1 Laparoskopie (LSK)

Zeitpunkt. Durchführung stets präovulatorisch, bei Anovulation jederzeit (sollte aber zum konkreten Operationszeitpunkt zumindest durch eine Progesteronbestimmung verifiziert werden).
Technik/Kontraindikationen/Komplikationen. Siehe eine entsprechende gynäkologische Operationslehre.
Bedeutung. Standardverfahren, dessen Wertigkeit von keinem anderen Verfahren übertroffen wird. Sinnvoll ist eine vollständige Videoaufzeichnung, die erfahrungsgemäß auch subtilste schriftliche OP-Berichte an Informationsgehalt übertrifft.

> **!**
> EBM. Nach wie vor ist die Pelviskopie in Kombination mit der Hysteroskopie der Goldstandard bei der anatomischen Abklärung des weiblichen Genitales.

Die Laparoskopie ist heutzutage kein ausschließlich diagnostischer Eingriff mehr, sondern gestattet auch umfangreichere operative Interventionen (z.B. ausgedehnte Adhäsiolysen, Tubenplastiken, Myom-Enukleationen, Endometriose-Sanierung). Insofern sollte vor der Durchführung einer Laparoskopie eine möglichst umfangreiche Vordiagnostik erfolgt sein, um nicht völlig unvorbereitet auf operationswürdige Befunde (z.B. Myome) zu treffen und/oder – aus technischen oder organisatorischen Gründen – zur Zweizeitigkeit gezwungen zu sein. Entsprechend sollte auch die präoperative Aufklärung erfolgen.

▶ Die Kombination mit einer Hysteroskopie ist obligat.

> **!**
> Cave: Die Laparoskopie ist kein Verfahren, mit dem es möglich wäre, eine Funktionsdiagnostik zu betreiben. Zwar ist davon auszugehen, dass durchgängige, nicht postentzündlich oder sonst veränderte Tuben auch einen korrekten Funktionsablauf zeigen, sicher ist dies aber nicht (vgl. z.B. hypoplastische Tuben, Erfolge der GIFT-Methode). Man sollte zumindest daran denken, dass es einen „funktionellen Tubenfaktor" gibt.

Tuboskopie (Salpingoskopie)
Technik. Während der Laparoskopie wird die Tube gefasst und ein dünnes Tuboskop entweder separat oder über einen zusätzlichen Kanal des Laparoskops eingeführt. Das Tubenlumen wird günstigerweise unter Verwendung von Distensionsmedien visualisiert.
Diagnostische Wertigkeit. Das Verfahren ist insbesondere für die prognostisch wichtige Diagnostik der Tubenschleimhaut von Bedeutung. So kann ein normales Schleimhautrelief unterschieden werden von einem abgeflachten, einem Faltenverlust, Divertikelbildungen, radiären Verwachsungen, lokalen Verklebungen, Verkalkungen und Polypen. Nicht selten findet sich auch Zelldetritus, der – bei normalem Schleimhautrelief – die Tubenpassage blockieren kann.
Bedeutung. Noch kein Routineverfahren, sicher aber eine sehr sinnvolle Ergänzung – gerade im Hinblick auf eine differenzierte Indikationsstellung zur Tubenchirurgie.

Falloposkopie
Definition. Es hat sich eingebürgert, von einer Falloposkopie zu sprechen, wenn der transuterine Zugang zur Tubenvisualisation gewählt wird.
Technik. Mit Hilfe von speziellen (Invaginations-)Kathetern, die sich besonders atraumatisch über den Tubenisthmus vorschieben lassen, wird ein besonders dünnes, flexibles Endoskop (Falloposkop) vorgeschoben.

Bedeutung. Da die Isthmuspassage sehr dünne Lumina erzwingt, ist die bildliche Darstellung naturgemäß schlechter als bei der Tuboskopie, die über die weite Ampulle erfolgt. Vorteilhaft ist sicher der einfache Zugang, wenngleich darauf hinzuweisen ist, dass eine reine Tubendiagnostik ohne Inspektion des übrigen Genitalsitus (also Laparoskopie) eine sehr seltene Indikationsstellung ist.

Ist das Falloposkop mit einem zusätzlichen Arbeitskanal ausgestattet, dann kann auf diese Art und Weise auch ein intratubarer Embryotransfer durchgeführt werden; sogar die Operation von Eileiterschwangerschaften ist auf diese Art und Weise beschrieben worden. Beides hat sich bislang aber nicht durchsetzen können. Ebenfalls nicht durchgesetzt hat sich bislang die Tubensonographie, bei der spezielle Katheter in die Eileiter verbracht werden, mit deren Hilfe dann eine direkte sonographische Darstellung möglich ist.

3.2 Hysteroskopie (HSK)

Zeitpunkt. Wie Laparoskopie.
Technik/Kontraindikationen/Komplikationen. Siehe eine entsprechende gynäkologische Operationslehre.
Bedeutung. Die HSK ist auch ohne Narkose (bzw. in Lokalanästhesie) möglich und kann bei gezielten uterinen Fragestellungen auch in der Sterilitätsdiagnostik alleine indiziert sein (z. B. Kontrolle nach Septumresektion). Ansonsten gilt das für die Laparoskopie Gesagte, nämlich dass es sich auch um ein operatives Verfahren handelt und eine Kombination beider Verfahren im Rahmen der Sterilitätsdiagnostik obligat ist.

3.3 Hysterosalpingografie (HSG)

Zeitpunkt. Wie Laparoskopie/HSK.
Technik/Kontraindikationen/Komplikationen. Siehe entsprechende Lehrbücher aus dem Fach Radiologie und entsprechende Operationslehren.
Bedeutung. Die HSG ist insbesondere bei der Tubendiagnostik kein Ersatz für eine Laparoskopie. Sie besitzt heutzutage noch eine gewisse Bedeutung bei der Operationsplanung für einen tubenchirurgischen Eingriff, hier insbesondere die Lokalisation des Tubenverschlusses (also ob er intramural, isthmisch oder peripher liegt).
Eine zweite Domäne der HSG war der Nachweis und die Beschreibung uteriner Fehlbildungen bzw. Veränderungen. In der klinischen Diagnostik hat sich heutzutage aber die HSK durchgesetzt, auch weil hiermit bestimmte Läsionen therapeutisch unmittelbar angehbar sind (z. B. kleine submuköse Myome, kleine uterine Septen). Bei diagnostischen Unklarheiten wird bevorzugt die HKSG (s. u.) gewählt; somit ist die HSG bei der Diagnostik uteriner Fehlbildungen bzw. Veränderungen heutzutage nur noch ausnahmsweise indiziert.

3.4 Hysterosalpingo-Kontrastsonografie (HKSG)

Zeitpunkt. Wie alle obigen Verfahren.
Kontraindikationen. Entzündungen im Genitalbereich, unklare Ohnmachts- und Krampfanfälle sowie Galaktoseintoleranz. Das weiße Blutbild sollte weniger als 10 000 Leuko/ml zeigen.
Durchführung. Zunächst erfolgt die Desinfektion der Scheide und der Portio vaginalis. Ein dünnlumiger Katheter wird transzervikal in das Cavum uteri eingeführt und über einen Ballon fixiert (Spezialkatheter oder dünne Blasenkatheter). Bei Stenosen kann ggf. Hegar 2 und bei spitzwinkeliger Ante- oder Retroversio das „Strecken" des Uterus mit einer Kugelzange hilfreich sein. Nach Platzierung des Katheters wird dieser nach kaudal gezogen, so dass er dem inneren Muttermund anliegt. Danach erfolgt die langsame Instillation eines Sonokontrastmittels (Echovist®; cave: allergische Reaktionen). Für die Ultraschall-Diagnostik sind vaginale 5-MHz-Schallköpfe mit Panoramaübersicht zu empfehlen, eine Doppler-Sonografie ist im Zweifelsfall sinnvoll.
Bedeutung. Die HKSG ist ein wenig invasives Verfahren für die Tubendiagnostik. Die Befunde korrelieren zu etwa 90% mit denen der Laparoskopie, es gibt falsch positive, aber auch falsch negative Befunde bei Saktosalpingen: Bekannt ist v. a. der scheinbar unilaterale Verschluss auf der kontralateralen Follikelseite. Als orientierendes Verfahren ist es der Pertubation bei ähnlichem Aufwand zweifellos überlegen.
Hauptindikation für die HKSG ist die orientierende Tubendiagnostik bei blander Anamnese (z. B. vor Durchführung einer IUI). Ein Ersatz für die laparoskopische Abklärung des Genitalsitus ist die HKSG nicht (s. o.).

Mit Hilfe der Dopplersonographie, v. a. der Farbdopplersonographie kann das intratubare Flussverhalten des Kontrastmittels noch deutlicher dargestellt werden. Hierdurch soll es möglich sein, die Diagnostik zu verfeinern. Bislang liegen mit dieser Zusatzmethode allerdings nur wenige Erfahrungen vor.

3.5 Tubensondierung (mit Spülung)

Prinzip. Die Tubensondierung mit einer ggf. nachfolgenden Spülung ist technisch dem intratubaren Embryo- oder Gametentransfer nahezu identisch. Dabei versucht man zunächst taktil, dann auch unter Sicht eines Ultraschallgeräts (Vaginalsonde; Rektalsonde), die eine und dann die andere Tube zu sondieren. Ist die Tube sondiert, so kann ggf. mit z. B. physiologischer NaCl-Lösung gespült werden.
Zeitpunkt. Wie alle obigen Verfahren.
Kontraindikation. Wie HKSG.

Durchführung. Die Vorbereitungen entsprechen denen der HKSG. Die Portio vaginalis wird dann mit einer Kugelzange fixiert und ein entsprechender Katheter (z. B. Embryotransferkatheter, der nicht zu weich sein sollte) wird eingeführt. Lassen sich die Tuben sondieren, so erfolgt die Spülung z. B. mit NaCl-Lösung. Hierbei lässt sich unter Sicht des Ultraschallgeräts gut feststellen, ob eine ungehinderte Passage erfolgt oder eine Stenose vorliegt. Diese Beurteilung ist auch aufgrund des Gegendrucks möglich.

Bei geschickter Handhabung ist eine Narkose nicht erforderlich.

Bedeutung. Die Tubensondierung wird zu wenig angewandt, obwohl sie technisch relativ einfach ist. Nach unseren Erfahrungen ist die Beurteilung der Tubendurchgängigkeit noch besser möglich als bei der HKSG. Zugleich bietet dieses Verfahren die Möglichkeit, bei geringgradigen Stenosen oder bei Detritus auch einen gewissen therapeutischen Effekt zu erzielen. Die Maßnahme wird in aller Regel von den Patientinnen gut toleriert und ist ambulant durchführbar.

3.6 Hysterosalpingo-Szintigrafie (HSS)

Prinzip. Periovulatorisch bildet sich physiologischerweise ein Transportmechanismus aus, der in der Lage ist, relativ rasch auch unbewegliche Partikel aus dem hinteren Scheidengewölbe über den Uterus in die Tuben und darüber hinaus zu befördern. Diesen Mechanismus kann man sich diagnostisch zunutze machen.

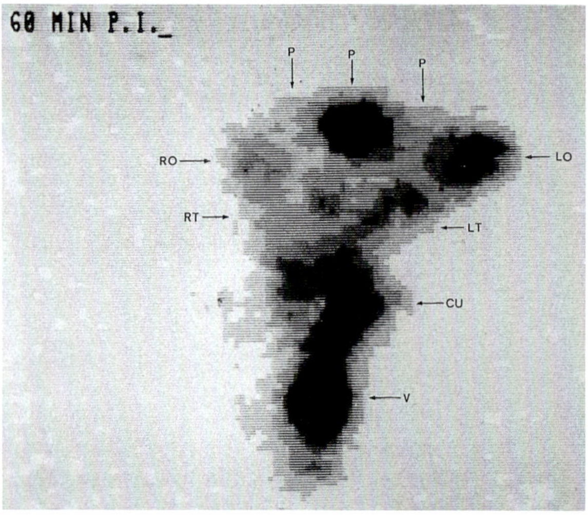

Abb. 4-5 Darstellung der Aktivitätsverteilung 60 min nach Applikation der Tc-99m-markierten HAMAs durch eine Gammakamera: Normalbefund bei linksseitiger Ovulation. V = Vagina, CU = Cavum uteri, RT = re. Tube, LT = li. Tube, RO = re. Ovar, LO = li. Ovar, D = Douglas (freundlicherweise zur Verfügung gestellt von T. Steck, UFK Würzburg).

Zeitpunkt. Periovulatorisch.

Technik. Kommerziell erhältliche Humanalbumin-Makroaggregate (HAMA; 5–40 µm Durchmesser) werden mit Tc-99m markiert. Einer Dosis von 0,22–0,27 mCi entsprechend, werden die HAMA in 1 ml 0,9%iger Salzlösung suspendiert und zum Ovulationszeitpunkt im hinteren Scheidengewölbe (nicht Portio!) vorsichtig deponiert. Mit der Gammakamera (Preset 50 000) werden Aufnahmen nach 10 Minuten sowie 1 und 3 Stunden nach Applikation vorgenommen (Abb. 4-5). Die Patientin kann dazwischen ohne weiteres aufstehen. Die Strahlenbelastung (periovulatorisch) ist gering.

Auswertung. Typischerweise kommt es zunächst zu einem zervikalen Aktivitätsmaximum, anschließend breitet sich die Aktivität relativ rasch im Cavum aus (10–90 Minuten nach Applikation). Nach einer Art „Pause" kommt es in der Tube auf der Seite des sprungreifen Follikels relativ rasch zu einem Aktivitätsnachweis; die kontralaterale Seite kann, muss aber nicht folgen. Erste Aktivitätsnachweise im Douglas sind bereits nach 10 Minuten möglich.

Die Auswertung setzt ein gewisses Maß an Erfahrung voraus.

Bedeutung. Die HSS ist wissenschaftlich gut dokumentiert, die zugrunde liegenden physiologischen Abläufe ebenfalls. Die HSS korrigiert unsere bisherigen Vorstellungen von der Spermienaszension: Es zeigt sich nämlich, dass hierfür hauptsächlich aktive, uterotubare Transportmechanismen verantwortlich sind und nicht die Beweglichkeit der Spermien. (Letztere ist bei der Aufarbeitung des Cumuluskomplexes und der Eizellpenetration von Bedeutung.)

Die HSS ist die derzeit einzige Methode, bei der Untersuchungen zu den Funktionsabläufen im inneren Genitale möglich sind. Immer noch kontrovers diskutiert wird die Frage, ob durch die HSS eine Untersuchung bezüglich der physiologischen Durchgängigkeit der Tuben möglich ist oder ob das Übertreten von Radioaktivität in den Douglas bereits das Endergebnis von pathophysiologischen Funktionsabläufen darstellt (s. Kap. 31).

Erschwert wird die Interpretation der HSS-Befunde auch dadurch, dass diese von Zyklus zu Zyklus variieren können: Zeigt sich in einem Zyklus keine Aszension in den Eileiter, so kann in einem anderen Zyklus eine solche sehr wohl nachgewiesen werden. Dies hat aber wohl weniger mit technischen oder grundsätzlichen Unzulänglichkeiten der HSS zu tun, sondern ist vielmehr Ausdruck der Tatsache, dass der Funktionszustand der Eileiter von Zyklus zu Zyklus sehr variieren kann – es also womöglich große Zyklusdifferenzen bezüglich der Konzeptionsbereitschaft gibt.

Eine Routineuntersuchung stellt die HSS immer noch nicht dar, wenngleich sie in den letzten Jahren eine zunehmend breitere Anwendung fand.

3.7 Pertubation

Zeitpunkt. Wie alle obigen Verfahren.
Technik/Kontraindikationen/Komplikationen. Siehe eine entsprechende gynäkologische Operationslehre.
Bedeutung. Auch bei subtilster Interpretation der Druckdiagramme und Zuhilfenahme der Auskultation (Diskrimination zwischen linker und rechter Seite) bleibt die Diagnostik unsicher. Das Verfahren ist heutzutage allenfalls noch als Orientierungshilfe bei blander Anamnese der Patientin von Bedeutung. Jeglicher Verdacht auf eine Pathologie bedarf der weiteren Abklärung; auch eine unauffällige Pertubation ist kein Beweis für einen intakten Genitalsitus (z. B. durchgängige, aber verwachsene Eileiter).

Weibliche Fertilitätsstörungen – Therapie

1 Zervikale Sterilität

Als **Ursachen** der zervikalen Sterilität kommen in Betracht:

- Pathoanatomische Situationen (z. B. Polypen, Myome, Doppelbildungen),
- posttraumatische Zustände (z. B. Zustand nach Konisation, Kryotherapie),
- Infektionen (z. B. Mykoplasmen),
- Dysmukorrhöen (oft kombiniert mit den oben genannten Ursachen),
- Antispermatozoen-Antikörper.

Infektionen. Die direkte Bedeutung infektiöser Ursachen ist umstritten. Ein direkter Einfluss von Mykoplasmen oder Chlamydien auf die Spermienmotilität konnte nie sicher nachgewiesen werden.
Die oft begleitenden Zervizitiden können aber zu einer Verödung der Zervixdrüsen mit nachfolgender Dysmukorrhö führen. Auch wegen der Gefahr der Aszension ist eine Behandlungsnotwendigkeit gegeben.
Dysmukorrhöen findet man neben postinfektiösen, nicht selten in Assoziation mit posttraumatischen Zuständen; die Anamnese ist hier zielführend.

> **!**
> So klar die Therapienotwendigkeit z. B. eines PAP III D usw. außer Frage steht, in Hinblick auf die Fertilität sollte bei Ektopien mit lokalen Therapieansätzen jeglicher Art Zurückhaltung geübt werden.

Eine Dysmukorrhö kann auch funktionell bedingt sein, wie z. B. bei Follikelreifungsstörungen; dies wird aber durch ein exaktes Zyklusmonitoring zuverlässig erkannt. Ähnliches gilt für die Gabe von Antiöstrogenen wie Clomifencitrat zur Zyklusstimulation.
Antikörper. Im Serum zirkulierende Antikörper gegen Spermatozoen sind für den Nachweis einer immunologischen Sterilität nicht geeignet; zu fordern ist der lokale Nachweis, insbesondere von AKs der IgA- und IgG-Klasse. Die Inzidenz von lokalen Antikörpern dürfte 0,5–2% betragen.
Therapeutisch ist bei pathoanatomischen Situationen (auch anderen Gründen) eine operative Sanierung angezeigt, infektiöse Ursachen sind spezifisch zu behandeln. Bezüglich Dysmukorrhö und Antikörpern ist eine klare Vorgehensweise schwer zu formulieren, da hier die Verknüpfung verschiedener Therapieansätze durchaus sinnvoll sein kann und persönliche Erfahrungen eines jeden Arztes eine große Rolle spielen.

Dysmukorrhö
Östrogene. Stimulation des Zylinderepithels im Zervikalkanal durch Östrogengaben (z. B. 0,06 mg EE ab dem 9. Zyklustag). Der Erfolg ist anhand des Zervixfaktors periovulatorisch zu verifizieren, zumindest im ersten Behandlungszyklus. Je nach Ursache können bis zu 50% der Patientinnen profitieren.
Intrauterine Insemination (IUI). Bei Versagen der Östrogentherapie oder ihrer erfolglosen Anwendung nach 3–6 Monaten wird die IUI durchgeführt. Zu empfehlen sind bis zu 6 Zyklen, bei Normozoospermie eher ohne hormonelle Stimulation.

Antikörper
Kondome werden zur Expositionsprophylaxe, also zur Vermeidung des Booster-Effekts, angewandt. Der Therapieansatz kann versucht werden, wenngleich der Effekt unsicher ist. Sollte es zu einem Absinken der Antikörper kommen, so ist eine anschließende, weiterführende Therapie zu empfehlen; bei ungeschütztem Geschlechtsverkehr kommt es meist rasch wieder zum Ansteigen der AK-Titer.
Zur Immunsuppression werden **Kortikoide** für 3–6 Monate gegeben. Sinnvoll ist eine Kombination mit Kondomanwendung. Mit Nebenwirkungen der Kortikoide ist zu rechnen (empfohlen werden z. T. sehr hohe Dosierungen p. o.), ein Therapieeffekt ist nicht sicher.
Bezüglich der erzielbaren Schwangerschaftsraten ist die **IUI** deutlich effektiver als Kortikoide bzw. Kondome allein.
Zu berücksichtigen ist, dass beim Nachweis von AKs diese auch via Endometrium bzw. Tube wirken können, wenngleich nur sehr abgeschwächt.
Deshalb ist es durchaus vertretbar, beim Nachweis zervikaler Antikörper (und Fehlen zirkulierender Antikörper) IUIs durchzuführen.
Bei der **IVF** ist Spermienkontakt nahezu vollkommen ausgeschlossen. Sie ist bei ausgeprägten, immunologisch bedingten Sterilitäten klar indiziert; auch bei weniger ausgeprägten, immunologisch bedingten Sterilitäten ist ein baldiger Einsatz zu empfehlen, da die IUI

aufgrund der Präsenz von Spermien natürlich potenzielle Nachteile besitzt.

2 Uterine Sterilität

Wesentlichste pathologische Faktoren sind:
- Myome,
- uterine Fehlbildungen.

Beide führen – sofern sie das Cavum betreffen – partiell zur Ausbildung eines unterwertigen Endometriums (z. B. über dem Myom oder auf dem Septum). Hierdurch wird die Implantation des Embryos kompromittiert. Insofern handelt es sich genau genommen um „Frühestaborte", die der uterinen Sterilität zugrunde liegen.

Der Übergang zur chronisch habituellen Abortneigung ist fließend. Der Unterschied besteht lediglich darin, dass es sich dabei um klinische Aborte handelt. Die trophischen Störungen (v. a. Durchblutung), die die endometriale Unterwertigkeit verursachen, bleiben dieselben und unterbinden zu einem späteren Zeitpunkt die weitere Entwicklung des implantierten Embryos. Dementsprechend ist die Therapie in beiden Fällen sehr ähnlich.

Weitere uterine Sterilitätsursachen sind:
- Polypen,
- Synechien (Asherman-Syndrom, s. Abschnitt 2.4).

2.1 Myome

Therapieindikation

Sitz. Als Sterilitätsfaktor kommen hauptsächlich intracavitäre (bzw. gestielte submuköse) und (breitbasig aufsitzende) submuköse Myome in Frage; intramurale Myome nur dann, wenn sie bis knapp ans Endometrium heranreichen (trophische Störungen), und subseröse nur ausnahmsweise, wenn sie z. B. am Tubenabgang sitzen.

Die Bedeutung der **Größe** ist von Einzelfall zu Einzelfall sehr verschieden. So ist ein solitäres submuköses Myom mit einem Durchmesser von 1–2 cm wohl zu vernachlässigen, ein kleineres Myom, das den Tubenabgang verlegt, dann nicht, wenn z. B. gleichzeitig ein kontralateraler Tubenverschluss besteht.

Neuerdings sind einige Arbeiten publiziert worden, die nachweisen, dass auch das gehäufte Auftreten von kleinen, intramuralen Myomen, die nicht an das Endometrium heranreichen, fertilitätsmindernd ist. Dies könnte dadurch erklärt werden, dass eine derartige Veränderung des Myometriums zu Perfusionsstörungen per se führt, wodurch es gehäufter zu Fehlimplantationen kommen kann.

Therapieverfahren

Operativ. Operative Laparoskopie und Hysteroskopie haben die Laparotomie praktisch verdrängt. Auch wenn dieser Zugang insbesondere für extreme Befunde noch einen gewissen Stellenwert haben mag, so ist der Nutzen solcher ausgedehnter Operationen für die Sterilitätstherapie in jedem Einzelfall kritisch zu hinterfragen.

Die Applikation von GnRH-Agonisten (über 3–6 Monate) vor dem operativen Eingriff führt zu einer signifikanten Größenabnahme der Myome und zu einer Reduktion ihrer Durchblutung. Dennoch sind wir in aller Regel von dieser Vorbehandlung abgekommen, da sich gezeigt hat, dass auch größere operative Eingriffe in den Händen geübter Operateure ohne Vorbehandlung möglich sind. Für die Patientin bietet dies den Vorteil, sich nicht den z. T. unangenehmen Nebenwirkungen einer mehrmonatigen GnRH-Agonisten-Therapie aussetzen zu müssen.

In speziellen Situationen, insbesondere bei extrem ausgeprägten Befunden, mag eine Vorbehandlung mit GnRH-Agonisten noch indiziert sein. Gerade bei ausgeprägten Befunden ist aber der Nutzen für eine Sterilitätsbehandlung zu hinterfragen (s. o.).

2.2 Uterusfehlbildungen

Einteilung

Nach der ASRM ergibt sich folgende Klassifikation:

I. Hypoplasien/Agenesien,
II. unicornuale Fehlbildungen,
III. Uterus didelphys,
IV. bicornuale Fehlbildungen,
V. Septumbildungen,
VI. Uterus arcuatus,
VII. Stilben-induzierte Fehlbildungen.

Therapieindikation

Die Indikation ist primär zurückhaltend zu stellen. Einige Fehlbildungen sind – vermutlich aufgrund begleitender Gefäßanomalien – mit ovariellen Störungen (Anovulation, Lutealphasendefekte) vergesellschaftet. Sie müssen zuvor angegangen werden. Hinzuweisen ist auch darauf, dass man – wohl aus denselben Gründen – in vielen Fällen einen „funktionellen Tubenfaktor" unterstellen darf.

Eine Indikation zur operativen Korrektur besteht nur dann, wenn endometriale bzw. trophische Störungen nachzuweisen oder dringend zu vermuten sind (z. B. bei Septumbildungen). Gezielt vorgenommene endometriale Probeexzisionen in der mittleren Lutealphase (unter hysteroskopischer Sicht) können sehr hilfreich sein.

Therapie

Heutzutage wird meist hysteroskopisch vorgegangen (Elektroresektion, CO_2-Laser), wobei eine Septumdicke von 1 cm und mehr als Grenze gilt. Eine Kombination mit der Laparoskopie ist sinnvoll (wegen Perforationsgefahr bzw. unterstützenden Eingriffen);

zunehmend genutzt wird auch die sonografische Perforations- bzw. Operationskontrolle.
Metroplastiken (z. B. nach Strassmann, nach Bret und Guillet) haben wir in den letzten 15 Jahren nicht mehr durchgeführt. Sollte sich ausnahmsweise doch einmal eine Therapieindikation ergeben, so ist auch für diese Operationsverfahren mittlerweile das laparoskopische Vorgehen beschrieben worden und auch etabliert.

!

Postoperativ sollte bei allen Eingriffen, die endometriale Defekte setzen, für mindestens drei Monate eine Schwangerschaft verhütet werden. Da Östrogen-/Gestagenkombinationen die Heilung fördern, sind sie zu empfehlen.

2.3 Polypen

Bei Polypen wird eine hysteroskopische Abtragung durchgeführt.

2.4 Intrauterine Synechien (Asherman-Syndrom)

Intrauterine Synechien können endometroider, myofibröser oder bindegewebiger Art sein.
Sind diese Verwachsungen posttraumatisch entstanden (z. B. durch aggressive Kürettagen), so spricht man von einem Asherman-Syndrom.
Einteilung. Generell können intrauterine Synechien bzw. das Asherman-Syndrom in drei Graden vorliegen:
Grad 1: einzelne Synechien,
Grad 2: bis zu 50% des Uteruscavums sind von Synechien durchsetzt,
Grad 3: über 50% des Cavums sind von Synechien durchsetzt, so dass es fast oder komplett verödet ist.
Die **Therapie** erfolgt operativ hysteroskopisch mit laparoskopischer Kontrolle (Perforationsgefahr steigt mit dem Ausmaß der Synechienbildung).
Die hormonelle Nachbehandlung besteht in der Hormonsubstitution (Kombinationspräparate); die Einlage eines IUP, um – insbesondere bei größeren Läsionen – neuen Synechien bzw. einer Cavumverlötung vorzubeugen, wird von vielen Autoren empfohlen.

Es ist allerdings darauf hinzuweisen, dass es – auch in der Literatur – nicht sehr viele Erfahrungen mit der Sanierung eines Asherman-Syndroms oder von intrauterinen Synechien gibt. Insofern gibt es z. B. auch zu der Empfehlung einer postoperativen IUP-Einlage keine größeren Studien. Wir selbst führen sie nicht durch und beschränken uns auf eine mehrmonatige Östrogen-/Gestagensubstitution (s. o.).

3 Tubare Sterilität – Operative Rekonstruktion

Grundsätzlich stehen bei der tubaren Sterilität folgende zwei Therapiemodi zur Verfügung:
- die operative Rekonstruktion,
- die In-vitro-Fertilisation (IVF).

Beide Verfahren sind nicht als konkurrierend zu verstehen. Entscheidend ist die korrekte Indikationsstellung (Laparoskopie, HSG). Folgende Faktoren sind zu berücksichtigen:

- Lokalisation des Verschlusses:
  - distal: Prognostisch günstig sind Verschlüsse ohne begleitende Dilatation der Tube und die Notwendigkeit, nur kleine Korrekturen durchzuführen (z. B. Adhäsiolyse und Fimbrioplastik);
  - Zustand nach Sterilisation (Refertilisierung): Prognostisch günstig sind Resttubenlängen über 4 cm und isthmisch-cornuale bzw. isthmisch-isthmische Anastomosen, also erhaltene Ampullen;
  - proximal: Prognostisch günstig sind kürzere Verschlüsse mit einer Resektionsstrecke unter 1,5 cm.
- Assoziierte Tubenpathologie:
  - Prognostisch ungünstig sind postentzündliche Verschlüsse, eine chronische Salpingitis oder Endosalpingiosis.
- Begleitende Fertilitätsstörungen:
  - Prognostisch ungünstig und senken die Erfolge im Schnitt um 50% und mehr!

Während ovarielle Probleme die operative Rekonstruktion wie IVF gleichermaßen belasten – bzw. therapeutisch identisch anzugehen sind –, stellen zusätzliche männliche Fertilitätsstörungen eine Indikation zu IVF und begleitenden Techniken (z. B. ICSI) dar.

!

Einer operativen Sanierung bei tubarer Sterilität sollte primär der Vorrang gegeben werden. Dies legen auch die einschlägigen Bestimmungen (Berufsordnung, SGB V) so fest.

Dabei muss aber berücksichtigt werden, dass die kumulative IVF-Schwangerschaftsrate nach vier Behandlungszyklen bei uns im Schnitt um 65% liegt. Dementsprechend sehen wir die Indikation zum operativen Vorgehen nur dann, wenn hierbei mit einer ähnlich guten Prognose, d. h. kumulativen Schwangerschaftsrate, gerechnet werden kann. Im Gegensatz zur IVF legt man bei der Tubenchirurgie sogar einen Zeitraum von 2 Jahren zugrunde (26 Zyklen).
Bei folgenden Befunden sollte der **IVF** der Vorzug gegeben werden (Hepp und Strowitzki, 1995):

- Zustand nach EUG beidseits,
- Zustand nach Mikrochirurgie (ca. 2 Jahre ohne Konzeption oder Reokklusion),
- Zustand nach Genitaltuberkulose,
- ausgeprägte noduläre Veränderungen im proximalen Teil,
- dickwandige und/oder gekammerte Hydrosalpinx,
- Resttubenlänge < 4 cm,
- Fehlen der Ampulle,
- ausgedehnte Adhäsionen (z. B. „frozen pelvis").

Neben medizinischen Aspekten müssen in die Indikationsstellung auch die Wünsche des betroffenen Paares eingehen (z. B. unterschiedliche Beeinflussung der Vita sexualis nach OP bzw. während IVF).

Um die Prognose eines operativen Eingriffs möglichst genau abschätzen zu können, hat es sich bewährt, die bestehenden pathologischen Veränderungen möglichst genau zu klassifizieren. Sieht man einmal vom Z. n. Tubensterilisation ab, ist die Erfassung folgender Faktoren für die Prognose von Bedeutung:
- Ausdehnung der Adhäsionen,
- Art der distalen Tubenpathologie,
- Art der proximalen Tubenpathologie (Literatur bei Hepp und Wiedemann).

3.1 Grundprinzipien der mikrochirurgischen Tubenchirurgie

- **Atraumatisches Vorgehen:**
  - Handschuhpuder abspülen,
  - atraumatisches Fadenmaterial,
  - feuchte, gewebefreundliche Bauchtücher,
  - teflonbeschichtete oder Glasstäbe, keine scharfen Instrumente zum Fassen nicht resektierten Gewebes,
  - geringstmöglicher operativer Eingriff.
- **Blutstillung/Bauchtoilette:** möglichst sorgfältig bzw. ausgiebig.
- Vollständige **Resektion** erkrankter Gewebepartien.
- Schichtweise, anatomisch exakte **Adaptation** (allerdings ohne Mukosa bei der Anastomose).
- Vollständige **Peritonealisierung** (aber spannungslos!).
- Kontinuierliche **Irrigation,** insbesondere freiliegender Peritonealflächen. Verwendet wird bevorzugt Ringer-Laktat-Lösung, auch andere balancierte Lösungen sind möglich. Sinnvoll ist der Zusatz von Heparin (5000 I.E./l), um die Bildung von Fibrinkomplexen zu verhindern.
- **Operationsmikroskop/Lupe:** unabdingbar – dem Mikroskop ist in der Regel der Vorzug zu geben.
- Der Stellenwert einer **intraabdominellen Adhäsionsprophylaxe,** z. B. durch die Einlage von Interseed™, ist bei mikrochirurgischen Eingriffen umstritten. Im Hinblick auf die geringe Wundfläche und das atraumatische Vorgehen legen wir allenfalls einen „künstlichen Aszites" an. Bei größeren Wundflächen (wie z. B. ausgedehnten Myomenukleationen) setzt sich die aktive intraabdominelle Adhäsionsprophylaxe freilich immer mehr durch.

Ebenso wie es für die Diagnostik Klassifikationen gibt, können auch die operativen Eingriffe klassifiziert werden. Am meisten verbreitet ist die Klassifikation der IFFS (International Federation of Fertility and Sterility) bzw. die Modifikation der seinerzeitigen Arbeitsgemeinschaft für Mikrochirurgie in der DGGG.
Klassifiziert werden demnach die Art und Weise der Adhäsiolyse, der Fimbrioplastik, der Salpingostomie und der Anastomosen (Literatur bei Hepp und Wiedemann).

Ergebnisse

Distale Tubenpathologie. In Stadium I sind – insbesondere bei kleinen Eingriffen wie Fimbriolyse und Adhäsiolyse – in geübter Hand kumulative Schwangerschaftsraten (innerhalb von 2 Jahren) von 60% und mehr möglich. Auch in Stadium II (ohne Dilatation) sind noch hohe Schwangerschaftsraten erreichbar, im Schnitt um 50%. In Stadium III sind die Ergebnisse eher schlecht (kumulative Schwangerschaftsrate um ca. 20%), IVF ist primär zu indizieren.
Demnach ist die Dilatation klar der limitierende Faktor der Prognose bei distalen Verschlüssen. Interessanterweise hat die Einführung mikrochirurgischer Operationsprinzipien die Ergebnisse hier nicht so sehr verbessert wie bei Zustand nach Sterilisation. Zu erklären ist dies damit, dass die Tube meist global geschädigt ist (die „Rest"-schädigung entscheidet dann über die Prognose), im Gegensatz zur Sterilisation, wo bei einer meist normalen Tube ein nur punktueller Stop vorliegt. Dementsprechend ist bei distaler Tubenpathologie mit einer EUG-Rate zwischen 10 und 15% zu rechnen.
Refertilisierung. Besonders hohe kumulative Schwangerschaftsraten (zwischen 70–80%) sind bei isthmisch-cornualen und isthmisch-isthmischen Anastomosen erzielbar. Vermutlich hängt dies damit zusammen, dass hier der ampulläre Teil am besten konserviert ist. Bei anderen Anastomosen ist diese Rate niedriger, sie liegt im Schnitt zwischen 50 und 60% bei einer EUG-Rate von 2–4%.
Der limitierende Faktor ist die Resttubenlänge. Unterschreitet sie 4 cm, so wird die Prognose schlecht. Je länger die Tube, desto schneller kann mit dem Eintritt einer Schwangerschaft gerechnet werden.

> **!**
> Der Zustand nach isthmischer Sterilisation (loco typico) ist die Domäne der mikrochirurgischen Refertilisierung.

Proximale Tubenpathologie. Die Ergebnisse sind deutlich schlechter als bei der Refertilisierung, bei Zeichen einer chronischen Salpingitis oder Endosalpingiosis liegen die Schwangerschaftsraten unter 30%.

Der limitierende Faktor scheint die Resektionslänge zu sein. Unter 1,5 cm liegt die Schwangerschaftsrate um 50%, über 1,5 cm sinkt sie deutlich ab, und die EUG-Rate steigt auf 10% und mehr an.

> **!**
> Evidenzbasierte Medizin. Bei Mehrfachverschlüssen bzw. bei begleitender Pathologie wie einer chronischen Salpingitis, einer Endosalpingiosis oder einer Endometriose wird die Prognose ausgesprochen schlecht, so dass primär eine IVF-Behandlung indiziert ist.

3.2 Operative Laparoskopie

Viele der mikrochirurgischen Grundprinzipien sind bei der Technik der Laparoskopie bereits verwirklicht (z. B. Operation unter Vergrößerung, keine Bauchtücher, keine Handschuhpuder-Kontamination), andere lassen sich immer besser integrieren. Daneben ist der Erfolg der operativen Eingriffe – sieht man vom Zustand nach Sterilisation ab – vor allem durch die präexistenten Tubenveränderungen limitiert und nicht so sehr durch die Operationstechnik (s. o.). Insofern ist die operative Laparoskopie für bestimmte Indikationen eine Alternative, ganz abgesehen von den sonstigen Vorteilen des weniger traumatischen Zugangs.

3.3 Vergleich Tubenchirurgie – operative Laparoskopie

Adhäsionen. Die Ergebnisse sind in etwa identisch; da die Laparoskopie der weniger invasive Eingriff ist, sollte ihr der Vorzug gegeben werden, gerade im Hinblick auf mögliche Wiederholungseingriffe.

Distale Tubenpathologie. Beide Verfahren erreichen in allen Stadien dieselben Resultate.

Proximale Tubenpathologie. Die bisher vorliegenden Erfahrungen zeigen, dass der laparoskopische Zugang geringfügig schlechtere Ergebnisse zeitigt. Die früher bestehenden Probleme, z. B. bei der Verwendung ultradünnen Nahtguts, gelten mittlerweile als gelöst.

Refertilisierung (bei Z.n. Tubensterilisation loco typico). Mittlerweile gibt es umfangreiche Erfahrungen mit dem laparoskopischem Zugang. Die Ergebnisse sind mittlerweile fast genauso gut wie bei der Laparotomie. Wir selbst bevorzugen in aller Regel bislang noch den Zugang per laparotomiam.

Tabelle 4-9 gibt eine Zusammenstellung der derzeitigen Empfehlungen für die Wahl des operativen Zugangs bei Tubenpathologie.

3.4 Tubensondierung – Ballondilatation

Prinzip. Die Tube wird mechanisch durch einen (meist) transuterin vorgeschobenen Katheter (wir verwenden den Jansen-Andersen-Katheter, s. intratubare Insemination) oder einen Ballonkatheter geöffnet, der zunächst vorgeschoben, dann aufgeblasen und zurückgezogen wird.

- Eine Ultraschallkontrolle ist zu empfehlen, in der Hand Geübter aber nicht notwendig.
- Hilfreich ist auch die gleichzeitige Durchspülung, z. B. mit Kochsalzlösung. Hierdurch braucht man den Katheter nicht allzu weit vorzuschieben, kann aber dennoch – wenn keine weitere Spülung mehr möglich ist – den Verdacht auf eine Okklusion stellen. Dies mindert die Perforationsgefahr bei Verschlüssen.

Indikation. Sie kann sich ergeben, wenn man primär die Tubenverhältnisse abklären will (z. B. in Kombination mit einer HKSG; s. o.). Eine weitere Indikation besteht, wenn sich bei der Laparoskopie und/oder der HSG (und/oder der HKSG) der Verdacht auf eine minimale Läsion oder eine Okklusion durch Detritus ergibt. An Letzteres sollte immer gedacht werden, wenn sich bei einer Laparoskopie mit Chromopertubation keine Durchlässigkeit der Tuben zeigt und ansonsten ein blander Genitalsitus besteht. Bevor man in dieser Situation die Verdachtsdiagnose eines „Tubenspasmus" stellt, sollte an eine Tubensondierung gedacht werden.

Ein „Tubenspasmus" ist nicht genau definiert. In dem hier angesprochenen Zusammenhang dürfte es sich um iatrogen verursachte „Spasmen" handeln, die aufgrund der unphysiologischen, retrograden Irrigation mit großen Flüssigkeitsmengen (Turbulenzen) und bei hohem Druck entstehen.

Ergebnisse. Bei korrekter Indikationsstellung erreichen wir Rekanalisierungen bis zu 75%; die Reokklusionsgefahr beträgt – je nach Beobachtungszeitraum – bis zu 50%, so dass ggf. Reinterventionen erforder-

Tab. 4-9 Empfehlungen für die Wahl des operativen Zugangs bei Tubenpathologie (modifiziert nach Korell, 1996).

	Laparo-skopie	Mikro-chirurgie
• Adhäsionen	+	(+)
• distaler Verschluss	+ (?)	+ (?)
• proximaler Verschluss	–	+
• Z. n. Sterilisation (loco typico)	–	++

lich sind. Der Prozentsatz von Perforationen (bemerkt oder unbemerkt) dürfte relativ hoch liegen (ca. 25%), mit ernst zu nehmenden Komplikationen ist bei subtiler Handhabung eigentlich nicht zu rechnen. Wichtig sind eine geübte Hand und der Verzicht auf ein forciertes Vorgehen. Bei offenen Tuben können kumulative Schwangerschaftsraten von bis zu 60% erreicht werden, die EUG-Rate wird – insbesondere bei der Ballondilatation – mit bis zu 10% angegeben.

Bedeutung. Die Indikation überlappt sich mit der klassischen Pertubation (aus therapeutischer Indikation). Sinnvoll ist sicher ein Einsatz für kleinere Läsionen oder funktionelle Störungen wie den „Tubenspasmus“. Vor einer großzügigen Indikationsstellung ist zu warnen, da der Prozentsatz der Perforationen und EUGs dann ansteigt.

Insbesondere die Tubensondierung scheint sich immer mehr durchzusetzen. Die noch vor Jahren intensiv geübte und propagierte Ballondilatation hat demgegenüber heutzutage deutlich an Bedeutung verloren.

4 Tubare Sterilität – In-vitro-Fertilisation

Dieses Verfahren unterscheidet sich für die Patientin grundsätzlich vom operativen Vorgehen. Während nach einer erfolgreichen Operation weitere ärztliche Hilfe in aller Regel nicht angezeigt und somit das Sexualleben nicht gestört ist, besteht die IVF-Behandlung aus einer Aneinanderreihung von Behandlungszyklen, in denen die Patientin in Anspruch genommen wird. Umgekehrt sind die Schwangerschaftsraten – insbesondere aufgrund des üblichen Mehrfachstransfers von Präimplantationsembryonen – deutlich höher (so werden auch in der Literatur meist die kumulativen Schwangerschaftsraten von zwei Jahren nach Operation mit denen nach vier IVF-Zyklen verglichen).

Anstelle der Fertilisation *in vitro* wäre natürlich auch eine Fertilisation *in vivo*, d.h. in utero („intrauteriner Gametentransfer“), vorstellbar. Tatsächlich ist dies versucht worden, und es wurde auch über eine Reihe ausgetragener Schwangerschaften berichtet. Die Erfolge liegen statistisch jedoch weit unter denen der Fertilisation in vitro mit nachfolgendem Embryotransfer. Aus diesem Grund hat der uterine Eizell- und Spermientransfer keine Bedeutung erlangt.

Die IVF-Behandlung darf nur eingesetzt werden, wenn andere, d.h. in der Regel operative, Möglichkeiten ausgeschöpft sind bzw. ausscheiden. Dies ist nicht nur eine medizinische Forderung, sondern an verschiedenen Stellen verbindlich festgelegt (SGB V und z.T. Berufsordnungen der Landesärztekammern).

Ein IVF-Behandlungszyklus besteht aus folgenden Schritten:

- Zyklusstimulation (meistens – Spontanzyklen jedoch auch möglich),
- Eizellentnahme (Follikelpunktion),
- In-vitro-Kultur,
- Embryotransfer (ET),
- (Kryokonservierung),
- Lutealphasenstützung (evt. mit der Ausnahme von Spontanzyklen).

4.1 Zyklusstimulation

Die Zyklusstimulation ist nicht notwendig, Spontanzyklen sind bei normozyklischen Patientinnen möglich (wie beim ersten „Retortenbaby“ Louise Brown). Allerdings wird beim Spontanzyklus eine Oozyte nur in 85–95% gefunden (so genannte Eizellfindungsrate). Vor der Einführung der GnRH-Antagonisten bestand immer ein gewisses Problem im „Timing“ der Eizellentnahme, da diese entweder nach der HCG-Gabe oder dem Auftreten eines spontanen LH-Anstiegs festzulegen war; Letzterer wurde meist durch kurzfristige Kontrollen (z.B. dreistündige Urinproben) ausgeschlossen bzw. festgelegt. GnRH-Antagonisten sind demgegenüber relativ zuverlässig in der Lage, diesen (unvorhersehbaren) LH-Anstieg auszuschließen, so dass mit ihrer Einführung das „Timing der Eizellentnahme“ – auch in Spontanzyklen – wieder wesentlich einfacher geworden ist.

Bei Patientinnen mit einer relativen Ovarialinsuffizienz ist häufig zu beobachten, dass der natürliche Zyklus noch erhalten ist („low responder“), dass aber auch bei Stimulation mit höchsten Dosierungen kaum mehr als 1–2 Follikel heranreifen. In solchen Situationen sind wir in den vergangenen Jahren immer mehr dazu übergegangen, die Behandlung – wenn sie von der Patientin in Kenntnis der Prognose überhaupt noch gewünscht wird – im Spontanzyklus durchzuführen. Die Ergebnisse sind nicht schlecht: So kann z.B. in der Gruppe der 40- bis 43-Jährigen im Schnitt noch mit einer Schwangerschaftsrate um 15% pro Embryotransfer gerechnet werden.

Für die Zyklusstimulation – also das kontrollierte Heranreifen mehrerer Eizellen – spricht, dass die Schwangerschaftsraten innerhalb eines Behandlungszyklus mit dem Transfer von mehr als einem Präimplantationsembryo ansteigen, und zwar mit einem Optimum bei 3–4 Embryonen (danach fällt die Rate wieder). Dieser Anstieg ist nicht gleichbedeutend mit einer Mehrlingsschwangerschaft: So verzeichnet man nach einem Dreifachtransfer (mehr ist nach dem ESchG nicht zulässig) 3–4% Drillingsanlagen und 15–20% Zwillingsanlagen – die Mehrzahl sind jedoch Einlingsanlagen (Zahlen des DIR; Deutsches IVF-Register).

Ein zweites Argument für die Zyklusstimulation ist die Tatsache, dass die normale Befruchtungsrate bei ca. 70% liegt, d.h., dass es bei 10 Eizellen und uneingeschränktem Sperma zur durchschnittlichen Fertilisation von 7 Eizellen kommt. Verantwortlich hierfür sind der hohe Anteil an chromosomalen Anomalien beim Menschen (ca. 20%) und die nicht stets zeitgerechte Maturation (Metaphase II). Bei Einschränkungen des Spermas sinkt die Befruchtungsrate, und zwar je nach dem Grad der Einschränkung. Letztlich kann sie bis auf 0% sinken. Abbildung 4-6 gibt eine Übersicht über die einzelnen Stimulationsschemata.

Clomifencitrat (CC)

Procedere. Üblicherweise 100 mg/d vom 5.–9. Zyklustag, bei verkürzten Zyklen ab dem 4. Zyklustag. Dosissteigerungen sind möglich, z. B. auf 150 mg/d, jedoch prognostisch eher ungünstig.
Sprungreif ist ein Follikel ab einem Durchmesser von 20 mm, im Einzelfall bis 30 mm. In ca. 75% der Zyklen kommt es zur Ovulationsinduktion durch spontanen LH-Anstieg. Meist besteht eine hohe Synchronisation der Reifestadien bei den Eizellen.
Vorteile. Die ausschließliche Tabletteneinnahme bedeutet eine geringe Belastung für die Patientin; ovarielle Hyperstimulationssyndrome (OHSS) sind selten; es resultieren gute bis sehr gute Schwangerschaftsraten – insbesondere bei CC/LH.
Gute Erfahrungen haben wir auch bei „low respondern" gemacht (s. o.), bei denen unter CC das Heranreifen von manchmal 2–3 Eibläschen zu beobachten ist. Hierdurch wird die Vorgehensweise – im Vergleich zum Spontanzyklus und seinen Problemen – insbesondere im Hinblick auf die Eizellfindung einfacher. Die Belastung unterscheidet sich durch die 5-tägige Tabletteneinnahme nicht von der des Spontanzyklus.
Nachteile. Wie beim Spontanzyklus ist ein exaktes Timing der Follikelpunktion erforderlich. Werden „LH-Anstiege punktiert" (d. h., richtet man sich mit der Follikelpunktion nach dem LH-Anstieg), so ist dies nicht immer in der üblichen OP-Routine möglich. (Jeweils 35% der spontanen LH-Anstiege beginnen zwischen 19 und 21 Uhr abends bzw. 3 und 5 Uhr morgens.)
Mit der Einführung der GnRH-Antagonisten, die man etwa zwei bis drei Tage vor dem zu erwartenden LH-Anstieg gibt, hat sich die Situation (siehe Spontanzyklus) erheblich verbessert, wodurch die Follikelpunktion – nach HCG-Gabe – meist zuverlässig zu planen ist (s. o.).
Endokrinologisch gesehen kann CC die LH-/FSH-Ratio erhöhen, was im Hinblick auf die Abortrate ungünstig ist.
Es erfolgt keine sichere Unterdrückung der vorzeitigen Luteinisierung (v. a. bei PFO-Patientinnen), wenngleich leichtere Fälle einer Hyperandrogenämie (FOHA) von der CC-Gabe und ihrem Effekt auf die Follikelreifung insgesamt durchaus profitieren.
Bedeutung. Legt man die Daten des DIR zugrunde, so wird die alleinige Stimulation mit CC für die Vorbereitung einer IVF-Behandlung nur noch sehr selten angewandt. Unseren Erfahrungen nach sollte sie bei Patientinnen mit einer relativen ovariellen Insuffizienz („low responder") wieder vermehrt in Betracht gezogen werden.

Aromatasehemmer (s. Kap. 1), insbesondere der dritten Generation (z. B. Anastrozole, Letrozole), die im Gegensatz zu Exemestane nicht steroidal wirken, werden im zunehmenden Maße in der Literatur zur Förderung der Follikelreifung diskutiert. Es liegen auch schon zahlreiche Studien vor, die zeigen, dass Aromataseinhibitoren (AI) nicht nur sehr wirksam sind, sondern pro Stimulationszyklus sogar höhere Schwangerschaftsraten erreichen als der Einsatz von z. B. FSH (gilt für Letrozole). Auch zeigen einige Studien bereits weitere potenzielle Vorteile des Einsatzes, so z. B. eine verbesserte Ansprechrate bei Ovarialinsuffizienz und eine Verminderung der Häufigkeit von ausgeprägten Überstimulationssyndromen (OHSS). Darüber hinaus scheint sich auch ein potenzieller Nutzen für Patientinnen mit einer FOHA zu ergeben, also bei Ausbildung des klassischen PFO-Syndroms. Aromataseinhibitoren werden alleine oder in Kombination mit FSH angewandt; die Gabe einer Einzeldosis scheint wirksam zu sein. Für Letrozole werden z. B. 500 mg/d (z. B. ab Tag drei) bis zur HCG-Gabe empfohlen. Im Gegensatz zu Clomifen oder Gonadotropinen sind Aromatasehemmer wie z. B. Letrozole offenbar auch gut in der Lage, vorzeitige LH-Anstiege zu unterdrücken, weswegen auf GnRH-Antagonisten (Agonisten scheiden ohnehin aus) verzichtet werden kann.

CC/HMG bzw. FSH

Procedere. Üblich ist die überlappende Weiterführung der Stimulation ab dem letzten CC-Tag mit 2–3 Amp. (75 I.E.) HMG (LH/FSH) oder FSH täglich.
Sprungreif ist ein Follikel mit einem Durchmesser um 20 mm, in ca. 25% der Zyklen kommt es zum spontanen LH-Anstieg. Eine Synchronisation der Reifestadien der Eizellen ist niedriger als bei ausschließlicher CC-Therapie.
Vorteile. Es reifen mehr Follikel als bei CC alleine heran, zudem ist die Steuerbarkeit größer.
Nachteile. Generell bestehen dieselben Schwierigkeiten wie bei der alleinigen CC-Stimulation. Da sich aber durch die zusätzliche Gabe von Gonadotropinen deutlich mehr Follikel entwickeln als bei alleiniger CC-Stimulation, ist der Einsatz von GnRH-Antagonisten zur Vermeidung eines vorzeitigen LH-Anstiegs lohnender.
Während bei alleiniger CC-Stimulation das Auftreten eines OHSS eine ausgesprochene Rarität darstellt, sieht man es bei der zusätzlichen Gabe von Gonadotropinen – insbesondere bei PFO-Patientinnen – häufiger.
Bedeutung. Aufgrund unserer guten Erfahrungen benützen wir dieses Protokoll als „Einstiegsprotokoll", auch aus Kostengründen und vor allem dann, wenn keine Kryokonservierung von Eizellen oder PN-Stadien gewünscht ist (s. u.).
Münchner Protokoll. Bei normozyklischen Patientinnen erfolgt die Clomifengabe (2 × 1 Tbl. 50 mg) vom 5. bis zum 9. Zyklustag. Ab dem 9. Zyklustag geben wir

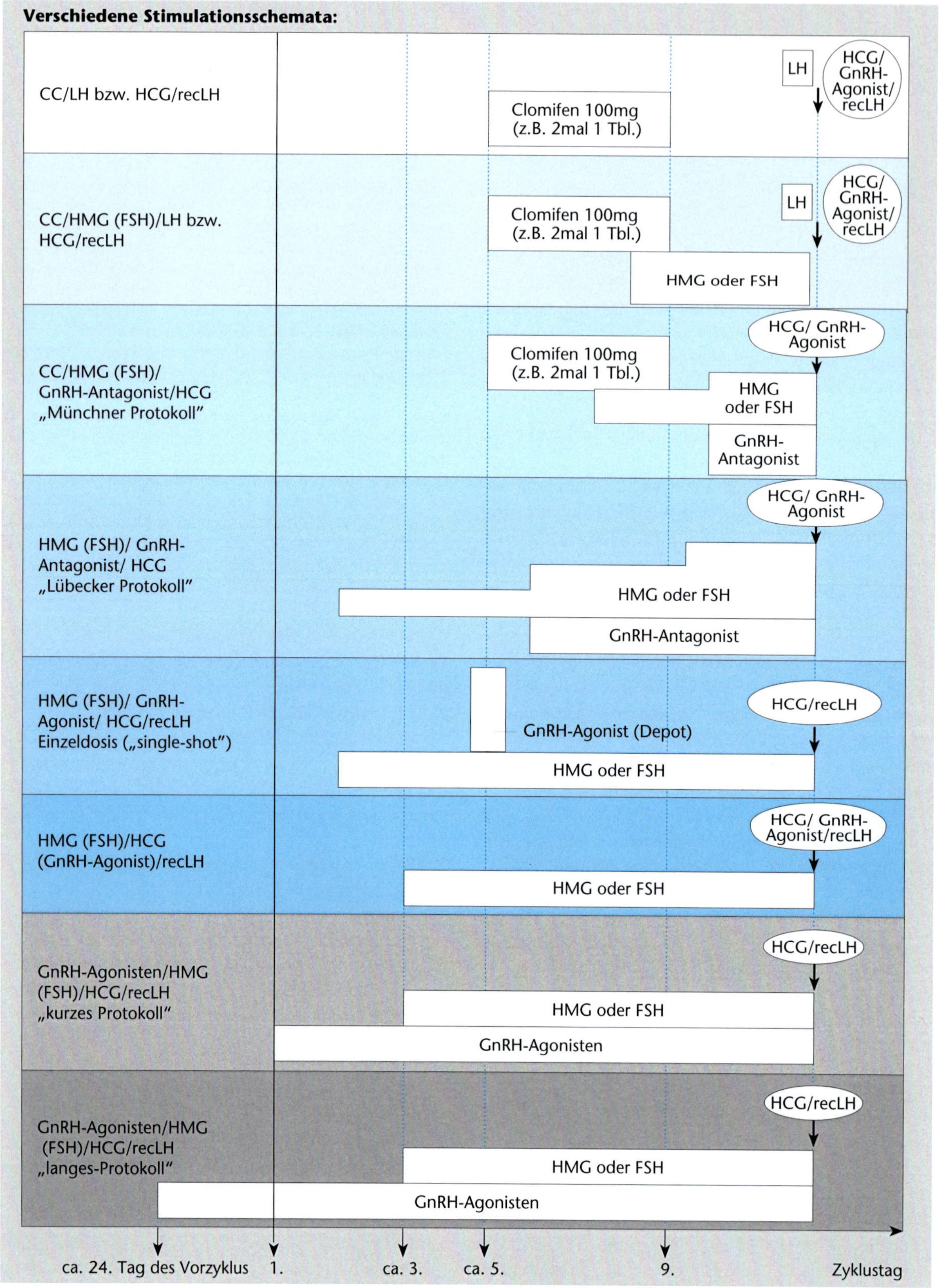

Abb. 4-6 Übersicht über die gebräuchlichsten Schemata zur Zyklusstimulation. Da GnRH-Agonisten eine stärkere Affinität an den hypophysären GnRH-Rezeptor haben als GnRH-Antagonisten, kann man mit ihnen, auch wenn vorher GnRH-Antagonisten gegeben wurden, einen „Flare-up"-Effekt auslösen und die Ovulation induzieren.

2 Amp. HMG bzw. 2 Amp. FSH (rechFSH). Der GnRH-Antagonist (Cetrorelix® oder Orgalutran®) wird zusätzlich ab dem 10. Zyklustag appliziert. Mit dessen Gabe erhöhen wir die Gonadotropindosis noch einmal um 75 I.E. Die Ovulationsinduktion erfolgt üblicherweise am 13. Zyklustag mit 10 000 I.E. rechHCG (rechLH wurde bisher nicht eingesetzt).

Mit dieser Vorgehensweise kommt es nur sehr selten zu einem vorzeitigen LH-Anstieg und einer vorzeitigen Ovulation. Sollte dies doch einmal passieren, so kündigt sie sich durch einen Anstieg der LH-Werte bzw. einen Anstieg der Progesteron-Werte im Serum (beides wird von uns bestimmt) frühzeitig an.
Die Zahl der gefundenen Eizellen ist mit dieser Vorgehensweise tendenziell höher als bei CC/HMG (FSH) alleine, wobei es keine schlüssige Erklärung dafür gibt. Die Eizellqualität unterscheidet sich nicht von derjenigen aus CC/HMG-(FSH-)Zyklen. Die Schwangerschaftsraten pro Behandlungszyklus sind identisch.

HMG bzw. FSH

Procedere. Üblich ist ein absteigendes Protokoll, beginnend mit 3–4 Amp. ab dem 3. Zyklustag und stufenweiser Reduktion nach z. B. jeweils 3 Tagen um eine Amp. bis zu einer Dauerdosis von 2 Amp. täglich.
Spontane LH-Anstiege treten in etwa 3–5% der Zyklen auf. Solche Behandlungszyklen sind dann abzusetzen, da sie in der Regel abortiv sind (Interferenz zwischen exogenen und endogenen Gonadotropinen, vgl. Unterschied zu Wirkungsmechanismus von CC) und kaum zu intakten Schwangerschaften führen.
Ein vorzeitiger LH-Anstieg, der zur Ovulation führt, bzw. ein noch früherer, aber weniger stark ausgeprägter LH-Anstieg, der eine vorzeitige Luteinisierung zur Folge hat, lässt sich durch die Gabe von GnRH-Antagonisten gut vermeiden.
Lübecker Protokoll. Beginn mit 2 Amp. HMG oder FSH ab dem 2. Zyklustag, Gabe des GnRH-Agonisten ab dem 7. Zyklustag. Gleichzeitig Steigerung der Gonadotropindosis um 75 I.E., 2–3 Tage später erneut Steigerung der Gonadotropindosis um 75 I.E. Ovulationsinduktion mit 10 000 I.E. HCG bei einem mittleren Durchmesser der führenden Follikelkohorte von ca. 18 mm.

Von diesem Protokoll sind verschiedene Variationen beschrieben worden, die sich im Wesentlichen nach den Erfahrungen der einzelnen Anwender richten. Zu erwähnen ist noch die Variante der Einzelgabe („single-shot"), bei der unter laufender Gonadotropinbehandlung am 5. Zyklustag eine einmalige Gabe eines Antagonisten verabreicht wird (z. B. Cetrorelix® 3 mg).

Vorteile. Dieses Schema kommt dem operativen Management sehr entgegen. Es besteht aber die Tendenz zu stark polyfollikulärem Wachstum.
Nachteile. Deutlich höhere Rate an OHSS als bei CC oder CC/HMG. Im Vergleich zur Stimulation mit GnRH-Agonisten ist die Absetzrate der Zyklusstimulationen höher; beim Einsatz von GnRH-Antagonisten („Lübecker Protokoll", s. o.) ist die Absetzrate nicht erhöht.
Bedeutung. Durch die Kombination mit GnRH-Antagonisten hat die reine HMG- bzw. FSH-Stimulation wieder an Bedeutung gewonnen. Es ist aber darauf hinzuweisen, dass die Gabe von GnRH-Antagonisten hauptsächlich darauf abzielt, einen vorzeitigen LH-Anstieg zu vermeiden, und weniger geeignet ist, zugrunde liegende Endokrinopathien, wie z. B. eine Erhöhung der LH/FSH-Ratio, zu korrigieren.
Umgekehrt führen GnRH-Agonisten (s. u.), insbesondere das lange Protokoll, zu einer Desensibilisierung des Ovars, so dass bei Patientinnen mit einer latenten Ovarialinsuffizienz entweder eine sehr hoch dosierte Gonadotropinstimulation erforderlich wird oder man oft ein fehlendes Ansprechen des Ovars registriert. Auch in einer solchen Situation bietet die reine HMG/FSH-Stimulation Vorteile, da der Einsatz der GnRH-Antagonisten erst später erfolgt. Einschränkend muss aber darauf hingewiesen werden, dass unter GnRH-Antagonisten bei Patientinnen mit einer latenten Ovarialinsuffizienz zwar die Eizellfindungsrate ansteigt, offenbar aber nicht die Schwangerschaftsrate. Diskutiert wird hierfür eine möglicherweise nachteilige Veränderung der Endometriumstruktur.

GnRH-Agonisten/HMG bzw. FSH

Prinzip. GnRH-Agonisten besetzen – wie GnRH – die GnRH-Rezeptoren und lösen in der Hypophyse eine Ausschüttung der Gonadotropine aus („Flare-up"-Effekt). Die Affinität ist jedoch bedeutend höher als die des originären GnRHs, so dass es letztlich zu einer Blockade der hypophysären GnRH-Rezeptoren und einer „Down"-Regulation der Gonadotropinsekretion kommt. Hierdurch ist es möglich, erhöhte LH-Spiegel zu senken, eine vorzeitige Luteinisierung zu verhindern und spontane LH-Anstiege auszuschließen.
Procedere. Usus sind im Wesentlichen das „lange Protokoll", das mit der „Down"-Regulation in der mittleren Lutealphase des Vorzyklus beginnt (ca. 20. Zyklustag), und das „kurze Protokoll", das mit dem ersten Zyklustag beginnt.

Daneben ist auch noch ein „ultrakurzes Protokoll" beschrieben, bei dem die Gabe des GnRH-Agonisten erst 2–3 Tage nach Beginn der Gonadotropinstimulation beginnt. Dieses Protokoll hat aber im Hinblick auf die Verfügbarkeit von Antagonisten an Bedeutung verloren.
Insbesondere dann, wenn aufgrund vorangegangener Operationen (z. B. bei Endometriose oder Myomen) eine GnRH-Agonisten-Nachbehandlung in Depotform angezeigt war und nun eine Stimulationsbehandlung geplant ist, besteht auch die Möglichkeit, 14 Tage nach der letzten GnRH-Agonisten-Applikation mit der Stimulation zu beginnen (z. B. mit aufsteigenden Gonadotropindosen), wodurch tägliche GnRH-Agonisten-Applikationen überflüssig werden.

Die Applikation der GnRH-Analoga erfolgt in Form von täglichen s.c. Injektionen bzw. Nasensprayhüben oder als Depot. Die Gonadotropinstimulation beginnt zwischen dem 3. und 5. Zyklustag, bekannt sind ab- und aufsteigende Schemata sowie die niedrig dosierte Therapie. Ovulationsinduktion ab einem mittleren Follikeldurchmesser von 16 mm.

Vorteile. Die „Down"-Regulation erlaubt eine optimale Steuerbarkeit der Stimulation, was neben einer sehr geringen Absetzrate auch organisatorische Vorteile bietet (vgl. hierzu auch Vor- und Nachteile der GnRH-Antagonisten).

Nachteile. Die Vorbehandlung mit GnRH-Agonisten führt zu einem höheren Gonadotropinverbrauch sowie einer verlängerten Latenzzeit bis zum Beginn der aktiven Follikelphase. Bei latenten Ovarialinsuffizienzen kann dies bis zur Unstimulierbarkeit führen (s. o.). Ursache sind wohl bislang noch nicht genauer bekannte extrahypophysäre GnRH-Wirkungen (direkt am Ovar?). Das OHSS ist tendenziell häufiger als bei reiner HMG-Stimulation, v. a. beim kurzen Protokoll („Flare-up"-Effekt wirkt wie zusätzliche Gonadotropinstimulation).

Bedeutung. Die „Down"-Regulation mit GnRH-Agonisten mit anschließender Gonadotropinstimulation ist aufgrund ihrer endokrinologischen Vorteile sowie des günstigen organisatorischen Managements mittlerweile die am häufigsten ausgeübte Stimulationsart. Daran hat sich bislang auch durch die Einführung der GnRH-Antagonisten nichts geändert.

Ergänzende Gesichtspunkte

GnRH-Antagonisten (s. „Münchner Protokoll" und „Lübecker Protokoll"). Eine Besonderheit stellt der Umstand dar, dass man bei einer Behandlung mit GnRH-Antagonisten die Ovulation durch GnRH-Agonisten auslösen kann (s. Abb. 4-6). Dies hängt damit zusammen, dass GnRH-Agonisten eine stärkere Affinität zum Rezeptor besitzen, somit die GnRH-Antagonisten verdrängen können und durch den Flare-up-Effekt die Ovulation auslösen. Dies ist z. B. in Situationen von Bedeutung, in denen ein erhöhtes Risiko für ein OHSS besteht. Es ist aber anzunehmen, dass sich besonders in diesen Situationen die Ovulationsinduktion mit rechLH durchsetzen wird.

Wachstumshormon (GH). Unter der Gabe von hGH (humanem Wachstumshormon) nimmt die Sensitivität des Ovars gegenüber einer Gonadotropinstimulation zu. Dies ist vor allem bei Patientinnen mit einer latenten Ovarialinsuffizienz von Bedeutung. Es hat sich aber gezeigt, dass durch die zusätzliche Applikation von hGH oft nicht wesentlich mehr Eizellen gewonnen werden können. Neuerdings gibt es aber Literaturberichte, die darauf hinweisen, dass insbesondere diejenigen Patientinnen, bei denen die Eizellqualität (bei Ovarialinsuffizienz) ausgesprochen schlecht ist, durch hGH profitieren und sich in dieser Patientinnengruppe im Einzelfall tatsächlich höhere Schwangerschaftsraten erzielen lassen.

Die Behandlung mit Wachstumshormonen ist ausgesprochen teuer, zumal die gültigen Dosierungsempfehlungen zwischen 4 und 8 I.E. hGH pro Tag liegen.

HMG vs. FSH. Für die Stimulation mit FSH bzw. rechFSH spricht, dass die Abortraten bei einer etablierten Schwangerschaft geringer sind. Für HMG spricht der LH-Anteil, der bei hypogonadotropen Patientinnen und auch bei solchen mit einer latenten Ovarialinsuffizienz (insbesondere bei einem Lebensalter von 40 Jahren oder mehr) für die Follikelreifung wichtig ist. Mittlerweile liegt rekombinantes humanes LH als Medikament vor (Luveris®). Von seinem Einsatz profitieren tatsächlich Patientinnen mit mehr als 40 Jahren und solche, bei denen die ovarielle Response aufgrund eines extrem niedrigen LH-Spiegels eingeschränkt ist.

Nennenswert durchgesetzt hat sich die Applikation von Luveris® bislang nicht. Dies hängt im Wesentlichen – auch in der Bundesrepublik Deutschland – mit der Kostenerstattungssituation zusammen. Da eine Kombination von rechFSH und rechLH deutlich teurer ist als der Einsatz von urinärem HMG, wird bislang – bei den obigen Indikationen – der urinären Präparation zahlenmäßig der Vorzug gegeben.

4.2 Eizellentnahme (Follikelpunktion)

Gegenüber dem laparoskopischen Zugang hat sich mittlerweile die sonographisch gesteuerte Punktion (Ultraschall-Punktion), und hier wiederum der transvaginale Zugang (gegenüber dem transvesikalen oder transurethralen) durchgesetzt.

Nach dem Absaugen der Follikelflüssigkeit wird diese unter dem Stereomikroskop auf Eizellen untersucht. Sie werden in Reifegrade eingeteilt und ins Kulturmedium (s. u.) umgebettet. Anstelle von Reagenzgläschen werden heutzutage bevorzugt Kulturschälchen verwendet.

4.3 In-vitro-Kultur

Bedingungen. Die Kultur erfolgt in Kulturmedien (z. B. Ham's F10 mit 10% maternalem Serumzusatz oder Albumin, B2-Medium oder auch vollsynthetische Medien; die Osmolarität ist stets auf ca. 280 mosmol einzustellen), welche in Brutschränken (mindestens zwei, falls ein Defekt auftritt) aufbewahrt werden.

Spermapräparation. Das Sperma wird in der Regel in demselben Medium präpariert. Folgende Verfahren sind gebräuchlich:

- Einfache Waschung: Zentrifugation, Abzug des alten Mediums und Zugabe frischen Mediums, Resuspension, Wiederholung des Vorgangs (separiert Seminalplasma, aber nicht die schnellen Spermien);
- „Swim-up": Nach Zugabe neuen Mediums lässt man die Spermien in den Überstand aufschwimmen und zieht diesen ab (Standardmethode bei Normozoospermie bis mittelgradigen Einschränkungen);

- Percoll-/Glaswollfiltration: Separation der Spermien durch einen Percoll-Gradienten mit verschiedenen Dichten oder Glaswolle; diese Methode wird bevorzugt für stark pathologische Proben (z. B. ICSI) verwendet.

Insemination. Nach einer Adaptionsphase der Eizellen im Medium von 4–6 Stunden erfolgt die Zugabe von ca. 100 000 motilen Spermien zu jeder Eizelle.

„Putzen". Nach ca. 24 Stunden (nächster Tag) werden die Eizellen von den Residuen der umgebenden Granulosazellen befreit („geputzt"). Verwendet werden meist Insulinspritzen oder ausgezogene und passend abgebrochene Glaspipetten. Die Arbeit erfolgt unter dem Stereomikroskop und erfordert Übung.

Erkennbar sind nun Eizellen im Vorkernstadium, physiologischerweise mit zwei Vorkernen („zwei Augen"). Irregularitäten sind jetzt zu sehen (z. B. drei Vorkerne, Fragmentationen). Jetzt muss entschieden werden, wie viele Vorkernstadien weiterkultiviert werden. In diese Entscheidung geht mit ein, wie viele Embryonen das Paar zurückgesetzt haben möchte (das ESchG gestattet die maximale Zahl von drei) und ob eine Kryokonservierung von Vorkernstadien durchgeführt werden soll.

Nach dem ESchG gibt es weder einen „Zwangstransfer", noch besteht die Notwendigkeit, abgestorbene oder nicht entwicklungsfähige Embryonen in die Gebärmutter zurückzusetzen. Insofern – weil die Absterberate früher Präimplantationsembryonen durchaus hoch ist – kann es sinnvoll sein, mehr PN-Stadien zu kultivieren, auch wenn letztlich nur der Transfer von ein und oder zwei Präimplantationsembryonen erwünscht ist.

In Österreich besteht diese Möglichkeit uneingeschränkt. In Deutschland scheint das Embryonenschutzgesetz diese Möglichkeit auch offen zu lassen – so ist zumindest die Meinung einiger namhafter Juristen und auch einiger Landesärztekammern, die dementsprechende Restriktionen nicht in der Berufsordnung haben. In der Schweiz ist die Situation anders: Hier dürfen nur so viele Vorkernstadien kultiviert werden, wie später Embryonen transferiert werden sollen (ggf. abgestorbene oder nicht entwicklungsfähige inbegriffen).

Variante: Intravaginale Kultur (IVC)

Bei dieser Methode werden Ei- und Samenzellen in einem kleinen Röhrchen, das luftfrei und -dicht versiegelt und anschließend im hinteren Scheidengewölbe platziert wird, kultiviert. Die Ergebnisse sind mit der konventionellen IVF vergleichbar (Sterzik et al., 1989); Vorteile sind das einfache Management und die günstigere psychische Situation für die Patientin („trägt alles bei, d. h. in sich"). Die Methode hat sich aber nicht durchgesetzt. Offensichtlich sind die psychologischen Vorteile der IVC doch nicht so entscheidend wie ursprünglich angenommen.

4.4 Embryotransfer (ET)

Zeitpunkt. „Klassisch" ist der ET 24 Stunden nach der Formation des Vorkernstadiums, also in einem frühen Embryonalstadium, in dem man meistens Vierzeller vorfindet, im Einzelfall auch niedrigere bzw. höhere Teilstadien. Grundsätzlich möglich ist auch ein Transfer im Vorkernstadium. Im Hinblick auf den prädiktiven Wert des PN-Scorings (s. u.) wird diese Möglichkeit wieder vermehrt genutzt.

Durch die Entwicklung von speziellen Kulturmedien ist es mittlerweile auch möglich geworden, Embryonen – ohne massive Qualitätseinbußen durch die IVF-Kultur – in vitro weiterzukultivieren, nämlich bis zum Morula- bzw. Blastozystenstadium.

Auch wenn sich die gängigen Kulturmedien deutlich verbessert haben, geben sie bislang nicht das physiologische Milieu in Tube bzw. dem Endometrium wieder. Keinem der gängigen Kulturmedien werden bis heute nämlich Wachstumsfaktoren oder Zytokine zugesetzt, so wie sie üblicherweise von der Tubenmukosa bzw. dem Endometrium sezerniert werden (bzw. den dort angesiedelten immunkompetenten Zellen). Mittlerweile ist aber bekannt, dass es gerade diese Zytokine und Wachstumsfaktoren sind, die die Entwicklung von Präimplantationsembryonen nennenswert beeinflussen. Es ist deshalb davon auszugehen, dass es bei einer längeren Embryokultur heutzutage zwar gut möglich ist, Morulae bzw. Blastozysten heranreifen zu lassen, dass diese Quote aber niedriger liegt, als dies in vivo bzw. in utero der Fall wäre. Zudem ist es denkbar, dass es gerade dieses Fehlen der Zytokine und Wachstumsfaktoren in den Kulturmedien ist, das häufig zu Imprintingfehlern (s. dort) führt, übrigens nicht nur in der Human-, sondern auch der Veterinärmedizin.

Eine längere Kultur von Präimplantationsembryonen macht grundsätzlich nur dann Sinn, wenn dadurch abgestorbene oder nicht entwicklungsfähige Embryonen identifiziert werden sollen bzw. man Gewissheit haben möchte, dass mit dem Transfer tatsächlich ein Embryo transferiert wird, der – gemäß seiner Entwicklung in der Kultur – auch tatsächlich die Potenz zur weiteren Entwicklung, d. h. Implantation und Ausbildung einer Schwangerschaft, besitzt.

Hat sich einmal in vitro eine Blastozyste gebildet, so liegt die Einnistungswahrscheinlichkeit einer expandierten Blastozyste bei etwa 40 % (s. u.), wodurch es möglich wird, einerseits die Schwangerschaftsrate pro Behandlungszyklus deutlich zu erhöhen, andererseits das Mehrlingsrisiko zu minimieren.

Bzgl. der rechtlichen Situation der längeren Kultur bzw. des (selektiven) Blastozystentransfers siehe oben.

> **!** Das größte Problem beim Mehrfachtransfer von Embryonen sind Mehrlingsschwangerschaften, insbesondere Drillingsgraviditäten. Diese gilt es aufgrund der hohen Mortalitätsrisiken für die Feten, aber auch für die Mutter bzw. der assoziierten sozioökonomischen Risiken unbedingt zu verhindern.

Aus diesen Gründen geht man immer mehr zum Single-Embryotransfer (SET) bzw. zum Dual-Embryotransfer (DET) über. Länder, in denen das bereits vorgeschrieben ist (wie z. B. Schweden) gestatten die Anwendung von Selektionskriterien, wie sie z. B. beim selektiven Blastozystentransfer greifen. Würde man hingegen „nur" die Zahl der zu transferierenden Embryonen auf ein oder zwei festlegen, würde es – ohne die o. g. Selektionsmaßnahmen – zu einer erheblichen Reduktion der Schwangerschaftsraten kommen, mit der Folge einer erhöhten körperlichen und finanziellen Belastung für das betroffene Paar.

Ob die zusätzliche Anwendung der Präimplantationsdiagnostik (PID, s. dort) die Schwangerschaftsraten noch einmal zu erhöhen vermag, ist bislang nicht ganz geklärt. Tatsache ist, dass die Ausbildung einer Blastozyste keine Garantie für eine nicht doch zugrunde liegende genetische Aberration darstellt. Ähnliches gilt für die Anwendung der PKD (s. dort), insbesondere bei älteren Patientinnen.
Bez. der Beurteilung der späteren Einnistungswahrscheinlichkeit geht man aber auch andere Wege als die morphologische oder ggf. genetische Beurteilung. Die Implantationsfähigkeit eines Embryos scheint nämlich sehr eng mit der Expression der typischen embryonalen Oberflächen-HLA-Antigene assoziiert zu sein, z. B. des HLA-G. Präimplantationsembryonen sezernieren diese (und geben sie in die Kulturlösung ab); sog. soluble Fraktionen scheinen sich wesentlich häufiger zu implantieren und zu einer Schwangerschaft zu führen als diejenigen mit einer geringeren Expression (s. Kap. 9).

Embryotransfer nach Kryokonservierung von Eizellen oder imprägnierten Eizellen. Zur Vorbereitung eines Embryotransfers nach Kryokonservierung bieten sich mehrere Möglichkeiten an:
- Spontanzyklus (vor allem bei Patientinnen mit einem normalen Regeltempus),
- milde Stimulation mit CC oder CC/HMG (FSH) – natürlich nicht zur Eizellgewinnung, sondern um den Endometriumsaufbau via ovarielle Stimulation zu fördern,
- Substitution von Östrogenen in der ersten Zyklusphase, in Kombination mit Progesteron in der zweiten Zyklusphase (für den Endometriumsaufbau und die sekretorische Umwandlung) ggf. in Kombination mit GnRH-Agonisten (Niederregulation).

Der Spontanzyklus und die Zyklusstimulation haben den Vorteil, dass im Falle einer Schwangerschaft eine weitere Substitution in aller Regel nicht mehr erforderlich ist (es existiert ja ein Corpus luteum graviditatis), während im Falle von substituierten Zyklen die Substitution meist weiterzuführen ist, zumindest so lange, bis die Plazenta einen wesentlichen Teil der Steroidsynthese übernommen hat (etwa 10.–12. SSW) (gilt ganz besonders bei der zusätzlichen Applikation von GnRH-Agonisten).
Wurden unbefruchtete Eizellen kryokonserviert, werden diese aufgetaut und anschließend per ICSI fertilisiert.
Im Falle von Vorkernen werden diese aufgetaut, wodurch meistens noch am gleichen Tag das Syngamie-Stadium erreicht wird und am nächsten Tag oder später die Embryonen im Zwei- bis Achtzellstadium transferiert werden können.
Technik. Mit speziellen Kathetern erfolgt der Transfer möglichst schonend und atraumatisch.

Der intrauterine Embryotransfer vor Erreichen des Blastozysten-Stadiums ist insofern unphysiologisch, als sich beim Menschen alle Embryonalstadien bis zur frühen Morula im Eileiter befinden. Beim Menschen besteht allenfalls so etwas wie ein „Implantationsfenster", also ein Zeitraum begünstigter Implantation, während eine strikte Synchronisation zwischen dem Zustand des Endometriums und dem Entwicklungsstadium des Embryos als Implantationsvoraussetzung – wie sie praktisch bei allen Tierspezies gegeben ist – nicht existiert (s. Kap. 1).

Komplikationen. Akzidentelles Einführen in eine geschädigte Tube (sonographische Ausmessung zu empfehlen) birgt die Gefahr einer EUG-Induktion (ca. 3–4%). Allerdings ist – auch bei präzisester Technik – eine EUG nie ganz zu vermeiden, da es aufgrund periovulatorischer Flows zu einem Wandern der Präimplantationsembryonen kommen kann (Beweis: Mehrfach-EUGs in beiden Eileitern). Aus diesem Grund bietet auch der Embryotransfer unter Ultraschallsicht keine Sicherheit vor der späteren Entwicklung einer ektopen Implantation.
So einfach die Durchführung eines transzervikalen Embryotransfers auf den ersten Blick scheint, so kompliziert ist sie in der Praxis. Dies hat folgende Gründe:
- Der Transfer muss so atraumatisch wie möglich erfolgen. Blutungen gefährden den Erfolg, zudem führen stärkere Gewebsirritationen zur Prostaglandinfreisetzung und zur späteren Expulsion der Embryonen.
- Der Transfer muss möglichst keimfrei sein, da eine Verschleppung von Keimen in das Cavum uteri zu einer lokalen Entzündung führt, was die Implantationsbedingungen verschlechtert; umgekehrt ist beim Einsatz von Desinfektionsmitteln peinlichst darauf zu achten, dass diese nicht in Kontakt mit den Embryonen kommen.
- Durch das Vorschieben des Katheters durch den Zervikalkanal kommt es immer wieder zu Verunreinigungen des Katheters mit Zervikalmukus und dessen Verschleppung in das Cavum uteri, was die Implantationsbedingungen ebenfalls verschlechtert.

Diese Anforderungen haben zur Entwicklung der verschiedensten Embryotransferkatheter geführt. Wir bevorzugen nach wie vor einen gebogenen Wallace-Katheter, der besonders weich und biegsam ist; um sich der Anatomie anzupassen, wird er für jede Patientin individuell vorgeformt.
Tatsache ist, dass jedes Zentrum sehr unterschiedliche Strategien zur Durchführung des Embryotransfers hat, und vermutlich liegt u. a. darin ein Teil der von Zentrum

zu Zentrum divergierenden Ergebnisse. Doch auch andere Faktoren spielen eine Rolle. So ist bis heute noch nicht ganz klar, ob eine strikte ambulante Durchführung des Transfers zu schlechteren Ergebnissen führt als eine stationäre. Grundsätzlich sollte man beim Transfer so viel wie möglich ambulant gestalten, allerdings sollte dann an einem stationären Konzept festgehalten werden, wenn es nachweislich zu besseren Ergebnissen an einem bestimmten Zentrum führt.

Mehrlingsrisiko. Führt man den Embryotransfer – wie meistens der Fall – am Tag zwei nach der Entnahme der Eizellen durch, so gibt es bis zum heutigen Zeitpunkt keine zuverlässige Technik, die vorhersagen könnte, wie viele Embryonen sich implantieren (s. o.). Führt man einen Transfer von drei Embryonen durch – was nach dem ESchG gestattet ist –, geht man ein individuelles, nicht vorhersehbares Risiko einer Drillingsschwangerschaft ein.

Aufgrund der damit assoziierten Probleme (s. o.) sollte man bei Frauen bis zum 35. – nach unserer Meinung bis zum 40. Lebensjahr – generell auf einen Transfer von drei Präimplantationsembryonen verzichten. Diese Entscheidung kann umso leichter gefällt werden, als sich die Schwangerschaftsrate von ein und zwei Embryonen zwar verdoppelt, aber zwischen zwei und drei Embryonen nur noch um einige absolute Prozente zunimmt.

Sollte ein Ehepaar trotz alledem auf dem Transfer von drei Präimplantationsembryonen bestehen, dann sollte man sich das unter dem 35. (bzw. 40.) Lebensjahr schriftlich bestätigen lassen. Grundsätzlich lässt sich – bei vertretbarem Behandlungs- und Kostenaufwand für das Paar – eine höhergradige Mehrlingsschwangerschaft nur dann vermeiden, wenn man einerseits weniger Embryonen transferiert und andererseits sicherstellt, dass diese mit großer Wahrscheinlichkeit ein Entwicklungspotenzial besitzen (bzw. nicht schon abgestorben sind oder ihre Entwicklung eingestellt haben). Die diesbezüglichen Möglichkeiten wurden bereits dargestellt.

Wie dramatisch die Situation bei Drillingsschwangerschaften ist, zeigt der Umstand, dass die Scheidungsrate bei Kinderwunschpatienten – mit und ohne erfolgreiche Behandlung – auffällig gering ist, mit der Ausnahme von Drillingseltern: Hier ist sie im Vergleich zum Normalkollektiv überdurchschnittlich hoch.

Aber auch beim Transfer von zwei Präimplantationsembryonen – gar noch beim Blastozystentransfer – muss klar sein, dass das betreffende Paar ein Risiko einer Mehrlingsschwangerschaft wie z. B. einer Zwillingsschwangerschaft eingeht. Wer dies definitiv nicht wünscht, darf sich nur einen Embryo transferieren lassen.

Die Rate an eineiigen Zwillingsimplantationen scheint nun doch nicht erhöht zu sein – dies wurde früher einmal angenommen. Insofern muss die eineiige Zwillingsschwangerschaft nicht ernsthaft in diese Überlegungen einbezogen werden. Die zweieiige Zwillingsschwangerschaft hingegen tritt bei allen Schwangerschaften mit einem Transfer von zwei Embryonen in der Häufigkeit von ca. 1 : 5 bis 1 : 6 auf, während natürlicherweise eine solche Zwillingsschwangerschaft nur mit der Häufigkeit von etwa 1 : 83 zu erwarten wäre.

Variante: Intratubarer Embryotransfer (TET)

Grundüberlegung. Da die Zeugung und die Entwicklung des humanen Präimplantationsembryos etwa bis zum Tag 3 bis 4 in den Eileitern stattfindet, liegt es nahe, bei allen nichttubaren Indikationen den Transfer in die Eileiter vorzunehmen (TET = tubarer Embryotransfer).

Technik. Der Transfer wird entweder laparoskopisch oder transvaginal-transuterin durchgeführt. Hierfür gibt es spezielle Katheter, die unter sonographischer Kontrolle oder – mit einiger Übung – auch taktil in den Eileitern sehr exakt platziert werden können. Beschrieben ist auch der Transfer unter hysteroskopischer Sicht (s. Falloposkopie).

Kritische Würdigung. Insbesondere der laparoskopische Transfer ist für die Patientin sehr aufwändig und sehr belastend. Es hat sich zudem gezeigt, dass die Schwangerschaftsraten, die durch einen tubaren Embryotransfer zu erzielen sind, nicht höher ausfallen als bei einem Transfer in das Cavum uteri. Dies hat vermutlich damit zu tun, dass es gerade beim Menschen im Hinblick auf die Implantationsvoraussetzungen keine großen Unterschiede zwischen der Tubenmukosa und dem Endometrium gibt; dementsprechend sind beim Menschen – im Gegensatz zu allen Tierspezies – Implantationen außerhalb des Cavum uteri bekannt, also Extrauteringraviditäten (s. Kap. 9).

Obwohl die Grundüberlegung für die Durchführung eines TET zunächst faszinierend erschien, hat er sich aus diesen Gründen nicht bewährt und auch nicht durchgesetzt.

4.5 Morphologisches Scoring

Die Definition von Prognosefaktoren für die spätere Entwicklung von Embryonen, also ihre Implantationsfähigkeit und damit der Eintritt einer Schwangerschaft, nimmt einen immer größeren Raum in den wissenschaftlichen Untersuchungen ein; Hintergrund ist nicht nur der Versuch, die Schwangerschaftsrate pro Zyklus zu erhöhen (und damit die Belastungen für die Patientin zu reduzieren), sondern auch das Ziel, höhergradige Mehrlingsschwangerschaften zu vermeiden.

Im Vordergrund stehen derzeit morphologische Beurteilungen:

- der ausgestoßenen Polkörperchen,
- der Vorkernstadien,
- der Präimplantationsembryonen (insbesondere der Blastozysten).

Daneben spielt auch noch die Schnelligkeit der Entwicklung (also der Entwicklungsstand) zum Zeitpunkt des Transfers eine Rolle.

Die Suche nach validen biochemischen Parametern (als Sekretionsprodukt der embryonalen Entwicklung) ist bislang frustran verlaufen. Viel versprechend ist derzeit die Konzentrationsbestimmung des solublen HLA-G. Darüber hinaus scheinen es auch einige Zytokininteraktionen (zwischen den immunkompetenten Zellen der Tubenmukosa und des Endometriums einerseits und dem Embryo andererseits) zu sein, die nicht nur für die embryonale Entwicklung von Bedeutung sind, sondern deren Bestimmung auch etwas über das Entwicklungspotenzial des individuellen Embryos aussagt; dies gilt ganz besonders für die Interleukin-I-Familie (s. Kap. 9).

4.5.1 Polkörperchen-Scoring (PK-Scoring)

In dieses Scoring geht die Morphologie der Polkörperchen bzw. deren mögliche Fragmentation ein. Auch scheint die Anordnung der Polkörperchen gegenüber der Achse, die durch die Vorkerne bestimmt wird, von Bedeutung zu sein.

Die Erfahrungen mit dem Polkörperchen-Scoring sind bislang noch sehr gering, vermutlich ist das Polkörperchen-Scoring als alleinige Maßnahme kaum geeignet, prognostische Aussagen über die weitere Entwicklung der Eizelle zu machen; demgegenüber scheint eine Kombination mit dem Vorkern-Scoring die prognostische Aussage zu erhöhen.

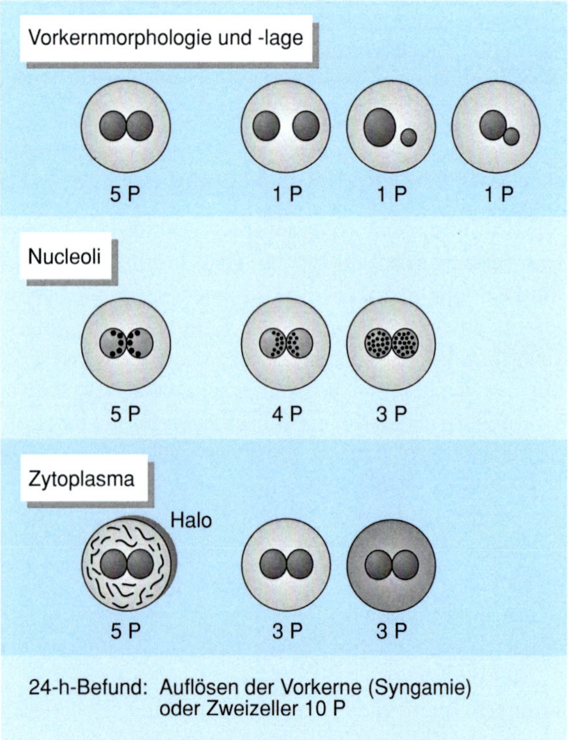

Abb. 4-7 Vorkern-Score. Es sollte eine Mindestpunktzahl von 15 erreicht werden, andernfalls ist mit keiner Implantation bzw. Schwangerschaft zu rechnen. Da nach dem EschG Embryonen nicht vernichtet werden dürfen, können hier nur die Punkte 1–3 berücksichtigt werden, mit dem Ziel, die besten Vorkernstadien auszuwählen. Der Mindestscore geht dann auf 10 Punkte zurück (modifiziert nach Scott und Smith, 1998).

4.5.2 Vorkern- oder Pronukleus-Scoring (PN-Scoring)

Beim Vorkern-Scoring werden nicht nur Größe und Ebenmäßigkeit der Vorkerne beurteilt, sondern auch jene strukturellen Veränderungen, die sich im Polbereich der Vorkerne – also dort, wo diese „zueinander schauen" – abspielen. Abbildung 4-7 zeigt ein Beispiel eines derartigen Scores.

Offensichtlich scheint es mittels PN-Scoring relativ gut möglich zu sein, die spätere Entwicklung einer Blastozyste und zu einem gewissen Teil auch deren Qualität vorherzusagen, durchaus in Kombination mit dem PK-Scoring.

Mittlerweile liegen umfangreiche Erfahrungen mit diesen morphologischen Scorings vor. Danach scheint es tatsächlich möglich zu sein, besser vorherzusagen, wie die Entwicklungsfähigkeit des späteren Embryos aussieht. Gleichwohl haben sich die ursprünglichen Hoffnungen nicht erfüllt, wonach dies mit großer Sicherheit möglich wäre: Vorkerne mit einem hohen Scoring führen zwar häufig zu einer Schwangerschaft, doch ist ein hohes Vorkernscoring keineswegs eine Garantie hierfür.

4.5.3 Scoring der Präimplantationsembryonen

Abbildung 4-8 gibt ein von uns gebrauchtes Scoring-System bezüglich der Präimplantationsembryonen wieder.

Solche Scores sind schon länger in Gebrauch, und tatsächlich konnte gezeigt werden, dass die morphologisch besten Embryonen (Kategorie A) auch tatsächlich das beste Implantationsverhalten zeigen.

Auch neueren Untersuchungen zufolge scheint der Embryo der „Kategorie A" am Tag zwei nach der Eizellentnahme die höchste Wahrscheinlichkeit zu besitzen, zu einer Schwangerschaft zu führen (bzw. sich zu einer Blastozyste zu generieren). Solche und ähnliche Untersuchungen sowie das Risiko der Imprintingfehler (vor allem bei längeren Kulturen) führt derzeit wieder dazu, die Embryokultur zu verkürzen und z. B. den Embryotransfer am Tag drei durchzuführen. Dieser „Trend" besteht auch in Ländern, bei denen eine Selektion von Embryonen uneingeschränkt möglich ist.

4.5.4 Blastozysten-Scoring

Abbildung 4-9 zeigt einen Score zur Beurteilung von Blastozysten. Blastozysten-Scores sind relativ zuverlässig, da auf der Entwicklungsstufe einer Blastozyste schon eine erhebliche morphologische Variabilität bestehen kann, also die „Qualität" einer Blastozyste relativ gut zu definieren ist (mit Übung!).

Wählt man die morphologisch besten Blastozysten aus („selektiver Blastozystentransfer"), so werden Schwangerschaftsraten pro transferierter Blastozyste um die 40% berichtet, also Schwangerschaftsraten pro Behandlungszyklus um die 60–70% beim Transfer von zwei Blastozysten. Gleichzeitig ist das Risiko einer Drillingsschwangerschaft – abgesehen von eineiigen Fruchtanlagen – ausgeschlossen.

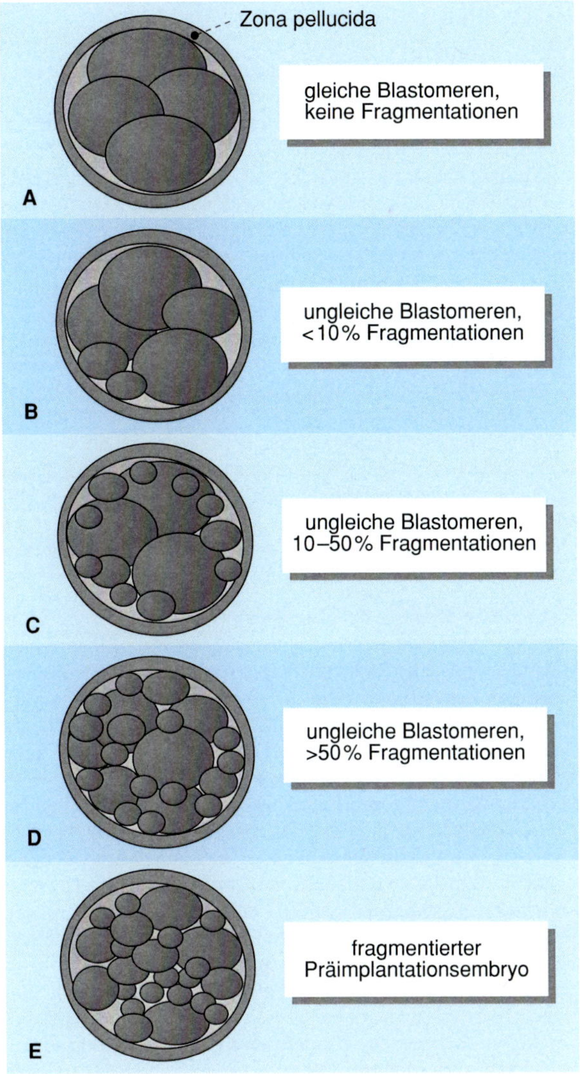

Abb. 4-8 Beurteilungs-Score für Präimplantationsembryonen (modifiziert nach Stecher et al., 1999).

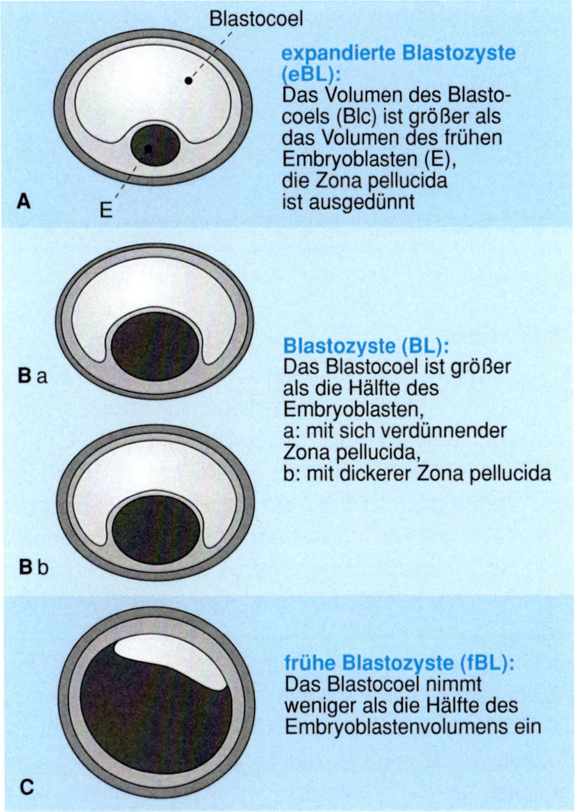

Abb. 4-9 Beurteilungs-Score für Blastozysten (modifiziert nach Stecher und Gardner, 1999).

4.6 Zusatzmaßnahme: Kryokonservierung

Strafrechtliche bzw. berufsständische Bestimmungen

Technisch möglich ist die Kryokonservierung von:

- unbefruchteten Eizellen (Oozyten),
- Vorkernstadien,
- Präimplantationsembryonen (z. B. Blastozysten).

Nach dem ESchG ist die Gefrierkonservierung von unbefruchteten Eizellen und Vorkernstadien unproblematisch möglich; dasselbe gilt bzgl. der Regelungen in den einzelnen Berufsordnungen der Landesärztekammern, vorausgesetzt, dass es hierzu überhaupt Vorgaben gibt.

Von einem Embryo spricht man erst ab der Verschmelzung der Vorkerne, also dem Stadium der Syngamie. Das ESchG sieht eine Kryokonservierung der Präimplantationen für den Fall vor, dass es nicht möglich ist, einen Embryotransfer vorzunehmen, z. B. weil der Frau zwischen Eizellentnahme und Embryotransfer etwas zugestoßen ist. Eine Kryokonservierung von Präimplantationsembryonen ist aber auch dann möglich, wenn die Frau – wider Erwarten – zu einem bestimmten Zeitpunkt den Embryotransfer ablehnt und ihn zu einem späteren Zeitpunkt nachgeholt haben möchte. In dieser Situation bleibt nur die Kryokonservierung, da ein „Zwangstransfer" nicht zulässig ist.

Ähnliche Regelungen findet man in Österreich, wobei hier die Kryokonservierung von Embryonen noch liberaler gehandhabt ist. In der Schweiz ist die Kryokonservierung – auch von Vorkernstadien – wesentlich restriktiver geregelt.

Obwohl also die Kryokonservierung von Vorkernstadien nach dem ESchG (und auch nach den berufsständischen Regelungen) zulässig ist, bleiben einige rechtliche Probleme, die man sinnvollerweise in den Kryoverträgen mit dem Ehepaar regeln sollte. Solche rechtliche Probleme sind:

- Die Verwendung kryokonservierter Vorkernstadien (oder Eizellen) in einem höheren Lebensalter („intraindividueller Generationensprung"),

– der Verbleib der Vorkernstadien bei Tod eines Partners oder bei Scheidung.

Der Umgang mit unbefruchteten Eizellen bzw. Spermien ist nur zum Teil durch das ESchG geregelt; demnach ist deren weitere Verwendung posthum nicht gestattet.

Obwohl es keine gesetzlichen Regelungen bezüglich der Durchführung der Kryokonservierung gibt, ist dringend zu empfehlen, die einschlägigen Empfehlungen der DGGG zu berücksichtigen.

Indikationen

Unbefruchtete Eizellen (Kryo-Oo). Indikation für die Kryokonservierung von unbefruchteten Eizellen (Kryo-Oo) ist insbesondere der drohende Verlust der Fertilität durch bestimmte Therapiemaßnahmen, wie z. B. Chemotherapie oder Radiatio im Falle eines Malignoms. Dabei geht es nicht nur um gynäkologische Malignome – wobei auf die Situation der prämenopausalen Patientin mit einem Mammakarzinom ganz besonders hinzuweisen ist –, sondern um alle Malignome, bei denen eine Chemotherapie oder Radiatio im Bereich des kleinen Beckens angezeigt ist.

Da die Heilungsaussichten in der modernen Onkologie zunehmen, ist auch in zunehmendem Maße damit zu rechnen, dass Patientinnen mit Kinderwunsch nach Ausheilung ihres Tumorleidens an die behandelnden Ärzte herantreten. In dieser Situation zeigt die Erfahrung, dass Ovarien, die durch eine vorangegangene Chemotherapie oder Radiatio geschädigt wurden, oft kaum zu stimulieren sind, wodurch sich die Prognose für eine erfolgreiche Kinderwunschbehandlung deutlich verschlechtert.

Auch wenn die verschiedenen Chemotherapeutika, die heute zum Einsatz kommen, in einem sehr unterschiedlichen Maße die Eierstockfunktionen beeinträchtigen, so sollte vor einer solchen onkologischen Therapie doch immer daran gedacht werden, durch die Kryokonservierung von nativen Eizellen die spätere Fertilität zu erhalten. Durch die erforderliche ovarielle Stimulation kommt es bis zum Beginn der Chemo- bzw. Radiotherapie allenfalls zu einem Zeitverzug von 2–3 Wochen, also einem akzeptablen Zeitraum.

Die Kryokonservierung von unbefruchteten Eizellen kann auch ohne einen festen Sexualpartner vorgenommen werden.

> **!**
> In demselben Maße, in dem onkologische Therapiestrategien zu immer besseren Behandlungsergebnissen, also Heilungen führen, sollte mehr und mehr daran gedacht werden, wie man die spätere Fertilität der betroffenen Patientin erhalten kann.

Weitere Möglichkeiten zur Erhaltung der Fertilität.
Ovarschutz. Durch die Gabe von GnRH-Agonisten während einer Chemotherapie oder auch Radiatio ist es möglich, die Häufigkeit von posttherapeutischen Ovarialinsuffizienzen (seien sie nun relativ oder absolut) zu minimieren. Insofern ist die Gabe von GnRH-Agonisten während einer solchen Behandlung heutzutage grundsätzlich zu empfehlen, zumal GnRH-Agonisten auch eigene zusätzliche tumorostatische Wirkungen entfalten (und das nicht nur bei rezeptorpositiven Karzinomen). Üblicherweise beginnt man mit dem GnRH-Agonisten ein bis zwei Wochen vor der Behandlung und lässt die Wirkung nach der letzten Behandlung über ein bis zwei Wochen ausklingen.

Wenn hierbei die ovariellen Ausfallserscheinungen zu stark in den Vordergrund treten, ist grundsätzlich noch eine „Add back"-Therapie sinnvoll. Hierbei gibt man günstigerweise Gestagene mit einer Restöstrogenwirkung, wodurch die ovariellen Ausfallserscheinungen gut zu therapieren sind und – im Einzelfall, wie z. B. beim Mammakarzinom – auch noch zusätzliche tumorostatische Wirkungen entfaltet werden können (z. B. bei Progesteronrezeptor-positiven Mammakarzinomen). Siehe auch Kapitel 33.

Dasselbe gilt im Prinzip auch für den Schutz der Hoden während einer Chemotherapie oder Radiatio.

Kryokonservierung von ovariellem Gewebe („ovarian tissue banking"). Grundsätzlich ist es auch möglich, vor einer geplanten Chemotherapie oder Radiatio die Ovarien oder Teile mittels eines laparoskopischen Eingriffs zu entfernen. Diese werden anschließend kryokonserviert. Nach Abschluss der Behandlung und der definitiven Feststellung einer absoluten Ovarialinsuffizienz kann das ovarielle Gewebe reimplantiert werden, wobei es sich bewährt hat, die einzelnen Biopsate wie an einer „Perlschnur" auf einem Faden aufzureihen und diese in Peritonealtaschen in der Nähe der Ovarien zu versenken. Meistens gelingt es zumindest, wieder eine ovarielle Aktivität zu entfalten. Mittlerweile sind sogar 2 Spontanschwangerschaften (6/05) berichtet worden, was vermuten lässt, dass das retransplantierte Ovarialgewebe im Einzelfall wieder eine Follikologenese aufnehmen kann.

Beschrieben ist auch die Retransplantation von ovariellem Gewebe unter die Haut, z. B. am Oberarm. In diesem Fall wäre aber zur Verwirklichung des Kinderwunschs eine IVF-Behandlung unabdingbar erforderlich.

In beiden Fällen handelt es sich nach derzeitigem Stand der Wissenschaft um experimentelle Verfahren. Viele Probleme sind noch nicht gelöst, insbesondere hat sich gezeigt, dass die Qualität der Eizellen aus dem retransplantierten Gewebe bzw. den sich daraus entwickelnden Follikeln relativ schlecht ist. Dies wiederum bedeutet, dass es erforderlich ist, die dann gewonnenen Eizellen durch eine In-vitro-Maturation (IVM) weiterreifen zu lassen, um auf diese Art und Weise befruchtungsfähige Eizellen oft zu generieren. Nicht ganz ausgeräumt ist bislang die Befürchtung, dass mit retransplantiertem Gewebe wieder Tumorzellen zurückgeschleppt werden können; dieses Risiko könnte durch Xenotransplantationen (also Übertragung des ovariellen Gewebes auf z. B. eine Nacktmaus) umgangen werden. Bei der Kryokonservierung von Eizellen besteht diese Gefahr nicht (s. o.).

Leider sind Überlegungen zur späteren Fertilitätserhaltung bislang wenig präsent. In aller Regel ist es so, dass wegen der Dramatik, die sich durch die Diagnose einer bösartigen Erkrankung ergibt, an das „Danach" kaum gedacht wird. Dabei wäre die Erhaltung und Umsetzung der Fertilität gerade für die vollständige psychosoziale Integration einer prämenopausalen Tumorpatientin von großer Bedeutung.

Wendet sich eine prämenopausale Patientin nach einer erfolgreichen Tumortherapie wegen eines bestehenden Kinderwunsches an einen Arzt, dann sollte man heutzutage auf alle Fälle von Äußerungen wie: „Seien sie doch froh, dass sie noch leben" Abstand nehmen. Dies wird in aller Regel von den Patientinnen als eine Einstufung als „Mensch zweiter Klasse" interpretiert, wodurch die gewünschte psychosoziale Rehabilitation noch mehr erschwert wird.

Daneben ist die Kryokonservierung von Eizellen auch für diejenigen Paare interessant, die in der Bildung von Vorkernstadien bereits eine irreversible Bahnung des späteren Lebens sehen und die Kryokonservierung von Vorkernstadien aufgrund ethischer Vorbehalte ablehnen.

Sperma. Siehe „Männliche Fertilitätsstörungen – Therapie", Abschnitt 3.5.

Vorkerne (Pronukleus-Stadien). Grundsätzlich ist es sinnvoll, nur so viele Eizellen zu befruchten, wie letztlich erforderlich sind, um die Zahl der Embryonen, die zurücktransferiert werden sollen, zu erreichen. Insbesondere bei männlicher Subfertilität ist die Befruchtungsrate im Einzelfall jedoch schwer vorherzusagen. Auch im Hinblick auf die Kostensituation kann eine Kryokonservierung sinnvoll sein, da sich auf diese Art und Weise aus einer einzigen Stimulationsbehandlung und Eizellentnahme mehrere Embryotransfers ableiten lassen, was die Chancen erhöht und die Kosten senkt.

Gerade unter Kostengesichtspunkten ist es aber nicht sinnvoll, jedes Vorkernstadium einzufrieren, in der Regel sollten es mindestens zwei sein. Auch sollte das Vorkernscoring einigermaßen gut ausfallen, da sonst die Gefahr sehr hoch ist, dass die Vorkernstadien durch den Gefrier- bzw. Auftauvorgang degenerieren und „außer Spesen nichts gewesen" ist. Die letztgültige Entscheidung hierüber trifft das betroffene Paar.

Embryonen. Bzgl. der Kryokonservierung von Embryonen siehe oben.

Technik

Die Kryokonservierung erfolgt in speziellen Behältnissen (Paletten, „Straws") in flüssigem Stickstoff (bei –196 °C). Beim Abkühlen gibt es mehrere Problembereiche, so die Störung von Enzymsystemen oberhalb 0 °C und die Auskristallisation des Wassers (Eisbildung/Energiefreisetzung/Volumenzunahme) in den Zellen und im Medium. Deshalb müssen so genannte Kryoprotektiva (z. B. Dimethylsulfoxid, DMSO; 1,2-Propandiol, PROH; Sucrose) zugesetzt werden. Gefrier- und Auftauvorgang erfolgen heute in aller Regel computergesteuert, verschiedene Protokolle und Verfahren (langsam, schnell, ultraschnell; Vitrifikation) sind beschrieben. Ihre Ergebnisse sind z. T. unterschiedlich – je nachdem, welche Zellen kryokonserviert werden sollen.

Ergebnisse

Eizellen (Kryo-Oo). Die Kryokonservierung von Eizellen ist erst neuerdings wieder interessant geworden, da es durch die ICSI möglich ist, hohe Fertilisationsraten zu erreichen; dies war ohne ICSI nicht der Fall. Nach erfolgter Fertilisation ist die Einnistungsrate der gezeugten Präimplantationsembryonen sogar etwas höher als diejenige von Embryonen aus aufgetauten Vorkernstadien. Es muss aber in Rechnung gestellt werden, dass die Eizellverluste durch die Kryokonservierung und das nachfolgende Auftauen höher sind als bei PN-Stadien, so dass zwischen beiden Verfahren letztlich kein Unterschied im Hinblick auf die Schwangerschaftsraten besteht.

Vorkerne (Kryo-PN). Die Verluste durch Kryokonservierung und Auftauen sind bei Vorkernen geringer als bei unfertilisierten Eizellen. Nach dem Auftauen entwickeln sich etwa 60–70% der Vorkerne zu Präimplantationsembryonen und können transferiert werden. Die Implantationsfähigkeit dieser Präimplantationsembryonen scheint allerdings etwas niedriger zu sein als diejenige nach Kryo-Oo/ICSI (s. o.). Mit einer Schwangerschaftsrate pro Transferzyklus von 20–25% kann heutzutage gerechnet werden (vgl. DIR).

Die im Ausland übliche Kryokonservierung von Embryonen und **Blastozysten** zeigt ähnliche technische Probleme wie die Kryokonservierung von Vorkernstadien. Frühe Präimplantationsembryonen, z. B. Vier- oder Achtzeller, zeigen sich ähnlich stabil wie Vorkerne, während Blastozysten (aufgrund der schon relativ hohen Zellzahl und der Coelomhöhle) schwierig zu kryokonservieren sind. Hier scheint es derzeit so zu sein, dass sich das Verfahren der Vitrifikation durchsetzt.

4.7 Lutealphasenstützung – ovarielles Über- oder Hyperstimulationssyndrom (OÜSS/OHSS)

Die Lutealphase und ihre (erforderliche) Sekretionsleistung müssen im Zusammenhang mit der Follikelphase gesehen werden, da dort die Grundlagen gelegt werden.

So bestimmt die Höhe der Östrogenwerte in der Follikelphase z. B. den Aufbau des Endometriums, das dann instabil wird, wenn in der Lutealphase keine ausreichende luteale Stützung erfolgt. Von Bedeutung ist außerdem die Größe der Follikel zum Zeitpunkt des LH-Anstiegs bzw. der HCG- bzw. rechLH-Gabe; kleine Follikel luteinisieren in der Regel schlecht und tragen nur wenig zur Progesteronsynthese bei.

Alle diese Mechanismen kommen umso mehr zum Tragen, je intensiver die Stimulation in der Follikelphase war.

!

Als Faustregel gilt: Je intensiver die Stimulation in der Follikelphase ist, desto intensiver muss die Stützung der Lutealphase sein.

Zur Lutealphasenstützung kommen folgende Substanzen in Frage:
- Gestagen (Progesteron),
- HCG.

Gestagene können auf den verschiedensten Wegen appliziert werden. Wir bevorzugen die Gabe von reinem Progesteron (Utrogest®) intravaginal (3-mal zwei Kügelchen).

Grundsätzlich ist auch eine Zuführung als Vaginalgel möglich, was man – in Zusammenarbeit mit dem Apotheker – auch selbst rezeptieren kann. Als Arzneispezialität ist Crinone® verfügbar.

Grundsätzlich spricht auch nichts dagegen, Gestagene peroral zu applizieren, was übrigens auch bei Utrogest® möglich ist.

Nach unserer Erfahrung neigt man bei der Gestagensubstitution eher zur Unter- als zur Überdosierung.

Um die **HCG-Gabe** hat es immer Kontroversen gegeben. Zum einen hängt dies mit dem Risiko der Triggerung eines OHSS zusammen, zum anderen ist einzuwenden, dass ein Corpus luteum ohnehin maximal Steroide synthetisiert, und der Defekt, der durch kleine Follikel ausgelöst wird eher durch exogene Gestagengaben als durch HCG-Stimulation auszugleichen ist. Wir selbst verzichten seit zwei Jahren routinemäßig auf die Gabe von HCG und geben 3 × 200 mg Progesteron (Utrogest®) intravaginal. Bei Low-Responderinnen bzw. einer ausgeprägten Ovarialinsuffizienz geben wir in der Lutealphase nur noch ausnahmsweise HCG (750 bis 1 500 I.E. alle drei Tage). Umgekehrt verzichten wir bei ausgeprägten Risikosituationen (im Hinblick auf eine OHSS) im Einzelfall gänzlich auf einen Embryotransfer und führen eine Kryokonservierung von Eizellen (Kryo-Oo) oder von Vorkernen (Kryo-PN) durch. Für den Fall, dass wir uns in einer solchen Situation doch zu einem Embryotransfer entschließen, lassen wir das HCG weg.

Mit der Einführung von rechLH werden sich sicherlich neue Aspekte für die Lutealphasenstützung ergeben. Die bisherigen Erfahrungen scheinen günstig zu sein.

Das ovarielle Über- oder Hyperstimulationssyndrom (OÜSS, OHSS)

Definition. Im physiologischen Zyklus reift gewöhnlich nur ein Eibläschen heran. Insofern ist jede Art der Zyklusstimulation, die zum Heranreifen mehrerer Eibläschen führt, eine ovarielle Hyperstimulation.

Die ovarielle Hyperstimulation ist aber abzugrenzen vom ovariellen Über- oder Hyperstimulationssyndrom, das ausschließlich in der zweiten Zyklushälfte auftritt, also an luteinisierte Ovarien gebunden ist, und das man fast nur nach HCG-Applikation beobachtet. Es stellt klinisch eine eigene Entität dar und ist nicht nur die Summation des Effektes mehrerer Corpora lutea bzw. Luteinzysten. Eine enge Verbindung zum Meigs-Syndrom ist anzunehmen.

Die **Pathogenese** ist bis heute nicht ganz geklärt. Bekannt ist, dass es zu einer massiven Erhöhung der Gefäßpermeabilität kommt. Diese zieht eine Abnahme der intravasalen Proteinkonzentration (Abnahme des onkotischen Drucks) nach sich, mit Wasserverschiebungen in den extravasalen Raum, also das subkutane Fettgewebe (Ödeme), das Peritoneum (Aszites), Pleura und Perikard (Ergüsse). Zudem kommt es zu einer Eindickung des Bluts mit Anstieg des Hämatokrits und der Gefahr thrombembolischer Komplikationen.

Als Ursache des OHSS wurde die Existenz eines gesonderten ovariellen Faktors „X“ postuliert, der nur im Fall eines OHSS auftreten soll. Für diese Hypothese spricht nicht viel.

Wahrscheinlicher ist, dass das OHSS durch die üblichen ovariellen Syntheseprodukte ausgelöst und unterhalten wird, mit der Besonderheit, dass diese Syntheseprodukte in anderen Konzentrationen auftreten als üblich. So ist z. B. bekannt, dass viele kleine, also unreife Follikel einen Risikofaktor für die Ausbildung eines OHSS darstellen (PFO-Syndrom!) und beim OHSS in der Lutealphase die kleinen Lutealzellen überwiegen. Unreife Follikel luteinisieren aber schlecht und sezernieren weiterhin Androgene in relativ hohen Konzentrationen. Kleine Lutealzellen synthetisieren auffällig viele gefäßaktive Substanzen, u. a. auch Prostaglandine (s. Kap. 1). Besonders in den Mittelpunkt des Interesses ist ein Wachstumsfaktor, nämlich der vaskuläre Permeabilitätsfaktor (VPF), gerückt, dessen Effekt auf die Gefäßpermeabilität etwa 10 000fach höher sein soll als der des Histamins (Neulen in: Breckwoldt et al., 1996). Der VPF scheint nur nach HCG-Gabe in nennenswerten Konzentrationen synthetisiert zu werden und entfaltet seine Wirkung hauptsächlich über eine verstärkte Sekretion des Willebrand-Faktors aus den Endothelien.

Darüber hinaus sind es noch weitere Zytokine ovarieller Herkunft, die das OHSS verstärken.

Mittlerweile ist auch bekannt, dass bestimmte Mutationen des FSH-Rezeptors, die familiär auftreten, ein OHSS triggern.

Bekannt sind verschiedene Polymorphismen, wie z. B. Asparagin vs. Serin an bestimmten Positionen der Aminosäuresequenz des Rezeptors. Bei Asn/Aspn-Individuen ist die Ansprechrate z. B. höher als bei Ser/Ser-Trägerinnen. Der Polymorphismus Asn/Ser nimmt eine mittlere Position ein.

Diese Mutationen sind nur ein weiterer Beweis dafür, dass die Entstehung eines OHSS in aller Regel eine genetische Grundlage hat. Dementsprechend ist auch bekannt, dass sich die Symptome eine OHSS sogar im Spontanzyklus – also ohne jegliche Zyklusstimulation – entwickeln können (aufgetriebener, harter Unterbauch, postovulatorisch beginnend). Dieses Phänomen ist besonders häufig bei Patientinnen mit einer FOHA (s. Kap. 3) zu beobachten. Bekannt ist weiterhin, dass Patientinnen mit präexistenten Allergien häufiger zur Ausbildung eines OHSS neigen.

Das Hauptproblem bezüglich der Triggerung eines OHSS bleibt aber sicherlich die HCG-Gabe. HCG bindet an den gemeinsamen HCG/LH-Rezeptor deutlich stärker als LH (s. Kap. 1), weswegen die Sekretionsleistung des Corpus luteum nachhaltiger gesteigert wird als durch LH. Solange rechLH für die Ovulationsauslösung noch nicht verfügbar ist, besteht eine gewisse Alternative in der Gabe von GnRH-Agonisten zur Ovulationsinduktion.

!

Das größte Risiko für die Triggerung eines OHSS höherer Grade stellt die Ovulationsinduktion bzw. Lutealphasenstützung durch HCG dar.

Interessanterweise besitzt das OHSS eine auffallend hohe Ähnlichkeit mit der Symptomatologie der EPH-Gestose (bis hin zum Anstieg von Leberenzymen). Der einzige Unterschied ist, dass sich beim OHSS kein Hochdruck entwickelt. Das spricht dafür, dass der Hochdruck der EPH-Gestose primär plazentar und nicht renal bedingt ist und somit einen Erfordernishochdruck zur Aufrechterhaltung der plazentaren Perfusion darstellt.

Klinik. Das Krankheitsbild des OHSS wird in drei Stadien eingeteilt. Modifiziert nach der WHO gilt:

- Grad I (leicht): abdominale Beschwerden, evtl. gespannter Leib, Luteinzysten bis 4 cm Durchmesser, kein Aszites und keine Ergüsse;
- Grad II (mittel): ausgeprägtere abdominale Beschwerden, gespannter Leib, Luteinzysten bis 4 cm Durchmesser, Gewichtszunahme, beginnender Aszites, beginnende Ödeme, evtl. Übelkeit, Erbrechen, Hypotonie und Tachykardie;
- Grad III (schwer): aufgetriebener, praller Leib, Aszites, Ödeme und evtl. Ergüsse, oft Übelkeit und Erbrechen, Hypotonie und Tachykardie (> 120/min).

So eindrucksvoll diese klinischen Bilder auch sind, entscheidend sind der Verlust an Eiweiß, die Wasser- und Elektrolytverschiebungen und insbesondere die Steigerung des Hämatokrits.

!

Für die Patientin stehen die Beschwerden durch die vergrößerten Ovarien und die Wasserverschiebungen im Vordergrund. Die größte Gefahr droht aber durch thrombembolische Komplikationen.

Diagnostik. Neben der Klinik und der Sonographie sind folgende Laboruntersuchungen zu empfehlen:

- Gesamteiweiß,
- Hämatokrit und übriges Blutbild,
- Elektrolyte.

Bei Verdacht auf Nierenfunktionsstörungen sollten Kreatinin und Harnstoff, bei Verdacht auf Leberfunktionsstörungen die gebräuchlichen Leberenzyme bestimmt werden; die Fibrinogenbestimmung ist kein Muss, kann aber eine Entscheidungshilfe zur Heparinisierung darstellen.

Therapie. Verschiedene Therapieprinzipien finden Anwendung:

- **Heparinisierung:** 2- bis 3-mal/d 5 000 I.E. Heparin bzw. bevorzugt äquivalent hochmolekulare Heparine. Mit der Indikationsstellung sind wir großzügig, zumal Heparin auch bei bestehender Schwangerschaft nicht kontraindiziert ist.
  Eine Indikation sehen wir bei einem Hämatokrit > 45% (Hb dann meist > 16 g%) oder Thrombozyten > 250 000/mm^3 oder Fibrinogen > 4 mg/ml. Leitfaktor ist der Hämatokrit (zusammen mit dem Hb). Zudem sollte die Patientin – soweit als möglich – zur Bewegung angehalten werden, Thrombemboliestrümpfe sind obligatorisch.
- **Infusionstherapie:** Die Flüssigkeitszufuhr sollte mindestens 2–3 l/d i. v. betragen, ggf. mit gezieltem Elektrolytausgleich. Zudem ist die Patientin zu reichlicher oraler Flüssigkeitszufuhr anzuhalten.
  Eine Eiweißsubstitution (Humanalbumin) hat sich nicht bewährt, da die intravasale Verschwinderate sehr hoch und die Therapie zudem teuer ist. Wir bevorzugen Plasmaexpander wie Hydroxyäthylstärke (z. B. HAES-Steril® 10%) bis zu 1000 ml/d. Doch sollte man auch bei der Gabe von Plasmaexpandern wie Hydroxyäthylstärke zurückhaltend sein, da bekannt ist, dass die Gefäßpermeabilität so stark zunimmt, dass selbst Hydroxyäthylstärke aus dem Gefäßsystem verschwindet und sich dann im extravasalen Raum einlagert. Wenn dies der Fall ist, kann es Wochen dauern, bis Hydroxyäthylstärke dort wieder abgebaut wird.
- **Schmerzlinderung:** Zu empfehlen ist feuchte Wärme, gegen Diclofenac-Suppositorien und/oder Butylscopolamin ist (auch bei bestehender Schwangerschaft) nichts einzuwenden. Gegen die Übelkeit bewährt hat sich Meclozin.
- **Aszites- und Ergusspunktion:** Am häufigsten ist der Aszites (direkte Hormonsekretion der Ovarien in das Peritoneum), er macht durch Auftreibung des Leibes und Atemnot die meisten Probleme. Punktionsindikationen sind dementsprechend der prallgespannte Leib und Atemnot. Während wir früher nur maximal 1 000 ml abgelassen haben, führen wir jetzt in der Regel eine Totalablassung durch.
  Einen Pleura- oder Perikarderguss mussten wir bislang sehr selten punktieren (lassen).

Die Weiterführung einer Gestagentherapie ist nicht sinnvoll, Glukokortikoide sind abzusetzen, da sie die Ovarien zusätzlich stimulieren.

> **!**
> Operative Eingriffe an den Ovarien zur Behebung des OHSS sind streng kontraindiziert, da sie zu unstillbaren Blutungen führen und dann oft eine Ovarektomie erzwingen.

Eine Ausnahme sind Stieldrehungen, doch genügt hier die einfache laparoskopische Reposition. Eine Operationsindikation durch rupturierte Zysten und nachfolgende Blutungen haben wir noch nie gesehen.

> **!**
> Die Therapie richtet sich nach der konkreten Situation und der Ausprägung des OHSS. Deshalb ist für die Therapie des OHSS ein gewisses Maß an klinischer Erfahrung erforderlich. Zur Panikmache besteht kein Anlass.

Risikofaktoren sind ein polyfollikuläres Wachstum mit vielen kleinen und wenigen großen Follikeln, zudem hohe Östradiolwerte. Dies findet man meist bei einer PCO- bzw. PFO-Konstellation (s. Kap. 3). Eine Niederregulation mit GnRH-Agonisten fördert dieses Wachstumsmuster. Mit zunehmendem Lebensalter nimmt das Risiko eines OHSS ab.

Prophylaktische Maßnahmen. Zeigt sich während der Stimulation die Tendenz zu einem ausgeprägten MFO oder PFO, dann besteht die Möglichkeit eines sog. **Coasting.** Hierbei wird zunächst versucht, die führende Follikelkohorte auf einen mittleren Durchmesser von 16–18 mm zu bringen. Danach setzt man die Gonadotropine ab, führt jedoch die Applikation von GnRH-Agonisten weiter. Es erfolgt nun – eventuell mit einer Latenzzeit von bis zu 3 Tagen – ein Absenken der Östradiolwerte (als Ausdruck einer Atresie verschiedener Follikelpopulationen). Haben die Östradiolspiegel dann einen Wert um 2000 pg/ml erreicht, erfolgt die **Ovulationsinduktion mit HCG (rechHCG) bzw. rechLH.**

Das Coasting ist nur möglich, wenn gleichzeitig GnRH-Agonisten oder -Antagonisten gegeben werden. Da die Tendenz zu einem (sehr) ausgeprägten MFO oder PFO ohnehin vor allem unter Stimulation mit Agonistengabe auftritt, stellt das Coasting deshalb eine relativ wirksame prophylaktische Maßnahme gegen ein OHSS dar. Kommt es unter der Gabe von Antagonisten zur Ausbildung eines MFO bzw. PFO, dann sollte auch an die Möglichkeit der Ovulationsinduktion durch einen GnRH-Agonisten (bzw. mit rechLH) gedacht werden.

Eine weitere prophylaktische Maßnahme stellt der Verzicht auf die HCG-Gabe und die gleichzeitige **Induktion eines artifiziellen LH-Anstiegs (eben durch rechLH) bzw. das Abwarten** eines **spontanen LH-Anstiegs** dar. Dies ist freilich nicht bei allen Stimulationsschemata möglich, vor allem nicht bei solchen, bei denen GnRH-Agonisten gegeben werden (s. Abb. 4-6). In extremen Situationen bietet sich als Ultima Ratio der Abbruch der Zyklusstimulation (mit gleichzeitiger Gestagengabe) an. Zu diskutieren ist auch die Möglichkeit, nur Eizellen zu entnehmen und anschließend eine **Kryokonservierung** von Eizellen bzw. Vorkernstadien vorzunehmen. Aufgrund des nichterfolgenden Embryotransfers kann verhindert werden, dass es in der Lutealphase durch den Embryo zu endokrinen HCG-Anstiegen kommt.

Sehr gute Erfahrungen haben wir mit der Infusion von 500–1 000 ml **Hydroxyäthylstärke** zum Punktionszeitpunkt und zum Zeitpunkt des Embryotransfers gemacht. Die Häufigkeit und die Schwere von Überstimulationssyndromen lässt sich dadurch vermindern.

Für die **Lutealphasenstützung** ist ein Verzicht auf HCG zu überlegen bzw. eine HCG-Gabe erst nach vorheriger klinischer und sonographischer Kontrolle zu erwägen. Gegen eine hoch dosierte Gestagengabe bestehen keine Einwände, sie ist eher günstig (Supprimierung der endogenen Synthese).

4.8 Ergebnisse der In-vitro-Fertilisation

Eine Übersicht über die Ergebnisse der IVF zeigt Tabelle 4-10. Wegen der besseren Vergleichbarkeit sind die Ergebnisse auf Normozoospermie bezogen. Bei schlechteren Spermiogrammen nimmt die Schwangerschaftsrate insgesamt ab und die Abortrate zu. Aus der Einschränkung des Spermiogramms kann sich eine Indikation zur zusätzlichen Mikroinsemination ergeben (s. „Männliche Fertilitätsstörungen – Therapie", Abschnitt 2.4).

Die entscheidende kumulative Schwangerschaftsrate ist deshalb auf maximal drei Transfers bezogen, da von den gesetzlichen Krankenkassen in der BRD drei Versuche mitfinanziert werden. Maximal heißt hier, dass natürlich auch jene Patientinnen miteingehen, die schon im ersten oder zweiten Versuch konzipierten.

Insgesamt kann man sagen, dass – abhängig vom jeweiligen Zentrum – die IVF-Methode relativ effizient ist (vgl. natürliche Schwangerschaftsrate nach 3 Monatszyklen!) und bis zu knapp zwei Drittel aller Paare hiervon profitieren.

Die **Qualitätssicherung** in der Fortpflanzungsmedizin ist in der Bundesrepublik heutzutage sehr weit fortgeschritten. Die Erfassung aller durchgeführten IVF-, GIFT-, ICSI- bzw. Kryo-Zyklen erfolgt mittlerweile prospektiv (d. h. jeder Zyklus muss vor Beginn angemeldet werden), die bundesweite Erfassungsquote liegt in allen Zentren bei nahezu 100%.

Tab. 4-10 Ergebnisse der IVF (bezogen auf Normozoospermien, Sammelergebnisse des DIR über mehrere Jahre).

Eizellfindungsrate	nahezu 100%
Befruchtungsrate	70–75%
Transferrate	90–95%
Schwangerschaftsrate	ca. 15%
pro Behandlungszyklus	(in einzelnen Zentren bis 25%)
Abortrate	ca. 10%
EUG-Rate	3–4%
kumulative Schwangerschaftsrate (nach maximal 4 Transfers)	**40–70%**

Gleichzeitig müssen die jährlichen Behandlungsergebnisse den einzelnen deutschen Landesärztekammern bzw. den zuständigen deutschen Länderministerien gemeldet werden. Liegen die Ergebnisse zu sehr unter dem landesweiten Durchschnitt, kann im Einzelfall die Genehmigung zur Durchführung dieser Maßnahmen entzogen werden.

Mittlerweile gibt es auch eine interne Qualitätssicherung bei den kassenärztlichen Vereinigungen, die auf den individuellen Ergebnissen der einzelnen Zentren, wie sie im Deutschen IVF-Register (DIR) ermittelt werden, beruhen. (Das DIR ist bei der Landesärztekammer Schleswig-Holstein angesiedelt.)

In Österreich gibt es ein ähnliches Erfassungssystem, zudem gibt es „Bonuszahlungen" für besonders erfolgreiche Zentren.

Die Schweiz verfügt derzeit über kein ähnlich gelagertes Erfassungs- bzw. Bonussystem.

5 Sonderfall: Der „funktionelle" Tubenfaktor

Grundüberlegungen/Indikationsstellung. Zweifellos gibt es eine funktionelle Inkompetenz der Tuben, die z.T. auch anatomisch zu fassen ist (z.B. hypoplastische Tuben). Da es sich beim funktionellen Tubenfaktor mit heute etablierten Diagnostikverfahren nach wie vor um eine Ausschlussdiagnose handelt, ist diese nur schwer und damit auch zurückhaltend zu stellen.

Bevor man also bei der Sterilität – in Ermangelung anderer Ursachen – z.B. einen gestörten Eiaufnahmemechanismus annimmt, sollten eine psychosomatische Genese und eine habituelle Frühestabortneigung, d.h. Implantationsstörung (s. Kap. 9) ausgeschlossen sein.

Therapie. Wichtig ist der Nachweis einer normalen Fertilisationsfähigkeit der Gameten. Hieraus ergibt sich die Indikation zur IVF.

Kommt es in einem technisch einwandfreien IVF-Behandlungszyklus auch bei ausreichend vielen Eizellen zu keiner Fertilisation, so ist die Indikation zu einer ICSI zu stellen. Solche Fertilisationsversager sind – nach der schweren männlichen Subfertilität – die zweite Indikation zur ICSI.

Kommt es hingegen in einer IVF zur Fertilisation, so handelt es sich aufgrund des damit verbundenen ETs zugleich um einen therapeutischen Ansatz. Ist bei einer idiopathischen, d.h. unerklärten Sterilität ausgeschlossen, dass Fertilisationsprobleme der Gameten oder Implantationsprobleme (Frühestaborte) die Ursache sind, so ist die Diagnose einer funktionellen tubaren Inkompetenz anzunehmen.

In diesem Fall wäre die weiterführende Therapie – wenn es nicht schon im IVF-Versuch zu einer Schwangerschaft gekommen ist – die Durchführung eines intratubaren Gametentransfers.

5.1 Intratubarer Gametentransfer (GIFT)

Definition. Transfer von Gameten, d.h. Ei- und Samenzellen in den Eileiter. Der Begriff GIFT leitet sich von „Gamete Intra Fallopian Transfer" ab.

Stimulation. Stimulation und Zyklusmonitoring entsprechen der IVF-Behandlung. Moderate Schemata sind zu bevorzugen, da ohnehin nur ein Transfer von maximal zwei Eizellen gestattet ist (ESchG). Wegen der offenen Eileiter sind allerdings unbedingt alle Follikel zu punktieren, da andernfalls – durch die Ovulation der nichtpunktierten Follikel – ein unkalkulierbares Mehrlingsrisiko entstehen würde.

Zugleich ist das Paar anzuhalten, eine sexuelle Karenzzeit von mehreren Tage einzuhalten. Es sind mehrere Literaturberichte bekannt, dass es durch das Nichteinhalten dieser Karenzzeiten (plus/minus vier Tage vom Ovulationszeitpunkt) zu höhergradigen Mehrlingsschwangerschaften gekommen ist.

Die **Eizellentnahme** erfolgt laparoskopisch oder transvaginal ultraschallkontrolliert.

Gametentransfer. Siehe Abschnitt 4.4; laparoskopischer oder transuteriner Transfer der Gameten (Spermien und Eizellen).

Ergebnisse. Bislang hat nur der laparoskopisch durchgeführte Gametentransfer höhere Schwangerschaftsraten erzielt als IVF/ET, nicht aber die transuterinen Transfertechniken.

Pro Behandlungszyklus kann bei *idiopathischer Sterilität* mit Schwangerschaftsraten von ca. 40% gerechnet werden (laparoskopischer Transfer), die Mehrlingshäufigkeit ist höher als bei IVF/ET.

Bedeutung. Aufgrund des hohen operativen Aufwands hat die GIFT-Methode erheblich an Bedeutung eingebüßt. Nach dem DIR-Jahrbuch 2004 wurden nur noch wenige Behandlungszyklen durchgeführt.

Die transuterinen Transfertechniken sind nicht erfolgreicher als die IVF/ET. Auch bei ihnen ist es nicht möglich, Aussagen über das Fertilisationsverhalten zu machen oder gar ein Gameten- bzw.

Embryonen-Scoring durchzuführen. Auch sie sind daher nur noch von historischer Bedeutung, ebenso wie die zahlreich beschriebenen Varianten, wie beispielsweise der peritoneale Oozyten- und Spermientransfer (POST) oder der intratubare Eizelltransfer mit nachfolgender IUI (oder GV).

6 Präimplantationsdiagnostik (PID) – präimplantative genetische Diagnostik (PGD)

Grundsätzlich ist es möglich, die Untersuchungsmethoden, die im Rahmen der Pränataldiagnostik (s. Kap. 12) angewandt werden, auch beim Embryo *vor* seiner Implantation anzuwenden, also am Präimplantationsembryo.

Diese präimplantative Diagnostik stellt somit eine Vorverlagerung der Pränataldiagnostik dar und ist nicht – wie so oft verlautbart – eine neue Qualität in der vorgeburtlichen Diagnostik; schon gar nicht handelt es sich um eine Methode, die den Zugang zum „Menschen nach Maß" bietet – zumindest nicht mehr und nicht weniger, als dies bei der etablierten Pränataldiagnostik der Fall ist.

Die PID hat grundsätzlich nichts mit der Sterilitätsmedizin zu tun, wenngleich die Existenz eines Präimplantationsembryos in vitro Voraussetzung für ihre Durchführung ist. Allerdings müssen die Präimplantationsembryonen nicht unbedingt durch eine IVF oder ICSI gezeugt worden sein. Präimplantative Embryonen könnten z. B. auch durch eine uterine Lavage gewonnen werden, was zeigt, dass die Durchführung einer PID bzw. PGD eben nicht unabdingbar auf Verfahren der Reproduktionsmedizin beruhen muss.

Technik. Die PID/PGD kann nur in vitro vorgenommen werden. Ähnlich wie bei der ICSI wird der Präimplantationsembryo durch eine Haltepipette fixiert. Danach wird die Zona pellucida entweder enzymatisch aufgedaut, durch einen Laser geöffnet oder direkt mechanisch penetriert. Mit einer speziell gefertigten Aspirationspipette werden dann ein, maximal zwei Blastomere des Embryos entfernt. An diesen Blastomeren wird anschließend die molekulargenetische Diagnostik vorgenommen.

Der eigentliche Embryo selbst wird nach Vorliegen der Untersuchungsergebnisse (wieder) in das Cavum uteri zurücktransferiert oder – auf Wunsch des Paares – verworfen bzw. kryokonserviert.

Untersuchungsmethoden. Es kommen dieselben zytogenetischen bzw. molekularbiologischen Untersuchungsmethoden wie bei der Pränataldiagnostik zur Anwendung. Übliche Verfahren sind u. a. die Polymerasekettenreaktion (PCR) und die Fluoreszenz-in-situ-Hybridisierung (FISH); weitere Methoden sind die Fluoreszenz-PCR, die PEP (Primär-Extension-Präamplifikation) u. a.

!

Grundsätzlich erlauben die heutigen molekulargenetischen Untersuchungsmethoden kein „generelles Screening", sondern können nur ganz gezielt nach spezifischen Genmutationen suchen, sofern diese aufgrund der Vorgeschichte (z. B. wiederholte Aborte) oder der genetischen Belastung eines oder beider Elternteile bekannt sind.

Embryotransfer. Ziel der PID/PGD ist es, nur solche Embryonen zu transferieren, die die gesuchten genetischen Merkmale nicht aufweisen. Dies erfordert entweder eine schnelle Durchführung der Diagnostik, so dass noch im gleichen Behandlungszyklus der Embryotransfer durchgeführt werden kann, oder das Einfrieren der Embryonen, damit für die Diagnostik genügend Zeit bleibt. Der Embryotransfer selbst wird dann so durchgeführt wie in Abschnitt 4.4 beschrieben.

Indikationen. Die PID/PGD macht nur dann einen Sinn, wenn einerseits eine bestimmte genetische Vorbelastung bekannt ist, andererseits diese Vorbelastung auch auf eine bekannte Genmutation zurückzuführen ist. Tabelle 4-11 zählt einige der Erkrankungen auf, aufgrund derer bisher eine PID/PGD durchgeführt worden ist. Diese Indikationsliste erweitert sich naturgemäß mit zunehmender Kenntnis über genetisch fixierte Erkrankungen.

Im eigenlichen Sinne keine genetische Vorbelastung ist die Zunahme von aneuploiden Eizellen mit zunehmendem Lebensalter der Frau (ca. 90% der Trisomien sind oozytärer Herkunft). Zur Erhöhung der Schwangerschafts- und Verminderung der Abortrate wird die Aneuploidiediagnostik (v.a. bei höherem Lebensalter der Frau) zunehmend als eine weitere Indikation zur PID/PGD diskutiert.

Diese Indikationen erscheinen auch dem Deutschen nationalen Ethikrat vorstellbar.

Auch wenn in der Bundesrepublik Deutschland bzw. Österreich (oder sogar der Schweiz) ein gewisser Kon-

Tab. 4-11 Erkrankungen, bei denen heutzutage eine molekulargenetische Diagnostik und damit eine PID/PGD möglich ist (nicht vollständig).

- Mukoviszidose
- Muskeldystrophie Duchenne
- Chorea Huntington
- Retinitis pigmentosa
- Fragiles-X-Syndrom
- Hämophilie
- Alloimmunthrombozytopenie
- Alpha-1-Antitrypsinmangel
- Marfan-Syndrom
- Lesch-Nyhan-Syndrom
- Myotone Dystrophie (Morbus Steinert)
- Morbus Tay-Sachs

sens dahingehend besteht, dass weitere Indikationen nicht vertretbar sind, sind solche im Ausland, auch und vor allem in den USA, bekannt. Solche wären:

- Embryonales Screening im Routine-IVF/ICSI,
- Screening auf Risikofaktoren (z. B. Tumorgene),
- Screening auf dominante Erkrankungen, die erst im späteren Lebensalter manifest werden (z. B. Chorea Huntington),
- HLA-Matching bei erkranktem Geschwisterkind,
- Geschlechtswahl ohne Krankheitsbezug.

Behandlungsergebnisse. Die Implantationsfähigkeit der biopsierten Embryonen entspricht der nicht-biopsierter Embryonen, so dass mit Schwangerschaftsraten pro durchgeführtem PID/PGD-Zyklus von 30–40% gerechnet werden kann. Bezüglich des Geburtsgewichts der Kinder gibt es Hinweise, dass dieses etwas geringer ist; nennenswerte gesundheitliche Risiken sind bislang aber nicht bekannt geworden.

Rechtliche Rahmenbedingungen. Die PID/PGD ist in der Bundesrepublik Deutschland nach dem ESchG weder explizit verboten noch explizit gestattet.

Die bisher erstellten juristischen Gutachten gehen im Wesentlichen davon aus, dass das deutsche ESchG die Präimplantationsdiagnostik nicht verbietet und somit ihre Durchführung zulässt. Zu einem im Wesentlichen identischen Ergebnis kommt auch das Votum der Ethikkommission des Bundeslandes Rheinland-Pfalz. Auch der Deutsche Nationale Ethikrat sowie der Bayerische Ethikrat haben sich mehrheitlich für die PID/PGD ausgesprochen (s. o.).
In der Schweiz ist die PID/PGD verboten, das österreichische Fortpflanzungsmedizingesetz lässt diesbezüglich Interpretationsspielraum und wird wohl demnächst entsprechend novelliert. Letztendlich wird die PID/PGD bislang in Österreich aber nicht durchgeführt (6/05).

Etwas anders verhält es sich mit den berufsständischen Vorgaben: Die Berufsordnungen einiger Landesärztekammern (z. B. Bayerische Landesärztekammer) verbieten explizit diagnostische Maßnahmen an einem Embryo „vor Rückführung in die weiblichen Genitalorgane“ bzw. verbieten diese Diagnostik also auch nach einer uterinen Lavage.
Mit Stand 01/2005 ist in der Bundesrepublik Deutschland noch keine PID/PGD durchgeführt worden.

Ausblick. Die bisherigen internationalen Erfahrungen mit der PID/PGD zeigen, dass diese Maßnahme kein Substitut für die Pränataldiagnostik ist. Paare, die auf natürliche Weise Kinder zeugen können, nehmen eine PID/PGD und die damit verbundenen therapeutischen Belastungen nur selten in Anspruch bzw. in Kauf. Auch wenn eine bestimmte genetische Vorbelastung bekannt ist, so zeigt die Erfahrung doch, dass von diesen Paaren – nach der Zeugung eines Kindes – die etablierte und „klassische Form“ der Pränataldiagnostik bevorzugt wird.
Es ist davon auszugehen, dass die PID/PGD nur dort eine Bedeutung gewinnen wird, wo ein Paar aufgrund zusätzlicher Sterilitätsfaktoren ohnehin auf die Durchführung einer sterilitätstherapeutischen Maßnahme wie IVF oder ICSI angewiesen ist. Paradebeispiel hierfür sind Mutationen des Mukoviszidose-Gens, die üblicherweise auch zu einer Samenleiteraplasie führen.
Unter diesen Prämissen dürften in der BRD jährlich sicherlich nur einige hundert PIDs/PGDs anfallen – versus 30 000–50 000 geschätzte Amniozentesen bzw. Chorionzottenbiopsien aus gleicher Indikation.

Die Verhältnisse in Österreich und der Schweiz sind ähnlich, so dass aufgrund der dortigen Gesamtbevölkerung pro Jahr maximal 50 bis 100 PID/PGDs anfallen dürften.

Kommentar. Die derzeitige Diskussion in der Bundesrepublik Deutschland bezüglich der PID/PGD ist zweifellos emotional überfrachtet. Dabei wird oft übersehen, dass es nicht die PID/PGD ist, die eine neue Qualität mit sich bringt, sondern dass es vielmehr die vor einigen Jahren erfolgte Novellierung des § 218 war, die die ethischen Rahmenbedingungen abgesteckt hat: Danach ist ein Abbruch einer Schwangerschaft nach alleiniger Maßgabe der Schwangeren praktisch zu jedem Zeitpunkt möglich. Der immer wieder vorgebrachte Einwand, die Medizin sei derzeit auf dem Wege, einen Menschen „nach Maß zu designen“, kann somit nicht auf die PID/PGD zutreffen, sondern vielmehr auf die praktische Umsetzung des novellierten § 218 ff.; immerhin werden aus dieser Indikation in der Bundesrepublik schon jetzt 30 000–50 000 pränataldiagnostische Eingriffe pro Jahr durchgeführt.
Die PID/PGD überträgt diese formalen und ethischen Vorgaben lediglich auf den Embryo *vor* seiner Implantation, ohne dass dadurch eine neue ethische Qualität entsteht. Umgekehrt ist es sicher richtiger: Wenn sich schon die gesellschaftliche Mehrheit in der Bundesrepublik Deutschland – durch die Novellierung des § 218 – für die genetische Selektion ausgesprochen hat, dann ist es nur folgerichtig, die Belastungen für die Frau so gering wie möglich zu halten. Diese sind bei der PID/PGD mit einer einmaligen eingewilligten Körperverletzung (Eizellentnahme oder uterine Lavage) sicherlich geringer als bei der herkömmlichen Pränataldiagnostik, bei der zunächst eine Amniozentese oder Chorionzottenbiopsie durchgeführt werden muss und ggf. später ein Schwangerschaftsabbruch – entweder zwischen der 10. und 12. SSW oder bis zur 24. SSW (zweimalige eingewilligte Körperverletzung mit deutlich stärkerer Traumatisierung). Insofern ließe sich ein mögliches Verbot der PID/PGD auf Dauer nur durch eine restriktivere Formulierung des § 218 (im Hinblick auf die Pränataldiagnostik) rechtfertigen.
Ein weiterer Gesichtspunkt ist von Bedeutung: Sollte ein Paar mit einer bekannten genetischen Vorbelastung

zur Erfüllung seines Kinderwunschs ohnehin auf eine Zeugung außerhalb des Körpers angewiesen sein, ist es aus ethischer Sicht wohl kaum zu vertreten, an den gezeugten Präimplantationsembryonen bewusst und vorsätzlich auf eine molekulargenetische Diagnostik zu verzichten, um diese nach eingetretener Schwangerschaft via invasiver Pränataldiagnostik (mit der möglichen Konsequenz eines Schwangerschaftsabbruchs) vorzunehmen.
Diese Gesichtspunkte treffen im Grundsatz auch auf die Verhältnisse in Österreich und der Schweiz zu.

7 Präkonzeptionsdiagnostik

Grundsätzlich ist es auch möglich, zytogenetische bzw. molekulargenetische Untersuchungen an den Gameten durchzuführen.
Polkörperchendiagnostik (PKD). Die Polkörperdiagnostik zielt auf eine genetische Untersuchung der Eizelle ab. Zu diesem Zweck können das erste oder – was sich mittlerweile etabliert – beide Polkörper entnommen werden (gelegentlich, aber nicht immer, gibt es auch einen dritten Polkörper, und zwar durch die dann erfolgenden weiteren Teilungen). Eine Diagnostik am Polkörper ist eine „spiegelbildliche Untersuchung" der Eizelle. Insofern erfasst man hierdurch nur „genetische Störungen" der Eizelle. Solche sind z. B. anzunehmen, wenn die Patientin selbst eine bekannte Trägerin (balancierter) Translokationen ist.
Ein weitaus größere Bedeutung hat die PKD im Hinblick auf Aneuploidien. Vermutlich durch Störungen des Spindelapparates kommt es bereits ab dem 30. Lebensjahr im Rahmen der ersten und zweiten Reifeteilung zu Chromosomenfehlverteilungen. Diese erreichen z. B. bei einer 40-jährigen Frau erhebliche Ausmaße, so dass im Schnitt von zehn Eizellen (nach den Reifeteilungen) nur ein bis zwei noch genetisch unauffällig sind, d. h. einen normalen Chromosomensatz mit 23 Chromosomen aufweisen. Dieses Missverhältnis ist z. B. bei einer 45-jährigen Patientin noch einmal deutlich erhöht, so dass hier von zwanzig Eizellen etwa ein bis zwei einen unauffälligen genetischen Chromosomensatz aufweisen.

Dieser „genetische Altersfaktor" der Frau tritt in zunehmendem Maße in den Vordergrund, vor allem wenn man bedenkt, dass das Durchschnittsalter aller Patientinnen in IVF- und ICSI-Programmen (in der Bundesrepublik Deutschland) zwischen und 35 und 36 Jahren liegt. Anders formuliert: Je älter die Patientin wird, desto mehr wendet sich die Genetik zu ihren Ungunsten.
Demgegenüber zeigen Spermien eine erstaunliche Kontinuität. Es ist mittlerweile bekannt, dass es auch hier mit zunehmendem Alter (z. B. bei 60-, 70- oder 80-Jährigen) zu einer Zunahme von aneuploiden Spermien kommt. Diese Tendenz ist aber bei weitem weniger ausgeprägt als der nahezu exponentielle Anstieg der Chromosomenfehlverteilung bei den maturen Oozyten; zudem sind bei den Oozyten nicht nur Einzelfehlverteilungen zu beobachten, viel häufiger sind Mehrfachfehlverteilungen der Chromosomen.

Technik. Die Fertilisation der Eizelle erfolgt – nach ihrer Gewinnung – meist durch eine ICSI, danach wird der erste Polkörper entnommen (führt man das Verfahren umgekehrt durch, kommt es oft zu einem Ausquellen der Zellmasse durch das Loch in der Zona pellucida). Nach etwa fünf bis acht Stunden wird der zweite Polkörper exprimiert, welcher dann ebenfalls entnommen werden kann. Eine andere Möglichkeit besteht darin, zunächst auf die Entnahme des ersten Polkörpers zu verzichten und beide Polkörper nach etwa fünf bis acht Stunden zu entnehmen. Technisch gesehen ist die Entnahme des ersten Polkörpers unproblematisch, die des zweiten sicher schwieriger (weil er oft noch eine Cytoplasmabrücke zur Eizelle besitzt). Zur Eröffnung der Zona pellucida stehen mechanische Techniken zu Verfügung, in zunehmendem Maße setzt sich die Eröffnung durch einen Laser durch (so wie wir sie auch handhaben).
Genetische Untersuchung der Polkörper. Bislang dominiert die FISH (Fluoreszenz-in-situ-Hybridisierung), wobei üblicherweise fünf Chromosomen untersucht werden (Nr. 22, 21, 18, 13 und die Geschlechtschromosomen). Mittlerweile stehen auch Sets für die Untersuchung von mehreren Chromosomen zur Verfügung. Grundsätzlich ist auch eine komplette genomische Hybridisierung (CGH) möglich, doch dauert diese derzeit noch mehrere Tage, wodurch sich z. B. in Deutschland Konflikte mit dem ESchG ergeben.

Demnächst wird ein PCR-getragenes System angeboten werden, das die Untersuchung aller Chromosomen in nur wenigen Stunden ermöglichen soll (Fa. Hopex).

Bedeutung. In vielen Ländern wird anstelle der PKD die PID/PGD durchgeführt, praktiziert wird auch eine Kombination beider Methoden. Im Hinblick auf die unklare Situation der PID/PGD in der Bundesrepublik Deutschland gewinnt die PKD hier zunehmend an Bedeutung. Dies gilt umso mehr, als die Zunahme von embryonalen Aneuploidien im Wesentlichen durch die Eizellen verursacht wird und somit eine spezifische genetische Diagnostik für die oozytären Probleme des zunehmenden Alters gegeben ist.
Ergebnisse. Aufgrund der bislang vorliegenden Ergebnisse ist es tatsächlich möglich, vermittels der PKD die Implantationsrate der daraus gezeugten Embryonen zu erhöhen. Dies trifft offensichtlich für die Altersgruppe zwischen 35 und 40 Lebensjahren ganz besonders zu, nach dem 40. Lebensjahr ist dieser Effekt nicht mehr so ausgeprägt – obwohl dies theoretisch eigentlich zu fordern wäre.

Dies ist eigentlich nur so zu erklären, dass es auch andere als genetische Faktoren für die Schwangerschaftsrate der älteren Frau (d. h. über 40) gibt. Solche Faktoren sind zweifellos die immunologischen Gegebenheiten der Implantation (so ist die Konzeptionsrate von Frauen mit geborenen Kindern höher als solche von Nulliparae). In der Diskussion steht auch die Qualität der Mitochondrien, von denen man annimmt, dass sie nicht unmaßgeblich die Implantationsrate der Embryonen beeinflusst (alle Mitochondrien stammen von den Eizellen, also von der Mutter).
Auch unsere eigenen Erfahrungen decken sich mit diesen Zahlen. Bei Patientinnen mit einer bestehenden balancierten Translokation sind die Schwangerschaftsraten günstiger als beim altersindizierten Aneuploidiescreening.

Probleme. Bislang werden routinemäßig nur bestimmte Chromosomen getestet, nämlich die, von denen die entsprechenden Trisomien im Abortmaterial gehäuft aufgefunden werden. Obwohl es zunächst einleuchtend ist, auf diese Chromosomen zu untersuchen, ist es durchaus denkbar, dass das schlechte Implantationsverhalten von Embryonen in einem höheren Lebensalter der Frau auch auf andere Trisomien zurückzuführen ist. Diese werden freilich bisher nicht erfasst. Diesbezüglich wird man wohl auf die Einführung der CGH oder ähnlicher Verfahren warten müssen.
In der ethischen Diskussion steht die Untersuchung insbesondere des Chromosoms 21. Bekanntermaßen sind Kinder mit einer Trisomie 21 lebens- und auch sehr gut sozialisationsfähig. Dementsprechend muss gerade die Untersuchung auf das Chromosom 21 mit dem Paar im Vorfeld besprochen werden.
Spermienselektion. Für die Spermienselektion stehen vor allem physikalische Trennungsmethoden sowie die Flusszytometrie zur Verfügung. Alle Methoden beruhen auf der Tatsache, dass die Gesamtmasse von X- und Y-Spermien differiert bzw. dass die DNA in X- und Y-Chromosomen unterschiedlich schwer ist.
Mit keiner dieser Methoden ist eine 100%ige Selektion möglich. Die Wahrscheinlichkeit, z. B. Y-Spermien anzureichern, liegt bei den besten Verfahren derzeit um die 90%. Eine tatsächlich sichere Methode für die Präkonzeptionsdiagnostik ist die Spermienselektion daher nicht. Es ist allenfalls möglich, z. B. bei X-chromosomal gebundenen Erkrankungen die Wahrscheinlichkeit, mit der ein weiblicher Embryo gezeugt wird, deutlich zu erhöhen (im Falle einer X-chromosomal gebundenen Erkrankung wäre die Frau dann Konduktorin und nicht erkrankt.)
Für geschlechtsgebundene genetische Erkrankungen ist in der Bundesrepublik nach dem ESchG die Spermienselektion grundsätzlich gestattet.

8 Sterilitätsbehandlung bei psychisch kranken Frauen

Immer wieder kommen Frauen in die Sterilitätsbehandlung, bei denen in der Vorgeschichte eine psychische Erkrankung bekannt ist, wie etwa eine wiederkehrende Depression oder auch eine Psychose. Da solche Vorerkrankungen relevant für die Behandlung sind, gehört die entsprechende Anamneseerhebung zur Routinediagnostik. Nicht zuletzt auch deshalb, weil die Patientin eventuell Medikamente einnimmt, die – z. B. durch eine Prolaktinerhöhung wie bei manchen Neuroleptika – die Kinderlosigkeit (mit)verursachen.
Falls eine psychische Erkrankung in der Vorgeschichte bestand oder sogar noch aktuell behandelt wird, sollte immer eine psychiatrische Mitberatung erfolgen, z. B. durch den behandelnden Psychiater. Bei einer vorbestehenden Erkrankung ist bereits durch die möglicherweise erforderliche Hormonbehandlung die Exazerbation der psychischen Erkrankung nicht völlig ausgeschlossen. Auch bei Eintreten einer Schwangerschaft und insbesondere in der Postpartalzeit besteht bei solchen Frauen das erhöhte Risiko einer psychischen Störung. Es gibt keinen prinzipiellen Grund, vorerkrankte Frauen von der Kinderwunschbehandlung auszuschließen, allerdings sollte die begleitende psychiatrische Betreuung auf dieses erhöhte Risiko eingehen. Und schließlich muss in der entsprechenden Beratung auch auf die Frage der eventuellen Embryoschädigung eingegangen werden, falls die Patientin potenziell teratogene Medikamente einnimmt (wie etwa manche als Phasenprophylaktikum bei affektiven oder schizoaffektiven Störungen eingesetzte Antikonvulsiva, z. B. Carbamazepin und Valproat oder Litnium). Denn gerade in solchen Fällen eröffnet der konkret bestimmbare Zeitpunkt der Konzeption unter Umständen auch die Möglichkeit zum gezielten kurzfristigen Absetzen der Medikation, um die Chance für Implantation und positive Entwicklung des Embryos in den ersten Tagen und Wochen zu verbessern.

Literatur

Beck, L., H.-G. Bender, K. Diedrich, W. Distler, K. Friese, H. Hepp, R. Kreienberg, W. Künzel, H. Schneider (Hrsg.): Der Gynäkologe 37 (2004).

Bettendorf, G.: Zur Geschichte der Endokrinologie und Reproduktionsmedizin. Springer, Berlin–Heidelberg, 1955.

Deutsche Gesellschaft für Psychosomatische Geburtshilfe und Gynäkologie (DGPGG): Leitlinie: Psychosomatisch orientierte Diagnostik und Therapie bei Sterilität. Frauenarzt 6 (1999) 750–751.

Diedrich, K. (Hrsg.): Weibliche Sterilität. Springer, Berlin–Heidelberg 1998.

DIR (Deutsches IVF-Register) Jahresberichte 1997–2005. Eigenverlag, LÄK Schleswig-Holstein.

Eggert-Kruse, W., G. Leinhos, I. Gerhard, W. Tilgen, B. Runnebaum: Prognostic value of in vitro sperm penetration into hormonally standarized human cervical mucus. Fertil. Steril. 51 (1989) 317–323.

Fiedler, K., Ludwig, M.: Use of clomiphene citrate in in vitro fertilization (IVF) and IVF/intracytoplasmic sperm injection cycles. Fertility and Sterility 2003, 1521–1523.

Fischl, F. (Hrsg.): Kinderwunsch. Krause & Pachernegg, Wien 1995.

Frantzen, C., H.W. Schlösser: Mikrochirurgie in der Gynäkologie. In: Bücherei des Frauenarztes, Bd. 15. Enke, Stuttgart 1984.

Gauwerky, J. F. M: Rekonstruktive Tubenchirurgie. Spinger, Heidelberg–Berlin 1999.

Geisthövel, F., T. Rabe, H. van der Ven, W. Würfel: Das Recht der Fortpflanzungsmedizin im 21. Jahrhundert. Reproduktionsmedizin 2002 (18).

Gerber, B. Ovarschutz unter Chemotherapie. GynSpectrum 2004 (1), 10–12.

Gerhard, I., B. Runnebaum: Schadstoffe und Fertilitätsstörungen – Schwermetalle und Mineralstoffe. Geburtsh. u. Frauenheilk. 52 (1992) 383.

Gerhard, I., W. Eckrich, B. Runnebaum: Schadstoffe und Fertilitätsstörungen – Lösungsmittel und Pestizide. Geburtsh. u. Frauenheilk. 53 (1993) 147.

Haidl, G., W.-B. Schill: Andrologische Untersuchungsmethoden und Therapieprinzipien beim männlichen Sterilitätsfaktor. Gynäkologe 23 (1990) 203.

Kaiser, U. B.: The Pathogenesis of the Ovarian Hyperstimulation Syndrome, N Engl J Med 2003; 349; 729–732.

Keck, C., J. Neuben, H. Behre, M. Breckwoldt: Praxis der Frauenheilkunde, Bd. 1: Endokrinologie, Reproduktionsmedizin, Andrologie. Thieme, Stuttgart 2002.

Kentenich, H., V. S. Pastor, T. E. Gagel: Counselling the infertile couple. In: Broer, K. H., I. Turanli (eds.): New Trends in Reproductive Medicine, p. 325–335. Springer, Berlin–Heidelberg 1996.

Korell, M., T. Strowitzki, H. Hepp: Operative Sterilitätsbehandlung versus IVF. 70. Jahrestagung der Bayerischen Gesellschaft für Geburtshilfe und Frauenheilkunde, Amberg 1996.

Krüssel, J. S., J. Hirchenhain, H. G. Bender: Blastozystenkulturen. Der Gynäkologe 2004 (37) 697–700.

Kruger, T. F., R. Menkveld, F. S. H. Stander, C. J. Lombard, J. P. van der Merwe, K. Smith: Sperm morphologic features as a prognostic factor in in-vitro fertilization. Fertil Steril. 46 (1986), 1118–1123.

Landeshauptstadt München, Referat für Gesundheit und Umwelt, Dachauer Str. 90, 80335 München: Wegweiser Umweltmedizin 1999.

Layman, L. C.: Human gene mutations causing infertility. J Med Genet 2002, 39, 153–161.

Ludwig, M.: Kinderwunschsprechstunde. Springer Verlag, Heidelberg–Berlin, 2005.

Ludwig, M.: Pregnancy and birth after assisted reproductive technologies. Springer Verlag, Heidelberg–Berlin, 2002.

Nawroth, F., M. S. Kupka, E. Isachenko, G. Rahimi, P. Mallmann. Möglichkeiten der Kryokonservierung zur Erhaltung der weiblichen Fertilität. Deutsches Ärzteblatt, 2004, 101 (5), 268–272.

Nieschlag, E., H. Behre (Hrsg.): Andrologie – Grundlagen und Klinik der reproduktiven Gesundheit des Mannes. Springer, Berlin 1996.

Ombelet, W., A. Vereecken: Modern Andrology. Human Reproduction, Bd. 10, Supp. Oxford University Press, Oxford 1995.

Otte von, S., B. Schöpper, S. Al Hasani, R. Felbenbaum, K. Diedrich: In-vivo-Maturation. Der Gynäkologe 2004 (37) 701–709.

Pusch, H.: Einflüsse von Noxen, Umwelt und Streß auf die männliche Fertilität. J. Fertil. Reprod. 1 (1995) 18–21.

Schill, W.-B., R. Bretzel, W. Weidner: Männermedizin. Elsevier, Amsterdam 2004.

Schlaff, W. D. (ed.): Update on Ovulation Induction. Sem. Reprod. Endocrinol 14/4 (1996).

Schwarzer, J. U. et al.: Male factors determining the outcome of intracytoplasmic sperm injection with epididymal and testicular spermatozoa. Andrologia 2003 (35), 220–226.

Schwarzer, J. U. et al.: Sperm Retrieval Procedures and Intracytoplasmatic Spermatozoa Injection with Epididymal and Testicular Sperms. Urol Int 2003 (70); 119–123.

Scott, L. A., S. Smith: The successful use of pronuclear embryo transfers the day following oocyte retrieval. Human Reproduction 4 (1998) 1003–1013.

Serdar, E. B.: Aromatase: Update and New Roles in Reproductive Disease. Seminars in Reproductive Medicine, Vol. 22 (1), Februar 2004, Thieme, New York–Stuttgart.

Stecher, A., H. Zech, I. Zech, M. Nijs, B. Vandamme, P. Vanderzwalmen: Embryonalentwicklung in sequentiellen Kulturmedien. J. Fertil. Reprod. 3 (1999) 7–11.

Steck, T. (Hrsg.): Praxis der Fortpflanzungsmedizin. Schattauer, Stuttgart 2001.

Steinkampf, M. P. (ed.): Preimplantation Embryo Development. Sem. Reprod. Endocrinol 16/3 (1998).

Tinneberg, H. R., C. Ottmar (Hrsg.): Moderne Fortpflanzungsmedizin. Thieme, Stuttgart 1995.

Umweltbundesamt, Postfach 330022, 14191 Berlin: Jahresbericht 1996.

Weigel, M., M. Beichert, F. Melchert: Assistierte Reproduktion bei HIV-Infektion des Ehepartners. Reproduktionsmedizin 15 (1999) 410–418.

WHO: Laborhandbuch zur Untersuchung des menschlichen Ejakulats und der Spermien-Zervikalschleiminteraktion. Springer, Berlin–Heidelberg–New York 1993.

Wiedemann, R., H. Hepp: Zur differenzierten Indikationsstellung der operativen Techniken in der Reproduktionsmedizin – Mikrochirurgie, IVF und ET, GIFT und TET. Geburtsh. u. Frauenheilk. 49 (1989) 416.

Würfel, W., M. Schleyer, G. Krüsmann, J. v. Hertwig, K. Fiedler: Fertilisation von kryokonservierten und aufgetauten humanen Oocyten (Kryo-Oo) vermittels Injektion von Spermatozoen (ICSI) Zentralbl. Gynäkol. 121 (1999) 444–448.

Würfel, W., U. Schwarzer, G. Krüsmann, M. Schleyer, K. Fiedler, A. Ovens-Raeder, U. Wiedemann, I. Böhm, C. Waldenmaier: Das „Münchner" Kryo-TESE-Konzept. J. Fertil. Reprod. 1 (1999) 32–37.

Zettl, S., J. Hartlapp: Sexualstörungen durch Krankheit und Therapie. Springer, Berlin–Heidelberg 1997.

5 Kontrazeption

HORMONELLE KONTRAZEPTION

Die hormonelle Kontrazeption ist in der Bundesrepublik Deutschland nach wie vor die am häufigsten geübte Form der Kontrazeption. Ca. 33% aller Frauen im reproduktiven Alter machen hiervon Gebrauch (Tab. 5-1).

1 „Pille" (orale Kontrazeption)

Ovulationshemmer führen generell zu einer Störung der GnRH-Sekretion, einer Suppression von FSH und LH und damit einer Beeinträchtigung des Follikelwachstums, einer Suppression der Ovulation und der Steroidogenese (Estradiol, Testosteron, Progesteron).
Wichtig für die kontrazeptive Sicherheit sind daneben noch weitere Organwirkungen, die hauptsächlich den Gestagenen zuzuschreiben sind: Störung der Tubenfunktion (Motilität, Sekretzusammensetzung), Proliferationshemmung des Endometriums mit vorzeitiger sekretorischer Transformation, Viskositätserhöhung des Zervikalschleims und ein „luteines Milieu" in den Follikeln. Da die Wirkung der hormonellen Kontrazeptiva also nicht nur auf die Hypophysen-Ovar-Achse beschränkt ist, reduzieren gelegentlich im Ultraschall zu beobachtende Follikelentwicklungen und -persistenzen („Zysten") die kontrazeptive Sicherheit nicht. Sie sind als abortiv anzusehen.

Tab. 5-1 Heutige Methoden zur Kontrazeption aus: Leitlinien Empfängnisverhütungen (gemeinsame Stellungnahme der Deutschen Gesellschaft für gynäkologische Endokrinologie und Fortpflanzungsmedizin (DGGEF) in Zusammenarbeit mit dem Berufsverband der Frauenärzte e.V., 2004).

	Millionen	%	Bezugssystem
Frauen im reproduktionsfähigen Alter (14–44 Jahre)	17,2	41	aller Frauen
Frauen 14–20 Jahre	3,2	19	aller Frauen im reprod. Alter
Kontrazeption			
OC-Anwenderinnen, gesamt	6,6	38,5	aller Frauen im reprod. Alter
– Frauen < 20 Jahre (14–19 Jahre), mit OC-Einnahme	– 1,5	– 55	– aller Frauen im Alter von 14–19 Jahren
– OC < 50 µg EE	– 6,2	– 36,1	– aller Frauen im reprod. Alter
– OC > 50 µg EE	– 0,4	– 2,3	– aller Frauen im reprod. Alter
Vaginalring	ca. 0,13	ca. 0,8	aller Frauen im reprod. Alter
Hormonpflaster	k.A.		
östrogenfreie Ovulationshemmer	ca. 0,19	1,1	aller Frauen im reprod. Alter
Kupferspirale	ca. 1	6	aller Frauen im reprod. Alter
Hormonspirale	ca. 1	6	aller Frauen im reprod. Alter
Minipille	ca. 0,01	0,06	aller Frauen im reprod. Alter
Dreimonatsspritze	ca. 0,2	1	aller Frauen im reprod. Alter
Hormonimplantat	ca. 0,15	ca. 0,9	aller Frauen im reprod. Alter
postkoitale Kontrazeption („Pille danach")	0,2	1	aller Frauen im reprod. Alter
Kondome	4,8	28	aller Frauen im reprod. Alter
Spermizide	k.A.		aller Frauen im reprod. Alter
natürliche Familienplanung	1,4	8	aller Frauen im reprod. Alter
Sterilisation			
– Frau	– 1,4	– 8	– aller Frauen im reprod. Alter
– Mann	– 0,45	– 2	– aller Männer

Tab. 5-1 Heutige Methoden zur Kontrazeption aus: Leitlinien Empfängnisverhütungen (gemeinsame Stellungnahme der Deutschen Gesellschaft für gynäkologische Endokrinologie und Fortpflanzungsmedizin (DGGEF) in Zusammenarbeit mit dem Berufsverband der Frauenärzte e.V., 2004). *(Fortsetzung)*

	Millionen	%	Bezugssystem
Frau			
Frauen mit Kontrazeption	9,063		Summe
Frauen, die derzeit keine oder natürliche Verhütungsmethoden anwenden	4	24	aller Frauen im reprod. Alter
Frauen mit Schwangerschaften/Jahr	0,8		Lebendgeburten (2003): 715 290, Schwangerschaftsabbrüche (2003): 128 030
Frauen ohne Notwendigkeit einer Kontrazeption			
– steril (Frau/Mann)	– k.A.	–	
– kein Geschlechtsverkehr	– 2	– 12	aller Frauen im reprod. Alter
Mann			
Männer mit Kontrazeption	1,45		
Kondome (einzige Methode)	1	geschätzt	
Sterilisation Mann	0,45	ca. 2	aller Männer (bis 50 Jahre)
Dunkelziffer	2,706	geschätzt	
Gesamtzahl	15,394		

OC, orale Kontrazeption; k.A:, keine Angaben

1.1 Einphasenpräparate (monophasische Kombinationspräparate)

Definition. Östrogene und Gestagene werden täglich eingenommen. Kombinationspräparate gelten als die zuverlässigsten Kontrazeptiva, da von Anfang an auch Gestagene mit eingenommen werden.

! Generell sind in allen Kombinationen Gestagene so hoch dosiert, dass die erforderliche Ovulationshemmdosis – mit Ausnahme bei Norgestimat – deutlich überschritten wird (bis um das 2,5fache).

Die Bedeutung der Östrogenkomponente liegt daher in erster Linie in einer guten Zykluskontrolle; daneben verstärkt sie die ovulationshemmende Wirkung der Gestagene.

Pharmakologie. Bei nahezu allen Präparaten liegt allein schon die Gestagendosis über der Ovulationshemmdosis, also derjenigen Dosis, die bei alleiniger Gestageneinnahme die Ovulation effektiv unterdrücken würde. Es sollten daher grundsätzlich niedrig dosierte Präparate verordnet werden.

Als **Modifikationen** gelten: Zweistufenpräparate und Dreistufenpräparate.

- Bei Zweistufenpräparaten bleibt die Östrogendosis stets gleich, die Gestagendosis ist in der ersten Einnahmephase niedriger.

Derzeit in klinischer Erprobung sind orale Kontrazeptiva nach dem 24-Tage-Schema. Bei einigen dieser Kombinationen wird nicht nur die Gestagendosis während des Zyklus einmal verändert, sondern auch die Östrogendosis.

- Bei Dreistufenpräparaten wechselt die Kombination von Östrogenen und Gestagenen 3-mal während des Einnahmezyklus. Viele Kombinationen sind denkbar, ein häufiges Schema ist:
  1. Stufe: niedrige Östrogen- und Gestagendosis,
  2. Stufe: gleich bleibende Gestagendosis bei erhöhtem Östrogenanteil,
  3. Stufe: verminderter Östrogenanteil und erhöhter Gestagenanteil.

Dahinter steckt der Gedanke, den „physiologischen" Verhältnissen des Zyklus besser gerecht zu werden. Tatsächlich ist aber jede Art der hormonellen Kontrazeption unphysiologisch.

Derzeit in klinischer Erprobung befindliche Kontrazeptiva, bei denen die Hormonkonzentrationen sogar 4-mal geändert werden („Vierstufenpräparat"), haben hingegen zum Ziel, die EE-Dosis noch weiter zu reduzieren. So sind derzeit Kombinationen aus Dienogest und 10 µg EE in Kombination mit Estradiolvalerat in Vorbereitung.

Als **Mikropille** werden Präparate mit 15–30 µg Ethinylestradiol (EE) bezeichnet. Es handelt sich ausschließlich um Kombinationspräparate, da bei sequentieller Einnahme (s. u.) eine zuverlässige Ovulationsunterdrückung nicht mehr zu gewährleisten ist.

Bei den Kontrazeptiva nach dem 24-Tage-Schema wird die EE-Dosis noch einmal reduziert, im Einzelfall bis auf 10 µg. Es ist aber dabei zu bedenken, dass es sich hierbei um Zweistufenpräparate handeln wird, also auch die EE-Dosis während des Einnahmezyklus variiert.

Eine besondere Bedeutung kommt denjenigen Ovulationshemmern zu, die als Gestagen ein Antiandrogen (z. B. Cyproteronacetat, CPA, oder Chlormadinonacetat, CMA) bzw. ein anderes stark antiandrogen wirksames Gestagen, wie z. B. Dienogest oder Drospirenon, enthalten und daher auch als Therapeutikum bei Hyperandrogenämie eingesetzt werden können.

Indikationsbereiche. Orale Kontrazeption allgemein; günstig u. a. auch bei Patientinnen mit prämenstruellem Syndrom (PMS).

1.1.1 Der so genannte Langzyklus

Definition. Hierunter versteht man eine kontinuierliche Einnahme eines monophasischen Präparates bis zu 12 Wochen, im Einzelfall auch noch länger (bis hin zu sechs oder zwölf Monaten).

Pharmakologie. Wie bei der kurzfristigen Einnahme kommt es in den ersten Einnahmetagen zu einem Anstieg der Serumspiegel von Ethinylestradiol und des Gestagens, doch wird innerhalb kurzer Zeit ein Gleichgewicht der beiden Substanzen erreicht. Aufgrund der bisher vorliegenden Untersuchungen scheint sich der Langzyklus bzgl. Veränderungen des Stoffwechsels und der Hämostase von der kurzzeitigen Einnahme nicht zu unterscheiden.

Indikationsbereiche. Aufgrund der starken Suppression der endogenen Östrogenproduktion ist der Langzyklus insbesondere geeignet für Patientinnen:

- die gerne die Pille vergessen (im Langzyklus ist die Suppression zuverlässiger und länger andauernd),
- die Medikamente nehmen, die die Wirksamkeit der oralen Kontrazeption vermindern (z. B. Antikonvulsiva, Barbiturate oder bestimmte Antibiotika),
- bei denen eine Endometrioseprophylaxe (oder Sanierung) durchgeführt wird,
- bei denen bei bestehenden Uterusmyomen eine Kontrazeption gewünscht wird,
- mit hämorrhagischen Diathesen wie z. B. Afibrinogenämie, Faktor-XII-Mangel, von-Willebrand-Syndrom usw.,
- mit einer menstruationsbedingten oder durch Menstruationen verschärften Eisenmangelanämie,
- bei denen eine Senkung der ovariellen Androgenproduktion angestrebt wird (die Suppression ist im Langzyklus stärker supprimiert als im Kurzzyklus),
- die unter zyklusabhängigen Symptomen (Brustspannen, Ödemen usw.) bzw. dem ausgeprägten prämenstruellen Syndrom (PMS bzw. PMDS) (s. Kap. 3) leiden,
- bei Patientinnen mit psychischer Erkrankung, die mit zyklusabhängigen Schwankungen im Befinden einhergeht (z. B. Depression, Angsterkrankung),
- in der perimenopausalen Phase mit starken Schwankungen des Regeltempus und der Menstruationsstärke.

Tab. 5-2 Medizinische Gründe für Langzyklen, die Gynäkologinnen und Gynäkologen für sinnvoll erachten (nach Birkhäuser 2003).

Grund für die Anwendung von Langzyklen	Anteil der befragten Ärzte, die bei dieser Diagnose Langzyklen verordnen (%)
Dysmenorrhö	85
Endometriose	75
Hypermenorrhö	74
prämenstruelles Syndrom	71
Menorrhagie	58
polyzystisches Ovarsyndrom	42
hämorrhagische Diathese	36
Erhöhung der kontrazeptiven Sicherheit	15

Tabelle 5-2 gibt die Häufigkeit derjenigen medizinischen Gründe an, bei denen Frauenärzte eine Suppression von Entzugsblutungen für sinnvoll erachten.

Nebenwirkungen und Risiken. Grundsätzlich führt das Auslassen des hormonfreien Intervalls zu einer Zunahme der Gesamtdosis der kontrazeptiven Steroide (Ethinylestradiol und Gestagene) um ca. ein Drittel pro Monat. Die Wirkungen bzw. Nebenwirkungen, die sich dadurch ergeben, hängen einerseits von der persönlichen Prädisposition ab, und treten andererseits in den ersten Einnahmewochen auf; sie gehen danach meist zurück.

Unregelmäßige Blutungen sind in Langzyklen häufiger, insbesondere bei Frauen, die zum ersten Mal orale Kontrazeptiva anwenden. Auch dies ist in den ersten

Einnahmewochen vermehrt zu beobachten, später scheint sich dies einzuregulieren.
Bei einem großen Teil der Frauen atrophiert das Endometrium unter der kontinuierlichen Einnahme der oralen Kontrazeptiva. Ein Östrogenmangel entsteht freilich nicht, da der Abfall des endogenen Estradiols durch das zugeführte Ethinylestradiol wieder kompensiert wird. Die iatrogen induzierte Amenorrhö ist nach Absetzen der oralen Kontrazeptiva wohl in dem gleichen Maße reversibel wie bei der kurzzeitigen Einnahme.
Sonstiges. Der Langzyklus mit unterschiedlichen Kontrazeptiva ist derzeit eine „Off-label-Behandlung", wobei bestimmte Indikationen (s. o.) sich abzeichnen.

Für den Langzyklus werden derzeit auch spezielle Arzneimittelspezialitäten entwickelt. In den USA ist bereits das Medikament „Seasonal" erhältlich, vermutlich werden in Deutschland ähnliche Präparate folgen.

1.2 Zweiphasenpräparate (Sequenzpräparate)

Definition. Nur Östrogene in der ersten Einnahmephase, Kombination aus Östrogenen und Gestagenen in der zweiten Phase.
Pharmakologie. Wesentlichster Unterschied zu den Kombinationspräparaten ist, dass in der ersten Einnahmephase nur Östrogen eingenommen wird, es aber auch mit 50 µg EE nicht immer zu einer sicheren Ovulationsunterdrückung kommt. Deshalb ist zumindest bei EE keine Dosissenkung möglich, zudem ist die kontrazeptive Sicherheit nicht ganz so hoch.
Günstiger ist die Zykluskontrolle bzw. -stabilität, da der „störende" Einfluss des Gestagens in der ersten Einnahmephase entfällt. Die alleinige Östrogenapplikation führt weiterhin zu einer nachhaltigeren Senkung der FSH-Spiegel als der LH-Spiegel im Serum. Deshalb sind Sequenzpräparate nicht so vorteilhaft, wenn eine zusätzliche Hyperandrogenämie besteht (wird durch LH verstärkt).

Die Einwochenpille, die in der Bundesrepublik Deutschland früher unter dem Namen Deposiston® erhältlich war, gilt mittlerweile als obsolet und hat allenfalls in Entwicklungsländern noch eine Bedeutung (sog. „Vacation-Pill").

Indikationsbereiche. Orale Kontrazeption allgemein; günstig bei Frauen mit Neigung zu Scheideninfektionen (ausschließlich Östrogene in der ersten Zyklushälfte), bei Blutungsstörungen in der ersten Zyklushälfte bzw. labilem Zyklus, evtl. bei mangelnder Libido (cave: Libido eher androgenabhängig).
Tabelle 5-3 gibt eine Übersicht über die derzeit erhältlichen hormonellen Ovulationshemmer, geordnet nach ansteigender Östrogendosis und „Gestagenfamilien".

Tab. 5-3 Übersicht über die derzeit angebotenen oralen Ovulationshemmer (Stand 9/2005).

Östrogendosis (Angaben für Ethinylestradiol, ME = Mestranol)	Gestagendosis	Handelsnamen
Norethisteron (NET)		
Kombinationspräparate		
20 µg	0,5 mg	Eve® 20
30 µg	0,5 mg	Conceplan® M
35 µg	0,5–1,0–0,5 mg	Synphasec (ST)
35 µg	0,5–0,75–1,0 mg	TriNovum® (ST)
50 µg	0,5 mg	Nora-ratiopharm®
Lynestrenol (LYN)		
Kombinationspräparate		
37,5 µg	0,75 mg	Ovoresta® M
50 µg	5 mg	Orgametril®
Sequenzpräparate		
50 µg	2,5 mg	Lyn-ratiopharm®-Sequenz
Levonorgestrel (LNG)		
Kombinationspräparate		
20 µg	0,1 mg	Leios®, Miranova®
30 µg	0,125 mg	MonoStep®, Gravistat® 125, Minisiston®
30 µg	0,15 mg	Femigoa®, Femranette® mikro, Microgynon®
30–40–30 µg	0,05–0,075–0,125 mg	Triquilar®, Triette, Trisiston®, Trigoa® (ST), NovaStep®
	0,03	Mikrolut®, Mikro30-Wyeth®, 28 mini,
	0,75	duofem® (Postkoitalpille)

Tab. 5-3 Übersicht über die derzeit angebotenen oralen Ovulationshemmer (Stand 9/2005). *(Fortsetzung)*

Östrogendosis (Angaben für Ethinylestradiol, ME = Mestranol)	Gestagendosis	Handelsnamen
Norgestimat (NGM)		
Kombinationspräparate		
35 µg	0,25 mg	Cilest®
35 µg	0,18–0,215–0,25 mg	Pramino (ST)
Desogestrel (DSG)		
Kombinationspräparate		
20 µg	0,15 mg	Lovelle, Desmin® 20, Lamuna® 20
30 µg	0,15 mg	Marvelon®, Desmin® 30, Lamuna® 30
30–40 µg	0,025–0,125 mg	Biviol® (ST)
	0,075	Cerazette®
Sequenzpräparate		
50 µg	(0–)0,125 mg	Oviol® 22/28, Cyclosa®*
Gestoden (GSD)		
Kombinationspräparate		
30 µg	0,075 mg	Femovan®, Minulet®
Dienogest (DNG)		
Kombinationspräparat		
30 µg	2 mg	Valette®
Chlormadinonacetat (CMA)		
Kombinationspräparate		
30 µg	2 mg	Belara®
50 µg	1–2 mg	Neo-Eunomin®
Cyproteronacetat (CPA)		
35 µg	2 mg	Diane®-35
Drospirenon (DSP)		
30 µg	3 mg	Petibelle®, Yasmin®

* keine Zulassung als Kontrazeptivum, wenngleich im Einzelfall die Möglichkeit besteht, sie hierzu zu verwenden
ST, Stufenpräparat

1.3 Minipille

Definition. Es werden ausschließlich niedrig dosierte Gestagene eingenommen. Die Minipille ist zu unterscheiden von der Mikropille (s. o.).

Pharmakologie. Die Wirkung der Minipille beruht auf den organischen Effekten der Gestagene. Aufgrund der niedrigen Dosierung sind Minipillen a priori keine Ovulationshemmer, dennoch ist über eine Veränderung der hypothalamischen GnRH-Sekretion in ca. 35% mit anovulatorischen Zyklen und auch Amenorrhöen zu rechnen. Eine Corpus-luteum-Insuffizienz ist in ca. 60% aller Zyklen zu erwarten. Die Transformation des Endometriums ist nicht zeitgerecht, bei etwa 40% aller Frauen kommt es daher zu Blutungsstörungen der verschiedensten Art. Die Wirkung auf den Zervixschleim und die Inhibition der Spermienaszension sind – bei korrekter Einnahme – nahezu 100%.

Hinzuweisen ist noch besonders auf Veränderungen der Tubenmotilität und des Eitransports, da es immer wieder Berichte über eine erhöhte EUG-Rate unter Minipillen-Einnahme gibt.

Vorteile sind der Wegfall von Östrogennebenwirkungen und der Wegfall variierender Serumspiegel von

Depotgestagenen und der dadurch verursachten Probleme. Insbesondere nach Absetzen der Minipille ist mit einer sofortigen Wiederherstellung der Konzeptionsfähigkeit zu rechnen.

Man geht heutzutage davon aus, dass die Minipille kein oder nur ein geringes Risiko für venöse oder arterielle Erkrankungen hat. Selbst ein geringer vasokonstriktorischer Effekt der Gestagene dürfte von der endogenen Östrogensynthese, die kaum gehemmt wird, kompensiert werden. Für Frauen mit einem erhöhten Risiko für Thrombosen ist die Minipille aus diesen Gründen als risikoarm einzuschätzen. Interessant ist die Minipille daher für Frauen mit Kontraindikationen für EE, einem Lebensalter von über 35 Jahren, mäßigem Nikotinabusus oder Hypertonus, Dyslipoproteinämien, Hypertriglyzeridämie, Diabetes mellitus, Lupus erythematodes, Zustand nach Herzinfarkt, einer mit thrombembolischen Ereignissen belasteten Eigen- und/oder Familienanamnese usw.

Nachteile sind mehr Zyklusunregelmäßigkeiten (Zwischenblutungen, Amenorrhö) als in Kombination mit Östrogenen (aber deutlich weniger als bei Depotgestagenen), die erforderliche zeitgerechte Einnahme und eine leicht erhöhte EUG-Rate. Insgesamt ist die kontrazeptive Sicherheit geringer als bei Präparaten mit EE und Gestagenen.

Eine **Variation** wäre der Einsatz zusammen mit Antigestagenen, z. B. Mifepriston (Mifegyne®). Voraussetzung ist allerdings, dass eine Dosis gefunden werden kann, die zwar die Endometriumreifung stört, ohne jedoch die ovarielle Steroidsekretion und die Zykluslänge zu beeinflussen (bezüglich Antigestagenen s. Kap. 1).

Indikationsbereiche. Kurzzeitkontrazeption bei stillenden Frauen, Kontrazeption mit absoluter oder relativer Kontraindikation gegen Östrogene.

Die derzeit in der Bundesrepublik Deutschland im Handel befindlichen Präparate sind in Tabelle 5-4 aufgelistet.

Tab. 5-4 Derzeit im Handel befindliche Minipillenpräparate (Stand 9/2005).

Cerazette®	Desogestrel 0,075 mg
Ovoresta®	Lynestrenol 0,75 mg
Microlut®	Levonorgestrel 0,03 mg
Mikro-30 Wyeth®	Levonorgestrel 0,03 mg
28 mini	Levonorgestrel 0,03 mg

2 Alternative Applikationsformen

2.1 Depotpräparate

In der Bundesrepublik Deutschland sind Gestagene in Depotform erhältlich. Sie können entweder als i.m. Injektionen appliziert oder als subdermale Implantate eingesetzt werden.

Indikationsbereiche. Depotgestagene sind geeignet für Frauen, die orale Kontrazeptiva nur unregelmäßig einnehmen können (z. B. bei Schichtarbeiterinnen), bei unzuverlässigen Patientinnen (z. B. in der Psychiatrie) und post partum bzw. in der Stillperiode (Milchproduktion und Qualität werden durch die Gestagene nicht beeinflusst).

2.1.1 Intramuskulär injizierbare Depots

Pharmakologie. Erhältlich sind Zubereitungen mit:
- Medroxyprogesteronacetat, MPA (150 mg, Depo-Clinovir®), mikrokristallin;
- Norethisteronenantat, NET (200 mg, Noristerat®), ölig.

Nach der Injektion von MPA kommt es zu relativ konstanten, aber niedrigen Gestagenspiegeln, während es nach NET zu einem steilen Anstieg mit einem ebenso raschen Abfall der Serumkonzentrationen kommt. Die Halbwertszeit bei MPA beträgt etwa 60 Tage, bei NET etwa 20 Tage.

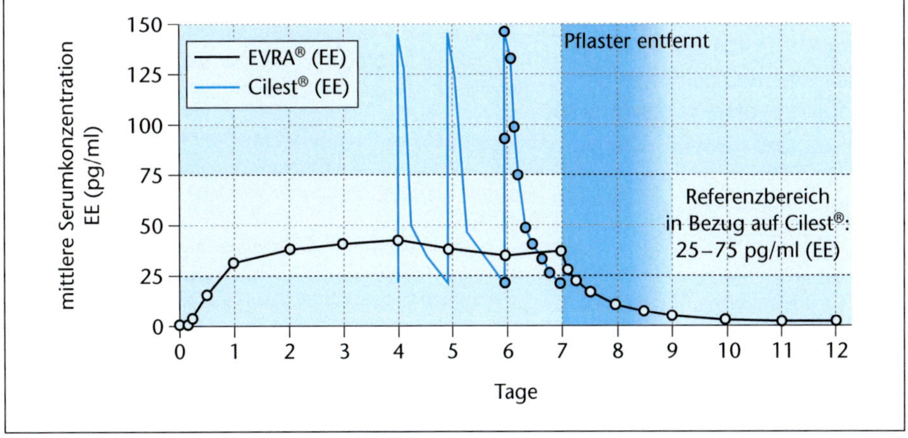

Abb. 5-1 Darstellung der mittleren Serumkonzentrationen von Ethinylestradiol bei Anwendung gleicher fixer Kombination von Ethinylestradiol und Norgestimat) als orales Kontrazeptivum oder als transdermales System (aus Beilage in „Frauenarzt").

Biologische Effekte. Die kontrazeptive Wirkung beruht auf den Organwirkungen der Gestagene. Bekannt ist auch die Neigung zu Blutungsstörungen. Dies hängt v.a. mit der Beeinflussung des Endometriums zusammen, das letztlich atrophisch wird. Gerade bei MPA beobachtet man aber während der ersten 4 Wochen zunächst nur eine insuffiziente sekretorische Umwandlung des Endometriums, was die Neigung zu Metrorrhagien erklärt. Nach anfänglichen Blutungsproblemen kann es zur Amenorrhö kommen und nach längerer Anwendung wieder zu Blutungsproblemen. Dies hängt mit der Tendenz zur Akkumulation sowohl von MPA als auch von NET zusammen. Zudem kann es nach Absetzen bei Kinderwunsch bis zu 2 Jahre dauern, bis es zu einer Schwangerschaft kommt.

Vorteile sind die lange Wirkdauer, es bestehen keine Interferenzen mit Laktation oder hormonabhängigen Malignomen.

Nachteile sind die schlechte Zykluskontrolle mit Durchbruchsblutungen und/oder Amenorrhöen (insgesamt 30–50%), evtl. eine Gewichtszunahme und Galaktorrhöen.

2.1.2 Subkutanes Implantat

Bislang war als subkutanes Implantat nur ein System aus sechs Kapseln bekannt, das Levonorgestrel freisetzt (Norplant®). Dieses war allerdings in der Bundesrepublik nicht auf dem Markt. Zur Langzeitkontrazeption zugelassen ist neuerdings das Präparat Implanon®.

Pharmakologie. Bei Implanon® handelt es sich um ein Einzelstäbchenimplantat mit einer Länge von 4 cm und einer Dicke von 2 mm, das in seinem Kern Etonorgestrel (ENG) (3-Ketodesogestrel), den aktiven Metaboliten von Desogestrel, enthält. Der Kern selbst ist mit einer Äthylenvinylacetat-Membran umgeben.

Nach subkutaner Implantation kommt es zunächst zu einer Freisetzungsrate von 60–70 µg/d und dann zu einem allmählichen Abfall auf 40 µg/d am Ende des ersten, 35 µg/d am Ende des zweiten und 25–30 µg/d am Ende des dritten Jahres. Die mittlere Freisetzung im Verlauf der 3-Jahres-Periode beträgt etwa 40 µg/d.

Bereits 8 Stunden nach Implantation werden Serumkonzentrationen erreicht, die kontrazeptiv wirksam sind. Die Bioverfügbarkeit liegt bei nahezu 100%. Im Serum wird ENG hauptsächlich an Albumin gebunden und weniger an SHBG – ein deutlicher Unterschied z.B. zu Norplant®. Da die Albuminkonzentrationen wenig von Östrogenschwankungen beeinflusst werden, sind die ENG-Spiegel deshalb kaum Konzentrationsänderungen unterworfen.

Nach Entfernen des Implantats kehren die ENG-Spiegel innerhalb einer Woche unter die nachweisbare Grenze zurück.

Biologische Wirkungen. Im ersten Anwendungsjahr kommt es unter ENG zu keinerlei Follikelaktivität oder Ovulationen. Nach dem 1.–2. Anwendungsjahr können solche gelegentlich festgestellt werden, wobei dies nicht bedeutet, dass die kontrazeptive Sicherheit vermindert ist, da die follikuläre Reifung weiterhin nachhaltig gestört ist. Persistierende Follikel wurden nie beobachtet. Insgesamt findet man eine Serumestradiolkonzentration, die präovulatorischen Werten entspricht.

Darüber hinaus nimmt die Viskosität des Zervixschleims zu, es kann daher von einer regelhaften Hemmung der Spermatozoenaszension ausgegangen werden.

Die Endometriumdicke nimmt unter ENG ab (Mittelwert etwa 4 mm), bei Endometriumbiopsien zeigt sich ein vorwiegend inaktives oder schwach proliferiertes Endometrium. Die Entwicklung einer Hyperplasie oder gar eines Endometriumkarzinoms ist nicht beschrieben worden.

Vorteile. Ein wesentlicher Vorteil ist die lange Wirkungsdauer. Gegenüber den i.m. Depotpräparaten ist die gute kontinuierliche Bioverfügbarkeit zu nennen, so dass Durchbruchsblutungen bei einer korrekten Applikation und einer maximalen Tragzeit von 3 Jahren kaum zu erwarten sind. Günstig ist auch die rasche Reversibilität der endokrinen Veränderungen nach Entfernung des Implantats.

Nachteile. Aufgrund der kontinuierlichen Gestagenwirkungen (mit androgenen Nebeneffekten) und des relativen Östrogenmangels kann es zu einer leichten Zunahme des Körpergewichts, einer Verstärkung einer präexistenten Akne (auch Verbesserungen sind beschrieben) und Kopfschmerzen kommen.

Anwendung. Implanon® wird üblicherweise subkutan an der Oberarminnenseite inseriert. Hierfür gibt es eine eigenes Insertionssystem. Die Applikation sollte zuvor geübt werden. Für Probleme beim Legen oder Entfernen bietet der Hersteller ein eigenes Infotelefon an.

2.1.3 Zukünftige Entwicklungen

Noch nicht in der Bundesrepublik erhältlich sind Einmonatsspritzen, bei denen Gestagene mit Östrogenen kombiniert sind. In anderen Ländern bestehen diesbezüglich z.T. schon längere Erfahrungen. Bekannt sind:

- Cyklofem® (25 mg MPA und 5 mg Estradiolcypionat),
- Lunell® (25 mg Depot-MPA und 5 mg Estradiolcypionat),
- Mesigyna® (50 mg Norethisteronenantat und 5 mg Estradiolvalerat).

Diese Kombinationen mit Östrogenen dürften ein ähnliches Indikationsspektrum wie die übrigen Depotgestagene haben, vielleicht mit dem Unterschied, dass sich bei einem Status nach einem hormonabhängigen Karzinom (z.B. Mamma, Endometrium) unterschiedliche Indikationen für Depotgestagene einerseits und die Kombination von Depotgestagenen und -östrogenen andererseits ergeben.

In Erprobung sind auch neue Gestagene, z.B. Trimegeston.

2.2 Transdermale Systeme

EVRA® ist das derzeit einzige in der Bundesrepublik verfügbare hormonelle Kontrazeptivum zur transdermalen Anwendung.

Pharmakologie. Das transdermale System basiert auf Ethinylestradiol sowie dem Gestagen Norgestimat (NGM); beide sind bei den oralen Kontrazeptiva als Arzneimittelspezialität bekannt (Cilest®). In dem vorliegenden transdermalen System wird ein Metabolit von Norgestimat, nämlich Norelgestromin (NGMN) verwendet; der Metabolit und Ethinylestradiol diffundieren kontinuierlich durch die Haut in den Blutkreislauf, so dass innerhalb von 24 Stunden 150 µg NGMN und 20 µg Ethinylestradiol vom Pflaster abgegeben werden (s. Abb. 5-1).

Wie bei allen transdermalen Systemen entfällt die Lebererstpassage, wodurch die Dosierung geringer ausfällt. Durch die kontinuierliche Diffusion werden Wirkstoffspitzen (wie bei der oralen Einnahme) vermieden, gleichzeitig besteht keine Beeinträchtigung der Wirksamkeit durch Magen-Darm-Erkrankungen, die z.B. mit Erbrechen oder Durchfall einhergehen.

Kontrazeptive Sicherheit. Der Pearl-Index für das transdermale System beträgt aufgrund mehrerer Studien 0,9; dies entspricht der Wirksamkeit oraler Kontrazeptiva.

Nebenwirkungen. Die Hautverträglichkeit des Pflasters ist im Allgemeinen gut, im Einzelfall kommt es zu Hautreaktionen an der Applikationsstelle, überwiegend in Form eines leichten Erythems. Die meisten Anwenderinnen sehen darin keinen Grund, das Pflaster wieder abzusetzen.

Die einmal wöchentliche Anwendung bzw. der Wechsel des Pflasters führt zu einer sehr hohen Akzeptanz dieser Methode.

Bei etwa 2% der Patientinnen ist mit unerwünschten Wirkungen wie Kopfschmerzen, Übelkeit und Brustspannen zu rechnen (diese Quote entspricht auch der Nebenwirkungsrate bei der Einnahme oraler Kontrazeptiva); auch die Inzidenz von Blutungsstörungen, wie Durchbruchs- und Schmierblutungen oder dem Ausbleiben der Menstruation, entspricht weitgehend dem oraler Kontrazeptiva. Ebenso wie bei der Einnahme oraler Kontrazeptiva bessern sich diese Nebenwirkungen mit zunehmender Länge der Applikation.

Eine signifikante Gewichtszunahme wurde auch bei längerer Anwendung nicht beobachtet.

2.3 Vaginalring

Eine besondere Applikationsform stellt der Vaginalring dar. Er wird im hinteren Scheidengewölbe platziert. Bekannt sind bislang zwei Wirkmechanismen:

- Ring mit Levonorgestrel („WHO-Ring“)
- Ring mit Ethinylestradiol/ENG, NuvaRing®.

Während es beim WHO-Ring durch die kontinuierliche Freisetzung der Gestagene hauptsächlich zu einer Veränderung des Zervikalschleims und wohl auch regressiven Veränderungen des Endometriums kommt, zielt der NuvaRing® definitiv auf eine Ovulationshemmung ab.

2.3.1 NuvaRing®

Aufbau/Pharmakologie. Der NuvaRing® ist ein flexibler, transparenter Ring aus der Matrixsubstanz Evatane (Polyethylen-Co-Vinylacetat) mit einem Außendurchmesser von 54 mm und einer Dicke von 4 mm. Die Wirkstoffe EE und ENG sind gleichmäßig in dem Evatane-Kern verteilt; durch eine umgebende Evatane-Membran wird eine kontinuierliche Hormonfreisetzung aus dem Ring kontrolliert, so dass pro Tag 15 µg EE und 120 µg ENG frei werden.

Ein Ring ist jeweils für einen Anwendungszyklus vorgesehen, wobei eine kontinuierliche dreiwöchige Anwendung des Rings mit einer anschließenden einwöchigen ringfreien Periode empfohlen wird (gute Zyklusstabilität).

Einsetzen des Rings. Der Ring wird von der Frau selbst eingesetzt und auch entfernt. Dabei wird der Ring mit dem Daumen und Zeigefinger zusammengedrückt und in einer für die Frau bequemen Lage in die Scheide eingesetzt. Im Gegensatz zu einem Diaphragma muss der Ring den äußeren Muttermund nicht umschließen.

Metabolische Effekte. Ähnlich wie bei den transdermalen Systemen bestehen keine ausgeprägten täglichen Schwankungen der Plasmaserumspiegel der applizierten Steroide. Gastrointestinale Störungen sind sehr selten, zudem wird die Lebererstpassage vermieden.

Nennenswerte negative Effekte auf den Lipidstoffwechsel sind nicht bekannt, ebenso finden sich keine signifikanten Veränderungen des Kohlenhydratstoffwechsels wie z.B. des glykosilierten Hämoglobins (HbA_{1c}).

Unerwünschte Nebenwirkungen. Blutungsstörungen können insbesondere am Anfang der Anwendung auftreten, doch scheinen sie deutlich seltener zu sein als bei der Anwendung hormonaler Kontrazeptiva.

Gehäufte Veränderungen der mikrobiologischen, zytologischen und kolposkopischen Befunde im Bereich von Vagina und Zervix sind nicht beschrieben worden.

Kontrazeptive Sicherheit. Der mittlere Pearl-Index liegt bei 0,65 und damit im Bereich der oralen Kontrazeptiva.

Vita sexualis. In der Regel sind Sexualkontakte bei der Anwendung des NuvaRing® ungestört. Sollte dies jedoch anders sein, kann der Ring für eine Dauer von bis zu 3 Stunden unproblematisch entfernt werden, ohne dass sich an dem kontrazeptiven Schutz etwas ändert. Vor dem Wiedereinlegen empfiehlt sich ein Abspülen des NuvaRing® mit lauwarmem Wasser, das Gleiche gilt auch für das (seltene) Ereignis eines Herausrutschens.

3 Anwendung hormoneller Kontrazeptiva in der Praxis

3.1 Kontraindikationen

Die absoluten Kontraindikationen für die Einnahme von Östrogen-Gestagen-Kombinationen zur Kontrazeption sind in Tabelle 5-5 wiedergegeben.

Daneben gibt es auch Erkrankungen, die keine absolute Kontraindikation für eine hormonelle Kontrazeption mit Östrogen-Gestagen-Kombinationen darstellen. Diese **relativen Kontraindikationen** sind in Tabelle 5-6 zusammengefasst. Dennoch ist primär anzuraten, in solchen Fällen andere Möglichkeiten der Kontrazeption vorzuziehen.

Vor **geplanten Operationen** mit einem **mittleren** oder **hohen Thromboserisiko** sowie bei Vorliegen von Risikofaktoren sollten die Ovulationshemmer (und auch Präparate zur Hormonsubstitution) mindestens 4 Wochen zuvor abgesetzt werden.

Bei kleineren Operation mit **geringem Risiko** – von operativen Eingriffen an den Beinen einmal abgesehen – ist ein Absetzen der oralen Kontrazeption nicht erforderlich, vorausgesetzt, es liegen keinerlei Risikofaktoren vor.

Besteht die Notwendigkeit, während dieses Zeitraums eine ungewollte Schwangerschaft unabdingbar zu vermeiden, ist die Anwendung reiner Gestagenpräparate, also von Minipillen oder von Barrieremethoden, zu empfehlen.

Die Wiederaufnahme der oralen Kontrazeption sollte frühestens 2 Wochen nach der vollen Mobilisation erfolgen.

Entschließt man sich zur Verschreibung von Ovulationshemmern, so ist eine intensive Überwachung anzuraten. Im Einzelfall ist die Zusammenarbeit mit Kollegen aus anderen Fachdisziplinen (z. B. Internisten, Neurologen) anzuraten. Die regelmäßigen Kontrollintervalle richten sich nach der zugrunde liegenden Problematik, die Intervalle variieren von 6 Wochen bis zu 3 Monaten.

3.2 Empfohlene ärztliche Maßnahmen vor der Verordnung bei einer neuen Patientin

- Familienanamnese sowie allgemeine und gynäkologische Eigenanamnese mit der Erhebung von möglichen Kontraindikationen. Ein mögliches Schema hierfür zeigt Tabelle 5-7.

Tab. 5-5 Absolute Kontraindikationen für die Einnahme von Östrogen-Gestagen-Kombinationen zur Kontrazeption (aufgelistet nach ihrer Häufigkeit).

- venöse thrombembolische Erkrankungen in der Anamnese
- Thrombophilie
- arterielle Erkrankungen (z. B. Herzinfarkt, zerebrovaskulärer Insult) in der Anamnese
- bestehende Gefäßveränderungen (Angiopathien, Aneurysmen, Herzvitien)
- Hypertonus (spätestens ab 160/90 mmHg, auch wenn behandelt)
- starke Raucherin, insbesondere ab dem 35. Lebensjahr
- Stoffwechselstörungen mit sekundären Gefäßschäden (z. B. Diabetes mellitus)
- Leberzelladenom und andere Lebertumoren (bestehend oder vorausgegangen)
- akute und chronisch progrediente Lebererkrankungen
- Cholestasen
- bestehende östrogenabhängige Tumoren
- schwere Hypertriglyzeridämie

Tab. 5-6 Relative Kontraindikationen für die Einnahme von Östrogen-Gestagen-Kombinationen zur Kontrazeption (aufgelistet nach ihrer Häufigkeit).

- geringfügiger Nikotinabusus
- längere Immobilisation
- vor mittleren und großen elektiven Eingriffen
- Varikosis mittleren bis schwereren Grades
- rezidivierende Phlebitiden
- Einnahme von Medikamenten, die das Thrombembolierisiko erhöhen
- bekannte Migräne, v. a. wenn ergotaminpflichtig
- Otosklerose
- Adipositas
- Myome, Adenomyosis, Uterus myomatosus, Endometriose – insbesondere bei (bekannter) starker Progression
- Porphyrie
- Pankreatitis
- Morbus Crohn, Colitis ulcerosa

- Körperliche Untersuchung:
  - Größe, Gewicht, Blutdruck;
  - Gefäßstatus;
  - Haut und -anhangsgebilde (Hirsutismus?);
  - Lunge, Herz, Leber, Schilddrüse.

Tab. 5-7 Empfohlenes Schema für die Erhebung der Anamnese (Vorerkrankungen) vor der Erstverordnung von Ovulationshemmern.

Familienanamnese
– venös: Thrombembolien (familiäre Thrombophilie)
– kardiovaskulär: Herzinfarkt
– zerebrovaskulär
– andere (evtl. hereditäre) Angiopathien
– Hypertonus
– Stoffwechselstörungen: Diabetes mellitus, Fettstoffwechselerkrankungen
Eigenanamnese
– venös: Thrombembolien (bekannte Thrombophilie)
– kardiovaskulär: Herzinfarkt, Herzvitium
– zerebrovaskulär
– andere Angiopathien
– Hypertonus
– Stoffwechselstörungen: Diabetes mellitus, Fettstoffwechselerkrankungen, Porphyrie
– Leber: Hepatose, Hepatitis, Cholestase
– Pankreas
– Magen-Darm-Trakt: Colitis ulcerosa, M. Crohn
– neurologisch: Kopfschmerzen, Migräne, Epilepsie
– Haut: Hirsutismus, Pigmentstörungen, Lupus erythematodes, Allergien
– Genussgifte: Alkohol, Rauchen
– Medikamenteneinnahme
– andere Erkrankungen
– operative Eingriffe
– gynäkologisch-geburtshilfliche Anamnese
– Menarche
– Regeltempus mit ggf. Begleitsymptomen, z. B. Dysmenorrhö
– Schwangerschaften mit ggf. Erkrankungen, z. B. Hypertonus, Ikterus, Pruritus, Diabetes mellitus, thrombembolische Komplikationen
– gynäkologische Erkrankungen, z. B. Endometriose, Myome
– Mammaerkrankungen
– operative Eingriffe

- Gynäkologische Untersuchung, (Vagino-)Sonografie, PAP-Abstrich;
- Untersuchung der Mammae und der Lymphabflusswege.

Bei entsprechenden Hinweisen ist allenfalls der Nüchternglukosespiegel zu kontrollieren bzw. ein oraler Glukosetoleranztest (oGTT) durchzuführen; dasselbe gilt – bei entsprechenden anamnestischen Hinweisen – für die Thrombophiliediagnostik bzw. die diagnostischen Maßnahmen auf Fettstoffwechselstörungen. Üblicherweise sind solche Untersuchungen im Konsil mit dem entsprechenden Fachkollegen durchzuführen bzw. zu interpretieren.

Zunächst sollte ein Präparat für 3 Monate verschrieben werden. Erst anhand der ersten Nachuntersuchung sollte über die weitere Einnahme bzw. das Umsetzen auf ein anderes Präparat entschieden werden.

3.3 Richtlinien für die Verordnung hormoneller Kontrazeptiva (Östrogen-Gestagen-Kombinationen)

Wesentlich für die Verordnung sind die Empfehlungen des Wissenschaftlichen Beirates der Bundesärztekammer und des Zürcher Gesprächskreises sowie der Deutschen Gesellschaft für Gynäkologische Endokrinologie und Fortpflanzungsmedizin (DGGEF). Es sollten folgende Punkte beachtet werden:

▶ Präparate mit niedrigem Östrogengehalt sind zu bevorzugen; höher dosierte Präparate sollen nur verschrieben werden, wenn es hierfür eine zusätzliche Indikation gibt.

Praktische Tipps

- 20 µg EE: für die Erstverordnung geeignet, sofern ein stabiler Zyklus besteht, sowie bei Frauen über 35 Jahren und/oder Risikofaktoren;
- 30–40 µg EE: für die Erstverordnung geeignet, insbesondere bei Zyklusproblemen;
- 50 µg EE: nur wenn zusätzliche Medikamente eingenommen werden, die die Sicherheit beeinträchtigen, sowie bei Neigung zu Ovarialzysten und Menometrorrhagien, die mit niedrigeren Dosierungen nicht beherrschbar sind.

Nach dem Prinzip „so viel wie nötig, so wenig wie möglich“ scheint eine weitere Reduzierung der Östrogendosis in Kombination mit Gestagenen möglich. Die Erfahrungen mit entsprechenden Kombinationen, die sich derzeit noch in klinischer Erprobung befinden (s. Abschnitt 1.1), gehen in die Richtung, dass die Zyklusstabilität auch dann noch zu erhalten ist. Sicher ist auch, dass bei einer Dosis von 20 µg EE ein Knochenabbau nicht eintritt.

▶ Der Gestagenanteil ist so zu wählen, dass negative Auswirkungen auf den Stoffwechsel möglichst gering sind.

In der Praxis sollten Levonorgestrel und Gestagene der 3. Generation bevorzugt werden.
Eine Besonderheit liegt dann vor, wenn zugleich eine antiandrogene Wirkung (z.B. Akne) beabsichtigt ist; in diesem Fall können dann nur die antiandrogen wirksamen Gestagene (z.B. CPA, CMA, Dienogest, Drospirenon) zur Anwendung kommen.

▶ Regelmäßige Vorsorgeuntersuchungen (mit PAP-Abstrich und Blutdruckkontrollen) sind obligat.

▶ Eine routinemäßige Bestimmung von Laborparametern ist nicht erforderlich. Sinnvoll hingegen ist es, bei bekannten Risiken spezifische Laboruntersuchungen gezielt zu veranlassen (Voraussetzungen hierzu sind freilich eine sorgfältige Anamnese und die Erhebung der individuellen Risikofaktoren!).

Bezüglich des Risikos thrombembolischer Erkrankungen siehe Abschnitt 4. Die routinemäßige Erhebung eines Lipidstatus ist nicht erforderlich; sie sollte nur bei entsprechenden anamnestischen Hinweisen veranlasst werden. Allerdings sollte man Patientinnen mit erheblichen Fettstoffwechselstörungen und ggf. weiteren Risiken eine andere Kontrazeptionsmethode empfehlen. Unter mehr forensischen Gesichtspunkten ist die Bestimmung eines Lipidstatus dann sinnvoll, wenn die Patientin gegen den ärztlichen Rat an der Einnahme von hormonellen Ovulationshemmern festhalten möchte.

▶ Für die Erstverordnung bei Frauen unter 18 Jahren gelten besondere Rechtsempfehlungen.

In Bezug auf die Aufklärung und die schriftliche Einwilligung bei Frauen unterhalb der Volljährigkeit ist Folgendes zu empfehlen:
Alter unter 14 Jahren: Die Mädchen bedürfen grundsätzlich der schriftlichen Einwilligung mindestens eines Elternteils. Nach § 176 Abs. 3 StGB ist der Beischlaf mit einem Kind unter 14 Jahren jedoch ein besonders schwerer Fall sexuellen Missbrauchs.
Es steht nicht zu befürchten, dass dem Arzt bei Verschreibung von Kontrazeptiva an unter 14-jährige Mädchen der Vorwurf gemacht werden kann, er leiste vorsätzliche Beihilfe zum strafbaren Sexualverkehr mit Kindern (§§ 176, 27 StGB), immer vorausgesetzt, dass eine entsprechende Interessenabwägung vorgenommen wird und diese Entscheidung in Gegenwart eines Zeugen ausführlich dokumentiert wurde.

Auch eine Strafbarkeit wegen Förderung sexueller Handlungen Minderjähriger (§ 180 Abs. 1 StGB) ist hier nicht anzunehmen.
Eine besondere Situation liegt freilich dann vor, wenn der Freund der Jugendlichen wesentlich älter ist (wegen einer eventuell anzunehmenden starken wirtschaftlichen bzw. emotionalen Abhängigkeit). Deswegen ist es auch klar, dass die Verschreibung von Kontrazeptiva dann nicht gestattet ist, wenn der Arzt hierdurch eine ihm bekannte sexuelle Zwangslage (wie z.B. das Risiko einer Schwangerschaft bei Inzest) primär umgehen möchte. In dieser Situation ist Anzeige zu erstatten bzw. das Jugendamt zu informieren. Ist dies erfolgt, ist eine kontrazeptive Maßnahme – begleitend hierzu – wiederum möglich.

Alter 14–16 Jahre: Die Einwilligung mindestens eines Elternteils ist anzuraten. Wird dies abgelehnt, so sollte eine Verschreibung nur dann vorgenommen werden, wenn das Mädchen die Reife (Einwilligungsfähigkeit) besitzt, den Umfang der Maßnahme abzuschätzen. Hierzu genügen sog. schlüssige Auskünfte und Eindrücke.
Alter 16–18 Jahre: Die Hinzuziehung eines Elternteils ist nur sinnvoll, wenn ausreichende Hinweise bestehen, dass die Frau nicht in der Lage ist, die Tragweite ihres Handelns zu ermessen, also Einwilligungsfähigkeit nicht besteht. Sofern die Eltern aus diesem Grund hinzugezogen werden müssen, darf die Schweigepflicht – die sonst besteht – nach § 34 StGB gebrochen werden, um die Eltern in die Lage zu versetzen, eine Entscheidung zu fällen. Sollten sich die Eltern uneins sein, kann als Ultima Ratio ein Vormundschaftsgericht angerufen werden.
Generell ist für junge Frauen unter 20 Jahren die orale hormonale Kontrazeption die günstigste Form der Kontrazeption, zumal seit August 1994 die Kosten hierfür (also bis zum 20. Lebensjahr) in die Leistungspflicht der gesetzlichen Krankenkassen aufgenommen wurden. Günstig ist nicht nur die sichere kontrazeptive Wirkung, sondern auch die gute Zykluskontrolle und ein geringeres Risiko entzündlicher Erkrankungen im kleinen Becken. Darüber hinaus schützt die orale Kontrazeption vor bestimmten Erkrankungen, wie z.B. PFO, Ovarial- und Endometriumkarzinom.
Alternative Verhütungsmethoden (wie z.B. Spermizide und Kondome) kommen in dieser Altersgruppe ebenfalls in Betracht. Allerdings hat es sich gezeigt, dass die alleinige Anwendung von Kondomen (die den einzigen tatsächlichen Schutz vor einer HIV-Infektion darstellen!) in dieser Altersgruppe zu unsicher ist, weswegen eine Kombination mit oralen Kontrazeptiva durchaus zu empfehlen ist.
Die Fertilität und das Knochenwachstum werden durch die Einnahme der oralen Kontrazeptiva nicht beeinträchtigt. Das Knochenwachstum ist ohnehin im Alter von 14 Jahren bereits zu 95% abgeschlossen. Der individuelle Entwicklungsstand kann in Zweifelsfällen anhand der Tanner-Stadien abgeschätzt werden (s. Kap. 2).
Zur Kupierung eines Hochwuchses ist darauf hinzuweisen, dass generell höher dosierte Präparate eingesetzt werden müssen als zur oralen Kontrazeption.

3.4 Symptomorientierte Erstverordnung

Bei der Erstverordnung eines hormonellen Kontrazeptivums ist es sinnvoll, sich an bestimmten Symptomen zu orientieren – vorausgesetzt, es sind welche vorhanden; hier kommt es auf eine subtile Anamneseerhebung an. Es lassen sich östrogen- und gestagenbetonte „Indikationen" unterscheiden:

- östrogenbetont:
  - Hypomenorrhöen,
  - Menorrhagien,
  - mangelnde Libido,
  - Mammahypoplasie,
  - rezidivierende (Soor-)Kolpitiden,
  - Untergewicht;
- gestagenbetont:
  - Hypermenorrhöen,
  - Mastodynien (Mastopathie),
  - zervikaler Fluor,
  - Ödemneigung,
  - schwere Beine.

Sofern keine derartigen Hinweise vorliegen, ist ein hormonell ausgewogenes Präparat mit niedriger Dosierung zu empfehlen.

Die Zuordnung zu bestimmten Konstitutionstypen (östrogenbetont = „Rubenstyp" und vice versa) hat sich nicht bewährt. Auch „Hormonanalysen" – sieht man von der Diagnostik der Hyperandrogenämie einmal ab – haben hier keine Bedeutung.

3.5 Rat bei Einnahmefehlern oder -problemen

Im Nachfolgenden wird vor allem auf Einnahmefehler im Kurzzyklus eingegangen; Einnahmefehler im Langzyklus sind weitaus weniger problematisch (s. o.).

Kontrazeptive Sicherheit besteht mit Einnahme der ersten Pille – insbesondere dann, wenn der Einnahmebeginn der 1. Tag der Menstruation ist (frühe Blockierung der Follikulogenese). Insofern ist die Einnahme zum 1. Tag auch bei der Umstellung auf ein anderes Präparat zu empfehlen.

Bei Einnahmefehlern ist die kontrazeptive Sicherheit naturgemäß kompromittiert, muss jedoch nicht zwangsläufig zum Absetzen der oralen Kontrazeptiva führen. Zu berücksichtigen ist, dass in den meisten Ovulationshemmern allein schon die Gestagenkomponente deutlich höher dosiert ist als die erforderliche Ovulationshemmdosis.

Folgende Ratschläge haben sich bewährt:

- Verspätung der Ersteinnahme um 3–4 Tage: Zusätzliche Maßnahmen sind sinnvoll;
- eine Pille in der ersten Zyklushälfte vergessen: Einnahme nachholen und weiter nach Plan; die kontrazeptive Sicherheit ist nur wenig eingeschränkt (gilt für 50 µg EE auch noch bei 2 Tagen!);
- mehrere Pillen in der ersten Zyklushälfte vergessen: Zusätzliche Maßnahmen wie Kondom oder spermizide Substanzen sind sinnvoll. Möglich ist auch eine vorübergehende Dosiserhöhung (für 2 Tage) mit nachfolgendem Absetzen und Induktion einer Abbruchblutung (s. Abschnitt „Pille danach");
- eine Pille in der zweiten Zyklushälfte vergessen: Weiter nach Plan; die kontrazeptive Sicherheit ist nur wenig eingeschränkt, vorausgesetzt, es kommt zu keinen Durchbruchsblutungen;
- mehrere Pillen in der zweiten Zyklushälfte vergessen: Zusätzliche Maßnahmen sind sinnvoll, v. a. bei Durchbruchsblutungen. Der Zyklus kann auch durch das Weglassen der restlichen Pillen abgebrochen werden;
- Minipille vergessen: Die Interzeption durch die Postkoitalpille ist empfehlenswert, wobei auf den Zykluszeitpunkt geachtet werden sollte (perimenstruell nicht sinnvoll!).

Ist die Resorption vermindert (z. B. Antibiose, Erbrechen, Diarrhö), so ist in Abhängigkeit vom Zyklus eine Interzeption sinnvoll (v. a. in der späten ersten Zyklusphase). Bei Medikationen, die den Steroidabbau fördern (z. B. Antikonvulsiva), sollte eine andere kontrazeptive Methode bevorzugt werden, andernfalls ist höher zu dosieren.

Im Zeitalter zunehmender Reisetätigkeit kommt oft die Frage der Zuverlässigkeit der oralen Kontrazeptiva insbesondere bei Flügen über die Zeitzonen auf. Generell kann gesagt werden, dass Kombinationspräparate bis zu 36 Stunden eine relativ sichere Verhütung gewährleisten, Sequenzpräparate bis zu etwa 30 Stunden; die Minipille muss hingegen ziemlich genau alle 24 Stunden eingenommen werden.

Ost-West-Flug (Pilleneinnahme abends): Nimmt die Patientin ihre Pille normalerweise abends und fliegt z. B. von München nach New York, dann ist es ausreichend, die nächste Pille gleich nach der Ankunft in New York zu nehmen; die nächste Pille wird am darauf folgenden „New-York-Tag" zur gleichen abendlichen Stunde eingenommen.

Ost-West-Flug (Pilleneinnahme morgens): Die Patientin nimmt ihre Pille üblicherweise morgens ein und fliegt beispielsweise von München nach San Francisco. In diesem Fall wird die erste Tablette wie gewohnt am Morgen vor dem Abflug eingenommen, die nächste direkt nach der Ankunft und die übernächste wieder am Morgen (Ortszeit).

West-Ost-Flug (Pilleneinnahme abends): Bei einem Flug von New York zurück nach München sollte bei einer üblichen abendlichen Einnahme die Pille bereits während des Fluges eingenommen werden, danach, d. h. nach der Ankunft, morgens statt abends.

Bei Reisen in tropische Gebiete ist zu empfehlen, das orale Kontrazeptivum nicht in der Handtasche aufzubewahren, da eine längerfristige Exposition > 50 °C die Wirksamkeit deutlich verschlechtert.

Vitamin C potenziert die Östrogenwirkung, so dass bei Dauereinnahme ein möglichst niedrig dosiertes Präparat gewählt werden sollte. Pharmaka, die die Wirksamkeit der Ovulationshemmer beeinflussen, sind in Tabelle 5-8 zusammengestellt.

3.6 Pillenpause

Eine Pillenpause ist aus folgenden Gründen obsolet:
- sie schafft unnötige Risiken durch die kurzfristige Umstellung aller relevanten Parameter,
- die gewohnte kontrazeptive Sicherheit entfällt,
- sie lässt ohnehin keine Aussage zu späteren Problemen beim endgültigen Absetzen (z. B. Fertilität) zu.

3.7 Zwischenblutungen

Sie sind bei niedrig dosierten Präparaten in den ersten Monaten in etwa 20–30%, bei 30–40 µg EE in etwa 10–20% und bei 50 µg EE in etwa 5% zu erwarten. Nach 3–6 Monaten verbleiben noch etwa 5%. Da bei der oralen Kontrazeption grundsätzlich Zyklusstabilität zu fordern ist, sollte bei persistierenden Zwischenblutungen eine höhere Östrogendosis gewählt werden. Oft bewähren sich Kombinationspräparate, die eine etwas bessere Zyklusstabiliät gewährleisten.
Grob kann gesagt werden, dass Spottings in der Zyklusmitte eher auf einen relativen Östrogenmangel, ein prämenstruelles Spotting hingegen auf eine relative Unterdosierung der Gestagene hindeuten.

▶ Bei therapieresistenten Blutungen ist an eine infektiöse Ursache (z. B. Zervizitis, Endometritis) zu denken und diese abzuklären (z. B. HSV, HPV, Chlamydien, Mykoplasmen).

3.8 Überwachungsmaßnahmen

Jede Frau, die hormonelle Kontrazeptiva einnimmt, sollte sich mindestens einmal im Jahr, besser alle 6 Monate beim Gynäkologen vorstellen. Folgende Maßnahmen sind zu empfehlen:
- Erfragen der Anamnese, der Verträglichkeit und zwischenzeitlicher Erkrankungen,
- gynäkologische Untersuchung mit Vaginalsonografie, PAP-Abstrich und Untersuchung der Mammae sowie Lymphabflusswege,
- RR-Kontrolle,
- Lipidstatus (s. o.).

Tabelle 5-9 gibt eine Übersicht über die empfohlenen medizinischen Vor-, Kontroll- und Nachuntersuchungen nicht nur bei der hormonellen Kontrazeption, sondern auch bei verschiedenen anderen kontrazeptiven Maßnahmen.

3.9 Indikationen für das Absetzen der hormonellen Kontrazeptiva

Die Indikationen für das Absetzen sind in Tabelle 5-10 zusammengefasst.

3.10 Vorgehen bei unerwünschten Nebenwirkungen

- Hypermenorrhö: Östrogen senken und/oder mehr Gestagen;
- Hypomenorrhö: Gestagen senken und/oder mehr Östrogen;

Tab. 5-8 Pharmaka mit einem klinisch relevanten Einfluss auf die Wirkung von Ovulationshemmern.

Pharmakon	Wirkung	Einfluss
– Phenytoin, Barbiturate, Carbamazepin	beschleunigter Steroidabbau	groß
– Rifampicin	beschleunigte Steroidelimination	mittel
– Oleandomycin	Cytochrom-P_{450}-Inhibition	mittel
– Glukokortikoide	Cytochrom-P_{450}-Inhibition	mittel
– Vanillin	Hemmung der Phenolsulfotransferasen, im Darm, verbesserte Steroidaufnahme	mittel
– Tolbutamid	Cytochrom-P_{450}-Inhibition	gering bis mittel
– Ascorbinsäure	Wirkungsverstärkung von EE	gering bis mittel
– Penicillin und Derivate, Tetracyclin	verminderter enterohepatischer Kreislauf	gering
– Griseofulvin	beschleunigte Steroidelimination	gering

Tab. 5-9 Medizinische Vor-, Kontroll- und Nachuntersuchungen bei verschiedenen kontrazeptiven Verfahren (wichtigste Punkte). (Anmerkungen: familiäres kardiovaskuläres Risiko [u. a. Thrombose, Thromboembolie, Schlaganfall, Herzinfarkt] bei den Eltern unter 45 Jahren) (*nur bei der Mutter).

Methode	Familienanamnese	Eigenanamnese	Klinik allgemein	Untersuchungsbefund	Labor	Follow-up
orale hormonelle Kontrazeption (OC)	– kardiovaskuläre Erkrankungen – Mamma- und Ovarialkarzinom (3-mal Familienmitglieder) – Diabetes mellitus	– kardiovaskuläre Erkrankungen – Diabetes mellitus – Krebserkrankungen – Rauchen – Stillen – geplante Operationen – Migräne – Lebererkrankungen – Cholelithiasis und Gallenblasenerkrankungen – uterine Blutungsstörungen – Epilepsie – Antibiotikatherapie – weitere Medikamente	– Alter – Herzfehler – Leber- und Gallenblasenerkrankungen – Adipositas – Hypertonie – Diabetes mellitus	– Blutdruck – Gewicht – Ikterus (ggf. Leber- und Gallenblasendiagnostik) – gynäkologische Krebserkrankungen – Blutungsstörungen – Schwangerschaftsabbruch	– ggf. Blutglukose bzw. oGTT – Thrombophiliediagnostik – Blutfette	– Kontrolle nach 6 Monaten – klinische Verträglichkeit – Nebenwirkungen – Compliance – Blutdruck – Gewicht
IUP (auch Spirale danach)	– keine Bedeutung	– Adnexitisrisiko – wechselnde Sexualpartner – frühere Gravidität – uterine Blutungsstörungen	– Entzündungszeichen	– genitale Infektionen – Uterusanomalien – Fluor vaginalis – Myome – Schwangerschaftsausschluss	– Vaginalabstrich (nativ) – ggf. CRP – bakteriologischer Abstrich	– Kontrolle 1–2 Wochen nach Einlage – danach alle 6 Monate
Hormonspirale	– keine Bedeutung	– menstrueller Zyklus (Menorrhagie)	– Entzündungszeichen – geeignet für stillende Mütter	– genitale Infektionen – Uterusanomalien – Fluor vaginalis – Myome – Schwangerschaftsausschluss	– Vaginalabstrich (nativ) – ggf. CRP – bakteriologischer Abstrich	– Kontrolle 1–2 Wochen nach Einlage – danach alle 6 Monate
Minipille	– familiäre thromboembolische Diathese	– Thromboembolien – multiple kardiovaskuläre Risikofaktoren	– vgl. weniger Sicherheit – geeignet für stillende Mütter	– Schwangerschaftsausschluss (anamnestisch) – vgl. OC	– ggf. Gerinnung	– alle 6 Monate

Tab. 5-9 Medizinische Vor-, Kontroll- und Nachuntersuchungen bei verschiedenen kontrazeptiven Verfahren (wichtigste Punkte). (Anmerkungen: familiäres kardiovaskuläres Risiko [u. a. Thrombose, Thromboembolie, Schlaganfall, Herzinfarkt] bei den Eltern unter 45 Jahren) (*nur bei der Mutter). *(Fortsetzung)*

Methode	Familienanamnese	Eigenanamnese	Klinik allgemein	Untersuchungsbefund	Labor	Follow-up
Minipille		– Migräne mit fokal neurologischer Symptomatik – Epilepsietherapie – Antibiotikabehandlung	– Blutdruck – Lebererkrankungen			
östrogenfreier Ovulationshemmer	– vgl. OC	– vgl. OC	– vgl. OC – geeignet für stillende Mütter	– vgl. Minipille	– vgl. Minipille	– alle 6 Monate
Dreimonatsspritze	– Thrombophilie – familiäre Adipositas	– Thromboembolien – kardiovaskuläre Risikofaktoren – Zyklusanamnese mit Aufklärung der therapiebedingten Amenorrhö – Migräne mit fokal neurologischer Symptomatik	– nicht bei hämorrhagischer Diathese oder Antikoagulanzienanwendung – Blutdruck – Diabetes mit Komplikationen – Lebererkrankungen – geeignet für stillende Mütter	– Schwangerschaftsausschluss (anamnestisch) – vgl. OC – Adipositas	– je nach Anamnese – je nach Situation – Knochendichtebestimmung	– alle (2–)3 Monate zur Injektion – Schwangerschaftsausschluss per vaginalem Ultraschall bei spezieller Indikation
Hormonimplantat	– familiäre Thrombophilie – vgl. OC	– vgl. OC – Zyklusanamnese mit Aufklärung der therapiebedingten Zyklusstörungen	– nicht bei hämorrhagischer Diathese oder Antikoagulanzienanwendung – Blutdruck – Diabetes mit Komplikationen – Lebererkrankungen – Akne	– operativer Eingriff bei der Entfernung möglich	– je nach Anamnese	– alle 6 Monate Schwangerschaftsausschluss per vaginalem Ultraschall bei Amenorrhö und spezieller Indikation
Vaginalring	– vgl. OC	– vgl. OC – vaginale Manipulation besprechen	– vgl. OC – nicht bei schwerem Prolaps vaginalis	– vgl. OC – vaginale Infektionen	– vgl. OC	– alle 6 Monate
Hormonpflaster	– vgl. OC	– vgl. OC	– vgl. OC – Klebstoffallergie	– vgl. OC	– vgl. OC	– alle 6 Monate

Tab. 5-9 Medizinische Vor-, Kontroll- und Nachuntersuchungen bei verschiedenen kontrazeptiven Verfahren (wichtigste Punkte). (Anmerkungen: familiäres kardiovaskuläres Risiko [u. a. Thrombose, Thromboembolie, Schlaganfall, Herzinfarkt] bei den Eltern unter 45 Jahren) (*nur bei der Mutter). *(Fortsetzung)*

Methode	Familienanamnese	Eigenanamnese	Klinik allgemein	Untersuchungsbefund	Labor	Follow-up
„Pille danach"	– keine Bedeutung	– Geschlechtsverkehr (Zeitintervall, Zyklustag, Häufigkeit) – Thromboserisiko – bei Vergewaltigung ggf. zusätzliche Maßnahmen		– Schwangerschaftsausschluss je nach Situation	– entfällt	– nach nächster Periode oder beim Ausbleiben der Periode (Wirkung nur 70–95%)
natürliche Familienplanung	– keine Bedeutung	– Oligo-/Amenorrhö – kooperative Partner	– Alter (juvenil, perimenopausal) – je nach Zyklusstabilität	– keine Bedeutung	– keine Bedeutung	– 2–4-mal in der Lernphase (1–3 Zyklen)
Kondome (Frau/Mann) Diaphragma	– keine Bedeutung	– Latexallergie – auch als Kondylomeprävention	– Anwendung mit Spermiziden	– Größenanpassung – Aufklärung über mögliche Anwendungsfehler	– keine Bedeutung	– alle 6–12 Monate
Spermizide	– keine Bedeutung	– Sexualaufklärung – Versagerrisiko bei Spermiziden als alleinige Methode	– Allergie	– keine Bedeutung	–	– alle 6–12 Monate
Sterilisation Frau	– familiäre genetische Erkrankungen (= medizinische Indikation)	– Alter – Parität – abgeschlossene Familienplanung post partum – Vorliegen von Krankheiten, die sonstige kontrazeptive Methoden nicht zulassen	– Aufklärung über Risiken einer vollständigen Tubensterilisation durch Bikoagulation, ggf. Clips	– Schwangerschaftsausschluss – Planung der Eingriffe in der ersten Zyklushälfte	– Narkosefähigkeit	– nur beim Ausbleiben der Regel zum Schwangerschaftsausschluss
Sterilisation Mann	– keine Bedeutung	– abgeschlossene Familienplanung – Ausschluss von Potenzstörungen	– Systemerkrankungen ausschließen	– Varikozele – Hodentumoren – Entzündungen	– Spermiogramm	– Kontrolle des Spermiogramms bis negativ

Tab. 5-10 Indikationen für das Absetzen einer Kontrazeption mit Östrogen-Gestagen-Kombinationen.

- thromboembolische Ereignisse jeglicher Art
- akute Sehstörungen oder sonstige sensorische Ausfälle
- Erstmanifestation oder Verstärkung einer Migräne, dto. Epilepsie
- zerebrovaskuläre Durchblutungsstörungen, z. B. TIA
- 4–6 Wochen vor mittelgroßen bis größeren operativen Eingriffen
- deutliche Aktivierung des Wachstums von
  - Myomen
  - Endometrioseherden
  - Mammaknoten
- Entgleisung des Kohlenhydratstoffwechsels
- Schwangerschaft
- zudem: das Auftreten von absoluten Kontraindikationen (s. Tab. 5-5)

- Blutungen:
  - prämenstruell: mehr Östrogen, evtl. Zweiphasenpräparat,
  - mittzyklisch: 20–40 µg EE 12.–18. Zyklustag,
  - postmenstruell: Zweiphasenpräparat;
- Amenorrhö: mehr Östrogen oder Zweiphasenpräparat;
- zervikale Hypersekretion: Östrogen senken und/oder mehr Gestagen;
- trockene Scheide: Gestagen senken und/oder mehr Östrogen;
- Mastodynien: mehr Gestagen, evtl. auch Östrogen senken;
- Libidoabnahme: mehr Östrogen, evtl. Zugabe von Androgenen;
- Übelkeit: abendliche Einnahme;
- Kopfschmerzen: Versuch mit niedrig dosierter Pille – sonst Absetzen; falls in Pillenpause: Substitution mit Estradiol oder konjugierten Östrogenen;
- Hyperpigmentation, Chloasma: Östrogene senken und/oder mehr Gestagen, Pilleneinnahme abends, Sonnencremes mit hohem Lichtschutzfaktor,
- Seborrhö, Haarausfall, Exantheme: Gestagene senken und/oder mehr Östrogen, umsetzen auf ein Gestagen mit antiandrogenen Eigenschaften;
- Gewichtszunahme: bis zu 2–3 kg sind normal (Wassereinlagerungen), ansonsten v. a. Östrogene senken. Allmähliche Gewichtszunahmen sprechen eher für „relative" Gestagenüberdosierung.

4 Verordnung hormoneller Kontrazeptiva bei Vorerkrankungen

Bezüglich der Effekte von Östrogenen und Gestagenen sei zunächst auf Kapitel 1 verwiesen. Das besondere Problem bei allen Präparaten, die Östrogene und Gestagene kombiniert enthalten, ist, dass sich Östrogene und Gestagene z. T. gegenseitig in ihrer Wirkung verstärken, es z. T. aber auch antagonistische Effekte gibt. Insofern hat jede Kombination ihr eigenes „Profil".
Dieses Profil wird bestimmt durch:
- Art der verwendeten Substanzen,
- Dosis der verwendeten Substanzen.

Da alle gängigen Kombinationen zur oralen Kontrazeption EE (bzw. Mestranol) enthalten, kommt bei der Östrogenkomponente der verwendeten Dosis die entscheidende Bedeutung zu.
Bei den Gestagenen ist es nicht nur die Dosis, sondern auch die Art der Substanz, die eine große Rolle spielen.

!

Dosis und Art der verwendeten Substanzen bestimmen das Wirkungsprofil oraler Kontrazeptiva. Bei der Kombination von Östrogenen und Gestagenen kann es zu komplexen Interaktionen kommen. Die biologischen Wirkungen eines jeden einzelnen Präparates lassen sich daher nicht mit Sicherheit vorhersagen.

4.1 Thromboembolisches Risiko

Das absolute Risiko für das Auftreten thromboembolischer Ereignisse ist bei einer niedrigen Östrogendosis nur gering erhöht. Bei den heute verwendeten Ovulationshemmern (mit einer EE-Dosis von < 50 µg) ist von einer Erhöhung um das 2,1- bis 4,4fache auszugehen, was zwei bis vier Thrombembolien pro tausend Frauenjahre entspricht (im Vergleich: ohne Ovulationshemmer liegt die Rate bei 1 pro 10 000 Frauenjahre). Von Bedeutung ist die altersgemäße Gewichtung, nach der solche thromboembolische Ereignisse z. B. bei 20- bis 24-Jährigen mit einer Häufigkeit von 0,9 auf 10 000 Frauenjahre auftreten, in der Schwangerschaft immerhin mit der Häufigkeit von 6 auf 10 000 Frauenjahre.

!

Nach wie vor gilt, dass EE Einfluss auf den venösen und arteriellen Schenkel besitzt, während Gestagene primär im arteriellen Schenkel ansetzen.

Es gibt mittlerweile Daten, die darauf hinweisen, dass auch Gestagene nicht zu vernachlässigende Effekte im venösen Schenkel besitzen. Da man vermutet hat, dass dies insbesondere für Desogestrel und Gestoden gilt, wurde durch das BfArM eine Zulassungsbeschränkung für orale Kontrazeptiva mit diesen beiden Gestagenen ausgesprochen. Diese Zulassungsbeschränkung ist mittlerweile wieder aufgehoben, da sich gezeigt hat, dass diese Effekte – wenn überhaupt – nur sehr gering ausgeprägt sind und das thromboembolische Risiko bei Gabe von Desogestrel und Gestoden nicht höher ist als bei anderen Gestagenen.

Die Unterscheidung zwischen venösem und arteriellem Schenkel ist nicht nur wegen der unterschiedlichen Angriffspunkte von EE und Gestagenen von Wichtigkeit, sondern auch, weil es in beiden Schenkeln unterschiedliche Vorerkrankungen gibt, die das individuelle thromboembolische Risiko maßgeblich mit bestimmen.

Gefäßwirkung von EE. Bezüglich des Gefäßsystems sollen einige wichtige Wirkungen von EE nochmals zusammengefasst werden (s. Kap.1):

- EE ist vasodilatatorisch wirksam.

Dieser Effekt entsteht durch direkten Angriff und dominiert gegenläufige, vasokonstriktorische Effekte des EE wie z. B. eine Zunahme der hepatischen Angiotensinogensynthese, eine indirekte Stimulation der Noradrenalinfreisetzung und eine vermehrte Freisetzung von Aldosteron und ADH (antidiuretisches Hormon). Auch wenn sich hieraus kein vasokonstriktorischer Effekt ergibt, die bekannte Natrium- und Wasserretention von Östrogenen wird hierdurch erklärt.

- Die Wirkung von EE auf die Blutgerinnung ist in Tabelle 5-11 zusammengefasst.
- EE ist ein **potentes Antioxidans** und senkt u. a. das Risiko für die Entstehung einer Arteriosklerose.

Nach heutiger Auffassung sind oxidiertes LDL und seine Verweildauer in der Blutbahn einer der wichtigsten Promotoren für die Entstehung der Arteriosklerose.

- Auf den Fettstoffwechsel hat EE ebenfalls positive Wirkungen.

Es kommt zu einer Steigerung des HDL, insbesondere der Subfraktion 2, sowie einer Steigerung der Synthese der Apolipoproteine A und E und ihrer Rezeptoren. Somit werden LDL und die Remnants schneller aus dem Serum eliminiert. VLDL und die Triglyzeride steigen an.

Gefäßwirkung von Gestagenen.

- Gestagene wirken an der Gefäßwand antidilatatorisch und z. T. vasokonstriktorisch.

Dieser Effekt ist z. T. durch Rezeptoren vermittelt, z. T. besteht den Östrogenen gegenüber ein Antagonismus bei der Steuerung der vasoaktiven Peptide sowie des Kalziumeinstroms an den glatten Muskelzellen und den Zellen des Endothels.

- Bezüglich des Einflusses auf die Blutgerinnung siehe Tabelle 5-11.

Der Effekt der Gestagene gilt als modulierend. Gestagene mit einer stark antiöstrogenen oder androgenen Partial- bzw. Restwirkung können die Östrogenwirkungen besonders stark mindern. Dies gilt hauptsächlich für den arteriellen und deutlich weniger für den venösen Schenkel.

- Die Einflüsse auf den Fettstoffwechsel können von Gestagen zu Gestagen sehr verschieden sein. Die als gefäßprotektiv angesehene HDL-Fraktion wird vermindert.

Zugleich kommt es zu einem Absinken der Triglyzeride und der VLDL-Fraktion. Diese Wirkungen korrelieren in der Regel mit der androgenen Restwirkung der Gestagene.

Die Änderungen der Fettstoffwechselparameter kehren nach 3–6 Monaten wieder auf prätherapeutisches Niveau zurück. Dies relativiert die klinische Bedeutung z. B. einer Erhöhung oder einer Erniedrigung der HDL-Fraktion, die in der Vergangenheit sicher überschätzt worden ist. Dennoch hat sich die Entwicklung immer neuerer Generationen von Gestagenen gerade an den Einflüssen auf den Fettstoffwechsel orientiert.

Tab. 5-11 Einfluss von EE, Gestagenen und sich daraus ergebender Gesamteffekt auf die Hämostase (modifiziert nach Teichmann, 1996).

Faktoren der Hämostase	Plasmatische Gerinnung	Fibrinolytische Aktivität	Thrombozyten	Gefäßwand	Rheologie
EE	Steigerung (erhöhte Thrombinbildung)	Steigerung (prokoagulatorische und fibrinolytische Aktivität im Gleichgewicht)	Aggregation gesteigert	Dilatation im venösen und arteriellen System	Hämatokriterhöhung Deformierbarkeit der Erythrozyten erhöht
Gestagene	modulierend (kommt auf die Partialwirkungen an)			Venen: Dilatation, Arterien: Hemmung des Östrogeneffekts	Deformierbarkeit der Erythrozyten vermindert
Gesamteffekt	Gerinnungsaktivität gesteigert	Fibrinolyseaktivität gesteigert, Fibrin-Turnover erhöht	erhöhte Thrombenbildung	Neigung zur venösen Stase	Fließeigenschaften verändert

Aufgrund dieser komplexen Zusammenhänge ist das Risiko für arterielle Erkrankungen bei den verschiedenen EE-(Mestranol-)/Gestagen-Kombinationen im Einzelfall sehr unterschiedlich.

Venöses System

Pharmakologie. Es gilt, dass das thrombembolische Risiko oraler Kontrazeptiva im venösen System (VTE, z. B. tiefe Beinvenenthrombose) in direktem Zusammenhang mit der EE-Dosis steht. Verantwortlich hierfür sind im Wesentlichen die dosisabhängigen Effekte von EE auf das hämostatische System, die Thrombozytenfunktion und das Endothel. Entscheidend dürfte sein, dass EE durch eine Erhöhung der Gerinnungsbereitschaft und der fibrinolytischen Aktivität zu einem gesteigerten Fibrin-Turnover führt, der bei zusätzlichen Störungen viel rascher „entgleisen" kann. Diese Zusammenhänge haben dazu geführt, den EE-Anteil abzusenken.

Den Gestagenen kommt nach derzeitiger Auffassung allenfalls eine modulierende Wirkung zu. Wichtig scheint ihre Fähigkeit zu sein, Dehnbarkeit und Füllungsvermögen der Venen zu erhöhen, weshalb sie die Beschwerdesymptomatik bei venösen Insuffizienzen oft erhöhen, wenngleich sie deren Entstehung nicht begünstigen.

In Tabelle 5-11 werden die Einflüsse von EE und Gestagenen auf die Hämostase dargestellt. Hinzuweisen ist auf Unterschiede zwischen einzelnen Gestagenen, so dass die resultierenden Gesamtwirkungen divergenter ausfallen können, als es in der Tabelle wiedergegeben ist.

Bedeutung. Durch Reduktion des Östrogenanteils auf 30–50 µg in heutigen Präparaten ist mit ca. 7–8 thrombembolischen Gefäßkomplikationen auf 100 000 Frauenjahre zu rechnen (bei 75 µg bis zu 350% höher), wobei die Dauer der Einnahme offenbar keine wesentliche Rolle spielt. Bei Nichtanwenderinnen kommt es etwa zu 3–4 thrombembolischen Komplikationen/100 000 Frauenjahre.

Risikofaktoren. Da der Begriff „Risikofaktor" „keinen kausalen Bezug zwischen der gegebenen Situation und dem Krankheitsbild herstellt", wählt Kuhl (1992, 1996) die Begriffe „Risikoindikator" bzw. „Risikomarker". Die Häufigkeit thrombembolischer Komplikationen nimmt neben der Östrogendosis mit diesen Markern bzw. Indikatoren zu:

- Eigenanamnese. Bei vorausgegangenen thromboembolischen Ereignissen ist das Rezidivrisiko unter Ovulationshemmern beträchtlich erhöht: Bei einer Thrombose in der Vorgeschichte sollte man Ovulationshemmer nicht empfehlen.
- Familienanamnese. Ungünstig sind thromboembolische Komplikationen in der Familie (Eltern, Geschwister, weitere Verwandte), insbesondere vor dem 40. Lebensjahr.
- Blutgruppen. Das thrombembolische Risiko scheint bei Frauen mit den Blutgruppen A, B und AB unter Ovulationshemmern stärker anzusteigen als bei Frauen mit der Blutgruppe 0.
- Thrombophilie. Bei etwa 40–50% aller spontan auftretenden Thrombosen (auch denen in der Schwangerschaft bzw. postpartal) liegt eine hereditäre Thrombophilie zugrunde. Hiervon entfallen etwa 50% auf die APC-Resistenz (s. u.), etwa 15–20% auf andere Ursachen, wie z. B. einem Prothrombinmangel oder einen Antithrombin-III-Mangel. Nur bei etwa 25% können keine Ursachen angegeben werden.

  Gerade für diese Gerinnungsstörungen als einen wesentlichen Risikofaktor hat man sich in den letzten Jahren besonders sensibilisiert. Besteht eine entsprechende Familien- oder Eigenanamnese und sind derartige Gerinnungsstörungen auch tatsächlich nachgewiesen, sollte man davon Abstand nehmen, Ovulationshemmer zu verabreichen. Hier empfehlen sich alternative Kontrazeptionsmethoden.

!

In der Praxis der „Pillenverschreibung" wird nach wie vor zu wenig auf bestehende Risikofaktoren und damit zu wenig auf die Risikopatientin geachtet, während viele Nicht-Risikopatientinnen oft unnötig durch wissenschaftliche Diskussionen und Details aus Studien verunsichert werden.

Eine der wesentlichen Ursachen für diese „Entgleisungen" der Hämostase besteht darin, dass es unter der Gabe von Ovulationshemmern zu einem Ungleichgewicht von Gerinnungsaktivität und fibrinolytischer Aktivität bzw. Gerinnungsinhibition kommt. Eigentlich steigern Ovulationshemmer beide Schenkel der Blutgerinnung (s. Tab. 5-11); ist sie auf Seiten der Fibrinolyse bzw. der Gerinnungsinhibition nicht oder nur unzulänglich möglich, so entsteht letztlich ein Ungleichgewicht.

APC-Resistenz. Die Häufigkeit beträgt in Europa ca. 4%, freilich mit regionalen Unterschieden (z. B. Griechenland 7%). Ursache ist eine autosomal-dominant vererbte Punktmutation des Faktor-V-Gens mit der Konsequenz, dass ein verändertes Faktor-V-Protein synthetisiert wird. Dies führt dazu, dass dieses nicht vom aktivierten Protein C gespalten werden kann und damit die Hemmung bei der Umwandlung von Faktor Va in der weiteren Kaskade entfällt. Bei heterozygoten Trägerinnen, die keine oralen Kontrazeptiva einnehmen, ist das Thromboserisiko bereits um das 3- bis 8fache höher, bei Patientinnen mit Homozygotie ist es um das 80- bis 100fache erhöht. Unter oralen Kontrazeptiva steigt das thromboembolische Risiko bei Patientinnen mit heterozygotem Defekt etwa auf das 30fache an, bei homozygotem Defekt auf das über 200fache.

Prothrombinmutation. Neben der Faktor-V-Leiden-Mutation ist die Prothrombinmutation die zweithäufigste Mutation eines Gerinnungsfaktors. Die Folgen sind ähnlich einzuschätzen wie bei der Faktor-V-Leiden-Mutation: eine Erhöhung des Thromboserisikos um das 3- bis 8fache bei Vorliegen einer Heterozygotie und eine Steigerung um das 80- bis 100fache bei einer Homozygotie.

Protein-C-Mangel. Die Prävalenz liegt bei 0,05–0,5%. Bei Mangel steigt das normale Thromboserisiko auf etwa das 10-fache, unter Ovulationshemmern und postpartal auf etwa das 17-fache.

Protein-S-Mangel. Die Prävalenz entspricht der des Protein-C-Mangels. Bei Mangel kommt es zu einer Steigerung des Thromboserisikos auf das ca. 8fache, allerdings kommt es unter Ovulationshemmern zu keiner weiteren Steigerung. Postpartal kommt es bei ca. 17% der Betroffenen zu einer Thrombose.

Antithrombin-III-Mangel. Die Prävalenz entspricht der des Protein-C-Mangels. Das natürliche Thromboserisiko steigt um das 4fache, unter Ovulationshemmern soll es in den ersten 2 Anwendungsjahren fast regelhaft zu einem thrombembolischen Ereignis kommen.

Antiphospholipidsyndrom (s. Kap. 9). Antikörper werden bei etwa 2–5% der Bevölkerung nachgewiesen. Exakte Daten fehlen, eine Erhöhung des Thromboserisikos ist aber aufgrund vieler Fallberichte sehr wahrscheinlich.

Weitere, seltenere Störungen: Plasminogen-, Faktor-XII-Mangel, Faktor-XIII-Mangel, Faktor-VIII-Mangel, Funktionsstörungen des Plasminogenaktivator-Inhibitors (PAI), Dysfibrinogenämien, Mangel an histidinreichem Glykoprotein u.a. Bei Homozystinurie sind Ovulationshemmer kontraindiziert.

! Hinweise auf die genannten Gerinnungsstörungen bzw. ihre Diagnose stellen eine Kontraindikation für die Verschreibung oraler Kontrazeptiva dar.

Wenn entsprechende Verdachtsmomente bestehen, sollte nicht versäumt werden, eine weiterführende Diagnostik voranzutreiben. Dies hat naturgemäß in Zusammenarbeit mit dem internistischen Fachkollegen zu erfolgen.

▶ Bei elektiven chirurgischen Eingriffen sollen Ovulationshemmer 4 Wochen vor der Operation abgesetzt und eine Wiedereinnahme erst nach kompletter Mobilisierung begonnen werden. Zwischenzeitlich ist eine Kontrazeption mit Gestagenen möglich.

Bei kleineren Eingriffen (z.B. Laparoskopie) ist ein Absetzen der Ovulationshemmer nicht unbedingt erforderlich. Bei Notfalleingriffen ist ein Absetzen der Ovulationshemmer oft schwierig abzuwägen, da die Normalisierung des erhöhten Fibrin-Turnovers im Einzelfall auch zu einem Überwiegen der prokoagulatorischen Aktivität führen kann.

▶ Eine Weiterführung der Ovulationshemmer ist im Einzelfall zu vertreten, bei gleichzeitiger adäquater Thrombembolieprophylaxe.

Postoperative Phase. Unter Ovulationshemmern verdoppelt sich das Risiko venöser thrombembolischer Komplikationen. Sie sollten deshalb 4–6 Wochen vor einer geplanten Operation abgesetzt werden. Traumata und längere Immobilisierung erhöhen das Risiko zusätzlich.

Erst zwei Wochen nach voller Mobilisation sollte frühestens mit der Wiedereinnahme von Ovulationshemmern begonnen werden.

Postpartale Phase. Das thrombembolische Risiko liegt postpartal um den Faktor 5 höher als während der Schwangerschaft.

Weitere Faktoren sind schwere Lebererkrankungen, das nephrotische Syndrom, Dehydratation und Erkrankungen der Thrombozyten (Thrombocythaemia vera, Morbus Moschcowitz).

Nikotin ist ein Hauptrisikofaktor für arterielle (v.a. zerebrale) Komplikationen, nicht aber unbedingt für venöse thrombembolische Komplikationen.

Fettstoffwechselstörungen ebenso wie **Kohlenhydratstoffwechselstörungen** können zu Störungen der Hämostase führen. Diese sind aber v.a. für arterielle Komplikationen von Bedeutung.

! Immer dann, wenn zusätzliche Risikofaktoren vorliegen, sollten alternative Kontrazeptionsmöglichkeiten überlegt bzw. gewählt werden.

Tabelle 5-12 stellt diejenigen Parameter zusammen, deren Bestimmung eine Abschätzung des thrombembolischen Risikos erlaubt. Angesichts der niedrigen Prävalenz thrombembolischer Komplikationen ist ein Screening nicht zu rechtfertigen, zumal es sich um eine nicht vollständige Risikoabschätzung handelt. Bei Vorliegen

Tab. 5-12 Bestimmungen zur Abschätzung des Risikos thrombembolischer Komplikationen (modifiziert nach Teichmann, 1996).

Risikoabschätzung thrombembolischer Komplikationen	Bei Verdacht auf hereditäre Thrombophilie
– Protein C – Protein S – Antithrombin III – Plasminogenaktivator-Inhibitor (PAI) – Homocystein	– funktioneller APC-Resistenz-Test – Antiphospholipidantikörper – Lupusantikoagulans (LAK) – Faktor-V-Leiden-Gen-Mutation – Prothrombinmutation – MTHFR-Mutation

einer eindeutig belasteten Eigen- oder Familienanamnese mit dem Verdacht auf eine hereditäre Thrombophilie sind die Bestimmungen der Parameter beider Spalten im Einzelfall sinnvoll.

Arterielles System

Die wichtigsten Komplikationen im arteriellen System sind zerebrale Insulte und koronare Erkrankungen bzw. der Herzinfarkt.

Epidemiologie. Unter der Behandlung mit Ovulationshemmern lag das relative Risiko für einen **thrombotischen Insult** bislang bei etwa 9. Es ist aber in den letzten Jahren deutlich zurückgegangen, so dass das Risiko heutzutage unter Ovulationshemmern noch etwa das 2- bis 3fache beträgt. Verantwortlich hierfür dürften die niedrig dosierten Präparate sowie eine bessere Beachtung der Risikofaktoren sein.

Bei jungen Frauen ohne Risikofaktoren ist davon auszugehen, dass Ovulationshemmer nicht zu einer Erhöhung des kardiovaskulären Risikos führen. Jenseits des 35. Lebensjahres steigt hingegen das Risiko kardiovaskulärer Komplikationen, insbesondere dann, wenn zusätzliche Risikofaktoren bestehen.

Zerebrale Insulte können in jeder Phase der Anwendung auftreten. Bei nahezu drei Viertel aller Patientinnen finden sich Prodromi (z. B. Kopfschmerzen, Schwindel, Übelkeit) in der Anamnese. Betroffen ist zumeist die A. cerebri media, in weniger als 10% sind es das vertebrobasiläre Gebiet oder die Hirnsinus. Die Letalität ist bei eingetretener Subarachnoidalblutung hoch, sie beträgt insgesamt etwa 10%.

Der **Myokardinfarkt** ist im fortpflanzungsfähigen Alter insgesamt selten und nimmt erst zur Menopause hin zu. Ein genereller Risikoanstieg für ein Infarktgeschehen unter der Einnahme von Ovulationshemmern konnte bislang nicht nachgewiesen werden. Auch die Annahme, dass die Einnahme zu einer verstärkten Atherogenese führt, ist mittlerweile wiederlegt worden. Von einer Zunahme des Myokardinfarktrisikos ist allerdings dann auszugehen, wenn Risikofaktoren wie z. B. Rauchen, Adipositas, Hypertonie, Diabetes mellitus, Hyperlipoproteinämie u. a. vorliegen. Dementsprechend sind z. B. gesunde Nichtraucherinnen mit Pilleneinnahme unter 35 Jahren nicht mehr gefährdet als Nichtanwenderinnen.

Das Risiko für das Auftreten von v. a. arteriellen thrombembolischen Komplikationen kann durch die Erfassung von **Risikoparametern** einigermaßen gut eingeschätzt werden. Hier sind insbesondere eine belastete Eigen- bzw. Familienanamnese und ein Nikotinabusus zu nennen.

- Eigen-/Familienanamnese. Das Auftreten von arteriellen thromboembolischen Komplikationen bei der Patientin oder in deren Familie (Eltern, Geschwister, weitere Verwandte), insbesondere vor dem 40. oder gar dem 35. Lebensjahr, ist von großer Bedeutung.

> **!** Insbesondere bei einer belasteten Eigenanamnese arterieller Komplikationen (!) sollte man von der Rezeptierung hormoneller Kontrazeptiva Abstand nehmen.

- Nikotin ist ein Hauptrisikofaktor für arterielle (v. a. zerebrale) Komplikationen.

Unter den in die Hunderte gehenden Inhaltsstoffen von Tabak sind Kohlenmonoxid und Nikotin hier von besonderer Bedeutung. Nikotin steigert den Sauerstoffbedarf des Herzmuskels, hat daneben ungünstige Wirkungen auf den Fettstoffwechsel, fördert die Thrombozytenaggregation und den Vitamin-C-Stoffwechsel (Antioxidans). Kohlenmonoxid bindet Sauerstoff und senkt die verfügbare Sauerstofffraktion.

> **!** Nikotinabusus ist nicht nur ein Risikoparameter, sondern eigentlich eine Kontraindikation für die Anwendung von hormonellen Ovulationshemmern.

Meist wird in diesem Zusammenhang auf die Altersgrenze von 35 Jahren hingewiesen. Noch wichtiger als das Lebensalter sind Dauer und Intensität des Nikotinabusus, weswegen auch junge Frauen im Einzelfall durchaus stark gefährdet sein können.

> **!** Als weitere Risikofaktoren gelten Fettleibigkeit, Hypertonie, hohes LDL-Cholesterin sowie Stoffwechselstörungen mit der Gefahr von Gefäßwandläsionen (z. B. Diabetes mellitus).

Noch in der Diskussion ist, ob pulmonale Chlamydieninfektionen ebenfalls ein Risiko für arterielle Komplikationen, insbesondere im Bereich der Koronarien, darstellen.

Ein seltener Risikofaktor sind genetisch bedingte Störungen im Homocysteinmetabolismus (MTHFR-Mutationen).

Inwieweit die APC-Resistenz bzw. der Protein-S- und -C-Mangel ebenfalls zu Komplikationen im arteriellen Schenkel führen, ist umstritten; nach derzeitiger Datenlage ist dies zumindest unwahrscheinlich.

4.2 Hypertonie

Die Häufigkeit der Hypertonie nimmt mit dem Alter zu. Gestagene und EE fördern die Entstehung einer Hypertonie. Bestimmend für das Risiko arterieller Komplikationen sind Einnahmedauer und Dosierung der hormonellen Kontrazeptiva. So weisen z. B. Ovulationshemmer mit 50 µg ein höheres Risiko auf als solche mit niedrigeren Konzentrationen. Ab Blutdruckwerten > 140/95 mmHg ist die Indikation zu einer antihypertensiven Therapie gegeben (internistisches Konsil!). Ob eine Hypertonie durch Ovulationshemmer induziert ist oder nicht, lässt sich am einfachsten durch einen Auslassversuch eruieren. Falls sich hierbei der Verdacht auf einen solchen Zusammenhang ergibt, sollten sie abgesetzt werden. Andernfalls ist der Einsatz niedrig dosierter Ovulationshemmer bis zu einem Grenzwert von 160/95 mmHg nach unserer und der geltenden Lehrmeinung akzeptabel (Kontrollen!).

!

Vermutlich trägt der Hypertonus mehr zur Entstehung von arteriellen Komplikationen bei als der Nikotinabusus. Man sollte sich deshalb wirklich ernsthaft fragen, ob es erforderlich ist, bei einer (latenten) Hypertonikerin Ovulationshemmer einzusetzen.

Adipositas ist stark prädisponierend v. a. für die Entstehung eines Hypertonus. Im Zusammenhang damit ist auch das Risiko einer Hypercholesterinämie zu sehen. Nicht ganz klar, aber keineswegs zu unterschätzen ist die Bedeutung einer Hyperandrogenämie bei adipösen Frauen und damit ein (indirekter) Effekt auf den Fettstoffwechsel. Derzeit gilt ein BMI (Body-Mass-Index) > 30 kg/m² (m = Körpergröße) als Grenzwert für eine signifikante Risikoerhöhung.

Gallenblasenerkrankungen treten oft zusammen mit Adipositas, Hypertonus und Hypercholesterinämie auf. Gewissermaßen ist das **Alter** ein „natürlicher" Faktor (s. Kap. 6). Das Risiko für thrombembolische Komplikationen nimmt etwa ab dem 35. Lebensjahr zu.

Fettstoffwechselstörungen (s. Abschnitt 4.10).

4.3 Kopfschmerzen – Migräne – ZNS – Psyche

Zu differenzieren ist zwischen **Kopfschmerzen** und **Migräne** (anfallsweiser Schmerz mit Aura, Augenflimmern, Licht- und Geräuschempfindlichkeit, Nausea, Erbrechen usw.), bei der ein Gefäßfaktor (Vasokonstriktion durch nachlassenden Östrogeneinfluss?) essentiell ist. Das Absetzen hormoneller Kontrazeptiva ist zu empfehlen, wenn eine Migräne oder migräneähnliche Symptome erstmals unter Ovulationshemmern auftreten, auch wenn ein Zusammenhang mit der Häufigkeit zerebrovaskulärer Insulte nicht bewiesen ist; als besonders gefährlich gelten eine fokale Migräne oder Migräne mit Crescendo-Charakter. Umgekehrt kommt es unter Ovulationshemmern nicht selten zur Besserung einer vorbestehenden Migräne. Tritt die Migräne in der Pillenpause auf, so kann eine kontinuierliche Einnahme eines Kombinationspräparats oder eine Überbrückung mit Estradiol versucht werden.

Epilepsie. Obwohl die Epilepsie als eine der Migräne verwandte Erkrankung gilt, bestehen keine Einwände gegen die Einnahme oraler Kontrazeptiva.

Gerade bei der Epilepsie ist eine suffiziente Kontrazeption oft essentiell, da die meisten Antiepileptika – mit Ausnahme von Benzodiazepinen und Valproinsäure – teratogen wirken können. Umgekehrt beschleunigen z. B. Barbiturate und Hydantoine den hepatischen Abbau der Steroide und können damit die Sicherheit der Kontrazeption beeinträchtigen. Dies lässt sich z. B. durch die kontinuierliche Gabe eines höher dosierten Kombinationspräparats und die in der Folge auftretende Steroidakkumulation umgehen.

Multiple Sklerose. Es bestehen keine Einwände gegen die Einnahme, besondere Faktoren sind nicht zu berücksichtigen.

Psyche. Ovulationshemmer beeinflussen den Metabolismus der Neurotransmitter und Neurosteroide. Deshalb kann die Beeinflussung der Psyche individuell stark unterschiedlich ausfallen. Obwohl seit Beginn des Einsatzes von Kontrazeptiva psychische Nebenwirkungen wie Depressivität etc. zu den am häufigsten von Patientinnen genannten zählen, konnten kontrollierte Untersuchungen eine besondere Ausprägung dieser Nebenwirkungen nicht belegen. Dennoch sind im Einzelfall ausgeprägte **depressive Stimmungsveränderungen** oder auch das Auftreten neuer psychischer Symptome – wie etwa **Angstsymptome** bis hin zu Panikattacken – möglich. Eine genaue Anamneseerhebung kann solche Zusammenhänge aufdecken. Der Ovulationshemmerwechsel auf ein anderes Präparat sollte je nach Art der unerwünschten psychischen Effekte erfolgen.

Erwähnt werden soll auch noch die im Einzelfall zu beobachtende **positive Wirkung** von Ovulationshemmern bzw. eine negative Veränderung der Stimmung bei Absetzen nach längerfristiger Einnahme. So kann beispielsweise auch ein leichteres prämenstruelles Syndrom mit psychischen Symptomen (Reizbarkeit, Anspannung, Depressivität) (s. Kap. 3) durch die Gabe eines Ovulationshemmers besser werden bzw. umgekehrt nach Absetzen der Pille dann wieder stärker hervortreten. Ergeben sich Hinweise auf eine Stimmungsverschlechterung nach Absetzen eines Kontrazeptivums, sollte über den Wiederbeginn der Behandlung nachgedacht werden. Alternativ kommt auch die Gabe von psychotrop wirksamen Medikamenten in Frage (wie etwa als pflanzliches Antidepressivum Johanniskraut oder auch andere Antidepressiva).

Psychische Vorerkrankungen. Bei bestehenden psychischen Vorerkrankungen und der regelmäßigen Einnahme von Psychopharmaka muss dies bei der Auswahl des Kontrazeptivums berücksichtigt werden. So kann beispielsweise das als Phasenprophylaktikum verwendete Carbamazepin durch **Enzyminduktion** in der Leber die Wirkung der Pille beeinflussen, in seltenen Fällen gibt es auch Interaktionen zwischen Antidepressiva und Neuroleptika und Kontrazeptiva. Insbesondere Johanniskraut (als Antidepressivum bei leichteren Depressionen gut wirksam) kann zu Zyklusunregelmäßigkeiten und Wirkungsverlust der Pille führen.

Ein weiterer wichtiger Aspekt bei der Behandlung psychisch kranker Frauen ist, dass nicht selten die **Compliance** auch bezüglich der Kontrazeption krankheitsbedingt geringer ist als bei anderen Frauen. Auf andere, verlässlichere Methoden der Verhütung sollte hier zurückgegriffen werden. Im Einzelfall ist sicher auch eine Absprache mit dem behandelnden Psychiater sinnvoll.

!

Bei psychischen Erkrankungen ist eine suffiziente Kontrazeption unerlässlich. Besonderheiten hinsichtlich Interaktionen zwischen Psychopharmaka und Kontrazeptiva sowie eventuelle Compliance-Probleme müssen besonders berücksichtigt werden.

Appetenz – Gewichtsschwankungen. Östrogene können bis zu 2 kg Wasser einlagern (Extravasalraum), höher dosierte Gestagene den Appetit steigern. Bei außergewöhnlichen Gewichtszunahmen ist ein Ovulationshemmerwechsel zu empfehlen.

Libidoschwäche. Hormonelles Korrelat der Libido sind die Androgene und nur in untergeordnetem Maße die Östrogene. Bei Abnahme der Libido ist ein östrogenbetonteres Präparat zu empfehlen, bei unbefriedigender Wirkung evtl. mit niedrig dosierter Zugabe von Androgenen (cave: hyperandrogenämische Frau und zusätzliche Stoffwechselwirkungen der Androgene).

4.4 Leber und Galle/Gastrointestinaltrakt

Galle. Cholelithiasis ist unter hormonellen Kontrazeptiva etwa doppelt so häufig, da die Cholestase gefördert wird. Hauptursache ist EE, das zu einer Hemmung der Konjugation von Bilirubin, einem reduzierten Gallenvolumen, einer verminderten Ausscheidung von Gallensäuren, Bilirubin und Porphyrinen sowie einem erhöhten Cholesterinanteil führt (Sequenzpräparate sind hier oft günstiger). Deshalb können durch Ovulationshemmer auch ein cholestatischer Ikterus sowie eine primäre biliäre Zirrhose gefördert werden. Diese Ovulationshemmer sind dann abzusetzen. Dasselbe gilt für das Dubin-Johnson- und das Rotor-Syndrom, die Ausscheidungsstörungen des Bilirubins darstellen. Nicht gegeben werden sollten Ovulationshemmer, wenn ein vorangegangener Gestationsikterus oder ein Pruritus gestationis bekannt ist. In solchen Fällen ist das Risiko für einen Steroidikterus (vermutlich toxische Schädigung der Leber durch EE und Abkömmlinge des Nortestosterons) deutlich erhöht.

Leber. Eine ausgeheilte Hepatitis ist keine Kontraindikation für die Einnahme von Ovulationshemmern, ebenso wenig eine Leberzirrhose. Freilich kann bei letzterer der Abbau der Steroide erheblich verzögert sein (Parenchymschaden), so dass es zu ungewollten Kumulationen kommt. Dies kann u. a. zur überdurchschnittlich langen Persistenz pathologischer Laborwerte führen.

Hepatozelluläre Hyperplasien sind unter oralen Kontrazeptiva gehäuft. Sie dürften eine Kompensation für die partiell toxischen Effekte mancher Steroide darstellen, v. a. durch Hemmung der Cytochrom-P_{450}-abhängigen Enzyme; Resultat kann eine verlangsamte hepatische Metabolisierung sein. Zu beobachten ist dann u. a. ein leichter Anstieg der γ-GT und der LDH. Im Extremfall können hieraus nicht-entzündliche Lebererkrankungen (Hepatosen) entstehen. Klinisch können sich solche Störungen in Völlegefühl und unspezifischen Oberbauchbeschwerden (Kapselspannung) äußern. Die Veränderungen sind mit Absetzen der Ovulationshemmer üblicherweise reversibel.

Benigne Lebertumoren (Adenome) sind unter Ovulationshemmereinnahme (3- bis 4fach) gehäuft, sie bilden sich meist nach Absetzen wieder zurück. Sie sind in der Regel sehr gut vaskularisiert, so dass es zu Spontanrupturen mit intraperitonealen Massenblutungen kommen kann. Als Überwachungsmethode ist die Sonografie zu empfehlen.

Hiervon abzugrenzen ist die fokal noduläre Hyperplasie, eine Proliferation der Gallengänge. Ein Zusammenhang mit der Einnahme oraler Kontrazeptiva ist nicht sicher bewiesen, dennoch sollte ihr Auftreten als Kontraindikation angesehen werden.

Dasselbe gilt für die Peliosis hepatis, eine ausgesprochen seltene Gefäßerkrankung, die zu Lakunenbildung in der Leber führt.

Für eine Karzinomhäufung in der Leber und der Galle infolge von Ovulationshemmern gibt es bislang keine Anhaltspunkte.

Bezüglich der Anwendungsbeschränkungen von Cyproteronacetat (CPA) durch das ehemalige BGA siehe Kapitel 1. Nach unserer Meinung ist die Übertragung tierexperimenteller Daten auf den Menschen hier zweifelhaft; zudem ist die Häufigkeit einer Tumorentstehung so niedrig, dass eine „relative“ Risikoerhöhung kaum zu belegen ist.

!

Anamnestische und bestehende Leber- und Gallenwegserkrankungen sollten – sofern sie nicht ohnehin eine Kontraindikation darstellen – Anlass zur strengen Indikationsstellung für hormonelle Kontrazeptiva sein; wir bevorzugen in diesem Fall alternative Kontrazeptionsmethoden.

Gastrointestinaltrakt. Tabelle 5-13 gibt eine Übersicht über die Häufigkeit gastrointestinaler Erkrankungen bei der Einnahme von Ovulationshemmern.

Morbus Crohn und **Colitis ulcerosa** stellen in der aktiven Phase für die Patientinnen eine relative Kontraindikation zur Einnahme von Ovulationshemmern dar. Manifestieren sich die beiden Erkrankungen während der Einnahme von Ovulationshemmern, so sollten diese abgesetzt werden; danach kommt es meistens zu einer schnellen Besserung.

Generell sollte nochmals darauf verwiesen werden, dass begleitende Risikofaktoren wie z.B. Nikotinabusus das Risiko für beide Erkrankungen, insbesondere die Colitis ulcerosa, noch einmal deutlich erhöhen können.

Tab. 5-13 Häufigkeit gastrointestinaler Erkrankungen bei der Einnahme von Ovulationshemmern (nach Göretzlehner 2004).

Organ/Erkrankung	vermehrt	unverändert	vermindert
Mundhöhle			
periapikale Abszesse	(•)		
Mundulzera	(•)		
Stomatitis aphthosa			•
Zähne		•	
Gingiva		•	
Speiseröhre			
Ulzera		•	
Magen und Zwölffingerdarm			
Ulcera			•
Gastritis		•	
Duodenitis		•	
Dyspepsien		•	
Hernien		•	
Darm			
Diarrhö	(•)		
Ileostomie		•	
Appendizitis		•	
Zöliakie		•	
Colitis ulcerosa	•		
Morbus Crohn	•		
Angiodysplasien			•
Colon irritabile		•	
Analfissuren		•	
Analfisteln		•	
kolorektale Karzinome			•

4.5 Niere – ableitende Harnwege

Unter der Einnahme von Ovulationshemmern sind die Clearance-Raten von Kreatinin sowie die Exkretionsraten von Kalium, Natrium und Albuminen erhöht. Die unter Steroiden zu beobachtende extravasale Wassereinlagerung ist nicht renal, sondern durch die steroidbedingte erhöhte Gefäßpermeabilität (die wiederum auch für die erhöhten renalen Ausscheidungsraten verantwortlich sein dürfte) verursacht.

Nierenerkrankungen per se sind keine Kontraindikation für Ovulationshemmer.

Das einzige bekannte, durch orale Kontrazeptiva ausgelöste Krankheitsbild ist ein thrombotischer Verschluss im Endstromgebiet, der zu einer Perfusionsstörung der Niere und damit zum hämolytisch-urämischen Syndrom führt.

Die erhöhte Infektionsrate der ableitenden Harnwege scheint in direkter Korrelation mit der Gestagendosis zu stehen und hat ihre Ursache wohl in dem ruhig stellenden Effekt der Gestagene im Bereich urogenitaler Blasteme (erhöhte Häufigkeit von Harnwegsinfekten auch in der Schwangerschaft).

4.6 Knochenstoffwechsel

Allgemeines. Bis zum 30. Lebensjahr wird die Gesamtknochenmasse aufgebaut, danach nimmt sie kontinuierlich ab. Dies bedeutet, dass bis zum ungefähr 30. Lebensjahr Ovulationshemmer den Knochenaufbau negativ beeinflussen könnten, während es ab dem 30. Lebensjahr ohnehin mehr um den Erhalt der Knochenmasse geht.

Ethinylestradiol wirkt per se anabol und verhindert den Knochenabbau. Dieser Effekt ist bereits ab 5 µg nachzuweisen. Synthetische Gestagene können den Knochenaufbau bzw. -abbau unterschiedlich stark beeinflussen, sowohl durch einen direkten Angriff auf die Osteoplasten bzw. Osteoklasten als auch nach Metabolisierung, d.h. auf dem Umweg über die Eigenwirkung bestimmter Metaboliten.

Daten. Die überwiegende Anzahl der Studien geht davon aus, dass Ovulationshemmer keine negativen Einwirkungen auf den Knochenmetabolismus haben. Offensichtlich scheint bereits eine Dosis von 20 µg Ethinylestradiol auszureichen, um eine Knochenprotektion zu erreichen. Dies gilt auch dann, wenn der Beginn der Ovulationshemmereinnahme sehr früh, also im jugendlichen Alter, erfolgte. Auch hier kommt die überwiegende Anzahl der Studien zu der Überzeugung, dass selbst bei Langzeitanwendung keine negativen Effekte anzunehmen sind.

Eine Ausnahme hiervon scheint die Langzeitkontrazeption mit einem reinen Gestagenpräparat, nämlich mit Medroxprogesteronacetat, zu sein. Hier ist noch nicht ganz geklärt, ob es nicht doch einen geringen negativen Effekt auf die Knochendichte gibt und wie weit dieser reversibel ist, wenn das Medikament abgesetzt wird. Besonders ausgeprägt sollen die negativen Wirkungen bei Raucherinnen, Frauen mit starkem Untergewicht und jugendlichen Anwenderinnen sein.

4.7 Kohlenhydratstoffwechsel

Allgemeine Stoffwechseldefekte. Synthetische Östrogene und Gestagene zeigen z. T. gegensätzliche Effekte auf den Glukosestoffwechsel.

Gestagene hemmen im Muskelgewebe und in den Fettzellen die Aufnahme von Glukose durch eine Verminderung der Insulinwirkung. Dieser Effekt ist dosisabhängig. In der Leber hingegen fördern die Gestagene z. B. die Speicherung von Glykogen, zeigen hier also eher insulinanaloge Wirkungen. Im Gegensatz dazu haben die Östrogene eine positiven Effekt auf die Insulinsensitivität sowohl im Muskel- als auch im Fettgewebe.

Während Östrogenen eher ein günstiger Effekt auf den Lipidstoffwechsel zugeschrieben wird, führen Gestagene häufig zu einem Anstieg der LDL-Fraktion, und zwar zuungunsten der HDL-Fraktion. Der Nettoeffekt von Kombinationspräparaten auf den Stoffwechsel ist damit letztlich abhängig von der metabolischen Potenz der verwandten Östrogen- und Gestagenderivate.

So überwiegen z. B. bei Präparaten mit neueren Gestagenen oder solchen mit niedrig dosierten Gestagenen (der älteren Generation) die metabolischen Effekte der Östrogene.

Östrogene bewirken einen dosisabhängigen Anstieg der Eiweißsynthese in der Leber. Die Angiotensinspiegel steigen um das Drei- bis Fünffache.

Dementsprechend konnte für niedrig dosierte Präparate ein nur gering erhöhtes Risiko für kardiovaskuläre Erkrankungen (bei prädisponierten Frauen – und das auch nur in einigen Untersuchungen) – nachgewiesen werden. Das Absolutrisiko für kardiovaskuläre Erkrankungen ist sehr gering und entspricht in etwa der Hälfte dessen, was in einer Schwangerschaft erwartet werden kann.

Insgesamt ist davon auszugehen, dass bei den heute verwendeten Präparaten der Nüchternblutzucker sowie die Insulinwerte meistens nicht oder allenfalls nur gering erhöht werden. Auch im oGTT findet man dementsprechend auch nur eine geringfügige Erhöhung der Insulinspiegel (welche dann auch oft Ausdruck einer peripheren Insulinresistenz sind).

Über die genannten Wirkungen der Gestagene hinaus werden auch noch andere Effekte diskutiert: so z. B. die glukokortikoidartigen Partialwirkungen der Gestagene, ihr Effekt auf eine erhöhte Insulinsynthese und Clearance, veränderte Glukagonspiegel, und eine Verminderung der Insulinrezeptoren in der Leber.

> **!** Die Einnahme von niedrig dosierten oralen Kombinationspräparaten oder reinen Gestagenpräparaten scheint für Frauen mit Typ-1-Diabetes-mellitus ohne schwerwiegende Begleiterkrankungen unbedenklich.

Empfehlungen für Frauen mit Typ-2-Diabetes-mellitus können nur auf der Grundlage von Daten bei Typ-1-Diabetes gegeben werden, da entsprechende Studien bis heute fehlen.

Relative Kontraindikationen sind:

- diabetische Nephropathie (ab Stadium III nach Mogensen),
- diabetische Retinopathie jeglicher Ausprägung,
- übergewichtige Frauen mit einem Typ-2-Diabetes und einem BMI > 35,
- arterielle Hypertonie,
- Nikotinabusus,
- autonome Nephropathie.

Möglicherweise sind diese Kontraindikationen dadurch begründet, dass bei Diabetikern die Thromboxanproduktion ansteigt; bewiesen ist dieser Zusammenhang allerdings nicht.

Während also die Situation für eine Patientin mit einem manifesten Diabetes vom Typ 1 vergleichsweise klar zu beurteilen ist, bestehen für einen Prädiabetes bzw. einen latenten Diabetes keine so klaren Empfehlungen. Die Situation sieht im Detail folgendermaßen aus:

Prädiabetes. Normaler GTT, aber anamnestisch liegen Risikofaktoren vor. Wegen Induktion der geringfügigen Hyperinsulinämie sollten besser keine Ovulationshemmer gegeben werden.

Latenter Diabetes. Das Risiko, dass es unter Ovulationshemmern zu einem manifesten Diabetes kommt, ist erhöht; daher besser keine.

Screening-Parameter bei Risikogruppen sind die Nüchternglukose, der GTT sowie HbA_1c. Bei familiärer Diabetes-mellitus-Belastung sollte ein oGTT alle 1–2 Jahre durchgeführt werden.

!

Auch wenn es kein Muss ist: Bei einer bekannten familiären Diabetesbelastung sind andere kontrazeptive Methoden – sinnvollerweise – vorzuziehen.

Manifester Diabetes. Die Einnahme von Ovulationshemmern ist möglich (s. o.).

Dies erscheint zunächst paradox, hängt aber damit zusammen, dass – im Gegensatz zum Prädiabetes und latenten Diabetes – durch die Ovulationshemmergabe nicht erst ein behandlungsbedürftiger Diabetes ausgelöst wird; der manifeste Diabetes muss ohnehin behandelt werden. Insofern kann eine Einnahme von Ovulationshemmern allenfalls eine Umstellung der ohnehin notwendigen antidiabetischen Therapie erfordern – und dies erfahrungsgemäß nur im moderaten Rahmen.

Problematischer ist, dass bei einem manifesten Diabetes mellitus oft Gefäßkomplikationen vorliegen können. Dann raten wir von Ovulationshemmern ab. Auch die oft begleitenden Fettstoffwechselstörungen sind zu beachten, v. a. bei nicht-insulinpflichtigen Diabetikerinnen, die zudem oft übergewichtig sind.

4.7.1 Hormonale Langzeitkontrazeption

Allgemeines zu den Wirkungen auf den Glukose- und Lipidstoffwechsel

Üblicherweise werden reine Gestagenpräparate (in Form von Depotpräparaten) zur hormonellen Langzeitkontrazeption eingesetzt (z. B. Medroxyprogesteronacetat oder Norethisteron). Da eine Östrogenkomponente fehlt, ist das Risiko für Thrombembolien oder einen Hypertonus anders zu beurteilen. Insbesondere ist zu bedenken, dass es Effekte auf den Glukose- und Lipidstoffwechsel geben kann: so kommt es z. B. bei gesunden Frauen unter der Verwendung von Medroxyprogesteronacetat zu signifikanten Veränderungen der Glukosetoleranz selbst dann, wenn die Werte beim oGTT im Normbereich bleiben. Beim Lipidstoffwechsel ist es so, dass unter einer hormonellen Langzeitkontrazeption die Serumkonzentrationen der Triglyzeride und des HDLs sinken, ohne dass es zu Veränderungen des Gesamtcholesterins oder der LDL-Fraktion kommt.
Für Hormonimplantate mit Levonorgestrel wurden bislang keine Effekte auf den Lipidmetabolismus nachgewiesen.

!

Da bislang keine Daten für Frauen mit Diabetes mellitus existieren, kann die hormonelle Langzeitkontrazeption nicht primär für Diabetikerinnen empfohlen werden.

Ebenfalls nur aus Gestagenen besteht die „Minipille". Sie kann bei manifestem Diabetes verordnet werden.

Tab. 5-14 Vorteile der Anwendung des Vaginalrings (NuvaRing®) bei Patientinnen mit Diabetes mellitus (modifiziert nach Göretzlehner und Feldmann 2004).

- weitgehend kontrollierte Freisetzung der angewandten Hormone im hinteren Scheidengewölbe
- keine ausgeprägten Schwankungen der Hormonspiegel im Serum
- Umgehung des Gastrointestinaltraktes und Vermeidung des Effekts der Lebererstpassage
- Entfallen täglicher Hormoneinnahmen
- Einlage und Entfernung des Rings relativ unproblematisch möglich
- rasche Reversibilität der Fertilität
- keine relevanten Wirkungen auf den Kohlenhydratstoffwechsel; d. h. insbesondere keine relevanten Wirkungen auf die Glukoseutilisation und die Insulinresistenz
- keine nachweisbaren Veränderungen der Spiegel des glykosilierten Haptoglobins.

Sinnvolle Alternativen zur konventionellen Einnahme von niedrig dosierten Ovulationshemmern wären z. B. die Anwendung des Vaginalrings NuvaRing® (und zwar ohne Pausen) sowie die intrauterine Anwendung des LMG-Intrauterinpessars (Mirena®).
Tabelle 5-14 stellt die Vorteile des Vaginalrings Nuva Ring® bei bestehendem Diabetes mellitus dar.

4.8 Gynäkologische Tumorerkrankungen

Sieht man von der Cervix uteri ab, so sind alle anderen in der Frauenheilkunde relevanten Organe mehr oder minder hormonabhängig: die Mamma, die Ovarien und das Endometrium. Es ist daher verständlich, dass die systemische – v. a. länger andauernde – Applikation von Sexualsteroiden immer wieder die Frage aufgeworfen hat bzw. aufwirft, ob sie die Entstehung gutartiger und insbesondere bösartiger Tumoren begünstigt.
Dabei ist zu unterscheiden zwischen dem Ovar, das durch die exogene Zufuhr von Hormonen „stillgelegt" wird, und dem Endometrium bzw. der Mamma, bei denen keine „Stilllegung" erfolgt und deren Regulation und funktionelle Steuerung nun durch exogene Hormone erfolgen; hier treten dann Dosis und Biochemie der gewählten hormonellen Substanzen in das Zentrum des Interesses.

Benigne Tumoren der Mamma

Ovulationshemmer führen zu einer Reduzierung des Risikos gutartiger Mammaerkrankungen. Dieser Effekt ist abhängig von Art und Dosis des gewählten Gestagens. Zwar fördern Östrogene die Mitoserate und stimulieren verschiedene Wachstumsfaktoren, eine Promotion eines gutartigen Tumorwachstums konnte in Kombination mit Gestagenen, wie z.B. in oralen Kontrazeptiva, jedoch nie belegt werden.

Die Abnahme mastopathischer Veränderungen ist abhängig von:
- Einnahmedauer,
- Gestagenkomponente und
- histologischem Typ.

Höher dosierte hormonelle Kontrazeptiva sind effektiver, es profitieren niedergradige Typen (v. a. Prechtel I, evtl. noch Prechtel II). Die Ansprechrate liegt bei ca. 50%.
Mastodynien unter oralen Kontrazeptiva haben ihre Ursache oft in vermehrter Wassereinlagerung in die Brust. Ist eine Mammaerkrankung ausgeschlossen, sind Kombinationspräparate (gestagenbetont) sinnvoll. Bestehende prämenstruelle Mastodynien (ca. 20% aller Frauen) werden unter oralen Kontrazeptiva zu etwa 50% reduziert.

Maligne Tumoren der Mamma

Seit Markteinführung der Ovulationshemmer konnte – über alle Altersklassen hinweg – kein gehäuftes Auftreten von malignen Tumoren der Mamma festgestellt werden.

Diskutiert wurde eine Zeit lang, dass es unter der Einnahme von Ovulationshemmern einen leichten Risikoanstieg bei jungen Frauen (Einnahmebeginn unter 21 Jahren) geben könnte, und zwar mit einem relativen Risiko von 1,22–1,24.

Die relevanten Studien, die zu diesem Thema in den letzten Jahren veröffentlicht wurden, belegen einen solchen Risikoanstieg nicht.
Es ist derzeit davon auszugehen, dass die Einnahme von Ovulationshemmern die Entstehung eines malignen Mammatumors **nicht** verursacht (Initiation), dass die Einnahme der Ovulationshemmer das Wachstum allerdings beschleunigen kann (Promotion).

In diesem Zusammenhang ist darauf hinzuweisen, dass es Untersuchungen gibt, die belegen, dass Mammakarzinome bei Frauen, die orale Kontrazeptiva eingenommen hatten, klinisch weniger weit fortgeschritten waren als Karzinome bei Frauen ohne Einnahme von oralen Kontrazeptiva. Hierbei ist allerdings auch zu berücksichtigen, dass Patientinnen, die orale Kontrazeptiva einnehmen, meist intensiver ärztlich betreut werden als andere Frauen.

Ein erhöhtes Brustkrebsrisiko bei Frauen mit einer familiären Brustkrebsbelastung ist bis heute ebenfalls nicht belegt worden.

In den letzten Jahren hat es einige Studien gegeben, wonach das Risiko der Entstehung eines Mammamalignoms unter der Einnahme von Gestagenen der Nortestosteronreihe, also solchen, mit einer androgenen Restwirkung, erhöht sei. Soweit diese Diskussion aus heutiger Sicht zu beurteilen ist, kann davon ausgegangen werden, dass eine solche Risikomehrung nicht besteht.

Gutartige Tumoren und Zysten des Ovars

An der Häufigkeit benigner solider Veränderungen am Ovar ändert die Einnahme von Ovulationshemmern nichts. Aufgrund der Hemmung der Follikelreifung und auch der Ovulation ist es verständlich, dass das Auftreten funktioneller Zysten deutlich seltener ist.

Höher dosierte Präparate scheinen dabei besser abzuschneiden als niedrig dosierte, vermutlich weil sie noch besser auch die abortive Follikelentwicklungen supprimieren. Auch werden Luteinzysten seltener gesehen, da Ovulationshemmer sehr zuverlässig die Ovulation unterdrücken.

Ovarialkarzinom

Durch die Einnahme von Ovulationshemmern wird das Risiko, an einem Ovarialkarzinom zu erkranken, nahezu halbiert. Dieser positive Effekt, der mit der Dauer der Anwendung korreliert, gilt auch für niedrig dosierte Präparate und andere Östrogen-Gestagen-Kombinationen und hält auch noch nach Absetzen über Jahre hinweg an.
Eine Ausnahme hiervon stellen das muzinöse Ovarialkarzinom und alle nicht-epithelialen Tumoren dar.

Über die Ursachen dieses Effekts gibt es bislang nur Hypothesen: Zweifellos spielt eine große Rolle, dass unter Östrogen-Gestagen-Kombinationen das follikuläre Geschehen weitestgehend ruht und somit auch ein Großteil der periodischen mitogenen Aktivität. Das ist aber auch unter alleiniger Gabe von MPA der Fall, ohne dass hier ein ähnlicher positiver Effekt belegbar wäre. Vermutlich ist nicht nur die Unterdrückung des Follikelwachstums wichtig, sondern auch die (quasi physiologische) Abfolge von Östrogenen und Gestagenen, die noch hinzutreten muss.

Uterus

Endometriumhyperplasien. Der protektive und auch kurative Einfluss von Gestagenen auf endometriale Hyperplasien ist gut belegt. Dies gilt auch für die Kombination mit Östrogenen. Für diesen positiven Effekt ist selbst die verkürzte Gestagenphase in Sequenzpräparaten offensichtlich noch ausreichend.
Endometriumkarzinom. Insbesondere unter dem Gestageneinfluss von Ovulationshemmern sinkt die Rate an Endometriumkarzinomen (Kombinationspräparate sind daher besonders günstig). Dies scheint mehr die Adenokarzinome als andere zu betreffen; allerdings stellen Adenokarzinome den Großteil der endometrialen Malignome dar.
Zervixdysplasie – Zervixkarzinom. Bei Patientinnen, die orale Kontrazeptiva einnehmen, konnte eine leichte Zunahme von intraepithelialen Neoplasien (CIN) bzw. Zervixkarzinomen festgestellt werden.
Es ist allerdings fraglich, ob dies tatsächlich auf die Einnahme der hormonellen Kontrazeptiva zurückzuführen ist. Weitaus bedeutender scheint das Sexualverhalten mit der Tendenz zu häufigerem Sexualpartnerwechsel (Promiskuität), vor allem bei jugendlichen

Pillenanwenderinnen, zu sein. Denn tatsächlich steigt mit der Zahl der Sexualpartner das Risiko einer HPV (humanes Papillomavirus)-Infektion, insbesondere dann, wenn keine Vermeidung der Spermaexposition stattfand. Für einige HPV-Subtypen (z. B. 16 und 18) ist mittlerweile der Zusammenhang mit der Entstehung einer CIN bzw. eines Zervixkarzinoms gut belegt.
Gut belegt ist auch die Erhöhung des Risikos durch Nikotinabusus. Auch dieser findet sich bei jugendlichen Pillenanwenderinnen eher häufiger.
Im Hinblick darauf, dass viele der diesbezüglichen Untersuchungen in einer Zeit stattgefunden haben, in der ausschließlich die Kontrazeption im Vordergrund stand, jedoch nicht die Vermeidung einer möglichen HIV-Infektion, bleibt abzuwarten, ob durch den zunehmenden Einsatz von Barrieremethoden (z. B. Kondomen) – auch als Zusatzmaßnahme zur oralen Kontrazeption – gerade in der Gruppe der jugendlichen Anwenderinnen auch die Rate von CIN bzw. Zervixkarzinomen zurückgehen wird.
Auf alle Fälle sollte bei Patientinnen, die Ovulationshemmer einnehmen, die Zervixzytologie regelmäßig kontrolliert werden.

Es ist allerdings darauf hinzuweisen, dass gerade in jüngster Zeit Studien publiziert wurden, die eine Risikomehrung für das Zervixkarzinom – also auch unter Berücksichtigung des obig diskutierten Konzeptionsverhaltens – eindeutig nicht belegen.

Werden Gestagenmonopräparate verwendet, so stand eine Risikomehrung für das Zervixkarzinom ohnehin noch nie zur Diskussion.
Myome. Die Häufigkeit nimmt mit der Einnahmedauer ab, bei bestehenden Myomen ist eine Wachstumsförderung im Vergleich zum physiologischen Zyklus (!) nicht belegt; dennoch stellen hormonelle Kontrazeptiva diesbezüglich kein Therapeutikum dar. Zu bevorzugen sind gestagenbetonte Präparate mit niedrigem Östrogenanteil oder reine Gestagenpräparate.

4.9 Andere Tumoren

Blasenmole – Chorionkarzinom. Es bestehen keine Einwände gegen eine hormonelle Kontrazeption, sofern diese infolge der Therapie (z. B. Chemotherapie) überhaupt noch erforderlich ist. Es existieren keine Unterschiede zwischen niedrig und hoch dosierten Präparaten.
Hypophysäre Tumoren. Es ist kein erhöhtes Risiko bekannt, auch nicht für Prolaktinome.
Malignes Melanom. Östrogenrezeptoren sind nachgewiesen; Antiöstrogene kommen in der Therapie zum Einsatz. Man kann heute dennoch davon ausgehen, dass Ovulationshemmer keinen Risikofaktor für ein malignes Melanom darstellen.

4.10 Fettstoffwechselstörungen

Die Hyperlipoproteinämien (HLP) werden nach Frederickson in mehrere Typen unterteilt. Die meisten Typen sind familiär bedingt, es gibt aber auch erworbene Formen, z. B. bei Diabetes mellitus, Pankreatitis (Typ I und IV), Schilddrüsenfunktionsstörungen (Typ I, IV, V).
Typ-I-HLP (Hyperchylomikronämie): Ovulationshemmer mit Östrogenen sind kontraindiziert. Sie (d. h. EE) würden die ohnehin bestehende Hypertriglyzeridämie verstärken, ggf. mit der Gefahr einer Pankreatitis oder arterieller Embolien, sofern ein Gefäßschaden vorliegt (z. B. Atherosklerose). Die Minipille hingegen kann verordnet werden.
Typ-II-HLP (Hypercholesterinämie): Eine Kontraindikation für Ovulationshemmer mit EE liegt bei längerer Erkrankungsdauer und bei Gefäßläsionen vor. Ist das nicht der Fall, ist bei jungen Frauen eine orale Kontrazeption möglich. LDL-Cholesterin-Werte von 160 mg/dl sollten aber nicht überschritten werden; bei Werten darüber raten wir von einer Einnahme ab, auch wenn eine diätetische und/oder medikamentöse Behandlung erfolgt. Die Minipille kann verordnet werden.
Typ-III-HLP (Hypertriglyzeridämie, Hypercholesterinämie): siehe Typ-II-HLP.
Typ-IV-HLP (Hypertriglyzeridämie, mäßige Hypercholesterinämie): Ovulationshemmer jeglicher Art sind kontraindiziert.
Typ-V-HLP (Hypertriglyzeridämie, Hypercholesterinämie, Hyperchylomikronämie): Ovulationshemmer jeglicher Art sind kontraindiziert. Liegt die Ursache in einer ausschließlich falschen Ernährungsweise, so stehen diätetische Maßnahmen und meist eine Gewichtsreduktion im Vordergrund. Bestehen keine Gefäßläsionen, sind Ovulationshemmer nicht unbedingt kontraindiziert.

4.11 HNO

Mund – Rachen. Die Mundschleimhaut ist für Steroidhormone rezeptiv und zeigt einen der Vaginalschleimhaut ähnlichen, zyklusabhängigen Zellbildwechsel. Spezifische Probleme sind sehr selten, bekannt ist die gelegentliche Ausbildung einer Gingivahyperplasie (wie auch in der Gravidität).
Kehlkopf – Stimme. Kehlkopfschleimhaut und Stimmbänder sind ebenfalls für Steroidhormone rezeptiv. Insbesondere aufgrund der östrogeneigenen Tendenz zu extravasalen Flüssigkeitseinlagerungen kann es unter oralen Kontrazeptiva zu Veränderungen der Stimme kommen – bei diesbezüglich empfänglichen Frauen sogar innerhalb eines Einnahmezyklus. Sinnvoll ist eine möglichst niedrige Dosierung oder eine andere kontrazeptive Methode. Zu achten ist auch auf partielle andro-

gene Wirkungen der Gestagene (Nortestosteronabkömmlinge) bzw. die antiandrogene Wirkung z. B. von Substanzen wie CPA.
Otosklerose tritt unter oralen Kontrazeptiva weder häufiger auf, noch zeigt sie die Tendenz zur Verschlechterung (im Gegensatz zu Verläufen in der Schwangerschaft); dasselbe gilt für den Hörsturz.

4.12 Augen

Als Begleitsymptom der Gestagenkomponente wird gelegentlich eine Keratoconjunctivitis sicca beobachtet. Glaukome werden durch Ovulationshemmer nicht verschlechtert, sollten aber ohnehin zu regelmäßigen Kontrollen Anlass geben.

▶ Hinzuweisen ist noch darauf, dass das Auge – insbesondere die Retina – Manifestationsort venöser und arterieller Insulte sein kann (s. Abschnitt 4.1)!

4.13 Haut

Die Haut stellt ebenso wie die Schleimhaut ein Erfolgsorgan für Sexualsteroide dar. Wichtig sind die Östrogen- und Androgenrezeptoren, die Gestagene wirken – je nach ihren Partialwirkungen – über den einen oder anderen Rezeptoren.
Haarausfall. Selten beobachtet wird eine diffuse Alopezie unter Gestagenen mit androgener Partialwirkung. Rat: anderes (antiandrogenes) Gestagen und estradiolhaltige Haarwässer (neuerdings auch mit 17α-Estradiol, Pantostatin®).
Herpes simplex und Herpes genitalis. Es kommt zu einer Besserung der Symptome unter Ovulationshemmern, v. a. bei Gestagenbetonung; insofern besteht auch ein gewisser Effekt als Rezidivprophylaxe.
Pigmentstörungen (Chloasma) korrelieren mit der Bereitschaft von Pigmentstörungen in der Gravidität. Der Ovulationshemmer ist ggf. abzusetzen, danach erfolgt in aller Regel eine Rückbildung. Bei Pigmentverlusten (z. B. Vitiligo) scheinen Ovulationshemmer sogar einen günstigen Effekt zu besitzen.
Photodermatitis. Östrogene, also EE, fördern die Bereitschaft zur Photosensibilisierung und damit für Erkrankungen dieses Formenkreises (z. B. Lichtdermatosen, lichtinduzierte Ekzeme). Beim Auftreten von Symptomen sind sie abzusetzen.
Lupus erythematodes (LE). Das Krankheitsbild verschlechtert sich unter Ovulationshemmern. Auf eine systemische Beteiligung ist zu achten (SLE), da hierdurch (sehr selten) eine Chorea ausgelöst werden kann. Insgesamt ist von Kombinationspräparaten abzuraten.
Für die **Psoriasis** ergeben sich keine klinisch signifikanten positiven oder negativen Effekte.
Teleangiektasien können gefördert werden, die Einnahme von Ovulationshemmern ist jedoch nicht kontraindiziert. Insbesondere bei begleitendem Nikotinabusus kann es zu Endothelproliferationen bis hin zur Livedo racemosa (zusätzlich entzündliche Komponente) kommen. Rat: Absetzen von Ovulationshemmern (und Nikotin!). Zudem kann es sich bei der Livedo racemosa um das Frühsymptom einer arteriellen Verschlusskrankheit handeln.
Allergien auf Zusatzstoffe sind möglich und daher u. U. auszutesten. Weitere Bestandteile von Ovulationshemmern können folgende Substanzen sein: Laktose, Saccharose, Talkum, Polyvidon, Editinsäure, Siliciumdioxid, Gummi arabicum, Farbstoffe, Titandioxid, Montanglykolwachs usw.

4.14 Endokriner Stoffwechsel

Die **Schilddrüsenfunktion** ist unter Ovulationshemmern nicht verändert, es bestehen keine klinisch signifikanten Wechselwirkungen mit Therapieregimes zur Hypo- oder Hyperthyreose. Zwar kann die Konzentration von TBG (thyroxinbindendes Globulin) zunehmen, die freien Fraktionen von insbesondere T_3 und T_4 werden nicht beeinflusst.
Nebennierenrinde. Dasselbe gilt für CBG (Kortisolbindendes Globulin) und die freie Fraktion von Kortisol. Da diese (biologisch entscheidende) Fraktion unverändert bleibt, kommt es zu keinen cushingoiden Nebeneffekten.
Die Androgensynthese wird unterschiedlich supprimiert; klinisch entscheidender als der Syntheseeffekt ist die Rezeptorinteraktion, also die antiandrogene Wirkung einiger Gestagene (s. Kap. 1).

4.15 Fehlbildungen

Nach der Einnahme hormoneller Kontrazeptiva ist die Fehlbildungsrate nicht erhöht, auch das vermutete gehäufte Auftreten von Neuralrohrdefekten hat sich nicht bestätigt. Dasselbe gilt für die versehentliche Einnahme von Ovulationshemmern in der Schwangerschaft, so dass sich hieraus allein keine Indikation zum Schwangerschaftsabbruch ergibt. Dies ist auch dann der Fall, wenn es sich um niedrig dosierte antiandrogene Gestagene handelt.
Bei langfristiger Einnahme hoch dosierter Antiandrogene ist eine genetische Beratung zu empfehlen, obwohl auch hier bislang keine Häufung von Fehlbildungen nachgewiesen wurde.

5 Sonderfall: postkoitale Kontrazeption (Interzeption – „Pille danach")

Folgendes **Therapieschema** (Yuzpe-Methode) für die postkoitale Kontrazeption ist heute gebräuchlich: insgesamt 4 Tabletten Tetragynon® (jeweils 50 μg EE und 0,25 mg Levonorgestrel): Beginn mit 2 Tabletten maximal 48 Stunden nach dem ungeschützten Verkehr, weitere 2 Tabletten 12 Stunden später. Alternativ können auch andere orale Kontrazeptiva mit ähnlicher Zusammensetzung (z. B. Stediril®-d) eingesetzt werden. Die Verträglichkeit ist gut, es resultieren wenig Zyklusstörungen, die Sicherheit ist relativ hoch – je früher nach dem ungeschützten Verkehr die Einnahme begonnen wird, umso höher.

Weitere Methoden:
- Gestagene (0,6–1,0 mg bis maximal 3 Stunden nach dem ungeschützten Verkehr),
- Östrogene (2-mal 3 mg EE über 3 Tage),
- IUP-Einlage (bis zu 4–6 Tagen postkoital).

Neuerdings wieder aktuell geworden ist die postkoitale Gestagengabe, z. B. 0,75 mg Levonorgestrel (duofem®), wobei die erste Tablette bis maximal 72 Stunden nach dem ungeschützten Sexualverkehr, die zweite 12 bis 24 Stunden später einzunehmen ist. Die Verträglichkeit (z. B. Übelkeit, Erbrechen) soll besser, der kontrazeptive Effekt sogar höher als bei der Yuzpe-Methode sein. Die **alleinige** und hoch dosierte Gabe von Gestagenen bzw. Östrogenen in derart hohen Dosierungen ist heute ansonsten obsolet, da erhebliche Nebenwirkungen auftreten (z. B. Übelkeit, Erbrechen, Kreislaufprobleme) und die Zyklusstabilität sehr schlecht ist.

Neben hormonellen Interventionen hat noch die IUP-Einlage eine Bedeutung. Sie stellt in den ersten 48 Stunden nach dem ungeschützten Verkehr eine gewisse Alternative zur „Pille danach" dar, kann aber auch noch später mit einer relativ großen kontrazeptiven Sicherheit eingelegt werden. Nachteilig hierbei ist lediglich der vergleichsweise hohe Preis.

Grundsätzlich ist auch die Gabe von Antigestagenen (s. Kap. 1) möglich. Bislang liegen hiermit allerdings noch keine größeren Erfahrungen vor; mit einer Verkürzung des Zyklus ist aber auf alle Fälle zu rechnen.

6 Zukunftstrends

6.1 Bei der Frau

Östrogene

Der Neuentwicklung von **synthetischen Östrogenen** wurde bislang wenig Aufmerksamkeit geschenkt, obwohl nicht wenige der heutigen Probleme der hormonellen Kontrazeption auf EE zurückzuführen sind. Hier sind Bemühungen um Neuentwicklungen im Gange (z. B. das synthetische Östrogen STS 661 der Firma Jenapharm). Eine baldige klinische Umsetzung ist jedoch nicht zu erwarten.

Natürliches Östrogen. Substanz der Wahl wäre zweifellos ein natürliches Östrogen wie Estradiol oder dessen Ester. Tatsächlich ist Estradiol in seiner endometriumproliferierenden Wirkung EE sogar überlegen. Das Problem besteht allerdings darin, dass natürliches Estradiol nicht sehr stabil ist und in Anwesenheit gängiger Gestagene im Endometrium rasch in Estron umgewandelt wird. Gestagene führen nämlich zu einer positiven Enzyminduktion (z. B. 17β-Hydroxysteroid-Dehydrogenase). Dadurch kommt es zu einer erheblichen Zwischenblutungsrate, v. a. in der 2. Zyklushälfte, auch bei einer Erhöhung der Estradioldosis auf bis 4 mg. Verstärkt wird diese Problematik noch durch den raschen Abbau intestinal resorbierten Estradiols und die damit verbundenen stark schwankenden Serumspiegel. Eine Lösung könnte hier in der simultanen Verabreichung von mikronisiertem Estradiol (geringer Abbau bei Magen-Darm-Passage, gute Resorption) und konjugiertem (verestertem) Estradiol (langsame Resorption) bestehen. Um die gewünschte hohe kontrazeptive Wirkung zu erzielen, muss die Östrogengabe während des gesamten Zyklus durch ein Gestagen unterstützt werden. Folgende Kombinationen scheinen sich zu bewähren:
- 21-Tages-Einnahme-Zyklus (Beginn 1. Zyklustag): 1 mg Estradiolvalerat + 2 mg mikronisiertes Estradiol (21 Tage), dazu 0,06 mg Levonorgestrel (9 Tage), dann 0,25 mg Levonorgestrel (12 Tage).
- 22-Tages-Einnahme-Zyklus (Beginn 1. Zyklustag): 1 mg Estradiolvalerat + 2 mg mikronisiertes Estradiol (22 Tage), dazu 2,5 mg Medroxyprogesteronacetat (22 Tage).

Derartige Kombinationen haben den zusätzlichen Vorteil, dass man bei einer perimenopausalen Frau nahtlos in die Hormonsubstitution überleiten kann.

Derzeit in Entwicklung ist ein Vierphasensystem, bei dem Estradiolvalerat zur Anwendung kommt.

Ebenfalls in den nächsten Jahren ist zu erwarten die **Kombination mit Folsäure,** um auf diese Art und Weise den durch Folsäuremangel bedingten Neuralrohrdefekten bei Kindern entgegenzuwirken – sollte es einmal unter der Einnahme eines Ovulationshemmers zu einer unerwünschten Schwangerschaft kommen.

Gestagene

Der nahe liegende Einsatz von natürlichem Progesteron zur hormonellen Kontrazeption ist kaum zu erwarten, da für eine ausreichende Wirkung auf das Endometrium sehr hohe Dosen (Nebenwirkungen!) oder bei niedrigeren Dosierungen die Kombination mit relativ hoch dosiertem EE erforderlich wären. Die Applikation ist ein geringeres Problem, sie ist via Pflaster und schon jetzt peroral möglich.

Bislang legte man bei der Entwicklung von Gestagenen Wert darauf, die (gestagene) Wirkung zu verstärken, um damit die erforderliche Dosis zu reduzieren (gleichzeitig haben sich z. B. bei den Nortestosteron-Abkömmlingen die androgenen Partialwirkungen damit zusehends minimiert). Die Spielräume in diese Entwicklungsrichtung sind aber sehr eng geworden.

Ideal wäre ein Gestagen, das eine suffiziente sekretorische Umwandlung des Endometriums vollzieht, gleichzeitig aber einen nur geringgradigen Abbau von Estradiol (via 17β-Hydroxysteroid-Dehydrogenase) induziert.

Derzeit in klinischer Erprobung sind einige neue Gestagene, so z. B. Trimegeston.

Verschiedene Applikationsformen

Subkutane Östrogenimplantate haben de facto dasselbe Wirkprinzip wie die Gestagenimplantate (s. Abschnitt 2.1.2). Da kein First-Pass-Effekt wie bei den peroral zugeführten Östrogenen eintritt, sind etwas höhere Serumspiegel zu erzielen – zudem sind sie für 3–6 Monate wirksam. Eine Kombination mit Gestagenen ist erforderlich. Grundsätzlich handelt es sich aber nur um einen anderen Applikationsweg, die Probleme einer Kontrazeption mit z. B. Estradiol sind dieselben.

Mikrokapseln/Mikrokugeln. Die Kapseln bzw. Kugeln haben einen Durchmesser von 100–200 µm und sind mit Östrogenen und/oder Gestagenen gefüllt bzw. in der Matrix des Polymers verteilt. Die Freisetzung erfolgt u. a. in Abhängigkeit von der Größe der Kugeln. Dementsprechend liegt die Wirkungsdauer nach einer i.m. Injektion zwischen 1 und 6 Monaten.

Der wesentliche **Vorteil** besteht in der Einmalapplikation für längere Zeit zusammen mit der guten kontrazeptiven Sicherheit, Hauptproblem sind – wie bei Depotgestagenen – die Menometrorrhagien.

Kombination mit GnRH-Agonisten (-Antagonisten)

Grundsätzlich würde die alleinige Gabe von GnRH-Agonisten bzw. -Antagonisten zur Kontrazeption ausreichen. Da hierdurch aber eine menopausale Situation mit all ihren Problemen entsteht, ist eine Steroidsubstitution sinnvoll (s. Kap. 6), z. B. mit 0,625 mg konjugierten Östrogenen und intermittierender Gabe von 10 mg MPA alle 4 Monate. Der Ausgleich eines eventuellen Libidoverlustes erfolgt mit Androgenen.

Nicht-steroidale hormonelle Kontrazeption

Melatonin wirkt in gewissen Dosierungen anovulatorisch und luteotrop. Da Melatonin bzw. dessen Gabe zu erheblichen Zyklusstörungen führt, ist die zusätzliche Applikation eines Gestagens (z. B. 0,3 mg Norethisteron) erforderlich. Bei den bisherigen Dosisfindungsstudien zeichnet sich aber ab, dass auch in der Kombination mit Gestagenen die Zyklusinstabilität noch zu hoch ist. Zudem ist noch nicht ganz klar, ob die kontrazeptive Wirkung nicht eher auf dem Gestagenzusatz als auf Melatonin beruht.

Immunologische Methoden

Eine Hemmung der Konzeption ist durch Antikörper gegen folgende Substanzen möglich:

- Zona-pellucida-Antigene (z. B. 40-kD-Rezeptorprotein für Spermien),
- spermaspezifische Enzyme (z. B. LDH Typ C4),
- HCG.

Bei allen genannten Modellen bestehen derzeit noch große Probleme im Hinblick auf unspezifische Kreuzreaktionen der Antikörper, mangelnde Reversibilität sowie mögliche Induktion von Autoimmunerkrankungen (auch HCG wird physiologischerweise zusammen mit LH in der Hypophyse synthetisiert!).

Der Einsatz von Antikörpern gegen bestimmte Antigene der Eizelle ist mittlerweile ohnehin verlassen worden, da sich gezeigt hat, dass dies im Einzelfall zu einem kompletten Verlust der Primordialfollikel führen kann.

Antigestagene (Mifepriston, s. Kap. 1) sind mittlerweile in der Bundesrepublik Deutschland zum Schwangerschaftsabbruch zugelassen. Sie würden sich aber auch grundsätzlich als Kontrazeptivum eignen, ja es ist sogar denkbar, sie aufgrund ihrer Wirkung auf den Zervikalschleim als Minipille einzusetzen.

6.2 Beim Mann

Unabhängig von der Akzeptanz kann mit einem Einsatz einer **systemischen Kontrazeption** beim Mann in frühestens 5–7 Jahren gerechnet werden.

GnRH-Agonisten/-Antagonisten und Testosteron

Durch GnRH-Analoga wird die hypophysäre Gonadotropinsekretion gehemmt, so dass es mit einer Latenzzeit von 3–4 Monaten zu einem massiven Abfall der Spermiogenese kommt. Da hiermit auch ein Abfall der Testosteronsynthese einhergeht, ist die Substitution mit Testosteron erforderlich.

Obwohl alle bisherigen klinischen Untersuchungen eine ausgezeichnete Wirkung gezeigt haben und aufgrund der Testosteronsubstitution auch kaum mit unerwünschten Nebenwirkungen zu rechnen ist, bleibt bislang die Frage ungeklärt, wie hoch die Akzeptanz durch die Anwender, d. h. die Männer, ist. Diesbezüglich sind erhebliche Zweifel angebracht.

Gossypol

Hierbei handelt es sich um eine Substanz, die bei der Herstellung von Baumwollsamenöl freigesetzt wird und zur Oligo- bzw. Azoospermie führt. Die Substanz spielt keine Rolle mehr, da sie z. T. sogar zu einer irreversiblen Spermiogenesehemmung führt.

INTRAUTERINPESSAR (IUP)

1 Typen und Wirkungsmechanismus

Bekannt sind folgende Variationen:
- IUP aus Kunststoff ohne Zusätze („inert"),
- IUP mit Kupferspirale,
- IUP mit Gestagenzusatz.

Neuerdings auf dem Markt ist eine Kupferspirale mit jeweils zwei Armen links und rechts, die zusätzlich in der Modifikation mit einem Goldring angeboten wird. Diesem Goldring wird im Wesentlichen keine Eigenwirkung zugeschrieben, es soll dadurch aber die Lokalisationsmöglichkeit im Ultraschall besser gegeben sein (Medusa®/Goldring-Medusa®).

Eine Übersicht über die in Deutschland derzeit erhältlichen IUPs gibt Tabelle 5-15.

Gänzlich gesichert ist der **Wirkungsmechanismus** bzw. sind die Mechanismen nicht. Beteiligt sind folgende Faktoren:
- Reizung des Endometriums mit folgender abakterieller, oberflächlicher Endometritis, Makrophageninhibition und veränderter Zusammensetzung des uterinen Sekrets,
- Kompromittierung der Tubenfunktion (Spermien-, Eizell- und ggf. Embryotransport?),
- lokal toxische Wirkung durch Kupfer auf Spermien und deren Fertilisationsfähigkeit, wobei der kontrazeptive Effekt mit der Gesamtoberfläche des verwendeten Kupfers zunimmt,
- abortive Transformation des Endometriums sowie Verdickung des Zervixschleims durch Gestagene.

Letztlich kommt es zu einer Nidationsinhibition der geschlüpften Blastozyste („Frühabortivum"). Es mehren sich aber Hinweise, dass insbesondere das Kupferpessar indirekt (via Kupferwirkung auf Spermien und via Kompromittierung tubarer Transportabläufe) auch Einfluss auf die Fertilisation der Eizellen nimmt, d. h., sie letztlich inhibiert.

Kupfer wird auch ein protektiver Effekt für die Entwicklung von Endometriumkarzinomen zugeschrieben; zumindest ist bekannt, dass sich Endometriumkarzinome unter oder nach Verwendung von kupferhaltigen IUPs seltener entwickeln. Der Effekt korreliert positiv mit der Länge der Liegezeit.

Tab. 5-15 Derzeit im Handel befindliche Intrauterinpessare (Stand 9/2005).

HANDELSNAME	AUFBAUMERKMALE
Flexi-T 300	Grundkörper aus Polyethylen (mit Bariumsulfat versetzt), Kupferoberfläche 300 mm²
Gyne-T®	Grundkörper aus Polyethylen (mit Bariumsulfat versetzt), Kupferoberfläche ca. 208 mm², 2 Fäden
Mirena®	Grundkörper aus Polyethylen (mit Bariumsulfat versetzt), 52 mg Levonorgestrel
Nova T	Grundkörper aus Polyethylen (mit Bariumsulfat versetzt), Kupferoberflächen zwischen 195 und 221 mm², 2 Fäden
Multiload® Cu 250, Cu 250 short, Cu 375	Grundkörper aus Polyethylen, Kupferoberfläche zwischen 234 und 375 mm², 2 Fäden
Medusa®, Goldring Medusa®	Grundkörper aus Polyethylen, Kupferoberfläche; bei Goldring Medusa® noch ein Goldring zur besseren Lokalisation im Ultraschall

2 Anwendung des IUP in der Praxis

2.1 Auswahlkriterien

Die Auswahlkriterien wurden nach den Empfehlungen des Arbeitskreises „Intrauterinpessare" zusammengestellt. Auf folgende Gesichtspunkte muss vor Einlage eines IUP geachtet werden:
- Das IUP muss sich in Form und Größe nach dem Cavum uteri richten. Eine vaginalsonografische Vermessung ist zu empfehlen.
  Cave: Irregularitäten wie intramurale oder intrakavitäre Myome oder angeborene Fehlbildungen!
- IUPs ohne Gestagene: normaler Zyklus, d. h. keine Regeltempoanomalien, keine Zwischenblutungen, keine Dysmenorrhö. (Im Gegensatz dazu können IUPs mit Gestagenzusatz bei Neigung zu Hypermenorrhöen und Dysmenorrhöen eingesetzt werden, s. u.)
- Keine wiederholten und chronisch-rezidivierenden Genitalinfektionen (Anamnese, Nativpräparat, ggf. Kultur unter Einbeziehung der Chlamydiendiagnostik).
- Schriftliche Einverständniserklärung der Frau einschließlich Beschreibung der biologischen Gegebenheiten, des Wirkungsmechanismus, des Applikationsvorganges und seiner Risiken, aller Vor- und

Nachteile des IUPs einschließlich Versagerquote sowie der Darstellung kontrazeptiver Alternativen.
Hypermenorrhöen und ggf. auch andere Zyklusirregularitäten, wie z. B. Zwischenblutungen, sind eine spezielle Indikation für ein gestagenhaltiges IUP. Insofern ist es auch bei perimenopausalen Patientinnen vorteilhaft. Daneben sprechen – sofern bei der Patientin entsprechende Risikofaktoren vorliegen – auch folgende Gründe für die Auswahl eines gestagenhaltigen IUP:
- Ektope Schwangerschaften sind seltener (im Vergleich zu anderen IUPs bzw. im Vergleich zu Patientinnen ohne Kontrazeption).
- Es besteht eine protektive Wirkung gegen entzündliche Prozesse im kleinen Becken (PID, STDs).

Darüber hinaus scheint die Häufigkeit von endometrialen Hyperplasien oder präkanzerösen Läsionen des Endometriums – im Vergleich zu anderen IUPs – geringer zu sein.

2.2 Kontraindikationen

Kontraindikationen für ein IUP sind:
- nicht abgeklärte Blutungsanomalien,
- bestehende genitale Entzündung (einschließlich Zervizitis),
- Verdacht auf ein genitales Karzinom (v. a. der Portio),
- erhebliche Anomalien des Cavum uteri inklusive Uterus myomatosus (bei einem echten Uterus duplex sind allerdings 2 IUPs denkbar),
- Retroflexio uteri fixata,
- Verdacht auf Gravidität.

Nulliparität bzw. -gravidität stellt **keine Kontraindikation** gegen das IUP dar, dennoch sollte die Indikation zur Insertion kritisch erfolgen. Eine mögliche Indikation wären Kontraindikationen gegen Ovulationshemmer oder eine Unverträglichkeit. „Unzuverlässigkeit" allein ist eine schwache Indikation.
In Bezug auf die Aufklärung und schriftliche Einwilligung bei Frauen unterhalb der Volljährigkeit wird auf die für die Verordnung hormoneller Kontrazeptiva erwähnten Rechtsempfehlungen (s. „Hormonelle Kontrazeption", Abschnitt 3.3) verwiesen.
Die Indikation zur IUP-Anwendung sollte in folgenden Situationen ebenfalls **kritisch** erfolgen:
- Diabetes mellitus,
- Nierenerkrankungen (auch anamnestisch),
- onkologische Erkrankungen,
- Therapie mit Immunsuppressiva,
- Therapie mit Antikoagulanzien.

Zu begründen ist diese Empfehlung durch die erhöhte Infektanfälligkeit, die gesteigerte Blutungsneigung (evtl. bei gestagenhaltigen IUPs besser) und die geringere kontrazeptive Sicherheit im Vergleich zu Ovulationshemmern.

2.3 Empfehlungen zur Einlage

Nach den Empfehlungen des Arbeitskreises „Intrauterinpessare" sollten die **Einlage** und die **Entfernung eines IUP** während der Menstruation erfolgen. Ausnahmen sind die postkoitale Insertion („Pille danach" ist aber vorzuziehen) und die postpartale Insertion (sicher, jedoch mit beträchtlicher Expulsionsrate).
Geübt wird auch die mittzyklische Einlage, die jedoch v. a. wegen der verminderten kontrazeptiven Sicherheit im Einlagezyklus nicht von Vorteil ist.
Für die Einlage ist ein **zweizeitiges Vorgehen** zu empfehlen:
- zunächst gynäkologische Untersuchung mit Nativzytologie, PAP-Abstrich, Sonografie und Aufklärung mit Unterschrift;
- eigentliche Insertion während der kommenden Menstruation, und zwar im Blutungsmaximum.

Technik
- Desinfektion der Portio und Fassen mit der Kugelzange,
- Verifizierung der Sono-Biometrie mit einer Sonde (Sondenlänge: Minimum–Maximum: 5–9), wobei der Zervikalkanal leicht sondierbar sein sollte,
- Auswahl des IUP je nach Sondenlänge bzw. Biometrie,
- Insertion durch Vorschieben bis zum Fundus (cave: Perforationsgefahr),
- Kürzen des Fadens auf ca. 2 cm extrazervikal,
- sonografische Lagekontrolle: Korrekt ist eine Platzierung oberhalb des inneren Muttermundes.

Eine Anästhesie ist nur in Ausnahmefällen erforderlich. Die Möglichkeiten reichen von der Gabe eines Spasmolytikums, evtl. in Kombination mit einem Sedativum, einer „Kurztokolyse" (Berotec®-Nasenspray) über Einsprühen eines Lokalanästhetikums in den Gebärmutterhals, einer Parazervikalblockade bis hin zur kurzen Allgemeinnarkose.
Neuerdings wird ein Zervixdilatator angeboten (Dilapan-S®), ein xerogeles Stäbchen, dass aus Aquaacryl besteht und von einem Polypropylenträger gestützt wird. Aufgrund von Wassereinlagerungen (hygroskopischer Effekt) kommt es zu einer Erweiterung der Zervix (nach dem Einführen) um das etwa Zwei- bis Dreifache. Dies soll z. B. das Einsetzen von IUPs erleichtern.
Ein ähnlicher Effekt lässt sich auch erreichen durch die Einlage von z. B. zwei Tabletten Misopristrol (Cytotec®), am Vorabend gegen 22.00 Uhr.
Es gibt Literaturberichte, dass es bei einer Besiedelung der Cervix uteri mit A-Streptokokken infolge der IUP-Einlage zu einem toxischen Schocksyndrom (TSS) gekommen ist. Aus diesem Grund wird empfohlen, vor Einlage eines IUP einen bakteriellen Abstrich zu entnehmen und sein Ergebnis abzuwarten. Dieses Vorgehen erscheint uns durchaus sinnvoll, wenngleich es noch keinen Eingang in die allgemein gültigen Empfehlungen gefunden hat.

2.4 Kontrolluntersuchungen

Eine erste Kontrolle ist 6 Wochen nach der Insertion und dann alle 6 Monate durchzuführen. Sie sollte folgende Punkte umfassen:
- Anamnese,
- gynäkologische Untersuchung,

- Nativzytologie – alle 12 Monate auch PAP,
- Schätzung der Fadenlänge,
- (Vagino-)Sonografie mit Lagekontrolle des IUP.

2.5 Liegezeit

Sie richtet sich primär nach der Zulassung (siehe Beipackzettel).
Die kontrazeptive Wirkung ist im ersten Jahr nach Insertion am höchsten und fällt danach allerdings nur mäßig ab.
Nicht-gestagenhaltige IUPs können offensichtlich bis zu 8 Jahren in situ verbleiben, ohne dass die kontrazeptive Sicherheit leidet. Auch bei dem gestagenhaltigen System Mirena® konnten sowohl eine kontinuierliche Abgabe des Levonorgestrels bis zu 78 Monaten als auch konstante Plasmaspiegel über 5 Jahre nachgewiesen werden.
Insofern ist es durchaus vertretbar, die IUPs länger als von den Herstellern empfohlen zu belassen. Das Für und Wider muss freilich mit der Patientin sorgfältig besprochen und auch dokumentiert werden.

! Bleibt ein IUP länger als vom Hersteller empfohlen in situ, so ist die Verantwortung hierfür vom Arzt und von der Patientin (nach sorgfältiger Aufklärung) gemeinsam zu tragen.

Nicht-gestagenhaltige IUPs sollte man mit Eintritt der Menopause entfernen. Das LNG-haltige Mirena® scheint auch perimenopausal sinnvoll zu sein, da es Untersuchungen gibt, dass die Gestagenfreigabe – die freilich nicht so hoch ist wie bei dem früheren System Progestasert® – durchaus in der Lage ist, menopausale vegetative Symptome zu lindern.
Bei Frauen ohne Hormonsubstitution sollte ein Kupfer-IUP ein Jahr nach der Menopause entfernt werden, bei Frauen mit Hormonsubstitution nach dem 52. Lebensjahr.

3 Unerwünschte Begleiterscheinungen

3.1 Blutungsstörungen

Blutungsstörungen stehen bei den unerwünschten Nebenerscheinungen an erster Stelle, wobei die Frau darüber aufzuklären ist, dass atypische uterine Blutungen und eine gewisse Zunahme der Menstruationsblutung normal sind.
Vorausgesetzt, dass das IUP loco typico liegt und eine uterine Aszension sowie eine Portioerosion als Blutungsquellen ausgeschlossen sind, stehen folgende Behandlungsmöglichkeiten offen:

- Hypermenorrhö: Methergin® und zusätzlich evtl. ein Fibrinolysehemmer (z. B. Epsilonaminocapronsäure),
- Dysmenorrhö: Antiphlogistikum (Prostaglandinhemmer) – günstigerweise als Suppositorium,
- Spotting in der Lutealphase: Gestagene oder Gestagen-Östrogen-Kombination in der zweiten Zyklushälfte.

Eine Reihe dieser Symptome wäre ohnehin eine Indikation, ein gestagenhaltiges IUP zu bevorzugen. Es ist aber zu bedenken, dass dieses z. B. nicht nur Hyper- und Dysmenorrhöen bessern kann, sondern bei immerhin 20% der Patientinnen (über die Jahre hinweg) zu einer kompletten Amenorrhö führt. Diese Wirkung sollte mit der Patientin vor IUP-Einlage besprochen werden, klinische Konsequenzen sind daraus nicht abzuleiten.

3.2 Infektionen

Risiko. Das Risiko für eine PID („pelvic inflammatory disease“) ist im ersten Monat nach Insertion eines nicht-gestagenhaltigen IUP um den Faktor 8 erhöht, in den ersten 4 Monaten nach Insertion um den Faktor 4; danach besteht bis zu 8 Jahren kein signifikanter Unterschied mehr. Es ist davon auszugehen, dass der Hauptrisikofaktor die bakterielle Kontamination der Zervix ist – nicht jedoch der Faden.
Bei gestagenhaltigen IUPs ist das PID-Risiko deutlich niedriger, ja es scheint sogar ein gewisser protektiver Effekt zu bestehen. Dieser hängt möglicherweise mit Konsistenzveränderungen des Zervikalschleims zusammen. Kupfer scheint ebenso einen gewissen protektiven Effekt gegen Unterleibsinfektionen zu haben, da das Risiko einer PID bei nicht-kupferhaltigen IUPs höher ist als bei den kupferhaltigen.
Behandlung. Grundsätzlich sollte bei einer nachgewiesenen Aszension (s. Kap. 29) das IUP entfernt werden. Dem steht in der Praxis allerdings nicht selten der Wunsch der Patientin gegenüber, eine Behandlung „zu versuchen“.
Probiert werden können Antiphlogistika, Antibiotika (nach Zervikalabstrich/Kultur; Chlamydien?) und Tokolytika. Es ist jedoch zu fordern, dass sich binnen 24 Stunden eine Besserung des Beschwerdebilds einstellt. Aber cave: Dieses muss nicht mit der Schwere der postentzündlichen Läsionen (Fertilität!) korrelieren, weshalb man hier nicht allzu viele Zugeständnisse machen sollte.

▶ Bei einer alleinigen Zervizitis ist stets an Chlamydien zu denken (Diagnostik und Therapie s. Kap. 29).

3.3 Schwangerschaft

Ein liegendes IUP – auch ein Kupfer-IUP – ist keine Indikation zum Abbruch der Schwangerschaft.
Das IUP sollte entfernt werden, sofern dies unproblematisch möglich ist. Gelingt dies nicht, so bleibt es in situ: Die Schwangerschaft gilt dann als Risikoschwangerschaft (u. a. vermehrt Blutungen, erhöhtes Abortrisiko). Hinweise für eine erhöhte Fehlbildungsrate ausgetragener Kinder bestehen nicht.

Die Häufigkeit von ektopen Graviditäten (EU) ist bei kupferhaltigen bzw. nicht-kupferhaltigen IUPs erhöht, bei gestagenhaltigen IUPs erniedrigt. Insofern stellt eine vorangegangene EU sogar ein Kriterium für die Auswahl eines gestagenhaltigen IUP dar.

3.4 „Verlorener Faden"

Die Lagekontrolle des IUP ist Domäne der Sonografie, der Faden dient in erster Linie der Entfernung. Reicht er nicht mehr aus dem Zervikalkanal heraus, so gibt es im Wesentlichen zwei Möglichkeiten, das IUP zu entfernen:
- mit Spezialzangen „blind" oder besser unter Sonografiekontrolle,
- hysteroskopisch.

Bekannt ist auch die Praxis, den Faden primär zu entfernen, um dadurch das Risiko einer Aszension zu mindern. Da dieses Risiko jedoch nicht sehr hoch ist, empfiehlt sich eine primäre Fadenentfernung unserer Meinung nach nicht.

3.5 Expulsion

Die Expulsionsrate beträgt etwa 1 % und ist von folgenden Faktoren abhängig:
- IUP-Typ,
- Parität (Expulsionsrate bei Nulliparae höher, nimmt mit Parität ab),
- Zeitpunkt der Einlage (Expulsionsrate postpartal am höchsten, bis 15 %),
- Liegedauer (höchste Expulsionsrate im ersten Vierteljahr).

In der Regel erfolgt die Expulsion perimenstruell und wird von der Frau bemerkt.
Eine andere Form der Expulsion – die Uterusperforation – ist bei heutigen IUPs eine Rarität (vgl. das früher weit verbreitete Dacron-Shield) und am ehesten noch iatrogen durch die Einlage bedingt (Sondenlänge).

▶ Die Uterusperforation ist sonografisch meist leicht zu diagnostizieren und bei unklaren Unterbauchbeschwerden (bis hin zum Ileus) zu bedenken.

4 Zukunftstrends

Trägerloses IUP. Nicht in Deutschland erhältlich ist das Gyne-Fix®, ein trägerloses Kupferintrauterinsystem (Cu-IUS). Hierbei sind die Kupferhülsen nur noch an einem Kunststoff-Faden aufgefädelt, der mittels einer einfachen Insertionstechnik im Fundusmyometrium verankert wird. Hierdurch ist das IUS im Cavum uteri voll beweglich, wodurch die Probleme eines starren Systems vermieden werden. Kontrazeptiv wirksam ist nur noch das Kupfer, das durch die jetzt möglichen Seitwärtsbewegungen im Cavum uteri eine stärkere Ausbreitung der Fremdkörperreaktion an der Endometriumoberfläche bewirkt als bei einem starren Trägersystem.
Fadenloses IUP. Der Verzicht auf den Faden soll das Infektionsrisiko minimieren – allerdings ist die Bedeutung des Fadens hierbei ohnehin nicht sehr hoch.

Barrieremethoden

1 Spermizide Substanzen

Prinzip. Die Substanzen werden in das hintere Scheidengewölbe in Form von Salben, Gels, Zäpfchen, Schaumtabletten oder als Schwämmchen eingebracht. Dort erfolgt eine Inaktivierung der Spermien. Mit Ausnahme der Schaumzubereitungen und der Schwämmchen, die sofort wirksam sind, sollte die Applikation mindestens 10 Minuten vor dem Verkehr erfolgen.
Pharmakologie. Folgende zwei Hauptgruppen sind zu unterscheiden:
- Substanzen mit Oberflächenaktivität, z. B. Nonoxinol-9,
- Substanzen ohne Oberflächenaktivität, z. B. Phenylmercurisalze (z. Zt. nicht mehr im Handel).

Als wirksam und zuverlässig gelten:
- Nonoxinol-9
- Octoxinol,
- Menfegol.

Im weltweiten Handel sind aber wesentlich mehr Substanzen. Eine Übersicht der derzeit erhältlichen Präparate gibt Tabelle 5-16.
Kontraindikationen sind:
- eine bestehende Kolpitis,
- vermehrter Fluor vaginalis,
- Allergien.

Vorteile sind, dass die Anwendung jederzeit selbst möglich ist, keine systemischen Nebenwirkungen und ein gewisser Schutz vor Geschlechtskrankheiten bestehen (nicht AIDS!).
Nachteile. Es erfolgt kein sofortiger Wirkungseintritt,

Tab. 5-16 Spermizide Vaginalkontrazeptiva, die derzeit in Deutschland im Handel sind (Stand 9/2005).

Handelsname	Spermizide Substanz	Anwendungsform
a-gen 53	Nonoxinol-9, Zellulose-tri-schwefelsäure-ester-Natrium	Ovula
Patentex® Oval N	Nonoxinol-9	Ovula
patentex® gel	Nonoxinol-9	Gel

weswegen ein Einführen mindestens 10 Minuten vor dem Geschlechtsverkehr erfolgen sollte. Als unangenehm wird manchmal ein begleitendes Wärmegefühl beschrieben. Vermehrter Fluor vaginalis ist möglich.

Indikationsbereiche. Indiziert sind Spermizide bei seltenen sexuellen Kontakten, Unverträglichkeit von oralen Kontrazeptiva oder IUP, Kombination mit Diaphragma oder Kondom zur Erhöhung der kontrazeptiven Sicherheit. Gerade in der Kombination mit Kondomen erfährt diese Methode derzeit eine zunehmende Bedeutung.

2 Scheidenschwämmchen

„Today-sponge" ist ein hydrophiler Polyurethanschwamm mit 1 g Nonoxinol-9 und einer Polyesterschleife zur leichteren Entfernung. Das Präparat ist z. Zt. in den USA, aber nicht in Deutschland erhältlich.

Die Einführung erfolgt bis zu 24 Stunden vor dem Geschlechtsverkehr, die Entfernung frühestens 6 Stunden danach. Die maximale Tragzeit beträgt 30 Stunden; während dieser Zeit ist Mehrfachverkehr möglich.

Vorteile sind die leichte Anwendbarkeit, der erhöhte Schutz vor Geschlechtskrankheiten sowie die mehrfache Verwendbarkeit während der Liegezeit.

Hauptproblem ist das „vergessene" Schwämmchen, das zu einem TSS (toxisches Schocksyndrom) führen kann (wie übrigens auch der „vergessene" Tampon).

3 Scheidendiaphragma

Prinzip. Es handelt sich um einen Silikonring mit Silikonmembran, der seinen Halt durch das „Einklemmen" zwischen Symphysenhinterkante und hinterem Scheidengewölbe findet.

Praktisches Vorgehen. Das Diaphragma sollte vom Arzt angepasst werden, ein Set mit mehreren Größen wird von der Industrie angeboten (Ortho-Diaphragma®). Das eigentliche Diaphragma wird von der Frau vor dem Verkehr selbst eingeführt, entweder manuell oder per Applikator, die zusätzliche Verwendung einer spermiziden Creme ist sehr zu empfehlen. Nach dem Verkehr sollte das Diaphragma nicht sofort entfernt werden, insbesondere um die Wirkung spermizider Cremes zu gewährleisten.

Es bestehen folgende **Kontraindikationen:**
- Descensus vaginae/uteri,
- Kolpitis,
- starke Anteflexion oder Retroversion (nicht unbedingt Retroflexion),
- Introitusstenose,
- Latexallergie oder Allergie gegen spermizide Substanzen,
- post partum,
- „kurze" Scheide.

Indikationen. Eine Anwendung ist zu überlegen, falls Ovulationshemmer oder ein IUP nicht vertragen oder gewünscht werden und mittelfristig weiterer Kinderwunsch besteht. Obwohl dem Femidom bzw. dem Kondom nicht unähnlich, bietet das Diaphragma keinen Schutz vor AIDS.

Wirksamkeit. Die Effektivität des Diaphragmas hängt ganz besonders davon ab, dass der „richtigen Frau das richtige Diaphragma" empfohlen wird und auch auf Seiten der Patientin eine entsprechende Motivation besteht, dieses konsequent anzuwenden. Insofern hat das Diaphragma in den letzten Jahrzehnten eine gewisse Renaissance erlebt, da insbesondere Frauenselbsthilfegruppen eine sinnvolle Aufklärungs- und Trainingsarbeit, also mithin auch eine entsprechende Motivationsarbeit geleistet haben. Dennoch ist auch heutzutage der Gebrauch eines Diaphragmas nur bei differenzierteren Frauen verbreitet.

Handel. Erhältlich sind derzeit in der Bundesrepublik Deutschland das Ortho-Diaphragma® mit Einführungsstab, Applikator und Ortho-Gel®.

4 Kondom für die Frau (Femidom®)

Prinzip. Es handelt sich um eine Art Sack aus sehr dünnem, aber strapazierfähigem Kunststoff (Polyurethan), der vor dem Verkehr in die Scheide eingeführt wird, sie auskleidet und nach außen noch ca. 5 cm über den Introitus reicht und somit Mons pubis und Labien abdeckt. Das Kondom ist zusätzlich mit Nonoxinol-9 beschichtet.

Kontraindikationen gibt es mit Ausnahme von Allergien keine.

Kommentar. Bislang hat sich diese Neuentwicklung nur am Rande etablieren können. Wesentliche Einwände sind die umständliche Handhabung und Empfindungsbeeinträchtigungen beim Verkehr. Beides wird vor allem von Frauen kritisiert.

Die bislang geringe Verbreitung ist bedauerlich, da das Femidom der Forderung nach einer AIDS-sicheren Verhütungsmethode in Händen der Frau nachkommt.

5 Portiokappe

Prinzip. Es handelt sich um eine Kunststoff- oder Gummikappe mit aufgeworfenem Rand, die über die Portio gestülpt wird. Sie kann ca. 3 Wochen liegen bleiben, muss jedoch zur Menstruation entfernt werden. Eine Kombination mit spermiziden Substanzen ist dringend anzuraten.

Praktisches Vorgehen. Die Portiokappe sollte durch den Arzt angepasst werden. Neuerdings gibt es auch Versuche, die Kappe nach einem Kunststoffabdruck der Portio individuell anzufertigen. Das Einführen und die Abnahme der Kappe erfolgen, günstigerweise in Hockstellung, durch die Frau selbst. Andernfalls wird die Applikation durch den Arzt vorgenommen.

Kontraindikationen sind Entzündungen im Genitalbereich und Allergien gegen verwendetes Material.

Vor- und Nachteile entsprechen denen des Diaphragmas.

Bislang hat sich die Portiokappe bei uns nicht durchsetzen können. Dies liegt vermutlich weniger an der Begünstigung von Zervizitiden als vielmehr an der Tatsache, dass die Applikation durch einen Arzt erfolgen muss.

Eine leichtere Handhabung sowie auch eine höhere kontrazeptive Sicherheit bietet das LEA®-Kontrazeptivum, ein Silikonring, der auf der einen Seite lippenartig verstärkt ist und auf der anderen eine Lasche für den Sekretabfluss besitzt. Die Platzierung erfolgt durch die Frau selbst, die Haftung auf der Portio ist durch den Saugeffekt über das Abflussventil und durch den lippenartigen Rand, der sich dem hinteren Scheidengewölbe anpasst, gewährleistet. Die Kappe kann bis zu 72 Stunden intravaginal belassen werden. Noch nicht bei uns verfügbar ist die FemCap®, die sich ebenfalls leicht platzieren lässt und nicht nur sehr gut abdichtet, sondern auch kaum noch verkippen kann.

Weitere kontrazeptive Möglichkeiten

1 Periodische Enthaltsamkeit/Kalendermethode nach Knaus-Ogino

Prinzip. Eine Fertilisation ist nur periovulatorisch möglich. Aufgrund der langen Überlebenszeit der Spermien (u. a. im Zervikalschleim und in den Krypten bis zu 5 Tagen) und des postovulatorischen Zeitintervalls, in dem die Eizelle noch befruchtungsfähig ist (wohl bis zu 48 Stunden), kann etwa 5 Tage vor der Ovulation bis etwa 2 Tage danach mit fruchtbaren Tagen gerechnet werden.

Technik. Es wird lediglich der normale Zyklusverlauf beobachtet, der Zyklus muss dabei möglichst stabil sein. Vom wahrscheinlichen Ovulationstag werden 2 Tage nach vorne und 2 Tage nach hinten abgezogen sowie einige Tage Sicherheitsabstand zugegeben.

Beispiel: erster fruchtbarer Tag: kürzester beobachteter Monatszyklus minus 17 Tage (Ogino) bzw. minus 18 Tage (Knaus); letzter fruchtbarer Tag: längster beobachteter Monatszyklus minus 13 Tage (Ogino) bzw. minus 11 Tage (Knaus).

Vorteile. Gesundheitliche Nebenwirkungen sind nicht zu erwarten, auch keine psychosexuellen – vorausgesetzt, der Partner unterstützt diese Art der Kontrazeption. Zudem ist die periodische Enthaltsamkeit die einzige Art der Kontrazeption, die uneingeschränkt weltanschaulich und religiös akzeptiert wird.

Dies gilt auch für die katholische Kirche. Es ist allerdings darauf hinzuweisen, dass die Enzyklika „Humanae vitae“ lediglich eine päpstliche Meinung darstellt, die auch für den strenggläubigen Katholiken nicht verpflichtend ist, und die deutschen Bischöfe in der so genannten „Königssteiner Erklärung“ u. a. die orale Kontrazeption ausdrücklich der persönlichen Entscheidung eines jeden Paares anheimstellen.

Nachteile. Die kontrazeptive Sicherheit ist nicht besonders hoch, da selbst bei einem präzisen Zyklusmonitoring Früh- und Spätovulationen nicht sicher auszuschließen sind. Darüber hinaus gibt es auch ein gewisses Ovulationsfenster, in dem z. B. durch das weibliche Orgasmusgeschehen eine Ovulation auch vorzeitig ausgelöst werden kann (s. Kap. 1).

2 Natürliche Familienplanung

Die natürliche Familienplanung (NFP) beruht auf der Beobachtung der natürlicherweise in Erscheinung tretenden Zeichen und Symptome der fruchtbaren und unfruchtbaren Phasen des weiblichen Zyklus.

Nach dieser Begriffsdefinition der WHO zählen hierzu:

- die Temperaturmethode,
- die Zervixschleimmethode, auch Billings-Ovulationsmethode genannt,
- die symptothermale Methode.

Am weitesten verbreitet und sicher auch mit der höchsten kontrazeptiven Sicherheit ist die symptothermale Methode.

2.1 Temperaturmethode

Technik. Die durch Ovulation und Lutealphase induzierte Temperaturerhöhung (0,5–1,0 °C) wird benutzt, um das Konzeptionsoptimum zu bestimmen. Eine tägliche Körpertemperaturbestimmung (morgendlich, möglichst zur selben Zeit vor dem Aufstehen) ist erforderlich. Danach werden die sicher unfruchtbaren Tage (mittlerer Anstieg plus 2 Tage bzw. minus 5 Tage) bestimmt.

Nachteile. Fieberhafte Zustände sowie Schichtarbeit kompromittieren die Methode. Außerdem ist die Vorhersehbarkeit der Ovulation im laufenden Zyklus schwierig, immerhin beginnt die fruchtbare Periode ca. 5 Tage präovulatorisch.

Die **Sicherheit** ist insbesondere bei Benutzung von Computern relativ hoch.

2.2 Billings-Ovulationsmethode

Das **Prinzip** beruht auf der Messung der östrogenbedingten Veränderungen von Konsistenz und Menge des Zervikalschleims (größtes Volumen und beste Spinnbarkeit präovulatorisch entspricht dem Östrogengipfel).

Technik. Zur Ovulation hin erfolgt eine allmorgendliche Bestimmung von Zervikalschleimmenge und Viskosität. Zur Mengenbestimmung kann auch ein so genanntes Ovumeter verwendet werden.

Die **Sicherheit** entspricht etwa der Kalendermethode, problematisch sind insbesondere prospektive Aussagen im Zyklus.

2.3 Symptothermale Methode

Prinzip. Es handelt sich um eine Kombination aus Temperatur- und Ovulationsmethode.

Sicherheit. Die symptothermale Methode zeigt, wie alle anderen Methoden der NFP, eine sehr unterschiedliche Sicherheit, die ganz wesentlich von der Motivation der Frau bzw. des Paares abhängt. Ist diese Motivation hoch und hat es die Frau auch gelernt, sicher mit der Methode umzugehen, so ist der Pearl-Index sehr niedrig, also die kontrazeptive Sicherheit hoch. Demgegenüber ist die Methode für „Gelegenheitsanwender", noch dazu, wenn sie sich mit der Methode nicht nachhaltig beschäftigen und gar nicht „hinter ihr stehen", relativ unsicher, dem zufolge auch mit hohem Pearl-Indizes behaftet.

Dieser Umstand erklärt, warum die Pearl-Indizes für die NFP, insbesondere aber die symptothermale Methode, oft so unterschiedlich angegeben werden.

Für die symptothermale Methode ist eine entsprechende Einführung und Beratung sinnvoll, ebenso Lehrmaterial.

Adressen z. B. über: Malteserwerke, Steinfelder Gasse 96, 50670 Köln, Tel: 0211-1602903.

Mittlerweile gibt es eine Reihe von Zykluscomputern auf dem Markt, die der NFP-Anwenderin Zyklusbeobachtung und Auswertung abnehmen.

Temperaturcomputer

Prinzip. Hierbei wird die morgendliche Aufwachtemperatur mit einem Temperaturfühler (z. B. im Mund) gemessen, die Anzeige fruchtbar/unfruchtbar erfolgt dann nach einem Algorithmus. Tabelle 5-17 gibt eine Übersicht über die derzeit in der Bundesrepublik Deutschland verfügbaren Temperaturcomputer.

Hormoncomputer (Persona®)

Prinzip. Es werden das E_3-Glukuronid sowie das LH im Urin bestimmt. Dabei ist es notwendig, dass achtmal im Monat morgens für drei Sekunden ein Teststreifen in den Urinstrahl gehalten wird und dieser dann in einen etwa brillenetuigroßen Monitor eingelegt wird.

Tabelle 5-18 gibt eine Übersicht über die wesentlichen Kenngrößen dieses Verfahrens.

Gemäß einer Untersuchung der Stiftung Warentest schneiden die Temperaturcomputer relativ gut ab und haben eine relativ geringe Quote von falsch negativen Anzeigen. Demgegenüber ist das Persona®-System von der Stiftung Warentest schlechter beurteilt worden.

Falsch negative Anzeigen für die symptothermale Methode gab es in dem gleichen Test keine. Dies bedeutet freilich noch nicht, dass dessenthalben keine ungewollte Schwangerschaft aufgetreten wäre.

Tab. 5-17 Übersicht über die derzeit in der Bundesrepublik Deutschland im Handel verfügbaren Temperaturcomputer.

Name	Firma	Signal/Prinzip	Falsch negative Anzeigen (nach Stiftung Warentest)
Cyclotest 2 Plus	Fa. UEBE GmbH	Temperaturanstieg	1,7%
Ladycomp/Babycomp	Fa. Valley Electronics	Temperaturanstieg	4,7%
Bioself Plus	Fa. Selfcare GmbH	Temperaturanstieg	7,5%

Tab. 5-18 Kenngrößen des Hormoncomputers Persona®.

Name	Firma	Signal/Prinzip	Falsch negative Anzeigen (nach Stiftung Warentest)
Persona®	Fa. UNIPATH GmbH	E_3-Glucuronid, LH	20,8%

Ebenfalls im Handel angeboten werden kleine Mikroskope, die das Farnkrautphänomen im Speichel oder Zervixschleim darstellen sollen. Sie haben sich bislang nicht bewährt.

3 Coitus interruptus

Diese „Methode" ist weit verbreitet, jedoch v.a. aufgrund unbemerkter Vorejakulationen sehr unsicher. Zudem kommt es – von Paar zu Paar verschieden – zu einer starken Beeinträchtigung der psychosexuellen Sphäre. Von dieser „Methode" ist als Kontrazeption abzuraten.

Sterilisation

1 Sterilisation bei der Frau

Zugangswege. Die Laparoskopie hat sich durchgesetzt, gilt als Standardeingriff und hat die so genannte „Mini-Lap" verdrängt.

Die hintere Kolpozöliotomie als Zugang besitzt noch einen gewissen Stellenwert, z.B. bei der adipösen Patientin.

Neuerdings im Handel verfügbar ist auch ein hysteroskopisches Sterilisationssystem (essure™).
Im Wesentlichen handelt es sich hierbei um eine Mikrospirale, die sich nach der Implantation in die Tubenabgänge in das umliegende Gewebe ausbreitet und dort eine abakterielle Entzündung mit nachfolgender Fibrose auslöst. Nach der Insertion des Spiralsystems sollte der korrekte Sitz (und Verschluss der Eileiter), z.B. durch eine Hysterosalpingografie oder auch (weniger sicher) durch eine Hysterokontrastsonografie, untersucht werden. Das Implantat selbst besteht aus Nitinol, einer Ligierung aus Nickel und Titan, rostfreiem Stahl und Polyesterfasern. Das Prinzip der Insertion bzw. die verwendete Grundtechnik ist aus der Angioplastik (z.B. von koronaren Endoprothesen her) bekannt.
Kontraindikationen für den Einsatz des hysteroskopischen Sterilisationssystems sind:
- aktive und kürzlich aufgetretene pelvine Infektionen,
- eine unbehandelte akute Zervizitis,
- ungeklärte oder gar schwere vaginale Blutungen,
- der Verdacht auf ein Malignom,
- bekannte Anomalien der Gebärmutter oder der Eileiter, die den Einblick auf die Eileitermündungen erschweren oder gar unmöglich machen,
- Allergien gegen Kontrastmittel oder Kontrastbildaufnahmen, so dass eine Verifikation des korrekten Sitzes nicht möglich ist,
- Patientinnen mit Immunsuppression,
- Patientinnen mit einer bekannten Nickelallergie.

Der Wunsch nach einer reversiblen Empfängnisverhütung ist im eigentlichen Sinne keine Kontraindikation, da eine Sterilisation per se immer als endgültig zu betrachten ist und in Situationen einer noch nicht abgeschlossenen Familienplanung ohnehin nicht in Frage kommt.
In klinischer Erprobung ist derzeit auch das System Ovobloc, ein Siloxanstopfen, der hysteroskopisch eingesetzt wird.

Methodik der laparoskopischen Sterilisation. Laparoskopisch erfolgt die Sterilisation isthmusnah mit Wärme (Endokoagulation) oder bipolar mit Hochfrequenztechnik (von monopolaren Instrumenten – obwohl wieder vermehrt in Gebrauch – ist aus forensischen Gründen abzuraten). Obwohl bis heute kontrovers diskutiert, dürfte die zusätzliche Durchtrennung der Tuben keine erhöhte Sicherheit mit sich bringen. Clips (z.B. Hulka-Clip, Filshie-Clip) haben den Vorteil höherer Reversibilität, jedoch einen niedrigeren Pearl-Index. Sie sind auch laparoskopisch applizierbar. Die zahlreich beschriebenen tubenchirurgischen Sterilisationstechniken sind heutzutage in den Hintergrund getreten, evtl. mit Ausnahme der Sterilisation im Rahmen einer Sectio (aber cave: verminderte Sicherheit bei gut durchbluteten, ödematösen Tuben).
Der **Zeitpunkt** sollte immer die erste Zyklusphase sein, günstigerweise der mittlere Zeitabschnitt; eine möglicherweise bestehende Schwangerschaft ist vorher auszuschließen.

▶ Erfolgt die Sterilisation zu spät in einem Zyklus, in dem die Patientin konzipiert hat, so entstehen Unterhaltsansprüche an den Arzt.

Die Sterilisation im Wochenbett sollte etwa eine Woche post partum erfolgen.

Kontrazeptive Sicherheit. Die Sterilisation ist ein relativ sicheres Verfahren, ungewollte Schwangerschaften sind ausgesprochen selten (Tab. 5-19). Es gibt allerdings Unterschiede im Hinblick auf die Technik. Nicht ganz vernachlässigt werden sollte, dass nach Sterilisation auch Eileiterschwangerschaften auftreten können (Tab. 5-20).

Rechtliche Gesichtspunkte. Die Patientin muss sich schriftlich mit der Sterilisation einverstanden erklären, wobei in diesem Einverständnis biologische Grundzüge, Technik, Risiken, Versagerquoten und evtl. Spätfolgen ausführlich dargestellt werden müssen. Zudem müssen zwischen Aufklärung und Eingriff einige Tage vergehen. Das schriftliche Einverständnis des Ehemannes oder Partners ist nicht erforderlich, aber sinnvoll.

Schwierig ist die Definition einer Altersgrenze. Auch bei abgeschlossener Familienplanung und Wunsch des Paares nach Sterilisation haben Gerichte bei sehr jungen Frauen immer wieder entschieden, dass nur der Arzt – nicht aber die junge Frau – die Tragweite der Sterilisation erkennen konnte (bzw. hätte können) und somit Ansprüche an den Arzt einklagbar sind. Insofern ist es sinnvoll, dass die Frau – auch bei abgeschlossener Familienplanung – ein Alter von 30 Jahren überschritten haben sollte.

Bei geistiger Behinderung **gelten besondere Regeln.** Üblicherweise haben Betroffene einen vom Vormundschaftsgesetz eingesetzten Betreuer für Gesundheitsfragen. Dieser ist üblicherweise berechtigt, die Einwilligung zu medizinischen Eingriffen zu geben; im Falle einer geplanten Sterilisation darf er allerdings nicht alleine entscheiden. Das **Vormundschaftsgericht** behält sich die Entscheidung selbst vor; vorher werden in der Regel zwei unabhängige psychiatrische Gutachten eingeholt.

Psychische Aspekte. Bei der Vorbesprechung der Sterilisation sollten auch immer psychische Aspekte berücksichtigt werden, wie etwa die Motivation zur Sterilisation und die Schnelligkeit der Entschlussfassung. Bei jungen Frauen ohne Kinder, die mit dem dringenden Wunsch zur Sterilisation kommen, sollte immer eine **psychosomatische Diagnostik und Beratung** erfolgen. Möglicherweise ist der Wunsch nach Sterilisation Ausdruck einer psychischen Störung, wie etwa einer sexuellen Identitätsstörung, einer schweren neurotischen Störung oder im Einzelfall sogar einer Psychose. In solchen Fällen stände naturgemäß die Behandlung der Primärstörung im Vordergrund.

Selbst bei einer längerfristig vorbereiteten und gut durchdachten Entscheidung zur Sterilisation kann es in der Folge zu **psychischen Problemen** bei betroffenen Frauen kommen, wie etwa Depressivität oder auch Schlafstörungen. Denkbar ist hier immer eine Folge der stattgehabten Operation bzw. Vollnarkose, die im Einzelfall bei entsprechender Vulnerabilität zum Auftreten psychischer Störungen führen kann. Wahrscheinlicher ist nach der klinischen Erfahrung aber die „Demaskierung" eines vorbestehenden **prämenstruellen Syndroms** (s. Kap. 3), wenn bis zur Sterilisierung ein orales Kontrazeptivum eingenommen wurde.

Bei vorbestehender psychischer Störung kann diese auch zur **medizinischen Indikation** für eine Sterilisation führen, z. B. bei rezidivierenden Störungen bzw. der Erfordernis einer Polytherapie zur psychischen Sta-

Tab. 5-19 Versagerquoten verschiedener Sterilisationsmethoden in Deutschland (nicht kumulativ) (Kleinstein 2004).

Methode	Frauen (Anzahl)	Schwangerschaften	(‰)
Zeitraum 1989–1993			
monopolare Koagulation	3 460	13	3,7
Clipsterilisation	3 460	10	2,9
bipolare Koagulation	90 379	159	1,8
Thermokoagulation	40 276	41	1,0
Laser-Technik	754	0	0,0
Silikonband (Ring)	77	0	0,0
alle Methoden	138 406	223	1,61
Zeitraum 1994–1998			
bipolare Koagulation mit Durchtrennung	2 956	26	8,8
Thermokoagulation	10 778	26	3,0
monopolare Koagulation	671	2	3,0
bipolare Koagulation	53 327	121	2,3
Clipsterilisation	243	0	0,0
alle Methoden	67 975	175	2,57

Tab. 5-20 Ektope Graviditäten (EUG) nach unterschiedlichen Sterilisationsverfahren (Kleinstein 2004).

Methode	Frauen	EUG	‰
Zeitraum 1989–1993			
monopolare Koagulation	3 460	6	1,7
biopolare Koagulation	90 379	80	0,9
Thermokoagulation	40 276	17	0,4
Clipsterilisation	3 460	0	0,0
Laser-Technik	754	0	0,0
Silikonband (Ring)	77	0	0,0
Zeitraum 1994–1998			
bipolare Koagulation mit Durchtrennung	2 956	25	8,5
bipolare Koagulation	53 327	65	1,2
Thermokoagulation	10 778	12	1,1
monopolare Koagulation	671	0	0,0
Clipsterilisation	243	0	0,0

bilisierung. Auch die hohe postpartale Rezidivgefahr einiger Erkrankungen (s. Kap. 40) sollte in die Entscheidung einbezogen werden.

Reversibilität. Bei korrekt durchgeführter laparoskopischer Sterilisation (d. h. isthmusnah, Resttubenlänge > 4 cm) ist die mikrochirurgische Reanastomosierung eindeutig Methode der Wahl – nicht die IVF. In der Hand des Erfahrenen kann über einen Zeitraum von 2 Jahren post operationem mit einer Schwangerschaftsrate von über 70% gerechnet werden. Allerdings dürfen die Tuben nicht zusätzlich postentzündlich verändert sein, und ein präoperatives Spermiogramm des Partners ist obligat. Bei hysteroskopischen Sterilisationen liegen noch wenige Erfahrungen bzgl. der Reversibilität vor. Aufgrund des Wirkungsmechanismus der Mikrospirale essure® ist allerdings davon auszugehen, dass – selbst nach einer erfolgreichen Entfernung dieser Spirale – derart starke Schädigungen des isthmutubaren Gewebes vorliegen, dass die Fertilität kaum wiederherstellbar sein dürfte bzw. die Rate (rein theoretisch) – an ektopen Implantationen – hoch ausfällt. Bei einer starken Einschränkung kann eine Refertilisierung a priori unsinnig sein, da dann die Indikation für eine ICSI besteht. Die besseren Ergebnisse für die Refertilisierung erbringt derzeit (noch) der Zugang mittels Laparotomie und nicht die Laparoskopie. Diese ist aber – aus eigener Erfahrung – als Kontroll-Laparoskopie relativ bald nach dem Eingriff zu empfehlen (2–6 Wochen).

!

Generell sollte die Möglichkeit der Reversibilität der Sterilisation nicht diskutiert werden. Die Aufklärung hat immer so zu erfolgen, dass der Patientin (und ggf. ihrem Partner) klar ist, dass es sich per se um einen Eingriff handelt, der nicht mehr rückgängig gemacht werden kann.

2 Sterilisation beim Mann

Die Durchführung der Sterilisation beim Mann ist Aufgabe des Urologen. Bei Sterilisationswunsch der Frau bzw. des Paares sollten aber immer eine Mitberatung des Mannes erfolgen und die enge Abstimmung mit dem urologischen Kollegen gesucht werden; denn nach wie vor besteht die Lehrmeinung, dass die Sterilisation beim Mann derjenigen bei der Frau vorzuziehen ist, da sie wesentlich einfacher und komplikationsärmer durchzuführen und in einem noch höheren Prozentsatz reversibel ist.

Nach erfolgter Sterilisation bleibt die Spermiogenese offensichtlich über Jahre, nach neueren Untersuchungen sogar über 10 Jahre hinaus erhalten. Dennoch sollte bei einer Sterilisation des Mannes immer überlegt werden, ob nicht sicherheitshalber ein Kryodepot angelegt wird (s. Kap. 4).

Differenzierte Indikationsstellung zur Kontrazeption – Sicherheit

Kontrazeption bezog sich bislang ausschließlich auf die kontrazeptive Sicherheit bzw. die unerwünschten Nebenwirkungen. Heutzutage ist ein weiterer Aspekt hinzugetreten: die **Sicherheit vor einer HIV-Infek-**

tion. Dieser Gesichtspunkt muss bei der Beratung sogar im Vordergrund gesehen werden, so dass sich die heutigen Empfehlungen z.T. deutlich von den früheren unterscheiden.

- **AIDS-sicher sind nur Kondome.**
  Insofern ist zunächst abzuklären, wie hoch das persönliche Risiko ist (feste Partnerschaft? Zuverlässigkeit des Partners? Häufige Partnerwechsel?). Angehörigen von Risikogruppen ist das Kondom primär zu empfehlen, jedoch ist die Problematik auch mit allen anderen zu besprechen und die Empfehlung zum Gebrauch großzügig zu stellen. Dabei ist heutzutage die Aufklärung über Kondome nicht nur etwas, was Männer zu interessieren hat. Frauen sind über die Probleme und die richtige Art des Kondomgebrauchs in gleicher Art aufzuklären; zudem gibt es auch ein Kondom (Femidom) für die Frau. Gerade in diesem Zusammenhang darf nicht vergessen werden, dass die Übertragung der HIV-Infektion vom Mann auf die Frau wesentlich häufiger ist als umgekehrt. Ist die Entscheidung für den Gebrauch eines Kondoms gefallen, so ist noch abzuklären, ob die erwünschte kontrazeptive Sicherheit ausreicht (Pearl-Indizes s. Tab. 5-21). Falls nicht, so ist die Kombination mit einer anderen Methode zu empfehlen. Zweifellos empfiehlt sich dann der Gebrauch spermizider Substanzen. Ob eine Kombination wie Kondom–Pille oder Kondom–IUP primär viel Sinn macht, ist unseres Erachtens nach sehr zu hinterfragen.
  Kondom in Kombination mit Pille oder IUP ist nur dann sinnvoll, wenn die Frau nicht übersehen kann, ob eine Kondomanwendung auch regelhaft zu praktizieren ist bzw. wenn sie Barrieremethoden ablehnt oder nicht verträgt.

Zu berücksichtigen ist, dass Kondome vor Übertragung von HIV-Infektionen nicht 100%ig schützen, da auch eine extragenitale Übertragung der HIV-Infektion möglich ist.

- **Orale Kontrazeptiva eher für junge Frauen und Nulliparae – IUP eher für ältere Frauen oder Frauen mit Kindern.**
  Natürlich ist dies keine Grundsatzempfehlung, und die diesbezügliche Diskussion wird wohl nie enden. Denn tatsächlich können Ovulationshemmer auch älteren Frauen empfohlen werden, und das IUP ist bei jungen Frauen nicht kontraindiziert. Dennoch muss gesehen werden, dass die potentiellen Risiken der Ovulationshemmer mit dem Lebensalter zunehmen; umgekehrt sind die Probleme, die durch ein IUP ausgelöst werden können, für eine junge Frau oder eine Frau ohne Kinder (mit evtl. späterem Kinderwunsch) erheblich gravierender.
  Als Alternativen können bei jungen Frauen (ohne Neigung zu Androgenisierungserscheinung) auch der Vaginalring und das Kontrazeptionspflaster eingesetzt werden.

- **Orale Kontrazeptiva immer dann, wenn zusätzliche hormonelle Probleme zu therapieren sind.**
  Es ist unsinnig, bestehende Regeltempoanomalien oder eine hyperandrogenämische Situation unabhängig von der Kontrazeption anzugehen: also z.B. IUP plus entsprechende Therapie. In diesen Fällen ist die hormonale Kontrazeption Methode der Wahl.
  In diesem Zusammenhang ist auch das Kontrazeptionspflaster einsetzbar, während der Vaginalring hier weniger geeignet ist.
  Umgekehrt ist aber auch richtig, dass z.B. eine primär amenorrhoische bzw. anovulatorische Patientin, die keinen Kinderwunsch besitzt, zwar hormonell zu substituieren ist, jedoch nicht unbedingt mit EE, also einem hormonellen Kontrazeptivum. Hier ist eine „normale" Hormonsubstitution mit natürlichen Östrogenen unseres Erachtens nach ausreichend, v.a. dann, wenn die Patientin bereit ist, das äußerst geringe Restrisiko einer „Spontanheilung" der Anovulation unter Substitution (mit Konzeptionsmöglichkeit) zu tragen.
  Bei einem regelmäßigen Zyklus und gleichzeitigem bestehendem Wunsch nach einer Langzeitkontrazeption ist auch der Einsatz von Langzeitkontrazeptiva wie beispielsweise von Hormonimplantaten (Implanon®) möglich. Andere Langzeitkontrazeptiva wie z.B. die Dreimonatsspritze sind aufgrund des nicht ganz ausschließbaren Osteoporoserisikos (bei längerer Anwendung) nur in Ausnahmefällen zur Kontrazeption geeignet.
  Eine Alternative zum Implantat ist auch die rein gestagenhaltige Pille Cerazette®.

- **Ein Schwangerschaftsabbruch ist kein Mittel der Kontrazeption, weswegen für jedes Paar eine Beratung hin zur individuell notwendigen Sicherheit erfolgen muss.**
  Es liegt klar auf der Hand, dass ein Schwangerschaftsabbruch mit seinen vielfältigen körperlichen und psychischen Folgen bzw. Risiken für die betroffene Frau als Mittel der Kontrazeption nicht in Frage kommt. Insofern ist abzuklären, was es für ein Paar bedeutet, wenn es zu einer ungewollten Schwangerschaft käme. Danach ist die kontrazeptive Methode (Sicherheit?) zu wählen bzw. sind kontrazeptive Methoden zu kombinieren (z.B. Kondom und Spermizide).

- **Reversible Methoden nur, solange die Familienplanung nicht abgeschlossen ist.**
  Die beiden wesentlichen reversiblen Methoden wie Pille und IUP haben nur dort ihre Berechtigung, wo die Familienplanung noch nicht abgeschlossen ist oder wo aufgrund der Lebenssituation (z.B. 25-jährige Frau mit 2 Kindern) eine abschließende Meinungsbildung des Paares noch nicht zu erwarten ist. Besteht jedoch diesbezüglich Klarheit, sind die Probleme, die bei der Anwendung von reversiblen Metho-

den entstehen können bzw. konkret vorhanden sind (z. B. 35-jährige Raucherin mit Ovulationshemmern), ärztlicherseits ernsthaft zu besprechen und eine Sterilisation (Paarberatung, urologisches Konsil!) zu diskutieren.

Grundsätzliche Einwände gegen die Verschreibung von Ovulationshemmern jenseits des 40. Lebensjahres bestehen nicht, wenn einerseits niedrig dosierte Präparate zum Einsatz kommen und andererseits gesundheitliche Risiken sorgfältig ausgeschlossen sind. Allerdings nimmt allein schon das altersbedingte „Basisrisiko" jenseits von 40 Jahren auch ohne die Einnahme oraler Kontrazeptiva kontinuierlich zu.

Auch wenn die Sterilisation in einem relativ hohen Maß reversibel ist, gilt sie primär als irreversibler Eingriff. Deshalb ist dieser Schritt gut zu überlegen, und die Konsequenzen müssen im Hinblick auf die reproduktive Lebensphase absehbar sein. Als Regel sollte daher gelten, dass die Frau über 30 Jahre alt sein sollte und die Partnerschaft intakt ist.

Eine jüngere Frau kann sehr rasch in die Situation eines erneuten Kinderwunsches kommen (vgl. derzeitige Scheidungsraten). Es ist darauf hinzuweisen, dass Gerichte neuerdings auch dann Ansprüche an den Arzt für berechtigt erachten, wenn die Sterilisation bei einer jungen Frau explizit gewünscht und durchgeführt worden war – Begründung: Der Arzt muss im Hinblick auf die Lebenssituation mehr Über- und Weitblick zeigen als die Patientin (oder auch der Patient!).

Natürlich ist die Indikation immer auf die konkrete Situation abzustellen und fällt z. B. sicher bei einer 28-jährigen Frau mit 4 Kindern und 40-jährigem Ehemann anders aus als bei einer 32-jährigen Frau mit einem Kind und einem 25-jährigen Partner.

- Die Auswahl der Kontrazeption wird nicht nur durch objektivierbare Gesichtspunkte bestimmt, sondern zusehends durch weltanschauliche.

  Auf die Einlassungen der katholischen Kirche wurde schon verwiesen. Auch von anderen Religionsgemeinschaften gibt es ähnliche Empfehlungen. Der behandelnde Arzt sollte objektiv informieren und muss diesbezügliche Wünsche respektieren. Eine gute Dokumentation ist zu empfehlen.

Ähnliches gilt für Überlegungen, die aus feministischer Sicht eine stärkere Eigenverantwortlichkeit der Frau und bewusste Beschäftigung mit dem eigenen Körper wünschen. Der beratende Arzt sollte hier nicht versuchen, die eigenen Vorstellungen von Praktikabilität zu vermitteln, sondern offen beraten und informieren. Da die meisten Frauen diesbezüglich hoch motiviert und informiert sind, ist dem beratenden Arzt eine gründliche Beschäftigung mit den Modalitäten von Diaphragma, Femidom usw. anzuraten.

Tab. 5-21 Sicherheit der verschiedenen kontrazeptiven Methoden (Pearl-Index) (aktualisiert aus der Literatur; Stand 9/2005).

Methode	Pearl-Index (ungewollte Schwangerschaften auf 100 Frauenjahre, d. h. ca. 1200 Zyklen)
keine Kontrazeption	115–200
Ovulationshemmer (Östrogen-Gestagen-Kombination)	
Kombinationspräparate	0,1–0,8
Sequenzpräparate	0,3–0,9
„Pille danach"	0,5–1,0
Vaginalring (Organon)	0,5
Gestagen-Monopräparate	
Minipille	0,5–2,5
Dreimonatsspritze	0,3–2,9
Implantat	0,1–0,5
Vaginalring (WHO)	3,5
IUP	0,5–2,5
Barrieremethoden	
Kondom	3–5(–20)
Femidom	1–2
Diaphragma	3–18 (anhängig von gleichzeitigem Gelgebrauch)
Portiokappe	3–0
spermizide Substanzen	1–5
Lea® contraceptivum	1–2
periodische Enthaltsamkeit	
nach Knaus-Ogino	15–35
symptothermal	(0,5–) 2–3
Tubensterilisation	0,05–0,2
Coitus interruptus	ca. 20

Kontrazeption post partum

In dieser Situation ist eine sichere Kontrazeption ohne Risiko für das Neugeborene (bei stillenden Müttern) bzw. für die Mutter selbst (z. B. durch das erhöhte Thromboserisiko im Wochenbett) gewünscht.

IUP. Das IUP kann prinzipiell direkt post partum gelegt werden, allerdings besteht ein etwas erhöhtes Ausstoßungsrisiko. Nach Involution des Uterus (ca. 6 Wochen) besteht dieses Problem nicht mehr, weswegen dieser Zeitpunkt bevorzugt gewählt wird.

Minipille. Mit ihrer Einnahme kann direkt postpartal oder – bei stillenden Müttern – 6 Wochen post partum begonnen werden.

Orale Kontrazeptiva. Niedrig dosierte orale Kontrazeptiva haben bei stillenden Müttern keinen Einfluss auf das Kind, außer bei unreifen Neugeborenen. Milchmenge und Milchzusammensetzung erfahren keine großen Veränderungen. Insofern kann mit der Einnahme unmittelbar post partum begonnen werden, allerdings sollte das erhöhte Thromboserisiko berücksichtigt werden. Dementsprechend ist eine ausreichende Mobilisierung der Patientin eine unabdingbare Voraussetzung. Die amerikanischen Empfehlungen gehen dahin, erst 6 Wochen nach der Geburt mit der oralen Kontrazeption zu beginnen (vgl. Minipille, s. o.), und zwar dann, wenn zugefüttert wird und die Menstruation eintritt.

Depotgestagene. Sie können direkt post partum gegeben werden und sollen keinen Einfluss auf das Stillen haben.

Vaginalring. Grundsätzlich ist der Vaginalring NuvaRing® zur postpartalen Kontrazeption einsetzbar. Es ist allerdings – im Einzelfall – die Vordehnung der Geburtswege zu berücksichtigen, weswegen die Ausstoßungs- und Verlustrate zweifellos erhöht sein kann.

Tabelle 5-21 zeigt eine Übersicht über die Zuverlässigkeit verschiedener kontrazeptiver Methoden (Pearl-Index).

Literatur

Bettendorf, G., M. Breckwoldt, P. J. Keller, H. Kuhl, B. Runnebaum: Empfehlungen des Zürcher Gesprächskreises. Fortlaufend publiziert in: Frauenarzt.

Birkhäuser M., W. Braendle, P. J. Keller, L. Kiesel, H. Kuhl, J. Neulen: Empfehlungen zur hormonalen Kontrazeption. Frauenarzt 44 (2003) 1270–1273.

Egarter, C.: Hormonimplantate – eine Alternative zur oralen Substitution. Sexualmedizin 5 (1992) 296.

Empfängnisverhütung. Familenplanung in Deutschland. Deutsche Gesellschaft für Gynäkologie und Geburtshilfe e.V. Leitlinien, Empfehlungen, Stellungnahmen. September 2004.

Empfehlungen zur Kontrazeption bei Frauen mit Typ-1- und Typ-2-Diabetes mellitus sowie Frauen nach Schwangerschaften mit Gestationsdiabetes. Frauenarzt 45 (2004) 769–773.

Freundl, G., J. Tigges: Gynäkologische Endokrinologie für die Praxis. Fischer, Stuttgart 1995.

Göretzlehner G, H. U. Feldmann: Hormonale Kontrazeption bei Diabetes mellitus. gyne 25 (2004) 41–43.

Göretzlehner G.: Hormonale Kontrazeption bei chronischen und akuten Erkrankungen: Gastrointestinaltrakt. Menopause & Contraception 4 (2004) 1–7.

Heidenreich, W., G. Otto: Sterilisation bei geistiger Behinderung. Enke, Stuttgart 1991.

Hepp, H., T. Rabe (Hrsg.): Kontrazeption. Gynäkologe 5 (1998).

Kaiser, R., F. A. Leidenberger (Hrsg.): Hormonbehandlung in der gynäkologischen Praxis, 8. Aufl. Thieme, Stuttgart–New York 1996.

Keller, P. J.: Hormon- und Fertilitätsstörungen in der Gynäkologie. Springer, Berlin–Heidelberg–New York 1995.

Kleinstein J.: Stellungnahme zur kontrazeptiven Sicherheit der Tubensterilisation. Deutsche Gesellschaft für Gynäkologie und Geburtshilfe e.V. Leitlinien, Empfehlungen, Stellungnahmen. September 2004.

Kuhl H.: Ist es empfehlenswert, orale hormonale Kontrazeptiva vor geplanten Operationen abzusetzen? Deutsche Gesellschaft für Gynäkologie und Geburtshilfe e.V., Leitlinien, Empfehlungen, Stellungnahmen. September 2004.

Kuhl, H., H. D. Taubert: Hormonelle Kontrazeption. In: Wulf, K.-H., H. Schmidt-Matthiesen (Hrsg.): Klinik der Frauenheilkunde und Geburtshilfe, Bd. 2: Schneider, H. P. G. (Hrsg.): Endokrinologie und Reproduktionsmedizin II, 3. Aufl., S. 139–200. Urban & Schwarzenberg, München–Wien–Baltimore 1996.

Leidenberger, F. A.: Hormonale Kontrazeption. In: Leidenberger, F. A. et al. (Hrsg.): Klinische Endokrinologie für Frauenärzte. Springer, Berlin–Heidelberg–New York 2005.

Mall-Haefeli, M.: Die Kontrazeption Jugendlicher und ihre Auswirkungen auf das Zyklusgeschehen. Sozialpädiatrie in Praxis und Klinik 12 (1990) 86.

Naether, O.: Gynäkologische Endokrinologie. Hansischer Medizinischer Verlag, Hamburg 1992.

Rabe T., C. Brucker: Gemeinsame Stellungnahme der Deutschen Gesellschaft für Gynäkologische Endokrinologie und Fortpflanzungsmedizin e.V. (DGGEF e.V.) in Zusammenarbeit mit dem Berufsverband der Frauenärzte e.V.: Empfängnisverhütung – Familienplanung in Deutschland. Journal für Reproduktionsmedizin und Endokrinologie 3 (2004) 202–221.

Rabe, T., B. Runnebaum (eds.): Fertility control – update and trends. Springer, Berlin–Heidelberg 1999.

Rabe, T., B. Runnebaum, S. Kellermeier-Wittlinger: Kontrazeption. In: Runnebaum, B., T. Rabe (Hrsg.): Gynäkologische Endokrinologie. Springer, Berlin–Heidelberg–New York 1994.

Raith, E., P. Frank, G. Freundl: Natürliche Familienplanung heute. Springer, Berlin–Heidelberg 1998.

Schindler A. E.: Neue hormonale kontrazeptive Methoden – ein Überblick. Frauenarzt 44 (2003) 186–190.

Teichmann, A. T.: Empfängnisverhütung, Thieme, Stuttgart–New York 1996.

Umbreit, K.: Warum nicht das Gestagen mit natürlichem Östradiol kombinieren? Gyne 15/7 (1994) 145.

Wagner, H.: Intrauterine Kontrazeption. In: Wulf, K.-H., H. Schmidt-Matthiesen (Hrsg.): Klinik der Frauenheilkunde und Geburtshilfe, Bd. 2: Schneider, H. P. G. (Hrsg.): Endokrinologie und Reproduktionsmedizin II, 3. Aufl., S. 201–226. Urban & Schwarzenberg, München–Wien–Baltimore 1996.

6 Klimakterium, Menopause und Postmenopause

Einleitung

Die Lebenszeit der Frau von der fortpflanzungsfähigen Phase bis hin zum Senium ist durch tiefgreifende endokrine und metabolische Veränderungen gekennzeichnet. Dieser Zeitraum kann wie folgt eingeteilt werden:

- Prämenopause: Phase mit episodischen diskreten klimakterischen Symptomen, ca. ab dem 36. Lebensjahr;
- Klimakterium: ca. ab dem 40. Lebensjahr; symptomatische Phase vor der Perimenopause;
- Perimenopause: ± 1 Jahr um die Menopause;
- Menopause;
- Postmenopause: Lebensphase ab 1 Jahr nach der Menopause;
- Senium ca. > 65. Lebensjahr.

Allerdings bietet eine altersunabhängige Stadieneinteilung des frauenspezifischen Alterns, wie sie auf dem Staging Reproductive Aging Workshop (STRAW 2001) erarbeitet wurde, exaktere und besser vergleichbare Definitionen. Der Referenzpunkt ist die letzte menstruelle Periodenblutung (LMP); es werden sieben verschiedene Stadien unterschieden (Tab. 6-1).

Evolutionär gesehen ist die Lebensphase der Frau mit weitgehendem Ausfall der Ovarialfunktion nicht unbedingt in dem quantitativen und qualitativen Ausmaß, wie dieser Lebensabschnitt nunmehr demografisch in zunehmendem Maße evident wird, vorgesehen, weil erst durch die umwälzenden Verbesserungen der Lebensbedingungen in den letzten 150 Jahren der deutliche Anstieg der Lebenserwartung weltweit stattgefunden hat. Noch um 1950 lag die weltweite mittlere Lebenserwartung bei 26 Jahren; sie liegt jetzt bei 37 Jahren und wird im Jahre 2050 voraussichtlich 47 Jahre erreichen, also leicht unterhalb des mittleren Menopausenalters, das derzeit im Mittel mit ca. 51 Jahren eintritt. In den Industrieländern ist die mittlere Lebenserwartung bekanntermaßen deutlich höher. So lag die Lebenserwartung in den USA bei Geburt eines weiblichen Individuums weißer Rasse um 1940 bei 67 Jahren und 1996 bei knapp 80 Jahren; 26%

Tab. 6-1 Staging Reproductive Aging Workshop (STRAW 2001) Stadien.

Stadium	STRAW-Stadien (bezogen auf Menopause)	FSH	Zyklus	Deutsche Nomenklatur
reproduktive Phase	– 5 früh	normal	normal bis irregulär	
	– 4 Maximum	normal	normal	
	– 3 spät	(↑)	normal	Präklimakterium
menopausaler Übergang	– 2 früh	↑	variable Länge (± 7 Tage)	Klimakterium
	– 1 spät	↑	Oligo-Amenorrhö	
Postmenopause	+ 1 früh	↑	die ersten 5 Jahre danach	Postmenopause
	+ 2 spät	↑	> 5 Jahre danach (bis zum Tod)	

der 65-Jährigen im Jahre 2000, aber bereits 42% der 65-Jährigen im Jahre 2050 werden das 90. Lebensjahr erreichen. Demzufolge werden mit zunehmender Lebenserwartung die STRAW-Stadien +1/+2 deutlich mehr als ein Drittel der gesamten Lebensphase einer Frau ausmachen. Die Ältest-Alten (> 80 Jahre) sind die am stärksten wachsende Bevölkerungsgruppe von jetzt 3,1% auf 9,6% im Jahre 2050, wobei dieser Trend im asiatischen Raum (z.B. in Japan von jetzt 3,8% auf 15,4% im Jahre 2050) sich noch viel deutlicher abzeichnet. Dadurch ergibt sich, besonders im asiatischen Raum, eine massiv steigende Prävalenz von Alterserkrankungen, wobei die Geschlechtsdifferenz in Asien am geringsten ist: in Asien wird das **Paar**, in den westlichen Industrieländern wird hauptsächlich die **Frau** älter, so dass dort in Zukunft Frauen mehr als 15 Jahre den Witwenstatus einnehmen. Die sich abzeichnende demografische Entwicklung wird in den Industrieländern noch zusätzlich durch die dramatische Senkung der Geburtenrate unterstützt, so dass nach Expertenberechnungen z.B. das deutsche Volk im Jahre 2035 das älteste der Erde sein wird (Abb. 6-1).

Im vorliegenden Kapitel werden zunächst die Charakteristika eines physiologischen Menstruationszyklus dargestellt, um die grundlegenden physiologischen Veränderungsprozesse im Klimakterium bis zur Postmenopause zu verstehen. Im Anschluss werden die endokrinen und metabolischen Veränderungen der verschiedenen Phasen erörtert und die diagnostischen Möglichkeiten und Notwendigkeiten, die sich besonders nach den individuellen anamnestischen Gegebenheiten richten, dargestellt.

Ausführlich werden die individuell eingestellten Therapiestrategien erläutert, die sich nach den familien- und eigenanamnestischen Vorgaben, nach den aktuellen Beschwerden, den jeweiligen Wünschen und Vorstellungen der Patientin als auch nach den eventuellen Kontraindikationen gegen die therapeutischen Maßnahmen richten.

Hieraus ergeben sich die folgenden Lernziele:

- Kenntnis der Physiologie des Menstruationszyklus;
- Stadien sowie somatische, endokrine und psychische Symptome des menopausalen Übergangs (menopausal transition) und der Postmenopause;
- klinische und laborchemische Diagnose des menopausalen Übergangs sowie der Postmenopause und assoziierter Störungen;
- klinische und laborchemische Differenzialdiagnosen;
- Risikofaktoren für die Entstehung von Dysfunktionen und Krankheitsbildern, die mit der genannten Thematik in Zusammenhang stehen;
- Kenntnisnahme der Hierarchie im Studiendesign;
- Definition der Primär- und Sekundärprävention;
- derzeitiger Kenntnisstand zur Wirkung, Nebenwirkung, Indikation und Kontraindikation der Östrogenersatztherapie (ERT, estrogen replacement therapy) und der Hormonersatztherapie (HRT, hormonal replacement therapy) des menopausalen Übergangs und der Postmenopause;
- nicht-medikamentöse und medikamentöse Therapiestrategien unter besonderer Berücksichtigung von ERT/HRT.

Physiologischer Menstruationszyklus

Der physiologische Menstruationszyklus setzt sich aus vier Funktionsbereichen, die integrativ miteinander vernetzt sind, zusammen:

- hypothalamo-hypophysäre Achse,

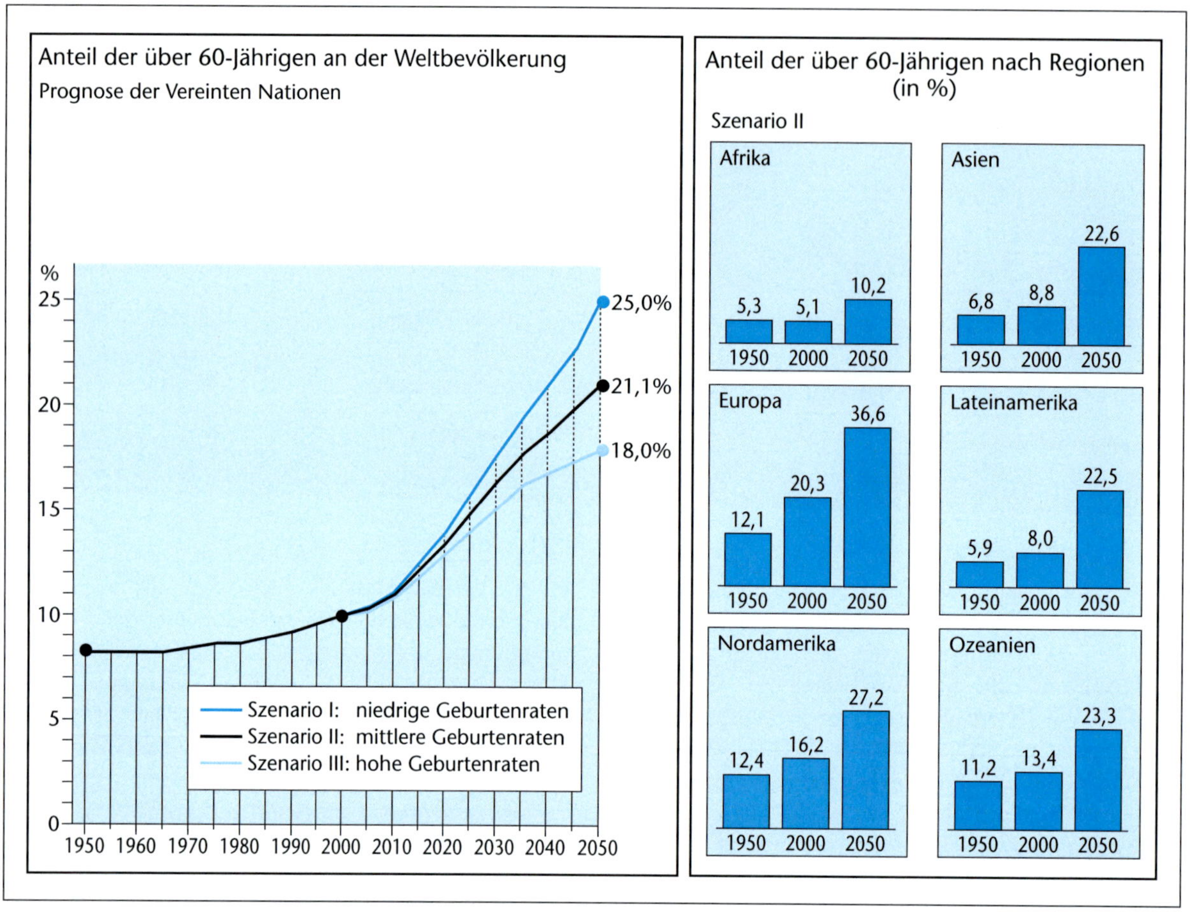

Abb. 6-1 Die Menschheit wird alt: demografische Entwicklung.

- Ovarfunktion (Sexualsteroidsekretion, Freisetzung der Eizelle),
- Endometrium,
- zervikale Schleimsekretion.

1 Hypothalamus und Hypophyse

Den Menstruationszyklus kann man in die frühe und späte Follikelphase, die periovulatorische Phase und die Corpus-luteum-Phase einteilen. Unter dem Einfluss des hypothalamischen Gonadotropin-Releasing-Hormons (GnRH) kommt es zur De-novo-Biosynthese, Speicherung und Freisetzung der beiden Gonadotropine luteinisierendes Hormon (LH) und follikelstimulierendes Hormon (FSH) im Hypophysenvorderlappen (sog. Gonadotroph) (Abb. 6-2). In der frühen und mittleren Follikelphase sind die Gonadotropin-Werte zunächst relativ niedrig (< 8 mU/ml). Dabei sind die Serumkonzentrationen des FSH meist diskret höher als jene des LH, da das FSH eine längere Halbwertzeit als das LH hat und damit länger in der Zirkulation verbleibt.

2 Ovar

2.1 Follikelphase

Interessanterweise wird die höchste Anzahl an Follikeln (etwa sieben Millionen in beiden Ovarien zusammen) in der frühen Entwicklungsphase eines weiblichen Embryos vorgefunden; bereits bis zur Geburt ist es zu einer massiven Regression dieser Follikel gekommen, so dass nur mehr eine Million Follikel vorliegen. Diese physiologische, genetisch vorbestimmte Regression der Follikel findet im postnatalen Leben kontinuierlich weiter statt, so dass in der Pubertät lediglich noch ca. 400 000 Follikel präsent sind (Abb. 6-3), die dann Zyklus für Zyklus bis zur Menopause verbraucht werden. Daher nimmt man an, dass pro Zyklus etwa 1000 Follikel heranreifen und zugrunde gehen. Aus diesem Grunde finden sich in der frühen Follikelphase im Eierstock eine große Anzahl kleiner, sog. präantraler Follikel (Follikel mit einer geringen zentralen Flüssigkeitsansammlung), die schon drei Menstruationszyklen zuvor rekrutiert worden sind. Aus dieser Follikelkohorte

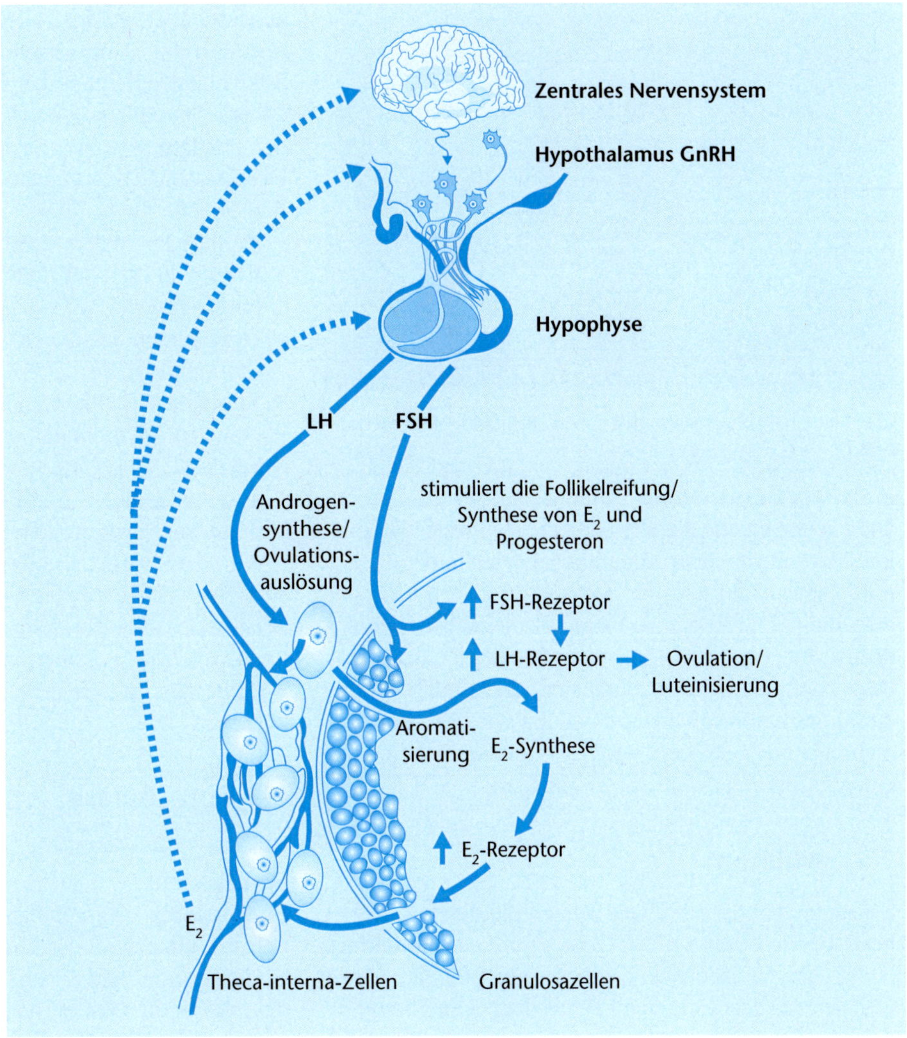

Abb. 6-2 Hormone des Menstruationszyklus: hypothalomo-hypophysäre-ovarielle Achse.

wird in aller Regel nur ein Follikel am ca. 9. Zyklustag (1. Blutungstag = 1. Zyklustag) unter dem Einfluss des FSH selektioniert, d.h. er fängt an, zu maturieren und wird durch eine zunehmende Flüssigkeitssekretion nach innen deutlich größer als die übrigen Follikel (sog. dominanter Follikel). Man kann sich den Follikel dreidimensional als flüssigkeitsgefüllten Luftballon, der im äußeren, randständigen Bereich des Ovars liegt, vorstellen (Abb. 6-4).

Die Wand dieses Follikels wird durch eine Doppelschicht – die äußere vaskularisierte Thekazellschicht und die innere avaskularisierte Granulosazellschicht –, die beide durch die Lamina basalis voneinander getrennt sind, ausgekleidet. Das LH folgt in der äußeren Thekazellschicht die C_{19}-Sexualsteroid(Androgen-) Biosynthese an; die C_{19}-Sexualsteroide werden einerseits durch die Blutbahn in die Zirkulation abgegeben, andererseits wandern sie in die benachbarte Granulosazelle, wo sie als Präkursoren unter dem Einfluss des Enzyms Aromatase, das durch das FSH stimuliert wird,

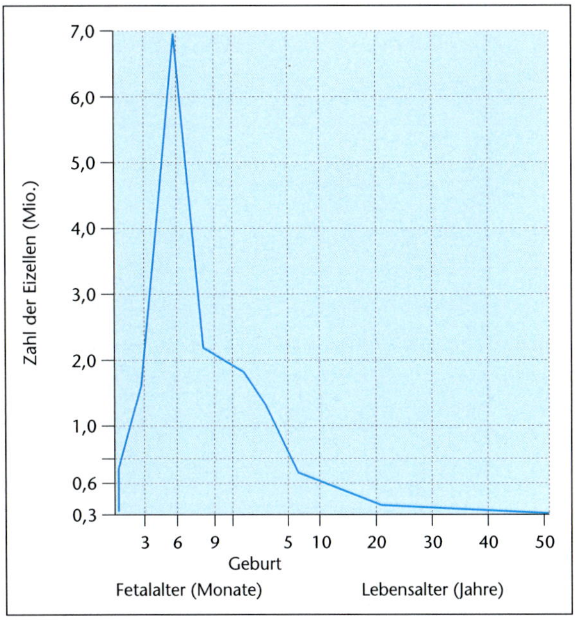

Abb. 6-3 Physiologische Follikelregression.

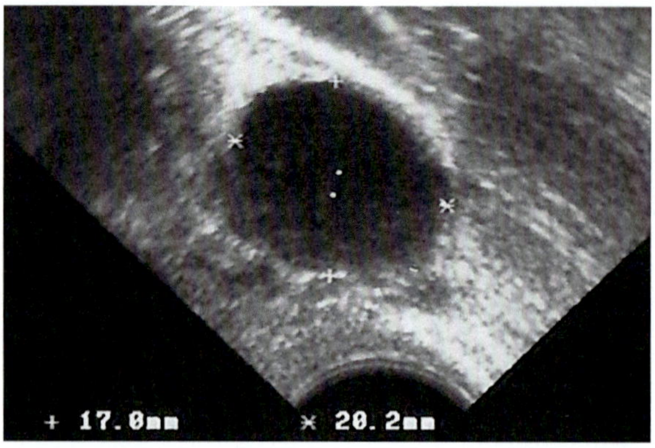

Abb. 6-4 Ovar mit präovulatorischem Follikel im Ultraschallbild.

in das C_{18}-Sexualsteroid Estradiol konvertiert werden. Die einzige Quelle des Estradiols ist der ovarielle Follikel. Mit zunehmender Maturation steigen daher die Estradiolspiegel im Blut an. Geringe (< 50 pg/ml) oder mittelhohe (< 150 pg/ml) Estradiolspiegel bremsen zunächst die Hypophyse (negativer Feedback), d. h., dass trotz kontinuierlicher hypothalamischer GnRH-Stimulation das neu synthetisierte hypophysäre LH zunächst nicht ansteigt; vielmehr wird es in großen Mengen im Gonadotropin der Blutbahn gespeichert.

2.2 Ovulation

Überschreiten die zirkulierenden Estradiolspiegel einen bestimmten Level (> 180–250 pg/ml), so kommt es zum positiven Feedback, d. h., dass nun plötzlich große Mengen des gespeicherten LH aus dem Gonadotrophen ausgeschüttet werden. Diese massenhafte Freisetzung resultiert im mittzyklischen LH-Peak, der auf einen präovulatorischen Follikel trifft, der mittlerweile 18 bis 24 mm Durchmesser erreicht hat, und dort bei diesem den Ovulationsprozess auslöst.

Der LH-abhängige Ovulationsprozess teilt sich in vier funktionelle Abschnitte:

- Reifung der in dem dominanten Follikel lokalisierten Eizelle, die seit der Embryonalzeit in der 2. Reifeteilung verharrt;
- Dissoziation des die Oozyte beherbergenden Cumulus oophorus von der Follikelwand;
- Ruptur der Follikelwand und Freisetzung der reifen Oozyten (im Cumulus oophorus), Kollaps des Follikels;
- Luteinisierung, d. h. funktionelle Umwandlung der dominant östrogenproduzierenden Granulosazelle in die dominant progesteron-(C_{21}-Sexualsteroid-)produzierende Luteinzelle; Bildung des Corpus luteum, entweder als solid-zystische Masse oder als Corpus-luteum-Zyste (vaginalsonografisch entweder als klare Zyste oder mit Binnenechos [= Blutresiduen] versehen).

2.3 Lutealphase

Der Wechsel von der C_{18}-Sexualsteroid- in die C_{21}-Sexualsteroid-Produktion erfolgt durch eine massive Einsprossung von Gefäßen (Angiogenese) in die Granulosa-Luteinzelle. Dadurch kann aus der Blutbahn Cholesterin in hohen Konzentrationen freigestellt werden, das in die Granulosazelle aufgenommen wird und

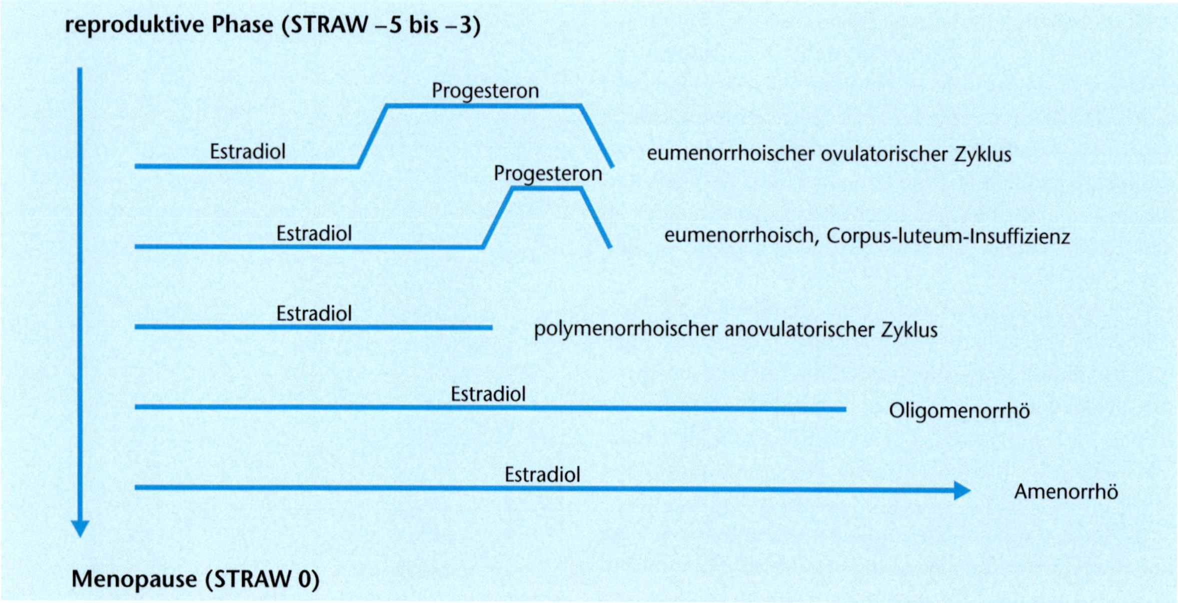

Abb. 6-5 Schematische Darstellung der Menstruationszyklen während des menopausalen Übergangs.

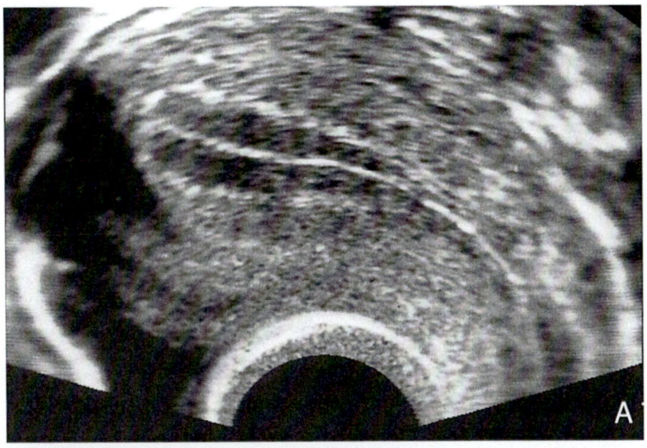

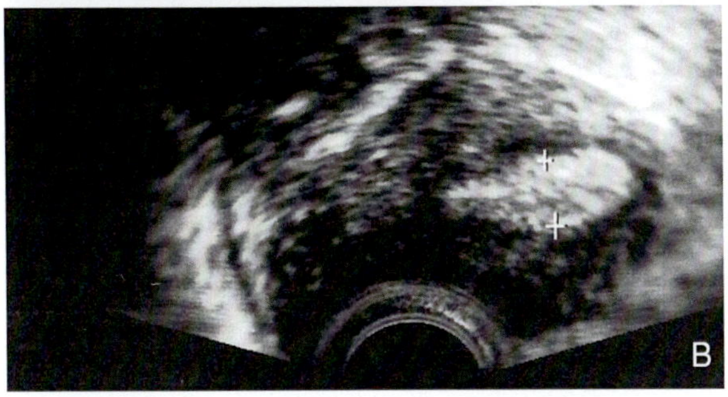

Abb. 6-6 Vaginalsonografischer Endometriumbefund,
A. Präovulatorische Phase: sonografische „Drei-Linien-Zeichnung".
B. Corpus-luteum-Phase: intensive homogene Echodensität.

als Substrat zur Progesteronsynthese dient. Während das Estradiol von seinem präovulatorischen Maximum (ca. 250 pg/ml) (am Tag minus 2, wobei der Tag 0 als der Tag der Ovulation bezeichnet wird) stetig abfällt und in der Lutealphase bei ca. 50–100 pg/ml liegt, steigt nun das Progesteron massiv an und erreicht Mittlutealwerte von > 10 ng/ml (ca. 40fach höher als die Konzentration des Estradiols!) (Abb. 6-5).

3 Endometrium

Eine wesentliche Aufgabe des Estradiols ist es, für den proliferativen Aufbau des Endometriums im Uterus zu sorgen. Nach der Menstruation stellt sich das Endometrium sonografisch strichförmig oder flach dar, mit zunehmender Follikelphase, d.h. mit zunehmendem Estradiolanstieg kommt es zum deutlichen Aufbau, so dass präovulatorisch eine maximale Endometriumdicke von ca. 7–14 mm (beide Schichten zusammen) erreicht wird; das typische Ultraschallbild eines präovulatorischen Endometriums zeichnet sich durch eine „Drei-Linien-Zeichung" aus:

- dorsale und ventrale Linie: Grenzschichten zwischen Endometrium und Myometrium;
- zentrale Linie: Cavum uteri (Kapillarspalte zwischen den beiden einander anliegenden Endometriumschichten) (Abb. 6-6).

Mit der Luteinisierung und der sekretorischen Transformation des aufgebauten Endometriums ändert sich auch das sonografische Bild des Endometriums: es verliert sich die typische präovulatorische, kolbenartig aufgetriebene „Drei-Linien-Zeichnung" und diese wird durch ein dicht-homogenes, hyperdenses Echobild ersetzt. Dieser Vorgang ist dynamisch und beginnt postovulatorisch ausgehend von der myo-endometrialen Grenzschicht (Abb. 6-7).

Die Länge eines physiologischen Zyklus (zwischen 21 und 35 Tagen) wird im Wesentlichen durch die Follikelphase (1. Zyklustag bis Ovulation) bestimmt. Der besonders variable Anteil ist der Tag der Selektion des dominanten Follikels, der zwischen dem 7. Zyklustag und dem 21. Zyklustag stattfinden kann. Dahingegen ist die Corpus-luteum-Phase mit etwa 11–14 Tagen relativ stabil.

Gegen Ende der Lutealphase fallen, wenn es nicht zur Implantation eines Embryos gekommen ist, die Progesteronspiegel sehr rasch ab (s. Abb. 6-5), und dieser massive zirkulatorische Hormonabfall löst die sog. Abbruchblutung aus. Es kommt zum endokrinen Entzug, und damit wird die endometriale Funktionsschicht mit dem Menstruationsblut abgestoßen. Zu dieser Zeit sieht man sonografisch eine variable spindelförmige, oft zystisch-solide zentrale Struktur, die der Ansammlung von Menstruationsblut im Cavum uteri entspricht.

Das Progesteron hat einen **thermogenetischen Effekt** auf das hypothalamische Temperaturzentrum. In der Fol-

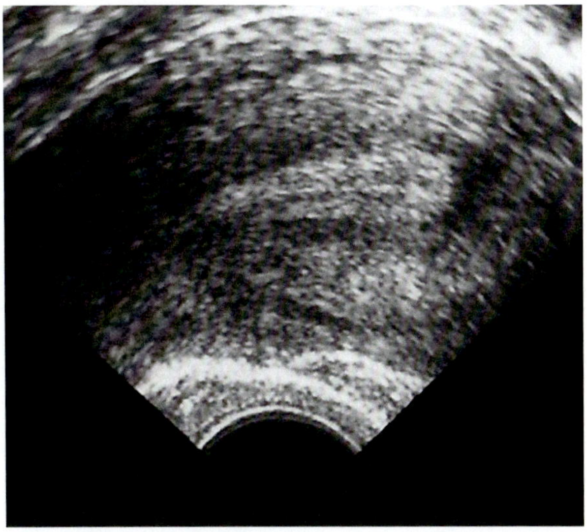

Abb. 6-7 Vaginalsonografischer Endometriumbefund, postovulatorischer Status: von der myometrialen-endometrialen Grenzschicht ausgehende sonografische Verdichtung im anteflektierten Uterus.

likelphase ist das Progesteron sehr niedrig (< 1,0 ng/ml), steigt dann am Tag +1 (einen Tag nach der Ovulation) deutlich an und erreicht, mittluteal die höchsten Werte. Dieser Anstieg ist verbunden mit einer Anhebung der mittleren Körpertemperatur. Dieser Effekt macht es möglich, den biphasischen Zyklusverlauf durch die Messung der Basaltemperatur zu erfassen, wobei in der Follikelphase die Temperaturwerte niedriger liegen, dann um den Zeitpunkt der Ovulation nochmals kurz abfallen (präovulatorischer Dip), um dann um ca. mindestens drei Zehntelgrade über die mittlere Körpertemperatur, die während der Follikelphase besteht, anzusteigen. Die **hypertherme Phase** soll bei einem physiologischen Zyklus, d. h. bei einer physiologischen Gelbkörperphase, mindestens 10 Tage anhalten (s. Abb. 6-5).

4 Zervix

Während der Follikel-, d. h. Estradiolphase, kommt es zu einer **Östrogenisierung** des Zervixsekrets: präovulatorisch zeigt sich ein erweiterter Muttermund und eine starke Absonderung eines klaren Zervixsekrets (Abb. 6-8). Dieses weist eine starke „Spinnbarkeit“ (Sekret lässt sich mit einem Tupfer mehrere Zentimeter lang ausziehen) auf und zeigt unter dem Lichtmikroskop das sog. Farnkrautphänomen: unter Luft kristallisiert das Zervixsekret aus und bildet farnkrautartige Strukturen.

Direkt nach der Ovulation nimmt, v. a. durch den starken Progesteronanstieg (Luteinisierung), die Sekretion des Zervixschleims wieder ab, der viskös und zäh wird. Die Veränderung der Schleimsekretion wird häufig von den Frauen selbst im Sinne eines sich verändernden vaginalen Fluors registriert, so dass dadurch ebenfalls eine basale Zykluskontrolle möglich ist. Die periovulatorisch veränderte Zervixsekretion dient der Rezeption von linear-progressiv motilen Spermien, die sich aus dem Ejakulat selektionieren und dann transzervikal-transuterin in die Tuben wandern können. Dort kann es dann zur Befruchtung der Eizelle, die präovulatorisch vom dominanten Follikel freigegeben und von der ipsilateralen Tube aufgenommen worden ist, kommen. Da bei der Frau eine direkte anatomische Verbindung zwischen dem extra- und intraperitonealen Raum besteht, ist es sehr wichtig, dass während der überwiegenden Zeit des Menstruationszyklus der Zervixschleim zäh und viskös ist, weil hierdurch eine aszendierende Migration bakterieller Erreger eingeschränkt, und damit die Frau vor aufsteigenden Infektionen bis hin zur Adnexitis in gewisser Weise geschützt ist.

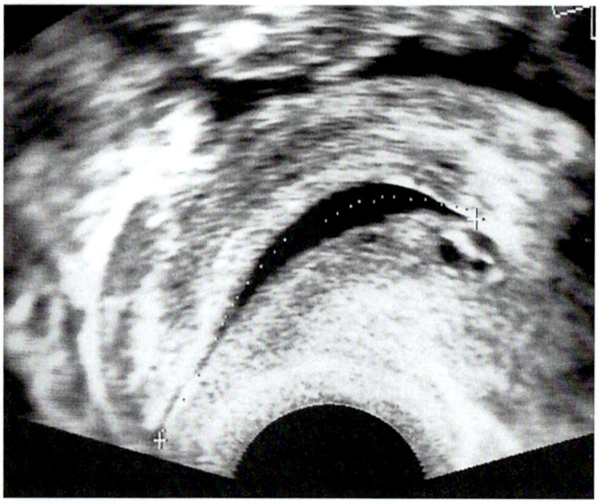

Abb. 6-8 Präovulatorischer Zervixbefund.

5 Zusammenfassung

Die funktionellen Abläufe im Menstruationszyklus dienen zwei Hauptfunktionen:

- Bereitstellen von Sexualsteroiden, die durch die Dominanz der weiblichen Sexualsteroide den weiblichen Organismus bestimmen;
- Schaffen der wesentlichen Voraussetzungen für den Fortpflanzungsprozess durch Freisetzen der Eizelle, Rezeption der motilen Samenzellen, Befruchtung der Oozyte und Implantation des Embryos.

Veränderungen vom Klimakterium bis zur Postmenopause

1 Späte reproduktive Phase (STRAW-Stadium –3) (Präklimakterium)

Das Präklimakterium setzt in Deutschland etwa **ab dem 37. Lebensjahr** (Deutsches IVF-Register 2003) ein. Die Festlegung auf diesen Zeitpunkt ergibt sich aus den Schwangerschaftsdaten im Rahmen der Therapieverfahren bei der sog. Künstlichen Befruchtung (IVF), die ab dem 37. Lebensjahr mit einem **Abfall der Schwangerschaftsrate** assoziiert sind (Abb. 6-9).

Endokrinologisch findet sich zunächst trotz eines noch regelmäßigen Zyklus ein **leichter Anstieg des FSH über 7 mU/ml an den Zyklustagen 3–6 mit einer Anhebung des FSH/LH-Quotienten** (Abb. 6-10). Dieser diskrete FSH-Anstieg ist als erstes Zeichen einer **primären Ovarialschwäche** zu werten, und wenn der FSH-Wert über > 10 U/ml ansteigt, ist dies schon als Ausdruck einer signifikanten Reduktion der Anzahl an

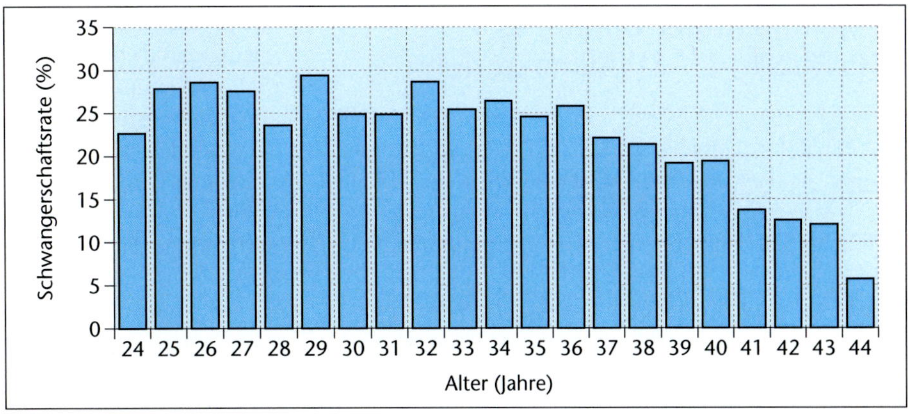

Abb. 6-9 Schwangerschaftsraten pro Embryotransfer nach IVF in Abhängigkeit vom Alter der Frau (Deutsches IVF-Register, Jahrbuch 2003).

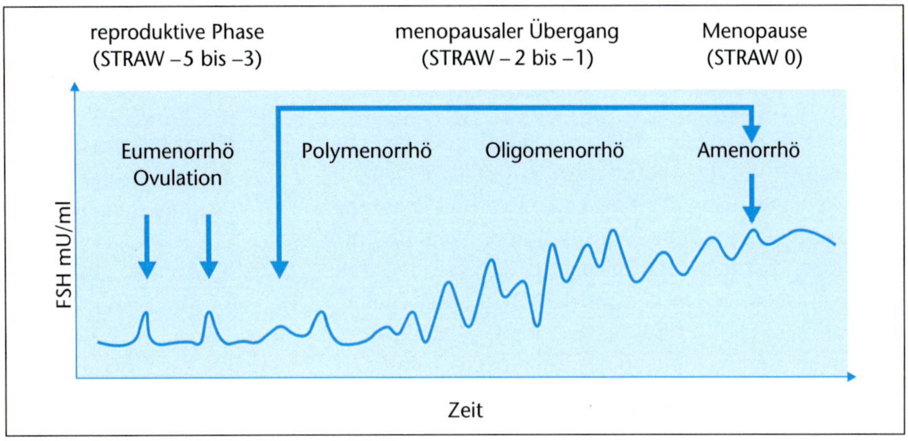

Abb. 6-10 Schematische Darstellung des Konzentrationsverlaufs des Serum-FSH von der reproduktiven Phase bis in die Menopause.

rekrutierten Follikeln zu werten, so dass die Gesamtmenge des ovariellen Östrogens pro Zyklus – zunächst unmerklich – abnimmt und die Hypophyse reaktiv gegensteuert; die FSH-Serumkonzentrationen sind wegen der längeren Halbwertzeit des FSH im Vergleich zum LH prominent. Die Verminderung der ovariellen Funktionsreserve ist vaginalsonografisch mittels des funktionellen Ovar-Score (s. Kap. 3) gut nachzuweisen: das Ovar wird kleiner, und die Zahl klein-antraler Follikel, gemessen zwischen dem Zyklustag 3–6 nimmt deutlich ab. Es ergibt sich ein –1-Ovar, d. h. ein Ovar, das zwar noch einen Zyklus selbst auf ovulatorischer Basis aufrechterhalten kann, aber bereits erste konstante Schwächen aufweist. Nicht nur das Gesamtovar, sondern auch der einzelne Follikel, der zur Ovulation und zur Gelbkörperbildung kommt, scheint leicht geschwächt zu sein, denn das weitere Zeichen der primären Ovarialinsuffizienz, die sich bemerkbar macht, ist eine **Corpus-luteum-Insuffizienz** (**CLI**). Es erfolgt zwar noch die periovulatorische Luteinisierung, aber das mittluteale **Progesteron erreicht kaum noch Werte über 10 ng/ml**. Damit ist der Weg hin zum eigentlichen Klimakterium gebahnt. Aus reproduktionsmedizinischer Sicht beginnt mit dem –1-Ovar-Status der sog. ovarielle „poor response", womit gemeint ist, dass im Rahmen von Assisted-reproductive-technique (ART)-Zyklen eine erhöhte Gonadotropindosis trotz verlängerter Therapiedauer nur eine relativ geringe Anzahl an maturen Follikeln heranzustimulieren vermag. Daraus ist abzuleiten, dass bei –1/–2-Ovarien mit einer Verminderung der Funktionsreserve zu rechnen ist (Abb. 6-11) (s. Kap. 3).

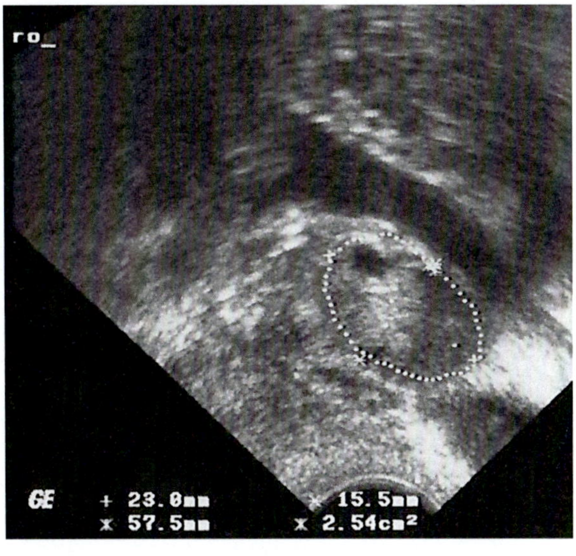

Abb. 6-11 Sonografisch-morphologischer Ovar-Score: –1-Ovar.

2 Menopausaler Übergang (STRAW –2/–1) (Klimakterium)

Von einem physiologischen Klimakterium spricht man **ab dem 40. Lebensjahr**. Es kann sehr variabel einsetzen und sehr unterschiedlich verspürt werden: So gibt es Frauen, bei denen nur sehr wenige Symptome (z. B. eine zunehmende Oligoamenorrhö) (s. Abb. 6-4) auftreten, während bei anderen sich ein schweres Funktionsstörungsbild mit zahlreichen Symptomen einstellt, die in einer gewissen **konsekutiven Kaskade** in Erscheinung treten können (Abb. 6-12).

2.1 Prämenstruelles Syndrom, Lutealphasendefekt

Zunehmend entwickelt sich eine **relative Östrogendominanz > Gestagendominanz** mit entsprechenden Auswirkungen, denn das Progesteron verfügt über eine wichtige physiologische Nebenwirkung. Nämlich eine antimineralokortikoide Wirkung, die die Natrium- und H_2O-Ausscheidung in den renalen Tubuli fördert und dadurch auch den Effekt des Estradiols antagonisiert. Kommt es nun im Rahmen des Präklimakteriums zum **Lutealphasendefekt**, so **erhöht sich der mineralokortikoide Gesamteffekt**; konsekutiv stellt sich häufig ein sog. **prämenstruelles Syndrom** mit folgenden Symptomen ein:

- Gewichtszunahme (durch Ödembildung),
- Reduktion der Urinmenge,
- migränoide Kopfschmerzen,
- Lidödeme,
- Fingerödeme,
- vergrößertes Brustvolumen, Mastalgie,
- aufgeblähter Leib mit Meteorismus und Obstipation (mesenterial-interstitielle Ödeme),
- Schweregefühl in den Beinen, Beinödeme.

Intra- und postmenstruell verschwinden diese Symptome wieder, wobei die Gewichtsabnahme von einer Pollakisurie (insgesamt erhöhtes Urinvolumen) begleitet wird.

Nicht wenige Frauen leiden prämenstruell zusätzlich unter psychischen Symptomen, wie etwa Reizbarkeit oder Affektlabilität. Wenn die psychischen Symptome im Vordergrund stehen, kann dies im Einzelfall auch zu einem ausgeprägten Leidensdruck führen. Eine ausführliche Darstellung der sog. prämenstruellen dysphorischen Störung, unter der etwa 3–5% aller Frauen im gebärfähigen Alter leiden, sowie der therapeutischen Möglichkeiten, findet sich in Kapitel 3.

2.2 Hypergonadotrope psychovegetative Ausfallserscheinungen, „hot flushes“, Störung des Tagesablaufs

Im Weiteren treten nun – zunächst schubweise intermittierend – die **ersten echten hypergonadotropen attackenartigen Ausfallserscheinungen** auf. Das zunächst **sporadische Auftreten** dieser hypergonadotropen Phasen lässt sich damit erklären, dass mit dem weiteren Verlust von Follikeln phasenweise die Estradiolsekretion vollständig zum Erliegen kommt, gefolgt von einem starken Anstieg der Gonadotropine, der dann erneut residuale Follikel anregen kann mit kurzfristig ansteigenden Estradiolwerten, die ihrerseits intermittierend die Gonadotropine supprimieren, so dass in dieser Phase ein gleichsam **wellenartiger Aufwärtstrend des FSH** typisch ist (s. Abb. 6-10). Dieser Status ist gelegentlich über Jahre verfolgbar. Neben den Gonadotropi-

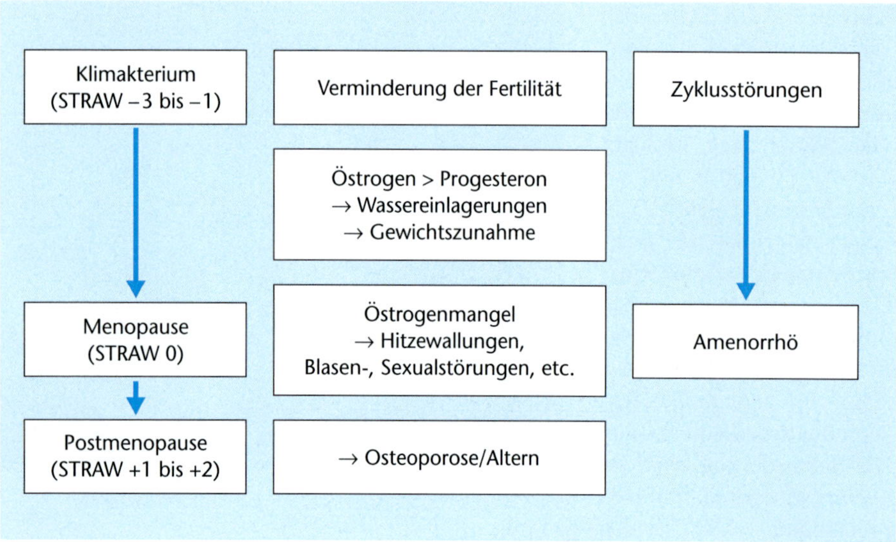

Abb. 6-12 Schematische Übersicht der Symptomenkaskade während des menopausalen Übergangs.

nen steigen auch hypothalamische Neurotransmitter an, die starken Einfluss auf das vegetative Nervensystem (Sympathikus- und Vagussystem) ausüben. Es resultiert in solchen Attacken eine Erhöhung des Herzminutenvolumens und der Herzfrequenz und eine Dilatation der peripheren kutanen Gefäße; Phasen, die oft nur minutenlang anhalten und zur Flush-artigen, fleckigen Rötung der Haut führen (hot flushes). Man nimmt an, dass die Gonadotropinimpulse nicht *per se* kausal für die Flush-Episoden verantwortlich sind. Vielmehr sind es neuroendokrine Ereignisse, die konkordant neben der pulsatilen Freisetzung von hypothalamischem GnRH auch das hypothalamische temperaturregulierende Zentrum stimulieren. Weiterhin kommt es zu:

- v. a. nächtlich auftretenden Hitzewallungen mit z. T. schweren Schweißausbrüchen (mehrfacher Wechsel des nassen Pyjamas notwendig); gefolgt von Kälte-/Frierattacken;
- Herzpalpitationen, beides kann zu Ein- und Durchschlafstörungen, frühem Aufwachen und insgesamt zur Schlaflosigkeit führen.

Der Mangel an ausreichendem Schlaf und die unzureichende Östrogenwirkung für verschiedene kognitive Hirnleistungen wirken sich nachteilig auf den **gesamten Tagesablauf** aus mit folgenden Symptomen:

- Müdigkeit und Abgeschlagenheit,
- Konzentrations- und Merkschwäche,
- Organisationsschwäche.

Typische affektive Begleitsymptome sind depressive Verstimmungen mit Niedergeschlagenheit, Reizbarkeit, Aggressivität, Affektlabilität, Selbstwertprobleme etc. Solche perimenopausalen Verstimmungen müssen abgegrenzt werden von den depressiven Episoden im Rahmen einer affektiven Störung (s. u., s. Kapitel 39 und 40), aber auch von den sog. Anpassungsstörungen (= reaktive Depressionen) (s. Kapitel 40), die als Folge von Veränderungen in der familiären oder partnerschaftlichen Situation oder auch nach anderen relevanten Lebensereignissen auftreten können.

!

Das komplexe Bild der endokrin-vaso-vegetativen Ausfallserscheinungen ist von zentraler Bedeutung in dieser Lebensphase. Die entscheidende Frage dabei ist die Selbsteinschätzung des Beschwerdebildes und das damit assoziierte Ausmaß des **Leidensdrucks.** Nur dieser **bestimmt letztendlich die Indikation zur Therapie.** Der Gipfel dieser Art der Dysfunktionen liegt um den Menopausenzeitpunkt, woraus sich ergibt, dass jenseits der Menopause (STRAW +1, frühe Postmenopause) mit einer kontinuierlichen – manchmal allerdings nur langsam vonstatten gehenenden – Abnahme endokrin-vaso-vegetativer Symptome zu rechnen ist, wonach sich auch die therapeutischen Inhalte zu richten haben.

2.2.1 Differenzialdiagnose Depression

Beim Auftreten psychischer Symptome muss immer differenzialdiagnostisch an das Vorliegen einer depressiven Episode als Teil einer affektiven Störung oder auch einer sog. reaktiven Depression (= Anpassungsstörung) gedacht werden (s. Kapitel 40). Besonders wenn in der Vorgeschichte depressive Verstimmungen vorgekommen sind (wie etwa eine postpartale Depression oder auch ein ausgeprägtes prämenstruelles Syndrom mit starker affektiver Symptomatik), ist auch in der Perimenopause mit einer erhöhten Empfindlichkeit für Depressionen zu rechnen. In Tabelle 6-2 ist die differenzialdiagnostische Abgrenzung der in Frage kom-

Tab. 6-2 Übersicht der affektiven Störungen im Klimakterium.

Störungsbild	Symptomatik	Therapie
perimenopausales depressives Syndrom	Reizbarkeit, Ängstlichkeit, traurige Verstimmung, Affektlabilität, verminderte Libido, schnelle Erschöpfbarkeit, Konzentrationsstörungen – Kriterien einer depressiven Episode sind nicht erfüllt	Hormonsubstitution
depressive Episode	Depressive Verstimmung, Hoffnungslosigkeit, Antriebs- und Interesselosigkeit, Schuld- und Insuffizienzgefühle, Schlafstörungen, Appetitstörungen, somatische Symptome, Libidoverlust, Suizidgedanken, etc. – Kriterien für eine depressive Episode sind erfüllt	Antidepressive Therapie und ggf. Hormonsubstitution
„reaktive Depression" (Anpassungsstörung)	Reaktion auf eine schwierige Lebenssituation oder belastende Lebensereignisse; somatische Symptome sind seltener; positive Empfindungen und Ablenkung sind partiell möglich	Supportive Gespräche, ggf. Psychotherapie, evtl. auch Antidepressiva

Diagnosekriterien depressive Episode/Anpassungsstörungen s. Kap. 40

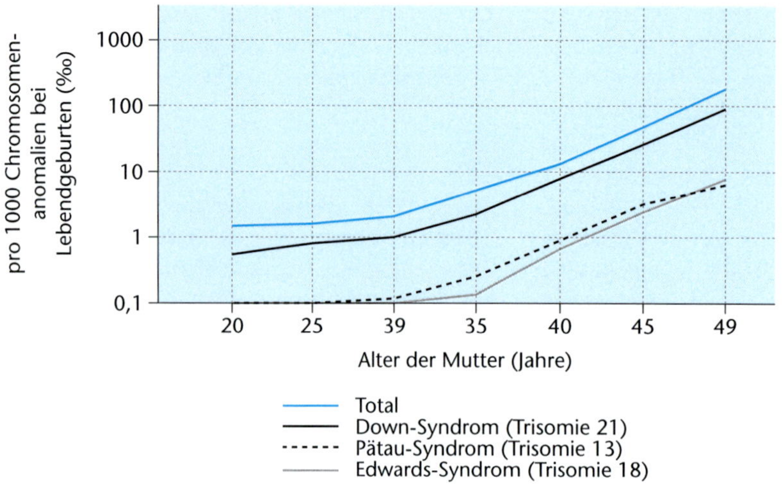

Abb. 6-13 Anstieg der kindlichen Chromosomenschädigung in Abhängigkeit vom mütterlichen Alter (modifiziert aus Leidenberger).

menden Störungen dargestellt. Übergänge bzw. Mischformen sind nicht selten (z. B. zunehmende Verschlechterung eines perimenopausalen depressiven Syndroms und Entwicklung einer depressiven Episode oder zusätzliche Beeinträchtigung durch schwierige Lebensumstände auch bei einer depressiven Episode).

Therapie. Die Therapie richtet sich immer nach der im Vordergrund stehenden Problematik; häufig sind auch Kombinationen verschiedener Therapieformen sinnvoll. Beim Vollbild einer depressiven Episode erfolgt die Behandlung nach den üblichen Richtlinien einer antidepressiven Therapie (s. Kap. 41); die Einschaltung eines Psychiaters kann hier hilfreich sein. Bei der Wahl des Antidepressivums ist zu berücksichtigen, dass durch die Nebenwirkungen des Medikaments die vegetativen Symptome (z. B. Schweißausbrüche) vorübergehend noch verstärkt werden können. Allerdings konnte für einzelne Präparate in kleineren Studien gezeigt werden, dass diese sich auch positiv auf die vegetative Symptomatik auswirken können. Dies ist insbesondere auf dem Hintergrund der aktuellen Diskussion über Nutzen und Risiken der Hormonsubstitution von Bedeutung. Stehen aktuelle Lebensereignisse oder Probleme im psychosozialen oder familiären Bereich im Vordergrund, wie etwa Auszug der Kinder aus dem elterlichen Haushalt („Empty-nest-Syndrom") oder Partnerschaftsprobleme, kann auch die Indikation für eine Psychotherapie vorliegen.

2.3 Konzeption, Zyklusverkürzung, Meno- und Metrorrhagien, erhöhtes Fehlbildungsrisiko

In diesem Lebensabschnitt spielt die Frage der **Konzeptionsmöglichkeit** bei entweder noch bestehendem Kinderwunsch oder – sehr viel häufiger – bei sicherem Kontrazeptionswunsch eine große Rolle. Deutlich zeigt sich ein Anstieg des FSH zuungunsten des LH, so dass man mittzyklisch nun auch **pseudoovulatorische Konstellationen** beobachtet: FSH und LH steigen gleichsinnig in einem breiten Gipfel an, die follikuläre Maturation wird vorzeitig beendet, der dominante Follikel kann ein 18-mm-Stadium, das physiologische Voraussetzung für ein geordnetes ovulatorisches Geschehen ist, nicht mehr erreichen; ein vorzeitiger leichter Östrogenabfall stellt sich ein, wodurch auch **Zwischenblutungen** und **Metromenorrhagien** auftreten können. Gleichzeitig kommt es zur vorzeitigen Luteinisierung durch einen Anstieg des Progesterons auf ca. 1–2 ng/ml; insgesamt ist ein **anovulatorischer monophasischer Ablauf** zu erwarten (s. Abb. 6-5). Eine eindeutige Aussage ist aber keinesfalls möglich, so dass in Einzelfällen auch noch mit physiologischen Spontanovulationen und konsekutiven Schwangerschaften gerechnet werden muss. Interessant ist in diesem Zusammenhang, dass immer wieder zu beobachtende bifollikuläre Ausreifungen – wohl infolge des hypergonadotropen FSH-Stimulus – erklären könnten, weswegen dizygote Zwillinge häufiger bei Müttern mit früher Menopause auftreten. Die Schwangerschaftserwartung pro Zyklus liegt zwischen dem 20. und 30. Lebensjahr bei ca. 0,3 pro Zyklus (d. h. eine Schwangerschaft pro drei Zyklen). Die **Schwangerschaftserwartung bei Amerikanerinnen im Alter von 50 Jahren oder mehr betrug nur noch 1/200 000**. Zudem ist zu beachten, dass bei einer Schwangerschaft einer älteren Mutter mit einem deutlich ansteigenden Risiko, ein Kind mit einer **Chromosomenschädigung** oder einer **Fehlbildung** zu bekommen (Abb. 6-13), zu rechnen ist (s. Kap. 12). Diese Risikoanhebung hängt mit dem Alter der Oozyte zusammen, die ja wie der gesamte Follikelapparat in der frühen Entwicklungsphase eines weiblichen

Embryos angelegt worden ist und mit zunehmendem Alter einen signifikanten Anstieg irreversibler Spontandefekte des Chromosomenbestandes erleidet.

Insofern ergibt sich mit zunehmendem Alter immer bedeutsamer die Frage zur **Pränataldiagnostik** (**Pränatalserologie, Frühamniozentese**). Altersabhängige chromosomale Aberrationen führen zur:

- Trisomie 21 (Down-Syndrom),
- Trisomie 18 (Edwards-Syndrom),
- Trisomie 13 (Pätau-Syndrom).

Von besonderer Bedeutung hinsichtlich der Fortpflanzungsfähigkeit der Frau in zunehmendem Alter ist der **Anstieg der Abortrate**. Diese Tatsache ist insofern nicht verwunderlich, als ein Großteil aller Früh- und Frühestaborte eine Folge chromosomaler Aberrationen ist. In diesem Kontext ist zu erwähnen, dass offensichtlich bei der Chromosomenkonstellation 45XO (Turner-Syndrom) keine Altersabhängigkeit der Mutter besteht.

2.4 Oligomenorrhö, Follikelpersistenz

Die Gonadotropine bleiben nun beständiger erhöht, es kommt daher nun regelmäßiger zu endokrin-vasovegetativen bis somatischen Ausfallserscheinungen (s. 2.2). Die vornehmlich anovulatorischen und monophasischen Zyklen verlängern sich nun zunehmend bis hin zur **Oligomenorrhö**. Noch immer werden residuale Follikel angetroffen, die Estradiolsekretion kann immer noch basal aufrechterhalten werden. Der durch das Fehlen des Progesterons nun entstandene **absolute Hyperöstrogenismus** wird auch dadurch unterstützt, dass durch das Ausbleiben eines ovulatorischen Prolapses und einer Luteinisierung des herangereiften Follikels sich eine **Follikelpersistenz** (s. u.) ergeben kann; diese follikuläre Struktur lässt sich rein sonografisch oft nicht von einem präovulatorischen Follikel unterscheiden (Abb. 6-14).

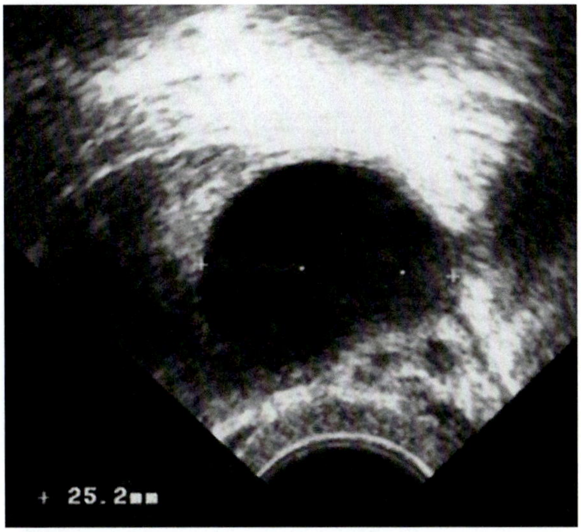

Abb. 6-14 Vaginalsonografisches Bild einer Follikelpersistenz.

2.5 Hyperöstrogenismus, Mastodynie, Endometriumpolyp und -dysplasie, Leiomyoma uteri

Gerade dieser **absolute Hyperöstrogenismus** kann zu einer schweren Mastodynie und ebenfalls zu den o.g. mineralokortikoiden Effekten führen (s. 2.2). In dieser Phase zeigt sich das Endometrium stark östrogenaufgebaut und immer wieder kann man auch **Endometriumpolypen** (s. 3.2) bzw. eine **glandulär-zystische** oder **adenomatöse Hyperplasie** finden. Typisch für diese Phase ist auch das häufige Auftreten von **Leiomyoma uteri** (s. 3.2) Diese können ihrerseits für Blutungsstörungen, insbesondere für Meno-Metrorrhagien verantwortlich sein, besonders dann, wenn es sich um **Cavum-nahe intramurale** oder **submuköse Myome** handelt.

2.6 Gewichtszunahme

> **!**
> Die klimakterische Lebensphase wird somatisch und psychisch auch dadurch erschwert, dass es zu einer relativ plötzlichen, für die Patientin nicht erklärbaren Gewichtszunahme kommt, die v. a. zu einer Vermehrung des abdominalen Fettgewebes (durch Zunahme des Zellvolumens der einzelnen Adipozyten) führt (sog. Apfel-Form der Körperkonfiguration; androides Fettverteilungsmuster) (Abb. 6-15).

Die Gewichtszunahme wird multifaktoriell, wohl vor allem durch molekulargenetische Veränderungen von Zellen und Zellverbänden innerhalb des abdominalen Fettgewebes hervorgerufen, so dass Stoffwechselwege zur Energiekonservierung überhand nehmen. Es kommt auch zu einer allgemeinen Verringerung der muskulären Aktivität und damit zu einer Verminderung des Kalorienverbrauches. Hier spielt auch eine Verminderung der Muskeltätigkeit durch eine Abnahme der unbewussten körperlichen Gestik eine Rolle. Der somit programmierte Übergang zur **Adipositas** und zum **Metabolischen Syndrom** wird weiter unten dargestellt.

2.7 Hyposomatotropismus: Somatopause

Weiterhin findet in dieser Zeit eine deutliche und zunehmende Abnahme der zirkulatorischen Konzentrationen des Wachstumshormons statt (**Somatopause**). Während dem Wachstumshormon (Synonym: Somato-

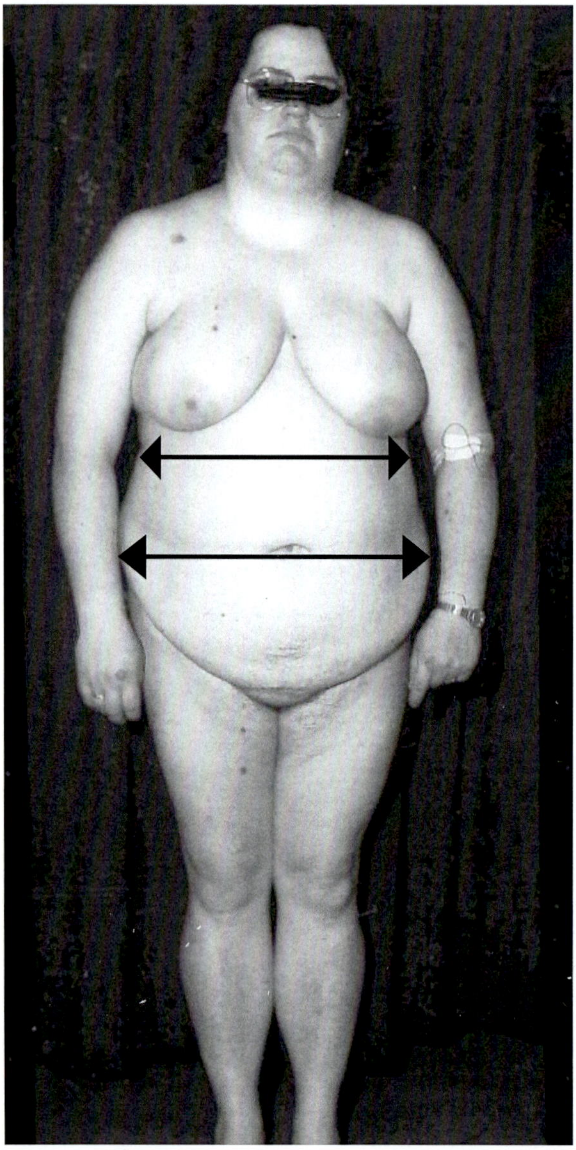

Abb. 6-15 Adipositas Grad I: androides Körperfettverteilungsmuster bei einer prämenopausalen hyperandrogenämischen Patientin (waist-to-hip-ratio > 0,85).

tropes Hormon, STH) in der kindlichen und pubertären Phase eine essenzielle, IGF-I-vermittelte Promoter-Funktion für das longitudinale Körperwachstum und den peripuberalen Wachstumsschub zukommt, wird für das Erwachsenenalter eine nicht-essenzielle, IGF-I-unabhängige, insulinagonistische (d.h. diabetogene) Funktion des Wachstumshormons angenommen, insgesamt ein nicht gut definierbarer Wirk- und Funktionsbereich. Allerdings lassen verschiedene Symptome auf einen Wachstumshormonmangel (**Hyposomatotropismus**) schließen. Der Hyposomatotropismus ist mit folgenden Symptomen verbunden:

- Zunahme der viszeralen Fettmasse und des BMI;
- Abnahme der fettfreien Körpermasse, d.h. besonders der Muskelmasse;
- Abnahme der Knochendichte (bone mass density BMD);
- Abnahme der Muskelkraft;
- Abnahme der somatischen und geistigen Aktivität;
- Abnahme der Gedächtnisleistung;
- Dyslipidämie;
- Reduktion der Glukosetoleranz;
- ggf. Entwicklung des Metabolischen Syndroms;
- depressive Verstimmungsmuster;
- soziale Isolation.

!

Einschränkend muss betont werden, dass nach derzeitiger Datenlage der Hyposomatotropismus der „Somatopause" sehr schwer als isoliertes, eigenständiges Krankheitsbild definiert werden kann (s. 2.8), da alle diese Symptome auch Teil des menopausalen Übergangs und des allgemeinen Alterungsprozesses sein können.

2.8 Female-androgen-insufficiency-Syndrom (FAIS): Andropause

Die C_{19}-Sexualsteroide, die Androgene, sind Hormone, die die Entwicklung und Erhaltung der männlichen sekundären Geschlechtsmerkmale und der anabolen Effekte bewirken. Immer deutlicher tritt zu Tage, dass den Androgenen auch bei der Frau eine umfangreiche physiologische Rolle zukommt für:

- Sekundärbehaarung in der peripuberalen und postpuberalen Phase,
- Libido und Sexualfunktion,
- Knochendichte,
- Körperkonfiguration,
- Energiehaushalt,
- psychische Stimmung.

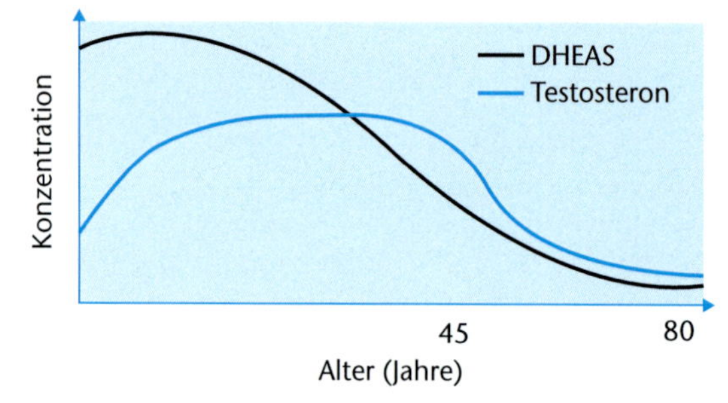

Abb. 6-16 Schematische Darstellung der zirkulierenden Androgene im Leben der Frau.

Die Quellen der zirkulierenden Androgene bei der Frau sind vielfältig.
Die Testosteronspiegel sinken in den STRAW-Stadien −5 bis −3 als Ausdruck der absinkenden ovariellen und adrenalen Sekretionsleistung stetig ab, bleiben dann während der STRAW-Stadien −2 bis +1 relativ stabil, um dann mit zunehmendem Alter als Ausdruck der weiter abfallenden Nebennierenfunktion weiter abzusinken (Abb. 6-16).
In den Vordergrund der Aufmerksamkeit ist das **Dehydroepiandrosteronsulfat** (**DHEAS**) gerückt, ein zirkulierendes Hormon, das die Sekretionsform des in der Nebenniere produzierten DHEA ist, einem Nebenprodukt der adrenalen Kortisol- und Aldosteronsynthese. Dieses C_{19}-Sexualsteroid wird in der Zirkulation in den höchsten Konzentrationen (im µg-Bereich!) vorgefunden. Die genaue Funktion ist noch immer nicht geklärt. Da es aber relativ spät in der Evolution (z. B. beim Schimpansen) in Erscheinung tritt, vermutet man beim Menschen eine spezifische zerebrale Funktion. Es besitzt schwache androgene Eigenschaften und ihm werden darüber hinaus immuno- und psychotrope Eigenschaften zugeschrieben. Es kann im Fettgewebe einerseits zu dem stärkeren Androgen Androstendion und andererseits mittels der im Fettgewebe vorliegenden Aromatase zu Östron konvertiert werden. Da es in hohen Konzentrationen vorkommt, scheint dieser Grundmetabolismus im Fettgewebe durchaus von Bedeutung für den Organismus zu sein.

!

Die DHEA- und DHEAS-Spiegel sind am höchsten in der Pubertät (STRAW −5) und fallen dann kontinuierlich mit zunehmendem Alter ab (s. Abb. 6-16).

Mit dem Abfall des Testosterons und DHEAS spricht man auch von **Andropause** oder vom **Female-androgen-insufficiency-Syndrom** (**FAIS**), wobei einige typische Symptome des Klimakteriums und der Menopause damit in Zusammenhang gebracht werden:
- verminderte Libido,
- Energiemangel,
- reduzierte Vigilanz und Depressionen,
- vermindertes Wohlfühlen („well-being").

Eine klare Abgrenzung zwischen östrogen- und androgenbedingten Ausfallserscheinungen lässt sich in des nur sehr schwer treffen; allerdings ist ein FAIS bei schwerem Androgenmangel anzunehmen, der im Zusammenhang steht mit:
- Panhypopituitarismus,
- bilateraler Oophorektomie,
- Nebennierenrindeninsuffizienz.

!

Ähnlich wie beim Hyposomatotropismus (Somatopause) ist es ebenfalls für das FAIS sehr schwierig, eine isolierte Entität zu konstatieren! Nach wie vor ist der für diese Lebensphase der Frau endokrin entscheidende Faktor der nahezu vollständige Ausfall der Östrogene; der Abfall der Androgene mag die Symptomatik in verschiedenen Bereichen verstärken; dies scheint ähnlich für den bereits genannten Abfall des STH zuzutreffen (s. 2.7).

3 Später menopausaler Übergang (STRAW −1) bis frühe Postmenopause (STRAW +1)

3.1 Östrogenmangelerscheinungen

Die weitere Regression der Follikel führt dazu, das die C_{18}-Sexualsteroidspiegel weiter abfallen. Neben den schon erwähnten Symptomen (s. 2.2 und 2.7) treten nun zunehmend auch tiefgreifende **Östrogenmangelerscheinungen** auf, die den gesamten Organismus der Frau betreffen:
- Atrophie und Fältelung der Haut,
- Atrophie der Brüste,
- brüchige Fingernägel,
- Conjunctivitis sicca climacterica,
- Katarakt,
- Arthropathia climacterica, Rückenbeschwerden,
- Hirsutismus und Alopezie,
- Atrophie und Trockenheit der Vagina mit Dyspareunie und leichter Verletzbarkeit,
- Dysurie, Harninkontinenz, Urge-Inkontinenz, Trigonitis,
- Descensus uteri et vaginae,
- Obstipation.

3.2 Hypergonadotrope Amenorrhö

Erst wenn alle Follikel verbraucht sind und das Estradiol permanent auf zirkulierende Werte ≤ 20 pg/ml abfällt, resultiert ein konstant hypergonadotroper Status. Die Menstruationsblutung bleibt aus, es besteht eine **hypergonadotrope Amenorrhö** (**Ovarialinsuffizienz III der WHO**). Die Menopause ist eingetreten (s. Abb. 6-10 und 6-12).

4 Menopause

4.1 Allgemeines

Die Tatsache, dass nach der Menopause die Zahl stimulierbarer Follikel erschöpft ist, bedeutet nicht, dass das Ovar endokrin inaktiv ist. Das hiläre **Stroma** des postmenopausalen Ovars ist durchaus in der Lage, **Androgene zu synthetisieren**. Die Zahl der Hiluszellen scheint in der Postmenopause eher zuzunehmen. Diese Zunahme der Hiluszellen ist wohl Folge erhöhter Gonadotropinkonzentrationen in der Perimenopause. Es kommt zu Hyperplasie der Hiluszellen. Die in dieser Gewebsschicht unter dem Einfluss des hohen LH-Stimulus gebildeten ovariellen Androgene können im Fettgewebe der postmenopausalen Frau zu Östrogenen (Estron) aromatisiert werden. Die **Fähigkeit, Androgene zu Östrogenen zu aromatisieren, nimmt mit zunehmender Fettmasse zu**; deswegen haben übergewichtige Patientinnen eine höhere Basisöstrogenkonzentration und damit ein geringeres Risiko für Osteoporose, jedoch ein höheres Risiko für Endometriumkarzinom. Diese Situation verhält sich umgekehrt bei untergewichtigen Frauen, die ein erhöhtes Risiko für Osteoporose, aber ein geringeres Risiko für Endometriumkarzinom zeigen.

4.2 Sexualstörungen

Bei der vaginalen Untersuchung findet sich eine reduzierte Sekretionsleistung des Vaginalepithels bis hin zur vollkommenen Trockenheit. **Das gesamte innere Genitale ist atrophiert**. Das Gefühl der trockenen Scheide sowie die damit verbundene **Dyspareunie** ist unter anderem der Grund, warum es zur deutlichen **Libidoverminderung und insgesamt zu Sexualstörungen**, v. a. mit dem **Fehlen eines Orgasmus**, kommen kann. Dies kann weiter gesteigert werden durch das subjektive Gefühl der mangelnden Attraktivität, durch die Gewichtszunahme und natürlich auch durch Probleme des Partners (z. B. Erektionsstörungen). Allerdings wird nicht selten von Frauen berichtet, dass sie für sich selbst eigentlich nicht unter dieser Libidoeinschränkung so sehr leiden, ihnen aber die Situation in Projektion auf ihren Partner in gewisser Hinsicht „Leid tut", und sie damit auch partnerschaftliche Konflikte in Zusammenhang bringen.

> **!**
>
> Bei der Frau gibt es keine unbedingte Abhängigkeit zwischen zirkulierenden Östrogenspiegeln und Sexualität, wie dies beim Mann in der unbedingten Abhängigkeit einer normalen Sexualfunktion von einer ausreichenden Präsenz von Testosteron der Fall ist.

5 Postmenopause (STRAW-Stadien +1 bis +2)

5.1 Allgemeines

Der Zeitraum der **ersten 5 postmenopausalen Jahre** wird auch als **frühe Postmenopause** (STRAW +1) bezeichnet. Diese Phase ist insofern relativ stabil, als die „unruhige" Phase der Wechseljahre vorüber ist, und die Frau sich auf die Gesamtsituation besser einstellen kann. Während die STRAW-Stadien –3 bis +1 vorwiegend von gynäkologischen Fragestellungen betroffen sind, treten im STRAW-Stadium +2 zunehmend **allgemeinmedizinische und internistische Fragen des Alterungsprozesses in den Vordergrund**.

5.2 Osteoporose

Für den Gynäkologen ist von besonderer Bedeutung die Prävention und Therapie der **Osteoporose**. Die Knochendichte ist am höchsten zwischen dem **28. und 30. Lebensjahr** (**bone-mass peak**), danach kommt es zu einem stetigen Abfall der Knochendichte.

In einer prospektiven Longitudinalstudie über einen Zeitraum von 9 Jahren (Michigan Bone Health Study) zeigte sich, dass bereits ab dem 25. Lebensjahr mit einem jährlichen Verlust der Knochenmineralisationsdichte (BMD) von 0,3% bei regelmäßigen Zyklen zu rechen ist, und der BMD-Verlust auf 0,5% ansteigt, wenn irreguläre Zyklen bestehen. Ist ein bestimmtes Maß an Knochendichte unterschritten, ist mit pathologischen, nicht-traumatischen Bagatellfrakturen zu rechnen. Hiervon sind besonders die Knochen betroffen, die einen großen Anteil an **trabekulären Knochen** aufweisen wie die **Wirbelsäule**, der **Radius** und das **Hüftgelenk**. Typisch ist, dass **osteoporotische Frakturen** im Allgemeinen ca. **20 Jahre nach** der **Menopause** auftreten. Die Frakturen können zur völligen Hilflosigkeit und Pflegebedürftigkeit sowie zum vorzeitigen Tod führen. So ist die einmal aufgetretene osteoporotische **Wirbelkörperfraktur** mit einem hohen Risiko an konsekutiven **vertebralen** und **nicht-vertebralen** Frakturen mit daraus resultierenden Sekundärschäden assoziiert. Durch Zusammenbrüche der Wirbelkörper kommt es zu typischen kyphotischen Verkürzungen der gesamten Wirbelsäule und damit zur Verkleinerung der Körpergröße. Schmerzhafte Bewegungseinschränkungen sind die Folge. Besonders gefürchtet als einer der Endpunkte der manifesten Osteoporose ist die **Hüftgelenksfraktur**, die folgende Sekundärfolgen nach sich ziehen kann:

- 20% der betroffenen Patienten benötigen Langzeitpflege;
- nur 30% erlangen den Prämorbiditätsstatus (auch

nach einem Jahr können 40% nicht selbstständig gehen);
- 60% haben Schwierigkeiten mit einer Grundaktivität des alltäglichen Lebens;
- 80% können Tätigkeiten wie Einkaufen oder selbstständiges Autofahren nicht mehr nachkommen, von diesen müssen 27% in ein Pflegeheim aufgenommen werden;
- 10–25% aller Patienten versterben innerhalb eines Jahres nach dem Ereignis.

!

Insgesamt muss die Osteoporose als ein schweres chronisches Krankheitsbild eingestuft werden, das oft nach langem Leiden auf indirektem Wege zum Tode führt.

Da der Aufbau der Knochenstruktur in hohem Maße auch von der Anwesenheit von Sexualsteroiden abhängig ist, ist hier eine interdisziplinäre Konstellation vorgegeben, bei der das gynäkologische Fachwissen unbedingt gefordert ist. Die Osteoporose nimmt, vor allem wegen der stetig ansteigenden Lebenserwartung zu; neben dem Alterungsprozess des Knochens erhält vor allem die durch die altersbedingte somatisch-mentale Dysbalance hervorgerufene **Fallneigung** eine besondere Bedeutung, die mit einer hohen Frakturrate assoziiert ist.

5.3 Metabolisches Syndrom

Des Weiteren nehmen metabolische und insgesamt eher internistische Funktionsstörungen und Krankheitsbilder eine zunehmende Bedeutung jenseits der Menopause ein. An vorderster Stelle ist das **Metabolische Syndrom** zu nennen, das durch folgende Störungsbilder gekennzeichnet ist:
- Hyperinsulinämie (gestörte Glukosetoleranz), Typ-II-Diabetes (NIDDM, non insulin dependent diabetes mellitus);
- Dyslipidämie (v.a. Hypercholesterinämie, Hypertriglyzeridämie, Anstieg des atherogenen LDL-Cholesterins und Abfall des protektiven HDL-Cholesterins);
- (androide) Adipositas;
- Hypertonie;
- Hyperurikämie.

Das Metabolische Syndrom führt in seiner Gesamtheit zu einer zunehmenden **Mikro- und Makroangiopathie** mit folgenden Krankheitsendpunkten:
- Durchblutungsstörung der unteren Extremitäten mit möglicher Amputation;
- koronare Herzinsuffizienz, die in Angina pectoris und koronarem Herztod resultiert;
- Verminderung der Sehkraft mit Kataraktbildung und Erblindung (Retinopathie);
- zerebrale Durchblutungsstörung mit zerebralsklerotischer Demenz und Apoplex.

!

Die bisher dargestellten Veränderungen, Dysfunktionen und Störungen dürfen nicht statisch gesehen werden. Individuell gibt es große Abweichungen. Die Übergangsstadien vom Präklimakterium bis hin zur Postmenopause (STRAW −3 bis +2) können ohne wesentliches Missempfinden und damit ohne die oben beschriebenen Stadien, doch auch oligosymptomatisch, bisweilen auch stadienbezogen polysymptomatisch verlaufen.

Die Symptomenkomplexe von menopausalem Übergang und Menopause (STRAW-Stadien −2 bis +2), Hyposomatotropismus (Somatopause), FAIS (Andropause) und Metabolischem Syndrom sind nicht als scharf voneinander zu diskriminierende eigene Entitäten zu werten, sondern innerhalb der Symptomenskala gibt es fließende Übergänge. Vor allem die Somatopause und die Andropause können nur bedingt als eigenes definiertes Krankheitsbild gesehen werden (s. 2.7, 2.8). Nach wie vor gilt, dass der zentrale und entscheidende Ausfall durch den Mangel an Östrogenen hervorgerufen wird. Differenzialdiagnostisch muss bei dysphorischen Begleitsymptomen, die bei all den genannten Symptomenkomplexen auftreten können, an die endogene Depression (Major Depression, s.o.) gedacht werden.

ANAMNESE

Gerade für das Ziel einer individuell angepassten Therapiestrategie ist eine ausführliche Anamneseerhebung erforderlich. Folgende anamnestische Daten sollten erhoben werden:
- Menarchenalter?
- Zyklusverhalten während der überwiegenden Zeit der reproduktiven Phase (z.B. gab es längere Phasen von Oligoamenorrhö?)?
- Parität (z.B. wann war die erste Geburt?)?
- Welche Symptome der STRAW-Stadien −2 bis +2 liegen vor?

Eine **spezielle Anamneseerhebung** ist besonders für folgende Störformen notwendig:
- Osteoporose,
- Mammakarzinom,
- Endometriumkarzinom,
- thrombokardiovaskuläres Risiko,
- Stoffwechselstörungen.

Diagnostik

1 Ganzkörperuntersuchung

Je nach der individuellen Fragestellung sollte evtl. eine **Ganzkörperuntersuchung** erfolgen mit folgender Befunderhebung:

- Körpergröße, Körpergewicht (BMI), Abdominal-Gluteal-Quotient (WHR, waist-to-hip-ratio);
- Ödembildungen;
- Kopfhaar, Gesichtshaut; Nacken-Achselhöhlen-Bereich;
- Gelenkstatus, Wirbelsäule.

2 Gynäkologische Untersuchung

Natürlich ist zusätzlich eine genaue **gynäkologische Untersuchung** erforderlich:

- Beschaffenheit von Vulva, Vagina, Vaginalepithel und Portio;
- Palpationsbefund;
- Ultraschall: Uterusachse, Myometriumstruktur, Endometriumbreite und -struktur, Ovarien (Lokalisation, Durchmesser, Follikelzahl, sonstige Binnenstruktur).

Die Untersuchungsbefunde sind abhängig vom endokrinen Funktionszustand der Patientin zu bewerten. In der Menopause findet sich eine reduzierte Sekretionsleistung des Vaginalepithels bis hin zur vollkommenen Trockenheit. Die Portio ist insgesamt und der äußere Muttermund ist porenförmig verkleinert, die Ektopiezone hat sich vollkommen zurückgezogen, es zeigt sich ein atrophisches, originäres Oberflächenepithel. Im Vaginalzellabstrich ist der Karyopyknoseindex erhöht.

3 Ultraschalldiagnostik

3.1 Allgemeines

Die Befunde der (vaginalen) Ultraschalldiagnostik des inneren Genitale der Frau in einen physiologischen Menstruationszyklus ist in Tabelle 6-3 dargestellt.

3.2 Ovarzysten, Follikelpersistenz, Endometriumpolypen

Besonders im Klimakterium und in der Perimenopause sind sonografisch sog. **Follikelpersistenzen** zu beobachten. Über längere Zeit ist sonografisch eine deutliche Follikelstruktur nachzuweisen, die in einigen Fällen das präovulatorische Ausmaß von max. 24 mm weit übersteigen und durchaus Durchmesser von > 40 mm erreichen kann. Dies kann dann auch zu erheblichen Unterbauchbeschwerden auf der betreffenden Seite führen. Diese **Follikelzysten** haben folgende **sonografische Kriterien** (s. Abb. 6-14):

- glattwandig,
- scharf und rund abgrenzbar,
- einkammrig,
- homogen-dünnflüssig (d. h. schwarz im Ultraschall).

Solche sonografisch als **benigne** zu klassifizierende Ovarialzysten sollten mindestens **3–6 Monate beobachtet** werden, ehe man sich evtl. zu einer **pelviskopisch geführten Exstirpation** entscheidet. Typisch

Tab. 6-3 (Vaginal-)Ultraschalldiagnostik des inneren Genitale einer ca. 30-jährigen Frau in einem physiologischen Menstruationszyklus.

Zyklusphase	Postmenstruell bis ca. 7. Zyklustag	Zyklusphase 9.–11. Zyklustag	Präovulatorisch ca. 12.–14. Zyklustag	Postovulatorisch ca. 15. Zyklustag	Lutealphase/ Corpus-luteum-Struktur ca. 21. Zyklustag
Ovarien (max. Gesamtdurchmesser in mm)	ca. 25 mm = 0-Ovar	z. B. rechtes Ovar: 28 mm, linkes Ovar: 25 mm	30 mm	29 mm Corpus-luteum-Struktur (dicht)	30–32 mm
Follikel (max. Gesamtdurchmesser in mm)	normofollikulär: ca. 5 klein-antrale Follikel < 10 mm	Selektion des dominanten Follikels im rechten Ovar mit 12 mm	dominanter Follikel 18–24 mm (s. Abb. 6-4)		15–30 mm (Corpus luteum haemorrhagicum oder cysticum)
Endometrium (max. Gesamtbreite beider Schichten in mm)	ca. 2–6 mm (Drei-Linien-Struktur)	6 mm	ca. 7–14 mm (Drei-Linien-Struktur) (s. Abb. 6-6 A)	7–11 mm (homogen-dicht) (s. Abb. 6-6 B)	7–12 mm (dicht)
Douglas-Raum	–	–	freie Flüssigkeit von ca. 30 auf 20 mm	–	–

für diese Zysten ist, dass sie durchaus **supraphysiologische Mengen an Estradiol** sezernieren können, wobei zirkulatorische Estradiolwerte den Bereich von 250 pg/ml (entspricht dem präovulatorischen Estradiolgipfel) überschritten und Werte von über 600 pg/ml erreicht werden können. Während solcher ovariellen Funktionsphasen ist häufig ein hochaufgebautes, mehr homogen strukturiertes Endometrium (teilweise > 10 mm Gesamtbreite) zu erkennen; ein hoher Endometriumaufbau kann dann auch zu einer starken Abbruchblutung führen. Die (vaginal)sonografische Differenzialdiagnostik von Ovarzysten richtet sich nach folgenden Kriterien mit ansteigendem Malignitätsrisiko:

- einkammrig, echoleer, scharf begrenzt (s. Abb. 6-14);
- zweikammrig, homogene Binnenstruktur (z. B. Corpus luteum haemorrhagicum, Endometriom);
- solid-zystische Binnenstruktur (z. B. Zystadenom, Dermoid);
- mehrkammrig, solid-zystisch (z. B. Zystadenom, Mucinkystom, V. a. Malignom);
- vielfältig-irreguläre, bizarre Strukturen (dringender Malignomverdacht).

Außerdem sind immer wieder **Endometriumpolypen** zu finden, die sonografisch durch eine gut abgrenzbare homogene, hyperdense Fokusbildung (2–8 mm) im Endometriumareal auffallen (Abb. 6-17).

Typisch für diese Phase ist auch, dass man in mehr als 50% der Frauen **Leiomyoma uteri** vorfinden kann, die sich entweder einzeln oder zu mehreren an den typischen Stellen (eher hypodenser sonografischer Rundbefund) entwickeln können; submuköse Myome können Ursache von Meno-Metrorrhagien, oft auch koinzident im Rahmen eines STRAW-2-Stadiums (early menopausal transition) sein (Abb. 6-18).

Im weiteren Verlauf verringert sich die Uteruslängsachse von ca. 70 mm in der reproduktiven Phase auf < 55 mm im Klimakterium, mit zunehmendem Alter kann diese auf < 40 mm zurückgehen. Ab der Menopause zeigt sich ein strichförmig-atrophisches Endometrium. Die Ovarien, wenn sie überhaupt zu erkennen sind, stellen sich verkleinert (< 20 mm) dar, follikuläre Strukturen sind, wenn überhaupt, nur in geringer Anzahl und mit kleinem Durchmesser (< 8 mm) nachzuweisen (–2-Ovarien) (s. Abb. 6-11) (s. Kap. 3).

4 Endokrine Diagnostik

4.1 FSH

Eine **endokrine Diagnostik** ist, abhängig von der Fragestellung und der individuellen Situation der Patientin, häufig sinnvoll. Zum Ende der dritten Dekade besteht

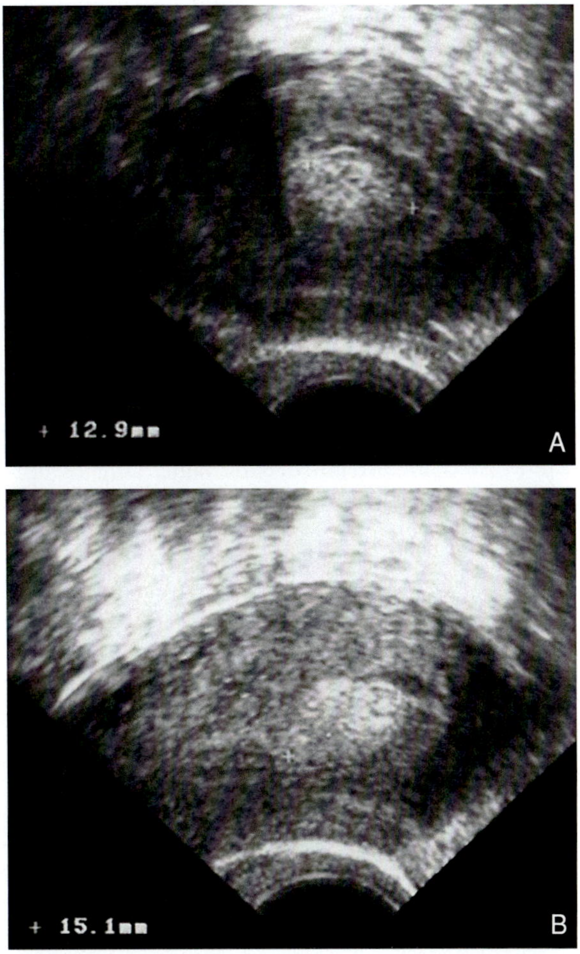

Abb. 6-17
A. Vaginalsonografisches Bild eines Endometriumpolypen (transversal).
B. Vaginalsonografisches Bild eines Endometriumpolypen (sagittal).

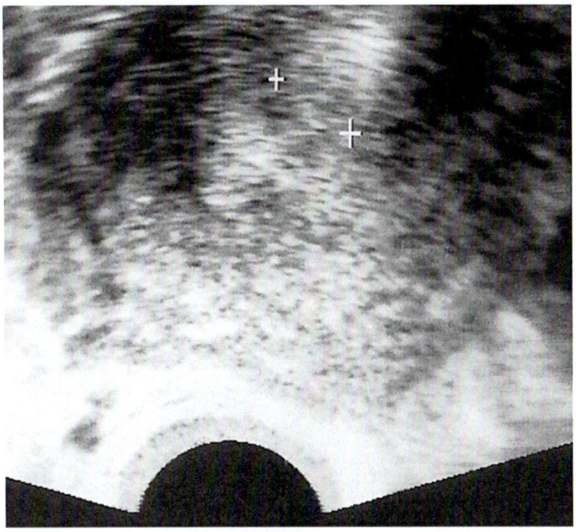

Abb. 6-18 Vaginalsonografisches Bild eines submukösen Myoms.

oft die Frage, ob nicht bereits **präklimakterische Vorzeichen** (STRAW –3/–2) bestehen. Am besten eignet sich hierfür die Bestimmung des FSH zwischen den Zyklustagen 3–6. Ab einem FSH-Wert von > 7 IU/ml ist mit einer verminderten ovariellen Follikelreserve, die mit einem –0,5-/–1-Ovar-Score (s. Abb. 6-11) einhergeht, zu rechnen; dieser Status geht dem subjektiv empfundenen Klimakterium oft um Jahre voraus. Wenn das FSH > 10 IU/ml angestiegen ist, kann bereits von einer präklimakterischen Konstellation gesprochen werden. Der Hinweis für einen **Lutealphasendefekt** (s. o.) ergibt sich, wenn eine Bestimmung von Progesteron ca. am Tag +8 post ovulationem einen Wert von < 10 ng/ml ergibt. Bei verschiedenen Fragestellungen wie **Mastodynie, Meno-Metrorrhagie, Oligomenorrhö** etc. – Symptome, die schon deutlicher dem Klimakterium zugerechnet werden können – ist es durchaus sinnvoll, eine Bestimmung von LH und FSH sowie von Estradiol und Progesteron durchzuführen, um eine genaue Zyklusorientierung zu haben. Aus diesen Werten lassen sich verschiedene Fragen beantworten:

- Besteht noch eine normogonadotrope Konstellation mit noch ausreichender Sexualsteroidsynthese der Ovarien, so dass prospektiv noch an ein ovulatorisches Geschehen zu denken ist?
- Besteht bereits ein Trend zum hypergonadotropen Status? (s. Abb. 6-10).

4.2 Prolaktin, HCG

Bei **Mastodynie** ergibt sich die Indikation für eine **Prolaktinbestimmung**. Bei unklaren Blutungsstörungen und auch bei Aussetzen einer zu erwartenden Blutung ergibt sich, v. a. wenn gleichzeitig Brustspannen, Übelkeit oder ziehende Unterleibsbeschwerden bestehen, die Indikation für eine **HCG-Bestimmung**.

4.3 Schilddrüsendiagnostik

Eine Schilddrüsendiagnostik sollte beim Vorliegen folgender Symptome durchgeführt werden:

- Nervosität,
- Gereiztheit,
- Schlafstörungen,
- Herzpalpitationen,
- Herzrhythmusstörungen,
- Gewichtszu- oder -abnahme,
- Hirsutismus,
- Alopezie.

Hierbei sollte die Bestimmung von **TSH** und, wenn sich hier eine Besonderheit ergibt, auch noch zusätzlich jene von **fT_4** vorgenommen werden. Ein TSH-Wert < 0,3 ng/dl weist auf eine **hyperthyreote**, ein TSH-Wert > 4 ng/dl auf eine **hypothyreote** Stoffwechsellage hin. In solchen Fällen ist eine nuklearmedizinische oder internistische Abklärung notwendig.

Ein **THS-Screening** sollte auch bei **Alopezie** und **Hirsutismus** durchgeführt werden. Bei diesen Symptomen wäre die zusätzliche Bestimmung von **Testosteron** und **DHEAS** erforderlich (s. Kap. 3).

4.4 Adipositas: freies Testosteron, SHBG, oraler Glukosetoleranztest

Insbesondere bei **Adipositas** ist die Bestimmung von **freiem Testosteron** und **SHBG** anzuraten, da die Adipositas mit einer Senkung des SHBG und mit einem sich daraus ergebenden Anstieg von freiem Testosteron verbunden ist. Ein deutlich **erniedrigter SHBG-Wert** ist pathognomonisch für eine **Insulinresistenz**, die wiederum Vorstufe eines **Diabetes mellitus Typ II** sein könnte. Daher wäre in solchen Fällen ein **oraler Glukosetoleranztest** mit Bestimmung der Glukose **und** des Insulins vor und 60 Minuten nach einer Glukosebelastung (oral 75 g) sinnvoll (s. Kap. 2).

4.5 Osteoporose

Bei familiärem oder eigenanamnestischem Risiko für **Osteoporose** ergibt sich neben den allgemeinorientierenden Untersuchungen (Wirbelsäulen- und Rückenform, Sitzgröße) die Indikation für die Serumbestimmung von:

- BSG, Blutbild;
- Kalzium;
- alkalischer Phosphatase und γ-GT;
- Kreatinin;
- TSH (bei Hyperthyreoseverdacht, endemische Gebiete);
- Eiweißelektrophorese bei V. a. Plasmozytom.

Weiterhin kann aus dem Urin bestimmt werden:

- Eiweiß,
- Kalzium (cave: bei 24-h-Urin nicht einfach zu sammeln, v. a. für ältere Leute).

Zur Überprüfung des **Knochenumsatzes** ist die Bestimmung eines Abbaumarkers (z. B. crosslinks) möglich, bisher haben sich diese Parameter aber noch nicht ausreichend etabliert.

4.6 Knochendichtemessung

Darüber hinaus ist bei Risiko für oder bei schon bereits bekannter Osteoporose die Durchführung einer **Knochendichtemessung** (**Osteodensitometrie**) indiziert. Als zuverlässige und einfache Methode hat sich die **Dual-energy-X-ray absorptiometry(DEXA)-Methode** erwiesen. Die Knochendichtemessung bezieht sich auf folgende Parameter:

- T-Wert: Standardabweichung (SD) vom Mittelwert der entsprechenden Altersgruppe Gesunder;
- Z-Wert: SD vom Mittelwert gesunder Frauen im Alter zwischen 28 und 30 Jahren.

Entsprechend den **WHO-Richtlinien** wird eine Knochendichteverminderung wie folgt definiert:
- Osteopenie: T-Wert = –1 SD;
- latente Osteoporose: T-Wert = –1 bis –2,5 SD;
- manifeste Osteoporose: T-Wert < –2,5 SD.

Die **sonografische Messung** der Knochensteifigkeit am **Kalkaneus** und an den **Endphalangen** ist eine grundsätzlich andere Messmethode. Vom Prinzip können die an diesen peripheren Messorten erhobenen Befunde Rückschlüsse auf Wirbelsäule und Hüftgelenk zulassen. Allerdings können die sonografischen Messergebnisse (Knochensteifigkeit) nicht ohne weiteres auf die mit der DEXA-Methode erhobenen WHO-Daten der Knochendichte übertragen werden. Daraus ist abzuleiten, dass für die sonografische Methode bisher keine international gültigen Standards vorliegen.

Ist es bereits zu einer Wirbelsäulenverkrümmung gekommen und bestehen bereits vertebragene Beschwerden im Rücken und im ventralen Rumpfbereich, ist die Indikation für entsprechende **Röntgenaufnahmen** (z. B. Fischwirbelbildungen), bei bestimmten Fragestellungen auch die Anwendung einer **Kernspintomografie** gegeben.

4.7 Lipidelektrophorese

Die Durchführung einer **Lipidelektrophorese** kann dann sinnvoll sein, wenn Daten der Eigen- oder Familienanamnese auf eine Lipidstoffwechselstörung hinweisen. Dies ist insofern von Bedeutung, als bei einer Hypertriglyzeridämie eine Kontraindikation für eine orale HRT besteht, und andererseits bei niedrigen HDL-Werten eine orale HRT zu einer Anhebung dieser gefäßprotektiven Lipidfraktion führt.

4.8 Allgemeine und internistische Diagnostik in der Postmenopause (STRAW +1/+2)

Mit zunehmendem Alter sind im Rahmen des sog. **Anti-Aging-Programms** verschiedene allgemeinmedizinische bzw. internistische Abklärungsmaßnahmen erforderlich, die sich neben der Abklärung des Fettstoffwechsels auch auf die Untersuchung des **Insulin- und Glukosemetabolismus**, der **Hypertonie** und **Hyperurikämie** sowie der **Lungen- und Herzfunktion** als auch der **Gelenkfunktionen** und der **Muskelkraft** beziehen. Genau genommen sind alle medizinischen Fachdisziplinen von altersspezifischen Fragestellungen gefordert.

4.9 Androgene (C_{19}-Sexualsteroide)

Im Rahmen des **FAIS** (**Andropause**) (s. Abb. 6-16) ist die Bestimmung der Androgene **DHEAS** und **Testosteron** sinnvoll. Allerdings gibt es keine klaren unteren Cut-off-Werte, mit denen die beiden Begriffe genauer definiert werden können. Grundsätzlich lässt sich sagen, dass ein FAIS immer bei schwerem Androgenmangel zu erwarten ist.

4.10 Wachstumshormon

Nach wie vor ergibt sich keine eindeutige **Indikation** für die Bestimmung von **Wachstumshormon** und IGF-I, wobei berücksichtigt werden muss, dass für die Phase der Postmenopause und des Seniums keine standardisierten Normwerte für Wachstumshormon und IGF-I vorliegen. Daher ist es auch nicht möglich, die sog. Somatopause (s. Abschnitt 2.7) exakt zu definieren.

Therapie

1 Allgemeines

Moderne Therapiekonzepte basieren auf der individuellen Einstellung jeder Patientin, wobei diese Anpassung auf die Bedürfnisse und die entsprechende Lebensphase, in der sich die Patientin befindet, immer wieder neu zugeschnitten werden muss:
- familien- und eigenanamnestische Vorgaben;
- Alter;
- spezifisches Beschwerdebild;
- Leidensdruck;
- Lebensumstände;
- Medikamentennebenwirkungen;
- Risiken für Osteoporose, Mammakarzinom, Endometriumkarzinom, thrombovaskuläre Risiken;
- Wünsche der Patientin z. B. Kontrazeption, evtl. Ablehnung einer HRT/ERT.

Aus diesen Ausführungen geht hervor, dass die Vorstellung einer mehr oder weniger statischen, für die meisten Patientinnen und deren verschiedenen Lebensphasen nahezu identischen ERT/HRT wenig zweckmäßig ist. Lebensphasenangepasste individuelle Therapiestrategien sind in Tabelle 6-4 dargestellt.

2 Nichtmedikamentöse Maßnahmen

Für jede Art von medikamentöser Behandlung sollten optimale Voraussetzungen gegeben sein, die von der Patientin selbst geschaffen werden können. Da es sich

Tab. 6-4 Menopausaler Übergang, Postmenopause: Therapiestrategien.

- Lebensstil
- Kalzium
- Vitamin D (vor allem ab dem STRAW-Stadium +2 bei zunehmend enteralen Resorptionsstörungen)

STRAW –3 bis –2 EVVA		STRAW –2 bis +1 EVVA				STRAW +1 bis +2 EVVA	
NEIN	JA	NEIN	JA			NEIN	JA
∅	– pflanzliche Präparate – Gestagene (s. Tab. 6-5) – OC (s. 5.5.3, Tab. 6-11)	∅	– Uterus ERT (ld-k, sdt-k) (s. 5.5.2)	+ Uterus HRT (ld-z, std-z, std-k, ld-k) (s. 5.5.2, Tab. 6-12)	sonstiges Risikoprofil? Kontraindikationen? Ödembildungen: + HRT mit Drospirenon KAS (s. 5.11.2): + Topika (z. B. Efflornithin, Minoxidil) + HRT mit Antiandrogen Hyperprolaktinämie (s. 5.11.4): + evtl. Dopaminagonist Prämenstruelles Syndrom (s. 5.11.3): + Agnus castus + Dopaminagonist + Vitamin B_6 HRT mit Drospirenon + Serotonin-wiederaufnahmehemmer Osteoporoserisiko, Osteopenie, Osteoporose (s. 5.2): + HRT mit NET/NETA oder + SERM oder + Bisphosphonate (s. 5.3) Schilddrüsenfunktionsstörung: + Schilddrüsenhormone + Thyreostatika Urogenitalstörungen (s. 5.3): + Beckenbodengymnastik + spezielle Medikationen + operatives Vorgehen FAIS (s. 2.8, 5.11.1): + DHEA, Testosteron Depressionen: + Antidepressiva Dyslipidämie: + Statine + Fibrate Thrombophilie (s. 5.7.8): + ASS etc. Hypertonie (s. 5.11.8): + Antihypertensiva Diabetes mellitus (s. 5.11.9): + Antidiabetika Adipositas (s. 5.11.10): + Antiadiposita Metabolisches Syndrom (s. 5.11.10): + s. Dyslipidämie (s. 5.11.7)/ Thrombophilie/Hypertonie (s. 5.11.8)/ Diabetes mellitus/Adipositas	∅	– ld ERT/HRT – SERM – Biphosphonate – pflanzliche Präparate

DHEA, Dehydroepiandrosteron; EVVA, endokrin-vasovegetative Ausfallserscheinung; FAIS, female androgene insufficiency syndrome; KAS, kutane androgenisierende Symptomatik; ld-ERT/-HRT, low-dose estrogen replacement therapy/hormone replacement therapy; ld-k: niedrig dosiert kontinuierlich; NET/NETA, 19-Norethisteron(acetat); OC, orale Kontrazeption; SERM, selective estrogen receptor modulator; std-k, Standarddosis kontinuierlich; std-z, Standarddosis zyklisch um Behandlungsstrategien handelt, die sich prinzipiell mit dem Alterungsprozess der Frau beschäftigen, ist eine mehr ganzheitliche Sicht erforderlich.

2.1 Ernährung

Niedrigrisiko-Patientinnen für die Entwicklung von Adipositas, Hypertonie, Metabolischem Syndrom, kardiovaskulären Erkrankungen, Mammakarzinom und Endometriumkarzinom sind gekennzeichnet durch folgende Ernährungs- und Verhaltensweisen:
- insgesamt geringe Fettzufuhr;
- geringe Zufuhr von Trans-Fetten;
- Aufnahme von viel Omega-3-Fettsäuren;
- Nahrungszufuhr mit einem hohen Quotienten an ungesättigten zu gesättigten Fettsäuren;
- geringe Glukosezufuhr;
- Aufnahme viel pflanzlicher Faserstoffe;
- Zufuhr von ausreichend Folsäure;
- moderater Alkohol- und Kaffeekonsum;
- kein Nikotinkonsum;
- mindestens 30 Minuten/d moderate körperliche Aktivität.

2.2 Körperliches Training

Körperliches Training muss **individuell** auf die Lebensphase, auf den Allgemeinzustand und auf die Lebensumstände der betreffenden Frau ausgerichtet werden. Jüngeren Frauen wird man selbstverständlich ein anderes Trainingsprogramm zukommen lassen als sehr alten Patientinnen. Man muss sich über die jeweilige Zielsetzung im Klaren sein: Fitness, Gewichtsabnahme oder Leistungssport. Bei sehr alten oder geistig und körperlich reduzierten Patientinnen sollten neben der Muskelkraft auch das Orientierungsvermögen, die Flexibilität, die Koordinationsfähigkeit und die Verminderung der Fallneigung trainiert werden; hier bieten sich Trainingsprogramme in Gruppen an.
Das American College of Sports Medicine (ACSM), die Centers for Disease Control and Prevention (CDC) und die National Institutes of Health (NIH) haben empfohlen, dass Erwachsene 30 Minuten oder mehr einer moderaten bis intensiven körperlichen Übung an den meisten, wenn nicht an allen Wochentagen durchführen sollten. Dabei eignet sich eine **Akkumulation von mehreren 10-minütigen Sitzungen** besonders, da sich diese als genauso wirkungsvoll wie länger andauernde Übungen, aber mit dem Vorteil einer besseren Compliance erwiesen haben. Folgende sportliche, mehr **isometrische** Tätigkeiten eignen sich besonders: Spazierengehen, Wandern, Nordic Walking, Schwimmen, Radfahren, Rudern, Klettern, Skilanglauf, Tanzen.
Aber auch alltägliche körperliche Tätigkeiten, wenn sie einen Zeitraum von 30 Minuten/Tag erreichen, können von Nutzen sein, dazu zählen z. B. Hausarbeit, Gartenarbeit, Treppensteigen, mit dem Hund spazieren gehen. Idealerweise sollte eine Sitzung mit körperlichem Training wie folgt aufgebaut sein:
- 5–10 Minuten Aufwärmen,
- 10–60 Minuten aerobe Übungen, Erreichen einer Herzfrequenz von 60–90% der maximalen Herzfrequenz,
- Abkühlungsphase von 5–10 Minuten.

Insgesamt kommt es auf **regelmäßige tägliche Bewegungseinheiten** an.
Bedeutend ist, dass ein Beginn solcher Übungseinheiten zu jedem Lebenszeitpunkt einen Nutzen bringt. Insgesamt wird die Überlebensrate erhöht, vor allem dadurch, dass das Risiko für Gefäßerkrankungen, Kolonkarzinom und Typ-II-Diabetes gesenkt und eine Reduktion des Körpergewichts erreicht wird. Von besonderem Vorteil scheint der positive Einfluss über den zentralen Endorphinstoffwechsel auf das psychische Stimmungsbild zu sein, mit deutlicher Senkung depressiver Verstimmungen. Allerdings muss vor der suchtartigen Tendenz von übertriebenem Freizeitsport mit der Verbindung von Anorexia nervosa, Amenorrhö und Risiko für Osteoporose besonders bei jüngeren Frauen gewarnt werden; auch Leistungssport (v. a. Langstreckenläuferinnen) oder beruflich bedingte Konstellationen (Tänzerinnen, Mannequin) können diese Problematik mit sich bringen (s. Kap. 3).

3 Pflanzliche Präparate

Pflanzliche Produkte können unter einer begrenzten Indikationsstellung einen gewissen Platz im gesamten Behandlungsplan einnehmen (s. Tab. 6-4 und Tab. 6-5). Für folgende Fragestellungen ergeben sich Indikationen:
- eine hormonelle Therapie wird abgelehnt;
- späte reproduktive, frühe klimakterische Phase (STRAW –3/ Anfang –2); auch bei liegendem Intrauterinpessar und beginnenden psychovegetativen Dysfunktionen;
- späte postmenopausale Phase (STRAW +2).

4 ERT/HRT, SERM, Tibolon

4.1 Allgemeines

Das aus gynäkologisch-endokrinologischer Sicht wichtigste therapeutische Prinzip ist das Ersetzen der ausfallenden und letztlich gänzlich ausgefallenen ovariellen C_{18}- und C_{21}-Sexualsteroide durch die **Östrogenersatztherapie** (**ERT** = Östrogenmonotherapie) und die **Hormonersatztherapie** (**HRT** = Östrogen plus Gestagen).

Tab. 6-5 Beispiele für Pflanzenextrakte zur Behandlung bei klimakterischen Beschwerden.

östrogene Ausfallserscheinungen	östrogenähnliche Wirkung: - Phytooestrogen: Orthomol Femin®, Sojaextrakt, Vitamine, Zink - Cemicifugaextrakte (Traubensilberkerze): Klimadynon®, Remifimin®, Femikliman Uno®
östrogene Ausfallserscheiungen (Mastodynie, präperimenstruelles Syndrom, Zyklusstörungen)	östrogenähnliche Wirkung: - Prolaktinsenkung (dopaminerge Wirkung durch Dopaminrezeptor -2-Bindung)
	- Agnus castus (Mönchspfeffer, Keuschlammfrüchte): Mastodynon®, Agnucaston®, Biofem®
psychovegetative Störungen, depressive Verstimmungszustände, Angst und/oder nervöse Unruhe	antidepressiv: - Johanniskraut-Extrakte: Felis 650, Cesradyston 425 mg
Schlafstörungen	Schlafmittel: - Baldrian - Extr. Herba Hyperici sicc.: Hyperforat®
Wassereinlagerungen, Ödeme	diuretisch: - Wacholder: Roleca Wacholder

Weiterhin haben sich die **selektiven Östrogenrezeptormodulatoren** (**SERM**, selective estrogen receptor modulators), v. a. **Raloxifen** klinisch etabliert.

Bei den SERMs handelt sich um synthetische Substanzen, die sowohl östrogenagonistische wie -antagonistische Aktivitäten in Abhängigkeit von dem jeweiligen Zielorgan entfalten. Zumindest teilweise lässt sich diese paradoxe Wirkung durch die Präsenz und Aktivierung unterschiedlicher Klassen von Östrogenrezeptoren (ER) erklären. So sind ein ER_α (der klassische ER) und ein ER_β (der neu beschriebene ER) nachgewiesen worden, die unterschiedliche Konzentrationen in den verschiedenen östrogenen Zielgeweben (z. B. Mamma, Endometrium, Knochen etc.) aufweisen. In diesen Organen werden östrogene Effekte durch eine komplexe intrazelluläre Signaltransduktion hervorgerufen, indem nach der zytoplasmatischen Östrogenrezeptorbindung und -aktivierung die Kopplung des aktivierten ER an die nukleäre DNA-Bindungsstelle erfolgt, wodurch Proteinsynthese und Zellproliferation induziert werden. Die SERM scheinen nun mit dieser Signaltransduktionskette abhängig vom ER-Typ unterschiedlich zu interagieren. Es resultiert eine „entworfene" hormonartige Substanz, die gewünschte Effekte (z. B. Knochenaufbau, Schutz vor Brustkrebs) erzielt und unerwünschte Wirkungen (z. B. Endometriumproliferation) nicht oder in geringerem Ausmaß auslöst. Raloxifen wird an anderen Stellen ausführlicher dargestellt.

Tibolon ist ein synthetisches Steroid, das als Analogon des Norethynodrel mit Bindungsaffinitäten zum Östrogen-, Progesteron- und Androgenrezeptor wirkt. Letztere Rezeptorbindung mag auch Ursache dafür sein, dass es unter der Behandlung mit diesem Medikament zu einer leichten kutanen androgenisierenden Symptomatik wie Akne und Hirsutismus, andererseits aber auch zu stimmungsfördernden Effekten kommen kann.

4.2 Beratung

Wichtigste Grundlagen jedweder therapeutischer Maßnahmen sind eine umfassende Anamneseerhebung und ein ausführliches Aufklärungsgespräch über Nutzen, unerwünschte Wirkungen und Risiken der ERT/HRT sowie über die entsprechenden Indikationen. Oftmals ist vor übertriebenen Therapieerwartungen, ja manchmal vor ausgesprochenen Heilsvorstellungen zu warnen. ERT/HRT können **nicht**:

- den vorherigen „jüngeren" Status wiederherstellen;
- die gesamten Körperfunktionen optimalisieren;
- das Erreichen eines idealen Körpergewichts garantieren;
- ein kontinuierliches Glücksgefühl vermitteln;
- eine Lösung von Partnerschaftskonflikten *per se* ermöglichen;
- das Altern verhindern.

Der neuzeitliche Begriff „Anti-Aging" präjudiziert falsche Erwartungen und sollte durch einen Begriff wie „**Gesund Altern**" ersetzt werden, der aber den gesamten Lebensstil umfasst. Allerdings sind andere endokrine Dysfunktionen und Erkrankungen (z. B. Hypothyreose, Morbus Cushing) als z. B. für Gewichtszunahme, Übergewicht und Adipositas sowie für Hautveränderungen verantwortliche Grunderkrankungen auszuschließen (s. Tab. 6-4). Insgesamt sind dank der ERT/HRT Verbesserungen zu erreichen, welche die Lebensqualität durchaus deutlich anheben, wobei die Kooperation der Patientin mit Einsichten in die Physiologie des Alterns und eine adäquate Lebensführung Voraussetzung für eine gute Akzeptanz ist. Die zentrale Verbesserung wird durch die Reduzierung von Hitzewallungen erreicht.

4.3 Hierarchie epidemiologischer Studien

Im Hinblick auf die zur Verfügung stehenden Berichte epidemiologischer Studien ist es von Bedeutung, dem entsprechenden Studiendesign gesonderte Aufmerksamkeit zu schenken. Die Hierarchie der epidemiologischen Studien in aufsteigender Ordnung ist wie folgt:

- **Klinische Fallberichte**
- **Beobachtungsstudien** (nichtexperimentell ohne Intervention, d. h. prospektiv geplanter Medikamenteneinsatz). Bei Beobachtungsstudien ist die Aussage durch die Vernachlässigung der großen Anzahl von Risikofaktoren auch bei der Kontrollgruppe eingeschränkt:

– **Fallkontrollstudien**: Ein retrospektiver Vergleich von einer Gruppe von Personen mit einer bestimmten Störung im Vergleich mit einer sorgfältig ausgewählten Kontrollgruppe. Die größte Studie dieser Art ist die **Million-Women-Study** (**MWS**, UK), in der das Brustkrebsrisiko von bislang ca. 830 000 Frauen im Alter zwischen 50 und 64 Jahren ausgewertet worden ist, und zwar zwischen Frauen ohne und mit Hormoneinnahme. Die Studienteilnehmerinnen der noch laufenden Studie rekrutieren sich aus Frauen, die an einem nationalen Brustkrebs-Screening-Programm teilnehmen. Dies bedeutet, dass eine von vier Frauen in die Studie aufgenommen wurde. 70% dieser Frauen haben auf die vorliegende erste Befragung geantwortet. Die Hälfte der Frauen hat eine Hormontherapie angewendet. Es liegen Daten aus den Jahren von 1996–2001 vor. Es ist dabei zu beachten, dass die MWS eine populationsbezogene Querschnittsstudie ist, auf der Basis postalischer Befragungen mit den Fehlermöglichkeiten von Beobachtungsstudien, wie z. B. Selektion.

– **Kohortenstudie**: Eine prospektive Follow-up-Studie über einen langen Zeitraum mit einer großen Gruppe von Personen. Die größte Studie dieser Art ist die **Nurses Health Study**, die methodisch wesentlich besser als die MWS ist. Diese Studie läuft seit über 20 Jahren, wird regelmäßig ausgewertet und prospektiv analysiert, wobei die in dieser Studie beobachteten ca. 100 000 Frauen hinsichtlich der Fallzahlen ausreichend sind, um die wesentlichen Fragen zu beantworten.

- **Prospektiv randomisierte kontrollierte Inverventionsstudien (RCT, randomized controlled trial)**. RCT sind echte experimentelle Studien, bei denen eine Intervention mit einer Standardtherapie, ohne Behandlung oder mit einer Plazebogruppe verglichen wird. Dazu zählen die **Heart and Estrogen/Progesteron Replacement Study** (**HERS**, 1998), das **Estrogen Replacement and Atherosclerosis** (**ERA**) **Trial**, die **Multiple Outcomes of Raloxifene Evaluation** (**MORE** 1999) und die beiden **Women's Health Initiatives** (**WHI** 2002, 2004).

Obgleich dieses Studiendesign als das zuverlässigste gilt, müssen auch hier die Ergebnisse im Detail geprüft werden. Ein gravierender Nachteil dieser Studien ist z. B. die langfristige Planungsphase, die sich aus dem großen Aufwand der Studie ergibt, so dass hin und wieder Fragestellungen bearbeitet werden, die sich im weiteren Verlauf der Studie bereits als weniger sinnvoll herausstellen und möglicherweise dann auf einem fehlerhaften Studiendesign aufbauen. Auch muss die Auswahl der Patientinnen im Detail einer kritischen Prüfung unterzogen werden.

Im Jahre 2002 sind die Daten zur HRT der teilweise vorzeitig beendeten (nach im Mittel 5,2 Jahren) WHI publiziert worden (WHI 2002a), einer Studie, die insgesamt eigentlich erst ca. 2005 (nach im Mittel 8,5 Jahren) abgeschlossen werden sollte. Begründet wurde der Abbruch des HRT-Arms der Studie mit einer zu hohen globalen Nebenwirkungsrate einer HRT (equine Östrogene 0,625 mg/d plus Medroxyprogesteronacetat 2,5 mg/d, einphasig kontinuierlich) vs. der Plazebogruppe.

Wegen der enormen Wichtigkeit dieser Studie auch für weitere Fragestellungen sollen hier einige Details dieser Studie dargestellt werden. In den Jahren 1993–1998 wurden Frauen im Alter zwischen 50–79 Jahren (mittleres Alter 63 Jahre) in die prospektive randomisierte Studie aufgenommen (Verumgruppe –8 506, Plazebogruppe 8 102 Frauen). Um Vorteile und Risiken für die Gesundheit der behandelten Frauen zu erfassen, wurden als Endpunkte das erste Auftreten von osteoporotischen Frakturen, Mammakarzinom, Endometriumkarzinom, Ovarialkarzinom, kolorektales Karzinom, kardiovaskuläre Erkrankungen, Lungenembolie und Apoplex, zusammengefasst in einem globalen Index, untersucht. Das Independent Data and Safety Monitoring Board (DSMB) fand im Mai 2002 nach einer Beobachtungszeit von im Mittel 5,2 Jahren, dass im HRT-Arm der Studie bei Erfassung des globalen Index der Gesundheitsnutzen von den Gesundheitsrisiken überschritten wurde (hazard ratio, HR: 1,15) und entschied sich für den Abbruch dieses Studienarms. Positiv ist anzuführen, dass sich bis jetzt keine Erhöhung des Mortalitätsrisikos unter HRT gezeigt hat. Interessanterweise wurden der 2. Studienarm (Östrogenmonotherapie) und der 3. Studienarm (Niedrigfettdiät, Kalzium- und Vitamin-D_3-Substitution) weitergeführt.

Allgemeinkritisch muss zu dieser Studie gesagt werden, dass das mittlere Studieneintrittsalter der Frauen mit 63 Jahren sehr hoch war, zu einer Altersphase, in der nach der modernen Therapieauffassung schon längst entweder deutlich niedrigere Dosierungen eingesetzt werden oder vielmehr gar keine ERT/HRT mehr stattfinden sollte (s. Abschnitte Indikation zur ERT/HRT). 20% der Patientinnen hatten früher eine Hormonbehandlung durchgeführt und 6% standen unter einer Hormontherapie, Faktoren, die das Studienergebnis beeinflussen können. Weiterhin sind die Kontraindikationen gegen ERT/HRT (s. Abschnitt Zusammenfassung) bei einem nicht unerheblichen Prozentsatz der Patientinnen nicht berücksichtigt worden: z. B. 10% der Frauen rauchten, 34% der Frauen zeigten einen BMI ≥ 30 kg/m^2, 4,4% wurden wegen Diabetes und 36% wegen Hypertonie sowie 12% wegen Hypercholesterinämie therapiert; 7% aller Fauen hatten ein Ereignis aus dem thrombokardiovaskulären Bereich durchgemacht (WHI 2004).

- **Metaanalysen**. Dabei werden die epidemiologischen Daten anhand von verfügbaren oder selektionierten Fallkontrollstudien, Kohortenstudien und randomisierten plazebokontrollierten Doppelblindstudien bewertet. Hier sind besonders Studien wie die **Collaborative Group on Hormonal Factors in Breast Cancer** (CGHBC, 1992) und jene von Nelson et al., Cardozo et al. (2001) und Bush et al. (2001) zu nennen.

Beim Einsatz der ERT/HRT sollte man sich über die grundsätzlichen Eigenschaften der verwendeten Medikamente einen Überblick (Tab. 6-6) verschaffen.

Tab. 6-6 Applikationsformen der ERT-/HRT-Präparate.

Applikationsform	oral parenteral: • transdermal: – Pflaster: Tragedauer, Haftqualität, Reservoir alkoholhaltig, Matrixbasis, DOT-Technologie, Allergie, Kosmetik – Gel: Oberflächenbeschaffenheit, Resorptionsfähigkeit – Lösung • intravaginal • intranasal
Wirkstoffe	Östrogen: – Estradiol (E_2) – Estradiolvalerat (E_2V) – Equiline: Östrogengemisch: Östronsulfat, Equilin, 17α-dyhydro-Equilin, 17α-Estradiol, Equilenin 3 u. a. Gestagen: – Progesteron – Dydrogesteron (DYD) – Medrogeston (MDG) – Levonorgestrel (LNG) – Norethisteron (NET) – Norethisteronacetat (NETA) – Medroxyprogesteronacetat (MPA) – Cyproteronacetat (CPA) – Dienogest – Drospirenon
Kombinationspräparate	Applikationsmodus: – sequenziell – Einphasenpräparat – zyklisch – kontinuierlich Applikationsintervall beim Pflaster

4.4 Primär- und Sekundärprävention

Neben der **therapeutischen Behebung** von endokrinen Mangelerscheinungen geht es auch um die **Prävention** hormonabhängiger Erkrankungen, wobei zwischen der **Primärprävention** (Schutzwirkung ohne bereits eingetretene Erkrankung) und der **Sekundärprävention** (Schutzwirkung nach Erkrankung) unterschieden werden muss. Weiterhin sind auch **unerwünschte Wirkungen und Risiken** durch die Therapie als solche in Erwägung zu ziehen (Tab. 6-7).

5 Indikationen zur ERT/HRT

5.1 Endokrin-vaso-vegetativer Symptomenkomplex

Es besteht kein Zweifel, dass der **primäre Haupteffekt der ERT/HRT in einer deutlichen Reduktion der endokrin-vaso-vegetativen Ausfallssymptome** liegt, und damit für einen positiven Einfluss auf die Lebensqualität der klimakterischen und peri-/postmenopausalen Frau sorgt, die ursprüngliche und nach wie vor wichtigste Indikation für den Einsatz der ERT/HRT (Tab. 6-7).

!

Die zentrale Verbesserung wird durch die Reduktion von Hitzewallungen erreicht, womit die Schlafstörungen und daraus resultierende Folgedysfunktionen auch über den Tag hinaus deutlich reduziert werden, vielleicht sogar vollständig verschwinden.

So können das Konzentrationsvermögen wieder zunehmen und depressive Verstimmungsmuster vorübergehen, wenn sie durch den gestörten Schlafrhythmus verursacht werden (s. Abschnitte Menopausaler Übergang, Hypergonadotrope Ausfallserscheinungen und Depression). Es muss an dieser Stelle allerdings einschränkend gesagt werden, dass in keiner adäquaten Studie (s. Abschnitt Indikation zur ERT/HRT Urogenitalsystem) der „psychologische" Effekt gesichert ist. Insgesamt tritt aber die Wirkung schnell, innerhalb von ca. 14 Tagen ein. Alle Estradiolderivate und konjugierten Östrogene, unabhängig von ihrer Darreichungsform (oral, transdermal, intravaginal), und auch Gestagene (schwächer; 20 mg Medroxyprogesteronacetat, 20 mg Megestrolacatat) sind wirksam (s. Tab. 6-6).

!

Für die Indikationsstellung einer ERT-/HRT-Therapie ist von zentraler Bedeutung, ob ein Leidensdruck vorliegt oder nicht.

!

Der Hauptgipfel dieses individuell sehr unterschiedlich empfundenen Beschwerdebildes liegt in den Phasen STRAW –1 bis +1 (spätes Klimakterium und frühe Perimenopause), wonach die Symptome allmählich abnehmen. Daher können mit ansteigendem Alter niedrigere ERT-/HRT-Dosierungen ausreichend sein (s. Tab. 6-4, 6-11, 6-12), bzw. es kann dann später (STRAW +2, späte Postmenopause) auf eine Substitutionstherapie ganz verzichtet und auf Alternativpräparate (z. B. bei Osteoporose) umgestellt werden.

Tab. 6-7 Therapie, Prävention und Risiken einer Hormontherapie bei verschiedenen Dysfunktionen und Erkrankungen im Überblick.

Dysfunktionen/ Erkrankungen	Aktuelle positive Therapieeffekte	Primär-prävention	Positiver Begleiteffekt: Reduktion	Kein Risiko	Risiken
endokrin-vaso-vegetativ	+				
urogenitales System	+				
Osteoporose[g]		+			
kolorektale Karzinome			+		
Endometriumkarzinome				+[a]	+[b]
Mammakarzinome					+[d]
kardiovaskulär					+
Lungenembolie					+
tiefe Beinvenenthrombose					+
Apoplex					+[e]
kognitive Leistungen	+?				
Demenz		+?			
Morbus Alzheimer[c]					
Ovarialkarzinom					+[f]?

[a] kein Risiko bei kombiniert-kontinuierlicher Therapie;
[b] es besteht kein oder nur ein minimales Risiko unter sequenzieller Östrogen-Gestagen-Therapie von > 10-tägiger Östrogen-Gestagen-Phase, aber ein deutliches Risiko unter Östrogenmonotherapie;
[c] für Morbus Alzheimer ist keine eindeutige Aussage möglich;
[d] nur unter HRT, nicht unter ERT
[e] kein Risiko unter HRT-Niedrigdosis
[f] fraglich für Östrogenmonotherapie nach sehr langer Einnahmedauer; wohl nicht für Östrogen-Gestagen-Therapie zutreffend
[g] s. Einschränkungen unter 5.2.2

!

Bestehen keine endokrin-vaso-vegetativen Ausfallserscheinungen oder ist es der Wunsch der Patientin, diese zu tolerieren (kein Leidensdruck), und liegt auch kein Risiko für Osteoporose (s. 5.2) vor, ist nach der derzeitigen Datenlage keine ausreichende Indikation zur Durchführung einer ERT/HRT gegeben.

In einem RCT konnte gezeigt werden, dass das **Tibolon** (2,5 mg/d p.o.) signifikant effektiver als ein Plazebo zur Reduktion von Hitzewallungen, Schlafstörungen, Müdigkeit, Reizbarkeit und psychischer Instabilität und diesbezüglich ähnlich wirksam wie Estradiolvalerat ist.

5.2 Osteoporose

Folgende Erkenntnisse zum Einsatz von ERT/HRT bei Osteoporose liegen vor:

- Nach der oben beschriebenen primären Hauptwirkung auf die endokrin-vaso-vegetative Dysfunktion ist die Verbesserung der Knochenstruktur der zweite positive Haupteffekt der ERT/HRT (Tab. 6-7).
- Die Primärprävention (für Schenkelhals- und Brustwirbelkörperfraktur) unter ERT/HRT ist gesichert; es gibt keine ausreichenden Daten zur Sekundärprävention.
- Der Einstieg ist in jeder Altersphase effektiv.
- NET/NETA haben einen positiven Effekt auf die Knochendichte in hoher Dosierung.
- Die niedrigdosierte Therapie hat positive Effekte auf die Knochendichte.
- Die Sekundärprävention (Brustwirbelfrakturen) durch Raloxifen ist gesichert.
- Die Sekundärprävention (Brustwirbelfrakturen) durch Biphosphonate ist gesichert.
- Frakturdaten zu Tibolon liegen nicht vor.

5.2.1 Risikofaktoren

Für die Indikationsstellung zu einer ERT/HRT ist die exakte Erhebung eines anamnestischen Risikos für Osteoporose, das sehr vielfältig ist (Tab. 6-8), erforderlich, da die Osteoporose, wie bereits erwähnt, als ein schweres Krankheitsbild einzustufen ist.

5.2.2 Primärprävention

> **!**
> Nicht-RCTs haben einen positiven Effekt durch ERT/HRT auf die Reduktion der Frakturinzidenz gezeigt.

> **!**
> Im Rahmen der Primärprävention soll verhindert werden, dass es zu einer Osteoporose kommt, die definiert wird durch den T-Wert von −2,5 SD.

> **!**
> RCT (WHI 2002a, 2004) haben einen präventiven Effekt durch ERT/HRT auf Brustwirbelkörper- und Schenkelhalsfrakturen gezeigt.

Eine Metaanalyse epidemiologischer Studien der Jahre 1997 bis 2000, die allerdings einige methodische Schwächen aufweist, hebt hervor, dass es bei Patientinnen < 60 Jahren zu einer statistisch signifikanten Senkung des Risikos nichtvertebraler Frakturen (relatives Risiko RR = 0,67, p = 0,03), nicht aber bei den > 60-Jährigen (RR = 0,88, p = 0,22) kommt. Bei einer Östrogeneinnahme von > 5 Jahren ermittelten Fallkontrollstudien mit hoher Fallzahl und eine weitere dänische Kohortenstudie eine Reduktion der Frakturinzidenz zwischen 25 und 75%.

Bezüglich des Endpunkts **Schenkelhalsfraktur** ergab sich in dem HRT-ARM der WHI 2002 eine statistisch **signifikante Reduktion** (10 in der HRT-Gruppe vs. 15 in der Plazebogruppe pro 10 000 Frauenjahre; hazard ratio HR = 0,66); eine ähnliche Konstellation ergab sich auch für **Brustwirbelfrakturen** (HR = 0,66) und für **alle Frakturen** zusammen (HR = 0,76). Damit konnte erstmals in einem RCT gezeigt werden, dass eine HRT zu einer **Primärprävention gegen Osteoporose** (T-Wert < –2,5 SD bei Therapiebeginn) führt. Weiterhin zeigt sich dieser positive Effekt bereits nach dem ersten Behandlungsjahr, ein Befund, der wegen des hohen mittleren Eintrittsalters der Frauen in die Studie besonders bemerkenswert ist und darauf hinweist, dass ein **protektiver Effekt** der HRT auch **in höherem Alter** stattfindet. Es ist sogar zu vermuten, dass z. T. eine **Sekundärprävention** erfolgte, da immerhin 13% der teilnehmenden Frauen bereits eine Knochenfraktur im Alter von ≥ 55 Jahren durchgemacht hatten.

Ein ähnliches Ergebnis konnte auch für die ERT bezüglich des Endpunkts Schenkelhalsfraktur gezeigt werden (HR = 0,61).

Die Datenlage ist aber momentan insofern unbefriedigend, als selektive Daten aus der WHI 2002/2004 zur Primärprävention bei einem Kollektiv von Risikopatientinnen (z. B. schwere familiäre Disposition) bisher nicht veröffentlicht worden sind, so dass man nur die Vermutung anstellen kann, dass Risikopatientinnen einen besonderen Nutzen von einer solchen Prävention hätten. Da sich aber die Osteoporose meist erst ca. **20 Jahre** nach der Menopause manifestiert und ein frühzeitiges Absetzen einer ERT/HRT relativ rasch in einen erneuten Knochenabbau resultiert, müsste zur Fraktursenkung (als das einzige relevante Behandlungsziel) eine ERT-/HRT-Langzeittherapie angestrebt werden, die sich unter diesem Aspekt durchaus bis in die 6. und 7. Lebensdekade erstrecken müsste. Diese Forderung kann mit den Wirkungen der ERT/HRT auf andere Zielorgane kollidieren (vgl. Endometriumkarzinom, Mammakarzinom, thrombovaskuläres Risiko). Wenn die Primärprävention bei Patientinnen mit höherem Osteoporoserisiko die alleinige therapeutische Indikation ist, wird empfohlen, die ERT/HRT nur bei Unverträglichkeit und Kontraindikation gegen andere zur Osteoporoseprävention zugelassene Arzneimitteln (s. Einschränkung weiter unten in diesem Absatz) unter Abwägung der Nutzen und Risiken einzusetzen. In dem Gesamtkontext ist es wichtig zu wissen, dass – bezogen auf die Knochendichte als Behandlungsendpunkt – niedrige Östrogen-/Gestagendosierungen durchaus vergleichbare Resultate gegenüber der Standarddosis zeigen. Daher sollte der Trend dahin gehen, dass spätestens in der 2. Hälfte der 5. Dekade auf niedrigere Dosierungen oder Alternativen (Raloxifen) übergegangen wird.

Tab. 6-8 Risikofaktoren für Osteoporose.

familiäre Disposition (z. B. Bagatellfrakturen in der Anamnese der Mutter)
Sexualsteroidmangel während der fortpflanzungsfähigen Phase – Oligoamenorrhö (auch z. B. bei Hyperprolaktinämie) – Essstörungen mit Untergewicht: Anorexia nervosa, anorektische Reaktion, Bulimie – Untergewichtssyndrom bei Leistungssport: Langstreckenläuferinnen – Berufsuntergewichtssyndrom: Tänzerinnen, Balletttänzerinnen – Langzeitgestagentherapie (Dreimonatsspritze)
Gewicht < 60 kg
Menopause < 45 Jahren
Immobilität – sitzende Berufstätigkeit – kein sportlicher Ausgleich
langdauernde Hochdosisglukokortikoidtherapie, z. B. bei: – Asthma bronchiale – allergischen Hauterkrankungen – Autoimmunerkrankungen
Koffein- und Tabakabusus
Fehl-, Mangel-, Unterernährung – Essstörungen (s. o.) – gastrointestinale Resorptionsstörungen – Vegetarismus – Hungerepidemien

Grundsätzlich muss bezüglich der Osteoporoseprävention auf die relevanten Lebensstilfaktoren (z. B. Mobilität, Kalzium- und Vitamin-D-Substitution, moderate Sonnenexposition u. Ä.) bzw. auf die Notwendigkeit roborierender Maßnahmen bei entsprechenden Grunderkrankungen und auf iatrogene Faktoren (s. Tab. 6-12) geachtet werden. Dabei muss aber beachtet werden, dass eine **Kalzium- und Vitamin-D**-Unterstützung **allein** für **Risikogruppen nicht** ausreichend schützt. Ferner ist zu berücksichtigen, dass für **Raloxifen** eine frakturreduzierende Wirkung im Rahmen der **Primärprävention** bisher **nicht** nachgewiesen wurde, und es fehlt auch der Nachweis einer Reduktion von Oberschenkelhalsfrakturen. Auch für die **Bisphosphonate** liegen **keine** ausreichenden Daten zur frakturreduzierenden Wirkung im Rahmen der **Primärprävention** vor. Des Weiteren bestehen so gut wie keine Daten für eine Behandlung jüngerer Frauen bzw. fehlen Langzeitfrakturdaten. Aus diesen Aussagen ergeben sich relative Kontraindikationen gegen die alternativen Osteoporosetherapeutika beim Einsatz zur Primärprävention.

!

Daher ist der Einsatz der ERT/HRT zur Primärprävention bei besonderem Risiko (z. B. familiäre Disposition; aktueller Knochenstatus bei T-Wert zwischen 0 und -2,4 SD) als alleiniger Indikationsgrund nur unter sorgfältiger Nutzen-Risiken-Abwägung und im Vergleich mit anderen Osteoporosetherapeutika indiziert.

19-Norethisteron/19-Norethisteronacetat

!

19-Norethisteron/19-Norethisteronacetat (NET/NETA) haben einen gesicherten positiven Effekt auf die Knochendichte.

Hierbei sei erwähnt, dass NET und NETA scheinbar die einzigen Progestagene sind, von denen ein positiver Effekt auf die Knochendichte beschrieben ist, allerdings wird dieser Effekt erst in hoher Dosierung (5–10 mg/d) erreicht. Hierbei könnte die partielle Konversion zu Ethinylestradiol eine Rolle spielen; die Kombination von NETA und Estradiol hatte einen leicht günstigeren Effekt als Estradiol allein (s. Tab. 6-12).

5.2.3 Sekundärprävention

!

Raloxifen wirkt positiv in der Sekundärprävention von Brustwirbelfrakturen (MORE Trial 1999), Langzeiteffekte sind derzeit nicht bekannt.

Bei der Behandlung mit dem SERM Raloxifen wurde eine Verringerung der Frakturhäufigkeit von 30–50% nach 36 Monaten Behandlung bei **osteoporosekranken Frauen** (T-Wert: –2,5 SD) gefunden (vgl. Mammakarzinom, Endometriumkarzinom, thrombokardiovaskuläres Risiko).

!

Zur Sekundärprävention liegen keine ausreichenden Daten und somit keine Indikation für die klassische ERT/HRT vor.

!

Der SERM Raloxifen wirkt positiv in der Sekundärprävention von Brustwirbelfrakturen (MORE Trial 1999), Langzeiteffekte sind derzeit nicht bekannt.

Bei der Behandlung mit dem SERM Raloxifen wurde eine Verringerung der Frakturhäufigkeit von 30–50% nach 36 Monaten Behandlung bei **osteoporosekranken Frauen** (T-Wert: –2,5 SD) gefunden (vgl. Mammakarzinom, Endometriumkarzinom, thrombokardiovaskuläres Risiko).

!

Bisphosphonate haben eine positive Wirkung in der Primär- und Sekundärprävention (Frakturreduktion nur bei Sekundärprävention), Langzeiteffekte sind derzeit nicht bekannt.

Es muss an dieser Stelle erwähnt werden, dass **Bisphosphonate** (BIS) einen gesicherten Effekt auf den postmenopausalen Knochenverlust in der Sekundärprävention haben. Zur Frakturreduktion liegen aber nur Daten für die Sekundär-, nicht für die Primärprävention vor. Außerdem können die Studien aber noch keine Erkenntnisse zu Ergebnissen und Nebenwirkungen vorlegen, für den Fall, dass eine Langzeittherapie von etwa einer Dekade oder mehr durchgeführt worden wäre. Die Effizienz einer Kombinationstherapie von HRT plus BIS ist noch nicht gesichert.

Folgende Präparate sind verfügbar (Beispiele):

- oral:
  - Alendronat (Fosamax® 10 mg 1 ×/d; 70 mg 1 ×/Woche);
  - Risedronat (Actonel® 5 mg 1 ×/d; 35 mg 1 ×/Woche);
  - Ibandronat (Bonviva® 100–150 mg 1 ×/Monat.

Für die orale Einnahme sollte die Patientin zur Vermeidung einer Ösophagitis folgende Einnahmetechnik beachten: das Medikament morgens und nüchtern mit Leitungswasser im Stehen einnehmen, dann nicht mehr hinlegen und erst ca. 30 Minuten später frühstücken.

- parenteral:
  - Pamidronat (Aredia® 90 mg) i. v. Infusion 1 ×/Monat;
  - Zoledronat (Zometa® 4 mg/5 ml Konzentrat zur Herstellung einer Infusionslösung) i. v. Infusion 1 ×/Jahr.

Die Indikation der verschiedenen Darreichungsformen der BIS ergeben sich individuell. Man wird evtl. von der täglichen oralen Gabe nach und nach auf die Depotpräparate übergehen in Abhängigkeit von der jeweiligen Verträglichkeit. Parenterale Applikationen werden besonders bei ösophagogastralen Beschwerden zur Anwendung kommen.

Das individuelle Vorgehen unter Berücksichtigung der z. T. widersprüchlichen Gesichtspunkte ist in den Tabellen 6-4, 6-5, 6-7, 6-12 und 6-13 dargestellt.

Tibolon

!

Tibolon wirkt antiresorptiv auf den Knochen und vermindert damit den Knochenverlust in einer oralen Dosierung von 1,25–2,5 mg/d.

Es gibt bisher allerdings keine Studie, die das entscheidende Therapieziel, nämlich die Reduktion von Knochenfrakturen, untersucht hätte.

5.3 Urogenitalsystem

!

Die ERT wirkt bei rezidivierenden Harnwegsinfektionen günstig, dabei ist eine vaginale ERT der systemischen überlegen. Die ERT wirkt günstig bei urogenitaler Atrophie (Tab. 6-7).

Über die Wirkung bei der Harninkontinenz liegen keine gesicherten Daten vor. ERT bewirkt eventuell eine Verbesserung bei der Therapie einer Stressinkontinenz.

Tab. 6-9 Urogenitale Atrophie: untersuchte Symptome in der Metaanalyse von Cardozo et al. (1998).

Genitale	Harnwege
Trockenheit	Frequenz
Juckreiz	Nykturie
Brennen	Harndrang
Ausfluss	Dysurie
Dyspareunie	rezidivierende Harnweginfekte

5.3.1 Allgemeines: komplexes Symptombild

Den unteren Genitaltrakt und das untere ableitende Harnwegsystem verbindet eine gemeinsame entwicklungsgeschichtliche Abstammung aus dem primitiven Urogenitalsinus. Es ist daher nicht verwunderlich, dass beide Systeme östrogensensitiv sind, zumal auch **Östrogenrezeptoren** in der Vagina, in der Urethra und im Trigonum vesicae gefunden worden sind. Menstruationszyklische Veränderungen werden daher nicht nur in der Vagina, sondern auch im Harnwegsystem nachgewiesen. Der physiologische Alterungsprozess erfasst demnach auch diese Region, wobei das postmenopausale Östrogendefizit diesen Prozess verstärken kann. Insgesamt kommt es zu einer Atrophie der Mukosa, der Muskulatur und des periurethralen Bindegewebes mit Verminderung des Tonus, der Elastizität und der muskulären Funktionalität. Die Schwierigkeit in der Beurteilung des hormonellen Einflusses besteht in der komplexen Natur der zugrunde liegenden Pathologie, die zu folgenden, ganz unterschiedlichen Symptomen führen kann:

- vaginales Trockenheitsgefühl,
- atrophische Kolpitis,
- Brennen und Jucken,
- Dyspareunie,
- Descensus uteri et vaginae,
- Stressinkontinenz,
- Urge-Inkontinenz,
- Pollakisurie,
- Nykturie,
- Dysurie,
- Harnweginfekte.

Hinzu kommt, dass gerade im STRAW-Stadium + 2 altersbedingte systemische Effekte die primär urogenitalen Symptome überlagern können, z. B. durch Immobilität und durch kardiale, renale, diabetogene und neurologische Alterserkrankungen. Auch dabei verabreichte Medikamente können mit den o. g. Symptomen interagieren.

5.3.2 Wenig eindeutige Effekte

Die meisten Studien zur ERT und HRT sind unkontrollierte Fallstudien, wobei die dabei behandelten Patientinnen und die (oft auch gemischten) Symptome meist ungenügend urodynamisch definiert sind. Die Ergebnisse sind insgesamt kontrovers. Im Allgemeinen wird über eine subjektive Verbesserung berichtet.

In einer Metaanalyse, die 10 Studien (5 RCT, 2 Fallkontrollstudien, 3 Selbstkontrollstudien) mit insgesamt 334 postmenopausalen Frauen zur Behandlung **rezidivierender Harnweginfekte** umfasste, war die Östrogengruppe der Kontrolle überlegen (OR = 2,51); dabei zeigte sich die vaginale gegenüber der systemischen Östrogenapplikation von Vorteil, wenn auch die kurze Behandlungsdauer der letzteren Therapieart als schwerwiegender Bias anzusehen ist. In einer weiteren Metaanalyse wurde der Symptomenbereich **urogenitale Atrophie** (Tab. 6-9) untersucht. Unter den 77 dazu publizierten Studien sind insgesamt 10 RCT-Studien enthalten. Eine ERT scheint effektiv zu sein, wobei eine niedrigdosierte vaginale Applikation ähnliche Resultate wie eine systemische zeigt. Ein statistisch gesicherter Effekt einer ERT auf die **Harninkontinenz** konnte in keiner weiteren Metaanalyse gefunden werden.

Fest steht, dass eine **Stressinkontinenz** durch Östrogen allein nicht suffizient behandelt wird, dass aber eine additive Therapie mit α-adrenergen Agonisten wie Phenylpropanolamin zu einem Nutzen führen kann.
Es bedarf unbedingt weiterer „Goldstandard"-Studien, um die vielen offenen Fragen befriedigend zu beantworten.

5.4 Mammakarzinom

!

Zahlreiche Risikofaktoren für die Entwicklung eines Mammakarzinoms sind bekannt, insgesamt zeichnet sich eine Abnahme des Mortalitätsrisikos ab.
Es besteht ein geringer, statistisch signifikanter Anstieg unter einphasiger, kontinuierlicher Östrogen-Gestagen-Therapie (HRT) (s. Tab. 6-7). Die unter HRT diagnostizierten Tumoren weisen eine geringere Aggressivität auf.
Durch eine Östrogenmonotherapie (ERT) erfolgt kein Anstieg des Risikos.

Weiterhin ist bekannt, dass:
- Gestagene möglicherweise ungünstig sind;
- eine möglichst niedrigdosierte Therapie angestrebt werden sollte;
- die Primärprävention durch Raloxifen ggf. möglich ist;

Für den Status im Zustand nach Mammakarzinom liegen derzeit keine RCTs vor; eine individuell angepasste und indizierte ERT/HRT ist möglich.

5.4.1 Risikofaktoren

Für das Mammakarzinom gelten folgende Merkmale als **Risikofaktoren**:
- genetische Präposition;
- frühe Menarche (< 12. Lebensjahr);
- relativ spätes mütterliches Gebäralter (≥ 30 Jahre beim ersten Kind);
- keine Stillperiode;
- Nulliparität;
- späte Menopause (≥ 55 Jahre);
- Adipositas (BMI > 30,7 kg/m^2) (s. u.);
- hohe Knochendichte;
- hohe Brustdichte in der Mammografie.

Hieraus geht hervor, dass – im Gegensatz zur Osteoporose – eine intensive und langandauernde **endogene Sexualsteroidexposition** einen Risikofaktor für das Mammakarzinom darstellt.

5.4.2 Ergebnisse der Collaborative Group on Hormonal Factors in Breast Cancer (CGHBC 1997)

!

Das Risiko für die Diagnose eines Mammakarzinoms ist durch ERT/HRT erhöht.

Eine Reanalyse von 51 epidemiologischen Studien ergab, dass bei Frauen im Alter von 50 Jahren das Risiko, dass unter ERT/HRT ein Mammakarzinom diagnostiziert wird, mit der ERT-/HRT-Einnahmedauer steigt: z. B. werden nach 5, 10 und 15 Jahren + 2, + 6 und + 12 Fälle pro 1000 Frauen beobachtet. Das RR, dass ein Mammakarzinom diagnostiziert wird, steigt unter ERT/HRT um den Faktor 1,023 und liegt bei Frauen, die eine ERT/HRT 5 Jahre und länger erhalten haben, bei einem (niedrigen) Wert um 1,35. Damit entspricht der Anstiegsfaktor des RR unter ERT/HRT jenem, der bei Frauen ohne ERT/HRT bei einer Verzögerung der Menopause um ein Jahr nachzuweisen ist (1,028).

Es handelt sich dabei im Allgemeinen um kleinere, lokoregionäre Tumoren mit **geringerer Malignität** (Östrogenrezeptorstatus, Grading 1, geringe S-Phase); die Mortalität ist nicht erhöht. Fünf Jahre nach Absetzen der ERT/HRT besteht kein erhöhtes Risiko mehr. Man nimmt an, dass Patientinnen unter ERT/HRT vs. jenen, die nicht unter ERT/HRT stehen, möglicherweise engmaschiger untersucht werden und damit solche Tumoren eher entdeckt werden; es sei dabei nochmals hervorgehoben, dass sich diese Resultate auf **Diagnose** und nicht auf **Induktion** eines Mammakarzinoms beziehen.

5.4.3 CGHBC-relativierende Reevaluation

!

Die Aussagekraft der CGHBC-Analyse ist möglicherweise durch Bias eingeschränkt.

Glücklicherweise ist international (USA und Europa) zu beobachten, dass es zu einem deutlichen Abfall der Mortalität nach Mammakarzinom durch eine Verbesserung des diagnostischen und therapeutischen Managements kommt. Kritisch ist anzumerken, dass Studien, die in die CGHBC-Analyse eingegangen sind, eine Reihe an Bias aufweisen (diätetische Faktoren unberücksichtigt, die meisten der Patientinnen stammten aus den USA, das Spektrum der zum Einsatz kommenden ERT-/HRT-Wirkstoffe war unterschiedlich zwischen USA und Europa). So zeigte sich bei einer Reevaluation der US Nurses' Health Study, die einen Großteil der Datenmasse der CGHBC ausmacht, dass sich unter Berücksichtigung des Alkoholkonsums das Risiko nivellierte.

5.4.4 Bush-Metaanalyse

> **!** Die Senkung des Mortalitätsrisikos durch ERT/HRT ist fraglich.

Eine weitere wichtige Metaanalyse (Bush 2001) ist publiziert worden, die zu anderen Ergebnissen als die o. g. CGHBC-Studie kommt. In dieser Analyse sind alle weltweit verfügbaren Artikel (insgesamt 55) einbezogen worden, die zwischen 1975–2000 in Peer-reviewed-Journalen publiziert wurden und Originaldaten bezüglich der Assoziation von ERT/HRT mit dem Erkrankungsrisiko sowie der Mortalität und Überlebensrate des Mammakarzinoms enthalten. Hierbei wurde keine Selektion in Hinblick auf Charakteristika und Qualität der Studien durchgeführt. Die Analyse zeigt keine Konsistenz in der Assoziation des Mammakarzinomrisikos mit der ERT (45 Studien) und vor allem auch nicht mit der HRT (20 Studien). Aber auch eine durchgehende Konsistenz bezüglich der Reduktion des Mortalitätsrisikos (5 Studien) und des (kürzeren) Überlebensrisikos (6 Studien) vs. der Kontrollgruppe konnte gefunden werden. Besonders die letzteren beiden Befunde fallen in der Gesamtdiskussion sehr stark ins Gewicht. Die Autoren heben hervor, dass weitere Beobachtungsstudien mit aller Wahrscheinlichkeit zu keinen anderen Schlüssen führen werden.

5.4.5 WHI-Studie (2002)

> **!** Risikoanstieg für die Diagnose eines Mammakarzinoms im einphasigen kontinuierlichen HRT-Arm.

In der WHI-Studie (2002a) zeigt sich erstmals in einem RCT, dass es unter HRT ab dem ca. 4. Beobachtungsjahr zu einem signifikanten Anstieg der Diagnosestellung von Mammakarzinomen kommt. Das HR liegt mit 1,26 (26%) unterhalb des in der CGHBC-Studie ermittelten RR von 1,35. Im Vergleich zur Plazebogruppe wurden fortgeschrittenere Tumorstadien gefunden.

5.4.6 WHI-Studie (2004)

> **!** Kein Risikoanstieg für ein Mammakarzinom durch ERT.

Der ERT-Arm (Östrogenmonotherapie) der WHI-Studie (2004) mit 11 000 gesunden, hysterektomierten postmenopausalen Frauen ergab nach 7 Jahren **keine Erhöhung des Mammakarzinomrisikos**. Das Risiko war sogar um 23% reduziert, wobei die Risikoreduktion mit Dauer der Studie zunahm. Die Signifikanz wurde nach dem Verlauf der Kaplan-Meier-Kurven vermutlich nur deshalb knapp verfehlt (95%-Konfidenzintervall: 0,59–1,01), weil die Studie im 7. statt im 8. Jahr beendet wurde. Obgleich 48% der Frauen bereits vor der WHI mit ERT/HRT behandelt wurden, ergab sich bis zum Alter von 70 Jahren eine Risikoreduktion um ca. 30%. Hinsichtlich der Tumorstadien sind keine Angaben gemacht worden.

5.4.7 Duktales Carcinoma in situ (DCIS)

Es gibt keine Daten, die zeigen, dass eine ERT/HRT zu einer Erhöhung der Diagnosen für ein DCIS führt.

5.4.8 Zustand nach Mammakarzinom

> **!** Eine individuelle ERT/HRT ist möglich.

Von zunehmender Bedeutung ist die Frage, ob eine ERT/HRT bei Frauen nach behandeltem Brustkrebs kontraindiziert ist oder bei gezielten Indikationsstellungen auch zugelassen werden kann. Obwohl es bisher zu diesem Fragenkomplex keine Studie gibt, die nach Goldstandards aufgebaut ist, zeichnen sich gewisse Trends ab. Es wurde eine Zunahme der Überlebensrate bei Patientinnen gefunden, die nach einer spezifischen Behandlung eines Mammakarzinoms eine HRT erhielten. Allerdings wird es noch Jahre dauern, bis ausreichend zuverlässige Daten vorliegen. Dennoch wird man sich bei schwerwiegenden endokrin-vaso-vegetativen, mit depressiven Verhaltensmustern assoziierten Ausfallserscheinungen mit Zustimmung der Patientin für eine HRT entscheiden können; diese Aussage scheint derzeit übereinstimmende Expertenmeinung zu sein. Eine niedrigdosierte HRT oder ERT (bei hysterektomierten Frauen) wird, bevor nicht gegenläufige Daten vorliegen, zu empfehlen sein; bei hohem Osteoporoserisiko wird man auf Raloxifen zurückgreifen.

5.4.9 Raloxifen

> **!** Raloxifen reduziert das Risiko für Mammakarzinome (MORE Trial 2001).

Alternativ zur klassischen ERT/HRT können die SERM (z. B. Raloxifen) Einsatz finden. In einem Seitenarm der MORE-Studie zeigte sich eine Reduktion des Mammakarzinomrisikos unter Einnahme von Raloxifen, ein Befund, der einer **Primärprävention** gleichkäme. Bisher ist Raloxifen aber nur für die Behandlung der Osteoporose (s. dort; vgl. auch Endometriumkarzinom, thrombokardiovaskuläres Risiko) zugelassen. Die SERM eignen sich besonders in der späteren Menopause, da ihr suppressiver Effekt auf endokrin-vasovegetative Ausfallserscheinungen weniger ausgeprägt ist, ja es sogar zu Hitzewallungen und mitunter auch zu depressiver Verstimmung unter der Therapie kommen kann. In solchen Fällen kann eine Kombination mit Phytoöstrogenen versucht werden. Anzumerken sei noch, dass auch zur Prävention des Mammakarzinoms eine adäquate Lebensführung (s. Abschnitt Zusammenfassung, späte reproduktive Phase) notwendige Voraussetzung ist.

5.4.10 Tibolon

Tibolon übt eine verminderte Stimulation auf das Brustgewebe aus. RCT zum Mammakarzinom liegen derzeit nicht vor.

5.4.11 Genmutationsdiagnostik mit Microarrays

!

Die Genotypisierung als prädiktive Diagnostik sollte vorsichtig beurteilt werden. Sinnvoll ist das „gene profiling" zur Klassifikation und Prognosestellung bei bestehendem Mammakarzinom.

Der diagnostische Einsatz von cDNA-Microarrays (DNA-Chip) ist in die öffentliche Diskussion gekommen. Die Prädiktion mittels einer Serie von Genen (Genotypisierung) auf einem Chip bei gesunden, aber hereditär belasteten Frauen ist zum jetzigen Zeitpunkt mit größter Zurückhaltung zu bewerten, da nur wenige Genmutationen (z. B. BRCA1, BRCA2) eine sichere Assoziation mit dem Mammakarzinom zulassen, und vor allem prospektiv nachgewiesene präventive Konsequenzen in Abhängigkeit von spezifischen Genmutationen und Polymorphismen fehlen. Dahingehend gibt es bereits zahlreiche Publikationen, die den Einsatz von cDNA-Microarrays (v. a. mittels „gene profiling" von Tumorgewebe) bei Patientinnen mit bereits bestehendem Mammakarzinom als Klassifikations- und Prognoseinstrument sinnvoll erscheinen lassen.

5.5 Endometriumkarzinom

!

Ein besonderer Risikofaktor ist eine ungebremste Östrogendisposition.

Für nicht-hysterektomierte Frauen gilt:
- Wenn eine Hormontherapie indiziert ist, muss diese kombiniert als Östrogen-Gestagen-Therapie (HRT) durchgeführt werden.
- Auch unter sequenzieller Therapie kommt es zum Risikoanstieg, der deutlich durch eine Gestagengabe von >12 Tagen reduziert werden kann.
- Es ergibt sich eine Risikoreduktion (Primärprävention) durch kontinuierlich-einphasige Therapie.
- Die ERT ist kontraindiziert.

Für hysterektomierte Frauen ist eine ERT sinnvoll.

5.5.1 Risikofaktoren

!

Risikofaktoren für ein Endometriumkarzinom sind langjähriges Gestagendefizit (Anovulation, monophasische Zyklen, Oligoamenorrhö) und ausgeprägte Adipositas (relativer Hyperöstrogenismus, Gestagendefizit).

5.5.2 Nicht-hysterektomierte Frauen

!

Beim therapeutischen Einsatz von Hormonen ist die Östrogen-Gestagen-Substitution (HRT) erforderlich.

Soll bei **nicht-hysterektomierten Frauen** eine hormonelle Substitution durchgeführt werden, ist eine **HRT** (Östrogen plus Gestagen) notwendig. Diese kann sequenziell sein oder auch einphasisch (kontinuierlich Östrogen/Gestagen) kombiniert werden.

Ist die Gestagenphase kürzer als 10 Tage, steigt allerdings das Risiko für Endometriumkarzinom schon innerhalb einer Einnahmedauer von < 60 Monaten (RR = 2,2) und bei > 60 Monaten (RR = 4,8) an; wird hingegen das Gestagen > 10 Tage sequenziell gegeben, steigt das Risiko insgesamt geringer und erst nach > 60 Monaten (RR = 2,7) an. Selbst unter einer bis zu 16-tägigen Gestagenanwendung ist bei einer Langzeittherapie eine Erhöhung des Risikos nicht ganz ausgeschlossen. Wird eine kontinuierliche, einphasige Östrogen-Gestagen-Kombinationstherapie durchgeführt, verringert sich das relative Risiko (RR = 0,84). In Übereinstimmung zu diesen Ergebnissen findet die WHI (2002a), in der ebenfalls eine kontinuierliche, einphasige Therapieform eingesetzt wurde, einen Abfall um 17% (HR = 0,83).

Daher wird spätestens jenseits des 50. Lebensjahrs (STRAW +1/+2) zunehmend eine kontinuierliche, einphasige Östrogen-Gestagen-Kombinationstherapie vorgezogen, zumal Menstruationsblutungen ausbleiben. Insbesondere bei älteren Patientinnen (> ca. 53 Jahre) (STRAW-Übergang +1 zu +2) kann – in Abhängigkeit vom Ausmaß des endokrin-vaso-vegetativen Beschwerdebildes – die Hormondosierung reduziert werden (z. B. 0,1 mg Estradiolvalerat plus 5 mg Dydrogesteron), wobei jährliche vaginalsonografische Kontrollen des Endometriums anzuraten sind (vgl. hierzu auch thrombovaskulärer Insult).

!

Die Östrogenmonotherapie (ERT) ist bei nicht-hysterektomierten Frauen kontraindiziert.

Es kann nicht genug betont werden, dass eine **Östrogenmonotherapie (ERT) bei nicht-hysterektomierten Frauen kontraindiziert** ist, da hierunter das relative Risiko für die Entwicklung zum Endometriumkarzinom in Abhängigkeit von der Einnahmedauer (RR = 12,6 ≥ 15 Jahre) und von der Dosis (8fach erhöhtes Risiko bei ≥ 0,625 mg konjugierten Östrogenen) massiv ansteigt, und auch mit einem ungünstigen Grading und einer höheren myometrialen Invasionstiefe der Karzinome zu rechnen ist.

Auch bei niedriger Östrogendosis (0,3 mg konjugierte Östrogene; 25 μg Estradiol) und bei der oralen Einnahme von 1–2 mg/d Estriol, das als schwaches Östrogen eingestuft wird, ergibt sich eine deutliche Erhöhung des Risikos für die endometriale atypische Hyperplasie (RR = 8,3) und sogar für das Endometriumkarzinom (RR = 3,0).

SERM mit östrogenantagonistischem Endometriumeffekt (Raloxifen) und auch Tibolon können alternativ eingesetzt werden. Interessant ist in diesem Zusammenhang auch, dass Raloxifen die Größe von Leiomyomen des Uterus bei postmenopausalen Frauen signifikant reduziert und somit bei entsprechenden Fragestellungen eingesetzt werden kann.

5.5.3 Auswahl der Gestagene

Nur bei spezifischen Fragestellungen kann ein **spezielles Gestagen** kontinuierlich hinzugegeben werden. Es sei an dieser Stelle darauf hingewiesen, dass ein maßgeschneidertes unterschiedliches Wirkprofil zwischen den 17α-Hydroxyprogesteron-Derivaten (17α-OHP-D) **Medrogeston** (**MDG**), **DYD**, **MPA** und **NET** sowie den 19-Norethisteron-Derivaten (19-NET-D) **NETA** und **LNG** nicht zu erwarten ist.

Allerdings sollen einige Besonderheiten angesprochen werden. DYD hat fast keinen zentralen Effekt und somit keine thermogenetische oder sedierende Wirkung. Wie schon erwähnt, ist für NETA aufgrund seiner stimulierenden Wirkung auf die Knochenbildung ein osteoporosepräventiver Effekt beschrieben. Nach dem jetzigen Kenntnisstand wirken **Gestagene nicht mammaprotektiv**. Die Möglichkeit der Mammazellproliferation durch MPA ist gegeben.

Die antiandrogene Wirkung der 17α-OHP-Derivate, Cyproteronacetat und Chlormadinonacetat und des neueren 19-NET-Derivats **Dienogest** ist belegt, wobei Dienogest noch andere günstige Eigenschaften (keine antagonisierende vasokonstriktorische und keine sedierende Wirkung) zugeschrieben werden. **Tibolon** hat keine oder atrophisierende Wirkung am Endometrium.

5.5.4 Hysterektomierte Frauen

!

Die Östrogenmonotherapie (ERT) ist sinnvoll.

Bei **hysterektomierten Frauen** kann eine **kontinuierliche Östrogenmonotherapie** (ERT) durchgeführt werden. Es ist eine orale Standardtherapie zu empfehlen. Daneben werden die neueren Östrogengele aufgrund ihrer guten Oberflächenverträglichkeit und -beschaffenheit wie auch durch ihre rasche Resorptionsfähigkeit zunehmend gerne eingesetzt; aus Gründen der Praktikabilität bieten sich auch die neueren 7-Tage-Pflaster an; ob sie allerdings aufgrund ihrer veränderten Matrixgrundlage geringe allergene Wirkungen und eine gute Haftqualität aufweisen, muss sich erst noch erweisen. Ob sich die intranasale Applikationsart durchsetzen wird, bleibt abzuwarten, zumal die Bedeutung des initialen supraphysiologischen Estradiolanstiegs für entsprechend sensitive Zielorgane (wie die Mamma) noch nicht ausreichend geklärt ist.

5.6 Ovarialkarzinom

!

Die HRT erhöhen das Risiko für ein Ovarialkarzinom eher nicht (WHI Trial 2002b). Eventuell erhöht eine ERT-Langzeittherapie das Risiko für die Diagnose eines Ovarialkarzinoms (s. Tab. 6-7).

Das Ovarialkarzinom ist das sechsthäufigste Karzinom bei Frauen weltweit. Es macht 5% der tödlich verlaufenden Krebserkrankungen bei Frauen in den USA aus. Risikofaktoren für die Entwicklung eines Ovarialkarzinoms sind eine familiäre Disposition und der Zustand nach Mamma- und Endometriumkarzinom. Protektive Faktoren sind Parität, Laktation und Anwendung von oralen Kontrazeptiva. Es gibt Hinweise, dass nach 10-jähriger Anwendung einer ERT ein Anstieg um 50% (d.h. eine RR von 1,5) zu verzeichnen ist. Dies wurde von der WHI (2002b) für die HRT nicht bestätigt, die keinen Anstieg verzeichnen konnte.

5.7 Kolorektale Karzinome

!

ERT/HRT verringern das Risiko für kolorektale Karzinome (Primärprävention) (s. Tab. 6-7).

Kolonkarzinome stellen die zweithäufigste Ursache in der Mortalitätsstatistik maligner Erkrankungen in Deutschland dar. Metaanalysen lassen vermuten, dass das Risiko für kolorektale Karzinome unter und nach ERT/HRT verringert ist. Der RCT der WHI (2002a) konnte diese Befunde bestätigen, indem eine signifikante 37%ige Erniedrigung (HR = 0,63; 10 vs. 16 pro 10 000 Frauenjahre) unter HRT nachgewiesen wurde. Der ERT-Arm der WHI (2004) zeigte keinen Einfluss auf die Inzidenz für diese Karzinome.

5.8 Thrombokardiovaskuläres Risiko

> **!** Thrombokardiovaskuläre Erkrankungen sind ein vielfältiger Symptomenkomplex, der durch vielfältige Risikofaktoren bestimmt wird. Generell ist die Abklärung des Thrombophilierisikos notwendig.

Zur Entstehung der koronaren Herzerkrankung ist bekannt, dass ERT/HRT zu einem Anstieg des Risikos führen und keine Primär- oder Sekundärprävention bewirken (WHI Trial 2002a, HERS Trial 1998). Ebenfalls ist für die **tiefe Beinvenenthrombose** und die **Lungenembolie** ein **Risikoanstieg gesichert**. Für den **ischämischen Apoplex** ist ein Anstieg unter Standard-HRT gezeigt, keinen Einfluss hat eine Niedrigdosis-HRT.

5.8.1 Erkrankungen

Hierunter wird ein breites Spektrum an (Grund-)Erkrankungen subsumiert:

- kardiovaskuläre Erkrankungen:
  - Angina pectoris,
  - koronare Herzinsuffizienz,
  - Myokardinfarkt;
- thromboembolische Erkrankungen:
  - tiefe Beinvenenthrombose,
  - Lungenembolie;
- zerebrale Insulte.

5.8.2 Risikofaktoren

Zahlreiche Risikofaktoren sind zu beachten, zu denen gezählt werden:

- Adipositas,
- Diabetes mellitus Typ II,
- Hypertonie,
- Hyperurikämie,
- Hypertriglyzeridämie, Hyper-LDL-ämie, Hypo-HDL-ämie = Symptome des metabolischen Syndroms,
- Rauchen,
- Bewegungsmangel,
- fettreiche Nahrung.

Es sei nochmals darauf hingewiesen, dass es zwischen den Symptomem des Metabolischen Syndroms, des Hyposomatotropismus (s. Abschnitt Menopausaler Übergang, Gewichtszunahme) und des FAIS (s. Abschnitt Menopausaler Übergang, Hypersomatotropismus) erhebliche Überlappungen gibt.

5.8.3 Kardiovaskuläre Erkrankungen

> **!** Risikoanstieg durch HRT; derzeit besteht keine Indikation zur Primär- oder Sekundärprävention (HERS 1998, ERA 2000, WHI 2002a, WISDOM 2004, WHI 2004) (s. Tab. 6-7).

Es konnte gezeigt werden, dass Östrogene eine positive Wirkung auf Surrogatparameter (z. B. Lipidstoffwechsel) (PEPI 1995) ausüben. Beobachtungsstudien wie die US Nurse's Health Study haben bei Frauen, bei denen keine Herzerkrankung mit Beginn der Therapie bekannt gewesen ist, eine Verminderung des kardiovaskulären Risikos festgestellt.

Die WHI (2002a) ergab jedoch im HRT-Arm einen Anstieg koronarer Herzkrankheit (KHK) um 29% (HR =1,29; 37 vs. 30 pro 10 000 Frauenjahre), und dieser Anstieg war schon innerhalb eines Jahres zu verzeichnen. Das Risiko für einen nichttödlichen (H = 1,32) lag höher als für einen tödlichen Herzinfarkt (HR = 1,18). Dabei ist jedoch zu beachten, dass es sich bei dieser Studie nicht bei allen um primär gesunde Patientinnen (als Basis einer Primärprävention) gehandelt hat (50% Raucherinnen; ca. 30% mit BMI > 30; z. T. Aspirin- bzw. Statineinnahme; 30% Hypertonikerinnen); auch waren die Studienteilnehmerinnen in der Mehrzahl über 65 Jahre alt (s. o.). In der nun vorliegenden Endauswertung der WHI bezüglich Herzinfarkte gab es nur noch im 1. Jahr der ca. 5-jährigen WHI ein erhöhtes Risiko, und zwar nur für Frauen, deren Menopause über 20 Jahre zurücklag und die ein erhöhtes LDL-Cholesterin aufwiesen. Dies ist hinweisend auf bereits vorliegende arteriosklerotische Veränderungen. Im ERT-Arm der WHI (2004) zeigte sich nach einer Beobachtungszeit von 6,8 Jahren keine Beeinflussung des kardiovaskulären Risikos. Weiterhin zeigte sich, dass es bei der **Sekundärprävention** im ersten Behandlungsjahr einer HRT zu **einem intermittierenden Anstieg kardiovaskulärer Ereignisse** kommen kann, und erst nach 3–4 Jahren der Behandlung ein protektiver Effekt möglich ist (HERS, 1998). Möglicherweise kommt es initial zum Abstoßen bestehender atherosklerotischer Plaques, während dann bei zunehmender Behandlungszeit ein präventiver Effekt eintreten kann. Kritisch muss zur Aussagekraft des HERS-Trial (1998) angemerkt werden, dass in der Plazebogruppe die Einnahmequote von Statinen mit 22% deutlich höher war als in der Verumgruppe. In dem **ERA-Trial** (2000), der 2. Interventionsstudie zur Sekundärprävention, wurde erstmals auch gezeigt, dass eine Östrogenmonotherapie (ERT) keinen Einfluss auf angiografisch nachgewiesene atherosklerotische Gefäßstenosen hat. Daher hat die **American Heart Association** verlauten lassen (2001), dass eine ERT/HRT nicht zum Einsatz kommen soll unter der alleinigen Vorstellung einer Sekundärprävention einer kardiovaskulären Erkrankung. Insgesamt besteht daher derzeit keine Indikation im Sinne einer vor einiger Zeit noch propagierten Primär- oder Sekundärprävention!

5.8.4 Tiefe Beinvenenthrombose

> **!** Gesicherter Risikoanstieg für das Risiko einer tiefen (Bein-)Venenthrombose (s. Tab. 6-7).

Tab. 6-10 Indikationen für eine parenterale Hormonersatztherapie.

gastrointestinale Dysfunktionen – Gastritis – Ulcus ventriculi/duodeni – Z. n. Magen-OP – Cholezystitis, Cholezystolithiasis, Pankreatitis – Malabsorptionssyndrome
Lebererkrankungen – Hepatitis, Z. n. Hepatitis – Leberzirrhose, Alkoholleber – Hämatoporphyrie
Hypertonie
Schilddrüsenerkrankungen (Cave: Anhebung des Thyroxin-bindenden Globulins)
Hypertriglyzeridämie
Migräne
Nikotinabusus

Gesichert ist ein **Anstieg des Risikos für tiefe Venenthrombosen** (RR > 3); das absolute Risiko wird mit 1–2 zusätzlichen Diagnosen pro 10 000 Frauen/Jahr ERT berechnet. Dies ergaben auch die Ergebnisse der **WHI-Studie** (HR = 2,07) (2002a). In diesem Kontext muss erwähnt werden, dass im Brustkrebsseitenarm des MORE (vgl. Mammakarzinom) **thromboembolische Erkrankungen signifikant häufiger in der Raloxifengruppe als in der Kontrolle aufgetreten** sind.

5.8.5 Lungenembolie

> **!** Gesicherter Risikoanstieg für das Risiko einer Lungenembolie (s. Tab. 6-7).

Ähnlich ist der Anstieg der Lungenembolie unter HRT in der **WHI-Studie** (HR = 2,13) (2002a).

5.8.6 Ischämischer Apoplex

> **!** Gesicherter Risikoanstieg unter Standard-HRT, kein Risiko unter Niedrigdosistherapie (< 0,3 mg unkonjugiertes Östrogen) (s. Tab. 6-7).

Der **Anstieg des Risikos** für einen **ischämischen Apoplex** (RR/HR = 1,2–1,5) unter Standard-HRT wird unter der Dosierung von 0,3 mg konjugierten Östrogenen **nicht mehr beobachtet**. Insofern wird auch für diese Fragestellungen die Tendenz zu einer erniedrigten Dosis besonders jenseits STRAW +1 unterstützt.

Andererseits zeigt sich, dass die Monotherapie von 1 mg 17β-Estradiol für eine Sekundärprävention gegen ischämischen Insult **nicht** geeignet ist (RR = 2,9 mit letalem Ausgang).

In diesem Kontext sollte erwähnt werden, dass durch Tibolon ein erhöhtes Risiko für Apoplex besteht (LIFT-Studie).

5.8.7 Thrombophilierisiko

> **!** Bei einem anamnestisch bekannten Thrombophilierisiko sollte eine Abklärung erfolgen.

Ganz allgemein ist bei der Beurteilung eines Thrombophilierisikos für Frauen jenseits der reproduktiven Phase festzuhalten, dass eine unbeschadete Einnahme oraler Kontrazeptiva und ein unauffälliger Schwangerschaftsverlauf, beides Konstellationen mit einem erhöhten Thromboserisiko, gegen das Vorliegen einer Thrombophilie sprechen. Bei **familiärem** und **anamnestischem Thrombophilierisiko** ist eine exakte Gerinnungsanalyse indiziert:
- Quick,
- PTT,
- AT III,
- Protein S,
- Protein C,
- APC-Resistenz,
- Faktor-II-Genmutation,
- Homocystein.

Bei Hinweis für eine Thrombophilie ist – wenn überhaupt und nach ausführlicher Aufklärung – eine **parenterale** Applikationsart (Tab. 6-10) bzw. eine zusätzliche gerinnungshemmende Begleittherapie (z. B. Acetylsalicylsäure) anzustreben.

5.9 Gallenblasen- und Gallenwegserkrankungen

> **!** Es wurde eine erhöhte Frequenz von operativen Eingriffen bei Gallenwegserkrankungen unter HRT beobachtet (HERS 1998).

5.10 Kognitive Leistungen, Depression, Morbus Alzheimer

Zum Einsatz einer ERT/HRT in Hinblick auf das Risiko bzw. auf die Wirkung auf kognitive Leistungsfähigkeit, Depressionen und Morbus Alzheimer liegen keine adäquaten RCT-Studien vor. Fraglich ist eine allgemeine Verbesserung der kognitiven Leistungen ebenso wie in der Sekundärprävention des Morbus Alzheimer. Die differenzialdiagnostische Abgrenzung zur Depression ist notwendig, ggf. ist bei ausgeprägter Depression eine zusätzliche Medikation mit Antidepressiva indiziert.

Auf die dramatisch zunehmende Lebenserwartung der Frauen, die zu einer steigenden Rate an Demenz und Morbus Alzheimer führt, wurde in der Einleitung ausführlich hingewiesen. Der Einfluss von Sexualsteroiden wird mit einer ganzen Reihe von neurologischen Erkrankungen in Zusammenhang gebracht:

- Epilepsie,
- multiple Sklerose,
- Morbus Parkinson,
- altersabhängiger Gedächtnisverlust,
- Morbus Alzheimer.

Epidemiologische Daten, die die Assoziation des Östrogenabfalls mit einer Verminderung der kognitiven Eigenschaften während der STRAW-Stadien –2/–1 untersucht haben, bleiben kontrovers. Weiterhin gibt es derzeit lediglich Hinweise aus nicht ganz adäquaten RCT-Studien, die zu dem Schluss kommen, dass eine HRT die kognitiven Funktionen der Frau verbessern kann. Es werden in Kurzzeitstudien einige positive Effekte auf die kognitiven Funktionen, z. B. auf das Gedächtnis für verbale Informationen nach bilateraler Oophorektomie beschrieben, aber bezüglich Langzeiteffekten sind die Daten inkonsistent (s. Tab. 6-7).

Es wird angenommen, dass die postmenopausale Verminderung serotonerger und noradrenerger Funktionen mit dem Abfall der Östrogene assoziiert ist; von einer direkten Beeinflussung von Zahl und Empfindlichkeit wird zumindest für die Serotoninrezeptoren im ZNS ausgegangen. In kleineren Studien konnte die antidepressive Wirksamkeit einer Östrogentherapie bei leichten Depressionen gezeigt werden; bei mittelschweren und schweren Depressionen ist eine adjuvante antidepressive Wirkung möglich. Deshalb gilt auch aus psychiatrischer Sicht die adjuvante Gabe einer Hormonsubstitution als Option bei therapieresistenten Depressionen.

Zahlreiche Funktionen von Östrogenen im Gehirn (z. B. Hippokampus, Hypothalamus) werden beschrieben; es gibt einige In-vivo- und In-vitro-Hinweise für Effekte von Östrogenen auf kognitive Funktionen beim Morbus Alzheimer, z. B. Verbesserung der Hippokampusfunktion, der Reparatur von neuronalen Verletzungen und der Überlebensrate von Neuronen. Mehrere präklinische, epidemiologische und preliminare Studien scheinen eine Verbesserung der kognitiven Leistungen bei Patientinnen mit Morbus Alzheimer im Sinne einer **Sekundärprävention** zu belegen, eine Goldstandard-(RCT-)Studie mit einem ausreichend großen Patientinnenkollektiv fehlt aber bislang (s. Tab. 6-7).

Bezogen auf die **Primärprävention** liegen ebenfalls keine ausreichenden Daten vor. Andererseits gibt es bisher auch keine Hinweise für diesbezüglich nachteilige Effekte.

5.11 Weitere Dysfunktionen und Erkrankungen

5.11.1 Sexualstörungen

Androgene spielen dann eine supportive Rolle, wenn es zu einem kompletten oder nahezu kompletten Mangel an endogenen C_{19}-Sexualsteroiden gekommen ist; dies ist beim **Panhypopituitarismus** (ovariell, adrenal) oder bei der **Nebennierenrindeninsuffizienz** (adrenal) in der Postmenopause (ovariell) der Fall. Dabei zeigte sich, dass eine Substitution mit **DHEA** zu einer signifikanten Verbesserung des Wohlbefindens (Reduktion von Depression und Ängsten) und der Sexualität führt. Ähnlich gute Ergebnisse bei altersphysiologisch niedrigen DHEA-Spiegeln konnten bisher noch nicht gesichert werden (s. FAIS, Abschnitt 2.8). Ein positiver Effekt auf Wohlbefinden und Sexualität bei beiderseits ovarektomierten Frauen (auch in der Postmenopause produzieren die Ovarien hilär noch C_{19}-Sexualsteroide!) konnte durch eine transdermale **Testosteronapplikation** erzielt werden, wenn auch die zirkulierenden Testosteronkonzentrationen supraphysiologische Werte erreichten, so dass diese Therapieform noch nicht ausreichend eingestellt ist.

5.11.2 Kutane androgenisierende Symptomatik

Einfache **Akne** tritt mit zunehmendem Alter immer seltener auf und muss einer dermatologischen Differenzialdiagnose unterzogen werden. **Hirsutismus**, besonders während der STRAW-Stadien +1/+2, kann versuchsweise mit einer HRT mit antiandrogener Gestagenkomponente angegangen werden, wenn auch die Erfolge spärlich sind und ein kurativer Effekt nicht zu erwarten ist. Möglicherweise kann der topische Langzeiteinsatz von **Eflornithin**-Creme (Vauigan 11,5% Creme) eine Verbesserung erbringen. **Alopezie** in dieser Altersphase ist in aller Regel systemisch endokrin nicht angebbar, da weniger androgenisierende Ursachen als altersbedingte strukturelle Dysfunktionen des Haarfollikels im Sinne einer Miniaturisierung ursächlich für den meist diffusen Haarausfall anzunehmen sind; dahingegen könnte eine symptomatische Verbesserung durch eine **topische Langzeittherapie** mit **Minoxidil** (Regaine®) erreicht werden (s. Kap. 3).

5.11.3 Prämenstruelles Syndrom

Das prämenstruelle Syndrom tritt häufig im Rahmen des menopausalen Übergangs auf. Die individuelle Therapie richtet sich nach dem Leitsymptom (Mastodynie, Hydratation, dysphorische Verstimmung). Bei Mastodynien können Pflanzenextrakte mit prolaktinsenkender Wirkung wie Agnus-castus-Extrakte durchaus erfolgreich eingesetzt werden (s. Tab. 6-5). Überschneidungen bzw. Mischformen mit einem perimenopausalen depressiven Syndrom sind möglich (s. Kap. 2).

5.11.4 Hyperprolaktinämie, Galaktorrhö, Mastodynie

Obwohl eine gewisse Assoziation zwischen Östrogen und Prolaktinspiegeln besteht, ist mit einer signifikanten Steigerung der Prolaktinspiegel, d. h. der hypophysären Prolaktinsekretion unter den relativ niedrigen Dosierungen der ERT/HRT nicht zu rechnen, v. a. ist eine Größenzunahme eines Prolaktinoms sehr unwahrscheinlich. Bei Prolaktinom, subjektiv störender Galaktorrhö (Grad III, spontaner Milchfluss ohne äußeren Druck; nässende Bluse) und Mastodynie kann eine zusätzliche Prolaktinsenkung (z. B. mit Dopaminagonisten) durchgeführt werden (s. Kap. 3). Eine meist deutliche Hyperprolaktinämie in den STRAW-Stadien –2 bis +2 wird am häufigsten durch eine Behandlung mit Neuroleptika (= Antipsychotika) (s. auch Kap. 41) hervorgerufen. Da der Dopaminstoffwechsel sehr schnell reguliert wird, kann durch eine Prolaktinserumbestimmung nach einer kurzen Auslassphase von wenigen Tagen die Differenzialdiagnose zum Prolaktinom gestellt werden, indem bereits ein deutlicher Prolaktinabfall zu verzeichnen ist. Bei neuroleptikabedingter Prolaktinerhöhung sollte in Zusammenarbeit mit dem behandelnden Psychiater die Möglichkeit der Umsetzung auf ein weniger prolaktinaktives Präparat geprüft werden; hier kommen am ehesten die sog. atypischen Neuroleptika (s. Kap. 41) in Frage.

5.11.5 Endometriose

Theoretisch ist eine Exazerbation einer Endometriose unter Hormontherapie möglich, klinisch aber unwahrscheinlich, da zur Stimulierung der Endometriose in aller Regel Östrogenspitzenwerte (> 200 pg/ml) eines physiologischen Menstruationszyklus notwendig sind, die aber mit einer ERT (< 100 pg/ml) nicht erreicht werden. Daher ist bei niedriger Östrogendosierung, vor allem zusammen mit einer Gestagenbetonung ein Aufflammen dieser Grunderkrankung nicht zu erwarten.

5.11.6 Uterus myomatosus

Myome sind östrogenabhängig, und dies möglicherweise schon bei niedrigen Dosierungen. Auch bei niedriger Östrogendosierung mit Gestagenbetonung kann es zu Meno- oder Metrorrhagien kommen, besonders bei cavumnahen und submukösen Myomen. Insofern kann bei ausgeprägten endokrin-vaso-vegetativen Beschwerden und dem Risiko für Osteoporose mit der Indikation zur Hormontherapie und gleichzeitig bestehenden Störfaktoren aufgrund des/der Myoms/e eine Hysterektomie erwogen werden, wonach dann eine ERT indiziert wäre.

5.11.7 Dyslipidämie

> **!**
> Bei niedrigen HDL-Spiegeln ist eine orale ERT/HRT indiziert. Bei Hypertriglyzeridämie empfiehlt sich eine parenterale (transdermal, vaginal, nasal) ERT/HRT. Bei Hypo-HDL-ämie sollten zusätzlich Statine, bei Hypertriglyzeridämie Fibrate verabreicht werden.

Eine Erniedrigung der LDL-Cholesterinspiegel wird mit allen Formen der HRT erreicht. Bei niedrigen HDL-Spiegeln ist eine orale ERT/HRT indiziert, da die HDL-Spiegel angehoben werden. Eine parenterale (transdermal, vaginal, nasal) ERT/HRT ist bei Hypertriglyzeridämie vorzuziehen, da orale Substanzen die Triglyzeride erhöhen und parenterale diese senken. Gestagene mit androgener Partialwirkung, wie etwa Norgestrel, können den Anstieg des HDL neutralisieren, während Progesteronabkömmlinge, wie Dydrogesteron, keinen Einfluss haben. Dyslipidämien können auch, wenn sie sich durch Änderung des Lebensstils (s. u.) nicht normalisieren lassen, die Behandlung mit Statinen (z. B. Atorvastatin, Simvastatin) notwendig machen. Deren mögliche kardioprotektive Wirkung begründet sich vornehmlich in ihrer LDL-Senkung.

> **!**
> Fünf große Studien (WOSCOPS, AFCAPS/TexCAPS, 4S, CARE, LIPID) zeigen sowohl in der Primär- wie in der Sekundärprävention eine Verminderung der Herzinfarktrate um 23–36% durch den Einsatz von Statinen. Die Mortalitätsrate ist ebenfalls deutlich gesenkt. Weiterhin konnte auch gezeigt werden, dass die Schlaganfallrate reduziert wird.

Der Einsatz von Statinen ist vornehmlich bei der Hypercholesterinämie und der gemischten Dyslipoproteinämie angezeigt, während die Hypertriglyzeridämie besser mit Fibraten zu behandeln wäre.

5.11.8 Hypertonie

> **!**
> Gegen die ERT/HRT besteht eine relative Kontraindikation. Wenn eingesetzt, ist die parenterale (transdermal, vaginal, nasal) Therapieform vorzuziehen. Zusätzlich ist eine medikamentöse Therapie mit Antihypertensiva indiziert.

5.11.9 Diabetes mellitus Typ II (NIDDM, non insulin-dependent diabetes mellitus)

!

Bei Diabetes mellitus Typ II besteht eine relative Kontraindikation gegen ERT/HRT. Unter ERT/HRT ist auf einen gesunden Lebensstil (s. Abschnitte 2.1., 2.2.) zu achten. Zusätzlich ist ein Therapie mit Antidiabetika indiziert.

Für die Behandlung des Diabetes mellitus Typ II ist **Metformin** das einzige Antidiabetikum, für das ein statistisch signifikanter Effekt auf die Therapieendpunkte eines Diabetes mellitus (= Senkung von Morbidität und Mortalität) in einer prospektiven Sekundärpräventionslangzeitstudie belegt worden ist. Offensichtlich eignet sich **Acarbose** zur Primärprävention eines Typ-II-Diabetes. Neuere Wirkstoffe, die Insulinsensitizer Thiazolidinedione (Rosiglitazon und Pioglitazon) scheinen effektive und nebenwirkungsarme Therapieprinzipien zu sein.

5.11.10 Adipositas

!

Bei Adipositas besteht eine relative Kontraindikation gegen ERT/HRT. Unter ERT/HRT ist auf einen gesunden Lebensstil zu achten (s. Abschnitte 2.1., 2.2.). Ggf. ist eine zusätzliche Medikation mit Antiadiposita indiziert.

Da die Adipositas eine zentrale Komponente im pathologischen Netzwerk des Metabolischen Syndroms (Adipositas, Typ-II-Diabetes, Hypertonie, Dyslipidämie u.a.) einnimmt, das als der bedeutendste Risikokomplex für koronare Herzerkrankung anzusehen ist, könnte auch der Einsatz von **Antiadiposita** (z.B. **Sibutramine**) sinnvoll sein. Dass gerade bei kardiovaskulären Risiken dem Lebensstil eine primär präventive Bedeutung zukommt, ist gerade in einem Seitenarm der Nurses' Health Study zum Ausdruck gekommen (s. Abschnitt Zusammenfassung). Auch zeigte sich, dass durch Verbesserung des Lebensstils der Übergang von gestörter Glukosetoleranz in einen Typ-II-Diabetes signifikant reduziert werden konnte, ein Ergebnis, das nochmals unterstreicht, wie wichtig solche additiven Maßnahmen auch für den Einsatz einer ERT/HRT sind.

5.11.11 Metabolisches Syndrom

!

Beim Metabolischen Syndrom sollte der Lebensstil beachtet werden. In Abhängigkeit von den individuellen Befunden besteht eine relative bis absolute Kontraindikation gegen eine ERT/HRT. Eine zusätzliche Medikation mit Statinen (auch Fibraten: s.o.), Antihypertensiva, Antidiabetika und Antiadiposita ist ggf. indiziert.

Das Metabolische Syndrom umfasst als komplexes Syndrom umschriebene Dysfunktionen und Krankheitsbilder. Eine **Lebensumstellung** (Ernährung, körperliches Training) ist die Grundlage jeder Behandlung. Additiv können **Statine** (auch Fibrate), **Antihypertensiva**, **Antidiabetika** und **Antiadiposita** notwendig sein. Mit zunehmender Anzahl der täglich einzunehmenden Medikamente ist auf eine möglicherweise ungünstige medikamentöse Interaktion und ungünstige Compliance zu achten. Derzeit liegt ein Trend zur parenteralen (transdermale, vaginale, nasale) Applikationsform vor, ggf. können pflanzliche Präparate eingesetzt werden.

5.11.12 Migräne

!

Es besteht eine relative Kontraindikation, v.a. gegen orale ERT/HRT, der Versuch einer parenteralen Medikation kann unternommen werden.

Neben **Analgetika** (Acetylsalicylsäure, Diclofenac), auch in Kombination mit **Metoclopramid** und/oder **Motilium**, könnte auch eine **Akupunktur** und evtl. auch eine **psychosomatische Therapie** zum Einsatz kommen.

5.11.13 Katarakt, Conjunctivitis sicca, Arthropathia climacterica

Leichte Verbesserungen durch eine topische und/oder systemische ERT/HRT mag möglich sein, RCT-Studien hierzu gibt es nicht.

5.11.14 Melanom

Es gibt wenige Studien, die sich mit hormonellen Faktoren und dem Risiko für die Entstehung des malignen Melanoms befassen. Östrogenrezeptoren konnten in Melanomgewebe bisher nicht nachgewiesen werden.

In einer schwedischen Kohortenstudie bei 22597 Frauen lag das RR insgesamt bei 0,9% und in der HRT-Gruppe bei 0,6%. Von einem Risiko für das maligne Melanom unter HRT braucht daher nicht ausgegangen zu werden. Auch Patientinnen, die wegen eines malignen Melanoms behandelt worden sind, scheinen kein erhöhtes Risiko für ein Rezidiv zu haben, wenn eine HRT durchgeführt wird.

5.11.15 Zusammenfassung der ERT-/HRT-Empfehlungen

> **!**
> Insgesamt sollte die verabreichte Hormondosis so niedrig wie möglich gewählt sein.

So kann nach dem Überschreiten des Häufigkeitsgipfels und des Ausmaßes an psychovegetativen Beschwerden jenseits der Menopause die Dosis reduziert werden. Insgesamt ergibt sich ein Trend zur Niedrigdosis, sogar zur Ultraniedrigdosis-Östrogentherapie, v. a. bei älteren Frauen. Es sollte ein Wert von mindestens 10 pg/ml an zirkulierendem Estradiol angestrebt werden, der mit osteoprotektiven Effekten einhergeht und ohne Einfluss auf das Endometrium ist. Insgesamt sollte allerdings bei STRAW +2 über alternative Therapiestrategien nachgedacht werden.

6 Applikationsformen der ERT/HRT

Anders als in den Entwicklungsländern, in denen oft nur einzelne Präparate zur Verfügung stehen, gibt es in den Industrieländern mittlerweile eine sehr große – oft verwirrende – Vielzahl an unterschiedlichen Präparaten. Diese unterscheiden sich in folgenden Aspekten:

- Resorption,
- Wirkstoffe,
- Dosierung,
- Zusammensetzung der Wirkstoffe bei HRT.

Eine Zusammenstellung der Präparate ist in Tabelle 6-6 dargestellt.

Bezüglich der Frage, ob eine orale oder parenterale Applikation gewählt werden soll, spielen medizinische Indikationen und Kontraindikationen gegen orale Applikation (s. Abschnitt Zusammenfassung), die Wünsche der Patientin und die Kosten eine Rolle (Tab. 6-10).

Sicher sind die neueren Gele mit ihrer guten lokalen Verträglichkeit als Monosubstanz und auch die neuen 7-Tage-Pflaster mit guter Haftmatrix und akzeptabler Pflastergröße als Mono- und als Kombinationspräparate ein Fortschritt. Es bleibt abzuwarten, ob die Haftqualität der 7-Tage-Pflaster denen der 3-/4-Tage-Pflaster ebenbürtig ist. Die neueste Generation der Pflastertechnik stellt die **delivery optimized thermodynamics (DOT-Pflaster)-Technologie**, bei der ohne Zusatz chemischer Penetrationsverstärker ein gutes Penetrationsverhalten des hormonellen Wirkstoffs erreicht wird; Verstärker (enhancer) sind oft Ursache von Hautirritationen; die DOT-Pflaster (als Östrogenmonopflaster auf dem Markt) kommen durch das verstärkte Penetrationsvermögen mit einer kleineren Pflasterfläche aus. Eine Zusammenstellung der Hormondosis ist in Tabelle 6-11 gegeben.

Tab. 6-11 Dosierungen der Hormonpräparationen.

Wirkstoffe	Oral		Transdermal	
	Niedrigdosis (mg/d)	Standarddosis (mg/d)	Niedrigdosis (µg/24h)	Standarddosis (µg/24h)
Estradiol	1,0	2,0	25/37,5	50
Estradiolvalerat	1,0	2,0	Ø	Ø
equine Östrogene	0,3	0,625	Ø	Ø
Dehydrogesteron (DYD)	5,0	10,0	Ø	Ø
Medrogeston (MDG)	Ø	5	Ø	Ø
Medroxyprogesteronacetat (MPA)	2,5	5	Ø	Ø
Norgestrel (NG)	Ø	0,5	Ø	Ø
Levonorgestrel (LNG)	0,075	0,25	Ø	10
Norethisteron (NET)	0,7	1,0	Ø	Ø
Norethisteronacetat (NETA)	0,5	2,0	125	250
Cyproteronacetat (CPA)	1,0	Ø	Ø	Ø
Chlormadenonacetat (CMA)	Ø	2,0	Ø	Ø
Dienogest	Ø	2,0	Ø	Ø
Drospirenon	2	3	Ø	Ø

Tab. 6-12 Konzept einer individualisierten Strategie der Hormonersatztherapie (ohne Anspruch auf Vollständigkeit).

STRAW-Stadien-Indikation	Wirkprinzip	Präparatename (Beispiele!)
STRAW −3 bis −2	Cimifugawurzel Agnus castus Eq/G(MDG) p.o., z, s-21, En E_2/G(DYD) o, z, s-28, En	Klimadynon® Agnucaston® Presomen® 0,3 comp. Femoston® 1/10
STRAW −2 bis +1	Eq/G(MDG) p.o., z, s-21, st Eq/G(MDG) p.o., z, s-28, st E_2/G(DYD) p.o., z, s-28, st	Presomen® 0,6 comp. Presomen® 28 comp. 0,6 Femoston® 2/10
STRAW +1	Eq/G(MPA) p.o., k, Gn/Gst E_2V/Dienogest p.o., k-28, e-28, st	Climopax® 0,6/2,5/-5 mg (vgl. WHI-Studie!) Climodien®, Lafamme®
STRAW +1 bis +2	E_2/G(DYD) p.o., k, EGn E_2/G(NETA) td-P, k-8/28, EGn	Femoston conti® 1/5 Estragest TTS®
kein Uterus	Eq p.o., m, k-20/28, n E_2V p.o., m, k-21, n E_2V p.o., m, k-21, st Eq p.o., m, k-20/28, st E_2 td-P, m, k-4/28, st E/G auch möglich	Presomen® 0,3/28 0,3 Progynova® mite Progynova® Presomen 0,6® Fem 7® s. o.
Hypo-HDL-ämie	p.o.	s. o.
Kontraindikationen gegen orale Applikation ohne Uterus mit Uterus	 E_2 td-P, m, k, st E_2 td-G, m, k, st E_2 v, m. k, st E_2 in, m, k, st E_2/G(LNG) td-P, z, s-4/28, st	 Fem 7® Gynokadin® Gel Estreva® Gel, Estring® Aerodiol® Fem 7 combi®
atrophische Kolpitis	E3 v, m, k, st	OeKolp®/Ovestin®
Kontraindikationen → synthetische Gestagene	Progesteron, i. v.	Utrogest®
Osteoporoserisiko	E_2/G(NETA) p.o., z, s-28, En E_2V/G(NET) p.o., z, s-28, En E_2V/G(NET) p.o., z, s-28, st E_2/G(NETA) p.o., z, s-t-28, st E_2V/G(NETA) p.o., k, st E_2/G(NETA) p.o., k, st E_2/G(NETA) td-P, z, s-8/28, st E_2/G(NETA) td-P, k-8/28, EGn	Novofem® Mericomb® 1 mg Mericomb® 2 mg Trisequens® Kliogest® Activelle™® Estracomb® Estragest TTS®
Hirsutismus, Alopezie	E_2V/CPA p.o., z, s-21, st E_2V/Dienogest p.o., k-28, e-28, st E_2/Drospirenon p.o., k-28, EGn	Climen® Climodien®, Lafamme® Angeliq®
Conjunctivitis sicca	E_2V td-T, k	Östrogenaugenöl, 0,025% östrogenhaltig (Huber 1998)
Arthropathia climacterica	E_2V td-T, k	Gynokadin® Gel, Estreva® Gel

CPA, Cyproteronacetat; DYD, Dydrogesteron; E_2, Estradiol; E_2V, Estradiolvalerat; E_3, Estriol; EGn, Östrogen-Gestagen-Dosis niedrig; En, Östrogendosis niedrig; Eq, Equiline; G, Gestagen; Gn/Gst, Gestagendosis niedrig/Gestagenstandarddosis; in, intranasal; k, kontinuierlich; LNG, Levonorgestrel; m, monoöstrogen; MGD, Medrogeston; MPA, Medroxyprogesteronacetat; NETA, Norethisteronacetat; s-21, sequenziell Behandlungsdauer von 21 Tagen; st, Standardöstrogendosis; td-G, transdermales Gel; td-P, transdermales Pflaster; v, vaginal; z, zyklisch

Das Konzept einer individualisierten HRT ist in der Übersicht in Tabelle 6-12 dargestellt.
Für individuelle Therapiestrategien müssen darüber hinaus weitere Medikamentengruppen (s. Tab. 6-4, Tab. 6-13), die die ERT/HRT ergänzen und unterstützen, beachtet werden. Insgesamt geht es in der vorliegenden Übersicht um eine balancierte, der individuellen Situation angepasste Gesamtbewertung.

Tab. 6-13 Alternative oder additive Hormone oder hormonähnliche Substanzen zur HRT (s. Tab. 6-11).

Wirkstoffe (Beispielpräparat)	Indikation
SERM Raloxifen (Evista®)	– Sekundärprävention gegen Osteoporose – Postmenopause? – Mamma-Ca – Leiomyoma uteri
Tibolon (Liviella®)	– Reduktion psychovegetativer Ausfallserscheinungen – kein oder geringer Einfluss auf Mamma/Endometrium – partial androgene Zusatzwirkung
Biphosphonate	– Primär- und Sekundärprävention gegen Osteoporose
Jodid, Schilddrüsenhormone	– Hypothyreose – Gewichtszunahme, Alopezie, Haut-, Nagelprobleme
Thyreostatika	– Hyperthyreose – Tachykardie, Hitzewallungen, Schweißausbrüche – Alopezie, Nägelprobleme
Androgene/Anabolika DHEA/Testosteronundecanoat (Andriol®), E2V+Testosteronenantat (Androfemon®), E2V-Prasteronentantat (Gynodian Depot®)	– Hypoandrogenämie – Nebenniereninsuffizienz – Panhypopituitarismus – Ovarektomie beidseits – Anabolikum: roborierend
Diuretika Spironolactone (Aldactone® 25/50 mg/100 mg)	– Ödembildungen
Antihypertensiva	
Acetylsalicylsäure	– thrombovaskuläres Risiko
Statine	– Hyper-LDL-ämie – Hypo-HDL-ämie
Serotoninwiederaufnahmehemmer	– depressive Verstimmungen – prämenstruelles Syndrom
Minoxidil (Regaine®) (topisch)	– Alopezie
17α-Estradiol + NETA Creme; Eflornithin-Creme (Vaniqa 11,5 % Creme) (topisch)	– Hirsutismus
Spironolacton/Flutamid/Finasterid	– Alopezie/Hirsutismus
Vitex-agnus-castus-Extrakte	– Mastodynie – prämenstruelles Syndrom

7 Kontraindikationen gegen ERT/HRT

Bei der ERT/HRT sollte auf entsprechende Kontraindikationen und besondere Indikationsstellungen geachtet (Tab. 6-14) werden.

Tab. 6-14 Kontraindikationen gegen ERT/HRT.

absolute Kontraindikationen:

- Schwangerschaft
- aktive oder Z. n. Thromboembolie
- aktive oder Z. n. kardiovaskulärer Erkrankung
- aktiver oder Z. n. Apoplex
- schwere Lebererkrankung
- rezidivierendes Mammakarzinom
- rezidivierendes Endometriumkarzinom
- Ablehnung durch die Patientin

relative Kontraindikationen:

- menstruelle therapieresistente Blutungsstörungen
- unklare knotige Brustveränderungen
- unklare Mammasonografie-, Mammografie-Befunde
- familiäres oder Z. n. Mammakarzinom
- Z. n. Endometriumkarzinom
- familiäre oder eigene Thrombophilie
- Adipositas Grad I–III
- Hypertonie
- Diabetes mellitus Typ II
- Metabolisches Syndrom
- Tabakkonsum

Besondere Indikationsstellungen:

Bei folgenden Erkrankungen oder Z. n. Erkrankungen sollte eine **parenterale** (meist transdermale) Applikation vorgezogen werden:
- Gallensteine
- Z. n. Lebererkrankung
- Varicosis*
- oberflächliche Thrombophlebitis*
- familiäre und eigene Thrombophilie*
- Hypertonie*, Diabetes mellitus* Metabolisches Syndrom*
- Hypertriglyzeridämie*
- Epilepsie (wegen der Interaktion zwischen Sexualsteroiden und Antiepileptika auf hepatischer Ebene)

Bei folgenden Erkrankungen oder Zustand nach Erkrankungen sollte eine **orale** Applikation vorgezogen werden:
- Hypo-HDL-ämie, Hyper-LDL-ämie
- Hypo-SHBG-ämie
- Hautallergie gegen transdermale Applikation

* generell ist bei diesen Dysfunktionen und Krankheitsbildern zu empfehlen, eine entsprechende Zusatztherapie durchzuführen, v. a. dann, wenn eine transdermale (parenterale) Applikation nicht möglich ist, und eine orale Therapieform angewandt werden muss.

! Insbesondere das anamnestische oder hereditäre Bestehen einer Thrombophilie, v. a. im Zusammenhang mit Nikotinabusus, stellt eine oftmals absolute Kontraindikation dar.

Zusammenfassung

1 Überblick

Die Ergebnisse der vor einiger Zeit veröffentlichten WHI-Studien (2002a, 2000b) zu den Vor- und Nachteilen einer einphasigen kontinuierlichen Östrogen-Gestagen-Therapie (HRT) während und nach den Wechseljahren haben großes Aufsehen erregt. In dieser Studie sind mehrere mögliche Nebeneffekte einer solchen Behandlung untersucht worden.

Ursprünglich diente die Östrogen-Gestagen-Therapie zur Behandlung der typischen klimakterischen Hormonausfallserscheinungen, die sich besonders im endokrin-vaso-vegetativen Bereich abspielen. Gerade Anfang der 90er Jahre sind die Erwartungen bezüglich des Nutzens einer Hormonersatztherapie sehr hochgeschraubt worden. Man glaubte, ein „Jungbrunnen"-Mittel in der Hand zu haben, das praktisch alle Einschränkungen, Funktionsstörungen und Erkrankungen, die mit dem Alterungsprozess der Frau in irgendeiner Weise in Verbindung zu bringen sind, durch eine solche Behandlung positiv beeinflussen zu können. Entsprechend überzogen waren die Therapiehoffnungen der Patientinnen. Unter dieser Vorstellung wurden Hormone „gießkannenartig" verordnet.

Seit Ende der 90er Jahre ist es nun zu einer vernünftigen und kritischen Besinnung auf das Wesentliche und zu einer ausgewogenen Einbeziehung der Nebenwirkungen und Risiken gekommen. Die herausragende Bedeutung der WHI-Studie ergibt sich aus ihrem wissenschaftlichen Aufbau, da hier zum ersten Mal eine umfassende Nutzen-Risiko-Abwägung nach optimalen Studienkriterien (RCT) erhoben worden ist. Dennoch zeigt auch diese Studie erhebliche methodische Schwächen (s. Abschnitt ERT/HRT, SERM, Hierarchie epidemiologischer Studien).

Insgesamt ist in den letzten Jahren an die Stelle eines undifferenzierten Verordnungsverhaltens eine individualisierte Indikationsstellung zum Einsatz der Hormonersatztherapie getreten. Diese bezieht mit ein:
- familien- und eigenanamnestische Vorgaben,
- Alter,
- Beschwerdebild,
- Leidensdruck,
- Lebensumstände,

– Nebenwirkungen und Risiken,
– Wünsche der Patientin.

Ausdrücklich wird vor Therapiebeginn darauf verwiesen, dass **der natürliche Alterungsprozess nicht aufgehalten** werden kann.

> **!**
> Basis jeder Therapie ist ein gesunder Lebensstil (Ernährung, körperliche Bewegung, Verzicht auf Tabakkonsum), v. a. sollte auf den Ca^{2+}- und Vitamin-D_3-Stoffwechsel geachtet werden.

Die **zentrale**, unbestrittene Aufgabe jeder ERT/HRT ist und bleibt die Behandlung der **endokrin-vaso-vegetativen Hormonausfallserscheinungen.** Nächtliche Schlafstörungen können zu schweren Einschränkungen des Tagesablaufs führen, die durch ERT/HRT behoben werden können. Die Dosis sollte so niedrig und die Therapiedauer so kurz wie möglich sein. Liegt weiterhin ein Risiko für die Entwicklung einer Osteoporose vor, eignet sich – gerade auch nach den entsprechenden Ergebnissen der WHI-Studie (2002a) – die schützende (präventive) Hormonersatztherapie. Dieser Osteoporoseschutz kann mit zunehmendem Alter (> 55 Jahre) (STRAW +2) durch alternative Medikationen (z. B. SERM, Bisphosphonate) fortgesetzt werden. Ist die Primärprävention der einzige Grund für eine ERT/HRT, sollte diese nur durchgeführt werden, wenn Unverträglichkeiten oder Kontraindikationen gegen andere Osteoporosetherapeutika bestehen. Im Allgemeinen wird das Ausmaß einer manifesten Osteoporose (Auftreten von osteoporotischen Knochenbrüchen) unterschätzt (s. Abschnitt Postmenopause, Osteoporose). Diesbezügliche präventive Maßnahmen sind daher von hohem sozialmedizinischem Rang. Neben der Reduktion des Knochenfrakturrisikos ist in der WHI-Studie eine Risikosenkung des kolorektalen Karzinoms gefunden worden.

Dennoch wurde die HRT in der WHI-Studie (2002a, 2002b) vorzeitig abgebrochen, weil sich ein Missverhältnis zwischen Nutzen und Risiken zuungunsten der Vorteile einer Östrogen-Gestagen-Therapie abgezeichnet hatte. Die Nachteile beziehen sich auf das angestiegene Risiko einer Neudiagnose eines Mammakarzinoms und des Auftretens von koronarer Herzerkrankung, Lungenembolie, tiefer Beinvenenthrombose und Apoplex. Gerade die Risiken aus dem thrombokardiovaskulären Bereich lassen sich aber durch eine sorgfältige Auswahl der Patientinnen, durch eine möglichst niedrige Dosierung und begrenzte Behandlungsdauer vermeiden. Eventuell ist der Einsatz zusätzlicher Behandlungsprinzipien (z. B. Statine bei Fettstoffwechselerkrankungen, Blutverdünnungsmittel) notwendig.

Kann angesichts des zuvor unklaren, mittlerweile durch die WHI-Studie gesicherten Risikos für die Diagnose eines Brustkrebses eine HRT überhaupt verantwortet werden?

Diese Frage ist zu bejahen, wenn eine genau bilanzierte Nutzen-Risiko-Abwägung erfolgt. Hierfür ist eine individuelle Risikoerhebung von grundsätzlicher Bedeutung. Besteht bei der Patientin aus der familiären und eigenen Vorgeschichte und bei den entsprechenden Vorsorgeuntersuchungen kein erhöhtes Risiko für die Entwicklung von Brustkrebs, liegen jedoch ausgeprägte endokrin-vaso-vegetative Beschwerden mit hohem Leidensdruck und einem Risiko für Osteoporose vor, ist eine Indikation für eine niedrigdosierte, mittelfristige HRT nach wie vor gegeben. Eine umfassende Aufklärung, die Beachtung der Nebenwirkungen und Risiken sowie regelmäßige Kontrolluntersuchungen vorausgesetzt, kann durch eine HRT in der beschriebenen Situation und Verlaufsweise eine eindeutige Verbesserung der Lebensqualität der Frau jenseits der fortpflanzungsfähigen Altersphase unter größtmöglichen Sicherheitsbedingungen erreicht werden.

> **!**
> Von ganz besonderer Bedeutung ist die Tatsache, dass im Östrogenmonotherapiearm (ERT) der WHI-Studie eine nichtsignifikante Reduktion des Mammakarzinoms nachgewiesen worden ist.

> **!**
> Eine HRT ist bei nicht-hysterektomierten Frauen kontraindiziert, dagegen ist eine ERT bei hysterektomierten Frauen sinnvoll.

Zusammenfassend werden nochmals die therapeutischen Prinzipien der verschiedenen Phasen im Rahmen des menopausalen Überganges und der Postmenopause im Folgenden besprochen.

1.1 Späte reproduktive Phase (STRAW –3, Übergang zu –2)

1.1.1 Beginnende leichte episodische Dysfunktionen

Indiziert sind:

- pflanzliche Präparate,
- Lebensstilanpassung,
- Kalzium-, (Vitamin-D_3-)Substitution.

Die **initiale** Phase des **Präklimakteriums** mit leichten, sporadischen Hitzewallungen und Schlafstörungen kann zunächst mit dem Einsatz von **Pflanzenextrakten**

(Phytoöstrogenen oder Cimicifuga-Wurzel) (s. Tab. 6-5) angegangen werden. Dabei sollte erwähnt werden, dass eine pharmakologische Wirkung für einige dieser Substanzen, z. B. für Vitex-Agnus-castus-Extrakte und Soyaphytoöstrogene beschrieben ist, deren Applikation mit positiven Veränderungen von Surrogatparametern, wohl aber auch mit einzelnen negativen Effekten (Anstieg des Lp[a]) assoziiert sein kann.

Prospektive adäquate Langzeitstudien zu relevanten Endpunktdaten für **alle Fragestellungen** fehlen allerdings vollständig. Dennoch sollte die Möglichkeit für subjektive Erleichterungen in ein Therapiekonzept mit aufgenommen werden. Weitere Indikationsstellungen für Phytoöstrogene und pflanzliche Therapeutika (s. Abschnitt Zusammenfassung) ergeben sich für die STRAW-Stadien +1 und +2 oder wenn eine hormonelle Therapie ganz abgelehnt wird, oder auch in der konzeptionell unsicheren Übergangsphase STRAW –3 nach –2 unter Intrauterinpessar.

!

Von dieser Lebensphase an sollte auf einen ausgeglichenen Kalzium-/Vitamin-D_3-Stoffwechsel geachtet werden. Eine Vitamin-D_3-Substitution ist meist erst dann notwendig, wenn die enterale Kalziumresorption mit zunehmendem Alter (späte Postmenopause) reduziert ist.

1.1.2 Gestagendefizit, Lutealphasendefekt

Indiziert in dieser Phase sind:

- Gestagentherapie in der 2. Zyklushälfte,
- Kalzium-, (Vitamin-D_3-)Substitution.

Steht das **Gestagendefizit** (Lutealphasendefekt) (s. Abschnitt Menopausaler Übergang, Prämenstruelles Syndrom) mit seinen Auswirkungen im Vordergrund, reicht zunächst auch eine **Gestagensubstitution in der 2. Zyklushälfte vom ca. 12.–25. Zyklustag** (Tab. 6-11) aus.

1.1.3 Leichte Zyklusstörungen

Bei diesen Symptomen sind indiziert:

- Lebensstilanpassung,
- sequenzielle niedrigdosierte HRT,
- Kalzium-, (Vitamin-D_3-)Substitution.

Es kann mit einer **sequenziellen Östrogen-Gestagen-Behandlung mit zunächst noch niedriger Östrogendosis** (s. Tab. 6-4, 6-11 und 6-12) begonnen werden, wenn leichte Zyklusstörungen (Verkürzung, Zwischenblutungen) im Vordergrund stehen. Hier ist allerdings darauf zu achten, dass keine kontrazeptive Wirkung besteht, und in dieser Initialphase noch einzelne ovulatorische Zyklen mit konsekutiver Schwangerschaft möglich sind.

1.1.4 Kontrazeption

Wenn sicherer Kontrazeptionsschutz gewünscht wird, kann – wenn keine Kontraindikationen bestehen – noch über eine gewisse Zeit ein orales **Kontrazeptivum** (Mikropille) rezeptiert werden. Alternativ ist in dieser Phase die Anwendung einer **Intrauterinspirale** sinnvoll, da hierunter die Hormonlage gut kontrolliert werden kann; durchaus ist auch eine Kombination mit Pflanzenextrakten oder einer niedrigen Östrogendosis in einem HRT-Präparat für die Übergangszeit möglich. Natürlich bietet sich nach abgeschlossener Familienplanung – möglichst erst jenseits des 35. Lebensjahres – die irreversible Tubenkoagulation an.

1.2 Menopausaler Übergang (STRAW –2 bis –1), frühe Postmenopause (STRAW +1)

Indiziert in dieser Phase sind:

- Primärprävention der Osteoporose,
- Lebensstilanpassung,
- Kalzium-, (Vitamin-D_3-)Substitution,
- zunächst zyklische Niedrigdosisöstrogen-HRT, dann evtl. zyklische Therapie mit Standarddosierung.

Wie dargestellt liegt der Hauptnutzen der ERT/HRT in der Suppression der **endokrin-vaso-vegetativen Ausfallserscheinungen** und in der **Primärprävention der Osteoporose**. Der letztere Effekt sollte hervorgehoben werden, da das Leidensausmaß der manifesten Osteoporose im Allgemeinen unterschätzt wird (s. Abschnitte Postmenopause, Osteoporose und Abschnitt Indikation zur ERT/HRT, Osteoporose). Allerdings ist für einen ausreichenden Präventionseffekt eine Langzeitdauertherapie, auch im Sinne einer Niedrigdosistherapie, unumgänglich. Nochmals sei allerdings auf die Einschränkungen bei der Primärprävention durch ERT/HRT hingewiesen (s. 5.2.2; 5.3.1)

Stellen sich ausgeprägte Ausfallserscheinungen ein, ist während der STRAW-Stadien –2, –1 und +1 zunächst eine **zyklische HRT mit der Östrogenstandarddosis** sinnvoll, v. a., wenn die **Niedrigdosisöstrogen-HRT nicht mehr oder noch nicht ausreicht**. Möchte die Patientin keine Menstruationsblutung mehr, kann auch schon von Beginn an mit einer kontinuierlichen einphasigen Therapie behandelt werden.

Bei hysterektomierten Frauen ergibt sich von selbst, dass die ERT kontinuierlich verläuft mit einer an das Beschwerdebild angepassten Dosis.

1.3 Frühe Postmenopause (STRAW +1)

Auch in dieser Phase dominieren die endokrin-vaso-vegetativen Ausfallserscheinungen, folgende Therapiestrategien sollten hier verfolgt werden:

- Primärprävention der Osteoporose,
- Lebensstilanpassung,
- Kalzium-, (Vitamin-D_3-)Substitution,

- Trend zur kontinuierlichen einphasigen HRT,
- Trend zur Dosisreduzierung der ERT/HRT.

Im weiteren Verlauf empfiehlt es sich, auf ein **kontinuierliches einphasiges HRT-Schema mit Standarddosierung** überzugehen (s. Tab. 6-4, 6-11 und 6-12). Dieses Therapieschema dürfte sich günstig auf das Risiko für ein Endometriumkarzinom auswirken (s. Abschnitt Indikation zur ERT/HRT, Osteoporose). Schon frühzeitig könnte eine Dosisreduktion versucht werden, da anzunehmen ist, dass hierunter das mögliche Risiko eines Mammakarzinoms reduziert wird.

1.4 Späte Postmenopause (STRAW +2)

Die möglichen Therapiestrategien in dieser späten Phase umfassen:

- Lebensstilanpassung,
- Kalzium-, (Vitamin-D_3-)Substitution,
- kontinuierliche Niedrigdosis-/Ultraniedrigdosistherapie,
- Beachten der zunehmenden Kontraindikationen gegen ERT/HRT,
- Auslassversuche,
- Primärprävention der Osteoporose,
- evtl. Sekundärprävention der Osteoporose,
- SERM, Biphosphonate,
- pflanzliche Präparate.

!

Mit zunehmendem Alter muss wegen der zahlreichen endokrin-metabolischen Veränderungen sehr viel disziplinierter auf den Lebensstil geachtet werden. Auf eine ausreichende Kalzium-/Vitamin-D_3-Substitution sollte geachtet werden.

Die kontinuierliche HRT kann in der Dosis weiter reduziert werden (**kontinuierliche Niedrigdosistherapie**), um das letztgenannte Risiko und jenes für thrombovaskuläre Ereignisse (v. a. Apoplex) weiter zu reduzieren. Erste randomisierte, doppelblinde, plazebokontrollierte Studien mit niedrigen Dosierungen von konjugierten equinen Östrogenen allein oder mit niedrigdosierter MPA-Kombination zeigen positive Effekte auf Surrogatparameter (Lipide, Lipoproteine, Gerinnungsfaktoren). Auf jeden Fall sind Auslassversuche anzuraten, um zu erfassen, ob das endokrin-vaso-vegetative Beschwerdebild überhaupt noch eine ERT/HRT notwendig macht. Evtl. kann auch auf pflanzliche Präparate umgestiegen werden.

Gerade im Hinblick auf die für die **Primärprävention der Osteoporose** lebenslange Präventionstherapie (s. 5.2.2; 5.3.1) muss mit dem Fortschreiten des Alters ein individueller Therapieweg gefunden werden, wobei Lebensstil und Kalzium-/Vitamin-D_3-Substitution als Basismaßnahmen gelten. Ferner muss zwischen der Indikation zur ERT/HRT, zu Raloxifen und Bisphosphonaten die Balance gefunden werden. Dies folgt der Vorstellung, dass je älter die Patientin wird und umso weniger sie über hormonelle Ausfallserscheinungen klagt, die alleinige Osteoporoseprävention im Vordergrund steht; mit **zunehmendem Abstand zur Menopause kann die ERT-/HRT-Dosis gesenkt** und den **SERM** und **Biphosphonaten** allmählich der Vorzug gegeben werden. In der Biphosphonat-Therapie hat sich die einmalige orale Gabe von 70 mg Alendronsäure pro Woche (nüchtern, im Stehen, weitere 0,5 Stunden keine Nahrungszufuhr) als praktikabel erwiesen.

Raloxifen (s. Tab. 6-13) wird man gerade bei älteren postmenopausalen Frauen ein adäquates Wirkprofil zubilligen können, und zwar unter folgenden Gesichtspunkten:

- Vermeiden zyklischer Blutungen,
- endokrin-vaso-vegetative Ausfallserscheinungen stehen nicht mehr im Vordergrund,
- Primärprävention auf Mamma- und Endometriumkarzinom,
- Sekundärprävention der Osteoporose.

Allerdings gilt es, den Anstieg des thrombovaskulären Risikos zu beachten.

Tibolon (s. Tab. 6-13) eignet sich besonders, wenn noch endokrin-vaso-vegetative Ausfallserscheinungen bestehen und hier eine Wirksamkeit nachgewiesen ist. Es ist davon auszugehen, dass kein Effekt auf das Endometrium und vermutlich keine oder eine suppressive Wirkung auf das Brustdrüsengewebe und wohl auch eine präventive Wirkung auf den Knochen bestehen. Hierzu fehlen allerdings derzeit Goldstandard-Studien. Ergänzend sei angemerkt, dass kürzlich ein erhöhtes Apoplexrisiko unter Tibolontherapie gezeigt wurde.

Literatur

Arlt W., Callies F., Van Vlijmen J.C. et al.: Dehydroepiandrosterone replacement in women with adrenal insufficiency. N Engl J Med 314 (1999) 1013–1020.

Beral et al.: Collaborative group on hormonal factors in breast cancer. Breast cancer and hormonal replacement therapy: collaborative reanalysis of data from 51 epidemiological studies of 52705 women with breast cancer and 10 8411 women without breast cancer. Lancet 350 (1997) 1047–1059.

Black D. M., Thompson D. E., Bauer D. C. et al.: Fracture risk reduction with alendronate in women with osteoporosis: the fracture intervention trial. J. Clin Endocrinol Metab 85 (2000) 4118–4124.

Bush T. L., Whiteman M., Flaws J. A.: Hormone replacement therapy and breast cancer: a qualitative review. Obstet Gynecol 98 (2001) 498–508.

Cardozo L., Bachmann G., McClish D., Fonda D., Birgerson L.: Metaanalysis of estrogen therapy in the managment of urogenital atrophy in postmenopausal women: second report of the hormones and urogenital therapy committee. Obstet Gynecol 92 (1998) 722–727.

Cardozo L., Lose G., McClish D., Versi E., de Koning Gans H.: A systematic review of estrogens for recurrent urinary tract infections: third report of the hormones and urogenital therapy (HUT) committee. Int Urogynecol J Pelvic Floor Dysfunct 12 (2001) 15–20.

Cauley J. A., Norton L., Lippman M. E. et al. : Continued breast cancer risk reduction in postmenopausal women treated with raloxifene: 4-year results from the MORE trial. Breast Cancer Research and Treatment 65 (2001) 125–134.

Clarkson T. B., Anthony S., Morgan T. M.: Inhibition of postmenopausal atherosclerosis progression: a comparison of the effects of conjugated equine estrogens and soy phytoestrogens. J Clin Endocrinol Metab 86 (2001) 41–47.

Colditz G. A., Stampfer M. J., Willett W. C. et al.: Prospective study of estrogen replacement therapy and risk of breast cancer in postmenopausal women. JAMA 264 (1990) 2648–2653.

Daly E., Vessey M. P., Hawkins M. M., et al.: Risk of venous thromboembolism in users of hormone replacement therapy. Lancet 348 (1996) 977–980.

Dawson-Hughes B., Harris S. S., Krall E. A. et al.: Effect of withdrawal of calcium and vitamin D supplements on bone mass in elderly men and women. Am J Clin Nutr 72 (2000) 745– 750.

Deutsche Gesellschaft für Gynäkologie und Geburtshilfe im Konsens mit dem BVF Konsensus-Empfehlungen zur Hormontherapie in Klimakterium und Postmenopause. Frauenarzt 45 (2004) 620.

Delmas P. D., Confavreux E., Garnero P., Fardellone P., de Vernejoul M.C., Cormier C., Arce J.C.: A combination of low doses of 17 beta-estradiol and norethisterone acetate prevents bone loss and normalizes bone turnover in postmenopausal women. Osteoporos Int 11 (2000) 177–187

Dören M., Samsioe G.: Prevention of postmenopausal osteoporosis with oestrogen replacement therapy and associated compounds: update on clinical trials since 1995. Hum Reprod Update 6 (2000) 419–426.

Dresner-Pollak R., Mayer M., Hochner-Celiniker D.: The decrease in serum bone-specific alkaline phosphate predicts bone mineral density response to hormone replacement therapy in early postmenopausal women. Calcif Tissue Int. 66 (2000) 104–107.

Ettinger B., Black D. M., Mitlak B. H. et al.: Multiple Outcomes of Raloxifene Evaluation (MORE)-Study, JAMA 282 (1999) 3–12.

Geisthövel F.: Funktioneller Hyperandrogenismus (sog. „Syndrom polyzystischer Ovarien"). Neu Aspekte zur Klassifizierung, Ätiologie, Diagnostik und Therapie. Gynäkologe 35 (2002a) 48–63.

Geisthövel F.: Welchen Stellenwert hat die Hormonersatztherapie heute? MMW-Fortschritte der Medizin 26 (2002b) 41–46.

Genant H. K., Lucas J., Weiss S. et al.: Low dose esterified estrogen therapy. Effects on bone, plasma estradiol concentrations, endometrium, and lipid levels. Arch Intern Med 157 (1997) 2609–2615.

Gerber B.: Einfluss von Umwelt, Ernährung und Lebensstil auf das Brustkrebsrisiko. Deutsches Ärztblatt 98 (2001) A1612–A1619.

Geyer D., Gerrits M. G. F., Renoux A. et al. : Pharmacokinetics of Fem7®, a once-weekly, transdermal oestrogen replacement system in healthy, postmenopausal women. Gynecol Obstet Invest 48 (1999) 1–6.

Ginsburg J., Prelevic G. M.: The place of tibolone in menopausal therapy. In: Studd J. (ed.), The management of the menopause. The millenium review 2000, pp. 59–67. The Parthenon Publishing Group Limited, London 2000.

Grodstein F., Stampfer M. J., Manson J. E. et al.: Postmenopausal Estrogen and Progestin Use and the Risk of Cardiovascular Disease. Ann Intern Med 128 (1998) 705–712.

Halaska M., Beles P., Gorkow C. et al.: Treatment of cyclical mastalgia with a solution containing a Vitex agnus castus extract: results of a placebo-controlled double-blind study. Breast 8 (1999) 175–181.

Herrington D. M., Reboussin D. M., Brosnihan K. B. et al.: Effects of estrogen replacement on the progression of coronary-artery atherosclerosis. The Estrogen Replacement and Atherosclerosis (ERA) trial. N Engl J Med 343 (2000) 522–529.

Hormone replacement therapy and cardiovascular disease. A statement for healthcare professionals from the American Heart Association. Circulation 104 (2001) 499–503.

Hulley S., Grady D., Bush T. et al.: Heart and estrogen/progestin replacement study (HERS) research group. Randomized trial of estrogen plus progestin for secondary prevention of coronary heart disease in postmenopausal women. JAMA 280 (1998) 605–613.

Levi et al.: The fall in breast cancer mortality in Europe. Eur J Cancer 37 (2001) 1409–1412.

Lobo R. A., Bush T., Carr B. R. et al.: Effects of lower doses of conjugated equine estrogens and medroxyprogesterone acetate on plasma lipids and lipoproteins, coagulation factors. and carbohydrate metabolism. Fertil Steril 76 (2001) 13–24.

Lu L.-J. W., Anderson K. E., Grady J. J.: Effect of an isoflavone-free soy diet on ovarian hormones in premenopausal women. J Clin Endocrinol Metab 86 (2001) 3045–3052.

Komulainen M., Kröger H., Tuppurainen M. T. et al. : HRT and vitamin D in prevention of non-vertebral fractures in postmenopausal women; a 5-yaer randomized trial. Maturitas 31 (1998) 5–54.

Kuhl H.: Klimakterium, Postmenopause und Hormonsubstitution. Uni-Med Verlag AG, Bremen 1999.

MacLennan S. C., MacLennan A. H., Ryan P.: Colorectal cancer and oestrogen replacement therapy. A meta-analysis of epidemiological studies. Med J Aust 162 (1995) 491–493.

Mannasiev N., Keating, F., Whiteland M.: Selctive estrogen receptor modulator: a review for the clinician. In: Studd J (ed) The management of the menopause, pp. 69–84. The Parthenon Publishing Group Limited 2000.

Maseklide L., Beck-Nielsen H., Sorensen O. et al.: Hormone replacement therapy reduces forearm fracture incidence in recent postmenopausal women – result of the Danish Osteoporosis Prevention Study. Maturitas 36 (2000) 181–193.

Matthaei S., Stumvoll M., Häring A.-U.: Thiazolidindione (Insulinsensitizer). Neue Aspekte in der Therapie des Diabetes mellitus Typ 2. Deutsches Ärzteblatt 98 (2001) 912–918.

McClung M. R., Geusens P., Miller P. D. et al. : Effect of risedronate on the risk of hip fracture in elderly women. N Engl J Med 5 (2001) 333–340.

Michaelsson K.: Hormonal replacement therapy and risk of hip fracture: populations based case-control study. BMJ 316 (1998) 1858–1563.

Mulnard R. A., Cotman C. W., Kawas C. et al.: Estrogen Replacement Therapy for treatment of Mild to Moderate Alzheimer Disease, A Randomized Controlled Trial. JAMA 283 (2000) 1007–1015.

Nanda K., Bastian L. A., Hasselblad V., Simel D. L.: Hormone replacement therapy and the risk of colorectal cancer: a meta-analysis. Obstet Gynecol 93 (1999) 880–888.

O`Meara E.S.: HRT after diagnosis of breast cancer in relation to recurrence and mortality. J Natl Cancer Inst 93 (2001) 754–761.

Ortmann O., K. König: Hormontherapie im Klimakterium und in der Postmenopause Deutsches Ärzteblatt 102 (2005) A-144, B-120, C-116.

Palomba S., Sammartino A., Di Carlo C. et al.: Effects of raloxi-

fene treatment on uterine leiomyomas in postmenopausal women. Fertil Steril 76 (2001) 38–43.
Perez-Gutthann S., Garcia Rodriguez L. A., Castellsague J. et al.: Hormone replacement therapy and risk of venous thromboembolism: population based case control study. BMJ 314 (1997) 796–800.
Peto R., Boreham J., Clarke M. et al.: Correspondence. UK and USA breast cancer down 25% in year 2000 at ages 20-69 years. Lancet 355 (2000) 1822.
Post L. E.: Exercise in menopause. In: Eskin B.A. (ed.), The menopause. Comprehensive Management. 4th edition, pp. 137–147. Parthenon Publishing Group 2002.
Ravn P., Weiss S. R., Rodriguez-Portales J. A. et al.: Alendronate in early postmenopausal women: effects on bone mass during long-term treatment and withdrawal. J Clin Endrocinol Metab 85 (2000) 1492–1497.
Recker R. R., Heaney R. P.: Editorial: The role of combination treatment for osteoporosis. J Clin Endocrinol Metab 86 (2001) 1888–1889.
Rodriquez C.: Estrogen replacement therapy and ovarian cancer mortality in a large prospective study in US women. JAMA 285 (2001) 1460–1465.
Ross R. K., Paganini-Hill A., Wan P. C. et al.: Effect of hormone replacement therapy on breast cancer risk: estrogen versus estrogen plus progestin. J Natl Cancer Inst 92 (2000) 328–333.
Rymer J.: Relative and absolute contraindications to hormone replacement therapy. In: Studd J. (ed.), The management of the menopause. The millennium review, pp. 21–26. The Parthenon Publishing Group Ltd. 2000.
Saletu B., Brandstätter N., Metka M. et al.: Double-blind, placebo-controlled, hormonal, syndromal and EEG mapping studies in menopausal syndrome patients with and without depression as compared with controls. Maturitas 23 (1996) 91–105.
Shapiro J. A., Weiss N. S., Beresford S. A. A. et al.: Menopausal hormone use and endometrial cancer by tumor grade and invasion. Epidemiology 9 (1998) 99–101.
Shifren J. L., Braunstein G. D., Simon J. A. et al.: Transdermal testosterone treatment in women with impaired sexual function after oophorectomy. N Engl J Med 343 (2000) 682.
Speroff L.: Postmenopausal hormone therapy into the 21st century. Int J Gyn Obstet 59 (Suppl. 1) (1997) S3–S10.
Stampfer M. J., Hu F. B., Manson J. E. et al.: Primary prevention of coronary heart disease in women through diet and lifestyle. N Engl J Med 343 (2000) 16–22.
Staging Reproductive Aging Workshop. STRAW 2001.
Studd H., Pornel B., Marton I. et al.: Efficacy and acceptability of intranasal 17β-oestradiol for menopausal symptoms: randomised does-response study. The Lancet 353 (1999) 1574–1578.
Teede H. J., Dalais F. S., Kotsopoulos D. et al. : Dietary soy has both beneficial and potentially adverse cardiovascular effects: a placebo-controlled study in men and postmenopausal women. J Clin Endcrinol Metab 86 (2001) 5053–5060.
The STOP-NIDDM trial: an international study on the efficacy of an alpha-glucosidase inhibitor to prevent type 2 diabetes in a population with impaired glucose tolerance: rationale, design, and preliminary screening data. Study to prevent non-insulin-dependent diabetes mellitus. Diabetes Care 10 (1998) 1720–1725.
Torgerson D. J., Bell-Syer S. E. M.: Hormone replacement therapy and prevention of nonvertebral fractures. A meta-analysis of randomised trials. JAMA 285 (2001) 2891–2897.
Tuomilehto J., Lindström J., Eriksson J.G. et al.: Prevention of type 2 diabetes mellitus by changes in lifestyle among subjects with impaired glucose tolerance. N Engl J Med 344 (2001) 1343–1350.
United kingdom prospective diabetes study (UKPDS) group: Effect of intensive blood-glucose control with metformin on complications in overweight patients with type 2 diabetes (UKDPS 34). Lancet 352 (1998) 845–865.
Viscoli C., Brass L. M., Kernan W. N. et al. : A clinical trial of estrogen-replacement theray after ischemic stroke. N Engl J Med 345 (2001) 1234–1239.
Von Holst T., Birkhhäuser M., Braendle W. et al.: Unterscheiden sich Gestagene hinsichtlich ihres Risikopotentials. Frauenarzt 41 (2000) 714–718.
Weiderpass E., Adami H. O., Baron J. A. et al.: Risk of endometrial cancer following estrogen replacement with and without progestins. J Nat Cancer Inst 91 (1999) 1131–1137.
Weiderpass E., Baron J. A., Adami H. O. et al.: Low-potency oestrogen and risk of endometrial cancer: a case-conntrol study. Lancet 252 (1999) 1824–1828.
Wetzka B., Maechtel A., Botsch A., Wacker A., Ochsner A., Geisthövel F.: A novel sonographic ovarian scoring predicts ovarian response in first ART-cyclus. Hum Reprod 20, Suppl. 1 (2005) 382.
Women's health initiative study. Writing group: Rusks and benefits of estrogen plus progestin in healöthy postmenopausal women. Prinicipal results from the women´s health initiative randomized controlled trial. JAMA 288 (2002a) 321–333.
Women's health initiative study. Writing group JAMA 288 (2002b) 334–341.
Women's Health Initiative randomized controlled trial. Women's Health Initiative Steering Committee: Anderson G.L., Limacher M., Assaf A. R. et al.: Effects of conjugated equine estrogen in postmenopausal women with hysterectomy. JAMA 291 (2004) 1701–1712.
Wuttke W., Splitt G., Gorkow C. et al.: Behandlung zyklusabhängiger Brustschmerzen mit einem Agnus-castus-haltigen Arzneimittel. Ergebnisse einer randomisierten, plazebokontrollierten Doppelblindstudie. Geburtsh Frauenheilk 57 (1997) 569–574.
Zumoff B.: The critical role of alcohol consumption in determining the risk of breast cancer with postmenopausal estrogen administration. J Clin Endcrinol Metab 82 (1997) 1656–1658.

Schwangerschaft und Geburtshilfe

II

7 Schwangerenvorsorge

Vorbemerkungen

Ziel der Schwangerenvorsorge ist, den regelrechten Verlauf der Schwangerschaft zu objektivieren, um bei Feststellung einer Abweichung vom physiologischen Verlauf die dann sog. Risikoschwangere einer gezielten Diagnostik zu unterziehen, um sie eventuell behandeln zu können. Grundlage für die Betreuung der Schwangeren sind die Mutterschaftsrichtlinien (Richtlinien des Bundesausschusses der Ärzte und Krankenkassen über die ärztliche Betreuung während der Schwangerschaft und nach der Entbindung, s. Anhang).

Die **Mutterschaftsrichtlinien** werden vom Bundesausschuss der Ärzte und Krankenkassen beschlossen. Die jeweils neueste Fassung ist kostenlos bei der für den Arzt zuständigen regionalen Kassenärztlichen Vereinigung erhältlich. Die zuletzt geänderten Mutterschaftsrichtlinien stammen vom Juli 2003 (s. Anhang). Nachträge, die sich aus Erkenntnissen des medizinischen Fortschritts ergeben und die in die Mutterschaftsrichtlinien aufgenommen sind, werden unter der Rubrik „Bekanntgaben der Kassenärztlichen Bundesvereinigung" im Deutschen Ärzteblatt veröffentlicht. Es empfiehlt sich, diese Bekanntmachungen des Deutschen Ärzteblattes zu sammeln, bis die Mutterschaftsrichtlinien neu aufgelegt worden sind. In nächster Zukunft betrifft das vor allen Dingen die Ultraschall-Screeninguntersuchung mittels B-Mode-Verfahren.

Nach der Präambel dienen die Richtlinien „Der Sicherung einer nach den Regeln der ärztlichen Kunst und unter Berücksichtigung des allgemein anerkannten Standes der medizinischen Erkenntnisse ausreichenden, zweckmäßigen und wirtschaftlichen ärztlichen Betreuung der Versicherten während der Schwangerschaft und nach der Entbindung".

Bei der Betreuung der Schwangeren ist zu unterscheiden, welche Maßnahmen routinemäßig zu veranlassen sind und welche Maßnahmen nach Erkennung eines Risikomerkmals ergriffen werden sollen. In den Richtlinien ist immer von Sollbestimmungen die Rede, wie z. B.: „Der Arzt sollte die Schwangerschaft frühzeitig feststellen", „Der Arzt ist gehalten, die Schwangere über die Möglichkeiten einer humangenetischen Beratung aufzuklären" oder „Der Arzt sollte 4-wöchentlich das Gewicht feststellen" usw. Der Arzt, der die Schwangere betreut, ist deshalb gut beraten, entsprechend den Mutterschaftsrichtlinien zu verfahren, andernfalls würde ein Unterlassen einer „Sollmaßnahme" im Scha-

Tab. 7-1 Untersuchungen in der Schwangerschaft nach den Mutterschaftsrichtlinien vom Juli 2003.

ANAMNESE	ALLGEMEINE UNTERSUCHUNGEN	SEROLOGISCHE UNTERSUCHUNGEN	ULTRASCHALL, BIOMETRIE, ORGANBEURTEILUNG
– Familienanamnese – Eigenanamnese – Schwangerschaftsanamnese – Sozialanamnese	– gynäkologisch (einmalig) einschließlich Entnahme eines Zervixabstriches zur Untersuchung auf Chlamydia trachomatis – Blutdruck – Körpergewicht – Mittelstrahlurin auf Eiweiß, Zucker, Sediment – Hb-Wert – Kontrolle des Gebärmutterstandes – Kontrolle der Herzaktion – Feststellung der Lage	– Blutgruppe und Rhesusfaktor – 2 Antikörper-Suchtests – Lues-Suchreaktion Treponema-pallidum-Hämagglutination (LSR-, TPHA-Test) – Röteln-Hämagglutinationstest (Röteln-HAH) – „Hepatitis B surface Antigen" (HBsAg) – ggf. HIV-Test – ggf. Toxoplasmose	– Beginn der 9. bis Ende der 12. SSW – Beginn der 19. bis Ende der 22. SSW – Beginn der 29. bis Ende der 32. SSW cave: mit Erscheinen der neuen Mutterschaftsrichtlinien (2005/2006): – 1. Screening: 10 + 0 bis 12 + 6 SSW – 2. Screening: 20 + 0 bis 22 + 6 SSW – 3. Screenning: 30 + 0 bis 32 + 6 SSW

densfall zur Beweislastumkehr führen, und der Arzt müsste nachweisen, dass er trotz Unterlassen einer Maßnahme keinen Sorgfaltsmangel begangen hat.

Betreuung der Schwangeren ohne Risiko

Folgende Untersuchungen sollen bei einer Schwangeren unabhängig vom anamnestischen oder befundeten Risiko durchgeführt werden (Abschnitt A der Mutterschaftsrichtlinien, Tab. 7-1). Die allgemeinen Untersuchungen sollen im Abstand von 4 Wochen und nach der 32. SSW in 2-wöchentlichen Abständen durchgeführt werden. Alle serologischen Untersuchungen sollen zu einem möglichst frühen Zeitpunkt der Schwangerschaft erfolgen, abgesehen von der Bestimmung des HBsAg, die möglichst spät in der Schwangerschaft erfolgen soll. Alle erhobenen Befunde werden im **Mutterpass** dokumentiert. Der Mutterpass verbleibt bei der Schwangeren und wird zu jeder Untersuchung mitgebracht. Bei der Lues-Suchreaktion wird das Ergebnis nicht im Mutterpass dokumentiert, AIDS-Beratung und HIV-Untersuchung werden ebenfalls nicht im Mutterpass dokumentiert (Abschnitt H1 und H2 der Mutterschaftsrichtlinien). Bei allen Schwangeren werden zwei Antikörper-Suchtests durchgeführt. Der erste Antikörper-Suchtest erfolgt bei der Blutgruppenbestimmung, der zweite Suchtest zwischen der 24. und 27. SSW. Rh-negativen Frauen werden bei der zweiten Antikörperbestimmung **nach** der Blutentnahme 200–300 µg Anti-D-Immunglobulin injiziert, um eine Rhesussensibilisierung zu verhindern.

Diese Maßnahme ist sinnvollerweise natürlich nur bei Frauen durchzuführen, die bislang keine Sensibilisierung im Rh-System aufweisen. Andernfalls würde durch die zusätzliche Anti-D-Gabe eine Titererhöhung stattfinden, die fälschlicherweise eine Progredienz im Krankheitsverlauf der bestehenden Rhesusinkompatibilität vorspiegeln würde.

Bei bislang antikörpernegativen Frauen ist zu berücksichtigen, dass durch die Gabe von Anti-D-Globulin über einen Zeitraum von ca. 8 Wochen dieser Antikörper im mütterlichen Blut nachzuweisen ist. Das Datum der verabreichten Anti-D-Prophylaxe ist im Mutterpass zu dokumentieren. Zur Verhinderung einer Rhesussensibilisierung ist präpartal die Applikation von 200 µg Anti-D-Immunglobulin ausreichend, wohingegen postpartal aufgrund der Wahrscheinlichkeit einer größeren Einschwemmung fetaler Erythrozyten in den mütterlichen Kreislauf die Gabe von 300 µg Anti-D-Globulin erforderlich ist (s. Kap.15). Um die versehentlich zu niedrige Gabe von Anti-D-Globulin (200 µg postpartal) zu vermeiden, empfiehlt es sich, in Geburtskliniken lediglich Ampullen mit 300 µg Anti-D-Globulin bereitzuhalten.

In der Schwangerschaft sollen **drei Ultraschalluntersuchungen** (nach derzeitiger Diktion von Beginn der 9. bis zum Ende der 12. und von Beginn der 19. bis Ende der 22. sowie von Beginn der 29. bis Ende der 32. SSW) durchgeführt werden (s. Tab. 7-4). Frauenärzte sollten grundsätzlich das Schwangerschaftsalter nur in kompletten Wochen definieren, weshalb es bei den derzeit in Änderung begriffenen Mutterschaftsrichtlinien, die jedoch zurzeit noch nicht gültig sind, heißen wird „erste

Untersuchung im Zeitraum von 10+0 bis 12+6 SSW, zweite Untersuchung im Zeitraum von 20+0 bis 22+6 SSW, dritte Untersuchung im Zeitraum von 30+0 bis 32+6 SSW". Sollte der Arzt bei der Erhebung der Anamnese Anhaltspunkte für das Vorliegen einer genetisch bedingten Erkrankung haben, soll er die Schwangere über die Möglichkeiten einer humangenetischen Beratung/Untersuchung aufklären. Bei der Erhebung der Anamnese (s. Tab. 7-1) soll der Arzt auch ernährungsmedizinische Empfehlungen aussprechen und auf eine ausreichende Jodzufuhr hinweisen. Da der Jodbedarf in der Schwangerschaft durch die Ernährung nicht gedeckt ist (mit der täglichen Nahrung werden lediglich etwa 50 µg/d aufgenommen), wird in der Regel eine Jodsubstitution mit Kaliumjodid (etwa 200 µg) erforderlich werden. Eine Schilddrüsenüberfunktion sollte bei der Erhebung der Anamnese vor Rezeptur des Kaliumjodids ausgeschlossen worden sein. Zur Prävention von Neuralrohrdefekten wird die Substitution von Folsäure in einer Dosierung von 0,4 mg/d empfohlen. Hierbei ist jedoch zu bedenken, dass die Neuralrohrentwicklung 4 Wochen p.c. bzw. 6 Wochen p.m. abgeschlossen ist. Sinnvollerweise müsste eine Folsäuresubstitution zur Vorbeugung des Entstehens von Neuralrohrdefekten also bereits präkonzeptionell gegeben werden. Die Pharmaindustrie bietet zahlreiche Kombinationspräparate an, in denen 400 µg Folsäure und 200 µg Jod enthalten sind.

Es ist zu erwähnen, dass die in Tabelle 7-1 aufgeführten allgemeinen Untersuchungen auch an eine Hebamme delegiert werden können, wenn der Arzt eine unauffällige Schwangerschaft diagnostiziert hat und sichergestellt ist, dass die Hebamme sich auf diese Untersuchungen beschränkt.

Betreuung der Risikoschwangeren

Bei Risikoschwangeren wird in den Mutterschaftsrichtlinien unterschieden nach anamnestischen und befundeten Risiken (Abschnitt BI und II; Tab. 7-2 und 7-3).

▶ Für die Betreuung dieser Risikogruppen ist es wichtig zu wissen, dass die in Tabelle 7-1 aufgeführten allgemeinen Untersuchungen bis zur 32. SSW häufiger als 4-wöchentlich und nach der 32. SSW häufiger als 14-täglich durchgeführt werden können. Darüber hinaus können bei Risikoschwangeren folgende technische Untersuchungen – quantitativ nicht limitiert – zusätzlich durchgeführt werden:
- Ultraschall,
- Dopplerultraschall nach Anlage 1d zu Abschnitt B Nr. 4 der Mutterschaftsrichtlinien,
- Tokografie vor 28. SSW,
- Kardiotokografie,
- Amnioskopie,

Tab. 7-2 Anamnestische Risiken nach BI der Mutterschaftsrichtlinien.

- schwere Allgemeinerkrankungen der Mutter (Niere, Leber, erhebliche Adipositas)
- Zustand nach Sterilitätsbehandlung, wiederholten Aborten oder Frühgeburten
- tot geborenes oder geschädigtes Kind
- vorausgegangene Entbindung von Kindern über 4 000 g Geburtsgewicht oder hypotrophen Kindern („small for date babies"), Mehrlingen
- Zustand nach Uterusoperationen (z. B. Sectio, Myom, Fehlbildung)
- Komplikationen bei vorausgegangenen Entbindungen wie z. B. Placenta praevia, vorzeitige Lösung der Plazenta, Rissverletzungen, Atonie oder sonstige Nachgeburtsblutungen, Gerinnungsstörungen, Krämpfe, Thrombembolie
- Erstgebärende unter 18 Jahren oder über 35 Jahren
- Mehrgebärende über 40 Jahren, Vielgebärende mit mehr als 4 Kindern (Gefahren: genetische Defekte, so genannte Plazentainsuffizienz, geburtsmechanische Komplikationen)

Tab. 7-3 Befundete Risiken nach BII der Mutterschaftsrichtlinien.

- EPH-Gestose (d. h. Blutdruck 140/90 mmHg oder mehr, Eiweißausscheidung 1‰ bzw. 1 g/24 Stunden oder mehr, Ödeme oder Gewichtszunahme von mehr als 500 g je Woche im letzten Trimenon)
- Pyelonephritis (Keimzahl über 100 000 im Mittelstrahlurin)
- Anämie (Hb < 10 g/dl)
- Diabetes mellitus
- uterine Blutung
- Blutgruppeninkompatibilität (Früherkennung und Prophylaxe des Morbus haemolyticus fetalis bzw. neonatorum)
- Diskrepanz zwischen Uterus- bzw. Kindsgröße und Schwangerschaftsdauer (z. B. fraglicher Geburtstermin, retardiertes Wachstum, Riesenkind, Gemini, Molenbildung, Hydramnion, Myom)
- drohende Frühgeburt (vorzeitige Wehen, Zervixinsuffizienz)
- Mehrlinge, pathologische Kindslage
- Überschreitung des Geburtstermins bzw. Unklarheit über den Termin

– Amniozentese (AC),
– transzervikale Gewinnung von Chorionzottengewebe (Chorionvilli-Sampling, CVS) oder transabdominale Gewinnung von Plazentagewebe (Plazentazentese),
– Hormonanalysen.

Die Indikationen, die zu wiederholten Ultraschall-Untersuchungen und zur Wiederholung kardiotokografischer Untersuchungen führen, sind in den Anlagen 1 und 2 zu den Mutterschaftsrichtlinien niedergelegt (s. Anhang).

1 Ultraschall

Im Abschnitt A der Mutterschaftsrichtlinien sowie in der dazugehörigen Anlage 1a bis 1d ist aufgeführt, zu welchem Zeitpunkt der Arzt Ultraschalluntersuchungen in der Schwangerschaft durchführen soll und worauf er bei diesen Routineuntersuchungen achten soll.

Unter dem Buchstaben B4a der Mutterschaftsrichtlinien ist beschrieben, welche sonografischen Untersuchungen nach Erkennung und zur Überwachung von Risikoschwangeren durchgeführt werden können. Hiernach sind nicht nur Wiederholungs-Ultraschall-Untersuchungen mit Hilfe der B-Bild-Technik möglich, sondern ebenso können dopplersonografische Untersuchungen nach den in Anlage 1d aufgeführten Diagnosen veranlasst werden.

Die Mindestanforderungen für die drei Ultraschall-Screeninguntersuchungen in der Schwangerenvorsorge sind in Tabelle 7-4 aufgeführt. Wie schon erwähnt, heißt es hier noch „1. Screening: Beginn der 9. bis Ende der 12. SSW, 2. Screening: Beginn der 19. bis Ende der 22. SSW, 3. Screening: Beginn der 29. bis Ende der 23. SSW" und nicht wie es in den demnächst erscheinenden geänderten Richtlinien sinnvoller heißen wird: 1. Screening: 10+0 bis 12+6 SSW, 2. Screening: 20+0 bis 22+6 SSW, 3. Screening 30+0 bis 32+6 SSW.

Tab. 7-4 Mindestanforderungen an die Ultraschall-Screeninguntersuchungen in der Schwangerschaftsvorsorge.

1. Screening: Beginn der 9. bis Ende der 12. SSW (in neuer Mutterschaftsrichtlinie: 10+0 bis 12+6 SSW!)

- intrauteriner Sitz: ja/nein
- Embryo darstellbar: ja/nein
- Verdacht auf Mehrlingsschwangerschaft: ja/nein
- Herzaktion: ja/nein
- Biometrie I (ein Maß)
- Scheitel-Steiß-Länge (SSL) oder biparietaler Durchmesser (BPD)
- zeitgerechte Entwicklung: ja/nein/kontrollbedürftig
- Auffälligkeiten: ja/nein/kontrollbedürftig
- weiterführende Untersuchung veranlasst: ja/nein

2. Screening: Beginn der 19. bis Ende der 22. SSW (in neuer Mutterschaftsrichtlinie: 20+0 bis 22+6 SSW!)

- Einlingsschwangerschaft: ja/nein
- Lebenszeichen: ja/nein
- Biometrie II (4 Maße):
- biparietaler Durchmesser (BPD)
- frontookzipitaler Durchmesser (FOD) oder Kopfumfang (KU)
- Abdomen/Thorax-Querdurchmesser (ATD) oder Abdomen/Thorax-a.p.-Durchmesser (APD) oder Abdomen/Thorax-Umfang (AU)
- Femurlänge (FL) oder Humeruslänge (HL)
- zeitgerechte Entwicklung: ja/nein/kontrollbedürftig

Hinweiszeichen für Entwicklungsstörungen hinsichtlich:

- Fruchtwassermenge: ja/nein/kontrollbedürftig
- körperlicher Entwicklung: ja/nein/kontrollbedürftig
- Körperumriss: ja/nein/kontrollbedürftig
- fetaler Strukturen: ja/nein/kontrollbedürftig
- Herzaktion: ja/nein/kontrollbedürftig
- Bewegungen: ja/nein/kontrollbedürftig
- Plazentalokalisation und -struktur: normal/kontrollbedürftig
- weiterführende Untersuchung veranlasst: ja/nein

3. Screening: Beginn der 29. bis Ende der 32. SSW (in neuer Mutterschaftsrichtlinie: 30+0 bis 32+6 SSW!)

- Einlingsschwangerschaft: ja/nein
- Lebenszeichen: ja/nein
- Kindslage
- Biometrie III (4 Maße)
- biparietaler Durchmesser (BPD)
- frontookzipitaler Durchmesser (FOD) oder Kopfumfang (KU)
- Abdomen/Thorax-Querdurchmesser (ATD) oder Abdomen/Thorax-a.p.-Durchmesser (APD) oder Abdomen/Thorax-Umfang (AU)
- Femurlänge (FL) oder Humeruslänge (HL)
- zeitgerechte Entwicklung: ja/nein/kontrollbedürftig

Kontrolle der Hinweiszeichen für Entwicklungsstörungen gemäß dem 2. Screening:

- Plazentalokalisation und -struktur: normal/kontrollbedürftig
- weiterführende Untersuchung veranlasst: ja/nein

Zu erwähnen ist noch, dass beim 1. Screening das Vorliegen der Mehrlingsschwangerschaft mit Hinweis auf die Plazentation monochorial/dichorial dokumentiert werden soll, dass der Hinweis auf Auffälligkeiten ja/nein/kontrollbedürftig entfallen soll und es lediglich noch heißen wird „weiterführende Untersuchung veranlasst: ja/nein". Dies ist deshalb von Bedeutung, weil nach einhelliger Auffassung aller Entscheidungsträger im Familienplanungsausschuss der Kassenärztlichen Bundesvereinigung die Nackentransparenzmessung (nuchal translucency, NT) nicht als Screeningmethode eingeführt werden soll. Nach derzeitigen Vorstellungen soll die Nackentransparenzmessung ggf. mit biochemischen Parametern aus dem mütterlichen Blut (PAPP-A, freies β-HCG) den Schwangeren als so genannte „IGeL-Leistung" (individuelle Gesundheitsleistung) als Option angeboten werden.
Werden bei dieser Untersuchung Abweichungen von der Norm festgestellt, liegt definitionsgemäß eine Risikoschwangerschaft vor, die Anlass zu weiteren Kontrolluntersuchungen geben kann. Gegebenenfalls kann der Arzt die Schwangere an einen Kollegen überweisen, der nach dem 3-Stufen-Konzept der „Deutschen Gesellschaft für Ultraschall in der Medizin" (DEGUM) die Anforderungen an die Stufe 2 oder 3 erfüllt (s. Kap.12).

2 Tokografie vor 28. SSW

Bei Verdacht auf vorzeitige Wehentätigkeit sollte der Arzt bei der Patientin ein Tokogramm schreiben. Hierbei ist zu berücksichtigen, dass die Aussagekraft eines Tokogramms z. B. bei adipösen mütterlichen Bauchdecken sehr eingeschränkt ist; ferner ist zu bedenken, dass die abgelaufene vorzeitige Wehentätigkeit in ihrem Einfluss auf die Muttermundswirksamkeit besser mit Hilfe der vaginalsonografischen Messung der Zervixlänge mit Beurteilung des inneren Muttermundes sowie der palpatorischen Beurteilung der Zervixlänge mit der Befundung des äußeren Muttermundes objektiviert werden kann.

!

Bei Verdacht auf vorzeitige Wehentätigkeit sind die Beurteilung der Konsistenz des äußeren Muttermundes sowie die transvaginal-sonografisch ermittelte Messung der Zervixlänge obligatorisch.

3 Kardiotokografie

Die Indikation zur Kardiotokografie leitet sich aus den unter BII der Mutterschaftsrichtlinien aufgeführten Diagnosen ab. Insbesondere bei der Diagnose Retardierung (IIf) und Überschreitung des Geburtstermins (IIi) ist zu bedenken, dass die Aussagefähigkeit des Kardiotokogramms bei fehlender Wehentätigkeit eingeschränkt ist. Zur Indikation des Einsatzes der Kardiotokografie siehe Kapitel 19.

4 Amnioskopie

Aus unserer Sicht gibt es vor dem errechneten Entbindungstermin keine Indikation zur Durchführung einer Amnioskopie. Die von Saling (1966) empfohlene Amnioskopie eignet sich zur Beurteilung des fetalen Zustands bei rechnerischer Übertragung. Inzwischen ist diese Technik weitgehend durch den Oxytocin-Belastungstest, die Kinekardiotokografie und die Ultraschall-Dopplertechnik abgelöst worden (s. Kap. 18). Dunkel verfärbtes Fruchtwasser ist ein unspezifisches Hinweiszeichen auf eine nicht näher quantifizierbare, abgelaufene intrauterine Notsituation des Feten. Die Amnioskopie ist ein historisches Verfahren, das allgemein in Deutschland nicht mehr eingesetzt wird.

5 Amniozentese (AC)

Die Indikation zur Amniozentese ergibt sich aus dem anamnestischen Risiko Alter der Mutter über 35 Jahre oder bei der Feststellung eines genetisch bedingten Risikos (Abschnitt A3 der Mutterschaftsrichtlinien). Hierzu zählen auch die so genannten „Softmarker", die sonografisch als Auffälligkeiten beim Feten diagnostiziert werden (wie z. B. das Golfballphänomen oder „white spot" im fetalen Herzen, die fetale Pyelektasie, ein- oder doppelseitige Zysten im Plexus choroideus u. a.) (s. Kap. 12). Eine weitere Einsatzmöglichkeit der Amniozentese und Ultraschalldiagnostik dient der Fruchtwasserauffüllung bei sonografisch diagnostizierter Oligo-/Anhydramnie oder zur Beurteilung der fetalen Organentwicklung (Anlage 1C4 der Mutterschaftsrichtlinien). Zum Einsatz der Amniozentese bei Verdacht auf fetale Infektion sowie zur Technik der Amniozentese siehe Kapitel 12.

6 Transzervikale Gewinnung von Chorionzottengewebe (Chorionvilli-Sampling, CVS) oder transabdominale Gewinnung von Plazentagewebe (Plazentazentese)

Sowohl die transzervikale als auch die transabdominale Punktion zur Gewinnung fetaler Zotten wird unter Ultraschallsicht durchgeführt. Auch wenn es die Mutterschaftsrichtlinien nicht aufführen, sollte der Arzt sich bei dieser Untersuchung von der unauffälligen somatischen Entwicklung des Feten überzeugen. Es empfiehlt sich, die Schwangere darauf hinzuweisen, dass die genaue Beurteilung des Feten bei einer späteren Ultraschall-Untersuchung (2. Screening 20+0 bis 22+6 SSW) erfolgen wird.

Besonderheiten der Mutterschaftsrichtlinien

1 Allgemeine Untersuchungen in der Schwangerschaft

Es fällt auf, dass unter A4 der Mutterschaftsrichtlinien über die 4-wöchig stattfindenden Untersuchungen nicht aufgeführt ist, dass eine Schwangere vaginal untersucht werden soll. Die vaginale Untersuchung ist zur Beurteilung der Zervixstellung – sakral/medial/mediosakral – und zur Beurteilung der Zervixlänge, der Konsistenz sowie zur Beurteilung des äußeren Muttermundes unabdingbar. Über das Ausmaß eventuell abgelaufener vorzeitiger Wehen gibt als Erstes die bimanuelle Untersuchung Aufschluss. Hieran können vaginalsonografische Untersuchungen zur Beurteilung der Zervixlänge und des **inneren** Muttermundes angeschlossen werden (Anlage 1C5 und 6 der Mutterschaftsrichtlinien).

> **!**
> Jede Schwangere muss unabhängig von den geklagten Beschwerden routinemäßig vaginal zur Beurteilung der Zervix untersucht werden.

Mit Hilfe des Screenings auf Chlamydien ist zu einem frühen Zeitpunkt der Schwangerschaft die Möglichkeit gegeben, das Frühgeburtsrisiko einer Schwangeren abzuschätzen. Es ist jedoch dabei an die Möglichkeit der fehlerhaften Entnahme der Chlamydien aus der Zervix und auf das Vorliegen eines falsch negativen Befundes zu denken. So bleibt die vaginale Untersuchung weiterhin ein zuverlässiger Parameter zur Abschätzung des Frühgeburtsrisikos.

2 Serologische Untersuchungen in der Schwangerschaft

Obwohl die Lues als für die Schwangerschaft bedeutsame Erkrankung in der Bundesrepublik Deutschland derzeit keine große Rolle mehr spielt, hat sich der TPHA-Test in den Mutterschaftsrichtlinien gehalten. Andere Infektionen, z.B. Zytomegalie, Ringelröteln (Parvovirus B19), Varizellen und insbesondere Toxoplasmose, HIV, Hepatitis und Herpes simplex, sind zahlenmäßig stark in den Vordergrund gerückt. Das Hepatitis- und HIV-Screening ist in den Mutterschaftsrichtlinien (CI) geregelt. Im Hinblick auf die Vermeidbarkeit z.B. einer Toxoplasmose sollte der Arzt eine Schwangere auf den vorsichtigen Umgang vor allem mit jungen Katzen hinweisen. Gegebenenfalls sind bei Verdacht auf Infektion Antikörperbestimmungen und eventuelle Titer-Verlaufskontrollen sowie IgM-Bestimmungen durchzuführen.

> **!**
> Der Arzt soll die Schwangere in der Frühschwangerschaft gezielt auf die oben genannten Infektionsmöglichkeiten und deren klinische Manifestation (Fieber, Lymphknotenschwellung, Exanthem) ansprechen. Das gilt besonders im Hinblick auf das Embryopathie- und Fetopathierisiko bei der Röteln- und Toxoplasmoseinfektion.

3 Humangenetische Beratung/Untersuchung

Unter A3 der Mutterschaftsrichtlinien wird der Arzt darauf hingewiesen, unabhängig vom Alter der Mutter auf „Anhaltspunkte für ein genetisch bedingtes Risiko" zu achten. Unter Buchstabe BIh der Mutterschaftsrichtlinien (anamnestische Risiken) werden explizit Mehrgebärende über 40 Jahre und Vielgebärende mit mehr als vier Kindern als genetische Risikogruppen definiert. Basierend auf einem Urteil des Bundesgerichtshofes hat sich letztendlich die Meinung durchgesetzt, Schwangere über 35 Jahre auf die Möglichkeit der pränatalen Diagnostik hinzuweisen. Der Kernsatz des Urteils weist auf die Aufklärungspflicht des beratenden Arztes hin: „Sein ärztliches Fehlverhalten liegt vielmehr darin, der Klägerin auf ihre Frage nach dem Risiko, ein mongoloides Kind zu gebären, nicht die

Antwort gegeben zu haben, die sie in die Lage versetzen konnte, selbst zu entscheiden, ob sie eine Fruchtwasseruntersuchung durchführen lassen sollte oder nicht" (Az. VI ZR 85/82). Daraus geht eindeutig hervor, dass der beratende Arzt gut daran tut, auch eine Schwangere unter 35 Jahren auf die Möglichkeiten der pränatalen Diagnostik zum Ausschluss z. B. einer Trisomie hinzuweisen. Der Arzt klärt die Schwangere über die Risiken der technischen Untersuchungen auf, die Risikoabschätzung und Gewichtung obliegt einzig der Schwangeren. Da mit dem Einstieg in die Pränataldiagnostik auf die betroffene Frau bzw. das Paar durchaus eine ganze Kaskade von Untersuchungen und Entscheidungen zukommen kann, die vielleicht in der Frage gipfeln, ob ein Schwangerschaftsabbruch durchgeführt werden soll, gehört immer auch ein Hinweis dazu, dass eine psychosoziale Beratung über das Für und Wider von Pränataldiagnostik vor Beginn der Untersuchungen sinnvoll sein kann (angeboten beispielsweise in Beratungsstellen, die auch Schwangerschaftskonfliktberatung durchführen; s. auch Kapitel 12). Viele Frauen werden eine solche Beratung nicht in Anspruch nehmen, weil sie die Pränataldiagnostik hauptsächlich mit dem Ziel durchführen lassen, zu wissen, dass ihr Kind gesund ist. Dennoch kann der selbstverständliche Hinweis auf psychosoziale Beratung bereits zu diesem Zeitpunkt deutlich machen, dass es solche Beratungsmöglichkeiten gibt, die auch jederzeit später in der Schwangerschaft und insbesondere bei der Diagnose fetaler Anomalien in Anspruch genommen werden können.

Neben der Möglichkeit der Chorionzottenuntersuchung und der Amniozentese als invasive Verfahren zum Nachweis oder Ausschluss einer Trisomie steht seit einiger Zeit auch als nicht-invasives Verfahren die Messung der Nackentransparenz des Feten (dorsonuchales Ödem/nuchal translucency) zur Verfügung um das Trisomierisiko einschätzen zu können. (Einzelheiten zur Chorionzottenbiopsie, Amniozentese und zum Nackenödem s. Kap. 12).

4 Kooperation zwischen Praxis und Klinik

In den Mutterschaftsrichtlinien ist die Kooperation zwischen behandelndem Arzt in der Schwangerschaft und Geburtsklinik unter A7 geregelt: „Der betreuende Arzt soll die Schwangere in der von ihr gewünschten Entbindungsklinik rechtzeitig vor der zu erwartenden Geburt vorstellen." Damit ist über die Mutterschaftsrichtlinien festgehalten, dass die Geburtsklinik das erforderliche Personal, Räume und Geräte für diese ambulante Vorstellung zur Verfügung haben muss.

!

Jede Schwangere muss unabhängig vom Vorliegen eines anamnestischen oder befundeten Risikos spätestens 4 Wochen vor dem errechneten Termin in der Geburtsklinik vorgestellt werden.

„Rechtzeitig vor der zu erwartenden Geburt" wird allgemein als 4 Wochen vor dem errechneten Termin definiert. Diese rechtzeitige Vorstellung in der Geburtsklinik gilt für Schwangere ohne anamnestisches oder befundetes Schwangerschaftsrisiko. Für Risikoschwangere gilt der Passus BII6 der Mutterschaftsrichtlinien: „Der betreuende Arzt soll die Schwangere bei der Wahl der Entbindungsklinik unter dem Gesichtspunkt beraten, dass die Klinik über die nötigen personellen und apparativen Möglichkeiten zur Betreuung von Risikogeburten und/oder Risikokindern verfügt." Der Zeitpunkt zur Vorstellung in der Geburtsklinik kann demzufolge auch viele Wochen vor dem errechneten Termin liegen und ist abhängig von dem befundeten Risiko. Nach den Richtlinien Abschnitt BII5 soll die Risikoschwangere ferner überwiesen werden, wenn der Arzt die technischen Untersuchungen – wie Ultraschall, Kardiotokografie, Amnioskopie, Amniozentese und Hormonanalysen – nicht erbringen kann. Nach dem Gesundheitsstrukturgesetz vom 1. 1. 1993 mit der Auflage der engen Verzahnung von ambulanter und stationärer Medizin heißt das, dass die Schwangere auch zu den allgemeinen Untersuchungen in die Geburtsklinik überwiesen werden kann.

5 Begriff der Risikoschwangerschaft

In den Mutterschaftsrichtlinien wird unterschieden zwischen den sog. anamnestischen Risiken und den in der jetzigen Schwangerschaft aufgetretenen, also befundeten Risiken (s. Tab. 7-2 und 7-3). Auch wenn im Hinblick auf den Einsatz zusätzlicher Untersuchungen nicht nach anamnestischen oder befundeten Risiken unterschieden wird, muss gesagt werden, dass Risikogeburten wesentlich häufiger im Anschluss an befundete Schwangerschaftsrisiken auftreten können, als das nach anamnestischen Schwangerschaftsrisiken der Fall ist. So sagen z. B. Statistiken über den Anteil von Risikoschwangeren in der Praxis des Frauenarztes oder der Geburtsklinik nichts aus, solange nicht zwischen anamnestischen und befundeten Risiken differenziert wird.

!

Bei Vorliegen eines befundeten Risikos (Abschnitt B II der Mutterschaftsrichtlinien) sollte der betreuende Frauenarzt unmittelbar nach Erkennen des Risikos Kontakt zu der Klinik aufnehmen, in der die Geburt stattfinden soll, um so in enger Zusammenarbeit zwischen Praxis und Klinik das Risiko für die Schwangere und ihren Feten möglichst kalkulierbar zu halten.

Qualitätssicherung

Qualitätssicherung ist Grundlage der Berufsordnung und des ärztlichen Handelns. Das Gesundheitsstrukturgesetz (GSG) vom 1. 1. 1993 hat Qualitätssicherung für alle Ärzte verbindlich vorgeschrieben. Trotz dieser gesetzlichen Grundlage zeigt sich, dass Qualitätssicherung in Deutschland in den einzelnen Bundesländern, und hier wiederum in den einzelnen Regierungsbezirken unterschiedlich, zum Teil erhebliche Defizite aufweist. Bei den Verhandlungen zwischen Krankenkassen, Krankenhausgesellschaften und Ärzten zeigt sich, dass insbesondere im ambulanten Bereich noch keine gemeinsame Ebene gefunden wurde, auf der die Qualitätssicherung basieren soll. Im Rahmen der stationären Medizin haben sich in vielen Bundesländern so genannte Perinatal- und Neonatalerhebungen etabliert. Mit Hilfe dieser Erhebungen ist es möglich, die Leistungsfähigkeit einer geburtshilflichen oder neonatologischen Klinik im Vergleich zum Länderdurchschnitt zu messen.

In Bayern wurden 2003 etwa 90% aller Geburten mit diesem auf freiwilliger Basis basierenden Qualitätssicherungsprogramm erfasst. So konnte mit Hilfe dieser Perinatalerhebung nachgewiesen werden, dass die perinatale Mortalität von 19,1‰ 1975 auf 5,3‰ im Jahr 2003 gesunken ist. Diese erfreuliche Tatsache darf nicht davon ablenken, dass die Senkung der Mortalität auch durch äußere Verbesserungen im sozioökonomischen Bereich (5-Tage-Woche, 35-Stunden-Woche, Lohnfortzahlung im Krankheitsfall usw.) sowie im hygienischen Bereich und in der Verbesserung der allgemeinen Lebenssituation bedingt ist.

Ferner ist zu bedenken, dass die Mortalität in westlichen Industrienationen nur bedingt geeignet ist, die Verbesserung der gesundheitlichen Versorgung einer Population zu beschreiben. Besser wäre eine Morbiditätsstatistik, die bislang aufgrund der unscharfen Kriterien noch nicht in ausreichendem Maße in das Qualitätssicherungsprogramm aufgenommen wurde. Die Neonatalerhebung ermöglicht es über die Geburtennummer, die Daten aus Schwangerschaft und Geburt mit Hilfe der Perinatalerhebung zusammenzuführen, und gibt erste Grundlagen für die Verwirklichung einer Morbiditätsstatistik. Die bislang nicht verbindlich vorgegebene Qualitätssicherung in der ambulanten geburtshilflichen Versorgung nach einheitlichem Schema erschwert die Interpretation der von den Kliniken durchgeführten Perinatalerhebungen. Erste Hinweise, dass das Risiko-Screening der Schwangeren nach den Mutterschaftsrichtlinien im ambulanten Bereich nicht in der erforderlichen Form durchgeführt wird, zeigen, dass risikofreie Schwangere zu häufig und zu aufwändig (z.B. in Bayern 1993 5,2-mal Ultraschalluntersuchungen in jeder Schwangerschaft) und Schwangere mit befundeten Risiken nicht entsprechend risikoadaptiert betreut werden (Wulf, 1991).

Mehr durch verbesserte Risikoselektion und risikoadaptierte Betreuung der Schwangeren in der ambulanten Versorgung als durch personell aufwändige und kostenintensive Verfahren in der stationären Medizin lassen sich in Zukunft niedrigere Morbiditäts- und Mortalitätsziffern erreichen.

Mutterschutzgesetz

Die wichtigsten Bestimmungen aus dem Mutterschutzgesetz (Gesetz zum Schutz der erwerbstätigen Mutter) sind im Anhang abgedruckt. Zwei Dinge sind besonders beachtenswert:

1. Die Frau sollte ihren Arbeitgeber möglichst früh über ihre Schwangerschaft informieren.
2. Möglichst nahe an der 6-Wochen-Schutzfrist sollte der gesetzlichen Krankenkasse die Bescheinigung über den mutmaßlichen Entbindungstermin vorgelegt werden.

Die Schwangere sollte darüber aufgeklärt werden, dass **vor** der Geburt ein **relatives** Beschäftigungsverbot besteht, d. h., dass die Schwangere mit ihrem Einverständnis beschäftigt werden darf. Im Gegensatz dazu besteht **nach** der Geburt ein so genanntes **absolutes** Beschäftigungsverbot, d. h., auch mit ihrem Einverständnis darf der Arbeitgeber die Wöchnerin nicht beschäftigen.

Leider sind die Besonderheiten einer Zwillings- oder höhergradigen Mehrlingsschwangerschaft im Mutterschutzgesetz nicht berücksichtigt. Die mittlere Tragzeit von Zwillingsschwangeren beträgt 37 SSW. Bei höhergradigen Mehrlingen werden selten mehr als 34 SSW erreicht. Demnach kämen Schwangere mit höhergradigen Mehrlingen nie, Schwangere mit Gemini höchstens 3–4 Wochen in den Genuss des so genannten Mutterschutzes (relatives Beschäftigungsverbot). Große amerikanische Statistiken haben den Nutzen der Herausnahme der Zwillingsschwangeren aus dem Arbeitsprozess eindeutig belegt. Da die nicht im erforderlichen Maß gewährte Mutterschutzfrist bei Zwillingsschwangeren zu einer Gefährdung von Mutter und Kind führt, sollte der Arzt die Schutzfrist bei Zwillingsschwangerschaften um 3 Wochen, bei Schwangeren mit höhergradigen Mehrlingen auch noch länger vorziehen.

!

Bei Zwillingsschwangeren stellt der Arzt ein Attest aus, in dem er unter Bezug auf § 3 Abs. 1 des Mutterschutzgesetzes ein absolutes Beschäftigungsverbot ausspricht. In dem Attest setzt der Arzt den ersten Tag des absoluten Beschäftigungsverbotes fest. Die Schwangere legt dieses Attest der gesetzlichen Krankenversicherung vor.

Zu erwähnen ist, dass zahlreiche Gewerbeaufsichtsämter so genannte Mutterschaftsrichtlinienverordnungen und Gefährdungsbeurteilungen erlassen haben, so gelten z. B. für schwangere berufstätige Ärztinnen besondere Mutterschutzrichtlinienverordnungen, die beim jeweils zuständigen lokalen Gewerbeaufsichtsamt erfragt werden können.

Literatur

Az. VI ZR 85/82: Urteil des Bundesgerichtshofes. In: Neue Jur. Wochenz. (1984) Blatt 658ff.

Gesetz zum Schutz der erwerbstätigen Mutter. Becksche Textausgaben, Arbeitsschutzgesetze, 35. Aufl. Beck, München 1994.

Qualitätsbericht Geburtshilfe, Jahresauswertung 2003 der Bayerischen Arbeitsgemeinschaft für Qualitätssicherung in der stationären Versorgung (BAQ).

Richtlinien des Bundesausschusses der Ärzte und Krankenkassen über die ärztliche Betreuung während der Schwangerschaft und nach der Entbindung (Mutterschaftsrichtlinien, zuletzt geändert am 24. März 2003, in Kraft getreten am 12. Juli 2003; s. Anhang).

Saling, E.: Das Kind im Bereich der Geburtshilfe. Thieme, Stuttgart–New York 1966.

Wulf, K.-H.: Kommission für Perinatologie und Neonatologie. BPE-Jahresbericht 1990. Bayerische Landesärztekammer, Kassenärztliche Vereinigung Bayerns, 1991.

(Mutterschaftsrichtlinien; s. Anhang).

8 Blutungen in der Frühgravidität

Einführung

Die Blutung bei einer bestehenden Frühschwangerschaft ist stets ein Alarmsymptom und begründet den Verdacht auf eine Pathologie der Gravidität. In etwa 20–25% aller Schwangerschaften treten Blutungen im I. Trimenon auf. Als äußerlich sichtbares Zeichen einer möglichen Störung führen sie in der Regel zur Beunruhigung der Schwangeren und veranlassen diese frühzeitig, den Arzt aufzusuchen. Die Pathologie kann dabei sowohl die Entwicklung der Schwangerschaft (Abort) als auch den Einnistungsort (ektoper Sitz) betreffen, wobei die Blutung auch aus anderen Quellen bei intakter Gravidität herrühren kann. Sie kann mit Schmerzen verbunden oder schmerzlos sein. Die Häufigkeit von Blutungen im I. Trimenon steigt mit dem Alter der Schwangeren und der Zahl der vorangegangenen Aborte an.

Differenzialdiagnosen der vaginalen Blutung

Als Ursachen für eine Blutung bei bestehender Frühschwangerschaft kommen neben einer Pathologie der Gravidität selbst (Blutung e graviditate) uterine oder vaginale Veränderungen, aber auch extragenitale Erkrankungen der Harnwege oder des Darmes (Blutung in graviditate) in Frage. Die wichtigsten Möglichkeiten sind in Tabelle 8-1 aufgeführt.

Bei den schwangerschaftsunspezifischen Ursachen sollte neben der vulnerablen Portioektopie und dem blutenden Zervixpolypen auch an das Kollumkarzinom gedacht werden, mit dem in 0,04% der Schwangerschaften zu rechnen ist. Ist eine genitale Ursache nicht zu erkennen, müssen extragenitale Erkrankungen in die differenzialdiagnostischen Überlegungen einbezogen werden.

Tab. 8-1 Differenzialdiagnosen der „vaginalen" Blutung in der Frühschwangerschaft.

- blutende vitale Schwangerschaft (Abortus imminens)
- Abort (verhaltener Abort, Abortus incipiens)
- Blasenmole
- ektope Gravidität
- Portioektopie
- Zervixpolyp
- Kollumkarzinom
- Kolpitis/Zervizitis
- Hämaturie (z. B. Zystitis, Urethralpolyp)
- Darmblutung (z. B. Hämorrhoiden)

Diagnostisches Vorgehen

1 Anamnese

Berichtet eine Schwangere über Blutungen aus der Scheide, so wird aus der Zyklusanamnese das mutmaßliche Gestationsalter errechnet. Es ist nach der Dauer und Stärke der Blutung und nach weiteren Beschwerden wie eventuellen Unterbauchschmerzen und gegebenenfalls deren Lokalisation zu fragen. Vor allem wegen der Möglichkeit einer Eileiterschwangerschaft ist die Information von Bedeutung, ob früher eine Adnexitis behandelt wurde oder Operationen an der Tube stattgefunden haben, und auch, ob die Schwangerschaft durch eine Sterilitätstherapie eingetreten ist. Wiederholte Fehlgeburten – ab drei Aborten wird vom „habituellen Abort" gesprochen – deuten auf einen organischen Grund wie Uterusanomalien oder eine genetische Ursache (balancierte Translokation bei einem Elternteil) hin.
Außerdem sollte gezielt nach einer Dysurie oder nach Stuhlunregelmäßigkeiten gefragt werden, um Anhaltspunkte für eine extragenitale Ursache zu erhalten.

2 Inspektion und Palpation

Der Klärung des Ursprungsorts und der aktuellen Stärke der Blutung dienen die Inspektion und Spekulumeinstellung von Vulva, Vagina und Portio. Die Blutung aus einer vulnerablen Portioektopie oder einem Polypen wird dabei evident. Der zytologische Abstrich kann bei suspekter Portioveränderung zur Aufdeckung eines Malignoms beitragen (s. Kap. 34). Die Blutstraße aus dem Zervikalkanal weist auf den uterinen und damit schwangerschaftsspezifischen Ursprung hin. Gleichzeitig ist auf die Form der Portio und eine eventuelle Öffnung des Zervikalkanals zu achten. Zeigt sich Gewebe in der Zervix, wird dieses für die histologische Untersuchung asserviert.
Bei der sich anschließenden Palpation des inneren Genitales werden Lage, Größe, Form und Konsistenz des Uterus beurteilt. Dem Zustand der normalerweise geschlossenen Zervix ist dabei besondere Aufmerksamkeit zu widmen, da ein klaffender Zervikalkanal auf einen beginnenden oder abgelaufenen Abort hinweist. Beidseits der Gebärmutter wird nach Raumforderungen durch Adnextumoren gefahndet. Zudem wird auf einen eventuellen Portioschiebeschmerz, eine Bauchabwehrspannung und Dolenz im Douglas-Raum und Adnexbereich geachtet, die bereits auf die Extrauteringravidität hindeuten können (s. Kap. 10).
Ist eine vaginale Blutung nicht zu erkennen, so weist die rektale Untersuchung bei frischem Blut auf dem Handschuh auf eine rektale Ursache wie z. B. Hämorrhoidalblutung hin.

3 Ultraschalluntersuchung

Die sich anschließende Ultraschalluntersuchung geschieht im I. Trimenon am besten auf transvaginalem Weg, da die vaginale Sonografie gegenüber dem transabdominalen Vorgehen durch die Nähe des Schallkopfes zum Uterus und zu den Adnexen eine bessere Auflösung ergibt und die für die Patientin unangenehme und zeitraubende Füllung der Harnblase entfällt. Die Sonografie ist eine sinnvolle Ergänzung der klinischen Untersuchung, um einfach und schnell den Sitz der Schwangerschaft und deren Vitalität abzuklären und das Gestationsalter zu überprüfen. Beim direkten Nachweis einer gestörten Schwangerschaft können die notwendigen Konsequenzen sofort gezogen werden, so dass sich langwierige und kostspielige Kontrollen mit Hormonanalysen unter stationären Bedingungen erübrigen.
Die erste sonografisch erfassbare, schwangerschaftsspezifische Struktur ist die Chorionhöhle, die von einem erfahrenen Untersucher häufig bereits mit 4 kompletten Schwangerschaftswochen post menstruationem (4 kpl. SSW p.m.) im hoch aufgebauten echogenen Endometrium im Fundus des Corpus uteri dargestellt werden kann (Abb. 8-1). Von intrauterinen Blutansammlungen lässt sie sich durch ihre asymmetrische Lage in der Dezidua, den echogenen Randsaum (Trophoblast) und die fehlende Verbindung zum Kavumspalt unterscheiden. Bei einer normalen Gravidität und bei nicht erschwerten Schallbedingungen (wie z. B. bei einem großen Uterus myomatosus) sollte die Chorionhöhle immer zu finden sein, wenn die Regelblutung mindestens eine Woche lang ausgeblieben ist. Der Dottersack ist bei normaler Entwicklung ab 5 kpl. SSW p.m. zu er-

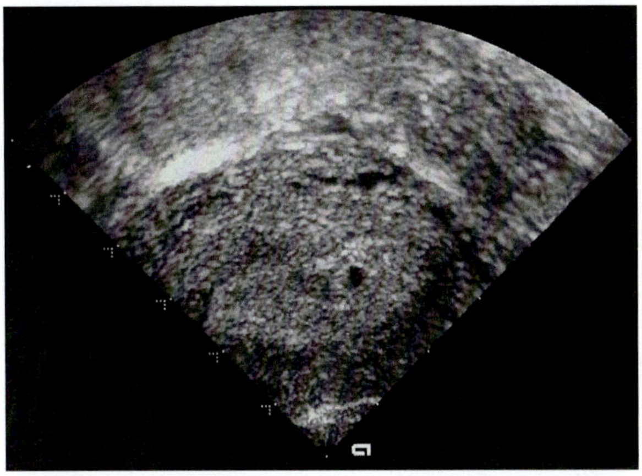

Abb. 8-1 Frühschwangerschaft mit 4 kpl. SSW p.m. (Vaginalsonografie):
Chorionhöhle (2 mm Durchmesser [→]) im hoch aufgebauten Endometrium. Beachte ihre asymmetrische Lage bezüglich des strichförmigen Kavumechos (⇒).

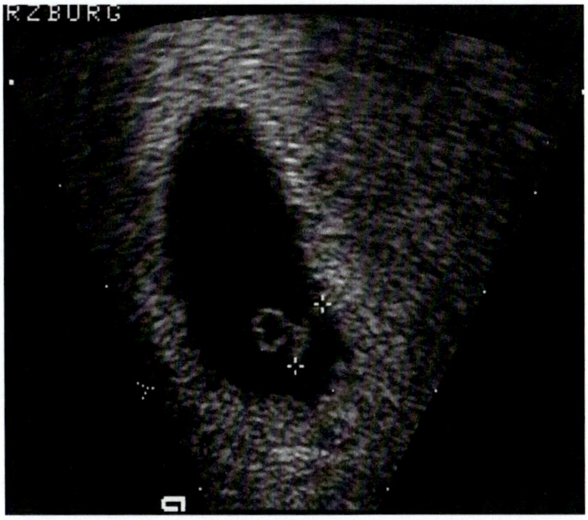

Abb. 8-2 Gravidität mit 6 kpl. SSW p.m. (Vaginalsonografie): Embryo (-:- – -:-, 6 mm) mit Dottersack.

kennen und sollte ab einem Chorionhöhlendurchmesser von 10 mm immer vorhanden sein. Der Dottersack zeigt an, dass es sich bei der intrakavitären Struktur tatsächlich um einen Fruchtsack handelt, und schließt bereits ein Windei aus, da er embryonaler Herkunft ist. Der Embryo und seine Herzaktion, die die aktuelle Vitalität der Gravidität beweist, sind normalerweise ab 6 kpl. SSW p.m. und immer ab einer mittleren Chorionhöhlengröße von 20 mm zu sehen (Abb. 8-2 und Tab. 8-2). Bei der Ultraschalluntersuchung wird als Erstes das Cavum uteri nach einer Schwangerschaftsanlage durchgemustert. Findet sich eine Chorionhöhle, wird nach der embryonalen Herzaktion gesucht, um die Vitalität zu klären. Die Scheitel-Steiß-Länge oder der mittlere Chorionhöhlendurchmesser wird zum Schwangerschaftsalter korreliert bzw. wird aus diesen Maßen das Alter bestimmt (Abb. 8-3 und Tab. 8-3). Es folgt die Beurteilung der Adnexregionen und des retrouterinen Raums, vor allem, wenn sich intrauterin keine eindeutigen Schwangerschaftszeichen nachweisen lassen, aber auch um eine heterotope Gravidität – insbesondere nach Sterilitätstherapie (In-vitro-Fertilisation, Gametentransfer) – nicht zu übersehen. Das physiologische Corpus luteum stellt sich meist als zystische Struktur im Ovar dar und kann bezüglich der Unterscheidung zu einer ektopen Gravidität differenzialdiagnostische Probleme bereiten, wenn es einen echogenen Randsaum besitzt (s. Kap.10). Echoleere, freie Flüssigkeit im Douglas-Raum kommt physiologischerweise in geringer Menge bei etwa 20% der intrauterinen Schwangerschaften vor und ist nicht immer mit einer Hämatozele gleichzusetzen.

!

Kann eine intrauterine Schwangerschaft nicht mit Sicherheit nachgewiesen werden, besteht so lange der Verdacht auf eine extrauterine Gravidität, bis das Gegenteil bewiesen ist.

Tab. 8-2 Grenzwerte, ab denen wichtige Schwangerschaftsstrukturen im I. Trimenon bei intakter Gravidität vaginalsonografisch **sicher** nachgewiesen werden können.

Parameter	Gestationsalter	CHD*	HCG**	Bedeutung
Chorionhöhle	34 Tage p.m.	3 mm	1500 mIU/ml	Nachweis des intrauterinen Sitzes
Dottersack	42 Tage p.m.	10 mm	20 000 mIU/ml	Ausschluss eines Windeis
Herzaktion	48 Tage p.m.	20 mm	50 000 mIU/ml	Beweis der Vitalität

* mittlerer Chorionhöhlendurchmesser
** kalibriert nach der 1. Internationalen Referenzpräparation (1. IRP)

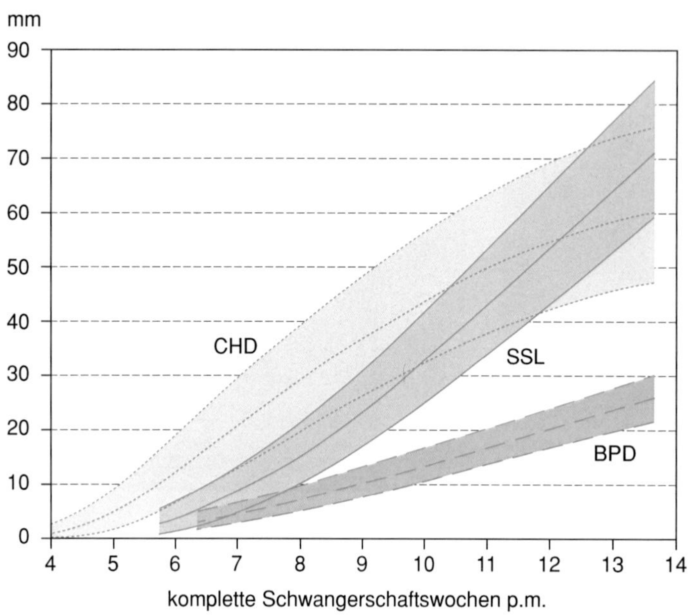

Abb. 8-3 Vaginalsonographische Wachstumskurve (50. Perzentile mit 90%-Vertrauensbereich) des mittleren Choriohöhlendurchmessers (CHD), der Scheitel-Steiß-Länge (SSL) und des biparietalen Durchmessers (BPD) im I. Trimenon (nach Rempen 2000)

Tab. 8-3 Schätzung des Gestationsalters anhand des mittleren Chorionhöhlendurchmessers (CHD), der Scheitel-Steiß-Länge (SSL) und des biparietalen Durchmessers (BPD) im I. Trimenon (nach Rempen 2000).

	Komplette SSW + Tage p.m. (CHD)			Komplette SSW + Tage p.m. (SSL)			Komplette SSW + Tage p.m. (BPD)		
mm	5%	50%	95%	5%	50%	95%	5%	50%	95%
1	4+0	4+5	5+3	–	–	–	–	–	–
2	4+1	4+6	5+4	5+2	6+0	6+4	–	–	–
3	4+2	5+0	5+5	5+4	6+1	6+5	6+1	6+6	7+3
4	4+3	5+1	5+6	5+5	6+2	7+0	6+3	7+1	7+6
5	4+4	5+2	6+0	5+6	6+3	7+1	6+5	7+3	8+1
6	4+5	5+2	6+1	6+0	6+4	7+2	7+0	7+5	8+4
7	4+5	5+3	6+2	6+1	6+5	7+3	7+2	8+0	8+6
8	4+6	5+4	6+3	6+2	6+6	7+4	7+4	8+2	9+1
9	5+0	5+5	6+4	6+3	7+0	7+5	7+6	8+4	9+3
10	5+0	5+6	6+5	6+4	7+1	7+6	8+1	8+6	9+5
11	5+1	5+6	6+6	6+4	7+2	8+0	8+2	9+1	10+1
12	5+2	6+0	7+0	6+5	7+3	8+1	8+4	9+3	10+3
13	5+2	6+1	7+0	6+6	7+4	8+2	8+6	9+5	10+4
14	5+3	6+2	7+1	7+0	7+5	8+3	9+1	10+0	11+0
15	5+4	6+2	7+2	7+1	7+6	8+4	9+3	10+2	11+2
16	5+4	6+3	7+3	7+2	8+0	8+5	9+4	10+4	11+5
17	5+5	6+4	7+4	7+3	8+0	8+6	9+6	10+6	12+0
18	5+6	6+5	7+5	7+3	8+1	9+0	10+1	11+1	12+2
19	5+6	6+6	7+6	7+4	8+2	9+0	10+3	11+3	12+4
20	6+0	6+6	8+0	7+5	8+3	9+1	10+5	11+5	13+0
21	6+1	7+0	8+1	7+6	8+4	9+2	11+0	12+1	13+2

Tab. 8-3 Schätzung des Gestationsalters anhand des mittleren Chorionhöhlendurchmessers (CHD), der Scheitel-Steiß-Länge (SSL) und des biparietalen Durchmessers (BPD) im I. Trimenon (nach Rempen 2000). *(Fortsetzung)*

	Komplette SSW + Tage p.m. (CHD)			Komplette SSW + Tage p.m. (SSL)			Komplette SSW + Tage p.m. (BPD)		
mm	5%	50%	95%	5%	50%	95%	5%	50%	95%
22	6+1	7+1	8+2	7+6	8+5	9+3	11+2	12+3	13+5
23	6+2	7+2	8+3	8+0	8+5	9+4	–	–	–
24	6+3	7+3	8+3	8+1	8+6	9+5	–	–	–
25	6+3	7+3	8+4	8+2	9+0	9+6	–	–	–
26	6+4	7+4	8+5	8+3	9+1	9+6	–	–	–
27	6+5	7+5	8+6	8+3	9+2	10+0	–	–	–
28	6+6	7+6	9+0	8+4	9+2	10+1	–	–	–
29	6+6	8+0	9+1	8+5	9+3	10+2	–	–	–
30	7+0	8+1	9+2	8+6	9+4	10+3	–	–	–
31	7+1	8+1	9+3	8+6	9+5	10+3	–	–	–
32	7+2	8+2	9+4	9+0	9+6	10+4	–	–	–
33	7+2	8+3	9+5	9+1	9+6	10+5	–	–	–
34	7+3	8+4	9+6	9+1	10+0	10+6	–	–	–
35	7+4	8+5	10+0	9+2	10+1	11+0	–	–	–
36	7+5	8+6	10+1	9+3	10+2	11+0	–	–	–
37	7+5	9+0	10+2	9+4	10+2	11+1	–	–	–
38	7+6	9+1	10+3	9+4	10+3	11+2	–	–	–
39	8+0	9+2	10+4	9+5	10+4	11+3	–	–	–
40	8+1	9+2	10+5	9+6	10+5	11+4	–	–	–
41	8+2	9+3	11+0	10+0	10+5	11+4	–	–	–
42	8+2	9+4	11+1	10+0	10+6	11+5	–	–	–
43	8+3	9+5	11+2	10+1	11+0	11+6	–	–	–
44	8+4	9+6	11+3	10+2	11+1	12+0	–	–	–
45	8+5	10+0	11+4	10+2	11+1	12+0	–	–	–
46	8+6	10+1	11+5	10+3	11+2	12+1	–	–	–
47	9+0	10+2	11+6	10+4	11+3	12+2	–	–	–
48	9+1	10+3	12+0	10+5	11+4	12+3	–	–	–
49	–	–	–	10+5	11+4	12+3	–	–	–
50	–	–	–	10+6	11+5	12+4	–	–	–
51	–	–	–	11+0	11+6	12+5	–	–	–
52	–	–	–	11+0	11+6	12+6	–	–	–
53	–	–	–	11+1	12+0	12+6	–	–	–
54	–	–	–	11+2	12+1	13+0	–	–	–
55	–	–	–	11+2	12+2	13+1	–	–	–
56	–	–	–	11+3	12+2	13+2	–	–	–
57	–	–	–	11+4	12+3	13+3	–	–	–
58	–	–	–	11+5	12+4	13+3	–	–	–
59	–	–	–	11+5	12+5	13+4	–	–	–
60	–	–	–	11+6	12+5	13+5	–	–	–

4 Labordiagnostik

- In der Notfallsituation, z. B. bei einer starken uterinen Blutung oder einer akuten abdominalen Symptomatik mit dem Verdacht auf eine intraabdominale Blutung (Extrauteringravidität!), ist die sofortige Bestimmung des Blutbilds (Hämoglobin, Hämatokrit) und der Elektrolyte (Kalium) zu veranlassen, um die Gefährdung der Patientin abschätzen zu können und um für die dann meist anstehende Operation mit Narkose vorbereitet zu sein.

- Gleichzeitig wird Blut zur Blutgruppenbestimmung einschließlich des Rhesusfaktors und zur eventuellen Bereitstellung von kompatiblen Blutkonserven benötigt.

Wenn die Situation aufgrund der Klinik und des Ultraschallbefunds nicht eindeutig zu klären ist, kann die Bestimmung des HCG-Spiegels im Serum als zusätzlicher Parameter hilfreich sein. So lenkt eine Hormonkonzentration über 1000 mIU/ml (1. Internationale Referenzpräparation, IRP) den Verdacht auf eine extrauterine Gravidität, wenn im Cavum uteri eine Fruchthöhle sonografisch nicht auszumachen ist, da ab diesem Wert die Schwangerschaft im Uterus überwiegend zu sehen sein sollte. Zudem können kurzfristige Hormonverlaufskontrollen bei einer nicht altersentsprechend entwickelten Schwangerschaft in utero dazu beitragen, eine intakte Schwangerschaft, die jedoch jünger ist als aus der Regelanamnese zu erwarten, von einer gestörten Gravidität zu differenzieren. Die HCG-Konzentration im Blut verdoppelt sich in den ersten 8 Wochen einer normalen Schwangerschaft innerhalb von 2–3 Tagen, während sie bei gestörter Schwangerschaft in der Regel konstant bleibt oder abfällt. Scheidet eine genitale Ursache für die Blutung aus, so ist die Urindiagnostik mit einer Untersuchung des Sediments und dem Anlegen einer Harnkultur angezeigt, um eine Hämaturie und Harnwegsinfektion zu erfassen.

Abort

1 Definition und Häufigkeit

Definition. Als Fehlgeburt oder Abort wird die Beendigung der Schwangerschaft vor Erreichen der Lebensfähigkeit des Kindes bezeichnet. Aufgrund der heutigen Möglichkeiten der neonatologischen Intensivmedizin **wird** die Grenze für den Abort **heute** bei einem Gestationsalter von 24 SSW oder einem Kindsgewicht von 500 g gezogen. Oberhalb dieser Grenzwerte wird von einer Frühgeburt bzw. Totgeburt gesprochen. Die Grenze für den Frühabort liegt am Ende des I. Trimenons.

Bei einer blutenden Frühschwangerschaft, eventuell begleitet von wehenartigen Unterbauchschmerzen, wird klinisch vom „drohenden Abort" gesprochen, solange die Möglichkeit einer intakten Schwangerschaft besteht. In fast der Hälfte der Blutungen e graviditate liegt allerdings eine gestörte Schwangerschaft vor. Es gilt also, die vitale blutende Schwangerschaft von der irreversibel gestörten Gravidität zu unterscheiden. Die Prognose ist anhand der Stärke und Dauer der Blutung, des Zustands der Cervix uteri und vor allem anhand des Ultraschallbefundes, gegebenenfalls ergänzt durch Hormonanalysen, zu klären.

Die **Häufigkeitsangaben** zum Abort hängen in erster Linie von der verwendeten Methode zur Diagnose der Schwangerschaft und dem berücksichtigten Schwangerschaftsalter ab. Nach Schätzungen werden nur etwa 30% der befruchteten Eizellen in einer normalen Schwangerschaft ausgetragen. Über 30% sollen bereits bis zur Implantationsphase zugrunde gehen. In prospektiven Studien gingen 30–60% der biochemisch durch ein erhöhtes HCG nachgewiesenen Schwangerschaften verloren. 10–20% der klinisch bekannten Schwangerschaften enden im Abort; 20–25% der Schwangeren haben Blutungen im I. Trimenon, von denen die Hälfte abortiert.

Tabelle 8-4 veranschaulicht die natürliche Reduktion der Schwangerschaften im Laufe der frühen Entwicklung. Das Abortrisiko sinkt dabei mit zunehmendem Gestationsalter und beträgt mit 6 kpl. SSW etwa 15%, mit 13 kpl. SSW etwa 4%. Ca. 90% aller erkannten Fehlgeburten treten als Frühaborte bis zum Alter von 12 SSW auf.

> **!** Nur etwa 30% der befruchteten Eizellen führen zur Geburt eines Kindes, d. h., 70% enden im Abort.

Klinisch wird der Abort nicht nach ätiologischen Gesichtspunkten, sondern nach der Symptomatik und den Befunden eingeteilt. Über die Häufigkeiten der Diagnosen, die unter Einsatz der Ultraschalluntersuchung bei Blutungen der intrauterinen Frühschwangerschaft gestellt werden können, gibt Tabelle 8-5 Auskunft.

2 Ätiologische Faktoren

Bis zu 60% der Spontanaborte im I. Trimenon sind mit einer nummerischen oder (seltener) strukturellen Chromosomenanomalie vergesellschaftet, wobei es sich vor allem um Trisomien, aber auch Triploidien, Tetraploidien, Turner-Syndrom (45,X0), Translokationen oder Mosaike handelt. Dies erklärt teilweise das steigende

Tab. 8-4 Abortstatistik nach Konzeption.

1000 Konzeptionen (100%)
→ 444 nicht implantiert (44%)

556 Implantationen (56%)
→ 222 präklinische Aborte (40%)

334 klinische Schwangerschaften (60%)
→ 267 asymptomatisch (80%)

67 Abortus imminens (20%)
→ 30 Aborte (45%)

37 vital (55%)
→ 33 intakt (90%)
→ 4 Aborte (10%)

0

= 300 intakt (30%)

= 700 Aborte (70%)

Abortrisiko mit zunehmendem Alter der Schwangeren, das bekanntermaßen mit einer höheren Rate an Chromosomenaberrationen vergesellschaftet ist. Die Aborthäufigkeit ist bei den über 35-Jährigen doppelt so hoch wie in der Gruppe der 20–29-Jährigen (Abb. 8-4). Je jünger das Gestationsalter ist, desto häufiger sind Chromosomenanomalien zu finden, da diese den Entwicklungsprozess frühzeitig stören. Auch wurden bei Abortfrüchten gehäuft Fehlbildungen wie Neuralrohrdefekte, Zyklopien, Lippen-Kiefer-Gaumen-Spalten und Polydaktylien gefunden. Da somit dem Abort meist eine endogene Störung der Fruchtanlage zugrunde liegt, kann die Fehlgeburt als natürlicher Eliminationsprozess von Anomalien betrachtet werden.

Tab. 8-5 Häufigkeit der Diagnosen bei Blutungen einer intrauterinen Gravidität im I. Trimenon (UFK Würzburg, n = 243).

vitale Schwangerschaft	44%
vitale, später abortierte Schwangerschaft	5%
Abortivei (Windei)	8%
embryonaler Fruchttod	18%
Abortus incompletus/completus	23%
Blasenmole	1%

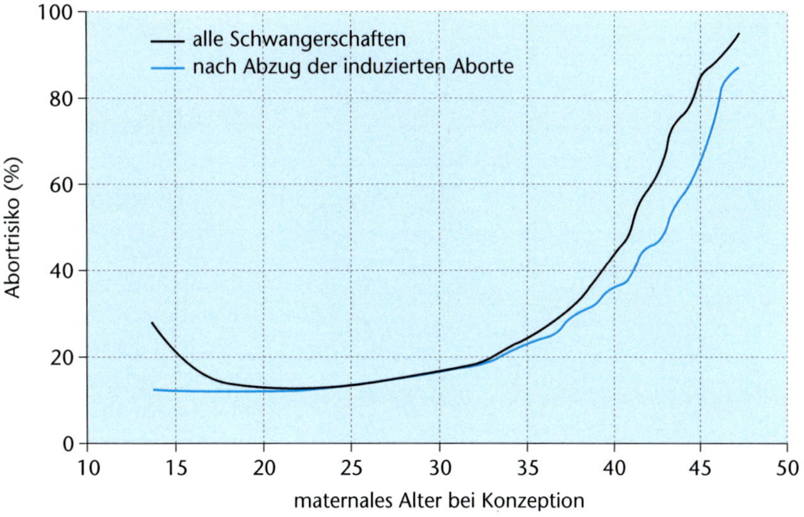

Abb. 8-4 Altersbezogenes Abortrisiko mit/ohne Berücksichtigung der Schwangerschaftsabbrüche (modifiziert nach Nybo Andersen et al. 2000)

> **!**
> Über 50% der Frühaborte liegt eine nummerische Chromosomenaberration als spontane Neumutation zugrunde.

Neben diesen endogenen Faktoren können auch peristatische Einwirkungen ursächlich eine Fehlgeburt auslösen. Hierzu zählen mütterliche Stoffwechselstörungen oder Allgemeinerkrankungen und Infektionen.
Wieweit endokrine Ursachen beim Abort eine Rolle spielen, ist zurzeit nicht eindeutig zu beantworten. Abnorm niedrige Plasmahormonspiegel wie HCG, Progesteron und Estradiol sind eher als Folge des spontanen Aborts zu werten.
Da die Schwangerschaft ein „Allotransplantat" mit zur Hälfte genetisch fremdem Material darstellt, sind auch immunologische Reaktionen denkbar, die zur Abstoßung führen, wobei jedoch die genauen Mechanismen nicht abschließend geklärt sind.
Der Anteil der Virusinfektionen als Ursache des Spontanaborts wird auf 3% geschätzt. Die Spontanabortrate nach Rötelninfektion ist mit 10–15% gegenüber normal 10% nur wenig erhöht. Fehlgeburten durch eine Toxoplasmoseinfektion im ersten Schwangerschaftsdrittel sind selten und wahrscheinlich durch Schädigung des Trophoblasten bedingt. Bei einer lokalen Infektion der Zervix als möglichem Auslöser des Aborts können als Erreger neben B-Streptokokken, Enterokokken, Staphylococcus aureus, Escherichia coli, Gonokokken, Listerien und Anaerobiern wie Bacteroides fragilis unter anderem auch Mykoplasmen und Chlamydien gefunden werden.
Uterusanomalien sind jenseits des I. Trimenons für 40–60% der Fehlgeburten verantwortlich, da sie dem zunehmenden Raumbedarf des Kindes nicht entsprechen können. Bei einer Implantation der Gravidität in einem Septum kann eine unzureichende Gefäßversorgung zum Abort beitragen. Uterusmyome können bei einem intramuralen oder submukösen Sitz die Entwicklung behindern, so dass bei einem Uterus myomatosus in ca. 20% die Schwangerschaft nicht ausgetragen werden kann (s. Kap.13). Eine Übersicht über ätiologische Faktoren des Aborts gibt Tabelle 8-6.
Trotz der Kenntnis vieler Kausalfaktoren bleibt die individuelle Ursache der Fehlgeburt in praxi meist ungeklärt. Da die Risikofaktoren auch in den folgenden Schwangerschaften weiter wirksam sein können, erklären sich das generell höhere Fehlgeburtenrisiko bei einem vorausgegangenen Spontanabort und auch die Häufigkeitszunahme mit der ansteigenden Zahl von bereits eingetretenen Aborten. So ist das Abortrisiko bei Frauen mit drei und mehr Aborten in der Anamnese (habitueller Abort) mit 40% dreimal so hoch wie bei Erstschwangeren. Doch kann die Patientin bei der häufig gestellten Frage nach dem Wiederholungsrisiko bei einem erstmaligen Frühabort mit dem Hinweis auf die meist zugrunde liegenden nicht erblichen Aneuploidien und damit die geringe Wahrscheinlichkeit eines erneuten Auftretens beruhigt werden. Allerdings ist die Bedeutung von trisomen Aborten umstritten. So wurde nicht nur über ein erhöhtes Risiko für alle Chromosomenaberrationen, sondern auch über gehäufte Geburten eines Down-Syndroms bei jungen Frauen unter 20 Jahren berichtet. Solange die Diskussion anhält, ist eine pränatale Diagnostik in der folgenden Schwangerschaft zu diskutieren, wenn sich histologisch Hinweise für eine Aneuploidie bei einem Abort ergeben haben.

Tab. 8-6 Ätiologische Faktoren des Aborts.

endogene Faktoren	– Chromosomenaberrationen – Fehlbildungen – männliche Subfertilität – (Teratozoospermie)
endokrine Faktoren immunologische Faktoren	– Corpus-luteum-Insuffizienz
Infektionen	– Virusinfektionen – (Röteln, Mumps, Masern, Zytomegalie) – Toxoplasmose – Listeriose – bakterielle Zervizitis
mütterliche Erkrankungen	– Diabetes mellitus – Hypo-/Hyperthyreose – Endometriose
uterine Faktoren	– Fehlbildungen – (Uterus bicornis/Uterus – septus) – Synechien – Uterus myomatosus
Umweltfaktoren	– Chemikalien (widersprüchliche Ergebnisse) – ionisierende Strahlen – Trauma

3 Abortus imminens

3.1 Diagnostik

Bei der blutenden, jedoch intakten Schwangerschaft ist die Blutung meist schwach, und die Portio ist erhalten.
Wichtigstes Kriterium für die Vitalität der Schwangerschaft ist der **sonografische Nachweis der Herzaktion.** Ist diese bei noch zu frühem Gestationsalter oder zu kleiner Chorionhöhle nicht zu verifizieren, ist eine kurzfristige, meist im Abstand von einer Woche durchgeführte Ultraschallkontrolle angezeigt. Zusätzlich kann die HCG-Verlaufskontrolle im Serum hilfreich sein,

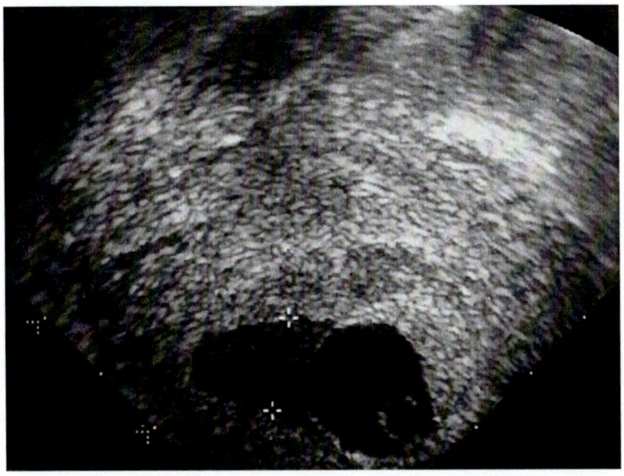

Abb. 8-5 Hämatom (·:· – ·:·) neben der Chorionhöhle (Vaginalsonografie): Der Dottersack ist zu erkennen.

bei der sich die vitale Schwangerschaft durch einen normalen Hormonkonzentrationsanstieg auszeichnet. Ein echoleeres Areal neben der Chorionhöhle weist auf ein retrochoriales Hämatom als mögliche Quelle der Blutung hin (Abb. 8-5), das in bis zu 20% bei Abortus imminens gefunden werden kann. Häufig ist es von einer untergehenden Zwillingsanlage („vanishing twin") nicht zu unterscheiden. Die Differenzierung bliebe allerdings bei intakter „Einlings"schwangerschaft ohne Konsequenzen. Ist ein Hämatom nicht zu sehen, schließt dies eine Blutung aus dem Trophoblastengebiet nicht aus, da das Blut komplett abgeflossen sein kann. Auch wenn die akute Blutung sistiert, kann bis zur Auflösung des retrochorialen Hämatoms ein bräunlicher Fluor über mehrere Wochen bestehen bleiben.

Zur Erfassung einer lokalen Infektion dient der Zervixabstrich (bakterielle Kultur, Chlamydiennachweis). Die Chlamydiendiagnostik empfiehlt sich auch dann, wenn bereits ein entsprechender Abstrich nach den Mutterschaftsrichtlinien vorausgegangen ist und dieser negativ war.

3.2 Therapie

Allgemein werden beim drohenden Abort einer vitalen Gravidität die körperliche Schonung, die ggf. die Ausstellung einer Arbeitsunfähigkeitsbescheinigung erfordert, und Bettruhe empfohlen, die zu einer besseren Durchblutung von Uterus und Trophoblast führen soll. Bewiesen ist dies jedoch nicht. Von Kohabitationen bis zu mehreren Tagen nach Sistieren der Blutung ist ebenfalls abzuraten, um nicht durch mechanische Irritation eine erneute Blutung zu provozieren. Die hormonelle Behandlung mit Progesteron oder Gonadotropinen ist – auch vor dem Hintergrund häufiger chromosomaler und organischer Anomalien – nicht aussichtsreich, da die Trophoblasteninsuffizienz mit verminderten Serumspiegeln schwangerschaftserhaltender Hormone nicht Ursache, sondern Folge der Störung ist. Schließlich können einige oral wirksame synthetische Gestagene zur Virilisierung weiblicher Feten führen. Tokolytika, wie β_2-Sympathomimetika, sind vor der 20. SSW wirkungslos. Dem Nachweis einer Infektion folgt eine antibiotische Therapie entsprechend dem Antibiogramm. Zur Regeneration der physiologischen Schleimhautflora ist eine Lokaltherapie mit Laktobazillen sinnvoll. Zusätzlich kann mittels vaginaler pH-Metrie der Therapieerfolg kontrolliert werden.

! Mit Ausnahme der nachgewiesenen lokalen Infektion gibt es beim drohenden Abort keine spezifische Therapie zur Schwangerschaftserhaltung.

3.3 Prognose

Bei Blutungen der vitalen Gravidität im I. Trimenon ist das Risiko, dass es später doch zum Abgang kommt, 2- bis 3fach gegenüber der asymptomatischen Schwangerschaft erhöht. Dabei ist zu bedenken, dass weitere Faktoren, wie das Gestationsalter und das mütterliche Alter, für den Ausgang der Schwangerschaft bedeutsam sind, so dass sich ein hohes oder niedriges Abortrisiko ergeben kann. Dies muss bei Angaben zur Wahrscheinlichkeit für das Austragen des Kindes mit berücksichtigt werden (Tab. 8-7). Ultraschallzeichen mit einer ungünstigen Prognose sind die kindliche Bradykardie

Tab. 8-7 Abortrisiko in Abhängigkeit von Gestationsalter, mütterlichem Alter und der vaginalen Blutung bei vitaler Gravidität im I. Trimenon (UFK Würzburg, n = 391).

kpl. SSW p.m.	Alter (Jahre)	Blutung	Abortrate	
≥ 9	< 35	nein	1%	5%
≥ 9	< 35	ja	9%	
≥ 9	≥ 35	nein	0%	
≥ 9	≥ 35	ja	0%	
< 9	< 35	nein	7%	
< 9	< 35	ja	21%	22%
< 9	≥ 35	nein	24%	
< 9	≥ 35	ja	23%	

< 90 Schläge/Minute, die embryonale Wachstumsretardierung und die im Verhältnis zum Embryo zu kleine Chorionhöhle. Die Prognose bei einem sonografisch nachweisbaren retrochorialen Hämatom wird widersprüchlich bewertet, da einerseits grundsätzlich, andererseits nur bei großen Hämatomvolumina eine erhöhte Abortrate festgestellt wurde.
Wenn sich die Schwangerschaft normal weiterentwickelt, kann man die häufig geäußerte Befürchtung der Schwangeren, dass die Blutung dem Kind geschadet habe oder doch Ausdruck einer Anomalie des Kindes sei, zerstreuen, da sich ein erhöhtes Risiko für kindliche Fehlbildungen bei Blutungen in der Frühgravidität nicht nachweisen ließ. Allerdings steigt nach einer drohenden Fehlgeburt das Risiko für eine Frühgeburt um etwa das 1,5fache und die Rate an Wachstumsretardierungen am rechnerischen Termin um das 3fache an.

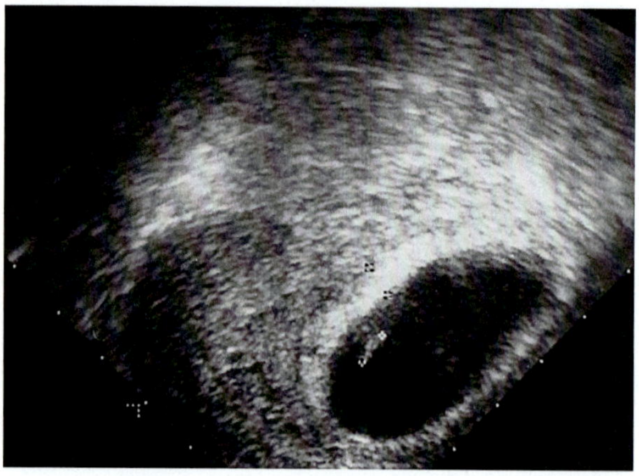

Abb. 8-6 Gestörte Frühschwangerschaft von 8 kpl. SSW p.m.: Embryo mit 5 mm zum Schwangerschaftsalter und im Verhältnis zur Chorionhöhle zu klein. Bei der vaginalsonografischen Untersuchung ließ sich keine Herzaktion nachweisen!

4 Verhaltener Abort, Windei, embryonaler Fruchttod

4.1 Diagnostik

Bei einer irreversibel gestörten Schwangerschaft sistiert häufig das Uteruswachstum oder bleibt in der Größenentwicklung zurück. Hinweisend kann sein, dass die subjektiven Schwangerschaftszeichen, wie morgendliche Übelkeit oder Brustspannen, fehlen oder verschwinden. Nicht selten besteht eine bräunliche Schmierblutung ex utero. Palpatorisch ist die Zervix geschlossen. Die spontane Ausstoßung der abgestorbenen Schwangerschaft kann über mehrere Wochen ausbleiben. Dies wird als verhaltener Abort („missed abortion“) bezeichnet.

Tab. 8-8 Sonografische Zeichen der gestörten Frühschwangerschaft.

Chorionhöhle	– zu klein (SSW[1])[2] – zu geringes/fehlendes Wachstum – entrundet, irreguläre Kontur[2]
Dottersack	– fehlt bei > 5 kpl. SSW[1,2] – fehlt bei ≥ 10 mm CHD – hydropisch (> 7 mm)[2] – zu klein/verkalkt bei < 10 kpl. SSW[2]
Embryo	– fehlt bei > 6 kpl. SSW[1,2] – fehlt bei ≥ 20 mm CHD – zu klein (SSW[1], CHD)[2] – kein Wachstum – keine Herzaktion bei < 5 mm SSL[2] – keine Herzaktion bei ≥ 5 mm SSL
Trophoblast	– schmal[2] – zystisch verdickt[2]

[1] cave: Spätovulation → Schwangerschaft jünger als rechnerisch erwartet!
[2] nicht beweisend

Heute wird durch die Ultraschalldiagnostik die gestörte Schwangerschaft häufig vor Einsetzen der Blutung diagnostiziert. Beweisend ist das Fehlen von Vitalitätszeichen, wie die nicht vorhandene embryonale Herzaktion bei einer Embryonallänge von mehr als 4 mm oder einem Chorionhöhlendurchmesser von 20 mm und mehr (Tab. 8-8 und Abb. 8-6). Fehlen embryonale Strukturen, spricht man von einem Windei oder Abortivei. Die HCG-Serumkonzentrationen liegen in etwa der Hälfte der Fälle unterhalb des Normbereichs oder fallen bei Kontrolle ab.
Hinter dem sonografischen Bild des verhaltenen Aborts mit zystisch degeneriertem Trophoblasten kann sich bis zum Alter von 8 kpl. SSW auch eine Blasenmole verbergen. Für ältere Blasenmolen ist der mit multiplen kleinen Zysten durchsetzte Trophoblast mit und ohne Chorionhöhle typisch (Abb. 8-7). Hinweisend auf eine Blasenmole sind vergrößerte Ovarien mit mehreren Zysten (Theka-Luteinzysten). Massiv erhöhte HCG-Titer bis über 500 000 mIU/ml oder auch eine im Verhältnis zur Chorionhöhle abnorm hohe Hormonkonzentration tragen bereits präoperativ zur Differenzierung bei.

4.2 Therapie

Generell ist eine baldige instrumentelle Ausräumung des Uterus in Narkose angezeigt, um das Auftreten starker Blutungen und die aufsteigende Infektion (septischer Abort) zu vermeiden. Die frühzeitige Diagnose und die Entfernung des Windeis verhindern zudem die Entstehung einer Blasenmole (s. Kap. 37). Nach neueren Beobachtungen werden die Hälfte der gestörten Frühschwangerschaften innerhalb von zwei Wochen nach sonografischer Diagnose auch ohne operative Intervention komplikationslos spontan ausgestoßen, so dass bei entsprechendem Wunsch der Patientin ein zunächst abwartendes Vorgehen über diesen Zeitraum möglich scheint. Der Effekt von medikamentösen Maßnahmen, wie Prostaglandin-Analoga (Gemeprost, Misoprostol) mit/ohne ein Antiprogesteron (Mifepriston), ist dabei nicht abschließend geklärt. Auch ist deren Akzeptanz durch die Auslösung von Bauchkrämpfen begrenzt. Vor der Kürettage empfiehlt sich bei geschlossener Zervix die Vorbehandlung mit einem Prostaglandin-Vaginalsuppositorium (z. B. Gemeprost 1 mg, Cergem®) über 4 Stunden. Dies führt zu einer Erweichung und Öffnung des inneren Muttermundes, so dass nicht selten die Zervixdilatation mit Hegar-Stiften bei der Nachräumung unnötig wird oder zumindest leichter ist. Hierdurch wird das Risiko von Verletzungen des uterinen Halteapparates verringert. Bei Unterbauchschmerzen kann man Spasmolytika (z. B. Butylscopolamin, Buscopan®) oder Analgetika (z. B. Tramadol, Tramal®) verabreichen.

- Bei der operativen Ausräumung der Schwangerschaft sollten wegen der weichen Uteruswand und der dadurch erhöhten Perforationsgefahr **möglichst große** Küretten oder die Saugkürette verwendet werden.
- **Stumpfe** Küretten sind obligat, um einer Verletzung der Zona basalis des Endometriums (Regenerationsschicht) vorzubeugen, die zu Narbenbildungen und Synechien bis zum Asherman-Syndrom mit sekundärer Amenorrhö und Sterilität führen kann.
- Nach 13 SSW sollte wegen der dann sehr dünnen Uteruswand, die ebenfalls zur Verletzung prädisponiert, **zweizeitig** vorgegangen werden. Dabei wird zunächst mittels Prostaglandinen (Gemeprost supp. intravaginal, Cergem®, oder Sulproston i. v., Nalador®) der Abort induziert, um anschließend nach Ausstoßung und bei der dann wieder kontrahierten Uterusmuskulatur die Trophoblastreste mit der Kürette aus dem Uterus zu entfernen.
- Vor jeder Abrasio müssen durch die bimanuelle Palpation Lage und Größe des Uterus bestimmt werden, da nur so die Hegar-Stifte und die Kürette in die korrekte Richtung geführt werden können (cave: Retroflexio uteri)!

!

Die größte Gefahr der Uterusperforation bei der Abortabrasio entsteht durch die Unterlassung der präoperativen

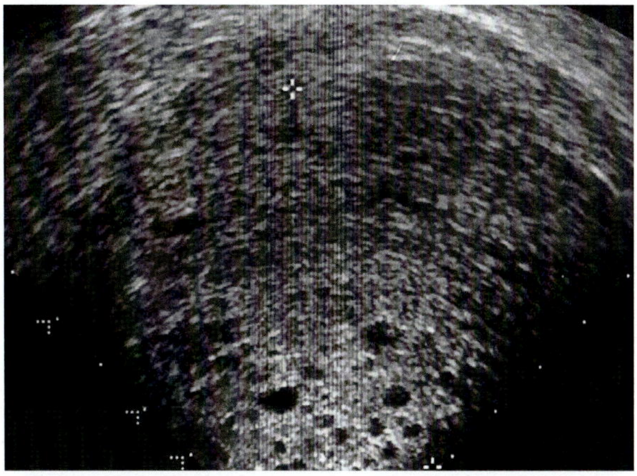

Abb. 8-7 Blasenmole, 10 kpl. SSW p.m. (Vaginalsonografie): 6 cm (!) breiter Trophoblast mit multiplen Zysten (-:- – -:-). Die Serum-HCG-Konzentration betrug 463 823 mIU/ml!

Palpation und die fehlende Streckung des Uterus durch ungenügenden Zug an der Portio.

Ist es zur **Perforation** der Uteruswand gekommen und bestehen Unsicherheiten bezüglich einer Blutung und des Ausmaßes der Verletzung, ist die laparoskopische Inspektion des inneren Genitales sinnvoll, wobei eine ausgedehnte Läsion oder stärkere Blutungen durch Naht versorgt werden. Bei einer Perforation empfiehlt sich eine prophylaktische Antibiotikumgabe.

Bei Rhesus-negativen Frauen darf die Anti-D-Prophylaxe zur Vermeidung der Rhesusinkompatibilität in nachfolgenden Schwangerschaften nicht vergessen werden (s. Kap.15). Es werden hierzu am besten unmittelbar postoperativ (spätestens nach 48 Stunden) 300 µg Anti-D-Immunglobulin intramuskulär verabreicht. Bei Aborten unter 12 SSW kann die Dosis auf 100 µg Ig-Anti-D reduziert werden. Im I. Trimenon ist bei Aborten in 20% mit einem Übertritt fetaler Erythrozyten in den mütterlichen Kreislauf und einer Sensibilisierungsrate von 4% zu rechnen. Nur wenn die Patientin beispielsweise durch vorausgegangene Schwangerschaften oder Bluttransfusionen bereits sensibilisiert worden ist (Nachweis von Anti-D-Antikörpern im Blut), kann auf die Anti-D-Gabe verzichtet werden.

!

Eine der häufigsten Ursachen der fetalen Rhesus-Erythroblastose ist die unterlassene Anti-D-Prophylaxe nach einem Abort oder Schwangerschaftsabbruch.

5 Abortus incipiens, incompletus, completus

5.1 Diagnostik

Der Eintritt der spontanen Fehlgeburt manifestiert sich klinisch meist zwischen 8 und 12 SSW, wenn das Corpus luteum graviditatis seine schwangerschaftserhaltende Funktion einstellt und Embryo und Trophoblast aufgrund der Entwicklungsstörung die notwendige Hormonproduktion nicht übernehmen können. Beim progredienten Abort findet sich meist eine überregelstarke Blutung mit Abgang von Koagelen und eventuellen Gewebebestandteilen (Trophoblast). Die Blutung wird häufig von ziehenden, wehenartigen Unterbauchschmerzen begleitet. Beim Abortus incipiens finden sich häufig ein klaffender Zervikalkanal und im sonografischen Bild eine intrakavitäre Chorionhöhle. Beim inkompletten Abort können im Cavum uteri verbliebene Schwangerschaftsreste die Uteruskontraktion behindern mit der Folge bedrohlicher Blutverluste. Beim kompletten Abort kann die Blutung bereits wieder nachgelassen haben, wenn die Patientin untersucht wird. Ab 6 kpl. SSW ist der Abort meist nicht vollständig.
Bei der Inspektion kann Abortmaterial in der Zervix oder in der Vagina zu sehen sein. Bei der Palpation erscheint der Uterus häufig fest, und der Zervikalkanal ist geöffnet.
Sonografisch findet sich je nach dem Stadium des Abortgeschehens eine bizarr geformte Chorionhöhle, die bereits intrazervikal gelegen sein kann. Das Cavum uteri ist beim inkompletten Abort durch Hämatom und Trophoblastreste mit unregelmäßig konturierten, komplex strukturierten Binnenechos angefüllt (Abb. 8-8).

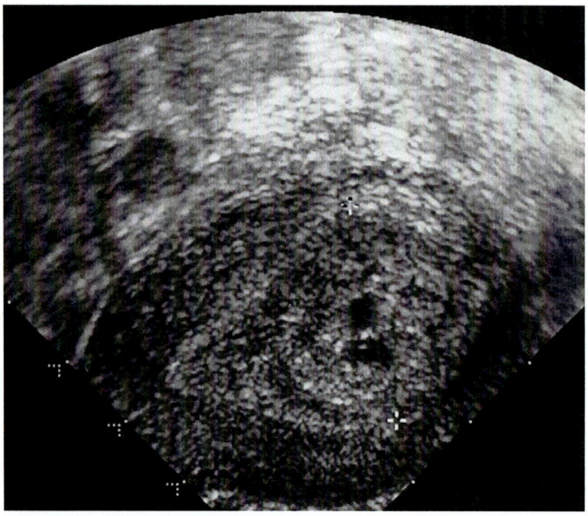

Abb. 8-8 Inkompletter Abort mit 8 kpl. SSW p.m. (Vaginalsonografie): inhomogene Strukturen im Uteruskavum (⁖ – ⁖).

Beim kompletten Abort stellt sich das Cavum uteri mit dem Endometrium als schmaler Strich dar, was jedoch nicht als genereller Beweis für eine vollständige Entleerung gelten kann.

5.2 Therapie

Da beim inkompletten Abort in etwa 90% ein vollständiger spontaner Abgang in den nachfolgenden zwei Wochen beobachtet wurde, ist bei einer nur schwachen uterinen Blutung und entsprechendem Wunsch der Patientin zunächst ein exspektatives Vorgehen möglich. Bei einer starken Blutung ist als erste Maßnahme für einen ausreichenden venösen Zugang zu sorgen: erstens, um einen starken Blutverlust mit drohender Kreislaufdekompensation durch ausreichende Volumenzufuhr ausgleichen zu können; zweitens als Vorbereitung für den anstehenden operativen Eingriff in Narkose. Für die instrumentelle Nachräumung gilt das in Abschnitt 4.2 Gesagte. An die Anti-D-Prophylaxe bei Rhesusnegativität der Patientin ist zu denken.

6 Febriler Abort – komplizierter Abort (septischer Abort)

6.1 Diagnostik

Temperaturerhöhungen über 38 °C ohne Kreislaufsymptome weisen auf einen infizierten Abort hin, wenn extragenitale Ursachen ausgeschlossen wurden. Die Infektion kann auch Folge eines artifiziellen Aborts sein. Ist die Infektion auf das Endo-/Myometrium, d. h. auf den Uterus, begrenzt, spricht man vom **febrilen Abort**. Neben den bereits genannten klinischen und sonografischen Abortzeichen bestehen evtl. ein eitrig-blutiger Zervixfluor und ein druckschmerzhafter Uterus mit auslösbarem Portioschiebeschmerz.
Die Erreger werden in der bakteriologischen Kultur aus dem Zervixabstrich nachgewiesen.
Hat die Infektion den Uterus überschritten und die Adnexe befallen, liegt ein **komplizierter Abort** vor. Die Adnexregionen sind druckdolent und es findet sich evtl. eine Raumforderung. Eine (Pelveo-)Peritonitis zeigt sich durch eine schmerzhafte Douglas-Region und die Abwehrspannung der Bauchdecken. Fieber über 39 °C, begleitet von Schüttelfrost, spricht dafür, dass bakterielle Endotoxine in den mütterlichen Kreislauf übertreten oder im Blut zerfallende Bakterien Endotoxine freisetzen. Es handelt sich damit meist nicht um eine Sepsis im klassischen Sinn. Zu Beginn bestehen keine Zeichen des Schocks, die Peripherie ist überwärmt und gut durchblutet. Der Übergang zum **Endotoxinschock** mit Kreislaufreaktionen wie Hypotonie und Tachykardie

ist fließend. Als weitere Symptome des Schocks können eine Oligo-/Anurie, eine Tachypnoe oder in fortgeschrittenen Fällen eine Bewusstseinseintrübung vorhanden sein.
Eine **disseminierte intravasale Gerinnung** äußert sich durch eine Thrombozytopenie, die Erniedrigung der Konzentration plasmatischer Gerinnungsfaktoren und vermehrte Fibrinspaltprodukte durch die gleichzeitig gesteigerte Fibrinolyse. Die resultierende Verbrauchskoagulopathie kann zu diffusen Blutungen im Magen-, Darm- oder Urogenitaltrakt führen. Aus der erniedrigten Nierenfiltration resultiert ein Anstieg der harnpflichtigen Substanzen im Serum. Eine pulmonale Insuffizienz zeigt sich im Abfall des arteriellen pO_2. Es entwickelt sich eine metabolische Azidose.

6.2 Therapie

Bei Fieber ist bis zum Vorliegen des Antibiogramms eine parenterale Antibiotikatherapie, z. B. mit einem Cephalosporin (z. B. Cefazolin: Basocef® 2–3 × 2 g/d), kombiniert mit Metronidazol (Clont®, 2 × 500 mg/d), zur Erfassung der Anaerobier angezeigt. Zur Prophylaxe einer überschießenden Gerinnung ist eine subkutane Heparinisierung sinnvoll.
Bei Kreislaufreaktionen sind die intravenöse Volumensubstitution sowie die Kontrolle der Urinausscheidung wichtig.

- Bei septischen Fieberverläufen oder den Zeichen einer Pelveoperitonitis sollte unter dem Verdacht auf einen septischen Abort eine intravenöse Antikoagulanzienbehandlung mit Heparin (zu Beginn 2500–5000 I.E. i. v. als Bolus, dann 20 000–30 000 I.E./24 h über Infusomat) zur Verhinderung der Verbrauchskoagulopathie eingeleitet werden.

- Die Patientin im Endotoxinschock und mit Gerinnungsstörungen wird auf der Intensivstation behandelt: Die Schocktherapie kann die Intubation und Beatmung, die Gabe von Dopamin oder Noradrenalin und Kortikosteroiden erforderlich machen.

Bei diffusen Blutungen werden anstelle der Heparintherapie die Gerinnungsfaktoren gezielt substituiert. Wenn keine stärkere Blutung besteht, wird beim fieberhaften Abort die instrumentelle Entleerung der Gebärmutter erst nach Normalisierung der Temperatur unter antibiotischem Schutz durchgeführt, wobei ein rigider Muttermund evtl. durch lokale Prostaglandinapplikation vorbehandelt wird (s. Abschnitt 4.2). Die baldige Ausräumung des Uterus als Infektionsquelle oder, als Ultima Ratio, die Hysterektomie kann beim Vollbild des Endotoxinschocks und bei unstillbaren Blutungen erforderlich werden.

- Bei einer Rhesus-negativen Patientin wird die Anti-D-Prophylaxe durchgeführt.

> **!**
> Die Gefahr des septischen Aborts ist der Endotoxinschock mit Verbrauchskoagulopathie und einem nachfolgenden Multiorganversagen.

Psychosomatische Aspekte

Bereits Blutungen in der Frühschwangerschaft bzw. ein drohender Abort stellen bei erwünschter Schwangerschaft für die betroffene Mutter eine erhebliche psychische Belastung dar. Kommt es tatsächlich zur Fehlgeburt kann dies trotz der frühen Schwangerschaft zu ausgeprägten Trauersymptomen bis hin zur depressiven Reaktion führen (s. Kap. 40).
Auf die in Kapitel 9 dargestellten Grundsätze der Betreuung von Patientinnen mit Fehlgeburt sowohl in der Akutsituation als auch bei einer späteren Schwangerschaft wird verwiesen.

Literatur

Condous, G., E. Okaro, T., Bourne: The conservative management of early pregnancy complications: a review of the literature. Ultrasound Obstet. Gynecol. 22 (2003) 420–430.

Enders, G.: Infektionen und Impfungen in der Schwangerschaft, 2. Aufl. Urban & Schwarzenberg, München–Wien–Baltimore 1991.

Ludwig, M., U. Gembruch: Fehlgeburt. In: Bender, H. G., K. Diedrich, W. Künzel (Hrsg.): Klinik der Frauenheilkunde, Bd. 3: Diedrich, K. (Hrsg): Endokrinologie und Reproduktionsmedizin III, 4. Aufl., S. 348–371. Urban & Fischer, München–Wien–Baltimore 1998.

Nybo Andersen, A. M., J. Wohlfahrt, P. Christens, J. Olsen, M. Mebye: Maternal age and fetal loss: population-based register linkage study. BMJ 320 (2000) 1708–1712.

Rempen, A.: Biometrie der normalen und gestörten Frühgravidität. In: Martius, G., P. G. Knapstein (Hrsg.): Bücherei des Frauenarztes, Bd. 41, S. 78–84, S. 118–123. Enke, Stuttgart 1992.

Rempen, A.: Zur Aborthäufigkeit vitaler Schwangerschaften im ersten Trimenon. Zentralbl. Gynäkol. 115 (1993) 249–257.

Rempen, A.: Ultraschall-Screening. In: Bender, H. G., K. Diedrich, W. Künzel (Hrsg.): Klinik der Frauenheilkunde und Geburtshilfe, Bd. 4: Künzel, W. (Hrsg.): Schwangerschaft I, 4. Aufl., S. 334–357. Urban & Fischer, München–Wien–Baltimore 2000.

Röckelein, G.: Abortursachen und Morphologie der Abortplazenta. In: Doerr, W., G. Seifert (Hrsg.): Spezielle pathologische Anatomie, Bd. 20/I: Becker, V., G. Röckelein (Hrsg.): Pathologie der weiblichen Genitalorgane I, S. 157–254. Springer, Berlin–Heidelberg–New York 1989.

9 Chronische habituelle Aborte

Definition

Generell spricht man nach drei oder mehr Fehlgeburten ohne ausgetragene Schwangerschaft von **primär habitueller Abortneigung**, ist die Serie der Aborte durch eine ausgetragene Schwangerschaft unterbrochen, von **sekundär habitueller Abortneigung**.
Ein parallel gebrauchter Begriff, v. a. im angloamerikanischen Schrifttum, spricht von **rezidivierenden Spontanaborten (RSA)**.

Ein Abortgeschehen kann zu jedem Zeitpunkt der Implantation auftreten. Spricht man von **chronisch habituellen Aborten (CHA)** oder **rezidivierenden Spontanaborten (RSA)**, meint man hiermit klinische Aborte, also das Absterben von Schwangerschaften, die im Ultraschall bereits verifiziert worden sind. Eine erfolgte Implantation lässt sich jedoch früher nachweisen, etwa ab dem Tag sechs bis acht der Implantation (HCG im Serum). Ohne einen klinischen Nachweis spricht man von einer „**biochemischen Schwangerschaft**".
Der Zeitraum zwischen der Implantation und dem Nachweis einer biochemischen Schwangerschaft ist derzeit allenfalls in wissenschaftlichen Untersuchungen erfassbar (z. B. durch die Bestimmung von SP1 = Schwangerschaftsprotein 1). Auch in diesem Zeitraum können Abgänge auftreten. Es hat sich eingebürgert, hier von **repetitiven Implantationsfehlern (RIF)** oder „repetitive implantation failure" zu sprechen.
Letztlich gehören alle diese Begriffe zusammen und charakterisieren lediglich die verschiedenen Zeitpunkte, zu denen es zu einem Abortgeschehen kommt. Insofern bilden RIF-Patientinnen, die hauptsächlich in IVF-/ICSI-Programmen eine Rolle spielen, und RSA- und CHA-Patientinnen grundsätzlich eine Entität, auch was Diagnostik und Therapie anbelangt.

Auch wenn derzeit keine gültige Definition der RIF existiert, wird sie durch folgende klinische und labordiagnostische Befunde beschrieben:

- Z.n. drei oder mehr technisch einwandfreien IVF/ICSI-Behandlungszyklen mit einem Transfer von sechs und mehr Präimplantationsembryonen (überwiegend von guter bis sehr guter morphologischer Qualität), ohne dass eine Schwangerschaftsreaktion nachzuweisen war,
- keine Thrombophilien,
- keine (ausgeprägte) uterine Pathologie,
- keine (ausgeprägten) Endokrinopathien,
- keine Antiphospholipid-Antikörper.

Durch diese rein nummerische Einteilung wird jedoch nicht ausgesagt, ob es sich um eine zufällige Aneinanderreihung spontaner Aborte handelt oder ob ein pathophysiologisch wirksamer Faktor die Aborte verursacht hat. Ist dem so, dann handelt es sich um eine so genannte **chronisch habituelle Abortneigung (CHA)**.

Aus diesem Grund bevorzugen wir den Ausdruck „chronisch habituelle Abortneigung" gegenüber „rezidivierenden Spontanaborten"; Letzterer drückt einen gemeinsamen ursächlichen Faktor der Aborte zu wenig deutlich aus.

Bezogen auf 100 klinische Schwangerschaften beträgt die Häufigkeit habitueller Aborte 0,4–0,8%. Die statistische Wahrscheinlichkeit für das zufällige Auftreten von drei Fehlgeburten in Folge beträgt demgegenüber die Hälfte, also 0,2–0,4%. Haben sich einmal drei Fehlgeburten in Folge eingestellt, so beträgt das Wiederholungsrisiko 35–50% – unabhängig von der zugrunde liegenden Ursache.

!

Chronisch habituelle Aborte (CHA) können die vielfältigsten Ursachen haben. So selten sie auch insgesamt auftreten, die Abklärung muss trotz des nicht geringen Aufwandes und der Kosten alle Faktoren berücksichtigen und umfassend sein.

Ursachen und Therapieansätze

1 Genetisch

Epidemiologie. Chromosomale Veränderungen (nummerisch und strukturell) werden bei CHA in 6–12% bei einem der beiden Elternteile gefunden, bei allen ausgetragenen Schwangerschaften nur etwa in 0,5% (s. Kap. 12).

Kennzeichnend für die Chromosomenanomalien bei CHA-Eltern ist, dass sie die Existenz eines phänotypisch gesunden und auch fortpflanzungsfähigen Individuums zulassen müssen. Dementsprechend findet man:

- ca. 50% balancierte reziproke Translokationen,
- ca. 25% Robertson-Translokationen,
- ca. 10% gonosomale (weibliche) Mosaike,
- ca. 15% Inversionen und andere Anomalien.

Insgesamt überwiegen bei CHA-Eltern die strukturellen Veränderungen deutlich – ein erheblicher Unterschied zu den Spontanaborten (s. Kap. 8).

Der Anteil diagnostizierter Chromosomenanomalien ist bei Spontanaborten und chronisch habituellen Aborten mit 60% in etwa gleich. Bei chronisch habituellen Aborten kommt es (erwartungsgemäß) zu einer deutlichen Abnahme der Polyploidien (10% versus 25%) und einer deutlichen Zunahme der Translokationen (etwa 2,5-mal so viel) gegenüber den Spontanaborten. Dennoch finden sich auch hier noch relativ viele Mono- und Trisomien, was deutlich unterstreicht, dass zu der chronisch habituellen Abortneigung aufgrund von chromosomalen Veränderungen eines der Elternteile auch noch das „normale" Risiko eines Spontanaborts mit seinen überwiegend nummerischen Veränderungen hinzukommt.

Die **Diagnostik** erfolgt anhand eines Karyogramms (Lymphozytenkultur) aus peripherem (heparinisiertem) Venenblut. Es ist darauf hinzuweisen, dass diese (Routine-)Diagnostik viele signifikante, letztlich aber nicht alle Veränderungen erfasst, die zu einem Abortgeschehen führen.

!

Es hat sich eingebürgert, humangenetische Untersuchungen am Abortmaterial – auch aus Kostengründen – erst nach drei Aborten durchzuführen. Sinnvoll wäre jedoch eine humangenetische Untersuchung bei jedem Abort, da man hierdurch frühzeitige Hinweise auf eventuelle genetische Ursachen bzw. eine weiterführende Diagnostik bekäme.

Konsequenzen. Eine „Therapie" im eigentlichen Sinn gibt es nicht. Obligatorisch ist eine professionelle Beratung entweder durch den einschlägig ausgewiesenen Frauenarzt oder durch den Humangenetiker. Wesentlicher Inhalt hierbei muss die Abschätzung des paarbezogenen Wiederholungsrisikos sein. Dieses Wiederholungsrisiko ist – abhängig von der genetischen Ursache – unterschiedlich hoch. Von der Höhe dieses Risikos wird es aber abhängen, ob das Paar eine erneute spontane Schwangerschaft „wagt" oder das Wiederholungsrisiko minimiert haben möchte.

Polkörperdiagnostik (PKD)

Liegen die Translokationen oder Mosaikbildungen auf Seiten der Frau, so besteht grundsätzlich die Möglichkeit, durch eine entsprechende Analyse des Polkörpers diejenigen Eizellen, die diesbezüglich auffällig sind, nicht zur Befruchtung zuzulassen. Grundvoraussetzungen für diese Diagnostik sind allerdings die Entnahme der Eizellen im Rahmen eines IVF/ICSI-Programms sowie die Bereitstellung derjenigen „Gensonden", die die entsprechende(n) Translokation(en) feststellen können. Ein Vorteil der Methode ist es, hierdurch relativ zuverlässig erneute Aborte zu vermeiden. Als Nachteil ist anzusehen, dass doch ein relativ großer Aufwand, nämlich die IVF-/ICSI-Behandlung, besteht. Die letztliche Entscheidung hierüber wird also das betroffene Paar fällen müssen.

Unsere diesbezüglichen Erfahrungen sind gut. Auffällig ist, dass eine sehr hohe Anzahl der Eizellen – bei einer bekannten weiblichen Translokation – diese Translokationen tragen, woraus abzuleiten ist, dass bei einer Spontanschwangerschaft das Wiederholungsrisiko für ein erneutes Abortgeschehen sehr hoch ist. Die Schwangerschaftsraten sind erstaunlich gut, was vor allem damit zusammenhängen dürfte, dass die betreffenden Patientinnen eine hohe Konzeptionsfähigkeit aufweisen.

Präimplantationsdiagnostik (PID/PGD)

Diese Untersuchung wird an Blastomeren des Embryos durchgeführt. Im Gegensatz zur PKD sind nun auch genetische Ursachen von väterlicher Seite erfassbar.

Die PID wird derzeit in der Bundesrepublik Deutschland nicht durchgeführt, besitzt in Österreich wohl bald eine Zulassung. In der Schweiz ist sie explizit verboten (s. Kap. 4).

Gleichgültig, ob sich das Paar für eine Spontanschwangerschaft, eine PKD oder PID/PGD entschließt, eine erneute Schwangerschaft wird für den betreuenden Arzt und/oder Psychosomatiker immer eine Herausforderung sein (s. u.). Im Hinblick auf die durchgemachten Aborte sind die Patientinnen bzw. das Paar durch ein gestörtes Zutrauen zur eigenen Körperlichkeit und vor allem durch Angst gekennzeichnet.

Ist erst einmal die 16. SSW erreicht, so kann in über 95% der Schwangerschaften mit der Geburt eines gesunden Kindes gerechnet werden.

Ob bei einer solchen Schwangerschaft die Möglichkeiten der Pränataldiagnostik in Anspruch genommen werden sollen, muss das Paar entscheiden. Im Falle einer PKD bzw. PID/PGD ist der Zuspruch – den Erfahrungen nach – nicht unbedingt hoch, insbesondere nicht bei älteren Patientinnen.

2 Endokrin

2.1 Follikelreifungsstörungen

Follikelreifungsstörungen sind typisch für das PFO (polyfollikuläres Ovar, s. Kap. 3). Die Art und Ausprägung eines PFO können sehr unterschiedlich sein: Im Fall von Anovulation oder insuffizienten Ovulationsabläufen resultiert Sterilität. Bei weniger massiven Störungen der Ovulationsregulation kann es durchaus zur Konzeption kommen, die Abortrate ist aber erhöht. So gesehen sind wiederholte Aborte klinisches Symptom eines Zustands „zwischen Sterilität und normaler Fortpflanzung".

Diagnostik. Es ist darauf hinzuweisen, dass insbesondere eine LH/FSH-Ratio > 2, also eine Erhöhung der LH-Spiegel, als prognostisch ungünstig gilt. Erhöhte (morgendliche) LH-Werte in der Follikelphase gelten daher als abortbahnend; der „CC-Test" (Gabe von Clomifencitrat und Messung der LH/FSH-Ratio) macht sich diesen Zusammenhang zunutze.

Freilich gibt es auch viele Hinweise, dass Follikelreifungsstörungen ohne erhöhte LH-Werte (also andere Formen des PFO) ebenfalls häufiger zu Aborten führen. Zu erklären ist dies durch Beziehungen zur Insulinregulation und zum Kohlenhydratstoffwechsel, aber auch zu anderen hormonellen Regulationssystemen.

Die Corpus-luteum-Insuffizienz, die man bei CHA in 20–60% finden soll, ist nicht Ursache für die Aborte, sondern Folge der Follikelreifungsstörungen.

Therapie. Anzustreben ist eine Normalisierung der LH/FSH-Ratio. Hierzu sind GnRH-Agonisten geeignet; GnRH-Antagonisten können dies auch bewirken, sind jedoch in der längeren Anwendung noch zu teuer. Gleichzeitig sollten die Follikelreifungsstörungen – so sie bestehen – durch eine moderate Stimulation mit FSH ausgeglichen werden (nd-FSH, s. Kap. 3 und 4). Sämtliche Gonadotropin-Stimulationen müssen in jedem Zyklus allerdings sorgfältig überwacht werden.

Erhöhte LH-Spiegel findet man auch im Zusammenhang mit einer Insulinresistenz (s. Kap. 3). Hier wird mittlerweile der Einsatz von Insulin-Sensitizern, insbesondere Metformin, favorisiert. Metformin scheint auch ohne eine nachgewiesene Insulinresistenz nicht nur die LH-Spiegel zu senken, sondern auch zu nachweisbaren Verbesserungen der Eizellreifung zu führen.

Bei Metformin sind die Nebenwirkungen zu beachten. Besonders unangenehm sind die gelegentlich auftretenden Durchfälle. Die Nierenfunktion ist sorgfältig zu überwachen. Üblicherweise beginnt man mit einer Einstiegsdosis von 2 × 500 mg und erhöht diese bei guter Verträglichkeit je nach Körpergewicht.

2.2 Schilddrüsenfunktionsstörungen

Der Einfluss von Schilddrüsenfunktionsstörungen auf CHA ist nicht ganz sicher geklärt. Große Bedeutung hat sicher die Hypothyreose; begleitend findet sich nicht selten eine Hyperprolaktinämie (durch erhöhte TRH-Sekretion). Erhöhte TSH-Spiegel vermindern die Freisetzung von HCG aus dem Trophoblasten, TBG (Thyroxin-bindendes Globulin) sowie T3/T4 sind erniedrigt und steigen verspätet an (statt in der 7./8. SSW erst in der 14./15. SSW). Schilddrüsenhormone können in der Schwangerschaft verabreicht werden.

Auch bei einer einwandfreien Schilddrüsenfunktion kann eine Entzündung bestehen. Am häufigsten ist die Autoimmunthyreoiditis vom Typ Hashimoto, die zudem für die Patientin meist symptomlos ist. Jede im Körper bestehende Entzündung, so auch eine Schilddrüsenentzündung, kann zu einer generalisierten Aktivierung des Immunsystems führen. Wird hierbei die zelluläre Immunantwort (die sog. TH1-Antwort) zu stark aktiviert, so ist dies für die Implantation eines Embryos ungünstig. Ungünstig scheinen auch zu hohe Titer von Autoantikörpern wie z. B. TAKs (Thyreoglobinantikörper) oder TPOs (Thyreoproxidaseantikörper) zu sein. Zu berücksichtigen ist zudem, dass der Synzytiotrophoblast bzw. die spätere Plazenta eine hohe morphologische Ähnlichkeit mit dem Schilddrüsengewebe besitzen (vgl. z. B. die Kreuzreaktionen von TSH und HCG an den jeweils gegensätzlichen Rezeptoren).

Hashimoto-Thyreoditiden werden in den Industriestaaten in zunehmenden Maße beobachtet. Es wird vermutet, dass sie durch eine zu hohe Jodzufuhr begünstigt werden.
Therapeutisch geht man nicht gegen die eigentliche Entzündung vor, sondern stellt die Schilddrüse durch Schilddrüsenhormongaben (oft in Kombination mit Selen) ruhig. Lässt sich hierdurch eine floride Thyreoiditis nicht eindämmen, so ist die Gabe von Kortison (z. B. Prednisolon 15 mg) und/oder Heparin (z. B. Fragmin P®) in der Schwangerschaft angezeigt; die Gabe von Heparin (gelegentlich auch in der Kombination mit ASS 100 mg) beruht auf der Tatsache, dass sich lokale Autoimmunreaktionen in aller Regel durch eine örtliche Thrombosierung der zuführenden Blutgefäße „umsetzen".

2.3 Diabetes mellitus

Die Bedeutung eines Diabetes mellitus für CHA wurde in der Vergangenheit oft kontrovers diskutiert. Heute gilt, dass ein gut eingestellter Diabetes – also eine gute Stoffwechsellage – keine Abortursache darstellt. Eine schlechte Stoffwechsellage hingegen ist ein Risikofaktor für CHA. Entscheidend ist also nicht die Frage, ob Insulin eingesetzt wird oder nicht, sondern die „Qualität" der Stoffwechselsituation. Ein schlecht eingestellter präkonzeptioneller Diabetes fördert nicht nur die Abortneigung, sondern ist auch ein Sterilitätsfaktor. Bezüglich Diagnostik und Therapie siehe Kapitel 16 sowie Lehrbücher der inneren Medizin.

Bezüglich des Einsatzes von Insulinsentisizern wie z. B. Metformin s. o.

3 Uterin

3.1 Fehlbildungen

Über die **Häufigkeit** von Fehlbildungen als Ursache für CHA liegen widersprüchliche Angaben vor, sie soll zwischen 7 und 64% liegen.

Die Diagnosen – in absteigender Reihe – sind:
- Uterus arcuatus (bis 40%),
- Uterus subseptus (bis 17%),
- Uterus unicornis,
- Uterus bicornis,
- uterine Polyposis.

Eine Sonderstellung nimmt die Uterushypoplasie ein.
Pathogenetisch liegen Störungen im Aufbau des Endometriums im Bereich der Septen (Aborthäufigkeit korreliert mit Größe des Septums) und eine mangelhafte Gefäßversorgung durch begleitende Anomalien vor. Der Uterus subseptus führt deshalb eher zu Frühaborten, der Uterus bicornis eher zu Spätaborten.
Die **Diagnostik** erfolgt – je nach spezifischer Fragestellung – mittels Sonografie, Hysteroskopie (HSK), Hysterosalpingografie (HSG) und Hysterokontrastsonografie (HKSG).
Mittlerweile ist die **Therapie** eine Domäne der operativen Hysteroskopie. Operative Verfahren wie die Operation nach Strassmann oder nach Rock und Jones sind nur noch von untergeordneter Bedeutung bzw. können pelviskopisch durchgeführt werden.
Die echte Uterushypoplasie wird konservativ (z. B. über 3 Monate hochdosiert mit Östrogenen und Gestagenen) behandelt.

!

Cave: Allein schon die Diagnose einer Uterushypoplasie ist fraglich (ein Embryo hat immer genug Platz!); jeder Uterus wächst in der Gravidität unter dem massiven Hormoneinfluss mit. Deshalb handelt es sich auch um eine fragliche Therapieindikation.

3.2 Myome

Häufigkeit. Sie sind bei bis zu 80% der von CHA betroffenen Patientinnen – v. a. im höheren Lebensalter – nachweisbar, doch nur ein Teil der diagnostizierten Myome wird pathogenetisch wirksam (daher viele Zufallsbefunde).
Pathogenese. Entscheidend ist die Endometriumhypoplasie über den Myomknoten (intramural) bzw. das mechanische Hindernis bei intrakavitären Myomen. Bei multiplen intramuralen Myomen bzw. einer Adenomyosis uteri ist zudem zu berücksichtigen, dass die Durchblutung der Uteruswand eingeschränkt ist, was bei zunehmendem Versorgungsbedarf einer wachsenden Schwangerschaft auch einen Abort auslösen kann. Subseröse Myome spielen in der Regel keine Rolle, es sei denn, sie liegen am Tubenabgang.
Diagnostik siehe Abschnitt 3.1.
Therapie. Bei intramuralen, multiplen Ansiedelungen

(also auch bei diffuser Adenomyosis) gibt man bevorzugt GnRH-Agonisten (über einen Zeitraum von 3–6 Monaten); bei mechanischen Hindernissen besteht die Therapie in der operativen Hysteroskopie (Laparoskopie). GnRH-Agonisten sind auch in der Vorbereitung operativer Eingriffe zu empfehlen, weil sie die Durchblutung reduzieren und den Eingriff erleichtern.
Bei alleiniger GnRH-Agonisten-Therapie sollte nach Abschluss der Therapie möglichst rasch eine Schwangerschaft angestrebt werden, da die Rezidivneigung sehr hoch ist und der hormonelle Impuls einer Schwangerschaft einen starken Wachstumsfaktor für Myome darstellt.

3.3 Intrauterine Synechien (Asherman-Syndrom)

Häufigkeit. Sie soll bei Patientinnen mit CHA bis zu 30% betragen.
Pathogenese. Jede Kürettage (von denen CHA-Patientinnen besonders betroffen sind) stellt einen Risikofaktor für das Auftreten dar (bei jeder Kürettage daran denken!). Prädisponierend sind außerdem Entzündungen (post partum, post abortum) sowie Östrogenmangel (reduzierte Durchblutung).
Häufige Kürettagen fördern auch eine Zervixinsuffizienz (isthmozervikale Insuffizienz, ICI), die bei immerhin bis zu 10% aller CHA-Patientinnen beobachtet wird. Deshalb sollte heutzutage anstelle einer „forcierten" Dilatation immer eine Zervixreifung mit Prostaglandinen durchgeführt werden.
Die **Diagnose** erfolgt hysteroskopisch.
Die **Therapie** stellt sich problematisch dar, weil letztlich jede Ansatzstelle einer Synechie eine endometriumfreie Zone und Ausgangspunkt einer erneuten Synechie ist. Am günstigsten scheint eine Laser-Hysteroskopie mit hoch dosierter Östrogennachbehandlung.

4 Infektiös

Eine Reihe von infektiösen Erkrankungen kann zu spontanen Aborten führen. Allerdings ist bislang für keinen Erreger der Beweis erbracht worden, Ursache von chronisch habituellen Aborten zu sein. Deshalb ist ein „infektiöser Faktor" als Ursache für CHA auch bislang nicht belegt.
Voraussetzung für Infektionen als Ursache für CHA ist eine chronische endometriale (und weniger zervikale) Präsenz von Erregern, und zwar über mehrere Schwangerschaften hinweg. Es sind im Wesentlichen folgende Erreger, für die eine solche Möglichkeit diskutiert wird:
- Toxoplasma gondii,
- Chlamydia trachomatis,
- Mykoplasmen: Mycoplasma hominis und Ureaplasma urealyticum.

Tatsächlich lassen sich Toxoplasmen, Chlamydien und Ureaplasma urealyticum auch immer wieder im Abortgewebe nachweisen. Man ist sich heute jedoch ziemlich sicher, dass dies bei der Toxoplasmose einzelne Befunde bei einzelnen Aborten sind, also ursächlich für CHA nicht in Frage kommt. Demgegenüber ist die Diskussion bei Ureaplasma urealyticum noch im Gang. Aus diesem Grund ist es zu vertreten, bei bestehenden Verdachtsmomenten oder dem erfolgten Nachweis von Ureaplasma urealyticum eine (Partner-)Behandlung mit Doxycyclin (100 mg/d) über 12 Tage durchzuführen.
Mycoplasma hominis hingegen ist typischerweise zervikal angesiedelt, kann eine Sterilitätsursache sein und ist deshalb (und auch aus anderen Gründen, z. B. als Auslöser einer Zervizitis) behandlungsbedürftig (Gabe von Doxycyclin oder Erythromycin); eine Ursache für CHA ist Mycoplasma hominis nicht.
Immer wieder wird berichtet, bei CHA-Patientinnen sei überdurchschnittlich häufig eine positive Zytomegalie-(CMV-)Serologie vorzufinden. Dies trifft zu, es muss aber berücksichtigt werden, dass mit zunehmendem Alter die Durchseuchung mit CMV in der Normalbevölkerung ohnehin zunimmt. Es gibt bislang keine Hinweise – oder gar Beweise –, dass der Ausgang einer Schwangerschaft in einer Korrelation zu Antikörpertitern des Zytomegalievirus steht.

5 Andrologisch

Der Begriff „andrologischer Faktor" entstammt der Sterilitätsmedizin (s. Kap. 4) und bedeutet die Gesamtheit aller männlichen Fertilitätsstörungen. Diese haben verschiedenste Ursachen, weswegen männliche Subfertilität per se nicht zu CHA führt. Für einige Krankheitsbilder sind aber Zusammenhänge bekannt:
- **Oligozoospermie:** Chromosomale Aberrationen sind in bis zu 10% bei Untersuchung der Spermien zu finden (gegenüber 5% bei normalem Karyogramm!), v. a. bei schweren Einschränkungen, wie z. B. Kryptospermien. Nur mittelschwere Formen der Oligozoospermie führen allerdings noch zur Fertilisation der Eizellen, können aber dann eine erhöhte Abortrate nach sich ziehen (vgl. Abortrate nach intrauteriner Insemination, IUI: ca. 15%). Schwere Formen führen zu Infertilität, die ggf. durch intrazytoplasmatische Spermieninjektion (ICSI; s. Kap. 4) zu behandeln ist.

Die Abortrate nach ICSI ist etwas erhöht, und zwar so wie bei männlicher Subfertilität per se. Lediglich bei ausgeprägten Kryptozoospermien oder einer Azoospermie (ebenfalls einer testikulären Insuffizienz) ist auf dem Boden einer testikulären Insuffizienz mit noch höheren Abortraten zu rechnen. V. a. in diesen Fällen ist auch über eine erhöhte Aneuploidierate der Spermien berichtet worden. Demnach sollte in solch extremen Situationen die Ermittlung der individuellen Aneuploidierate der Spermien im Rahmen der humangenetischen Beratung zumindesten angeboten werden.

- **Teratozoospermie:** Es gilt das im Abschnitt „Oligozoospermie" Gesagte. Dabei ist darauf hinzuweisen, dass die Rate chromosomaler Aberrationen bei Untersuchung der Spermien nicht höher ist als bei der Oligozoospermie. Die Morphologie der Spermien (sie führt zur Diagnose) gibt nicht die „Qualität" des transportierten Erbguts wieder.

Ausgeprägte Teratozoospermien sind eher ein Sterilitätsgrund. Dies hängt damit zusammen, dass die meisten Fehlformen der Spermien an der Befruchtung nicht teilnehmen, die Fertilisierung der Eizelle also ausbleibt. Wäre man im Falle einer 100%igen Teratozoospermie (was es praktisch nicht gibt) im Rahmen der ICSI-Behandlung zur Injektion von Fehlformen gezwungen, wäre die Abortrate nicht wesentlich gesteigert, da die Aneuploidierate der Spermien eben nicht mit der äußeren Erscheinungsform assoziiert ist (s. o.) und in der Regel keine Erhöhung zeigt; im Einzelfall wäre auch hier eine Bestimmung der prozentualen Aneuploidierate anzuraten – vor allem wenn es Bedenken von Seiten der Patienten gibt.

- **Polyzoospermie:** Vermutlich führt ein Defekt des Spermatozoenchromatins häufig zu multiplen Penetrationen, somit zur Polyploidie und zum Abort.

!

Männliche Subfertilität wie Oligozoospermie und/oder Teratozoospermie führt – wenn nicht zur Infertilität – zu einer Erhöhung der Abortrate. Für eine Serie von Aborten (CHA) kommt sie allerdings nur ausnahmsweise als Ursache in Frage.

6 Gerinnungsphysiologisch

Es gibt einen Reihe von angeborenen Defekten der Blutgerinnung, die zu einer erhöhten Abortneigung führen. In erster Linie sind solche Störungen von Bedeutung, die zu einer **Hyperkoagulabilität** führen. Diese sind:

- die Faktor-V-Leiden-Mutation/Prothrombinmutationen (Faktor II),
- deutliche Aktivitätsminderungen der Faktoren VIII, XII und XIII,
- ein Protein C- oder S-Mangel, die APC-Resistenz,
- Mutationen des PAI (Plasminogenaktivatorinhibitor),
- Aktivitätsminderungen im Antithrombinsystem (vor allem Antithrombin III).

Thrombophilien haben nicht nur für Patientinnen mit wiederholten Abgängen eine Bedeutung; sie spielen auch in der Genese von Retardierungen, Präeklampsien und insbesondere dem HELLP-Syndrom eine Rolle (s. Kap. 17 und weiter unten). Darüber hinaus sind sie auch bei anderen Krankheitsbildern bedeutsam: So führt z. B. ein Faktor-XIII-Mangel zu einer überschießenden Narbenbildung und einer starken Adhäsionsbildung nach operativen Eingriffen.

Pathogenese. Man geht davon aus, dass der Implantationsvorgang, der ja in nicht unerheblichem Maß uterine, d. h. mütterliche Gefäße eröffnet oder tangiert, für die Blutgerinnung der Mutter eine „Herausforderung" darstellt. Kommt es zu einer lokalen Hyperkoagulabilität, so sind Thrombosierungen mit Implantationsstörungen die Folge; wird die lokale Gerinnung zu stark herabgeregelt, kann dies zu vermehrten Blutungen in das extravasale Gewebe führen.

Bei Patienten mit einer angeborenen Hyperkoagulabilität ist dieses Gleichgewicht in Richtung erhöhte Gerinnbarkeit gestört, was die wiederholten Aborte auslösen kann.

Thrombophilien sind nicht selten: Man rechnet in der Bevölkerung mit einer Prävalenz von 5% bis 7%.

Diagnostik. Für die Faktor-V-Leiden-Mutation, die Prothrombinmutation und auch Mutationen des PAI stehen molekulargenetische Untersuchungen zur Verfügung. Wichtig sind Aktivitätsbestimmungen bei den einzelnen Veränderungen. Diese sind für alle genannten Störungen möglich. Je nach Ausmaß der Aktivitätsveränderung lässt sich das ungefähre Risiko für die Patientin abschätzen, was für die Therapie von Bedeutung ist.

Therapie. Die Therapie besteht in der Gabe von niedermolekularem Heparin. Häufig durchgeführt wird auch noch – vor allem bei einem niederen Risiko – die Thromboseprophylaxe mit ASS (50 bis 100 mg tgl.). Effektiver ist aber sicherlich die Heparinisierung. Die Dosierung richtet sich nach dem individuellen Risiko, wobei neben den Aktivitätsveränderungen vor allem die Eigen- und Familienanamnese eine große Rolle spielen.

In Tabelle 9-1 sind Empfehlungen der Konsensusgruppe der Deutschen Gesellschaft für Thrombose- und Hämostaseforschung (GTH) von 1999 für die Thromboseprophylaxe in der Schwangerschaft und im Wochenbett angegeben. Berücksichtigt sind hier vor allem der Protein-C- und -S-Mangel sowie die heterozygote Faktor-V-Leiden-Mutation. Homozygote Mutationen haben per se ein höheres Risiko. Die anderen Gerinnungsstörungen sind – vor allem bei deutlichen Aktivitätsveränderungen – so zu behandeln wie die heterozygote Faktor-V-Leiden-Mutation.

!

Vor allem bei Patientinnen mit einem mittleren oder hohen Thromboserisiko sollte die Zusammenarbeit mit dem Gerinnungsspezialisten gesucht werden.

Tab. 9-1 Thromboserisiko und Indikationen zur Antikoagulation in der Schwangerschaft (Empfehlungen der Konsensusgruppe der Deutschen Gesellschaft für Thrombose- und Hämostaseforschung 1999).

Risiko	Indikation	Management
Niedriges Thromboserisiko	– Patientinnen mit familiärer Anamnese – Patientinnen mit Protein-C- oder -S-Mangel oder heterozygoter Faktor-V-Leiden-Mutation mit oder ohne Familienanamnese für venöse Thrombosen	Prophylaxe mit niedermolekularem Heparin in Hochrisikodosis für mindestens 6 Wochen post partum
Mittleres Thromboserisiko	– Patientinnen mit einem singulären Thromboseereignis in der Anamnese und einer Thrombophilie – Patientinnen mit wiederholten Spontanaborten oder mit schwerer Präeklampsie/HELLP-Syndrom und Thrombophilie	Prophylaxe mit niedermolekularem Heparin in Hochrisikodosis (4000–5000 Anti-Xa-Einheiten, 1 x täglich) während der gesamten Schwangerschaft und im Wochenbett (6 Wochen)
Hohes Thromboserisiko	– Patientinnen mit einer Thromboembolie in der bestehenden Schwangerschaft – Patientinnen mit künstlicher Herzklappe – Patientinnen mit Antithrombin-Mangel – Patientinnen mit wiederholten thrombembolischen Komplikationen – Patientinnen mit kombinierten thrombophilen Defekten mit oder ohne Thromboseanamnese	Hochdosisprophylaxe (max. Anti-Xa-Aktivität: 0,4–0,7 U/ml, 2–4 Stunden nach der Injektion) während der gesamten Schwangerschaft und im Wochenbett

Dies gilt umso mehr, da im Einzelfall Aktivitätsminderungen auch durch die Gabe der Einzelfaktoren medikamentös ausgeglichen werden können.

Prognose. Bei den meisten Gerinnungsstörungen ist es unserer Erfahrung nach oft in einem erstaunlich hohen Maß möglich, für einen normalen Schwangerschaftsverlauf zu sorgen. Es gibt aber auch Fälle, bei denen trotz einer Hochdosisprophylaxe Retardierungen und Aborte bzw. eine Präeklampsie oder ein HELLP-Syndrom auftreten können.

Nicht selten besteht gleichzeitig auch eine Störung im Folsäuremetabolismus (siehe dort). Hierdurch wird das individuelle Thromboserisiko zusätzlich erhöht. Dies muss bei der Therapie berücksichtigt werden.

> **!**
> Heparin und ASS sollten nur so lange gegeben werden, wie es nicht blutet. Treten Blutungen auf, so sind Heparin und ASS als Therapeutika abzusetzen. Bei sehr hohen Dosierungen von Heparin sollte die Patientin das Antidot Protamin bei sich tragen.

Bei der Gabe von Heparin, auch von niedermolekularem, kann es zu einer (allergisch ausgelösten) Heparin-induzierten Thrombozytopenie vom Typ 2 (HIT) kommen. Offensichtlich ist dies – vermutlich aufgrund der immunologischen Umstellungen – in der Schwangerschaft ein sehr seltenes Ereignis; zumindest wurde in der Literatur noch nie eine HIT-2 berichtet. Außerhalb der Schwangerschaft kommt sie hingegen durchaus vor, hier sind regelmäßige (z. B. alle fünf Tage) Zählungen der Thrombozyten sinnvoll.

Bei höheren Dosierungen von Heparin besteht das Risiko einer Osteoporose. Dieses Risiko scheint in der Schwangerschaft ebenfalls sehr gering zu sein, muss jedoch bei einer Prophylaxe außerhalb der Schwangerschaft ständig bedacht werden.

7 Immunologisch

Das derzeitige Verständnis der komplexen Vorgänge, die bei der Implantation ablaufen, ist in Kapitel 1 dargestellt.

!

Im Mittelpunkt des Implantationsprozesses steht der Embryo, d. h. seine genetische Kompetenz, und daraus abgeleitet sein Zellteilungs- und Differenzierungsverhalten, kurzum, seine grundsätzliche Fähigkeit, für eine geordnete Schwangerschaftsentwicklung zu sorgen.

!

Auf Seiten der Mutter ist es das Immunsystem, dessen Reaktion bzw. Regulation für die Implantation des Embryos, aber auch den weiteren Verlauf der Schwangerschaft die zentrale Rolle spielt.

Demnach entspinnt sich die Schwangerschaft in einem Zusammenspiel zwischen Embryo und Mutter („Dialog"), bei der die **embryonale Aktion** die Grundvoraussetzung darstellt, die **mütterliche Reaktion** maßgebend über den weiteren Verlauf entscheidet.
Auf Seiten der Mutter wiederum ist es das Immunsystem und seine Reaktionslage, dem hier – neben anderen Regulationssystemen (wie z. B. dem Gerinnungssystem) – die zentrale Rolle zuwächst.
Die erste Aufgabe des mütterlichen Immunsystems ist es, die **Anwesenheit eines Embryos zu registrieren**. Hierfür gibt es verschiedene Mechanismen:

- Der (Präimplantations-)Embryo exprimiert die typischen adulten HLA-Merkmale (vor allem der Gruppen A und B) nicht. Er ist „unidentifiziert" und somit ein Zielorgan der unspezifischen Immunabwehr, insbesondere der natürlichen Killerzellen (NK-Zellen).
- Die späteren adulten HLA-Merkmale des Embryos sind genetisch verankert. Offensichtlich werden kleine Teile des späteren adulten HLA-Komplexes bereits sehr frühzeitig präsentiert, v. a. von HLA-E, einem typischen HLA-Merkmal.

Die frühere Annahme, dass eine erhebliche Übereinstimmung der Eltern in den wichtigen adulten HLA-Gruppen (HLA-A und HLA-B) bereits einen negativen Einfluss auf Zeugung und Schwangerschaftsverlauf ausübt (HLA-Sharing), hat sich nicht bewahrheitet. Umgekehrt ist es aber so, dass Patientenpaare mit einer kompletten Identität in den Hauptgruppen steril bleiben oder regelmäßig abortieren. Auch zeichnet sich immer mehr ab, dass nicht alle adulten HLA-Gruppen für die Implantation einer Schwangerschaft eine gleich große Rolle spielen; immer mehr wird die Bedeutung spezifischer Komplexe, wie z. B. der HLA-DQ-A4-Allele, von HLA-DR1 und HLA-DR3 erkannt. Hier ist eine Übereinstimmung bei den Partnern offensichtlich wesentlich nachteiliger als bei anderen adulten HLA-Gruppen. Am Ende der Schwangerschaft exprimiert der Fetus die (adulten) HLA-Gruppen in vollem Umfang. Insofern durchläuft er einen Prozess von „unidentifiziert" hin zu „identifiziert". Dies bedeutet, dass die genetisch angelegte eigene HLA-Identität mit zunehmendem Schwangerschaftsverlauf mehr präsentiert wird. Ob dies dazu dient, das mütterliche Immunsystem allmählich an die Anwesenheit des Embryos zu „gewöhnen", und ob die spätere komplette Präsentation des adulten HLA-Komplexes möglicherweise zu einer „Abstoßungsreaktion", also der Geburt, führt, ist bislang noch nicht geklärt – aber nahe liegend.

- Aktive Signalsetzung durch den Embryo, also Synthese und Sekretion von bestimmten Substanzen, um die Anwesenheit zu signalisieren. Dieser Prozess beginnt wohl schon mit der Fertilisation, bekannt ist die sehr frühe Sekretion von Interleukin-(IL-)1, dem IL-1-Inhibitor und dem IL-1-Rezeptor.

Vermutlich werden sehr frühzeitig noch weitere Zytokine vom Embryo sezerniert. Die genaue Bedeutung dieses Vorgangs ist bislang unklar. Es ist aber darauf hinzuweisen, dass z. B. bei der IVF, insbesondere bei Langzeitkulturen, der Prozess der aktiven Signalsetzung durch den Embryo nicht zum Wirken kommen kann, da er sich zu diesem Zeitpunkt ja nicht in vivo, also in der Tube bzw. im Uterus, befindet.

Mit der **Implantation** beginnt das maternale Immunsystem mit **positiven** (d. h. zellteilungsfördernden) bzw. **negativen** (d. h. zellteilungshemmenden) Impulsen den weiteren Wachstumsvorgang, insbesondere des Synzytiotrophoblasten, zu steuern.

Tab. 9-2 Leukozytensubtypen im Endometrium (nach King et al., 1998).

	Endometrium (keine Gravidität)		Frühe Dezidua	
	proliferativ	sekretorisch	Basalis (Trophoblast)	Parietalis (Trophoblast)
Granulozyten				
– Neutrophile	–	–/+	–/+	–
– Eosinophile	–	–	–	–
– Basophile	–	–	–	–
Lymphozyten				
– B-Zellen	– (+)	– (+)	– (+)	– (+)
– T-Zellen	+	+	+	+
– NK-Zellen (LGL)	+	+++	++++	+++
– Makrophagen	+	+	+++	+

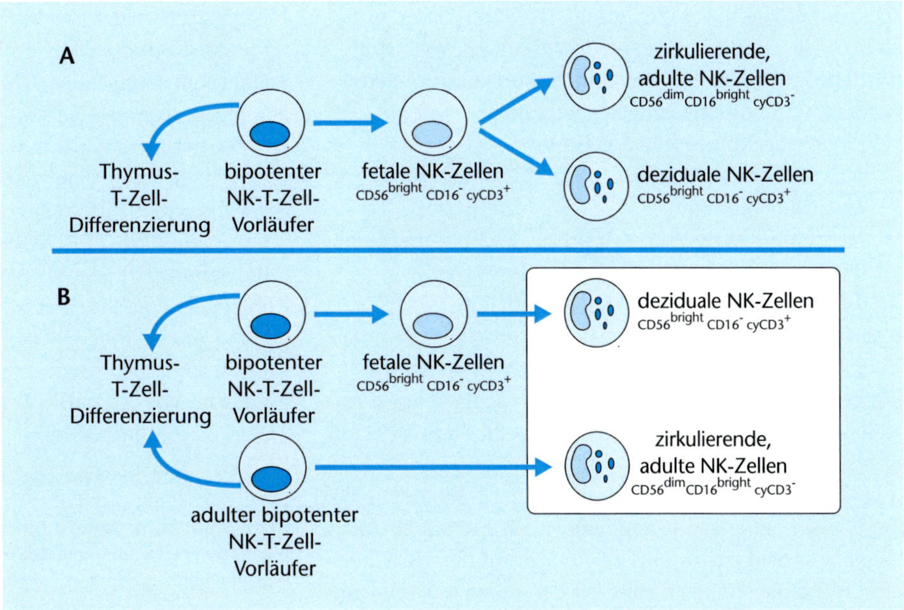

Abb. 9-1 Hypothetische Wege der NK-Zell-Differenzierung (aus King et al., 1998, in Würfel W.).

Eine zentrale Rolle bei der Implantation kommt hierbei den NK-Zellen zu. Diese strömen in großen Mengen nach der Ovulation in das sekretorisch umgewandelte Endometrium ein (Tab. 9-2).
Es handelt sich hierbei allerdings nicht um exakt die gleichen NK-Zellen, die man auch im peripheren Blut findet (Abb. 9-1).
Diese spezifischen uterinen NK-Zellen besitzen eine Reihe von Rezeptoren, die mit den typischen embryonalen HLA-Gruppen (z. B. HLA-E, HLA-G) interagieren können. Tabelle 9-3 gibt eine Übersicht über wichtige Interaktionen.
Mittlerweile ist eine Reihe von Zytokinen und Wachstumsfaktoren identifiziert, die in dem Dialog zwischen Embryo und mütterlichem Immunsystem bzw. zwischen Embryo und NK-Zellen ausgetauscht werden. Eine entsprechende Übersicht geben die Tabellen 9-4 und 9-5.
Vermutlich durch diese Zytokine bzw. das Zytokinmuster, möglicherweise aber auch über Mechanismen der partiellen Präsentation des späteren adulten HLA-Komplexes (s. o.) kommt es nun auch zu Rückwirkungen auf die spezifische Immunabwehr. Bei einem erfolgreichen Implantationsprozess wird dabei die **Aktivität der zellulären Immunabwehr supprimiert,** wodurch es zu einem **Überwiegen der humoralen Immunabwehr** kommt. Abbildung 9-2 stellt die Verhältnisse im Hinblick auf die spezifische Immunabwehr dar.

Um die „Ausbalancierung" dieser beiden Arme der Immunabwehr zu charakterisieren, ist es grundsätzlich möglich, einen TH1/TH2-Quotienten zu definieren und durch einen Zahlenwert die Aktivierungslage des Immunsystems zu charakterisieren. Noch weitergehend ist die Bestimmung der entsprechenden Lymphozytensubpopulationen bzw. ihrer Aktivierung.

Tab. 9-3 HLA-Gruppen und entsprechende Rezeptoren auf den NK-Zellen (Auswahl).

MHC-Molekül	NK-Rezeptor	Funktion
HLA-A	KIR-3D-Unterfamilie	–
HLA-C (Komplementärgruppen)	KIR-2D-Unterfamilie	–
HLA-E	NK-G2-Familie/CD 94	+
HLA-G	ILT2	–

KIR = Killerzell-Inhibitor-Rezeptor, IL = Interleukin, CD = cluster of determination, ILT = Ig-like-Transkript.

Tab. 9-4 Einige der Zytokine/Wachstumsfaktoren, die u. a. von NK-Zellen sezerniert werden.

TGF-β o	IL-1 o	IL-2 •	IL-3 o
IL-4 o	IL-5 o	IL-6 o	IL-10 o
IL-12 •	PAF o	CSF-1	GM-CSF o
GCSF o	IFN-α o	LIF	TNF-α o

o = fördernd; • = hemmend; TGF = transformierender Wachstumsfaktor; IL = Interleukin; GCSF = Granulozytenkolonie-stimulierender Faktor; IFN = Interferon; PAF = Plättchen-aktivierender Faktor; GM-CSF = Granulozytenmakrophagenkolonie-stimulierender Faktor; LIF = Leukämieinhibitionsfaktor; TNF = Tumornekrosefaktor.

Zusammenfassend kann gesagt werden, dass das Ergebnis des Implantationsprozesses durch wachstumsfördernde und wachstumshemmende Faktoren charakterisiert wird. Solche Faktoren sind die:

- genetische Kompetenz des Embryos,
- Wirkung wachstumsfördernder Zytokine bzw. von Wachstumsfaktoren,
- deziduale (abwehrende) Reaktion des Endometriums,
- Wirkung wachstumshemmender Zytokine.

In Bezug auf das Immunsystem (im engeren Sinne) kann man hier also von einer **Helferfunktion** (Ammenfunktion) und einer **Abstoßungsreaktion** sprechen.

Pathologische Entwicklungen sind dadurch gekennzeichnet, dass einer dieser Faktoren zu stark oder zu schwach wirksam wird.

Für die Praxis lassen sich hieraus verschiedene Krankheitsbilder ableiten; wenngleich auch hier noch nicht alles bewiesen ist, so gibt es – aufgrund der vorliegenden Befunde – guten Grund zu der Annahme, dass die Pathogenese so oder in ähnlicher Form tatsächlich abläuft.

Überschießende Abwehrreaktion: Sterilität oder rezidivierende Spontanaborte (RSA), mit einer intrauterinen Hämatombildung, also Blutungen, einhergehend; ggf. auch Expulsion des Schwangerschaftsprodukts in toto.

Unterwertige Abstoßungsreaktion: überdurchschnittlich weites Eindringen des Synzytiotrophoblasten mit der Folge einer Plazenta increta oder accreta.

Überschießende Helfer- bzw. Ammenfunktion: überdurchschnittlich starkes Vordringen der embryonalen Zellen auch in die Blutbahn der Mutter, ggf. einhergehend mit starker Übelkeit und Erbrechen oder – im Extremfall – der Auslösung einer „graft versus host"-Reaktion, wie sie z. B. für das HELLP-Syndrom heutzutage angenommen wird.

Man geht heute davon aus, dass es bei jeder Schwangerschaft zur Einschwemmung von embryonalen Zellen in den mütterlichen Organismus kommt und dass diese auch weiterhin persistieren. Insofern spricht man von Mikrochimärismus, ein Umstand, der sich mit jeder weiteren Schwangerschaft verstärkt. Gelegentlich kann dieser Mikrochimärismus auch sichtbar werden, vor allem dann, wenn embryonale oder fetale Zellen nicht nur im Blut zirkulieren, sondern sich auch in der Epidermis oder Dermis

Tab. 9-5 Zytokine/Wachstumsfaktoren und ihre Rezeptoren im Endometrium und Präimplantationsembryo (nach Krüssel et al., 2002).

	Endometrium	Präimplantationsembryo
Interleukin-1 (IL-1)		
IL-1 α	Mensch Maus	Mensch Maus
IL-1 β	Mensch Maus	Mensch Maus
IL-1-Rezeptor-Antagonist (IL-1ra)	Mensch	Mensch Maus
IL-1-Rezeptor Typ I (IL-1RI)	Mensch	Mensch Maus
Leukämie-Inhibitionsfaktor (LIF) und LIF-Rezeptor	Mensch Maus	Mensch Maus
Transformierender Growth Factor (TGF)		
TGF-α	Mensch Maus	Mensch Maus
TGF-β	Mensch Maus	Mensch Maus
epidermaler Growth Factor (EGF)		
EGF	Mensch Maus	Mensch Maus
EGF-Rezeptor	Mensch Maus	Mensch Maus
vaskulärer endothelialer Growth Factor (VEGF)		
VEGF	Mensch	Mensch
VEGF-Antagonist	Mensch	
VEGF-Rezeptoren	Mensch	

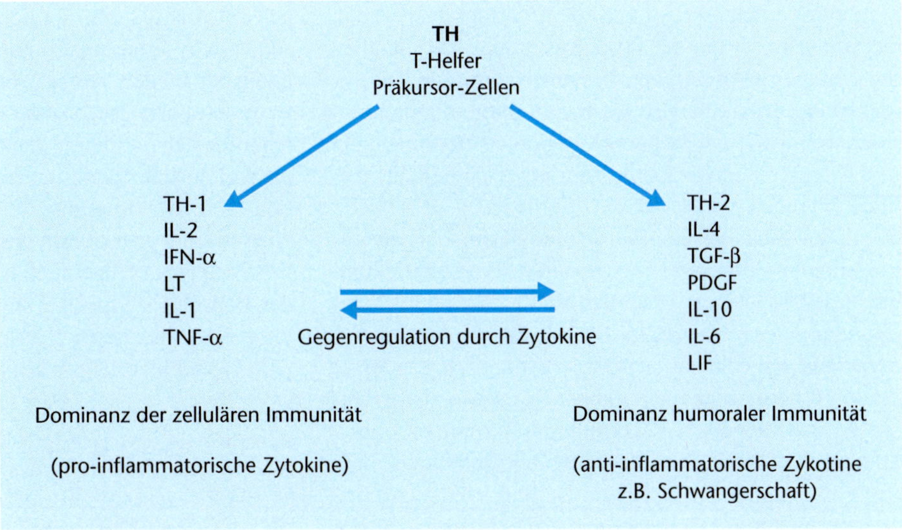

Abb. 9-2 Die klassische Immunantwort mit den zwei Typen, TH-1 und TH-2. Sie werden durch die Zytokin-Profile gekennzeichnet (nach Mor, 2002).

ansiedeln. Vor allem dann, wenn diese Zellen von einem männlichen Feten stammen, kann es zur Ausprägung eines PUP-Syndroms kommen (Pruritus und urtikarielle Papeln und Plaques), ein Phänomen, das im dritten Trimenon nicht selten ist.

Unterwertige Helfer- bzw. Ammenfunktion: Sterilität bzw. Wachstumsretardierungen in der Frühschwangerschaft (des Embryos), ggf. mit Absterben desselben und – bei Resorption – der Entwicklung z. B. eines „Windeis".

Pathologische Reaktionen oder Fehlfunktionen können akut, subakut oder chronisch auftreten. Akute Fehlsteuerungen äußern sich bevorzugt in Sterilität (früheste Implantationsversager) oder in wiederholten Abgängen.

Subakute oder gar chronische Fehlfunktionen können sich in anderen klinischen Krankheitsbildern äußern. Für die Praxis ist es deshalb wichtig zu wissen, dass bei einer einmal diagnostizierten Fehlfunktion des Immunsystems nicht nur ein Augenmerk auf den Implantationsprozess zu richten ist, sondern der gesamte Schwangerschaftsverlauf berücksichtigt, überwacht und ggf. auch behandelt werden muss.

Kommt es im weiteren Schwangerschaftsverlauf zu einem langsamen Überwiegen der hemmenden Faktoren, dann ist damit zu rechnen, dass sich das plazentare Gefäßbett zunehmend rarefiziert. Sichtbarer Ausdruck hierfür sind u. a. eine zunehmende Thrombosierung der Gefäße und eine Rarefizierung der Zotten z. B. durch Verdickung der basalen Membranen (z. B. aufgrund der Abscheidung von Immunkomplexen) mit Vermehrung des villösen Stromas. Die Folge davon ist eine zunehmende Verschlechterung der Perfusion, so dass es – je nach deren Ausmaß – entweder zum Absterben des Embryos kommt oder in der weiteren Entwicklung Defizite auftreten, die sich unter dem Begriff einer „fetalen Retardierung" subsumieren lassen.

!

Auch im weiteren Verlauf der (Früh-)Schwangerschaft entscheidet die Balance zwischen Faktoren, die die Implantation bzw. die Plazentation hemmen, und solchen, die das embryonale bzw. fetale Wachstum fördern, über das Auftreten von Krankheitsbildern wie „Windei" oder fetale Retardierung einerseits und z. B. dem HELLP-Syndrom andererseits.

Auch Definitionen wie akut, subakut oder chronisch erfassen die Dynamik von pathologischen Entwicklungen unzulänglich. Gerade das Immunsystem kennt – auch während der Schwangerschaft – Phasen erhöhter (pathologischer) Aktivität und verminderter Aktivität. Dementsprechend können manche pathologische Entwicklungen erst relativ spät, dafür aber umso intensiver auftreten, während umgekehrt manche pathologische Entwicklungen sich im Lauf der Schwangerschaft dann wieder abmildern (wie dies z. B. bei fetalen Retardierungen immer wieder zu beobachten ist).

So weiß man z. B. vom HELLP-Syndrom, dass es grundsätzlich auch schon vor der 12. SSW auftreten kann. Dies ist aber sehr selten. Üblich ist das Auftreten zu einem späteren Zeitpunkt. Eine mögliche Erklärung der Unterschiede ist, dass das Überwiegen der fördernden Einflüsse zu sehr unterschiedlichen Zeitpunkten an Bedeutung gewinnt.

Dass es sich übrigens beim HELLP-Syndrom um eine „graft versus host-(GVH-)"Reaktion handelt, dafür verdichten sich in zunehmendem Maß die Hinweise. Klinisch von Bedeutung ist, dass ein HELLP-Syndrom sowohl expektativ („bessert sich wieder") als auch immunsuppressiv (z. B. durch Kortison, s. Kap. 17) angegangen wird.

Neben der Dynamik des Immunsystems ist auch zu berücksichtigen, dass es mit anderen Funktionssystemen eng vernetzt ist, so z. B. dem Gerinnungssystem. Gerade wenn es um die Thrombosierung von Gefäßen der Mikrozirkulation geht, bestehen hier enge Zusammenhänge. Dadurch wird die Beurteilung von pathologischen Situation nicht gerade erleichtert bzw. kann ein und dasselbe Krankheitsbild sehr unterschiedliche Verläufe entwickeln.

So findet man beispielsweise eine Rarefizierung des plazentaren Gefäßbettes bei hypertensiven Erkrankungen („EPH-Gestose, Präeklampsie"), die nicht unbedingt zu einer fetalen Retardierung führen müssen; andererseits ist bekannt, dass es beim Auftreten einer fetalen Retardierung nicht unbedingt zu einer hypertensiven Schwangerschaftserkrankung kommen muss. Dies zeigt, dass die Rarefizierung des Gefäßbetts nicht der pathognomonische Faktor ist und es demzufolge weitere Faktoren geben muss, die die Ausprägung des klinischen Bildes bestimmen.

Denkbar ist in diesem Zusammenhang, dass die fetale Retardierung das Endergebnis einer langsamen Rarefizierung darstellt, an die sich der Fetus gewissermaßen adaptiert hat, während es sich beim Auftreten von hypertensiven Schwangerschaftserkrankungen um eine eher akute Situation handelt, bei der die Plazenta die rasche Durchblutungsverschlechterung mit der Ausschüttung hypertensiver Substanzen zur Aufrechterhaltung der Perfusion beantwortet. Denkbar ist aber auch, dass es sich in beiden Situationen um verschiedene immunpathologische Mechanismen handelt: So haben die klinischen und auch plazentaren Veränderungen (mit z. B. Abscheidung von Immunkomplexen in der Basalmembran) bei einer Präeklampsie eine hohe Ähnlichkeit mit Glomerulonephritiden bzw. dem nephrotischen Syndrom, wodurch sich ein starker Hinweis auf immunpathologische Vorgänge im Bereich der antikörpervermittelten Immunantwort ergibt.

Verdickungen der Basalmembran mit Abscheidung von Immunkomplexen findet man bei fetaler Retardierung ohne hypertensive Schwangerschaftserkrankung hingegen oft nicht – ein deutlicher Anhaltspunkt für unterschiedliche Immunpathomechanismen in der Entstehung der beiden Krankheitsbilder. Bei den bisherigen Betrachtungen ist davon ausgegangen worden, dass pathologische Abläufe dadurch entstehen, dass primär physiologische Steuerungsmechanismen der Implantation (d. h. des Immunsystems) entweder in zu starker oder zu schwacher Form wirksam werden.

Daneben gibt es aber auch tatsächliche Fehlsteuerungen des Immunsystems, also Situationen, in denen das Immunsystem dezidiert falsch reagiert. Dies ist z. B. bei Autosensibilisierungen der Fall.

Autosensibilisierungen, auch wenn sie mit entsprechenden Autoantikörperbildungen einhergehen, müssen per se nicht immer zur Ausbildung einer Autoimmunerkrankung führen. Eine Autoimmunerkrankung – also das klinische Bild – entsteht erst dann, wenn die Autosensibilisierung ein entsprechendes Ausmaß erreicht hat.

Auch der Nachweis von Autoantikörpern zu einem bestimmten Zeitpunkt bedeutet nicht, dass dies eine klinische Relevanz hat. Im Einzelfall kann es sich auch um „Seronarben" handeln, ohne dass zu diesem Zeitpunkt eine pathologische Aktivitätslage des Immunsystems besteht. Hilfreich ist die Bestimmung von Autoantikörpern gleichwohl, da sie auf alle Fälle wichtige Hinweise für eine weitergehende Diagnostik liefert.

Auch Autoantikörpersyndrome, die zu einer klinischen Relevanz führen, können in akuter, subakuter oder chronischer Form auftreten. Und auch die Aktivitätslage des hier – pathologisch – aktiven Immunsystems kann sich ändern, was für die ggf. bestehende Beschwerdeproblematik außerhalb der Schwangerschaft ebenso von Bedeutung ist wie für die klinischen Probleme während der Schwangerschaft.

Zusammenfassend ergibt sich hieraus, dass Therapiestrategien, die darauf abzielen, durch eine Beeinflussung des Immunsystems die Abortneigung im ersten Trimenon zu beeinflussen, nicht nur isoliert für diesen Teil der Schwangerschaft betrachtet werden dürfen; der weitere Verlauf der Schwangerschaft (s. o.) ist sorgfältig zu überwachen und ggf. zu therapieren.

Tab. 9-6 Definition des Antiphospholipid-Syndroms bei RSA (International Consensus Statement on Preliminary Criteria for the Classification of the Antiphospholipid-syndrome).

Antiphospholipidantikörper (IgG und/oder IgM und/oder Lupusantikoagulanz)
– ein oder mehrere Spätaborte mit morphologisch normalem Fetus nach der 10. SSW – ein oder mehrere Frühgeburten mit morphologisch normalen Neugeborenen bis zur 34. SSW – drei oder mehr konsekutive Spontanaborte bis zur vollendeten 10. SSW

Tab. 9-7 Vorschlag für eine Definition des Antiphospholipidsyndroms bei RIF.

- Zustand nach 3 oder mehr technisch einwandfreien IVF/ICSI-Behandlungszyklen mit einem Transfer von 6 und mehr Präimplantationsembryonen (überwiegend von guter bis sehr guter morphologischer Qualität), ohne dass eine Schwangerschaftsreaktion nachzuweisen war
- keine Thrombophilien
- keine (ausgeprägte) uterine Pathologie
- keine (ausgeprägten) Endokrinopathien
- Antiphospholipid-Antikörper (IgG und/oder IgM und/oder LAK)

Tab. 9-8 Angriffsstellen von Antikörpern gegen Phospholipide.

Pathologische Störung	Auswirkung
Eizellreifungs- und Ovulationsstörungen	– Bindung an Phospholipide (PL) im Ovar
Störungen des Fertilisationsvorganges	– Bindung an PL von Spermien und Eizellen
vaskuläre Okklusion	– Bindung an PL der Endothelzellen (direkt oder nach Schädigung)
lokale Hyperkoagulabilität	– Inhibition von Protein C und Kofaktoren Aktivitätserhöhung der Gerinnungsfaktoren Va und VIIa
Vasokonstriktion	– verminderte Prostazyklinfreisetzung, relative Zunahme der Thromboxane (durch Endothelzellen)
Abnahme der trophoblastären Proteinsynthese	– z. B. Gonadotropine
Hemmung der trophoblastären Invasionsfront	– v. a. Antiphosphatidylserin

Umgekehrt sollte bei Patientinnen mit wiederholten pathologischen Ereignissen in der Schwangerschaft (z. B. fetalen Retardierungen) im Einzelfall schon frühzeitig mit der Therapie begonnen werden (also im ersten Trimenon), und nicht erst dann, wenn anhand einer erneuten fetalen Retardierung das Ergebnis der fixierten plazentaren Pathologie sichtbar wird.

!

Es ist nahe liegend, dass immunologische Therapiestrategien, die darauf abzielen (wiederholte) Aborte im ersten Trimenon zu vermeiden, auch einen Nutzen für die anderen Schwangerschaftsabschnitte, also das zweite und dritte Trimenon, besitzen.

7.1 Autoantikörpersyndrome

7.1.1 Antiphospholipidsyndrom (APS)

Definition. Das Antiphospholipidsyndrom ist als klinisches Krankheitsbild definiert. Die derzeit gültige Definition für Patientinnen mit rezidivierenden Spontanaborten (RSA) ergibt sich aus Tabelle 9-6.

Eine vergleichsweise Definition bei Patientinnen mit repetitiven Implantationsfehlern (RIF) im IVF-Programm gibt es bislang noch nicht. In Tabelle 9-7 findet sich ein Vorschlag, in dem die Kriterien für das Antiphospholipidsyndrom bei RSA-Patientinnen sinngemäß auf entsprechende Implantationsfehler im Rahmen eines IVF- oder ICSI-Programms übertragen sind bzw. hieraus die entsprechenden Eckpunkte eines Syndroms abgeleitet wurden.

Pathophysiologie. Tabelle 9-8 gibt die Angriffsstellen von Antikörpern gegenüber Phospholipiden wieder. Diese können sehr vielfältig sein, so dass Antiphospholipidsyndrome z. B. auch bei einer schlechten Eizellreifung im Rahmen eines IVF-Programms berücksichtigt werden müssen.

Von zentraler Bedeutung ist jedoch die lokale Hyperkoagulabilität. Durch die ausgeprägten zellulären Alterationen, u. a. durch die Öffnung von Blutgefäßen der Mikrozirkulation bzw. der Angiogenese, besteht um den Implantationsort ohnehin eine Situation, in der eine lokale Blutgerinnung leicht ausgelöst werden kann. Durch die Hyperkoagulabilität beim Auftreten von Antiphospholipidantikörpern ist diese Neigung deutlich gesteigert. Die wesentlichste Folge ist eine im Einzelfall unterwertige Implantation, wodurch es früher oder später zum Absterben des Embryos kommen kann.

Häufigkeit. Bei RSA-Patientinnen sind Antiphospholipidsyndrome relativ häufig zu finden, die Angaben in der Literatur schwanken zwischen 10 und 20%. Auch für RIF-Patientinnen gibt es Angaben, demnach findet man bei ihnen zwischen 10 und 15% Antiphospholipidsyndrome.

Klinik. Ein Antiphospholipidsyndrom muss nicht unbedingt zu wiederholten Abgängen (RSA, CHA) oder gar Sterilität führen; aber auch wenn es nicht zum Abort kommt, treten gehäuft andere Krankheitsbilder auf, wie z. B. fetale Wachstumsretadierungen, Präeklampsien, auch das HELLP-Syndrom und im Einzelfall eine Abruptio placentae.

Die betreffenden Patientinnen müssen außerhalb der Schwangerschaft nicht unbedingt eine klinische Symptomatik aufweisen. Typisch ist vielmehr, dass sie selbst beschwerdefrei sind. Dementsprechend findet man häufig relativ niedrige Titer der Antiphospholipidantikörper. Allerdings scheint die Titerhöhe nicht von entscheidender Bedeutung zu sein, vielmehr gilt es als prognostisch ungünstig, wenn mehrere Autoantikörper gleichzeitig vorliegen.

Diagnostik. Die Diagnostik ergibt sich aufgrund der klinischen Anamnese und des Nachweises der Antiphospholipidantikörper (IgG und/oder IgM und/oder LAK (Lupusantikoagulanz)). Der Übergang zum Lupus erythematodes (s. u.) ist somit fließend.

Die Diagnose eines Antiphospholipidsyndroms ist dann gestellt, wenn die Kriterien in Tabelle 9-6 (Anmerkung: siehe Definition) erfüllt sind.

Bekannt sind auch Autoantikörperbildungen gegen andere Phosphatidylverbindungen, u. a.:

- Phosphatidylcholin,
- Phosphatidylethanolamin,
- Phosphatidylglycerol,
- Phosphatidylinositol,
- Phosphatidylserin.

Im Zusammenhang mit einem Antiphospholipidsyndrom wird auch häufig nach Antikörpern gegen das Beta-2-Glykoprotein gesucht. Das Beta-2-Glykoprotein ist ein ubiquitäres (Stütz-)Protein, das dem MHC-Komplex zugeordnet ist.

Autoantikörper gegen die genannten Phosphatidylverbindungen bzw. das Beta-2-Glykoprotein gehören nicht in klassischer Weise zum Antiphospholipidsyndrom. Die überwiegende Zahl der Autoren betrachtet jedoch das Auftreten von Autoantikörpern gegen die genannten Substanzen ebenfalls als Ausdruck eines Antiphospholipidsyndroms und geht davon aus, dass sich hieraus die gleichen therapeutischen Konsequenzen wie beim alleinigen Auftreten von Antiphospholipid(kardiolipin)antikörpern bzw. dem Lupusantikoagulanz ergeben.

Bis zum heutigen Zeitpunkt gibt es keine einheitlichen Labortests für die Bestimmung der Antiphospholipidantikörper.

Therapie (s. 7.1.2).

7.1.2 Andere Autoantikörper

Im Zusammenhang mit RSA- bzw. RIF-Patientinnen werden in der Literatur noch folgende Autoantikörper diskutiert:

- antithyreoidale Antikörper wie z. B. TAK bzw. TPO,
- antinukleäre Antikörper (ANA),
- Antispermatozoenantikörper (ASA),
- antiovarielle Antikörper (AOA),
- antimitochondriale Antikörper (AMA).

Antithyreoidale Antikörper

Am bedeutsamsten und häufigsten sind TAK bzw. TPO und mikrosomale Antikörper (MAK).

Häufigkeit. Bei RSA- bzw. RIF-Patientinnen finden sich in den Literaturangaben bei etwa 15 bis 20% positive antithyreoidale Antikörper, bevorzugt TPO. Allerdings finden sich positive antithyreoidale Antikörper auch bei Patientinnen ohne Fertilitäts- oder Abortprobleme, doch treten sie in diesem Kollektiv offensichtlich deutlich seltener auf.

Behandlungsbedürftigkeit. Hierzu gibt es verschiedene Studien mit sehr unterschiedlichen Ergebnissen. Einige belegen, dass eine Behandlung (s. u.) bei positiven antithyreoidalen Antikörpern zu besseren Ergebnissen bei RSA- und insbesondere RIF-Patientinnen führt; andere Studien kommen nicht zu diesem Ergebnis.

Das Grundproblem ist offensichtlich, dass in den einzelnen Studien immer nur der alleinige Nachweis von antithyreoidalen Antikörpern als Grundlage einer Behandlungsbedürftigkeit angesehen wird. Entscheidender jedoch scheint zu sein, ob dem eine pathologische Aktivierung des Immunsystems, gar mit einer Akzentuierung der TH1-Antwort (s. o.) zugrunde liegt. Ist dem so, wie z. B. bei einer floriden Hashimoto-Thyreoiditis, so muss angenommen werden, dass eine klinische Bedeutung und damit Behandlungsbedürftigkeit bei RSA- bzw. RIF-Patientinnen gegeben ist. Gerade bei einer Hashimoto-Thyreoiditis muss dies allerdings nicht bedeuten, dass man sofort aktiv wird. Sinnvoller ist es, z. B. durch eine Gabe von Schilddrüsenhormonen die Schilddrüse ruhig zu stellen und das floride Geschehen abzuwarten, bevor eine erneute Schwangerschaft angestrebt bzw. eine erneute IVF-Behandlung begonnen wird.

Ergebnisse. Unseren Erfahrungen nach rechtfertigt das alleinige Auftreten von antithyreoidalen Antikörpern keine Behandlungsbedürftigkeit bei RSA- oder RIF-Patientinnen. Bei einer Hashimoto-Thyreoiditis warten wir unter Schilddrüsenhormon- und ggf. Selen-Substitution ab, bis das akute Geschehen abgenommen hat. Lassen sich danach immer noch Verschiebungen der TH1-/TH2-Quotienten (s. o.) nachweisen, so behandeln wir unsere Patientinnen (s. u.) mit Eintritt der Schwangerschaft bzw. ab dem Embryotransfer bevorzugt mit niedermolekularem Heparin und ASS 100 mg. Unseren Erfahrungen nach sind dann die Abortraten deutlich niedriger bzw. die Implantationsraten im IVF-Programm höher. Dieser Nutzen ist bei einem alleinigen Nachweis antithyreoidaler Antikörper (ohne eine pathologische Aktivierung des Immunsystems) nicht zu führen.

Antinukleäre Antiköper (ANA)

Antinukleäre Antikörper treten – nach heutigem Verständnis – vor allem dann auf, wenn es generell zu einer pathologischen Sensibilisierung bzw. auch Aktivierung des Immunsystems kommt; somit wird ihr Auftreten heutzutage nicht als eine spezifische Reaktion interpretiert.

Der vermehrte Zelluntergang (Apoptose) ist eine Grundvoraussetzung für das vermehrte Auftreten von Zellker-

nen und anderen „Binnenstrukturen" (z. B. DNA, Histone, Sm, SS-A, SS-B) mit einer nachfolgenden Autosensibilisierung. Die gesteigerte Apoptose von Zellen gilt als ein pathologischer Mechanismus, der bei nahezu allen Autoimmunkrankheiten beobachtet werden kann. Insofern „lohnt" es, beim Auftreten von ANAs gezielt nach bestimmten Autoimmunerkrankungen zu fahnden, ggf. in Kooperation mit einem Rheumatologen.
Das Auftreten von ANAs ist also ein diagnostischer Hinweis und keine Entität, aus der bereits therapeutische Konsequenzen abzuleiten wären.

Antispermatozoenantikörper (ASA)

Primär sind Antispermatozoenantiköper gegen spermatogene Antigene gerichtet (s. auch Kapitel 4). Es wurde jedoch immer wieder gemutmaßt, dass ihr Auftreten auch dazu führen könnte, dass Probleme bei der Einnistung der Embryonen entstehen, mit der Folge vermehrter Aborte.
Tatsächlich ist bis heute in keiner Studie gezeigt worden, dass beim Nachweis von ASAs Aborte begünstigt werden. Insofern ergibt sich hieraus keine Therapienotwendigkeit.

Bez. der HLA-Expression auf den Spermien gab es bislang viele Kontroversen. Nach dem derzeitigen Stand der Literatur ist jedoch davon auszugehen, dass Spermien durchaus HLA-Moleküle der Gruppen I und II exprimieren, allerdings nicht regelhaft; zudem scheint die Expression dieser Moleküle auch zyklischen Schwankungen unterworfen zu sein (von Wochen bis Monaten). Die Bedeutung dieses Phänomens ist unklar. Generell ist aber davon auszugehen, dass auf diese Art und Weise – zumindest episodenhaft – HLA-Gruppen des männlichen Partners im weiblichen Genitaltrakt auftauchen und entsprechende Reaktionen (Sensibilisierung?, positive Induktion einer späteren Ammenfunktion?) auslösen.

Antimitochondriale Antikörper, antiovarielle Antikörper

Ihr Auftreten ist relativ selten. Werden sie nachgewiesen, so ergibt sich hieraus keine Behandlungsbedürftigkeit. Zudem gibt es auch keine Studie, die jemals den Nachweis erbracht hat, dass antimitochondriale bzw. antiovarielle Antikörper zu RSA bzw. RIF führen.

Antiovarielle Antikörper können hingegen eine Bedeutung bei der prämaturen Ovarialinsuffizienz erlangen (s. dort).

Weitere Autoantikörper

Im Rahmen von Autoimmunerkrankungen können eine Fülle weiterer Autoantikörper auftreten. Sie sind in mehr oder weniger spezifischer Weise mit der zugrunde liegenden Erkrankung (z. B. Lupus erythematodes, Sjörgen-Syndrom) assoziiert. Werden solche Autoantikörper nachgewiesen, sollte man die Zusammenarbeit mit dem Rheumatologen suchen. In erster Linie geht es nämlich darum, eine ggf. zugrunde liegende Autoimmunerkrankung zu diagnostizieren. Ist eine solche Diagnose dann gestellt, können sich durchaus Konsequenzen für die Behandlung der RSA- bzw. RIF-Patientinnen ergeben (s. u.).

Therapiestrategien

In der Literatur ist eine Reihe von Therapiestrategien beschrieben. Diese sind:
- Heparin,
- ASS,
- Steroide,
- intravenöse Immunglobuline (IVIg),
- Plasmapherese.

Heparin, heute zumeist niedermolekular, wird in einer Dosis von meist 5 000 I.E. (bzw. Äquivalent) gegeben, entweder ab dem Embryotransfer oder ab dem positiven Nachweis einer Schwangerschaft. Manche Autoren führen auch eine Vorbehandlung von etwa ein bis zwei Wochen (vor einem Embryotransfer) durch. Gegeben werden soll es mindestens bis zur 12. SSW, empfohlen wird auch die Gabe bis zur 24. SSW und bis zu einem unauffälligen dopplersonografischen Befund. Die Risiken bestehen in der Induktion einer Heparin-induzierten Thrombozytopenie des Typs 2 (HIT-2) und einer Osteoporose (s. o.).
ASS. Bei ASS wird eine Dosis von 100 mg täglich empfohlen, entweder ab Stimulationsbeginn (im IVF-Programm) oder bei positivem Nachweis einer Schwangerschaft. Es wird meist bis zur 38. SSW, also bis etwa zwei Wochen vor der Geburt, gegeben. Die Risiken bestehen in gastrointestinalen Nebenwirkungen und der eventuellen Induktion eines offenen Foramen ovale (bei zu langer Einnahme).
Steroide. Hier findet meistens Prednisolon in einer Tagesdosierung von 10 bis 20 mg Anwendung. Es wird oft schon vier bis sechs Wochen vor der Stimulation gegeben (IVF-Programm). Im Fall einer Schwangerschaft dann Einnahme bis zur 12. SSW, mit anschließendem Ausschleichen. Die Risiken bestehen in den üblichen Nebenwirkungen einer Glukokortikoidtherapie.
IVIg. Hier wird eine Dosis von 200 bis 500 mg pro kg/KG alle ein bis drei Wochen empfohlen. Entweder beginnt man am Tag des Embryotransfers oder – bei RSA-Patientinnen – mit Eintritt der Schwangerschaft. Empfohlen wird eine Gabe mindestens bis zur positiven Herzaktion, in aller Regel wird die IVIg-Behandlung jedoch bis zur 12. SSW (gelegentlich auch bis zur 16. SSW) fortgeführt. Einige Autoren erachten auch die weitere Gabe bis zur 24. SSW für sinnvoll, wobei dann hier ein unauffälliger dopplersonografischer Befund abgewartet wird. Die Risiken sind die Auslösung von Allergien gegen dieses Blutprodukt (selten).

Die Gabe von **Heparin** wird in der Literatur am günstigsten bewertet. Auch wir geben Heparin ab Eintritt der Schwangerschaft (bzw. dem Embryotransfer). Wir verzichten nicht ganz auf Thrombozytenkontrollen, obwohl in der Literatur bislang keine HIT-2 in der Schwangerschaft beschrieben wurde (vermutlich bedingt durch die Umorientierung des Immunsystems (s. o.)).
Zur Vermeidung späterer Schwangerschaftskomplikationen (wie z. B. Präeklampsien) führen wir die Gabe von ASS in der gesamten Schwangerschaft durch, bis etwa zwei Wochen vor dem Entbindungstermin.

Mit **Steroiden** sind wir zurückhaltend. Einen Einsatz sehen wir vor allem dann, wenn noch eine hohe Aktivität des Immunsystems (z. B. NK-Zell-Anteil deutlich über 15%, TH1/TH2-Ratio erhöht) nachgewiesen ist. Wir beginnen mit der Medikation ein bis zwei Wochen vor der Stimulation.

Die **IVIg** wird von uns dann angewandt, wenn eine deutliche Erhöhung der NK-Zellen (mehr als 20% im peripheren Blut) nachzuweisen ist. Eine schematische Gabe (z. B. regelmäßig alle ein bis zwei Wochen) führen wir nicht durch, sondern machen die IVIg stets von den aktuellen NK-Zell-Konzentrationen im peripheren Blut abhängig.

Die meisten Autoren berichten, dass das theoretische bestehende Risiko einer Osteoporose durch Heparin in der Schwangerschaft von niemanden beobachtet wurde.

Die alleinige Gabe von ASS ist wohl wirksam, allerdings gibt es deutliche Hinweise, dass die Kombination Heparin/ASS effektiver ist als die Gabe von Heparin alleine.

Der Nutzen der IVIg ist bei Autoantikörpersyndromen bislang unklar.

Ergebnisse. Unsere Behandlungsergebnisse sind sehr gut, etwa 80–85% aller CHA-Patientinnen tragen ihre Schwangerschaft meist problemlos aus, bei etwa 15% kommt es wiederum zum Abort. Da wir diese Aborte regelmäßig zytogenetisch nachuntersuchen, wissen wir, dass es sich dann nahezu ausnahmslos um genetisch bedingte Aborte handelt, so dass nicht davon auszugehen ist, dass durch andere Therapiestrategien die Erfolgsrate von 85% zu überschreiten wäre.

Interessant ist es auch, dass bei vielen Patientinnen, die wir in den vergangenen Jahren behandelt haben, im weiteren Schwangerschaftsverlauf so gut wie nie eine fetale Retardierung, eine Präeklampsie, ein HELLP-Syndrom oder gar eine Abruptio plazentae aufgetreten wären. Daraus ist zu folgern, dass die frühzeitige Gabe von Heparin und ASS nicht nur hilft, ein erneutes Abortgeschehen zu verhindern, sondern auch die Häufigkeit von Pathologien im weiteren Schwangerschaftsverlauf nachhaltig reduziert (s. o.).

7.2 Weitere Autoimmunerkrankungen

7.2.1 Lupus erythematodes

Definition. Der systemische Lupus erythematodes (SLE) stellt eine heterogene, akut oder chronisch verlaufende entzündliche Erkrankung der Haut und des Gefäßbindegewebes in zahlreichen Organen dar. Es bestehen Übergänge zu anderen kollagenen Krankheiten bzw. immunologisch bedingten Vaskulitiden.

Die akute bzw. hoch fieberhafte Verlaufsform betrifft besonders die inneren Organe und kann tödlich verlaufen. Es besteht eine auffallende Dominanz zu Ungunsten des weiblichen Geschlechts mit einem etwa zehnfach höheren Auftreten des SLE gegenüber Männern in der geschlechtsreifen Phase. In der Postmenopause tritt der SLE nur noch selten auf.

SLE und Schwangerschaft. In der Schwangerschaft ist mit einem vermehrten Auftreten von Schüben zu rechnen, bei etwa einem Viertel der Patientinnen sind dies schwere Schübe mit Entwicklung von Lupusnephritis, ZNS-Störungen und Thrombozytopenien. Bei etwa drei Viertel aller Patientinnen bleibt die Schwangerschaft schubfrei.

Generell ist bei einem SLE in der Schwangerschaft vermehrt mit Abgängen, einer fetalen Retardierung und einem erhöhten Frühgeburtsrisiko zu rechnen. Dies gilt insbesondere dann, wenn Schübe in der Schwangerschaft auftreten. Die Differenzierung zwischen einer Präeklampsie und einem SLE-Schub ist dann schwierig. Tabelle 9-9 gibt eine Übersicht zur Differentialdiagnose zwischen Präeklampsie und SLE-Schub.

Der SLE und seine Komplikationen in der Schwangerschaft sollten keineswegs unterschätzt werden. Deswegen ist es beim Auftreten bestimmter Symptome sinnvoll, von einer Schwangerschaft abzuraten, unabhängig davon, ob sie auf natürlichem Wege geplant ist, ob es sich um eine RSA-Patientin handelt oder gar eine im IVF-Programm (was eigentlich kaum vorkommen dürfte).

Liegen folgenden Kriterien vor, sollte man von einer Schwangerschaft grundsätzlich abraten:

- hochgradige Niereninsuffizienz,
- hochgradige kardiopulmonale Insuffizienz,
- schwer einstellbare Hypertonie,
- ausgeprägte zerebrale Beteiligung,
- rezidivierende Thrombembolien (auch unter Antikoagulation).

Sollten keine grundsätzlichen Einwände gegen eine Schwangerschaft bestehen, so gibt Tabelle 9-9 diejenigen Basisuntersuchungen wieder, die man vor einer geplanten oder bei einer eingetretenen Schwangerschaft durchführen sollte. Hierbei ist berücksichtigt, dass auch bei einem schubfreien SLE Informationen über die Lungenfunktion und Nierenfunktion vorliegen müssen. Überhaupt sollte die Schwangerschaft dann in ein schubfreies Intervall gelegt werden (sofern eine solche „Planung“ überhaupt möglich ist).

Risiken für das Kind. Neben dem bereits beschriebenen Abort-, Retardierungs- und Frühgeburtsrisiko besteht ein besonderes Risiko für den Feten dann, wenn mütterliche SS-A- oder SS-B-Antikörper vorliegen. Bei etwa 2% der positiven Mütter kann der Fetus einen kongenitalen Herzblock, also eine irreversible Schädigung des Herzreizleitungssystems, entwickeln. Insofern sollte ab der 16. SSW mit fetalen Echokardiografien begonnen werden.

Bei der obigen Darstellung des Antiphospholipid-Syndroms wurde auf Patientinnen abgehoben, bei der positive Antiphospholipid-Anitkörper bestehen, aber keine klinische Symptomatik. Die

Tab. 9-9 Kriterien und neue Marker zur Differenzierung Präeklampsie vs. SLE-Schub (Wimmer et al., 2004).

KRITERIEN	PRÄEKLAMPSIE	SLE-SCHUB
differenzierende klinische Symptome	retinale Vasospasmen, epigastrische Schmerzen	Lupusexanthem, Aphthen, Arthritis, Serositis
dsDNA-Antikörper	negativ ↑	↑↑↑
Komplement	normal ↓	↓↓↓
Harnsäure	↑↑↑	normal
Urinsediment	normal	pathologisch
neue Marker		
Kalzium im Urin	< 11,5 mg/ml	> 11,5 mg/ml
Thrombomodulin im Plasma	> 70 ng/ml	< 70 ng/ml
Homocystein im Plasma	> 8 mmol/l	< 8 mmol/l

Übergange zum SLE bzw. zu einer klinischen Symptomatik sind fließend. Insofern gilt für Patientinnen, bei denen Antiphospholipid-Antikörper oder eine Lupusantikoagulanz vorliegen und die eine klinische Symptomatik entwickeln (wie z. B. einen SLE), das bisher Gesagte.

Generell ist bei allen Patientinnen, die symptomatische Autoimmunerkrankungen, v. a. Kollagenosen, haben, eine enge Zusammenarbeit mit dem Rheumatologen zu empfehlen.

Therapie. In der Schwangerschaft gilt das oben ausgeführte. Eine immunsuppressive Behandlung ist während der Kinderwunschbehandlung oder in der Schwangerschaft allenfalls mit Glukokortikoiden möglich. Andere Immunsupressiva scheiden aus, werden aber wieder eingesetzt, sobald die Schwangerschaft beendet ist und gleichzeitig eine weiterhin deutliche Problematik besteht (z. B. Azathioprin, Methotrexat, Mycophenolat, Mofetil).

7.2.2 Sjörgen-Syndrom

Definition. Es handelt sich um eine chronisch-entzündliche Autoimmunerkrankung, bei der Lymphozyten und Plasmazellen die Speichel- und Tränendrüsen zerstören. Wie beim SLE sind Frauen zehnmal häufiger betroffen als Männer. Die Übergänge zum SLE sind fließend, auch was die Gefahr der Ausbildung eines kongenitalen Herzblocks anbelangt.

Patientinnen mit einem Sjörgen-Syndrom klagen auch oft über eine trockene Scheide bzw. damit verbunden über eine Dyspareunie. Der zervikale Mukos ist aber offensichtlich nicht beeinträchtigt, so dass per se keine Fertilitätsproblematik besteht.

Schwangerschaft. Die Abortrate bei Patientinnen mit Sjörgen-Syndrom ist offensichtlich erhöht, freilich nicht so wie bei einem Antiphsopholipidsyndrom bzw. einem SLE. Bisher gibt es keine Belege, dass bei einem Sjörgen-Syndrom vermehrt Frühgeburten oder fetale Retardierungen auftreten.

Therapie. Für die Kinderwunschbehandlung oder die Schwangerschaft gibt es keine eindeutigen Empfehlungen. Aufgrund der Nähe des Sjörgen-Syndroms zum Antiphospholipidsyndrom bzw. dem SLE ist es sicher sinnvoll, die gleichen Therapieprinzipien anzuwenden. Zu überlegen ist allerdings, ob z. B. eine Heparinisierung so lange durchgeführt werden soll wie bei den beiden anderen Krankheitsbildern.

7.2.3 Rheumatoide Arthritis (primär chronische Polyarthritis, PCP)

Definition. Chronische, entzündliche Autoimmunerkrankung, die sich insbesondere gegen das synoviale Gewebe richtet. Wenngleich die Pathogenese nicht vollständig geklärt ist, spricht viel dafür, dass die PCP durch exogene Noxen getriggert wird.

Schwangerschaft. Die Fertilität von PCP-Patientinnen, insbesondere während eines Schubes, ist reduziert. Gleichermaßen ist das Abortrisiko erhöht. In diesen Situationen findet man z. B. neben einem hohen Rheumafaktor-Titer auch eine Akzeleration der zellulären Immunantwort (erhöhter TH1/TH2-Quotient). In der Schwangerschaft selbst kommt es bei etwa 75% aller Patientinnen zu einer Verbesserung der Beschwerden. Dies scheint insbesondere für Patientinnen mit bestimmten Subtypen der HLA-Gruppe II zu gelten. Wie bei einer multiplen Sklerose (s. u.) kommt es zu einer Reaktivierung der Erkrankung oft schon im Wochenbett, so dass mit einer erneuten Therapie frühzeitig begonnen werden muss.

Das Risiko für die Entwicklung einer fetalen Retardierung oder einer Frühgeburtlichkeit ist nicht erhöht.

Therapie. Bezüglich der immunsuppressiven Therapie sind nur Glukokortikoide möglich. Bei Vorliegen von erhöhten TNF-α-Konzentrationen (s. dort) ist der Einsatz eines TNF-α-Blockers zu diskutieren; in einzelnen Situationen haben wir hiermit schon gute Erfahrungen gemacht. Bei einer Erhöhung der NK-Zellen (s. dort) ist eine IVIg-Therapie angezeigt; dies ist allerdings nur selten der Fall. Bezüglich des Einsatzes des Medikaments Leukonorm Cytochemia® (s. dort) gibt es positive Einzelberichte, wir selbst haben hiermit keine Erfahrungen.

7.2.4 Progressive Sklerodermie

Definition. Die progressive Sklerodermie stellt eine generalisierte Bindegewebserkrankung dar, die durch entzündliche, fibrotische und degenerative Veränderungen an der Haut, am Ösophagus, an den Lungen sowie am Herzen und den Nieren charakterisiert wird. Der Erkrankungsgipfel liegt zwischen dem 3. und 5. Lebensjahrzehnt.

Schwangerschaft. In der Schwangerschaft kann es zu einer Progression der Erkrankung kommen, im Einzelfall auch mit letalem Ausgang; dies ist aber sehr selten. Es ist aber auch bekannt, dass sich die Erkrankung in der Schwangerschaft bessert. Bei etwa zwei Dritteln aller Patientinnen ist keine Veränderung in der Schwangerschaft festzustellen, bei 15% eine Besserung, bei den anderen 15% eine Verschlechterung.

Insbesondere bei Patientinnen mit einer Verschlechterung während der Schwangerschaft ist die Abortrate deutlich erhöht. Dies gilt auch für das Risiko einer fetalen Retardierung oder der Frühgeburtlichkeit.

Von klinischer Relevanz für die Schwangerschaft ist insbesondere die diffuse Form. Bei der leichteren fokalen Form ist eine erhöhte Abortneigung bzw. erhöhte Frühgeburtlichkeit nicht nachzuweisen. Wie beim Sjörgen-Syndrom findet man häufig auch eine trockene Scheide und eine Dyspareunie; ein frühzeitiges Klimakterium scheint gehäuft aufzutreten.

Therapie. Hier gibt es wenig Erfahrungen. Im Einzelfall wird man sich an den o. g. Kriterien orientieren, die immunsuppressive Behandlung durch Glukokortikoide nimmt hierbei einen hohen Stellenwert ein.

7.2.5 Multiple Sklerose (MS)

Definition. Entzündlich-degenerative Erkrankung, die im zentralen Nervensystem fokal auftritt. Die Pathogenese ist bislang nicht eindeutig belegt. Es spricht jedoch sehr viel dafür, dass es sich um einen Autoimmunerkrankung handelt, die aber möglicherweise durch exogene Noxen getriggert werden kann.

Schwangerschaft. Patientinnen mit einer MS haben kein eindeutig belegbares erhöhtes Abortrisiko, ihre Fertilität scheint im Vergleich zum Normalkollektiv jedoch reduziert zu sein. Letzteres wäre dann doch ein Beleg für reduzierte Implantationsbedingungen, was dazu passen würde, dass man bei MS-Patientinnen oft eine deutliche Erhöhung der NK-Zellen im peripheren Blut beobachten kann. Durch die Schwangerschaft selbst verschlechtert sich die Prognose der Erkrankung nicht, im Gegenteil, die Gesamtprognose scheint sich durch eine Schwangerschaft sogar zu verbessern. Weibliche Nachkommen einer Patientin mit MS haben selbst ein 5%iges Risiko, wiederum an einer MS zu erkranken.

Therapie. Bei vielen MS-Patientinnen kann man eine sehr starke Erhöhung der NK-Zellen im peripheren Blut feststellen. Im Rahmen der Kinderwunschbehandlung oder auch bei RSA-Patientinnen haben wir in diesen Situationen sehr gute Erfahrungen mit der Gabe von Immunglobulinen (z. B. 10 g) gemacht.

Demgegenüber gibt es auch Patientinnen, bei denen die NK-Zellen (auffällig) niedrig sind. Für sie kommt die Immunglobulin-Therapie (IVIg, s. dort) nicht in Frage. Unserer Erfahrung nach entwickeln sie in der Schwangerschaft nicht selten auch Schübe.

7.2.6 Allgemeine Anmerkungen

Patientinnen mit den genannten Erkrankungen sind bei der Kinderwunschbehandlung selten, sieht man einmal von MS- und PCP-Patientinnen ab.

In der Diagnostik chronischer habitueller Aborte kann es im Einzelfall sein, dass hierdurch erst die zugrunde liegende Erkrankung diagnostiziert wird. Die Zusammenarbeit mit einem Rheumatologen oder Neurologen ist zur Erhärtung der Diagnose dann unerlässlich. Gemeinsam wird man dann auch abklären müssen, inwieweit aufgrund der gegebenen Situation eine weitere Schwangerschaft (mit entsprechender Behandlung) überhaupt angeraten werden kann (wie z. B. bei bestimmten Formen des SLE).

Das Verhalten der Grunderkrankungen in der Schwangerschaft ist höchst unterschiedlich, auch bei ein und derselben Diagnose. Dies dürfte höchstwahrscheinlich damit zusammenhängen, dass die Grunderkrankung im konkreten Fall das Immunsystem höchst unterschiedlich beeinflusst und vice versa. Als Faustregel kann gelten:

- Alle Erkrankungen, die durch eine Pathologie der zellulären Immunabwehr unterhalten werden, werden sich in der Schwangerschaft verbessern (aufgrund der Suppression der zellulären Immunabwehr in der Schwangerschaft),
- Alle Erkrankungen, die auf einer Pathologie der humoralen Immunantwort beruhen, werden sich verschlechtern (aufgrund des relativen Überwiegens in der Schwangerschaft).

Dass es dann bei ein und derselben Erkrankung wie z. B. der Sklerodermie sowohl zu Verbesserungen des Krankheitsbildes als auch Verschlechterungen kommen kann, dürfte damit zusammenhängen, dass es verschiedene Subtypen dieser Erkrankung gibt, deren Einfluss auf das Immunsystem eben unterschiedlich ist. Anders ausgedrückt: Dieses unterschiedliche Verhalten ist ein Beleg dafür, dass solche verschiedenen Subtypen mit verschiedenen Pathogenesen existieren.

7.3 Blutgruppeninkompatibilität bzw. -sensibilität

Als Abortursache können auch Antikörper gegen Blutgruppenantigene in Frage kommen. Klinisch bedeutsam ist eigentlich nur die Rhesusinkompatibilität, nicht die AB0-Inkompatibilität. Bei CHA-Patientinnen sind irreguläre Rhesusantikörper häufiger zu finden als in der Normalbevölkerung.

Allerdings kommt es in den meisten Fällen nicht zu einem frühzeitigen Abortgeschehen, sondern zu immunologischen Problemen im zweiten Trimenon der Schwangerschaft, also wenn der Fetus begonnen hat, in nennenswertem Maß Blut zu bilden (s. Kap. 15).

> **!**
>
> Blutgruppeninkompatibilitäten sind in der Genese des wiederholten Aborts eine Rarität; sie spielen eine weitaus größere Bedeutung während des weiteren Verlaufs der Schwangerschaft.

7.4 Verschiedene Therapiestrategien im Einzelnen

7.4.1 Übertragung allogener Lymphozyten (aktive Immunisierung – AI)

Vorbemerkung. Diese Form der Therapie hat – in verschiedenen Variationen – eine sehr lange Tradition in der Behandlung von RSA-Patientinnen; dies gilt – wenngleich hier die Erfahrungen noch nicht so lange zurückgehen – auch für Patientinnen mit RIF.

Mögliche Mechanismen. Die derzeit diskutierten Mechanismen dieser Behandlungsmodalität sind:

- Verringerung der NK-Zellen im peripheren Blut,
- Verschiebung der TH1/TH2-Ratio (in Richtung TH2),
- Zunahme der TH3 Zellen (?),
- Induktion antipaternaler Antikörper,
- Induktion Fc-blockierender Antikörper,
- Zunahme der Progesteronrezeptoren auf Lymphozyten (Progesteron verrringert u.a. die NK-Zellen im peripheren Blut),
- Zunahme des progesteroninduzierten Blockierungsfaktors (PIBF) auf Lymphozyten (PIBF fördert u.a. TH2-Akzentuierung, evtl. auch die TH3-Zellen).

Die „Induktion paternaler Antikörper" oder Fc-blockierender Antikörper tritt in der heutigen Diskussion zurück. Von großer Bedeutung freilich scheint zu sein, dass die Übertragung von allogenen Lymphozyten die NK-Zellen-Konzentrationen im peripheren Blut zu senken vermag und sich auch eine erhöhte TH1/TH2-Ratio auf die günstigere TH2 zu verschieben scheint.

Daneben sind noch einige andere Effekte von Bedeutung, wie z. B. eine Zunahme der Progesteronrezeptoren auf den Lymphozyten und die Zunahme des progesteroninduzierten Blockierungsfaktors auf ihnen – zwei Effekte, die letztlich auf eine suffiziente Lutealphase hinauslaufen.

Insofern scheint der Hauptwirkmechanismus der AI darin zu bestehen, Prozesse, die die Implantation erschweren, zu unterdrücken; ein Effekt auf die Ammen- oder Helferfunktion ist nicht erkennbar.

Diagnostik. Hier sind verschiedene Ansätze beschrieben. So genannte Fc-Rezeptor-blockierende Antikörper werden im Erythrozytenagglutinationsinhibition (EAI-)Test nachgewiesen (Westphal & Kling, 2000). Ein anderer diagnostischer Ansatz ist der Nachweis von zytotoxischen Antikörpern in der gemischten Lymphozytenkultur (MLC = mixed lymphocyte cultures). Dieser so genannte Cross-Match fällt dann positiv aus, wenn eine zytotoxische Immunantwort gegen paternale Antigene vorliegt.

Die Arbeitsgruppe, die wohl weltweit über die größten Erfahrungen in der Diagnostik verfügt, ist am Institut für Immunologie der Universität Kiel angesiedelt. Hier werden nicht nur die blockierenden zytotoxischen Antikörper bestimmt, sondern auch weiterhin eine HLA-Typisierung durchgeführt. Dies beruht darauf, dass die AG sehr gute Belege dafür zu haben glaubt, dass bestimmte HLA-Konstellationen bei den beiden Partnern gehäuft zu Aborten führen, auch wenn die entsprechenden HLA-Loci bei vielen dieser „kritischen Paarungen" durchaus nicht ähnlich sein müssen (s. o.).

Technik. Zur Induktion blockierender Antikörper erfolgt eine Übertragung von Lymphozyten auf die Patientin. Sie stammen in aller Regel vom eigenen Partner, gelegentlich aber auch von einer dritten Person, insbesondere dann, wenn eine vorangegangene Übertragung von Lymphozyten des Partners zu keiner Induktion der entsprechenden Antikörper geführt hat (was allerdings selten vorkommt).

Die Arbeitsgruppe in Kiel entnimmt hierzu dem Spender 50–80 ml Vollblut, woraus dann die Lymphozyten extrahiert werden. Nach etwa zwei Stunden werden die aufbereiteten Lymphozyten (ca. 1 ml) in mehreren Quaddeln in die oberste Hautschicht (also intrakutan) der Patientin injiziert. Dabei kommt es zu vorübergehenden lokalen Reaktionen, die mit einem Juckreiz verbunden sein können; mehrere Arbeitsgruppen wiederholen die Behandlung nach etwa zwei bis drei Wochen.

Da es sich bei der intrakutanen Übertragung von Lymphozyten letztlich um die Übertragung von Blutprodukten handelt, sind erhebliche Vorsichtsmaßnahmen erforderlich (z. B. die vorangehende Diagnostik auf HIV, Hepatitis B, Hepatitis C, Zytomegalie); auch die geänderten gesetzlichen Rahmenbedingungen für diese Therapiemaßnahme sind zu berücksichtigen. Grundsätzlich ist – auch nach erfolgter Diagnostik – eine sofortige Lymphozytenübertragung nicht möglich; sie kann erst erfolgen, wenn die Serokonversionszeit für bestimmte Erkrankungen abgewartet wurde (z. B. HIV) und ein Nachweis vorliegt, dass der Spender bzgl. der entsprechenden Erkrankung definitiv nicht infektiös ist.

Ergebnisse. Abbildung 9-3 zeigt eine Metaanalyse der randomisierten Untersuchungen über die Gabe von allogenen Lymphozyten im Fall ungeklärter RSA-Situationen. Aus dieser Übersicht ergibt sich ein therapeutischer Nutzen durch die AI.

Die Ergebnisse jeder Studie sind durch den Mittelwert und das 95%-Konfidenzinterfvall dargestellt. Zugrunde liegt das Mantel-Haenszel-Modell für die statistischen Berechnungen (nach Clark und Coulam, 2001).

Auch bei RIF-Patientinnen liegen neuerdings Studien vor, so u. a. die von Kling et al. Hier konnte gezeigt werden, dass die AI zu einer Erhöhung der Implantationsrate im IVF- bzw. ICSI-Programm führt. Allerdings ist der Effekt der AI zeitlich begrenzt (wohl bis zu einem halben Jahr) und scheint in keinster Weise so spezifisch zu sein, wie es begleitende HLA-Untersuchungen oder die Auswahl des Spenders (meist des Partners) suggerieren (s. o.).

Zu einem ähnlichen Ergebnis sind wir in einer Fallkohortenstudie gekommen, in der der Nutzen für die nachfolgende IVF-/ICSI-Behandlung sogar noch höher war, sich allerdings auch die Zeitabhängigkeit von einem halben Jahr nachweisen ließ. Zu einem in einzelnen Punkten ähnlichen Ergebnis kommen auch Studien wie z. B. die von Kuhn et al. 1993, Hasegawa et al. 1992 und Clark et al. 1994.

Indikationen. Der alleinige Nachweis fehlender antipaternaler Antikörper reicht für eine AI sicher nicht aus, dasselbe gilt für einen negativen EAI-Test. Besonderer Wert ist auf die Anamnese zu legen, also die Zahl der gegebenenfalls vergeblichen IVF- oder ICSI-Vorbehandlungen bzw. die Zahl der vorangegangenen Aborte. Darüber hinaus sollten weitere Faktoren, die RIF oder RSA verursachen, ausgeschlossen sein bzw. nicht vorliegen (wie z. B. Autoantikörpersyndrome, Autoimmunerkrankungen, Gerinnungsstörungen). Ist dem so, dann kann insbesondere ein erhöhter TH1/TH2-Quotient ein zusätzlicher Grund für die Indikation zu einer AI sein.

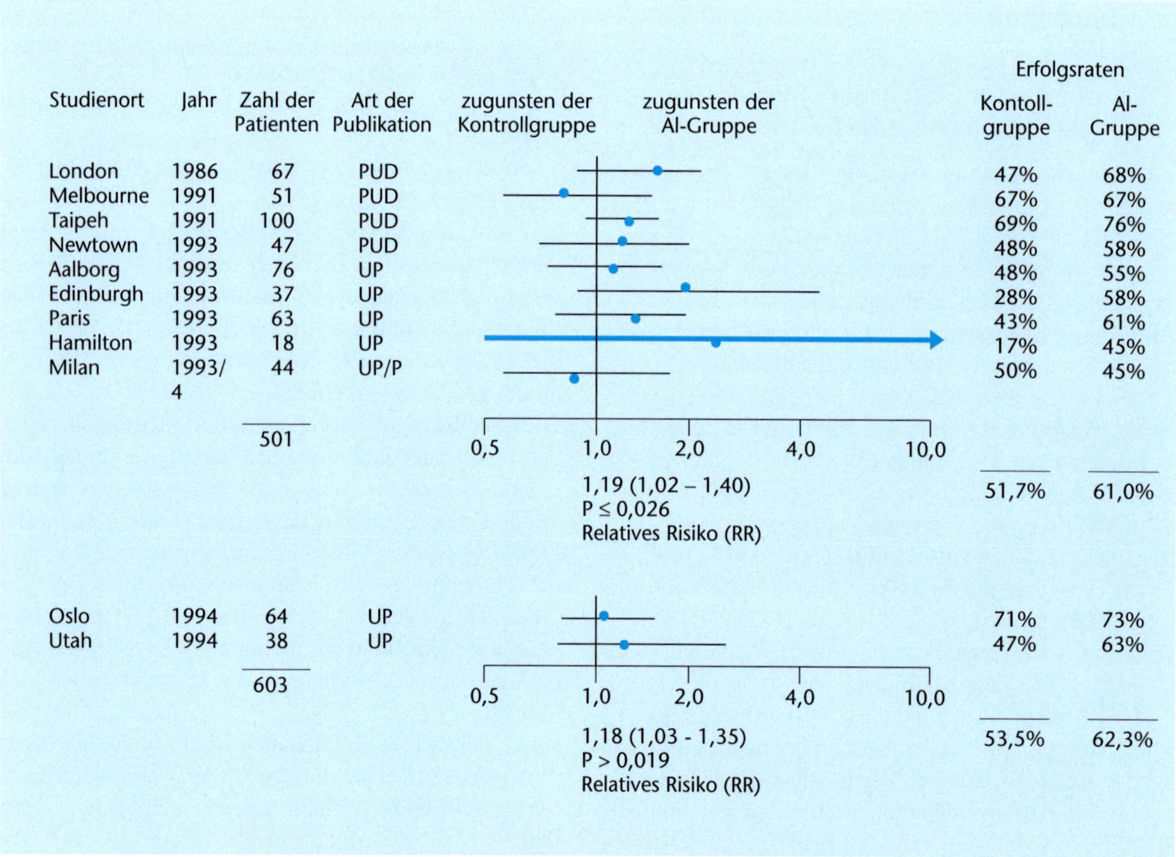

Abb. 9-3 Metaanalyse randomisierter und kontrollierter Studien mit der Immuntherapie durch allogene Lymphozyten (AI = aktive Immunisierung) bei Patientinnen mit RSA (nach Clark und Coulam, 2001). PUD = publiziert und aktualisiert; UP = nicht publiziert; UP/P = nicht publiziert 1993/später publiziert.

Nebenwirkungen. Bei der AI handelt es sich letztlich um die Übertragung von Blutprodukten von einer Person auf eine andere. Dementsprechend bestehen Risiken, so z. B. ein Infektionsrisiko (insbesondere bei nicht erkannten viralen Infektionen), allergische Reaktionen bis hin zum anaphylaktischen Schock (besonders bei einem IgA-Mangel), eine GVH-Reaktion (insbesondere bei hoher HLA-Identität), das Risiko neonataler Alloimmunthrombozytopenien und Probleme bei späteren Transfusionen oder Transplantationen (was allerdings in praxi nur sehr selten vorkommt). Des Weiteren ist auf eine Rhesusprophylaxe bei gegebener Rhesuskonstellation zu achten.

Diskutiert wurde auch immer, dass die AI Antiphospholipidsyndrome und andere Autoantikörpersyndrome auslösen könnte. Dieses Risiko scheint bei sorgfältigem Umgang mit der Methode kaum bzw. gar nicht zu existieren. Freilich sind gegebene autoimmune Aktivierungen des Immunsystems, gar bestehende Autoimmunerkrankungen, eine klare Kontraindikation für die Durchführung einer AI.

Wir selbst konnten bei Nachuntersuchungen von mehreren hundert Patientinnen, die auch im Rahmen der IVF-Behandlung mit Lymphozytenübertragung behandelt wurden, nie die Induktion eines Autoantikörper- bzw. Antiphospholipid-Syndroms belegen.

Ergebnisse. Bei korrekter Indikationsstellung und unter Einhaltung der genannten Kautelen sind die Ergebnisse der AI gut. Dies gilt – nach unseren Erfahrungen – weitaus mehr für RIF-Patientinnen als für RSA-Patientinnen. Dies dürfte vor allem damit zu tun haben, dass man nach einer durchgeführten AI eine erneute IVF- oder ICSI-Behandlung in dem Halbjahreszeitraum wesentlich „getimter" durchführen kann als die Herbeiführung einer Schwangerschaft auf natürlichem Weg. Zudem wurde bei Untersuchungen zur AI bei RSA-Patientinnen viel zu wenig Wert darauf gelegt, dass die AI offensichtlich nur eine begrenzte Wirkungsdauer von einem halben bis dreiviertel Jahr hat.

Bei RIF-Patientinnen lassen sich in den IVF- bzw. ICSI-Behandlungszyklen Implantationsraten der Embryonen erreichen, die fast doppelt so hoch sind wie diejenigen, die im Deutschen IVF-Register (DIR) durchschnittlich berichtet werden. Bei einem Transfer von im Schnitt zwei Embryonen betragen die Schwangerschaftsraten ca. 40% pro Embryotransfer, versus 18–20% im (eigenen) Kontrollkollektiv.

Zu berücksichtigen ist, dass nicht nur die Schwangerschaftsrate per se ansteigt, sondern auch die Mehrlingsrate. Da sich sehr viele Patientinnen in Anbetracht der vorangegangenen vergeblichen Versuche dann gerne drei Embryonen übertragen lassen, geht eine Vielzahl der Drillingsschwangerschaften an unserem Zentrum auf IVF-/ICSI-Behandlungen nach einer AI zurück.

Da wir dieses Problem mittlerweile erkannt haben, raten wir unseren Patientinnen auch nach der Durchführung einer AI zu einem maximalen Transfer von zwei Präimplantationsembryonen; tatsächlich ist unsere Rate an Drillingsschwangerschaften seitdem deutlich gesunken.

7.4.2 Immunglobuline (IVIg)

Mögliche Wirkmechanismen. Tabelle 9-10 gibt eine Übersicht über die Wirkungen, die man einer intravenösen Infusion von Immunglobulinen (IVIg) zuschreibt. Nach derzeitiger Erkenntnis ist die Fähigkeit der Immunglobuline, die NK-Generierung und Aktivierung zu hemmen, sicher die wichtigste.

Insofern ist der Effekt von IVIg vor allem im Hinblick auf die Kupierung einer „überschießenden" Abstoßungsreaktion zu sehen; eine Effekt auf die Ammen- oder Helferfunktion ist wohl nicht gegeben.

Indikationsstellung. Die intravenöse Gabe von Immunglobulinen wurde bei RSA- oder RIF-Patientinnen sehr pragmatisch gehandhabt, was heißen soll, dass die alleinige Diagnose wiederholter Abgänge oder Implantationsfehler im IVF-Programm für die Indikationsstellung genügte. Nach heutigem Kenntnisstand sollte die Indikationsstellung aber an der Konzentration der NK-Zellen im peripheren Blut festgemacht werden. Über die Obergrenze gibt es unterschiedliche Angaben, die meisten sehen eine Konzentration von über 12–15% als toxisch an; unsere eigenen Erfahrungen gehen eher in die Richtung, dass Werte von bis 20% tolerabel sind und man es insbesondere – v. a. bei RSA-Patientinnen – von der Dynamik der Entwicklung abhängig machen sollte, ob man erneut Immunglobuline gibt (d. h., bei rascher Zunahme ist eine Indikation gegeben, während dies bei gleich bleibend erhöhten Konzentrationen nicht der Fall ist).

Ergebnisse. Die Studien, die bisher vorliegen, haben sich ausschließlich an der Diagnose RSA oder RIF orientiert. Die Ergebnisse sind z. T. sehr widersprüchlich, der überwiegende Teil der Studien zeigt aber einen Nutzen für RSA-Patientinnen an. Auch bei RIF-Patientinnen lässt sich die Implantationsrate offensichtlich erhöhen.

Tab. 9-10 Intravenöse Immunglobuline (IVIg) – mögliche Wirkmechanismen.

- Suppression der Lymphozytenfreisetzung
- T-Zell-Rezeptor-Blockade
- erhöhte Suppressor-T-Zell-Aktivität
- Blockade des Fγ-Rezeptors auf den Phagozyten
- erhöhte Fc-Bindung an die B-Zellen
- Inaktivierung von Komplement
- Hemmung der NK-Zell-Generierung und Aktivität
- „Verschiebung" der Zytokinsynthese von TH1 zu TH2

Unsere eigenen Erfahrungen mit RSA-Patientinnen bei einem NK-Zell-abhängigen IVIg sind sehr gut. Es kann mit einer „baby-take-home"-Rate von 70–80% gerechnet werden. Besonderes Augenmerk bedürfen die NK-Zell-Erhöhungen im ersten Trimenon; im zweiten Trimenon werden toxische Erhöhungen immer seltener, was auch damit zu tun hat, dass die NK-Zellen als Hauptvertreter der unspezifischen Immunantwort immer weniger „gefordert" werden. Eine kritische Phase ist nochmals zwischen der 20. und 24. SSW zu verzeichnen.

Diese Ergebnisse stehen auch in Übereinstimmung mit den neueren Studien, die insbesondere auf die IVIg in Relation zu den NK-Zell-Konzentrationen abheben.

Nebenwirkungen. Infundiert man die Immunglobuline nach Aufwärmung auf 37 °C und über eine längere Zeit, sind Nebenwirkungen sehr selten. Verzeichnet werden gelegentlich allergische Nebenwirkungen oder Nebenwirkungen durch Belastung des Kreislaufsystems. Insofern sollte die IVIg immer unter Überwachung durchgeführt werden.

7.4.3 Leukozytenultrafiltrat LeukoNorm CytoChemia® (LNCC)

Definition. Das Leukozytenultrafiltrat LNCC umfasst alle Sekretionsprodukte aus einer Leukozytenkultur, und zwar mit einem Cut bei 10 kD.

Das Medikament stellt insofern eine Besonderheit dar, als es das einzige ist, das eine definitive Zulassung zur Behandlung immunologisch bedingter RSA und RIF besitzt.
Darüber hinaus ist das Medikament zugelassen bei eingeschränkter Funktionsfähigkeit des Immunsystems bzw. Verdacht darauf, wie z. B. bei primären und sekundären Immundefekten, chronisch therapieresistenten Infektionen durch Pilze, Viren, Protozoen und Bakterien sowie bei Erkrankungen mit einer möglichen Immunpathogenese (z. B. der rheumatoiden Arthritis).

Eine Injektionsflasche des Präparats enthält 5 I.E. Ultrafiltrat von 5×10^9 humanen Leukozyten des peripheren Blutes.

Wirkungsweise. Bzgl. des Einsatzes bei CHA-Patientinnen liegen mittlerweile vergleichsweise viele Erfahrungen vor. Es ist davon auszugehen, dass insbesondere Zytokine und andere Substanzen des Ultrafiltrats (wie z. B. Wachstumsfaktoren) die immunkompetenten Zellen des Endometriums stimulieren (s. Kapitel 1) und dadurch die Voraussetzungen für die Implantation verbessert werden. Daneben wirken zahlreiche Zytokine und Wachstumsfaktoren auch direkt auf den Embryo und regen somit seine Zellteilungsrate sowie sein Wachstum (also auch die Aggressivität der Implantation) an.
Insofern unterstützt das Medikament offensichtlich die Ammen- und Helferfunktion des Immunsystems.

Tatsächlich kann man bei Anwendung des Medikaments oft beobachten, dass die Embryonen im ersten Trimenon eine SSL aufweisen, die über der Norm liegt.

Erhöhte NK-Zell-Konzentrationen im peripheren Blut werden durch LNCC nicht vermindert, es gibt sogar Hinweise, dass das Gegenteil der Fall ist. Demgegenüber ist LNCC offensichtlich gut in der Lage, einen erhöhten TH1/TH2-Quotienten zu normalisieren, und in Einzelfällen haben wir auch beobachtet, dass durch LNCC erhöhte TNF-α-Konzentrationen (s. dort) normalisiert werden.
Applikation. Das Präparat sollte bei RSA-Patientinnen so früh wie möglich gegeben werden, wobei in der Literatur unterschiedliche Dosierungsempfehlungen existieren. Sie reichen von der täglichen bis hin zur wöchentlichen Gabe.

Wir geben das Präparat anfangs zweimal wöchentlich, ab positiver Herzaktion einmal wöchentlich bis etwa zur 16. SSW.

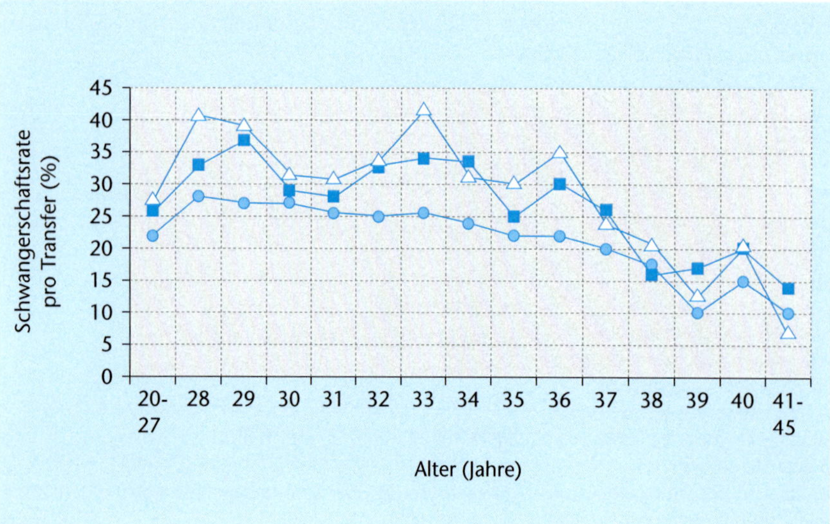

Abb. 9-4 Schwangerschaftsraten pro Embryotransfer (mit/ohne ICSI) in Abhängigkeit vom Alter der Frau bei AI. Es wurde nur das erste halbe bzw. das ganze erste Jahr nach der AI bei allen IVF-Paaren berücksichtigt. Die Schwangerschaftsraten wurden mit den Werten verglichen, die das Deutsche IVF-Register (DIR) prospektiv für alle ICSI-Behandlungen in Deutschland 1998 (Summe: 19233 Transferzyklen) erhoben hat. Diese fielen günstiger aus als die für IVF-Behandlungen. Damit wurde dem Umstand Rechnung getragen, dass ca. 70% der Paare des Untersuchungskollektives ebenfalls mit ICSI behandelt wurden (Kling et al., 2002).

Ergebnisse. Bei korrekter Indikationsstellung liegt die „baby-take-home"-Rate bei allen Untersuchern zwischen 70 und 75% (z. T. bis über 80%), und zwar unabhängig von der Zahl der vorausgegangenen Aborte.
Bei RIF-Patientinnen lässt sich ebenfalls eine Erhöhung der Schwangerschaftsrate nachweisen. Diese liegt bei einem Transfer von zwei Präimplantationsembryonen bei 35–40%.

Neben Pilotstudien liegt mittlerweile auch eine Multizenter-Studie (25 Zentren in der Bundesrepublik Deutschland) vor. Diese hat die hohen Schwangerschaftsraten bestätigt. Dies dürfte bei einem nichtselektiven Transfer von 2 Präimplantationsembryonen kaum noch zu steigern sein, da die Implantationsrate eines eingesetzten humanen Embryos nicht höher als 20% liegt. Zudem waren in den Studien Mehrfachimplantationen gehäuft.

Unklarheit besteht noch über die Häufigkeit der Injektionen, doch scheint die Gabe von LNCC zum ET und an den darauf folgenden zwei Tagen ausreichend zu sein.
Nebenwirkungen. Sind nicht beschrieben und auch in der o. g. Multizenterstudie nicht angegeben worden.

7.4.4 Zytokine, Wachstumsfaktoren und ihre Inhibitoren

Granulozyten-Makrophagen-koloniestimulierender Faktor (GM-CSF) und Granulozyten-koloniestimulierender Faktor (G-CSF)

Beide Substanzen sind als zugelassene Medikamente verfügbar. In zwei randomisierten, prospektiven Kontrollstudien konnten wir zeigen, dass der Einsatz beider Substanzen zum Zeitpunkt des Embryotransfers (also eine alleinige Gabe) die Schwangerschaftsrate bei RIF-Patientinnen signifikant erhöht.
So kommt es nach einer einmaligen Gabe von G-CSF (z. B. Neupogen®, Granocyte®) zu einer Schwangerschaftsrate im ersten Behandlungszyklus von etwa 40% (versus 18–20% im Kontrollkollektiv), bei der Gabe des GM-CSF (Leucomax®; mittlerweile nicht mehr im Handel) zu einer Schwangerschaftsrate von rund 35%. Die Mehrlingsrate ist insbesondere in der G-CSF-Gruppe erhöht.

Nebenwirkungen sind unter der Gabe des G-CSF so gut wie nie zu verzeichnen, unter der Gabe des GM-CSF gab es immer wieder Herzrasen, Blutdruckabfälle und allergische Reaktionen.

Embryotoxische Wirkungen sind bei einer einmaligen präimplantativen Gabe beider Substanzen nicht zu erwarten; ohnehin handelt es sich ja um physiologische Wachstumsfaktoren, die bei der Implantation eine große Rolle spielen.

Die von uns zwischenzeitlich praktizierte Gabe als Vaginalgel hatte geringere Schwangerschaftsraten zur Folge; insofern würde man der parenteralen, d. h. subkutanen Gabe heute den Vorzug geben. Es ist darauf hinzuweisen, dass es sich hier um „Off label"-Anwendungen handelt.

Bei RSA-Patientinnen liegen bis zum heutigen Zeitpunkt keine Erfahrungen vor.

Leukämieinhibitionsfaktor (LIF)

Der rekombinante humane LIF (rechLIF) befindet sich derzeit in der Phase-II-Erprobung. Der LIF ist ein weiteres Cytokin (und zwar der Interleukin-VI-Gruppe), das wesentlich für die Förderung der Einnistung „zuständig" ist, das also die „Ammen- und Helferfunktion" (genauso wieder G-CSF) unterstützt.

In Tierversuchen (Knock-out-Mäuse) konnte gezeigt werden, dass bei fehlendem LIF Implantationen in einem hohen Maß ausbleiben.

Ob additive Effekte mit anderen Wachstumsfaktoren (wie z. B. dem G-CSF) bestehen, wird erst dann abzuklären sein, wenn der rechLIF als zugelassenes Medikament vorliegt.

Etanercept (TNF-α-Blocker)

Etanercept (im Handel als Enbrel® erhältlich) ist ein menschliches Tumornekrosefaktor-Rezeptor-Fusionsprotein. Es ist in der Lage, die Wirkung von TNF-α zu blockieren.

Etanercept ist ein Dimer (s. Abb. 9-5) eines chimären Proteins, das durch kovalente Bindungen der extrazellulären Ligandenbindungsdomäne des menschlichen Tumornekrosefaktor-Rezeptors (TNFR-II) mit der Fc-Domäne des menschlichen Immunglobulins IgG-I gentechnisch hergestellt wird. Diese Fc-Komponente enthält die Scharnier-CH-II-CH-III-Regionen, nicht aber die CH-I-Region des IgG-I. Etanercept besteht aus 934 Aminosäuren und hat ein Molekulargewicht von ca. 150 kD.

Erhöhte TNF-α-Konzentrationen findet man insbesondere bei akuten Schüben rheumatischer Erkrankungen wie z. B. der PCP. Erhöhte TNF-α-Konzentrationen können aber auch bei anderen Autoimmunerkrankungen vorkommen. Es gibt mittlerweile eine Fülle von Literatur, die belegt, dass der Einsatz von Etanercept bei

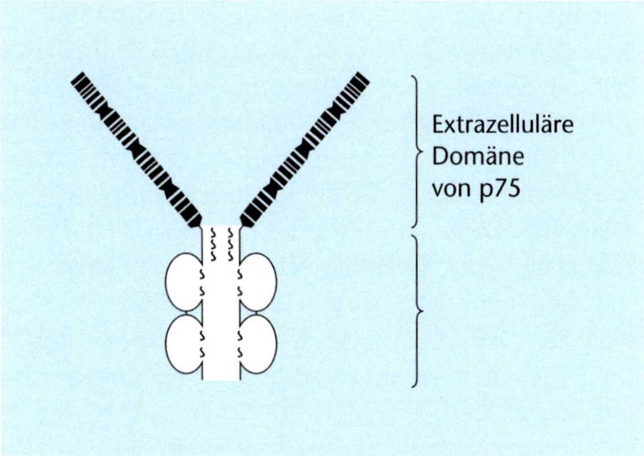

Abb. 9-5 Tumornekrosefaktor-Rezeptor-Fusionsprotein Etanercept (Enbrel®) zur Behandlung der rheumatoiden Arthritis.

RSA-Patientinnen in diesen Situationen durchaus erfolgreich ist.

Auch wir haben ähnliche – wenn auch begrenzte – Erfahrungen bei RSA- bzw. RIF-Patientinnen. Es ist allerdings darauf hinzuweisen, dass die Frage der Teratogenität von Etanercept (wie auch anderen TNF-α-Blockern wie z. B. Ninfliximab) nicht endgültig geklärt ist. Der Einsatz von TNF-α-Inhibitoren ist vor allem im anglo-amerikanischen Sprachraum relativ weit verbreitet.

Unter der Gabe von Etanercept können vermehrt Infektionen auftreten, allergische Reaktionen wurden gelegentlich beobachtet.

7.4.5 Weitere Substanzen

Hier ist vor allem Heparin zu nennen. Neben seinen Wirkungen auf die Blutgerinnung besitzt Heparin auch noch Eigenwirkungen, insbesondere auf zahlreiche Proteine und Bindungsproteine, die für die Implantation von Bedeutung sind (wie z. B. der heparinabhängige EGF, heparininduzierte Bindungsproteine).

Andere Autoren und auch wir konnten zeigen, dass der Einsatz von Heparin – auch wenn keine Gerinnungsstörungen oder Autoimmunkörper-Syndrome vorliegen – tatsächlich, vor allem bei RIF-Patientinnen, die Schwangerschaftsrate erhöht. Hierbei führt eine kurzfristige Gabe (z. B. über fünf Tage) offensichtlich zu ungünstigeren Ergebnissen als eine länger dauernde Gabe, das heißt z. B. ab dem Embryotransfer bis zum positiven Schwangerschaftstest.

8 Stoffwechselstörungen

8.1 Folsäure-Homocysteinstoffwechsel

Biochemie. Folsäure und Folatverbindungen gehören in die Gruppe der B-Vitamine. In der Nahrung vorkommende Folate liegen üblicherweise als Pteroylpolyglutamate vor. Nach der Nahrungsaufnahme werden sie im obersten Saum der Mukosazellen zu Pteroylmonoglutamaten hydrolisiert; in dieser Form erfolgt die Resorption. In der Leber kommt es dann zu einer Umwandlung der meist nicht-methylierten Folate in die methylierten Formen. Diese binden an Albumin und α-Makroglobulin. Nach der Aufnahme in die Zellen werden die Folate demethyliert und in Polyglutamatformen umgewandelt. Dieser entscheidende Schritt erfolgt durch das Enzym **Methyltetrahydrofolatsäurereduktase** (MTHFR), das jedoch zu seiner Funktion als Coenzym Vitamin B_{12} und die Aminosäure **Homocystein** benötigt. Insofern stellt die Demethylierung die entscheidende Verzahnung zwischen Folatstoffwechsel und Homocysteinstoffwechsel dar.

Eine weitere Verbindung besteht insofern, als unter der Mitwirkung von Folaten und Vitamin B_{12} Homocystein selbst wieder zu Methionin remethyliert werden kann; ein anderer möglicher Schritt ist (in Abb. 9-6 nicht dargestellt) die Umwandlung von Homocystein zu Cystein, und zwar unter Beteiligung von Vitamin B_6.

Biologische Wirkungen. Die wichtigsten Wirkungen entfalten Folate und ihre Derivate als Koenzyme bei zahlreichen Stoffwechselvorgängen. Biochemisch gesehen fungieren sie hierbei als Akzeptor und Überträger von C_1-Resten wie Hydroxymethyl- und Formylgruppen. Bedeutung erlangen sie dementsprechend im Aminosäurestoffwechsel, z. B. bei der Umwandlung von Serin in Glyzin- bzw. im Histidin- und Tryptophanstoffwechsel. Weiterhin sind sie an der Purin- und Pyrimidinsynthese beteiligt, ebenso an der DNA- und RNA-Synthese. Weiterhin ist wichtig ihre Beteiligung an der Synthese von Neurotransmittern, Phospholipiden und Myelin.

Herkunft. Folsäure wird im wesentlichen über die Nahrungsmittel zugeführt. Mit den größten Gehalt an Folsäure haben Hühnerleber und Spargel.

Es wird für gesunde Erwachsene eine tägliche Folatzufuhr von 400 µg empfohlen (Deutsche, Österreichische und Schweizer Gesellschaft für Ernährung); während Phasen des gesteigerten Wachstums oder in der Schwangerschaft sollte die tägliche Zufuhr 600 µg pro Tag betragen. Zusätzliche 400 µg Folsäure sollten Frauen präkonzeptionell (mindestens vier Wochen vor dem Zeitpunkt der Empfängnis) sowie im ersten Drittel der Schwangerschaft zu sich nehmen. Wenn eine Frau bereits ein Kind mit einem Neuralrohrdefekt geboren hat, wird eine Einnahme von 4 mg Folsäure pro Tag angeraten (hier sollte man aber eine entsprechende MTHFR-Diagnostik vorausschicken; s. u.). Eine Anreicherung von Arzneimitteln wie z. B. in Kanada und den USA z. B. in Mehl ist hierzulande unüblich.

Pathophysiologie. Die Verzahnung von Folsäure und Homocysteinstoffwechsel ist in Abbildung 9-6. dargestellt. Kommt es aufgrund einer unzureichenden Versorgung mit Folsäure oder Folaten und/oder Vitamin B_{12} und B_6 zu einer Behinderung des Homocysteinstoffwechsels, dann ist ein Anstieg der Homocysteinkonzentrationen im Blut die Folge. Insofern kann die Homocysteinkonzentration im Blut als ein guter Indikator für die Versorgung mit Folsäure im Blut herangezogen werden. Besteht ein Folsäuremangel oder kann die Folsäure nicht richtig verstoffwechselt werden, so hat dies eine Reihe von klinischen Implikationen. Am bekanntesten ist das Ansteigen von Neuralrohrdefekten bzw. deren Rückgang unter einer gezielten Folsäuregabe. Mittlerweile gibt es auch sehr gute Hinweise bzw. zahlreiche Studien, dass ein Folsäuremangel auch zu anderen Fehlbildungen führen kann, wie z. B. Herzfehler, Fehlbildungen des Urogenitaltraktes, Lippen-Kiefer-Gaumen-Spalten.

Eine gezielte Folsäuregabe präkonzeptionell und in der Schwangerschaft reduziert das Risiko für diese Fehlbil-

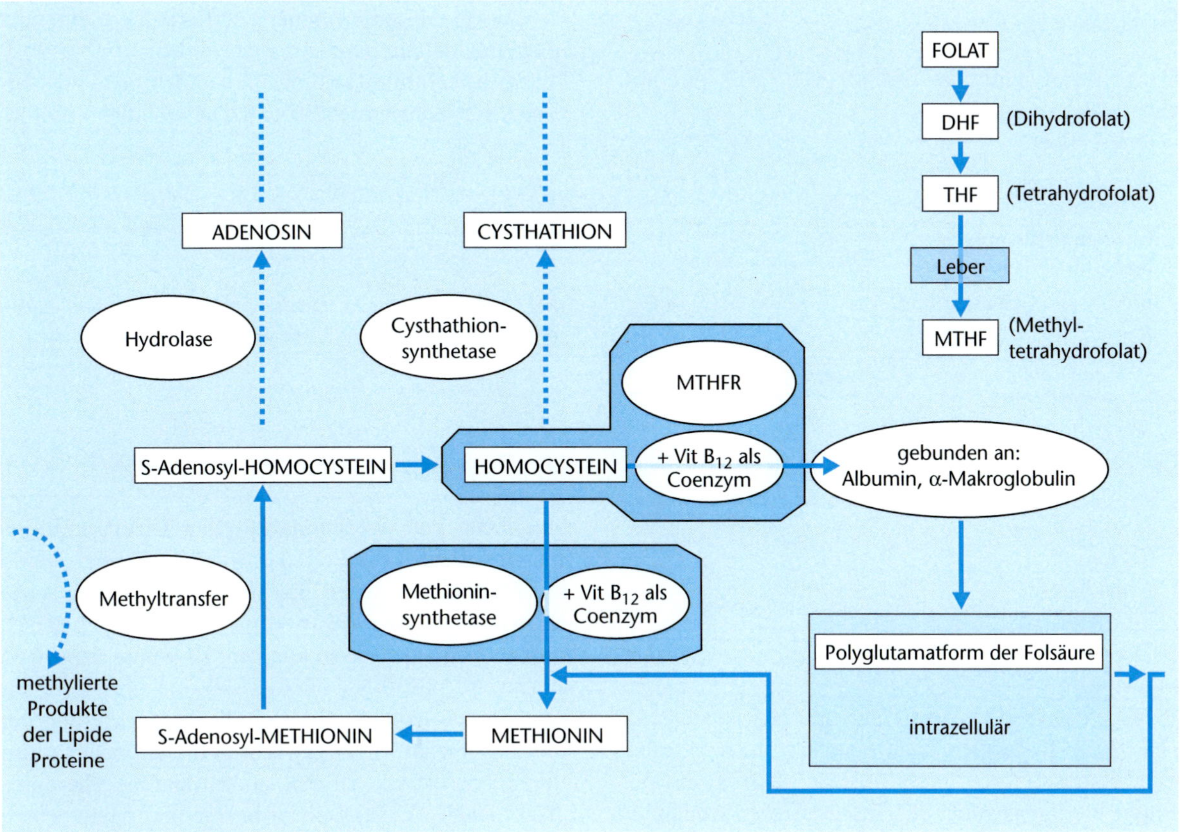

Abb. 9-6 Folsäure- und Homocysteinstoffwechsel.

dungen erheblich, doch bringt sie diese nicht ganz auf Null. Dies hat sicher damit zu tun, dass es auch noch andere Ursachen für diese Fehlbildungen gibt, aber auch damit, dass es im Einzelfall nicht nur um eine Folsäure**mangel** geht, sondern auch Stoffwechseldefekte vorliegen können. Diese betreffen in erster Linie die MTHFR für die verschiedene Polymorphismen bekannt sind. Von Bedeutung sind vor allem die Genotypen MTHFR C677T und MTHFR A1298C. Diese Polymorphismen werden mit einer Prävalenz von etwa 10% angegeben. Sie sind in unterschiedlichem Ausmaß auch für den Erwachsenen von Bedeutung. U.a. aufgrund der Beteiligung an der Phospholipidsynthese können diese Polymorphismen sowie die dadurch induzierte Hypohomocysteinämie bzw. der dadurch hervorgerufene Folsäure-/Folatmangel dazu führen, dass individuell die Disposition zu Gerinnungsstörungen erhöht wird (bis zu 10- bis 15fach).

Insofern werden diese Polymorphismen immer wieder im Zusammenhang mit wiederholten Aborten (RSA) bzw. repititiven Implantationsfehlern (RIF) diskutiert. Aufgrund der relativ hohen Prävalenz sind auch Kombinationen mit anderen thrombophilen Diathesen gar nicht so selten; liegen sie vor, dann kommt es zu einer überadditiven Erhöhung des Risikos von Gerinnungsstörungen.

Mittlerweile gibt es auch Hinweise, dass der Folsäurestoffwechsel bzw. bestimmte MTHFR-Polymorphismen eine Bedeutung für die Implantation bzw. die Wahrscheinlichkeit einer Implantation besitzen. In diesem Zusammenhang wird z.B. das gehäufte Auftreten von Doppelimplantationen (Zwillingen) in einer Familie oder bei ein- und derselben Frau hiermit in Zusammenhang gebracht. Umgekehrt ist genauso vorstellbar, dass Implantationen nicht nur begünstigt werden, sondern deren Qualität auch verschlechtert wird, was dazu führen könnte, dass sie insgesamt seltener Auftreten oder Abortsituationen sich intraindividuell mehren.

Therapie. Sie besteht in einer konsequenten Folsäuresubstitution, ggf. in Kombination mit Vitamin B_6 und B_{12}. Bei Frauen mit MTHFR-Polymorphismen und/oder ggf. bereits einer vorangegangenen Geburt mit Neuralrohrdefekten oder auch anderen Fehlbildungen (s.o.), wird eine tägliche Gabe bis zu 4 mg Folsäure empfohlen.

9 Umwelt

Einige Noxen sind als Auslöser von CHA **gut gesichert.** Dies sind:
- Quecksilber,
- Blei,
- Cadmium,
- Pentachlorphenol,
- Pestizide,
- organische Lösungsmittel,
- Kupfer,
- Arsen,
- Schwefeldioxid,
- Vinylchorid.

Für folgende Noxen **wird angenommen,** dass sie als Auslöser in Frage kommen:
- Lötdämpfe,
- Styren,
- Coendisulfid,
- Formaldehyd,
- Dioxin,
- Lachgas.

Entscheidend für das Auftreten von CHA ist sicher die *chronische* Exposition, eine einmalige oder gelegentliche Exposition dürfte als Auslöser nicht ausreichen. Einige der genannten Substanzen stehen zudem im dringenden Verdacht, männliche Subfertilität zu verursachen (z. B. Quecksilber, Blei, Cadmium), andere, männliche Subfertilität *und* Fehlbildungen hervorzurufen (z. B. Formaldehyd, Insektizide, Dioxin).

Zweifellos bestehen zwischen Infertilität und erhöhter Spontanabortneigung (bis hin zu CHA) an bestimmten Punkten der beteiligten Mechanismen enge, fließende Zusammenhänge.

> **!** Das Wissen um Umweltnoxen als Ursache von Subfertilität und als Auslöser von Aborten wird in Zukunft deutlich zunehmen. Dementsprechend wird dem Umweltfaktor in Diagnose und Therapie dieser Krankheitsbilder vermehrt Bedeutung zukommen.

Die Diagnoseerhebung ist noch nicht standardisiert. Wichtig ist eine spezifische Umweltanamnese. Bei Anhaltspunkten für eine Exposition (Frau und Mann) wird eine gezielte Untersuchung in den verschiedenen Kompartimenten (z. B. Serum, Urin, Stuhl, Sperma) erforderlich sein. Es liegen nicht für alle Substanzen Grenzwerte vor, außerdem sind spezielle Bindungsverhalten zu berücksichtigen (z. B. bindet Blei zu 99% an die Erythrozyten). Der Aussagewert von Provokationstests ist immer noch umstritten (DMPS-Test mit z. B. Dimaval®). Generell sollte immer ein Toxikologe und/oder Umweltmediziner hinzugezogen werden.

Therapieverfahren sind ebenfalls noch nicht standardisiert. Für Schwermetalle sind Chelatbildner empfohlen worden.

> **!** Bei diagnostizierten Belastungen Therapie nicht „auf eigene Faust" vornehmen, sondern einen Toxikologen und/oder Umweltmediziner hinzuziehen!

10 Psychosomatische Aspekte

Ausgehend von **psychoanalytischen Verursachungstheorien** wurde postuliert, dass Frauen mit einer primären Sterilität, bei denen also keine organische Ursache des Abortgeschehens feststellbar ist, eine „psychogene" Verursachung aufweisen könnten. Es wurde dabei beispielsweise postuliert, dass es sich um unreife, kindliche Frauen handele, die sich der Verantwortung der Schwangerschaft nicht gewachsen fühlen, oder Frauen mit Problemen bei der Rollenidentifikation, die einen „männlichen" Lebensstil anstreben und Mutterschaft ablehnen. Letzten Endes ist die psychoanalytische Wissenschaft den Beleg für solche Hypothesen durch größere Studien schuldig geblieben. Alleine die Tatsache, dass man bei Frauen mit erlebter Fehlgeburt und insbesondere bei Frauen mit chronischen habituellen Aborten psychische Auffälligkeiten findet, reicht nicht aus, um daraus eine psychogene Kausalität abzuleiten. Dies insbesondere vor dem Hintergrund, dass gerade in den letzten Jahrzehnten in der Medizin immer wieder neue Erkenntnisse über organische Ursachen von Störungen zu Tage treten, die man früher als rein „neurotisch" bzw. „psychogen" interpretiert hat. Das bekannteste Beispiel dafür ist wahrscheinlich das Magengeschwür, das früher **die** psychosomatische Erkrankung war, für die man eine psychogene Verursachung insbesondere durch Stress angenommen hat.

Ein interessanter Ansatz ist sicher die Frage, inwieweit **Stress** (sowohl körperlicher als auch psychischer Stress) über die Vermittlung von Immunantworten zum Abortgeschehen beitragen kann. Aber auch in diesem Zusammenhang handelt es sich sicher nicht um ein eindimensionales Geschehen. Beobachtungen, dass in bestimmten Zusammenhängen (wie etwa Naturkatastrophen) vermehrt Aborte vorkommen, stehen die ubiquitären kollektiven Belastungssituationen (wie Kriege etc.) gegenüber, in denen trotz widrigster Umstände eine Vielzahl gesunder Kinder geboren wird und in denen alle Versuche, eine ungewollte Schwangerschaft

„loszuwerden", nicht funktionieren. Epidemiologische Untersuchungen zum Einfluss von Stress auf ein Abortgeschehen liegen nicht vor; Ergebnisse aus kleineren, nicht repräsentativen Fallserien können sicher nicht verallgemeinert werden. Allerdings ist gerade die Rolle von Stress und dessen Auswirkung über zentralnervöse Mechanismen auf das Immunsystem oder auch über die Hypothalamus-Hypophyse-Nebennieren-Achse ein wichtiger Ansatz, der nicht zuletzt von den Psychowissenschaften verstärkt in den Fokus genommen wird.

Psychische Symptome bei Frauen mit Aborten und insbesondere habituellen Aborten sind nach derzeitigem Wissensstand am ehesten als **„sekundäre" Symptome** zu werten, d. h. als Folgeerscheinung der mit den Fehlgeburten verbundenen psychischen Belastungen. Insofern ähneln sich „auffällige" Abortpatientinnen und Kinderwunschpatientinnen. Beide Gruppen, die sich teils auch überschneiden, befinden sich letzten Endes in einer ähnlichen psychischen Belastungssituation. Mit den „erfolglosen" Versuchen, ein Kind zu bekommen, können sich immer ausgeprägtere psychische Folgeerscheinungen entwickeln. Zu nennen sind hier in erster Linie depressive Reaktionen (diagnostisch: Anpassungsstörung) (s. Kap. 40), Ängste, psychosomatische Beschwerden etc.

Die **Verarbeitung** einer oder mehrerer Fehlgeburten kann individuell sehr unterschiedlich sein, wird aber mit der Zahl der Fehlgeburten immer schwieriger. Während die erste Fehlgeburt noch als „fast normal" akzeptiert wird, wird es für die meisten Patientinnen mit jeder Fehlgeburt schlimmer; auch hier zeigen sich Parallelen zu den Kinderwunschpatientinnen mit erfolglosen Behandlungszyklen. Gerade solche Patientinnen benötigen möglichst frühzeitig eine psychosomatische Mitbetreuung, um eine Negativspirale und ein Abgleiten in Depressionen, Insuffizienzgefühle und Schuldgefühle zu verhindern – und damit vielleicht tatsächlich die Aktivierung sekundärer somatischer Prozesse, die die weitere Konzeptionsbereitschaft beeinflussen könnten.

Gerade im Fall von Fehlgeburten richten sich die positiven Aspekte der fortgeschrittenen Pränatalmedizin fast gegen die Patientin: Durch die erste Ultraschalluntersuchung wandelt sich das rein theoretische Wissen um die Schwangerschaft mit allenfalls körperlichen Symptomen wie Übelkeit oder Müdigkeit bereits sehr früh zu einem optisch darstellbaren Bild vom Kind mit einer feststellbaren Herzfrequenz, abgrenzbaren Organen etc. Durch diese **frühe „Personifizierung"** des Embryos wird auch ein Verlust der Schwangerschaft viel intensiver erlebt. Auch gravierende Generationsunterschiede zeigen sich oftmals im Umgang mit einer Fehlgeburt: Immer wieder kommt es vor, dass eine Mutter oder Schwiegermutter einer Abortpatientin die Botschaft vermittelt „stell dich nicht so an, so etwas haben wir früher auch erlebt". Zu einer veränderten Wahrnehmung des Verlusterlebens trägt sicher auch bei, dass Schwangerschaften heute sehr viel bewusster geplant werden, nicht selten auch erst durch Kinderwunschbehandlung zustande kommen und dann gerade bei älteren Patientinnen die Fehlgeburt sehr viele Hoffnungen zunichte machen kann.

Das **Unterstützungs- und Betreuungsbedürfnis** von Frauen mit Fehlgeburt ist sehr unterschiedlich, nimmt aber in der Regel mit der Zahl der Fehlgeburten deutlich zu. Unabhängig von der Woche, in der es zur Fehlgeburt gekommen ist, kann bei der betroffenen Frau ein ausgeprägter Trauerprozess in Gang gesetzt werden, was man nicht nur akzeptieren, sondern auch unterstützen sollte. Zulassen von Trauer unterstützt die Bewältigung des Erlebten. Nicht selten müssen Frauen dazu ermutigt werden, dass sie auch um ein „nicht geborenes" Kind trauern dürfen und dass dieses Kind einen „Platz in der Familie" haben sollte. Bei einer Fehlgeburt in der fortgeschrittenen Schwangerschaft kann es den betroffenen Eltern auch helfen, dem Kind einen Namen zu geben und es individuell bestatten zu lassen. Ein offener Umgang mit einer Fehlgeburt kann zur Psychohygiene einer ganzen Familie beitragen; „Familiengeheimnisse", die andere Kinder sonst noch im Erwachsenenalter belasten können, werden so vermieden.

Gefühle wie **Verzweiflung, Depression, Insuffizienzgefühle**, aber auch Wut, Enttäuschung und Schuldzuweisungen an andere gehören zum normalen Reaktionsspektrum bei einem solchen Verlusterlebnis. Das Zulassen solcher Gefühle ist dabei wichtig für die weitere Verarbeitung; das „Verdrängen" und Übergehen zur Tagesordnung kann eher kontraproduktiv wirken. Von ärztlicher Seite sollten deshalb solche Gefühle der Patientinnen ausgehalten werden können und nicht beiseite gewischt werden. Äußerungen wie „Sie sind ja noch jung, Sie sind bald wieder schwanger" werden von betroffenen Frauen in der Regel als Kränkung erlebt. Und in der Regel ist es auch so, dass selbst bei einer erneuten Schwangerschaft der erlebte Verlust damit nicht ungeschehen gemacht worden ist.

10.1 Betreuung in späteren Schwangerschaften

Bereits eine erste Fehlgeburt kann zu einer erhöhten Ängstlichkeit in der nächsten Schwangerschaft führen; besonders bei habituellen Aborten können Anspannung und Verlustängste sehr ausgeprägt sein. Besonders um die Zeit herum, als in der bzw. den früheren Schwangerschaften eine Fehlgeburt aufgetreten ist, ist die Anspannung für die betroffene Frau manchmal kaum auszuhalten. Schwangere Frauen mit mehreren Fehlgeburten in der Vorgeschichte benötigen auch bei somatisch umkomplizierter Schwangerschaft eine besonders gute Betreuung, wo auf Ängste und Befürchtungen eingegangen wird. Gerade Frauen, die den Verlust eines Kindes sehr intensiv erlebt haben, haben manchmal Schwierigkeiten, sich auf das werdende Kind zu freuen, weil sie dem vorherigen, verlorenen Kind gegenüber Schuldgefühle haben. Es können Schwierigkeiten bestehen, in der Vorstellung das verlorene und das werdende Kind voneinander zu trennen; hier muss unter Umständen eine psychosomatische Betreuung ansetzen. Im Zusammenhang mit habituellen Aborten wird immer wieder eine „tender loving care" (TLC) propagiert, nämlich eine einfühlsame, intensive und doch nicht aufdringliche Begleitung. Die Abortrate in weiteren Schwangerschaften soll hierdurch um bis zu 35% zu reduzieren sein. Letzten Endes handelt es sich dabei um ein Vorgehen, das auch in anderen Zusammenhängen sinnvoll und wünschenswert ist, wie etwa beim Umgang mit Sterilitätspatientinnen.

!

Letztlich profitiert jede Patientin von einer einfühlsamen, intensiven und doch nicht aufdringlichen Begleitung (TLC, tender loving care). Wenn es zu einer erneuten Schwangerschaft kommt, ist die Abortrate hierdurch um bis zu 35% zu reduzieren.

10.2 Die Rolle des Vaters

Auch wenn die Frauen im Mittelpunkt von Diagnostik und Therapie stehen, sollte man den Blick auf den Partner nicht verlieren. Auch Männer trauern um verlorene Kinder, oft allerdings auf andere Weise als Frauen – nicht zuletzt, weil ihre eigene Vorstellung von dem Kind noch weniger konkret war als die der Frau, die auch die körperliche Erfahrung hat. Im Übrigen zeigen sich auch hier wieder Parallelen zu Sterilitätspatienten: Männer neigen eher zur Verdrängung belastender Emotionen, haben viel weniger als Frauen das Bedürfnis, darüber zu sprechen und gehen viel rationaler mit der Situation um. Nicht selten entstehen daraus Partnerschaftsprobleme, weil die betroffene Frau sich unverstanden und nicht ausreichend unterstützt fühlt. Der Austausch mit anderen Betroffenen – z. B. in Selbsthilfegruppen oder auch Internetforen – kann da durchaus hilfreich sein.

10.3 Psychotherapeutische Unterstützung

Eine längerfristige Psychotherapie ist dann empfehlenswert, wenn die Patientin durch die Fehlgeburten immer weiter in eine psychische Dekompensation gerät, wenn sich z. B. eine relevante reaktive Depression (Anpassungsstörung, s. auch Kapitel 40) entwickelt. Eine solche Therapie sollte ressourcenorientiert sein (z. B. Verhaltenstherapie), mit dem Ziel, das Erlebte in den eigenen Lebensentwurf zu integrieren und zu akzeptieren.

11 Ansätze zur Implantationsförderung beim Embryotransfer

Der transzervikale Embryotransfer ist ein methodisch notwendiger, jedoch unphysiologischer Weg, auf dem der Präimplantationsembryo bzw. die Präimplantationsembryonen in das Cavum uteri gelangen. Es ist schon seit längeren bekannt, dass der Embryotransfer möglichst atraumatisch durchgeführt werden muss, da es andernfalls durch die Traumatisierung des Zervikalkanals (und die dadurch hervorgerufene Prostaglandinfreisetzung) vergleichsweise rasch wieder zu einer Expulsion der Embryonen kommen kann.

Obwohl die heutigen Transfertechniken derartige Probleme weitgehend ausschließen, gibt es sicherlich einige Patientinnen, bei denen die Expulsion der transferierten Präimplantationsembryonen dafür verantwortlich ist, dass es auch nach wiederholten Versuchen zu keiner Schwangerschaft kommt. Nach unseren Erfahrungen scheinen insbesondere psycholabile und leicht erregbare Patientinnen eine diesbezügliche Risikogruppe zu sein.

Es sind einige Verfahren beschrieben, um die wiederholte Expulsion von Präimplantationsembryonen bei solchen Patientinnen zu vermeiden.

Embryotransfer in Narkose. Hiermit haben wir die meisten und auch besten Erfahrungen. Offenbar kommt es bei einer ausreichenden Narkosetiefe auch zu einer Relaxation der uterinen Muskulatur, und zwar nicht nur für den eigentlichen Transfervorgang, sondern auch für eine gewisse Zeit danach.

Subendometrialer Transfer. Hierbei wird der Transfer mit einer Nadel in den subendometrialen Bereich durchgeführt – und zwar unter Ultraschallsicht. Für diese Vorgehensweise gibt es bislang nur einige Fallberichte, und es ist auch kaum vorstellbar, dass aufgrund der erheblichen Traumatisierung dadurch bessere Ergebnisse erzielt werden sollen.

Fibrinkleber. Berichtet wird auch über das „Ankleben" der Embryonen z. B. durch einen Fibrinkleber (oder andere Substanzen). Bislang sind solche Versuche relativ wenig erfolgreich geblieben, auch und vor allem, weil die Verwendung von Fibrinkleber die Verhältnisse um den Implantationsort herum erheblich beeinträchtigt.

In eine etwas andere Richtung geht das **assistierte Hatching.** Der Grundgedanke ist hierbei der, das „Schlüpfen" der Blastozyste (s. Kap. 1) zu erleichtern. Dies kann z. B. durch eine Stichelung der Zona pellucida, durch eine Andauung oder das gezielte, lasergestützte „Löchern" geschehen.

Obwohl die Methode vor einigen Jahren propagiert wurde, sind überzeugende Ergebnisse bisher ausgeblieben. Allenfalls für eine Patientinnengruppe in einem Lebensalter > 38 Jahren scheint sich ein gewisser Benefit abzuzeichnen, möglicherweise ergibt sich auch ein Benefit für solche Embryonen, bei denen die Zona pellucida auffällig dick ist (vgl. Blastozysten-Scoring, s. Kap. 4).

Tab. 9-11 Rationelle Diagnostik bei chronisch-habituellem Abortgeschehen.

	ANAMNESEERHEBUNG
Abortanamnese	primär/sekundär Gestationsalter, eutrophes Wachstum Herzaktion: besondere Ereignisse Histologie, evtl. Karyogramm
Familienanamnese	Mutter, Geschwister evtl. auch weitere Verwandtschaft
gynäkologische Anamnese	evtl. bekannte Erkrankungen Fehlbildungen (Infektionen)
Zyklusanamnese	Regeltempus, Ovulationen Hinweise auf Corpus-luteum-Insuffizienz Dysmenorrhöen
psychische Anamnese	auch frühere Erkrankungen wie z. B. Anorexia nervosa
allgemeine Anamnese	Hinweise auf Autoimmunerkrankungen Neigung zu arteriellen/venösen Thrombosen oder Embolien bekannte Thrombozytopenie Endokrinopathien
Umweltanamnese	Expositionen in Beruf oder Freizeit (auch nach Amalgamfüllungen fragen!)
	KÖRPERLICHE UNTERSUCHUNG
allgemein	Zeichen einer Autoimmunerkrankung Zeichen einer Endokrinopathie Körpergewicht (BMI)
gynäkologisch	Fehlbildungen
WEITERFÜHRENDE UNTERSUCHUNGEN SOLLTEN GEZIELT VERANLASST WERDEN, D. H. BEIM VORLIEGEN KONKRETER ANHALTSPUNKTE; UNABHÄNGIG DAVON EMPFEHLEN WIR:	
Sonografie (evtl. zur HKSG zu erweitern)	Ovarien (PFO) → Endokrinologie (z. B. LH ↑, Insulinresistenz) Uterus (Fehlbildungen)
immunologische Diagnostik	autoimmun (z. B. LAK, APAK, NK-Zellen) alloimmun (u. a. zytotoxische bzw. „blockierende" Antikörper)
rheologische Diagnostik	Stoffwechsel (z. B. Folsäure, Glukose/Insulin)
Karyogramm beider Partner	
Spermiogramm	

Rationelle Diagnostik

Die Übersicht in Tabelle 9-11 gibt Empfehlungen zur rationellen Diagnostik. Eine „rationelle Therapie" im eigentlichen Sinne gibt es nicht, da erkannte Ursachen beseitigt werden müssen. Es ist aber an dieser Stelle nochmals darauf hinzuweisen, dass nicht immer nur eine Ursache in Betracht kommen muss – insofern sollte die Diagnostik umfassend sein.

Sind erkannte Ursachen beseitigt, so ist die Patientin bei einer erneuten Schwangerschaft darüber aufzuklären, dass das Basisrisiko einer spontanen genetischen Störung des Embryos nun nicht 0% ist, sondern genauso hoch wie in der Normalbevölkerung. Demzufolge kann es auch hier wieder zu einem Abort kommen, der dann aber nicht mehr Ausdruck einer „chronisch habituellen" Abortneigung ist.

!

Auch bei Beseitigung aller Abortursachen ist – insbesondere mit dem Eintritt einer erneuten Schwangerschaft – eine intensive und einfühlsame Führung der Patientin, ggf. des Paares, unabdingbar.

Literatur

AG Immunologie in Gynäkologie und Geburtshilfe der DGGG: Stellungnahme zur Diagnostik und Therapie des wiederholten Spontanabortes (WSA). Frauenarzt 4 (1999) 467–468.

Clark, D. A., C. B. Coulam, S. Daya, G. Chaouat. Unexplained sporadic and recurrent misarriage in the new millennium: a critical analysis of immune mechanisms and treatments. Hum Reprod update 7 (2001): 501.

Clark, D. A., G. Vince, K. C. Flanders, et al.: CD56+ lymphoid cells in human first trimester pregnancy decidua as a cource of novel transforming growth factor-2-related immunosuppressive factors. Hum Reprod 9 (1994) 2270.

Cook, C. L., D. D. Pridham: Recurrent pregnancy loss. Curr. Opin. Obstet. Gynecol. 7 (1994) 357.

Fedele, L., S. Bianchi: Habitual abortion: endocrinological aspects. Curr. Opin. Obstet. Gynecol. 7 (1995) 351.

Fiedler, K., W. Würfel. Effectivity of Heparin in Assisted Reproduction. Eur J Med Res 9 (2004) 201–214.

Gerhard, I., V. Daniel, B. Runnebaum: Habitueller Abort. Gynäkol. Prax. 20 (1996) 13.

Gleicher, N.: Autoantibodies in infertility: current opinion. Human. Reprod. Update 4/2 (1998) 169–176.

Hasegawa, I., H. Tani, K. Takakuwa, et al.: Immunotherapy with paternal lymphocytes preceeding in vitro fertilization-embryo transfer for patients with repeated failure of embryo transfer. Fertil Steril 57 (1992) 445.

Hataska, H. H., M. W. Varner: Recurrent pregnancy loss. Curr. Opin. Obstet. Gynecol. 6 (1994) 503.

Inagaki, N., C. Stern, J. mcBain, A. Lopata, L. Kornman, D. Wilkinson. Analysis of intra-uterine cytokine concentration and matrix-metalloproteinase activity in women with recurrent failed embryo transfer. Hum Reprod 18 (2003) 608–615.

King, A., T. Burrows, S. Verma, et al.: Human uterine lymphocytes. Hum Reprod Update 4 (1998) 480.

Kling, C., J. Magez-Zunker, S. Jenisch, D. Kabelitz. Einfluss der aktiven Lymphozyten-Immunisierung bei Paaren mit wiederholten Implantationsversagen. Geburtsh Frauenheilk 62 (2002) 661.

Kling, C., J. Magez-Zunker, S. Jenisch, D. Kabelitz. Experience with allogenic leukocyte immunization (A1) for implantation failure in the in-vitro fertilization program. AJRJ 48 (2002) 147.

Krüssel, J. S., M. L. Polan, C. Simon. Cytokine and growth factor network in human endometrium (2002). In: Arici A. (ed.): Infertility and Reproductive Medicine. Clinics of North America: WB Saunders. S. 98.

Kuhn, U., R. Campo, B. Hinney, et al.: Immunisierung mit Partner-Lymphozyten: Verbesserung der Schwangerschaftsrate bei Sterilitätspatienten. Z Geburtsh Perinat 197 (1993) 209.

Marzusch, K., J. Dietl: Die Plazentation beim Menschen: ein Transplantations- oder Tumormodell. Z. Geburtshilfe Neonatol. 202 (1998) 47–54.

Marzusch, K., T. Steck: Immunologische Vorgänge im Rahmen der Dezidualisation und beginnenden Plazentation. Implikationen für pathologische Schwangerschaftsverläufe. Gynäkologe 4 (1998) 346–352.

Metzner, G., W. Franke, G. Tilch: Möglichkeiten der Immuntherapie bei habituellen Aborten. GYN 4 (1999) 46–49.

Mor, G.: Immunology of implantation (2002). In: Arici A. (ed.): Infertility and Reproductive Medicine. Clinics of North America: WB Saunders. S. 113.

Rath, W., F. Reister: Früherkennung des HELLP-Syndroms. Frauenarzt 7 (1999) 914–921.

Robb, L., E. Dimitriadis, R. Li, L. A. Salamonsen. Leukemia inhibitory factor and interleukin-11: cytokines with key roles in implantation. J Reprod Immunol 57 (2002) 129–141.

Schwenkhagen, A., W. Würfel. Probleme bei Autoimmunerkrankungen in der Gynäkologie und Geburtshilfe (2004). In: Syllabus. XVI. Intensivkurs Klinische Endokrinologie und Reproduktionsmedizin für Frauenärzte. 341–348.

Steck, T., W. Würfel: Die Bedeutung immunologischer Faktoren bei der Ätiologie der schwangerschaftsinduzierten Hypertonie. Zentralbl. Gynäkol. 117 (1995) 3.

Tabibzadeh, S. (ed.): From Endometrial Receptivity to Implantation: a Molecular Perspective. Semin. Reprod. Endocrinol. 3 (1999).

Westphal, E., Ch. Kling: Bewertung der Risiken der aktiven Immunisierungstherapie. Geburtshilfe Frauenheilkd. 60 (2000) M 179.

Wimmer, A. G., R. Oberhoffer, K. T. M. Schneider, M. Fleck, J. Schölmerich, U. Müller-Ladner. Interdisziplinäre Betreuung von schwangeren Patientinnen mit Kollagenosen. In: Zeitschrift für Geburtshilfe & Neonatologie (208), 2004, 1–9.

Würfel, W.: Immuntherapie bei wiederholten Aborten und ART-Versagern. Medifact-publishing, 2003.

Würfel, W., K. Fiedler, G. Krüsmann, B. Smolka, J. v. Hertwig: Verbesserung der Behandlungsergebnisse durch LeukoNorm CytoChemia® bei Patientinnen mit mehrfachen frustranen IVF- oder ICSI-Behandlungszyklen. Zentralbl. Gynäkol. 3 (2001) 27.

10 Ektope Gravidität

Definition und Häufigkeit

Die Einnistung der Blastozyste außerhalb der Schleimhaut des Uteruskorpus wird als ektope Schwangerschaft bezeichnet. Die Inzidenz der ektopen Gravidität liegt derzeit bei etwa 1–2% der klinischen Schwangerschaften und hat in den letzten Jahren deutlich zugenommen. Dabei kann zwischen ektopen uterinen Schwangerschaften, wie der intramuralen und zervikalen Gravidität, und extrauterinen Schwangerschaften, wie der tubaren, ovarialen und abdominalen Gravidität, unterschieden werden.

In etwa 96% der Schwangerschaften mit einem ektopen Sitz handelt es sich um eine Eileiterschwangerschaft, wobei hiervon ca. 80% in der Ampulle, ca. 15% im isthmischen Teil, 1% im interstitiellen (kornualen) Teil und etwa 4% im Bereich des Fimbrientrichters implantiert sind. Die Ovarialgravidität hat einen Anteil von etwa 1%. Die Abdominalgraviditäten mit Sitz im Douglas-Raum, Omentum, Darm, in der Leber oder Milz kommen zusammen in weniger als 1% vor. Die echte Douglas-Gravidität, d.h. die Implantation im Peritoneum des retrouterinen Raums, muss vom Tubarabort, bei dem der Trophoblast sekundär in den Douglas-Raum abgetropft ist, abgegrenzt werden. Die Häufigkeit von intramuralen oder zervikalen Implantationen an den ektopen Schwangerschaften beträgt wenige Promille. Aufgrund der ansteigenden Kaiserschnittrate wird zunehmend über Schwangerschaftsimplantationen in der Sectionarbe berichtet. Die Häufigkeit wird mit 0,13% nach Sectio caesarea angegeben. Abbildung 10-1 gibt die relative Verteilung der häufigsten Lokalisationen wieder.

Unter einer **heterotopen Gravidität** versteht man die simultane intra- und extrauterine Gravidität, deren Häufigkeit heute mit 1:2600 bis 1:16000 Schwangerschaften beziffert wird. Nach In-vitro-Fertilisation beträgt die Rate 1:107 Einlingsschwangerschaften.

Die ektope Schwangerschaft ist eine lebensbedrohliche Erkrankung. Durch die Erfolge der modernen Diagnostik und Therapie konnte die Mortalität auf 1,4‰ gesenkt werden.

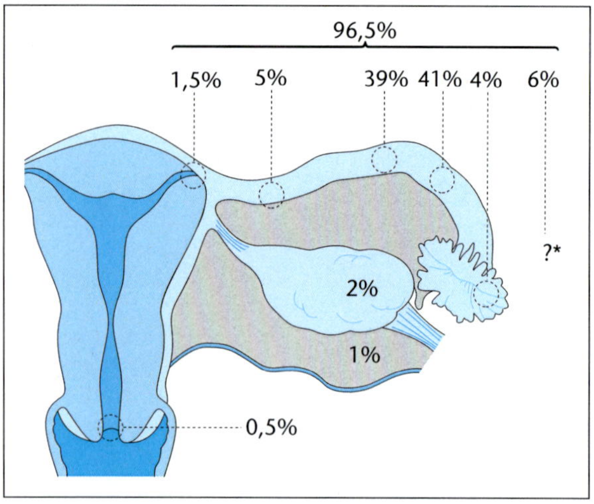

Abb. 10-1 Lokalisationen der ektopen Gravidität (UFK Würzburg 1990–1997, n = 222; modifiziert nach Karbowski und Schneider, 1994).
* 6% sind in der Tube nicht exakt lokalisierbar.

Ätiologie

Für den unphysiologischen Einnistungsort der befruchteten Eizelle werden morphologische und funktionelle Hindernisse des Eileiters verantwortlich gemacht. Sie führen zu einer Störung des Eitransports in der Tube, an dem der Zilienschlag der Tubenschleimhaut und Kontraktionen der Tubenmuskulatur beteiligt sind. So können **Salpingitiden** zu folgenden Schädigungen führen:
- Traumatisierung der zilientragenden Tubenmukosa,
- Tubenwandfibrosierungen,
- Tubenwanddivertikel,
- Lumeneinengungen,
- peritubare Adhäsionen.

Die Folge ist eine Beeinträchtigung der Transportmechanismen. Daneben werden **hormonelle Dysfunktionen** aufgrund einer Ovarialinsuffizienz in Verbindung mit einer **postentzündlichen Verminderung der Steroidrezeptoren** in der geschädigten Tubenwand ursächlich für eine Dyskoordination des hormonell abhängigen Eitransports und für die Einnistung im Eileiter angesehen. Darüber hinaus tragen **angeborene Anomalien der Eileiter** und die **Salpingiosis isthmica nodosa** zur Entstehung der Tubargravidität bei. Schließlich werden **embryonale Faktoren** mit gesteigerter Implantationspotenz der Blastozyste als Ursache für den extrauterinen Sitz diskutiert. Es ist zu beachten, dass auch bei der In-vitro-Fertilisation (s. Kap. 4) der Tubenfaktor wirksam bleibt: So kann nach dem intrauterinen Transfer der befruchteten Eizelle eine Tubarschwangerschaft entstehen, wenn die Eizelle retrograd in den Eileiter gelangt.

Endometriumveränderungen nach Ausschabungen und Endometritiden können die topische Implantation verhindern, so dass der Keimling in die Zervixregion weiterwandert.

Extrauterine (tubare) Gravidität

Der klinische Verlauf der extrauterinen Gravidität wird vor allem vom Einnistungsort bestimmt. Eine nicht unbeträchtliche Zahl geht durch die inadäquaten räumlichen Gegebenheiten und unzureichenden Ernährungsbedingungen frühzeitig zugrunde und bleibt damit unerkannt. Die Implantation in der relativ weiten Ampulle lässt zunächst eine weitere Entwicklung mit einem vitalen Embryo zu; in der Regel kommt es dann aber in der 6.–8. SSW zum Tubarabort: Hierbei führen Blutungen in die Tubenwand zur Hämatosalpinx, das aus dem Fimbrienende austretende und gerinnende Blut bildet ein peritubares Hämatom und führt im Douglas-Raum zu einer Hämatozele. Durch Tubenwandkontraktionen wird die Schwangerschaft in die Bauchhöhle ausgestoßen. Ausgetragene Eileiterschwangerschaften stellen eine Rarität dar. Bei einer Einnistung im engen isthmischen oder interstitiellen Tubenteil destruiert und durchwandert der Trophoblast frühzeitig die Tubenwand: Es kommt zur **Tubarruptur** (bzw. Uterusruptur bei kornualem Sitz), wobei meist arterielle Gefäße eröffnet werden. Durch massive Blutungen in die Bauchhöhle entsteht ein Hämatoperitoneum. Aus dem Tubarabort oder der Tubarruptur mit geringer Blutung kann sich eine „chronische“ Eileiterschwangerschaft entwickeln, wenn die Blutung zum Stillstand kommt. Dabei bildet sich ein schalenförmiges Hämatom aus, der Trophoblast geht zugrunde. Unter bindegewebigem Umbau entstehen Adhäsionen zur Umgebung.

1 Diagnostik

Bedingt durch die sehr unterschiedlichen Lokalisationen, die verschiedenen Vitalitätszustände, die vom Tubarabort bis zur intakten Eileiterschwangerschaft reichen können, sowie die diversen Verläufe, die in der spontanen Regression oder der Tubarruptur bestehen können, präsentiert sich die ektope Schwangerschaft sehr vielfältig und wird entweder bei Symptomfreiheit zufällig oder gar nicht entdeckt oder macht durch akute Beschwerden auf sich aufmerksam. Durch die heute gebräuchlichen, hoch empfindlichen Schwangerschaftstests, die im mütterlichen Serum bereits 8 Tage nach der Konzeption die Diagnose einer eingetretenen Schwangerschaft erlauben, kann das Problem entstehen, die

sehr junge Gravidität in einer Entwicklungsphase lokalisieren zu wollen, in der sie schon aufgrund ihrer winzigen Größe außerhalb des Auflösungsvermögens sonografischer Verfahren liegt.
Andererseits ist die frühzeitige Erkennung einer tubaren Schwangerschaft wichtig, da sie durch Blutungskomplikationen lebensbedrohlich werden und durch Zerstörung des Eileiters die sekundäre Sterilität bedeuten kann, zumal meist auch die kontralaterale Tube durch die zugrunde liegende Pathologie, die zur tubaren Gravidität führte, entsprechend geschädigt ist.
Der beobachtete Anstieg der Inzidenz ektoper Schwangerschaften wird auf das vermehrte Vorkommen begünstigender Faktoren, aber auch auf die verfeinerte Diagnostik zurückgeführt, welche Schwangerschaften nachweist, die bisher klinisch unbemerkt resorbiert wurden.

!

Bei > 95 % der ektopen Graviditäten handelt es sich um Eileiterschwangerschaften. Die frühzeitige Diagnose der extrauterinen Schwangerschaft ist wichtig, da diese durch die Gefahr der inneren Blutung (Tubarruptur/Tubarabort) eine Lebensbedrohung für die Schwangere darstellt und bei Zerstörung des Eileiters eine sekundäre Sterilität die Folge sein kann.

1.1 Anamnese

Entsprechend den angeführten pathogenetischen Mechanismen für die Entstehung einer Eileiterschwangerschaft ergeben sich folgende **Risikofaktoren** für eine tubare Gravidität, die sich zum Teil gegenseitig bedingen (RR = relatives Risiko):
- vorausgangene Adnexitis (RR 6–7-mal),
- operative Eingriffe an den Adnexen,
- Zustand nach Sterilisation,
- frühere Eileiterschwangerschaften (RR 10-mal),
- Intrauterinpessar (RR 8–10-mal),
- Minipille,
- Sterilitätstherapie (RR 2–5-mal),
- höheres Alter,
- Rauchen (RR 1,5-mal).

Bei eingetretener Schwangerschaft nach einer Sterilisation durch Tubenkoagulation muss an eine Tubargravidität gedacht werden. Auch ist beim IUP häufiger mit Eileiterschwangerschaften zu rechnen als ohne mechanische Kontrazeption. Der Zusammenhang zum IUP lässt sich teilweise durch die hier gehäuften aszendierenden Infektionen oder eine beeinträchtigte Tubenperistaltik erklären. Weil die Häufigkeit der ektopen Graviditäten auf alle Schwangerschaften bezogen wird, ist zudem eine relative Zunahme denkbar, da das IUP zwar intrauterine, aber keine extrauterinen Schwangerschaften verhindern kann. Auch nach Sterilitätstherapie mit Clomifen- oder HMG-/HCG-Stimulationen sowie mit den Methoden der assistierten Befruchtung (IVF/ET, GIFT) wurden höhere Raten an Tubargraviditäten beobachtet. Sie ist als anamnestischer Risikofaktor schon wegen der hier vorhandenen Tubenschädigungen und hormonellen Dysfunktionen anzusehen. Ein zunehmendes Alter ist ebenfalls mit einem Häufigkeitsanstieg verbunden. Ist bereits eine Eileiterschwangerschaft vorausgegangen, so besteht bei erneut eingetretener Schwangerschaft ein Wiederholungsrisiko von fast 20%, nach zwei Tubargraviditäten steigt diese Wahrscheinlichkeit bereits auf nahezu 70% an.
Bei der Frage einer Extrauterinschwangerschaft muss man die Erhebung der Vorgeschichte, also die genannten Faktoren, berücksichtigen.

1.2 Symptome und klinische Befunde

Wie bei der intrauterinen Gravidität können subjektive Schwangerschaftszeichen wie Brustspannen oder morgendliche Übelkeit bestehen, die jedoch meist weniger stark ausgeprägt sind als bei einer intrauterinen Schwangerschaft und häufig ganz fehlen können.
Die klassische **Symptomentrias** der Extrauteringravidität umfasst:
- sekundäre Amenorrhö,
- irreguläre vaginale Blutung,
- Bauchschmerzen.

Klinisch kann sich die ektope Schwangerschaft durch die **uterine Blutungsanomalie** nach einer vorangegangenen **Amenorrhö** bemerkbar machen, wobei die Blutungsmenge variabel ist und von einer Schmierblutung bis zur Hämorrhagie von Periodenstärke reichen kann. Die Blutung ex utero ist Ausdruck des bestehenden relativen Hormonmangels, der zu einer Abstoßung der Dezidua führt. Der unphysiologisch implantierte Trophoblast produziert nämlich häufig nur unzureichende Mengen an humanem Choriongonadotropin mit der Folge einer Corpus-luteum-Insuffizienz und konsekutivem Progesteronmangel (s. Abschnitt 1.4). Entsprechend dem Vitalitätszustand des Trophoblasten ist die Dauer der Amenorrhö recht unterschiedlich, wenn sie auch meist 6–7 Wochen beträgt. Ein zuvor unregelmäßiger Zyklus oder ungenaue Angaben zur Regelblutung oder eine gegenüber der üblichen Zykluslänge nur unwesentlich verlängerte Amenorrhö können dazu führen, dass eine vaginale Blutung bei bereits bestehender Extrauteringravidität als Menstruation verkannt und das tatsächliche Gestationsalter unterschätzt wird. Durch den Abgang von Deziduagewebe kann zudem ein intrauteriner Abort vorgetäuscht werden.

Die Auftreibung und Dehnung des Eileiters kann **Unterbauchschmerzen** verursachen, die von der Patientin zumeist entsprechend der betroffenen Seite lokalisiert werden können. Innere Blutungen aus der pathologischen Nidationsstelle führen zur schmerzhaften Peritonealreizung. Beim Tubarabort können durch die Sickerblutungen aus dem Fimbrientrichter chronisch-rezidivierende Schmerzzustände resultieren. Dagegen wird bei der plötzlichen Tubarruptur von der Patientin ein starker stechender Schmerz angegeben. Die starke Blutung verursacht heftigste Schmerzen im gesamten Abdomen und – durch Reizung des Zwerchfells (über den N. phrenicus) – im Schulterbereich, und kann zum kombinierten **peritoneal-hämorrhagischen Schock** führen.

Bei der Tastuntersuchung ist der Uterus aufgelockert, jedoch für das Schwangerschaftsalter zu klein, was in der Frühphase bei den variablen Uterusdimensionen aber meist nicht eindeutig ist und erst im fortgeschritteneren Gestationsalter offensichtlich wird. Der Adnexbereich ist entsprechend der betroffenen Seite einseitig betont schmerzhaft. Ob die aufgetriebene Tube als weiche längliche Resistenz tastbar ist, hängt von der Größe und dem Alter der Schwangerschaft und der Bauchdeckendicke ab. Zudem kann eine ausgeprägte Bauchabwehrspannung – bedingt durch die blutungsbedingte Peritonealreizung – die Beurteilung der Adnexregion erschweren bzw. unmöglich machen. Nicht selten ist die aufgetriebene Tube hinter den Uterus geschlagen und kann vom hinteren Scheidengewölbe aus getastet werden. Bei einer tastbaren prall-elastischen Resistenz neben dem Fundus uteri kann es sich auch um das Ovar mit einem zystischen Corpus luteum handeln. Der Douglas-Raum kann sich durch die Hämatozele vorwölben und dolent sein. Der Portioschiebeschmerz kann auslösbar sein. Tabelle 10-1 gibt die Häufigkeitsverteilung von klinischen Symptomen bei Extrauteringravidität wieder.

Tab. 10-1 Klinische Symptome und Befunde bei Extrauteringravidität (UFK Würzburg, 1990–1997, n = 221).

Amenorrhö ohne weitere Symptome	6%
nur irreguläre uterine Blutung	14%
nur Bauchschmerzen	18%
Blutung und Bauchschmerzen	62%
Einlieferung im Schock	< 1%
Druckdolenz im Adnexbereich	71%
palpabler Adnextumor	34%
diffuse Abwehrspannung	23%
Adnextumor im Ultraschall	82%
extrauterine Fruchthöhle im Ultraschall	51%
extrauterine Herzaktion im Ultraschall	11%

Tab. 10-2 Ultraschallzeichen der extrauterinen Schwangerschaft und deren Häufigkeit (Vaginalsonografie).

Uteruskavum	• leeres Endometrium ohne Flüssigkeitsspalt	≈ 80%
	• Flüssigkeitsansammlung (Hämatom) → cave: „Pseudogestationssack"	≈ 20%
Douglas-/ Bauch-Raum	• freie Flüssigkeit: – echoleer/-arm (frisches Blut) – inhomogene Echos (Hämatom mit Koageln)	≈ 70%
Adnexregion	• Raumforderung:	≈ 75%
	– inhomogen-komplex (Hämatozele, Trophoblast)	≈ 25%
	– Ringstruktur (Chorionhöhle)	≈ 50%
	– Chorionhöhle mit Herzaktion*/**	≈ 10%

* Darstellung abhängig vom Schwangerschaftsalter und von der Vitalität der Gravidität!
** Beweisend für eine extrauterine Gravidität!

Immerhin werden auch heute etwa 0,5% der Schwangeren mit Extrauteringravidität durch innere Blutverluste im Schockzustand in die Klinik eingeliefert. In insgesamt 5% ist der Kreislauf präoperativ instabil.

Ungefähr 6% der Extrauteringraviditäten sind klinisch symptomlos und werden bei positivem Schwangerschaftstest durch die Sonografie entdeckt.

!

Bei jeder uterinen Blutungsanomalie, besonders nach sekundärer Amenorrhö, sowie bei abdominalen Schmerzen muss im geschlechtsreifen Alter stets an eine Extrauteringravidität gedacht werden.

1.3 Ultraschalluntersuchung

Die Sonografie ist die Methode der Wahl, um eine Gravidität innerhalb oder außerhalb des Uterus zu lokalisieren und damit auch einen eventuellen ektopen Sitz zu erkennen. Durch die Einführung der transvaginalen Sonografie ist die diagnostische Sicherheit, die allerdings sehr von der Erfahrung des Untersuchers geprägt ist, erhöht worden. Tabelle 10-2 listet die möglichen sonografischen Befunde auf.

In der sonografischen Praxis macht häufig zunächst das Fehlen einer intrauterinen Fruchtanlage auf die Möglichkeit eines extrauterinen Sitzes der Gravidität auf-

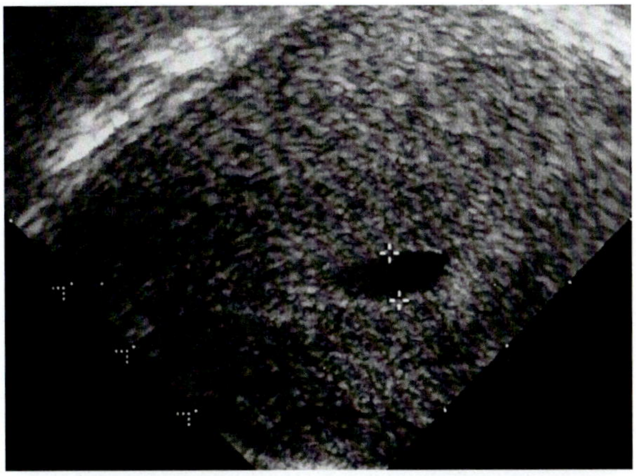

Abb. 10-2 Intrakavitäre Blutansammlung bei einer extrauterinen Gravidität, 5 kpl. SSW p.m. (Vaginalsonografie). Beachte die symmetrische Lage des echoleeren Areals zwischen den beiden Endometriumschichten und den kontinuierlichen Übergang zur echogenen Linie des Zervikalkanals.

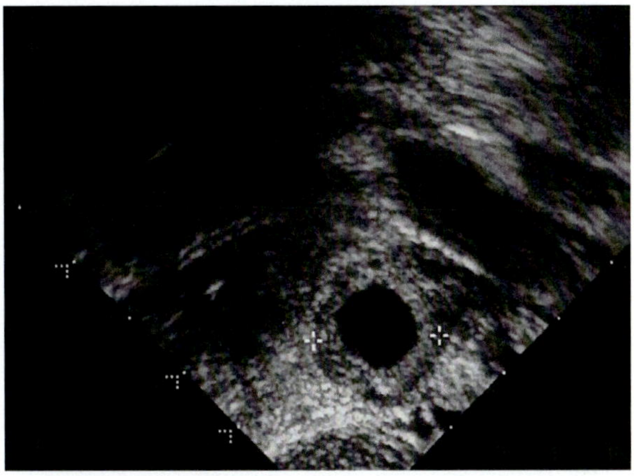

Abb. 10-3 Extrauterine Chorionhöhle mit Trophoblastsaum (-:-), 9 kpl. SSW p.m. (Vaginalsonografie).

merksam. Intrauterine Blutansammlungen können eine Fruchthöhle vortäuschen, wobei die im Kavum gelegenen Blutkoagele durch ihre symmetrische Lage zwischen den Endometriumlagen von der echten, **in** der Dezidua exzentrisch implantierten Chorionhöhle unterschieden werden können (Abb. 10-2). Darüber hinaus lässt sich durch einen mittels 3D-Sonografie generierten Frontalschnitt durch das Uteruskavum zeigen, dass bei der intrauterinen intakten bzw. gestörten Gravidität eine asymmetrische Verbreiterung des Endometriumechos auf der Seite der Implantation vorliegt, während dagegen beim ektopen Sitz die dreizipflige Deziduastruktur sich beidseits gleichförmig darstellt.

In etwa 75% ist eine Raumforderung neben dem Uterus zu finden, wenn in Kenntnis eines positiven HCG-Tests gezielt danach gesucht wird. Die Raumforderung bietet in der Hälfte der Eileiterschwangerschaften die typische ringförmige Struktur einer Chorionhöhle mit einem breiten, hellen Trophoblastecho, wobei in jeder fünften Fruchthöhle embryonale Herzaktionen gefunden werden können (Abb. 10-3). Die Herzaktion, aber auch das typische Bild eines Dottersacks innerhalb der Chorionhöhle beweisen insgesamt in etwa 20% das Vorliegen einer Extrauteringravidität, wenn es auch nur selten möglich ist, den ektopen Sitz eindeutig der Tube oder gar deren einzelnen Abschnitten zuzuordnen und ihn von der (seltenen) abdominalen oder ovariellen Lokalisation abzugrenzen. Bei der kornualen/interstitiellen Gravidität wölbt sich das betroffene Uterushorn vor, wobei die Fruchtanlage außen von einem extrem dünnen Myometriummantel umgeben wird und innen mehr als 1 cm vom Endometriumecho entfernt ist. Bei einer parauterinen „Ringstruktur" sind in der Schwangerschaft die in Tabelle 10-3 aufgeführten Differenzialdiagnosen in Betracht zu ziehen, wobei vor allem der eingeblutete Gelbkörper zu beachten ist, der sonografisch durch seine zystische Struktur und einen dichten Randsaum einer Chorionhöhle sehr ähneln kann, jedoch nicht vom Ovar abgegrenzt werden kann. Auffindung und Abgrenzung einer extrauterinen Chorionhöhle werden bei vorausgegangener Sterilitätstherapie durch die zystisch vergrößerten Ovarien mit vielen Follikeln erschwert. Freie Flüssigkeit im Douglas-Raum als Ausdruck einer intraperitonealen Blutung ist in über 60% der Extrauteringraviditäten darstellbar. Durch Koagelbildung weist sie nicht selten echogene

Tab. 10-3 Differenzialdiagnosen der extrauterinen „Ringstruktur" in der Schwangerschaft und Unterscheidungsmerkmale zur extrauterinen Schwangerschaft.

ektope Chorionhöhle	– vom Ovar zu trennen (außer Ovarialgravidität) – Herzaktion beweisend
Corpus luteum	– durch Einblutung zystisch – durch Koagele trabekuläre Struktur (cave: Verwechslung mit Embryonalstrukturen) – vom Ovar nicht abzugrenzen
zystischer Ovarialtumor (z. B. Kystom)	– häufig mehrkammrig, schmale Wandkontur
Parovarialzyste	– schmale Wandkontur
Hydatide	– schmale Wandkontur
flüssigkeitsgefüllter Darm	– Peristaltik – im hierzu senkrechten 2. Schnittbild längliche Form

Anteile auf. In etwa 10% der Extrauteringraviditäten stellt die retrouterine Flüssigkeit das einzige sonografische Symptom dar, ohne dass ein Adnextumor zu finden ist.

Beachte: Geringe Mengen an echoleerem Sekret im Douglas-Raum kommen als physiologischer Befund bei etwa 20% der intrauterinen Schwangerschaften vor!

In 15% der Extrauteringraviditäten wird vaginalsonografisch bei leerem Uteruskavum ein unauffälliger Ultraschallbefund der parauterinen Regionen (kein Adnextumor, keine freie Flüssigkeit) erhoben. Gründe hierfür können sein:

- geringe Größe der Chorionhöhle,
- Überlagerung durch Darmschlingen,
- hämorrhagisch durchsetzter, teils in Resorption befindlicher Trophoblast ohne ausgebildete Chorionhöhle, dessen Echostruktur sich von der Umgebung nicht abgrenzen lässt.

Hier sollte dann nicht versäumt werden, die **transabdominale Ultraschallmethode** einzusetzen, um eine ektope Gravidität **außerhalb** des kleinen Beckens zu erfassen.

> **!**
> In etwa 50% der Extrauteringraviditäten kann die ektope Chorionhöhle sonografisch nachgewiesen werden. Beweisend für den extrauterinen Sitz der Schwangerschaft ist die Darstellung der embryonalen Herzaktion außerhalb des Uterus.

1.4 Labordiagnostik

Mit den heutigen sensitiven laborchemischen Methoden zum Nachweis des humanen Choriongonadotropins (HCG) ist die Erkennung einer bestehenden Schwangerschaft am frühesten möglich.

Serumkonzentrationen von HCG unterhalb von 5 mIU/ml (1. IRP) können erfasst werden, wobei dieser Wert meist als Grenze für einen positiven „Schwangerschaftstest" festgesetzt wird. Ein negativer Test schließt das Vorliegen einer Schwangerschaft praktisch aus. Die 1. Internationale Referenz-Präparation (1. IRP) wird meist zur Kalibrierung des Tests zur quantitativen HCG-Bestimmung herangezogen (WHO-Standard 1. IRP 75/537).

Zu beachten bleibt, dass auch nichttrophoblastäre Tumoren, die jedoch im gebärfähigen Alter gegenüber dem Vorkommen einer Schwangerschaft selten sind, HCG produzieren können. Mit dem HCG-Test wird also aktives Trophoblastgewebe mit hoher Empfindlichkeit, jedoch unabhängig von seiner Lokalisation erfasst, so dass zur Bestimmung des Nidationsortes der Schwangerschaft die angeführten klinischen und sonografischen Methoden eingesetzt werden müssen.

Eine intakte Schwangerschaft weist 14 Tage p.c. in der Regel mehr als 50 mIU/ml (1. IRP) HCG im Serum oder Urin auf. Während der ersten 8 SSW verdoppelt sich die HCG-Konzentration im Serum normalerweise innerhalb von 2–3 Tagen.

Da die Trophoblastentwicklung im Fall einer Extrauteringravidität aufgrund der unphysiologischen Nidation nicht selten gestört ist, sind die Serumkonzentrationen des von ihm produzierten HCG häufig zu niedrig (Abb. 10-4). So liegen nach eigenen Erfahrungen 95% der Hormonkonzentrationen unterhalb der 50. Perzentile und 70% unterhalb der 5. Perzentile für intakte Schwangerschaften. Aus Abbildung 10-4 wird deutlich, dass die Höhe des HCG-Spiegels von der Vitalität der Schwangerschaft abhängt. Die breite Streuung der gemessenen HCG-Spiegel bei der Extrauteringravidität und das nicht selten unsichere Gestationsalter relativieren allerdings den diagnostischen Wert einer Einzelbestimmung der absoluten HCG-Konzentration. Mit Verlaufskontrollen lässt sich bei nicht adäquat ansteigenden oder gar abfallenden Hormonkonzentrationen zumindest eine intakte Gravidität ausschließen.

> **!**
> Bei einem Ultraschallbefund mit einer nicht darstellbaren Chorionhöhle und einem Serum-HCG-Wert über 1000–1500 mIU/ml ist eine intakte intrauterine Gravidität sehr unwahrscheinlich; diese Befundkonstellation spricht für einen Abort oder eine extrauterine Gravidität.

Als Folge der unzureichenden Produktion des luteotropen Gonadotropins liegen häufig auch die Progesteronkonzentrationen im Serum unterhalb der Norm. Nach eigenen Untersuchungen weisen über 90% der Extrauteringraviditäten Progesteronkonzentrationen unterhalb der 50. Perzentile (< 22 ng/ml) und fast 80% unterhalb der 5. Perzentile (< 13 ng/ml) des Normalkollektivs auf. Die Unterscheidung von einem Abort ist nicht möglich.

Beachte: Da die Angaben über Hormonkonzentrationen erheblich von der eingesetzten Bestimmungsmethode abhängen, sollte jedes Labor über **eigene** Normdaten verfügen!

Bei der akuten Blutung sind die Hämoglobinkonzentration und der Hämatokrit zunächst nicht erniedrigt, so dass ein Normalbefund hier nicht gegen eine intraabdominale Blutung spricht. Die Leukozytenzahl kann auf die Blutung hin reaktiv auf über 20 000/µl ansteigen. Eine Leukozytose ist daher zur differenzialdiagnostischen Abgrenzung einer Entzündung nicht geeignet.

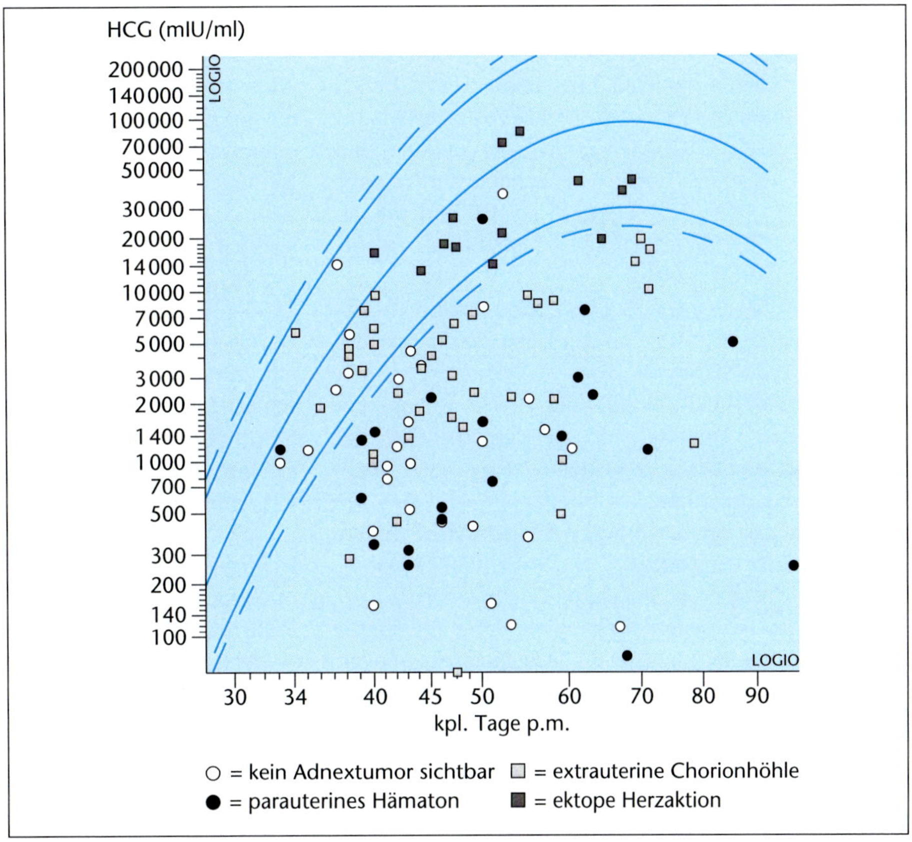

Abb. 10-4 HCG-Konzentrationen (mlU/ml, 1. IRP) im Serum bei Extrauteringravidität (n = 101) im Vergleich zum HCG-Verlauf bei normalen Einlingsschwangerschaften (Median mit 90%- und 95%-Intervall) unter Berücksichtigung des vaginalsonografischen Befunds.
(1. IRP = 1. Internationale Referenz-Präparation)

1.5 Invasive Verfahren

Die früher häufig durchgeführte **Douglas-Punktion,** die beim Nachweis von nicht gerinnendem Blut – eventuell vermischt mit alten Koagelen – die Indikation zur Operation darstellte, hat heute durch den sensiblen HCG-Nachweis und die zuverlässige Ultraschallmethode ihren Stellenwert verloren, so dass darauf verzichtet werden kann. Die Douglas-Punktion gestattet nur den Nachweis des Hämatoperitoneums ohne Differenzierung der Blutungsquelle, wobei die Rate an falsch negativen Befunden mit der zunehmenden Frühdiagnostik ansteigt.

Ist nach klinischen, laborchemischen und sonografischen Befunden eine intakte intrauterine Schwangerschaft ausgeschlossen, kann die **Kürettage** des Uterus zur Unterscheidung des Aborts von der extrauterinen Schwangerschaft beitragen. Beim Nachweis von Chorionzotten ist der intrauterine Sitz gesichert, und der Eingriff stellt gleichzeitig die adäquate Therapie dar, wenn man von der seltenen simultanen extrauterinen Gravidität absieht. Da die Kürettage heute in der Regel ambulant durchgeführt wird, muss organisatorisch sichergestellt werden, dass die Patientin unverzüglich benachrichtigt werden kann, wenn bei der histologischen Untersuchung des Abradats keine Chorionzotten nachzuweisen sind oder ein Arias-Stella-Phänomen des Endometriums vorliegt als Hinweis auf eine ektope Gravidität (DD: kompletter Abort).

Bei unklaren, persistierenden Unterbauchbeschwerden, bei denen eine Extrauteringravidität mit anderen Methoden nicht ausgeschlossen werden kann, oder bei widersprüchlichen Ergebnissen lässt sich mit der **diagnostischen Laparoskopie,** die zudem den Vorteil hat, dass bei einer bestehenden Extrauteringravidität unmittelbar zur Therapie übergegangen werden kann, die Situation häufig klären. Bei einem sehr frühen Gestationsalter und fehlender intraabdominaler Blutung kann die Schwangerschaft allerdings noch so klein sein, dass sie, v. a. bei einem Sitz in dem weiten Tubentrichter, der laparoskopischen Inspektion entgeht. Die Rate falsch negativer Befunde beträgt 1–4%.

1.6 Diagnostisches Vorgehen

Zur Abklärung bzw. zum Ausschluss einer Extrauteringravidität werden die einzelnen diagnostischen Maßnahmen in Abhängigkeit von der jeweiligen klinischen Situation kombiniert. Dabei muss zunächst zwischen der stabilen und instabilen Kreislaufsituation unterschieden werden:

Bei **Kreislaufstabilität** kann nach folgendem Schema vorgegangen werden, wenn die jeweils vorangegangenen Befunde nicht eindeutig sind (Abb. 10-5). Es sei jedoch betont, dass der skizzierte diagnostische Ablauf keineswegs allen Situationen gerecht werden kann und damit nicht als starres Schema verstanden werden darf. Das Vorgehen sollte sich stets nach den Besonderheiten der aktuellen Situation ausrichten und muss dementsprechend modifiziert werden.

Beachte: Wenn auch das Ziel besteht, die ektope Lokalisation möglichst früh zu erkennen, so darf dieses Bemühen nicht dazu führen, invasive Verfahren voreilig einzusetzen. Beispiele hierfür wären die Kürettage bei einer intakten Gravidität oder die Laparoskopie bei einem Abort oder bei einer zu kleinen und deshalb übersehenen Tubargravidität.

Ergibt sich aus der Anamnese (Amenorrhö, Schmerzen, Risikofaktoren) oder der klinischen Untersuchung (Blutung, schmerzhafte Palpation, Raumforderung) bei weitgehender Beschwerdefreiheit die Möglichkeit für eine ektope Schwangerschaft, bestehen die ersten Maßnahmen in einer **Ultraschalluntersuchung,** die bei vaginalem Vorgehen unmittelbar im Anschluss an die Palpation vorgenommen werden kann, und – falls sich eine Gravidität nicht eindeutig darstellen lässt – in einem empfindlichen, d.h. auf mindestens 50 mIU/ml eingestellten **HCG-Schnelltest** aus Urin oder Serum. Bei einem positiven Test, aber unsicherem Ultraschallbefund (leeres Kavum, unspezifischer Adnexbefund) schließt sich die **quantitative HCG-Bestimmung** im Serum an. Dabei ist bei HCG-Konzentrationen über 1500 mIU/ml eine intakte intrauterine Schwangerschaft auszuschließen. Bei Werten zwischen 1000 und 1500 mIU/ml kann es sich auch um eine frühe Mehrlingsschwangerschaft handeln, mit der insbesondere nach Sterilitätstherapie zu rechnen ist. Es sei nochmals darauf hingewiesen, dass die Grenzwerte in Abhängigkeit von der eigenen Erfahrung variieren.

- Findet sich ein HCG-Spiegel, der im Zusammenhang mit einem negativen Ultraschallbefund eine intakte Intrauteringravidität ausschließt, und legt die Anamnese (regelstarke vaginale Blutung, palpatorisch und sonografisch negativer Adnexbefund) einen abgelaufenen Abort nahe,

Methode	Befund weiter klärungsbedürftig → nächster diagnostischer Schritt	Befund und	→ Konsequenz
1. Ultraschall:	Adnextumor* ∅	Adnextumor* ⊕	→ weiter bei 7., wenn V.a. EUG
2. qualitativer HCG-Test:	positiv	negativ	→ Gravidität ausgeschlossen
3. quantitativer HCG-Test:	<1000–1500 mIU/ml**	>1000–1500 mIU/ml**	→ DD: EUG/ Abort: weiter bei 5.
4. Ultraschallkontrollen:	Adnextumor* ∅	Adnextumor* ⊕	→ weiter bei 7., wenn V.a. EUG
+ HCG-Kontrollen:	+ HCG-Anstieg; wenn >1000–1500 mIU/ml**	+ HCG-Abfall	→ DD: EUG/Abort: weiter bei 6. oder exspektativ
5. vaginale Blutung:	≥ regelstark	fehlt/schwach	→ Verdacht auf EUG: weiter bei 7.
6. Kürettage: (+ HCG-Kontrolle)	Chorionzotten ∅ + HCG-Persistenz	Chorionzotten ⊕	→ Abort
7. Laparoskopie:	Diagnose EUG gesichert	unauffällig	→ DD: Abort/frühe EUG: weiter bei 4. oder 6. (intraop.)

* Chorionhöhle/Hämatom; ** Grenzwert abhängig vom Labor

Abb. 10-5 Diagnostische Strategie bei der Frage „Extrauteringravidität"; die Patientin ist weitgehend beschwerdefrei.

ist eine **instrumentelle Ausräumung** des Uterus angezeigt, die beim histologischen Nachweis von Chorionzotten auch die definitive Therapie darstellt.

▶ Ist dagegen keine vaginale Blutung oder allenfalls eine Schmierblutung vorausgegangen, so ist bei entsprechend hohen HCG-Titern eine Extrauteringravidität sehr wahrscheinlich und die **Laparoskopie** indiziert, die dann auch die Entfernung der ektopen Gravidität ermöglichen kann.

Bei niedrigeren HCG-Konzentrationen und unauffälligem Adnexbefund kann die Kombination von kurzfristigen, d. h. 1–2-tägigen Ultraschall- und HCG-Kontrollen weiteren Aufschluss geben: Bei einem Hormonabfall ist eine intakte Schwangerschaft ausgeschlossen, bei einem Hormonanstieg richtet sich die Interpretation bei sonografisch nicht sichtbarer Chorionhöhle wiederum nach der Hormonkonzentration und klinischen Kriterien (Palpationsbefund, Blutungsstärke). Hat die histologische Untersuchung des Abradats kein Zottenmaterial ergeben und persistiert der HCG-Spiegel im Serum, wird die Laparoskopie zur Diagnostik eingesetzt.

▶ Bestehen dagegen Zeichen der **akuten intraabdominalen Blutung** oder des **hämorrhagischen Schocks,** muss sofort über einen venösen Zugang mit Plasmaexpandern Flüssigkeitsvolumen zugeführt werden, und es müssen Blutkonserven bereitgestellt werden. Der positive HCG-Schnelltest und die orientierende Ultraschalluntersuchung mit Darstellung des intraabdominalen Hämatoms weisen auf das Vorliegen einer ektopen Schwangerschaft hin und führen zur Indikation für den unverzüglichen **operativen Eingriff** mit dem Ziel, die Blutungsquelle zu stillen.

2 Therapie

Durch die verbesserten diagnostischen Methoden mit der Folge, dass heute der ektope Sitz frühzeitiger und damit seltener erst in der akuten Notfallsituation erkannt wird, hat sich das Spektrum der Therapien der Extrauteringravidität mit dem Ziel einer differenzierten, fallorientierten Behandlung erweitert. Es kann dabei zwischen exspektativem, medikamentös-resorptivem und chirurgischem Vorgehen unterschieden werden. Der Wandel in der Therapie betrifft auch die operativen Verfahren, bei denen sich der Zugangsweg von der Laparotomie zur Laparoskopie und die Art des Eingriffs von der Organresektion zur Organerhaltung in zunehmendem Maße änderten. Doch werden immerhin noch etwa 20% der Extrauteringraviditäten notfallmäßig im Bereitschaftsdienst behandlungsbedürftig. Der relativ hohe Anteil an akuten Situationen wird auch daraus ersichtlich, dass 25% der Tubargraviditäten im 8-Jahres-Beobachtungsintervall 1990–1997 (UFK Würzburg) zum Zeitpunkt der Operation bereits rupturiert waren. Nach der Diagnose eines ektopen Sitzes sollte daher die Behandlung nicht aufgeschoben, sondern umgehend die Therapie eingeleitet werden.

Nur selten wird man sich für ein **exspektatives Vorgehen** entschließen und die spontane Regression abwarten. Neben dem Wunsch der Patientin sind als wichtige Mindestvoraussetzungen zu nennen:

- beschwerdefreie Patientin,
- im Verlauf abfallende HCG-Spiegel,
- HCG-Konzentrationen im Serum < 1000 mIU/ml (1. IRP),
- unauffälliger Ultraschallbefund oder sonografisch komplexer Adnextumor ≤ 2 cm (keine Chorionhöhle).

Die Überwachung der Patientin darf dabei nicht unterschätzt werden, da weder der HCG-Abfall noch eine bestimmte Obergrenze der Hormonkonzentration das Auftreten einer Ruptur sicher ausschließt. Intervalle von mehr als 6 Wochen können erforderlich sein, bis der HCG-Wert unter die Nachweisgrenze fällt. Wird die Schwangerschaft spontan resorbiert, bleibt unter diesen Bedingungen die Differenzialdiagnose Extrauteringravidität versus Frühabort in der Regel ungeklärt. Eine vorausgegangene uterine Kürettage macht das Vorliegen einer Extrauteringravidität dann wahrscheinlich, wenn nach fehlender oder nur schwacher uteriner Blutung Chorionzottengewebe histologisch nicht nachzuweisen war.

Die vielfältigen Therapiemöglichkeiten müssen so weit wie möglich mit der Patientin besprochen werden, um deren Wünsche berücksichtigen zu können. Neben den verschiedenen medikamentösen und operativen Verfahren muss auch geklärt werden, inwieweit die Patientin ein organerhaltendes Vorgehen und die Erhaltung der Fertilität unter Berücksichtigung des Wiederholungsrisikos und auch der Chancen einer In-vitro-Fertilisation wünscht. Dabei muss jedoch ein ausreichender Entscheidungsspielraum für den Arzt verbleiben, um von der angestrebten Behandlungsform abweichen zu können, wenn es für eine erfolgreiche Therapie erforderlich werden sollte.

Das Ausmaß des Aufklärungsgesprächs wird zudem von der Dringlichkeit des Eingriffs wesentlich mit bestimmt: Während es bei der symptomlosen Extrauteringravidität ausführlich sein kann und alle Optionen der Behandlung unter Einbeziehung ihrer Risiken enthalten sollte, besteht beim lebensbedrohlichen Schock unverzüglicher Handlungsbedarf. Hier steht dann die Blutstillung an erster Stelle, wobei der Eingriff nicht unnötig ausgedehnt und – falls möglich – die Fertilität prinzipiell erhalten werden sollte.

> **!**
> Unabhängig von der Art der Therapie der Extrauteringravidität muss bei jeder rh-negativen Patientin zur Vermeidung der Rhesussensibilisierung prophylaktisch Anti-D-Immunglobulin verabreicht werden.

2.1 Chirurgische Therapie

Die mechanische Entfernung des extrauterin implantierten Schwangerschaftsprodukts lässt sich in weit über 90% über den laparoskopischen Zugang erreichen, so dass die **Laparoskopie** heute nicht nur zur Bestätigung der präoperativen Verdachtsdiagnose dient, sondern anstelle der früher üblichen Laparotomie auch die Therapie mit feinerem Instrumentarium ermöglicht (Abb. 10-6). Hierzu hat die Entwicklung der Videolaparoskopie wesentlich beigetragen. Bei einem instabilen Kreislauf oder ausgedehnten Verwachsungen kann gelegentlich die primäre oder sekundäre Laparotomie vorteilhafter sein, wobei hier die individuelle Erfahrung des Operateurs eine maßgebliche Rolle spielt. Auch aufgrund der Möglichkeit intraoperativer Komplikationen, wie Gefäß- oder Darmverletzungen, muss man stets für eine Laparotomie vorbereitet sein, wenn sie sich nicht über den zunächst angestrebten laparoskopischen Weg versorgen lassen. So können intraoperative Blutungskomplikationen in bis zu 3% den Übergang auf die sekundäre Laparotomie erforderlich machen. Zweiteingriffe durch Nachblutungen (selten: Bridenileus, Infektion, Hernie) kommen in etwa 1% vor.

Bei der Operation werden heute in über 50% konservative Verfahren eingesetzt (Tab. 10-4). Die Erhaltung der Tube ist grundsätzlich bei Frauen mit noch nicht abgeschlossener Familienplanung anzustreben. Dies gilt nicht nur für Patientinnen mit bereits einseitiger Salpingektomie oder einer kontralateral verschlossenen Tube. Denn selbst der makroskopisch unauffällige kontralaterale Eileiter ist in weniger als 50% auch funktionell intakt, was durch die prädisponierenden Faktoren erklärt ist, die sich in der Regel beidseits auswirken (z. B. Salpingitis). So ist die Rezidivrate nach Salpingektomie nicht niedriger als nach Erhaltung der betroffenen Tube, andererseits die Rate an ausgetragenen intrauterinen Schwangerschaften bei konservativem Vorgehen höher.

> **!**
> Das Wiederholungsrisiko für die Tubargravidität hängt mehr von der zugrunde liegenden Pathologie als von der Operationsart (Laparoskopie vs. Laparotomie, Salpingotomie vs. Salpingektomie) ab.

Unter den chirurgisch-konservativen Verfahren wird die Entfernung der Gravidität durch Exprimierung des Trophoblasten aus der Ampulle wegen der erhöhten Rezi-

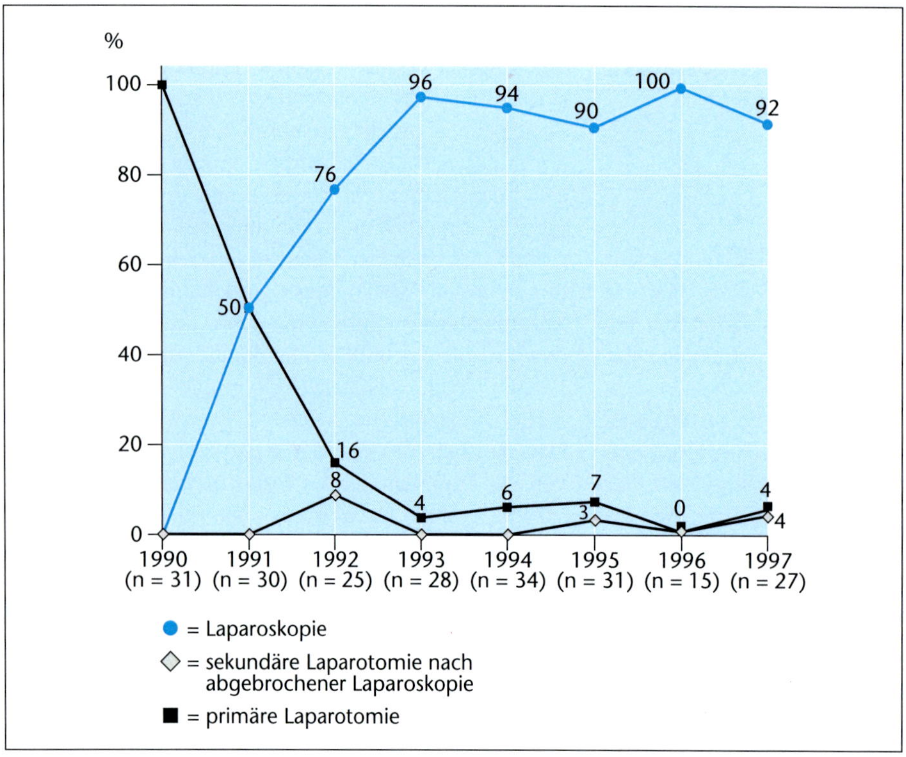

Abb. 10-6 Operationszugang nach Einführung der Videolaparoskopie Juni 1991 (UFK Würzburg 1990–1997; bei n = 221 Extrauteringraviditäten).

Tab. 10-4 Operationsverfahren bei extrauteriner Gravidität (UFK Würzburg 1990–1997, n = 221).

diagnostisch*	< 1%	
Expression	10%	56%
Salpingotomie/Ovarinzision	46%	
Tubenteilresektion	16%	44%
Salpingektomie	28%	

* Lokalisation der Extrauteringravidität laparoskopisch nicht auffindbar

Tab. 10-5 Indikationen zur Tuben(teil)resektion bei extrauteriner Gravidität (UFK Würzburg 1990–1997, n = 96).

Wunsch der Patientin	24%
Rezidiv	17%
ausgedehnte Tubarruptur	39%
Organerhaltung sinnlos/unmöglich*	20%

* Ungünstiger Implantationsort, irreversibel zerstörte oder funktionslose Tube

divgefahr nicht mehr empfohlen, da hier trotz des stumpfen Vorgehens die Schleimhaut aufgrund der Penetration der Tubenwand durch den Trophoblasten meist traumatisiert wird.

Bevorzugt wird die lineare antimesosalpingeale Inzision der Tube über der Implantationsstelle, es sei denn, es handelt sich um einen nahezu kompletten Tubarabort, der sich mühelos aus dem Fimbrienende entfernen lässt. Bei der **Salpingotomie** wird die Wunde im Anschluss an die Entfernung des Schwangerschaftsprodukts in der Regel offen gelassen und nicht mehr durch Naht versorgt, da sie ohne Unterschied verheilt. Eine Ausnahme bilden stark klaffende Wundränder, die durch allschichtige Einzelknopfnähte adaptiert werden. Die Therapieergebnisse (Tubenverschluss, Rezidiv, Schwangerschaftsrate) der beiden Verfahren unterscheiden sich nicht (s. Abschnitt 3).

Da bei einem isthmischen Sitz der Schwangerschaft Blutungen schwerer zu beherrschen sind und aufgrund des engen Tubenlumens narbige Tubenverschlüsse anschließend häufiger auftreten sollen, wird hier meist die Segmentresektion mit der Option einer sekundären (zweizeitigen) Reanastomosierung bevorzugt, wobei aber auch nach Salpingotomie gute Ergebnisse beschrieben wurden. Die **partielle Salpingektomie,** die funktionell zunächst einer Tubenresektion gleichkommt, nimmt somit eine Mittelstellung zwischen den konservativen und ablativen Operationsmethoden ein.

Die **Salpingektomie** ist dann indiziert, wenn der Eileiter durch eine ausgedehnte Ruptur oder vorausgegangene Erkrankung irreversibel zerstört ist (Tab. 10-5). Auch bei dem Wunsch nach definitiver Kontrazeption, der misslungenen Sterilisation durch Tubenkoagulation oder beim Auftreten eines Rezidivs ist die Resektion der Tube die Methode der Wahl.

Eine rupturierte, interstitielle Gravidität kann bei einer nicht zu beherrschenden Blutung eine Hysterektomie erforderlich machen.

Voraussetzungen für ein **organerhaltendes Vorgehen** sind demnach in der Regel:
- nicht abgeschlossene Familienplanung,
- Lokalisation im isthmoampullären Segment,
- geringer Tubenschaden mit weitgehend intaktem Fimbrientrichter,
- keine Tubarruptur oder nur kleine Tubenusur,
- Resttubenlänge ≥ 6 cm.

Mit Ausnahme der Lösung dünner Adhäsionen wird von gleichzeitigen rekonstruktiven Eingriffen an der kontralateralen Tube oder von Tubendurchgängigkeitsprüfungen wegen des Risikos von Verwachsungen, Traumatisierung der Tubenmukosa und transuteriner Einschleppung von infektiösem Material bei der operativen Behandlung der Extrauteringravidität abgeraten.

2.2 Medikamentöse Therapie

Die medikamentöse Therapie hat das Ziel, eine Devitalisierung der Schwangerschaft, die dann sekundär vom Organismus resorbiert wird, zu erreichen. Dabei kann man zwischen einer **systemischen** Verabreichung (i. v., i.m., oral) und einer **lokalen** Instillation von Substanzen in die Gravidität unterscheiden. Die lokale Injektion geschieht dabei unter laparoskopischer oder sonografischer Kontrolle, was voraussetzt, dass die ektope Gravidität mit diesen Methoden dargestellt werden kann. Am verbreitetsten sind die in Tabelle 10-6 aufgeführten Medikamente und Dosierungen. Andere, seltener und mehr oder weniger erfolgreich angewendete Substanzen sind: KCl, hypertones NaCl, Trichosanthin, Danazol, Actinomycin D und Mifeprostin (Mifegyne®).

Während der Folsäureantagonist Methotrexat aufgrund seiner antiproliferativen Aktivität den Untergang der Schwangerschaft verursacht, lösen Prostaglandine Muskelkontraktionen der Tube und eine Vasokonstriktion aus (was zum Absterben des Trophoblasten infolge der intratubaren Druckerhöhung und Hypoxie führt)

Tab. 10-6 Schema zur medikamentösen Therapie der Extrauteringravidität.

Medikament	Applikationsform	Dosierung
Methotrexat (MTX)	i.v. oder i.m.	50 mg MTX
	i.m.	50 mg/m² Körperoberfläche MTX
	lokal	10–50 mg MTX oder 1 mg/kg KG MTX*
Prostaglandin $F_{2\alpha}$	lokal	5–10 mg Prostaglandin $F_{2\alpha}$*,**
hyperosmolare Glucose	lokal	5–20 ml 50%ige Glucose-Lösung

* Wiederholung frühestens nach 5–8 Tagen;
** Die anschließende Gabe von Prostaglandin E_2 (2-mal tägl. 500 µg Sulproston i.m. über 3 Tage) ergab keine Verbesserung der Ergebnisse nach alleiniger Prostaglandin-$F_{2\alpha}$-Gabe, jedoch mehr systemische Nebenwirkungen

und bewirken zudem eine Luteolyse. Eine lokale Druckerhöhung und osmotische Dehydratation sind möglicherweise die Wirkmechanismen der hyperosmolaren Glukoselösung. In der Regel wird vor der Medikamenteninjektion der Inhalt der Chorionhöhle aspiriert.

Für die **medikamentöse Therapieform** gelten die folgenden Voraussetzungen, wobei sich die erlaubten HCG-Konzentrationen in den einzelnen Studien mit 1500–25 000 mIU/ml erheblich unterscheiden, was teilweise auf die verschiedenen Referenzstandards der HCG-Immunoassays zurückzuführen ist:

- beschwerdefreie Patientin,
- keine Tubarruptur,
- HCG-Konzentrationen im Serum < 2500 mIU/ml (1. IRP),
- konstante oder nur langsam ansteigende HCG-Spiegel,
- Adnextumor ≤ 4 cm,
- keine embryonale Herzaktion,
- Kinderwunsch.

Gegenüber dem rein exspektativen Vorgehen kann die medikamentöse Therapie auch bei gleich bleibenden oder ansteigenden HCG-Spiegeln eingesetzt werden. Eine Kontraindikation ist der sonografische Nachweis der embryonalen Herzaktion, da hier die Versagerquote beträchtlich ist. Auch scheidet sie beim Verdacht auf intraabdominale Blutung oder Ruptur aus und ist bei Schmerzen von geringem Wert.

Eine Sonderstellung nimmt die kornuale/interstitielle Gravidität ein. Da bei dieser die primär operative Therapie mit schweren Blutungskomplikationen belastet ist und unweigerlich zum Tubenverschluss führt, ist hier die medikamentöse Therapie als Methode der Wahl zu empfehlen. Echoarme Residuen der kornualen Raumforderung können noch ein Jahr danach, auch bei normalen Menstruationszyklen, dargestellt werden.

Beachte: Die HCG-Konzentration kann in der ersten Woche nach der Medikamentengabe zunächst ansteigen, und häufig treten 3–4 Tage nach Therapiebeginn vorübergehende Bauchschmerzen auf, ohne dass dies ein Versagen der Therapie bedeuten muss.

Der Vorteil der medikamentösen Therapie besteht in der Umgehung des operativen Eingriffs und der Vermeidung von chirurgisch gesetzten Narben. Ob der anschließende Tubenschaden geringer und die Tubendurchgängigkeit besser und damit die Fertilitätschancen höher sind, ist gegenwärtig nicht entschieden. Bei der laparoskopisch gestützten Punktion wird der Vorteil der medikamentösen Therapie, der in der Umgehung eines invasiven Eingriffs in Narkose besteht, aufgehoben und mit einem längeren intensiven Überwachungsintervall erkauft, während die chirurgische Intervention ohne wesentliche Risikoerhöhung die gezielte Entfernung der Schwangerschaft erlaubt. Es liegen Mitteilungen über Tubarrupturen trotz niedriger und abfallender HCG-Werte vor. Wenn zur endgültigen Diagnose der Extrauteringravidität die Laparoskopie benötigt wird, empfehlen wir daher auch die endoskopisch-chirurgische Therapie.

!

Gegenüber chirurgischen Verfahren steht der Erfolg des medikamentösen oder exspektativen Vorgehens über einen langen Zeitraum nicht fest und ist mit größeren Unsicherheiten verbunden, so dass eine entsprechende Motivation der Patientin und die klinische und laborchemische Überwachung bis zur Nachweisgrenze des HCG obligate Voraussetzungen darstellen.

Bei den Prostaglandinen kann es zu **Nebenwirkungen** wie gastrointestinalen Beschwerden (Krämpfe, Erbrechen), Blutdruckanstieg, Herzrhythmusstörungen und Lungenödem kommen. Dies betrifft auch die lokale Applikationsform, wenn die Substanz schnell resorbiert oder versehentlich ein Gefäß punktiert wird. Bei Methotrexat besteht der Nachteil, dass es sich um ein Zytostatikum mit potentiell zytotoxischen Effekten auch auf die Gonaden handelt. Bekannte dosisabhängige Nebenwirkungen sind unter anderem Leukopenie, Übelkeit, Diarrhö, ulzerative Stomatitis, Lebertoxizität, Dermatitis und Pleuritis. Die Gefahr von entsprechenden karzinogenen Langzeitnebenwirkungen und teratogenen Auswirkungen auf kommende Schwangerschaften wird derzeit uneinheitlich beurteilt.

3 Prognose

Die Erfolge der Therapie einer extrauterinen Gravidität können einerseits anhand ihrer Effektivität, d.h. Eliminierung der Schwangerschaft bzw. der Rate an Trophoblastpersistenzen („Therapieversager"), beurteilt werden und andererseits anhand langfristiger Ergebnisse, wie der Durchgängigkeit der Tube und den Fertilitätsraten mit der Häufigkeit intra- und extrauteriner Schwangerschaften gemessen werden.

3.1 Heilungsrate – „Therapieversager"

Unter sorgfältiger Selektion kann bei über 60% der beschwerdefreien Patientinnen mit niedrigen und abfallenden HCG-Spiegeln mit einer spontanen Heilung der extrauterinen Gravidität gerechnet werden.
Die Erfolgsrate der medikamentösen Behandlung liegt in Abhängigkeit von den Ausschlusskriterien bei 80–90%, d.h., in etwa 15% muss sekundär operiert werden.
Auch bei der chirurgischen Behandlung, insbesondere wenn organerhaltend vorgegangen wird, können Trophoblastreste mit dem Risiko sekundärer Komplikationen wie Ruptur und abdominaler Blutung verbleiben.
Da Trophoblastpersistenzen zunächst klinisch asymptomatisch verlaufen und häufig erst durch akute Blutungskomplikationen offensichtlich werden, empfehlen sich posttherapeutische HCG-Kontrollen, die durch einen verzögerten Abfall oder Wiederanstieg der Hormonkonzentration verbliebenes aktives Trophoblastgewebe anzeigen. Dabei kann das in Abbildung 10-7 gezeigte Schema verwendet werden.

▶ Liegen HCG-Messungen am Operationstag sowie am 2. postoperativen Tag vor und wird durch die beiden Hormonwerte eine Linie gezogen, so ist eine Trophoblastpersistenz dann anzunehmen, wenn die Laborbestimmung am 7. postoperativen Tag einen HCG-Spiegel ergibt, der über dem aus der Gerade für den 4. postoperativen Tag ermittelten Wert liegt.

Bei persistierenden oder gar ansteigenden HCG-Konzentrationen stellt sich aufgrund der drohenden Gefahren die Frage nach einer erneuten Behandlung, wobei wiederum zwischen dem exspektativen, medikamentösen und operativen Vorgehen zu entscheiden ist. Grundsätzlich können die gleichen Kriterien wie zur Primärtherapie herangezogen werden (s. Abschnitt 2). Operative oder medikamentöse Zweitbehandlungen aufgrund persistierender HCG-Aktivität werden durchschnittlich in 5% nach organerhaltender Operation erforderlich. Wird Methotrexat zur Zweitbehandlung eingesetzt, so eignet sich:
- die **orale** Gabe von 0,4 mg/kg KG über 5 Tage oder
- die einmalige **intravenöse** Injektion von 50 mg oder
- die einmalige **intramuskuläre** Applikation von 50 mg/m^2 Körperoberfläche.

3.2 Fertilität – Rezidiv

Nachuntersuchungen mittels Hysterosalpingografie und Kontrolllaparoskopie ergeben nach konservativen Operationen in 70–80% durchgängige Tuben – unabhängig davon, ob der Zugang per Laparotomie oder Laparoskopie erfolgte. Allerdings sind Verwachsungen auf der operierten Seite häufiger nach Laparotomie als nach Laparoskopie zu verzeichnen. Nach medikamentösen Therapien beträgt der berichtete Anteil offener Tuben 80–90%.
Die Chance für eine nachfolgende intrauterine Gravidität sowie das Rezidivrisiko hängen zum einen von den Folgen der ektopen Implantation selbst und der therapeutischen Intervention, zum anderen aber in entscheidendem Maße von dem vorbestehenden Tubenschaden ab. Insgesamt wird nach tubenerhaltenden Verfahren eine Rate an intrauterinen Schwangerschaften von 50–60% gegenüber 30–50% nach Salpingektomie bei einer gleich bleibenden Rezidivhäufigkeit von etwa 10–20% angegeben, d.h., auf etwa fünf intrauterine Schwangerschaften kommt eine extrauterine Gravidität. Der Langzeiterfolg tubenerhaltender Verfahren kann eindeutig nur bei Frauen mit nur einer funktionstüchtigen Tube beurteilt werden: Die Angaben reichen hier für eine intrauterine Gravidität von 20–50%, für das extrauterine Rezidiv von 20–30% und für die Sterilität von 30–60%. Die Zahlen gelten sowohl für die endoskopische Operation wie für die Laparotomie unter mikrochirurgischen Bedingungen. Unter Berücksichtigung von anamnestischen Risikofaktoren wie Verwachsungen, vorausgegangenen Adnexitiden, Tubenchirurgie oder Extrauteringravidität usw. (s. Abschnitt 1.1) werden sie jedoch modifiziert (Tab. 10-7).

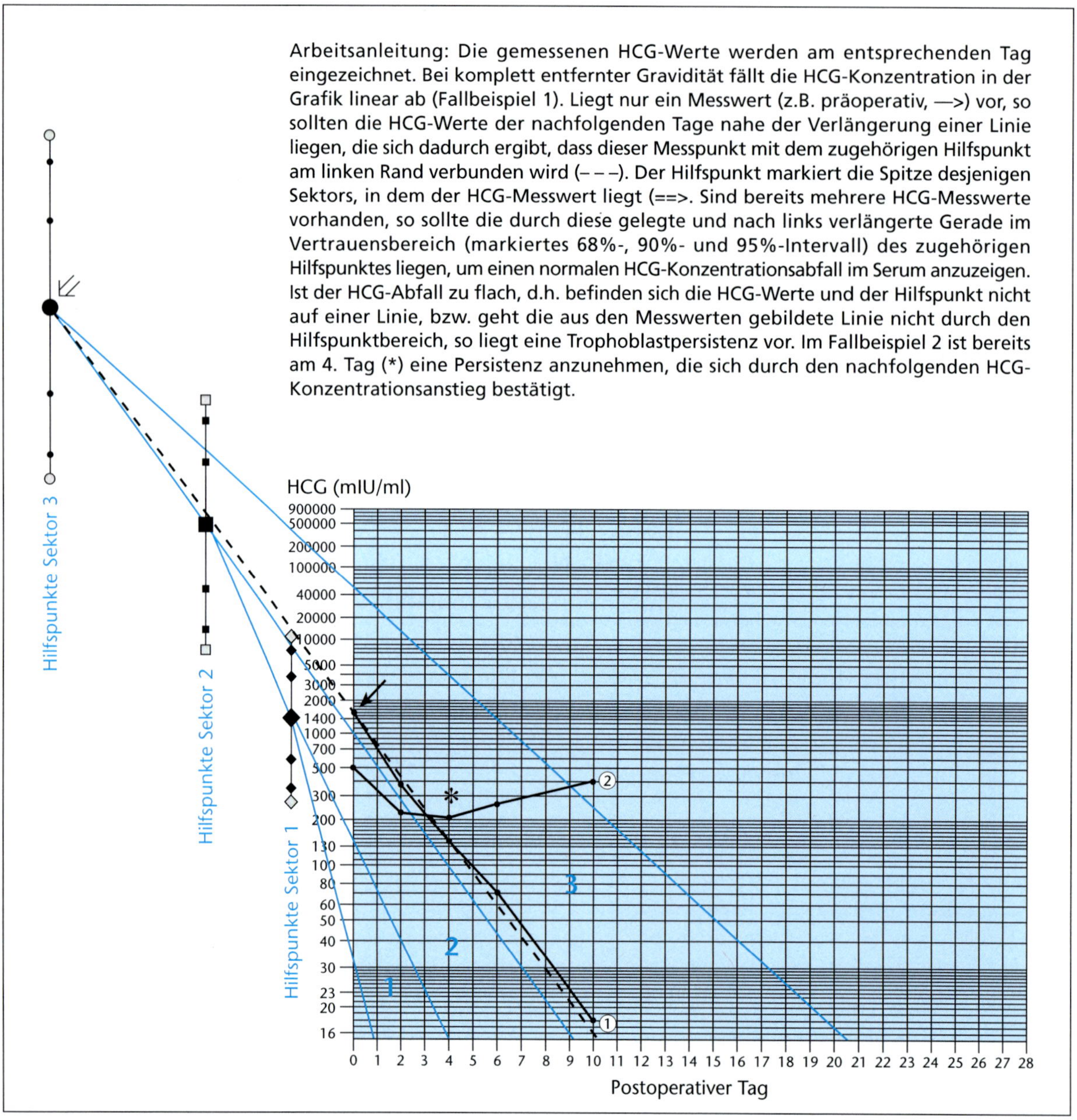

Abb. 10-7 Normogramm zur Überwachung des HCG-Verlaufs nach operierter Extrauteringravidität mit zwei beobachteten Fallbeispielen: ① normaler HCG-Konzentrationsabfall, ② Trophoblastpersistenz (nach Rempen und Haubitz, 1996).

Tab. 10-7 Fertilität nach operativen Eingriffen wegen Extrauteringravidität (nach Literaturangaben).

	Salpingektomie	Tubenerhaltung	Nur eine funktionstüchtige Tube	Anamnestische Risiken	Keine anamnestischen Risiken
Intrauteringravidität	30–50%	50–60%	20–50%	30–40%	90%
Extrauteringravidität	10–20%	10–20%	20–30%	20–30%	5%
Sterilität	20–60%	20–40%	30–60%	30–60%	5%

Die Schwangerschaftsraten nach systemischer Methotrexattherapie liegen bei 60–80% an intrauterinen und etwa 10% an extrauterinen Graviditäten. Die intratubare Applikation von Methotrexat scheint vergleichbare Resultate zu ergeben.
Nach bisherigen Erfahrungen haben Frauen, die wegen einer ektopen Trophoblastpersistenz nach Salpingotomie erneut chirurgisch oder mit Methotrexat behandelt werden mussten, mit etwa 60% keine geringere intrauterine Schwangerschaftsrate als Frauen mit primär erfolgreicher konservativer Therapie.

4 Psychosomatische Aspekte

Aus psychosomatischer Sicht ist die Extrauteringravidität in zweierlei Hinsicht von Bedeutung: zum einen als potenziell traumatisierende Erfahrung, zum anderen wegen der daraus möglicherweise resultierenden Schwierigkeiten, einen vorhandenen Kinderwunsch zu erfüllen.
Die Erfahrung einer akut lebensbedrohlichen Erkrankung kann immer in einer akuten Belastungsreaktion münden (s. Kap. 40), worunter letzten Endes die akute psychische Schocksituation zu verstehen ist. Die plötzlich auftretenden heftigen Beschwerden, eine notwendige Operation, der Verlust der Tube und evtl. auftretende postoperative Komplikationen sind nicht immer einfach „wegzustecken" und zu verarbeiten. Im Extremfall kann sich sogar eine längerfristige depressive Reaktion auf die erlebte traumatische Situation entwickeln (s. Kap. 40). Zur Prävention der Entwicklung solcher längerfristigen psychischen Probleme bzw. zur Unterstützung der Verarbeitung des Ganzen ist es in der Regel für betroffene Frauen sehr hilfreich, wenn sie diese Erfahrungen und die damit verbundenen Gefühle mit dem behandelnden Gynäkologen besprechen können. Im Einzelfall kann auch eine akute Krisenintervention erforderlich sein, wenn die akute Trauer über den Verlust der erwünschten und vielleicht sogar gezielt angestrebten Schwangerschaft hinzukommt.
Ein über das Erleben der Akutsituation hinaus problematischer Bereich kann der Verlust bzw. der teilweise Verlust der Fertilität sein, besonders beim ausgeprägtem Kinderwunsch (z.B. Patientinnen in der Sterilitätstherapie). Auch hier ist in erster Linie die Thematisierung des Verlustes von Bedeutung; das mehrfache Ansprechen kann hilfreich sein.
Falls über die akute Belastungs- und Trauerreaktion hinaus Probleme bei der Verarbeitung des Ganzen deutlich werden oder psychopathologische Symptome bestehen, kann auch die Empfehlung der Weiterbetreuung in einer Beratungsstelle bzw. eine psychotherapeutische Unterstützung sinnvoll sein.

Zervikale Gravidität

Die Implantation der Blastozyste in der Zervix des Uterus, d.h. distal des inneren Muttermundes und kaudal des Eintritts der A. uterina, ist mit einer Prävalenz von < 1% der ektopen Schwangerschaften sehr selten. Durch das beträchtliche Risiko einer starken Blutung ist eine zervikale Gravidität extrem lebensbedrohlich.
Als begünstigende Faktoren werden ein unreifes Endometrium, operationsbedingte Schleimhautdefekte nach Kürettagen oder nach Kaiserschnitt sowie ein beschleunigter Transport oder eine verzögerte Reifung der befruchteten Eizelle bei ihrer Wanderung angesehen.
Klinisch kann sich die zervikale Gravidität durch intermittierende Blutungen und Unterbauchschmerzen bemerkbar machen. Manchmal ragt aus dem Muttermund Gewebe hervor, wobei dieses Trophoblastgewebe von Polypen oder Myomen unterschieden werden muss. Bei der Palpation ist der Gebärmutterhals weich und tonnenförmig aufgetrieben. Das kleine darüber liegende Corpus uteri kann als Myom oder Uterusdoppelbildung fehlgedeutet werden.
Der intrazervikale Sitz der Schwangerschaft kann sonografisch diagnostiziert werden (Abb. 10-8), wobei die differenzialdiagnostische Abgrenzung des inkompletten Abort problematisch sein kann. Für eine zervikale Schwangerschaft sprechen:
- leeres Uteruskavum mit glatter Dezidua,
- geschlossener innerer Muttermund,
- intrazervikale Trophoblaststrukturen:
  - komplexe Raumforderung,
  - scharf begrenzte, nicht entrundete Chorionhöhle,
  - Nachweis embryonaler Herzaktion,

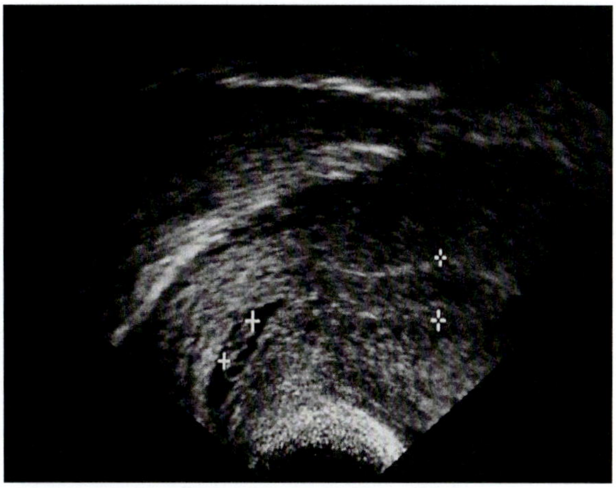

Abb. 10-8 Zervikale Gravidität, 6 kpl. SSW p.m.: Embryo mit einer Länge von 7 mm (+). Bei der vaginalsonografischen Untersuchung war die Herzaktion nachweisbar! Uteruskavum leer (÷).

- Trophoblastlokalisation unterhalb des Eintritts der A. uterina,
- peritrophoblastärer Blutfluss.

Je mehr die intrazervikalen Strukturen einer intakten Chorionhöhle gleichen, desto größer ist die diagnostische Sicherheit. Die nachgewiesene Vitalität einer intrazervikal lokalisierten Schwangerschaft ist letztendlich beweisend, während es sich bei fehlender Herzaktion auch um einen im Stadium der Ausstoßung befindlichen Abort nach eutoper Nidation handeln kann. Dieser zeigt im Gegensatz zur echten Zervikalgravidität keine dopplersonografisch nachweisbare vermehrte Durchblutung. Bei der zervikalen Gravidität ist der innere Muttermund im Gegensatz zum Abort geschlossen. Intrakavitäre Blutkoagele schließen die Zervikalgravidität nicht aus, da sie durch retrograde Blutung aus dem Chorion oder durch eine beginnende Deziduaabstoßung (Hormondefizit) entstanden sein können.

Therapie. Die Folge von primären Kürettagen ist häufig die Hysterektomie, die wegen unstillbarer Blutungen aus dem sich nicht kontrahierenden Nidationsbett erforderlich wird. Stattdessen bietet sich hier therapeutisch bei bestehendem Kinderwunsch die parenterale Behandlung mit Methotrexat (50 mg/m^2 i.m. oder 4 Zyklen von 1 mg/kg KG i.v. oder i.m. alle 2 Tage, jeweils gefolgt von 0,1 mg/kg KG Folinsäure nach 24 h) an, die im ersten Trimenon erfolgreich unter Erhaltung des Uterus meist ohne anschließende instrumentelle Nachräumung durchgeführt wird. Bei vitaler Zervixgravidität kann die transvaginale intraamniale Instillation von 25–50 mg Methotrexat unter sonografischer Kontrolle primär oder beim Versagen der systemischen Therapie zum Erfolg führen.

Sonstige Lokalisationen

1 Ovariale Gravidität

Die Ovarialgravidität ist in etwa 1% der ektopen Schwangerschaften zu beobachten. Für ihre Diagnose gilt per definitionem, dass sie keine Verbindung zum Eileiter (Fimbrientrichter) besitzt und bei der histologischen Aufarbeitung des Trophoblasten Ovargewebe vorhanden ist. Die Ovargravidität ist gegenüber der tubaren Gravidität durch die frühere und mit 90% öfter auftretende Ruptur gekennzeichnet, wobei es dann häufig zur massiven intraabdominalen Blutung kommt.

Präoperativ ist sie von einer Eileiterschwangerschaft zumeist weder klinisch noch sonografisch zu unterscheiden. Ein sonografisches Merkmal kann die fehlende Verschieblichkeit der Chorionhöhle gegenüber dem Ovar sein. Auch intraoperativ ist die Differenzierung von einem hämorrhagischen Corpus luteum sehr schwierig.

Die operative Therapie besteht, falls möglich, in der Ausschälung des Trophoblasten oder in der Ovarkeilresektion. Bei verstärkter Blutung ist die Ovarektomie häufig nicht zu umgehen. Von geübter Hand lässt sich die Operation laparoskopisch durchführen.

2 Abdominale Gravidität

Prädisponierend für eine ektope Gravidität in der freien Bauchhöhle sind vorausgegangene Adnexitiden oder Eileiterschwangerschaften und Operationen an den Tuben. Über Abdominalgraviditäten nach Hysterektomie wurde wiederholt berichtet. Gewinnt der Trophoblast Anschluss an eine mütterliche Gefäßversorgung, entwickelt sich die Gravidität über das I. Trimenon hinaus weiter.

Die Diagnose – auch der fortgeschrittenen Abdominalgravidität – wird präoperativ selten richtig gestellt. Die Symptome bestehen in Bauchschmerzen, Übelkeit und Erbrechen sowie schmerzhaften Kindesbewegungen. Zumeist findet sich eine Querlage des Kindes, und der „Fundusstand" kann nicht genau bestimmt werden. Manchmal sind die Extremitäten des Kindes auffallend deutlich zu tasten. Sonografisch kann – wenn der Untersucher daran denkt – die extrauterine Lage des Kindes anhand des fehlenden Myometriummantels diagnostiziert werden, doch ist eine Abgrenzung von der fortgeschrittenen Tubargravidität nicht möglich. Kann ein Uterus separat dargestellt werden, ist die Differenzialdiagnose gegenüber der intrauterinen Schwangerschaft bei Uterus myomatosus oder Uterus bicornis schwierig. Meist besteht eine Oligo-/Anhydramnie, und das Kind liegt in einer Zwangshaltung. Die Plazenta kann zumeist nicht lokalisiert werden, da sie häufig im Sinne einer Placenta membranacea ausgebildet ist.

Therapie der Wahl ist die Laparotomie, die nicht selten unter der Verdachtsdiagnose einer vorzeitigen Plazentalösung bei unklarem Hämoglobinabfall und Abdominalschmerzen einer angenommenen intrauterinen Gravidität indiziert wird. Die Entfernung der Plazenta ist dabei zumeist problematisch, da es durch die breitflächige Insertion an Peritoneum, Darm oder Netz beim Versuch der Ablösung schnell zu diffusen, unstillbaren Blutungen kommen kann. Können die die Plazenta versorgenden Gefäße zuvor nicht unterbunden werden, wird empfohlen, die Nabelschnur plazentanah abzusetzen und die Plazenta zu belassen. Eventuell kann die Nekrotisierung der Plazenta durch Methotrexatgabe beschleunigt werden, wobei hier jedoch ein erhöhtes Risiko einer Infektion besteht. An postoperativen Komplikationen sind Ileus, Abszedierung, Sepsis und daraus die Notwendigkeit häufiger Relaparotomien zu beobachten.

▶ Die Operation sollte generell unmittelbar nach der Diagnose erfolgen, da die mütterliche Gefährdung mit der Dauer der Schwangerschaft zunimmt (Mortalität bis 20%). Zudem ist bei der mit über 70% primär hohen perinatalen Mortalität – als Folge der durch Frühgeburtlichkeit und Anhydramnie bedingten Entwicklungsstörungen – nur in Ausnahmefällen eine Verlängerung der Schwangerschaft zur Verbesserung der kindlichen Prognose gerechtfertigt.

3 Intramurale Gravidität

Eine intramurale Gravidität liegt vor, wenn die Schwangerschaft im Myometrium implantiert ist und nicht von Endometriumdezidua umgeben wird. Prädisponierend sind eine Adenomyosis uteri oder Verletzungen oder Operationen des Uterus. So kann sich die Schwangerschaft auch in einer Sectionarbe einnisten. Die Ultraschallkriterien der in der Sectionarbe implantierten Gravidität sind:

- leeres Uteruskavum mit glatter Dezidua,
- leerer Zervikalkanal,
- Trophoblastlokalisation im anterioren Isthmusbereich (Region der Sectionarbe) mit einseitiger Vorwölbung der Zervix in Richtung Blase,
- fehlende Verschieblichkeit der Chorionhöhle gegenüber dem Myometrium,
- peritrophoblastärer Blutfluss.

Wird die intramurale Lokalisation nicht erkannt, besteht die Gefahr der Uterusruptur mit massivem Blutverlust. Die primär operative Entfernung ist mit einem hohen Risiko der unstillbaren Blutung verbunden. An erster Stelle wird daher die vaginalsonografisch geführte intraamniale Instillation von Methotrexat (25 mg oder 1 mg/kg KG) empfohlen. Die Erfolgsrate liegt bei 70–80%. Der HCG-Abfall dauert in Abhängigkeit vom Ausgangswert bis zu 11 Wochen und mehr, die Raumforderung ist sonografisch über mehrere Monate nachweisbar. Bei Blutungskomplikationen, Versagen der medikamentösen Therapie oder bei einem Gestationsalter unter 7 SSW kann die sonografisch kontrollierte Kürettage mit anschließender Einlage eines NaCl-gefüllten 16–22-G-Ballonkatheters in die Zervix den Uteruserhalt ermöglichen. Bei frühzeitiger Diagnose kann über eine Laparotomie die Ausschälung des Trophoblasten unter Erhaltung des Uterus und damit der Fertilität möglich sein, doch ist nicht selten die Hysterektomie wegen einer starken Blutung notwendig.

Von der intramuralen Gravidität ist die Schwangerschaft in einem rudimentären Uterushorn bei uteriner Fehlbildung zu unterscheiden. Da es auch hier meist zur Ruptur der dünnen Uteruswand kommt, sind eine frühzeitige Diagnose und Abtragung des die Schwangerschaft tragenden Uterushorns zur Vermeidung lebensbedrohlicher Blutungskomplikationen für die Schwangere essentiell.

Literatur

Ankum, W. M., B. W. J. Mol, F. van der Veen, P. M. M. Bossuyt: Risk factors for ectopic pregnancy: a meta-analysis. Fertil. Steril. 65 (1996) 1093–1099.

Bangsgaard, N, C. O. Lund, B. Ottesen, L. Nilas: Improved fertility following conservative surgical treatment of ectopic pregnancy. Br. J. Obstet. Gynaecol. 110 (2003) 765–770.

Condous, G., E. Okaro, T. Bourne: The conservative management of early pregnancy complications: a review of the literature. Ultrasound Obstet. Gynecol. 22 (2003) 420–430.

Jurkovic, D., K. Hillaby, B. Woelfer, A. Lawrence, R. Salim, C. J. Elson: First-trimester diagnosis and management of pregnancies implanted into the lower uterine segment. Cesarean section scar. Ultrasound Obstet. Gynecol. 21 (2003) 220–227.

Karbowski, B., H. P. G. Schneider: Tubenfaktor der weiblichen Sterilität. In: Wulf, K.-H., H. Schmidt-Matthiesen (Hrsg.): Klinik der Frauenheilkunde und Geburtshilfe, Bd. 3: Krebs D., H. P. G. Schneider (Hrsg.): Endokrinologie und Reproduktionsmedizin III, 3. Aufl., S.143–158. Urban & Schwarzenberg, München–Wien–Baltimore 1994.

Keckstein, J., J. Hucke (Hrsg.): Die endoskopischen Operationen in der Gynäkologie. Urban & Fischer, München–Jena 2000.

Lübke, F., E. Focke, E.-H. Torabi-Tillig: Wandel in der Diagnostik und Therapie der Extrauteringravidität. Geburtshilfe Frauenheilkd. 49 (1989) 172–178.

Malik, E., O. Bauer, U. Gembruch: Extrauteringravidität. In: Bender, H.G., K. Diedrich, W. Künzel (Hrsg.): Klinik der Frauenheilkunde und Geburtshilfe, Bd. 3: Diedrich, K. (Hrsg.): Endokrinologie und Reproduktionsmedizin III, 4. Aufl., S. 372–391. Urban & Fischer, München–Wien–Baltimore 1998.

Pouly, J. L., M. Canis, C. Chapron, C. Wattiez, H. Manhes, M. A. Bruhat: Multifactorial analysis of fertility after conservative treatment of ectopic pregnancy in a series of 223 patients. Fertil. Steril. 56 (1991) 453–459.

Rempen, A., I. Haubitz: Longitudinal observations of human chorionic gonadotropin in serum following surgery for ectopic pregnancy. Arch. Gynecol. Obstet. 258 (1996) 181–192.

Rempen, A., J. Dietl: Complication rates after surgical treatment of ectopic pregnancy. Hum. Reprod. 14 (1999) 203–207.

Rempen, A.: Diagnose und Therapie einer in der Sectionarbe implantierten Frühschwangerschaft. Z. Geburtshilfe Perinatol. 194 (1990) 46–48.

Rempen, A.: Die Einführung der laparoskopischen Operation bei der Extrauteringravidität. Geburtshilfe Frauenheilkd. 55 (1995) 357–364.

Rempen, A.: The shape of the endometrium evaluated with three-dimensional ultrasound: an additional predictor of extrauterine pregnancy. Hum. Reprod. 13 (1998) 450–454.

Rempen, A.: Vaginal sonography in ectopic pregnancy. A prospective evaluation. J. Ultrasound Med. 7 (1988) 381–387.

Seifer, D. B., P. D. Silva, D. A. Grainger, S. R. Barber, W. D. Grant, J. N. Gutmann: Reproductive potential after treatment for persistent ectopic pregnancy. Fertil. Steril. 62 (1994) 194–196.

Seow, K.-M., L.-W. Huang, Y.-H. Lin, M. Yan-Sheng, Y.-L. Tsai: Cesarean scar pregnancy: issues in management. Ultrasound Obstet. Gynecol. 23 (2004) 247–253.

Shalev, E., D. Peleg, A. Tsabari, S. Romno, M. Bustan: Spontaneous resolution of ectopic pregnancy: natural history. Fertil. Steril. 63 (1995) 15–19.

Timor-Tritsch, I. E., A. Monteagudo, E. O. Mandeville, D. B. Peisner, G. P. Anaya, E. C. Pirrone: Successful management of viable cervical pregnancy by local injection of methotrexate guided by transvaginal ultrasonography. Am. J. Obstet. Gynecol. 170 (1994) 737–739

11 Hyperemesis gravidarum

Vorbemerkungen

Übelkeit (Nausea) ist eine relativ häufige Begleiterscheinung in der Frühschwangerschaft und bei etwa der Hälfte aller Schwangeren zu verzeichnen. Von diesen klagen wiederum etwa die Hälfte über Erbrechen (Emesis). Die Symptome treten dabei charakteristischerweise morgens auf, beginnen in der 4.–6. SSW, erreichen in der 8.–12. SSW ein Häufigkeitsmaximum und verschwinden zumeist nach der 12.–16. SSW.

Bei der **Emesis gravidarum** ist der allgemeine Gesundheitszustand der Schwangeren nicht beeinträchtigt, und die Patientin fühlt sich wohl, nachdem sie 2- bis 3-mal erbrochen hat (Ketonurie-negativ). Bei der **Hyperemesis gravidarum** dagegen hält das Erbrechen tagsüber an und kann auch nachts vorhanden sein (Ketonurie-positiv). Der Schweregrad des Erbrechens ist variabel, d. h., der Übergang von der Emesis zur Hyperemesis ist fließend. Eine schwere Hyperemesis gravidarum wird heute nur noch bei etwa 1 von 1000 Schwangerschaften beobachtet.

Ätiologie

Die Ursache der (Hyper-)Emesis gravidarum ist ungeklärt. Die Hypothesen über ihre Entstehung machen hormonelle und immunologische Veränderungen sowie psychosomatische Faktoren verantwortlich, wobei eine einheitliche Genese bisher nicht nachgewiesen wurde.

Ein Zusammenhang der Hyperemesis mit einer erhöhten Produktion von humanem Choriongonadotropin (**HCG**) wird aus dem analogen Verlauf des HCG mit einem Konzentrationsmaximum zwischen 8 und 12 SSW sowie aus dem häufigeren Vorkommen der Hyperemesis bei Mehrlingsschwangerschaften und Trophoblasterkrankungen (Blasenmole) mit jeweils erhöhten HCG-Werten abgeleitet. Entsprechend bleibt die Hyperemesis bei der gestörten Fruchtanlage (Abort) aus oder sistiert nach dem Absterben der Fruchtanlage. Doch sind die Untersuchungsergebnisse widersprüchlich.

Für eine **immunologische** Ursache spricht, dass die Hyperemesis häufiger bei Patientinnen mit einer Allergieanamnese beobachtet wird.

Psychosomatische Faktoren, wie beispielsweise eine bewusste oder auch unbewusste Ablehnung der Gravidität, besonders in einer schwierigen psychosozialen Lebenssituation, können auslösend wirken. Für einen psychogenen Einfluss spricht, wenn die Beschwerden allein bei stationärer Aufnahme der Schwangeren, d. h. Herausnahme aus dem häuslichen Milieu, sistieren. Auch die Beobachtung, dass die Hyperemesis nach vorausgegangener Sterilitätsbehandlung 5-mal häufiger als in einem Normalkollektiv auftritt, wird als Hinweis auf eine psychogene (Mit-)Verursachung bewertet. Auf der anderen Seite zeigt die klinische Erfahrung, dass eine ausgeprägte und länger andauernde Hyperemesis gravidarum bei den betroffenen Frauen nicht selten zu **psychischen Folgesymptomen** führt (wie etwa Anspannung, Depressivität bis hin zu Suizidalität im Extremfall, weil die betroffene Patientin glaubt, die

Übelkeit nicht mehr aushalten zu können). Auch der Wunsch nach einem Schwangerschaftsabbruch wegen der unerträglichen Übelkeit kann Folge sein – selbst bei erwünschter und geplanter Schwangerschaft. Für die Differenzierung „psychosomatische Ursache" bzw. „sekundärer psychischer Symptome" ist in der Regel die Diagnostik durch einen auf diesem Gebiet erfahrenen Psychosomatiker erforderlich.

Symptomatik und Diagnostik

Symptome. Das unstillbare Erbrechen und der damit einhergehende Wasserverlust sowie die fehlende Nahrungszufuhr führen zu einer Beeinträchtigung des Allgemeinbefindens und können je nach Schweregrad von folgenden Symptomen begleitet sein:

- Exsikkose, Durst,
- Gewichtsabnahme,
- Azetongeruch der Atemluft,
- Fieber,
- Somnolenz.

Zudem führt die anhaltende Hyperemesis zu einem Mangel an Vitamin B, der eine periphere Polyneuropathie mit Muskelschwäche und eine Enzephalopathie hervorruft.

Infolge des Verlustes an Flüssigkeit, Elektrolyten sowie des Kohlenhydratmangels werden Wasser-Elektrolyt-Haushalt und Säure-Basen-Gleichgewicht nachhaltig gestört. Durch kompensatorischen Anstieg der freien Fettsäuren (Lipolyse) und Ketonkörper resultieren eine **Ketoazidose und Ketonurie.**

Der Verlust an Wasserstoff- und Chloridionen des Magensafts führt zu einer **hypochlorämischen metabolischen Alkalose** mit erhöhter Bikarbonatkonzentration im Blut. Der Kaliummangel im Serum wird aus dem Intrazellularraum ausgeglichen, wobei dafür im Austausch Wasserstoffionen in die Zelle einströmen, was wiederum die extrazelluläre Alkalose verstärkt.

Anhaltende Dehydratation und Hämokonzentration (Hämatokritanstieg) führen zur Verminderung der Nierenperfusion und damit zur **Oligurie** und zur Retention harnpflichtiger Substanzen im Serum. Das spezifische Gewicht des Urins ist durch den Natriummangel erniedrigt. In fortgeschrittenen Stadien kommt es zu Zellschädigungen – Nekrosen von Leberzellen (Ikterus), an den Nierentubuli und von Gehirnzellen –, die zusammen mit dem endogenen Proteinabbau und der Oligoanurie eine **Hyperkaliämie** hervorrufen, die mit einer Apathie verbunden ist und die Patientin auch kardial gefährdet.

Das **diagnostische Vorgehen** umfasst Anamnese, Untersuchung und Labordiagnostik (Tab. 11-1).

Tab. 11-1 Diagnostik der Hyperemesis gravidarum (modifiziert nach Braems und Gips 2002).

Anamnese:	– Konfliktsituationen (z. B. ungewollte Schwangerschaft, schwierige häusliche Situation) – Erfassung sekundärer psychischer Symptome (wie z. B. Depressivität, Anspannung)
Untersuchung:	– Ultraschall: vitale intrauterine Gravidität (cave: Mehrlinge, Blasenmole) – Symptome der Dehydratation: trockene Zunge, Hautfalten, Hypotonie, Tachykardie – Gewichtsbestimmung
Labor:	– Blut: Hämoglobin, Hämatokrit, – Bilirubin, Harnstoff, Natrium, Kalium, Chlorid, Glucose, Transaminasen, γ-GT, Säure-Basen-Status – Urin: Menge/Tag, spezifisches Gewicht, Azeton, Natrium, Kalium, Urobilinogen

Differenzialdiagnosen

Bei anhaltendem Erbrechen in der Schwangerschaft sind auch andere Ursachen differenzialdiagnostisch in Erwägung zu ziehen (Tab. 11-2).

Therapie

Die morgendliche Übelkeit ohne Beeinträchtigung des Allgemeinbefindens bedarf keiner Therapie. Bei Erbrechen sind die Einnahme kleinerer und dafür häufigerer Mahlzeiten und die Gabe von Antiemetika (Antihistaminika, z. B. Meclozin (Postafen®), Dimenhydrinat (Vomex A®), Promethazin (Atosil®); Dopaminantagonisten, z. B. Metoclopramid (Paspertin®), Domperidon (Motilium®), zu empfehlen. Embryotoxische oder teratogene Wirkungen durch die genannten Substanzen wurden beim Menschen nicht beobachtet.

Bei starkem Erbrechen mit Azetonnachweis im Urin und Krankheitsgefühl ist die Klinikeinweisung indiziert. Die Behandlung besteht zu Beginn in:

- Nahrungskarenz,
- Infusionen (1000 ml 5%ige Glucose und 1000 ml 0,9%ige NaCl- oder Ringer-Lösung mit 2 Amp. Multivitaminpräparat, z. B. Vitamin-B-Komplex, Vitamin C; und evtl. 1000 ml 3%ige Aminosäurelösung),
- Antiemetika, z. B. 2-mal 1 Supp. Meclozin (z. B. Postafen®).

Bei Besserung, die häufig bereits innerhalb von 3 Tagen zu verzeichnen ist, erfolgt der orale Nahrungsaufbau durch kleine, kohlenhydratreiche und geruchsarme, aber schmackhafte (gut gesalzene) Mahlzeiten.

Bei anhaltender Symptomatik sollte eine psychosomatische Exploration erfolgen, um eventuelle zugrunde liegende Probleme (innerpsychische Konflikte, häusliche bzw. sonstige psychosoziale Probleme) zu eruieren. Erkrankungen wie Hepatitis, Appendizitis, Gastroenteritis oder Ulkus usw. (s. Tab. 11-1) sollten evtl. unter Hinzuziehung entsprechender fachärztlicher Kollegen ausgeschlossen werden.

Eine längerfristige, über 7 Tage bestehende Nahrungskarenz macht eine parenterale Ernährung über einen zentralen Zugang erforderlich. Eine Bilanzierung der Flüssigkeitsein- und -ausfuhr (Blasenkatheter) und fortlaufende Laborkontrollen für eine adäquate Elektrolytsubstitution sind obligatorisch.

Aufgrund der guten Prognose der behandelten Hyperemesis ist eine Indikation zur Abruptio graviditatis nicht gegeben.

Um ein Rezidiv zu vermeiden, sollte die Entlassung in die häusliche Umgebung nur bei stabiler metabolischer und psychischer Lage der Patientin erfolgen.

Bei **therapieresistenter Symptomatik**, die bereits zu ausgeprägten somatischen Problemen und sekundären psychischen Symptomen und teils sogar zum Wunsch nach Schwangerschaftsabbruch geführt hatte, haben die Verfasser im Einzelfall gute Erfahrung mit der Gabe von Mirtazapin (Remergil®) gemacht. Mirtazapin ist ein Antidepressivum, das zusätzlich eine gute antiemetische Wirkung hat (s. Kap. 11). Bei Patientinnen, die wegen der Schwere der Symptomatik nicht mehr in der Lage sind, eine orale Medikation zu sich zu nehmen, kann die Substanz intravenös gegeben werden. Bei Wirksamkeit tritt diese in der Regel sehr rasch ein; bereits nach ein oder zwei Tagen kann dann mit dem Kostaufbau begonnen werden. Auch die sekundären psychischen Symptome werden durch die Medikation positiv beeinflusst. Nach Sistieren von Übelkeit und Erbrechen kann zunächst eine Umstellung auf orale Medikation mit Mirtazapin erfolgen, bei weiterer Stabilität folgt dann das langsame Ausschleichen.

Die Patientin und möglichst auch der Partner müssen allerdings darüber aufgeklärt werden, dass Mirtazapin in der Schwangerschaft nur nach strenger Indikationsstellung eingesetzt werden darf und dass dieser Therapieansatz wegen fehlender Studien experimentell ist.

Tab. 11-2 Differenzialdiagnosen bei anhaltendem Erbrechen in der Schwangerschaft.

Differenzialdiagnosen	weitere Symptome (fakultativ)
Hiatushernie, Refluxösophagitis	retrosternale Schmerzen, Sodbrennen (bevorzugt im Liegen)
Ulcus ventriculi oder duodeni (selten)	Oberbauch-/Schulterschmerzen, Hämatemesis
Gastritis (Enteritis)	Oberbauchschmerzen (Durchfall)
Magenkarzinom (selten)	Hämatemesis, Völlegefühl, Widerwillen gegen Fleisch, Gewichtsverlust, Anämie
Ileus (mechanisch, paralytisch)	Stuhlverhalten, bei mechanischem Bridenileus: Darmkoliken, Hyperperistaltik
Cholelithiasis	Koliken im rechten Oberbauch
Hepatitis	positive Hepatitisserologie
Pankreatitis	starke Oberbauchschmerzen, Meteorismus, Subileus
Appendizitis	Bauchschmerzen, Fieber
hirnorganische Erkrankungen	Kopfschmerzen, Krampfanfälle, Schwindel
Pyelonephritis	Harndrang, Pollakisurie, Dysurie, Fieber, Lendenschmerzen
Urämie	urinöser Mundgeruch, Muskelschmerzen, Tachypnoe
Hyperthyreose	Tachykardie, Hypertonie, feuchte Hände, Gewichtsabnahme
Diabetes	Kussmaul-Atmung, Hyperglykämie
Morbus Crohn	Bauchschmerzen, schleimig-wässrige Durchfälle
Morbus Addison	Adynamie, Hypotension, Schwindel, verstärkte Hautpigmentierungen, Hyponatriämie, Hyperkaliämie
primärer Hyperparathyreoidismus	Obstipation, Kopfschmerzen, Schwindel, Hypertonie, Polyurie/Polydipsie, Herzrhythmusstörungen, Hyperkalziämie
Eisenmedikation	Obstipation

Hinweise auf teratogene Wirkungen oder sonstige negative Auswirkungen auf die Schwangerschaft sind nicht bekannt.

Literatur

Braems, G. A., H. Gips: Endokrinologische Aspekte von Emesis und Hyperemesis gravidarum. In: Bender H. G., K. Diedrich, W. Künzel (Hrsg.): Klinik der Frauenheilkunde und Geburtshilfe, Bd. 5: Künzel, W. (Hrsg.): Schwangerschaft II, 4. Aufl., S. 134–140. Urban & Fischer, München–Jena 2002.

Gille, J.: Hyperemesis gravidarum. In: Martius, G. (Hrsg.): Therapie in Geburtshilfe und Gynäkologie, Bd. I: Geburtshilfe, S. 41–42. Thieme, Stuttgart–New York 1988.

Göschen, K.: Sodbrennen, Übelkeit, Erbrechen. In: Martius, G. (Hrsg.): Differentialdiagnose in Geburtshilfe und Gynäkologie, Bd. I: Geburtshilfe, 2. Aufl., S. 38–41. Thieme, Stuttgart–New York 1987.

Rohde A, Dembinski, J, Dorn, C: Mirtazapine (Remergil) for treatment of resistant hyperemesis gravidarum: rescue of a twin pregnancy. Arch. Gynecol. Obstet. 268 (2003) 219–221.

Schaefer, C., H. Spielmann: Arzneiverordnung in Schwangerschaft und Stillzeit. Urban & Fischer, München–Jena 2001.

12 Fetale Entwicklungsanomalien

Einführung

Bei 2–3% der Lebendgeborenen muss mit einer Entwicklungsstörung, seien es Organfehlbildungen oder chromosomale Aberrationen, gerechnet werden. Die in den Mutterschaftsrichtlinien vorgeschriebenen Ultraschalluntersuchungen dienen dabei der Aufdeckung von **strukturellen Organanomalien,** wobei insbesondere mit der zweiten Ultraschall-Screeninguntersuchung im II. Trimenon die körperliche Integrität des Fetus beurteilt werden soll (s. Kap. 7). Der Zeitraum von 20 kpl. SSW ± 2 Wochen ergibt aus der hier meist ausreichenden Größe des Fetus als Voraussetzung dafür, dass Organe beurteilt (Abb.12-1) und Fehlbildungen mit hoher Wahrscheinlichkeit sonografisch dargestellt werden können.

Aber auch beim dritten Ultraschall-Screening sollte auf Fehlentwicklungen geachtet werden, da sich manche Anomalien, z. B. Darmatresie, Harnstauungsniere, Ovarialzyste u. a., erst in der Spätschwangerschaft manifestieren. Das Problem der Ultraschalldiagnostik besteht darin, dass viele Fehlbildungen im Ultraschallschnittbild schwierig zu erkennen sind und mit Inzidenzen im Promillebereich zudem sehr selten auftreten (Abb.12-2). Zusätzlich sind die Erscheinungsformen gleicher Anomalien aufgrund unterschiedlicher Ausprägungen und Schweregrade sehr variabel. Dies hat zur Folge, dass sie häufig in der Routine nicht diagnostiziert werden, wenn der Untersucher nicht über spezielle Erfahrungen in der sonografischen Pränataldiagnostik verfügt. Außerdem sind nicht immer optimale Untersuchungsbedingungen gegeben: So verhindern gelegent-

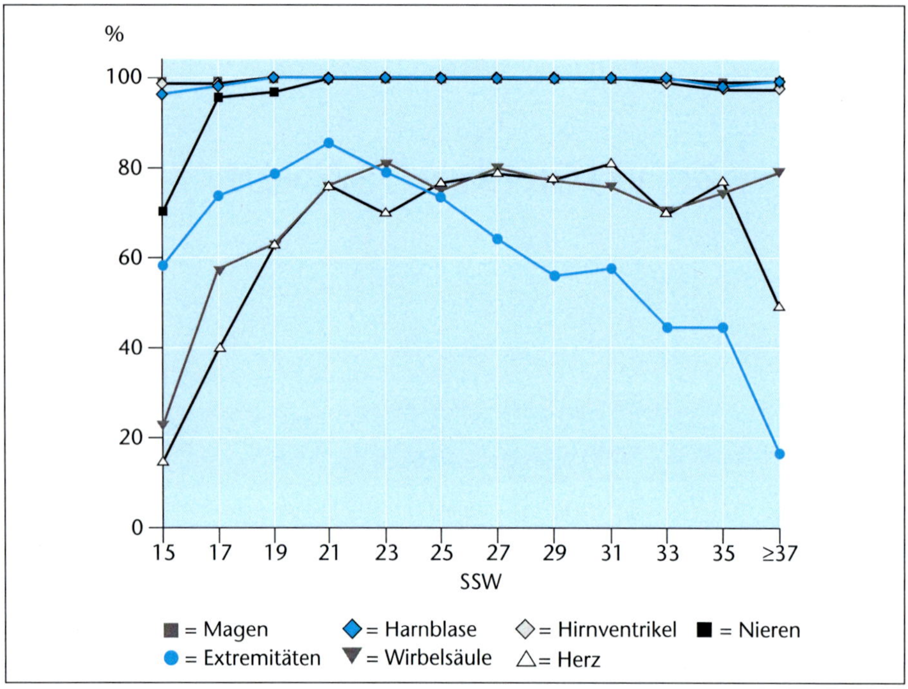

Abb. 12-1 Prozentuale Darstellbarkeit fetaler Organregionen in Abhängigkeit vom Schwangerschaftsalter (nach Wolfe et al. 1993).

lich adipöse oder vernarbte Bauchdecken, Myome, eine geringe oder massiv vermehrte Fruchtwassermenge oder eine ungünstige Lage des Fetus, dass die betroffene Organregion deutlich zu erkennen ist.

Hier erfordert es unter Umständen langwieriger Untersuchungen mit speziell ausgerüsteten und teuren Geräten.

Um bei vertretbarem personellem, apparativem und finanziellem Aufwand eine Optimierung der Diagnostik zu erreichen, wurde daher in Deutschland ein **Mehrstufenkonzept** entwickelt, das die Grundlage des Ultraschall-Screenings in der Schwangerschaft darstellt. Die Basisuntersuchung (DEGUM-Stufe I) wird dabei nach den Mutterschaftsrichtlinien (s. Kap. 7) von dem betreuenden Frauenarzt mit einer sonografischen Grundausbildung durchgeführt (DEGUM = Deutsche Gesellschaft für Ultraschall in der Medizin, Sektion Gynäkologie). Die Mindestanforderungen sind in den Mutterschaftsrichtlinien, Anlage 1, aufgeführt.

Ergeben sich hierbei Hinweise auf eine fetale Entwicklungsstörung, wird die Schwangere an einen erfahrenen Untersucher der DEGUM-Stufe II oder III überwiesen, der über spezielle Kenntnisse in der Pränatalmedizin verfügt. Diese Maßnahme sollte im Mutterpass unter der Rubrik „Weiterführende Untersuchung veranlasst" dokumentiert werden. Der spezialisierte Untersucher führt bei Bestätigung einer Entwicklungsstörung ggf. weitere diagnostische Maßnahmen wie z. B. die Amniozentese zur Chromosomenbestimmung und die pränatale Therapie durch und legt die Umstände der Entbindung in Zusammenarbeit mit anderen, an der Versorgung des Kindes beteiligten Fachdisziplinen (Neonatologen, Kinderkardiologen, Kinderchirurgen u. a.) fest. Die DEGUM-Stufe III (Mitglieder s. Anhang) ist zudem für schwierige differentialdiagnostische Problemsituationen (Syndrome) und invasive Therapien (z. B. intravasale Transfusionen, Kathetereinlagen) vorgesehen.

Die Schwierigkeiten einer umfassenden pränatalen Diagnostik von **Chromosomenaberrationen** ergeben sich daraus, dass diese nur durch einen invasiven Eingriff zur Gewinnung von fetalen Zellen eindeutig bestimmt werden können. Dies geht mit dem Risiko des Verlustes der Schwangerschaft einher und ist damit an eine Indikation gebunden. Das eingriffsbedingte Abortrisiko muss also stets der Wahrscheinlichkeit für das Bestehen eines chromosomalen Defekts gegenübergestellt werden, wenn der Verlust gesunder Kinder nicht die Entdeckung von Aneuploidien übersteigen soll. Welches Verhältnis von diagnostischem Nutzen einerseits und Komplikationen andererseits für den Arzt und die Eltern akzeptabel ist, unterliegt sehr verschiedenen Einflüssen und Bewertungsmaßstäben. Hier spielt die individuelle Lebenssituation des Elternpaares eine nicht unerhebliche Rolle, wie die Beispiele „erstes Kind nach langwieriger, nun endlich erfolgreicher Sterilitätstherapie" auf der einen Seite und „weitgehend abgeschlossene Familienplanung und fortgeschrittenes Alter der Eltern" auf der anderen Seite verdeutlichen mögen. Schließlich beeinflussen religiöse Einstellungen der Eltern, die weder einen Schwangerschaftsabbruch akzeptieren noch eine Gefährdung des Kindes eingehen möchten, die Entscheidung für oder gegen eine invasive Diagnostik.

Der mögliche **Nutzen** einer pränatalen Erkennung von fetalen Entwicklungsstörungen besteht in folgenden Punkten:

- Zeitpunkt, Modus und Ort der Entbindung können festgelegt werden.
- Eine pränatale Therapie wird ggf. ermöglicht.
- Die postnatale Therapie kann geplant und so optimiert werden.
- Die Eltern können auf die Erkrankung des Kindes seelisch vorbereitet werden.

Der Festlegung der Geburt in einem Perinatalzentrum mit den Möglichkeiten einer neonatologischen Intensivtherapie und einer operativen Versorgung des Kindes kommt dabei eine besondere Bedeutung zu, da so der für das kranke Neugeborene prognostisch ungünstige Transport in die Behandlungsklinik (besser ist „Transport in utero") und auch eine Trennung von Mutter und Kind vermieden werden. Es können allerdings auch **Nachteile** aus der Pränataldiagnostik entstehen:

- Aus Angst vor einer schweren Behinderung des Kindes wird ein letztendlich nicht gerechtfertigter Schwangerschaftsabbruch durchgeführt.
- Eine invasive Diagnostik oder Therapie führt zu Komplikationen.
- Wegen eines vermeintlichen Vorteils für das Kind wird ein Kaiserschnitt durchgeführt.
- Bei unsicherer Prognose des Kindes werden die Eltern während der Schwangerschaft seelisch belastet.

FETALE FEHLBILDUNGEN

1 Ultraschall-Screening – Hinweiszeichen

Die folgenden sonografischen Auffälligkeiten kommen bei fetalen Entwicklungsstörungen gehäuft vor, wobei die Prozentangaben ihre Frequenz in der Gesamtpopulation von sonografisch diagnostizierten Fehlbildungen an der UFK Würzburg wiedergeben:

- abnorme Fruchtwassermenge (44%),
- Retardierung (25%),
- Disproportionen (43%),
- abnorme Körperkontur (36%),
- abnorme Körperbinnenstrukturen.

Bei sonografisch diagnostizierten Fehlbildungen ist in 75% der Schwangerschaften mindestens eines der Symptome „Fruchtwasseranomalie", „Retardierung", „Disproportion" oder „Konturanomalie" nachzuweisen. Sie sind damit als Hinweiszeichen für eine fetale Entwicklungsstörung zu bewerten. Umgekehrt sind diese Ultraschallsymptome selbst meist *nicht beweisend* dafür, dass tatsächlich eine fetale Fehlbildung vorhanden ist, sondern sie zeigen an, dass ein *erhöhtes Risiko* für eine Anomalie besteht, die durch eine gezielte Ultraschalluntersuchung erkannt oder ausgeschlossen werden sollte.

> **!**
> Etwa 75% der sonografisch diagnostizierbaren fetalen Organfehlbildungen werden durch mindestens eines der indirekten Hinweiszeichen – Fruchtwasseranomalie, Disproportion, Retardierung oder Konturanomalie – pränatal auffällig.

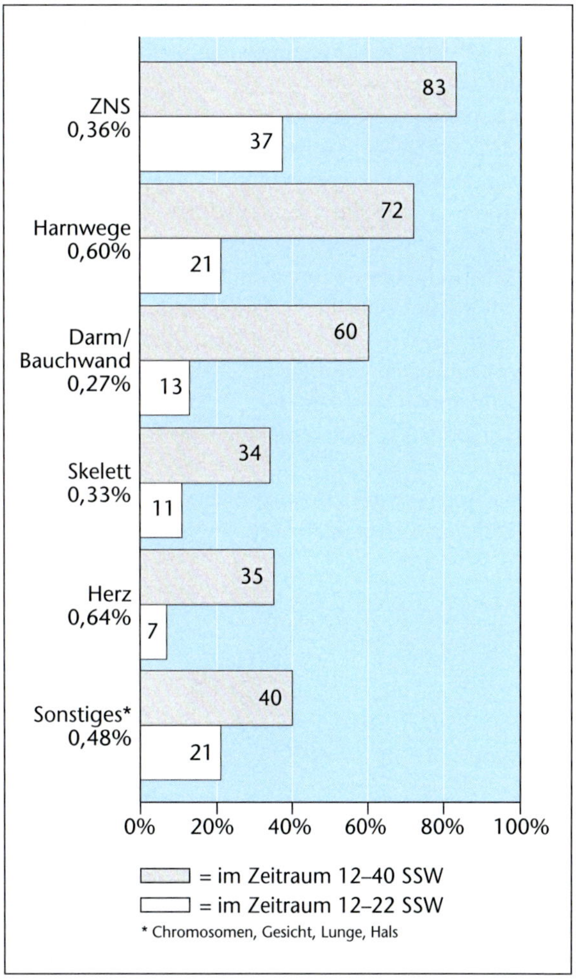

Abb. 12-2 Prozentualer Anteil, mit dem Fehlbildungen der aufgeführten fetalen Organregionen im Ultraschall-Screening erkannt wurden. Beachte die jeweils aufgeführte geringe Prävalenz (‰-Bereich) der einzelnen Fehlbildungen. Die Prävalenz aller Fehlbildungen betrug im Untersuchungskollektiv 2,4% (616/25 946 Feten; nach Levi et al. 1995).

1.1 Hinweiszeichen: abnorme Fruchtwassermenge

Das Fruchtwasser unterliegt vielfältigen Regulationsmechanismen, an denen der Fetus, die Amnionhülle und die Nabelschnur beteiligt sind. Ab dem II. Trimenon übernehmen hauptsächlich die fetalen Nieren die Fruchtwasserproduktion über die Urinabgabe. Die Resorption geschieht im Wesentlichen über das fetale Intestinum und die Lungen. Störungen des Gleichgewichts von Fruchtwasserproduktion und -resorption bedingen entweder eine pathologische Vermehrung oder Verminderung der Fruchtwassermenge, die sonografisch abgeschätzt werden kann. Für die Praxis ist die auf Erfahrung basierende visuelle Beurteilung der Menge anhand der Fetus-Flüssigkeitsdepot-Relation ausreichend. Eine semiquantitative Abschätzung der Fruchtwassermenge gestattet der **Amniotic-fluid-Index** (AFI), der zur Dokumentation und Verlaufsbeobachtung nützlich ist (Abb.12-3). Der Index wird durch Aufsummieren der senkrechten Durchmesser eines Fruchtwasserdepots jeweils in den vier Quadranten des Uterus ermittelt.

Definition. Eine abnorm vermehrte Fruchtwassermenge (**Polyhydramnie**) liegt dann vor, wenn auf dem Ultraschallschnittbild – unabhängig vom Gestationsalter – ein zweiter Fetus in der Fruchthöhle bequem Platz finden könnte (Abb.12-4) oder wenn der Durchmesser des größten Fruchtwasserdepots 8 cm überschreitet. Ein Polyhydramnion wird bei etwa 1–3% der Schwangerschaften gefunden. Ursachen können z. B. sein:

- fetale Fehlbildungen:
  - gastrointestinale Obstruktionen (z. B. Ösophagus-, Duodenal-, Jejunalatresie),
  - Atemwegsobstruktionen, Lungenfehlbildungen (z. B. adenomatoid-zystische Lungenmalformation),
  - zentralnervöse Störungen (z. B. Anenzephalie),
  - nichtimmunologischer Hydrops (z. B. Infektion),
  - vermehrte Urinproduktion (Akzeptor bei fetofetaler Transfusion),
  - kardiale Dekompensation (z. B. Herzvitien);
- Blutgruppeninkompatibilität (immunologischer Hydrops),
- fetale Makrosomie,
- mütterlicher Diabetes mellitus,
- mütterliche Lithiummedikation.

Bei einer Polyhydramnie lässt sich in 20–60% eine fetale Anomalie nachweisen. In 10–60% bleibt die Ursache unbekannt, da sich keine fetalen oder mütterlichen Erkrankungen finden lassen. Die Bedeutung einer massiven Polyhydramnie liegt darin, dass hierdurch vorzeitige Wehen und damit eine Frühgeburt ausgelöst werden können.

Eine pathologisch verminderte Fruchtwassermenge (**Oligohydramnie**) ist dann anzunehmen, wenn der Durchmesser des größten Fruchtwasserdepots 1 cm nicht überschreitet. Liegt der Fetus überall der Uteruswand an, wird von einer **Anhydramnie** gesprochen (Abb.12-5). Bei einer verminderten Fruchtwassermenge sind die Bewegungen des Kindes deutlich eingeschränkt. Nabelschnurschlingen können ein Fruchtwasserdepot vortäuschen. Eine Oligo-/Anhydramnie findet sich beispielsweise bei:

- fetalen Fehlbildungen:
  - Harnwegsobstruktionen (z. B. Urethralklappe),
  - Nierenagenesie (z. B. Potter-Syndrom) oder Zystennieren beidseits (z. B. multizystische Nierendysplasie = Zystennieren vom Typ Potter II A oder B),

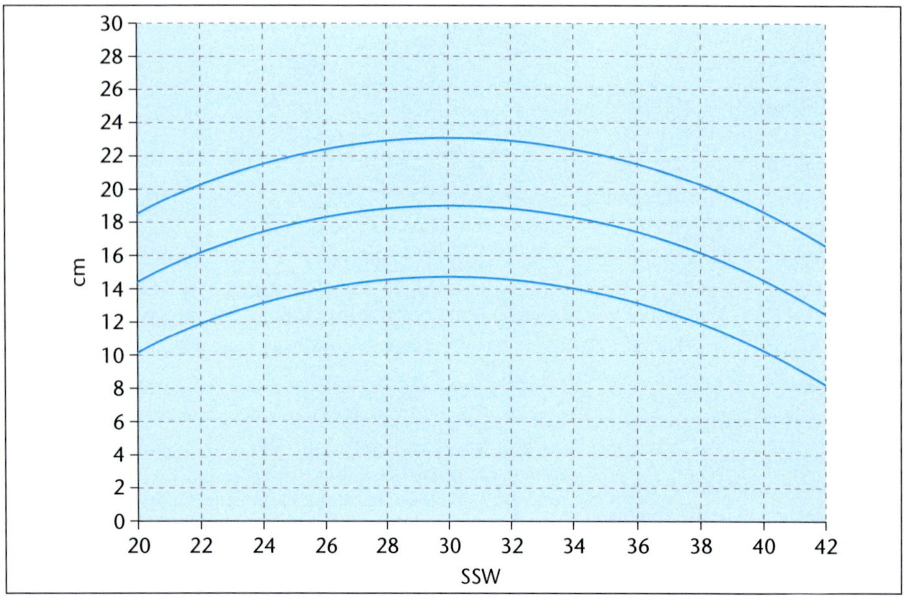

Abb. 12-3 Verlauf des AFI (nach Nwosú et al. 1993).

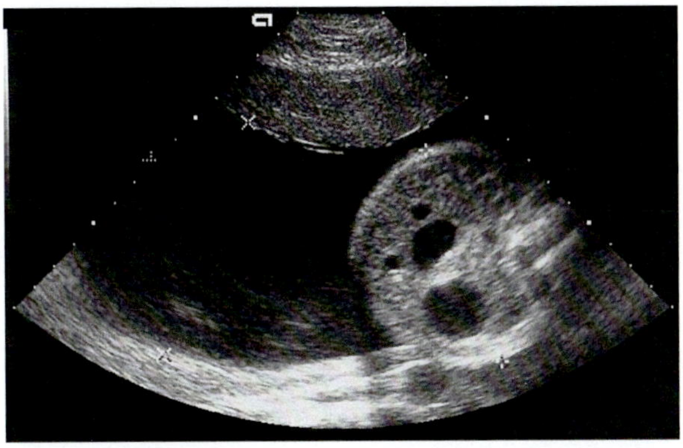

Abb. 12-4 Polyhydramnion, 31 kpl. SSW p.m., bei fetaler Duodenalobstruktion. Der Verschluss führt zum Aufstau des geschluckten Fruchtwassers vor dem Hindernis und damit zur Dilatation des Magens und Duodenums.

  - verminderte Urinproduktion (Donor bei fetofetaler Transfusion);
- Chromosomenaberrationen (z. B. Triploidie),
- Plazentainsuffienz oder fetaler Retardierung,
- Blasensprung,
- mütterlicher Indometacinmedikation.

Eine Oligohydramnie wird bei 1–7% der Schwangerschaften diagnostiziert. In etwa 10% liegt ihr eine fetale Fehlbildung, vor allem des Harntrakts, zugrunde, in 40% ist sie mit einer Retardierung vergesellschaftet.

An einen vorzeitigen Blasensprung ist nicht nur dann zu denken, wenn die Patientin den Abgang von wässriger Flüssigkeit angibt, sondern insbesondere auch dann, wenn die Patientin über einen anhaltenden blutigen Ausfluss berichtet (daher nachfragen!). Die Bedeutung der vaginalen Schmierblutung liegt zum einen darin, dass sie das Auftreten eines Blasensprungs durch Keimaszension über die Blutstraße zum unteren Eipol fördert. Zum anderen wird durch die bestehende Blutung der Abgang von Fruchtwasser leicht verkannt.

Die Konsequenzen einer unzureichenden Fruchtwassermenge im II. Trimenon können in einer Lungenhypoplasie, Gesichtsdysmorphie und Gelenkkontrakturen (Potter-Sequenz) sowie einer Nabelschnurkompression bei Wehen (drohende Asphyxie sub partu) bestehen. Die Folgen für den Fetus sind umso ausgeprägter, je früher die Oligo- bzw. Anhydramnie auftritt.

! Eine Anhydramnie vor der 20. SSW ist stets als pathologisches Zeichen zu werten.

1.2 Hinweiszeichen: Retardierung

Ein früher Wachstumsrückstand im II. Trimenon muss ursächlich an Fehlbildungen oder Chromosomenaberrationen denken lassen. Voraussetzung für die sichere Diagnose einer fetalen Retardierung bereits mit 20 SSW ist ein abgesichertes Schwangerschaftsalter, z. B. durch Basaltemperaturkurve oder Ultraschall im I. Trimenon oder Ultraschallmessung des Zerebellumdurchmessers im II. Trimenon. Die Wachstumsverzögerung betrifft dabei in der Regel alle Körperabschnitte des Fetus und wird entsprechend als *symmetrische* oder *proportionierte* Retardierung bezeichnet. Allerdings kann bereits hier durch eine ausgeprägte Unterentwicklung des Rumpfes eine *Asymmetrie* oder *Disproportionierung* resultieren, was sich beispielsweise bei der Triploidie beobachten lässt (Abb. 12-6).

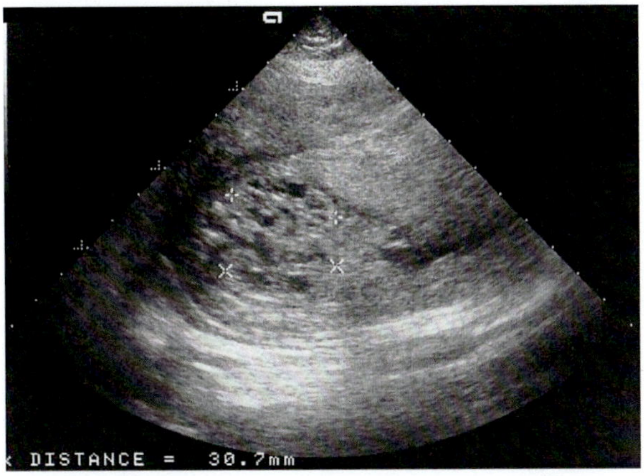

Abb. 12-5 Anhydramnion, 18 kpl. SSW p.m., bei multizystischer Nierendysplasie beidseits (Potter II A). Die Abgrenzung des fetalen Körpers von der Uteruswand und der Plazenta ist schwierig.

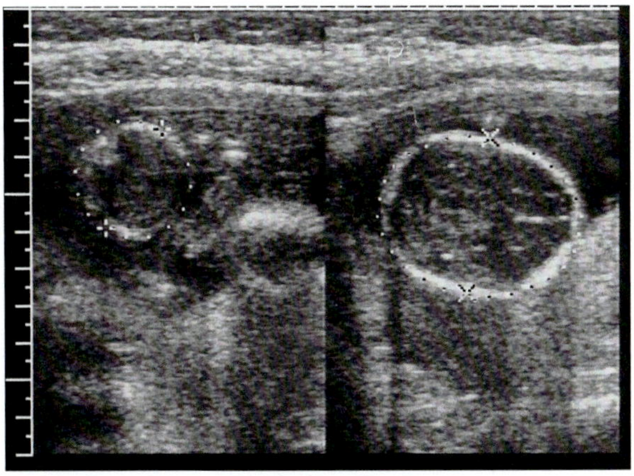

Abb. 12-6 Schwere Retardierung bei Triploidie, 21 kpl. SSW p.m.: AU = 9,9 cm (links), KU = 15,6 cm (rechts).

> **!**
> Ein nicht selten beobachteter Fehler ist die Korrektur des Gestationsalters aufgrund eines untermaßigen BPD im II. Trimenon, obwohl bereits eine Biometrie im I. Trimenon vorliegt. Dies führt dazu, dass eine frühe Retardierung als Zeichen einer fetalen Entwicklungsstörung keine Beachtung findet.

1.3 Hinweiszeichen: Disproportionen

Die vergleichende Beurteilung der Proportionen einzelner Körperanteile, die auch durch Messstreckenabgriffe in den Referenzebenen am Kopf, Rumpf und an einer Extremitätendiaphyse (Femur oder Humerus) erfolgt, lässt bei Diskrepanzen abnorme Entwicklungen erkennen. Dabei kann ein Körperanteil gegenüber den übrigen Abschnitten zu groß (Hydrozephalus) oder zu klein sein (Mikrozephalus).

1.4 Hinweiszeichen: abnorme Körperkontur

Die fetale Körperoberfläche kann durch Tumoren oder Defekte auffällig werden. Beispiele für äußere Raumforderungen sind: dorsal die Myelomeningozele, ventral die Omphalozele, kranial die Enzephalozele, kaudal das Sakralteratom. Durch Verlagerung von Organen nach außen sind die entsprechenden Körperabschnitte häufig untermaßig – z. B. kleiner Kopf bei der okzipitalen Enzephalozele, kleines Abdomen bei der Omphalozele –, so dass auch eine „Disproportion" verschiedener Körperregionen zueinander resultiert.
Ein klassisches Beispiel für auffällige Hinweiszeichen ist der Anenzephalus, der heute spätestens mit 20 SSW immer diagnostiziert werden sollte (Abb.12-7): Der kraniale Pol zeigt durch das Fehlen von Kalotte und Großhirn eine abnorme Kontur, die zudem eine korrekte Einstellung der Referenzebene zum Abgreifen der Kopfmaße nicht zulässt, und ist gegenüber dem Rumpf zu klein (Disproportion).

1.5 Hinweiszeichen: abnorme Körperbinnenstruktur

Auffälligkeiten im Inneren des fetalen Körpers betreffen meist echoleere Formationen, die durch flüssigkeitsgefüllte Organvergrößerungen (z. B. Darmdilatation, Ovarialzyste, Hirnventrikelerweiterung) hervorgerufen werden können. Aber auch solide Raumforderungen können dadurch auffallen, dass sie ein abnormes Strukturmuster hervorrufen und zu Verdrängungen von Nachbarorganen führen (z. B. linksseitiger echogener Lungentumor mit Rechtsverlagerung des Herzens). Es kann beim Screening nicht gefordert werden, dass über das Erfassen der auffälligen Struktur hinaus bereits eine definitive Diagnose über die zugrunde liegende Pathologie gestellt wird. Wichtig ist vielmehr, dass das Symptom erfasst und adäquate Konsequenzen gezogen werden, die in der kurzfristigen Kontrolle und zumeist in der Überweisung an den Spezialisten bestehen. Das Erkennen abnormer Binnenstrukturen setzt allerdings voraus, dass die normale Lage und Struktur wichtiger Organe wie Hirnseitenventrikel, Herz, Magen, Leber, Nieren und Harnblase bei der Untersuchung identifiziert werden können.

1.6 Hinweiszeichen: abnormer Vierkammerblick

Besondere Aufmerksamkeit sollte dem fetalen Herzen gewidmet werden, da Herzfehler mit etwa 8‰ die größte Gruppe angeborener Anomalien ausmachen, in Zusammenstellungen pränatal diagnostizierter Fehlbildungen jedoch deutlich unterrepräsentiert sind, d. h. meist der vorgeburtlichen Diagnostik entgehen (s. Abb. 12-2). Dass viele Herzfehler pränatal nicht erkannt werden, hat im Wesentlichen zwei Gründe: Zum einen

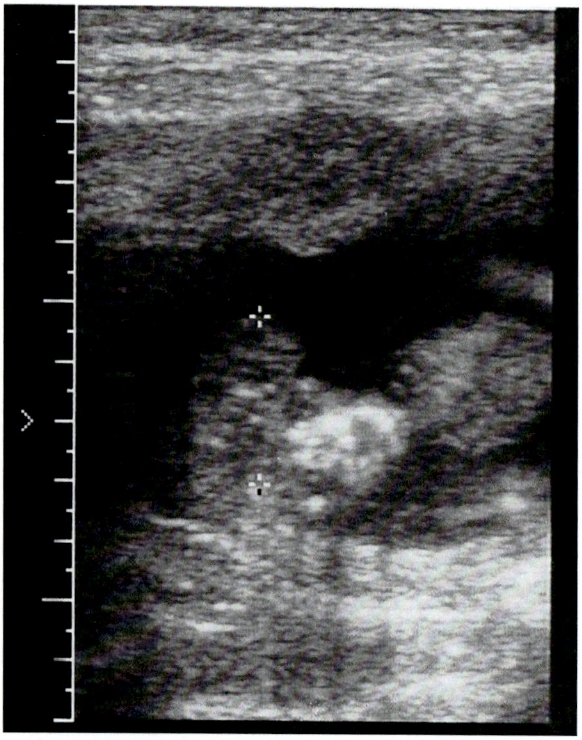

Abb. 12-7 Anenzephalie, 15 kpl. SSW p.m. Fehlen der Schädelkalotte. Die prominente Area cerebrovasculosa (-:- – -:-) darf nicht mit normalem Gehirngewebe verwechselt werden.

erschwert die komplizierte Anatomie des Herzens die Beurteilung. Zum anderen bedingen die Besonderheiten des fetalen Kreislaufs mit den offenen Kurzschlussverbindungen des Foramen ovale und des Ductus arteriosus Botalli, dass schwere Herzvitien pränatal in der Regel asymptomatisch bleiben, sich also beispielsweise nicht durch eine Kreislaufdekompensation (Hydrops) und nur selten durch eine Bradykardie (AV-Block) bemerkbar machen.

Als eine relativ einfache Methode zur pränatalen Erfassung von Herzfehlern hat sich dagegen die Einstellung und Beurteilung des Herzens im Vier-Kammer-Blick erwiesen, da hier etwa 40–50% der kongenitalen Herzvitien ein abnormes Ultraschallbild zeigen (Abb. 12-8 und 12-9). Es sollte damit bei jeder Routineuntersuchung versucht werden, den Vierkammerblick einzustellen. Durch Einbeziehung der sich normalerweise kreuzenden Abgänge von Aorta und Truncus pulmonalis in die Untersuchung können zusätzlich etwa 20–25% der Herzfehler erfasst werden.

!

Herzvitien gehören mit einer Prävalenz von etwa 8‰ zu den häufigsten fetalen Fehlbildungen. Mit der konsequenten Einstellung des Vierkammerblicks lässt sich ihre derzeit geringe pränatale Erkennung deutlich verbessern.

1.7 Hinweiszeichen: „Lemon-" und „Banana-Sign"

Auch die Spina bifida mit oder ohne Myelomeningozelenbildung entgeht in praxi großteils der direkten sonografischen Darstellung. Wenn sie auch durch eine V-förmige Aufspreizung der Wirbelbögen und Hautkonturunterbrechung im Ultraschallquerschnitt gekennzeichnet ist, wird insbesondere der kleine Defekt der Wirbelsäule, meist lumbosakral gelegen, häufig übersehen.

Dagegen haben sich folgende indirekte Hinweiszeichen für die Diagnose eines Wirbelsäulendefekts bewährt, die einfacher zu erkennen sind (Abb. 12-10): Es handelt sich dabei um die spitz zulaufende Frontalregion der Schädelkalotte, die an eine Zitrone erinnert (sog. lemon sign), und das in Richtung Foramen magnum verlagerte und dadurch erschwert bzw. nicht darstellbare Kleinhirn, das wie eine Banane bogig geformt ist (sog. banana sign). Normalerweise stellt sich das Kleinhirn als hantelförmiges Gebilde dorsal des Hirnstamms dar, wobei sich zwischen Zerebellum und Os occipitale die echoleere Cisterna magna abgrenzen lässt (Abb. 12-11).

Der BPD liegt charakteristischerweise im unteren Normbereich (Mikrozephalie). Eine Aufweitung der Hirnventrikel (Hydrozephalie), die nicht selten ein Begleitsymptom des Wirbelsäulendefekts ist, ist dann anzunehmen, wenn die Seitenventrikel mit 20 SSW mehr als die Hälfte und mit 30 SSW mehr als ein Drittel der Hemisphäre einnehmen oder das Hinterhorn über 10 mm breit ist.

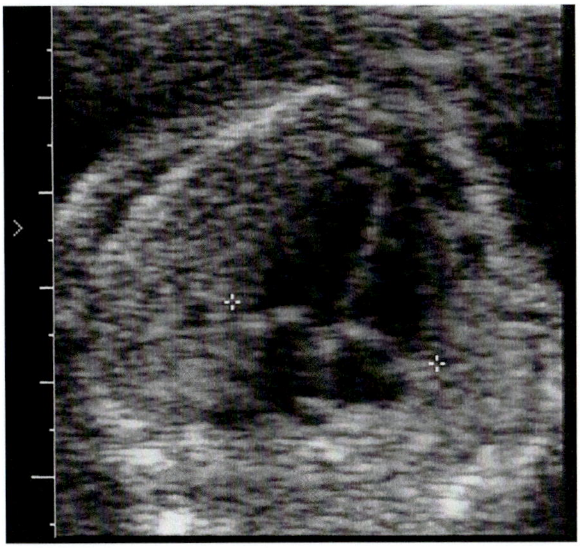

Abb. 12-8 Normaler Vierkammerblick des Herzens, 23 kpl. SSW p.m.

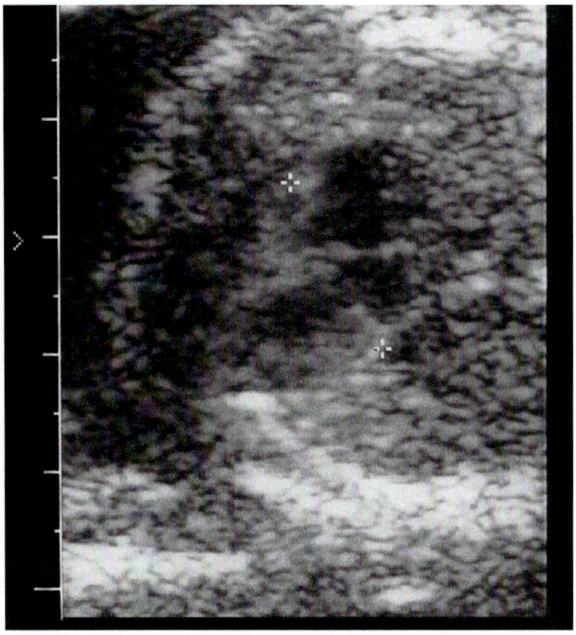

Abb. 12-9 Abnormer Vierkammerblick bei Vitium cordis, 21 kpl. SSW p.m.

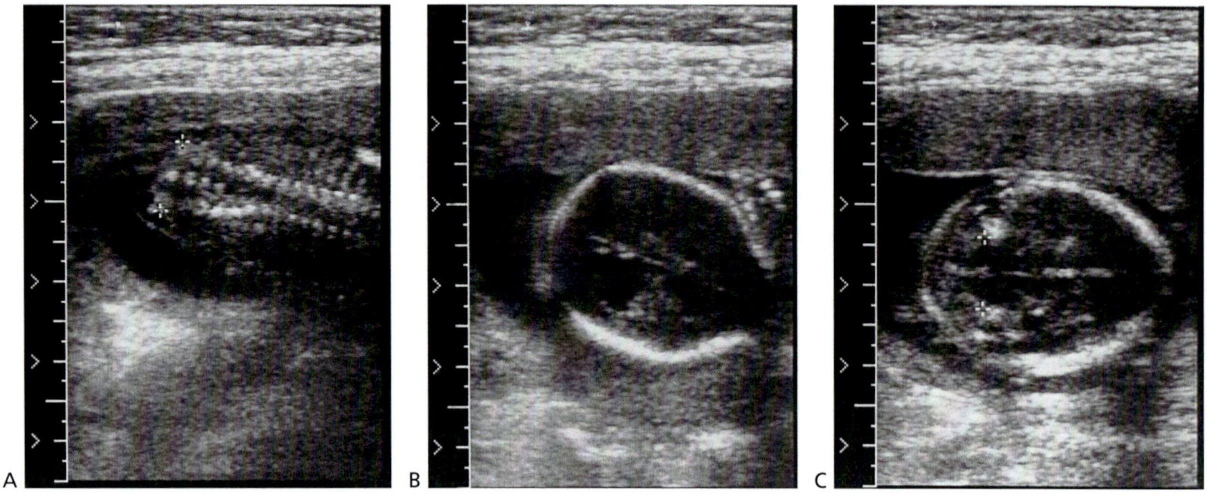

Abb. 12-10 Neuralrohrdefekt, 19 kpl. SSW p.m.
A. Lumbosakrale Spina bifida.
B. Lemon Sign und Hydrozyphalie (Darstellung des schallkopffernen Seitenventrikels; die dem Schallkopf zugewandte Hemisphäre stellt sich meist nur unscharf dar).
C. Banana Sign (Kleinhirn, ·:· – ·:·).

2 Gezielte Ultraschalldiagnostik

Eine Indikation für eine gezielte detaillierte Diagnostik (DEGUM-Stufe II) in der Schwangerschaft besteht bei:
- sonografischen Hinweiszeichen für eine Entwicklungsstörung,
- familiärer Belastung durch Fehlbildungen (erhöhtes Wiederholungsrisiko),
- Medikamenteneinnahme in der Frühschwangerschaft mit teratogenem Risiko (z. B. Antiepileptika, Zytostatika, Cumarin, Lithium),
- Infektionen in der Frühschwangerschaft mit teratogenem Risiko (z. B. Röteln),
- mütterlichen Erkrankungen mit erhöhtem Fehlbildungsrisiko (z. B. Diabetes mellitus),

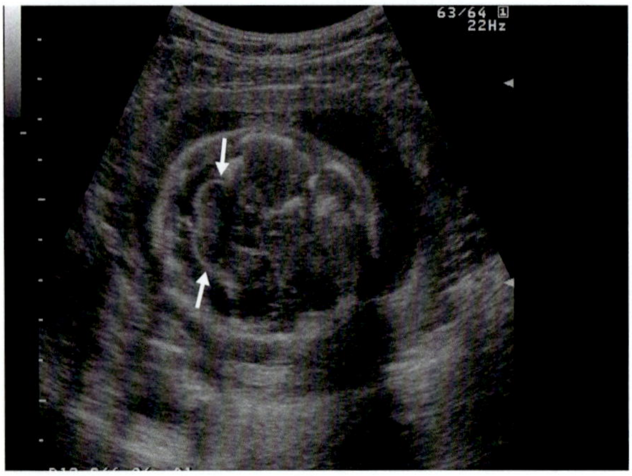

Abb. 12-11 Zerebellum (→), 21 kpl. SSW p.m.

- erhöhter Alpha-Fetoprotein-Konzentration im Serum oder Fruchtwasser (s. Abschnitt 3).

Auch wenn eine zuvor aufgetretene Anomalie in der Familie nicht immer mit einem statistisch erhöhten Wiederholungsrisiko verbunden sein muss, kann aus psychologischen Gründen eine detaillierte sonografische Ausschlussdiagnostik hilfreich sein, um den werdenden Eltern Ängste zu nehmen. Das Gleiche gilt für viele Medikamente (z. B. Psychopharmaka, Laxanzien u. a.), für die das allenfalls minimal erhöhte Fehlbildungsrisiko aufgrund vieler Faktoren (Dosis, Einnahmedauer, sensible Phase der Organogenese u. a.) nicht definiert werden kann. Zur Beruhigung der Eltern wird hier die Indikation zur Ausschlussdiagnostik in der Praxis häufig weit gefasst.

Die gegenüber der Screening-Untersuchung ausführlichere Stufe-II-Ultraschalldiagnostik auf fetale Entwicklungsstörungen umfasst die in Tabelle 12-1 aufgeführten Inhalte (s. auch „Qualitätsanforderungen an die weiterführende differenzialdiagnostische Ultraschalluntersuchung in der pränatalen Diagnostik [= DEGUM-Stufe II] im Zeitraum 18 – 22 Schwangerschaftswochen" im Anhang).

Eine detaillierte Diagnostik des fetalen Herzens ist bei den folgenden Situationen zu empfehlen, da hier das Risiko für einen kindlichen Herzfehler erhöht ist und ein Herzvitiums der Erkennung bei der Routineuntersuchung erfahrungsgemäß entgeht:
- belastete Familienanamnese: betroffene(s) Kind(er) oder Eltern,
- mütterlicher Diabetes mellitus,

Tab. 12-1 Inhalte einer weiterführenden Ultraschalluntersuchung (DEGUM*-Stufe II) (modif. nach Merz et al. 2001).

I. Allgemein	
– Einling/Mehrlinge	bei Mehrlingen Chorionizität, Amnionizität (soweit erkennbar)
– Vitalität	ja/nein
– Fruchtwassermenge	qualitativ, quantitativ
– Nabelschnur	Gefäßanzahl
– Plazenta	Sitz, Struktur, Dicke
II. Biometrie	
– Kopf	biparietaler Durchmesser (BPD), frontookzipitaler Durchmesser (FOD), Kopfumfang (KU), transversaler Zerebellumdurchmesser (TCD)
– Rumpf	abdominothorakaler Durchmesser (ATD), abdominaler Sagittaldurchmesser (ASD), Abdomenumfang (AU),
– Extremitäten	Femur (FL) + Tibia (Ti) oder Fibula (Fi) oder Humerus (HL) + Radius (Ra) oder Ulna (Ul)
III. Sonoanatomie	
– Kopf	Kontur: Außenkontur im Planum frontooccipitale; Innenstrukturen: Hirnseitenventrikel, Plexus chorioideus, Zerebellumkontur
– Gesicht	Seitenprofil (medianer Sagittalschnitt); Aufsicht Mund/Nasenbereich (Frontalschnitt)
– Nacken/Hals	Kontur
– Wirbelsäule	sagittaler Längsschnitt + Hautkontur über der Wirbelsäule
– Thorax	Lunge: Struktur
– Herz	Herzfrequenz und -rhythmus, qualitative Einschätzung von Größe, Form und Position des Herzens, Vierkammerblick, links- und rechtsventrikulärer Ausflusstrakt
– Zwerchfell	Kuppelkontur im Längsschnitt
– Abdomen	Außenkontur; Leber: Topografie und Kontur; Magen: Topografie, Darm: Echogenität
– Urogenitaltrakt	Nieren: Topografie und Struktur; Harnblase: Topografie und Form
– Extremitäten	Arme und Beine, Hände und Füße (ohne differenzierte Darstellung der Finger und Zehen)
IV. Dokumentation	
– Kopf	Planum occipitale (Biometrieebene), Zerebellum
– Gesicht	Sagittal (Profil), frontal (Nase/Lippen)
– Wirbelsäule	mit Hautkontur im Sagittalschnitt
– Herz	Vierkammerblick, linksseitiger Ausflusstrakt, rechtsseitiger Ausflusstrakt
– Zwerchfell	im Sagittalschnitt oder Frontalschnitt
– Abdomen	Querschnitt (Biometrieebene) mit Magen
– Harntrakt	Nieren beidseits, Harnblase
– Extremitäten	Femur oder Humerus, Tibia/Fibula oder Radius/Ulna, Hand, Fuß
Auffälligkeiten	werden gesondert dokumentiert
Beurteilung der Untersuchungsbedingungen und Sichtverhältnisse	normal, eingeschränkt, schlecht

* DEGUM, Deutsche Gesellschaft für Ultraschall in der Medizin, Sektion Gynäkologie

- teratogene Medikamente (z. B. Lithium, Antikonvulsiva),
- fetale extrakardiale Fehlbildungen (z. B. Omphalozele),
- nichtimmunologischer Hydrops fetalis,
- fetale Arrhythmie: Bradykardie (z. B. atrioventrikulärer Reizleitungsblock bei AV-Kanal),
- Mehrlinge,
- abnormer Vierkammerblick.

Die Untersuchungsinhalte der fetalen Echokardiografie umfassen die in Tabelle 12-2 aufgeführten sonografischen Einstellungen.

Durch zunehmende Erfahrung der Untersucher und verbesserte Techniken der Ultraschallgeräte nimmt das Spektrum an pränatal diagnostizierten Erkrankungen des Fetus ständig zu. Anomalien des zentralen Nervensystems und des urogenitalen Systems stehen dabei an erster Stelle der erkannten Fehlbildungen (s. Abb. 12-2). In den letzten Jahren gelingt es, auch unterstützt durch die Einführung der Farbdopplersonografie, den Anteil der vorgeburtlich korrekt erkannten Herzvitien zu erhöhen.

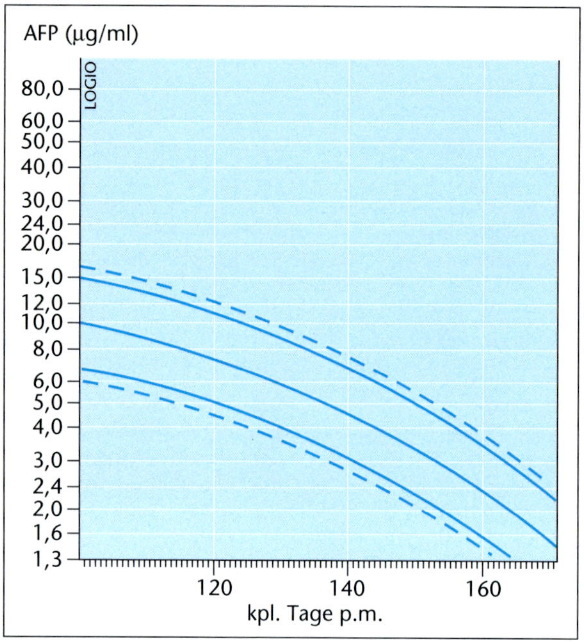

Abb. 12-12 Alpha-Fetoprotein-Konzentration (AFP µg/ml) im Fruchtwasser in Abhängigkeit vom Schwangerschaftsalter zwischen 14 und 24 kpl. SSW p.m. (semilogarithmische Darstellung). Normwerte mit 5., 10., 50., 90. und 95. Perzentilen (n = 504, UFK Würzburg).

3 Alpha-Fetoprotein

Das Alpha-Fetoprotein (AFP) ist ein im Dottersack und in der Leber des Fetus produziertes Glykoprotein. Es gelangt mit dem fetalen Urin in das Fruchtwasser, über die Plazenta dann in das mütterliche Blut und führt hier gegenüber der Nichtschwangeren zu einer Erhöhung der Konzentration um ein Vielfaches.

Der AFP-Spiegel im mütterlichen Serum steigt etwa bis zur 30. SSW an, während er im Fruchtwasser im Laufe des II. Trimenons abfällt (Abb. 12-12). Die Abhängigkeit der AFP-Konzentration vom Gestationsalter erfordert für die korrekte Interpretation somit ein gesichertes Gestationsalter. Darüber hinaus wird die Serumkonzentration von einer Reihe weiterer Faktoren beeinflusst, die es ebenfalls zu berücksichtigen gilt (Tab. 12-3).

Um die in verschiedenen Labors mit unterschiedlichen Messmethoden bestimmten AFP-Konzentrationen besser vergleichen zu können, wird das AFP-Messresultat üblicherweise als Vielfaches des Medianwertes des entsprechenden Gestationsalters angegeben (MoM = multiples of the median). Jedes Labor sollte über eigene, auf das Gestationsalter bezogene Referenzwerte verfügen.

Eine **erhöhte Alpha-Fetoprotein-Konzentration** im mütterlichen Serum und Fruchtwasser kann dann beobachtet werden, wenn vermehrt fetales Serum/fetaler Liquor in das Fruchtwasser übertritt, eine erhöhte fetale Proteinurie besteht, das Schlucken bzw. die Resorption des Fruchtwassers behindert ist oder eine Autolyse stattfindet. Entsprechend sind folgende fetale Fehlbildungen mit erhöhten AFP-Werten assoziiert:

- Neuralrohrdefekte (Anenzephalie, Myelomeningozele, Spina bifida),
- Bauchwanddefekte (Omphalozele, Gastroschisis),
- Darmobstruktionen (Ösophagusatresie, Duodenalatresie),
- Nierenanomalien (Nierenagenesie, Zystennieren, Urethralatresie, kongenitale Nephrose),
- Steißbeinteratom,
- Hygroma colli, Hydrops,
- Chromosomenaberration (Triploidie) und anderes.

Tab. 12-2 Inhalte der fetalen Echokardiografie (Empfehlung der DEGUM*).

- abdominaler Situs der Oberbauchorgane (Ausschluss eines Situs inversus)
- Vierkammerblick
- Ausflusstrakte beidseits mit Ventrikelseptum
- kurze Herzachse mit Überkreuzung der Gefäße
- Aortenbogen
- Venenzufluss beidseits (fakultativ)

* DEGUM, Deutsche Gesellschaft für Ultraschall in der Medizin, Sektion Gynäkologie

Wenn fetale Anomalien ausgeschlossen sind, können hohe Serum-AFP-Konzentrationen auf später auftretende Schwangerschaftskomplikationen hinweisen. Dies sind:

- Retardierung,
- Spätabort,
- Frühgeburt,
- intrauteriner Fruchttod,
- Präeklampsie,
- Abruptio placentae,
- fetomaternale Transfusion (Plazentaschranke ↓).

Da eine Überlappung der AFP-Konzentrationen bei normalen und pathologischen Situationen festzustellen ist, ist eine erhöhte AFP-Konzentration zwar suspekt für das Vorliegen einer Anomalie, aber nicht beweisend. Als praktikable Grenzwerte, deren Überschreitung zur Aufdeckung von Neuralrohrdefekten mit möglichst wenig falsch positiven oder falsch negativen Befunden beiträgt, erwiesen sich folgende MoM-Werte:

- für **Serum-AFP:** 2,0–2,5 MoM für Einlinge bzw. 4,0–5,0 MoM für Mehrlinge,
- für **Fruchtwasser-AFP:** 2,5 MoM mit 13–15 SSW, 3,0 MoM mit 16–18 SSW, 3,5 MoM mit 19–21 SSW.

Erhöhte AFP-Konzentrationen erfordern eine gezielte Ultraschalldiagnostik zur Aufdeckung einer fetalen Anomalie. Bei den Neuralrohrdefekten beträgt die Erkennungsrate (Sensitivität) durch die Serum-AFP-Bestimmung 70–75%.

Aneuploidien

Definition. Unter einer Aneuploidie versteht man eine nummerische Chromosomenaberration, bei der entweder ein Chromosom fehlt (z. B. Monosomie X: 45,X0) oder zusätzlich vorhanden ist (z. B. Trisomie 21: 47, XX+21 oder 47,XY+21) oder ein ganzer Chromosomensatz mehr als zweifach vorliegt (z. B. Triploidie: 69,XXX oder 69,XXY).

Das Risiko einer kindlichen Trisomie nimmt mit dem mütterlichen Alter zu, wie beispielsweise in Tabelle 12-4 für die Trisomien 21 (Down-Syndrom), 18 (Edwards-Syndrom) und 13 (Pätau-Syndrom) aufgeführt ist. Entsprechend konnte gezeigt werden, dass das überzählige Chromosom weit überwiegend mütterlichen Ursprungs ist. Wenn eine Patientin bereits ein Kind mit einer auto-

Tab 12-3 Einfluss verschiedener Faktoren auf die Serumkonzentrationen (MoM) der biochemischen Parameter und das Ergebnis des Triple-Tests (modifiziert nach Crombach und Tutschek 2004 und Spencer 2003).

Variable	AFP	HCG/ freies β-HCG	uE3	errechnetes Trisomie-21-Risiko
Gestationsalter				
zu hoch	↓	↑	↓	↑
zu niedrig	↑	↓	↑	↓
Rasse				
afro-karibisch	↑	↑	–	?
asiatisch	↑	↑	?	?
Gravidität/Parität	?	↓	?	?
Mehrlinge	↑	↑	↑	?
Übergewicht	↓	↓	↓	?
weiblicher Fetus	↑	↓	?	↑
Nikotin	↑	↓	↓	↓
auffälliges biochemisches Screening in 1. Gravidität	?	?	?	↑
Sterilitätstherapie (Ovulationsinduktion/IVF)	–	↑	↓	↑
insulinabhängiger Diabetes mellitus	↑	↑	↑	?
vaginale Blutungen	↑	↑	↑	?

↓, erniedrigt; ↑, erhöht; –, kein Unterschied; ?, unklar

somalen Trisomie hat, erhöht sich für sie das Wiederholungsrisiko für diese Trisomie um 0,75%. Tabelle 12-4 macht zudem deutlich, dass die Häufigkeit, mit der mit einer Aneuploidie zu rechnen ist, auch vom Entwicklungsstadium bzw. vom Zeitpunkt der Diagnostik abhängt, da fetale Aneuploidien eine erhöhte Abortrate aufweisen (s. Kap. 8), mit zunehmendem Gestationsalter durch die natürliche Selektion also seltener zu beobachten sind. Während einige Trisomien immer zum Abort führen (z.B. Trisomie 16), sind andere durchaus mit dem Leben zu vereinbaren (z.B. Trisomie 21). Die Verlustrate zwischen 12 und 40 kpl. SSW beträgt für die Trisomie 21 ca. 30%, für die Trisomie 18 und 13 ca. 80%.

Das Turner-Syndrom (45,X0; Fehlen des väterlichen X-Chromosoms) zeigt keine Abhängigkeit vom mütterlichen Alter. Die Prävalenz beträgt mit 12 kpl. SSW ca. 1:1 500, mit 40 kpl. SSW etwa 1:4000, was einer pränatalen Absterberate bis zum Geburtstermin von ca. 60% entspricht. Die Häufigkeit von anderen gonosomale Störungen (Triple-X: 47,XXX, Klinefelter-Syndrom: 47,XXY, sowie 47,XYY) ist altersunabhängig. Sie unterscheiden sich in der intrauterinen Verlustrate nicht von normalen Schwangerschaften, so dass die Prävalenz zu jedem Gestationsalter gleich bleibend etwa 1:500 beträgt. Für die Triploidie besteht ebenfalls keine Abhängigkeit vom mütterlichen Alter. Sie weist eine hohe pränatale Letalität auf, so dass Lebendgeburten eine extreme Rarität darstellen. Ihre Prävalenz sinkt von 1:2000 mit 12 kpl. SSW auf 1:250000 mit 20 kpl. SSW.

Diagnostik. Zur Diagnose einer Chromosomenaberration ist ein invasives Verfahren (z.B. Amniozentese) erforderlich, das allerdings mit einer eingriffsbedingten Abortrate von 0,5–1% belastet ist, so dass sich bereits hieraus eine Durchführung bei allen Schwangeren verbietet (s. Abschnitt 3.1). In den 70er Jahren wurde die Altersindikation als Risikoselektion für eine Amniozentese eingeführt. Bei einem mütterlichen Alter über 35 Jahre ist der die Mutterschaftsvorsorge durchführende Arzt verpflichtet, die Schwangere über das Risiko für eine Trisomie 21 zu beraten und auf die Möglichkeiten ihrer vorgeburtlichen Erkennung hinzuweisen. Wird die Beratung unterlassen oder nicht ausreichend dokumentiert, ist bei Geburt eines Kindes mit Down-

Tab. 12-4 Schätzung altersspezifischer Risiken für Trisomie 21, 18 und 13 zum Zeitpunkt 9–14 SSW und 15–20 SSW sowie bei Lebendgeborenen (aus Snijders et al. 1994).

Alter (Jahre)	9–14 SSW			15–20 SSW			Lebendgeborene		
	Trisomie 21	Trisomie 18	Trisomie 13	Trisomie 21	Trisomie 18	Trisomie 13	Trisomie 21	Trisomie 18	Trisomie 13
20	1/696	1/2193	1/6125	1/1025	1/4576	1/15656	1/1529	1/15507	1/36148
21	1/687	1/2164	1/6042	1/1012	1/4514	1/15444	1/1508	1/15298	1/35660
22	1/675	1/2126	1/5936	1/994	1/4435	1/15172	1/1482	1/15029	1/35031
23	1/659	1/2077	1/5800	1/971	1/4333	1/14824	1/1448	1/14684	1/34228
24	1/640	1/2015	1/5628	1/942	1/4204	1/14385	1/1405	1/14249	1/33214
25	1/616	1/1939	1/5414	1/906	1/4045	1/13839	1/1352	1/13708	1/31954
26	1/586	1/1846	1/1554	1/863	1/3850	1/13174	1/1287	1/13049	1/30417
27	1/551	1/1735	1/4844	1/811	1/3619	1/12382	1/1209	1/12265	1/28588
28	1/510	1/1606	1/4485	1/751	1/3351	1/11464	1/1120	1/11356	1/26469
29	1/464	1/1462	1/4082	1/683	1/3050	1/10434	1/1019	1/10336	1/24092
30	1/415	1/1306	1/3646	1/610	1/2724	1/9320	1/910	1/9232	1/12520
31	1/363	1/1143	1/3193	1/535	1/2385	1/8161	1/797	1/8083	1/18842
32	1/311	1/981	1/2739	1/459	1/2046	1/7001	1/684	1/6935	1/16165
33	1/262	1/825	1/2303	1/386	1/1721	1/5887	1/575	1/5832	1/13594
34	1/216	1/681	1/1901	1/318	1/1420	1/4859	1/475	1/4813	1/11218
35	1/175	1/552	1/1542	1/258	1/1152	1/3942	1/385	1/3905	1/9102
36	1/140	1/411	1/1233	1/206	1/921	1/3151	1/308	1/3121	1/7274
37	1/111	1/348	1/973	1/163	1/727	1/2486	1/243	1/2463	1/5740
38	1/86	1/272	1/760	1/127	1/567	1/1941	1/190	1/1923	1/4482
39	1/67	1/211	1/588	1/98	1/439	1/1503	1/147	1/1489	1/3470
40	1/51	1/162	1/452	1/76	1/338	1/1156	1/113	1/1145	1/2668
41	1/39	1/124	1/346	1/58	1/258	1/884	1/86	1/875	1/2040
42	1/30	1/94	1/263	1/44	1/197	1/673	1/66	1/667	1/1554
43	1/23	1/72	1/200	1/33	1/149	1/511	1/50	1/506	1/1179
44	1/17	1/54	1/151	1/25	1/113	1/387	1/38	1/383	1/893
45	1/13	1/41	1/114	1/19	1/85	1/292	1/29	1/289	1/675

Tab. 12-5 Detektionsrate (DR, Sensitivität) und positiver prädiktiver Wert (PPW) verschiedener Screening-Methoden bei einer Falsch-positiv-Rate von 5% (*10%) (modifiziert nach Crombach und Tutschek 2004).

	Zeitpunkt	DR (%)	PPW (%)
mütterliches Alter (MA)	–	30	0,6
MA + Biochemie	11–14 SSW	65	2,6
MA + Nackentransparenz (NT)	11–14 SSW	75	3
MA + NT + Biochemie	11–14 SSW	85	3,4
MA + Biochemie	15–18 SSW	65	2,6
Sonografie	16–23 SSW	60*	1,2

Syndrom mit Schadensersatzforderungen gegenüber dem Arzt zu rechnen, die in der Vergangenheit auch erfolgreich eingeklagt wurden. Allerdings ist die Effizienz der sog. Altersindikation begrenzt und hat sich die Situation durch die Altersprogression der Schwangeren zusätzlich geändert. Während früher 5% der Schwangeren über 35 Jahre alt waren und sich in dieser Gruppe etwa ein Drittel der Trisomie-21-Fälle befanden, sind heute in Deutschland ca. 20% der Schwangeren über 35 Jahre alt, wobei sich hier nun 40–50% der Trisomie-21-Fälle finden.

Zwischenzeitlich wurden weitere nicht-invasive Methoden zur Risikoselektionierung entwickelt: Im II. Trimenon das biochemische Serum-Screening (sog. Triple-Test) sowie die gezielte Suche nach sonografischen Markern und im I. Trimenon die sonografische Messung der Nackentransparenz (NT), evtl. kombiniert mit biochemischen Parametern. Das Ziel ist eine präzisere Risikoselektion gegenüber der alleinigen Altersindikation, so dass das Verhältnis von erkannten Aneuploidien zu dafür notwendigen invasiven Eingriffen günstiger ausfällt. Der erkannte Anteil an Aneuploidien (Detektionsrate, Sensitivität) und die Rate der einer invasiven Diagnostik unterzogenen, jedoch normalen Schwangerschaften (Falsch-positiv-Rate, 1 – Spezifität) hängen davon ab, ab welchem Risikogrenzwert eine invasive Diagnostik erfolgt. Tabelle 12-5 zeigt die Erkennungsraten der verschiedenen Screening-Methoden. Durch die Verfahren kann jüngeren Frauen der begründete Zugang zur definitiven invasiven Chromosomendiagnostik ermöglicht werden, wenn sich ein für sie erhöhtes Aneuploidierisiko herausstellt. Andererseits bieten sie der über 35-jährigen Patientin, die einer invasiven Diagnostik gegenüber kritisch eingestellt ist, die Möglichkeit, die Punktion von dem modifizierten Risiko abhängig zu machen. Da in die Risikoberechnungen aller Methoden das Alter der Schwangeren eingeht, steigen mit zunehmendem mütterlichem Alter einerseits zwar die Detektionsraten an, gleichzeitig erhöhen sich aber auch die Falsch-positiv-Raten (Tab. 12-6). Außerdem folgt aus der altersabhängigen Prävalenz der Trisomien, dass die Zahl der invasiven Eingriffe pro diagnostizierter Trisomie sinkt (= der positive Vorhersagewert für eine tatsächlich vorliegende Trisomie steigt), je älter die Patientin ist. Umgekehrt ist das Verhältnis der Anzahl an invasiven Eingriffen zu diagnostizierten Trisomien umso größer (= der positive Vorhersagewert nimmt ab), je jünger die Patientin ist.

Die individuelle Risikoabschätzung kann jeder Schwangeren als Entscheidungsgrundlage für oder gegen einen invasiven Eingriff dienen, der einerseits mit Komplikationen behaftet ist, andererseits eine definitive Chromosomendiagnostik gestattet. Unabdingbare Voraussetzung hierfür ist allerdings eine *vor* dem Screening durchgeführte verständliche und umfassende ärztliche Aufklärung über den Nutzen, die Grenzen und die möglichen Konsequenzen der Verfahren. Es sollte auch vorher zumindest angesprochen werden, welche Konsequenzen eventuelle pathologische Befunde aus Sicht der Patientin haben könnten (wird z. B. ein Schwangerschaftsabbruch in Erwägung gezogen oder dient die weitere Diagnostik der Vorbereitung der Geburt oder der Optimierung der Behandlung des Kindes). Der Patientin muss eine ausreichende Zeit eingeräumt werden, sich für oder gegen das Screening entscheiden zu können. Eine adäquate Beratung enthält:

Tab. 12-6 Detektionsrate (DR) und Falsch-positiv-Rate (FPR) des Screenings im I. Trimenon bzw. II. Trimenon auf Trisomie 21 in Abhängigkeit vom mütterlichen Alter (modifiziert nach Spencer 2001, Reynolds et al. 1993).

Alter (Jahre)	Nackentransparenz + Biochemie (I. Trimenon)		Triple-Test (II. Trimenon)	
	DR (%)	FPR (%)	DR (%)	FPR (%)
20	79	2	45	3
25	81	3	48	4
30	84	4	56	6
35	90	9	74	16
38	94	16	86	29
40	96	24	92	41
44	99	47	98	70

- Angaben zur Häufigkeit der gesuchten Erkrankung,
- Erklärung des Unterschieds zwischen einem Screening-Verfahren und einem diagnostischen Test,
- Angaben über Art und Durchführungszeitpunkt der Methoden,
- Angaben zur Erkennungsrate und Häufigkeit falsch-positiver Befunde der Screening-Methoden,
- Angaben über mögliche Konsequenzen des Verfahrens, wie Amniozentese oder Chorionzottenbiopsie, Abortrisiko und Schwangerschaftsabbruch.

Die Screening-Verfahren werden derzeit im Rahmen der Schwangerenbetreuung uneinheitlich eingesetzt, da ihr Stellenwert in Niedrigrisikokollektiven wie auch Fragen zur Finanzierung nicht abschließend geklärt sind. Wenn auch derzeit nicht festgelegt ist, ob und inwieweit Schwangere *ohne* aus Anamnese bzw. Befunden ableitbare Risiken über die aktuellen Möglichkeiten der pränatalen Diagnostik aufgeklärt werden müssen, empfiehlt sich, auf die Möglichkeit der Risikokalkulation von Chromosomenstörungen hinzuweisen und je nach den Wünschen der Patientin eine angemessene Beratung durchzuführen, die das individuelle Risiko der Patientin, die verschiedenen Screening-Verfahren und diagnostischen Tests mit Aussagekraft bzw. Unsicherheiten, Grenzen und spezifischen Komplikationen beinhaltet – es sei denn, die Patientin macht von ihrem Recht auf Nichtwissen Gebrauch.

!

Bei den nicht-invasiven Screening-Verfahren muss klargestellt werden, dass es sich **nicht** um einen diagnostischen Test mit einem definitiven Ergebnis (z. B. Trisomie 21 vorhanden oder nicht vorhanden), sondern um eine Methode handelt, die eine Wahrscheinlichkeits- oder Risikoangabe für das Vorliegen einer Chromosomenstörung angibt, da die Ultraschallparameter oder die Hormonkonzentrationen aufgrund sich überlappender Verteilungen nicht eindeutig zwischen euploiden und trisomen Feten trennen können.

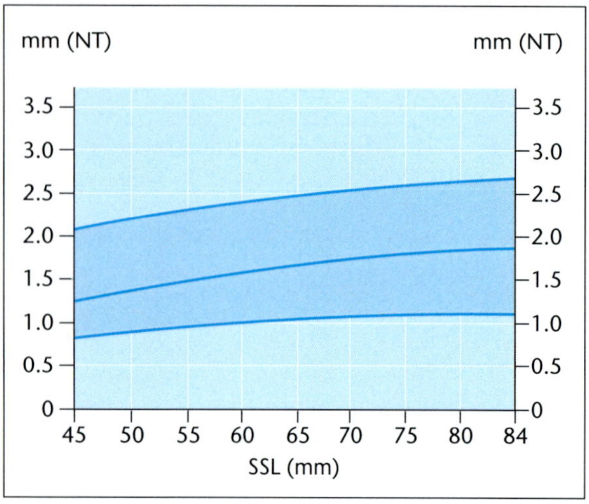

Abb. 12-13 Nackentransparenz (NT) (50. Perzentile mit 90%-Vertrauensbereich) in Abhängigkeit von der Scheitel-Steiß-Länge (SSL zwischen 45 und 84 mm) (nach Nicolaides et al. 1999).

1 Screening im I. Trimenon

1.1 Nackentransparenz

Als früher sonografischer Marker für eine fetale Entwicklungsstörung eignet sich die Nackentransparenz (nuchal translucency, NT) zwischen 11 und 14 SSW. Die Dicke der Nackentransparenz nimmt, bezogen auf die Scheitel-Steiß-Länge, zu (Abb. 12-13): Im Bereich von 45–84 mm SSL steigt die mediane NT von 1,2 mm auf 1,9 mm an, entsprechend nimmt der 95. Perzentilwert von 2,1 mm auf 2,7 mm zu.

Bei einer Verbreiterung der NT (sog. Nackenödem) (Abb. 12-14) ist mit einer erhöhten Rate von autosomalen Trisomien (Trisomie 21, 18, 13), Turner-Syndromen oder Triploidien u. a. zu rechnen. Die Angaben zur Erkennungsrate von Chromosomenaberrationen reichen in verschiedenen Studien von 75–100% bei einer FPR von 4–12%. Auch wenn keine Chromosomenaberration vorliegt, finden sich gehäuft pathologische Schwangerschaftsverläufe und fetale Fehlbildungen, wie Herzfehler und Zwerchfelldefekte u. a., so dass das Nackenödem zudem als Indikation für eine weiterführende Ultraschalluntersuchung im II. Trimenon anzusehen ist. Die Nackentransparenz eignet sich auch als Marker für Entwicklungsstörungen bei Zwillingsschwangerschaften. Als pathophysiologische Ursachen des Nackenödems werden derzeit Veränderungen der extrazellulären Kollagenmatrix und hämodynamische Störungen (Herzfehler, Herzinsuffizienz) diskutiert. Bei dem Nackenödem handelt es sich um einen passageren Befund, der sich bis zum II. Trimenon wieder zurückbildet, und zwar unabhängig davon, ob eine chromosomale Störung bzw. eine Organfehlbildung vorliegt oder nicht.

Durch Kombination des mütterlichen Altersrisikos mit der Messung der Nackentransparenz lässt sich das individuelle Risiko für eine Chromosomenanomalie modifizieren (Abb. 12-15). Dabei nimmt die Wahrscheinlichkeit einer Aneuploidie oder auch Organanomalie mit dem Durchmesser der Nackentransparenz zu. Als Indikation für eine Karyotypisierung kann die Überschreitung eines Risikogrenzwertes (z. B. 1:300) oder auch eines Perzentilgrenzwertes (z. B. 95. Perzentile, s.

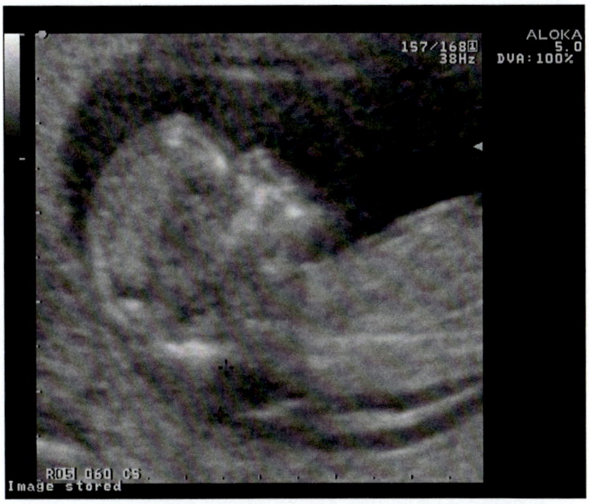

Abb. 12-14 Auffällige Nackentransparenz (sog. Nackenödem) von 5,5 mm Durchmesser (-:- – -:-); SSL = 69 mm, 12 + 6 SSW p.m.; Karyotyp nach CVS: Trisomie 21.

Abb. 12-13) verwendet werden. Bezogen auf eine FPR von 5% wurden für beide Methoden – individuelle Risikokalkulation oder Perzentilgrenzwert – vergleichbare Ergebnisse mit einer Sensitivität von 70–80% erzielt. Letztendlich entscheidet aber die Patientin, ab welchem Grenzwert sie eine invasive Abklärung wünscht.

Im Mutterpass wird auf der Seite, die zur Dokumentation der Ultraschall-Screening-Untersuchung im I. Trimenon vorgesehen ist, nach einem „dorsonuchalen Ödem“ gefragt. Dieser Begriff ist missverständlich und zudem in den Mutterschaftsrichtlinien nicht definiert. Während die „Nackentransparenz“ bei jedem Fetus erhoben werden kann und ihre pathophysiologische Bedeutung von ihrer Ausprägung abhängt, meint das „Ödem“ immer einen pathologischen Befund.

Vor einer NT-Messung zur Abschätzung des Aneuploidierisikos muss eine ausführliche Aufklärung der Schwangeren über die Bedeutung, Aussagekraft und Grenzen der Methode erfolgen. Bei der Bestimmung des Durchmessers der Nackentransparenz sollte Folgendes beachtet werden:

- Abgriff im sagittalen Längsschnitt des Fetus mit Darstellung der Wirbelsäule bei indifferenter Haltung des Fetus (Beugung: NT zu schmal; Streckung: NT zu breit),
- ausreichende Vergrößerung, d. h., der Fetus nimmt etwa die Hälfte bis drei Viertel des Bildausschnitts ein,
- Abgrenzung des Amnions von der Hautoberfläche (sonst NT zu breit),
- Messung im Bereich des größten echoleeren Areals im Halsbereich,
- Setzen der Messpunkte auf die Innenseiten der echoreichen Grenzen,
- Schwangerschaftsalter zwischen 11 + 0 und 13 + 6 kpl. SSW bzw. SSL zwischen 45 und 84 mm.

Die geringen Dimensionen im Zehntel-Millimeter-Bereich weisen bereits auf die Bedeutung der exakten NT-Messung hin. Es hat sich gezeigt, dass die Reproduzierbarkeit der Messungen von der Erfahrung des Untersuchers abhängt. Somit sind die spezielle Erfahrung sowie eine regelmäßige, d. h. mindestens jährliche Überprüfung der Ergebnisse (sog. Audits) eine unabdingbare Voraussetzung dafür, dass die hohen Qualitätsanforderungen eingehalten werden. Soll ein auffälliger Befund per Überweisung an einen speziell geschulten Untersucher überprüft werden, so sollte dies wegen des passageren Auftretens innerhalb einer Woche geschehen.

Bei einem positiven prädiktiven Wert der Methode von 3% für die Trisomie 21 kommt auf 33 Punktionen eine diagnostizierte Trisomie 21. Mindestens 30% der im I. Trimenon diagnostizierten Schwangerschaften mit Trisomie 21 würden spontan im Abort enden (s. Tab. 12-4).

Ein weiterer Marker für die Trisomie 21 ist das Nasenbein, das am Ende des I. Trimenons normalerweise als 2–4 mm große echoreiche Linie unter der Haut erscheint, während es bei Trisomie 21 aufgrund der verzögerten Verknöcherung untermaßig oder nicht darstellbar ist. Da die Interpretation des Nasenbeins jedoch anspruchsvoll und mit Fehlerquellen behaftet ist (z. B.

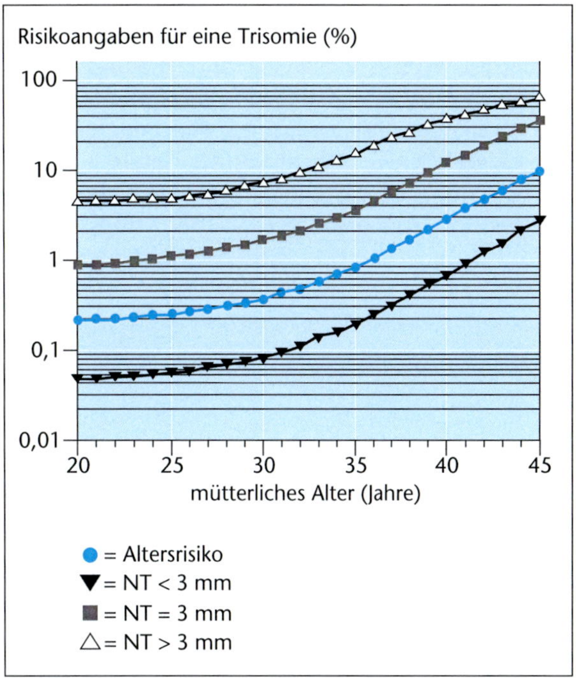

Abb. 12-15 Modifizierung des Altersrisikos für eine Trisomie 21, 18, 13 durch Messung der Nackentransparenz (NT), 10–14 SSW (nach Nicolaides et al. 1994).

Verwechslung mit dem Hautreflex, falsch negativer Befund durch ungünstige Kindslage), ist das Nasenbein noch nicht für die Risikokalkulation der chromosomalen Aberration allgemein etabliert.

1.2 Serummarker

Im Gegensatz zum Alpha-Fetoprotein zeigen die mütterlichen Serumkonzentrationen des schwangerschaftsspezifischen Plasmaproteins (PAPP-A) und der freien Ketten des HCG (β-HCG) im I. Trimenon eine unterschiedliche Verteilung bei euploiden im Vergleich zu trisomen Feten. Somit können diese Hormone, wie die NT, zur Risikoermittlung für eine Aneuploidie benutzt werden. Die Serumkonzentration des PAPP-A steigt mit zunehmendem Gestationsalter an, während die Konzentration des freien β-HCG im maternalen Serum ab der 10. SSW abfällt. Die PAPP-A-Konzentration ist bei aneuploiden Schwangerschaften durchschnittlich erniedrigt, während die Serumkonzentration des freien β-HCG bei Trisomie 21 und paternaler Triploidie im Durchschnitt erhöhte, bei den übrigen Aneuploidien erniedrigte Werte zeigt (Tab. 12-7). Im Zeitraum 10– 14 SSW beträgt der PAPP-A-Serumspiegel bei Trisomie 21 durchschnittlich 0,5 MoM von normalen Schwangerschaften. Dabei nimmt jedoch der Unterschied zwischen betroffenen und normalen Graviditäten mit ansteigendem Gestationsalter ab, da der MoM-Wert für Trisomie 21 von 0,3 mit 10 kpl. SSW auf 0,6 mit 13 kpl. SSW ansteigt. Dies bedeutet, dass zum Ende des I. Trimenons der informative Gewinn durch das PAPP-A geringer wird. Die Konzentration des freien β-HCG bei Trisomie 21 beträgt im Zeitraum 10–14 SSW durchschnittlich 2,1 MoM der euploiden Schwangerschaften. Hier nimmt der Unterschied zwischen betroffenen und normalen Graviditäten mit ansteigendem Gestationsalter zu, da der MoM-Wert für Trisomie 21 von 1,6 mit 10 kpl. SSW auf 2,5 mit 13 kpl. SSW ansteigt. Das heißt, dass am Ende des I. Trimenons der informative Gewinn durch das freie β-HCG höher ist.

Durch Kombination der sonografischen NT-Messung mit der Bestimmung der Serummarker PAPP-A und freies β-HCG lässt sich die Detektionsrate der Trisomie 21 im Zeitraum 11–14 SSW bei gleicher FPR von 5% insgesamt um etwa 10% steigern (s. Tab.12-5). Aufgrund der unterschiedlichen Spezifität der biochemischen Marker in Abhängigkeit vom Gestationsalter müssen zukünftig weitere Erfahrungen bezüglich sinnvoller Kombinationen gesammelt werden.

Tab. 12-7 Verhalten der Serummarker im I. Trimenon bei verschieden Aneuploidien.

Aneuploidie	PAPP-A	β-HCG
Trisomie 21	↓	↑
Trisomie 18	↓	↓
Trisomie 13	↓	↓
Triploidie (paternal)	↓	↑↑
Triploidie (maternal)	↓↓	↓↓
Turner	↓	–

↓, erniedrigt; ↑, erhöht; –, kein Unterschied

2 Screening im II. Trimenon

2.1 Triple-Test

Tabelle 12-8 führt die biochemischen Marker auf, deren Serumkonzentrationen sich im II. Trimenon bei Trisomie 21, aber auch anderen Aneuploidien (Trisomie 18, Triploidie) gegenüber normalen Schwangerschaften unterscheiden und die daher in Screening-Verfahren im II. Trimenon eingesetzt werden. Bei der Trisomie 18 ist die HCG-Konzentration im Serum gegenüber derjenigen bei normalen Feten deutlich erniedrigt (0,3 MoM).

Angaben zur Risikoberechnung. Bei bekannter, unterschiedlicher Verteilung der Hormonkonzentrationen bei normalem und pathologischem Karyotyp lässt sich für einen bestimmten Messwert des Hormons das Verhältnis von zu erwartenden normalen und pathologischen

Tab. 12-8 Biochemische Marker für Aneuploidien im II. Trimenon.

Serummarker	Abkürzung	Einheit	Serumkonzentration bei Trisomie 21 im Vergleich zur Euploidie
Alpha-Fetoprotein	AFP	ng/ml	erniedrigt: 0,7 MoM*
humanes Choriongonadotropin	HCG	mIU/ml	erhöht: 2,0 MoM*
freie β-Kette des HCG	freies β-HCG	mIU/ml	erhöht: 2,4 MoM*
unkonjugiertes (freies) Estriol	uE3	nmol/l	erniedrigt: 0,7 MoM*

* Median bei Trisomie 21, bezogen auf den Median bei Euploidie; MoM, multiple of median

Schwangerschaften, mit anderen Worten das Risiko für das Vorliegen einer Aneuploidie, angeben. Meist wird das Risiko aus der Kombination von verschiedenen Hormonen unter Berücksichtigung des Altersrisikos der Schwangeren durch Computerprogramme, beispielsweise aus Alter + AFP + HCG + uE3 (sog. Triple-Test) oder aus Alter + AFP + freies β-HCG, errechnet. Durch die Kombination verschiedener Marker wird eine höhere Entdeckungsrate bei gleicher FPR gegenüber der Bestimmung nur eines Markers erreicht.

Als optimaler Zeitraum für die Blutentnahme sind 15 + 0 bis 18 + 0 kpl. SSW anzusehen, da die Marker für das I. Trimenon nicht geeignet sind und bei Bestimmung nach 18 + 0 kpl. SSW nicht genügend Zeit für nachfolgende Untersuchungen zur Verfügung steht.

Mit Hilfe der biochemischen Marker wird also das Altersrisiko für eine Trisomie 21 (und auch Trisomie 18, Triploidie) in ein „individuelles" Risiko der Schwangeren modifiziert. Es wird empfohlen, dabei das resultierende Risiko zum Zeitpunkt der Geburt anzugeben.

Bei der praktischen Durchführung wurden weitere Probleme des Serum-Screenings evident, die bei Nichtbeachtung die Zuverlässigkeit einschränken:

- Die gemessenen Werte müssen auf *laboreigene* Medianwerte bezogen werden, um methodisch bedingte Unterschiede zu eliminieren.
- Ebenso sind ein großer Probendurchgang und die Beteiligung des Labors an Qualitätskontrollen wichtig.
- Da sich die Serumkonzentrationen und damit auch der jeweilige Medianwert der Hormone im Verlauf der Schwangerschaft ändern, muss die Interpretation der Befunde stets vor dem Hintergrund eines *verlässlichen*, d.h. sonografisch kontrollierten Schwangerschaftsalters erfolgen (Abb. 12-16). Dabei dürfen keine Parameter verwendet werden, die aufgrund einer Chromosomenaberration verändert sein können, z.B. verkürzte Femurlänge bei Trisomie 21. Die Zugrundelegung eines zu hohen Schwangerschaftsalters führt dabei zu vermeintlich niedrigen AFP- und uE3-Konzentrationen und zu vermeintlich hohen HCG-Konzentrationen. Hieraus errechnet sich dann ein erhöhtes Trisomie 21-Risiko.
- Bei Mehrlingsschwangerschaften sind die Serummarker nicht verwertbar.
- Folgenden Faktoren wird ein Einfluss auf das Testergebnis zugeschrieben: Körpergewicht der Schwangeren, Diabetes, Rauchen.
- Verschiedene weitere Faktoren beeinflussen das Testergebnis (s. Tab. 12-3). Dagegen sind die Serummarker vom Alter der werdenden Mutter unabhängig.
- Auch die verwendete Software zur Risikokalkulation beeinflusst das Ergebnis.

Tabelle 12-9 verdeutlicht beispielhaft, wie sich das errechnete Risiko für eine Trisomie 21 durch den Einfluss des Schwangerschaftsalters, Gewichts und Rauchens verändern kann. In den Beispielen ergibt der Triple-Test bei gleichem Alter der Schwangeren und unveränderten Hormonmessergebnissen je nach Konstellation der Parameter sehr unterschiedliche Risiken für eine Trisomie 21, die einmal über und einmal unter dem Risiko einer 35-Jährigen liegen. Ein weiteres Problem des Triple-Test ist die relativ hohe FPR (s. Tab. 12-6), die eine der Gründe für den niedrigen positiven Vorhersagewert dieses Verfahren ist.

Die Verlässlichkeit des Serum-Screenings und die Beachtung eventueller Störfaktoren sind deshalb von besonderer Bedeutung, da ein auffälliger Test meist eine invasive Diagnostik mit möglichen Komplikationen nach sich zieht, in jedem Fall aber eine nicht unerhebliche Beunruhigung der werdenden Eltern hervorruft, bis sich nach Amniozentese herausstellt, dass keine Chromosomenanomalie vorliegt.

In der Praxis zeigte sich, dass gerade hier bei den Eltern häufig Missverständnisse resultieren, die fälschlicherweise in dem Serum-Screening einen *diagnostischen* Test erwarten, d.h., dass dieser entweder eine Chromosomenstörung nachweisen oder ausschließen könne. Zudem wurde über eine Ringversuchsserie festgestellt, dass sich die errechneten Risikoergebnisse zwischen verschiedenen Labors um über 100% unterschieden. Dies alles hat zu einer sehr kontroversen Diskussion des Serum-Screenings geführt, das auch nicht Bestandteil der Mutterschaftsvorsorge nach den Mutterschaftsrichtlinien ist.

2.2 Sonografisches Marker-Screening

In spezialisierten Zentren mit selektionierten Patientenkollektiven, besonderer Expertise der Untersucher und teuren Geräten werden bei Trisomie 21 in 50–70%, bei Trisomie 18 bzw. 13 in 80–90% sonografische Auffälligkeiten gefunden. Diese Ergebnisse sind jedoch nicht auf die Situation der täglichen Praxis mit Niedrigrisikopatienten übertragbar. Unter den sonografischen Hinweiszeichen für eine Aneuploidie ist hinsichtlich der Beratung zwischen Strukturanomalien (z.B. AV-Kanal, Omphalozele, Duodenalatresie, Holoprosenzephalie, Hygroma colli etc.) und sog. Markern zu differenzieren, die keine Fehlbildung im eigentlichen Sinn darstellen, häufig nur passager im zweiten Schwangerschaftsdrittel nachweisbar sind und auch bei normalen Feten mit einer Prävalenz von 1–4% vorkommen. Die *Organfehlbildungen* sind mit einer deutlichen Risikoerhöhung für eine Aneuploidie assoziiert. Hier ist die invasive Chromosomendiagnostik zu empfehlen, da bei therapierbaren Anomalien (z.B. Zwerchfellhernie) eine Chromosomenstörung ausgeschlossen werden sollte und bei Anomalien mit letaler Prognose die Karyotypisierung

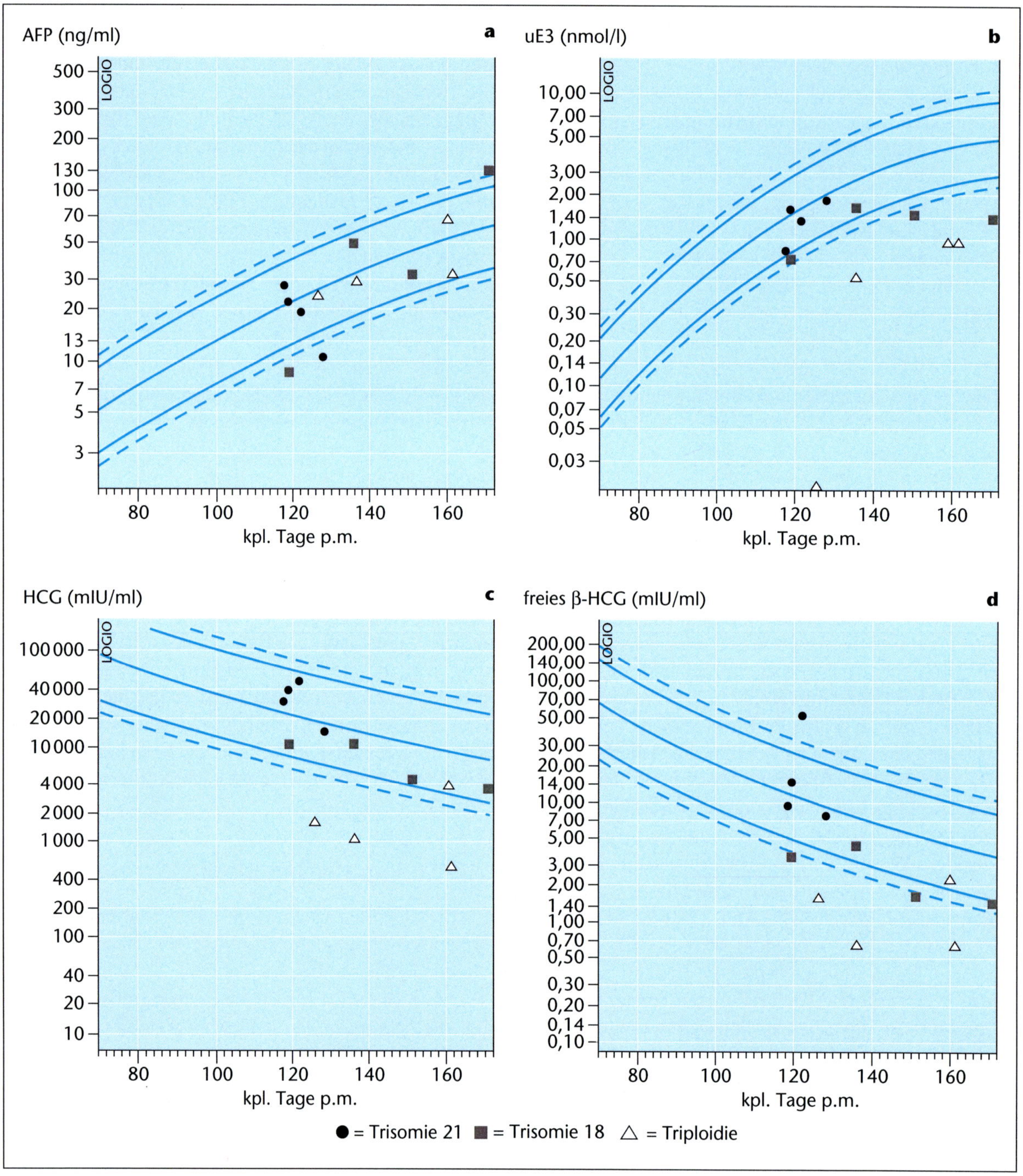

Abb. 12-16 Abhängigkeit der Hormonkonzentration im mütterlichen Serum vom Schwangerschaftsalter zwischen 10 und 24 kpl. SSW p.m. (semilogarithmische Darstellung). Normwerte mit 5., 10., 50., 90. und 95. Perzentile (n = 659, UFK Würzburg).
a. Alpha-Fetoprotein.
b. Unkonjugiertes Estriol.
c. HCG.
d. Freie β-Ketten des HCG.
Die eingezeichneten Werte bei Aneuploidie verdeutlichen die Überschneidung der Hormonkonzentrationen bei normalen und pathologischen Feten.

Tab. 12-9 Änderung des aus dem Triple-Test errechneten Risikos für Trisomie 21 in Abhängigkeit vom Schwangerschaftsalter, Körpergewicht und Zigarettenrauchen (nach Bartels und Caesar 1993). Alter der Schwangeren: 30 Jahre, Messwerte: AFP 13 IU/ml, HCG 80 000 mIU/ml, unkonjugiertes Estriol (uE3) 2,8 nmol/l.

SSW	Gewicht (kg)	Rauchen	korrigierte MoM-Werte HCG	AFP	uE3	berechnetes Risiko
15	55	nein	1,6	0,54	1,22	1:900
16	55	nein	2,1	0,46	0,85	1:500
17	55	nein	2,8	0,40	0,65	1:250
16	55	nein	2,1	0,46	0,85	1:500
16	85	nein	2,7	0,62	0,95	1:370
16	55	nein	2,1	0,46	0,85	1:500
16	55	ja	2,6	0,44	0,90	1:330

zur Klärung der Ursache und des Wiederholungsrisikos beiträgt. Die sechs relevanten *Ultraschallmarker*, die deutlich weniger Risiken für eine Chromosomenstörung bergen und ohne chromosomale Aberration keine Entwicklungsstörung bedeuten, sind in Tabelle 12-10 aufgeführt. Sie können zur Risikokalkulation beitragen, indem – wie bei der Nackentransparenz – die entsprechenden Wahrscheinlichkeitsquotienten (likelihood ratio = LR) mit dem Aprioririsiko (ermittelt aus mütterlichem Alter [Tab. 12-11] und auch einem evtl. vorhandenen Ersttrimenon-Screening [NT ± Biochemie] und/oder vorangegangenen Triple-Test) multipliziert werden. Für die Risikokalkulation werden *alle* untersuchten Marker berücksichtigt, wobei für den nachweisbaren Marker die „positive LR" (= Risiko steigt), für den nicht vorhandenen Marker die „negative LR" (= Risiko fällt) verwendet wird.

Beispiel:

- 35-jährige Patientin: 1 : 350 → 0,28%
- NT-Biochemie-Screening (inkl. Alter): 1 : 700 → 0,14%
- Ultraschall im II. Trimenon:
  Pyelektasie: positive LR 6,77
  echogener Fokus: positive LR 6,41
  Nacken/HL/FL/Darm/Organe unauffällig: negative LR (0,67 × 0,68 × 0,62 × 0,87 × 0,79) = 0,19
  → 6,77 × 6,41 × 0,19 = 8,25
- berechnetes Trisomie-21-Risiko: 0,14% × 8,25 = **1,16%** → **1 : 86**

Tab. 12-10 Sonografische Marker für Trisomie 21 im II. Trimenon (nach Bromley et al. 2002 und Nyberg et al. 2001, aus Nicolaides 2003).

Marker	Prävalenz bei Trisomie 21 (%)	Prävalenz bei normalen Feten (%)	positive LR	negative LR	LR bei isoliertem Marker
Nackenfalte > 5 mm	33,5	0,6	53,05	0,67	9,8
kurzer Humerus	33,4	1,5	22,76	0,68	4,1
kurzes Femur	41,4	5,2	7,94	0,62	1,6
Pyelektasie ≥ 4 mm a.p.	17,6	2,6	6,77	0,85	1,0
echogener Fokus im Herzen	28,2	4,4	6,41	0,75	1,1
echogener Darm	13,3	0,6	21,17	0,87	3,0
Organfehlbildungen*	21,4	0,65	32,96	0,79	5,2
Ultraschall unauffällig**	25,7	86,5	0,30		

* strukturelle Fehlbildungen, wie Herzfehler, Omphalozele u. a.
** wenn der Ultraschall im II. Trimenon unauffällig ist (keine Marker oder Organanomalien), besteht eine Risikominderung für Trisomie 21 um 70% (LR = 0,3).
LR, likelihood ratio = Wahrscheinlichkeitsquotient: Verhältnis der Häufigkeit bei Betroffenen zu Nicht-Betroffenen („positive LR") bzw. Verhältnis der Häufigkeit bei Nicht-Betroffenen zu Betroffenen („negative LR"); LR entspricht dem Faktor, um den das Aprioririsiko für Trisomie 21 erhöht bzw. vermindert wird.
Beispiel: LR für isolierten echogenen Fokus, d. h., die anderen Marker wurden ausgeschlossen = 6,41 x 0,67 x 0,68 x 0,62 x 0,85 x 0,87 x 0,79 = 1,1.

Tab. 12-11 Modifikation des Altersrisikos für Trisomie 21 am Termin (40 SSW) durch Nachweis eines isolierten Ultraschallmarkers im II. Trimenon (berechnet aus Tab. 12-4 und Tab. 12-10)

Mütterliches Alter (Jahre)	Altersrisiko (am Geburtstermin)	Unauffälliger US (LR:0,3)	Nackenfalte > 5 mm (LR 9,8)	Echogener Darm (LR 3,0)	Kurzer Humerus (LR 4,1)	Kurzes Femur (LR 1,6)	Echogener Fokus im Herzen (LR 1,1)	Pyelektasie ≥ 4 mm (LR 1,0)
20	1/1529	1/5097	1/156	1/510	1/373	1/956	1/1390	1/1529
21	1/1508	1/5027	1/154	1/503	1/368	1/943	1/1371	1/1508
22	1/1482	1/4940	1/151	1/494	1/361	1/926	1/1347	1/1482
23	1/1448	1/4827	1/148	1/483	1/353	1/905	1/1316	1/1448
24	1/1405	1/4683	1/143	1/468	1/343	1/878	1/1277	1/1405
25	1/1352	1/4507	1/138	1/451	1/330	1/845	1/1229	1/1352
26	1/1287	1/4290	1/131	1/429	1/314	1/804	1/1170	1/1287
27	1/1209	1/4030	1/123	1/403	1/295	1/756	1/1099	1/1209
28	1/1120	1/3733	1/114	1/373	1/273	1/700	1/1018	1/1120
29	1/1019	1/3397	1/104	1/340	1/249	1/637	1/926	1/1019
30	1/910	1/3033	1/93	1/303	1/222	1/569	1/827	1/910
31	1/797	1/2657	1/81	1/266	1/194	1/498	1/725	1/797
32	1/684	1/2280	1/70	1/228	1/167	1/428	1/622	1/684
33	1/575	1/1917	1/59	1/192	1/140	1/359	1/523	1/575
34	1/475	1/1583	1/48	1/158	1/116	1/297	1/432	1/475
35	1/385	1/1283	1/39	1/128	1/94	1/241	1/350	1/385
36	1/308	1/1027	1/31	1/103	1/75	1/193	1/280	1/308
37	1/243	1/810	1/25	1/81	1/59	1/152	1/221	1/243
38	1/190	1/633	1/19	1/63	1/46	1/119	1/173	1/190
39	1/147	1/490	1/15	1/49	1/36	1/92	1/134	1/147
40	1/113	1/377	1/12	1/38	1/28	1/71	1/103	1/113
41	1/86	1/287	1/9	1/29	1/21	1/54	1/78	1/86
42	1/66	1/220	1/7	1/22	1/16	1/41	1/60	1/66
43	1/50	1/167	1/5	1/17	1/12	1/31	1/45	1/50
44	1/38	1/127	1/4	1/13	1/9	1/24	1/35	1/38

Die angeführte Vorgehensweise des sequenziellen Screenings setzt voraus, dass die einzelnen Parameter voneinander unabhängige Faktoren für das Aneuploidierisiko darstellen. Wenn dies auch im Allgemeinen angenommen werden kann, so bestehen doch Ausnahmen, so dass in diesen Fällen kein kombiniertes Risiko angegeben werden kann, z. B.:

- NT-Screening im I. Trimenon und Nackenödem oder Herzfehler im II. Trimenon,
- erhöhtes freies β-HCG oder AFP und echogener Darm im II. Trimenon können jeweils durch intraamniale Blutungen bedingt sein.

Wenn keine der aufgeführten sonografischen Marker und keine strukturellen Organfehlbildungen durch eine detaillierte Ultraschalluntersuchung identifiziert werden können, reduziert sich das individuelle Risiko für eine Trisomie 21 um 60–70% (LR: 0,3–0,4). Realistischerweise muss festhalten werden, dass auch unter guten Untersuchungsbedingungen 30–50% der Trisomie-21-Fälle und 10–20% der Trisomie-18- bzw. -13-Fälle sonografisch nicht erfasst werden können.

3 Invasive Diagnostik

Als Techniken zur Entnahme von Schwangerschaftsmaterial stehen die **Amniozentese** (≥ 13 kpl. SSW), die **Chorionzottenbiopsie** (10–12 kpl. SSW) bzw. **Plazentazentese** (≥ 13 kpl. SSW) und die **Cordozentese** (≥ 18 kpl. SSW) zur Verfügung. Jedem invasiven Eingriff geht eine ausführliche Ultraschalluntersuchung voraus, die insbesondere das Gestationsalter, die Anzahl und Vitalität des Kindes oder der Kinder, die Plazentalage und die Fruchtwassermenge überprüft. Die Wahl der Methode richtet sich zum einen nach der Fragestellung – wie z. B. Karyotypisierung, spezielle DNA-Diagnostik, Untersuchungen auf Stoffwechselerkrankungen, AFP-Bestimmung, fetale Blutuntersuchungen –, zum anderen nach dem Zeitpunkt der anstehenden Diagnostik und ihrer Dringlichkeit, d. h. danach, welcher Zeitraum zur Verfügung steht, innerhalb dessen das Ergebnis vorliegen sollte, sowie nach der dem Verfahren eigenen Komplikationsrate. Über die Vor- und Nachteile der einzelnen Entnahmetechniken muss die Schwangere vor dem Eingriff sorgfältig aufgeklärt werden, damit sie sich frei für oder gegen den Eingriff sowie über die Entnahmetechnik – sofern echte Alternativen in ihrer Situation bestehen – entscheiden kann.

▶ Da es bei invasiven Eingriffen – unabhängig von der verwendeten Technik – zum Übertritt von fetalem Blut in den mütterlichen Kreislauf kommen kann (nachweisbar durch HbF im nach Kleihauer-Betke gefärbten Blutausstrich oder durch Anstieg des AFP im mütterlichen Serum), muss der nichtimmunisierten rh-negativen Patientin nach Amniozentese Anti-D-Immunglobulin (wir geben 300 µg i.m.) verabreicht werden, um eine mütterliche Sensibilisierung im Fall eines rh-positiven Kindes zu verhindern.

3.1 Amniozentese

Die Entnahme von Fruchtwasser mit dem Zugang über die mütterlichen Bauchdecken ist nach wie vor die verbreitetste Methode für zytogenetische Untersuchungen beim Fetus. Die Uterusvorderwand sollte hierbei den Bauchdecken innen anliegen, um Blasen- oder Darmverletzungen zu vermeiden. Dies ist in der Regel ab 13 kpl. SSW der Fall (Ausnahme: retroflektierter Uterus). Bei jüngeren Schwangerschaften (sog. Frühamniozentese) steigt zudem das Abortrisiko durch die Punktion an.

▶ Die optimale Einstichstelle wird sonografisch lokalisiert und die Bauchhaut nach Desinfektion mit einem sterilen Schlitztuch abgedeckt. Unter Ultraschallsicht wird die Nadel zunächst in die Bauchdecke eingestochen und anschließend möglichst paraplazentar in die Amnionhöhle und das anvisierte Fruchtwasserdepot vorgeschoben. Der unterschiedliche Widerstand der einzelnen Gewebsschichten ist dabei spürbar.

Eine Lokalanästhesie ist unnötig, da hierdurch – wiederum mit einem Nadelstich – nur das kurze Missempfinden des Hauteinstichs beseitigt werden kann, der meist unangenehmere Schmerz des Durchstichs des Peritoneums und der Uteruskontraktionen dagegen nicht beeinflusst werden kann bzw. darf. Es haben sich Spinalnadeln mit einem Außendurchmesser von 0,7–0,9 mm (22–20 Gauge) bewährt. Der während des Einstichs in der Nadel verbleibende Mandrin verhindert eine Kontamination der Fruchtwasserprobe mit mütterlichem Material. Dem gleichen Zweck dient das Verwerfen der ersten 1–2 ml des Punktats. „Pro Schwangerschaftswoche" wird normalerweise etwa 1 ml Fruchtwasser aspiriert, d. h. im II. Trimenon 13–20 ml. In der Spätschwangerschaft empfiehlt sich die Entnahme von etwa 30 ml Fruchtwasser, damit genügend kultivierbare Zellen in der Probe vorhanden sind. Die mit dem Fruchtwasser aspirierten fetalen Zellen entstammen der Epidermis, dem Verdauungs- und Respirationstrakt und dem Urogenitalsystem.

Bei biamnialen Mehrlingsschwangerschaften muss aus jeder Fruchthöhle getrennt Fruchtwasser entnommen werden. Je nach anatomischer Situation muss dabei die einzelne Amnionhöhle entweder jeweils erneut über die Haut punktiert werden, oder die Nadel kann nach Aspiration der ersten Fruchtwasserprobe unter sonografischer Sicht durch die Amnionmembran hindurch in die angrenzende Fruchthöhle vorgeschoben werden. Eine Blaufärbung der ersten punktierten Fruchthöhle mit Indigokarmin vor separater Punktion der zweiten Fruchthöhle ist bei den heute zur Verfügung stehenden hochauflösenden Ultraschallgeräten in der Regel entbehrlich, da diese eine ausreichende Darstellung der Trennwand gestatten.

Der **Vorteil der Amniozentese** besteht darin, dass sie eine relativ einfache Entnahmetechnik darstellt, wenn auch hier gilt, dass die Rate an Punktionsversagern und Komplikationen mit der Anzahl an durchgeführten Punktionen sinkt. Das eingriffsbedingte Abortrisiko der Amniozentese liegt im II. Trimenon weltweit bei 1%. Ein Großteil ist dabei mit einer Amnioninfektion durch Einschleppung von Keimen in die Fruchthöhle verbunden.

Symptome der **Abortkomplikation** können sein: Abgang von Flüssigkeit (Blasensprung), vaginale Blutung (evtl. Plazentalösung) und Schmerzen. Fieber ist bei der manifesten Chorioamnionitis (ca. 0,1%) zu erwarten. Fetale Verletzungen sind durch den Einsatz der Sonografie ein sehr seltenes Ereignis.

In Einzelfällen nachteilig sind bei der Amniozentese die mit 10–14 Tagen relativ lange Kulturdauer sowie die in der Spätschwangerschaft höhere Rate an Kulturversagern, bei denen aufgrund unzureichender teilungsfähiger Zellen ein Chromosomenbefund nicht erstellt werden kann.
Bei entsprechender Indikation (z. B. bei multiplen charakteristischen Ultraschallsymptomen für eine Aneuploidie) kann durch Einsatz von spezifischen Sonden für die am häufigsten an Aneuploidien beteiligten Chromosomen 21, 18, 13, X und Y mittels Fluoreszenz-in-situ-Hybridisierung (FISH) an unkultivierten Amnionzellen nach einer zahlenmäßigen Aberration der betreffenden Chromosomen innerhalb von 24 Stunden gesucht werden. Grundsätzlich muss der Befund dieses orientierenden Schnelltests durch ein Standardkaryogramm nach konventioneller Kultur bestätigt werden, zumal mit der FISH-Technik nur ein Teil der Chromosomenaberrationen erfasst wird und das Ergebnis durch Artefakte verfälscht werden kann. Stimmt allerdings die sonografische Verdachtsdiagnose mit dem Ergebnis der molekularzytogenetischen Untersuchung überein, so kann dies in der Regel als Bestätigung und Grundlage für das klinische Handeln dienen.

3.2 Chorionzottenbiopsie – Plazentazentese

Bei der Chorionzottenbiopsie im I. Trimenon und der Plazentazentese (Plazentabiopsie) im II./III. Trimenon wird Trophoblastmaterial für zytogenetische oder molekulargenetische Untersuchungen entnommen. Der *Vorteil* einer Karyotypisierung aus Trophoblastgewebe gegenüber der Amniozentese besteht darin, dass durch Direktpräparation des mitosereichen Zytotrophoblasten das Ergebnis innerhalb von 24 Stunden und durch Kurzzeitkultur nach 3 Tagen vorliegen kann. Im II./III. Trimenon hat sie gegenüber der Nabelschnurpunktion darüber hinaus den Vorteil, dass sie technisch einfacher ist. Als *Nachteil* mag allerdings die gegenüber der Amnionkultur doppelt so häufige Rate an chromosomalen Mosaikbefunden (ca. 1%) empfunden werden. Dies bedeutet ein Vorkommen von euploiden neben aneuploiden Zelllinien innerhalb des Trophoblasten, wobei dies sowohl in Direktpräparationen (Zytotrophoblast) als auch in Langzeitkulturen (Zottenstroma) zu beobachten ist. Bei Mosaikkonstellationen wird eine Amniozentese oder Cordozentese zur definitiven Abklärung erforderlich, ob auch der Fetus betroffen ist. Darüber hinaus besteht die Möglichkeit, dass der Chromosomensatz von Fetus und Plazenta diskordant ist (ca. 1–2‰), d. h., dass ein pathologischer Karyotyp im Nichtmosaikzustand bei einem normalen fetalen Chromosomensatz und umgekehrt gefunden wird. Diese Befunde aus Direktpräparationen oder Kurzzeitkulturen, denen häufig ebenfalls ein nicht erkanntes Mosaik zugrunde liegt, lassen sich meist durch eine simultan angelegte Langzeitkultur aus Zottengewebe berichtigen.

▶ Im I. Trimenon erfolgt die Chorionzottenbiopsie unter sonografischer Sicht heute bevorzugt *transabdominal* mit Metallnadeln. Die Bauchhaut wird wie bei der Amniozentese vorbehandelt. Bei *transzervikaler* Probengewinnung wird ein Plastikkatheter mit einem entsprechend der Uterusflexion biegbaren Metallmandrin verwendet. Die Scheide wird vorher desinfiziert.

Wir bevorzugen den transabdominalen Weg, der technisch weniger aufwendig ist und über den das Chorion frondosum in der Regel zugänglich ist. Bei einer Hinterwandplazenta, die auch von einem seitlichen Einstich nicht erreicht werden kann, oder bei einem retroflektierten Uterus, der von der Bauchdecke durch Darmschlingen getrennt ist, wird der Eingriff verschoben oder in dringenden Fällen transzervikal vorgenommen.
Die Plazentabiopsie nach dem I. Trimenon wird immer über die Bauchdecken, bei Hinterwandplazenta zudem transamnial durchgeführt. Bei transabdominaler Technik wird entweder eine Spinalnadel (0,9 mm Durchmesser) direkt zur Probengewinnung verwendet oder aber zunächst eine Führungsnadel (1,2 mm Durchmesser) im Chorion platziert, durch die dann die Aspirationsnadel (0,95 mm Durchmesser) vorgeschoben wird. Der Vorteil der letzteren Methode wird darin gesehen, dass nicht erneut in Haut und Uterus eingestochen werden muss, wenn bei der ersten Aspiration unzureichendes Material gewonnen wurde. Dies ist allerdings bei korrekter Nadelplatzierung in der Plazenta selten der Fall. Nachteilig sind der größere Nadeldurchmesser und damit verbunden die etwas größere Schmerzhaftigkeit.

▶ Wichtig ist die sofortige Trennung der Chorionzotten von mütterlichem Deziduagewebe unter dem Auflichtmikroskop, um eine Kontamination mit mütterlichen Zellen, die das Chromosomenergebnis verfälschen können, zu vermeiden.

Die Abortrate im I. Trimenon nach Chorionzottenbiopsie liegt nach Abzug der spontanen Abortfrequenz bei etwa 1%. Auch später ist das Eingriffsrisiko nicht höher als bei der Amniozentese anzusetzen.

3.3 Cordozentese

Zur Gewinnung von fetalem Blut steht heute die sonografisch gesteuerte Punktion der Nabelschnurgefäße ab der Mitte des II. Trimenons an erster Stelle. Falls dies nicht gelingt, ist – als Ultima Ratio – die Blutentnahme aus der intrahepatischen V. umbilicalis oder dem Herzen möglich, was jedoch technisch schwieriger ist. Die wichtigsten **Indikationen** zur fetalen Blutgewinnung sind:

- Erfordernis einer raschen Karyotypisierung,
- Verdacht auf Anämie (Hydrops fetalis),
- Infektionsdiagnostik (IgM-Bestimmung bei > 20 SSW, viraler DNA-Nachweis),
- Blutgruppeninkompatibilität (s. Kap. 15),
- Hämoglobinopathien, Thrombozytopathien,
- chromosomaler Mosaikbefund nach Plazentazentese und Amniozentese.

Die Karyotypisierung erfolgt dabei aus der Kultur von Lymphozyten. Aufgrund der schnellen Teilungsrate dieser Zellen kann das Ergebnis bereits nach 3 Tagen vorliegen.

▶ Bei der Nabelschnurpunktion wird die Nadel (0,7–0,9 mm Durchmesser) unter ständiger Ultraschalldarstellung der Nadelspitze möglichst an eine Stelle geführt, an der die Nabelschnur fixiert ist, damit sie beim Einstich nicht ausweicht. Dazu bietet sich am günstigsten die plazentare Insertionsstelle an.

Bei einer Vorderwandplazenta wird dabei transplazentar vorgegangen, bei einer Hinterwandplazenta wird der Nabelschnuransatz über die Amnionhöhle punktiert. Ist die Cordozentese an der Plazentainsertion nicht möglich, z. B. weil diese durch den Fetus verdeckt wird, kann der Nabelschnuransatz am Fetus aufgesucht werden. Ist auch diese Stelle nicht zu erreichen, muss auf die freie Nabelschnur ausgewichen werden, wobei man hier möglichst einen Bereich wählt, der beispielsweise durch einen dahinterliegenden Kindsteil relativ immobil ist. Die bis an die Nabelschnur geschobene Nadel wird ruckartig eingestochen.

▶ Die Punktion der Vene ist gegenüber der Punktion der Arterien zu bevorzugen, da ihr Kaliber größer ist und damit leichter getroffen werden kann. Zudem kann eine arterielle Punktion von einem Vasospasmus mit konsekutiver Bradykardie gefolgt sein, die bei Persistenz und gegebener Lebensfähigkeit des Kindes eine Eilsectio erforderlich machen kann.

Nach Entfernung des Mandrins lässt sich bei richtigem intraluminalem Sitz fetales Blut leicht aspirieren, wobei in der Regel 1–2 ml ausreichend sind.

▶ Um eine Kontamination mit mütterlichem Blut auszuschließen, die insbesondere bei der Infektionsdiagnostik durch Beimischung von mütterlichem IgM die Diagnostik wertlos

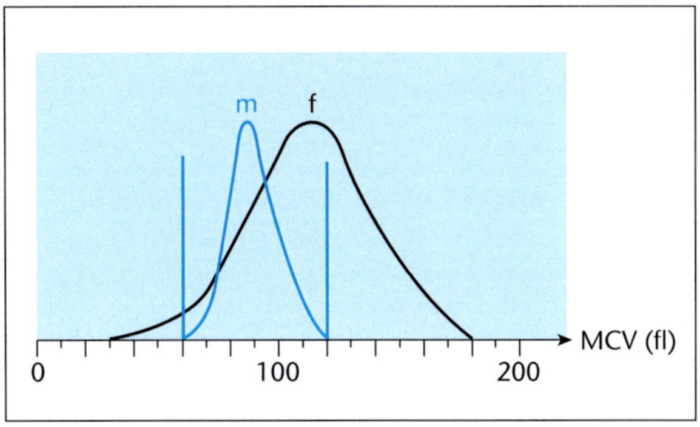

Abb. 12-17 Übereinanderprojektion der Verteilung des mütterlichen (m) und des fetalen (f) Erythrozytenvolumens (nach einer Originalkurve: mütterliches MCV = 89 fl, fetales MCV = 113 fl). Die Volumina der fetalen Erythrozyten sind durchschnittlich größer, die Streuung ist breiter als bei der Mutter. Eine Verunreinigung der Blutprobe aus der Nabelschnur mit mütterlichem Blut wäre anhand eines zweiten Gipfels in der fetalen Verteilungskurve zu erkennen.

machen würde, empfiehlt es sich, die Verteilung der Erythrozytenvolumina aus dem Nabelschnurblut und dem mütterlichen Venenblut zu vergleichen (Abb. 12-17).

Eine weitere Möglichkeit besteht in der Kleihauer-Betke-Färbung eines Nabelschnur-Blutausstrichs, die eine Unterscheidung von Erwachsenen- und HbF-haltigen fetalen Erythrozyten zulässt.

Nachblutungen aus der Nabelschnurpunktionsstelle können ohne Folgen bis zu 3 Minuten anhalten. Neben den von der Amniozentese her bekannten **Komplikationen** wie Infektion, Blasensprung oder Abort kann es zum intrauterinen Fruchttod durch verstärkten Blutverlust aus der Punktionsstelle oder durch ein Nabelschnurhämatom kommen, wenn dieses zur Kompression der Gefäße führt. Die Häufigkeit des Fruchttods hängt vor allem von der Indikation zum Eingriff ab. Dies wird daraus verständlich, dass es sich meist um einen schwer erkrankten und damit per se gefährdeten Fetus handelt. So variiert die Fruchttodfrequenz zwischen 1% bei sonografisch unauffälligen Feten, 7% bei sonografischen Anomalien und 25% beim Hydrops. Ab 26 SSW empfehlen sich daher vor und nach der Cordozentese Kardiotokografiekontrollen.

Vorgehen bei fetaler Entwicklungsstörung

Besteht der Verdacht auf eine fetale Entwicklungsstörung, so dient die gezielte Stufe DEGUM-II-Untersuchung der Bestätigung des Befunds sowie der Beschreibung der Anomalie und Organzuordnung. Damit erfolgt bereits eine erste differenzialdiagnostische Ab-

- sonografische Bestätigung des Befunds → vorläufige Diagnose (Symptom)
- weiterführende Diagnostik → Syndrom? Ätiologie: Diagnose
- interdisziplinäres Konsil → Prognose
- Beratung der Eltern
- Festlegen des geburtshilflichen Vorgehens

Abb. 12-18 Vorgehen bei bestehendem Verdacht auf eine fetale Entwicklungsstörung.

klärung, doch entspricht die sonografisch dargestellte Fehlbildung häufig nur einem Symptom (z. B. Hydrozephalus, Darmdilatation, Hydrops), dem vielfältige Ursachen und Krankheitsentitäten zugrunde liegen können. Hier muss die **weiterführende Diagnostik** versuchen, die zugrunde liegende Ätiologie zu definieren (Abb. 12-18).

Im ersten Schritt dient die detaillierte Ultraschalluntersuchung des *gesamten Fetus* der Erfassung von eventuell vorhandenen Begleitanomalien und damit von komplexen Syndromen.

Die Abklärung einer fetalen Anomalie erfordert in der Regel den Einsatz ergänzender Verfahren, die zur Aufdeckung der zugrunde liegenden Ursachen und zur Bestimmung der fetalen Prognose notwendig sind und sich keineswegs in der alleinigen Ultraschalluntersuchung erschöpfen (Abb. 12-19).

Da bei pränatal diagnostizierten Fehlbildungen in 10–20% mit Chromosomenaberrationen gerechnet werden muss, ist meistens eine Gewinnung fetaler Zellen durch Amniozentese, Plazentabiopsie oder Cordozentese zur Karyotypisierung anzuraten, da eine zugrunde liegende Aneuploidie von ausschlaggebender prognostischer Bedeutung sein kann (Abb. 12-20). Die Indikation zur Chromosomendiagnostik sollte aber keinen Automatismus darstellen, sondern individuell gestellt werden, da nicht jede Anomalie mit einer erhöhten Aneuploidierate verbunden sein muss (z. B. Ovarialzyste). Welche Entnahmetechnik zum Einsatz kommt, hängt vor allem von der Dringlichkeit ab, mit der ein Ergebnis vorliegen sollte (s. „Aneuploidien“, Abschnitt 3). Die häufigsten Chromosomenaberrationen betreffen dabei die Trisomie 18 (Edwards-Syndrom), Trisomie 21 (Down-Syndrom), Monosomie X (Turner-Syndrom), Trisomie 13 (Pätau-Syndrom) und Triploidie.

Bei manchen Anomalien wie Hydrops fetalis, Hydrozephalie oder Hydramnion bedarf es zudem einer serologischen Diagnostik (IgG- und IgM-Bestimmung), evtl. ergänzt durch die Cordozentese zum Nachweis bzw. Ausschluss einer vorangegangenen intrauterinen Infektion, auch wenn die Anamnese keine Hinweise auf eine entsprechende Erkrankung der Mutter ergibt, da die Infektion asymptomatisch verlaufen sein kann.

Beispiele intrauteriner Infektionen sind:
- Röteln (falls bei der Schwangerenvorsorge keine Immunität festgestellt wurde),
- Ringelröteln (Parvovirus B19),
- Varizellen/Zoster,
- Zytomegalie,
- Toxoplasmose.

Andere Anomalien, wie z. B. eine Darmdilatation, können zum Verdacht auf eine Stoffwechselerkrankung wie die **Mukoviszidose** führen, die durch molekulargenetische Diagnostik (DNA-Analyse) an Chorionzottenmaterial oder einer Fruchtwasserprobe verifiziert werden kann.

So wie bereits die spezielle Pränataldiagnostik in der Regel die Zusammenarbeit mit anderen Fachdisziplinen wie der Humangenetik, Virologie und Mikrobiologie erfordert und im Idealfall auch durch ein psychosoziales Beratungsangebot ergänzt wird, bedarf es im Anschluss an die pränatale Diagnose, die auch den Schweregrad der Anomalie beinhaltet, zur Abschätzung der **Prognose** in vielen Fällen eines Konsils mit den spezialisierten Vertretern der Nachbardisziplinen, die die postnatale Behandlung des Kindes übernehmen werden und über eingehende Kenntnisse hinsichtlich der verschiedenen Krankheitsverläufe, Therapieoptionen und deren Erfolgsraten verfügen, wobei hier insbesondere Neonatologen, Kinderchirurgen, Kinderkardiologen, Neuropädiater und Neurokinderchirurgen angesprochen sind.

Es folgt die **Beratung der Eltern** über das Krankheitsbild und die therapeutischen Möglichkeiten. Unter Berücksichtigung der elterlichen Wünsche wird das geburtshilfliche Vorgehen festgelegt, das den Entbin-

- Begleitanomalien? — **Ultraschall**
- Medikamente, Bestrahlung?
- mütterliche Erkrankung?
- Infektion?
- chromosomale Aberration?
- Stoffwechselerkrankung?

Anamnese (Medikamente, Bestrahlung?; mütterliche Erkrankung?)
Serologie (Infektion?)
invasive Diagnostik (Infektion?; chromosomale Aberration?; Stoffwechselerkrankung?)

Abb. 12-19 Fragestellung und diagnostische Methoden bei sonografisch nachgewiesener Anomalie des Fetus.

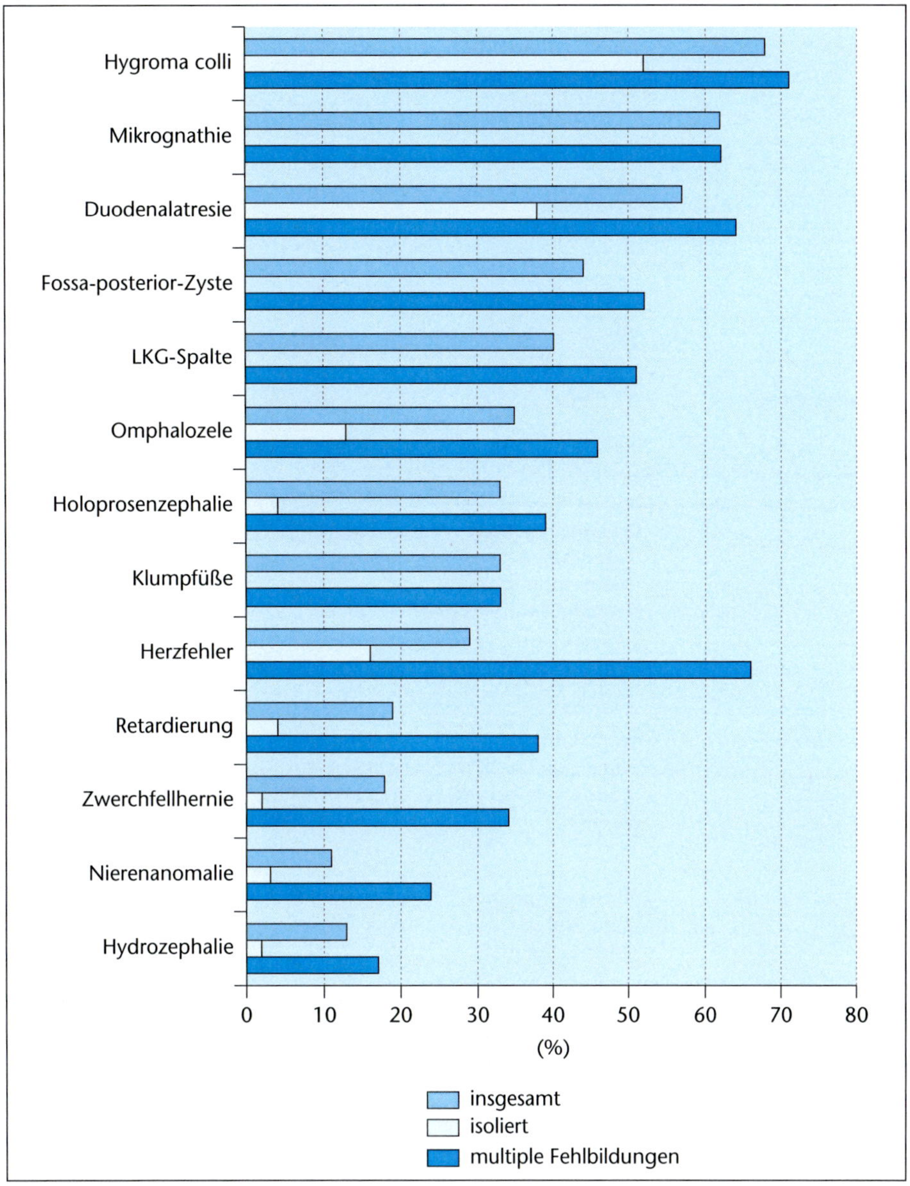

Abb. 12-20 Häufigkeit chromosomaler Aberrationen bei verschiedenen fetalen Anomalien aus der Literatur (nach Snijders und Nicolaides 1996).

dungsweg (Sectio caesarea versus vaginale Geburt), Geburtszeitpunkt (vorzeitige Schwangerschaftsbeendigung gegenüber Abwarten einer spontan einsetzenden Wehentätigkeit) und die Überwachung sub partu (CTG-Kontrolle oder Verzicht auf eine fetale Überwachung bei infauster Prognose) beinhaltet. Setzen sich die Eltern mit der Frage eines Schwangerschaftsabbruchs auseinander, wozu nach § 218 a StGB (s. Anhang) die Möglichkeit besteht, wenn bei Fortführung der Schwangerschaft für die Mutter schwerwiegende gesundheitliche Beeinträchtigungen zu erwarten sind, sollte zusätzlich eine Beratung zu den psychosozialen Aspekten erfolgen (s. u.).

Intrauterine Therapie

Die intrauterine Therapie soll in Fällen, in denen die postnatale Therapie zu spät käme, dem intrauterinen Absterben zuvorkommen oder eine irreversible Schädigung des Fetus verhindern (Tab. 12-12). So kann z. B. bei der ausgeprägten Anämie mit Hydrops aufgrund einer Parvo-B19-Infektion durch die intrauterine Bluttransfusion das Überleben des Kindes ermöglicht oder beim schweren fetofetalen Transfusionssyndrom durch die fetoskopische Laserkoagulation der plazentaren Anastomosen die fetale Mortalität von 80 auf 30% gesenkt werden. Demgegenüber sind die derzeitigen Möglichkeiten der intrauterinen Chirurgie bei organi-

Tab. 12-12 Beispiele pränataler Therapien.

Anomalie	Voraussetzung	Eingriff	Vorteil	Nachteil/Grenzen
Hydrothorax/ pulmonale Zyste	– normaler Karyotyp – große Raumforderung	– Thorakozentese oder thorakoamniale Ableitung (Kathetereinlage)	– Vermeiden von Lungenhypoplasie durch Dekompression – Rückbilden/Vermeiden von Hydrops und Polyhydramnie (Frühgeburt)	– Trauma – spontane Rückbildung möglich
Ovarialzyste	– ≥ 7 cm Ø	– Zystenpunktion	– Vorbeugen einer Torsion mit Verlust des Ovars	– Trauma – spontane Rückbildung möglich
Urethralobstruktion	– normaler Karyotyp, Urinanalyse durch Blasenpunktion (Nierenfunktion?) normal: Elektrolyte, β_2-Mikroglobulin	– vesikoamniale Ableitung (Kathetereinlage)	– Vermeiden von Potter-Sequenz (Lungenhypoplasie, Gesichtsdysmorphie, Gelenkfehlstellungen)	– Trauma – bereits irreversible Nierendysplasie (Potter IV) – assoziierte Fehlbildungen – spontane Rückbildung möglich
Zwerchfellhernie	– normaler Karyotyp – fetale Unreife – große Raumforderung	– endotracheale Ballonokklusion (Fetoskopie)	– Vermeiden von Lungenhypoplasie – Zurückdrängen der Intestinalorgane ins Abdomen	– Trauma
Aorten-/Pulmonalstenose	– normaler Karyotyp – fetale Unreife – kritische Stenose	– Ballondilatation	– Vermeiden der Links-/Rechtsherzhypoplasie	– Trauma – bereits irreversible Myokardschädigung
Akardiakus	– bereits im II. Trimenon symptomatisch	– Unterbrechen der arterioarteriellen Gefäßverbindung: Laser (Fetoskopie) – Thrombosierung – Seidenfädeninjektion (Cordozentese)	– Vermeiden der Dekompensation und des intrauterinen Fruchttods des gesunden Zwillings – Rückbilden/Vermeiden der Polyhydramnie (Frühgeburt)	– Punktionskomplikationen
fetofetale Transfusion	– bereits im II. Trimenon symptomatisch	– Unterbrechen der Gefäßverbindungen: Laser (Fetoskopie)	– Vermeiden der Dekompensation und des intrauterinen Fruchttods	– Punktionskomplikationen – intrauteriner Fruchttod
Tachyarrhythmie	– refraktär gegenüber transplazentarer Therapie (über die Mutter) – fetale Unreife	– Antiarrhythmika (Cordozentese)	– Vermeiden der Dekompensation und des intrauterinen Fruchttods	– Punktionskomplikationen
Struma	– fetale Unreife	– Thyroxin (Cordozentese)	– Vermeiden von geistiger Behinderung durch Hypothyreose	– Punktionskomplikationen
Anämie (z. B. Parvo-B19-Infektion)	– fetale Unreife	– Bluttransfusion (Cordozentese)	– Vermeiden des intrauterinen Fruchttods	– Punktionskomplikationen

schen Entwicklungsstörungen im Vergleich zu den Fortschritten der pränatalen Diagnostik begrenzt. Wenn auch von erfolgreichen pränatalen Behandlungen bei Organanomalien in Einzelfällen (z. B. Ballondilatation der Aortenstenose) berichtet wurde oder eine günstigere Überlebensrate nach intrauterinen Eingriffen in kleinen Serien (z. B. Ballonokklusion bei ausgedehnter Zwerchfellhernie) resultierte, so muss der Beweis für die besseren Ergebnisse der pränatalen Chirurgie am Fetus gegenüber der postnatalen Therapie erst noch durch randomisierte Studien erbracht werden. In den meisten Fällen wird daher heute bei Lebensfähigkeit des Kindes und drohendem intrauterinen Fruchttod oder Verschlechterung der Erkrankung der Behandlung des Neugeborenen nach vorzeitiger Entbindung der Vorzug zu geben sein, wenn keine extreme Unreife des Kindes vorliegt.
Voraussetzung für eine invasive und damit mit eventuellen Komplikationen behaftete Therapie ist eine adäquate Selektion der Kinder, die häufig schwierig zu treffen ist. Eine Liste entsprechend qualifizierter Pränatalmediziner (DEGUM-Stufe III) findet sich im Anhang. Dabei müssen Fragen nach der Effizienz und dem Vorteil der pränatalen Therapie gegenüber dem exspektativen Vorgehen oder der vorzeitigen Schwangerschaftsbeendigung beantwortet werden. So wird heute z. B. von pränatalen Liquorableitungen beim Hydrozephalus wieder Abstand genommen, da die Prognose dieser intrauterin behandelten Kinder in der Regel weiterhin schlecht blieb und die Ventrikulomegalie häufig mit zusätzlichen Fehlbildungen vergesellschaftet war.

Pychosomatische Aspekte

Bereits mit der ersten Ultraschalluntersuchung in der Frühschwangerschaft wird das Kind „personifiziert" und im Bild festgehalten; dadurch wird eine frühe gefühlsmäßige Bindung an das ungeborene Kind gefördert. Zusätzlich werden Schwangerschaften von Frauen bzw. Elternpaaren heute sehr viel bewusster erlebt als früher, weil sie oftmals geplant, meist erwünscht sind und weil nur noch eine Minderheit von Frauen mehr als eines oder zwei Kinder zur Welt bringt.

1 Beratung vor Pränataldiagnostik

Auch wenn Frauen pränataldiagnostische Maßnahmen meist in Anspruch nehmen, um zu erfahren, „dass alles in Ordnung ist", gehört eine gründliche Beratung bezüglicher aller medizinischen und psychischen Aspekte dazu (s. o.). Auch wenn natürlich zu diesem Zeitpunkt noch keine Entscheidung zu treffen ist, sollte zumindest das Thema eventueller Konsequenzen angesprochen werden. Hätte es überhaupt Konsequenzen, wenn durch die Amniozentese eine Chromosomenstörung festgestellt wird? Käme überhaupt ein Schwangerschaftsabbruch infrage oder hat die Patientin auf ihrem persönlichen Hintergrund für sich schon entschieden, dass sie das Kind auf jeden Fall austragen wird? Andererseits sollte in einer sensiblen Art zumindest angesprochen werden, dass die Pränataldiagnostik nicht „routinemäßig" immer ein gutes Ergebnis bringt, sondern dass auch das Vorhandensein einer Krankheit oder Behinderung festgestellt werden könnte. Und schließlich kann es durchaus sinnvoll sein, bereits vorher darüber nachzudenken, bis zu welcher Stufe von Diagnostik die betroffene Frau gehen möchte – damit sie nicht hinterher in einen „Sog" von Pränataldiagnostik gerät, was sie ursprünglich eigentlich gar nicht wollte. Die eigenen klinischen Erfahrungen zeigen, dass Frauen im nachhinein oftmals bemängeln, dass sie sich aus ärztlicher Sicht über diese Aspekte nur unzureichend aufgeklärt gefühlt haben.

2 Beratung bei pathologischem Befund in der Pränataldiagnostik

Die Feststellung einer fetalen Erkrankung oder Behinderung stellt für die betroffenen Frauen meist ein unerwartetes Ergebnis da und führt nicht selten zu einer „Schockreaktion" (akute Belastungsreaktion) (s. Kap. 40). Für das Erleben der Betroffenen spielt es natürlich eine große Rolle, ob es sich um eine **intrauterin oder auch postnatal behandlungsfähige Erkrankung** handelt oder aber um eine mit dauerhaften Behinderungen einhergehende Störung. In allen Fällen sollte eine psychosomatische Begleitung der betroffenen Mutter verfügbar sein.

2.1 Pränatale Behandlung

Die Belastungen der Behandlung, die Sorgen um das ungeborene Kind, aber auch der manchmal erforderliche längere stationäre Aufenthalt stellen eine erhebliche Belastung für die betroffene Mutter dar. Auch die Einschaltung einer Sozialarbeiterin kann erforderlich werden, wenn es beispielsweise darum geht, Versorgungsmöglichkeiten für weitere Kinder zu finden. Besondere Bedeutung bekommt aber eine psychosomatische bzw. psychosoziale Beratung und Mitbetreuung bei der Diagnose chromosomaler Störungen oder schwerer bzw. komplexer Organfehlbildungen.

2.2 Entscheidung Austragen oder Schwangerschaftsabbruch

Werden beim Kind **Erkrankungen oder Fehlbildungen bzw. Chromosomenanomalien** *diagnostiziert* – wird also eine „Behinderung“ des Kindes festgestellt –, führt das in der Regel bei den betroffenen Frauen zu einer sofortigen inneren Distanzierung vom Kind, verbunden mit „Monsterphantasien“ und starken Impulsen, das Kind „loszuwerden“. Gerade diese Impulse führen nicht selten dazu, dass Frauen in dieser Situation das Gefühl haben, einen Schwangerschaftsabbruch am liebsten sofort durchführen lassen zu wollen, um „möglichst schnell alles hinter sich zu haben“. Verbunden mit solchen Gedanken sind Insuffizienz-, Schuld- und Schamgefühle, und zwar sowohl hinsichtlich der Erkrankung des Kindes („meine Schuld?“) als auch beim Thema Schwangerschaftsabbruch. Eine weitere Folge ist häufig der Rückzug aus der sozialen Umgebung.

Nach der Feststellung einer Erkrankung bzw. Fehlbildung beim Kind und vor der Entscheidung zum Schwangerschaftsabbruch sollte auch die psychosomatisch orientierte Beratung zum Routineangebot gehören, z. B. durch einen entsprechend ausgebildeten Pränatalmediziner. Die relevanten Beratungsaspekte sind in Tabelle 12-13 zusammengestellt. Empfehlenswert ist die Zusammenarbeit mit einer kirchlichen oder

Tab. 12-13 Psychosomatische Beratungsaspekte bei der Frage Austragen oder Abbruch der Schwangerschaft.

Hilfe zur Entscheidungsfindung	Die psychosomatische Beratung soll dem Paar bzw. der Frau die Möglichkeit geben, eine gut fundierte, aber eigene Entscheidung zu treffen. Für die langfristige Bewältigung der Problematik ist es nicht hilfreich, wenn die Entscheidung an den Arzt delegiert wird (was die betroffenen Paare in dieser Situation natürlich sehr gerne machen möchten und auch manchmal einfordern). Hilfe zur Entscheidungsfindung bedeutet offenes Ansprechen aller relevanten Aspekte, damit das Paar eine ausreichend breite Basis für die Entscheidung hat.
Besprechung aller möglicher Alternativen	Handelt es sich um die Entscheidung zum Schwangerschaftsabbruch bei einem prinzipiell lebensfähigen Kind, sollten alle möglichen Alternativen sehr konkret in ihrer Zukunftsperspektive angesprochen werden („Wie wäre das Leben?“). Da solche Vorstellungen sehr häufig mit schmerzhaften Gefühlen einhergehen, werden sie vom Paar eher vermieden. Gerade deshalb ist es relevant, dass in der Beratung darauf eingegangen wird.
Entsprechende Gefühle und Gedanken thematisieren	Aus solchen Vorstellungen resultierende Gefühle wie etwa Traurigkeit, Verzweiflung, Wut, Hilflosigkeit etc. sollten angesprochen werden. Hilfreich kann für das betroffene Paar sein, wenn ihm vermittelt wird, dass solche Gefühle ganz „normal“ sind, dass sie dazugehören und auch zugelassen werden sollten.
Differenzen und Übereinstimmungen beim Paar thematisieren	In der Regel sollten Beratungsgespräche mit dem betroffenen Paar gemeinsam geführt werden. In einem solchen Gespräch können Differenzen und Übereinstimmungen bei den Partnern herausgearbeitet werden. Dies ist zum einen von Bedeutung, um gemeinsame Ressourcen zu mobilisieren, zum anderen aber auch um zu verhindern, dass eventuell bestehende Differenzen später in der Partnerschaft ein Thema werden und zu Schuldgefühlen und gegenseitiger Schuldzuweisung führen.
Gefühle und Vernunft getrennt betrachten	Die rationale und die emotionale Ebene sollten gezielt getrennt angesprochen werden, um für die Betroffenen evtl. bestehende Unterschiede deutlich zu machen („Was sagt das Herz und was sagt der Verstand?“). Wenn die Gefühlslage eher gegen einen Schwangerschaftsabbruch zu sprechen scheint, sollte dies auch besonders thematisiert werden.
Neutrales Verhalten des Beraters	Die Beratung zum Thema Beendigung der Schwangerschaft sollte prinzipiell immer neutral sein und ergebnisoffen erfolgen. Es versteht sich von selbst, dass ein empathisches Zugehen auf die Patienten diesbezüglich kein Widerspruch ist. Von Bedeutung ist, dass das Paar das Gefühl hat, mit jeder möglichen Entscheidung akzeptiert zu werden. Sobald deutlich wird, dass das Paar sich tatsächlich umfassend Gedanken gemacht hat, alle Aspekte bedacht hat und auf dieser Basis eine Entscheidung getroffen hat, kann eine Rückmeldung erfolgen mit der Botschaft, dass diese Entscheidung offenbar sorgsam und fundiert getroffen wurde. Wichtig ist auch, deutlich zu machen, dass diese Entscheidung zu einem späteren Zeitpunkt dann nicht mehr in Frage gestellt werden muss.

Tab. 12-13 Psychosomatische Beratungsaspekte bei der Frage Austragen oder Abbruch der Schwangerschaft. *(Fortsetzung)*

klare Begrifflichkeit	Wichtig ist es, bestimmte Dinge klar beim Namen zu nennen („Wie wird es sein, wenn Sie in einigen Jahren denken, das könnte mein Kind sein, aber ich habe mein Kind getötet."). Es kann zwar in der akuten Beratungssituation für das betroffene Paar einfacher sein, mit Umschreibungen umzugehen. Da die Betroffenen selbst sich solche Gedanken sowieso machen und später damit umgehen können müssen, sollten diese unter fachlicher Anleitung ruhig ausgesprochen werden. Damit wird gleichzeitig signalisiert, dass solche Gedanken und Gefühle in Ordnung sind und nicht dagegen sprechen, dass die Entscheidung für einen Schwangerschaftsabbruch für dieses Paar so richtig ist.
ausreichend Zeit für die Entscheidungsfindung („Zeitfenster")	Ausreichende Zeit für den Entscheidungsprozess ist von besonderer Bedeutung, da in der ersten Schockreaktion bei den Betroffenen nicht selten eine psychopathologische Symptomatik auftritt, die einer akuten Belastungsreaktion entspricht (s. Kap. 39). Es handelt sich um eine in den ersten Stunden und Tagen nach dem Ereignis auftretende Symptomatik mit Schock oder auch innerer Betäubung. Depression, Angst, Ärger, Wut und Verzweiflung können ebenso auftreten wie Überaktivität (im Sinne eines Aktionismus) oder eine „innere Lähmung", die die Betroffenen unfähig macht, irgendwelche eigenen Entscheidungen zu treffen. Zu berücksichtigen ist, dass in einem solchen psychischen Zustand die oder der Betroffene nicht unbedingt in der Lage ist, eine weit reichende Entscheidung zu treffen, weil durch die Einengung der Gedanken die Kritikfähigkeit vermindert sein kann (im Einzelfall bis hin zur Beeinträchtigung der Geschäftsfähigkeit). Aber auch unabhängig von solchen ausgeprägten Belastungsreaktionen ist es wichtig, dass das Paar nach Erhalt aller Informationen noch einmal eine gewisse Bedenkzeit hat. In den meisten Fällen gibt es auch keinen wirklichen Grund zu besonderer Eile bei einem Schwangerschaftsabbruch aus medizinischer Indikation; nur in seltenen Fällen steht man tatsächlich so unter Zeitdruck, dass die Entscheidung zum Abbruch innerhalb weniger Stunden oder innerhalb eines Tages gefällt werden muss (z. B. am Ende der 23. Schwangerschaftswoche, um einen danach evtl. notwendig werdenden Fetozid zu vermeiden). Für alle anderen Fälle ist es oft sehr hilfreich, noch einmal 2–3 Tage Bedenkzeit zu geben – und zwar nicht mit dem Ziel, zu einer anderen Entscheidung zu kommen, sondern beispielsweise, um Abschied vom Kind zu nehmen, sich bereits vor dem Schwangerschaftsabbruch damit auseinander zu setzen und das weitere Vorgehen nach dem Abbruch zu durchdenken.

städtischen **Schwangerenberatungsstelle**, die in solchen Fällen eine zusätzliche psychosoziale Beratung anbietet. Vorteil dabei ist die von den betroffenen Frauen und Paaren als positiv erlebte „neutrale" Stelle für die Äußerung von Gefühlen und Ambivalenzen und die Besprechung des Themas noch einmal aus einer nichtmedizinischen Perspektive. Auch für die Krisenintervention können bei entsprechenden Kooperationen Beratungskapazitäten zur Verfügung gestellt werden. Wichtig ist bei der Planung solcher Angebot aber, dass in der Akutsituation der Diagnosemitteilung die Beratung „zur Patientin kommen" muss (also in der Praxis oder Klinik stattfinden sollte), weil sonst das Angebot wahrscheinlich nicht in Anspruch genommen wird, und dass der empfehlende Arzt die psychosoziale Beratung als selbstverständlichen Teil des Beratungskonzeptes darstellt und empfiehlt (er muss also selbst von deren Wichtigkeit überzeugt sein).

2.3 Das besondere Problem des Fetozids

Wird ein Schwangerschaftsabbruch aus medizinischer Indikation zu einem Zeitpunkt geplant, wo bereits eine prinzipielle Lebensfähigkeit des Kindes gegeben ist (etwa ab 23 kpl. SSW), und handelt es sich nicht ganz sicher um eine Störung mit infauster Prognose, dann wird vor der Geburtseinleitung auch noch ein Fetozid durchzuführen sein. Dies bedeutet nicht nur für den durchführenden Arzt eine zusätzliche (nicht zuletzt psychische) Belastung, sondern v. a. für die Mutter bzw. die Eltern eine extrem schwierige, manchmal sogar traumatische Erfahrung. Sie müssen letzten Endes dabei aktiv die Entscheidung treffen, ihr Kind zu töten. Dieser Punkt sollte in der Beratung offen angesprochen werden, damit die Eltern die Möglichkeit haben, über ihre gefühlsmäßigen Belastungen und Ambivalenzen zu sprechen. Ein sensibler, empathischer Umgang mit den Patientinnen bei der Durchführung des Fetozids wird von den Frauen als sehr hilfreich erlebt. Und trotz aller

„hohen Konzentration" des Arztes sollten – wann immer möglich – die einzelnen Schritte durch verbale Äußerungen begleitet werden. Besonders schlimm erleben Patientinnen es, wenn der den Fetozid durchführende Arzt kaum etwas sagt und danach „sofort und wortlos verschwindet".

2.4 Infauste Prognose

Wird eine Erkrankung festgestellt, die nicht mit dem Leben vereinbar ist (wie etwa eine Anenzephalie), ist der erste Impuls aller Beteiligten nicht selten, die Schwangerschaft sofort durch Weheninduktion zu beenden. Dies geschieht in der Regel auch unter dem Eindruck des akuten Leidensdrucks der Patientin, die zunächst einmal „schockiert" ist über den Befund und aus dieser Schockreaktion heraus den Zustand so schnell wie möglich beenden möchte. Für den Abschied vom Kind und auch für die langfristige Bewältigung des Ganzen kann es aber für einzelne Patientinnen sehr sinnvoll sein, die Schwangerschaft zunächst noch fortzuführen oder sogar den spontanen Verlauf abzuwarten. Üblicherweise besteht ja bei einer solchen Diagnose überhaupt kein Zeitdruck, der dazu zwingen würde, noch am Tag der Diagnosestellung die Geburt einzuleiten. Die Patientin sollte aktiv ermutigt werden, sich etwas Zeit zu nehmen, um sich von ihrem intrauterin noch lebenden Kind zu verabschieden. Aus der klinischen Erfahrung kennen wir Fälle, in denen Frauen hinterher damit hadern, dass sie zu schnell die Schwangerschaft beendet und nicht abgewartet haben, bis es zur Spontangeburt kam bzw. „bis das Kind sich selbst verabschiedet".

Ein weiterer wichtiger Aspekt ist, dass die Mutter bzw. die Eltern dann auch **ihr Kind beim Sterben begleiten können** und so nicht das Gefühl aufkommt, das Kind alleine gelassen zu haben. Um gerade dieses Erleben zu vermeiden, muss übrigens in allen Fällen (nicht nur beim Austragen eines Kindes mit infauster Prognose, sondern auch beim späten Schwangerschaftsabbruch) darauf geachtet werden, dass nach der Geburt, wenn das Kind noch kurz lebt, notwendige medizinische Maßnahmen (wie etwa eine Kürettage) so organisiert werden, dass die Mutter ihr Kind begleiten kann. Die Praxis zeigt, dass selbst wenn der Vater in dieser Situation beim Kind ist, die Mutter nicht selten hinterher enorm darunter leidet, wenn sie ihrem Kind in der Stunde des Todes nicht beigestanden und das Gefühl hat, nicht alles für ihr sterbendes Kind getan zu haben. Auch die Möglichkeit einer Nottaufe sollte im Vorfeld angesprochen werden.

2.5 Schwangerschaftsabbruch und Einleiten der Geburt

Ist die Entscheidung zum Schwangerschaftsabbruch gefallen bzw. soll bei infauster Prognose die Geburt vorzeitig eingeleitet werden, gehört die Vorbereitung des Eingriffs zur Beratung. Die in Tabelle 12-14 dargestellten wichtigen Aspekte sollten vom zuständigen Geburtshelfer angesprochen werden.

2.6 Vermeidbare Fehler in der Betreuung

Werden die o.g. Aspekte bei der Beratung bzw. beim Umgang mit betroffenen Patientinnen berücksichtigt, dann sind die nachfolgend aufgeführten Betreuungsfehler vermeidbar.

Bei der Entscheidungsfindung:

- zu rasche Entscheidung bzw. Entscheidung in der ersten Schockreaktion;
- in der Schocksituation Bahnung in Richtung Schwangerschaftsabbruch („Haben Sie schon mal über einen Schwangerschaftsabbruch nachgedacht?");
- Vorwegnahme der Entscheidung durch nichtneutrale Beratungshaltung („Das ist auch humaner für das Kind", „Das werden Sie nicht schaffen");
- „Automatismus" bei der Planung eines Schwangerschaftsabbruchs (nach der Diagnosestellung sofort Griff zum Telefon, um ein Bett für den Abbruch zu reservieren);
- Nichtansprechen der Möglichkeit, bei infauster Prognose das Kind auszutragen (Möglichkeit der Trauer/Bewältigung schon während der verbleibenden Schwangerschaft).

Peripartale Betreuung:

- „unnötiges Leid" und schmerzliche Konfrontation ersparen wollen (z. B. das Kind nicht zeigen);
- der Mutter wegen notwendiger medizinischer Maßnahmen (z. B. Kürettage) bzw. organisatorischer Schwierigkeiten nicht zu ermöglichen, ein kurzfristig überlebendes Kind noch bei sich zu behalten und beim Sterben zu begleiten;
- Herunterspielen des Verlustes („Sie werden bald wieder schwanger", „Besser so als ein behindertes Kind");
- Diktat der richtigen Trauer (hinsichtlich Dauer, Intensität);
- Partner oder Geschwisterkinder nicht zu beachten;
- die Geburt in ihrer Bedeutung für die Frau nicht wahrnehmen, weil es kein lebendes Kind gibt.

Gerade in der Geburtssituation kommt dem Verhalten des Geburtshelfers eine ganz besondere Bedeutung zu. Selbst bei entsprechender Vorbereitung wird die Mutter in der Regel Angst davor haben, ihr Kind anzusehen, sie wird Entstellungen oder ein monströses Aussehen

Tab. 12-14 Vorbereitung des Schwangerschaftsabbruchs bzw. der Geburt.

Aufklärung über notwendige Maßnahmen und Ablauf der Geburt	Meist sind die betroffenen Frauen bzw. Paare schockiert darüber, dass beim Schwangerschaftsabbruch nach der 14. Woche die Geburt eingeleitet werden muss und dass nicht einfach eine Ausschabung oder ein Kaiserschnitt durchgeführt werden kann. Die Gründe dafür, der Ablauf, Möglichkeiten der Schmerzentlastung etc. sollten besprochen werden.
Thematisierung des Umgangs mit dem Kind	Bereits vor der Geburt sollte mit den Eltern und insbesondere der Mutter besprochen werden, wie sie nach der Geburt mit dem Kind umgehen kann. Empfehlenswert ist aus psychosomatischer Sicht der Abschied vom Kind für die weitere Bewältigung des Erlebten. Dazu gehören das Ansehen des Kindes, eine Namensgebung, die Entscheidung darüber, ob eine Segnung erfolgen soll etc. Informationen über die verschiedenen Möglichkeiten einer Bestattung sind für die betroffenen Eltern von Bedeutung. Es kommt vor, dass Paare sich schon Gedanken gemacht haben, dass sie ihr Kind ansehen möchten und dann sehr entlastet sind, wenn man ihnen dieses Vorgehen vorschlägt. Auch eine Information, wie groß etwa ein Kind in diesem Schwangerschaftsalter ist oder wie es aussehen könnte, kann hilfreich sein. Manche Paare haben zunächst große Bedenken, weil sie glauben, dass sie sich damit unnötiges Leid zumuten. Gerade diese Paare sollte man dahingehend aufklären, dass Abschiedsrituale sehr hilfreich bei der Trauerverarbeitung sein können. Die endgültige Entscheidung wird natürlich immer dem Paar selbst überlassen; nicht selten ändert sich aber eine anfangs ablehnende Haltung im Laufe des Prozesses, und der Abschied wird hinterher als sehr positiv erlebt.
Umgang mit den Geschwistern	Ein Punkt, bei dem betroffene Eltern häufig Beratungsbedarf haben, ist der Umgang mit anderen Kindern bzw. Geschwistern des Ungeborenen. Sie sollten dazu ermutigt werden, mit den Kindern altersgemäß möglichst offen zu sprechen und sie einzubeziehen und die Kinder in ihrer eigenen Trauer zu unterstützen.
Trauer zulassen	Gerade Eltern, die einen späten Schwangerschaftsabbruch vornehmen lassen, haben manchmal den Eindruck, es stehe ihnen nicht zu, um dieses Kind zu trauern. Im Gespräch kann geklärt werden, dass auch die aktive Entscheidung zum Schwangerschaftsabbruch das Paar berechtigt zu trauern, weil es ein Kind verliert. Hilfreich kann die konkrete Ermutigung sein, dem eigenen Bedürfnis nach Trauer nachzugeben und sich nicht von außen „vorschreiben" zu lassen, wie lange die Trauerzeit sein darf oder welche Intensität sie haben kann. Besonders Frauen erleben es oft als enorm kränkend, wenn von ihrer Umgebung Bemerkungen gemacht werden wie „Jetzt muss es aber doch auch mal gut sein …".
dem Kind einen Platz in der Familie geben	Das Paar sollte ermutigt werden, dem Kind „einen Platz" in der Familie zu geben. Das kann durchaus symbolisch erfolgen, kann aber auch sehr konkret sein, z. B. durch Aufstellen eines Ultraschallfotos oder einer Karte mit Hand- und Fußabdruck etc. Auch wenn keine Bestattung erfolgt, kann in diesem Zusammenhang eine symbolische Beerdigung (z. B. im Garten zu Hause) zur Trauerbewältigung beitragen. Auch mit bereits existierenden oder später dazukommenden Geschwistern sollte dieses Thema offen angesprochen werden, da aus psychotherapeutischer Sicht aus dem Verschweigen eines solchen Ereignisses (ebenso wie bei Fehlgeburten etc.) ein „Familiengeheimnis" werden kann, was dann später zu psychischen Problemen bei überlebenden Geschwistern führt.
Hinweise auf weitere therapeutische Möglichkeiten, Literatur und Selbsthilfegruppen	Bereits in der Vorbereitung eines Schwangerschaftsabbruchs oder der Entscheidung dazu können betroffene Paare über entsprechende Literatur, Selbsthilfegruppen und auch über weitere therapeutische Möglichkeiten aufgeklärt werden. Es sollte darauf hingewiesen werden, dass solche Hilfen auch später noch in Anspruch genommen werden können. Nicht selten entwickelt sich in den Wochen nach einem späten Schwangerschaftsabbruch eine ausgeprägte depressive Symptomatik, die dann eine fachgerechte Therapie erfordert.

erwarten. Dabei sind die Phantasien in der Regel schlimmer als die Realität. Der Geburtshelfer kann diese Situation erleichtern, indem er nach dem Austreten des Kindes irgendetwas Positives sagt („Die hat aber ein süßes Gesicht…"), selbst wenn darüber hinaus Entstellungen vorhanden sind. Mütter, die eine solche Situation durchmachen mussten, berichten hinterher, wie hilfreich und entängstigend solche Äußerungen waren. Betroffene Mütter sagen im Übrigen auch, dass sie ihr Kind trotz Behinderungen oder Entstellungen schön fanden („Das eigene Kind ist immer das schönste der Welt"); insofern ist das Ansehen des Kindes in der Regel etwas sehr Empfehlenswertes. Entscheidet sich die Frau dagegen, kann das z.B. dazu führen, dass sie jede Nacht von dem Kind träumt, „aber das Kind hat kein Gesicht" (Beispiel aus der eigenen klinischen Erfahrung).
Auch die Würdigung des Geburtserlebens ist für betroffene Frauen von Bedeutung – auch sie möchten danach gefragt werden, wie es ihnen dabei ergangen ist, und darüber sprechen.

2.7 Arztzentrierte Aspekte

Gerade im Hinblick auf die Durchführung von Schwangerschaftsabbrüchen aus medizinischer Indikation nach der 14. SSW zeigte sich in der klinischen Praxis eine hohe Variabilität und Unsicherheit in rechtlicher und ethischer Hinsicht. Obwohl 1995 mit der Neufassung des § 218 StGB die embryopathische Indikation abgeschafft wurde, zeigt doch die pränatalmedizinische Realität, dass weniger allgemein verbindliche Richtlinien als viel mehr die individuellen Einstellungen und Grenzen der Entscheidungsträger eine wichtige Rolle spielen. Man kann den Konflikt sehr rasch nachfühlen, wenn man sich selbst einmal fragt, bis zu welcher Woche und bei welcher Erkrankung bzw. Behinderung man selbst bereit wäre, die Indikation zum Schwangerschaftsabbruch zu stellen und diesen dann (ggf. einschließlich Fetozid) auch durchzuführen. Das Spektrum in der Praxis reicht von völliger Ablehnung eines Schwangerschaftsabbruchs bis hin zur Durchführung von späten Abbrüchen nach Fetozid.
Es bleibt zu hoffen, dass die in Gang gekommene allgemeine gesellschaftliche Diskussion zu diesem Thema auch weitere Klärung bringt. Für den individuellen Umgang mit diesen Problemen kann die Teilnahme an einer Balint-Gruppe oder auch eine Supervision hilfreich sein.

Literatur

Bartels, I., J. Caesar: Triple-Diagnostik - Bedeutung von Serummarkern bei der pränatalen Risikobestimmung für ein Kind mit Down-Syndrom. In: Schmidt, W. (Hrsg.): Jahrbuch der Gynäkologie und Geburtshilfe 1992/93, S. 155–162. Biermann, Zülpich 1993.

Bolte, A., K.-H. Schlensker: Fetale Erkrankungen. Diagnostik und Therapie. Urban & Schwarzenberg, München–Wien–Baltimore 1989.

Bromley, B., E. Lieberman, T. D. Shipp, B. R. Benacerraf: The genetic sonogram. A method of risk assessment for Down syndrome in the second trimester. J. Ultrasound Med. 21 (2002) 1087–1096.

Cicero, S., G. Remboukos, H. Vandecruys, M. Hogg, K. H. Nicolaides: Likelihood ratio for trisomy 21 with absent nasal bone at the 11–14-week scan. Ultrasound Obstet. Gynecol. 23 (2004) 218–223.

Crombach, G., B. Tutschek: Veränderte Anforderungen an die Beratung zur pränatalen Diagnostik von fetalen Chromosomenanomalien. Gynäkologe 37 (2004) 257–274.

Enders, G.: Infektionen und Impfungen in der Schwangerschaft. Urban & Schwarzenberg, München–Wien–Baltimore 1988.

Hecher, K.: Möglichkeiten und Grenzen der intrauterinen Chirurgie. Geburtsh. Frauenheilk. 65 (2005) 19–22.

KBV: Mutterschaftsrichtlinien. Deutsches Ärzteblatt 92 (1995) B233–B235.

Levi, S., J. P. Schaaps, P. De Havay, R. Coulon, P. Defoort: Endresult of routine ultrasound screening for congenital anomalies: the Belgian multicentric study 1984-92. Ultrasound Obstet. Gynecol. 5 (1995) 366–371.

Meinel, K., E. P. Issel, H. Watzek: Geburtshilfliche und gynäkologische Ultraschalldiagnostik. Thieme, Stuttgart–New York 1991.

Merz, E., K. H. Eichhorn, M. Hansmann, K. Meinel: Qualitätsanforderungen an die weiterführende differenzialdiagnostische Ultraschalluntersuchung in der pränatalen Diagnostik (= DEGUM-Stufe II) im Zeitraum 18 bis 22 Schwangerschaftswochen. Ultraschall in Med. 23 (2002) 11–12.

Merz, E.: Sonographische Diagnostik in Gynäkologie und Geburtshilfe, Bd. 2: Geburtshilfe, 2.Aufl. Thieme, Stuttgart–New York 2002.

Nicolaides, K. H., M. L. Brizot, R.J.M. Snijders: Fetal nuchal translucency: ultrasound screening for fetal trisomy in the first trimester of pregnancy. Br. J. Obstet. Gynaecol. 101 (1994) 782–786.

Nicolaides, K. H., N. J. Sebire, R.J.M. Snijders: The M-14 Week Scan. Parthenon, New York–London 1999.

Nicolaides, K. H.: Screening for chromosomal defects. Ultrasound Obstet. Gynecol. 21 (2003) 313–321.

Nicolaides, K. H.: The 11–13^{+6} weeks scan. Fetal Medicine Foundation, London. http://www.fetalmedicine.com

Nwosú E. C., C. R. Welch, P. R. Manasse, S. A. Walkinshaw: Longitudinal assessement of amniotic fluid index. Br. J. Obstet. Gynaecol. 100 (1993) 816–819.

Nyberg D. A., V. L. Souter, A. El-Bastawissi, S. Young, F. Luthhardt, D. A. Luthy: Isolated sonographic markers for detection of fetal Down syndrome in the second trimester of pregnancy. J. Ultrasound Med. 20 (2001) 1053–1063.

Nyberg, D. A., J. P. McGahan, d.h. Pretorius, G. Pilu: Diagnostic imaging of fetal anomalies. Lippincott Williams & Wilkins, Philadelphia–Baltimore–New York 2003.

Rempen A., D. Schranz: Herz. In: Bender, H. G., K. Diedrich, W. Künzel (Hrsg.): Klinik der Frauenheilkunde, Bd. 4: Schwangerschaft I, 4. Aufl., S. 374-409. Urban & Fischer, München–Wien–Baltimore 1999.

Rempen A.: Ultraschall-Screening. In: Bender, H. G., K. Diedrich, W. Künzel (Hrsg.): Klinik der Frauenheilkunde, Bd. 4: Künzel, W. (Hrsg): Schwangerschaft I, 4. Aufl., S. 334–357. Urban & Fischer, München–Wien–Baltimore 1999.

Rempen, A., R. Chaoui, P. Kozlowski, M. Häusler, R. Terinde, J. Wisser: Standards zur Ultraschalluntersuchung in der Frühschwangerschaft. Frauenarzt 42 (2001) 327–331.

Rempen, A.: Fehlbildungsdiagnostik I. Trimenon, NT-Messung. In: Kainer, F. (Hrsg.): Facharzt-Leitfaden Geburtsmedizin. Elsevier Urban & Fischer, München–Jena 2005.

Rempen, A: Ultrasonografische Befunde in der Schwangerschaft. In: Martius, G.: Differentialdiagnose in Geburtshilfe und Gynäkologie, Band I: Geburtshilfe. Thieme, Stuttgart–New York 1987.

Reynolds, T. M., A. B. Nix, F. D. Dunstan, A. J. Dawson: Age-specific detection and false positive rates: an aid to counselling in Down syndrome risk screening. Obstet. Gynecol. 81 (1993) 447–450.

Romero, R., G. Pilu, P. Jeanty, A. Ghidini, J. C. Hobbins: Prenatal diagnosis of congenital anomalies. Appleton & Lange, Norwalk 1988.

Sancken, U., A. Rempen: Die Bedeutung des Schwangerschaftsalters bei der individuellen Risikoberechnung für ein fetales Down-Syndrom in der sogenannten Triple-Diagnostik. Geburtshilfe Frauenheilkd. 58 (1997) 219–224.

Schneider, K. T. M., C. von Kaisenberg, W. Holzgreve: Manual der fetalen Medizin. Springer, Berlin–Heidelberg–New York 1994.

Snijders, R. J. M., K. H. Nicolaides: Ultrasound markers for fetal chromosomal defects. Parthenon, New York–London 1996.

Snijders, R. J. M., P. Noble, N. Sebire, A. Souka, K. H. Nicolaides, for the Fetal Medicine Foundation First Trimester Screening Group: UK multicentre project on assessment of risk of trisomy 21 by maternal age and fetal nuchal-translucency thickness at 10–14 weeks of gestation. Lancet 352 (1998) 343–346.

Snijders, R. J. M., W. Holzgreve, H. Cuckle, K. H. Nicolaides: Maternal age-specific risks for trisomies at 9–14 weeks' gestation. Prenat. Diagn. 14 (1994) 543–552.

Spencer, K., V. Souter, N. Tul, R. J. M. Snijders, K.H. Nicolaides: A screening programm for trisomy 21 at 10–14 weeks using fetal nuchal translucency maternal serum free β-human chorionic gonadotropin and pregnancy-associated plasma protein-A. Ultrasound Obstet. Gynecol. 13 (1999) 231–237.

Spencer, K.: Age-related detection and false positive rates when screening for Down's syndrome in the first trimester using fetal nuchal translucency and maternal serum-free β-hCG and PAPP-A. Br. J. Obstet. Gynaecol. 108 (2001) 1043–1046.

Wald, N. J., C. Rodeck, A. K. Hackshaw, J. Walters, L. Chitty, A. M. Mackinson: First and second trimester antenatal screening for Down's syndrome: the results of the Serum, Urine and Ultrasound Screening Study (SURUSS). Health Technol. Assess. (2003) 7 (11).

Wolfe, H. M., I. E. Zador, S. F. Bottoms, M. C. Treadwell, R. J. Sokol: Trends in sonographic fetal organ visualization. Ultrasound Obstet. Gynecol. 3 (1993) 97–99.

13 Diagnostik und Therapie des Spätaborts

Vorbemerkungen

Definition. Nach dem neuen Personenstandsgesetz vom 1. 4. 1994 („Verordnung zur Ausführung des Personenstandsgesetzes", § 29) spricht man von einem Abort bei einer **Totgeburt** eines Fetus unter 500 g Geburtsgewicht. Gewichte von 500 g werden nach einem Schwangerschaftsalter von etwa 24 Wochen erreicht, so dass man bei der Geburt eines Menschen über 24 SSW unabhängig von Tot- oder Lebendgeburt von einer Frühgeburt spricht. Selbstverständlich handelt es sich bei einer **Lebendgeburt** unter 24 SSW ebenfalls um eine Frühgeburt. Wegen der möglichen therapeutischen Konsequenzen spricht man bei einem Abort jenseits von 12 SSW von einem Spätabort, unter 12 SSW von einem Frühabort.

Bestattung. Nach dem Bayerischen Bestattungsgesetz, das eine „schickliche Beseitigung" totgeborener Frühgeborener oder Fehlgeborener fordert, ist auf Wunsch der Eltern eine ordnungsgemäße Beisetzung auf einem Friedhof möglich. Lebendgeborene müssen selbstverständlich immer bestattet werden. Auskunft geben die zuständigen Standesämter.

Ätiologie

Keinen Einfluss auf die Spätabortrate haben mütterliches Alter, Berufstätigkeit, Nikotin und Alkohol. Bei vorausgegangener Abruptio ist das Spätabortrisiko umso geringer, je früher (< 8 SSW) und schonender die Abruptio durchgeführt wurde ($PGE_{2\alpha}$-Vaginaltabletten).

1 Anatomische Ursachen

Als uterine Ursachen von Spätaborten kommen neben dem Uterus subseptus der Uterus septus sowie der Uterus bicornis in Frage. In aller Regel werden uterine Ursachen für Spätaborte erst nach rezidivierenden Spätaborten (habituelle Spätaborte) diagnostiziert.
Eine ausgeprägte Myomatose des Uterus und/oder das Vorhandensein großer submuköser Myome begünstigen das Auftreten von Spätaborten.

2 Infektiöse Ursachen

Eine Infektion mit Toxoplasma gondii kann zum Auftreten eines Spätaborts führen, ist aber für nachfolgende Schwangerschaften klinisch ohne Relevanz, da in der Regel eine durchgemachte und ausbehandelte Toxoplasmose-Infektion der Mutter eine Reinfektion verhindert. Zur Sicherheit sollte bei nachgewiesener Infektion als Ursache des Spätaborts eine Therapie mit Pyrimethamin (Daraprim®, 25 mg/d) bis zu einer Gesamtdosis von 600 mg durchgeführt werden.

Andere virale Ursachen (z. B. Varizellen, Zytomegalie) mit möglichem Einfluss auf einen Spätabort führen ebenfalls zur nachfolgenden Immunität und sind deshalb ohne Bedeutung bei nachfolgenden Schwangerschaften.

Infektionen durch Chlamydien, Mykoplasmen, Candida, β-hämolysierende Streptokokken: Der klinische Zusammenhang zwischen vorliegender Infektion und Spätabort/Frühgeburt ist nach den Untersuchungen von Vogel (1991) evident. Bei 677 Spätspontanaborten fanden sich in 68% entzündliche Veränderungen an Nabelschnur und Chorionplatte (Chorioamnionitis). Bei 405 Abruptiones nach der 15. SSW war das nur in 5% der Fall.

Der Bedeutung des Einflusses einer vaginalen Infektion in der Schwangerschaft mit dem möglichen Risiko des Spätaborts und der Frühgeburt wurde bereits 1994 durch Änderung der Mutterschaftsrichtlinien (s. Anhang) mit Aufnahme eines Screenings auf Chlamydien „zu einem möglichst frühen Zeitpunkt der Schwangerschaft" Rechnung getragen.

Saling (1991) hat beobachtet, dass 70–80% aller Spätaborte und Frühgeburten auf aszendierenden vaginalen Infektionen beruhen, die mit Veränderung des Scheidenmilieus und einer veränderten Aziditätslage einhergehen. Der Einfluss von Ureaplasmen auf das Spätabortrisiko ist nicht eindeutig belegt, Candida albicans kann als Ursache eines Spätabortrisikos vernachlässigt werden. So bleiben als klinisch relevante Erreger Chlamydia trachomatis und β-hämolysierende Streptokokken der Gruppe B sowie Gardnerella vaginalis (Aminvaginosen) übrig.

Hoyme und Mitarbeiter (2002) konnten überzeugend nachweisen, dass durch den frühzeitigen Nachweis einer bakteriellen Vaginose und einer anschließend konsequent durchgeführten Behandlung die Rate an Spätaborten und frühen Frühgeburten gesenkt werden kann.

Diagnostik und Therapie

1 Bei anatomischen Ursachen

1.1 Uterus duplex

Der Uterus duplex ist durch den Nachweis von zwei Portiones anlässlich der Spekulumeinstellung objektivierbar. Etwa 80% aller Schwangerschaften werden ohne Therapie ausgetragen.

- Immer sollte bei Vorliegen eines Uterus duplex auch an Fehlbildungen im uropoetischen System gedacht werden (Doppelnieren, Doppelureter) und eine Zystoskopie, Nierensonografie oder eine Kontrastmittelpyelografie veranlasst werden.

1.2 Uterus subseptus, septus, bicornis

Die früher häufig durchgeführte Röntgenkontrastmitteldarstellung der Gebärmutter anlässlich einer Hysterosalpingografie zum Nachweis von Fehlbildungen hat heute mehr historische Bedeutung. Einige Kliniken verfügen über Erfahrungen mittels Hysterosonografie nach Einbringen von Echovist® in das Cavum uteri. Inwieweit die 3D-Sonografie geeignet ist, zum Nachweis uteriner Fehlbildungen eingesetzt zu werden, kann zur Zeit noch nicht beurteilt werden. Wir bevorzugen die Hysteroskopie: Sie ist technisch einfach durchführbar, liefert gute Bilder über das Vorhandensein und das Ausmaß des Septums und ermöglicht in vielen Fällen die Abtragung des Septums über den Arbeitskanal des Hysteroskops in einer Sitzung. Eine Indikation zur Strassmann-Operation haben wir seit etwa 15 Jahren nicht mehr gesehen.

1.3 Uterus myomatosus

Beim Uterus myomatosus können dessen Ausmaß und die Lage und Größe der Myome sonografisch gut dargestellt werden. Operative und medikamentöse Therapien stehen zur Verfügung. Selbst bei Vorhandensein großer Myomknoten, die in ihrem Ausmaß die Größe des Corpus uteri übersteigen, haben wir komplikationslos ablaufende Schwangerschaften ohne Größenzunahme der Myomknoten beobachtet.

Bei einer primär operativen Therapie des Uterus myomatosus mit dem Ziel der Vermeidung eines Spätaborts in der nachfolgenden Schwangerschaft sollte das Risiko der Eröffnung des Cavum uteri, von starken Blutungen mit Transfusionsrisiko, nachfolgenden Adhäsionen an der gedeckten Uteruswunde bis hin zur Uterusexstirpation sorgfältig gegen den möglichen Nutzen abgewogen werden.

> **!** In der Regel ist zur Vermeidung eines Spätaborts in der folgenden Schwangerschaft bei Vorliegen eines Uterus myomatosus keine operative Sanierung erforderlich.

2 Bei infektiösen Ursachen

Aufgrund der eindrucksvollen Ergebnisse von Saling (1991) bei der Vermeidung von Spätaborten, die auch von uns bestätigt wurden, raten wir allen schwangeren Frauen mit und ohne anamnestisches Risiko zur Selbstkontrolle ihrer Scheidenazidität. Wir rezeptieren „Spezialindikator pH 4,0–7,0 Merck®", die Schwangeren kontrollieren 2-mal wöchentlich und stellen sich bei pH-Werten mehr zum alkalischen Milieu (über 4,7) bei uns vor. Untersucht wird, auch wenn schon in Anlehnung an die Mutterschaftsrichtlinien geschehen, auf Chlamydia trachomatis und neben anderen Keimen vor allem auf β-hämolysierende Streptokokken.

Die Untersuchung auf fetales Fibronectin (fFN), das mittels Abstrich aus der Vagina entnommen werden kann, signalisiert bei fehlendem Nachweis jenseits von 22 SSW einen ungestörten Schwangerschaftsverlauf. Mehrere Untersucher fanden eine hohe falsch positive Rate nachgewiesenen fetalen Fibronectins; darüber hinaus ist zu bedenken, dass erst jenseits von 22 SSW bei ungestörter Schwangerschaft kein Fibronectin in der Scheide nachweisbar ist, so dass die Methode mehr zur Prognose Frühgeburtenrisiko als zur Prognose Spätabort taugt. Das C-reaktive Protein (CRP) kann ebenfalls als Frühmarker zur Diagnostik des Spätaborts und der Frühgeburt herangezogen werden. Aufgrund des in der Literatur unterschiedlich angegebenen prädiktiven Werts eines erhöhten CRP für die Prognose werten wir diesen Parameter nur in Zusammenhang mit gleichzeitigem Nachweis einer Zervizitis oder vaginalen Infektion bzw. Blutbildveränderungen mit Hinweiszeichen für eine Infektion.

Die Untersuchung auf pathogene Keime, insbesondere β-hämolysierende Streptokokken, führen wir kulturell mit der Entnahmetechnik Transwab® durch. Bei anhaltend hohem Scheiden-pH (über 4,7) kontrollieren wir im Hinblick auf das Vorliegen eines falsch negativen Befunds nochmals nach 8–10 Tagen.

Therapeutisch sanieren wir die Scheide mit Lactobacillus acidophilus (z. B. Gynoflor®). Bei nachgewiesener Infektion mit Chlamydia trachomatis behandeln wir mit Erythromycin über 10 Tage 3-mal 1 g (z. B. Erycinum®). Immer veranlassen wir eine Partnerbehandlung mit Tetracyclin und raten zum Kondomverkehr. β-hämolysierende Streptokokken werden mit Amoxicillin (Amoxypen®, Clamoxyl®) 3-mal 1 g über 10 Tage therapiert. Immer wird gleichzeitig lokal mit Lactobacillus acidophilus oder Antiseptika (Fluomycin N®, Betaisodona®) oder Sobelin®-Vaginalcreme (Clindamycin) behandelt. Kontrolluntersuchungen werden nach 10 Tagen durchgeführt. Eine Aminkolpitis behandeln wir lokal mit Metronidazol (Clont®), anschließend geben wir Lactobacillus-Präparate.

Bei habituellen Spätaborten oder Aborten aufgrund einer nachgewiesenen oder anamnestisch vermuteten vaginalen Infektion raten wir den Frauen in der nachfolgenden Schwangerschaft zum totalen Muttermundverschluss nach der von Saling (1984) empfohlenen Technik. Wir führen den totalen Muttermundverschluss in der 14.–16. SSW durch, nachdem selbstverständlich vorher vaginale Infektionen ausgeschlossen wurden. Prä- und perioperativ behandeln wir systemisch mit Amoxypen®, lokal mit Gynoflor®. Die Spätabort-/Frühgeburtenrate in dem so behandelten Kollektiv betrug in der nachfolgenden Schwangerschaft etwa 30%.

So bleibt zusammenfassend festzustellen, dass durch rechtzeitiges Erkennen und Behandeln des drohenden Spätabortes bzw. der drohenden frühen Frühgeburt nicht nur die Morbidität im positiven Sinne beeinflusst, sondern auch die perinatale Mortalität gesenkt werden kann, denn selbstverständlich kann und darf die Behandlung und Vermeidung des drohenden Spätaborts nicht zu Lasten einer Erhöhung der frühen Frühgeborenenrate führen. Der Parameter, an dem die Leistungsfähigkeit der Vorsorgemedizin im Rahmen der Schwangerenvorsorge gemessen wird, ist die Frühgeburtenrate, ermittelt durch die Qualitätssicherungskommissionen der Bundesländer. So gibt die Frühgeborenenrate einen Hinweis darauf, wie erfolgreich und damit kostensenkend Schwangerenvorsorgemedizin in Deutschland betrieben wird (Bergmann und Dudenhausen 2003, Spätling und Schneider 2002).

3 Bei immunologischen Ursachen

Hinweise aus der Literatur besagen, dass bei starker psychischer oder physischer Belastung und schlechten sozialen Bedingungen der Immunstatus der Mutter beeinträchtigt ist. Möglicherweise führt eine verschlechterte Immunitätslage der Schwangeren zu einer Zunahme des Aszensionsrisikos durch vaginale Infektionen.

Der Erfolg einer Immuntherapie des habituellen Spätaborts mittels aktiver oder passiver Immunisierung wird von den Zentren unterschiedlich beurteilt. Da zudem bei dieser Form der Behandlung das Risiko der Übertragung von Infektionskrankheiten (Zytomegalie, Hepatitis, HIV) besteht, sollte die (sehr teure) Behandlung z. B. mit polyvalenten Immunglobulinen unterbleiben, solange der Nachweis im Hinblick auf eine Vermeidung des Spätaborts nicht besser erbracht wurde.

Psychosomatische Aspekte

In Kapitel 9 („Habituelle Aborte“) wurden die psychosomatischen Aspekte bei der Betreuung von Patientinnen mit Fehlgeburten ausführlich dargestellt. Je später in der Schwangerschaft eine Frau ihr – in der Regel ja erwünschtes – Kind verliert, umso ausgeprägter ist in der Regel die Trauerreaktion. Ein breites Spektrum von möglichen Reaktionen bis hin zur ausgeprägten Belastungsreaktion oder auch pathologischen Trauer (s. Kap. 40) kann die Folge sein. Eine psychosomatische Mitbetreuung ist beim Verlust des Kindes immer empfehlenswert, v.a. unter dem Aspekt der weiteren Verarbeitung des Erlebten, wozu der Abschied vom Kind und eine ausführliche Besprechung des Verlusterlebnisses auch außerhalb der medizinischen Beratung beitragen können. Falls keine eigenen Ressourcen für die psychosomatische Betreuung zur Verfügung stehen, kann auch eine Kooperation mit einer Schwangerenberatungsstelle (konfessionell, z.B. Diakonie, Caritas; nichtkonfessionell z.B. Profamilia) sinnvoll sein.

Literatur

Ausführungsverordnung § 29 des Personenstandsgesetzes, Bundesgesetzblatt I (1994) 621.

Bergmann R. L., Dudenhausen J. W.: Prädiktion und Prävention der Frühgeburt, Gynäkologe 2003, 36: 391–402.

Hoyme U. B., Möller U., Saling E.: Ergebnisse und mögliche Konsequenzen der Thüringer Frühgeburtenvermeidungsaktion 2000, Geburtsh Frauenheilk 2002; 62: 257–263.

Jawny, J.: Totaler Muttermundsverschluß. In: Jawny, J.: Praxis der operativen Gynäkologie. Springer, Berlin–Heidelberg–New York 2000.

Mutterschaftsrichtlinien, s. Anhang.

Saling, E.: Der frühe totale operative Muttermundverschluß bei anamnestischem Abort- und Frühgeburtsrisiko. Gynäkologe 17 (1984) 225–227.

Saling, E.: Vermeidung von Spätaborten und risikoreichen Frühgeburten – für die Routine geeignete Maßnahmen. Z. Geburtshilfe Perinatol. 195 (1991) 209–221.

Spätling L., Schneider H.: GebFra-Refresher Therapie der drohenden Frühgeburt – Teil 2. Georg Thieme Verlag, Stuttgart 2003.

Vogel, M.: Das Amnioninfektionssyndrom. Verh. Dtsch. Ges. Pathol. 75 (1991) 418.

14 Mütterliche, embryonale, fetale und kindliche Infektionen

Im Folgenden werden die wichtigsten Infektionen mit einem Risiko für Mutter und Fetus aufgeführt. Es sind:
- HIV 1, HIV 2 und AIDS-Erkrankung,
- Röteln,
- Toxoplasmose,
- Zytomegalie,
- Parvovirus-B19-Infektion (Ringelröteln),
- Varizellen,
- Herpes simplex (Typ 1 und Typ 2),
- Hepatitis B und Hepatitis C.

Unter dem Buchstaben C der Mutterschaftsrichtlinien („Serologische Untersuchungen und Maßnahmen während der Schwangerschaft“, s. Anhang) wird aus den oben angeführten Krankheitsbildern lediglich auf die HIV-Infektion, die Rötelninfektion sowie die Hepatitis eingegangen. Für die übrigen Infektionen gelten die erforderlichen Maßnahmen zur Erkennung und Überwachung von Risikoschwangerschaften („anamnestisches Risiko“ nach Buchstabe BI der Mutterschaftsrichtlinien).

HIV 1, HIV 2 und AIDS-Erkrankung

HIV-1-Infektionen treten wesentlich häufiger als HIV-2-Infektionen auf. Die Inkubationszeit bei HIV-2-Infektionen dauert sehr lange (Monate gegenüber einer Inkubationszeit von 2–8 Wochen bei HIV-1-Infektion), und die Progredienz der Erkrankung ist langsamer (70% aller Infizierten sind 14 Jahre nach HIV-1-Infektion an AIDS erkrankt). Von einer AIDS-Erkrankung spricht man, wenn der Anteil der CD4-T-Zellen (clusters of differentiation = CD) im Blut < 250 Zellen/ml beträgt. Das Virus ist plazentagängig, so dass grundsätzlich während der gesamten Schwangerschaft die Möglichkeit der vertikalen Transmission auf den Feten besteht. Peripartal scheint die Wehentätigkeit die Transmissionsrate zu erhöhen, ebenso der Kontakt des Feten mit mütterlichem Vaginalsekret (z.B. nach vorzeitigem Blasensprung oder bei der vaginalen Geburt). Die Transmissionsrate wird in diesen Fällen mit 15–20% angenommen. Aufgrund dieser relativ niedrigen Rate wird die Frage nach Abruptio aus embryonaler oder fetaler Indikation eher selten gestellt.

Ob die bestehende Gravidität den Ausbruch der AIDS-Erkrankung bei der Mutter beschleunigt, kann derzeit nicht beantwortet werden. Nach unseren Erfahrungen entscheidet sich der größte Teil der HIV-positiven Schwangeren nach ausführlicher Aufklärung für das Austragen der Schwangerschaft. Eine pränatale Diagnostik mit dem Ziel des Virusnachweises macht wenig Sinn, da das Virus zu jedem Zeitpunkt der Schwangerschaft auf den Feten übertreten kann. Aufgrund des Risikos der maternofetalen Infektion sollte die erforderliche invasive pränatale Diagnostik – z.B. aus genetischer Indikation – mit der Schwangeren sehr sorgfältig besprochen werden. Wird von der Schwangeren, aus welchen Gründen auch immer, eine invasive pränatale Diagnostik gewünscht, sollten vor dem intrauterinen Eingriff für eine Woche jeweils 500 mg Zidovudin zu je 5 Einzeldosen verabreicht werden.

Ist eine Schwangere als HIV-positiv identifiziert, sollte die weitere Betreuung interdisziplinär mit einem auf HIV-Erkrankungen spezialisierten Internisten durchgeführt werden. Der Internist wird vor allen Dingen die CD4-Zelllast und Viruslast in monatlichen Abständen bestimmen und danach die antiretrovirale Therapie festlegen. Aufgrund des erhöhten Auftretens von Dysplasien bei HIV-positiven Frauen sollte frauenärztlicherseits in 8-wöchigen Abständen eine zytologische Kontrolluntersuchung der Zervix uteri durchgeführt werden. Zu den durch Internist und Frauenarzt zu ergreifenden diagnostischen Maßnahmen während einer HIV-Erkrankung in der Schwangerschaft siehe Tabelle 14-1.

Neuere Daten besagen, dass das Transmissionsrisiko durch die Gabe von Zidovudin bei Ausnutzung aller präventiven Maßnahmen zur Minimierung des Risikos auf ca. 1–4% gesenkt werden kann (Schäfer, 1999). Transmission ist jedoch nicht automatisch gleichzusetzen mit einer kindlichen Erkrankung an AIDS. Wir verfahren deshalb mit der medikamentösen Behandlung bei der Betreuung HIV-positiver Schwangerer sowie anlässlich der Entbindung HIV-positiver Schwangerer folgendermaßen: Zu unterscheiden ist eine HIV-Transmissionsprophlaxe bei so genanntem Standardrisiko von einer risikoadaptierten HIV-Transmissionsprophylaxe. Hierzu zählen Mehrlingsschwangerschaften, vorzeitige Wehentätigkeit, vorzeitiger Blasensprung, therapieresistente Wehentätigkeit, eine bis dato unbekannte bzw. nicht behandelte HIV-Infektion oder auch eine unvermeidliche vaginale Entbindung.

Zur HIV-Transmissionsprophylaxe bei Standardrisiko (CD4-Last > 250/µL, Viruslast < 10 000 Genomkopien/ml) sollte entsprechend dem in Tabelle 14-2 aufgeführten Schema verfahren werden.

Die risikoadaptierte HIV-Transmissionsprophylaxe erfolgt nach folgendem Schema:

- Mehrlingsschwangerschaft: orale Zidovudingabe ab 29+0 SSW,
- vorzeitige Wehentätigkeit: antiretrovirale Kombinationstherapie nach Rücksprache mit dem behandelnden Internisten, vorher RDS-Prophylaxe, Tokolyse und Antibiose in üblicher Weise,

Tab. 14-1 Diagnostische Maßnahmen bei einer HIV-positiven Schwangeren.

Diagnostische Maßnahme	Zeitpunkt/ Häufigkeit	Begründung	Arzt
CD4-Zellzahl + Viruslast	monatlich	Verlaufskontrolle der HIV-Infektion; Antiretroviraltherapiebeginn oder -wechsel bei Versagen	Internist
Hb-Wert	monatlich	Erkennung von Anämien, insbes. bei Einsatz von Zidovudin	Frauenarzt
Blutglukosespiegel	monatlich	Erkennung eines Gestationsdiabetes insbes. bei Einsatz von Protease-Inhibitoren	Internist
pH-Bestimmung im Vaginalsekret	2 × wöchentlich	Erkennung und rechtzeitige Behandlung lokaler Koinfektionen, die das HIV-Transmissionsrisiko erhöhen können	Frauenarzt
mikrobiologische Kultur: Diagnostik auf Chlamydien, Gonorrhö	1 × zu Beginn der Schwangerschaft		Frauenarzt
Toxoplasmose-Screening	1 × je Trimenon		Frauenarzt
Hepatitisserologie	1 × je Trimenon		Frauenarzt
zytologische Kontrollen auf vulväre, vaginale und zervikale Dysplasien	alle zwei Monate	erhöhtes Dysplasierisiko bei HIV-Infektion	Frauenarzt

- vorzeitiger Blasensprung: Sectio innerhalb von 4 Stunden nach Blasensprung nach kritischer Risikoabschätzung,
- therapieresistente Wehentätigkeit.

Zusätzlich zur Zidovudin-i. v.-Dosierung bei Standardrisiko erhalten die oben genannten Patientinnengruppen 1 × 200 mg Nevirapin® oral.

Bei bis dato unbekannten bzw. nicht behandelten HIV-Infektionen oder in allgemein dringlichen Fällen sollte in jedem Fall eine Zidovudin-i. v.-Gabe begonnen werden (auch unter 3 Stunden!), zusätzlich bei erhöhtem Risiko 1 × 200 mg Nevirapin® oral.

Entbindungsmodus. Grundsätzlich ist zu bedenken, dass die elektive Sectio natürlich nicht in der Lage ist, eine möglicherweise schon intrauterin eingetretene Infektion des Feten zu verhindern. Dagegen ist jedoch zu bedenken, dass eine intrauterine Transmission selten ist und die Transmission eher sub partu durch Wehentätigkeit und Blut-Blut- oder Blut-Vaginalsekret-Kontakt stattfindet. Wir bevorzugen deshalb die elektive Sectio nach 37 kompletten SSW am wehenlosen Uterus nach entsprechender Vorbehandlung mit Zidovudin und versuchen, sub partu eine Kontamination von fetalen Strukturen mit mütterlichem Blut zu vermeiden. Wir bevorzugen die Sectio-Technik nach Misgav Ladach (stumpfe Uterotomie, Kindsentwicklung in intakter Fruchtblase). Das Ziel muss sein, die Sectio zügig und möglichst blutarm durchzuführen. Das geburtshilfliche Team sollte Schutzmaßnahmen beachten, das heißt, eine Brille aufsetzen und doppelte Handschuhe tragen.

Sollte eine Schwangere mit vorzeitigen Wehen vor diesem Termin und zum Beispiel mit vorzeitigem Blasensprung im Kreißsaal aufgenommen werden, so sollte der sekundären Sectio unter Zidovudin-Therapie der Vorzug gegenüber der vaginalen Geburt gegeben werden. Es ist davon auszugehen, dass eine, auch nur kurzzeitig durchgeführte, ante- oder subpartale antiretrovirale Therapie in der Lage ist, das Ausmaß der vertikalen Transmissionsrate von der Mutter auf den Feten zu verringern. In sehr frühem Schwangerschaftsalter (32 SSW) sollte die an sich wünschenswerte Tragzeitverlängerung zur Verbesserung der fetalen Lungenreife mittels Kortikosteroiden gegen den Nachteil der Inkaufnahme einer höheren maternofetalen Transmissionsexposition sorgfältig, am besten zusammen mit den Neonatologen, abgewogen werden. Liegt der Blasensprung mehr als 4 Stunden zurück und ist in der Schwangerschaft keine Zidovudin-Therapie erfolgt und kommt eine solche Schwangere mit Geburtswehen und eröffnetem Muttermund in den Kreißsaal, würden wir in diesem Fall keine sekundäre Sectio durchführen, sondern versuchen, den Blut-Blut-Kontakt zwischen Mutter und Fetus durch Verzicht auf Mikroblutuntersuchung und Episiotomie zu verringern, und den Neonaten unmittelbar postpartal den Neonatologen zur Zidovudin-Behandlung übergeben.

Tab. 14-2 Zidovudin-(Retrovir®-)Gabe bei HIV-positiven schwangeren Patientinnen (Standardrisiko).

- **ab 32. SSW**
  Zidovudin 2 × 250 mg oral, wenn noch keine antiretrovirale Therapie durchgeführt wurde. Eine bereits vor 32 Wochen begonnene antiretrovirale Kombinationstherapie wird fortgesetzt.
- **bei elektiver primärer Sectio nach 38 SSW**
  Prä- und intraoperative Zidovudin-Gabe 3 Stunden vor OP-Beginn 2 mg/kg KG als Ladedosis für eine Stunde, danach 1 mg/kg KG bis zur Kindsentwicklung.
- **Dosierungsschema**
  Körpergewicht in kg × 4 = Gesamtdosis (in mg) für 3 Stunden
  1 Ampulle Retrovir® 20 ml mit 200 mg mit 30 ml 0,9 %iger NaCl-Lösung ergibt eine Perfusorspritze mit 4 mg/ml Retrovir®.
- **Dosierung**
  1. Stunde: kg KG/2 = ml/Stunde
  2. und 3. Stunde: kg KG/4 = ml/Stunde bis zur Abnabelung
- **beim Neugeborenen**
  Vor dem Absaugen des Neonaten Mundhöhle und Naseneingang mit sterilem, in NaCl-Lösung getränktem Tupfer vorsichtig reinigen, dann Absaugen des Mageninhaltes. Ausführliche Übergabe an den Pädiater ist wichtig für risikoadaptierte Prophylaxe beim HIV-exponierten Neugeborenen. Nach 72 Stunden ist der Beginn einer antiretroviralen Therapieprophylaxe beim Kind nicht mehr sinnvoll. Je kürzer die präpartale Prophylaxe, desto länger die Gabe beim Neugeborenen. Sobald wie möglich (spätestens innerhalb der ersten 12 Stunden) 2 mg/kg KG Zidovudin (Retrovir®) alle 6 Stunden oral (Saft) bis zum Alter von 6 Wochen. Falls oral nicht möglich: 1,5 mg/kg KG Zidovudin (Retrovir®) als 30-min-Infusion alle 6 Stunden.
- **regelmäßige (wöchentliche) Blutbildkontrollen unter Zidovudin-(Retrovir®-)Gabe!**

Selbstverständlich gehört eine solche Patientin zu der Gruppe von Frauen, bei denen eine risikoadaptierte HIV-Transmissionsprophylaxe durchgeführt wird, das heißt, diesen Schwangeren sollte – und wenn der Zeitraum zur mutmaßlichen Geburt auch noch so kurz ist – neben der Zidovudin-Standardbehandlung auf jeden Fall zusätzlich 200 mg Nevirapin® oral verabreicht werden.

Stillen. Die postpartale HIV-Transmissionsrate während des Stillens schwankt zwischen 13 % und 39 % und scheint von zahlreichen Faktoren, z. B. vom Zeitpunkt der mütterlichen Infektion vor Eintritt der Schwangerschaft, abhängig zu sein. Die WHO sowie die UNICEF raten deshalb HIV-positiven Frauen in Entwicklungsländern wegen der zu erwartenden Vorteile zum Stillen, aufgrund der äußeren Umstände in den Entwicklungsländern wird das Transmissionsrisiko hier als **relativ niedrig** eingestuft: Es ist zu bedenken, dass nichtgestillte Neugeborene in Entwicklungsländern ein höheres Risiko haben, durch verunreinigte Kunstnahrung oder Kuhmilchnahrung zu sterben als durch die mögliche HIV-Transmission über die Muttermilch. Aus den gleichen Gründen (hier aber wegen **relativ hohen** HIV-Infektionsrisikos) wird Frauen in Industrienationen vom Stillen eher abgeraten, da hier das Risiko für ein Neugeborenes, an den Folgen einer Kunstmilchernährung zu sterben oder zu erkranken, deutlich niedriger ist als das Risiko, an einer HIV-Transmission zu erkranken und später an AIDS zu sterben. Auch wir glauben, dass diese Empfehlungen Sinn machen, und raten deshalb zum Abstillen.

Infektionsrisiko des Geburtshelfers. Das Risiko, z. B. durch eine Nadelstichverletzung infiziert zu werden, liegt bei etwa 0,4%. Nach der Nadelstichverletzung eines Operateurs sollte die Blutung über einen Zeitraum von über 1 Minute gefördert werden. Über einen Zeitraum von mehr als 10 Minuten sollte desinfiziert werden. HIV-Tests sowie HBsAg-Bestimmungen nach 4 Wochen und 4–6 Monaten sollten bei den Betroffenen durchgeführt werden. Unbedingt sollte der Betriebsarzt von dem Ereignis informiert werden. Im Hinblick auf die Nebenwirkungen sollte vor einer Postexpositionsprophylaxe, zum Beispiel mit Zidovudin®, möglichst rasch Kontakt mit einem mit der HIV-Problematik vertrauten Internisten aufgenommen werden. Eine ins Auge gefasste Postexpositionsprophylaxe sollte möglichst innerhalb von 2 Stunden nach der Verletzung begonnen werden, um das HIV-Infektionsrisiko so gering wie möglich zu halten. Wie oben erwähnt, sollte die abdominale Schnittentbindung ein erfahrener Operateur unter den üblichen Vorsichtsmaßnahmen (doppelte Handschuhe, Schutzbrille) durchführen.

Psychische Unterstützung. Insbesondere wenn die HIV-Infektion erst während der Schwangerschaft festgestellt wurde, bedeutet dies für die betroffene Mutter eine erhebliche psychische Belastung, die nicht zuletzt auch zu einem Ambivalenzkonflikt hinsichtlich des Austragens der Schwangerschaft führen kann („Werde ich lange genug leben, um mein Kind aufzuziehen?", „Was ist, wenn mein Kind auch krank wird?"). Solche Aspekte sollten möglichst offen angesprochen werden; falls erforderlich (z. B. bei einer schwereren depressiven Reaktion) sollte möglichst auch psychologische Unterstützung angeboten werden. Die Patientin sollte auch aktiv dahingehend ermutigt werden, ihre Angehörigen über die Infektion zu informieren, falls diese es noch nicht wissen, da sonst durch die „Geheimniskrämerei" zusätzliche Probleme entstehen und wertvolle Unterstützungsmöglichkeiten nicht in Anspruch genommen werden können.

Röteln

Das Vorgehen bei vermuteter oder nachgewiesener Rötelninfektion und die Abklärung der Immunitätslage in der Schwangerschaft sind unter Abschnitt C 1b der Mutterschaftsrichtlinien (s. Anhang) genau beschrieben. Lediglich ein Satz der Mutterschaftsrichtlinien sei hier noch einmal besonders hervorgehoben:

> **!**
> Der Arzt, der die Schwangere betreut, ist gehalten, die Anamnese sorgfältig zu erheben und zu dokumentieren sowie Auffälligkeiten dem Serologen mitzuteilen.

Daraus geht deutlich hervor, dass die alleinige Blutentnahme mit der Information HAH-Titer 1 : 128 eine frische Rötelninfektion nicht ausschließt. Kommt jetzt seitens des Arztes die Information hinzu, dass die Schwangere kurze Zeit vor der Blutentnahme ein Exanthem und Fieber hatte, wird die durchzuführende rötelnspezifische Bestimmung der IgM-Antikörper Klarheit schaffen. Die routinemäßige IgM-Antikörperbestimmung bei der Bestimmung des HAH-Titers sollte auch aus Kostengründen unterbleiben und nur bei Verdachtsfällen durchgeführt werden. Ob der spezifische IgM-Antikörper z. B. als Ausdruck einer früher durchgemachten Rötelninfektion oder als Ausdruck einer frischen Rötelnschutzimpfung persistiert, lässt sich anhand der IgG-Antikörper-Titerbewegungen nachweisen oder ausschließen.

Die Angst der Schwangeren und des Arztes bei einer nachgewiesenen Rötelninfektion beruht auf dem Embryopathierisiko. Embryopathien (Herzfehler, Katarakt, Innenohrdefekt, Mikrozephalie, Dystrophie u. a.) können selbstverständlich nur nach einer durchgemachten Rötelninfektion des Embryos auftreten. Voraussetzung ist also, dass die Virämie der Mutter transplazentar zur Virämie beim Embryo führt. Dieses Risiko wird im Allgemeinen überschätzt, da nicht jede Virämie des Embryos automatisch zur Organschädigung führt. Eine Aufstellung über die Häufigkeit der Embryopathien in Abhängigkeit vom Auftreten der tragzeitbezogenen Virämie (Exanthem der Mutter) zeigt Tabelle 14-3.

Aus den vorliegenden Zahlen geht hervor, dass die Entwicklung einer Embryopathie nach durchgemachter Rötelninfektion der Mutter eher zu den Ausnahmen gehört und deshalb eine Abruptio aus „embryopathischer

Indikation“ (nach der Neufassung des § 218 geht die „embryopathische Indikation“ in die medizinische Indikation mit ein, s. Anhang) eher selten indiziert ist.

Medizinische Indikation: „Eine Abtreibung ist nicht rechtswidrig, wenn sie unter Berücksichtigung der gegenwärtigen und zukünftigen Lebensverhältnisse der Schwangeren nach ärztlicher Erkenntnis angezeigt ist, um eine Gefahr für das Leben oder die Gefahr einer schwerwiegenden Beeinträchtigung des körperlichen oder seelischen Gesundheitszustandes abzuwenden, und die Gefahr nicht auf eine andere für sie zumutbare Weise abgewendet werden kann.“

Der Nachweis der embryonalen Virämie, die die Voraussetzung zur Organschädigung darstellt, kann frühestens mit Hilfe der Polymerasekettenreaktion (PCR) im I. Trimenon nach vorausgegangener Chorionzottenbiopsie oder Fruchtwasserentnahme anlässlich einer Frühamniozentese gestellt werden. Ergibt sich hierbei ein positiver Virusnachweis, sollte im Hinblick auf das hohe Embryopathierisiko die Abruptio graviditatis mit der Patientin eindringlich besprochen werden. Bei fehlendem Virusnachweis mittels PCR-Technik sollte eine erneute PCR-Bestimmung – vor allen Dingen verknüpft mit einer Bestimmung des IgM – aus dem Nabelschnurblut nach 22 SSW erfolgen. Die Treffsicherheit der positiven IgM-Antikörperbestimmung aus dem mittels Kordozentese gewonnenen fetalen Blut beträgt 95% (Enders, 1994). Sollte die Schwangere sich nicht in der Lage sehen, die Schwangerschaft auszutragen, kann auch jetzt noch vor Einsetzen der Lebensfähigkeit des Kindes die Schwangerschaft abgebrochen werden. Der Abbruch sollte durch Fetozid vorgenommen werden. Wie bei jedem Schwangerschaftsabbruch aus medizinischer Indikation sollte der Patientin bzw. dem Paar zusätzlich zur medizinischen Beratung auch eine psychosoziale Beratung angeboten werden (s. Kap. 12), um die weitere psychische Verarbeitung und die Ausbildung von psychischen Folgeerscheinungen zu minimieren.

!

Bei nachgewiesener Rötelninfektion der Mutter in der Schwangerschaft sollte vor einer ins Auge gefassten Abruptio die Bestimmung der IgM-Antikörper aus dem fetalen Blut nach 22 SSW mittels Cordozentesetechnik erfolgen.

Passive Prophylaxe. Gibt eine Schwangere mit einem Schwangerschaftsalter unter 17 SSW und unbekanntem oder negativem Rötelnimmunstatus Kontakt mit einer **sicher** an Röteln erkrankten Person an, sollte Blut zur Bestimmung von IgG-Titer sowie IgM-Antikörpern innerhalb von 5 Tagen nach der Exposition mit der an Röteln erkrankten Person entnommen werden. Gleichzeitig sollte Immunglobulin (z.B. Sandoglobulin®, Beriglobin®, Polyglobin®) gegeben werden. Zwei Antikörper-Titerkontrollen (jeweils IgG und IgM) sollten in 2-wöchigen Abständen folgen, da – wenn auch selten – trotz Immunglobulingabe mit einer Rötelninfektion beim Embryo gerechnet werden muss.

Tab. 14-3 Fetale Infektions- und Embryopathieraten bei symptomatischen Röteln in der Schwangerschaft (nach Enders, 1994).

Mütterliche Röteln (Zeitpunkt)	Fetale Infektionsrate	Embryopathierate
Präkonzeption bis 10. Tag p.m.	ca. 3,5%	3,5%
1.–7. SSW	70–90%	56%
8.–12. SSW	70–90%	25%
13.–17. SSW	ca. 54%	6–10%
18.–26. SSW	ca. 20%	ca. 3,5%
27.–38. SSW	> 35%	ca. 3,5%

Aktive Prophylaxe. Frauen mit einem HAH-Titer ≤ 1 : 16 sollten im Wochenbett mit Röteln-Impfstoff (z.B. 1 Amp. Rubellovac® i.m.) geimpft werden. Wöchnerinnen können stillen. Auch wenn keine Embryopathie nach Impfung beschrieben wurde, raten wir zur Kontrazeption über 3 Monate.

Ebenso sollte eine Impfung in der Frühschwangerschaft unterbleiben. Bei versehentlicher Impfung kurz vor oder nach Eintritt der Gravidität besteht jedoch kein Embryopathierisiko.

Reinfektion. Trotz positivem Immunstatus (Anstieg von HAH-Titer und Nachweis von IgM-Antikörpern) kann nach Impfung in seltenen Fällen eine Reinfektion mit Virämie bei der Mutter und der Möglichkeit der Embryopathie auftreten. Beim Auftreten klinischer Symptomatik ist analog dem Auftreten bei einer frischen Rötelninfektion zu verfahren.

Toxoplasmose

Es gibt zurzeit in Deutschland im Gegensatz zu Österreich und Frankreich kein Toxoplasmose-Screening im Rahmen der Mutterschaftsvorsorge. Eine aktive und passive Prophylaxe (z.B. wie bei Röteln) ist nicht möglich. Es bleibt deshalb nur die Möglichkeit, die Schwangere über die Verhütung der Exposition zu informieren: Vermeidung eines Kontaktes mit **jungen Katzen** – alte Katzen haben in der Regel eine Toxoplasmose-Infektion durchgemacht und Antikörper entwickelt – sowie Verzicht auf rohes Fleisch von Schweinen, Ziegen und Schafen.

Etwa 35% aller Frauen im gebärfähigen Alter von 16–40 Jahren haben eine Toxoplasmose-Infektion durchgemacht; aufgrund der vorhandenen Antikörper besteht Immunität in einer folgenden Schwangerschaft. In etwa 0,7% aller Schwangerschaften tritt eine Erstinfektion auf. Durch den transplazentaren Übertritt auf den Feten ist in Abhängigkeit vom Schwangerschaftsalter mit einer 15%igen fetalen Infektionsrate im I. Trimenon zu rechnen, die im II. Trimenon auf etwa 30% bzw. im III. Trimenon auf 60–70% ansteigt.

Bei begründetem Verdacht (fieberhafte Erkrankung mit retroaurikulärer Lymphknotenschwellung, Müdigkeit, Kopfschmerzen) sollten das toxoplasmosespezifische IgG und IgM bestimmt werden. Positive IgG-Befunde bei negativem IgM-Befund lassen auf eine zurückliegende Infektion schließen, steigende IgG-Titer und positiver IgM-Befund sprechen für eine frische Infektion. Bei jeweils negativem Befund am Ende des I. Trimenons sollten Titerkontrollen am Ende des II. sowie in der Mitte des III. Trimenons erfolgen.

IgG-Bestimmungen und IgM-Bestimmungen sind Such- bzw. Basisteste und stehen zum Beispiel als Enzym-Immunoassay (EIA, ELISA) für das IgG zur Verfügung oder auch als Immunosorbentagglutinationsassay (ISAGA) für das IgG. Der Nachweis von IgM-Antikörpern gelingt ebenfalls mit dem Immunoblot-ELISA- oder ISAGA-Verfahren. Differenzierende Tests für die mitunter schwierige Frage „handelt es sich um eine alte Infektion mit persistierendem IgM, oder liegt eine frische Infektion mit positivem IgM vor?“ können z. B. mit dem IgG-Aviditätstest oder dem Einsatz rekombinanter Antigene durchgeführt werden. Der direkte Parasitennachweis gelingt mit der PCR, dem Tierversuch oder auch der Zellkultur.

Pränatale invasive Diagnostik. Aufgrund der doch recht hohen Verlustrate durch Spontanaborte nach Cordozentese ist man von der Bestimmung der IgM-Antikörper aus dem fetalen Blut nach 22 SSW mittels Cordozentese abgekommen. Heutzutage wird die PCR-Methode nach Amniozentese favorisiert, die jedoch nicht vor 16 SSW durchgeführt werden sollte, und auch erst dann, wenn die Infektion der Mutter mindestens serologisch gesichert zurückliegt. Natürlich sollte die Schwangere bis dahin auch noch nicht therapiert worden sein. Ein positives PCR-Ergebnis sollte durch einen zweiten Test, z. B. Tierversuch, bestätigt werden.

Nicht-invasiv. Bei Verdacht auf mütterliche Infektion sollte beim zweiten Ultraschallscreening (20 + 0 bis 22 + 6 SSW) auf das Vorhandensein eines obstruktiven Hydrozephalus, einer Mikrozephalie, Retardierung, Hepatomegalie und Plazentaverdickung geachtet werden. Die Treffsicherheit der nicht-invasiven Methode bezüglich der Vorhersage einer fetalen Schädigung beträgt lediglich etwa 50%, wohingegen die PCR aus dem Fruchtwasser zusammen mit dem Tierversuch eine Sensitivität von 90% aufweist.

Bei positiver Serologie und auffälligem fetalen Ultraschallbefund sollte mit den Eltern möglichst noch vor Erreichen der Lebensfähigkeit des Kindes der Schwangerschaftsabbruch diskutiert werden. Sind hingegen die sonografischen fetalen Befunde unauffällig und lediglich die maternale Serologie positiv, sollte vom Schwangerschaftsabbruch eher Abstand genommen werden und stattdessen die Frau einer medikamentösen Therapie zugeführt werden. Zur Therapie siehe Tabelle 14-4.

Mit Hilfe der oben genannten Maßnahmen kann das Risiko einer konnatalen Toxoplasmose um bis zu 90% gesenkt werden. Sie verringern in jedem Fall das Ausmaß der intrauterin erworbenen Schäden.

Postpartal sollte zum Ausschluss oder Nachweis einer konnatalen Toxoplasmose Nabelschnurblut zur IgM-Bestimmung entnommen werden. Dieser Test sollte 2 Wochen post partum kontrolliert werden. Über die

Tab. 14-4 Therapie bei akuter Toxoplasmose in der Schwangerschaft (Enders, 1994).

In der Frühschwangerschaft (1.–15. SSW)	
Spiramycin	4 Wochen 3 g/d = ca. 9 Millionen I.E.*,**
= Rovamycin®-500 oder Selectomycin®	3 × 2 Tabletten/d 4 × 3 Kapseln/d
In der Spätschwangerschaft (ab der 16. SSW)	
Methode der Wahl: Kombination Daraprim® + Sulfonamide 4 Wochen*,**	
Daraprim® (Pyrimethamin)	Tabletten à 25 mg 1. Tag: 2 Tabletten (= 50 mg/d) 2.–30. Tag: 1 Tablette (= 25 mg/d) (50 mg/d in Frankreich)
plus Sulfadiazin (Sulfadiazin-Heyl®)	Tablette à 0,5 g 1.–30. Tag: 4 × 1 Tablette (= 2,0 g/d) (3–4 g/d in Frankreich)
plus Ca-Folinat (Leucovorin®) (Antidot gegen Thrombozytopenie)	1 Tablette à 15 mg 2/Woche
Beachte: Vor der Therapie Thrombozytenzählung, danach einmal wöchentlich	

* aus langjähriger Erfahrung in Österreich (Aspöck) und Labor Prof. Enders, Stuttgart
** in Frankreich: während der gesamten Schwangerschaft mit Intervallen

Behandlungsnotwendigkeit entscheidet der Kinderarzt nach Gewichtung der vorliegenden Befunde.

Konnatale Toxoplasmose. Eine frühe Therapie in der Schwangerschaft kann die Häufigkeit einer fetalen Infektion bzw. konnatalen Toxoplasmose um ca. 50% senken. Es existieren zahlreiche Therapieschemata; wir behandeln nach der von Enders (1994) vorgeschlagenen Empfehlung (Tab. 14-4). Wir führen die Therapie rezidivierend mit 4-wöchigen Pausen bis zur Geburt durch.

Zytomegalie

Es wird davon ausgegangen, dass in Deutschland etwa 0,3% aller Neugeborenen an Zytomegalie erkrankt sind. Die Erkrankung der Mutter verläuft häufig asymptomatisch. IgG-Titer und IgM-Antikörper sind nur bei etwa 60% der erkrankten Frauen positiv. Durch die transplazentar übertragene Virämie werden etwa 40% der Feten überwiegend im II. Trimenon infiziert. Die invasive pränatale Diagnostik zum Nachweis von IgM-Antikörpern aus dem fetalen Blut kann deshalb zum Nachweis oder Ausschluss einer fetalen Zytomegalie-Infektion nur begrenzt empfohlen werden.

Pränatale invasive Diagnostik. Neben der Möglichkeit der oben erwähnten IgM-Bestimmung aus dem fetalen Blut kommt noch dem Virusnachweis aus dem Fruchtwasser Bedeutung zu. Der Virusnachweis aus dem Fruchtwasser sollte erst nach 21 SSW erfolgen, nachdem die mittels Enzym-Immunoassays nachgewiesene Erkrankung der Mutter mindestens 6 Wochen zurückliegt. Man muss sich aber vergegenwärtigen, dass an invasive pränatale Diagnostik in der Regel erst gedacht wird, wenn man durch die **nicht-invasive** Diagnostik mittels Ultraschall (B-Mode) eine Hepatomegalie, eine Mikrozephalie oder eine Retardierung des Feten diagnostiziert hat. Die Virämie liegt in diesen Fällen bereits vor. Eine transplazentare Therapie wie z. B. bei einer Toxoplasmose kann nicht angeboten werden, so dass letztendlich mit der Schwangeren das weitere Vorgehen im Hinblick auf eine evtl. noch mögliche Abruptio besprochen werden muss. Da die Diagnose wiederum meist erst jenseits von 20 SSW gestellt wird, kommt dieser Problemlösung auch im Hinblick auf den neu gefassten § 218 (medizinische Indikation ohne zeitliche Begrenzung) nur begrenzte Bedeutung zu. Es ist dabei zu bedenken, dass bei einer Abruptio jenseits von 22 SSW p. c. immer mit der Geburt eines lebenden Kindes gerechnet werden muss, das möglicherweise unter den derzeit möglichen intensivmedizinischen Maßnahmen überleben könnte, so dass sich ggf. auch die Frage des Fetozids stellt. Die medizinische Beratung sollte bei der Diskussion des Schwangerschaftsabbruchs immer ergänzt werden durch das Angebot einer psychosozialen Beratung (s. Kap. 12).

Prophylaxe. Eine aktive Prophylaxe ist derzeit nicht möglich.

Eine passive Prophylaxe mit Hyperimmunglobulin wird nur für seronegative Schwangere, die berufsbedingt (Kindergärtnerinnen, Säuglingskrankenschwestern) einen Kontakt zu Risikogruppen haben, empfohlen.

Therapie. Weder für die schwangere Frau noch für ihren Feten gibt es derzeit eine therapeutische Option. Bei gleichzeitig HIV-positiven Schwangeren kann eine passive Prophylaxe mit Hyperimmunglobulin durchgeführt werden. Wir besprechen diese Fragen mit dem Hämatologen, der die HIV-positive Patientin betreut.

Parvovirus-B19-Infektion (Ringelröteln)

Von Erfahrenen wird die Diagnose Ringelröteln bei einer Schwangeren anhand des ausgebildeten Exanthems gestellt.

▶ Wir raten aufgrund der meist fehlenden Erfahrung der Geburtshelfer bei Beurteilung von Exanthemen (Röteln, Varizellen, Ringelröteln) zur Vorstellung beim Haut- oder Kinderarzt.

Die Erkrankung der Mutter ist häufig mit Gelenkschmerzen verbunden, immer sollten IgM- und IgG-Antikörper bestimmt werden. Die Übertragung der Virämie auf den Feten erfolgt transplazentar. Die Erkennung einer akuten Parvovirus-B19-Infektion in der Schwangerschaft ergibt sich aus den Befunden, die in Tabelle 14-5 zusammengefasst sind.

Die Diagnostik des Feten erfolgt nach etwa 16 SSW durch den Erregernachweis aus dem Fruchtwasser mittels PCR. In jedem Fall sollten nach der klinisch und serologisch diagnostizierten Erkrankung der Mutter mindestens 8 Wochen vergangen sein, bevor die Diagnostik beim Feten einsetzt.

Im II. Trimenon sollte auf Anzeichen einer fetalen Anämie ultrasonografisch geachtet werden (Hydrops fetalis, Aszites). Eine gute Korrelation zur fetalen Anämie erfolgt dopplersonografisch durch die Flussgeschwindigkeit in der A. cerebri media, die bei den wöchentlichen Untersuchungen des Feten routinemäßig durchgeführt werden sollten. Siehe auch Kapitel 15 zur Rh-Inkompatibilität.

Bestätigt sich dopplersonografisch der Verdacht auf eine fetale Anämie, sollte Rh-negatives Blut der Blutgruppe 0 zur intrauterinen Austauschtransfusion bereitgestellt werden. Die Korrelation des Hydrops fetalis zur tatsächlich vorliegenden Anämie des Feten ist sehr

Tab. 14-5 Erkennung einer akuten Parvovirus-B19-Infektion in der Schwangerschaft und Vorgehen.

bei Kontakt Antikörperbefund und Interpretation	- IgG-/IgM-Antikörperbestimmung im EIA - IgM positiv, IgG negativ bis schwach positiv ⇒ akute Infektion - IgM negativ, IgG positiv ⇒ frühere Infektion - IgM negativ, IgG negativ ⇒ empfänglich; AK-Kontrolle 2–3 Wochen später - IgM-AK nachweisbar: 6–8–10 Wochen nach Infektion - IgG-AK nachweisbar: langfristig
Beachte: ≈ 60 % der akuten Infektionen bei Erwachsenen, z. B. bei schwangeren Frauen, verlaufen uncharakteristisch oder asymptomatisch	
bei akuter Infektion Pränataldiagnostik	- 8-tägige Ultraschallkontrollen für 6 Wochen p. i., dann 14-tägig für weitere 4 Wochen; bei auffälligem Ultraschallbefund (z. B. Hydrops) sofort in ein Zentrum für pränatale Diagnostik und Therapie überweisen. Dort Graduierung des Hydrops und Kontrolle für fetale Anämie mittels Farbdoppler und/oder Hb-/Retikulozytenbestimmung im fetalen Blut
bei erniedrigten Hb-Werten (< 8g/dl)	- intrauterine Therapie mit Erythrozytenkonzentrat, oft mehrmals
vor Therapie	- außer fetalem Blut auch Fruchtwasserzellen/Aszites für Parvovirus-B19-DNA-Nachweis entnehmen

schlecht, weshalb die Bestimmung der Flussgeschwindigkeit in der A. cerebri media derzeit den Goldstandard darstellt. Wir transfundieren bei Hb-Werten < 10 g/dl bzw. einem Hämatokrit < 30%.

Therapie. Eine Therapie der Mutter mit Immunglobulinen während der Inkubationszeit führt lediglich zur Abschwächung des Krankheitsverlaufes und kann die Virämie des Feten nicht mit der erforderlichen Sicherheit verhindern, weshalb die ultrasonografische und dopplersonografische Beurteilung des Feten in seiner weiteren Entwicklung von allergrößter Bedeutung ist.

Prophylaxe. Ob durch passive Prophylaxe (Gabe von Hyperimmunglobulin) das Exanthem und die Virämie verhindert werden können, ist fraglich. Eine aktive Prophylaxe ist derzeit nicht möglich.

Varizellen

Aufgrund einer in der Kindheit durchgemachten Infektion sind ca. 95% aller Frauen im gebärfähigen Alter immunisiert. Etwa 14 Tage nach dem Kontakt der Schwangeren mit einer an Varizellen erkrankten Person kommt es zum Auftreten des Exanthems und der Virämie. Wie bei allen beschriebenen Viruserkrankungen mit Exanthem gilt die Schwangere bis zum Verschorfen des Exanthems als ansteckend. Aufgrund der Virämie (Nachweis von IgG- und IgM-Antikörpern) kann die vertikale Transmission auf den Feten erfolgen und hier zur Erkrankung des Feten führen (etwa 10% Risiko). Embryopathien, die pränatal selten diagnostizierbar sind (ausgenommen Hypoplasie der oberen und unteren Extremitäten), sind möglich. Nach 20 SSW ist ein kongenitales Varizellensyndrom nie beschrieben worden.

Vorgehen in der Frühschwangerschaft. In der Zeit der Organogenese sollte die Schwangere innerhalb von 96 Stunden nach Kontakt mit der sicher an Varizellen erkrankten Person Varicellon®-Varizella-Zoster-Immunglobulin Behring 0,3 ml/kg KG i. m. erhalten; in höherem Schwangerschaftsalter reicht es aus, die Frau entsprechend zu beruhigen. Die **intrauterine Diagnose** des Feten nach Erkrankung seiner Mutter wird durch den Varizellen-Zoster-Virus-DNA-Nachweis mittels PCR aus dem Fruchtwasser gestellt. Morphologische Auffälligkeiten beim Feten sind ein fetaler Hydrops, abnormes Fruchtwasservolumen, Ventrikulomegalie und Wachstumsretardierung. Vor allen Dingen auf das Vorhandensein oder Nichtvorhandensein der oberen und unteren Gliedmaßen muss geachtet werden. Eine Übersicht über den prädiktiven Wert der Ultraschall- und PCR-Diagnostik zum Risiko eines kongenitalen Varizellensyndroms gibt Tabelle 14-6.

Vorgehen peripartal. Erkrankt eine Schwangere im Zeitraum von 4 Tagen vor bis 2 Tagen nach der Geburt (Ausbruch des Exanthems), kann der Fet/Neonat infiziert worden sein. Diese konnatale Varizellenerkrankung ist mit etwa 30%iger Mortalität verknüpft.

▶ Um sich auf der sicheren Seite zu bewegen, sollte versucht werden, die Geburt auf möglichst 7 Tage nach Auftreten des Exanthems zu verschieben, da dann mit einer den Feten erreichten transplazentaren passiven Immunisierung durch die Mutter gerechnet werden kann. Ist das nicht möglich, sollte die Mutter nicht mehr mit Varizellen-Immunglobulin behandelt werden, sondern virostatisch mit Aciclovir innerhalb 24 Stunden nach Ausbruch des Exanthems. Aciclovir wird oral dosiert über den Zeitraum von 14 Tagen mit 10–15 mg pro kg KG in 8-stündigen Abständen. Der Neonat sollte passiv immunisiert werden mit Varicellon® Varizella-Zoster-Immunglobulin Behring in der Dosierung 0,5 ml/kg KG i.m. Ob auch das Neugeborene mit kongenitalem Varizellensyndrom ebenfalls mit Aciclovir behandelt werden soll, sollte der Neonatologe entscheiden.

Zur Zeit des Exanthemausbruchs sollten Mutter und Kind getrennt werden, und es sollte versucht werden, die Varizellenerkrankten bis zum Verschorfen der Effloreszenzen zu isolieren. Anschließend kann das Neugeborene wieder zur Mutter zurück, nachdem es passiv immunisiert worden ist. Stillen ist möglich.

Prophylaxe. Schwangere sollten Kontakt mit an Varizellen Erkrankten zu vermeiden versuchen. Die passive Prophylaxe mittels Immunglobulin ist oben beschrieben. Eine aktive Impfung ist außerhalb der Schwangerschaft mit Varilrix® möglich.

Herpes simplex (Typ 1 und Typ 2)

Die Durchseuchung mit dem orofazialen Typ-1-Virus beträgt, ebenso wie die Durchseuchung mit dem genitalen Typ-2-Virus, ca. 80% der erwachsenen Bevölkerung. Die Serodiagnostik erfolgt durch Bestimmung von IgG- und IgM-Antikörpern mittels EIA. Die Serodiagnostik erfolgt durch Bestimmung spezifischer Antikörper gegen Herpes simplex Typ 1 und Herpes simplex Typ 2. Der Anstieg von IgG- und IgM-Antikörper mittels EIA erfolgt verzögert. Bei positivem Nachweis spezifischer Antikörper und Erstinfektion, aber auch bei rekurrenter Infektion mit dem Typ-2-Virus sollte die orale Aciclovirtherapie (z.B. Zovirax® 400) mit 2 × 1 Tablette pro Tag über 3 Wochen erfolgen. Die gleiche Dosierung sollte bei rezidivierenden Infektionen 10 Tage vor dem berechneten Termin gegeben werden.

Entbindungsmodus. Im Zustand einer frischen Typ-2-Erstinfektion mit Bläschenbildung an Cervix uteri oder Vagina ist beim vaginalen Entbindungsversuch zweifellos ein hohes Infektionsrisiko für den Neonaten gegeben. Bei disseminierter Ausbreitung des Erregers im Feten ist mit einer neonatalen Mortalität in bis zu 60% zu rechnen. Deshalb sollte bei der Konstellation: frische Erstinfektion, Bläschenbildung im Geburtskanal, negativer IgM- und IgG-Antikörper-Befund oder vor Erhalt der Ergebnisse der serologischen Untersuchungen die elektive Sectio durchgeführt werden. Bei seropositiven Frauen mit chronischer Herpes-Infektion würden wir unter Zovirax®-Therapie den vaginalen Entbindungsmodus bevorzugen. Zur Zovirax®-Therapie des Neugeborenen sollte der Neonatologe befragt werden.

Prophylaxe. Eine aktive Impfprophylaxe ist derzeit nicht möglich, eine passive Prophylaxe mit Immunglobulin ist denkbar. Besser ist es, die Antikörperbildung der Mutter unter gleichzeitiger Gabe von Zovirax® abzuwarten. Um das Rezidivrisiko bei Typ-2-Infektionen in der Schwangerschaft niedrig zu halten, raten wir neben der Partnerbehandlung mit Zovirax® zum Kondomverkehr.

Tab. 14-6 Prädiktiver Wert der pränatalen Varizella-Zoster-Virus-Diagnostik.

Befundkonstellation	Risiko für kongenitales Varizellensyndrom
Ultraschall unauffällig, Fruchtwasser Varizella-Zoster-Virus-DNA-positiv (17.–21. SSW)	⇒ fraglich
bei Ultraschall-Kontrolle 22.–24. SSW ⇒ o.B.	⇒ unwahrscheinlich
Ultraschall kongenitales Varizellensyndrom-spezifisch auffällig, Fruchtwasser und/oder Fetalblut Varizella-Zoster-Virus-DNA-positiv bzw. sicherste Kombination: Fruchtwasser und Fetalblut Varizella-Zoster-Virus-DNA-positiv, IgM-Antikörper negativ. 22.–24. (–31.) SSW	⇒ hoch

Hepatitis B und Hepatitis C

In den Mutterschaftsrichtlinien wird die Untersuchung auf das Vorliegen einer **Hepatitis B** gefordert (Abschnitt C3 der Mutterschaftsrichtlinien, s. Anhang). HBsAg ist bei allen Schwangeren zu bestimmen, bei denen keine Immunität, z.B. nach Impfung, nachgewiesen ist. HBsAg sollte zu einem möglichst späten Zeitpunkt der Schwangerschaft bestimmt werden. Wir raten zur Durchführung zwischen der 34. und 36. SSW, so dass der Befund bei der nach den Mutterschaftsrichtlinien vorgesehenen „Vorstellung der Schwangeren in der Geburtsklinik" (Abschnitt A7 der Mutterschaftsrichtlinien) bereits vorliegt. Bei HBsAg-positiven Schwangeren sollte zur Feststellung der Infektiosität zusätzlich HBeAg bestimmt werden.

- Die Kinder HBsAg- und/oder HBeAg-positiver Schwangerer werden simultan aktiv und passiv innerhalb von 24 Stunden p.p. geimpft (0,5 ml Gen H-B-Vax® K pro infantem i.m. und 1,0 ml Hepatitis-B-Immunglobulin i.m. kontralateral verabreicht).

- Durch entsprechende Organisation ist sicherzustellen, dass auch am Wochenende HBsAg im Labor bestimmt werden kann, damit die Kinder der Frauen, bei denen die HBsAg-

Bestimmung in der Schwangerschaft versäumt wurde, innerhalb von 24 Stunden nach der Geburt geimpft werden können.

- Ist der HBsAg-Status der Mutter nicht bekannt, sollten die Neugeborenen dieser Frauen ebenfalls innerhalb von 24 Stunden geimpft werden.

Die Kinder HBsAg-positiver Frauen können gestillt werden, bei Kindern HBeAg-positiver Frauen wird von den Neonatologen vom Stillen abgeraten. Die Therapie der floriden Hepatitis B gehört in die Hände des Internisten.

Hepatitis C. Eine Transmission von Hepatitis-C-Viren ist bei infizierten Schwangeren, die nicht zur Risikoklientel (Drogenabhängige, HIV-positiv, HBsAg-positiv) gehören, intrapartal möglich, aber sehr selten (Enders 1997, persönliche Mitteilung). Das Gleiche gilt für das Stillen. Deshalb sollten Hepatitis-C-positive Frauen bei gleichzeitig vorliegender HIV- bzw. Hepatitis-B-Infektion abstillen, während bei alleiniger HCV-Infektion das Stillen möglich ist. Hepatitis-C-Viren werden nicht mit der Muttermilch übertragen. Es gibt keine Indikation zur primären oder sekundären Sectio aus serologischer Indikation. Zurzeit ist weder eine passive Prophylaxe noch eine aktive Prophylaxe durch Impfung möglich.

Literatur

Deutsch-Österreichische Leitlinien zur HIV-Therapie in der Schwangerschaft, Dtsch Med Wochenschr 128 (2003) 19–31.

Enders, G.: Infektionen von Mutter, Fetus und Neugeborenem, in: Klinik der Frauenheilkunde und Geburtshilfe, Hrsg. H. G. Bender, K. Diedrich, W. Künzel: Schwangerschaft II, Urban & Fischer 2002, 303 ff.

Geipel, A., U. Gembruch, G. M. Enders: Fetales Infektionsrisiko bei invasiver Pränataldiagnostik. Gynäkologe, 34 (2001) 453–457.

Schäfer, A.: HIV in Gynäkologie und Geburtshilfe. Gynäkologe, 32 (1999) 540–551.

HIV und AIDS – ein Leitfaden für Ärzte, Apotheker, Helfer und Betroffene, Springer-Verlag 2001.

15 Blutgruppeninkompatibilität

Vorbemerkungen

Analog den Mutterschaftsrichtlinien wird nach Blutgruppenunverträglichkeiten (Buchstabe 1e, s. Anhang) und daher nach Antikörpern gegen die Antigene D, C, c, E, e, Kell, Fy und S gefahndet. Die erste Antikörperbestimmung sollte zu einem möglichst frühen Zeitpunkt der Schwangerschaft durchgeführt werden, die zweite Bestimmung zwischen der 24. und 27. SSW.
Neben der **Rh-Inkompatibilität** rh-negativer Frauen kommen in 0,6% aller Geburten **AB0-Inkompatibilitäten** vor. Die Schwangeren haben hierbei meist die Blutgruppe 0, die Feten die Blutgruppen A oder B. Die in der Mutter gebildeten IgG-Antikörper treten transplazentar auf den Feten über und führen hier in gleicher Weise wie bei der Rh-Inkompatibilität der rh-negativen Mutter (Rh-positiver Fet) zu Erythrozytenzerfall und Hämolyse. Bei der AB0-Inkompatibilität ist eine intrauterine Schädigung des Feten nie beobachtet worden, lediglich postpartal kann es als Ausdruck einer gesteigerten Hyperbilirubinämie zum verstärkten Ikterus des Neonaten kommen. Die Therapie ist Aufgabe des Neonatologen.
Wegen der fehlenden klinischen Konsequenzen hinsichtlich der AB0-Inkompatibilität in der Schwangerschaft wird im folgenden Kapitel lediglich auf das Krankheitsbild der Rh-Erythroblastose eingegangen.
Neben den oben genannten erythrozytären Inkompatibilitäten gibt es noch thrombozytäre Inkompatibilitäten (Alloimmunthrombozytopenie), die dadurch hervorgerufen werden, dass diaplazentar mütterliche IgG-Antikörper auf den Feten übertreten und hier zu einer Thrombozytopenie führen. Wegen der extremen Seltenheit des Krankheitsbildes wird auf die weitere Darstellung verzichtet.
Sollte die Schwangere eine Karyotypisierung ihres Feten wünschen, so empfiehlt es sich, anlässlich dieser Untersuchung den Rh-Faktur des Ungeborenen zu bestimmen. Es ist in einigen Speziallabors in Deutschland möglich, dass das fetale Rh-D-Gen mittels PCR bestimmt werden kann. Ist der Fetus ebenfalls wie seine Mutter Rh-negativ, erleichtert das natürlich die weitere Überwachung der Schwangeren.

Rh-Erythroblastose

Bei den meisten im Rh-System sensibilisierten Schwangeren liegt eine Antikörperbildung gegen D vor (Tab. 15-1).
Der durch die mütterlichen Antikörper induzierte Zerfall fetaler Erythrozyten kann beim Feten eine so starke Anämie auslösen, dass die dadurch bedingte Hypoxie zur verminderten Eiweißsynthese und diese wiederum zur Ausbildung eines **fetalen Hydrops** führen kann. Ein Teil des durch den Erythrozytenzerfall gebildeten indirekten Bilirubins gelangt in das Fruchtwasser und kann hier nachgewiesen werden.

▶ Durch die Gabe von 300 µg Anti-D-Immunglobulin an Rh-negative Frauen nach der Geburt eines Rh-positiven Kindes wird in 90% eine Antikörperbildung bei der Mutter verhindert.

Die restlichen 10% möglicher Sensibilisierungen können nahezu vollständig durch die rechtzeitige Gabe von

Anti-D-Globulin in der folgenden Schwangerschaft verhindert werden (Tab. 15-2).

> **!** Auch beim Abortus imminens sollte die Anti-D-Immunglobulin-Gabe mit mindestens 200 µg Anti-D-Immunglobulin (Rhophylac® 200 i. m. oder i. v.) durchgeführt werden.

Aus Gründen der Praktikabilität applizieren wir bei den oben angeführten Indikationen die Standarddosis von 300 µg Anti-D-Globulin (Rhophylac® 300), wenngleich aufgrund der in der Regel geringen in das mütterliche Blut übergetretenen fetalen Blutmengen eine Dosierung in der Größenordnung von 200 µg (Rhophylac® 200) ausreichen würde. In Kliniken müsste bei dieser Vorgehensweise Rhophylac® in zwei Dosierungen bereitgehalten werden, da postpartal aufgrund der Wahrscheinlichkeit des Übertritts größerer fetaler Blutmengen in den mütterlichen Kreislauf die Dosierung von 300 µg Anti-D-Globulin vorgeschrieben ist. Wurde versehentlich an nicht schwangere Rh-negative junge Mädchen oder Frauen im gebärfähigen Alter Rh-positives Blut transfundiert, sollte innerhalb eines Zeitraumes von 10 Tagen mittels einer applizierten Gesamtdosis von 10 Ampullen Rhophylac® 300 (3 000 µg Anti-D-Globulin) versucht werden, eine Sensibilisierung im Rh-System zu verhindern.
Wurde postpartal nach der Geburt oder im Anschluss an geburtshilfliche Komplikationen (s. Tab. 15-2) vergessen, die Anti-D-Standarddosis von 300 µg (evtl.

Tab. 15-1 Antikörper bei 2088 Kindern mit Morbus haemolyticus neonatorum ohne AB0-Erythroblastose (nach Fischer und Poschmann, 1986).

Antikörper	Zahl der Neugeborenen
Anti-D einschließlich: Anti-D + C + E, Anti-D + K Anti-D + S	2047 (98,04 %)
sonstige Antikörper	41 (1,96 %)
Anti-c	27 (1,29 %)
Anti-E	6 (0,29 %)
Anti-E + Fy(a)	1 (0,05 %)
Anti-C	1 (0,05 %)
Anti-K	4 (0,19 %)
Anti-Fy(a)	1 (0,05 %)
Anti-Jk(a)	1 (0,05 %)

Tab. 15-2 Indikationen zur Anti-D-Immunglobulin-Gabe in und nach der Schwangerschaft Rh-negativer Frauen.

- in Anlehnung an die Mutterschaftsrichtlinien nach der zweiten Antikörperbestimmung (jenseits der 27. SSW)
- nach Aborten (completus/incompletus, Abruptio)
- nach operativ und konservativ behandelter Extrauteringravidität (die Blutbildung beim Embryo beginnt in der 5. SSW)
- bei intrauterinen Eingriffen (Chorionzottenbiopsie, Amniozentese, Plazentazentese, Cordozentese, Fetozid)
- nach Unfällen (Bauchtraumata)
- nach äußerer Wendung bei Beckenendlage
- bei Blutung in der Gravidität (Placenta praevia)
- postpartal bei Rh-positivem Kind

200 µg) innerhalb von 72 Stunden nach der Geburt/Operation zu injizieren, kann innerhalb von 2 Wochen versucht werden, die Antikörperbildung bei der Mutter zu unterbinden.

> **!** Bei versäumter Anti-D-Immunglobulin-Gabe (300 µg oder 200 µg) kann durch eine 3-malige Applikation von jeweils 300 µg innerhalb von 14 Tagen die Antikörperbildung bei der Mutter mit 50%iger Erfolgsaussicht unterdrückt werden.

Diagnostik und Therapie des Feten bei Rh-immunisierten Schwangeren

Bei Nachweis von Rh-Antikörpern erfolgt durch das untersuchende Labor eine Titrierung. Bei niedrigen Titern (< 1 : 8) ist eine Sensibilisierung nicht sicher; eine Kontrolle des Antikörpertiters nach 4 Wochen sollte erfolgen. Bei diesen Titerhöhen sollte trotzdem die nach den Mutterschaftsrichtlinien vorgegebene Anti-D-Immunglobulin-Gabe erfolgen, wobei man wissen muss, dass dadurch iatrogen für einen Zeitraum von 10–12 Wochen der Antikörpertiter bis auf 1 : 16 ansteigen kann.

> **!** Oberhalb eines Antikörpertiters von 1 : 16 sollte auf die Anti-D-Immunglobulin-Gabe verzichtet werden und der Schweregrad der vermuteten Erkrankung des Feten neben nicht-invasiven Methoden mit invasiven Methoden ab-

geklärt werden. Diese Abklärung sollte in einem Zentrum erfolgen, das über alle möglichen intrauterinen (Austauschtransfusion) und extrauterinen (neonatologische Abteilung) therapeutischen Möglichkeiten verfügt (DEGUM-Stufe III, s. Anhang).

Als diagnostisches Verfahren zur Abschätzung des Schweregrads der Erkrankung des Feten wurde in der Vergangenheit, und wird zum Teil auch heute noch, die Bestimmung des Bilirubins und der bilirubinverwandten Substanzen aus dem Fruchtwasser herangezogen. Hierzu wird spektralphotometrisch der Bilirubingehalt des Fruchtwassers bei einer Extinktion eines ΔE bei 450 nm untersucht. Der hier ermittelte Wert wird zusammen mit der Schwangerschaftswoche, zu dem die Untersuchung stattfand, in das so genannte Liley-Diagramm eingetragen (Abb. 15-1). Zu bedenken ist, dass gesicherte Werte erst oberhalb eines Schwangerschaftsalters von 27 Wochen vorliegen und die Werte zu den früheren Wochen hin extrapoliert wurden. Wir haben diese ungenaue Methode zur Abschätzung des Ausmaßes der fetalen Anämie weitgehend verlassen und setzen sie nur noch dann additiv ein, wenn die Schwangere z. B. eine Karyotypisierung ihres Feten wünscht. Das Problem beim invasiven Vorgehen liegt auch darin, dass selbstverständlich immer nur eine Momentaufnahme über den fetalen Zustand zu erreichen ist, so dass neben der nicht-invasiven Anti-D-Titer-Bestimmung aus dem mütterlichen Blut in regelmäßigen Abständen (in der Regel 14-tägig) in Abhängigkeit von der Höhe des Anti-D-Titers eine Amniozentese erforderlich würde mit all ihren Risiken, wie Blasensprung und Infektion.
Deshalb hat sich in den letzten Jahren zur Abschätzung des fetalen Anämierisikos als nicht-invasive Methode die dopplersonografisch ermittelte Flussgeschwindigkeit in der A. cerebri media durchgesetzt. Diese Flussgeschwindigkeiten in der A. cerebri media sind schwangerschaftswochenabhängig, bei einem ermittelten RI oberhalb der 95. Perzentile muss von einer Anämie ausgegangen werden, unabhängig davon, wie hoch der aktuelle Anti-D-Titer im mütterlichen Blut liegt (Abb. 15-2) (Mari et al., 2000).
Erst jetzt setzt die invasive biochemische Abklärung über den fetalen Zustand mittels Cordozentese ein. Die Cordozentese ist derzeit der Goldstandard in der Diagnostik und Therapie des Feten einer Rh-immunisierten Schwangeren.
Lediglich bei niedrigem Antikörpertiter der Mutter (< 1 : 16), konstantem Titer bei mehreren Kontrollen und RI, die auf dem folgenden Diagramm im Normbereich liegen, würden wir auf die Cordozentese verzichten.

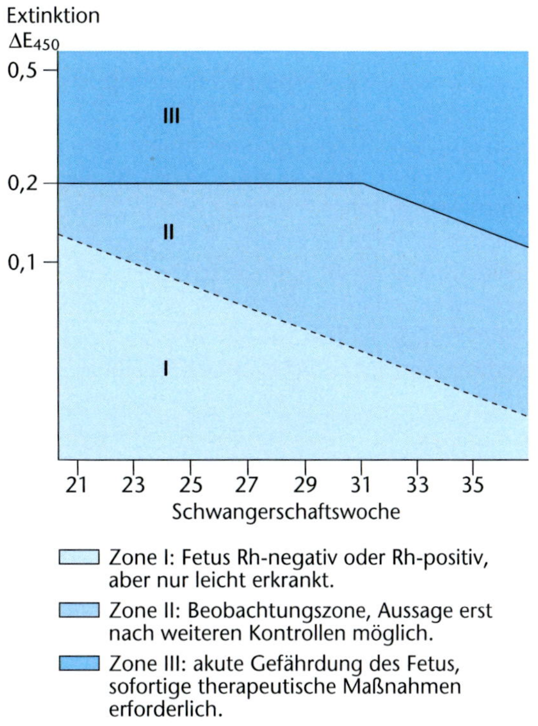

Abb. 15-1 Modifiziertes Liley-Diagramm (nach Fischer und Poschmann, 1986).

!

Nur durch die Bestimmung von Hämoglobin (Hb) und Hämatokrit (HK) im fetalen Blut anlässlich der Kordozentese kann der Schweregrad der fetalen Organschädigung (verursacht durch die durch Hämolyse hervorgerufene Hypoxie) festgestellt werden.

Das Abortrisiko durch Amniozentese liegt bei 0,5–0,8%, bei der diagnostischen Cordozentese bei 1,0–1,2%. Als Komplikation der Cordozentese muss der Vagospasmus mit sekundärer fetaler Bradykardie bedacht werden. Wir führen deshalb Cordozentesen jenseits der 24. SSW nur in Sectio-Bereitschaft durch.
Folgende Blutuntersuchungen aus dem fetalen Blut sollten anlässlich der Cordozentese durchgeführt werden:
- fetales Blutbild einschließlich Retikulozytenbestimmung,
- fetale Blutgruppe und Rh-Faktor, direkter Coombs-Test (DCT),
- HbF (fetales Hämoglobin),
- Serumbilirubin,
- Hämatokrit (Hk).

▶ Bei Hämoglobinwerten < 10 g/dl und/oder Hämatokrit < 30 % sollte transfundiert werden.

Bis zum Erhalt der Laborparameter verbleibt die Nadel bei der mit Diazepam (Valium®) sedierten und mit Piritramid (Dipidolor®) analgesierten Mutter intravasal, so dass erforderlichenfalls in der gleichen Sitzung transfundiert werden kann. Transfundiert wird 3-mal gewaschenes, mit 30 Gy bestrahltes, Rh-negatives Erythrozytenkonzentrat der Blutgruppe 0. Der Hämatokrit des Spenderblutes sollte bei 80–90 % liegen. Therapieziel ist es, einen fetalen Hk-Wert von 45–50 % zu erreichen. Die Transfusionsmenge richtet sich nach folgender Formel:

$$\text{Hb fetal (nach Transfusion)} = \frac{\text{transfundiertes Volumen} \times \text{Hb Konserve} + \text{Hb fetal (vor Transfusion)} \times \text{fetoplazentares Volumen}}{\text{transfundiertes Volumen} + \text{fetoplazentares Volumen}}$$

Die Transfusionsintervalle richten sich nach dem Ausmaß der fetalen Hämolyse und betragen 2 Tage bis 2 Wochen.

Transfusionen sollten wegen der zu bedenkenden Frühgeborenenmorbidität bis zur vollendeten 36. SSW durchgeführt werden. Das transfusionsbedingte Mortalitätsrisiko wird in großen Studien mit 4–5 % angegeben. Zum Teil wird die Therapie des durch die Rh-Inkompatibilität der Mutter gefährdeten Feten noch so betrieben, dass in Abhängigkeit des anhand des Liley-Diagramms vermuteten Schweregrades der fetalen Hämolyse entbunden wird. Diese Therapiemethode provoziert vermeidbare Frühgeborene mit der entsprechenden (vermeidbaren) Morbidität.

!

Die Wahl des Entbindungstermins bei Rh-Inkompatibilität sollte abhängig gemacht werden von folgenden Parametern:

1. Antikörperbestimmung im Blut der Mutter mittels indirektem Coombs-Test,
2. V_{max} in der A. cerebri media des Feten,
3. Hb- und Hk-Wert des fetalen Blutes.

Mit Hilfe der intravasalen intrauterinen Transfusion kann die Entwicklung der fetalen Erythroblastose (Hydrops fetalis) verhindert werden. Wohl als Folge der prä- und postpartalen Anti-D-Gabe an Rh-negative Mütter haben wir in den letzten Jahren nur noch in Einzelfällen Hydrops-fetalis-Entwicklungen auf dem Boden einer Rh-Erythroblastose diagnostiziert. In den meisten Fällen lag ein nicht-immunologischer Hydrops fetalis (NIHF) als Folge z. B. einer fetofetalen Transfusion oder einer Parvovirus-B19-Infektion vor. Allerdings beobachten wir seit einigen Jahren eine Zunahme an Rh-immunisierten Schwangeren, vor allen Dingen bei Zuwanderern aus osteuropäischen Ländern, da offenkundig in diesen Regionen die Anti-D-Prophylaxe nach Aborten und Geburten nicht zum Standard gehört. Das Krankheitsbild der Rh-Erythroblastose muss aus diesen Gründen jedem Frauenarzt vertraut sein.

▶ Etwa 85 % der durch die Rh-Inkompatibilität der Mutter bedrohten Feten können durch die oben beschriebene Diagnostik und Therapie geheilt werden.

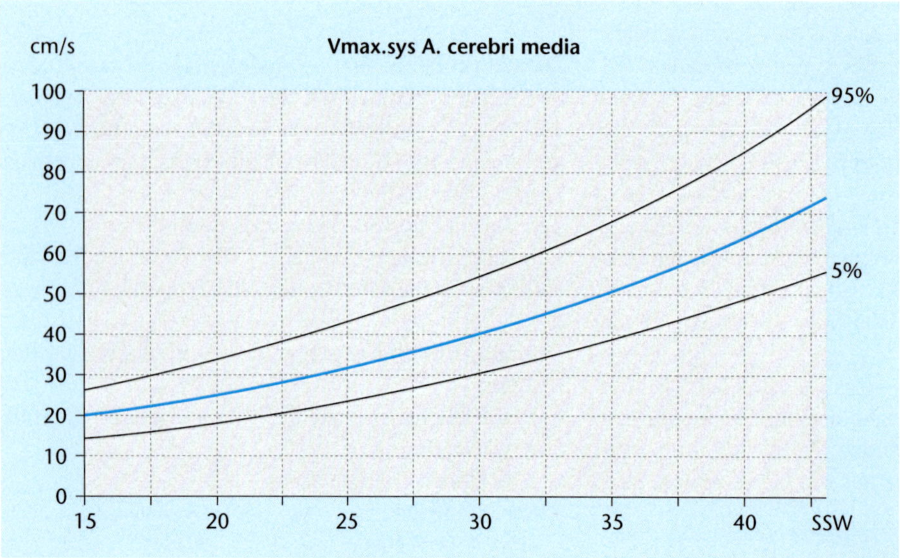

Abb. 15-2 Dopplersonografisch gemessene systolische Maximalgeschwindigkeit der A. cerebri media, in Abhängigkeit von Schwangerschaftsalter, zur Bestimmung der fetalen Anämie (nach Mari et al. 1995).

Literatur

Leduc, L, K. J. Moise, Jr., R. J. Carpenter, Jr., L. E. Cano. Fetoplacental blood volume estimation in pregnancies with Rh alloimmunization. Fetal Diagn Ther 5 (1990) 138–146.

Mari, C. et al.: Noninvasive Diagnosis by Doppler Ultrasonography of Fetal Anemia Due to Maternal Red-Cell Alloimmunization, New England Journal of Medicine, 342 (2000) 9–14.

Nicolaides, K. H., W. H. Clewell, C. H. Rodeck. Measurement of human fetoplacental blood volume in erythroblastosis fetalis. Am J Obstet Gynecol 157 (1987) 50–53.

Surbek, D. V., E. Danzer, W. Holzgreve: Immunologische Störungen im blutbildenden System, in: Klinik der Frauenheilkunde und Geburtshilfe, Hrsg. Bender, Diedrich, Künzel. Schwangerschaft II, 4. Auflage, Urban & Fischer, 2002, 241 ff.

16 Diabetes mellitus und Gravidität

Vorbemerkungen

Nach gut übereinstimmenden Angaben in der Literatur ist mit dem Risikomerkmal manifester Diabetes mellitus und Gravidität in 0,7% aller Schwangerschaften zu rechnen. Das befundete Risikomerkmal „Gestationsdiabetes" wird nach Angaben der Bayerischen Perinatalerhebung und unseren eigenen Ergebnissen etwa 7-mal häufiger diagnostiziert (5,4% im Jahr 2003).

Da sich die Betreuung der Schwangeren mit **latentem Diabetes mellitus** (Synonym: Gestationsdiabetes) qualitativ nicht von der Betreuung der Schwangeren mit **manifestem Diabetes mellitus** (Typ-I-Diabetes) unterscheidet, wird das Risikomerkmal Diabetes und Gravidität in ca. 2,5% aller Schwangerschaften beobachtet und stellt entsprechende Anforderungen an die ärztliche Betreuung.

Trotz dieser relativen Häufung gibt es in der Bundesrepublik Deutschland kein Screening-Programm zur Aufdeckung eines Diabetes mellitus in der Schwangerschaft. Das verwundert, wenn man bedenkt, dass z.B. ein Toxoplasmose-Screening in der Schwangerschaft, ähnlich wie in Österreich und Frankreich, auch bei uns erwogen wird. Mit dem Auftreten einer fetalen Infektion ist jedoch lediglich in 0,3% zu rechnen, wenn man davon ausgeht, dass 0,7% aller erstinfizierten Schwangeren in 50% ihre Feten infizieren (Enders, 1994). Ein zuverlässiges Screening zur Aufdeckung eines bislang unentdeckten Diabetes mellitus in der Schwangerschaft könnte mit Hilfe eines Glukosebelastungstests durchgeführt werden. Dieses Screening ist bislang in den Mutterschaftsrichtlinien nicht vorgegeben.

So bleibt dem behandelnden Frauenarzt nichts anderes übrig, als sorgfältig die Familien- und Eigenanamnese sowie die geburtshilfliche Anamnese der Schwangeren zu erfragen und den oralen Glukosetoleranztest mit 75 Gramm großzügig und vor allen Dingen bei folgenden Indikationen durchzuführen:

- Übergewicht (BMI vor der Schwangerschaft > 27 kg/m^2),
- Diabetes mellitus bei Eltern oder Geschwistern,
- Gestationsdiabetes in einer vorangegangenen Schwangerschaft,
- Geburt eines Kindes > 4 500 g,
- vorausgegangene Totgeburt,
- schwere kongenitale Fehlbildungen in der Vorschwangerschaft,
- habituelle Abortneigung.

Zu bedenken ist auch, dass die Glukoseintoleranz der Bevölkerung von West nach Ost zunimmt und durch den hohen Anteil an Migrantinnen aus Ländern wie v.a. Türkei, Irak und Griechenland, mit einem gehäuften Auftreten von Gestationsdiabetes zu rechnen ist. Diese genannte Migrantinnenklientel sollte in jedem Fall einem oralen Glukostoleranztest unterzogen werden.

Diagnose eines Diabetes mellitus in der Schwangerschaft

Die Mutterschaftsrichtlinien verweisen leider nur auf die Erhebung der Familien- und Eigenanamnese sowie auf die Frage nach der Geburt von Kindern mit einem Geburtsgewicht > 4 000 Gramm (Abschnitte A IIa, B Ia, c und d, s. Anhang). Wir halten die Angabe von 4 000 Gramm für nicht mehr zeitgemäß, da wohl aufgrund der allgemeinen Akzeleration der Bevölkerung in den letzten Jahrzehnten die durchschnittlichen Kindsgewichte am Ende der Schwangerschaft zugenommen haben und bei einem „cut off" eines 4 000-Gramm-Kindes in der Anamnese zu häufig unauffällige Ergebnisse aus dem Glukosetoleranztest zu erwarten sind. Ansonsten soll nach der vorgeschlagenen Allgemeinuntersuchung während jeder Vorsorgeuntersuchung der **Mittelstrahlurin** neben Eiweiß und Sediment auf Glukose untersucht werden. Ein weiteres wichtiges Hinweiszeichen auf das Vorliegen eines bislang unentdeckten Diabetes mellitus liefert die **Ultraschallbiometrie** anlässlich der Untersuchung zwischen 30+0 und 32+6 SSW. Zeigt sich bei dieser Untersuchung, dass der Abdomenumfang oder der abdominotransversale oder der abdominosagittale Durchmesser oberhalb der 95. Perzentile liegt, sollte auch ohne Vorliegen einer Glukosurie ein Diabetes mellitus mit einem Belastungstest ausgeschlossen werden. Die **Blutzuckerbestimmung** ist einfach und billig, kann in jedem kleinen Labor, in dem auch Hämoglobin bestimmt wird, erfolgen und so anlässlich der routinemäßigen Vorsorgeuntersuchung der Schwangeren – ebenso wie die Biometrie – durchgeführt werden.

Die Abklärung einer pathologischen Kohlenhydratstoffwechselstörung in der Schwangerschaft erfolgt mit Hilfe des **oralen oder intravenösen Glukosetoleranztests.** Da die derzeitige Gebührenordnung die Abrechnung eines Glukosetoleranztests nicht zulässt und ein Screening wider alle Vernunft nicht in den Mutterschaftsrichtlinien verankert ist, ist es erforderlich, die Schwangere an einen Internisten oder eine Frauenklinik mit Schwangerenambulanz zu überweisen.

Der orale Glukosetoleranztest

Der **orale 50-Gramm-Glukose-Sreening-Test** (sog. Challenge-Test) wird oft in Praxen als Suchtest durchgeführt. Er kann unabhängig von der Nahrungsaufnahme der Patientin eingesetzt werden. Es werden lediglich 50 Gramm Glukose in 200 ml Wasser aufgelöst und der Patientin innerhalb von 3–5 Minuten zu trinken gegeben. Bei gemessenen Blutglukosewerten nach 1 Stunde über 140 mg/dl besteht der Verdacht auf einen Gestationsdiabetes. Dann muss der **orale 75-Gramm-Glukosetoleranztest** durchgeführt werden. Dieser Test wird morgens nach mindestens 8-stündiger Nahrungskarenz durchgeführt, nachdem die Patientin sich vorher über 3 Tage normal, das heißt ohne Einschränkung der Kohlenhydrataufnahme, ernährt hat. 75 Gramm Glukose werden in 300 ml Wasser aufgelöst und in 3–5 Minuten getrunken. Die Patientin sollte während des Testes sitzen oder liegen. Die Grenzwerte des oralen 75-Gramm-Glukosetoleranztests zeigt Tabelle 16-1.

> **!**
> Eine Schwangere mit Gestationsdiabetes ist definitionsgemäß nach den Mutterschaftsrichtlinien eine Risikoschwangere und wird nach dem Buchstaben BII4 und den Anlagen 1a–1d betreut.

Der **intravenöse Glukosetoleranztest** hat sich in Deutschland als Massenscreeningmethode nicht durchgesetzt, obwohl er nur 60 Minuten dauert und keinen Störmöglichkeiten durch eine verzögerte enterale Glukoseaufnahme unterliegt. Letztendlich hat der Test jedoch aufgrund der erforderlichen intravenösen Gabe von Glukose sowie der komplizierten Auswertung in Deutschland keine Verbreitung gefunden. Am meisten verbreitet – und auch von der Arbeitsgemeinschaft für maternofetale Medizin in der Deutschen Gesellschaft für Gynäkologie und Geburtshilfe empfohlen – ist der orale 75-Gramm-Glukosetoleranztest. Danach liegt ein Gestationsdiabetes dann vor, wenn mindestens 2 der oben genannten Werte erreicht oder überschritten sind. Von gestörter Glukosetoleranz spricht man, wenn einer der genannten Werte erreicht oder überschritten wurde. Der Test sollte bei den Schwangeren nach 24 bis kompletten 27 SSW durchgeführt werden, bei den oben genannten Risikogruppen bereits im 1. Trimenon. Ergibt sich in diesen Risikogruppen in der Ersttrimester-Screeninguntersuchung ein unauffälliger Befund, sollte der Test nach 24 bis 27, eventuell auch noch nach der

Tab. 16-1 Grenzwerte für den oralen 75-Gramm-Glukosetoleranztest.

Messzeitpunkt	kapillares Blut (mg/dl)	Vollblut (mmol/l)	venöses Blut (mg/dl)	Plasma (mmol/l)
nüchtern	> 90	5,0	> 95	5,3
nach 1 Stunde	> 180	10,0	> 180	10,0
nach 2 Stunden	> 155	8,6	> 155	8,6

32. bis 34. SSW (Makrosomie des Feten anlässlich der Dritttrimenon-Ultraschalluntersuchung?) durchgeführt werden.

Ein in der Schwangerschaft erstmals diagnostizierter Diabetes mellitus wird zunächst immer als Gestationsdiabetes klassifiziert. Die weitere Klassifizierung erfolgt nach dem postpartalen Verlauf.

Überwachung der Schwangeren mit Gestationsdiabetes oder manifestem Diabetes mellitus (Typ I)

Ziel der Überwachung ist es, durch normoglykämische Stoffwechseleinstellung der Schwangeren ein eutrophes Wachstum des Feten zu erreichen. Um dieses Ziel zu erreichen, ist es erforderlich, die für den Schwangerschaftsverlauf relevanten Befunde von Mutter und Fetus zu erheben.

> **!**
> Die maternofetale Überwachung der Frau mit Gestationsdiabetes unterscheidet sich qualitativ nicht von der Überwachung der Schwangeren mit Typ-I-Diabetes.

1 Die Überwachung des Feten

Aus zahlreichen Mitteilungen ist bekannt, dass Schwangere mit Hyperglykämie während der Organogenese ein erhöhtes Embryopathierisiko haben. Da nur in Ausnahmefällen der Gestationsdiabetes schon aus früheren Schwangerschaften bekannt ist, muss man immer davon ausgehen, dass präkonzeptionell und während der Organogenese Hyperglykämien (Nüchternblutzuckerwerte > 70 mg%, postprandiale Blutzuckerwerte > 120 mg%) vorgelegen haben. Eine embryopathische Entwicklung nach Einnahme oraler Antidiabetika ist beim Menschen nie beobachtet worden, sondern wurde lediglich in Tierversuchen nachgewiesen. Trotzdem sollte auf die Gabe oraler Antidiabetika in der Schwangerschaft verzichtet werden, da aufgrund der verlängerten Halbwertszeit dieser Pharmaka Änderungen im Blutzuckerspiegel nicht so rasch herbeigeführt werden können, wie das mit Hilfe des Insulins erforderlich und wünschenswert ist.

Ist eine Embryopathie ausgeschlossen worden, wird die fetale Entwicklung im Hinblick auf ein sich möglicherweise abzeichnendes makrosomes oder hypotrophes Wachstum biometrisch 2-wöchentlich überwacht (s. Kap. 18). Bei hypertropher Entwicklung oder bei Auftreten einer Polyhydramnie ist der Diabetes der Mutter schlecht eingestellt.

> **!**
> Jede Schwangere mit Gestationsdiabetes oder Typ-I-Diabetes sollte zum Ausschluss kindlicher Fehlbildungen nach 19–22 SSW zur Stufe-II-Ultraschalluntersuchung nach dem DEGUM-Stufenkonzept überwiesen werden (s. Kap. 12).

Erhöhte Blutzuckerwerte der Mutter führen zur Hyperglykämie beim Feten. Die fetale Hyperglykämie induziert die B-Zelle des fetalen Pankreas zur Insulinsynthese, so dass die transplazentar von der Mutter kommende Glukose mit Hilfe des Insulins in die fetale Zelle eingebaut wird und so die Makrosomie hervorruft. Bei hypotropher Entwicklung ist an das Vorliegen einer so genannten plazentaren Insuffizienz oder einer diabetischen Angiopathie zu denken.

> **!**
> Makrosome fetale Entwicklung deutet auf eine hyperglykämische Stoffwechsellage der Mutter hin, hypotrophes fetales Wachstum auf sich ausbildende materne Gefäßkomplikationen. In beiden Fällen sollte die Patientin stationär aufgenommen werden.

Bei regelrechter fetaler Entwicklung ist eine ambulante Überwachung ausreichend.

Die **perinatale Mortalität** der Kinder von Müttern mit Gestationsdiabetes ist nicht höher als die der Kinder von stoffwechselgesunden Frauen. Allerdings ist bei makrosomer fetaler Entwicklung die **perinatale Morbidität** erhöht. Die perinatale Morbidität äußert sich in einer erhöhten Inzidenz von Atemnotsyndrom, Hyperbilirubinämie und Hypoglykämie in der frühen perinatalen Periode. Sub partu ist bei makrosomer Entwicklung an das Auftreten einer Schulterdystokie mit der möglichen Konsequenz einer Klavikulafraktur zu denken. Die Verlegungsrate der Kinder von Müttern mit Gestationsdiabetes in die Kinderklinik ist aufgrund des Vorliegens so genannter Anpassungsstörungen in Form von Atemnotsyndrom und Blutzuckerschwankungen erhöht. Es soll auch nicht unerwähnt bleiben, dass der Arzt durch Überwachung der normoglykämischen Stoffwechsellage und die Schwangere durch Einhaltung der Diät sehr wesentlich dazu beitragen, dass eine Verlegung des Kindes in die Kinderklinik – auch wenn es sich „nur“ um Anpassungsstörungen handelt – im Interesse einer intakten Mutter-Kind-Beziehung vermieden wird. Insbesondere bei Vorliegen eines Gestationsdiabetes ist trotz normoglykämischer Stoffwechsellage der

Mutter nicht immer davon auszugehen, dass der Fetus ein eutrophes Wachstum zeigt. Bei biometrisch begründetem Verdacht einer makrosomen Entwicklung sollte jenseits der 37. SSW an eine vorgezogene Schwangerschaftsbeendigung gedacht werden. Einmal, um das potenziell bestehende Schulterdystokierisiko sub partu zu eliminieren, aber auch, um das sich mit zunehmender Größe des Feten gesteigerte postpartale Morbiditätsrisiko zu verringern. Die zur Abschätzung des fetalen Makrosomierisikos herangezogene Fruchtwasserinsulinbestimmung hat sich nicht flächendeckend durchgesetzt.

Die Überwachung des Feten in der Spätschwangerschaft und unter der Geburt. Qualitativ unterscheidet sich die Überwachung des Feten in der Spätschwangerschaft nicht von der Überwachung stoffwechselgesunder Schwangerer. Die Untersuchungsfrequenz wird abhängig gemacht von der biometrischen Entwicklung (Hypertrophie oder Hypotrophie) sowie von der funktionellen Entwicklung. Die funktionelle Entwicklung wird mit Hilfe der Kardiotokografie und der Dopplersonografie überprüft. Ob die Ultraschall-Dopplersonografie tatsächlich in der Lage ist – speziell bei Feten diabetischer Mütter –, uteroplazentar bedingte Mangelversorgungen des Feten aufzudecken, kann zurzeit noch nicht abschließend beurteilt werden. Möglicherweise beschränkt sich der Einsatz der Dopplersonografie bei diabetischen Schwangeren auf Schwangere und Feten mit Zusatzrisiken, z.B. Hochdruck in der Schwangerschaft oder fetale Mangelentwicklung. Bei Unsicherheit in der Interpretation der erhobenen Befunde raten wir zur Durchführung eines Oxytocin-Belastungstests und einer Doppler-Untersuchung der fetalen Gefäße.

- Bei erforderlicher RDS-Prophylaxe geben wir bei stehender Blase 2 × 12 mg Betamethason (Celestan® solubile) i.v. über 24 Stunden, bei vorzeitigem Blasensprung zusätzlich ein Antibiotikum (Ampicillin).

Bei eventuell gleichzeitig durchgeführter Tokolyse, z.B. mit Partusisten®, und der Gabe von Betamethason muss damit gerechnet werden, dass der Insulinbedarf steigt. Die Blutzuckerkontrollen sollten in diesem Fall mindestens alle 4 Stunden durchgeführt werden.

Nach derzeitiger Kenntnis sollte das Mittel der Wahl zur Tokolyse bei Diabetikerinnen Atosiban (Tractocile®) sein, da mit dieser Substanz bislang nach der Applikation keine blutzuckersteigernde Nebenwirkung beobachtet wurde.

Grundsätzlich streben wir eine Entbindung möglichst nahe am errechneten Termin an. Entbindungszeitpunkt und -modus unterscheiden sich bei Diabetikerinnen nicht vom Vorgehen bei stoffwechselgesunden Frauen. Bei der Geburt ist der **Neonatologe** anwesend; in der Regel verbleibt das Kind in der Frauenklinik und wird mittels Blutzuckerkontrollen überwacht. Oft ist zum Abfangen der auftretenden passageren Hypoglykämien die orale Zufuhr von z.B. Dextro-Neonat® erforderlich. Die Indikation zur Verlegung in die Kinderklinik ist meistens der Verdacht oder der Nachweis eines Atemnotsyndroms oder einer Infektion.

2 Die Überwachung der Schwangeren

Um das vorgesehene Ziel einer normoglykämischen Stoffwechsellage über die gesamte Schwangerschaft zu erreichen, ist es wichtig, den Verlauf des Insulinbedarfs in der Schwangerschaft zu kennen (Abb. 16-1). Der Insulinbedarf entspricht dem Anstieg und Abfall der kontrainsulinär wirksamen Hormone, vor allem des Human Placental Lactogen (HPL). Ein steiler Anstieg des Insulinbedarfs setzt jenseits der 20. SSW ein, das Maximum wird etwa in der 36. SSW erreicht, danach ist der Insulinbedarf rückläufig und kann bis 96 Stunden nach der Geburt unter dem Bedarf vor Eintritt der Schwangerschaft liegen. Die Schwangere muss ebenfalls Kenntnis ihres jeweiligen Insulinbedarfs haben, da sie durch diätetische Maßnahmen, Änderung der exogenen Insulinzufuhr, durch körperliche Aktivität oder

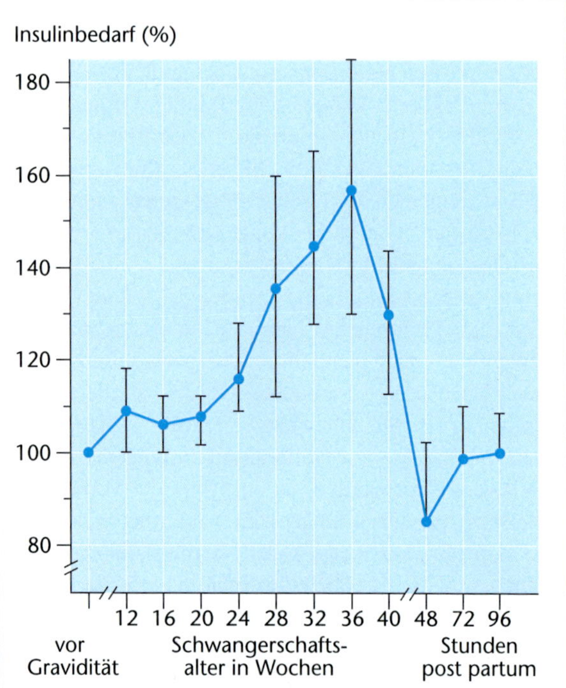

Abb. 16-1 Insulinbedarf in der Schwangerschaft (Lang und Feige, 2002).

Tab. 16-2 Maternale und fetale Basisdiagnostik bei Diabetes mellitus und Gravidität.

maternal
- Nierenwerte inklusive Kreatinin-Clearance, Gesamteiweiß und Mikroalbumin im 24-Stunden-Urin
- Urinstatus, ggf. Urinkultur
- täglich Ketone und Glukose im Morgenurin
- Augenkonsil
- Blutdruckkontrollen
- übliches Routinelabor + HBA1C, Leberwerte inkl. Bilirubin
- Zervixabstriche
- Blutzuckerbestimmungen (Nüchternblutzucker < 70 mg/%, mittlerer Blutzuckerspiegel über 24 Stunden < 100 mg/%, postprandialer Blutzuckerspiegel < 120 mg/%)

fetal
- Biometrie
- Fehlbildungsdiagnostik und fetales Echo nach 20 SSW
- Ermittlung der Dopplerindizes ab der 26. SSW
- CTG-Häufigkeit in Abhängigkeit vom fetalen Risiko

Einlegen von Ruhepausen sehr viel zur euglykämischen Stoffwechsellage beitragen kann.
Um die Schwangere über die Besonderheiten einer Schwangerschaft bei Diabetes mellitus zu informieren und um ärztlicherseits einen Überblick über die aktuelle Stoffwechselsituation sowie das evtl. Vorliegen einer diabetischen Angiopathie zu erhalten, raten wir zur stationären Aufnahme in die Klinik nach Eintritt der Schwangerschaft. Das gilt sowohl für Frauen mit Typ-I-Diabetes, also Schwangeren, bei denen das anamnestische Risiko Diabetes mellitus bereits bekannt ist, als auch für Frauen mit Gestationsdiabetes, deren Risiko erst in der jetzigen Schwangerschaft diagnostiziert wurde. Anlässlich dieses stationären Aufenthalts wird ein sog. fetomaternales Staging durchgeführt, das die in Tabelle 16-2 genannten Untersuchungen umfasst.

▶ Zeigen diese Untersuchungen z.B. eine Hyperglykämie, Glukosurie, Acetonurie oder erhöhte HbA_1-Spiegel an, sollte an das fetale Makrosomierisiko gedacht und entsprechend biometrisch untersucht werden.

▶ Ergeben sich Hinweise einer diabetischen Retinopathie oder einer eingeschränkten Nierenfunktion (Kreatinin-Clearance < 60 ml/min), sollte auf frühe Hinweise einer Gestose und/oder fetalen Retardierung geachtet werden.

Sofern nicht schon früher geschehen, wird die Patientin diätetisch beraten und darüber informiert, dass ihre Nahrungsaufnahme bei mittlerer körperlicher Belastung bei etwa 30–35 kcal/kg Sollgewicht liegen soll. Dabei soll diese Diät zu etwa 40–50% aus Kohlenhydraten, zu etwa 20–25% aus Eiweiß und zu etwa 30–35% aus Fett bestehen. Die Gesamtmenge beträgt demnach in etwa 150–200 g Kohlenhydrate oder 12–16 Broteinheiten (BE), 100 g Eiweiß und 70 g Fett. Die Gewichtszunahme in der Schwangerschaft sollte der Gewichtszunahme stoffwechselgesunder Schwangerer ähneln, also etwa 13 kg betragen.
Anlässlich der Diätberatung wird die Schwangere auch in die Technik der Selbstkontrolle von Blut und Urin eingewiesen. Die Blutzuckerkontrollen werden mittels „One-Touch®“-Technik oder „Reflolux“ S® oder „Haemoglucotest 20–800®“ durchgeführt. Je nach Blutzuckerspiegel kontrolliert die Schwangere ihre Werte mehrmals täglich über den Tag verteilt und richtet ihre Diät in mehreren Portionen aufgeteilt nach den ermittelten Blutzuckerwerten. Die Blutzuckermessgeräte werden vom Arzt rezeptiert; die Kosten werden von den Kassen übernommen. Alle erhobenen Werte in Blut und Urin werden aufgezeichnet und dem Arzt bei der nächsten Schwangerenberatung vorgelegt und mit ihm besprochen.

!

Nach Eintritt einer Schwangerschaft erfolgt die stationäre Aufnahme der Patientin in der Frauenklinik:
- bei Gestationsdiabetikerinnen zur Diätberatung und Anleitung zu Selbstkontrollen,
- bei Typ-I-Diabetikerinnen und Gestationsdiabetikerinnen zum sog. Staging (s. Tab. 16-2).

Die Entbindung sollte in einem perinatologischen Zentrum erfolgen mit Wand-an-Wand-Kontakt zur Kinderklinik, da nur dort das erforderliche ständige Training zur Behandlung evtl. auftretender Komplikationen von Seiten der Mutter, des Feten oder des Kindes gewährleistet ist.

Ein Konzept zur Betreuung der schwangeren Diabetikerin nach den medizinischen Erfordernissen der Mutterschaftsrichtlinien zeigt Tabelle 16-3.

3 Insulintherapie

Bei insulinpflichtigem Diabetes mellitus (Typ I oder II) sowie insulinabhängigem Gestationsdiabetes sollte eine normoglykämische Blutzuckereinstellung, die bei Typ-I- und Typ-II-Diabetikerinnen möglichst schon präkonzeptionell erfolgen sollte, das Ziel sein. Andernfalls sollte eher auf die angestrebte Schwangerschaft verzichtet werden. Die Methode der Wahl ist eine intensivierte Insulintherapie nach dem Schema:
- Einhaltung einer kohlenhydratbilanzierten Diät von 14 bis16 (bis 18) BE,

- Gabe von Depotinsulin morgens mindestens eine halbe Stunde vor dem Frühstück und abends 22.00 Uhr,
- Gabe von Kurzzeitinsulin mindestens eine halbe Stunde vor den Mahlzeiten in Abhängigkeit von den postprandialen Blutzuckerwerten (Sollwert < 120 mg/%),
- rechzeitige Anpassung der Insulindosis bei RDS-Prophylaxe, Tokolyse (Ausnahme: Tractocile®). Die Blutzuckerwerte sollten zwischen 60 und 120 mg/% liegen, die mittleren Blutglukosewerte sollten unter 100 mg/dl liegen; Blutzuckerbestimmungen eine halbe Stunde vor und 1,5 Stunden bis maximal 2 Stunden nach jeder Mahlzeit, außerdem um 22.00 Uhr und eventuell um 2.00 Uhr,
- Aufklärung von Patientin und Partner über Unterzuckersymptomatik und Therapie.

Bei geringem exogenen Insulinbedarf reicht in der Regel die täglich ein- oder zweimalige Applikation eines Verzögerungsinsulins aus, bei höherem Bedarf stellen wir auf Altinsulin um. Die Technik der Insulinapplikation, z.B. mit Hilfe eines „Insulin-Pens" oder einer Insulin-Dosierpumpe, wird der Schwangeren bei ihrem stationären Aufenthalt beigebracht. Eine Diabetikerin mit Pumpe sollte ständig von einer Person umgeben sein, die mit der Pumpentechnik vertraut ist, um bei Zwischenfällen, wie versehentlicher Überdosierung, einschreiten zu können.

Insulintherapie unter der Geburt. Je nach Stoffwechselsituation und Vertrautheit der Mutter mit der Blutzuckerselbstkontrolle ist der Modus der Insulinapplikation (s.c. oder i.v., über Glukose-Insulin-Gemisch oder über Insulinpumpe) zu wählen. Eventuell auftretende Elektrolytstörungen sollten korrigiert werden. Bei Infusion eines Glukose-Insulin-Gemisches erfolgt die Umrechnung von Intermediär- oder Depotinsulin auf Altinsulin zum Erreichen einer Äquivalenzdosis im Verhältnis 1 : 1,5 nach dem Schema in Abbildung 16-2. Über eine Bypass-Infusion kann 5%ige Glukose gegeben werden. Die fetale Überwachung erfolgt nach üblichen Kriterien mittels CTG, eventuell Blutgasanalysen. Eventuell postpartal einsetzende Hypoglykämien (s. Abb. 16-1) können individuell von den Frauen oder vom Hilfspersonal korrigiert werden. Es gibt keine Kontraindikationen gegen eine Geburtseinleitung mit Prostaglandinen. Das Kind der Diabetikerin sollte unmittelbar postpartal einem Neonatologen vorgestellt werden, auffällige Blutzuckerwerte unter 40 mg/dl sollten kontrolliert werden, ggf. erhält das Kind dann eine Glukoselösung. Das Neugeborene kann bei seiner Mutter verbleiben, Ausnahmen regelt der Neonatologe. Der

Tab. 16-3 Beratung und Betreuung der Diabetikerin während der Gravidität.

I. Trimenon	II. Trimenon	III. Trimenon
– Unterweisung in die Technik der Selbstkontrollen – Unterweisung in Insulintherapie und Diät – Staging: Überprüfung der Nierenfunktion mit Hilfe der Kreatinin-Clearance sowie Untersuchung des Augenhintergrundes zum Ausschluss oder Nachweis einer Angiopathie, Überprüfung der Diabeteseinstellung mit dem Ziel der Normoglykämie (Nüchtern-Blutzuckerwerte < 70 mg%, mittlerer Blutzucker-Tagesspiegel < 100 mg%, postprandialer Blutzuckerspiegel < 120 mg%, Urinaceton negativ, Glukose im Urin negativ, HbA1 < 6%) – Gestationsalterbestimmung mit Ultraschall, übliche geburtshilfliche Untersuchung nach den Mutterschaftsrichtlinien – Scheiden-pH-Selbstkontrolle bzw. bei jeder Vorstellung – Zervixabstriche bei Infektionsverdacht	– ambulante Betreuung in 14-tägigen Abständen nach den Mutterschaftsrichtlinien zur Betreuung Risikoschwangerer – Ultraschall-Screeninguntersuchung nach 20+0 bis 22+6 SSW möglichst durch einen DEGUM-II-qualifizierten Arzt (Echokardiografie!) – Biometrie des Feten – Doppler maternal (A. uterina) sowie fetal (A. cerebri media, A. umbilicalis) ab der 26. SSW – Beurteilung der maternalen Blutzuckerprofile, ggf. Korrektur der Insulindosen – Blutbild, HbA1C – Urinkontrolle – Scheiden-pH-Selbstkontrolle – Zervixabstriche bei Infektionsverdacht	– ambulante Betreuung nach den Mutterschaftsrichtlinien bei eutropher fetaler Entwicklung und normoglykämischer Stoffwechsellage der Mutter – bei Abweichung von Normbefunden stationäre Aufnahme – Überprüfung des fetomaternalen Zustandes analog den II. Trimenonuntersuchungen, ggf.: – Kardiotokografie – Oxytocinbelastungstest – Entbindung möglichst nah am Termin in einem Perinatalzentrum (s. Mutterschaftsrichtlinien im Anhang: Betreuung der Schwangeren mit befundetem Risiko)

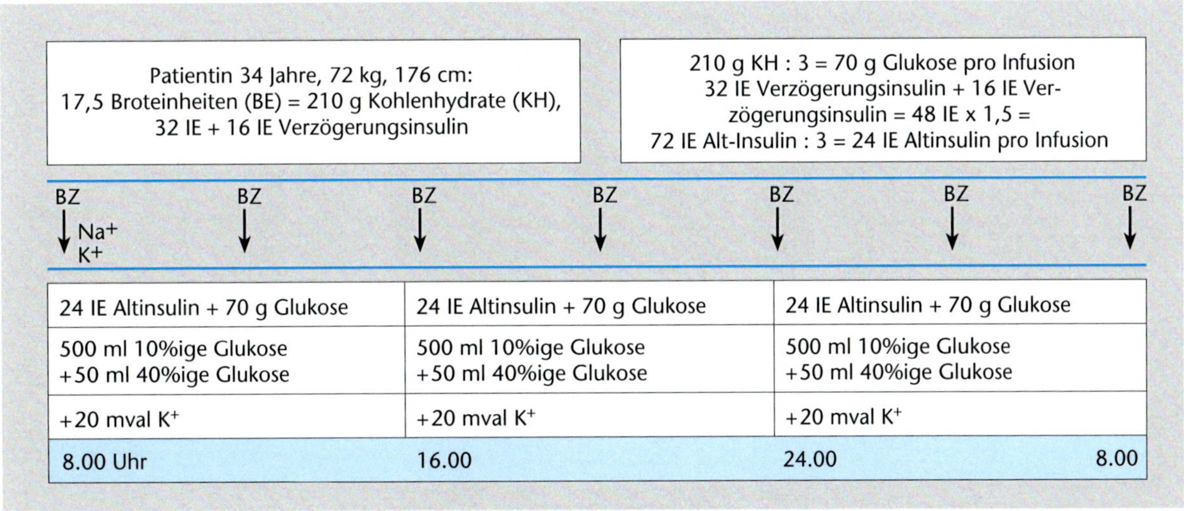

Abb. 16-2 Infusions- und Überwachungsprogramm schwangerer Diabetikerinnen unter der Geburt.

Diabetes mellitus der Mutter stellt keine Indikation zum Abstillen dar.

Da immer die Möglichkeit besteht, dass die Schwangere durch Sectio entbunden werden muss, und sie hierzu möglichst nüchtern sein sollte, stellen wir die Schwangere unter der Geburt auf Altinsulin um und applizieren das Altinsulin in Form eines Glukose-Insulin-Gemisches intravenös. Die Broteinheiten werden in Gramm Kohlenhydrate umgerechnet (1 BE = 12 g KH) und in Form von 10%iger oder auch 40%iger Glukose verabreicht. Die Umstellung von Verzögerungs- auf Altinsulin erfolgt im Verhältnis 1 : 1,5. Um evtl. auftretende Hypoglykämien zu korrigieren, applizieren wir immer 5%ige Glukose im Bypass (s. Beispiel in Abb. 16-2). Die Infusionsgeschwindigkeit wird den Blutzuckerspiegeln angepasst, Blutzuckerkontrollen werden etwa alle 2 Stunden durchgeführt. Eine Natrium- und Kaliumkontrolle erfolgt täglich.

Zum Zeitpunkt der Geburt sollten die mütterlichen Blutzuckerwerte nicht unter 90 mg% liegen, die fetalen Werte betragen zwei Drittel davon oder etwa 60 mg%. Auf diese Weise wird einer fetalen Hypoglykämie post partum vorgebeugt. In der Regel benötigt die Wöchnerin in den 24 Stunden post partum kein Insulin, danach kann problemlos wieder auf Einmalinjektionen, auch mit Verzögerungsinsulin, umgestellt werden.

Literatur

Lang, U., A. Feige: Diabetes mellitus und Gravidität, in: Klinik für Frauenheilkunde und Geburtshilfe, Hrsg. Bender, Diedrich, Künzel, Schwangerschaft II, 4. Auflage, Urban & Fischer, 2002, 157 ff.

Qualitätsbericht Geburtshilfe, Bayerische Arbeitsgemeinschaft für Qualitätssicherung in der stationären Versorgung, BAQ, 2003.

17 Gestationshypertonie, Präeklampsie, Eklampsie, HELLP-Syndrom

Hypertensive Erkrankungen in der Schwangerschaft

1 Einteilung

Die Arbeitsgemeinschaft Schwangerschaftshochdruck/Gestose in der Deutschen Gesellschaft für Geburtshilfe und Gynäkologie hat 1999 eine Empfehlung zur Einteilung der hypertensiven Erkrankungen in der Schwangerschaft gegeben, die sich inzwischen durchgesetzt hat (Tab. 17-1).

2 Häufigkeit

Nach der Bayerischen Perinatalerhebung 2003 betrug das befundete Risikomerkmal Hypertonus 1,8%. Das Geburtsrisiko Gestose/Eklampsie wird mit 2,1% angegeben.

Nach Literaturangaben tritt ein HELLP-Syndrom in geburtshilflichen Zentren bei 1 : 150 bis 1 : 1300 Geburten auf (Rath und Loos, 1991). Als anamnestisches Risiko wird das HELLP-Syndrom mit 0,1% in der Bayerischen Perinatalerhebung angegeben. Die von vielen Autoren beobachtete „Zunahme" des Auftretens eines HELLP-Syndroms ist möglicherweise darauf zurückzuführen, dass in der Vergangenheit die pathologischen Laborparameter in Zusammenhang mit Schwangerschaftshochdruck und Präeklampsie/Eklampsie nicht wie heute üblich gewertet wurden. Die meisten Analysegeräte zur Hämoglobinbestimmung geben heute gleichzeitig auch die Thrombozytenzahl in der untersuchten Blutprobe an. Daher sollte jede Schwangere mit einer Thrombozytenzahl < 100 000/µl sofort und unabhängig von der Höhe des Blutdrucks und/oder einer vorliegenden Eiweißausscheidung im Urin in ein geburtshilfliches Zentrum eingewiesen werden.

> **!** Jede Schwangere mit einer gemessenen Thrombozytenzahl < 100 000/µl ist ohne weitere Abklärung von Befunden umgehend einer leistungsfähigen Geburtsklinik zuzuführen.

3 Ätiologie

Vieles spricht dafür, dass immunologische Veränderungen – ähnlich wie beim chronisch-habituellen Abort – auch beim Schwangerschaftshochdruck bis hin zum HELLP-Syndrom eine Rolle spielen (s. Kap. 9). Durch

Tab. 17-1 Klassifizierung der hypertensiven Erkrankungen in der Schwangerschaft (Arbeitsgemeinschaft Schwangerschaftshochdruck/Gestose, 1999).

- **Gestationshypertonie**
  (engl.: transient hypertension)
  Bluthochdruck, der weder vor der 20. SSW bestand noch länger als 6 Wochen nach der Geburt anhält; Hypertonie ohne Proteinurie
- **Präeklampsie**
  (synonym: Gestose, proteinurische Gestationshypertonie)
  Hypertonie und Proteinurie mit/ohne Ödeme
- **Eklampsie**
  schwere Gestose mit tonisch-klonischen Krampfanfällen
- **HELLP-Syndrom**
  lebensbedrohliche Verlaufsform der Präeklampsie:
  (H) „hemolysis" – Hämolyse
  (EL) „elevated liver enzymes" – erhöhte Leberenzyme
  (LP) „low platelets" – erniedrigte Thrombozyten
- **chronische Hypertonie**
- primäre (essentielle) Hypertonie (95 %)
- sekundäre Hypertonie (5 %)
- **Pfropfgestose**
  Auftreten von charakteristischen Gestosesymptomen, meistens einer Proteinurie bei Schwangeren mit chronischer Hypertonie
- Pfropfhochdruck (engl. pregnancy-aggravated hypertension)
- Pfropfpräeklampsie (engl. superimposed preeclampsia)
- **sonstige hypertensive Komplikationen**

eine Verschiebung des Prostazyklin-Thromboxan-Gleichgewichts kommt es zur Gefäßkontraktion. Die dabei auftretenden Gefäßwandschäden führen subendothelial zur Ablagerung von Thrombozyten und Fibrinogen, so dass der daraufhin einsetzende Vasospasmus auch an den Nieren und der Leber sowie an den uteroplazentaren Gefäßen zu Mikrozirkulationsstörungen führt, die sich schließlich beim HELLP-Syndrom im Auftreten einer disseminierten intravasalen Gerinnung (DIC) manifestieren können.

Diagnostik und Therapie

1 Gestationshypertonie

Vor jeder Diagnostik und eventuell einsetzender Therapie sollte anamnestisch abgeklärt werden, ob ein vor der Schwangerschaft bestehender so genannter präexistenter Hochdruck vorliegt. Hier erübrigt sich unter Umständen die Therapie, da eine Senkung dieses Hochdrucks zum Normotonus zu einer Verminderung der uteroplazentaren Durchblutung führen könnte, was wiederum zur übereilten falschen Schwangerschaftsbeendigung wegen suspektem oder „pathologischem" CTG führen kann.

> **!** Beim präexistenten Hypertonus (chronische Hypertonie) liegt zur Aufrechterhaltung der uteroplazentaren Durchblutung ein so genannter Erfordernishochdruck vor.

Eine hypertensive Erkrankung in der Schwangerschaft liegt definitionsgemäß bei der Veränderung folgender Parameter vor:

- Blutdruck > 140/90 mmHg,
- Proteinurie > 0,3 g/24 Stunden,
- Gewichtszunahme > 2 kg/Woche (Ödeme),
- Laborparameter:
  - Hämatokrit > 38 %,
  - Thrombozyten < 100 000/µl,
  - SGOT, SGPT ansteigend,
  - Harnsäure im Serum > 5 mg/dl.

Absolute Grenzen zur Blutdrucksenkung gibt es nicht; die Therapiebedürftigkeit richtet sich nach den vorhandenen Zusatzkriterien (Proteinurie, fetale Retardierung). Eine **behandlungsbedürftige Gestationshypertonie** liegt vor, wenn bei mehr als zwei Kontrollen unter Ruhebedingungen ein Blutdruck über 160/100 mmHg gemessen wird und eine Proteinurie fehlt. Bei zusätzlich bestehender Proteinurie sollte oberhalb von Werten über 140/90 mmHg behandelt werden. Oberhalb systolischer Werte von 160 mmHg bzw. diastolischer Werte von 100 mmHg sollte die Schwangere immer stationär eingewiesen werden.

Häufig gelingt es durch Umstellung der Lebensweise, Vermeidung körperlicher oder seelischer Belastungen (Arbeitsunfähigkeit für einen umschriebenen Zeitraum attestieren!), normale Verhältnisse zu erreichen.

Ödeme stellen für die Schwangere oft aufgrund der subjektiven Missempfindungen sowie aus kosmetischen Gründen ein Problem dar. Aus medizinischer Sicht sind Ödeme aufgrund des fehlenden Krankheitswertes in Bezug auf mütterliche und fetale Morbidität nicht behandlungsbedürftig. Auf keinen Fall sollte Furosemid (Lasix®) gegeben werden, da dies zu einer Hämokonzentration bei Mutter und Fetus führen würde.

> **!** Die Gabe von Furosemid (Lasix®) ist in der Schwangerschaft zur Behandlung der mütterlichen Ödeme kontraindiziert.

Liegt gleichzeitig eine Hypoproteinämie vor, können durch die Gabe von 20%iger Humanalbumin-Lösung bis zur Normalisierung des Gesamteiweißes im mütterlichen Blut die bestehenden Ödeme begleitend ausgeschwemmt werden. Im Allgemeinen ist es ausreichend, die Schwangere über die Bedeutungslosigkeit der bestehenden Ödeme zu informieren. Unbedingt soll die Patientin auf eine **normale** Kochsalzaufnahme sowie eine Flüssigkeitszufuhr von nicht unter 2 Litern pro Tag hingewiesen werden.

Ist durch eine Umstellung der Lebensweise eine Drucksenkung in den normotonen Bereich nicht zu erreichen, sollte eine milde Blutdrucksenkung durch Vasodilatation – z.B. mit Dihydralazin – unter regelmäßiger Blutdruckkontrolle erfolgen. Die Behandlungsnotwendigkeit ergibt sich vor allen Dingen bei anhaltend diastolisch erhöhten Blutdruckwerten über 110 mmHg. Das Behandlungsziel ist, die Blutdrucksenkung auf Werte zwischen 140–160 mmHg systolisch und 90–100 mmHg diastolisch herbeizuführen. Lässt sich mit einer über den Tag verteilten Gesamtdosis bis zu 150 mg Dihydralazin (6 × 1 Tbl. Nepresol® oder 3 × 1 Tbl. Nepresol® forte) keine befriedigende Blutdrucksenkung erreichen, sollte die Patientin stationär eingewiesen werden.

Zur raschen Blutdrucksenkung sollte Nepresol® i. v. über einen Perfusor in einer Dosierung von 5 mg pro 20 Minuten (Nepresol® 50 mg in 50 ml 0,9%iger NaCl-Lösung) infundiert werden. Als Nebenwirkung wird sehr häufig unter Nepresol® das Auftreten von Kopfschmerzen beobachtet, was mitunter differentialdiagnostisch schwierig von einer Präeklampsie/ Eklampsie und bestehender zentraler Symptomatik abzugrenzen ist. Die Blutdrucksenkung muss unter kontinuierlicher Blutdruckmessung (alle 10–15 Minuten) bis zum Erreichen der oben genannten Grenzwerte durchgeführt werden. Der fetale Zustand wird unter dieser Therapie mittels CTG objektiviert. Eine zu rasche Blutdrucksenkung führt zur Verminderung der uteroplazentaren Durchblutung und damit zu den entsprechenden CTG-Veränderungen.

Bei chronischer Hypertonie ist als Langzeitantihypertensivum das Mittel der ersten Wahl Alphamethyldopa (Presinol®) (einschleichend beginnend mit 3 × 1 Presinol® 250 mg/d, Maximaldosis 8 × 1 entsprechend 2000 mg/ d).

Tab. 17-2 Bei Diagnose der Präeklampsie empfohlene Laboruntersuchungen (nach Kaulhausen und Faridi, 1993).

Zur Überprüfung der Nierenfunktion:		
Kreatinin-Clearance	pathologisch:	< 60–80 ml/min
Kreatinin im Serum	pathologisch:	> 1,2 mg/dl
Harnsäure	pathologisch:	> 5 mg/dl
Gesamteiweiß	pathologisch:	erniedrigt/abfallend
Proteinurie	pathologisch:	> 0,3 g/24 Stunden
Zur Überwachung von Leberfunktion und Gerinnung:		
SGOT, SGPT	pathologisch:	Anstieg
Bilirubin	pathologisch:	> 1,2 mg/dl
Thrombozyten	pathologisch:	Abfall oder < 100 000/µl
Antithrombin III	pathologisch:	< 70 %
Fibrinogen	pathologisch:	erniedrigt/abfallend
Haptoglobin	pathologisch:	auf < 70 % abfallend
Hb	pathologisch:	> 14 g/dl
Hämatokrit	pathologisch:	> 40 %

2 Präeklampsie und Eklampsie

! Diagnostik und Therapie der Präeklampsie erfolgen unter stationären Bedingungen.

Wird die Diagnose in der Praxis des niedergelassenen Frauenarztes gestellt und bestehen Zeichen einer hypertensiven Krise wie Kopfschmerzen, Oberbauchschmerzen oder Augenflimmern, sollten folgende Initialmaßnahmen erfolgen: 10 mg Nifedipin (1 Kps. Adalat®) sublingual oder 6,25 mg Dihydralazin (eine viertel Amp. Nepresol® Inject) über 2 Minuten i. v. oder 25 mg Dihydralazin (1 Amp. Nepresol® Inject) i. m. Bei Anzeichen einer Krampfbereitschaft sollten zusätzlich 10 mg Diazepam (1 Amp. Valium® 10) i. v. appliziert werden. Additiv zum Valium® kann auch noch Magnesiumsulfat (4 g in 20 ml 0,9%iger NaCl-Lösung innerhalb von 15 Minuten) infundiert werden.

Anlässlich des stationären Aufenthaltes werden folgende Untersuchungen durchgeführt:

1. Augenhintergrund: Hier lassen sich Gefäßveränderungen ablesen, die ein Gradmesser z. B. für Gefäßveränderungen im uteroplazentaren Bereich sind, die wiederum möglicherweise einen Einfluss auf die Ausbildung einer fetalen Wachstumsretardierung haben.
2. 24-Stunden-Blutdruckmessung.
3. Da sich ein HELLP-Syndrom auch unter Normotonie oder milder Hypertonie entwickeln kann, sind die in Tabelle 17-2 aufgeführten Laboruntersuchungen obligatorisch.

Die Laborparameter können nicht isoliert, sondern sollten nur in Zusammenhang mit dem klinischen Erscheinungsbild interpretiert werden.

Anlässlich des stationären Aufenthalts zur Blutdruckeinstellung erfolgen die in Tabelle 17-2 zusammengestellten Laboruntersuchungen bei unauffälligen Ergebnissen wöchentlich – sonst nach Befund –, die Gewichtskontrollen täglich, Blutdruckkontrollen diskontinuierlich bis kontinuierlich. Die Entlassung aus stationärer Behandlung kann bei einem Blutdruck < 160/ 100 mmHg und fehlender Proteinurie erfolgen.

Ab Werten > 180/110 mmHg ist aus mütterlicher Indikation eine Akuttherapie zur Blutdrucksenkung erforderlich: Nach sofortiger Applikation von 6,25 mg Dihydralazin (eine viertel Amp. Nepresol® Inject) über 2 Minuten i.v. erfolgt die weitere Gabe über einen Perfusor (Nepresol® Inject 50 mg in 50 ml 0,9%iger NaCl-Lösung). Die Dosierung kann auf 4,5 ml/Stunde bis zum Erreichen eines Blutdruckwertes von etwa 150/100 mmHg gesteigert werden.

Ist eine Blutdrucksenkung mit Nepresol® durch die oben genannten Maßnahmen allein nicht möglich, geben wir zusätzlich Methyldopa (Presinol®, beginnend mit 250 mg, bis zu 8 × 1 Tablette/d).

Bei auftretenden **Nebenwirkungen** mit Nepresol® (Tachykardie, Nausea, Kopfschmerzen) weichen wir auf β-Rezeptoren-Blocker (Beloc mite®, 2 × 1 Tbl./d) aus.

- Bei gleichzeitigem Auftreten von starken Kopfschmerzen, Augenflimmern und gesteigerter neuromuskulärer Erregbarkeit (Patellarsehnenreflex!) werden initial 10 mg Diazepam (Valium® 10 i.v.) verabreicht. Zusätzlich beginnen wir mit einer intravenösen Magnesiumsulfatbehandlung (beginnend innerhalb von 15–20 Minuten mit 2–4 g über einen Perfusor bis zu einer Erhaltungsdosis von 1–2 g/Stunde).

- Unter dieser Therapie ist auf eine Mindestatemfrequenz (> 12 Züge/Minute) sowie eine ausreichende Urinausscheidung (> 25 ml/Stunde) zu achten. Sie sollte unter adäquater Überwachung der Vitalfunktionen (Pulsoxymetrie) stattfinden.

- Antidot bei Überdosierung mit Magnesiumsulfat ist Calcium-Sandoz® 20%ig (1 Amp. = 10 ml) i.v., ggf. muss intubiert werden.

Wir haben keine eigene Erfahrung in der Behandlung der Präeklampsie oder Eklampsie mit Clomethiazol (Distraneurin®).

3 HELLP-Syndrom

Leider lehrt uns der klinische Alltag, dass das HELLP-Syndrom häufig ohne Prodromi, insbesondere ohne auffällige Blutdruckerhöhung, und sogar mit normalen Blutdruckwerten auftreten kann. Ein zuverlässiges Zeichen eines beginnenden HELLP-Syndroms ist die Kapselspannung der Leber, die sich in rechtsseitigen Oberbauchbeschwerden äußert. Die Risikoselektion dieser Schwangeren ist wegen der fehlenden Frühhinweise durch Ärzte kaum möglich, so dass nur der Rat bleibt, **alle** Schwangeren anlässlich der Vorsorgeuntersuchungen darauf hinzuweisen, sich bei auftretenden Oberbauchschmerzen **sofort** in die Klinik zu begeben. Das Aufsuchen eines Frauen- oder Notarztes verzögert die erforderliche rasche Initialtherapie. Die Hebammen sollten in den Geburtsvorbereitungskursen auf die „Frühdiagnostik" des HELLP-Syndroms durch die Schwangere selbst hinweisen.

> **!**
> Durch das Symptom Oberbauchschmerz stellt die Schwangere die Indikation zur stationären Aufnahme in die Frauenklinik (Selbsteinweisung).

Neben der Diagnostik der für das HELLP-Syndrom in typischer Weise veränderten Laborparameter (s. Tab. 17-2) richtet sich das weitere Vorgehen nach den Veränderungen in der plasmatischen Gerinnung (DIC). Liegen keine laborchemischen Veränderungen im Sinne einer Koagulopathie vor, kann insbesondere bei niedrigem Schwangerschaftsalter (< 31 SSW) und unauffälligen fetalen Parametern nach unseren Erfahrungen abgewartet werden.

Zur Minimierung der Frühgeborenenmorbidität sollte therapeutisch immer eine Tragzeitverlängerung bis zur 34. SSW angestrebt werden. Diese so genannte konservative Therapie durch Immunsuppression führen wir mit Methylprednisolon (Urbason®) durch. Unter dem Gesichtspunkt, eine Schwangerschaftsverlängerung zu erzielen, geben wir Schwangeren mit HELLP-Syndrom (Thrombozyten < 100 000/μl, Transaminasen > 15 U/ml, Haptoglobin < 70%) initial 250 mg Urbason®. Bei Persistieren oder Anstieg der Transaminasen verdoppeln wir die Dosis. Ansonsten reduzieren wir ausschleichend die Dosierung bis auf eine Erhaltungsdosis von 40–80 mg/d bis zur 34. SSW. Selbstverständlich erfolgt diese Prolongation des Schwangerschaftsalters immer unter sorgfältiger fetaler Kontrolle. Unter diesem Regime hat sich in den vergangenen Jahren herausgestellt, dass die Indikation zur sofortigen Schwangerschaftsbeendigung in drei Viertel der Fälle aus fetaler Sicht und nicht aus maternaler Sicht gestellt werden musste. Die fetalen Indikationen waren Retardierungen, pathologische Dopplerflussmessungen und pathologische CTGs ohne Möglichkeit der biochemischen Abklärung. Keine Mutter verstarb an den Folgen des HELLP-Syndroms. Das Verhalten der Laborparameter unter einer Dosierung von Methylprednisolon 40 bzw. 80 mg zeigt Abbildung 17-1.

!

Bei angestrebter Tragzeitverlängerung in niedrigem Schwangerschaftsalter (< 32 SSW) sollte bei bestehendem HELLP-Syndrom der Mutter die initiale Kortikosteroiddosis eher zu hoch als zu niedrig gewählt werden.
Unabhängig von der Therapie des mütterlichen HELLP-Syndroms mit Methylprednisolon (Urbanson®) führen wir eine Lungenreifebehandlung des Feten mit β-Methason (Celestan®) durch.

Die immunsuppressive Therapie soll unter Kontrolle der Laborparameter im Wochenbett über 3–5 Tage fortgesetzt werden, da auch HELLP-Syndrome im Wochenbett beschrieben werden. Das Wiederholungsrisiko bei einer folgenden Schwangerschaft beträgt etwa 5%. Da häufig die Koinzidenz der mütterlichen Erkrankung mit einer fetalen Retardierung beobachtet wird, sollte in der folgenden Schwangerschaft besonderes Augenmerk auf den Beginn einer frühen Retardierung gerichtet werden.
Auch über das erfolgreiche „Aussitzen" von HELLP-Syndromen ohne immunsuppressive Therapie wird berichtet. Wir raten wegen des Risikos des Exazerbierens der HELLP-Symptomatik von diesem Vorgehen ab und geben der immunsuppressiven Therapie den Vorzug.
Zeichnet sich jedoch **laborchemisch eine Verbrauchskoagulopathie (DIC)** ab (Fibrinogenabfall, Verlängerung der Thrombinzeit, Thrombozytenabfall, Faktor-VIII-Verminderung), besteht die Therapie des HELLP-Syndroms in der sofortigen Beendigung der Schwangerschaft. Die Morbidität und die Mortalität einer schwangeren Frau mit HELLP-Syndrom bestehen nach einer großen Übersichtsarbeit (Sibai et al., 1993) in dem Risiko der intravasalen Koagulopathie (21%), Abruptio placentae (16%) sowie des Nieren- und Lungenversagens (13%). 70% aller HELLP-Syndrome ereigneten sich präpartal, 30% postpartal. Aus diesem Grund sind auch im Wochenbett die Überwachung der Mutter durch Blutdruckkontrollen und zumindest einmal anlässlich der Hb-Bestimmung eine Thrombozytenkontrolle erforderlich. Die mütterliche Mortalität lag nach dieser Übersicht bei 1%.
Zu warnen ist vor dem Versuch, durch Gabe von Gerinnungsfaktoren die Schwangerschaft verlängern zu wollen, um dann eine bessere Ausgangssituation für die Entbindung der Schwangeren zu erzielen. Die sofortige Schwangerschaftsbeendigung sollte unabhängig vom Ausmaß der pathologischen Veränderungen der DIC erfolgen.

- Bei Fibrinogenspiegeln < 100 mg/dl geben wir initial 2 g Humanfibrinogen, anschließend fresh frozen plasma sowie Erythrozytenkonzentrat zur Normalisierung der Gerinnungsfaktoren.

Die Gabe von Thrombozytenkonzentrat verringert die Blutungsbereitschaft nicht, Substitution von einzelnen Gerinnungsfaktoren wie Faktor VIII, Faktor XIII und AT III ist ebenfalls nicht erforderlich. Die weitere postpartale Therapie der in der Regel intensivpflichtigen Patientin richtet sich nach dem Ausmaß der begleitenden Lungen- und Nierenkomplikationen.

!

Einer Patientin mit einer Thrombozytenzahl < 100 000/µl darf auf keinen Fall prä- oder postpartal Heparin verabreicht werden.

Zusammenfassung. Präeklampsie, Eklampsie und HELLP-Syndrom sind schwangerschaftsspezifische Erkrankungen, deren Therapie in die Hand von erfahrenen Geburtsmedizinern gehört.

- Bei der interdisziplinären Betreuung der an einem HELLP-Syndrom erkrankten Frauen muss abgesprochen sein, dass der Intensivmediziner für die Aufrechterhaltung der Vitalfunktion und die Behandlung der Lungen- und Nierenkomplikationen zuständig ist, der Geburtsmediziner für die Therapie der DIC und die Frage der Heparinisierung.

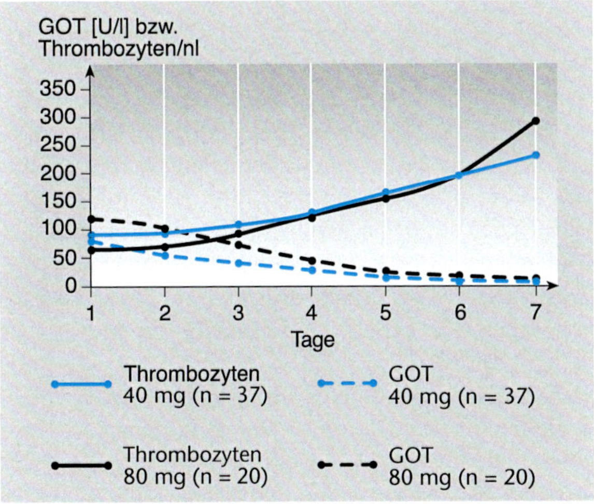

Abb. 17-1 HELLP-Syndrom, Laborparameter in Abhängigkeit von der verabreichten Cortisondosis (Methylprednisolon, n = 57).

Überwachung des Feten in der Schwangerschaft – Schwangerschaftsbeendigung

Da Gestationshypertonie, Präeklampsie, Eklampsie und HELLP-Syndrom fließende Übergänge haben, ergeben sich für die einzelnen Krankheitsbilder keine unterschiedlichen fetalen Überwachungsmaßnahmen. Im Vordergrund steht in den ersten 26 SSW die sonografische Kontrolle einer zeitgerechten Entwicklung des Feten. Nach 26 SSW sollte insbesondere bei Therapieresistenz der mütterlichen Erkrankung im Hinblick auf eine eventuell erforderliche vorzeitige Schwangerschaftsbeendigung eine RDS-Prophylaxe mit Celestan® 2 × 12 mg eingeleitet werden.

> **!**
>
> Bei gleichzeitiger Verabreichung von Tokolytika und Cortison ist wegen der Gefahr des Auftretens eines Lungenödems besondere Vorsicht geboten! Das Tokolytikum der ersten Wahl bei einer hypertensiven Erkrankung in der Schwangerschaft ist Tractocile (Atosiban®).

Die CTG-Kontrollen richten sich nach dem fetalen Zustand. Nach 26 SSW scheint die dopplersonografische Untersuchung der uteroplazentaren Arterien zur Abklärung des fetalen Risikos „Mangelgeburt" erfolgversprechend zu sein. Bei Auftreten einer postsystolischen Inzisur („Notch") treten Mangelentwicklung, CTG-Veränderungen, Sectiones und intensivneonatologische Behandlungen signifikant häufiger auf, als das bei unauffälligen Dopplerbefunden in dieser Risikogruppe schwangerer Frauen der Fall ist. Möglicherweise lässt sich auch aus dopplersonografischen Untersuchungen der hirnversorgenden Arterien des Feten der therapeutische Effekt der Behandlungsmaßnahmen der Mutter besser ablesen, als das mit der Bestimmung von Kreatinin-Clearance oder Harnsäure der Fall ist (Gonser und Vetter, 1995; Schneider, 1992).

Für die Schwangerschaftsverlängerung bzw. -beendigung gilt: Je niedriger das Schwangerschaftsalter ist, umso mehr lohnt unter Abwägung des maternalen Risikos der Versuch des Prolongierens der Schwangerschaft. Jenseits von 31 kpl. SSW sollte bei Therapieresistenz der Grundkrankheit der Schwangeren oder bei Wachstumsstillstand des Feten der Schwangerschaftsbeendigung der Vorrang vor der Schwangerschaftsverlängerung gegeben werden.

Entbindungsmodus

Es gelten die gleichen Kriterien zur Schwangerschaftsbeendigung wie bei anderen fetalen und maternalen Erkrankungen. Die Wahl des Entbindungsmodus aus **fetaler Sicht** ergibt sich aus der Synopsis CTG-Veränderung, Pathologie der Dopplerindizes der A. umbilicalis und der A. cerebri media sowie Ausmaß der Azidität des fetalen Blutes, ermittelt durch MBU bzw. die Bestimmung der Sauerstoffsättigung mittels Pulsoxymetrie.

Für die **Mutter** gilt: Die Beendigung der Schwangerschaft ist die kausale Therapie der mütterlichen Erkrankung. Nach einem beobachteten oder anamnestisch übermittelten eklamptischen Anfall sollte der Erfolg der Akuttherapie der Mutter aus Gründen der Verbesserung der fetalen Situation abgewartet werden, bevor eine eventuell übereilte so genannte Notsectio aus fetaler Sicht indiziert wird („intrauterine Reanimation"). Auch die Sectio-Geburt sollte aus fetaler Sicht im eklampsiefreien Intervall erfolgen.

Die Indikation zur sofortigen Schwangerschaftsbeendigung beim HELLP-Syndrom ergibt sich bei Vorliegen einer diagnostizierten DIC (s. o.), ansonsten kann abgewartet werden. Der vaginale Entbindungsmodus kann unter Beachtung der maternalen und fetalen Parameter angestrebt werden.

Postpartal wird die Therapie der Mutter bis zur Normalisierung der Befunde fortgesetzt. Unter den oben genannten medikamentösen Maßnahmen ist das Stillen des reifen Kindes möglich.

Prophylaxe und Prognose

Acetylsalicylsäure scheint in einer Dosierung von 60 mg ab der 15. SSW einen günstigen Einfluss auf das „fetal outcome" und die mütterliche Mortalität zu haben. Die Häufigkeit des Auftretens der Präeklampsie wurde reduziert, die perinatale Mortalität unter 32 SSW unter der Therapie mit Acetylsalicylsäure von 10,6% auf 5,3% gesenkt (McParland et al., 1990; Wallenburg, 1991). Da Acetylsalicylsäure in dieser Dosierung keinen negativen Effekt auf die Gerinnung hat, scheint die prophylaktische Gabe zumindest nicht zu schaden.

In Deutschland ist Acetylsalicylsäure in Tablettenform lediglich in der Dosierung von mindestens 100 mg erhältlich, so dass ab der 15. SSW eine halbe Tbl./d verabreicht werden müsste. Wir geben 1 Tbl. (100 mg) Acetylsalicylsäure/d.

Das Risiko eines Wiederauftretens eines HELLP-Syndroms in der nächsten Schwangerschaft liegt bei 5%.

Mutter und Fetus sollten daher bei einer erneuten Schwangerschaft labortechnisch und sonografisch engmaschig überwacht werden (s. Tab. 17-2).

Wir raten nach dem Auftreten einer schweren Präeklampsie, Eklampsie oder eines HELLP-Syndroms vor dem pathophysiologischen Hintergrund, dass all diese Erkrankungen auf eine pathologische Aktivierung des Gerinnungssystems bzw. gestörte Trophoblastinvasion oder pathologische Endothelzellaktivierung zurückzuführen sind, dazu, im Sinne einer rationellen Risikoevaluation folgende Untersuchungen bei der Mutter durchzuführen:

- Faktor-V-Leiden-Mutation/APC-Resistenz,
- Prothrombin 20 210 A (Mutation im Faktor-II-Gen),
- homozygote Methylentetrahydrofolatreduktase-(MTHFR-)Mutation = Hyperhomozysteinämie (genetische und/oder alimentäre Störung),
- Anti-Thrombin-III-, Protein-C-, Protein-S-Mangel,
- Antiphospholipidsyndromabklärung:
  - Lupus-Antikoagulanz
  - Antikardiolipinantikörper
  - β-II-Glykoprotein.

Klare Therapieschemata oder Empfehlungen im Sinne einer EBM fehlen noch und können derzeit nicht gegeben werden. Wir raten bei Eintritt einer erneuten Schwangerschaft in der oben genannten Risikokonstellation zur Gabe von niedermolekularem Heparin in der Schwangerschaft und im Wochenbett (6 Wochen post partum). Als Tagesdosis verordnen wir 40 mg Enoxaparin (Clexane®) oder 2 500 bis 5 000 Anti-Xa-Einheiten Dalteparin (Fragmin®).

Literatur

Baumann, M., W. Köhler, M. Krause, A. Feige: Indikation zur Schwangerschaftsbeendigung oder -Prolongation und Entbindungsmodus bei Patientinnen mit HELLP-Syndrom. In: Hansmann, M., A. Feige, E. Saling (Hrsg.): Pränatal- und Geburtsmedizin, S. 59. Bonn 1998.

Bayerische Arbeitsgemeinschaft für Qualitätssicherung in der stationären Versorgung (BAQ), Qualitätsbericht Geburtshilfe, Jahresauswertung 2003.

Gonser, M., K. Vetter: Diagnostische und klinische Wertigkeit der Dopplersonographie in der Geburtshilfe. Geburtshilfe. Frauenheilkd. 55 (1995) 605–615.

McParland, P., J. M. Pearce, C. V. P. Chamberlain: Doppler ultrasound and aspirin in recognition and prevention of pregnancy induced hypertension. Lancet 335 (1990) 1548–1551.

Rath, W., L. Heilmann, A. Faridi. Empfehlungen für Diagnostik und Therapie bei Bluthochdruck in der Schwangerschaft. Frauenarzt 41 (2000) 139.

Rath, W., Hypertensive Schwangerschaftserkrankungen. In: Schwangerschaft II, Klinik der Frauenheilkunde und Geburtshilfe, Hrsg. H. G. Bender, K. Diedrich, W. Künzel, 4. Auflage, Urban & Fischer, 2002, 60 ff.

Schneider, K. T. M.: Schwangerschaftsinduzierte Hypertonie: maternale und fetale Hämodynamik. Arch. Gynecol. 245 (1989) 1–4.

Sibai, B. M., M. K. Ramadan, I. Usta, M. Salama, B. M. Mercer, St. A. Friedman: Maternal morbidity and mortality in 442 pregnancies with hemolysis, elevated liver enzymes, and low platelets (HELLP-syndrome). Am. J. Obstet. Gynecol. 169 (1993) 1000–1006.

Wallenburg, H. C. S.: Acetylsalicylsäure und Schwangerschaftshypertonie. Gynäkologe 24 (1991) 183–187.

18 Wachstumsretardierung

Vorbemerkungen

Für die Objektivierung der Diagnose „fetale Wachstumsretardierung" ist die Kenntnis des genauen Schwangerschaftsalters unabdingbare Voraussetzung. Die Diagnose wird aus den Wachstumskurven (Seite 10 des Mutterpasses), in die der sonografisch ermittelte abdominotransversale Durchmesser (ATD) sowie der biparietale Schädeldurchmesser (BPD) eingetragen werden, abgelesen. Werte unter der 5. Perzentile bzw. ein „Schneiden" der Perzentilen weisen auf eine Wachstumsretardierung hin (Abb. 18-1). Nach Angaben der Bayerischen Perinatalerhebung 1994 waren 14% aller geborenen Einlinge so genannte Mangelgeburten.

Vom Zeitpunkt des Erkennens eines wachstumsretardierten Feten betreut der Arzt die Schwangere nach dem Risikokatalog der Mutterschaftsrichtlinien (Abschnitt B I, B II sowie nach Anlage 1c und 1d, „Dopplersonografische Untersuchungen", s. Anhang). Die Morbiditäts- und Mortalitätsstatistik wird auch heute noch erheblich durch die Früh- und Mangelgeborenen belastet. Es ist zu beachten, dass bei Frühgeborenen bis zu 5-mal häufiger eine gleichzeitig bestehende Hypotrophie beobachtet wird, woraus ersichtlich ist, dass Schwangere mit Frühgeburtsbestrebungen und erkannter fetaler Retardierung ante- und subpartal besonders sorgfältig betreut werden müssen.

> **!** Geburten nach weniger als 34 SSW Tragzeit sollten – insbesondere dann, wenn gleichzeitig in der Schwangerschaft eine hypotrophe Entwicklung diagnostiziert wurde – in leistungsfähigen Geburtskliniken mit integrierter Neonatologie stattfinden.

1 Fetale und maternale Ursachen einer Mangelentwicklung

Eine kausal durch einen **Schaden am Feten** verursachte Mangelentwicklung tritt überwiegend in der ersten Schwangerschaftshälfte (frühe Retardierung) und symmetrisch (alle Organe sind vom fehlenden Wachstum betroffen) auf. Dieser frühen Retardierung liegen häufig chromosomale Aberrationen (Trisomie 13, 18 und 21), aber auch Fehlbildungen (Neuralrohrdefekte, urogenitale Fehlbildungen – Potter-Sequenz) zugrunde. Des Weiteren können Virusinfektionen des Embryos (Röteln-Embryopathie) eine fetale Mangelentwicklung induzieren.

Kausal durch **mütterliche Organschädigung** verursachte Mangelentwicklungen des Feten treten häufig erst in der zweiten Schwangerschaftshälfte (späte Re-

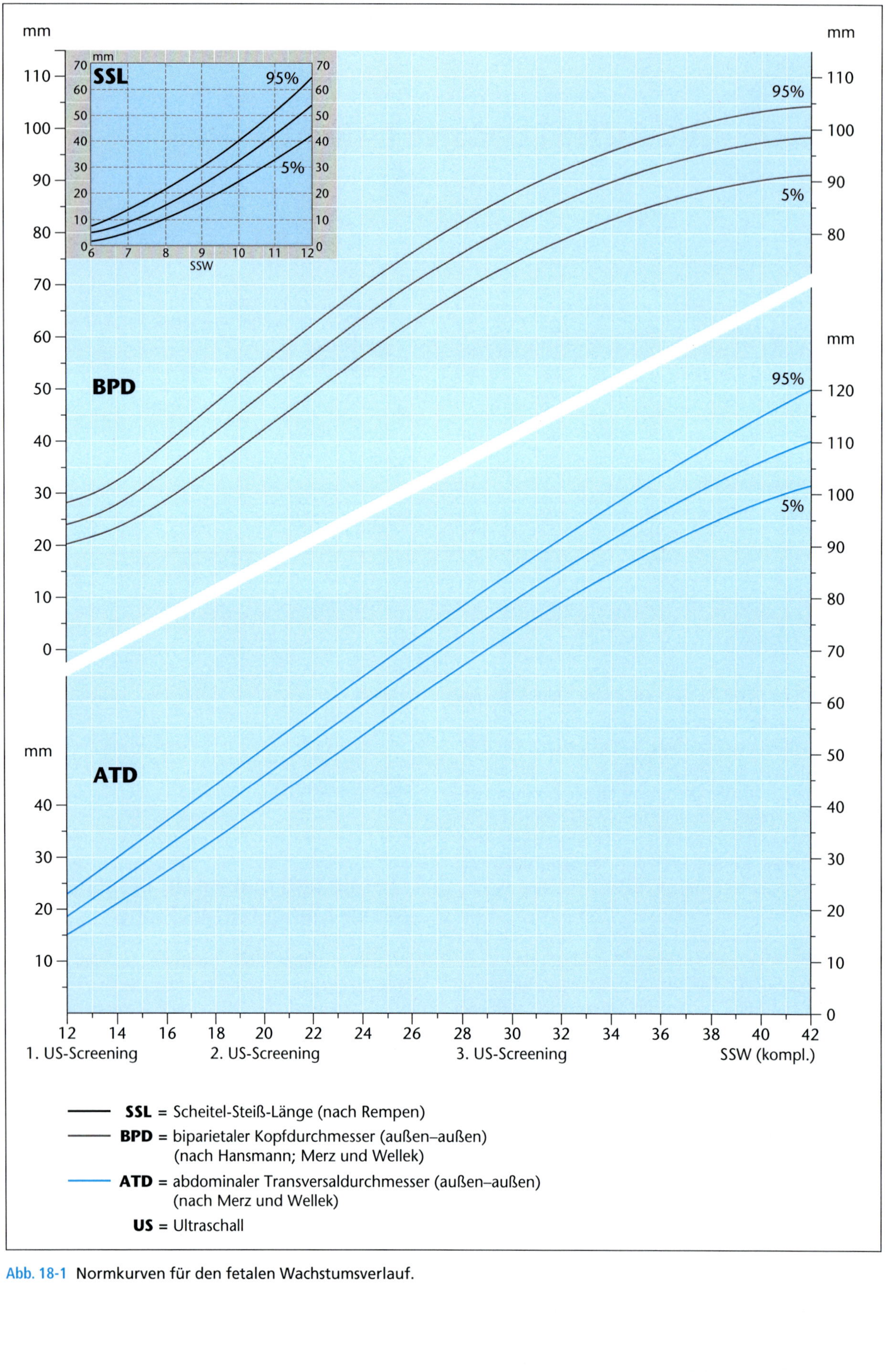

Abb. 18-1 Normkurven für den fetalen Wachstumsverlauf.

tardierung) und asymmetrisch auf. Von der Wachstumsverzögerung wird das Gehirn (messbar über den biparietalen Schädeldurchmesser) **später** betroffen als das Abdomen (z.B. die Leber). Nikotin, Alkohol und Heroin können teilweise über eine Schädigung der Plazenta (Plazentainsuffizienz) zur Hypotrophie beim Feten führen. Desgleichen können auch mütterliche Erkrankungen wie Hypotonie, Hypertonie, Glomerulonephritis, Zustand nach Nierentransplantation, Herzinsuffizienz u.a. über die Schädigung der Plazenta und Ausbildung der so genannten Plazentainsuffizienz eine asymmetrische Retardierung des Feten verursachen.

2 Diagnostik und Therapie

Die **fetalen Ursachen** der erfolgten Mangelentwicklung werden sonografisch bzw. durch Karyotypisierung abgeklärt. In vielen Fällen wird die „Therapie" der Mangelentwicklung aufgrund der diagnostizierten erheblichen fetalen Pathologie im Schwangerschaftsabbruch bestehen.

Bei der „Behandlung" der Hypotrophie des Feten auf dem Boden **maternaler Erkrankungen** werden die Ausschaltung der Noxen (Nikotin, Alkohol, Heroin usw.) sowie die kausale Therapie der Grundkrankheit (Diabetes mellitus, Präeklampsie, Hypotonie, Anämie usw.) im Vordergrund stehen. Grundsätzlich verbessert eine gesteigerte uteroplazentare Durchblutung, z.B. durch Ruhigstellung der Schwangeren, die Chancen, ein höheres Tragzeitalter zu erreichen. Andere Maßnahmen zur Behandlung der intrauterinen Wachstumsretardierung (Hämodilution) können in ihrer Wirksamkeit zurzeit noch nicht abschließend beurteilt werden. Deshalb kommt der Überwachung des wachstumsretardierten Feten in der zweiten Hälfte der Schwangerschaft eine besondere Bedeutung zu.

Überwachung des wachstumsretardierten Feten in der zweiten Schwangerschaftshälfte

Wie eingangs erwähnt, ist Hypotrophie häufig mit Frühgeburtsbestrebungen verbunden, z.T. bleibt aufgrund der Behandlung der Grundkrankheit der Mutter keine andere Wahl, als eine „therapeutische Frühgeburt" zu induzieren. Aus den Daten der Neonatologen ist bekannt, dass retardierte Kinder mit höherem Tragzeitalter verglichen mit gleich schweren eutrophen Kindern aus niedrigerer Tragzeit eine **bessere** Prognose bezüglich der Früh- und Spätmorbidität aufweisen.

▶ Bei der Überwachung des wachstumsretardierten Feten kommt es darauf an, exakt den Zeitpunkt zu bestimmen, zu dem das extrauterine Wachstum mit weniger Risiken hinsichtlich Mortalität und Morbidität behaftet ist als der Verbleib im intrauterinen Milieu.

> **!**
>
> Wachstumsverzögerung und Wachstumsstillstand in utero sind eine schwere fetale Erkrankung. Eine Überwachung mit dem Ziel der Optimierung des Entbindungszeitpunkts ist nur in leistungsfähigen Geburtskliniken möglich. Schon der Verdacht auf Retardierung muss die Vorstellung der Schwangeren in der Geburtsklinik nach sich ziehen.

Wird die Schwangere mit wachstumsretardiertem Fetus in Zusammenarbeit mit dem primär behandelnden Frauenarzt betreut, gelten für die Überwachung die Mutterschaftsrichtlinien nach Anlage 1b zu Abschnitt A, Nr. 5 und Abschnitt B, Nr. 4: „... können bei Vorliegen einer der nachfolgend aufgeführten Indikationen weitere sonografische Untersuchungen ... angezeigt sein, die als Kontrolluntersuchungen Bestandteil des Screenings sind: ... Kontrolle des fetalen Wachstums bei

- Schwangeren mit einer Erkrankung, die zu Entwicklungsstörungen des Feten führen kann,
- Verdacht auf Entwicklungsstörung des Feten aufgrund vorausgegangener Untersuchungen ..."

Ferner wird diese Schwangere überwacht nach Anlage 1d zu Abschnitt B, Nr. 4 der Mutterschaftsrichtlinien: „Dopplersonografische Untersuchungen in der zweiten Schwangerschaftshälfte – Verdacht auf intrauterine Wachstumsretardierung ..." sowie nach Anlage 2 B der Richtlinien zur kardiotokografischen Überwachung bei Verdacht auf Plazentainsuffizienz (s. Anhang).

Bei der Überwachung hypotropher Feten in der Tragzeit > 24. SSW bis < 28. SSW ist zu bedenken, dass der Verbleib des Feten in utero zu einer Verringerung seiner Mortalität um 1 % pro Tag führt. Da die kindliche Mortalität nach 28 SSW nur noch geringfügig verbessert wird, ergibt sich, dass der Verbleib des Feten in utero jenseits von 28 SSW sehr kritisch gesehen werden muss, besonders dann, wenn sich anhand von zwei biometrisch ermittelten Messungen ein Wachstumsstillstand ergeben hat. In einem Schwangerschaftsalter ab ca. 25 SSW sollte der Verbleib des Feten in utero vor allem zur Durchführung der Lungenreifebehandlung (RDS-Prophylaxe) mit Kortikosteroiden genutzt werden.

> **!**
>
> Die Tokolyse bei einer Schwangeren mit retardiertem Feten ist nur indiziert zur Durchführung der Lungenreifebehand-

lung, zur Verlegung der Schwangeren mit Wehentätigkeit (Frühgeburtsbestrebungen) in ein Perinatalzentrum oder präoperativ nach Indikationsstellung zur abdominalen Schnittentbindung (intrauterine Reanimation).

1 Ultraschallbiometrie, Amniotic Fluid Index (AFI)

Ergibt sich z.B. anlässlich des dritten Ultraschall-Screenings (30+0 bis 32+6 SSW) der Verdacht auf eine intrauterine Wachstumsretardierung, sollten bei der Schwangeren sehr sorgfältig die möglichen Kausalfaktoren abgeklärt werden. Eine sonografische biometrische Kontrolluntersuchung sollte nach 10–14 Tagen erfolgen. Die Biometrie umfasst vier Maße:

- biparietaler Durchmesser (BPD),
- frontookzipitaler Durchmesser oder Kopfumfang (FOD oder KU),
- abdominotransversaler Durchmesser oder anterior-posteriorer Durchmesser (ATD oder APD) oder Abdomenumfang (AU),
- Femurlänge (FL) oder Humeruslänge (HL).

Besonders ist auf die vorhandene oder nicht vorhandene Fruchtwassermenge zu achten. Die Bestimmung der Fruchtwassermenge erfolgt mittels des Amniotic Fluid Index (AFI). Hierzu wird der Uterus in 4 Quadranten aufgeteilt und die ultrasonografisch ermittelte maximale Fruchtwassermenge im vertikalen Durchmesser in Zentimetern addiert. Ein AFI über 15 cm ergibt eine normale Fruchtwassermenge. Vom Oligohydramnion spricht man bei einem Index < 5 cm.

!

Oligohydramnie ist ein wichtiges Hinweiszeichen für das Vorliegen eines wachstumsretardierten Feten.

Zeigt die Kontrollbiometrie ein Wachstum des Feten entlang der 5. Perzentile, kann das Ausdruck einer verbesserten uteroplazentaren Durchblutung sein, es könnte aber auch ein Irrtum im errechneten Tragzeitalter vorliegen. Bevor eine Verlegung des Geburtstermins in einen späteren Zeitraum erfolgt, ist zu überlegen, ob eine Wachstumsretardierung **sicher** ausgeschlossen ist.

!

Eine Terminänderung des vorausberechneten Entbindungstermins im II. und III. Trimenon ist nur nach sicherem Ausschluss einer fetalen Entwicklungsstörung (Hypo- oder Hypertrophie) statthaft.

Spätestens bei zwei in einem zeitlichen Abstand von 10–14 Tagen durchgeführten biometrischen Messungen, die auf einen Wachstumsstillstand hindeuten, ist die sofortige Einweisung der Schwangeren in die Geburtsklinik zu veranlassen.

2 Kardiotokografie (CTG)

Unter den antepartalen Überwachungsmethoden hat zurzeit die Kardiotokografie die beste Aussagekraft bezüglich der fetalen Sauerstoffversorgung. Die Kardiotokografie ist ein sehr sensitiver Indikator der fetalen Hypoxie; der pathologische Befund jedoch beinhaltet leider nur eine niedrige Spezifität. Es reicht also nicht aus, sich allein aus kardiotokografischen Befunden ein Bild über die Sauerstoffversorgung des retardierten Feten zu machen. Vielmehr müssen in die CTG-Interpretation der Gesamteindruck des Feten (Bewegungsaktivität) und die eventuell vorliegende Erkrankung der Mutter sowie die eventuell erfolgte medikamentöse Behandlung der Mutter mit dem Übertritt von Pharmaka auf den Feten (z.B. Diazepam-Effekt) mit einfließen (Näheres siehe Leitlinie zur Anwendung des CTG während Schwangerschaft und Geburt, 2004).

3 Wehenbelastungstest mittels Prostaglandin-E_2-Vaginalgel oder Misoprostol unter kardiotokografischer Registrierung

Wenn aufgrund des geburtshilflichen Untersuchungsbefunds eine vaginale Entbindung des hypotrophen Feten angestrebt wird, führen wir zunächst den so genannten Wehenbelastungstest mit Prostaglandin-E_2-Vaginalgel (2 mg) durch oder aber mit Misoprostol 50 oder 100 µg (eine viertel bis halbe Tablette Zytotec®). Anschließend erfolgt eine fortlaufende CTG-Registrierung über 45 Minuten.

Die Dringlichkeit zur Schwangerschaftsbeendigung sowie der Entbindungsmodus richten sich nach dem Ausmaß der pathologischen CTG-Veränderungen, dem Schwangerschaftsalter sowie der Grunderkrankung der Mutter.

4 Dopplersonografie

Der antepartale Einsatz der Dopplersonografie bei der Indikation „Verdacht auf intrauterine Wachstumsretardierung" hat nicht zuletzt deshalb Eingang in die Mutterschaftsrichtlinien gefunden, da nachgewiesen worden ist, dass unter dieser Indikation die fetale Morbidität und Mortalität gesenkt werden können. In der Praxis haben sich die Messung des Resistenz-Index (RI) sowie die Bestimmung des **Pulsatilitäts-Index** (PI) durchgesetzt. Wird in der A. uterina bilateral eine postsystolische Inzisur („Notch") – persistierend jenseits von 24 SSW – diagnostiziert, liegt mit sehr hoher Wahrscheinlichkeit eine uteroplazentare Minderdurchblutung mit Ausbildung einer Hypertonie und/oder eine fetale Wachstumsverzögerung vor.

Ein weiterer aussagefähiger Parameter für die uteroplazentare Durchblutung ist der in der A. umbilicalis gemessene **Resistenz-Index** (RI). Die Abnahme der diastolischen Blutströmung bis hin zum enddiastolischen Nullfluss oder sogar bis zum Auftreten eines „Reverse-Flow" bei gleichzeitig biometrisch ermittelter Wachstumsretardierung des Feten deutet auf eine drohende „intrauterine Asphyxie" hin. Bei Auftreten dieser Befunde sollte die Schwangerschaft in Abhängigkeit vom Schwangerschaftsalter beendet werden.

Die Bestimmung des RI oder PI in der A. cerebri media spiegelt die Sauerstoffversorgung des fetalen Gehirns wider. Indexwerte unter der 5. Perzentile als Ausdruck erhöhter diastolischer Strömung sprechen für einen Zentralisierungseffekt („brain sparing") und deuten auf eine bestehende intrauterine „Asphyxie" des retardierten Feten hin.

Die zunehmende Rechtsherzbelastung eines intrauterin retardierten Feten kann auch durch einen so genannten Nullfluss oder „Reverse-Flow" im **Ductus venosus** diagnostiziert werden. Anhaltende pathologische Indizes im Ductus venosus sind Ausdruck einer massiven fetalen Azidose. Hier ist der Geburtshelfer gefordert, die Risiken des Feten beim Verbleib in utero bis hin zum intrauterinen Fruchttod gegen die Risiken einer iatrogenen Frühgeburt mit all ihren Morbiditäts- und Mortalitätsrisiken abzuwägen. Im Einzelfall raten wir zur Hinzuziehung des Neonatologen. Mehrfach reproduzierbare pathologische Flussprofile, vor allen Dingen im Ductus venosus, treten etwa 10–14 Tage vor pathologischen CTG-Veränderungen auf, so dass die Gesamtbeurteilung des fetalen Zustandes immer unter der Synopsis CTG-Veränderungen, maternale Dopplerflussgeschwindigkeiten, fetale Dopplerflussprofile und Fruchtwasservolumenindex (AFI) beurteilt werden muss.

!

Präfinal können als Zeichen eines Versagens aller Kreislaufregulationsmechanismen in der A. cerebri media normale RI oder PI gemessen werden. Die Kardiotokografie muss dann als Entscheidungshilfe zur Frage der Dringlichkeit der Schwangerschaftsbeendigung einbezogen werden.

Geburtsleitung

Unter der Geburt ist bei Wachstumsretardierung des Feten eine kontinuierliche Überprüfung der Sauerstoffversorgung obligatorisch. Die Überwachung erfolgt bei stehender Fruchtblase kardiotokografisch. Nach Blasensprung kann zur Beurteilung der fetalen Azidität vor allem bei auffälligem oder schlecht interpretierbarem Kardiotokogramm die Mikroblutuntersuchung (MBU) eingesetzt werden. Die MBU gilt derzeit immer noch als Goldstandard zur Beurteilung der fetalen Aziditätslage. Inwieweit die Pulsoxymetrie in Zukunft die Mikroblutuntersuchung ablösen wird, ist nach derzeitigem Wissensstand noch nicht abschließend zu beurteilen.

Oberhalb eines Schwangerschaftsalters von 34 SSW sollte der vaginale Entbindungsmodus angestrebt werden, unter 34 SSW werden bei uns wachstumsretardierte Feten unabhängig von der Poleinstellung zu 80% per sectionem entbunden. Lediglich bei günstigem geburtshilflichen Befund (Portio verstrichen, weich, zentriert, stehende Fruchtblase [!], zügige Muttermundseröffnung) raten wir bei vorliegender Wachstumsretardierung des Feten auch in diesem Schwangerschaftsalter zur vaginalen Entbindung.

Die Bedeutung des Entbindungsmodus sowie der gemessenen Parameter der Frühmorbidität (Nabelarterien-pH, Apgar-Wert) zeigen eine zum Lebensalter des Menschen zunehmend schlechter werdende Korrelation zur Spätmorbidität. Niedrige Apgar-Werte bei der Geburt, z.B. Apgar-Wert < 7 nach 5 Minuten und nach 10 Minuten, sind äußerst fragliche Prognosefaktoren in Bezug auf die Spätmorbidität. Der 1-Minuten-Apgar-Wert sollte zur Zustandsbeurteilung eines Neugeborenen nicht mehr angewandt werden. Für die Spätmorbidität geeignetere Parameter sind die Bestimmung der neonatalen Laktatkonzentration und die Beurteilung des neonatalen Zustandes nach den ACOG-Kriterien (s. Kap. 25).

Die Wertigkeit des Nabelarterien-pH im präazidotischen Bereich (7,10–7,20) hat offensichtlich ebenfalls keine Bedeutung für die Spätmorbidität. Das menschliche Gehirn scheint über Reparatur-Mechanismen zu verfügen, durch die es in der Lage ist, bestehende Handicaps aus dem frühesten Kindesalter im späteren Leben auszugleichen (Riegel et al., 1994). Es muss ferner bedacht werden, dass Umweltfaktoren im Kindesalter insbesondere im Hinblick auf die psychosoziale Entwicklung des Menschen eine größere Wertigkeit haben als der Entbindungsmodus.

Literatur

Anwendung des CTG während Schwangerschaft und Geburt, Leitlinie, Stellungnahmen und Empfehlungen, Leitlinien Deutsche Gesellschaft für Gynäkologie und Geburtshilfe e. V., 2004 (Früher: Standards in der Perinatalmedizin).

Bayerische Arbeitsgemeinschaft für Qualitätssicherung in der Geburtshilfe (BAQ), Qualitätsbericht Geburtshilfe 2003.

Merz, E., S. Wellek: Das normale fetale Wachstumsprofil – ein einheitliches Modell zur Berechnung von Normkurven für die gängigen Kopf- und Abdomenparameter sowie die großen Extremitätenknochen. Ultraschall Med. 17 (1996) 153–162.

Rempen, A.: Ultraschall in der Frühschwangerschaft. In: Schmidt, W. (Hrsg.): Jahrbuch der Gynäkologie und Geburtshilfe 1997/98, S. 51–61. Biermann, Zülpich 1997.

Riegel, K., B. Ohrt, D. Wolke, K. Österlund: Die Entwicklung gefährdet geborener Kinder bis zum 5. Lebensjahr. Enke, Stuttgart 1994.

Seelbach, B.: Interpretation von pulsoxymetrischen und NIR-Registrierungen beim Feten sub partu. In: Knitza, R. (Hrsg.): Hypoxische Gefährdung des Feten sub partu. Steinkopff, Darmstadt 1994.

(Mutterschaftsrichtlinien, s. Anhang)

19 Die drohende Frühgeburt

Vorbemerkungen

1 Definitionen, Häufigkeit und Probleme der Frühgeburtlichkeit

Definitionsgemäß spricht man bei einer Tragzeit < 37 SSW oder < 259 Tagen von einer Frühgeburt. Ca. 7% aller Geburten enden als Frühgeburt. Bei einer Tragzeit < 32 SSW oder < 224 Tagen spricht man von einer frühen Frühgeburt, der Anteil betrug in Bayern im Jahr 2003 1,1%.

Definition der Frühgeburt:

- < 37+0 – 32+0 SSW (259 Tage) – Frühgeburt
  - Bayern (2003): 6,7%, n = 6 300,
- < 32+0 – 28+0 SSW (224 Tage) – frühe Frühgeburt
  - Bayern (2003): 0,8%, n = 824,
- < 27+6 – 25+0 SSW – sehr frühe Frühgeburt
  - Bayern (2003): 0,3%, n = 345,
- < 24+6 SSW – Frühgeburt an der Grenze der Lebensfähigkeit
  - Bayern (2003): < 500 g, n = 106, < 750 g n = 220.

Früh- und Spätmorbidität, Mortalität. Die Gruppe der Kinder > 32 SSW und < 37 SSW bereitet im Hinblick auf die Mortalität sowie die Früh- und Spätmorbidität im Allgemeinen keine großen Probleme. Entsprechend niedrig ist auch das finanzielle Aufkommen der Solidargemeinschaft für Kinder in dieser Altersgruppe bis zum Erreichen eines Gewichts von 2 500 g, das im Allgemeinen als Grenze für die Entlassungsfähigkeit aus der Kinderklinik gilt. Die perinatale Mortalität der Neugeborenen mit einem Schwangerschaftsalter < 32 SSW betrug in Bayern 2003 immer noch ca. 57% (Tab. 19-1).
Von größerer Bedeutung als die Mortalität ist jedoch die Morbidität der Frühgeborenen. Frühgeborene mit einem Schwangerschaftsalter > 32 SSW und einem Geburtsgewicht > 1 500 Gramm bereiten in aller Regel den Neonatologen keine Probleme bei der durch Untergewichtigkeit bedingten Frühmorbidität. Die Spätmorbidität, bedingt vor allem durch die in Tabelle 19-2 zusammengefassten Erkrankungen, führt zu erheblichen Langzeitfolgen für die Betroffenen (Tab. 19-3). Alle diese Erkrankungen treten zahlenmäßig umso häufiger auf, je niedriger das Schwangerschaftsalter war.

Tab. 19-1 Perinatale Mortalität nach Gestationsaltersklassen. Bezug: Kinder gesamt, Totgeburten und Todesfälle innerhalb von 7 Tagen postnatal.

Gestationsalter	Mortalität (Promille)
Unter 27 Wochen	488,5
27–31 Wochen	88,3
32–36 Wochen	15,8
37–41 Wochen	1,5
über 41 Wochen	2,9
ohne Angabe	5,0

Tab. 19-2 Die wichtigsten Komplikationen während der postnatalen Intensivbehandlung, die die Mortalität und Langzeitmorbidität bestimmen (nach Jorch et al., 2003).

- idiopathisches Atemnotsyndrom
- Pneumothorax
- intraventrikuläre Blutung
- periventrikuläre Leukomalazie
- Retinopathie
- Sepsis
- nekrotisierende Enterokolitis
- persistierender Ductus arteriosus
- bronchopulmonale Dysplasie
- Apnoe-Bradykardie-Syndrom
- Hypoglykämie

Tab. 19-3 Langzeitfolgen nach Frühgeburt (nach Jorch et al., 2003).

- Wachstumsstörungen
- kognitive Leistungsdefizite
- Epilepsie
- motorische Störungen
- Sehstörungen
- Hörstörungen
- Verhaltensstörungen

Die Kosten für die Volkswirtschaft bei der Behandlung der Kinder dieser Altergruppe sind enorm, die mittlere Behandlungsdauer für Frühgeborene < 32 SSW betrug in der Nürnberger Kinderklinik ca. 80 Tage, die Fallpauschalen werden derzeit noch ermittelt, wobei zu bedenken ist, dass zu diesen Kosten die eventuell im späteren Leben noch erforderlichen Kosten der Sekundärerkrankungen sowie die Kosten für Früh- und Spätförderung anfallen. Nicht messbar und errechenbar sind die Sorgen der Eltern, die über lange Monate und Jahre mit der Ungewissheit leben müssen, ob ihr Kind später ein selbstbestimmtes, zufriedenes Leben führen kann.

Von besonderer Bedeutung – weil hier auch ethische Dimensionen berücksichtigt werden – ist die Gruppe der Kinder mit einem Schwangerschaftsalter < 24 SSW. Ist die Geburt eines Kindes in diesem Schwangerschaftsalter nicht aufzuhalten, sollte möglichst rasch ein Gespräch mit den Eltern, an dem auch ein Neonatologe teilnehmen sollte, geführt werden zur Frage des Entbindungsmodus sowie dazu, welche medizinischen Maßnahmen seitens der neonatologischen Intensivmediziner nach der Geburt eines lebenden Kindes < 24 SSW ergriffen werden sollen. Wegen der akuten emotionalen Belastung der werdenden Eltern sind solche Gespräche nicht immer einfach zu führen. Sprachlosigkeit, Verzweiflung, aber auch Wut und Aggressivität sowie Ambivalenzen bezüglich des weiteren Vorgehens bis hin zur Entscheidungsunfähigkeit können Symptome einer akuten Belastungsreaktion sein (s. Kap. 40). Da es sich dabei in der Regel um vorübergehende Symptome handelt, kann – wenn möglich – das Einräumen von Zeit für eine Entscheidung hilfreich sein. Bei ausgeprägten Reaktionen sollte psychosomatische bzw. psychiatrische Hilfe in Anspruch genommen werden.

Bei diesen Gesprächen und Informationen an die werdenden Eltern ist auch zu bedenken, dass nicht die Überlebenszahlen, die an irgendeinem Ort der Welt erreicht wurden, Standard sind, sondern dass der Standard sich natürlich auf Zahlen und Daten beziehen muss, die am Geburtsort des Kindes zum jetzigen Zeitpunkt vorliegen.

Unabhängig vom Geburtsgewicht muss jedes lebend geborene Kind, das nach seiner Geburt verstirbt, beerdigt werden. Bei Totgeburten < 500 Gramm kann die Kindsmutter entscheiden, ob sie ihr Kind beerdigen lassen will oder der Klinik übergeben will. In Bayern ist dieses Vorgehen durch die so genannte „schickliche Entsorgung" geregelt. Beträgt das Geburtsgewicht des toten Kindes > 500 Gramm, muss in jedem Fall bestattet werden.

Immer mehr setzt sich auch die Erkenntnis durch, dass die Möglichkeit zum Abschiednehmen vom Kind für die weitere Bewältigung des Erlebten eine wichtige Funktion ist; ein entsprechendes Angebot sollte der Mutter bzw. dem Paar deshalb gemacht werden (s. Kap. 12). Selbst wenn eine Mutter von diesem Angebot Gebrauch macht, kann später noch die Anfrage nach einem Foto des Kindes kommen. Bei Totgeburten raten wir deshalb unabhängig vom Geburtsgewicht oder Schwangerschaftsalter immer dazu, diese Kinder zu fotografieren und die Fotos in der Krankengeschichte aufzubewahren.

Außerdem ist es sinnvoll, betroffenen Eltern Kontakt zu Selbsthilfegruppen zu vermitteln, die im Internet abge-

fragt werden können (z.B. Kontakt- und Informationsstelle für verwaiste Eltern in Deutschland, Initiative Regenbogen glücklose Schwangerschaft e.V.).
Das Hauptaugenmerk der in der ambulanten Versorgung tätigen Frauenärzte sowie der klinisch tätigen Frauenärzte muss aus den eben genannten Gründen der **Vermeidung der Frühgeburt** gelten.

2 Ätiologie

In ca. 65% liegt einer Frühgeburt ein vorzeitiger Blasensprung zugrunde, der in aller Regel durch eine Infektion ausgelöst wurde. Ca. 33% werden durch maternofetale Pathologie hervorgerufen.

> **!**
>
> In den meisten Fällen liegt einer vorzeitigen Wehentätigkeit bzw. einem vorzeitigen Blasensprung eine bakterielle Vaginose zugrunde. In 33% wird die Frühgeburt iatrogen induziert, um die Mutter oder auch das Kind oder die Kinder (Mehrlinge) extrauterin einer suffizienteren Behandlung zuzuführen, als das durch den Verbleib des oder der Feten im intrauterinen Milieu möglich wäre.

Die wichtigsten Ursachen, die eine Frühgeburt bedingen, zeigt Tabelle 19-4. Über die Möglichkeiten, eine Frühgeburt aus maternalen oder fetalen Ursachen zu vermeiden, wird in den entsprechenden Kapiteln informiert.

Vorzeitige Wehentätigkeit

Diagnose. Klagt eine Schwangere über vorzeitige Wehentätigkeit, erfolgt zunächst die vaginale Untersuchung. Hierbei wird der pH-Wert in der Vagina gemessen (Normalwert < 4,5), es erfolgen Abstrichentnahmen aus Zervix und Vagina mit der Untersuchung auf pathogene Keime – vor allem Chlamydien und β-hämolysierende Streptokokken. Ferner werden anlässlich der vaginalen Untersuchung die **Konsistenz der Zervix** überprüft und der äußere Muttermund beurteilt.

▶ Unabdingbar ist die sonografische Beurteilung der Zervix: Zervixlängen unter 25 mm deuten auf vorzeitige Wehentätigkeit hin. Eine trichterförmige Erweiterung des inneren Muttermundes beweist abgelaufene vorzeitige Wehentätigkeit.

Therapie. Sind alle möglicherweise die vorzeitige Wehentätigkeit hervorrufenden Faktoren ausgeschlossen, beträgt die Zervixlänge mehr als 25 mm und liegt kein Blasensprung vor, behandeln wir die Schwangere gar nicht und kontrollieren in wöchentlichen Abständen ultrasonografisch die Zervixlänge sowie den pH-Wert. Liegt der pH-Wert oberhalb 4,5, säuern wir mit Milchsäure an (Gynoflor® Vaginalovula über 12 Tage). Jede Schwangere wird von uns in der Technik der pH-Selbstmessung unterwiesen. Die Schwangere sollte den Scheiden-pH 2-mal wöchentlich selbst bestimmen und bei Werten oberhalb 4,5 den Arzt zur weiteren Abklärung aufsuchen.

Vorzeitiger Blasensprung

1 Definition und Häufigkeit

Der vorzeitige Blasensprung ist definiert als Amnionruptur beim Einsetzen der Wehentätigkeit. Tritt dieses Ereignis vor der 37. SSW ein, handelt es sich um einen frühen vorzeitigen Blasensprung, ein Ereignis, das in ca. 65% eine Frühgeburt induziert. Statistisch wurde ein positiver Zusammenhang zwischen Frühgeburt und nicht-deutscher Nationalität gefunden. Ebenso besteht

Tab. 19-4 Ursachen einer verkürzten Tragzeit (< 37 SSW bzw. < 259 Tage).

Vorzeitiger Blasensprung (ca. 66%) (inkl. vorzeitige Wehentätigkeit, „Zervixinsuffizienz")	Maternofetale Pathologie (ca. 33%), d.h. „therapeutische Frühgeburten"	
	Maternale Ursachen	**Fetale Ursachen**
– psychische Belastung – niedriger sozioökonomischer Status – gynäkologisch-geburtshilfliche Anamnese (Spätabort, Frühgeburt) – Infektionen (79%)	– Uterusfehlbildungen – Blutungen (Placenta praevia, vorzeitige Lösung) – Gestosen, HELLP-Syndrom – Diabetes mellitus	– Wachstumsretardierung – Zwillinge und höhergradige Mehrlinge – Fehlbildungen

eine positive Korrelation zwischen Frühgeburt und Familienstand (ledig/geschieden). Berufstätigkeit jedoch ist nicht mit Frühgeburtlichkeit korreliert. Alle Statistiken sind zum Merkmal Frühgeburt und nicht zum Merkmal vorzeitiger Blasensprung korreliert.

Ob die Frühgeburt das Ergebnis vorgeburtlicher Stressfaktoren auf dem Boden ungünstiger sozioökonomischer Bedingungen mit einsetzender vorzeitiger Wehentätigkeit ist oder das Ergebnis eines vorzeitigen Blasensprungs, bedingt durch vaginale Infektionen, die möglicherweise bei Frauen mit niedrigem Sozialstatus häufiger auftreten, oder das Ergebnis einer Kombination aller dieser Faktoren, steht aus.

Solange wir nicht mehr über die Ätiologie der Frühgeburt wissen, müssen wir Schlüsse aus der Tatsache ziehen, dass – vereinfacht ausgedrückt – Schwangere ohne anamnestische oder befundete Risiken unter Zuhilfenahme der Schwangerenvorsorgeuntersuchungen überversorgt werden und Schwangere mit befundetem und/oder anamnestischem Risiko, wozu auch ausländische, ledige und geschiedene Mütter zählen, im Rahmen der Vorsorgeuntersuchungen unterversorgt werden (Wulf, 1990).

2 Diagnose

Neben den Angaben der Patientin kommen folgende objektive Untersuchungsverfahren zum Einsatz:
- Spekulumeinstellung,
- Bestimmung des pH-Wertes,
- Nachweis des IGFBP-1 (Insulin-like Growth Factor Binding Protein-1), Amni-Chek®,
- Ultraschall.

Die **Spekulumeinstellung** mit dem Nachweis des Abgangs von Fruchtwasser aus dem Zervikalkanal ist einfach und billig, ebenso die Bestimmung des **pH-Wertes** mittels pH-Indikatorpapier. Bei Nachweis von Fruchtwasser zeigt das Indikatorpapier (z. B. „Spezialindikator pH 4,0–7,0 Merck®") eine Verfärbung im alkalischen Bereich an (pH > 7,0). Das Ergebnis kann durch Blutbeimischungen, Urin oder Vaginalsekret jedoch verfälscht werden.

Die **Ultraschalluntersuchung** sollte nicht zum Nachweis oder Ausschluss eines vorzeitigen Blasensprungs herangezogen werden: Sowohl Oligohydramnie (größtes Fruchtwasserdepot < 2 cm) als auch Normohydramnie sind weder beweisend für einen vorzeitigen Blasensprung noch schließen sie diesen aus.

3 Therapie von Infektionen

Zu Diagnostik und Therapie einer Infektion auch bei vorzeitigem Blasensprung siehe Kapitel 13. Beim Vollbild des nachgewiesenen Amnioninfektionssyndroms (Fieber > 38 °C, CRP > 20 mg/l, Leukozyten >20 000/µl, Tachykardie > 120/min und/oder übelriechender Fluor) muss die Frau als septische Patientin angesehen und behandelt werden. Unabhängig von Schwangerschaftsalter und den Überlebensmöglichkeiten des Feten muss die Schwangerschaft zügig beendet werden. Ferner muss die Schwangere intensivmedizinisch beobachtet und behandelt werden (Überwachung der Nieren- und Lungenfunktion, Bestimmung der entsprechenden Laborparameter einschließlich Gerinnung).

Vorgehen bei vorzeitigem Blasensprung

1 > 20 SSW und < 26 SSW

Verlängerung der Tragzeit. Analog dem Vorgehen beim Spätabort (s. Kap. 13) kann in diesem Zeitraum nach Rücksprache mit den Eltern unter Hinzuziehung eines Neonatologen versucht werden, die Schwangerschaft bei eutrophem Feten und unauffälligen Entzündungsparametern zu prolongieren.

Auf keinen Fall sollte – wegen der fehlenden Wirksamkeit bezogen auf den Risikofaktor Frühgeburt – versucht werden, mit Hilfe von Tokolytika die Tragzeit zu verlängern. Ob die initiale Gabe von Antibiotika in der Lage ist, die Tragzeit zu verlängern, wird unterschiedlich bewertet. Wir kontrollieren täglich die Entzündungsparameter, machen wöchentlich Abstrichkontrollen auf pathogene Keime und behandeln gezielt antibiotisch lokal mit Clindamycin (Sobelin® Vaginalcreme), aber auch systemisch (Ampicillin oder Clindamycin). Bei Nichtansprechen der antibiotischen Therapie streben wir die Schwangerschaftsbeendigung an.

Nach 24 + 0 SSW beginnen wir bei fehlender Wehentätigkeit eine RDS-Prophylaxe. Im Fall einer Wehentätigkeit führen wir eine sog. schnelle RDS-Prophylaxe mit Betamethason durch (Celestan® solubile 2-mal 12 mg, jeweils im Abstand von 12 Stunden), unter gleichzeitiger Antibiotikagabe von Ampicillin (3-mal 2 g/d) oder Erythromycin (2-mal 1 000 mg/d in 500 ml NaCl 0,9%) sowie Tokolyse mit Fenoterol (1 mg Partusisten® in 500 ml NaCl 0,9%; 60 Tropfen/h = 180 ml/h = 0,36 mg Partusisten®/h). Nach abgeschlossener Lungenreifebehandlung werden Antibiotikum und Tokolytikum abgesetzt. Anschließend wird der Fetus kardiotokografisch überwacht; bis zur abgeschlossenen

Lungenreifebehandlung wird lediglich auskultatorisch einmal täglich die Vitalität nachgewiesen. Eine Wiederholung der RDS-Prophylaxe, wie früher empfohlen, sollte nur in kontrollierten Studien durchgeführt werden, da nach verschiedenen Literaturhinweisen unter Umständen hirnorganische Veränderungen beim Feten durch Kortikosteroide hervorgerufen werden können.

Entbindung. Bei dem Entbindungsmodus vaginal oder abdominal ist eine Differenzierung nach Indikationen erforderlich. Ist die Frühgeburt aufgrund einer tokolyserefraktären Wehentätigkeit nicht mehr aufzuhalten und liegen sonst keine Zusatzerkrankungen wie Infektion u. Ä. vor, können diese so genannten spontanen Frühgeburten primär dem vaginalen Entbindungsmodus zugeführt werden. Handelt es sich dagegen um so genannte iatrogene Frühgeburten, wo also die Frühgeburt durch vorliegende Grunderkrankungen, maternal oder fetal, wie Amnioninfektionssyndrom, Retardierung o. a., vorgegeben wird, so sollte der Entbindungsmodus eher abdominal durch Sectio caesarea erfolgen.

Beim vaginalen Vorgehen sollte eine großzügige Episiotomie angelegt werden. Ob anlässlich der Sectio caesarea der korporale Längsschnitt oder der isthmische Querschnitt favorisiert wird, ist derzeit durch evidenzbasierte Untersuchungen nicht abgesichert. Beim korporalen Längsschnitt ist zu bedenken, dass diese Frauen in jedem Fall anlässlich einer später eingetretenen Schwangerschaft primär mittels Re-Sectio entbunden werden sollten.

Amnionauffüllung

Vor einer Beratung der Eltern über schwangerschaftsverlängernde Maßnahmen sollte die Menge des noch vorhandenen Fruchtwassers beurteilt werden: Liegt der Fetus total trocken, ist die Wahrscheinlichkeit des Ausbildens einer Lungenhypoplasie trotz ständiger Neubildung von Fruchtwasser eher wahrscheinlich. Unter diesem Gesichtspunkt würden wir eher zur Abortinduktion als zur Schwangerschaftsverlängerung raten.

Handelt es sich jedoch um eine Oligohydramnie, kann der Versuch der Amnionfüllung unternommen werden:

- ▶ Wir führen die Auffüllung mit mindestens 200 ml Normofundin® sKG-5 (je nach vorhandenem Fruchtwasserdepot) durch. Der Zeitpunkt zur Wiederholung dieser Maßnahme ist gegeben, wenn wiederum eine Oligohydramnie entsteht.

Die längste Behandlungsdauer (Tragzeitverlängerung) betrug 9 Wochen nach einem Blasensprung in der 23. SSW, mit insgesamt 11 intraamnialen Infusionen. Die Ergebnisse in den einzelnen Zentren sind unterschiedlich; größere Statistiken über Nutzen und Risiken existieren nicht.

2 < 32 SSW

Das Ziel aller Maßnahmen ist die möglichst schonende Entwicklung des Feten. Zum Vorgehen anlässlich einer Entbindung im Schwangerschaftsalter < 32 SSW siehe Abbildung 19-1.

Eine Tokolyse sollte unter 32 SSW bis hin zu 24+0 SSW nur gleichzeitig mit der Gabe von Glukokortikoiden erfolgen. Alle vorliegenden Metaanalysen zeigen keinen eindeutigen Vorteil für den Feten in Schädellage bei vaginaler oder abdominaler Geburt. Hier ist eine Differenzierung und Individualisierung erforderlich. Für Feten mit der Poleinstellungsanomalie Beckenendlage sowie Mehrlinge unabhängig von der Poleinstellung gilt, dass die strukturellen Voraussetzungen, unter denen die Geburt stattfindet, eine höhere Wertigkeit haben als der Entbindungsmodus.

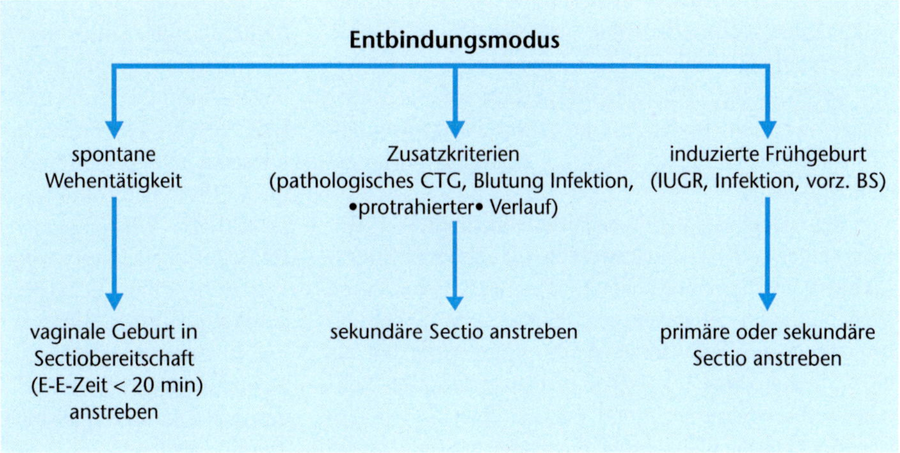

Abb. 19-1 Empfohlenes Vorgehen zum Entbindungsmodus vaginal oder abdominal bei Frühgeburten < 32 SSW.

3 > 32 SSW und < 34 SSW

Bei fehlender Wehentätigkeit führen wir die RDS-Prophylaxe ohne Gabe von Tokolytika oder Antibiotika durch. Bei Wehentätigkeit erfolgen Antibiose, Tokolyse und „schnelle" RDS-Prophylaxe mit Betamethason (Celestan® solubile 2-mal 12 mg, jeweils im Abstand von 12 Stunden), wobei versucht werden sollte, die Geburt möglichst um 24 Stunden zu verzögern.
Der Entbindungsmodus erfolgt unabhängig von der Poleinstellung nach üblichen Kriterien, wie sie auch für die Entbindung reifer Feten am Termin angewandt werden.

4 > 34 SSW

Setzt 12–24 Stunden nach dem vorzeitigen Blasensprung keine spontane Wehentätigkeit ein, applizieren wir lokal 2-mal täglich Prostaglandin E_2 (Minprostin E_2® vaginal oder Misoprostol® oral) mit dem Ziel der Schwangerschaftsbeendigung. Nach Einsetzen regelmäßiger Wehentätigkeit über 6 Stunden wird die Patientin bei bis dahin nicht erfolgter Geburt mit Ampicillin (3-mal 2 g/d) antibiotisch abgedeckt.

Vorgehen bei vorzeitiger Wehentätigkeit (ohne Blasensprung)

Solange die Ätiologie der vorzeitigen Wehentätigkeit – Einfluss sozioökonomischer Faktoren, psychische Faktoren – nicht besser untersucht ist, ist es nicht verwunderlich, dass eine Langzeittokolyse nicht zur Schwangerschaftsverlängerung führt. Der behandelnde Arzt sollte vielmehr versuchen, die Ursachen des Auftretens vorzeitiger Wehen zu behandeln.
So besteht die „tokolytische Therapie" einer bakteriellen vaginalen Infektion in der Gabe von Antibiotika und lokalen Antiseptika. Die „tokolytische Therapie" der vorzeitigen Wehentätigkeit bei einer Schwangeren mit überwiegend stehender, körperlich anstrengender Tätigkeit besteht in der Aussprechung eines absoluten Beschäftigungsverbotes nach § 3 Abs. 1 des Mutterschutzgesetzes.
Vor dem Beginn irgendwelcher medikamentöser Behandlungen sollte versucht werden, die „äußeren Stressfaktoren" mit dem möglichen Einfluss auf die vorzeitige Wehentätigkeit zu beseitigen. Körperliche Schonung trägt mehr zur Schwangerschaftsverlängerung bei als eine Therapie mit Tokolytika. Selbstverständlich können die Frühgeburtsbestrebungen bei einer Schwangeren mit Gemini nicht durch die Gabe von Tokolytika behandelt werden, wohl aber durch körperliche Schonung der Mutter und bei Berufstätigkeit durch Vorverlegung des Mutterschutzes um mindestens 3 Wochen auf die 31. SSW durch Aussprechen des oben genannten absoluten Beschäftigungsverbotes. Bei Drillingsschwangerschaften sollte spätestens ab 25 SSW ein Beschäftigungsverbot ausgesprochen werden.
Sollte aufgrund einer mittels Ultraschall und Tokografie nachgewiesenen vorzeitigen Wehentätigkeit vor der 32. SSW eine **Frühgeburt** bevorstehen, sollte die stationäre Aufnahme der Patientin, möglichst in einem **Perinatalzentrum,** erfolgen. Für den Transport in ein solches Zentrum erhält die Schwangere wegen der geringeren Nebenwirkung zunächst eine Bolustokolyse, z. B. in Form von 1–2 ml Partusisten® intrapartal (25 µg auf 5 ml verdünnt), und danach eine Infusion mit Partusisten® (in einer Dosierung von 1 mg in 500 ml NaCl 0,9%, 60 Tropfen/h). Anlässlich des stationären Aufenthaltes erfolgt – wenn nicht schon begonnen – die intravenöse Gabe von Kortikosteroiden, ebenfalls unter begleitender Tokolyse.
Bei vermuteter oder nachgewiesener vaginaler Infektion oder bei vorzeitigem Blasensprung sollten die Tokolyse sowie die RDS-Prophylaxe nur unter der Gabe von Antibiotika erfolgen. Danach muss die Tokolyse bei nachgewiesener Infektion auf jeden Fall abgesetzt werden: Die mütterlichen und fetalen Risiken eines Amnioninfektionssyndroms übersteigen den Nutzen der möglichen Tragzeitverlängerung.
Unabhängig von der Kostensituation sollte bei den Zusatzindikationen Diabetes mellitus, Gestationsdiabetes, Hochdruck, Gestose, Präeklampsie, Gemini und vorzeitiger Blasensprung das Tokolytikum der Wahl Tractocile (Atosiban®) sein, da die Nebenwirkungen für die Mutter (Tachykardie, Herzklopfen, Blutdruckabfall, Hyperglykämie u. a.) hier nicht auftreten (Leitlinie 2004).
Bei der Anwendung von Tokolytika muss dem verordnenden Arzt klar sein, dass er lediglich die fetale Morbidität verbessern, nicht jedoch die Frühgeburt verhindern kann. Sollte der Arzt sich für die Gabe von β-Mimetika entschieden haben, sollte wegen der möglichen kardialen Nebenwirkungen unter Tokolyse ein EKG geschrieben und ausgewertet werden. Ein nachgewiesener Magnesiummangel wird ausgeglichen. Bei dieser Form der Tokolyse geben wir wegen der kardioprotektiven Wirkung sowie wegen des tokolytischen Begleiteffektes Magnesium 3 mal 1 Tablette (250 mg).
Die Behandlung der vorzeitigen Wehentätigkeit oder eines vorzeitigen Blasensprungs unter 32 SSW sollte nur in Zentren erfolgen, in denen Geburtshelfer und Neonatologen durch die Häufigkeit des Auftretens dieses Risikomerkmals einem ständigen Training unterworfen werden.

!

- Tokolytika sind nicht in der Lage, die Frühgeburtenrate zu senken.
- Die intravenöse Gabe von Tokolytika erfolgt zur Verlegung der Risikoschwangeren in ein Perinatalzentrum.
- Die intravenöse Gabe von Tokolytika erfolgt zur Durchführung der RDS-Prophylaxe mit Kortikosteroiden.
- Es gibt keine Indikation zur Gabe oraler Tokolytika.

!

Die Geburt eines Kindes unter 32 SSW (und unter 1 500 g) in einem peripheren Krankenhaus mit anschließendem Transport mittels Baby-Abholdienst und Baby-Notarztwagen sollte unbedingt vermieden werden. Der Baby-Abholdienst ist teuer und ineffektiv: Die Rate der neurologischen Spätkomplikationen auf dem Boden intraventrikulärer Hämorrhagien ist um den Faktor 3 höher als bei der Geburt eines Kindes in einem geburtshilflich-neonatologischen Zentrum (Perinatalzentrum).

Risikomerkmal „vorzeitige Wehentätigkeit“ und „drohende Frühgeburt“ < 32 SSW – Vereinbarung der verschiedenen Fachgesellschaften

Gemeinsame Stellungnahme der Deutschen Gesellschaft für Perinatale Medizin, der Gesellschaft für Pränatal- und Geburtsmedizin, der Deutschen Gesellschaft für Gynäkologie und Geburtshilfe, der Deutsch-Österreichischen Gesellschaft für Neonatologie und pädiatrische Intensivmedizin und der Deutschen Gesellschaft für Kinderheilkunde (1994):

1. Neugeborenen-Notarztdienste sind erforderlich, um bei Notfällen Neugeborenen in Geburtskliniken Hilfe leisten zu können und sie zur Weiterbehandlung in eine neonatologisch/intensivmedizinisch ausgerüstete Kinderklinik zu bringen.
2. Die Verfügbarkeit eines Neugeborenen-Notarztdienstes darf nicht dazu führen, die erforderliche Verlegung einer Risikoschwangeren in ein Krankenhaus mit perinatologischem Schwerpunkt/Zentrum zu unterlassen.
3. Die Schwangere mit hohen Risiken ist über die Möglichkeit und Notwendigkeit einer präpartalen Verlegung aufzuklären. Die Deutsche Gesellschaft für Gynäkologie und Geburtshilfe hat Hochrisikoschwangerschaften beispielhaft aufgelistet (Empfehlungen der Deutschen Gesellschaft für Gynäkologie und Geburtshilfe, 1991):
   - Alkoholabhängigkeit,
   - insulinbedürftiger Diabetes,
   - höhergradige Mehrlingsschwangerschaft,
   - Drogenabhängigkeit,
   - schwere Wachstumsretardierung,
   - Wehen vor der 33. SSW,
   - Blutung nach der 28. SSW,
   - schwere mütterliche Erkrankungen,
   - fetale Erkrankungen, wenn eine Behandlung möglich erscheint,
   - schwere Formen der Schwangerschaftshypertonie.
4. Es ist auch Aufgabe des Neonatologen, auf eine präpartale Verlegung der Schwangeren mit hohem Risiko hinzuwirken und jede Verlegung eines Neugeborenen zu vermeiden, wenn bereits pränatal eine Behandlungsbedürftigkeit zu erwarten und eine Verlegung der Schwangeren noch möglich ist.

Literatur

Aufgaben des Neugeborenen-Notarztdienstes: Gemeinsame Stellungnahme der Deutschen Gesellschaft für Perinatale Medizin, der Gesellschaft für Pränatal- und Geburtsmedizin, der Deutschen Gesellschaft für Gynäkologie und Geburtshilfe, der Deutsch-österreichischen Gesellschaft für Neonatologie und pädiatrische Intensivmedizin und der Deutschen Gesellschaft für Kinderheilkunde. Perinatalmed. 6 (1994) 6–26.

Bayerische Arbeitsgemeinschaft für Qualitätssicherung in der stationären Versorgung, BAQ, Qualitätsbericht Geburtshilfe, Jahresauswertung 2003.

Frühgeburt an der Grenze der Lebensfähigkeit, Leitlinie Deutsche Gesellschaft für Gynäkologie und Geburtshilfe, Frauenarzt, 12 (1998) 1803.

Jawny, J.: Der vorzeitige Blasensprung. Frauenarzt 9 (1999) 1165–1172.

Jorch, G., F. J. Schulte, Die Entwicklung von Frühgeborenen. In: Geburt II, 7, Klinik der Frauenheilkunde und Geburtshilfe, Hrsg.: W. Künzel, 4. Auflage, Urban & Fischer, 2003.

Leitlinie: Medikamentöse Wehenhemmung bei drohender Frühgeburt, Deutsche Gesellschaft für Gynäkologie und Geburtshilfe 2004.

Mitteilung der Deutschen Gesellschaft für Gynäkologie und Geburtshilfe: Empfehlungen der Deutschen Gesellschaft für Gynäkologie und Geburtshilfe zur Einweisung von Hochrisikoschwangeren in Perinatalzentren. Frauenarzt 15 (1991) 139.

Spätling, L., H. Schneider, Prophylaxe und Therapie vorzeitiger Wehen. In: Geburt II, 7, Klinik der Frauenheilkunde und Geburtshilfe, Hrsg.: W. Künzel, 4. Auflage, Urban & Fischer, 2003.

Wulf, K.-H.: Schwangerenvorsorge und fetal Outcome. In: BPE Jahresbericht, S. 84. Bayerische Landesärztekammer, Kassenärztliche Vereinigung Bayern, 1990.

20 Beckenendlage

Vorbemerkungen

1 Definition, Häufigkeit und Schwangerschaftsrisiko

Die Beckenendlage (BEL) ist eine Poleinstellungsanomalie. Ihr Vorkommen beträgt etwa 5,5% (BAQ, 2003). Das Geburtsrisiko BEL hat zu einer – was den Entbindungsmodus angeht – kontroversen Diskussion in den letzten 30 Jahren geführt, seit Kubli (1975) gefordert hat, die Schwangerschaft bei BEL elektiv durch Sectio caesarea zu beenden. Hatte Kubli in seiner Forderung zum abdominalen Entbindungsmodus noch auf medizinische Argumente zurückgreifen können, ist heute nicht zu verkennen, dass zahlreiche nicht-medizinische Faktoren die Sectio-Geburt begünstigen. Nach den Mutterschaftsrichtlinien „soll der Arzt die Schwangere bei der Wahl der Entbindungsklinik unter dem Gesichtspunkt beraten, dass die Klinik über die nötigen personellen und apparativen Möglichkeiten zur Betreuung von Risikogeburten und/oder Risikokindern verfügt" (Abschnitt B II, 6 der Mutterschaftsrichtlinien, s. Anhang). So hat Kublis Forderung nach der Sectio-Geburt der BEL-Kinder dazu geführt, dass unter Umgehung der Mutterschaftsrichtlinien und unter Ausnutzung der in Deutschland und vor allen Dingen in Bayern dezentral angesiedelten Geburtshilfe das Geburtsrisiko BEL mit angeblich niedriger kindlicher Morbidität und Mortalität durch die gleichzeitig erhöhte mütterliche Sectio-Mortalität und -Morbidität in Kauf genommen wurde.
Nach der Bayerischen Perinatalerhebung 2003 betrug die Sectio-Frequenz bei BEL 90%. Die Gesamtsectio-Frequenz ist auf 27,5% angestiegen, 15,6% aller Kaiserschnitte in Bayern werden unter der Indikation BEL durchgeführt.
Auffällig bei Durchsicht der Statistik ist, dass in Bayern – und vermutlich auch in Gesamtdeutschland – kein Regionalisierungseffekt anlässlich des Schwangerschafts- und Geburtsrisikos BEL festzustellen ist. So betrug bei der oben erwähnten Gesamtfrequenz von BEL-Geburten im Jahr 2003 in Bayern (5,5%) diese Zahl in Belegkliniken mit weniger als 500 Geburten 4,7% und in Chefärzte-geleiteten Kliniken bei über 1000 Geburten nur 6,2%. Unabdingbare Voraussetzung für die Durchführung einer vaginalen Geburt bei Beckenendlage ist es, die Notsectio anlässlich einer erkannten Notlage des Feten nach den auch von den Gerichten sowie den Leitlinien vorgegebenen Empfehlungen (E-E-Zeit < 20 Minuten) durchzuführen. Nach dem Qualitätsbericht Geburtshilfe waren immerhin 18,9% aller Kliniken in Bayern angesichts einer Notlage nicht fähig, diese E-E-Zeit < 20 Minuten einzuhalten.
Schon daran ist erkennbar, dass der **Entbindungsmodus** anlässlich einer Poleinstellungsanomalie des Feten

ganz wesentlich durch organisatorische und strukturelle Gegebenheiten beeinflusst ist. Gelingt es nicht, die Risikogeburtshilfe an personell, apparativ und strukturell geeigneten Kliniken zu regionalisieren, droht die Abwanderung dieser Risikoklientel in die **außerklinische Geburtshilfe**. Immer weniger Frauen sind bereit, sich nur deshalb einem medizinisch nicht erforderlichen operativen Eingriff zu unterziehen, weil die strukturellen Voraussetzungen zur vaginalen Geburtshilfe nicht gegeben sind. Schon jetzt beträgt der Anteil der BEL-Geburten in außerklinischen Einrichtungen knapp 1%. Zwar ist es in den letzten Jahren gelungen, die mütterlichen Risiken anlässlich einer elektiven Erst-Sectio (Mortalität) nahezu in den Bereich der Frauen zu senken, die vaginal entbunden worden sind (Welsch et al., 2004). Leider ist jedoch die Frau im Z. n. Sectio anlässlich ihrer nächsten Schwangerschaft von einem 2%-igen Komplikationsrisiko (vor allem Uterusruptur) bedroht, was bei Eintritt dieser Komplikation Mutter und Fetus immer in eine lebensbedrohliche Situation bringt. So ist zum Beispiel das Risiko für eine Placenta praevia im Zustand nach einem Kaiserschnitt um das 2,5fache und nach zwei Kaiserschnitten um das 7fache erhöht. Das entsprechende Risiko für eine Placenta accreta beträgt das 4,8fache bzw. 9,4fache. Selbstverständlich steigt damit auch das Risiko einer Hysterektomie-Sectio im Zustand nach Sectio an, weshalb Frauen im Zustand nach Sectio unbedingt in leistungsfähigen geburtsmedizinischen Einrichtungen entbunden werden sollten.

Nicht zu verkennen ist auch die Tatsache, dass die dezentral geführten Geburtskliniken mit niedrigen Geburtenzahlen zur Erhaltung ihrer Wirtschaftlichkeit gezwungen sind, auf die an sich notwendige Verlegung des Feten in utero in ein höherstufiges Versorgungszentrum zu verzichten, um ein betriebswirtschaftlich günstigeres Ergebnis für den Träger der Klinik zu erzielen.

Inzwischen wird der Wunsch der Schwangeren nach möglichst „natürlicher Geburt" lautstark geäußert. Geburtshelfer können sich nicht mehr auf die Empfehlung von Kubli nach 100%iger Sectio-Geburt bei BEL berufen, wenn andererseits bekannt ist, dass bei entsprechender Selektion der BEL-Schwangeren ohne Inkaufnahme eines gesteigerten kindlichen Mortalitäts- oder Morbiditätsrisikos ebenso vaginal entbunden werden kann. Die Geburtshelfer sind gefordert, die Schwangere wahrheitsgemäß über die kindlichen und mütterlichen Risiken aufzuklären und dem Risiko entsprechend individuell vorzugehen.

2 Diagnostisches Vorgehen und Schwangerenberatung

Die Diagnose BEL ist – unabhängig von der Parität – erst von der 28. SSW an von klinischer Relevanz. Eigene und andere Untersuchungen haben gezeigt, dass die kindliche Morbidität und Mortalität unterhalb einer Schwangerschaftsdauer von 28 SSW nicht von der Poleinstellung und dem Entbindungsmodus beeinflusst werden (Feige und Krause, 1998). Da nach den Mutterschaftsrichtlinien die dritte Ultraschall-Untersuchung im Zeitraum 30+0 bis 32+6 SSW stattfinden soll, kann die Diagnose zu diesem Zeitpunkt gestellt und der Patientin mitgeteilt werden. Anlässlich der Sonografie sollten folgende Befunde erhoben werden:

- Sonografie:
  - reine Steißlage („extended legs"),
  - vollkommene/unvollkommene Fußlage oder Steiß-Fuß-Lage,
  - vollkommene/unvollkommene Knielage,
  - fetale Biometrie: biparietaler Durchmesser (BPD), frontookzipitaler Durchmesser (FOD), Kopfumfang (KU), abdominotransversaler Durchmesser (ATD), Femurlänge (FL),
  - Plazentalokalisation.
- Klinik:
  - Beckenaustastung mit der Frage, ob das Promontorium der Mutter erreichbar ist oder nicht (Ausschluss eines verengten mütterlichen Beckens).

Die in vielen Lehrbüchern getroffene Unterscheidung in Fußlagen und Steiß-Fuß-Lagen macht nach unserer Erfahrung bei stehender Fruchtblase keinen Sinn: Bei der Ultraschall-Untersuchung zeigt sich, dass in der Regel ein oder beide Füße führen und der Steiß geringfügig oberhalb der führenden Füße steht. Daraus ist jedoch nicht der Schluss abzuleiten, dass nach Blasensprung auch die Füße weiterhin die Führung übernehmen. Vielmehr haben wir häufig die Kinder aus Steiß-Fuß-Lage dadurch entwickeln können, dass der Steiß nach Blasensprung in Fußebene heruntergetreten ist.

> **!** Die Diagnose vollkommene/unvollkommene Steiß-Fuß-Lage oder Fußlage ist erst nach Blasensprung exakt zu stellen.

Anlässlich der Schwangerenberatung klären wir die Schwangere über die mütterlichen und kindlichen Risiken einer vaginalen BEL-Geburt sowie die Risiken einer Sectio-Geburt auf. Als Ergebnis dieses Gesprächs vermitteln wir der Schwangeren, dass unter Beachtung bestimmter personeller und apparativer Voraussetzungen das kindliche Risiko bei vaginaler Geburt nicht höher ist als bei abdominaler Geburt. Haben wir den Eindruck, die Patientin in die Lage versetzt zu haben, selbstständig entscheiden zu können, dokumentieren wir ihren Entschluss und ihr Einverständnis im Geburtenjournal.

- Des Weiteren führen wir anlässlich dieser Schwangerenberatung die von den Anästhesisten im Hinblick auf die Katheter-Periduralanästhesie als notwendig erachteten Gerinnungsuntersuchungen (Quick, Thrombozyten, PTT) durch.

Äußere Wendung

In Deutschland wird die äußere Wendung bei BEL nur in wenigen Zentren durchgeführt. Der Grund ist sicher darin zu sehen, dass die Ausbildungs- und Trainingsmöglichkeiten dadurch limitiert sind, dass etwa 80% aller BEL-Geburten elektiv durch Sectio beendet werden und man deshalb glaubt, auf die Inkaufnahme der methodenimmanenten Risiken verzichten zu können. Die größte Erfahrung bei der äußeren Wendung im deutschsprachigen Raum hat Vetter (1998). Unabhängig von Hypo- oder Hypertrophie, unabhängig von der Parität oder auch dem Zustand nach Sectio gelang die äußere Wendung in 55% (n = 1261). Die Sectio-Frequenz der erfolgreich in Schädellage gewendeten Feten betrug 14%. Blieb der Wendungserfolg aus, wurden aus dieser Gruppe 15% vaginal und 85% abdominal operativ entbunden. Der Wendungserfolg stieg mit der Parität, dem Körpergewicht und dem Alter der Mutter an. Die Notsectio-Frequenz betrug 2,3%.
Kontraindikationen zur **äußeren Wendung** bei BEL sind:
- Mehrlingsschwangerschaft,
- Uterusfehlbildungen,
- vorzeitiger Blasensprung/Oligohydramnion,
- Wehentätigkeit,
- pathologisches CTG.

Bei der äußeren Wendung wird das in folgender Übersicht zusammengestellte praktische Vorgehen nach Saling und Mitarbeitern (1993) angewandt:

- Um **kardiovaskuläre Risiken** in Anbetracht der relativ hohen Fenoteroldosis bei Tokolyse auszuschließen, muss vorher die Patientin nach vorausgegangenen Herzerkrankungen (angeborene oder erworbene Herzfehler, Arrhythmien usw.) befragt werden. Wenn erforderlich, muss die Fenoterol-Dosis reduziert oder auf die Tokolyse ganz verzichtet werden.
- Die Patientin soll **nüchtern** sein.
- Bei der **Ultraschalluntersuchung** werden Lage, Stellung, Haltung und Größe des Feten sowie die Plazentalokalisation bestimmt.
- Außerdem wird eine vaginale Untersuchung durchgeführt.
- Wegen der Möglichkeit, dass eine **Schnell-Sectio** erforderlich wird, muss die Operationsvorbereitung (Einlauf, Bad, Rasur, spontane Blasenentleerung) erfolgen.
- Es wird ein mindestens 30-minütiges **Kardiotokogramm** in Linksseitenlage bei leichter Beckenhochlagerung auf der Wendungsliege aufgezeichnet.
- Bei Bedarf erhalten ängstliche und unruhige Patientinnen je nach Körpergewicht 3–5 mg Diazepam i.v.
- Bei RR < 100/60 mmHg wird Plasmaexpander verabfolgt (vorher sollte ein Verträglichkeitstest durchgeführt werden).
- **Tokolyse:** Unter Puls- und Blutdruckkontrolle wird eine 10-minütige Infusion von Fenoterol 5 µg/min in Kombination mit Magnesiumsulfat (4 mg Partusisten®, 30 ml 10% Magnesiumsulfat auf 500 ml Sterofundin®; 12 Tropfen/min) gegeben.
- 2 Minuten vor dem Wendungsversuch lässt man die Patientin zur **Analgesie** ein Lachgas-Sauerstoff-Gemisch (4 l/min N_2O, 2 l/min O_2) atmen.
- Die Infusion wird beendet, der CTG-Transducer abgenommen und die **Wendung** versucht. Der Kardiotokograf sollte dabei weiterlaufen, um die Dauer des Eingriffes korrekt zu registrieren.
- Es folgen eine kurze **Ultraschallkontrolle,** ob die Wendung gelungen ist, sowie die Lokalisation der Herzaktion zur raschen Neuplatzierung des CTG-Transducers.
- Die **fetale Herzschlagregistrierung** wird sofort für mindestens 30 Minuten fortgesetzt. Am gleichen Tag folgen zwei weitere CTG-Kontrollen.
- Falls es beim Feten zu **akuter Bradykardie** ohne Tendenz der Besserung kommt, erfolgt **Sectio-Alarm.**
- Nach gelungener Wendung wird eine erneute **Ultraschallfetometrie** durchgeführt, da bei Schädellage präzisere Ergebnisse erzielt werden.
- Bei Verdacht auf (bzw. erhöhtem Risiko für) Plazentainsuffizienz oder Hypotrophie muss der Wendungsversuch in Operationsbereitschaft durchgeführt werden (Operationsteam anwesend).

- Bei jeder Rh-negativen Patientin wird 30 Minuten nach der Wendung Blut zur HbF-Bestimmung entnommen und ggf. Anti-D-Globulin verabreicht.

- Die Patientin kann bei unauffälligem Verlauf am darauf folgenden Tag entlassen werden. CTG-kontrollen werden in 2-tägigen Abständen durchgeführt.

Geburtsrisiko Beckenendlage

Bei der Beurteilung der Risiken anlässlich der BEL-Geburt muss zwischen kindlichen und mütterlichen Risiken unterschieden werden. Bei den kindlichen Risiken ist weiterhin zu differenzieren, ob die Schwangerschaft länger als 37 SSW besteht oder ob zusätzliche befundete mütterliche oder kindliche Schwangerschaftsrisiken vorliegen und die Schwangerschaft weniger als 37 SSW besteht.
Das **mütterliche Morbiditäts- und Mortalitätsrisiko** bei vaginalem Vorgehen ist vernachlässigbar gering und unterscheidet sich nicht von den Risiken einer Spontangeburt aus Schädellage. Über das mütterliche Morbiditäts- und Mortalitätsrisiko anlässlich der Sectio wurde im Abschnitt „Vorbemerkungen" berichtet.
Das **kindliche Mortalitätsrisiko** beim vaginalen Vorgehen lege artis ist heute ebenfalls vernachlässigbar gering. Bei der **Früh- und Spätmorbidität** ist zu unterscheiden, ob es sich um einen reifen Feten am Termin (> 37 SSW), um eine Frühgeburt (< 37 SSW) oder um eine sehr kleine Frühgeburt (< 32 SSW) handelt. Eine Sonderstellung nehmen die Feten mit BEL-Einstellung und einer Tragzeit von weniger als 28 SSW ein.
Aus Abbildung 20-1 geht hervor, dass die günstigsten Voraussetzungen für die vaginale Geburt eines Kindes aus BEL in einem Schwangerschaftsalter zwischen 35 und 40 SSW gegeben sind. Vor allen Dingen in niedrigerem Tragzeitalter von 32 bis 34 SSW sollte eher durch elektive Sectio entbunden werden.
Hinsichtlich des Entbindungsmodus in Abhängigkeit vom Geburtsgewicht (Abb. 20-2) zeigt sich analog, dass Kinder mit einem Geburtsgewicht < 2000 Gramm häufiger durch primäre und sekundäre Sectio caesarea entbunden wurden. Der „cut-off"-Wert, bei dem wiederum in einer höheren Gewichtsklasse die vaginale Entbindungsfrequenz zurückging und die sekundäre Sectio-Frequenz anstieg, lag bei 3800 Gramm.
Konsequenterweise sollte also bei geschätzten Geburtsgewichten von reifen Einlingen am Termin von 3800 Gramm und mehr sorgfältig der Geburtsfortschritt beobachtet werden und bei einem sich anbahnenden so genannten „protrahierten Verlauf" der primär vaginal intendierte Entbindungsmodus verlassen werden und auf die sekundäre Sectio umgestiegen werden. Die Schwangere sollte rechtzeitig schon in den Vorgesprächen anlässlich des Schwangerschaftsrisikos BEL auf die eventuell erforderliche Notwendigkeit einer sekundären Sectio hingewiesen werden. Es ist Aufgabe des Geburtshelfers, ihr unmissverständlich klar zu machen, dass selbstverständlich immer dann vom primär intendierten vaginalen Entbindungsmodus abgewichen werden muss, wenn die Gesundheit des Feten zur Disposition steht. Eine Übersicht über die perinatale Mortalität in einem 14-Jahres-Zeitraum zeigt Tabelle 20-1.

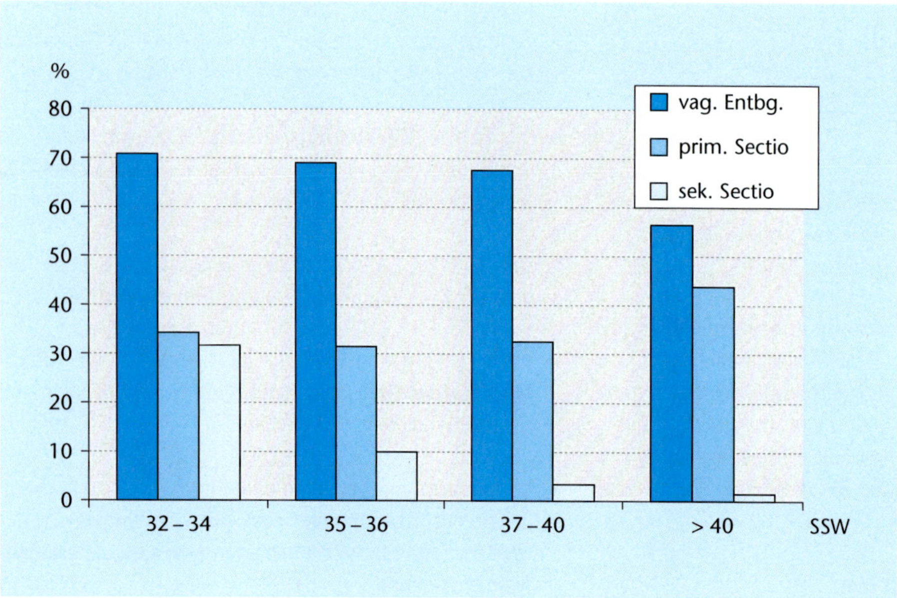

Abb. 20-1 Entbindungsmodus und Gestationsalter bei Beckenendlage (n = 1525 Geburten). Daten erhoben in der Frauenklinik II Nürnberg (1988–2003).

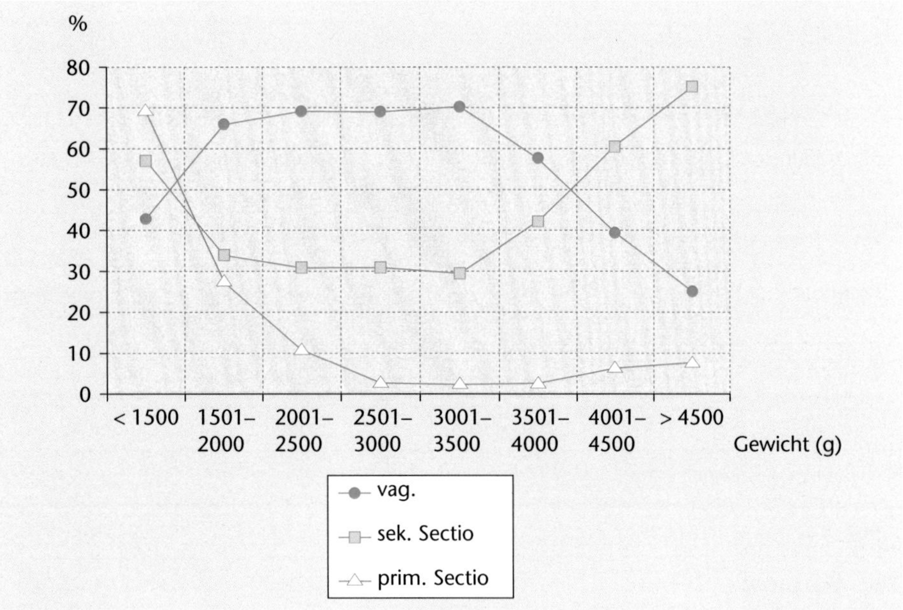

Abb. 20-2 Entbindungsmodus in Abhängigkeit vom Geburtsgewicht bei Beckenendlage (n = 1525 Geburten). Daten erhoben in der Frauenklinik II Nürnberg (1988–2003).

Von wesentlich höherer Bedeutung für das Schicksal der Frau, aber auch aus forensischer Sicht, ist die geburtsassoziierte Morbidität (Tab. 20-2).

Die Auswertung ergibt, dass vor allen Dingen bei der Kombination niedriges Schwangerschaftsalter (< 37 SSW) und gleichzeitig vorliegender fetaler intrauteriner Mangelentwicklung das Risiko einer subpartal erworbenen geburtsassoziierten Schädigung ansteigt. Aus diesen Gründen sollten retardierte Feten in einem Schwangerschaftsalter < 37 SSW eher durch primäre oder sekundäre Sectio entbunden werden, vor allem Infektionen und frustrane Wehentätigkeit bei geburtsunreifem Muttermund sollten eine Indikation zur sekundären Sectio caesarea darstellen.

Tab. 20-1 Perinatale Mortalität bei BEL-Entbindungen (5/1525, 0,3 %) (Frauenklinik II Nürnberg, 1988–2003).

	FALL 1	FALL 2	FALL 3	FALL 4	FALL 5
SS-Verlauf	– unauffällig	– Oligohydramnion – IUGR	– vorzeit. Blasenspr. – IUGR	– pathologisches CTG – vorzeitige Plazentalösung	– schwerer Diabetes – desolate Compliance
SSW	33	32	38	40	41
Entbindung	vaginal	primäre Sectio	sekundäre Sectio	sekundäre Notsectio	vaginal/ Sectio
Geburtsgewicht (g)	2500	870	2630	3470	4970
Gewichtsperzentile	90.	< 5.	< 10.	50.	> 95.
Symptome	– ANS III° – Sepsis	– kardiopulmonales Versagen	– tonisch-klonische Krämpfe	– nicht reanimierbar	– schwere HIE
pathologisch-anatomische Diagnose	– **septischer Schock (Klebsiellen)**	– Fehlbildungssyndrom	– keine Autopsie	– **schwere konatale Pneumonie**	– **diabetische Fetopathie** – **Multiorganversagen**

IUGR, intrauterine Wachstumsverzögerung; HIE, hypoxisch-ischämische Enzephalopathie; ANS, Atemnotsyndrom

Tab. 20-2 Perinatale neurologische Morbidität bei BEL (n = 1525) (Frauenklinik Nürnberg II, 1998–2003).

	FALL 1	FALL 2	FALL 3	FALL 4	FALL 5
SS-Verlauf	vorzeitiger Blasensprung	vorzeitige Wehentätigkeit	unauffällig	vorzeitige Wehentätigkeit	vorzeitige Wehentätigkeit
SSW	33	34	38	35	35
Diagnosen	–	–	– vorzeitige Plazentalösung	– auffälliges CTG – fetale Azidose	– Nabelschnurvorfall
Entbindung	vaginal	vaginal	primäre Sectio	sekundäre Sectio	sekundäre Sectio
Gewicht (g)	1750	2460	3530	1970	2260
Gewichtsperzentile	< 25.	50.	50.	< 10.	< 25.
pHNA	7,29	7,28	6,79	7,08	7,18
BE-Wert (mval/l)	–	–	–20,7	–11,8	–7,8
Apgar	7/9	8/8	3/3	7/7	8/8
kindliche Entwicklung	– Pneumonie – PVL – Tetraplegie	– **antenatale CMV-Infektion** – zerebrales Anfallsleiden	– **unauffällige Entwicklung**	– Leukomalazie Großhirnrinde – Anfallsleiden	– Leukomalazie der lateralen Vorderhörner

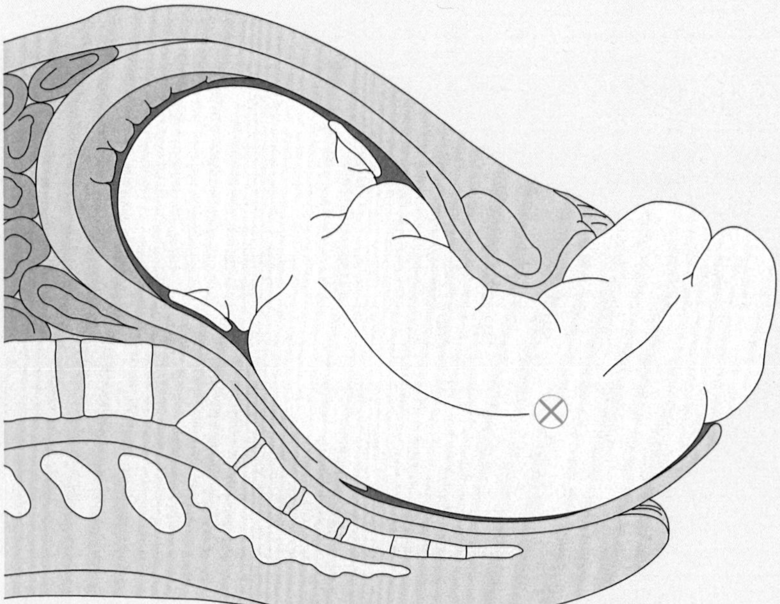

Abb. 20-3 Der relative Tiefstand des Nabelschnuransatzes bei der Beckenendlagengeburt (nach Künzel). Bei der Beckenendlagengeburt beträgt die Distanz des Nabelschnuransatzes (x) zum führenden Steiß nur etwa 10 cm. Damit ist die Gefahr der frühen Kompression mit Verminderung der umbilikalen Perfusion frühzeitig gegeben.

Grundsätzlich gilt, dass die Frühmorbidität – manifestiert in den Parametern pH-Wert in der A. umbilicalis und Apgar-Score – bei vaginal aus BEL gegenüber abdominal geborenen Kindern erhöht ist.

Die erhöhte Frühmorbidität, dargestellt am Nabelarterien-pH-Wert, Basenüberschuss (BE) sowie 5- und 10-Minuten-Apgar-Wert, ergibt sich aus dem Umstand, dass anlässlich einer vaginalen BEL-Geburt die Nabelschnur bis zur Geburt der Plazenta über einen längeren Zeitraum komprimiert ist, als das bei einer Schädellagengeburt der Fall ist (Abb. 20-3).

Das schlägt sich auch in den Nabelarterien-pH-Werten unserer eigenen Untersuchungen nieder (Abb. 20-4), aus denen hervorgeht, dass die „besseren pH-Werte" (Normazidität, pH > 7,20) am häufigsten anlässlich einer primären Sectio gemessen wurden. Fortgeschrittene Azidosen (pH < 7,09) sind demzufolge anlässlich einer vaginalen Entbindung bzw. nach dem Umsteigen auf die sekundäre Sectio häufiger anzutreffen, wohingegen schwere Azidosen (pH < 6,99) anlässlich der drei Entbindungsvarianten statistisch nicht voneinander unterschieden sind.

Bei Beachtung bestimmter personeller und apparativer Voraussetzungen (s. Abschnitt „Geburtsleitung bei vaginaler Beckenendlage") ist das Frühmorbiditätsrisiko Hirnblutung, aus dem die gefürchtete Spätmorbidität Zerebralparese resultiert, bei vaginal reif geborenen (> 37 SSW) gegenüber reif durch Sectio geborenen Kindern nicht erhöht.

Kinder mit einer Tragzeit > 32 SSW und < 37 SSW sowie intrauteriner Retardierung profitieren von der elektiven Sectio. Bei fehlender Retardierung in diesem Gestationsalter kann bei zügigem Geburtsfortschritt und unauffälligem CTG der vaginale Entbindungsmodus angestrebt werden, wobei insbesondere eventuell einsetzende CTG-Veränderungen und/oder auffällige Mikroblutuntersuchungen (pH < 7,20) bei bis dahin nicht vollständigem Muttermund die Indikation zur sekundären Sectio darstellen sollten. Erst das Zusammenwirken von antepartaler Pathologie, wie niedriges Schwangerschaftsalter, Wachstumsretardierung, Infektion nach vorzeitigem Blasensprung, und konsekutiver Azidose und Hypoxie induziert die gefürchteten neurologischen Spätkomplikationen.

Bei einer Tragzeit > 28 SSW und < 32 SSW macht es aufgrund der geringen Wahrscheinlichkeit, die Geburt für den Feten vaginal gefahrlos zu beenden (10%), keinen Sinn, den vaginalen Weg zu versuchen. Wir bevorzugen in dieser Gruppe die elektive Sectio.

Bei Kindern mit einer Tragzeit unter 28 SSW tritt das Morbiditätsrisiko Hirnblutung mit den neurologischen Folgen wie Hyperkinese, Apathie und mentale Retardierung bei vaginaler und abdominaler Entbindung gleich häufig auf, so dass wir in dieser Gruppe immer den vaginalen Entbindungsmodus anstreben. Die Ursache für den fehlenden Vorteil bei abdominalem Vorgehen für den Feten ist wahrscheinlich darin zu sehen, dass das „Herausschälen" des Feten aus dem Uterusmuskel ähnlich traumatisierend abläuft wie seine Vaginalgeburt.

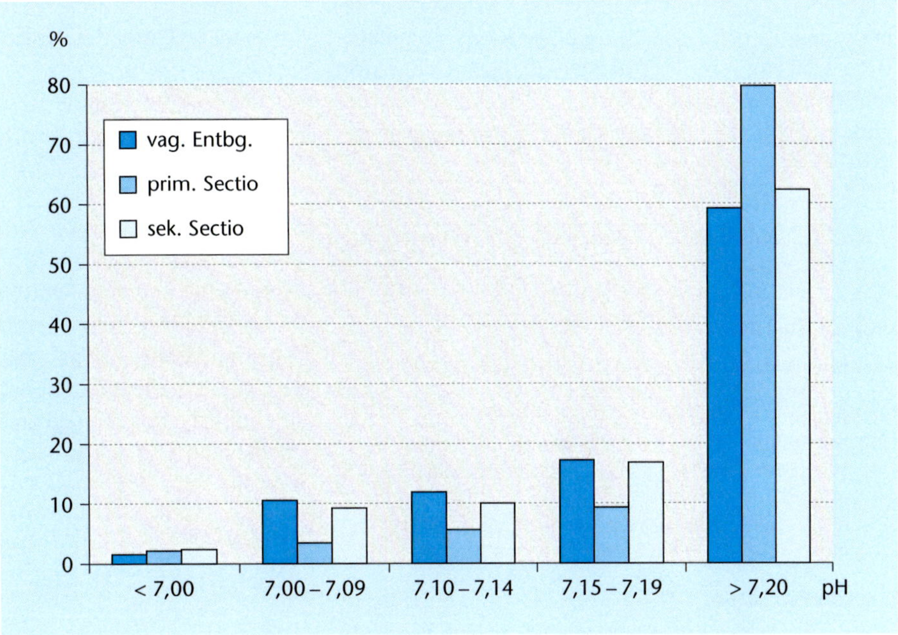

Abb. 20-4 Ergebnisse einer Untersuchung des pH-Wertes von Nabelschnurblut in Abhängigkeit vom Entbindugsmodus bei Beckenendlage > 32 SSW (n = 1525 Geburten). Daten erhoben in der Frauenklinik II Nürnberg (1988–2003).

Indikationen zur primären (elektiven) oder sekundären Sectio

Nach ständiger Rechtsprechung sollte die Schwangere vor der Geburt über die kindlichen und mütterlichen Risiken der vaginalen und abdominalen Entbindung aufgeklärt werden. Ist die Schwangere außerhalb der Klinik z. B. so aufgeklärt worden, dass die vaginale Geburt mit hohen kindlichen Risiken verbunden ist, und willigt die Schwangere aus diesen Gründen nicht in das von der Klinik geplante vaginale Vorgehen ein, **muss** sie durch Sectio entbunden werden (Tab. 20-3).
Eine weitere relative Indikation zur **elektiven Sectio,** vor allem bei der Erstgebärenden, ist die Unmöglichkeit, eine Periduralanästhesie durchzuführen. Das kann z. B. bei Wirbelsäulendeformitäten oder bei Thrombozytopenien der Fall sein. Ansonsten zwingen in der Regel Komplikationen unter der Geburt, wie wir sie auch bei Schädellagen-Einstellung kennen, zur **sekundären Sectio.** Die reine, nur der Poleinstellung zuzuschreibende erhöhte Sectio-Frequenz – vor allem durch die unzureichende Aufdehnung des unteren Uterinsegments durch den Steiß hervorgerufen – beträgt nach unserer Erfahrung 20%.
Der Geburtshelfer sollte bei der BEL-Einstellung mehr noch als bei der Schädellagen-Einstellung auf den Geburtsfortschritt achten. Tritt der Steiß nicht tiefer oder findet keine kontinuierliche Muttermundseröffnung statt, wird die sekundäre Sectio erforderlich. Erfahrungsgemäß kann unabhängig von der Kindsgröße auch bei präpartal gemessenem „großen Kind" (Biometrie: BPD > 10 cm, ATD > 11 cm) bei zügigem Geburtsfortschritt am vaginalen Vorgehen festgehalten werden, ohne eine erhöhte kindliche Gefährdung einzugehen.

Tab. 20-3 Indikationen zur primären und sekundären Sectio bei BEL.

primäre Sectio
- fehlendes Einverständnis der Schwangeren zum vaginalen Entbindungsversuch
- fehlende Möglichkeit zur Periduralanästhesie
- bei Gemini: Geminus I in BEL, aufgrund der präpartalen Biometrie kleiner als Geminus II (Schädellage oder BEL, s. Kap. 21)
- alle übrigen Indikationen, die auch bei Schädellagen-Einstellung zur elektiven Sectio führen

sekundäre Sectio
- wie bei Schädellagen-Einstellung, z. B. pathologisches CTG, Fieber unter der Geburt, fehlender Geburtsfortschritt

!
Bei BEL-Einstellung muss der Geburtshelfer in jeder Geburtsphase die jeweils möglichen Komplikationen im Voraus bedenken, um bei Auftreten einer Komplikation adäquat reagieren zu können.

Aufnahme in den Kreißsaal

Bei Aufnahme einer Schwangeren mit BEL-Einstellung in den Kreißsaal muss Folgendes veranlasst werden:

- allgemeine Vorbedingungen:
  - überprüfen, ob Sectio-Team im Haus verfügbar ist,
  - überprüfen, ob Anästhesist im Haus verfügbar ist,
  - Pädiater informieren,
  - Einwilligung zur vaginalen und abdominalen Entbindung einholen,
  - erforderliche Blutentnahmen zur Periduralanästhesie und Sectio vornehmen,
  - venösen Zugang legen.
- bei Einsetzen regelmäßiger Wehentätigkeit:
  - kontinuierliches Kardiotokogramm,
  - Oxytocin-Infusion bereithalten,
  - Partusisten® intrapartal aufgezogen bereithalten.
- in der Austreibungsperiode:
  - Querbett herstellen,
  - Stand-by des Anästhesisten veranlassen,
  - Stand-by des Pädiaters veranlassen,
  - 3 I.E. Orasthin® aufgezogen bereithalten.

Nicht oft genug betont werden kann, dass zwei Voraussetzungen anlässlich einer BEL-Entbindung erfüllt sein müssen:
1. Facharztstandard,
2. **ständige** Anästhesieverfügbarkeit.

Zusammenfassend ergibt sich, dass – unabhängig von der Parität und dem Schwangerschaftsalter – etwa 50% aller BEL-Feten ohne Inkaufnahme erhöhter kindlicher Spätmorbidität vaginal geboren werden können. So ist es möglich, die mütterliche Sectio-Mortalität und -Morbidität zu halbieren und eine individualisierte Risikoabschätzung Mutter/Kind vorzunehmen.

Geburtsleitung bei vaginaler Beckenendlage

Hat die Beckenaustastung bei der Mutter keinen Hinweis für ein allgemein verengtes Becken ergeben und liegen keine der im letzten Abschnitt genannten Zusatz-

kriterien vor, so streben wir die Vaginalgeburt an. Die Schwangere erhält je nach geburtshilflicher Situation bzw. Wunsch eine Katheter-Periduralanästhesie und einen venösen Zugang. Die Fruchtblase bleibt während der kontinuierlichen abdominalen CTG-Registrierung so lange wie möglich erhalten. In der Regel kommt es spätestens am Ende der Eröffnungsphase zum Blasensprung. Bei Steiß-Fuß-Lage – und erst jetzt! – entscheiden wir, ob ein Fuß oder auch beide Füße führen. In diesen Fällen führen wir die sekundäre Sectio durch.
In der Austreibungsperiode ist der Fetus durch die aus der Nabelschnurkompression resultierende Azidose gefährdet. Bei nicht eindeutig anhand des CTG interpretierbarer Aziditätslage des Feten führen wir die Fetalblutanalyse (FBA) durch und entscheiden dann über das weitere Vorgehen.

▶ Immer läuft in dieser Phase der Geburt eine Oxytocin-Infusion, deren Dosis nach der vorhandenen Wehentätigkeit gesteuert wird.

Wir versuchen, durch Zurückhalten des Steißes in der Vulva das Kind möglichst in einer Wehe zu entwickeln. Die vorher geschnittene Episiotomie ist ebenfalls obligatorisch. Wir bevorzugen die Kindsentwicklung nach Bracht (Martius, 1986). Der Steiß wird lediglich gehalten, die Wehentätigkeit wird durch den Kristeller-Handgriff (ausgeführt vom 2. Assistenten) unterstützt.
Sind die Arme hochgeschlagen, bevorzugen wir die Armlösung nach Bickenbach mit anschließender Kopfentwicklung nach Veit-Smellie (Martius, 1986).

▶ In jeder Phase der Geburt muss die Möglichkeit gegeben sein, ohne Zeitverlust vom vaginalen Vorgehen auf den abdominalen Weg umzusteigen.

Das gilt selbstverständlich auch für den Fall „Steiß auf Beckenboden“. Zusätzliche Komplikationen können jederzeit durch Nabelschnurvorfall oder -kompression mit daraus resultierender konsekutiver Azidose des Feten eintreten.

Tab. 20-4 Personelle und apparative Voraussetzungen zur Durchführung vaginaler BEL-Geburten.

- Geübtes geburtshilfliches Team (2–3 Ärzte, ständig in der Frauenklinik anwesend, davon mindestens 1 Facharzt oder Oberarzt)
- 24-stündige anästhesiologische Präsenz
- 24-stündige neonatologische Präsenz
- E-E-Zeit (Entscheidung/Entbindung) < 20 Minuten
- Kontinuierliche CTG-Registrierung sub partu, Möglichkeit zur MBU sub partu und/oder Oxykardiotokografie sub partu, Sonografie sub partu

!

Die ganze Extraktion in einer solchen Situation muss unbedingt vermieden werden.
Das Unvermögen des Geburtshelfers und/oder die fehlenden apparativen und personellen Voraussetzungen, vom einmal begonnenen vaginalen Weg trotz sichtbarer fetaler Gefährdung abzugehen und auf die Schnittentbindung umzusteigen, provoziert schlimme kindliche Schäden.

Bei sofortiger intrapartaler Tokolyse und anschließender so genannter Notsectio ist trotz manifester Azidose die Morbidität für den Feten geringer, als bei einer forcierten vaginalen Entbindung. Einen Überblick über personelle und apparative Voraussetzungen zur Durchführung vaginaler BEL-Geburten gibt Tabelle 20-4. Einzelheiten über die Geburtsmechanik in Feige und Krause (1998).
Je weniger der in Tabelle 20-4 genannten Voraussetzungen von der Geburtsklinik erfüllt werden, umso mehr wird der betreuende Arzt die Frau auf die Notwendigkeit der Sectio-Geburt hinweisen müssen. Der Arzt, der sich als aufrichtiger Partner seiner Patientin versteht, wird die Ehrlichkeit aufbringen, die Schwangere so aufzuklären, dass sie selber entscheiden kann, ob sie die Mühen einer eventuell erforderlich werdenden wohnortfernen Entbindung in Kauf nimmt oder sich dem Risiko einer Laparotomie, dafür aber wohnortnah, aussetzt.
In der jüngsten Vergangenheit haben einige Entwicklungen dazu beigetragen, der vaginalen BEL-Geburtshilfe den gleichen Stellenwert zu vermitteln, wie das bei der Entwicklung eines Feten aus BEL anlässlich seiner Sectio-Geburt der Fall ist. Dies ist vor allem den geänderten Weiterbildungsrichtlinien zu verdanken, die zum Beispiel in Bayern für die Weiterbildung im Schwerpunkt „Spezielle Geburtshilfe und Perinatalmedizin“ verbindlich vorschreiben, dass operative Entbindungen einschließlich BEL-Entwicklungen durchgeführt werden müssen. Auch die neue Leitlinie „Beckenendlage“ der Deutschen Gesellschaft für Gynäkologie und Geburtshilfe stellt den vaginalen Entbindungsmodus als gleichwertige Alternative zum abdominalen Vorgehen heraus und fordert die beratenden Frauenärzte auf, der ratsuchenden Schwangeren die Alternativen vaginale Spontangeburt versus abdominale Schnittentbindung so darzustellen, dass sie in die Lage versetzt wird, individualisiert für ihre persönliche Situation entscheiden zu können. Diese flankierenden Maßnahmen haben wesentlich dazu beigetragen, die nach der „Hannah-Studie“ herausgestellten Risiken für den Feten bei seiner vaginalen Geburt aus BEL zu relativieren (Hannah et al., 2000). Dieselbe Arbeitsgruppe hat die Kinder, die nach elektiver primärer Sectio bzw. vaginal aus Becken-

endlage geboren wurden, nach zwei Jahren nachuntersucht und festgestellt, dass die Sectio-Entbindung anlässlich der Poleinstellungsanomalie BEL nicht zu einer Senkung der Todesfälle oder zur Senkung der Zahl der neurologischen Entwicklungsstörungen beigetragen hat (Whyte et al., 2004).

Die BEL-Geburtshilfe in Deutschland ist ein Beispiel dafür, wie gut oder schlecht risikoadaptierte Geburtshilfe betrieben wird.

Literatur

Bayerische Perinatalerhebung 1992.

Bayerische Landesärztekammer, Kassenärztliche Vereinigung Bayern, 1993.

Bayerische Perinatalerhebung, Qualitätsbericht Geburtshilfe, Bayerische Arbeitsgemeinschaft für Qualitätssicherung in der stationären Versorgung, Jahresauswertung 2003.

Beckenendlage, Leitlinien, Empfehlungen und Stellungnahmen der Deutschen Gesellschaft für Gynäkologie und Geburtshilfe 2005.

Feige, A., M. Krause: Beckenendlage. Urban & Schwarzenberg, München–Wien–Baltimore 1998.

Hannah, M. E., W. J. Hannah, S. A. Hewson, E. D. Hodnett, S. Saigal, A. R. Willan: For the Term Breech Trial Collaborative Group: Planned caesarean section versus planned vaginal birth for breech presentation at term: a randomised multicentre trial. Lancet 356 (2000) 1375–1383.

Kubli, F.: Geburtsleitung bei Beckenendlagen. Gynäkologe 8 (1975) 48–57.

Martius, G.: Geburtshilflich-perinatologische Operationen. Thieme Verlag, Stuttgart–New York 1986 S. 147–177.

Steffen, E.: Der sogenannte Facharztstatus aus der Sicht der Rechtsprechung des BGH. Med. R. (1995) 360.

Vetter, K., M. Nierhaus: Die äußere Wendung des Kindes in Schädellage. In: Beckenendlage, Hrsg.: Feige, Krause, Urban & Schwarzenberg, 1998, 107 ff.

Weiterbildungsordnung für die Ärzte Bayerns vom 24. April 2004. In: Bayerisches Ärzteblatt, Bayerische Landesärztekammer, August 2004.

Welsch, H., MD, H. A. Krone, MD, Wisser J., MD: Maternal mortality in Bavaria between 1983 and 2000. In: Am J of Obst and Gynecol 191 (2004) 304–308.

Welsch, H.: Das gestationsbedingte materne Mortalitätsrisiko – gestern und heute. Frauenarzt 33 (1992) 727–737.

Whyte, H. et al.: Outcomes of children at 2 years after planned cesarean birth versus planned vaginal birth for breech presentation at term: The International Randomized Term Breech Trial, Am J Obstet Gynecol 191 (2004) 864–871.

Mutterschaftsrichtlinien, s. Anhang

Vereinbarung der Deutschen Gesellschaft für Anästhesiologie, s. Anhang

21 Mehrlingsschwangerschaft – Mehrlingsgeburt

Vorbemerkungen

1 Assistierte Reproduktion

Aufgrund verschiedener Therapiemaßnahmen der Reproduktionsmedizin ist die Häufigkeit von Mehrlingsgeburten in den letzten Jahren deutlich angestiegen. Geht man nach der Hellin-Regel davon aus, dass eine Zwillingsschwangerschaft pro 83 Geburten auftritt und eine Drillingsschwangerschaft pro 83^2 Geburten, so muss nach In-vitro-Fertilisation (IVF) damit gerechnet werden, dass es im Fall einer Schwangerschaft bei 16–18% der behandelten Patientinnen zu einer Zwillingskonzeption kommt; nach einem Transfer von drei Embryonen (mehr ist nach dem Embryonenschutzgesetz nicht gestattet) beträgt dieser Anteil etwa 20%, der Anteil der Patientinnen mit einer Drillingsschwangerschaft etwa 3%.
Es besteht mittlerweile eine hohe Übereinstimmung unter den Reproduktionsmedizinern, dass man bis zum 35. Lebensjahr nicht mehr als zwei Präimplantationsembryonen im Rahmen einer IVF- oder ICSI-Behandlung transferieren sollte. Denn tatsächlich sind die Unterschiede in den Gesamtschwangerschaftsraten pro Behandlungszyklus zwischen zwei und drei transferierten Embryonen nicht besonders groß (absolut: etwa 6–8%), umgekehrt ist das Risiko einer Drillingsschwangerschaft im Fall des Transfers von drei Präimplantationsembryonen sehr hoch.
Mittlerweile gibt es verschiedene Techniken in der Reproduktionsmedizin, mit denen der Eintritt einer Schwangerschaft vorhergesagt werden kann, und damit natürlich auch das Mehrlingsrisiko. Solche Techniken sind u. a. das Polkörperchenscoring, das Vorkernscoring und der selektive Blastozystentransfer; letzterer ist allerdings nach dem Embryonenschutzgesetz nicht gestattet, und zwar deshalb, weil das Verwerfen oder Einfrieren von frühen Embryonen hier unter Strafe gestellt ist. In Ländern, in denen der selektive Blastozystentransfer statthaft ist, bedeutet dies, dass man mehrere Embryonen bis in das Blastozystenstadium kultiviert (ca. Tag 5 nach Eizellentnahme) und je nach Wunsch des Ehepaares ein oder zwei Blastozysten auswählt. Es werden hiermit Schwangerschaftsraten von 50–60% pro Transfer erzielt, umgekehrt kann dadurch die Drillingsschwangerschaftsrate praktisch bei null gehalten werden (Ausnahme: Monochoriaten).

Während es bei der IVF und verwandten Verfahren ausschließlich um die Frage von Zwillings- oder Drillingsschwangerschaften geht, stellen hormonelle Stimulationen – wie sie z.B. bei Eizellreifungsstörungen oder Anovulation durchgeführt werden – ein weitaus höheres Risiko dar. Aufgrund der endokrinologischen Situation kommt es nämlich zunächst zu einer langen Latenzzeit unter der Gonadotropinbehandlung (nicht ansprechendes Ovar), danach oft zu einem geradezu explosionsartigen Aufschießen der Eibläschen. Besteht dann auf Seiten des Partners eine Normozoospermie, ist von einem deutlich erhöhten Mehrlingsrisiko auszugehen, in der Literatur ist die Implantation von bis zu 15 Embryonen beschrieben.

Da eine solche Gonadotropinbehandlung von jedem Frauenarzt durchgeführt werden kann – ganz im Gegensatz zu den IVF- bzw. ICSI-Behandlungen –, wird von Seiten der geburtsmedizinischen wissenschaftlichen Organisationen sowie auch der reproduktionsmedizinischen wissenschaftlichen Organisationen schon lange gefordert, auch diese „einfachen" Gonadotropinbehandlungen an sterilitätsmedizinische Zentren zu binden.

Die seit Jahren zu beobachtende Zunahme an Mehrlingsschwangerschaften ist vor allen Dingen auf die Methoden zur Behandlung der weiblichen und männlichen Infertilität mittels assistierter Reproduktionstechniken durch IVF und intrazytoplasmatische Spermieninjektion (ICSI) zurückzuführen. 1994 betrug der Anteil der Mehrlingsschwangeren 1,4% und ist auf 1,9% im Jahr 2003 angestiegen (Bayerische Perinatalerhebung 1994, Bayerische Arbeitsgemeinschaft für Qualitätssicherung 2003). Anhand dieser Zahlen ist zu bedenken, dass jede Mehrlingsschwangerschaft nach IVF als Komplikation einer reproduktionsmedizinischen Behandlungsmaßnahme angesehen werden muss: Das Mortalitäts- und Morbiditätsrisiko dieser Kinder ist – wie im Einzelnen weiter unten noch ausgeführt wird – deutlich höher gegenüber Einlingskindern. Die daraus resultierenden psychosozialen und finanziellen Belastungen von Mehrlingseltern sind gravierend (Reinheckel et al., 2003). Bei den Kosten für das Gesundheitswesen und die Solidargemeinschaft der Versicherten ist zu bedenken, dass inzwischen in Deutschland etwa jedes 100. Kind nach assistierter Reproduktion geboren wird (Ludwig und Diedrich, 2002). Ziel aller Behandlungsmaßnahmen bei unfruchtbaren Paaren muss demnach sein, Einlingsschwangerschaften zu erzielen, was am besten dadurch gewährleistet ist, dass anlässlich einer IVF nur ein Embryo transferiert wird. Da in Deutschland zurzeit nach dem Embryonenschutzgesetz eine Embryonenselektion mit dem Ziel, den möglichst entwicklungsfähigsten Embryo herauszuselektieren und zu transferieren, verboten ist (im Gegensatz zu zahlreichen Ländern des benachbarten Auslands), bleibt in der Konsequenz nichts anderes übrig, als ein infertiles Paar mit Wunsch nach assistierter Reproduktion eingehendst über alle Komplikationen anlässlich Schwangerschaft, Geburt und alle postpartalen im späteren Leben der Zwillinge oder Drillinge auftretenden Probleme aufzuklären. Dies, um sicherzustellen, dass diese Paare nicht von Ereignissen überrollt werden, die sie angesichts der Behandlungsmaßnahmen ihrer Unfruchtbarkeit nicht bedacht haben. Gerade angesichts geringfügig erhöhter Schwangerschaftsraten nach Transfer von zwei oder drei Embryonen sollte mit den potenziellen Eltern besprochen werden, ob sie die möglichen Komplikationen nach Eintritt einer Mehrlingsschwangerschaft tatsächlich auf sich nehmen wollen oder ob sie sich nicht doch lieber unter Inkaufnahme eines geringeren Schwangerschaftsrisikos zum Transfer lediglich eines Embryos entscheiden. Da gerade potenzielle Eltern mit ausgeprägtem Kinderwunsch dazu neigen zu denken, mehr transplantierte Embryonen würden ihre Erfolgschancen wesentlich erhöhen, während sie gleichzeitig meist davon ausgehen, dass die Mehrlingsschwangerschaft sie nicht treffen wird („die Wahrscheinlichkeit ist so gering"), sollte zum einen zusätzlich eine schriftliche Aufklärung über dieses Risiko einschließlich Morbiditäts- und Mortalitätsrisiko mitgegeben werden. Zum anderen sollte bereits zu diesem Zeitpunkt die Frage gestellt werden, wie denn ein Paar damit umgehen wird, wenn es tatsächlich Mehrlinge werden. Bei entsprechenden Nachfragen wird dann nicht selten deutlich, dass sich das Paar über ein „wir schaffen das schon" hinaus keinerlei Gedanken gemacht hat, wie die Zukunft mit Mehrlingen und insbesondere höhergradigen Mehrlingen aussehen könnte. Gerade solche Paare „erinnern" sich hinterher manchmal nicht mehr an eine entsprechende Aufklärung und fordern dann eine Mehrlingsreduktion. Nicht zuletzt aus ethischen Gründen und wegen des mit einem Fetozid verbundenen Risikos für die Gesamtschwangerschaft empfiehlt sich die Thematisierung dieser Aspekte also bereits vor dem Embryotransfer.

Da das Hauptrisiko für Mehrlingskinder darin besteht, zu früh geboren zu werden, sollten die Eltern anlässlich reproduktionsmedizinischer Maßnahmen insbesondere über die Risiken späterer Behinderungen, wie Entwicklungsverzögerung, psychomotorische Auffälligkeiten, bis hin zur Zerebralparese, informiert werden, da bekanntermaßen diese Risiken mit der Verkürzung des Schwangerschaftsalters bzw. der Abnahme des Geburtsgewichtes zunehmen. Die seit Jahren stagnierende Anzahl der Zerebralparesen in Deutschland ist vor allen Dingen auf die Zunahme der frühgeborenen Mehrlinge zurückzuführen (Feige und Gröbe, 2002).

Nach den Mutterschaftsrichtlinien liegt bei einer Mehrlingsschwangeren ein befundetes Schwangerschaftsrisiko mit konsekutivem Geburtsrisiko vor, das die Betreuung durch Spezialisten nach sich ziehen sollte. Der Grund dafür, Mehrlingsschwangere nur in Kliniken mit räumlich integrierter Neonatologie bzw. in Perinatalzentren zu entbinden, liegt darin, dass nur in diesen Einrichtungen einigermaßen Gewähr dafür gegeben wird, dass auch anlässlich einer unvorhergesehenen Geburt von Mehrlingen in niedrigem Schwangerschaftsalter ausreichend Personal und Logistik zur Behandlung dieser Komplikation zur Verfügung steht. Das betrifft vor allen Dingen auch die geburtsmedizinische Seite, da in der Schwangerschaft die potenziellen Entwicklungsverzögerungen der Mehrlinge frühzeitig erkannt und kontrolliert werden müssen, um auch mit Hilfe dopplersonografischer Maßnahmen abzuschätzen, ob das Verbleiben der Kinder im intrauterinen Milieu noch vertreten werden kann oder ob die weitere Reifung und Entwicklung postpartal besser sichergestellt ist.

2 Mono- oder dichoriale Geminischwangerschaft

Die Diagnose der Mehrlingsschwangerschaft sollte sonografisch zu einem möglichst frühen Zeitpunkt der Schwangerschaft gestellt werden (Abb. 21-1 und 21-2). Das Hauptaugenmerk gilt hierbei der Frage: Monochoriaten oder Dichoriaten, da die weitere Intensität der Schwangerenvorsorge und die Planung der Schwangerschaftsbeendigung sowie die Einleitung zur Geburt und die Geburtsüberwachung in entscheidendem Maß davon abhängig sind, ob die Feten über eine gemeinsame Plazenta oder zwei getrennte verfügen.

!

Anlässlich der Ersttrimenon-Ultraschall-Screeninguntersuchung nach 10+0 bis 12+6 SSW sind analog den Mutterschaftsrichtlinien (s. Anhang) unbedingt vaginalsonografisch die Verhältnisse der Plazentation (di- oder monochorial) sowie der Eihäute (di- oder monoamniot) durch Bilddokumentation festzustellen.

Da insbesondere nach Inanspruchnahme der assistierten Reproduktionstechniken von einigen Untersuchern erhöhte Fehlbildungsraten bei den Ungeborenen beschrieben worden sind, kommt dieser Ersttrimenonuntersuchung eine große Bedeutung zu: Von erfahrenen Untersuchern sollte hier unbedingt eine sorgfältige sonoanatomische Untersuchung mit Bestimmung der Nackentransparenz durchgeführt werden. In jedem Fall sollten die Eltern anlässlich dieser Untersuchung auch über die Möglichkeiten einer invasiven Maßnahme über das Vorliegen oder Nichtvorhandensein pathologischer

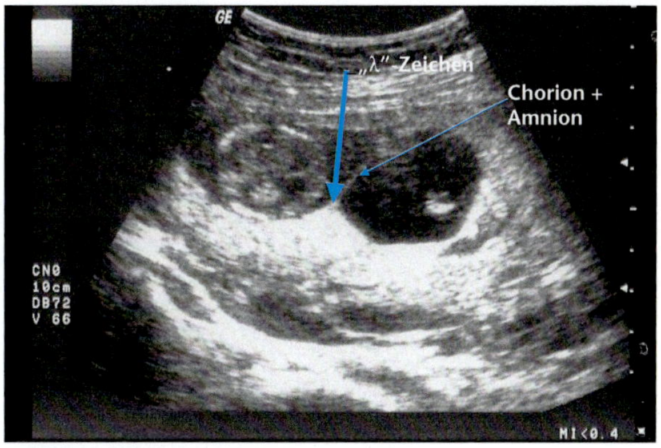

Abb. 21-1 Dichoriat-diamniote Gemini.

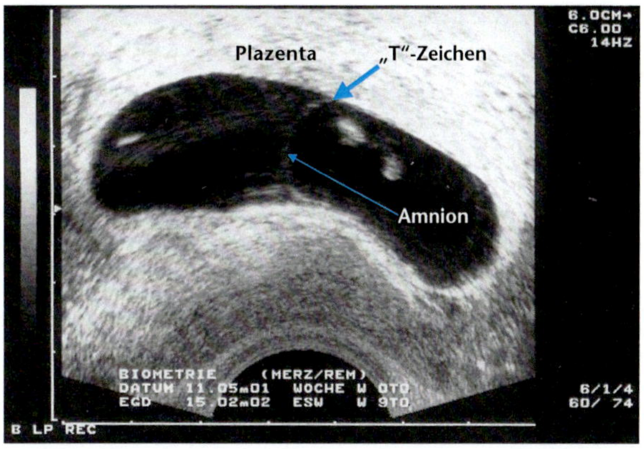

Abb. 21-2 Monochoriat-diamniote Gemini.

Karyotypen beraten werden. Es muss dann die Entscheidung der Eltern bleiben, ob sie nach mitunter lang bestehendem Kinderwunsch die Risiken der fetalen Verluste nach invasiver Technik aufnehmen wollen oder sich mit nicht invasiven Untersuchungsmethoden begnügen. Dieses Aufklärungsgespräch sollte in den ärztlichen Unterlagen dokumentiert werden.

In diesem Schwangerschaftsalter ist die Unterscheidung, ob mono- oder dichoriale Gemini vorliegen, am besten möglich. Wird dieser Zeitpunkt verpasst, kann später lediglich noch anhand der unterschiedlichen Homogenität der Plazenta versucht werden, herauszufinden, ob es sich um eine monochoriate oder dichoriate Geminischwangerschaft handelt.

Monozygote Zwillinge sind erbgleich, dizygote Zwillinge sind aus zwei getrennt befruchteten Eizellen entstanden. In Europa sind zwei Drittel aller Zwillinge dizygot und ein Drittel monozygot. Dizygote Zwillinge sind immer dichoriat und diamniot; monozygote Zwillinge sind zu einem Drittel dichoriat und diamniot und zu zwei Dritteln monochoriat und diamniot. Weniger als 1% der monozygoten Zwillinge ist monochoriat und monoamniot.

3 Betreuung der Schwangeren mit Zwillingen und höhergradigen Mehrlingen

Die **perinatale Mortalität** von Zwillingen gegenüber Einlingen liegt nicht nach der Konzeption differenziert um den Faktor 6 höher. Die perinatale Mortalität von Drillingen ist 16fach höher gegenüber der von Einlingen (Abb. 21-3).

Differenziert man nach dem Konzeptionsmodus, kommt heraus, dass auch nach spontaner Konzeption von Gemini deren Mortalität über doppelt so hoch ist wie die der Einlinge. Bei der Differenzierung der Mortalität nach der Plazentation zeigt sich, dass die gesamte perinatale Mortalität vor allen Dingen durch die präpartale Mortalität durch Monochoriaten verursacht ist (Abb. 21-4).

Glücklicherweise treten Monochoriaten nach IVF extrem selten auf, nach spontaner Konzeption beträgt die Anzahl der Monochoriaten etwa 20% gegenüber 80% dichoriater Gemini. **Fehlbildungen** treten häufiger auf. Monozygote weisen typische Fehlbildungen wie Doppelfehlbildungen (am häufigsten Thorakopagus und Akardius) auf. Eine Übersicht über die Komplikationsmöglichkeiten im Laufe der Schwangerschaft und die Geburtsrisiken gibt Tabelle 21-1.

Die **pränatale Betreuung** und Diagnostik von Zwillingsschwangeren sollte zusammen mit Ärzten der DEGUM-Stufe II oder DEGUM-Stufe III erfolgen (DEGUM = Deutsche Gesellschaft für Ultraschall in der Medizin, Sektion Gynäkologie) – insbesondere wenn es sich um monochoriale Gemini handelt. Die der DEGUM-Stufe II angehörigen Ärzte können vom Leiter der Arbeitsgemeinschaft für Ultraschall-Diagnostik in der Gynäkologie und Geburtshilfe (Adresse in jedem Heft der Zeitschrift „Der Frauenarzt") abgefragt werden.

Bei der pränatalen **genetischen Beratung** einer Geminischwangeren ist zu bedenken, dass z. B. eine 32-jährige Geminischwangere hinsichtlich der chromosomalen Aberrationen ein gleich hohes Risiko aufweist wie eine 35-jährige Einlingsschwangere. Deshalb sollte Zwillingsschwangeren ab 32 Jahren unbedingt pränа-

Tab. 21-1 Komplikationen in Schwangerschaften mit Zwillingen (Gembruch et al., 1993).

alle Zwillingsschwangerschaften betreffend
- „vanishing twin"
- Tod eines Feten
- Wachstumsretardierung
- Fehlbildungen
- Polyhydramnie und/oder Oligohydramnie
- Zervixverkürzung (Schwäche und/oder vorzeitige Wehen)
- vorzeitiger Blasensprung
- Frühgeburt
- Komplikationen bei der Entbindung: Fehleinstellungen, Verletzungen, Nabelschnurkomplikationen (Vorfall, Vasa praevia), intrapartale Hypoxie
- maternale Erkrankungen: Präeklampsie, Blutungen, Plazentalösung, postpartale Blutung

zusätzlich bei monochorialen Schwangerschaften
- bei monochorial-diamnioten Zwillingen: chronisches fetofetales Transfusionssyndrom, akutes fetofetales Transfusionssyndrom, „dead-fetus"-Syndrom beim überlebenden Zwilling, parasitärer Zwilling (Akranius-Akardius)
- außerdem bei monoamnioten Zwillingen: Nabelschnurverwicklung, siamesische Zwillinge (conjoined twins)

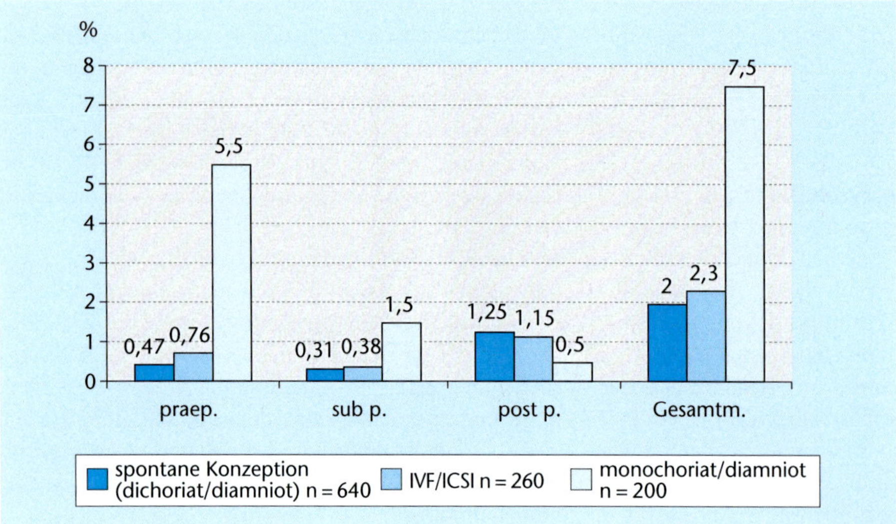

Abb. 21-3 Perinatale Mortalität bei Mehrlingen (n = 1122 Neugeborene nach Datenerhebung der Frauenklinik II des Klinikum Nürnberg Süd 1996–2002).

Abb. 21-4 Perinatale Mortalität bei Zwillingen (n = 774 Neugeborene nach Datenerhebung der Frauenklinik II des Klinikum Nürnberg Süd 1996–2002).

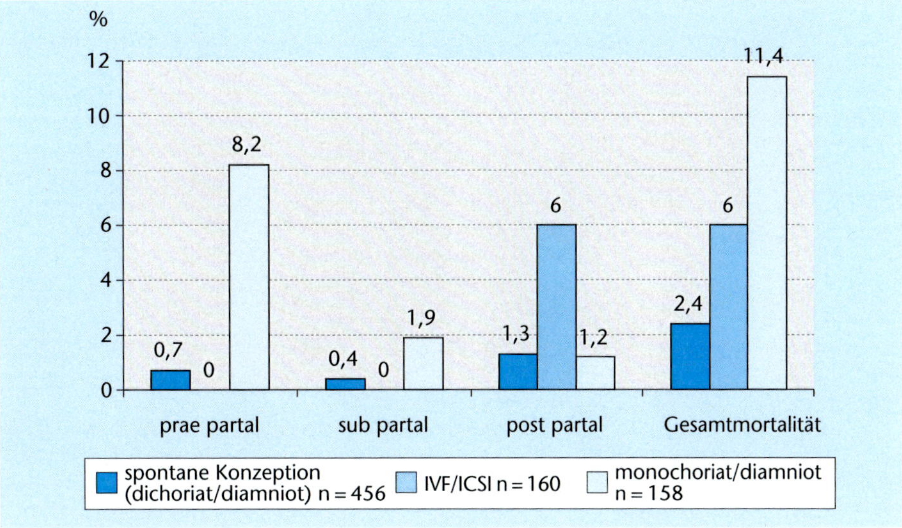

tale Diagnostik angeboten werden. Über das Aneuploidie-Risiko in Abhängigkeit vom mütterlichen Alter hinsichtlich Down-Syndrom und allen anderen Chromosomenaberrationen gibt Tabelle 21-2 Auskunft (s. auch Kap. 12).

Vor einer invasiven Diagnostik muss die Schwangere darauf hingewiesen werden, dass bei Dichoriaten die festgestellte fetale Anomalie wohl nur einen Zwilling betreffen wird und ein selektiver Fetozid neben der Mutter auch den zweiten, gesunden Zwilling gefährden kann. Leider ist die Problematik höhergradiger Mehrlinge durch das Fehlen eines Qualitätsstandards bei den Reproduktionsmedizinern in der Bundesrepublik Deutschland nicht gelöst. Bei höhergradigen Mehrlingen – insbesondere Vier- und Fünflingsschwangerschaften – kann sich deshalb die Frage des selektiven Fetozids stellen. Der behandelnde Frauenarzt oder die Eltern sollten in diesen Fällen Kontakt mit Mitgliedern der DEGUM-Stufe III (s. Anhang) aufnehmen.

Alle Zwillingsschwangerschaften sollten etwa nach 26 SSW in der Geburtsklinik, in der eine Kinderklinik mit neonatologischer Abteilung räumlich integriert ist, vorgestellt werden (Abschnitt B II, 5 und 6 der Mutterschaftsrichtlinien, „Erkennung und besondere Überwachung der Risikoschwangerschaften und Risikogeburten“). Die Beratung monochorialer Geminischwangerer sollte in ständiger Zusammenarbeit mit der Geburtsklinik erfolgen, Schwangere mit dichorialen Gemini sollten bei sich abzeichnender diskordanter Entwicklung der Gemini (schwangerschaftsalterbezogene Gewichtsdifferenz > 20% nach Tab. 21-3) der Geburtsklinik vorgestellt werden.

Beispiel: Aufgrund der durchgeführten biometrischen Daten ergibt sich für Zwilling I ein Schwangerschaftsalter von vollendeten 28 SSW (das geschätzte Geburtsgewicht eines Einlings betrüge 1170 g). Für Zwilling II wird über die biometrischen Daten eine Tragzeit von 26 kompletten SSW ermittelt (das geschätzte Geburtsgewicht für einen Einling betrüge 910 g). Definitionsgemäß – die erwartete Gewichtsdifferenz ist größer als 20% – läge diskordantes Wachstum vor. Da über diese Tabelle lediglich die Gewichtsdifferenz geschätzt werden soll, ist die Tatsache, dass die Schätzgewichte aus geborenen Einlingen ermittelt wurden, ohne Bedeutung.

!

Die geplante Entbindung einer Mehrlingsschwangeren in einer Klinik ohne integrierte Neonatologie stellt eine vermeidbare Unterstandardversorgung dar.

4 Besonderheiten der Schwangerenvorsorge

In ca. 20% aller angelegten Zwillingsschwangerschaften kommt es zum **frühzeitigen Absterben eines Zwillings** („vanishing twin“), so dass diese Schwangerschaft dann als Einlingsschwangerschaft weiterläuft. Die Information einer vorliegenden Geminischwangerschaft sollte deshalb einer Schwangeren erst nach sicherem Nachweis von zwei Herzaktionen gegeben werden. Dem Fehlbildungsausschluss nach 20+0 bis 22+6 SSW (2. Screening) kommt wegen des häufigen Auftretens von **Fehlbildungen** bei Gemini (Hydrozephalus, Ösophagusatresie und Herzfehler) besondere Bedeutung zu. Eine echokardiografische Untersuchung ist unerlässlich.

Tab. 21-2 Errechnetes Aneuploidierisiko bei Zwillingsschwangerschaften am Geburtstermin in Abhängigkeit vom Alter der Mutter und im Vergleich zur Einlingsschwangerschaft (nach Meyers et al., 1997).

Alter der Mutter [Jahre]	Down-Syndrom Zwillingsschwangerschaft			Sämtliche Aneuploidien Zwillingsschwangerschaft		
	Einlings-schwanger-schaft	einer der Zwillinge oder beide betroffen	beide Zwillinge betroffen	Einlings-schwanger-schaft	einer der Zwillinge oder beide betroffen	beide Zwillinge betroffen
25	1/1250	1/679	1/7807	1/476	1/259	1/2953
26	1/1176	1/636	1/7766	1/476	1/258	1/3122
27	1/1111	1/599	1/7639	1/455	1/245	1/3105
28	1/1053	1/566	1/7528	1/435	1/234	1/3084
29	1/1000	1/535	1/7695	1/417	1/223	1/3179
30	1/952	1/508	1/7510	1/385	1/206	1/3005
31	1/909	1/483	1/7781	1/385	1/205	1/3259
32	1/769	1/409	1/6477	1/322	1/171	1/2676
33	1/602	1/319	1/5455	1/286	1/151	1/2554
34	1/485	1/257	1/4409	1/238	1/126	1/2127
35	1/378	1/199	1/3652	1/192	1/101	1/1814
36	1/289	1/153	1/2733	1/156	1/82	1/1439
37	1/224	1/118	1/2167	1/127	1/67	1/1193
38	1/173	1/92	1/1556	1/102	1/54	1/889
39	1/136	1/72	1/1281	1/83	1/44	1/752
40	1/106	1/56	1/1002	1/66	1/35	1/595
41	1/82	1/44	1/675	1/53	1/28	1/416
42	1/63	1/33	1/557	1/42	1/22	1/349
43	1/49	1/27	1/319	1/33	1/18	1/203
44	1/38	1/20	1/381	1/26	1/14	1/234
45	1/30	1/16	1/348	1/21	1/11	1/210
46	1/23	1/12	1/284	1/16	1/8	1/161
47	1/18	1/9	1/223	1/13	1/7	1/128
48	1/14	1/7	1/165	1/10	1/5	1/88
49	1/11	1/6	1/106	1/8	1/4	1/58

Auch nach Ausschluss von Fehlbildungen sind die perinatale Mortalität und Morbidität sowohl monochorialer als auch dichorialer Gemini – hervorgerufen durch **Frühgeburt** und Wachstumsretardierung – höher als bei Einlingen. Demzufolge muss anlässlich der Schwangerenvorsorge versucht werden, die Frühgeburt zu vermeiden sowie das **diskordante Wachstum** bzw. die Wachstumsretardierung beider Gemini rechtzeitig zu erkennen, um dann den weiteren Schwangerschaftsverlauf zu planen.

Der Versuch, eine Frühgeburt von Mehrlingen durch Anlegen einer Cerclage zu vermeiden, stellt die rein mechanischen Überlegungen zur Wehenauslösung zu sehr in den Vordergrund. Auch für höhergradige Mehrlinge ist der Nutzen einer Cerclage nicht nachgewiesen worden.

Tab. 21-3 Perzentilwerte des Geburtsgewichts (Mädchen und Knaben) bezogen auf das Gestationsalter (Bundesrepublik Deutschland, Jahrgang 1992, Einlinge) (Voigt und Schneider, 1995).

Tragzeit kpl. SSW	Fälle n	Perzentilwerte des Geburtsgewichts in g 5.	10.	25.	50.	75.	90.	95.
23	83	410	440	520	590	650	710	760
24	159	470	500	600	680	760	820	870
25	244	530	580	700	780	870	950	1010
26	336	600	660	800	910	1000	1090	1160
27	400	670	740	900	1040	1150	1250	1330
28	499	730	830	1000	1170	1300	1420	1490
29	625	810	930	1110	1300	1460	1600	1680
30	826	920	1030	1250	1470	1650	1800	1880
31	1103	1040	1140	1380	1640	1840	1990	2080
32	1473	1170	1300	1580	1840	2040	2220	2320
33	2355	1330	1510	1800	2080	2310	2510	2650
34	3890	1570	1750	2050	2330	2580	2810	2960
35	7644	1830	2020	2310	2590	2850	3100	3280
36	15537	2100	2280	2550	2810	3080	3350	3500
37	34331	2340	2510	2760	3030	3300	3570	3730
38	76194	2560	2720	2960	3230	3500	3770	3930
39	141683	2720	2880	3120	3400	3680	3950	4110
40	171736	2850	3000	3250	3520	3810	4100	4260
41	87685	2940	3090	3340	3620	3920	4210	4380
42	11614	2950	3140	3370	3670	3980	4270	4450
43	935	2810	2980	3260	3600	3940	4220	4440

Im Vordergrund aller Maßnahmen steht die **Früherkennung von Infektionen** durch Messung des pH-Wertes in der Vagina mittels „Spezialindikator pH 4,0–7,0 Merck®" und den sich daraus ergebenden Konsequenzen (s. Kap. 19).

▶ Eine weitere wichtige Maßnahme zur Vermeidung der Frühgeburt von Mehrlingen besteht im Aussprechen eines „absoluten Beschäftigungsverbotes" (keine Arbeitsunfähigkeitsbescheinigung!) nach § 3 Abs. 1 des Mutterschutzgesetzes bei berufstätigen Müttern (s. Kap. 7).

Ein weiterer wichtiger Parameter zur Beurteilung des Risikos einer Frühgeburt der Gemini besteht in der sonografischen Beurteilung der Zervixlänge (< 25 mm). Als besondere Risikogruppe hat sich hier wieder die Gruppe der Schwangeren herauskristallisiert, die mittels assistierter Reproduktionstechniken schwanger geworden war (Abb. 21-5).

Sowohl was die Dauer des präpartalen stationären Aufenthaltes anging als auch durch die Verkürzung der Zervixlänge zeigt sich, dass IVF/ICSI-Schwangere eine besondere Risikogruppe darstellen. Da diese Befunde nicht allein und ausschließlich auf den Konzeptionsmodus zurückzuführen sind, bleibt als mögliche Erklärung lediglich das höhere biologische Alter dieser Risikogruppe gegenüber den Geminischwangeren, die spontan konzipiert hatten, sowie der Umstand, dass diese Frauen in höherem Lebensalter mitunter schon mehrere Aborte und extrem frühe Frühgeburten hinter sich hatten.

Bei der Mehrlingsschwangeren treten **Gestationshypertonie** und **Präeklampsie** häufiger auf als bei Einlingsschwangeren. Für die Überwachung der Mutter

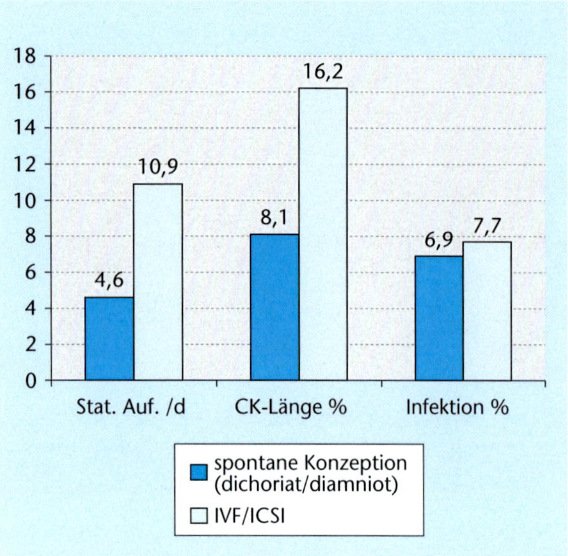

Abb. 21-5 Stationäre Aufenthaltsdauer (Tage), Zervixlänge < 25 mm und Infektionsrate bei spontanen Zwillingsschwangerschaften (n = 431) im Vergleich zu IVF/ICSI-Graviditäten (n = 130 nach Datenerhebung der Frauenklinik II des Klinikum Nürnberg Süd 1996–200).

mit Gestationshypertonie oder Präeklampsie gelten die gleichen Regeln wie für Einlingsschwangere (s. Kap. 17). Zur Verlängerung des Tragzeitalters sollte bei entsprechenden vorliegenden Befunden (keine Infektion, Zervixlänge < 25 mm, tokografisch objektivierbare Wehentätigkeit, Schwangerschaftsalter <34 SSW), keine Retardierung, kein fetofetales Transfusionssyndrom die Tokolyse auf Grund der geringeren Nebenwirkungen (v.a. Wassereinlagerung) mit dem Wirkstoff Atosiban (Tractocile®) durchgeführt werden. Der Einsatz von Atosiban ist v.a. indiziert beim Vorhandensein einer Hypertonie oder Präeklampsie und einer Geminischwangerschaft.

Tabelle 21-4 zeigt die Besonderheiten bei der Überwachung Schwangerer mit Mehrlingen. Daneben gelten selbstverständlich die Mutterschaftsrichtlinien und alle Maßnahmen, die auch bei Einlingsschwangeren im Rahmen der Schwangerenvorsorge getroffen werden.

Bei auftretender Gestationshypertonie und Präeklampsie sollten zusätzlich zu den fetalen Gefäßen die mütterlichen Gefäße (Aa. uterinae, Aa. arcuatae) dopplersonografisch untersucht werden (cave: postsystolische Inzisur, „notch"). Absolute Kriterien zur Hospitalisierung gibt es nicht. Die stationäre Einweisung und Aufnahme sollten jedoch „großzügig" erfolgen. Die Frequenz der CTG-Überwachungen erfolgt nach den Befunden der dopplersonografisch ermittelten Indizes in den fetalen Gefäßen der Mehrlinge (Aorta und/oder A. umbilicalis und A. cerebri media).

Die mittlere Tragzeit von Gemini beträgt unabhängig vom Konzeptionsmodus 36 SSW (Abb. 21-6). Differenziert man nach der Chorionizität, zeigt sich, dass das

Tab. 21-4 Besonderheiten bei der Überwachung der Schwangeren mit Mehrlingen.

SSW	Mutter	Mehrlinge
10+0 bis 12+6	– genetische Beratung – Beratung über „absolutes Beschäftigungsverbot" (§ 3 Abs. 1 Mutterschutzgesetz) – Verordnung von „Indikatorpapier pH 4,0–7,0 Merck®"	– Festlegung der chorialen und amnioten Verhältnisse – Bestimmung der Zahl der Mehrlinge
20+0 bis 22+6	– Beginn sonografischer Zervix-Längenmessung alle 10 Tage bis zur Schwangerschaftsbeendigung	– Fehlbildungsausschluss } ggf. Vorstellung – Echokardiografie } DEGUM II/III – Biometrie und Beurteilung der Fruchtwassermenge (bei Monochoriaten alle 10 Tage, bei Dichoriaten alle 20 Tage
ab 24	– RDS-Prophylaxe	bei Monochoriaten: – Dopplersonografie zum Ausschluss oder Nachweis eines fetofetalen Transfusionssyndroms wöchentlich (Frequenz in Abhängigkeit vom Befund, ggf. auch mehrmals wöchentlich) – bei Verdacht auf fetofetales Transfusionssyndrom Echokardiografie (AV-Klappen-Insuffizienz, Venendoppler) wöchentlich bei Dichoriaten: – Dopplerflussmessungen der umbilikalen Gefäße – cave: diskordantes Wachstum!

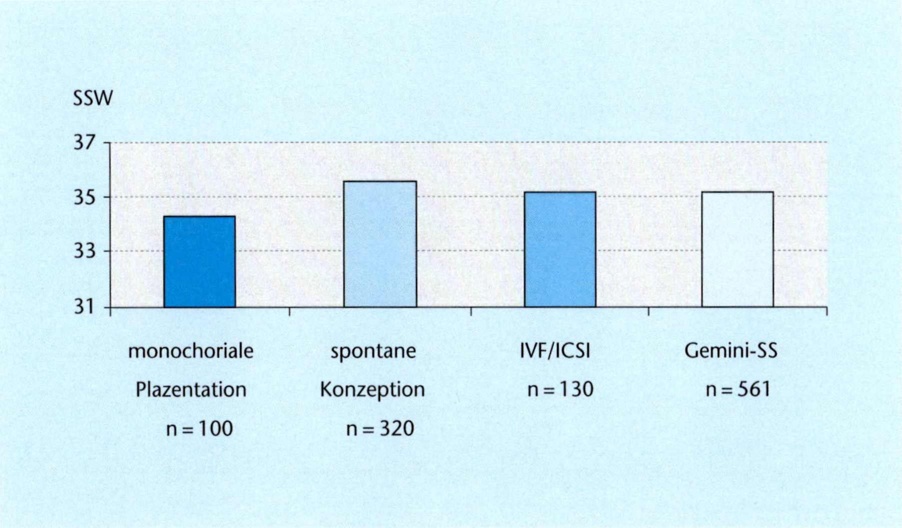

Abb. 21-6 Mittleres Gestationsalter bei Zwillingsgeburt (nach Datenerhebung der Frauenklinik II des Klinikums Nürnberg Süd 1996–2002).

Schwangerschaftsalter in der Gruppe der monochorialen Gemini (die ausschließlich der Gruppe der Schwangeren mit spontaner Konzeption zuzuordnen sind) das höchste Frühgeburtenrisiko haben (Abb. 21-6). Unabhängig von den chorialen Verhältnissen sollte im Hinblick auf die kindliche Spätmorbidität versucht werden, die Schwangerschaft bis zu etwa 30 SSW oder einem zu erwartenden Geburtsgewicht eines Geminus über 1500 g zu prolongieren (s. Tab. 21-3).

Entbindungsmodus

1 In Abhängigkeit von Poleinstellung und chorialen Verhältnissen

Folgende Voraussetzungen müssen zur Mehrlingsgeburt gegeben sein: Sectio-Operationsteam, E-E-Zeit, Anästhesist, pro Mehrling ein Kinderarzt. Ferner sind ein Reanimationsplatz pro Mehrling und ein (Transport-)Inkubator pro Mehrling vorzuhalten. Für den Entbindungsmodus gilt, dass weniger die Poleinstellung als die vermutete Azidität des fetalen Blutes (CTG, Pulsoxymetrie, Fetalblutanalyse) eines der Mehrlinge den Ausschlag gibt, ob besser abdominal oder vaginal entbunden werden sollte.

Bei jeder geplanten Geminigeburt empfehlen wir eine **Periduralanästhesie** durch. Bezüglich der Poleinstellung Beckenendlage (BEL) von Zwilling I wenden wir hinsichtlich des Entbindungsmodus und der Risikoselektion die gleichen Kriterien an wie bei Einlingen (s. Kap. 20). Einen Überblick über die Häufigkeit der Lage- und Poleinstellungen bei Gemini gibt Tabelle 21-5.

Der Entbindungsmodus ist vor allen Dingen von der **Plazentation** abhängig: Bei diskordanter Entwicklung, zum Beispiel auf dem Boden eines fetofetalen Transfusionssyndroms bei Monochoriaten, wird eher durch elektive Sectio entbunden werden, als das bei konkordant entwickelten Gemini in dichorialer Plazentationskonstellation der Fall ist. Eine Übersicht über die eigenen Ergebnisse gibt Abbildung 21-7.

Die Auswertung der eigenen Ergebnisse hinsichtlich des Entbindungsmodus von Geminus I versus Geminus II zeigte, dass eine Spontangeburt beider Gemini in etwa 45% möglich war. Die ganze Extraktion des II. Zwillings unter der Voraussetzung fetalen Wohlbefindens (CTG) stellt ein risikoarmes Verfahren zur Geburt dieses Kindes dar (Abb. 21-8).

Die Sectio-Rate bei Geminus II nach vaginaler Geburt von Geminus I betrug in unserem eigenen Kollektiv 2,3%. Voraussetzung ist, dass zu jeder Phase unter der Geburt die Mehrlinge kontinuierlich mit Geminikardiotokografen mit Autokorrelation überwacht werden.

Tab. 21-5 Häufigkeit und Kombination der Poleinstellungen und Lageanomalien bei Geminigeburten (modifiziert nach Wernicke, 1987).

SL/SL	40%
SL/BEL	20%
BEL/SL	10%
BEL/BEL	10%
SL/QL	8%
BEL/QL	2%
andere Kombinationen	10%

SL, Schädellage; BEL, Beckenendlage; QL Querlage

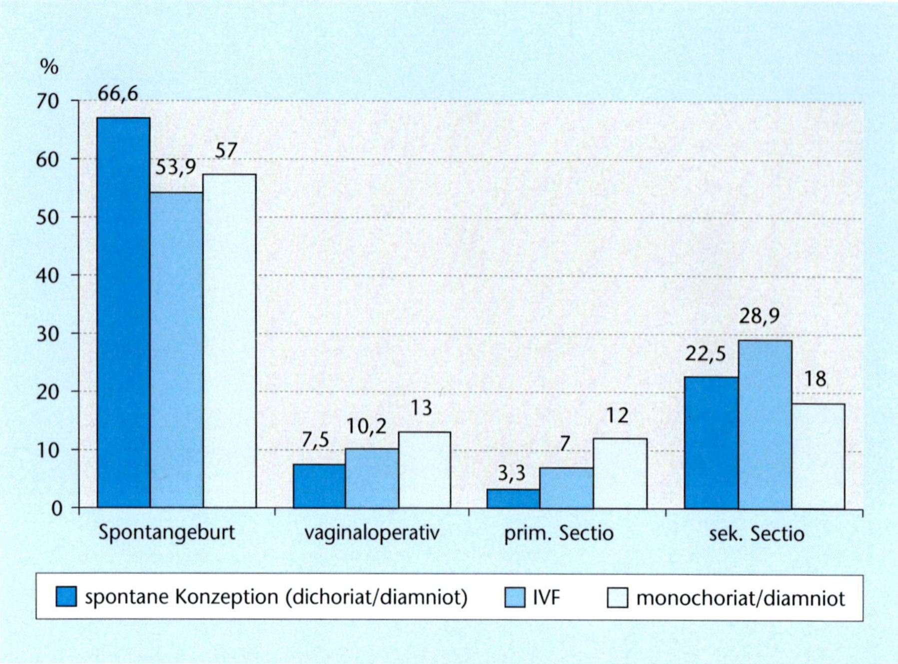

Abb. 21-7 Übersicht der Entbindungsmodi des Geminus I bei Zwillingsgeburten (n = 561 Schwangerschaften nach Datenerhebung der Frauenklinik II des Klinikum Nürnberg Süd 1996–2002).

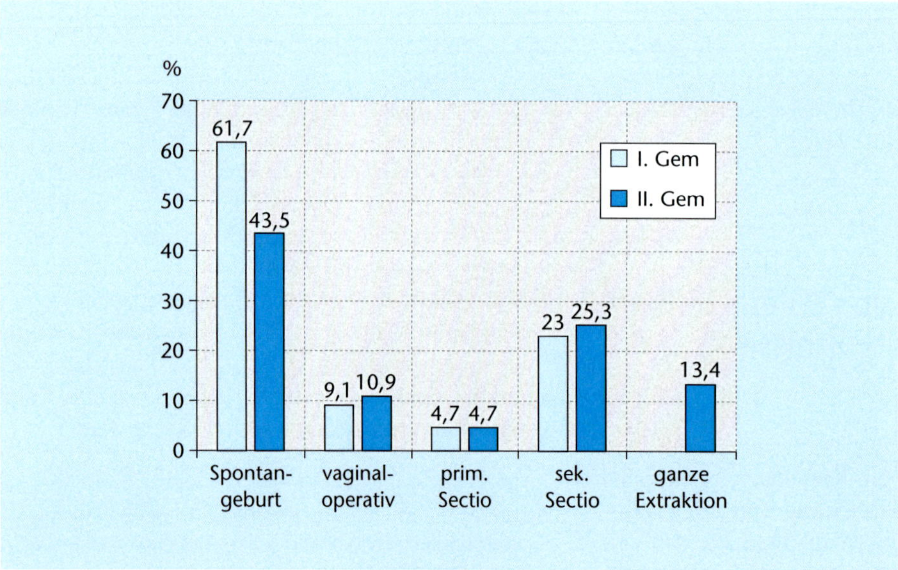

Abb. 21-8 Entbindungsmodus Geminus I versus Geminus II bei Zwillingsgeburten (n = 1122 Geburten nach Datenerhebung der Frauenklinik II des Klinikum Nürnberg Süd 1996–2002).

Nach der Geburt von Zwilling I ist der Einsatz der „Real-time"-Sonografie obligatorisch. Notfalls kann so die fetale Herzfrequenz von Geminus II durch den zweiten Assistenten visualisiert werden, zudem erspart sich der Geburtshelfer z.B. vor der Extraktion von Zwilling II das „blinde Tasten" nach den unteren Extremitäten des II. Geminus. Zweifellos hat die fehlende Beherrschung der Ultraschall-Technik durch viele Geburtshelfer in der Vergangenheit insbesondere bei Geminigeburten die Zahl der primären Kaiserschnitte in die Höhe getrieben.

!

Spätestens zur vaginalen Geburt des II. Geminus ist der Einsatz der „Real-time"-Sonografie obligatorisch (zweiter Assistent).

Es gibt keine absolute Zeitbegrenzung, nach der beide Gemini geboren sein sollten. Wir versuchen jedoch, den Zeitpunkt der Geburt von Zwilling II in den Zeitraum unter 20 Minuten nach der Geburt von Zwilling I zu legen, da sonst eine Formierung der Zervix des bis dahin vollständig eröffneten Muttermundes riskiert wird.

Unabhängig von der Poleinstellung und der Lageanomalie führen wir nach dem Abnabeln von Geminus I die Amniotomie durch, bei BEL oder Querlage (QL) von Zwilling II erfolgt bei konkordantem Wachstum die ganze Extraktion von Zwilling II. Bei Schädellage (SL) und konkordantem Wachstum versuchen wir – wie oben beschrieben – die Geburt innerhalb des oben genannten Zeitraums von 20 Minuten zu beenden.
Bei der Konstellation: **diskordantes Wachstum, Zwilling II > Zwilling I, Zwilling II in SL** geben wir Wehenmittel und warten ab. Möglicherweise ergibt sich hierbei durch einen so genannten protrahierten Geburtsverlauf oder eine sekundäre Wehenschwäche die Indikation zur Durchführung einer sekundären Sectio.
Die hohe Sectio-Frequenz bei Mehrlingen findet ihre Erklärung außer in fehlenden logistischen Voraussetzungen in der Scheu des Geburtshelfers vor invasivem Vorgehen bei Zwilling II. Sekundäre Wehenschwäche, fehlender Geburtsfortschritt (vorangehender Teil hoch über dem Beckeneingang) sowie **zunehmende** Azidität des fetalen Blutes können ebenfalls eine Indikation zur Sectio beim II. Zwilling sein.

2 Diskordantes Wachstum

Diskordantes Wachstum liegt dann vor, wenn die erwartete Gewichtsdifferenz zwischen Geminus I und Geminus II mehr als 30% beträgt. Wir ermitteln das zu erwartende Geburtsgewicht aus dem sonografisch über die Biometrie abgelesenen tragzeitbezogenen Gewicht (s. Tab. 21-3).
Die Auswertung der eigenen Ergebnisse hat gezeigt, dass diskordantes Wachstum zum einen in der Gruppe der Gemini nach spontaner Konzeption und dem Vorliegen von Monochorionizität zu erwarten ist, dass dieses Ereignis aber auch gehäuft auftritt in der IVF-/ICSI-Gruppe, obwohl in diesen Fällen ausnahmslos eine dichoriate/diamniote Plazentation vorlag (Abb. 21-9).
Bei der Konstellation: **Dichoriaten, diskordantes Wachstum, Zwilling II > Zwilling I, Zwilling II in BEL** sollte die elektive Sectio in Betracht gezogen werden, wenngleich zu sagen ist, dass die Risiken für den II. Zwilling anlässlich seiner ganzen Extraktion in der Regel überschätzt werden (Martius, 1986). Wir würden in der oben genannten Konstellation die Wahl des Entbindungsmodus elektive Sectio oder vaginales Vorgehen vom Ausmaß der Diskordanz abhängig machen, können aber zurzeit keine verbindliche Empfehlung wegen der zu kleinen Zahlen abgeben.
Die **Indikation zur Schwangerschaftsbeendigung** ist bei fehlendem Wachstum des kleineren Zwillings gegeben. Grundsätzlich gilt wie bei Einlingen, dass bei einem Schwangerschaftsalter zwischen 28 und 32 SSW

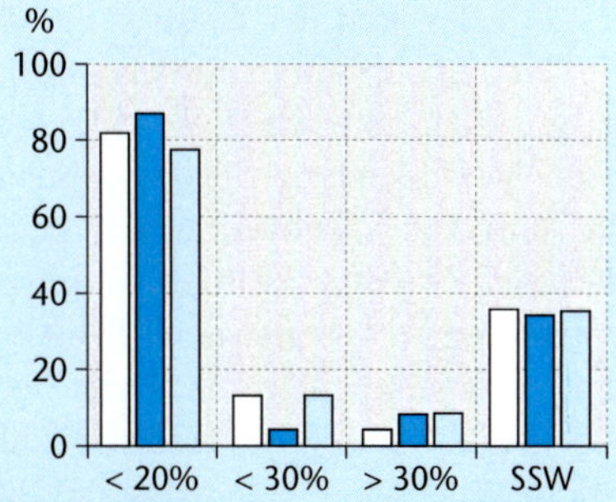

	< 20%	< 30%	> 30%	SSW
□ spontane Konzeption (dichoriat/diamniot)	81,9	13,1	4,4	35,6
■ monochoriat/diamniot	87	4	8	34,3
□ IVF-/ICSI-Konzeption	77,7	13,1	8,5	35,2

Abb. 21-9 Gewichtsdifferenz zwischen Geminus I und II in Abhängigkeit vom mittleren Gestationsalter bei Geburt (nach Datenerhebung der Frauenklinik II des Klinikum Nürnberg Süd 1996–2002).

unabhängig von der Poleinstellung eher abdominal, darunter und darüber eher vaginal entbunden werden sollte.

> **!**
> Bei akut entstehender Gefährdung von Geminus II (z. B. vorzeitige Lösung der Plazenta) ist die Entwicklungszeit und somit die Zeitdauer der eventuellen Azidose bei diesem Geminus bei der vaginalen Geburt kürzer als bei seiner abdominalen Geburt.

Für die Wahl des Entbindungsmodus konkordant entwickelter, dichorialer Gemini gelten die gleichen Kriterien wie für den Entbindungsmodus von Einlingen. Eine Übersicht über den Entbindungsmodus von Gemini in Abhängigkeit von Chorionizität und Konzeptionsmodus zeigt Abbildung 21-7.

3 Besonderheiten höhergradiger Mehrlinge

Die Überwachung in der Schwangerschaft erfolgt nach den für Gemini gegebenen Empfehlungen. Bezüglich des „absoluten Beschäftigungsverbotes“ (§ 3 Abs. 1 des Mutterschutzgesetzes) ist zu bedenken, dass die mittlere Tragzeit von Drillingen 31 SSW beträgt; so ist spätestens ab 25 SSW ein „absolutes Beschäftigungsverbot“ auszusprechen.
Die Geburt kann aus medizinischer Sicht vaginal erfolgen, obwohl zu bedenken ist, dass aufgrund der für

Drillinge maximal zu erreichenden Tragzeit von etwa 32–34 SSW und der damit verbundenen Frühgeburtlichkeit – unabhängig von Poleinstellung und Lageanomalie – eher abdominal als vaginal entbunden werden sollte. Voraussetzung für die vaginale Geburt ist, dass alle drei Feten **kontinuierlich** getrennt voneinander überwacht werden (Drilling I nach Blasensprung oder -sprengung mittels interner CTG-Ableitung, Drilling II und III mittels dopplersonografischer Ableitung). Drilling II und Drilling III werden extrahiert oder auf den Fuß gewendet und dann extrahiert (alle Manöver unter Ultraschall-Sicht).

Unterhalb einer Tragzeit von 26 SSW würden wir das vaginale Vorgehen dem abdominalen vorziehen, wenn die Geburt nicht aufzuhalten ist.

Aus **organisatorischen** Gründen bevorzugen wir nach 32 SSW die elektive Sectio, da eine Rund-um-die-Uhr-Bereitstellung von drei kompetenten Neonatologen über einen Zeitraum von Wochen kaum zu realisieren ist. Eine allgemeine Empfehlung zum Entbindungsmodus von Drillingen kann deshalb nicht gegeben werden. Die Geburtshelfer müssen ihr Vorgehen rechtzeitig mit den Neonatologen, die mit ihnen zusammenarbeiten, absprechen. Auf jeden Fall sollte versucht werden, ein Schwangerschaftsalter von 32 SSW zu erreichen. Ab der 25. SSW geben wir Drillingsschwangeren Celestan® solubile 2-mal 12 mg im Abstand von 12 Stunden zur Lungenreifebehandlung. Ob höhere Dosierungen (16 mg, wie wir sie verwenden) bei Drillingen das Auftreten eines Respiratory-distress-Syndroms (RDS) verringern können, ist nicht bewiesen.

4 Vorgehen bei intrauterinem Fruchttod eines Mehrlings

Das Auftreten eines „dead-fetus"-Syndroms bei der Mutter mit den Risiken der intravasalen Koagulopathie haben wir nie beobachtet. Wöchentliche Kontrollen der Gerinnungsparameter sind ausreichend. Unabhängig von den chorialen Verhältnissen sollte versucht werden, ein Schwangerschaftsalter des überlebenden Geminus oder Drillings von etwa 30 Wochen zu erreichen, bei Dichoriaten würden wir auch länger (mindestens bis 32 kpl. SSW) abwarten. Der Entbindungsmodus sollte immer vaginal versucht werden, auch wenn der abgestorbene Zwilling führt. Eine Antibiose ist nicht erforderlich.

5 Monochoriaten/Monoamnioten

Durch das sehr seltene Vorkommen von Monochoriaten/Monoamnioten (1% aller Geminischwangeren) kann kein Zentrum Zahlen zum Vorgehen abgeben. Das Problem bei der Überwachung einer monochorialen/monoamnioten Schwangerschaft besteht darin, bei abwartendem Verhalten mit dem Ziel der Verlängerung des Schwangerschaftsalters den akuten und nicht vorhersehbaren Tod beider Gemini in Kauf zu nehmen. Wir verhalten uns in dieser Situation so, dass wir täglich mittels B-Bild-Sonografie beurteilen, ob diese Feten in gleicher Lage wie am Vortag liegen oder ob sie ständig ihre Positionen verändern. Wenn das der Fall wäre, würden wir auf ein höheres Risiko der Verwicklung der Nabelschnur schließen und der Schwangeren dann eher zur Schwangerschaftsbeendigung raten, als das bei konstanter Lage der Feten über mehrere Tage oder Wochen der Fall ist. Aus diesem Grund nehmen wir die Schwangere mit 26+0 SSW stationär auf und beobachten außerdem dopplersonografisch täglich die umbilikalen Blutflüsse in der Vorstellung, hierdurch möglicherweise ein Frühsignal für das Auftreten von Nabelschnurverwicklungen zu bekommen. Auch aufgrund der geringen Zahl können wir keine verbindlichen Empfehlungen zur Überwachung und zum Entbindungszeitpunkt abgeben. Eine Umfrage unter zahlreichen deutschen Geburtsmedizinern hat ergeben, dass die Mehrzahl versuchen würde, 32 komplette Schwangerschaftswochen abzuwarten, um die Schwangere dann durch elektive Sectio von ihren Gemini zu entbinden.

6 Zwillingskollision

Die letzten Berichte über ein so genanntes Verhaken der Gemini anlässlich der vaginalen Geburt (sowohl bei BEL/SL als auch bei SL/SL) stammen alle aus der Vorultraschall-Ära Mitte der 60er Jahre. Durch den subpartalen Einsatz des Ultraschalls ist dieses Risiko heute kalkulierbar geworden.

FETOFETALES TRANSFUSIONS-SYNDROM

Das chronische fetofetale Transfusionssyndrom tritt bei monochorialen, in der Regel diamnioten Gemini in etwa 20% auf. Akute fetofetale Transfusionssyndrome treten häufig im Rahmen der Geburt auf. Entsprechend hoch ist die perinatale Mortalität eines oder beider Gemini.

Beim **chronischen fetofetalen Transfusionssyndrom** besteht ein kontinuierlicher Shunt von einem Geminus (Donor) zum anderen (Akzeptor). Der Akzeptor wird dadurch plethorisch, hypervolämisch („Rosenrot"), hydropisch und polyurisch (Polyhydramnion). Der Donor ist unterentwickelt und anämisch („Schneeweißchen"), bei ihm besteht Oligohydramnie („stuck twin").

1 Diagnostik

Die Diagnose des fetofetalen Transfusionssyndroms erfolgt sonografisch, wenn die in Tabelle 21-6 aufgeführten Kriterien erfüllt sind.
Die Methode der Wahl zur Beurteilung des Zustandes von Donor und Akzeptor ist die Dopplerblutflussmessung. In der Nabelarterie des Donors findet sich charakteristischerweise ein so genannter ARED-Flow (absent or reserve diastolic flow), wohingegen beim Akzeptor ein Nullfluss oder Reversefluss im Ductus venosus vorliegt. Sollten diese dopplersonografischen Veränderungen bei lebensfähigen Feten gefunden werden und sind sie bei mehreren Messungen reproduzierbar, sollte die möglichst rasche Schwangerschaftsbeendigung durch elektive Sectio caesarea durchgeführt werden. Die Mortalität eines oder beider Kinder ist sehr hoch (60–80%).

Tab. 21-6 Diagnostik des fetofetalen Transfusionssyndroms.

pränatal
- Gewichtsdifferenz/Biometriedifferenz > 20 % (diskordantes Wachstum)
- Oligo-/Polyhydramnie
- gemeinsame Plazenta mit unterschiedlicher Echogenität, zwei Nabelschnüre, gleiches Geschlecht
- Differenz des Resistenz-Index (RI) in beiden Aa. umbilicales > 0,4
- unterschiedliche Flussgeschwindigkeiten in den Aa. umbilicales

postpartal
- Hämoglobindifferenz > 5 g %
- Hämatokritdifferenz > 15 %
- Donor-Plazenta blass, klein („Schneeweißchen")
- Akzeptor-Plazenta rot, gestaut („Rosenrot")
- Plazentahistologie
- Kardiomegalie beim Akzeptor

2 Therapie

Zur Therapie stehen derzeit folgende Maßnahmen zur Verfügung:
- serielle Amniozentese,
- transplazentare Digitalisierung,
- selektiver Fetozid,
- Laserkoagulation.

2.1 Serielle Amniozentese

Therapeutisch kommen serielle Amniozentesen als Entlastungsmaßnahmen des Polyhydramnions beim Akzeptor in Betracht. Dahinter steht die Beobachtung, dass die Verminderung des intraamnialen Drucks zur Reduktion des intravaskulären Drucks und damit zur verminderten Transfusion führt. Dadurch wird wiederum die Polyurie beim Akzeptor gedrosselt. Wir haben mit seriellen Entlastungspunktionen gute Erfahrungen – bis hin zur normhydramnen Entwicklung des Donors – gemacht.

2.2 Transplazentare Digitalisierung

Die transplazentare Digitalisierung soll den herzinsuffizienten Feten (Akzeptor) stützen. Wir behandeln nach folgendem Schema:

- 1. Tag: 3-mal 0,5 mg Digoxin i. v. (Lanicor®),
- 2. Tag: 2-mal 0,5 mg Digoxin i. v. (Lanicor®),
- 3. Tag: 1,0 mg Digoxin oral (Lanicor®).
- Ab dann täglich 1,0 mg oral als **Erhaltungsdosis.**

Angestrebt wird ein Digoxin-Spiegel im mütterlichen Blut um 2,0 ng/ml. Unter dieser Dosierung, die von Kardiologen als extrem hoch angesehen wird, haben wir nie Nebenwirkungen wie „Gelbsehen" oder Bradykardien bei der Mutter beobachtet. Regelmäßige EKG-Kontrollen (wöchentlich) und Serum-Elektrolytkontrollen (Kalium) sind erforderlich.

2.3 Selektiver Fetozid

In der Regel erholt sich nach selektivem Fetozid (z. B. mit Kaliumchlorid, 2 ml intrakardial) einer der Mehrlinge sehr rasch, da die Transfusion sistiert. Das (geringe) Risiko besteht in der Möglichkeit, dass Kaliumchlorid auf den II. Geminus übergeht, vor allem aber auch darin, dass der überlebende Zwilling durch die ausbleibende Thrombosierung der Anastomosen Blut in den toten Zwilling pumpt und damit „verblutet". Wir haben mit dieser Form der Therapie des selektiven Fetozids keine Erfahrung, andere Autoren berichten nach intrauterinem Fruchttod eines Mehrlings sowie nach selektivem Fetozid über eine erfolgreiche Therapie beim überlebenden Geminus (Golaszewski et al., 1995).

2.4 Lasertherapie

Die Lasertherapie mit der Koagulation der Anastomosen stellt – aus pathophysiologischen Überlegungen – die einzige kausale Therapie zur Behandlung des chronischen fetofetalen Transfusionssyndroms dar. Nach bisher vorliegenden Fallberichten scheint die Therapie zwischen der 20. und 24. SSW erfolgversprechend zu sein. Diese Form der Behandlung des fetofetalen Transfusionssyndroms scheint vor allen Dingen im Hinblick auf die spätere Entwicklung der Kinder der Behandlung mittels serieller Amniozentesen überlegen zu sein. Zurzeit wird diese Form der Behandlung von einigen Zentren in Deutschland durchgeführt. Auskunft darüber kann über die DEGUM-Stufe-III-Zentren eingeholt werden (s. Anhang).

!

Die Betreuung einer Schwangeren mit monochoriater Geminiplazenta ist mit zahlreichen Unwägbarkeiten belastet, über die die Schwangere rechtzeitig informiert werden sollte.

Mehrlingsreduktion

Ein besonders düsteres Kapitel in der Pränatal- und Geburtsmedizin, das durch die Zunahme der Mehrlinge im Rahmen der assistierten Reproduktionstechniken verstärkt in den letzten Jahren aufgekommen ist, ist die Mehrlingsreduktion.

Zahlreiche Eltern haben angesichts der Erfüllung ihres Wunsches nach Kindern allzu vorschnell ihr Einverständnis zum Transfer von drei Embryonen gegeben, ohne sich über die Konsequenzen im Klaren zu sein, was angesichts einer Drillingsschwangerschaft und Geburt auf sie zukommt. Hieraus resultierte bei manchen Eltern der Wunsch nach Reduktion von Drillingen auf Zwillinge, aber auch von Zwillingen auf einen Einling.

Da das Thema Mehrlingsreduktion in hohem Maß von ethischen und moralischen Überlegungen beeinflusst wird, kann hier keine verbindliche Information zum Vorgehen erfolgen. Sollte seitens der Eltern nach Auftreten unerwünschter Mehrlinge der Wunsch nach Reduktion bestehen, sollte mit den Eltern ein Gespräch darüber geführt werden, ob diese ins Auge gefasste Reduktion selektiv oder nicht-selektiv erfolgen soll. Unter **selektivem Fetozid** wird verstanden, dass nach entsprechender pränataler Diagnostik (nicht-invasiv und invasiv) der kranke Fetus geopfert wird, um den auf Zwillinge oder einen Einling reduzierten Feten ein höheres Schwangerschaftsalter und eine größere und bessere Entwicklungschance zu ermöglichen.

Von **nicht-selektivem Fetozid** wird gesprochen, wenn unabhängig von diesen Überlegungen ein Fet „blind“ geopfert wird. Nach Hochrechnungen kann davon ausgegangen werden, dass pro Jahr in Deutschland ca. 150 Mehrlingsreduktionen durchgeführt werden (Hansmann und Hackelöer, 2001). Informationen darüber, wer an welcher Klinik Mehrlingsreduktionen durchführt, erhält man wiederum in den DEGUM-III-Zentren.

Da die psychische Verarbeitung des Fetozids bei Mehrlingsschwangerschaften wegen der Fortführung der Schwangerschaft und des Verbleibens des toten Feten im Mutterleib für manche Frauen noch schwieriger ist als sonst ein Fetozid beim Schwangerschaftsabbruch aus mütterlicher Indikation, sollte immer das Angebot einer speziellen **psychosozialen bzw. psychosomatischen Beratung** gemacht werden (s. Kap. 12). Thematisiert werden in einer solchen ergebnisoffenen Beratung alle Aspekte, die für eine ausgewogene Entscheidungsfindung erforderlich sind (z.B. die verschiedenen Handlungsalternativen und Zukunftsperspektiven, Umgang mit Schuldgefühlen, Trauer). Ein solches Beratungsgespräch sollte wann immer möglich mit beiden Partnern geführt werden.

Literatur

Adedayo, L. et al.: Neuromorbidity in preterm twins in relation to chorionicity and discordant birth weight, Am J Obst Gynecol 190 (2004) 156–163.

Banek, C. K., K. Hecher, B. J. Hackeloer, P. Bartmann: Long-term neurodevelopmental outcome after intrauterine laser treatment for severe twin-twin transfusion syndrome. In: Am J Obstet Gynecol. 188 (2003) 876–880.

Bayerische Arbeitsgemeinschaft für Qualitätssicherung (BAQ), 2003.

Bayerische Perinatalerhebung (BPE), 1994.

Dudenhausen, J. W.: Die Mehrlingsschwangerschaft. In: Klinik der Frauenheilkunde und Geburtshilfe, Band 7, Hrsg. Bender, Diedrich, Künzel, Urban & Fischer, 4. Auflage, 2003, 301 ff.

Feige, A., H. Gröbe: Assistierte Reproduktion – Folgen und Risiken für Mutter und Kind. In: Reproduktionsmedizin 18 (2002) 153–157.

Golaszewski, B., S. Plöckinger, S. Golaszewski, P. Frigo, J. Deutinger, G. Bernaschek: Pränatales Management des fetofetalen Transfusionssyndroms. Geburtshilfe Frauenheilkd. 55 (1995) 218–222.

Hansmann, M., B.-J. Hackelöer: Reduktion und selektiver Fetozid. Geburtsh Frauenheilk 61 (2001) 1007–1011.

Martius, G.: Geburtshilflich-perinatologische Operationen, S. 263–266. Thieme, Stuttgart–New York 1986.

Meyers, C., R. Adam, J. Dungan, V. Prenger: Aneuploidy in twin gestations: When is maternal age advanced? Obstet. Gynecol. 89 (1997) 248–251.

Reinheckel, A., I. Köppe, L. Hinze, W. Weise: Lebenssituation, Belastung und Gesundheit von Mehrlingsmüttern. In: Die Hebamme 1 (2003).

Voigt, M., K. T. M. Schneider: Perzentilwerte (-kurven) für die Körpermaße von Neugeborenen (Geburtsgewicht Mädchen und Knaben) bezogen auf das Gestationsalter (Einlinge, Jahrgang 1992). Universität Rostock, Abteilung Sozialmedizin, 1995.
(Mutterschaftsrichtlinien s. Anhang)

22 Übertragung – Geburtseinleitung

Definition. Bei Überschreitung des rechnerischen Geburtstermins um 14 Tage wird von Übertragung gesprochen. Dieser Festlegung liegt die Tatsache zugrunde, dass nach einer Tragzeit von 280 Tagen die perinatale Sterblichkeit am niedrigsten ist und jenseits dieser Zeit langsam ansteigt.

Überwachung der Schwangeren nach Überschreiten des Geburtstermins

Allgemeines Einverständnis besteht dahingehend, nach risikofreiem Schwangerschaftsverlauf die Schwangere und ihren Fetus von 280 Tagen an gerechnet in zweitägigen Abständen zu überwachen. Bei der Überwachung der Schwangeren kommt der Beurteilung des **Muttermundbefunds** (Portio-Score, Tab. 22-1) besondere Bedeutung zu. Der Fetus wird kardiotokografisch überwacht (s. Leitlinie: Anwendung des CTG während Schwangerschaft und Geburt 2004). Tabelle 22-2 fasst diagnostische Zusatztests zusammen, die in Frage kommen.

Für das weitere Vorgehen bei Überschreitung des Geburtstermins um 14 Tage, d.h. jenseits von 294 Tagen, gibt es zahlreiche Vorschläge und Varianten. Es muss klar ausgedrückt werden, dass die Intensität der Übertragungsdiagnostik in hohem Maß vom Temperament des Geburtshelfers (ängstlich, abwartend oder zupackend) und von den Vorstellungen der Schwangeren (von der „Machbarkeit der Geburt" überzeugt oder mehr der Natur vertrauend) abhängig ist. Nur vor dem so genannten Programmieren der Geburt, d.h. Einleiten mit allen Maßnahmen (auch Amniotomie) vom errechneten Geburtstermin an, muss gewarnt werden. Hohe Sectio-Frequenzen und hohe Komplikationsraten bei Mutter und Kind waren der Preis für dieses aktive Vorgehen.

> **!** Jede Amniotomie bedarf einer medizinischen Indikation.

Das im Folgenden vorgeschlagene Vorgehen nach Erreichen einer Tragzeit von 280 Tagen wird vielerorts praktiziert und ist dennoch von Subjektivität geprägt. Bezüglich des Vorgehens nach 14-tägiger Überschreitung sowie nach Überprüfung des mutmaßlichen Entbindungstermins gibt es hinsichtlich der Intensität und der Dauer der ambulanten Überwachung zahlreiche Varianten, die den Anspruch auf „richtiges Vorgehen" zu Recht behaupten. Die Doppler-Flussmessungen fetaler Gefäße gehören derzeit noch nicht in den Indikationskatalog der Maßnahmen, die nach 14-tägiger Überschreitung des mutmaßlichen Entbindungstermins getroffen werden sollten.

Als Argument für die Richtigkeit unseres Vorgehens führen wir das Maß der Akzeptanz der Schwangeren (Zufriedenheit, Einverständnis mit unseren Maßnahmen), die niedrige Sectio-Frequenz und die niedrige perinatale Mortalität an.

An unserer Klinik besteht das diagnostische Programm nach der Überschreitung des errechneten Geburtstermins aus folgendem Schema:

- ab Geburtstermin: 2- bis 3-tägige Untersuchungsintervalle (CTG, ggf. vaginale Untersuchung),

Tab. 22-1 Portio-Score zur Überwachung der Schwangeren nach Überschreiten des Geburtstermins. (BE = Beckeneingang, I = Interspinalebene)

Portio-Score	
– Stellung	
weit nach hinten verzogen	0
mäßig nach hinten verzogen	1
zentriert	2
– Länge	
erhalten (> 1,5 cm)	0
teilweise verstrichen	1
ganz verstrichen (< 0,5 cm)	2
– Konsistenz	
rigide	0
mäßig aufgelockert	1
gut aufgelockert und dehnbar	2
– Muttermundweite	
geschlossen	0
1–2 cm eröffnet	1
> 2 cm eröffnet	2
– Eipolablösung	
nicht abgelöst	0
bis 1 cm abgelöst	1
> 1 cm abgelöst	2
– vorangehender Teil	
beweglich über/auf BE (I–3 cm)	0
schwer beweglich im BE (I–2 cm)	1
fest/tief und fest im BE (I–1 cm)	2

- 40 + 0, 41 + 0 sowie 42 + 0 SSW: Non-Stress-Test, Fruchtwasservolumenmessung, Doppler-Sonografie,
- bei Pathologie: Geburtseinleitung mit Prostaglandin-Vaginalgel,
- bei unauffälligen Befunden: konservatives Vorgehen bis 42 + 0 SSW, dann weiteres Vorgehen in Absprache mit der Schwangeren und stationäre Beobachtung. Der unter stationären Bedingungen durchgeführte Wehenbelastungstest wird vom Portio-Score abhängig gemacht (Tab. 22-3). Die CTG-Überwachung erfolgt zusätzlich zur Überwachung anlässlich des Tests 3-mal täglich über 30 Minuten, möglichst gleichmäßig verteilt über 8 Stunden.

Geburtseinleitung

Vom **296. Tag** an beginnen wir ein sog. Softening der Portio – je nach Portio-Score mit Minprostin-E_2®-Vaginalgel oder Misoprostol (Zytotec®). Vor und während der Anwendung von Prostaglandinen haben die Hebammen für eine adäquate Überwachung der Patientin und des Feten Sorge zu tragen. Vor Beginn des „Primings" sollte mindestens eine 30-minütige unauffällige CTG-Registrierung vorliegen und die Patientin mit einer Venenverweilkanüle versorgt sein. Vor der erstmaligen Einlage eines Prostaglandin-Vaginalgels sollte die Patientin über die Indikation sowie mögliche Nebenwirkungen beraten und informiert werden. Der zuständige Kreißsaalarzt sollte nochmals die Indikationsstellung überprüfen und ggf. nach ausführlicher Anamnese Kontraindikationen ausschließen. Die Einlage des Vaginalgels stellt eine ausschließlich ärztliche Maßnahme dar. Der vaginale Untersuchungsbefund ist jedes Mal genau zu erheben und zu dokumentieren. Nach jeder Einlage eines Vaginalgels findet eine mindestens 2-stündige CTG-Überwachung im Kreißsaal statt. Über das Intervall der folgenden CTG-Kontrollen entscheidet der zuständige Kreißsaalarzt.

Für die Anwendung von Misoprostol (Zytotec®) gilt Ähnliches: Die Geburtseinleitung erfolgt nach entsprechender Indikationsstellung und Ausschluss der Kontraindikationen (Z. n. transmuraler Uterusoperation, Z. n. Sectio caesarea). Nach Einnahme der Kapsel bzw. einer halben Tablette Zytotec 200 µg beträgt die fortlaufende CTG-Registrierung 45 Minuten. Anschließend wird die Patientin in Abhängigkeit von der klinischen Symptomatik vaginal untersucht. Das „Priming" wird in 4-stündigen Abständen wiederholt. Die Einzelmaximaldosis beträgt 100 µg Misoprostol oral, die Tagesmaximaldosis 400 µg Misoprostol, entsprechend 2 Tabletten Zytotec® 200 µg. Soweit es medizinisch vertretbar ist, individualisieren wir auch dieses Vorgehen nach Aufklärung und in Absprache mit der Patientin. Die Dringlichkeit zur Schwangerschaftsbeendigung und die Wahl des Entbindungsmodus ergeben sich nach Erhalt pathologischer mütterlicher oder fetaler Befunde.

Das Vorgehen anlässlich rechnerischer Übertragung und des „Einleitens" zeigt, in welch hohem Maß Gebären auch vom Zeitgeist und von modischen Trends abhängig ist: Das „Programmieren" kam den Interessen des Klinikträgers nach rationellem Personaleinsatz entgegen, viele Ärzte und Schwangere waren in den 80er Jahren von der „Machbarkeit" von Schwangerschaft und Geburt überzeugt.

Inzwischen gehen wir davon aus, dass die Geburtshelfer die Schwangere nach Überschreiten des rechnerischen Entbindungstermins zwar auf die zunehmende fetale

Tab. 22-2 Diagnostische Zusatztests.

Ruhe-CTG (Non-Stress-Test)	Akzelerationen der fetalen Herzfrequenz, die bei Kindsbewegungen auftreten, sind bei einer 20-minütigen CTG-Registrierung Ausdruck von Wohlbefinden
Wehenbelastungstest	unter Oxytocinbelastung kann es als Ausdruck einer beginnenden Plazentainsuffizienz zu Herzfrequenzdezelerationen kommen
Doppler-Sonografie	die Doppler-Sonografie der A. umbilicalis hat den deutlichsten Vorwarneffekt vor Auftreten pathologischer CTG-Muster (etwa 3 Wochen früher)
fetale Stimulation	wird manuell, akustisch oder lichtoptisch bei schlafenden Feten durchgeführt, um zu testen, ob der Fetus aus seiner Tiefschlafphase erweckt werden kann und das fetale Herzfrequenzmuster sich damit ändert. (Besser ist es, die Schlafphasen abzuwarten, um danach das CTG zu interpretieren)
Kineto-CTG	Einige neue Kardiotokografen können synchron die fetalen Bewegungen mit dem Kardiotokogramm über ein so genanntes Kinetokardiotokogramm aufzeichnen; als pathologisch gilt eine Verkürzung der Kindsbewegungsdauer unterhalb der 5. Perzentile der publizierten Normkurven.

Tab. 22-3 Wehenbelastungstest am 294. Tag in Abhängigkeit vom Portio-Score, eventuell in Kombination mit einer Geburtseinleitung.

- Portio-Score 0–4 Punkte: Minprostin-E_2®-Vaginalgel oder eine halbe Tablette Zytotec® 200 µg
- Portio-Score 5–8 Punkte: Minprostin-E_2®-Vaginalgel oder eine halbe Tablette Zytotec® 200 µg
- Portio-Score > 9 Punkte: Orasthin®-Belastungstest

Gefährdung hinweisen, doch gleichzeitig unter abgestuften Maßnahmen behutsam an den tatsächlichen Entbindungstermin heranführen sollten.

Literatur

Künzel, W., S. Grüssner: Überwachung des Kindes während der Schwangerschaft durch Kardiotokographie und Dopplersonographie. In: Klinik der Frauenheilkunde und Geburtshilfe, Schwangerschaft I, Hrsg. Bender, Diedrich, Künzel, Urban & Fischer, 4. Auflage (2003), 277 ff.

Leitlinie der Deutschen Gesellschaft für Gynäkologie und Geburtshilfe, Anwendung des CTG während Schwangerschaft und Geburt, 2004.

Lukuschus, H. et al.: Misoprostol in Gynäkologie und Geburtshilfe, Frauenarzt 44 (2003) 154–162.

Terzioglu, N., W. Köhler, A. Lenz, M. Krause, A. Feige: Fetale Zustandsdiagnostik bei Terminüberschreitung nach unkompliziertem Schwangerschaftsverlauf: Ein Vergleich verschiedener antepartualer Überwachungsmethoden. Abstract. 19. Kongress der Deutschen Gesellschaft für Perinatale Medizin, Berlin 2.–4. Dezember 1999.

23 Antepartale, subpartale und postpartale Blutungen

Im Folgenden wird lediglich auf Blutungen eingegangen, die in ihrem Ausmaß und aufgrund der Ätiologie für Mutter und/oder Fetus lebensbedrohlich sein können.

Antepartale und subpartale Blutungen

Ätiologisch liegt diesen Blutungen am häufigsten eine Placenta praevia (totalis oder partialis) oder eine vorzeitige Lösung der normal sitzenden Plazenta oder eine Uterusruptur zugrunde.

▶ Diagnostiziert der Arzt anlässlich der ambulanten Untersuchung eine überregelstarke Blutung, sollte die Schwangere nach notfallmäßiger Versorgung (Anlegen einer Infusion, Verständigung des Notarztwagens) ohne weitere diagnostische Abklärung zur stationären Aufnahme in die Klinik eingewiesen werden.

> **!** Ist mittels abdominaler Ultraschalltechnik (leere Blase, Hinterwandplazenta) nicht eindeutig zu klären, ob es sich um eine Placenta praevia totalis, partialis oder marginalis handelt, muss bei nicht lebensbedrohlicher Blutung die Diagnose unverzüglich mittels vaginaler Sonographie gestellt werden.

Zwei Fragen müssen bei Auftreten lebensbedrohlicher Blutungen in der Spätschwangerschaft und unter der Geburt **sofort** beantwortet werden:

- Fetus lebt: ja/nein,
- Schwangerschaftsalter < oder > 24–26 SSW.

Die **Vitalität des Feten** wird sonographisch überprüft; bei dieser Untersuchung kann gleichzeitig versucht werden, die Blutungsursache (Placenta praevia, vorzeitige Plazentalösung, Uterusruptur) abzuklären. Bei lebensfähigem Feten sollte auch bei Bradykardie die Indikation zur Notsectio (s. Kap. 20 und Kap. 24) gestellt werden. Postpartal sollte zusammen mit dem Neonatologen entschieden werden, ob weitere lebenserhaltende oder lebensverlängernde Maßnahmen am Kind vorgenommen werden sollen.

> **!** Bei starken Blutungen in der 2. Schwangerschaftshälfte und unter der Geburt erhöhen länger dauernde diagnostische Maßnahmen (Kardiotokografie, Anamnese, Warten auf Ergebnisse der Laborparameter) das Risiko einer Verbrauchskoagulopathie mit anschließendem Multiorganversagen (Schockniere, Schocklunge).

▶ Bei lebensbedrohlicher Blutung werden mindestens zwei venöse Zugänge – davon nach Möglichkeit ein zentraler – geschaffen und ein Blasendauerkatheter gelegt.

- Danach werden folgende Laborparameter bestimmt:
  - Hb, HK,
  - Thrombozyten,
  - Gesamtfibrinogen,
  - Quick,
  - partielle Thromboplastinzeit (PTT).

(Zur Substitutionstherapie s. Kap.17)
Anlässlich einer Sectio bei Placenta praevia totalis wird häufig die **fehlende Kontraktion** des unteren Uterinsegments mit daraus resultierenden starken Blutverlusten beobachtet. Mitunter hilft es, nach Verschluss der Uterotomie den Uterus mit Prostaglandin-$F_2\alpha$-getränkten Tamponaden (1–2 Amp. Minprostin $F_2\alpha$ = 5–10 mg auf 19 ml bzw. 38 ml Aqua dest.) straff zu tamponieren sowie Prostaglandin $F_2\alpha$ intramural (1 Amp. Minprostin $F_2\alpha$ = 5 mg auf 19 ml Aqua dest.) in das untere Uterinsegment oder intrakavitär zu injizieren.
Systemisch kann der Patientin neben 30 I.E. Oxytocin in 500 ml Ringer-Lösung (+ 2 Amp. Methergin®) und Minprostin $F_{2\alpha}$ (1 Amp. = 5 mg in 1000 ml Elektrolyt-Lösung, 20–30 ml/min) auch Sulproston (Nalador®-500, 1 Amp. = 500 µg in 250 ml Ringer-Lösung, 4–17 µg/min = 40–160 Tropfen/min) gegeben werden.
Bei postpartalen Atonien bzw. Hämorrhagien kommt als Alternative zu den oben eingesetzten Medikamenten 5 mg Dinoprost Prostaglandin $F_{2\alpha}$ auch Misoprostol zur Anwendung. Die einmalige Dosis beträgt 2 Tabletten Zytotec® = 400 µg Misoprostol oral, die Einzelmaximaldosis beträgt 4 Tabletten Zytotec® 200 µg oral, also 800 µg Misoprostol (Kontraindikationen bestehen keine).
Vor Beginn einer elektiven Sectio unter der Diagnose „Placenta praevia totalis" muss unbedingt seitens des Anästhesisten und seitens des behandelnden Frauenarztes abgeklärt werden, ob mindestens zwei gekreuzte Blutkonserven zur Transfusion bereitstehen und zwei weitere Konserven ungekreuzt vorgehalten werden. Wird im Lauf der Sectio dem Frauenarzt seitens des Anästhesisten eine zunehmende Kreislaufdekompensation der Patientin mitgeteilt und erkennt der Frauenarzt auch, dass er mit den konservativen Maßnahmen wie Umstechungen und Prostaglandininjektion ins untere Uterinsegment die Blutung nicht zum Stillstand bekommt, sollte unverzüglich die Indikation zur puerperalen Uterusexstirpation gestellt werden. Bei der forensischen Abarbeitung der mütterlichen Todesfälle bei bestehender Placenta praevia – vor allen Dingen im Zustand nach Sectio – hat sich gezeigt, dass die Indikation zur Hysterektomie zu spät gestellt worden ist und stattdessen die Verlegung der lebensbedrohlich blutenden Frau in ein höherstufiges Versorgungszentrum vorgenommen wurde. Von diesem Vorgehen ist dringend abzuraten, wobei vor allen Dingen bei jungen Patientinnen die Indikation zur puerperalen Uterusexstirpation beherzte Entschlusskraft erfordert.

Uterusruptur

Die Indikation zur Exstirpation des puerperalen Uterus nach Uterusruptur sollte von der Beherrschbarkeit der Blutung abhängig gemacht werden.

> **!**
> In aller Regel ist bei einer Uterusruptur keine Uterusexstirpation erforderlich. Es reicht, die Uterusruptur in typischer Weise zu versorgen.

> **!**
> Im Hinblick auf das potenzielle Risiko einer Ruptur im Status nach Sectio (wobei die Zahl der vorausgegangenen Kaiserschnitte keine Rolle spielt) sollten diese Schwangeren nur in Kliniken entbunden werden, in denen eine Rund-um-die-Uhr-Operationsbereitschaft (E-E-Zeit < 15–20 Minuten) gewährleistet ist. Eine Uterusruptur bei nichtvoroperierter Patientin ist eine extreme Seltenheit.

- Anlässlich der Laparotomie sollte bei einer bestehenden oder sich abzeichnenden Verbrauchskoagulopathie intraabdominal großkalibrig drainiert werden.

Ist nach Operationsende die lokale Blutungsquelle nicht ausreichend saniert oder bestehen Hinweise, dass die therapeutischen Maßnahmen („fresh frozen plasma", Fibrinogen 2–3 g i. v., Frischblut und Blutersatz, Thrombozytenkonzentrat) nicht ausreichen, um die Patientin zu stabilisieren, muss ggf. – wenn nicht schon intraoperativ entschieden – relaparotomiert und die puerperale Uterusexstirpation durchgeführt werden (auch hier auf großkalibrige intraabdominale Drainage achten). Eine postoperative Thromboseprophylaxe sollte bei Thrombozytenwerten < 100 000/mm³ keinesfalls durchgeführt werden.
In der Regel wird die Patientin postoperativ zumindest kurzfristig intensivpflichtig. Der klinische Alltag zeigt, dass fehlende Absprache über die Zuständigkeit zwischen Anästhesist und Geburtshelfer sich nachteilig für die Patientin auswirken kann.

!

Blutungen in der Spätschwangerschaft, subpartal und postpartal, sind schwangerschafts- und geburtsspezifische Erkrankungen. Die kausale Behandlung und die Behandlung der Komplikationen (Indikation zur Bluttransfusion, zur puerperalen Uterusexstirpation, zur Relaparotomie, zur Substitution mit gerinnungshemmenden Substanzen, Einsatz von Heparin usw.) liegen ausschließlich in der Hand des Geburtshelfers. Durch entsprechende, rechtzeitig schriftlich getroffene Absprachen zwischen den beteiligten Fächern ist sicherzustellen, dass im Notfall die Zuständigkeiten klar geregelt sind.

Risiko einer Uterusruptur im Z.n. Sectio bzw. Re-Sectio. Nach Angaben der Bayerischen Arbeitsgemeinschaft für Qualitätssicherung aus dem Jahr 2003 wurde in Bayern im Zustand nach Sectio in 63% eine Re-Sectio durchgeführt. Befürchtet wird ein gehäuftes Auftreten von Uterusrupturen mit der daraus resultierenden Morbidität im Zustand nach Sectio. Einen Überblick über das eigene Vorgehen zeigt Tabelle 23-1. Die vaginale Entbindung gelang in 76%, bei den verbleibenden 24% musste eine sekundäre Sectio durchgeführt werden. In zwölf Fällen kam es zur Uterusruptur (1,2%), kein Neonat und keine Frau sind verstorben. Die Indikation zur Re-Sectio sollte demnach streng gestellt werden und den gleichen Kriterien wie die Indikation zur Erst-Sectio unterliegen. Keinesfalls kann als Begründung für die Re-Sectio die Prävention einer Uterusruptur herangezogen werden.

Im Z.n. Sectio sollte eine Frau nur in Einrichtungen entbunden werden, die rund um die Uhr strukturell und personell auf Risikogeburtshilfe eingerichtet sind, da – wie erwähnt – bei Eintritt einer Uterusruptur im Z.n. Sectio (1–2%) Lebensgefahr besteht.

Tab. 23-1 Entbindungsmodus im Zustand nach Sectio und Re-Sectio (n = 1326, 1993–2002, Frauenklinik Nürnberg, nach Friedrich et al., 2004).

	Summe	Vaginale Entbindung inkl. Forceps, VE, BEL, Gemini)	Sekundäre Sectio
Z.n. Sectio	1223	948 77,5%	275 22,5%
Z.n. Re-Sectio	96	59 61,5%	37 38,5%
Z.n. Re-Re-Sectio	7	2 28,6%	5 71,4%
Summe	1326	1009 76%	317 24%

Postpartale Blutungen

1 Rissverletzungen

Diagnostik und Therapie. Bei geschätzten Blutverlusten >500 ml nach einer Entbindung sind zum Ausschluss von mütterlichen Rissverletzungen (Zervixriss, Scheidenriss) sofort eine Spekulumeinstellung durchzuführen und die Blutungsquelle adäquat zu versorgen. Liegen keine verletzungsbedingten Blutungen vor, ist die Plazenta **sorgfältig** auf Vollständigkeit zu überprüfen (Nebenplazenta?).

2 Unvollständige Plazenta – Atonie

Besteht der Verdacht auf fehlende Vollständigkeit der Plazenta, sollte zunächst digital – ohne Narkose – versucht werden, die Plazentareste unter Zuhilfenahme des Credé-Handgriffs zu gewinnen. Ist das nicht möglich oder erfolgreich, sollte der Uterus in einem weiteren Schritt manuell oder mit der großen stumpfen „Bumm-Curette" in Narkose unter Ultraschall-Sicht entleert werden.

Lassen sich trotz der beschriebenen chirurgischen Maßnahmen die Plazentareste nicht vollständig gewinnen (intraoperativer Einsatz von transabdominalem Ultraschall, Kürettage unter Ultraschall-Sicht), muss an die Möglichkeit des Vorliegens einer Placenta accreta und increta oder percreta gedacht und die Uterusexstirpation angeschlossen werden.

Angesichts einer lebensbedrohlichen Blutung bei Atonie muss die Uterusexstirpation so rasch wie möglich durchgeführt werden. Auf keinen Fall sollte der Versuch unternommen werden, die Patientin vor der chirurgischen Intervention unter Einsatz von Blutgerinnungspräparaten, Transfusionen, kreislaufstabilisierenden Maßnahmen usw. in einen kreislaufstabileren Zustand zu bringen, in der Vorstellung, dadurch eine bessere Ausgangssituation für die anstehende Operation zu schaffen. Das Ziel der chirurgischen Behandlung bei Atonie ist:

1. lokale Sanierung durch unverzügliche puerperale Uterusexstirpation,
2. gleichzeitig und danach systemische Behandlung und intensivmedizinische Überwachung.

Ist die Plazenta sicher vollständig, muss die atonische Nachblutung systemisch, wie in „Antepartale und subpartale Blutungen" beschrieben, behandelt werden.

> **!**
> Selten ist bei bestehender atonischer Blutung die Uterusexstirpation indiziert. Kürettage, systemisch applizierte Kontraktionsmittel in Form von Oxytocin und Prostaglandin sowie lokale Applikation in Form von prostaglandingetränkten Tamponaden und intramuraler Prostaglandin-Gabe sind in der Regel erfolgversprechende Maßnahmen.

Psychische Aspekte

Eine unerwartet aufgetretene schwere Komplikation wie eine lebensbedrohliche Blutung, die dann auch noch in einer Uterusexstirpation endet, bedeutet für die betroffene Patientin über die somatische Komplikation hinaus eine schwere psychische Belastungssituation, die ihr oft noch lange zu schaffen macht. Eine darauf folgende Reaktion kann im Extremfall die Form einer posttraumatischen Belastungsstörung annehmen (s. Kap. 40), wobei in den Nachhallerinnerungen (flashbacks) Szenen aus der Notfallsituation oder aus der Zeit auf der Intensivstation immer wieder nacherlebt werden. Auch die Tatsache, dass ohne die eigene Entscheidung plötzlich die Fertilität verloren ist und damit vielleicht auch gravierende Auswirkungen auf die Familienplanung einhergehen, muss von der betroffenen Frau erst verarbeitet werden. Wie bei allen traumatischen Erfahrungen ist ein sensibler Umgang mit der Patientin, aber auch mit den Angehörigen erforderlich. Aufklärung und vielleicht sogar beruhigend gemeinte Äußerungen, wie etwa „das war knapp, dabei hätten Sie auch sterben können", verstärken eventuell den traumatisierenden Effekt noch. Wichtig ist es, der Patientin die Möglichkeit zu geben, über ihre Erfahrungen zu sprechen, um diese in ihr Leben integrieren zu können. Auch die Bindung zum Kind kann nach solchen Erfahrungen anfänglich erschwert sein, da zum einen der „normale" Ablauf der Geburt und der postpartalen Zeit fehlt und gleichzeitig – mehr oder weniger unbewusst – das Neugeborene eine ständige Konfrontation mit der erlebten Gefahr darstellt. Auch unbewusste „Schuldzuweisungen" können dabei eine Rolle spielen und sollten vorsichtig eruiert und ggf. thematisiert werden.

Literatur

Jawny, J.: Sectio caesarea. In: Jawny, J.: Praxis der operativen Gynäkologie. Springer, Berlin–Heidelberg–New York, 2000.

Lenz, A., M. Krause, A. Feige: Wie hoch ist die Komplikationsrate für Mutter und Kind bei der Sectio im Zustand nach Sectio, Re-Sectio und Re-Re-Sectio? In: Feige, A., M. Hansmann, E. Saling: Pränatal- und Geburtsmedizin, S. 168. Nürnberg, 1999.

Zahradnik, H. P., B. Kemmkes-Matthes: Blutungen, erworbene Koagulopathien und Schock unter der Geburt. In: Geburt II, Klinik der Frauenheilkunde und Geburtshilfe, Hrsg. Bender, Diedrich, Künzel, Urban & Fischer, 4. Auflage, 2003.

24 Diagnostik der fetalen Azidose sub partu – Therapie des geburtshilflichen Notfalls

In Anbetracht einer vermuteten oder tatsächlichen Azidose des Feten muss sich der Geburtshelfer immer sowohl der medizinischen als auch der forensischen Konsequenzen bewusst sein. Das Risiko von gravierenden Spätschäden beim Kind nimmt in Abhängigkeit zur Dauer der bestehenden intrauterinen Azidose zu. Der Anteil der Spätschäden steigt rapide bei schweren Azidosen, die länger als 15–20 Minuten bestehen.

Zeit zwischen Indikationsstellung und Entbindung

Die Deutsche Gesellschaft für Gynäkologie und Geburtshilfe hat den in Abbildung 24-1 veranschaulichten medizinischen Tatsachen in einer Stellungnahme Rechnung getragen („Stellungnahme zur Frage der erlaubten Zeit zwischen Indikationsstellung und Sectio, E-E-Zeit, bei einer Notlage", 1992, s. Anhang). Als Resümee gilt, dass spätestens innerhalb von 15–20 Minuten nach Entscheidung der durch Hypoxie gefährdete Fetus entbunden sein muss.

!

Nach 15- bis 20-minütiger schwerer Azidose („Asphyxie") steigt das Risiko eines perinatal induzierten Hirnschadens auf 50% an. Durch entsprechende organisatorische Maßnahmen seitens des Trägers der Geburtsklinik (Sicherstellung kurzer Wege, z. B. Kreißsaal – Sectio-OP, Vorhalten entsprechend geschulten Personals) sowie seitens des Geburtshelfers (schriftliche Anweisung zum Vorgehen beim geburtshilflichen Notfall an Anästhesie, OP-Schwester, Hebamme und Ärzte) ist sicherzustellen, dass die erlaubte Zeit „Entscheidung – Entbindung" (E-E-Zeit) von 20 Minuten nicht überschritten wird.

Äußerst bedenklich ist in diesem Zusammenhang, dass nach Angaben der Bayerischen Arbeitsgemeinschaft für Qualitätssicherung in der stationären Versorgung die Entschluss-Entwicklungszeit (E-E-Zeit) bei einer Notsectio in 19% (n = 182) diese vorgeschriebene E-E-Zeit von < 20 Minuten mitunter erheblich überschritten wurde. Für den Fall einer medikollegialen Auseinandersetzung angesichts eines eingetretenen Geburtsschadens (neuropädiatrisch gesicherte, geburtsassoziierte Schädigung des Kindes) müssen die behandelnden Ärzte, aber auch die Kliniken, in denen sie tätig sind, mit ernsten Konsequenzen rechnen.

Bei der Stellungnahme der Deutschen Gesellschaft für Gynäkologie und Geburtshilfe zur Frage der erlaubten E-E-Zeit ist zu beachten, dass in vielen geburtshilflichen Kliniken das **Erkennen** einer fetalen Notsituation nicht automatisch durch dieselbe Person zur **Entscheidung** einer notfallmäßigen Entbindung führt. Da in der Regel die Person, die die Entscheidung trifft, auch die Notfallentbindung durchführt, ist es wichtig, organisatorisch sicherzustellen, dass die Zeitdauer vom

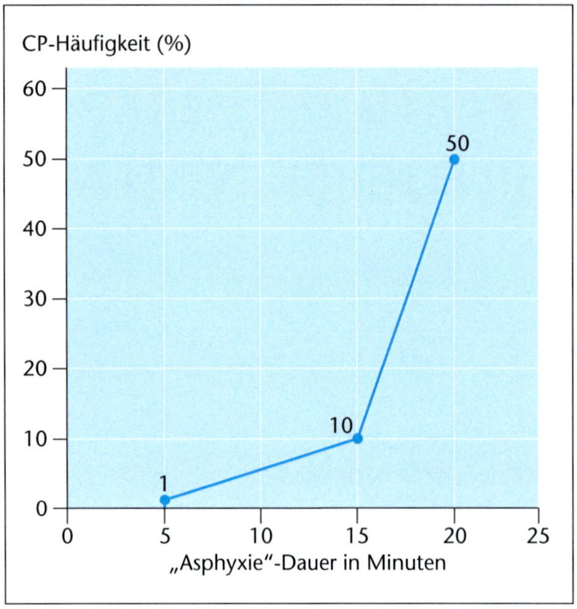

Abb. 24-1 Zusammenhang zwischen der Häufigkeit einer Zerebralparese (CP) in Abhängigkeit von der „Asphyxie"-Dauer (nach Brann, 1986).

Erkennen der fetalen Notsituation bis zur Entscheidung zur notfallmäßigen Entbindung möglichst kurz ist. Im Zweifel ist es besser, die Person, die die fetale Notsituation **erkennt** (Hebamme, Arzt in Weiterbildung), auch zu autorisieren, die Vorbereitungen zur notfallmäßigen Entbindung zu veranlassen, um so die Zeitdauer bis zum Eintreffen des Entscheidungsträgers zu nutzen.

!

Die Leistungsfähigkeit einer Geburtsklinik kann unter anderem bei Auftreten einer fetalen Notsituation daran gemessen werden, wie kurz die Zeitdauer zwischen Erkennen der Notsituation und Entscheidung zur notfallmäßigen Entbindung ist.

Diagnostik der fetalen Azidose („Asphyxie")

Der Begriff „Asphyxie" sollte zur Beurteilung einer fetalen Sauerstoffunterversorgung nicht benutzt werden, bedeutet „Asphyxie" – übersetzt aus dem Griechischen – doch Pulslosigkeit und betrifft demnach nur tote oder scheintote Feten. Besser ist es, zur Beurteilung des fetalen Zustands den Begriff **Azidose** zu verwenden.

1 pH-Wert

In Deutschland hat die Saling-Einteilung zur Beurteilung der erhöhten Azidität des fetalen Blutes Eingang gefunden (Tab. 24-1). Von Azidität des fetalen Blutes spricht man demnach bei pH-Werten < 7,20. Andere Autoren ziehen die Grenze zur Azidität erst bei Werten < 7,15 – klinisch relevante Azidosen liegen bei einem Nabelarterien-pH < 7,0 vor.

Bei Azidose ist es vor allem im Hinblick auf die klinische Entscheidung zur Geburtsbeendigung wichtig, zwischen der respiratorischen und der metabolischen bzw. der gemischt respiratorisch/metabolischen Azidose zu unterscheiden. Kurzfristige Nabelschnurkompressionen z.B. führen zum CO_2-Anstieg des fetalen Blutes und zur Ausbildung einer respiratorischen Azidose. Lang anhaltende Gefäßkonstriktionen oder verminderte plazentare Durchblutung führen zu einer stetigen Produktion von Säuren durch den zellulären Metabolismus – es entsteht eine so genannte metabolische Azidose.

Einen besseren Parameter zur Beurteilung des fetalen Zustandes als der pH-Wert stellt das Basen-Defizit dar, da hierbei als Ausdruck der stattgefundenen anaeroben Glykolyse besser auf das Ausmaß der O_2-Mangelversorgung des Feten geschlossen werden kann. Tabelle 24-2 gibt einen Überblick über die Klassifikation der fetalen Azidose. Bei der Beurteilung der fetalen O_2-Versorgung sub partu muss daran gedacht werden, dass es in bestimmten Situationen (z.B. beim „He-

Tab. 24-1 Stadieneinteilung der erhöhten Azidität des fetalen Blutes während der Geburt (nach Saling, 1966).

pH 7,24–7,20	Präazidose (= präpathologische Werte)	
pH 7,19–7,15	leichte	Azidose
pH 7,14–7,10	mittelgradige	Azidose
pH 7,09–7,00	fortgeschrittene	Azidose
pH < 6,99	schwere	Azidose

Tab. 24-2 Klassifikation der fetalen Azidose (pH < 7,20; nach Yeomans et al., 1985).

Azidose-Typ	pCO_2 (mmHg)	Basen-Defizit	(meq./l)
respiratorisch	hoch (> 65)	normal	(–6,4 ±1,9)
metabolisch	normal (< 65)	hoch	(–15,9 ± 2,8)
gemischt	hoch (≥ 65)	hoch	(–9,8 ± 2,5)

cheln" der Mutter) zur „Leihazidose" beim (gut oxygenierten) Feten kommen kann. Erst bei Differenzen von > 0,05 zwischen dem pH-Wert der Mutter und dem des Feten muss an eine vorliegende fetale O_2-Mangelversorgung gedacht werden.

2 CTG-Diagnostik

Die intrapartale Kardiotokografie weist eine niedrige Spezifität auf. In etwa 50% der auffälligen bzw. pathologischen Kardiotokogramme ist mit einem unauffälligen normaziden Feten zu rechnen. Anders ausgedrückt: Unauffällige CTGs zeigen fetales Wohlbefinden an, auffällige CTGs müssen dazu führen, mit Hilfe zusätzlicher Methoden die fetale O_2-Versorgung abzuklären.
Sub partu ist es ausreichend, eine risikofreie Schwangere intermittierend kardiotokografisch zu überwachen. In der Austreibungsperiode hingegen sollte das CTG kontinuierlich fortgeschrieben werden. Ergibt sich anhand der Risikoselektion bei Kreißsaalaufnahme der schwangeren Patientin, dass ihre Risikoschwangerschaft aus fetalen Risiken resultiert, sollte die CTG-Überwachung sowohl in der Eröffnungs- als auch in der Austreibungsperiode kontinuierlich erfolgen. Im klinischen Alltag hat sich die Bewertung eines CTGs in normal/suspekt/pathologisch bewährt (Tab. 24-3).

!

Die Indikation zur Geburtsbeendigung aufgrund eines auffälligen oder fraglich pathologischen CTG ohne weitere Abklärung führt zum Anstieg vermeidbarer Kaiserschnitte, ohne dass der gewünschte Effekt eines verbesserten kindlichen Zustands nachweisbar wäre. Eindeutig pathologische Kardiotokogramme müssen selbstverständlich zur sofortigen Geburtsbeendigung führen.

3 Fetalblutanalyse (FBA)

Nur mit Hilfe der Fetalblutanalyse ist es zurzeit möglich, das Ausmaß der fetalen Azidose quantitativ zu erfassen sowie die eventuell vorliegende metabolische Azidose zu ermitteln, um dann anhand von Muttermundbefund, Wehentätigkeit, Höhenstand des vorangehenden Teils usw. abzuschätzen, ob der Fetus über genügend Reservekapazität (niedriges Basen-Defizit) verfügt, um den vaginalen Geburtsweg durchzustehen, oder ob die Geburt abdominal beendet werden muss.

!

Die Fetalblutanalyse (FBA) ist weiterhin der Gold-Standard zur Beurteilung des aktuellen Aziditätszustandes des Feten sub partu. Die Folgerungen, die sich aus den unterschiedlichen, mittels Fetalblutanalyse erhobenen pH-Werten ergeben, zeigt Tabelle 24-4.

Zu Recht findet sich in den Perinatalerhebungen der Länder unter den Qualitätsindikatoren die Fetalblutanalyse: Es ist Ausdruck guter Qualität, wenn sub partu vor der Indikationsstellung zur sekundären Sectio aufgrund eines pathologischen oder suspekten CTG eine Fetalblutanalyse durchgeführt wurde.

Tab. 24-3 Bewertung der Einzelparameter der fetalen Herzfrequenz (FHF) (modifiziert nach FIGO und RCOG).

Parameter	Grundfrequenz (SpM)	Bandbreite (SpM)	Dezelerationen	Akzelerationen
normal	110–150	≥ 5	keine[1]	vorhanden, sporadisch[2]
suspekt	100–109	< 5 bis ≥ 40 Min.	frühe/variable	vorhanden, periodisch (mit jeder Wehe)
	151–170	> 25	einzelne, verlängerte bis 3 Min.	
pathologisch	< 100 > 170	< 5 bis ≥ 90 Min.	atypisch, variabel spät	fehlen, > 40 Min. (Bedeutung noch unklar)
	sinusoidal[3]		einzelne verlängerte > 3 Min.	

[1] FHF-Dezelerationsamplitude ≥ 15 SpM Dauer ≥ 10 sec
[2] FHF-Akzelerationsamplitude ≥ 15 SpM Dauer ≥ 15 sec
[3] sinusoidale FHF: ≥ 10 SpM Dauer ≥ 20 Min.

Tab. 24-4 pH-Werte, pCO_2 und Base excess (BE) aus dem Fetalblut (FBA) und empfohlenes Vorgehen (modifiziert nach FIGO).

FETALBLUT-ANALYSE (FBA)*	FOLGERUNG
pH ≥ 7,25	FBA sollte bei persistierender FHF-Abnormalität wiederholt werden
pH 7,21–7,24	FBA sollte innerhalb von 30 Min. wiederholt oder die Entbindung erwogen werden (bei raschem pH-Abfall seit der letzten Messung)
pH ≤ 7,20, pCO_2 > 65 mmHg (respiratorische Azidose), BE > –9,8, z. B. –15) (metabolische Azidose)	Die rasche Entbindung ist insbesondere bei metabolischer Azidose indiziert

* Alle Fetalblutmessungen sollten vor dem Hintergrund des initialen pH-Wertes, des Metabolismus, des Geburtsfortschrittes und der sonstigen klinischen Befunde bei Fetus und Mutter interpretiert werden.

Kontraindikationen zur Durchführung einer FBA sind: HIV-Positivität der Mutter, floride Herpes-genitalis-(Typ-2-)Infektion der Mutter, floride Hepatitis der Mutter sowie fetale Gerinnungsstörungen (z. B. Hämophilie). Möglicherweise ist die geringe Inanspruchnahme der Fetalblutanalyse auf die umständliche Prozedur der Blutgewinnung zurückzuführen: Die Schwangere muss zur Vermeidung eines möglicherweise auftretenden V.-cava-Kompressionssyndroms in Steinschnittlage verbracht werden, die Blutgewinnung aus dem fetalen Skalp ist evtl. schwierig, die Auswertung am Gas-Check-Analyser mitunter auch umständlich.

4 Pulsoxymetrie

Möglicherweise steht in Zukunft mit der Pulsoxymetrie ein Verfahren zur Verfügung, das weniger invasiv als die Fetalblutanalyse ist und nicht nur stichprobenhaft, sondern kontinuierlich die fetale Sauerstoffsättigung (SPO_2) misst. Nach derzeitigen Kenntnissen lassen kontinuierlich gemessene SPO_2-Werte > 30% auch bei pathologischem und auffälligem CTG auf einen normaziden Zustand des Feten schließen. Kontraindikationen gegen den Einsatz der Pulsoxymetrie sind zurzeit nicht bekannt. Ob und inwieweit die Pulsoxymetrie die Fetalblutanalyse ersetzen kann, ist derzeit ebenfalls nicht zu beurteilen.

Der Verbreitung der Pulsoxymetrie stand in der Vergangenheit der Umstand entgegen, dass die Applikation des Sensors an den vorangehenden Teil des Feten nicht immer so durchgeführt werden konnte, dass daraus eine kontinuierliche Aufzeichnung resultierte. In jüngerer Zeit wird versucht, dieses Problem mit Hilfe so genannter „Schraubelektroden", die in den fetalen Skalp eingedreht werden, zu vermeiden. Wenn es gelänge, mittels kontinuierlicher Registrierung der Sauerstoffsättigung des fetalen Blutes analog geborenen Menschen die Azidität zu beurteilen, könnte diese Methode die Zahl der Fetalblutanalysen verringern, eventuell sogar überflüssig machen.

Therapie des geburtshilflichen Notfalls

Die Indikation zur Beendigung der Geburt aufgrund eines geburtshilflichen Notfalls ergibt sich in der Regel aus der im Kardiotokogramm registrierten fetalen Bradykardie. Ist aufgrund des geburtshilflichen Befunds abzusehen, dass das Kind vaginal schneller geboren und demnach schneller einer extrauterinen Reanimation zugeführt werden kann, ist ohne weitere Diagnostik und/oder intrauterine Therapie die vaginal-operative Entbindung durchzuführen.

▶ Lässt der geburtshilfliche Befund eine vaginal-operative Geburtsbeendigung nicht zu, sind zwei Dinge **gleichzeitig** zu veranlassen:
- intrauterine Reanimation des Feten,
- Herstellen der Sectio-Bereitschaft (Notsectio).

!

Die Risiken für den Feten anlässlich seiner notfallmäßigen vaginalen Entbindung mittels Vakuumextraktion oder Zange werden insbesondere bei Frühgeborenen und/oder retardierten Feten häufig unterschätzt. Im Zweifel ist die notfallmäßig durchgeführte Sectio für den Feten weniger risikoreich.

1 Intrauterine Reanimation

Die intrauterine Reanimation hat zum Ziel, die fetale Sauerstoffversorgung zu verbessern, um so eine evtl. erforderliche notfallmäßige Entbindung zu verhindern oder um Zeit zu gewinnen für die Vorbereitung einer notfallmäßigen Sectio. Selbstverständlich wird vor einer intrauterinen Reanimation, die ja eine Relaxation der glatten Uterusmuskulatur bewirken soll, eine evtl. intravenöse Oxytocin-Gabe unterbrochen.

▶ Die intrauterine Reanimation erfordert folgende Maßnahmen:
- Linkshalbseiten-Lagerung der Schwangeren,
- Beckenhochlagerung, evtl. Hochschieben des vorangehenden Teils,
- Applikation von 25 µg Fenoterol i.v. (1 Amp. Partusisten® intrapartal) mit gleichzeitiger Volumengabe (um mögliche Blutdruckabfälle der Mutter zu kompensieren).

Falls erforderlich, kann die anschließend durchgeführte präoperative Tokolyse (500 ml Ringer-Lösung mit 2 Amp. Partusisten® je 0,5 mg) bis zur Abnabelung des Feten weitergeführt werden.

Kontraindikationen gegen die intrapartale Fenoterol-Applikation sind (nach gesicherter Diagnose):
- V.-cava-Schocksyndrom,
- vorzeitige Lösung der normal sitzenden Plazenta und Uterusruptur,
- Kardiomyopathie.

Erfahrungen mit dem Wirkstoff Tractocile® (Atosiban) unter der Indikation Notfalltokolyse liegen zurzeit nicht vor.

2 Notfallmäßige Sectio caesarea – Ablauforganisation

In Zusammenarbeit mit der Anästhesie haben wir die Dringlichkeit der anästhesiologischen Präsenz im Rahmen geburtshilflicher Maßnahmen folgendermaßen schriftlich festgelegt:

- **Notsectio**
  - Ablauf: Geburt sollte so schnell wie irgend möglich erfolgen;
  - Kreißsaal: Alarmierung des Anästhesisten und des OP-Teams;
  - Transport in den OP: sofort;
  - Anästhesie: sofortige Intubationsnarkose (ITN), keine Anamnese, keine Einwilligung.
- **dringliche Sectio**
  - Ablauf: Geburt sollte (nach unten aufgeführten vorbereitenden Maßnahmen) innerhalb von 30 Minuten erfolgen;
  - Kreißsaal: Alarmierung des Anästhesisten und des OP-Teams;
  - Aspirationsprophylaxe: 30 ml Natriumcitrat Trinklösung 0,3 mmol/l per os, Metoclopramid (Paspertin®) 10 mg i.v., Ranitidin (Sostril®) 50 mg i.v.;
  - Transport in den OP: sofort;
  - Anästhesie: kurze Anamnese, Einwilligung, ITN.
- **elektive Sectio**
  - Ablauf: Sectio unter vollen Sicherheitskautelen, übliche Laboruntersuchungen, Meldung auf dem OP-Plan;
  - Anästhesie: Prämedikation, Aufklärung (PDA miteinbeziehen), Einwilligung;
  - Aspirationsprophylaxe: 30 ml Natriumcitrat Trinklösung 0,3 mmol/l per os, Ranitidin (Sostril®) 300 mg i.v. (2–4 Stunden präop.) oder 50 mg i.v. (15–30 Minuten präop.).
- **Sectio-Bereitschaft**
  - Ablauf: Geburt unter „Stand-by" der Anästhesie (z.B. bei Gemini, Vakuumextraktion aus Beckenmitte, Beckenendlagen-Entwicklung, Forcepsentbindung aus Beckenmitte);
  - Anästhesie: Kurzanamnese, „Stand-by" mit jederzeit einsatzbereiter kompletter Anästhesieausrüstung und aufgezogenen Medikamenten.

Nach der Indikationsstellung zur notfallmäßigen Sectio caesarea wird von Seiten der Frauenklinik Folgendes veranlasst:
- Assistent: schafft venösen Zugang, falls nicht schon geschehen;
- Hebamme: zieht Partusisten® intrapartal auf, richtet Partusisten®-Tropfinfusion her (s. Abschnitt „Intrauterine Reanimation");
- Assistent: führt Notfall-Tokolyse durch;
- Hebamme: informiert OP-Team, evtl. Oberarzt;
- Hebamme: rasiert, legt Dauerkatheter;
- Assistent: informiert Anästhesie und Kinderarzt.

Die Patientin wird in linker Seitenlagerung mit Fenoterol-Infusion auf dem OP-Tisch gelagert.
- Anästhesie: intubiert notfallmäßig;
- OP-Schwester: desinfiziert notfallmäßig;
- OP-Team: wäscht notfallmäßig.

Die notfallmäßige Sectio caesarea führt der Oberarzt durch. Insbesondere in Kliniken mit niedrigen Geburtenzahlen und damit selten vorkommenden Notfall-Sectiones sollten innerbetriebliche Abläufe und Zuständigkeiten zwischen den Fächern (nach schriftlicher Fixierung) in regelmäßigen Abständen überprüft und evtl. trainiert werden.

Für den klinischen Alltag hat es sich bewährt, bei Erkennen einer geburtshilflichen Notsituation die betreuende Hebamme oder den Kreißsaalarzt zu ermächtigen, unverzüglich über den Notfallknopf oder – wo vorhanden – auch die Personensuchanlage auszulösen. Technisch sollte der Ruf über die Personenrufanlage so hergestellt werden, dass gleichzeitig der diensttuende Anästhesist, der diensttuende Anästhesiepfleger, die erste und zweite OP-Schwester (Springer) sowie die Ärzte, die noch zur Sectio benötigt werden, informiert werden. In Kliniken mit integrierter Kinderklinik sollte in diesen Rundruf auch der neonatologische Dienst eingeschlossen sein. Andernfalls ist sicherzustellen, dass auf jeden Fall der auswärtige Neugeborenennotarztdienst (NNAD) informiert wird.

3 Psychische Nachbetreuung

Unabhängig von der Tatsache, dass wie nach jeder anderen Geburt auch eine Mutter nach Notsectio psychische Probleme entwickeln kann, wie etwa einen **baby blues**, eine Depression oder Psychose (s. Kap. 29), bedeutet die Erfahrung der lebensbedrohlichen Komplikation für das Kind noch einmal eine ganz besondere Belastung. Die damit verbundenen Ängste können ebenso wie der Ablauf der Notfallmaßnahmen das weitere Erleben noch eine lange Zeit beschäftigen. Auch wenn eine Notsectio seltener als eine sekundäre Sectio zur Symptomatik einer so genannten **posttraumatischen Belastungsstörung** führt (s. Kap. 40), können doch Erlebnisinhalte in den so genannten Nachhallerinnerungen (flashbacks) immer wieder „vor dem geistigen Auge" ablaufen und noch lange Zeit sehr präsent bleiben. Die Nachbesprechung der Situation mit nachträglicher Erläuterung von bestimmten Abläufen ist in dieser Hinsicht für die Patientin sehr hilfreich und sollte zur Routine gehören. Auch besondere Ängste um das Kind können aus der Erfahrung resultieren, das Kind fast verloren zu haben. Bei ausgeprägten psychischen Folgeerscheinungen sollte auch die Möglichkeit einer weiteren psychotherapeutischen Betreuung besprochen werden.

Literatur

Brann, A.W.: Hypoxie ischemic encephalopathy (asphyxia). Pediatr. Clin. North Am. 33 (1986) 451–464.

Jawny, J.: Aktueller Stand der Geburtsüberwachung. Bewertung intrapartualer Überwachungsmethoden unter praktischen Gesichtspunkten. Gyn. Dialog für Klinik und Praxis 29 (1999) 7–9.

Jawny, J.: Sectio caesarea. In: Jawny, J.: Praxis der operativen Gynäkologie. Springer, Berlin–Heidelberg–New York 2000.

Leitlinie der Deutschen Gesellschaft für Gynäkologie und Geburtshilfe zu: Anwendung des CTG während Schwangerschaft und Geburt.

Saling, E.: Das Kind im Bereich der Geburtshilfe. Thieme, Stuttgart 1966.

Stellungnahme der Deutschen Gesellschaft für Gynäkologie und Geburtshilfe zur Frage der erlaubten Zeit zwischen Indikationsstellung und Sectio (E-E-Zeit) bei einer Notlage. Gynäkol Geburtshilfe 2 (1992) 90–92.

Yeomans, E. R., J. C. Hauth, L. C. Gilstrap et al.: Umbilical cord pH, pCO_2 and bicarbonate following uncomplicated term vaginal deliveries. Am. J. Obstet. Gynecol. 151 (1985) 798–800.

25 Die Bedeutung der perinatalen Azidose („Asphyxie") für die kindliche Früh- und Spätmorbidität

Bei der Geburt eines „auffälligen" Kindes oder wenn im frühkindlichen Alter neurologische Schäden oder Entwicklungsverzögerungen festgestellt werden, wird der Geburtshelfer sehr häufig mit Vorwürfen seitens der Eltern konfrontiert, unter der Geburt Sorgfaltsmängel zugelassen zu haben. Sehr oft nehmen die Eltern zur Durchsetzung ihrer Schadenersatzforderungen Anwälte in Anspruch. Der Anstieg der Haftpflichtprämiensummen für die Geburtshelfer in den vergangenen Jahren spricht eine deutliche Sprache.

Häufigkeit und Ätiologie von Zerebralparesen

Bei **reif geborenen Kindern** ist in einer Häufigkeit von 1 : 2 000 mit einer Zerebralparese (CP) zu rechnen. Die Rate von Zerebralparesen insgesamt liegt seit Jahren konstant bei 2 pro 1000 Geburten. Etwa 70% aller Zerebralparesen entstehen antepartal aus unbekannter Genese (Rosen et al., 1992) und 10–20% postpartal. Nur etwa 10–20% aller Zerebralparesen sind intrapartalen Ursprungs.

Nach Angaben der Bayerischen Arbeitsgemeinschaft für Qualitätssicherung (BAQ 2003) wurde bei 289 Kindern (0,3%) ein Nabelarterien-pH < 6,99 gemessen. Bei 778 Kindern (0,7%) wurde ein Apgar-1-Minuten-Wert zwischen 1 und 3 gefunden. Bei 103 Kindern (0,1%) betrug der 10-Minuten-Apgar-Wert 1 bis 3. 631 Kinder in Bayern wiesen einen Basen-Überschuss-Wert von –15 bis –39,9 auf (0,8%) auf. Diese oben genannten Kinder sind offensichtlich alle unter den Zeichen einer schweren metabolischen Azidose geboren worden und damit potenziell von einer Zerebralparese bedroht. Würden zu diesen Kindern noch die 70% der Kinder kommen, die die Anlage zur Zerebralparese pränatal entwickelt haben, würden pro Jahr allein in Bayern über 1000 Kinder mit Zerebralparesen geboren – eine kaum glaubhafte Zahl. Hirnblutungen IV. Grades, periventrikuläre Leukomalazien (PVL) und Zerebralparesen sind vor allen Dingen die Erkrankungen der Frühgeborenen. Noch seltener sind also Zerebralparesen und schwere hirnorganische Erkrankungen bei reif geborenen Kindern zu erwarten, die mit einer schweren Azidose (pH < 6,99) geboren wurden.

Zahlreiche Beobachtungen (Winkler et al., 1991; Low et al., 1994; Nagel et al., 1995) weisen darauf hin, dass erst bei einem postpartalen 5-Minuten-Apgar-Wert < 3 sowie einem Nabelarterien-pH-Wert < 7,0 mit einer Zunahme der Spätmorbidität zu rechnen ist. Alle anderen – auch metabolischen – Azidosen beeinflussen lediglich die (reversible) Frühmorbidität. Demzufolge hat das American College of Obstetricians and Gynecologists (ACOG, 1992) festgelegt, welche Bedingungen vorgelegen haben müssen, um einen Kausalzusammenhang zwischen peripartaler „Asphyxie" und Zerebralparese abzuleiten:

- Nabelarterien-pH-Wert < 7,0,
- Apgar-Wert 0–3 nach 5 Minuten,
- neurologische Symptome wie Krämpfe, Koma und Hypotonie in der Neonatalperiode,
- Multiorganversagen, beinhaltend das Herz-Kreislauf-System sowie das Pulmonal- und Renalsystem.

Diese Kriterien haben zurzeit Gültigkeit, auch wenn Kritiker einwenden, dass hierzu keine prospektiven Untersuchungen durchgeführt wurden (Goodlin, 1995). Die oben genannten vier Punkte gelten für eutrophe, am Termin geborene Kinder.
Ausgenommen werden müssen **Frühgeborene,** da offensichtlich das Gehirn Frühgeborener gegenüber Sauerstoffmangelzuständen mit entsprechender hypoxischer Gewebsschädigung vulnerabler ist. Das gilt insbesondere für kleine Frühgeborene (< 32 SSW). Feten von Müttern mit **Gestationshypertonie/Präeklampsie** scheinen dagegen ein geringeres Risiko der Entwicklung einer Zerebralparese zu haben. Des Weiteren konnte nachgewiesen werden, dass Feten, bei denen unter der Geburt nach vorzeitigem Blasensprung eine **Chorionamnionitis** aufgetreten ist, ein höheres Risiko zur Ausbildung einer Zerebralparese haben.
Es scheint ein Zusammenhang zwischen dem Auftreten einer Zerebralparese und **Lageanomalien** zu bestehen: Kinder aus BEL entwickeln unabhängig vom Entbindungsmodus (vaginal oder abdominal) häufiger Zerebralparesen als SL-Kinder.
Insgesamt ist unser Wissen über den Zusammenhang des Auftretens einer Zerebralparese und perinatalen Risikofaktoren noch sehr lückenhaft (Schneider und Beller, 1995).
Aus all dem geht unschwer hervor, dass die Aufgabe des geburtshilflichen Teams (Hebamme, Geburtshelferin/Geburtshelfer) darin besteht, fetale Azidosen zu vermeiden. Leider sind unsere Prognosekriterien im Hinblick auf die Diagnostik der fetalen Azidose nicht so gut, vor allen Dingen schwere Azidosen sub partu vollständig zu vermeiden. Nach einer großen retrospektiven Untersuchung zeigte sich, dass drei Fünftel aller subpartalen Azidosen (pH < 6,99) schicksalhaften Charakter hatten und durch optimales Geburtsmanagement lediglich zwei Fünftel hätten vermieden werden können (Roemer et al., 2002). Die Kardiotokografie (CTG) als derzeitige gängige Überwachungsmethode des Feten sub partu ist nicht in der Lage, an diesen Tatsachen etwas zu ändern (Schneider 2001).

Bedeutung für die geburtshilfliche Praxis

Für die geburtshilfliche Praxis im Kreißsaal lässt sich ableiten, dass nach Aufnahme der Schwangeren in den Kreißsaal eine **sorgfältige Risikoselektion** erfolgen muss. Es macht wenig Sinn, eutrophe Feten nach risikofreier Schwangerschaft am Termin kontinuierlich kardiotokografisch zu überwachen. Hier ist sicherlich die diskontinuierliche Überwachung ausreichend, auch wenn man zugrunde legt, dass 10–15% aller Feten von Schwangeren mit risikofreiem Schwangerschaftsverlauf sub partu Pathologien entwickeln.
Die niedrige Spezifität der Kardiotokografie jedoch erfordert es, dass eine CTG-Auswertung immer die **klinische Gesamtsituation** zu berücksichtigen hat:
- Schwangerschaftsalter < oder > 37 SSW,
- Schwangerschaftsalter < oder > 32 SSW,
- Schwangerschaftsalter unter 28 SSW,
- eutrophe oder hypotrophe Entwicklung des Feten,
- Hinweiszeichen für das Bestehen einer Chorionamnionitis,
- Lageanomalie,
- Medikamente,
- Periduralanästhesie (PDA).

> **!**
> Eine abstrakte CTG-Interpretation ohne Kenntnis des klinischen Gesamtbildes verringert die ohnehin schon niedrige Spezifität der Kardiotokographie bis hin zur Bedeutungslosigkeit.

Die in vielen Kliniken geübte Praxis, dass ein Arzt in Weiterbildung oder eine Hebamme nach Aufnahme der Schwangeren in den Kreißsaal die Risikoselektion vornimmt und nach Interpretation des Aufnahme-CTGs über das weitere Procedere entscheidet, sollte aufgrund der bislang vorliegenden Erkenntnisse nochmals überdacht werden. Klinikträger sowie der leitende Arzt der Geburtsklinik sind verpflichtet, den von den Gerichten (zu Recht!) geforderten Facharztstandard zu garantieren.

Überwachung in der Neonatalperiode und Befunddokumentation

Empfehlungen für die Klinik: Die Tatsache, dass aufgrund der vorliegenden Literatur wohl 60–70% aller Hirnschäden pränatal, 20–30% postpartal und nur 10–20% subpartal entstehen, darf nicht dazu führen, die im Abschnitt „Häufigkeit und Ätiologie von Zerebralparesen" genannten Risikoschwangeren mit Risikofaktoren ante- und subpartal nicht mit allen zur Verfügung stehenden Methoden sorgfältig zu überwachen. Selbstverständlich ist bei diesen Risikogeburten sub partu eine **kontinuierliche** kardiotokographische Überwachung – möglichst unter Zuhilfenahme der Pulsoxymetrie und/oder der Fetalblutanalyse – erforderlich.

▶ Nach der Entbindung eines metabolisch bzw. respiratorisch azidotisch geborenen Kindes sollte auf eine **kontinuierliche** Überwachung (in der Regel durch den Neonatologen –

ansonsten durch den Geburtshelfer) in der frühen Neonatalperiode geachtet werden: Herzfrequenz und/oder Atemmonitoring sind obligat, ebenso die Überwachung der Sauerstoffsättigung mittels Pulsoxymetrie.

!

Es ist absurd, Feten sub partu kontinuierlich zu überwachen, um das dann deprimiert geborene Kind nur diskontinuierlich mit unzureichenden Methoden oder gar nicht mehr zu überwachen.

Vor allem im Hinblick auf die vielfach geübte Praxis, im späteren Leben des Kindes evtl. auftretende Handicaps der fehlerhaften oder unvollständigen perinatologischen Überwachung des Feten durch den Geburtshelfer anzulasten, ist jeder Geburtshelfer gut beraten, auf ein **kontinuierliches Monitoring** mit Registrierung der Vitalfunktionen postpartal zu achten.

▶ Nach der Entbindung eines im **deprimierten Zustand** geborenen Kindes müssen folgende Untersuchungen veranlasst werden:

- im Hinblick auf die Frühmorbidität:
  - Bestimmung des 5-Minuten-Apgar-Wertes,
  - Bestimmung des 10-Minuten-Apgar-Wertes,
  - Bestimmung von Nabelarterien-pH-Werten,
  - Bestimmung des Basenüberschusses (base excess, BE).
- im Hinblick auf die Spätmorbidität:
  - serielle Schädelsonografien,
  - serielle Elektroenzephalogramme (EEGs),
  - Doppler-Flussmessungen der A. cerebri media,
  - evtl. Computertomografie oder Magnetresonanztomografie.

In der gutachterlichen Praxis hat sich gezeigt, dass in vielen Kinderkliniken anlässlich der Geburt eines Kindes in deprimiertem Zustand auf teure NMR-Untersuchungen oder auch Computertomografien verzichtet wird, um eine möglichst hohe Erlössicherung aus der Fallpauschale zu erzielen. Da vor allen Dingen den beiden zuletzt genannten Methoden eine hohe Bedeutung bei der Beantwortung der Frage nach einer geburtsassoziierten Schädigung zukommt, ist zu erwarten, dass gutachterliche Beurteilungen in Zukunft erschwert werden.

Krampfanfälle **in** den ersten 24 Lebensstunden, verbunden mit Atemstillstand und Hypotonie sowie Zeichen eines Multiorganversagens (Oligurie/Anurie), lassen einen Zusammenhang zur perinatalen Hypoxie **vermuten**. Tritt diese Pathologie **nach** mehr als 24 Stunden auf, ist ein Zusammenhang mit einem evtl. pathologischen Geburtsereignis eher **unwahrscheinlich**. Seitens des Geburtshelfers und/oder Neonatologen ist auf eine sorgfältige – **kontinuierliche – Befunddokumentation** zu achten.

Prävention durch „Risk-Management"

Die Bedeutung der Schwachstellenanalyse („Risk-Management") zur Prävention kindlicher und mütterlicher Schäden sowie zur Vermeidung juristischer Auseinandersetzungen kann nicht oft genug betont werden. Die medizinischen Dienste der Krankenkassen haben herausgefunden, dass Schadensfälle in 60% durch Organisationsmängel im Krankenhaus und in 40% durch ärztliches Fehlverhalten begründbar sind. Ein Frauenarzt im Kreißsaal ist anlässlich eines Schadensereignisses – mag es auch noch so gering ausgefallen sein und keine Schadensfolgen für den Patienten haben – gut beraten, eine Schwachstellenanalyse aus Gründen der Qualitätssicherung zu betreiben. Fehlverhalten im ärztlichen Bereich (unzureichende Aufklärung, Nichteinhalten des medizinischen Standards, Nichtbeachtung der Sorgfaltspflicht) muss im ärztlichen Bereich diskutiert, analysiert und abgestellt werden. Schwieriger ist es in der Regel, organisatorische Mängel im Krankenhaus zu beseitigen:

Ist die Einhaltung des „Facharztstandards" z.B. aufgrund von personellen Engpässen nicht möglich, ist der Operationssaal räumlich zu weit vom Kreißsaal entfernt, lässt die erforderliche Zusammenarbeit zwischen Anästhesie und Frauenheilkunde zu wünschen übrig, können hier Organisationsmängel vorliegen, die mit dem Träger des Krankenhauses besprochen werden müssen. Um sich nicht selbst eines Organisationsmangels schuldig zu machen, müssen die Mängel dem Träger des Krankenhauses schriftlich mitgeteilt werden, um auf diese Weise Abhilfe zu schaffen. Notfalls muss in diese Gespräche der Versicherer des Krankenhausträgers eingeschaltet werden.

Psychische Nachbetreuung der Mutter

Gerade unter haftungsrechtlichen Aspekten ist die Kommunikation mit der Mutter bzw. den Eltern eines potenziell geschädigten Kindes nach der Geburt essenziell. Rein gefühlsmäßig entscheiden sich manche beteiligten Ärzte zur großen Zurückhaltung im Gespräch mit der Mutter oder sogar zur Vermeidung solcher Gespräche aus Sorge, für einen Fehler bzw. vermeintlichen Fehler verantwortlich gemacht zu werden. Dabei zeigt die klinische Praxis, dass am ehesten die Patienten einen juristischen Weg einschlagen, die das Gefühl haben, es werde ihnen etwas vorenthalten oder falsch dargestellt. Das offene, klärende Gespräch mit der Mutter muss nicht bedeuten, dass man ihre Vorwürfe bestätigt. Man kann Bedauern über die Entwicklung auch äußern, ohne gleichzeitig eigenes Versagen einzuräumen. Sollte aber ein organisatorisches oder personelles Defizit zu der Entwicklung geführt haben, dann kann ein offener Umgang damit u. U. die weiteren Handlungen der Patientin positiv beeinflussen. Eine misstrauische, wütende Mutter, die das berechtigte Gefühl hat, es sei etwas schlecht gelaufen, und jemand versuche, das zu vertuschen, wird mit höherer Wahrscheinlichkeit juristische Hilfe suchen als eine Mutter, die auf Verständnis für ihre Ängste stößt und über Geschehensabläufe ehrlich informiert wird. Anders als beispielsweise in den USA sind es ja gerade in Deutschland nicht die hohen Entschädigungszahlungen, die Patienten zur Klage veranlassen, sondern meist eher das Bedürfnis, Recht zu bekommen und eine Bestätigung für ärztliche Fehlverhalten zu erlangen.

Literatur

American College of Obstetricians and Gynecologists (ACOG): Fetal and Neonatal Neurologic Injury. Technical Bulletin No. 163, January 1992.

Bayerische Perinatalerhebung 1994. Bayerische Landesärztekammer, Kassenärztliche Vereinigung Bayern, 1995.

Bayerische Perinatalerhebung 1998. Bayerische Landesärztekammer, Kassenärztliche Vereinigung Bayern, 1999.

Goodlin, R. C.: Do concepts of causes and prevention of cerebral palsy require revision? Am. J. Obstet. Gynecol. 172 (1995) 1830–1836.

Goodwin, Th. M., I. Belai, P. Hernandez, M. Durand, R. H. Paul: Asphyxial complications in the term newborn with severe umbilical acidemia. Am. J. Obstet. Gynecol. 162 (1992) 1506–1512.

Low, J. A., C. Panagiotopoulos, E. J. Derrick: Newborn complications after intrapartum asphyxia with metabolic acidosis in the term fetus. Am. J. Obstet. Gynecol. 170 (1994) 1081–1087.

Nagel, H. T. C., F. P. H. A. Vanenbussche, D. Oepkes, A. Jennekens-Schinkel, L. A. E. M. Laan, J. Bennebroek, J. B. Gravenhorst: Follow-up of children born with an umbilical arterial blood pH < 7. Am. J. Obstet. Gynecol. 173 (1995) 1758–1764.

Roemer, V. M., B. Mähling: In welchem Umfang ist die subpartale fetale Azidose vermeidbar? In: Z Geburtsh Neonatol 206 (2002) 172–181.

Rosen, M. G., J. C. Dickinson: The incidence of cerebral palsy. Am. J. Obstet. Gynecol. 167 (1992) 417–423.

Schneider, H., Geburtsasphyxie – ein immer noch ungelöstes Problem der Perinatalmedizin. In: Z. Geburtsh Neonatol 205 (2001) 205–212.

Schneider, H., F. K. Beller: Geburtsasphyxie und kindlicher Hirnschaden, eine Bestandsaufnahme. Fortbildungsreihe des Berufsverbandes e. V., Medical Jurisprudenz Congr. Management, Bern, Nr. 2, 1995.

Schupeta, E.: Mindestanforderungen in der Geburtshilfe aus der Sicht einer Krankenkasse vor, während und nach der Geburt. In: Feige, A., M. Hansmann, E. Saling: Pränatal- und Geburtsmedizin, S. 60–62. Nürnberg 1999.

Winkler, C. L., J. C. Hauth, J. M. Tucker, J. Owen, C. G. Brumfield: Neonatal complications at term as related to the degree of umbilical artery acidemia. Am. J. Obstet. Gynecol. 164 (1991) 637–641.

26 Protrahierte Geburt – Geburtsstillstand

Definition und Häufigkeit

Definition. Von einer **protrahierten Geburt** wird gesprochen, wenn das Kind nach 18- bis 24-stündiger **anhaltender** Wehentätigkeit noch nicht geboren ist. Für eine Erstgebärende wird eine Eröffnungsperiode von 15 Stunden, für eine Mehrgebärende eine Eröffnungsperiode von 10 Stunden als physiologisch angesehen, dazu kommt jeweils eine Austreibungsphase von ca. 2 Stunden Dauer. Nach herkömmlicher Meinung spricht man vom **Geburtsstillstand**, wenn der Muttermundbefund **ab Eröffnung** über 2–3 Stunden keine Änderung zeigt.

Die Pressperiode sollte einen Zeitraum von 20–30 Minuten nicht überschreiten bzw. nach 8–12 Presswehen mit der Geburt des Kindes abgeschlossen sein. Nach einem protrahierten Verlauf in der Eröffnungsperiode wurden nach Angaben der Bayerischen Perinatalerhebung etwa 80% der Entbindungen abdominal-operativ, bei protrahiertem Verlauf in der Austreibungsperiode ca. 20% abdominal-operativ und 50% vaginal-operativ beendet.

Schon diese Zeitangaben weisen auf große Abweichungen bezüglich des Merkmals „protrahierter Verlauf" hin, die Bewertung ist offensichtlich subjektiven Empfindungen unterworfen, und auch die Perinatalerhebungen fragen keine exakte Zeitangabe ab.

> **!** Das Merkmal „protrahierter Verlauf" oder Geburtsstillstand ist ein sehr weicher Parameter zur Beurteilung eines pathologischen Geburtsablaufes. Die Muttermunderöffnung verläuft zeitlich eher selten linear.

Häufigkeit. Nach Angaben der Bayerischen Perinatalerhebung 2003 wurde in 9% eine „protrahierte Geburt" diagnostiziert, bei uns trat dieses Ereignis in 14,8% der Entbindungen auf. Unseres Erachtens ist in der Vergangenheit der Beurteilung der Muttermunderöffnung in Abhängigkeit von der Zeit in Form des so genannten Partogramms zu viel Aufmerksamkeit gewidmet worden. Die zeitlich **nicht linear** zunehmende Muttermunderöffnung ist sicher physiologisch, lässt aber den individuellen Abweichungen einer Geburt insbesondere hinsichtlich des zeitlichen Ablaufs zu wenig Spielraum: Auch eine „protrahierte" Eröffnungsperiode kann physiologisch sein, und eine fehlende Befundänderung am Muttermund über mehrere Stunden ist nicht automatisch mit einem „Geburtsstillstand" gleichzusetzen.

Vorgehen im Kreisssaal

Hebamme, Arzt und Patientin müssen – häufig auch unter Einbindung des begleitenden Kindsvaters – eine individuelle Lösung erarbeiten, in der Schlafphasen der Schwangeren bei persistierendem Muttermundbefund genauso physiologisch sein können wie die Unterstützung der unzureichenden Wehentätigkeit durch die Gabe von Oxytocin.

Für die Austreibungsperiode gilt das Gleiche: Zu viele abdominale Geburtsbeendigungen erfolgen aus der Indikation Missverhältnis Kopf/Becken. In der Bayerischen Perinatalerhebung tritt dieses Ereignis mit einer Frequenz von 4,0% auf, bei uns in 0,8%, für das Risikomerkmal regelwidrige Schädellage (SL) gelten in Bayern 5,0%, bei uns 2,5%.

Der in der Würzburger Frauenklinik an der Stirnseite des Kreißsaals befindliche Spruch von Elias von Siebold (1775–1828) hat trotz seiner uns überaltert vorkommenden Ausdrucksweise auch heute noch Aktualität: „Stille und Ruhe, Zeit und Geduld, Achtung der Natur und dem gebärenden Weib und der Kunst Achtung, wenn ihrer Hilfe die Natur gebietet." Diese „Empfehlungen" des Elias von Siebold gelten insbesondere für die Diagnose protrahierte Geburt – Geburtsstillstand auf dem Boden „unzureichender" Wehentätigkeit, „mangelhaften" Geburtsfortschritts, „fehlender" Eröffnung des Muttermundes und „verzögerten" Tiefertretens des kindlichen Kopfes oder Steißes.

Behandlungsbedürftig sind selbstverständlich Haltungs- und Stellungsanomalien, Deflexionslagen und tiefer Querstand.

Ätiologisch liegt einem Geburtsstillstand in der Eröffnungsperiode häufig eine primäre oder sekundäre Wehenschwäche zugrunde, häufig jedoch auch fetale Einstellungsanomalien wie hoher Geradstand oder Scheitelbeineinstellung. Bei Wehenschwäche besteht die Behandlung des Geburtsstillstandes in der Eröffnungsperiode selbstverständlich in der Gabe von Wehenmitteln. Für die Einstellungsanomalien können keine verbindlichen Empfehlungen abgegeben werden, jede Klinik geht hier nach subjektiven Erfahrungsgrundsätzen vor: Seitenlagerung, aktive Mobilisierung, Vierfüßlerstand, systemische Analgesie, aber auch Periduralanästhesie, Akupunktur u. a.

Die Indikation zur operativen Geburtsbeendigung erfolgt aufgrund der fetalen Zustandsdiagnostik, aber vor allen Dingen auch unter dem Gesichtspunkt einer sich anbahnenden Amnioninfektion. Spätestens bei fetalen Herzfrequenzsteigerungen und/oder CRP-Anstieg und Temperaturanstieg bei der Mutter muss die Geburt baldmöglichst beendet werden.

Ist der Muttermund vollständig eröffnet und tritt der vorangehende Teil nicht tiefer, muss vor allen Dingen an eine makrosome Entwicklung des Feten gedacht werden, genauso aber auch an eine Einstellungsanomalie oder eine sekundäre Wehenschwäche. Bei vorliegender sekundärer Wehenschwäche wird natürlich versucht werden, die Geburt auf natürlichem Weg unter Zuhilfenahme von Kontraktionsmitteln zu beenden.

Bei einer ins Auge gefassten vaginal-operativen Entbindung ist bei Schädellage darauf zu achten, dass der größte Umfang die Beckenmitte überschritten hat, der Kopf ausrotiert hat und nach erfolgtem „Probezug" mittels Zange oder Vakuumextraktor der vorangehende Teil mühelos folgt. Zu warnen ist in diesem Zusammenhang vor riskanten vaginal-operativen Manövern, auch so genannten Kombinationseingriffen wie Beginn des Manövers mit Vakuumextraktor und anschließendem Umsetzen auf Zange. Folgt der vorangehende Teil bei der vaginal-operativen Entbindung nicht leicht und mühelos, sollte unbedingt auf die sekundäre Sectio caesarea umgestiegen werden.

Für forcierte vaginal-operative Manöver kommen nur lebensbedrohliche Zustände von Mutter und Fetus in Frage, bei denen erkennbar die operative Entbindung durch Sectio caesarea einen längeren Zeitraum umfassen würde, als das bei der vaginal-operativen Entbindung der Fall ist.

Schulterdystokie

Besondere Beachtung gilt der Vermeidung der Schulterdystokie. Im Gegensatz zu den pathologischen Schädeleinstellungen, bei denen der Geburtshelfer immer noch die Möglichkeit hat, vom ursprünglich eingeschlagenen vaginalen Entbindungsmodus auf den abdominalen umzusteigen, ist diese Möglichkeit nach der Geburt des Kopfes versperrt: Die Geburt **muss vaginal** unter Inkaufnahme kindlicher (Lähmung des Erb-Plexus, Klavikulafraktur) und mütterlicher (Symphysenschäden, Rissverletzungen) Begleitmorbidität beendet werden. So steht die Vermeidung des Auftretens der Schulterdystokie im Vordergrund: Anlässlich der obligatorisch durchgeführten Ultraschalluntersuchung bei Kreißsaalaufnahme der Schwangeren muss anhand der Biometrie nach einem dysproportionierten Schädel-/Thoraxdurchmesser bzw. Abdomenumfang oder -durchmesser gefahndet werden.

!

Routinemäßig – aber insbesondere bei Gestations- oder Typ-I-Diabetes der Mutter – muss anlässlich der Ultraschall-Untersuchung des Feten bei Kreißsaalaufnahme auf eine dysproportionierte oder makrosome Entwicklung geachtet und an die Möglichkeit des Auftretens einer Schulterdystokie gedacht werden.

Bei vermuteter oder tatsächlich vorliegender Makrosomie des Feten sollten mehrere Einflussgrößen auf den Entbindungsmodus bedacht werden:

- Ist die Patientin groß- oder kleinwüchsig?
- Handelt es sich um eine Primi- oder Multipara?
- Hat die Schwangere schon mehrere makrosome Kinder geboren?

Nach gängiger Rechtsprechung sollte die Schwangere bei vermuteter Makrosomie des Feten auf die Alternativen des vaginalen oder abdominalen Entbindungsmodus und die jeweils sich daraus ergebenden Risiken hingewiesen werden.

Der Geburtshelfer sollte auch seine eigenen Fähigkeiten kritisch hinterfragen: Der erfahrene Geburtshelfer wird sich eher zum vaginalen Vorgehen entscheiden, der weniger geübte sollte ggf. die Sectio in Erwägung ziehen.

Wird die Vermutung auf Dysproportion oder Makrosomie des Feten anlässlich der Ultraschall-Untersuchung geäußert und nicht der abdominale Entbindungsmodus gewählt, sollte die Geburt unter Stand-by-Funktion des Anästhesisten ablaufen: Ggf. erleichtern die sofortige Intubationsnarkose und Relaxation der Schwangeren die Durchführung der großen Episiotomie, verhindern die Klavikulafraktur beim Feten und ermöglichen durch Drehen der Schulter in den schrägen Durchmesser die Entwicklung des gefährdeten Feten.

!

Kristellern und Ziehen am Kopf sind erfolglose Maßnahmen zur Entwicklung des Feten bei Schulterdystokie. Intubationsnarkose und Drehen der Schulter in einen schrägen Durchmesser erleichtern die Kindsentwicklung.

In unserer gutachterlichen Praxis hat sich herausgestellt, dass häufig fehlerhaftes geburtshilfliches Management (fehlendes „Risk-Management") für die aus einer Schulterdystokie resultierenden kindlichen Schäden (Azidose, Plexus-brachialis-Schädigung) verantwortlich ist:

1. Fehlende Risikoselektion bei Kreißsaalaufnahme, keine Ultraschall-Untersuchung zur Feststellung der fetalen Biometrie bei Aufnahme der Patientin, Hebammenstandard statt Facharztstandard.
2. Fehlendes anästhesiologisches bzw. neonatologisches „Stand-by", fehlende OP-Bereitschaft.
3. Trotz Hinweiszeichen auf einen protrahierten Geburtsvorgang unterbleibt die rechtzeitige Indikationsstellung zur sekundären Sectio zugunsten eines schwierigen vaginal-operativen Manövers.
4. Nach Eintritt des pathologischen Ereignisses einer Schulterdystokie wird das meist erfolgreiche Entbindungsmanöver nach McRoberts nicht angewendet, stattdessen wird ziel- und planlos agiert und genau das getan, was strikt unterlassen werden muss: kräftiges Ziehen am kindlichen Kopf mit Lateralflexion und Fundusdruck durch Kristeller-Handgriff.

Tab. 26-1 Maßnahmen zur Behandlung der Schulterdystokie.

- **Ruhe** und **Besonnenheit**
- Manöver nach **McRoberts**
- Manöver nach **Wood**
- Manöver nach **Gaskin**
- Episiotomie (erweitern?)
- ggf. Tokolyse
- „Stand-by" Fachärzte Anästhesie und Neonatologie
- Zavanelli-Manöver als Ultima Ratio

Im Sinne eines wohlverstandenen Risk-Managements muss deshalb das geburtshilfliche Ereignis „Schulterdystokie" durch mentale und praktische Auseinandersetzung mit allen beteiligten Personen (Geburtshelfer und Hebammen) trainiert werden.

Maßnahmen zur Behandlung der Schulterdystokie sind in Tabelle 26-1 aufgeführt.

Mögliche psychische Folgeerscheinungen

Gerade die sekundäre Sectio nach Geburtsstillstand ist ein Risikofaktor für die Entwicklung einer posttraumatischen Belastungsstörung (PTBS) (s. Kap. 29 und Kap. 40). Eine solche PTBS tritt nach etwa 2% aller Entbindungen auf und ist gekennzeichnet durch ein ständiges Wiedererleben der Geburt in Alpträumen und Nachhallerinnerungen (flashbacks) im wachen Zustand – „wie ein immer wieder ablaufender Film" – sowie begleitende affektive Veränderungen (Reizbarkeit, erhöhte Schreckhaftigkeit, ein Gefühl der inneren Stumpfheit, aber auch Depressivität bis hin zur Suizidalität). Da die flashbacks u.a. durch Assoziationen ausgelöst werden, vermeiden Frauen mit einer solchen Symptomatik Situationen, die sie an die Geburt erinnern (z.B. Kontakt zu anderen Müttern mit Neugeborenen, Krabbelgruppen, Rückbildungsgymnastik).

Ein erhöhtes Risiko für ein traumatisches Geburtserleben und die Entwicklung einer PTBS haben vortraumatisierte Frauen (unabhängig von der Art des Traumas), aber auch Frauen, die eine genaue Vorstellung über den Ablauf der Entbindung hatten und diese als ein möglichst natürliches, emotional positives Erlebnis erwartet haben. Und auch eine Persönlichkeit mit hohem Kontrollbedürfnis kann zur Traumatisierung beitragen, wenn nämlich gerade die Möglichkeit verloren geht, die Situation zu kontrollieren und zu gestalten. Die sekundäre Sectio geht in solchen Fällen oftmals mit dem Gefühl einher, versagt zu haben.

Die wichtigste Vorbeugemaßnahme ist das, was selbstverständlich sein sollte, nämlich eine einfühlsame Behandlung der Patientin in der gesamten Geburtssituation unter Berücksichtigung ihres individuellen Informationsbedürfnisses. Zur **Prävention** der Entwicklung einer PTBS bei einer vielleicht trotzdem von der Patientin als traumatisch erlebten Entbindung können Geburtshelfer und Hebamme ganz wesentlich beitragen, indem eine Nachbesprechung erfolgt und eventuell notwendige Maßnahmen, die nicht mehr im Einzelnen mit der Patientin besprochen werden konnten, nachträglich erklärt werden. Solche Gespräche sind auch unter dem Aspekt sehr wichtig, dass gerade nach einer lange protrahierten Geburt die Schwangere in einen nach außen kaum wahrnehmbaren psychischen Ausnahmezustand geraten kann (akute Belastungsreaktion) (s. Kap. 29), in dem Wahrnehmung und Zeiterleben verändert sein können. Enorm wichtig ist es auch, der Patientin die Gelegenheit zu geben, ihre **eigenen Erinnerungen** an die Geburtssituation darzustellen, ohne dann mit ihr darüber zu diskutieren, dass es „aber ganz anders war". Auch wenn die Realität der Patientin von der „objektiven" Situation, so wie sie Geburtshelfer und Hebammen erlebt haben, abweicht, kann das Folge einer solchen psychischen Belastungsreaktion sein. Wichtig ist für die Patientin das Gefühl, ernst genommen zu werden und dass jemand versucht, sich in ihre Situation hineinzudenken. Äußerungen wie „Es tut mir Leid, dass Sie das so erlebt haben" beinhalten keinerlei „Schuldeingeständnis", dass etwas falsch gelaufen ist, zeigen aber der Patientin, dass man sie ernst nimmt. Falls sich trotz der Nachbesprechung der Geburt die Symptomatik einer PTBS entwickelt, sollte auf jeden Fall psychiatrische bzw. psychotherapeutische Hilfe vermittelt werden.

Frauen, die eine Geburt in dieser Weise traumatisch erlebt haben, **vermeiden in der Regel auch weitere Schwangerschaften**. Wenn sie doch wieder schwanger werden, ist die Reaktualisierung der Geburtserfahrungen in der nächsten Schwangerschaft typisch: „Plötzlich ist alles wieder da, der alte Film läuft wieder ab." Gerade solche Frauen haben oft besondere Geburtsängste und kommen mit der Frage der primären Sectio. Ob die traumatischen Vorerfahrungen zur entsprechenden Indikation führen, muss im Einzelfall geklärt werden. Auf jeden Fall benötigen solche Frauen eine besonders gute geburtshilfliche Betreuung, wobei eine möglichst hohe personelle Kontinuität angestrebt werden sollte.

Literatur

Bayerische Arbeitsgemeinschaft für Qualitätssicherung in der stationären Versorgung, Jahresauswertung 2003, Qualitätsbericht Geburtshilfe.

Krause, M., A. Feige: Schädigung des Plexus brachialis bei Spontangeburt aus Schädellage, Prävention durch Sectio caesarea. Frauenarzt 40 (1999) 1314–1315; 1422.

Martius, G.: Geburtshilflich-perinatologische Operationen. Thieme, Stuttgart–New York 1986.

Pantlen, A., A. Rohde: Psychische Auswirkungen traumatisch erlebter Entbindungen. Zentralbibl. Gynäkol 123 (2001) 42–47.

27 Analgesie, Episiotomie

Vorbemerkungen

Viele Schwangere äußern den Wunsch, die Geburt ihres Kindes bewusst zu erleben und aktiv mitzugestalten. Diesem Wunsch folgend, sind die Möglichkeiten zur systemischen Analgesie begrenzt; bei Durchführung der Regionalanästhesien sollte dem Anliegen der Schwangeren nach möglichst langer Bewegungsfähigkeit – auch außerhalb des Kreißbettes (Pezziball, Seil, Sprossenwand usw.) – nachgekommen werden.

> **!**
> Die Geburt eines Kindes wird von vielen Schwangeren und ihren Angehörigen als psychosoziales, gesellschaftliches Ereignis angesehen. Technische Perfektion mit dem Ergebnis einer gesunden Mutter und eines gesunden Kindes wird als selbstverständlich vorausgesetzt. Zu viele Medikamente (Analgetika) und chirurgische Eingriffe (Episiotomien) werden als störend und entbehrlich empfunden. Eine Geburtsklinik, die Akzeptanz sucht, sollte sich dieses Umstandes bewusst sein.

Diesen Trends folgend, ist sowohl die Zahl der Analgesien als auch der Episiotomien seit Jahren rückläufig (Analgetikagabe in Bayern 1987: 33,4%, 1998: 28,6%, 2003: 33,2%; Episiotomiefrequenz in Bayern 1987: 74,7%, 1998: 51,6%, 2003: 25,9%).
Andererseits ist eine effektive Analgesie wichtig unter dem Aspekt, dass „unerträgliche" Schmerzen auch zu den Risikofaktoren für eine traumatisch erlebte Geburt zu zählen sind, die als psychische Komplikation dann zur Entwicklung einer so genannten posttraumatischen Belastungsstörung führen kann (s. Kap. 29 und Kap. 40).

Analgesie und Periduralanästhesie

Bei Analgesiebedarf raten wir den Schwangeren unter der Geburt eher zu **Regionalanästhesien** – Katheterperiduralanästhesie (PDA), Pudendusblockade, lokale Damminfiltration – als zur systemischen Analgesie.
Bei folgenden geburtshilflichen Befunden empfehlen wir bei vaginaler Geburt zur Analgesie bevorzugt die Katheter-PDA:
- Mehrlingsschwangerschaft,
- Beckenendlage,
- Frühgeburt < 32 SSW.

Die **Periduralanästhesie** sollte in Einrichtungen mit hauptamtlicher Anästhesieabteilung der Anästhesist durchführen. Ansonsten gelten die „Vereinbarungen der Deutschen Gesellschaft für Anästhesiologie mit der Deutschen Gesellschaft für Gynäkologie und Geburtshilfe über die Zusammenarbeit in der operativen Gynäkologie und in der Geburtshilfe" (1988, s. Anhang). Erwähnt sei der Punkt 4 in dieser Vereinbarung: „Die Durchführung der Periduralanästhesie durch den Geburtshelfer: Ist zwischen den beiden Abteilungen vereinbart, dass die PDA vom Geburtshelfer durchgeführt wird, so trägt dieser dafür die volle **ärztliche und rechtliche Verantwortung.** Dazu müssen folgende Voraussetzungen erfüllt sein:
- ausreichende Übung in diesem Verfahren in einer hinreichenden Anzahl von Fällen,

– eingehende Kenntnisse und Erfahrungen in der Erkennung und Behandlung von Zwischenfällen."

> **!**
> Der Geburtshelfer, der die Periduralanästhesie durchführt, muss sicher sein im Erkennen und Behandeln von methodenbedingten Komplikationen.

Eine Schwangerschaft bei Zustand nach Sectio oder Resectio stellt keine Kontraindikation für die Periduralanästhesie dar. In vielen Fällen ist es möglich, die sekundäre Sectio in Periduralanästhesie durchzuführen. An die Möglichkeit einer Parazervikalblockade sollte nur zur Geburt eines toten Feten gedacht werden.

> **!**
> Eine parazervikale Blockade ist bei lebendem Feten obsolet.

Episiotomie

Die Episiotomiefrequenz in der Nürnberger Frauenklinik ist von 60,9% im Jahr 1994 auf 22,8% im Jahr 2003 gesunken. In der wissenschaftlichen Literatur findet sich kein Beweis dafür, dass die Episiotomie bei prolongierten Austreibungsperioden, Lageanomalien und drohender fetaler Azidose vorteilhaft ist. Es gibt keinen wissenschaftlichen Beweis für den protektiven Effekt der Episiotomie auf kindliche Hirnblutungen, zum Beispiel auch bei Frühgeborenen. Bei der Senkung der Episiotomiefrequenz ist es wichtig zu erwähnen, dass auch im eigenen Krankengut keine Zunahme der Dammrisse III. Grades, ja sogar eine Reduktion der Dammrisse IV. Grades beobachtet wurde. Das auch, wenn die Episiotomie bei vaginal-operativen Entbindungen restriktiv eingesetzt wurde.

Bei der Langzeitmorbidität fiel auf, dass Narbenschmerzen und Dyspareunien nach Episiotomien häufiger auftraten als nach Dammrissen, Blutverlust und Liegezeit war nicht unterschiedlich. Stuhl- und Windinkontinenzen traten nach durchgeführter Episiotomie im Zeitraum von 3–6 Monaten post partum häufiger auf als beim Vergleich mit Frauen mit intaktem Damm. Vermieden werden sollte die Anlage einer mediolateralen Episiotomie zugunsten der medianen Episiotomie.

> **!**
> Es gibt keine Beweise dafür, dass Episiotomien der Prävention eines Descensus uteri oder vaginae dienen. Episiotomien verursachen postpartal mehr Schmerzen und langfristig häufiger Dyspareunien. Aus diesen Gründen empfehlen wir eine äußerst restriktive und ausschließlich individuelle Anwendung der Episiotomie.

Literatur

Görse, R., M. Krause, A. Feige: Episiotomie unter dem Aspekt der Kurz- und Langzeitmorbidität, Geburtsh Frauenheilk 64 (2004) 1123 ff.

Hirsch, H.: Episiotomie und Dammriß. Thieme, Stuttgart–New York 1989.

Jawny, J.: Geburtsverletzungen. In: Jawny, J.: Praxis der operativen Gynäkologie. Springer, Berlin–Heidelberg–New York 2000.

Vereinbarungen der Deutschen Gesellschaft für Anästhesiologie mit der Deutschen Gesellschaft für Gynäkologie und Geburtshilfe über die Zusammenarbeit in der operativen Gynäkologie und in der Geburtshilfe. Frauenarzt 3 (1988) 266–271 (s. Anhang).

28 Versorgung des Neugeborenen

Weiterbildungsordnung Geburtshilfe

In der derzeit gültigen Weiterbildungsordnung für die Ärzte Bayerns in der Fassung vom 24. April 2004 werden im Leistungskatalog für den Frauenarzt „Kenntnisse, Erfahrungen und Fertigkeiten in der Versorgung und Betreuung des Neugeborenen einschließlich der Erkennung und Behandlung von Anpassungsstörungen" gefordert. Für den Schwerpunkt „Spezielle Geburtshilfe und Perinatalmedizin" werden „Kenntnisse, Erfahrungen und Fertigkeiten in der Erkennung und Behandlung maternaler und fetaler Erkrankungen höherer Schwierigkeitsgrade einschließlich invasiver und operativer Maßnahmen und der Erstversorgung des gefährdeten Neugeborenen gefordert." Dabei ist offen gelassen, wie viele derartige Untersuchungen der Arzt in Weiterbildung durchführen muss.

Aus dem Umstand, dass in zunehmendem Maße die **Geburt von Risikokindern** aus Risikoschwangerschaften in Zentren erfolgt bzw. zur Geburt dieser Risikokinder der Neugeborenen-Notarztdienst zugezogen wird, resultiert die Tatsache, dass der Weiterbildungsassistent in der Geburtshilfe die Technik zur Versorgung der Neugeborenen nach pathologischer Schwangerschaft und Geburt nicht mehr trainiert und deshalb nicht mehr beherrscht. In Kliniken niedrigerer Versorgungsstufe entfällt das Training, wenn man bedenkt, dass nur bei 5% der Neugeborenen Reanimationsmaßnahmen erforderlich sind. So besteht die **Aufgabe des Geburtshelfers** darin, festzustellen, ob ein Neugeborenes Auffälligkeiten aufweist, und ggf. palliative Maßnahmen zu ergreifen, bis der zugezogene Neonatologe die spezielle und möglicherweise kausale Behandlung übernimmt.

Erstversorgung des Neugeborenen

Dennoch besteht Einigkeit zwischen Pädiatern und Geburtshelfern darüber, dass jeder Geburtshelfer in der Lage sein muss, notfallmäßig eine Erstversorgung des Neugeborenen vorzunehmen. Voraussetzung hierfür ist, dass während der Weiterbildung zum Facharzt für den Geburtshelfer die Gelegenheit besteht, die Reanimation eines deprimierten Neugeborenen zu erlernen. In einem perinatologischen Zentrum gehört es zu den Aufgaben des Neonatologen, dafür zu sorgen, dass jeder Kreißsaalassistent in der Notfallversorgung Neugeborener ausgebildet wird. Für Ärzte aus geburtshilflichen Abteilungen mit geringer Geburtenzahl bedeutet das, dass sie während ihrer Weiterbildung für einen begrenzten Zeitabschnitt auf die neonatologische Intensivstation einer Kinderklinik wechseln müssen, um die Versorgung von Neugeborenen zu trainieren.

Die **Zustandsdiagnostik** des Neugeborenen erfolgt durch Beurteilung nach dem Apgar-Score, durch Bestimmung der Azidität des kindlichen Blutes sowie durch Beobachtung von Hinweisen auf Fehlbildungen.

Geburtshelfer und Hebamme sind verantwortlich für die **Identifikation** des Neugeborenen, die möglichst in Anwesenheit von Kindsmutter oder Kindsvater durch zwei voneinander unabhängige Systeme durchgeführt werden sollte. Das Kind erhält ein Namensbändchen mit dem Namen der Mutter und einer Nummer. Diese Nummer sowie der Name der Mutter werden auf der Kinderkurve, die am Kinderbett befestigt ist, dokumentiert.

In der Regel wird das Neugeborene als Ausdruck einer kultischen Handlung in den meisten Kliniken gebadet. Eine medizinische Indikation zum Baden von Neugeborenen besteht lediglich bei Kindern HIV-positiver Mütter. Das abgetrocknete und angezogene Kind verbleibt in den ersten zwei Lebensstunden post partum mit der Mutter im Kreißsaal. In dieser Zeit werden Mutter und Kind in nicht vorgeschriebenen Abständen von der Hebamme im Hinblick auf ihre vorhandenen Vitalfunktionen kontrolliert. Danach erfolgt die Verlegung des Kindes und der Mutter auf die Wochenstation, wo bei gesunden Kindern keine weiteren Überwachungsmaßnahmen erforderlich sind.

Unmittelbar nach der Geburt wird das Neugeborene entweder vom anwesenden Geburtshelfer, vom Kinderarzt oder auch von der Hebamme anlässlich der Neugeborenen-Erstuntersuchung (U1) untersucht. Ist in der Geburtsklinik kein Kinderarzt anwesend, erfordert es die Sorgfaltspflicht des behandelnden Frauenarztes, dafür zu sorgen, dass das Neugeborenenscreening durchgeführt wird und die Befunde in das so genannte gelbe Kinderuntersuchungsheft eingetragen werden. Das Screening wird durchgeführt für Phenylketonurie, die klassische Galaktosämie, Hypothyreose, wobei diese Probenentnahmen zwischen dem dritten und fünften Lebenstag erfolgen sollen. Je nach Labor kann eine Untersuchung schon nach 48 Lebensstunden erfolgen. Bei Frühgeborenen < 32 SSW erfolgt eine zweite Testung nach zwei Wochen. In den meisten Bundesländern ist inzwischen das Hörscreening etabliert. Hierzu werden kleine Messsonden in den äußeren Gehörgang gesteckt, die Auswertung erfolgt automatisch und kann von den Kinderkrankenschwestern oder Krankenschwestern auf der Wochenstation durchgeführt werden. Auch das Ergebnis dieser Untersuchung ist im gelben Kinderheft zu dokumentieren.

Die Neugeborenen-Basisuntersuchung wird vom 3. bis 10. Lebenstag vom Kinderarzt durchgeführt (U2). Einzelheiten sind in den so genannten Kinderrichtlinien geregelt. Zwischen Frauenarzt und Kinderarzt sollte eine schriftlich fixierte Absprache darüber bestehen, wer bei Rückmeldung z. B. pathologischer Screeningtests die Eltern unterrichtet. In Kliniken ohne angeschlossene Kinderklinik wird das in der Regel Aufgabe des Frauenarztes sein.

Literatur

Kinderrichtlinien – Richtlinien des Bundesausschusses der Ärzte und Krankenkassen über die Früherkennung von Krankheiten bei Kindern bis zur Vollendung des 6. Lebensjahres vom 26. Juni 1998.

Stockhausen, H. B., von: Das gesunde und das kranke Neugeborene. In: Bender, Diedrich, Künzel, Hrsg. Klinik der Frauenheilkunde und Geburtshilfe, Bd. 6: 4. Auflage, Urban & Fischer 2003.

Weiterbildungsordnung für die Ärzte Bayerns. In: Bayerisches Ärzteblatt 59 (2004) 20–21.

29 Psychische Aspekte in der Schwangerschaft und nach der Entbindung

Psychische Veränderungen in der Schwangerschaft

Veränderungen des psychischen und körperlichen Befindens sind in der Schwangerschaft häufig und können zu verschiedenen Zeitpunkten auftreten. Viele Frauen empfinden in dieser Zeit eine erhöhte Sensibilität, auch kann die Stimmung stärker schwanken als zuvor. Besonders nach Feststellung der Schwangerschaft kann es zu Ambivalenzkonflikten kommen, selbst bei einer primär erwünschten und sogar gezielt angestrebten Schwangerschaft (wie etwa durch reproduktionsmedizinische Maßnahmen). Solche Reaktionsweisen mit widerstrebenden Gefühlen und Gedanken wie „Werde ich das alles schaffen, welche Veränderungen wird das für mein Leben bringen etc.?" sind ableitbar und angemessen und letzten Endes nur Ausdruck der tatsächlich zu erwartenden Veränderungen. Auch Unsicherheiten, Ängste vor Abhängigkeit und Befürchtungen, nicht **die** Mutter sein zu können, die man sein möchte, können auftreten.

Nicht selten sind psychische Probleme geringeren Ausmaßes Folgeerscheinung bzw. Begleitsymptome somatischer Vorgänge (z. B. bei lange erforderlicher Liegezeit in der Schwangerschaft, vorzeitigen Wehen, Hyperemesis gravidarum etc.). Je nach Ausmaß dieser reaktiven bzw. begleitenden Symptome kann eine psychosomatische Begleitung bzw. Entlastung hilfreich sein.

Veränderungen des psychischen Befindens können sich auch noch einmal gegen Ende der Schwangerschaft ergeben, nämlich dann, wenn die Geburt langsam näher rückt und wenn die körperlichen Veränderungen immer ausgeprägter und mehr oder weniger starke Geburtsängste deutlich werden. Eine primär ängstliche Persönlichkeit kann hier verstärkend wirken, aber ebenso negative Vorerfahrungen bei früheren Geburten bis hin zur traumatisch erlebten Entbindung (s. u.). Auch Patientinnen mit Vortraumatisierungen unabhängig von Schwangerschaft und Geburt in der Vorgeschichte, wie etwa bei sexuellem Missbrauch in der Kindheit oder Jugend, leiden manchmal in der Schwangerschaft unter einer Reaktualisierung entsprechender Erlebnisinhalte bzw. unter besonders ausgeprägten Ängsten vor der Geburt.

Von diesen psychischen Veränderungen, die letzten Endes dem „normalen" Spektrum menschlichen Erlebens zuzuordnen sind und von der Persönlichkeit, der individuellen Biografie und der jeweiligen psychosozialen Situation der Patientin abhängen und neben einfühlsamer, unterstützender Betreuung keine weiteren Maßnahmen erfordern, sind spezielle psychische Störungen zu unterscheiden, die in der Regel dann auch einer qualifizierten Diagnostik und Therapie zugeführt werden sollten.

1 Psychische Störungen

Zu den am häufigsten auftretenden psychischen Störungen im engeren Sinne in der Schwangerschaft gehören **depressive Episoden** sowie **Angst- und Zwangserkrankungen** (s. Kap. 40). Frauen, bei denen eine entsprechende Krankheitsvorgeschichte besteht, sind in der Schwangerschaft besonders vulnerabel. Es kann zur Verschlechterung einer psychopathologischen Symptomatik kommen, wahrscheinlich nicht zuletzt unter dem Einfluss der hormonellen Veränderungen. In einer Vielzahl von Fällen ist aber gerade die Schwangerschaft bei vorbestehender psychischer Störung die Zeit, in der die Patientin psychisch stabil ist und in der sie sich vielleicht besser fühlt als sonst, auch hierfür können die psychotropen Effekte der von der Plazenta gebildeten Hormone verantwortlich gemacht werden.

Vorbestehende **bipolare Störungen** (manisch-depressive Störungen) und **Psychosen** können in der Schwangerschaft rezidivieren, und zwar am ehesten dann, wenn wegen der diagnostizierten Schwangerschaft „von heute auf morgen" die Psychopharmakamedikation abgesetzt wurde. Ein solches Vorgehen ist in der Regel nicht vertretbar, da jedes abrupte Absetzen von Psychopharmaka die Gefahr eines Rezidivs in sich birgt, weshalb solche Medikationen immer „ausgeschlichen" werden. Und andererseits rechtfertigt auch der Wunsch, das Kind vor einer eventuellen teratogenen Wirkung der Medikation zu schützen, in der Regel ein solches Vorgehen nicht, da die Schwangerschaft meist erst nach der 8. oder 9. Woche festgestellt wird und dann die relevanten Schritte der Organogenese schon weitgehend vollzogen sind. Abgesehen davon gibt es nur für ganz wenige Psychopharmaka eine bekannte spezifische teratogene Wirkung (z. B. Lithium, Carbamazepin oder Valproinsäure); für die große Gruppe der Neuroleptika und Antidepressiva hingegen sind keine Zusammenhänge mit spezifischen Fehlbildungen nachgewiesen (s. Kap. 41). Und auch für die genannten Substanzen liegt die Fehlbildungsrate im einstelligen Prozentbereich, so dass also tatsächlich sehr gut abgewogen werden sollte, ob eine Patientin durch das abrupte Absetzen oder den abrupten Wechsel einer Medikation destabilisiert werden darf. Im Zweifelsfalle bietet sich auch der Kontakt mit einer entsprechenden Beratungsstelle an, wie etwa dem Beratungszentrum für Embryonaltoxikologie in Berlin (www.embryotox.de).

2 Depressive Reaktionen nach pränatalem Verlust des Kindes

Die psychischen Symptome und Reaktionen nach dem pränatalen Verlust eines Kindes (Fehlgeburt, Totgeburt) gehören zunächst zu den ableitbaren und erwarteten Trauersymptomen. In seltenen Fällen kann aus der akuten Belastungsreaktion (Schockreaktion) (s. Kap. 40) eine sog. pathologische bzw. protrahierte Trauerreaktion werden. Diagnostisch gehören diese Reaktionen in die Gruppe der Anpassungsstörungen (s. Kap. 40), landläufig kann auch von einer depressiven Reaktion gesprochen werden. Das Primat der Behandlung liegt in solchen Fällen im Bereich der Psychotherapie, nur in seltenen Fällen ist auch eine antidepressive Medikation erforderlich und sinnvoll. Spezielle Betreuungsaspekte sind ausführlich im Kapitel 9 angesprochen.

3 Verdrängte Schwangerschaft

Ein besonderes Problem, das nach außen eher wenig mit erkennbaren psychischen Veränderungen einhergeht, ist die sog. verdrängte Schwangerschaft. Dabei gibt es verschiedene Konstellationen, in denen eine Frau ihre Schwangerschaft nicht wahrnimmt oder vielleicht auch nicht wahrnehmen möchte. Die einfachste Form ist das bloße **Nichterkennen** der Schwangerschaft, z. B. bei einer Frau, die sowieso einen unregelmäßigen Zyklus hat, die Gewichtszunahme auf zu viel Essen schiebt und vielleicht auch noch leichte Blutungen hat.

Dann gibt es Fälle, in denen die unerwünschte Schwangerschaft von der betroffenen Frau einfach **ignoriert** wird. Die betroffene Frau weiß zwar um die Schwangerschaft, nimmt aber Vorsorgeuntersuchungen nicht wahr und bereitet sich nicht auf die Geburt vor. Mit Beginn des Geburtsvorgangs kommen solche Frauen dann in die Klinik und lassen im Einzelfall ihr Kind nach der Geburt im Krankenhaus zurück. Im Extremfall kann es so sein, dass die Patientin alle körperlichen Veränderungen der Schwangerschaft anders erklärt, so dass erst mit Eintreten der Wehen oder Platzen der Fruchtblase nach entsprechender Untersuchung die Schwangerschaft erkannt wird. Die meisten Frauenärzte haben wahrscheinlich in ihrer Praxis solche Frauen kennen gelernt, die zunächst mit dem Verdacht auf akute Appendizitis in der Chirurgie untersucht wurden.

Die ausgeprägteste Form einer „verdrängten" Schwangerschaft stellt die **völlige Verleugnung** der Schwangerschaft dar, die mehr oder weniger bewusst sein kann. Im Extremfall kommt es vor, dass eine junge Frau dann tatsächlich von der Geburt überrascht wird, in Panik gerät und das Kind tötet. Die retrospektive Analyse solcher Fälle zeigt den deutlichen Unterschied zur ersten Gruppe, in der die Patientin körperliche Veränderungen wahrnimmt und anders interpretiert, sich dann aber auf die Schwangerschaft und das Kind einstellen kann. Bei den Frauen, die ihre Schwangerschaft so weit ver-

drängen bzw. verleugnen, dass sie selber nicht einmal körperliche Veränderungen wahrnehmen, steckt in der Regel eine tiefer gehende psychische Problematik dahinter, wie etwa eine schwerwiegende Persönlichkeitsproblematik.
Gerade diese letzte Gruppe von Frauen steht angeblich im Fokus solcher Aktivitäten wie **Babyklappen oder anonymer Geburt,** weil man glaubt, dass damit gefährdete Kinder zu retten sind. Sowohl aus forensisch-psychiatrischer Perspektive als auch nach den bisherigen Erfahrungen mit Babyklappen und anonymer Geburt muss aber davon ausgegangen werden, dass diese Frauen mit dem Angebot nicht erreicht werden, sondern eher die in der zweiten Gruppe beschriebenen Schwangeren, die sich damit auf „eher leichte Weise" eines unerwünschten Kindes entledigen.

Psychische Veränderungen nach der Entbindung

Auch in der Zeit nach der Entbindung müssen die Eltern und v.a. die Mutter eines Neugeborenen eine erhebliche psychische Anpassungsleistung vollbringen. Dass es dabei zu psychischer Instabilität und emotionalen Turbulenzen kommen kann, ist zunächst ableitbar und nicht pathologisch. Erst wenn eine bestimmte Symptomenkonstellation zu beobachten ist, sollte man von einer postpartalen psychischen Störung sprechen.

1 Psychische Störungen

Zu den „klassischen", d.h. weitreichend bekannten psychischen Störungen nach der Entbindung gehören die „Heultage" (heute meist „**Baby Blues**" genannt), die **postpartalen Depressionen** und die **postpartalen Psychosen.** Begriffe wie „Wochenbettdepression" und „Wochenbettpsychose" werden deshalb weitgehend vermieden, weil nach der Entbindung auftretende psychische Störungen zwar im Erleben der Patientinnen auf die Geburt fokussiert sind (z.B. Insuffizienzgefühle als Mutter oder auch bei wahnhaftem Erleben Themen rund um die Geburt). Darüber hinaus gibt es aber keine Anhaltspunkte dafür, dass Depressionen oder Psychosen nach einer Geburt eigenständige nosologische Krankheitsbilder sind. Vielmehr handelt es sich dabei um Depressionen und Psychosen, die mit den üblichen ICD-10-Kriterien für affektive und psychotische Störungen klassifiziert werden (s. Kap. 40).
Eine Übersicht über die wichtigsten postpartalen psychischen Störungen findet sich in Tabelle 29-1.

1.1 Baby Blues

Beim Baby Blues handelt es sich nicht um eine pathologische Veränderung im engeren psychiatrischen Sinne, sondern um psychische Folgen der physiologischen Hormonumstellung nach der Entbindung. Besonders die sehr rasch stattfindende Normalisierung der hohen Hormonwerte, wie sie in der Schwangerschaft gebildet werden (z.B. Östrogen, Progesteron), auf ein Normalniveau innerhalb kürzester Zeit nach der Geburt sind hierfür verantwortlich zu machen. Auch aus anderen Zusammenhängen sind psychische Begleiterscheinungen bei ausgeprägten bzw. raschen hormonellen Veränderungen bekannt (z.B. bei Schilddrüsenerkrankungen, Nebenwirkungen von Kortison, hormoneller Stimulation etc.).
Etwa jede zweite Frau (50–70%) ist um den 3. bis 5. Tag post partum betroffen. Die typische Symptomatik besteht in erster Linie aus einer ausgeprägten Affektlabilität, einer erhöhten Empfindlichkeit, z.B. bei Kränkungen, raschem Wechsel zwischen Euphorie und Weinen bis hin zum gleichzeitigen „Glücklich-und-Traurig-sein". Die Symptomatik ist nicht behandlungsbedürftig, allerdings hilft ein sensibler Umgang mit der Patientin – besonders wenn diese vielleicht noch die Sorge hat, dass sich daraus eine postpartale Depression entwickeln könnte.

1.2 Traumatisch erlebte Entbindung

Trotz aller Geburtsängste erwarten die meisten Frauen ein insgesamt positives Geburtserleben, nicht zuletzt vielleicht auch durch entsprechende Darstellung in den Medien. Umso schlimmer ist es für betroffene Frauen, wenn sie die Geburt als traumatisch erlebt haben und wenn sie noch längere Zeit mit subjektiv schlimmen Erfahrungen umgehen müssen. Gar nicht so selten entwickelt sich in den Wochen und Monaten nach einer traumatisch erlebten Entbindung dann die Symptomatik einer sog. posttraumatischen Belastungsstörung (s. Kap. 40). Die posttraumatische Belastungsstörung (PTBS) ist eine Traumafolge, die am ehesten nach Ereignissen wie Kriegserlebnissen, Katastrophen, Geiselnahmen, Vergewaltigungen etc. bekannt ist. Die traumatisch erlebte Erfahrung wird in **Intrusionen** (auch Flash backs genannt) immer wieder durchlebt, die Erfahrungen laufen wie ein Film immer wieder vor dem inneren Auge ab. Ausgelöst werden diese Intrusionen nicht selten durch Assoziationen, im Falle der traumatisch erlebten Geburt könnte das z.B. der Anblick einer hochschwangeren Frau sein. Auch in **Alpträumen** kommen die Erfahrungen wieder und wieder in den Vordergrund. **Typische weitere Symptome** der PTBS sind Gereiztheit, ein Gefühl der inneren Stumpfheit, er-

Tab. 29-1 Postpartale psychische Störungen.

	Typische Symptomatik	Therapie
Baby Blues (Heultage)	– in den ersten 3–5 Tagen nach der Geburt – affektive Labilität (erhöhte Empfindlichkeit, rascher Wechsel zwischen Euphorie und Weinen)	– keine spezifische Therapie erforderlich
Traumatisch erlebte Entbindung	– die gesamte Geburtssituation oder nur bestimmte Aspekte wurden als traumatisch erlebt – Wiedererleben in lebhaften Erinnerungen, „flash backs" oder Alpträumen, begleitet von Vermeidungsverhalten, sozialem Rückzug, Gefühl innerer Stumpfheit, Gereiztheit, erhöhter Schreckhaftigkeit	– direkt nach der Entbindung Gespräch mit der Patientin über das Geburtserleben; bei ausgeprägter Symptomatik (z. B. Vollbild einer posttraumatischen Belastungsstörung) traumaspezifische Psychotherapie; bei depressiver Begleitsymptomatik ggf. antidepressive Behandlung (Antidepressiva, Psychotherapie)
Depression	– breites Spektrum depressiver Symptome: Niedergeschlagenheit, Weinen, Ängstlichkeit (bis hin zu Panikattacken), Zwangssymptome, Störungen von Schlaf, Appetit, Konzentration, Antrieb – verschiedenartige körperliche Symptome – lebensmüde Gedanken bis hin zur manifesten Suizidalität	– in Abhängigkeit von Ausprägung und Symptomenkonstellation: bei leichterer Ausprägung supportive (= stützende) Gespräche – bei Erfüllen der Kriterien einer depressiven Episode (s. Kap. 40) antidepressive Therapie (Medikation, ggf. Psychotherapie)
Psychose	– alle Psychosen können vorkommen – meist akute Psychosen mit „buntem" klinischem Bild – oft manische Symptomenkonstellation (s. Kap. 40)	– in Abhängigkeit vom klinischen Bild – die Behandlung sollte üblicherweise mit einem Psychiater abgesprochen werden.
Angst- und Zwangserkrankungen	– können als isolierte Störungen postpartal auftreten, meist aber Angst und Zwangssymptome im Rahmen postpartaler Depressionen	– nach den üblichen Regeln der Therapie: meist Kombination von Antidepressiva und Verhaltenstherapie

höhte Schreckhaftigkeit, sozialer Rückzug, das Vermeiden von Umständen, die eventuell Assoziationen hervorrufen können. Nach der Geburt betroffene Frauen vermeiden beispielsweise den Kontakt mit anderen Müttern in der Rückbildungsgymnastik, sie nehmen nicht an Krabbelgruppen teil, gehen nicht oder ausgesprochen ungern zur Nachuntersuchung.

Obwohl bisher nur wenige epidemiologische Untersuchungen zu diesem Thema existieren, muss man davon ausgehen, dass bei knapp **2% aller Entbindungen** die volle Symptomatik einer PTBS folgt. Damit ist dieses Störungsbild zehnmal häufiger als die postpartale Psychose, die allerdings wiederum sehr viel bekannter ist. Nur die wenigsten Hebammen und Geburtshelfer sind darüber informiert, dass sich eine solche Symptomatik nach einer Entbindung entwickeln kann. Dabei sind **vortraumatisierte** Frauen (z. B. durch sexuellen Missbrauch in der Vorgeschichte oder andere traumatische Erfahrungen) besonders gefährdet. Auch **Persönlichkeitseigenschaften** wie ein hohes Kontrollbedürfnis bzw. Schwierigkeiten, mit Hilflosigkeit und dem Gefühl des Ausgeliefertseins umzugehen, können zur Traumatisierung beitragen. Die Verletzung von Schamgefühlen und unsensibles Verhalten von Seiten der Geburtshelfer stehen oft im Zentrum des Erlebens. Besonders gefährdet scheinen auch Frauen zu sein, bei denen eine **sekundäre Sectio** erforderlich ist, nachdem lange Einleitungsversuche fehlgeschlagen sind oder es zum Geburtsstillstand gekommen ist. Nicht immer ist für Geburtshelfer die psychische Verfassung der Patientin, die sich schon in der Geburtssituation abzeichnet, erkennbar. Ist die Situation für eine Patientin traumatisch, wird sie sich eher „nach innen“ zurückziehen bzw. **dissoziieren** (also in einen anderen Bewusstseinszustand gehen, was aber nach außen nicht unbedingt bemerkbar ist). Möglicherweise erfährt man erst bei der Nachbesprechung, die nach jeder Geburt erfolgen sollte, wie traumatisch die Geburt von der Patientin erlebt worden ist.

!

Prävention ist im Fall der PTBS die beste Therapie, dazu gehört die Nachbesprechung der Geburt.

Die **Nachbesprechung der Geburt** sollte sowohl für Hebammen als auch für Geburtshelfer eine Selbstverständlichkeit sein. Auch wenn es eigentlich fast zu banal ist, muss nach den klinischen Erfahrungen darauf hingewiesen werden, dass die Patientin aktiv danach gefragt werden sollte, wie sie selbst die Geburt erlebt hat. Es ist nicht primär von Bedeutung, wie Geburtshelfer und Hebamme die Situation sehen, sondern wie die Patientin die Geburt erlebt hat. Wenn eine Patientin über für sie schlimme Aspekte berichtet, sollte Raum für die weitere Besprechung gegeben werden. Möglicherweise hilft es, die Situation noch einmal durchzusprechen und zu erklären, warum an welcher Stelle bestimmte Handlungen erforderlich waren und warum man vielleicht entgegen einer früheren Absprache handeln musste. Wenn die Patientin Äußerungen macht, die man als Kritik oder Vorwurf empfindet, macht es wenig Sinn, darüber in die Konfrontation zu gehen und ihr argumentativ zu beweisen, warum sie Unrecht hat. Hilfreicher ist es stattdessen, Äußerungen zu machen wie: „Es tut mir Leid, dass Sie das so erlebt haben …“ Damit ist nichts präjudiziert, v. a. kein „Schuldeingeständnis“ gemacht, trotzdem wird die Patientin das Gefühl haben, dass man sie und ihre Erfahrungen ernst nimmt und daran interessiert ist. Gerade bei länger andauernder PTBS-Symptomatik hadern die Patienten am meisten damit, dass beispielsweise der zuständige Arzt nicht mit ihnen darüber sprechen wollte, sofort abgewehrt bzw. sich überhaupt nicht auf ein Gespräch eingelassen hat.

Bei sensibler Nachbesprechung – ggf. auch mehrfacher Nachbesprechung – wird sich die volle Symptomatik einer PTBS nur in wenigen Fällen entwickeln. Wenn dies der Fall ist, sollte immer **fachpsychotherapeutische** bzw. fachpsychiatrische Hilfe in Anspruch genommen werden, eine traumaspezifische Therapie ist in solchen Fällen sinnvoll. Im Einzelfall kann auch eine **antidepressive Medikation** erforderlich sein, wenn die begleitende Depression sehr ausgeprägt ist.

Frauen mit traumatischer Entbindung versuchen sehr häufig, **weitere Schwangerschaften zu vermeiden.** Falls sie doch schwanger werden, kann es in der Folgeschwangerschaft sehr plötzlich und unerwartet zur **Reaktualisierung** der früheren Geburtserlebnisse kommen, was sich dann in ausgeprägten Geburtsängsten oder dem Wunsch nach einer primären Sectio äußert. In solchen Fällen muss immer sehr genau abgewogen werden, welches Vorgehen für die Patientin besser ist: der Versuch einer vaginalen Geburt nach entsprechender – möglichst psychosomatischer – Vorbereitung oder aber tatsächlich eine primäre Sectio. Wichtig sind in allen Fällen eine empathische Betreuung der Patientin, möglichst geringer Personalwechsel und das Ernstnehmen der Patientin, um ihr selbst auch das Gefühl von Autonomie und Kontrolle zu geben.

!

Patientinnen mit traumatischer Geburtserfahrung in der Vorgeschichte benötigen eine besonders sensible Vorbereitung und Geburtsbegleitung.

1.3 Postpartale Depressionen

Postpartale Depressionen gehen mit einer Vielzahl von Symptomen einher; auftreten können neben depressiver Verstimmung bzw. Niedergeschlagenheit häufiges Weinen, Angstsymptome, Antriebsminderung, Störung von Schlaf, Appetit und Konzentration, körperliche Symptome, lebensmüde Gedanken bis hin zu Suizidalität, Grübeln über die Zukunft, Insuffizienzgefühle und die Überzeugung, eine schlechte Mutter zu sein. Die Symptome beginnen in der Regel eher schleichend nach der Entbindung in den ersten Wochen bis Monaten. Etwa 10–15% aller Frauen sind nach einer Entbindung davon betroffen.

!

Depressive Symptome nach einer Geburt beginnen häufig schleichend und sind schwer abzugrenzen von den „normalen" Auswirkungen der Entbindung und der damit zusammenhängenden Lebensveränderung.

Die besondere Schwierigkeit sowohl für die Patientin als auch für ihre Angehörigen ist die Abgrenzung, welche Problematik nun noch „normal“ ist nach einer Entbindung mit den daraus resultierenden Lebensumstellungen und ab wann eine behandlungsbedürftige Depression beginnt. Letzten Endes kann dies nur aus der vorhandenen Symptomenkonstellation abgeleitet werden; spätestens wenn diese die Kriterien einer depressiven Episode (s. Kap. 40) erfüllt, sollte eine fachpsychiatrische Diagnostik erfolgen.

Eine Besonderheit bei den postpartalen Depressionen stellt das häufige Vorhandensein von **Zwangsgedanken** dar (bei etwa 25% aller postpartalen Depressionen). Dabei handelt es sich um unwillkürlich auftretende und ungewollte Gedanken, die meist unangenehmen Inhalts und angsterregend sind (s. Kap. 39). Treten bei postpartalen Depressionen Zwangsgedanken auf, dann haben diese in der Regel den Inhalt, dass die Mutter dem eigenen Kind etwas antun könnte (nach dem Baden im Wasser liegen lassen, erwürgen, ersticken, mit spitzen Gegenständen verletzen etc.). Gerade diese Gedanken machen depressiven Müttern besonders große Angst, sie verursachen ausgeprägte Schamgefühle. Es ist deshalb nicht immer ganz leicht, darüber tatsächlich etwas zu erfahren. Hilfreich ist es, wenn man Formulierungen wählt wie: „Es gibt Mütter, die nach der Geburt eines Kindes den Gedanken haben, ihrem eigenen Kind etwas anzutun, kennen Sie das auch?" Damit wird signalisiert, dass man solche Gedanken kennt, dass die betreffende Mutter nicht die einzige „Mutter auf der Welt" ist mit solchen grausamen Gedanken und dass man dagegen etwas tun kann. Wichtig ist in diesem Zusammenhang, keine konkreten Methoden zu nennen, um nicht bei der Mutter entsprechende Ideen anzustoßen. Wenn sicher ist, dass es sich um Zwangsgedanken handelt und nicht um akustische Halluzinationen mit befehlsgebendem (imperativem) Charakter (s. Kap. 39), kann man die Patientin beruhigen. **Zwangsgedanken werden nicht in die Tat umgesetzt.** Bereits die Mitteilung, dass auch andere Frauen unter solchen Symptomen leiden, wirkt oft sehr entlastend. Weiterhin ist die Aufklärung über die Art der Symptome und die Konstellationen, in denen Mütter tatsächlich gefährdet sind, ihre Kinder zu töten (z. B. unter dem Einfluss psychotischer Symptome, beim erweiterten Suizid oder bei der bereits erwähnten Tötung des neugeborenen Kindes = Neonatizid), wichtig.

Sehr hilfreich kann in der gynäkologischen Praxis der Einsatz eines **Screening-Instruments** sein (EPDS, Edinburgh Postnatal Depression Scale, Bergant et al. 1998). Dabei handelt es sich um einen Selbstbeurteilungsfragebogen mit 10 Fragen, woraus sich durch einfache Addition ein Wert zwischen 0 und 30 ergibt. Ab einem Grenzwert von etwa 12 sollte eine weiterführende Diagnostik erfolgen, weil dann der Verdacht auf das Bestehen einer Depression oder einer anderen Störung besteht, die mit depressiven Symptomen einhergeht (wie etwa einer Angststörung). Idealerweise sollte dieser Sreening-Fragebogen bei der ersten postpartalen Kontrolluntersuchung der Patientin in der gynäkologischen Praxis eingesetzt werden. Dies könnte dazu beitragen, dass v. a. Chronifizierungen, wie wir sie immer wieder in der klinischen Praxis sehen, verhindert werden können.

Die **Behandlung** einer postpartalen Depression erfolgt nach den üblichen Regeln der psychiatrischen Therapie, und zwar mittels Antidepressiva und/oder Psychotherapie. Die Wahl der Therapie sollte möglichst von einem in diesen Dingen erfahrenen Arzt, z. B. einem Psychiater, vorgenommen werden. Hilfreich für die Patientin ist darüber hinaus der Austausch mit anderen betroffenen Müttern.

> **!**
> Der Austausch mit anderen Betroffenen kann sehr hilfreich sein (Selbsthilfegruppe Schatten und Licht: www.schatten-und-licht.de)

Ist eine antidepressive Medikation erforderlich, muss diese auch lange genug durchgeführt werden, um einen Rückfall zu vermeiden (üblicherweise 6 Monate nach Abklingen der Symptomatik).

Bei der Wahl der Behandlung ist auch zu berücksichtigen, ob die Patientin stillt bzw. weiter stillen möchte. **Stillen und Medikation** sind nicht grundsätzlich unvereinbar. Allerdings ist immer eine Nutzen-Risiko-Abwägung vorzunehmen, also Abwägen der positiven Auswirkungen des Stillens vs. mögliche bzw. nicht völlig auszuschließende Auswirkungen auf das Kind – sowohl durch direkte Nebenwirkungen als auch mögliche unbekannte Langzeitwirkungen. Erfahrungsgemäß ist das Stillen gerade für depressive Mütter besonders wichtig, da diese das Gefühl haben, das sei das „einzig Gute", was sie für ihr Kind noch tun könnten, weil sie sich ja sowieso für eine schlechte Mutter halten.

Suizidalität. Auch Depressionen nach der Entbindung können mit Suizidalität einhergehen, die wie auch in anderen Zusammenhängen sehr ernst zu nehmen ist. Von einfachen lebensmüden Gedanken bis hin zur konkreten Suizididee kann das Spektrum reichen, wobei Hoffnungslosigkeit als ein wichtiger Prädiktor für ernst zu nehmende Suizidgefahr gilt. Die schlimmste Komplikation in diesem Zusammenhang ist der sog. erweiterte Suizid, wenn nämlich die Mutter ihr Kind nicht alleine zurücklassen möchte und dieses tötet, bevor sie selbst den Suizidversuch macht.

Suizidalität im Rahmen einer postpartalen psychischen Störung gehört wie in anderen Fällen auch in fachpsychiatrische Hände. Im Ausnahmefall sind bei Weigerung der Patientin auch Maßnahmen im Rahmen des PsychKG bis hin zur Zwangseinweisung erforderlich, um die Patientin und ihr Kind zu schützen.

1.4 Postpartale Psychosen

Die „Wochenbettpsychose" als eigenständiges Krankheitsbild gibt es nicht, alle auch sonst bekannten psychotischen Störungen (Manie, Schizophrenie, schizoaffektive Psychose etc., s. Kap. 40) können nach einer Entbindung beginnen. Bei vorerkrankten Patientinnen besteht eine hohe Rezidivgefahr nach der Entbindung, je nach Störungsbild zwischen 25 und 75%. Am häufigsten sind nach Entbindung Psychosen mit manischer Symptomenkonstellation, d.h. also Euphorie, vermindertem Schlafbedürfnis, Größenideen bis hin zu Größenwahn und weiteren Begleitsymptomen (s. Kap. 40).

Psychosen sind sehr viel leichter als Depressionen nach der Entbindung zu erkennen, weil sie von ihrer Symptomatik her in der Regel akute und sehr stürmische Krankheitsbilder sind, zum anderen treten sie sehr viel zeitnäher nach der Entbindung auf (das höchste Risiko besteht in den ersten zwei Wochen nach einer Entbindung).

Die **Behandlung** erfolgt nach der jeweiligen Symptomatik, in der Regel unter dem Einsatz von Neuroleptika. Ob bei einer akuten postpartalen Psychose das **Stillen** noch möglich und sinnvoll ist, muss aufgrund der psychischen Symptomatik im Einzelfall entschieden werden. Unter entsprechender Nutzen-Risiko-Abwägung, bezogen auf die möglichen Auswirkungen beim Kind, ist Stillen nicht ausgeschlossen. Gerade bei einer akuten floriden Psychose muss allerdings immer die mögliche Gefährdung des Kindes mit berücksichtigt werden, die beispielsweise durch die psychotische Symptomatik gegeben ist.

1.4.1 Gefährdung durch besondere Symptomenkonstellationen

Akustische Halluzinationen, die Befehle geben (imperative Stimmen), sind deshalb besonders gefährlich, weil sie nicht selten von betroffenen Patienten „befolgt" werden („Wirf dein Kind aus dem Fenster!").

Wahnsymptome beziehen sich bei postpartalen Psychosen üblicherweise auf die Geburt und das Kind. Gefährlich sein kann das z.B. dadurch, dass versucht wird, das Kind vor vermeintlichen Verfolgern zu verstecken. Oder aber wenn das Kind selber Objekt der Wahnideen ist, wenn z.B. die Mutter der wahnhaften Überzeugung ist, das Kind sei vertauscht **(Doppelgängerwahn).** Bei der wahnhaften Überzeugung, dass das Kind z.B. durch einen Satan ausgetauscht ist, kann in solchen Fällen die Tötung des Kindes folgen.

Auch postpartale Psychosen können mit **Suizidalität** einhergehen, v.a. wenn auch eine depressive Komponente besteht. Aber auch um vermeintlichen Verfolgern zu entgehen, kommen Suizidhandlungen vor. Hier ist ebenso die Gefahr des erweiterten Suizids prinzipiell gegeben.

Die wenigen geschilderten Beispiele machen wahrscheinlich deutlich, dass eine postpartale Psychose immer unter **stationären psychiatrischen Bedingungen** behandelt werden sollte. Insbesondere Angehörige müssen dringend darauf hingewiesen werden, dass sie die Verantwortung für die junge Mutter nicht übernehmen können; ggf. muss auch eine Unterbringung nach Psych KG erfolgen.

1.5 Angst- und Zwangserkrankungen

Nach der Entbindung kann es zur Erstmanifestation bzw. zum Wiederauftreten einer Angsterkrankung (z.B. einer Panikstörung) oder einer Zwangsstörung kommen (s. Kap. 40). Häufiger sind Angst- und Zwangssymptome aber Teil einer postpartalen Depression oder Psychose. Die Behandlung richtet sich nach dem im Vordergrund stehenden klinischen Bild, ggf. unter Berücksichtigung des Stillens. Gut wirksam ist in der Regel eine Kombination aus Antidepressiva und Verhaltenstherapie.

Literatur

Bergant, A., Nguyen, T., Heim, K., Ulmer, H., Dapunt, O.: Deutschsprachige Fassung und Validierung der „Edinburgh postnatal depression scale". Dtsch. Med. Wochenschr. 123 (1998) 35–40.

Rohde, A.: Rund um die Geburt eines Kindes: Depressionen, Ängste und andere psychische Probleme. Ein Ratgeber für Betroffene, Angehörige und ihr soziales Umfeld. Kohlhammer Stuttgart, 2004.

Rohde, A., C. Schaefer: Informationen zu allen psychischen Störungen rund um Schwangerschaft, Geburt und Kinderwunsch. Thieme, Stuttgart 2004; www.frauen-und-psychiatrie.de.

Gutartige und bösartige Erkrankungen

III

30 Genitalinfektionen

Vorbemerkungen

Infektionen der Genitalorgane gehören in der Praxis zu den häufigsten zu behandelnden Erkrankungen der Frau. Die geklagten Beschwerden bestehen vor allem in Juckreiz, Unterleibsschmerzen und verstärktem Ausfluss (Fluor).

Normalerweise befindet sich in der Scheide eine weiße, geruchsneutrale Flüssigkeit, die aus einem Scheidentranssudat, Abschilferungen des Vaginalepithels und Zervixschleim besteht und in der auch Immunglobuline enthalten sind. Leukozyten sind nur vereinzelt enthalten. Die Scheide wird durch Laktobazillen (Döderlein-Bakterien, fakultativ anaerobe grampositive Stäbchenbakterien) besiedelt, die den Zucker, der aus dem unter Östrogeneinfluss gebildeten Glykogen des Vaginalepithels freigesetzt wird, zu Milchsäure abbauen. Das dabei entstehende saure Milieu mit einem pH-Wert von 3,8–4,5 ist gleichzeitig Voraussetzung für die Kolonisation der Scheide mit Laktobazillen (10^5–10^8 Keime/ml). In der normalen Standortflora der Scheide ist eine Reihe weiterer Mikroorganismen, einschließlich verschiedener Anaerobier und Sprosspilze, mit geringer Keimzahl ($\leq 10^4$–10^5 Keime/ml) enthalten.

Die normale Laktobazillenflora verhindert die Vermehrung von (fakultativ) pathogenen Keimen und erfüllt damit eine wichtige Schutzfunktion gegen Infektionen. Die Laktobazillenflora kann durch Antibiotika und alkalisierende Einflüsse wie Scheidenspülungen, uterine Blutungen oder zervikalen Fluor gestört werden. Mit der Elimination der Laktobazillen und dem Anstieg des pH-Werts können sich andere, z. B. durch Sexualverkehr eingebrachte Keime vermehren und Entzündungserscheinungen hervorrufen.

> **!** Der Bereich von der Vulva bis zur Zervix ist immer mit verschiedenen Keimen besiedelt. Ob eine therapiebedürftige Erkrankung vorliegt, hängt von der Art und Dichte der Mikroorganismen sowie dem klinischen Bild ab.

Während **pathogene** Erreger immer eine Behandlung erfordern, ist dies bei **fakultativ pathogenen** Keimen erst in hohen Konzentrationen oder bei Entzündungserscheinungen bzw. Beschwerden notwendig (Tab. 30-1). Die Menge des Vaginalsekrets ist individuell verschieden und unterliegt zudem physiologischen Schwankungen. Sie hängt beispielsweise von der Zyklusphase, vom Alter oder von der psychischen Situation ab. Die Einschätzung der Menge durch die Frau ist stets subjektiv geprägt, und dementsprechend trifft dies auch für den vermehrten Ausfluss zu. Der genitale Fluor als Krankheitssymptom kann seinen Ursprung nicht nur in der Vagina, sondern auch in pathologischen Flüssigkeitsabsonderungen aus Vulva, Zervix und Corpus uteri und (selten) der Tube, aber auch durch Fisteln haben.

Die Entnahme des Vaginalsekrets im Rahmen der Spekulumeinstellung ist ein bewährter Bestandteil der Diagnostik entzündlicher Genitalerkrankungen, da die Beschaffenheit des Fluors häufig bereits Rückschlüsse auf den Erreger zulässt. Neben der Beurteilung der Menge und des Aussehens wird das Vaginalsekret wie folgt untersucht:

- mikroskopisch im **Nativpräparat:**
  - Sekret in einen Tropfen 0,9%ige NaCl-Lösung auf Objektträger geben, Deckglas;
  - Sekret in einen Tropfen 10%ige KOH-Lösung auf Objektträger geben, Deckglas; normal: Döderlein-Stäbchenbakterien vorherrschend, vereinzelt Leukozyten;
- mit der **Riechprobe** mit KOH (Amintest):
  - normal: geruchsneutral;
- auf den **pH-Wert** mit Indikatorpapier:
  - normal: pH $\leq$ 4,5.

Im Nativpräparat kann das Verhältnis von Laktobazillen zu (fakultativ) pathogenen Keimen meist einfach und sicher abgeschätzt und Entzündungsreaktionen (Leukozyten) beurteilt werden.

> **!** Die Untersuchung des Fluors (einschließlich Nativpräparat mit NaCl, KOH) gestattet mit einfachen Mitteln häufig bereits die für die Therapie ausreichende Diagnose einer Genitalinfektion und sollte daher als Erstes vor und anstelle von aufwendigen Kulturverfahren eingesetzt werden. Letztere sind nur bei speziellen Erregern (Chlamydien, Gonokokken) oder in unklaren Situationen sinnvoll.

Unter **sexuell übertragenen Krankheiten** (STD, sexual transmitted diseases) werden infektiöse Erkrankungen im Genitalbereich zusammengefasst, die vorwiegend durch Geschlechtsverkehr erworben werden. Hierzu gehören die folgenden vier meldepflichtigen klassischen Geschlechtskrankheiten:

Tab. 30-1 Mikroorganismen im unteren Genitalbereich und Therapiebedarf (außerhalb der Schwangerschaft) (nach Petersen, 1995).

Apathogen – keine Therapie	Fakultativ pathogen – Therapie bei Symptomen	Pathogen – immer Therapie
– Laktobazillen – Candida glabrata – Saccharomyces	– Gardnerella vaginalis – Escherichia coli – Anaerobier (Bacteroides, Peptokokken, Fusobakterien, Mobiluncus, Clostridien) – Enterokokken – Streptokokken B – Proteus spp. – Mykoplasmen – Actinomyceten – Candida albicans	– Streptokokken A – Gonokokken – Staphylococcus aureus, Chlamydia trachomatis

- Gonorrhö (Gonokokken),
- Syphilis, Synonym: Lues, Ulcus durum (Treponema pallidum),
- Ulcus molle, Synonym: Chancroid (Haemophilus ducreyi),
- Lymphogranuloma inguinale, Syn. L. venereum (Chlamydia trachomatis).

Außerdem werden auch Infektionen, die zumeist den unteren Genitaltrakt betreffen, hinzugerechnet, wie z. B.:

- bakterielle Vaginose (Gardnerella vaginalis, Anaerobier u. a.),
- Candidiasis (Candida albicans),
- Trichomoniasis (Trichomonaden),
- Herpes genitalis (Herpes-simplex-Virus),
- Condylomata acuminata (HPV) u. a.

► Die Erkenntnis, dass diese Erkrankungen durch sexuellen Kontakt übertragen werden, impliziert häufig auch eine Untersuchung und Therapie des Partners. Eine enge Zusammenarbeit mit dem Hausarzt ist daher notwendig.

Bartholinitis

Bei der Entzündung der Bartholini-Drüse handelt es sich meist um eine sekundäre Infektion mit fakultativ pathogenen Keimen (Staphylococcus aureus, E. coli und Anaerobier) bei Verlegung des im hinteren Introitusbereich mündenden Ausführungsgangs (selten: primäre Infektion mit Gonokokken). Bei einer Eiteran-

sammlung im Drüsengang spricht man von einem Empyem, bei Ausbreitung in die Umgebung von einem Abszess. Die Bartholinitis ist mit folgenden **Symptomen** verbunden:
- schmerzhafte, in der Regel einseitige Schwellung und Rötung im hinteren Drittel einer Labie,
- Sitzen und Gehen können mit starken Schmerzen verbunden sein,
- es kann Fieber bestehen.

!

Bei einer Schwellung der Bartholini-Drüse in der Postmenopause muss ein Karzinom ausgeschlossen werden.

Die **Therapie** des Empyems/Abszesses besteht meist in der Marsupialisation, bei der nach Längsinzision an der Innenwand der kleinen Labie und Ablassen des Eiters (Abstrich für Bakterienkultur einschließlich Gonokokken) die Zystenwand an die äußere Haut genäht wird, um einen Abfluss zu schaffen. Ein erneutes Verkleben wird durch Einlage eines Gazestreifens über einige Tage verhindert.
Als Nachbehandlung empfehlen sich Sitzbäder mit Kamille, verdünnter Polyvidon-Lösung oder Tannolact®.

VULVOVAGINITIS

Bei einer Entzündung des unteren Genitaltrakts sind häufig Vulva und Vagina gemeinsam betroffen, da viele Keime, wie z. B. Sprosspilze oder Papillomaviren, beide Bereiche befallen. Dagegen sind die Trichomoniasis oder die bakterielle Vaginose auf den feuchten Vaginalbereich begrenzt. Ohne Gonorrhö und Lues hinzuzurechnen, liegen dem klinischen Bild der Vulvovaginitis in 40–50% eine bakterielle Vaginose, in 35–40% eine Candidiasis und in 10–20% eine Trichomoniasis zugrunde, wobei der Fluor bereits richtungweisend ist (Tab. 30-2). In etwa 10% handelt es sich um einen Herpes genitalis und in 5–10% um eine genitale Papillomatose.

1 Bakterielle Vaginose

Bei der bakteriellen Vaginose oder **Aminvaginose** (früher „Aminkolpitis"), der häufigsten Störung der Vaginalflora bei der sexuell aktiven Frau, handelt es sich um eine polymikrobielle Infektion mit **Gardnerella vaginalis** und verschiedenen **Anaerobiern.** Das Stäbchenbakterium Gardnerella vaginalis sowie Bacteroides spp., Mobiluncus spp. u. a. finden sich dabei in hohen Konzentrationen (10^7–10^9 Keime/ml). Daneben lässt sich häufig auch eine hohe Keimzahl an Mykoplasmen nachweisen, während die Döderlein-Flora fehlt oder

Tab. 30-2 Differenzialdiagnosen der Kolpitis anhand des Spekulumbefundes und der Fluoruntersuchung (modifiziert nach Martius, 1995).

	BAKTERIELLE VAGINOSE	CANDIDIASIS	TRICHOMONIASIS
Vaginalwand	normal	Rötung	Rötung, seltener: fleckförmiges Erythem (Colpitis granularis)
Aussehen und Geruch	grau-weißlich homogen-wässrig riechend	weißlich krümelig nicht riechend	gelblich-grünlich schaumig homogen-wässrig riechend
Amintest*	penetranter Fischgeruch	negativ	penetranter Fischgeruch
pH-Wert	> 4,5	≤ 4,5	> 4,5
Nativpräparat			
Leukozyten	vereinzelt	vorhanden/fehlend	reichlich
Laktobazillen	wenig bis fehlend	vorhanden	fehlen meist
speziell	Schlüsselzellen** +	Hyphen und Sporen +	Trichomonaden + Schlüsselzellen** +/–

* durch KOH Verstärkung des Geruchs der durch Anaerobier gebildeten Amine;
** unscharf begrenzte Vaginalepithelzellen, die von einem dichten Bakterienrasen überdeckt werden („clue cells")

Tab. 30-3 Therapieempfehlungen bei bakterieller Vaginose.

Antibiotikum	Applikation	Dosierung	Dauer
Metronidazol (z. B. Arilin®, Clont®)	intravaginal	1 g oder 2 × 100 mg/d	einmalig oder 5–7 Tage
Metronidazol (z. B. Clont® 400, Flagyl® 400, Arilin® 500)	oral	2 g oder 2 × 400–500 mg/d	einmalig oder 5–7 Tage
Clindamycin-Creme 2% (Sobelin®)	intravaginal	1 × 5 g/d	5–7 Tage
Clindamycin (z. B. Sobelin®)	oral	2 × 300 mg/d	5–7 Tage
Amoxicillin (z. B. Amoxypen®, Augmentan®)	oral	3 × 750 mg bis 1 g/d	5–7 Tage

spärlich ist. Typische Entzündungserscheinungen (Hautrötung, Leukozytenvermehrung) fehlen allerdings. Für die Patientin sind vor allem die Nässe, evtl. verbunden mit Juckreiz, und der üble Geruch des Ausflusses lästig. Die Hälfte der Frauen mit einer bakteriellen Vaginose ist (fast) beschwerdefrei. Die Bedeutung der bakteriellen Vaginose liegt auch in dem erhöhten Risiko für eine aufsteigende Infektion im Gefolge einer Chlamydien- oder Gonokokkenaszension (s. Abschnitt Infektionen des oberen Genitaltraktes).

Die **Diagnose** gilt als gesichert, wenn drei der folgenden Befunde vorhanden sind:

- dünnflüssiger, homogener Fluor;
- pH > 4,5,
- positive Aminprobe,
- Schlüsselzellen im Nativpräparat.

Schlüsselzellen („clue cells") sind durch Anfärbung des Nativpräparats mit 0,1%igem Methylenblau besonders gut mikroskopisch zu erkennen. Differenzialdiagnostisch ist an eine gleichzeitige Trichomoniasis zu denken, bei der alle Befunde vorliegen können, wobei die Trichomonaden selbst mikroskopisch nicht nachweisbar sein müssen.

Für die **Therapie** ist Metronidazol das Mittel der ersten Wahl (Tab. 30-3), dessen Erfolgsrate mit über 90% angegeben wird. Die Erfolgsrate von Amoxicillin beträgt etwa 70%. Mit der lokalen Gabe umgeht man die in etwa 30% zu verzeichnenden Nebenwirkungen des Metronidazols, wie Kopfschmerzen und Magen-Darm-Beschwerden. Eine alleinige lokale Applikation von Milchsäurepräparaten und Laktobazillenlyophilisaten ist als Therapie ungeeignet. Als Zusatzmaßnahme zur Antibiotikagabe erscheint sie jedoch sinnvoll. Ebenso kann bei Frauen mit häufigen Rezidiven im Vaginalbereich versucht werden, mit der verträglicheren Ansäuerung eine anhaltende Normalisierung der Vaginalflora zu erzielen. Die routinemäßige Partnerbehandlung wird nicht empfohlen, da sie keine Senkung der Rezidivrate bewirken konnte.

Bei häufigen Rezidiven ist die Partnerbehandlung allerdings zu bedenken. Auch sollte bei Rezidiven ein evtl. liegendes IUP entfernt werden.

2 Candidiasis

80–90% der vulvovaginalen Pilzinfektionen werden durch Candida albicans ausgelöst. Bei 20% asymptomatischer Frauen können Candida-Arten nachgewiesen werden, wobei die Rate bei Diabetikerinnen, unter Ovulationshemmereinnahme oder nach Antibiotika- oder Zytostatikatherapie noch höher ist.

Die **Beschwerden** bestehen in Juckreiz, Brennen, Dyspareunie und Dysurie.

Der charakteristische **Befund** besteht in einer geröteten Vaginalhaut, auf der ein weißlich-krümeliger Fluor haftet.

Diagnose. Die Blastosporen und Pseudomyzelien können meist im Nativpräparat, insbesondere mit 10%iger KOH-Lösung, nachgewiesen werden.

Therapie. Mit lokal oder oral eingesetzten Antimykotika (Tab. 30-4) ist in 90% eine Heilung möglich.

Die Partnerbehandlung wird nur bei rezidivierender Candida-albicans-Infektion oder Symptomen des Partners (Candida-Balanitis) empfohlen. Bei rezidivierender Candidiasis werden orale Antimykotika eingesetzt und müssen begünstigende Kofaktoren (z. B. Diabetes mellitus, vulväre/perianale Hautschäden wie Rhagaden, Fissuren, Hämorrhoiden, hautreizende Waschgewohnheiten) beachtet und behandelt werden.

3 Trichomoniasis

Nur die Hälfte der betroffenen Frauen gibt **Beschwerden** wie Ausfluss, Brennen und Juckreiz, Dyspareunie und Dysurie an.

Bei der durch das Protozoon Trichomonas vaginalis

Tab. 30-4 Therapieempfehlungen bei vulvovaginaler Candidiasis.

Antibiotikum	Applikation	Dosierung	Dauer
Clotrimazol (Tabletten) (z. B. Canesten®)	intravaginal*	1 × 200 mg/d oder 500 mg	3 Tage oder einmalig
Miconazol (Zäpfchen) (z. B. Gyno-Daktar®)	intravaginal*	1 × 100 mg/d	7 Tage
Econazol (Depot-Ovulum) (z. B. Gyno-Pevaryl®)	intravaginal*	1 × 150 mg	1–3 Tage
Fenticonazol (Fenizolan®)	intravaginal	600 mg	einmalig
Ketoconazol (Nizoral®)	oral	1 × 400 mg/d	5–10 Tage
Fluconazol (z. B. Fungata®)	oral	150 mg	einmalig
Itraconazol (z. B. Siros®)	oral	2 × 200 mg/d	1 Tag

* zusätzlich Creme für äußeres Genitale

verursachten Kolpitis können als typischer **Befund** eine gerötete ödematöse Vaginalhaut und schaumiger Ausfluss zu sehen sein.

Diagnose. Die geißeltragenden, sehr beweglichen Protozoen können bei Symptomen in mehr als 80%, ohne Symptome in weniger als 50% im Nativpräparat nachgewiesen werden. Daneben sind reichlich Leukozyten (eitriger Fluor) und häufig eine begleitende bakterielle Mischflora zu finden. Bei einer Urethritis lassen sich die Trichomonaden auch mikroskopisch im Sediment des frisch gelassenen Urins nachweisen.

Therapie. Mit einer oralen Metronidazoltherapie kann in über 90% der Parasit beseitigt werden (Tab. 30-5). Bei chronisch rezidivierender Trichomoniasis wird eine orale Dosis von 4 g/d, eventuell über 2 Tage, empfohlen. Die Partnerbehandlung sollte immer durchgeführt werden (Urethritis, Prostatitis).

4 Herpes genitalis

Der genitale Herpes wird meist durch das Herpes-simplex-Virus (HSV) Typ 2 verursacht, während das HSV Typ 1 überwiegend beim Herpes labialis zu finden ist. Genitalinfektionen mit HSV Typ 1 rezidivieren seltener als jene mit HSV Typ 2. So sind ca. 40% der Primärinfektionen des Herpes genitalis durch HSV Typ 1 bedingt, während über 80% der genitalen Herpes-Reaktivierungen durch HSV Typ 2 verursacht werden. Das umhüllte DNA-Virus wird durch sexuellen Kontakt übertragen, wobei die Primärinfektion nicht selten mild oder asymptomatisch verläuft. Die Besiedelung der sakralen Ganglien ist verantwortlich für Rezidive (bei ca. 50% der Infizierten), d. h. eine endogene Reaktivierung des persistierenden Virus, beispielsweise durch Schwächung der Abwehr bei Infektionskrankheiten, Menstruation oder Stress, und für die Infektion des Partners (meist durch asymptomatische Virusausscheider). Die Herpes-Infektion führt zur Bildung von Antikörpern, die die Viren aus den Ganglien jedoch nicht beseitigen können. Antikörper gegen HSV Typ 2 können bei etwa 25% der Bevölkerung als Zeichen einer durchgemachten Infektion nachgewiesen werden.

Die ausgeprägtesten klinischen Manifestationen des Herpes genitalis finden sich bei einer **Primärinfektion.** Die Symptome werden durch vorhandene kreuzreagierende Antikörper gegen HSV Typ 1 nach vorausgegangenem Herpes labialis (bei bis zu 90% der Erwachsenen

Tab. 30-5 Therapieempfehlung bei Trichomoniasis.

Antibiotikum	Applikation	Dosierung	Dauer
Metronidazol (z. B. Clont® 400, Flagyl® 400, Arilin® 500)	oral	2 g	einmalig

vorhanden) abgeschwächt. Die Allgemeinsymptome bestehen aus Fieber, Kopfschmerzen und Myalgien.
Lokale Beschwerden sind Schmerzen und Pruritus im Vulvabereich, klarer Fluor (Zervizitis), Dyspareunie und Dysurie (Urethritis).
An der Vulva und periurethral sieht man eine Rötung und Schwellung. Kleine Papeln wandeln sich zu schmerzhaften Bläschen um, die konfluieren und ulzerieren. Sie sind in 80% auch an der Zervix nachzuweisen und heilen nach Inkrustierung narbenfrei ab. Die Leistenlymphknoten sind schmerzhaft geschwollen. Unbehandelt erstreckt sich die Symptomatik des primären Herpes genitalis über 2–3 Wochen, die Virusausscheidung dauert ca. 11 Tage.
Das Risiko der primären Herpes-Infektion besteht in der **Enzephalomeningitis**.
Die klinisch manifeste **Reaktivierung** zeichnet sich vor allem durch schmerzhafte Bläschen im Vulvabereich aus. Der rezidivierende Herpes auf der Portio ist asymptomatisch (aber für den Partner hochinfektiös). Der Verlauf der rekurrierenden Herpes-Infektion ist milder und kürzer und wird von den Frauen häufig nicht bemerkt. Die Virusausscheidung hält ca. 4 Tage an.
Für die **Diagnose** genügen meist die typischen lokalen Effloreszenzen. Das Virus kann im Abstrichpräparat aus den Bläschen mittels eines ELISA-Schnelltests direkt oder sicherer über die Zellkultur nachgewiesen werden. Mit der Polymerasekettenreaktion (PCR) als empfindlichster Methode gelingt der Nachweis auch bei kleinen Virusmengen. Die Antikörperbestimmung ist von untergeordneter Bedeutung, da sie meist nicht zwischen den Herpes-Typen unterscheidet und nur die Primärinfektion durch Serokonversion oder Titeranstieg (Kontrolle nach 14 Tagen) anzeigt.
Therapie. Das Standardtherapeutikum ist Aciclovir (Tab. 30-6), das die Virusreplikation durch selektive Hemmung der Virus-DNA-Polymerase aufhält. Die topische Behandlung ist obsolet. Die vollständige Eliminierung des Virus gelingt damit nicht (Ganglien). Zur Schmerzlinderung können Diclofenac (Voltaren® Resinat) oder Piroxicam (Felden®) gegeben werden. Beim Rezidiv muss frühzeitig während der Virusvermehrung therapiert werden, da nach dem Auftreten von Hautläsionen kein ausreichender Effekt mehr zu verzeichnen ist. Bei häufigen Herpesrezidiven (> 6 ×/Jahr) kann eine Dauermedikation mit Aciclovir indiziert sein, wobei die individuelle Dosierung durch eine schrittweise Tablettenreduktion bestimmt wird.

5 Condylomata acuminata

Die Feigwarzen werden durch humane Papillomaviren (HPV, mehr als 60 Typen bekannt) hervorgerufen. Die HPV werden durch sexuellen Kontakt übertragen, vermehren sich in Plattenepithelzellen und induzieren eine verstärkte Zellproliferation und damit die Warzenbildung im Anogenitalbereich, in der Scheide und Portio. Meist handelt es sich um HPV Typ 6 und 11, daneben um Typ 16, 18, 31, 33, 35. Typ 16 und 18 werden als Kofaktoren bei der Genese des Zervixkarzinoms in Kombination mit anderen Faktoren (Rauchen, chronische Infektionen, Immunschwäche wie z. B. HIV) angesehen (s. Kap. 34).
Etwa 1–2% der Frauen weisen spitze Kondylome auf. Von einer **subklinischen Infektion** spricht man bei flachen Kondylomen, die nur kolposkopisch oder zytologisch erkannt werden können. Die **latente Infektion** ist durch den Virusnachweis (DNA-Nachweis durch Hybridisierung oder PCR aus Biopsiematerial) bei fehlenden morphologischen Veränderungen charakterisiert. Die genitale Durchseuchung bei sexuell aktiven Frauen wird mit mindestens 10% angegeben.
Condylomata acuminata des äußeren Genitalbereichs können mit Juckreiz verbunden sein, machen jedoch häufig keine Beschwerden. Dies gilt insbesondere für die flachen Kondylome.
Die **Diagnose** bereitet bei den papillären Wucherungen

Tab. 30-6 Therapieempfehlungen bei primärem und rezidivierendem Herpes genitalis.

Virustatikum	Applikation	Dosierung	Dauer
Aciclovir (z. B.Zovirax®)	oral	5 × 200 mg/d Rezidiv: 5 × 200 mg/d	≥ 5 Tage 1–2 Tage meist ausreichend
Valaciclovir (Valtrex® S)	oral	2 × 500 mg/d	≥ 5 Tage
Famciclovir (Famvir®)	oral	3 × 250 mg/d Rezidiv: 2 × 125 mg/d	≥ 5 Tage 5 Tage

mit teils beetartiger Ausbreitung im Bereich der großen und kleinen Labien, der Klitoris, Urethralöffnung, Perianalregion, der Vagina und Portio keine Probleme.

- Diskrete Veränderungen, v. a. flache Kondylome, wie sie für die Portiolokalisation typisch sind, werden durch die **Kolposkopie** nach Betupfen mit 3- bis 5%iger Essigsäure auffällig, indem sie als weiße, teils leicht erhabene Bezirke deutlicher hervortreten.
- Der Verdacht auf eine HPV-Infektion ergibt sich **zytologisch** bei einem Pap III D und Koilozytose. Die Zytologie ist aber der Kolposkopie hinsichtlich der Erkennung subklinischer Infektionen unterlegen.
- Die klinische Diagnose kann durch die **histologische** Untersuchung einer Gewebebiopsie, bei der sich die Akanthose, Papillomatose, Koilozytose und Dyskeratozytose nachweisen lassen, bestätigt werden.

Zur lokalen **Therapie** stehen zur Verfügung:

- die Abtragung der Kondylome mittels Kryosation, elektrischer Schlinge und CO_2-Laser,
- die schwächer wirksame zytotoxische Behandlung mit Podophyllin 10- bis 25%ig und Fluorouracil-Creme 5%ig sowie
- das Virustatikum/der Immunmodulator Imiquimod (Aldara® 5% Creme).

Die **Laservaporisation** ist nach unserer Meinung die eleganteste (Vermeidung von Narben) und primär wirksamste Methode, um Kondylome zu entfernen. Bei allen genannten Verfahren handelt es sich um eine symptomatische Therapie, da sich das Virus aufgrund der Ausbreitung über den gesamten unteren Genitaltrakt und in Hautbereiche außerhalb der sichtbaren Warzen nicht komplett eliminieren lässt. Nach 3 Monaten ist bereits mit 25% Rezidiven zu rechnen. Für die Rezidivneigung wird auch der sexuelle Übertragungsmodus verantwortlich gemacht, so dass bei entsprechenden Symptomen an eine Behandlung des Partners zu denken ist. Andererseits wird auch ohne Therapie eine Spontanheilung von 20–30% beschrieben.

Mit der systemischen **Interferontherapie** (Immunstimulation) sollen auch latente HPV-Infektionen erfasst werden. Wegen ihrer potentiellen Nebenwirkungen (Leukopenie, Fieber, Muskel- und Gelenkschmerzen, Kopfschmerzen, Übelkeit, Hypokalzämie u. a.) und der zur Zeit noch nicht ausreichend belegten Erfolge wird die Interferontherapie bevorzugt beim Rezidiv in Kombination mit der Laservaporisation eingesetzt. Eine Gravidität muss vorher ausgeschlossen worden sein.

> **!**
> Bei einer auffälligen Portiozytologie sind Kontrollabstriche erforderlich.

Infektionen des oberen Genitaltraktes (Aszension)

1 Definition und Häufigkeit

Die entzündliche Erkrankung des inneren Genitales entsteht meist durch Aufsteigen pathogener Bakterien von der Zervix (Zervizitis) über die Gebärmutterschleimhaut (Endometritis) mit eventueller Beteiligung der Muskulatur (Myometritis) zu den Eileitern (Salpingitis) und Ovarien (Oophoritis), wobei häufig die Adnexe insgesamt betroffen sind (Adnexitis). Eine weitere Ausbreitung der Keime im Bauchraum kann zur Pelveoperitonitis, bei Einbruch in die Blutbahn zur Sepsis führen (Abb. 30-1). Der hämatogene Infektionsweg oder ein kontinuierliches Übergreifen der Infektion von entzündeten Nachbarorganen, z. B. bei Appendizitis oder Divertikulitis, liegt in weniger als 1% der Fälle vor. Die Infektion des oberen Genitaltraktes wird im amerikanischen Schrifttum unter dem Begriff **pelvic inflammatory disease** (**PID**) zusammengefasst.

Die aszendierende Infektion findet sich vornehmlich bei geschlechtsreifen, sexuell aktiven Frauen. Am häufigsten ist sie im 15.–25. Lebensjahr, wobei jährlich etwa 1–2% der Frauen dieser Altersgruppe an einer akuten Salpingitis erkranken. Infektionen vor der Menarche oder in der Postmenopause sind sehr selten. Etwa 10–15% aller Frauen im geschlechtsreifen Alter erkranken einmal an einer Adnexitis.

Die Endometritis ist zumeist nur ein asymptomatisches Durchgangsstadium vor der Manifestation der Entzündung im Adnexbereich, die dann beide Seiten betrifft. Wenn der in die Tube eingezogene Fimbrientrichter verklebt, kann durch intratubare Flüssigkeitsansammlungen die Tube im Sinne einer **Saktosalpinx** aufgetrieben werden, die bei klar-serösem Inhalt als Hydrosalpinx bezeichnet wird. Das innere Schleimhautrelief ist dabei verstrichen.

In ca. 15% entsteht durch die Infektion Eiter, der zu einer Pyosalpinx (Empyem) führt. Breitet sich die Entzündung weiter aus und wird das Ovar mit einbezogen, kann es zu einem **Tuboovarialabszess** kommen, bei dem sich die Adnexe in einen Konglomerattumor umwandeln und bei dem Ovar und Tube kaum voneinander zu trennen sind. Die Entzündung im Beckenbereich wird meist durch Verklebungen mit dem Netz und Darmschlingen abgedeckt, so dass die Entzündung gegenüber der übrigen Bauchhöhle abgegrenzt wird. Derart gekammerte Eiteransammlungen im kleinen Becken können sich zu einem **Douglas-Abszess** formieren. Die durch die Entzündung entstandenen Verwachsungen mit dem Netz, dem Darm oder der Beckenwand

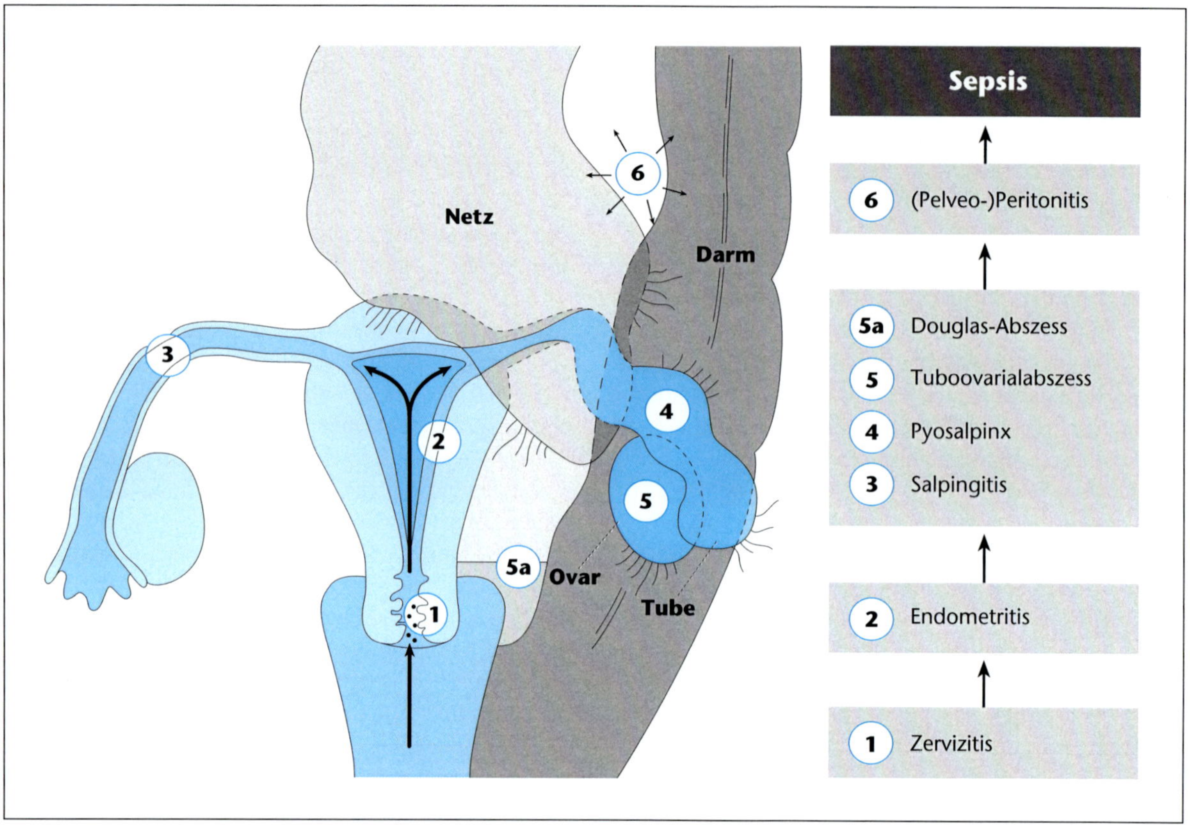

Abb. 30-1 Die aszendierende Infektion. Stadien und mögliche Folgen (nach Petersen 2003).

können chronische Schmerzen zur Folge haben. Die Schädigung der Tubenfunktion (Tubenverschluss, Zerstörung der zilientragenden Tubenepithelien, peritubare Adhäsionen) kann schwerwiegende Folgen haben, wie das Auftreten einer Eileiterschwangerschaft (s. Kap. 10) oder die Sterilität (s. Kap. 4). Hierin liegt die besondere Bedeutung der aszendierenden Entzündung bei den vorwiegend jungen Frauen, deren Familienplanung in der Regel nicht abgeschlossen ist. Insgesamt ist bei 15–20% der Patientinnen mit Adnexitis mit einer Sterilität, Eileiterschwangerschaft, chronischen Unterleibsschmerzen oder einem Adnexitisrezidiv zu rechnen.

Unter einer **chronischen Adnexitis** versteht man meist postentzündliche Folgezustände der akuten Infektion, z.B. die Saktosalpinx und Adhäsionen, wobei es sich hierbei nicht um eine Persistenz der bakteriellen Erreger handelt.

!

Die aszendierende Infektion des Genitales durch Bakterien ist eine Erkrankung der Frau im geschlechtsreifen Alter. Die Adnexitis, die sich grundsätzlich beidseits manifestiert, bedroht die Fertilität der meist jungen Patientinnen durch die Möglichkeit der nachhaltigen Schädigung der Eileiter ernsthaft.

2 Ätiologische Faktoren

Bei der Adnexitis handelt es sich meist um eine **polymikrobielle Infektion.** In der überwiegenden Zahl der Adnexitiden lassen sich Chlamydien (obligat intrazelluläre Bakterien) und/oder Gonokokken im Genitaltrakt nachweisen, wenn frühzeitig und gezielt Abstriche aus der Zervix, dem Endometrium, der Tube (Laparoskopie) oder der Peritonealflüssigkeit (Douglas-Punktion) entnommen und geeignete Kulturmedien verwendet werden. Daneben kann aus der Tube und dem Uteruskavum bei zwei Drittel der Patientinnen eine Mischflora, bestehend aus Aerobiern (Streptococcus spp., E. coli, Gardnerella vaginalis etc.), Anaerobiern (Bacteroides spp. etc.), Mykoplasmen sowie Ureaplasmen, isoliert werden. Nach heutigen Vorstellungen sind Chlamydien und Gonokokken meist für die initiale Infektion verantwortlich, die durch Schädigung der Schleimhäute die Besiedlung mit den dann später dominierenden aeroben und anaeroben endogenen Mikroorganismen begünstigt. Letztere sind teilweise Bestandteil der normalen Vaginalflora.

!

Die häufigsten Auslöser der Adnexitis sind Chlamydien und Gonokokken, die den Weg für die aszendierende polymikrobielle Infektion mit aeroben und anaeroben Bakterien bereiten.

Die schleimbildenden Zervixdrüsen gewährleisten normalerweise einen ausreichenden Schutz vor einer aufsteigenden Infektion. Faktoren, die das Auftreten einer aszendierenden Entzündung begünstigen, sind:

- bakterielle Vaginose,
- Kontakt mit virulenten Keimen durch Geschlechtsverkehr,
- operative Eingriffe am Uterus (Abrasio, IUP-Einlage, Hysterosalpingografie, Hysterokontrastsonografie),
- uterine Blutung = „Keimstraße" (Polyp, submuköses Myom, Karzinom, hormonell bedingte Dauerblutung),
- Diabetes mellitus,
- Immunsuppression (Malignom, HIV-Infektion, Medikamente, wie z. B. Kortikoide, Zytostatika),
- Östrogenmangel (gestörte Vaginalflora mit geschwächter Abwehr).

Neben diesen endogenen Faktoren sind folgende, häufig miteinander verknüpfte Variablen mit einem erhöhten Adnexitisrisiko verbunden:

- junges Alter,
- niedriger Sozialstatus,
- ledige Frau,
- häufig wechselnde Sexualpartner,
- Rauchen,
- vaginale Spülungen (nachfragen!),
- liegendes IUP,
- Zustand nach Adnexitis.

Durch Geschlechtsverkehr können pathogene Keime in die Vagina eingebracht werden, die zudem durch Anlagerung an die Spermien mit diesen in den oberen Genitaltrakt transportiert werden können. Zur Kontrazeption angewendete Barrieremethoden, wie Kondom, Diaphragma und Spermizide, sind mit einem geringeren Adnexitisrisiko verknüpft, da sie die Möglichkeit einer sexuell übertragenen Genitalinfektion reduzieren.

3 Klinik und diagnostisches Vorgehen

3.1 Zervizitis und Endometritis

Die Entzündung der **Zervix,** als erste Station der aszendierenden Infektion, zeichnet sich durch eine ödematöse Schwellung und leichte Vulnerabilität (Kontaktblutung), einen zervikalen, teils eitrigen Fluor (z. B. bei Chlamydien-, Gonokokkeninfektion) oder Bläschen und Erosionen (bei Herpes-simplex-Befall) aus.

Die isolierte **Endometritis** ist selten, da durch jede Menstruation die Funktionalis des Endometriums und damit auch die oberflächlichen infizierten Bezirke abgestoßen werden. Symptome der Endometritis können Menorrhagien und Metrorrhagien sowie der blutig-eitrige Fluor sein. Solange das Myometrium oder die Tuben nicht betroffen sind, bestehen keine Schmerzen und auch keine Dolenz bei der Tastuntersuchung.

Die Diagnostik beinhaltet die mikroskopische Beurteilung des zervikalen Fluors (> 25 Leukozyten pro Gesichtsfeld bei 400facher Vergrößerung).

Zur Identifikation des spezifischen Erregers eignet sich der Zervixabstrich zum Chlamydien- oder Herpes-Nachweis mittels Antigenidentifizierung über Enzymimmunoassays oder PCR/Ligasekettenreaktion (LCR) und zur gezielten bakteriellen Kultur (Gonokokken). Serologische Untersuchungen bei Zervizitis sind nicht sinnvoll.

Differenzialdiagnostisch ist bei Zervixveränderungen an eine Neoplasie zu denken, die den zytologischen Abstrich und die Kolposkopie, ggf. mit gezielter Biopsie, erforderlich macht. Die Therapie der Chlamydienzervizitis besteht in der oralen Gabe von Doxycyclin (Vibramycin®) 200 mg/d oder Chinolonen (z. B. Tarivid®, Ciprobay®) über mindestens 10 Tage. Die Partnerbehandlung ist obligat, ebenso die Erfolgskontrolle (zur Gonorrhö s. Abschnitt „Therapie", zum Herpes simplex s. Abschnitt „Vulvovaginitis").

3.2 Adnexitis

Die **Beschwerden** der akuten Adnexitis durch Aszension sind folgende:

- Unterbauchschmerzen: akut einsetzend, oft seitenungleich, meist postmenstruell;
- Müdigkeit, Schwäche, Abgeschlagenheit;
- vermehrter Ausfluss (vorausgehende und begleitende bakterielle Vaginose/Zervizitis);
- Menorrhagien/Metrorrhagien (Endometritis oder funktionelle Störungen im Ovar);
- Übelkeit und Erbrechen (peritonealer Reiz);
- Dyspareunie;

- Dysurie (Urethritis, Harnwegsbeteiligung);
- Obstipation oder Diarrhö, Darmkoliken (Proktitis, Darmbeteiligung).

Die Symptome sind damit zum Teil Ausdruck der aszendierenden Infektion und der Mitbeteiligung benachbarter Organe.

Klinische **Untersuchungsbefunde** bei der akuten Adnexitis sind:

- Fieber (> 38 °C): kontinuierlich oder in Schüben;
- zervikaler Fluor, evtl. eitrig-blutig (Zervizitis, Endometritis);
- vulnerable Portio (Zervizitis);
- Druckschmerz des inneren Genitales;
- Portioschiebeschmerz;
- teigige dolente Resistenz im Adnexbereich;
- abdominale Abwehrspannung.

An auffälligen **Laborparametern** sind zu nennen:

- Leukozytose: > 10 000/mm^3 und Linksverschiebung (> 10 stabkernige Granulozyten);
- beschleunigte BSG: > 15 mm/h (im Frühstadium normal, nach wenigen Tagen erhöht);
- erhöhtes CRP: > 0,6 mg/dl;
- evtl. erhöhter Chlamydien-Antikörpertiter (KBR) von 1: > 10 (bei Chlamydieninfektion).

Die Diagnostik bei Adnexitisverdacht umfasst ergänzend zur klinischen Befunderhebung und Laboruntersuchung:

- mikroskopische Beurteilung des Abstrichs (Vaginalsekret, zervikaler Fluor) im Nativpräparat: reichlich Granulozyten, fehlende Döderlein-Flora; positive KOH-Probe („Fischgeruch") bei Aminvaginose;
- kultureller Erregernachweis aus dem Zervixabstrich: bakterielle Standardkultur und spezielle Transportmedien für Gonokokken (hier zusätzlich Abstriche von Urethra und Ausführungsgang der Bartholini-Drüse);
- Immunfluoreszenztest oder Enzymimmunoassay für Chlamydien: Entnahme möglichst tief intrazervikal und aus der Urethra; ein spezielles Entnahmeset mit Objektträgern oder Lösungen ist im Handel erhältlich (die Chlamydien-Zellkultur auf McCoy-Zellen ist dagegen sehr aufwendig).

!

Da das Kulturergebnis empfindlich durch eine Antibiotikatherapie gestört wird, muss die bakteriologische Diagnostik stets vor einer antimikrobiellen Therapie erfolgen.

Die **vaginalsonografischen Befunde** bei der subakuten Adnexitis sind uncharakteristisch und bestehen zumeist nur aus einer retrouterinen Flüssigkeitsansammlung. Die Eileiter können, wenn sie nicht aufgetrieben sind oder nicht von Flüssigkeit umspült werden, nicht dargestellt werden. Ist dagegen nach Abklingen der akuten Entzündung eine Hydrosalpinx entstanden, so zeigt sich diese als längliche, echoleere Struktur, entsprechend dem makroskopischen Bild einer „Posthorn"-artigen Tube (Abb. 30-2).

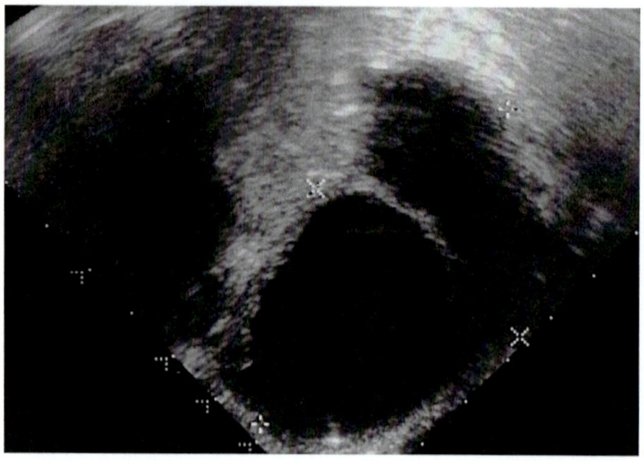

Abb. 30-2 Saktosalpinx (4,2 × 6,7 cm; Vaginalsonografie).

Sind die meisten der aufgeführten Symptome und Befunde schon recht unspezifisch, so wird die diagnostische Situation durch Verlaufsformen der Adnexitis mit nur geringer Beschwerdesymptomatik erschwert: Die Patientinnen klagen hier nur über uncharakteristische wechselnde Unterleibsschmerzen, Schmerzen beim Geschlechtsverkehr, Müdigkeit und Schwäche. Fieber fehlt, und die Leukozytenzahl ist normal. Diese subakute Salpingitis/Adnexitis soll 5–10-mal häufiger als die akute Adnexitis sein. Der milde klinische Verlauf ist charakteristisch für die Salpingitis durch Chlamydia trachomatis und kontrastiert damit zu den häufig dabei bestehenden schweren entzündlichen Gewebsreaktionen der Tubenschleimhaut und den ausgedehnten peritubaren Adhäsionen. Die akute fieberhafte Adnexitis ist dagegen typisch für die Infektion mit Gonokokken.

Für Abszessbildungen im Adnexbereich sind bei einer Chlamydieninfektion zusätzlich aerobe und anaerobe Mikroorganismen notwendig. In 8% der Tuboovarialabszesse finden sich Aktinomyzeten (nur histologisch nach Biopsie nachzuweisen).

!

Wenn auch keine eindeutige Beziehung zwischen der klinischen Verlaufsform und dem Erregertyp besteht, ist bei der Gonokokkeninfektion die fieberhafte akute Adnexitis häufig, während bei der Chlamydieninfektion der subakute Verlauf der Adnexitis im Vordergrund steht.

Bei unklaren Unterbauchbeschwerden sollte die Diagnose durch die **Laparoskopie** gesichert werden, wobei die Befunde vom Stadium und Schweregrad der Infektion abhängen. Abstriche lassen sich über den laparoskopischen Zugang vom Fimbrientrichter und aus dem Douglas-Sekret für die Bakterienkultur entnehmen. Die laparoskopischen Zeichen der Adnexitis bestehen zu Beginn der Infektion aus:

- vermehrter Gefäßinjektion der Tubenserosa,
- ödematöser Schwellung der Eileiter mit verquollenen Fimbrientrichtern,
- trübem, serös-eitrigem Exsudat im Fimbrientrichter und im Douglas-Sekret.

Im Verlauf der Entzündung können sich noch folgende Befunde ergeben:

- Hyperämie des Beckenperitoneums,
- fibrinöse Auflagerungen und Adhäsionen,
- verschlossene Tubenostien.

Als Komplikationen können schließlich hinzutreten:

- Abszedierung,
- Konglomerattumor im Adnexbereich.

3.3 Tuboovarialabszess

Die abszedierende Adnexitis ist häufiger bei Spiralenträgerinnen und nach vorausgegangenen Eingriffen zu beobachten. Bei einer Eiteransammlung im kleinen Becken durch aerobe/anaerobe Keime sind die im vorangegangenen Abschnitt genannten Untersuchungsbefunde besonders stark ausgeprägt. Zusätzlich kann die Defäkation schmerzhaft sein. Wenn es die starke Abwehrspannung der Bauchdecken erlaubt, kann ein Adnextumor (Pyosalpinx, Tuboovarialabszess) zu tasten sein, und bei der vaginorektalen Tastuntersuchung kann eine Vorwölbung des hinteren Scheidengewölbes auf den Douglas-Abszess hinweisen. Das Fieber ist meist hoch (> 39 °C), die Leukozytose ausgeprägt (> 20 000/mm^3), die BSG stark beschleunigt (> 50 mm/h). Bei der Ultraschalluntersuchung findet sich eine echoarme, inhomogene und unscharf begrenzte Raumforderung (Abb. 30-3) mit farbdopplersonographisch nachweisbarer vermehrter Vaskularisation.

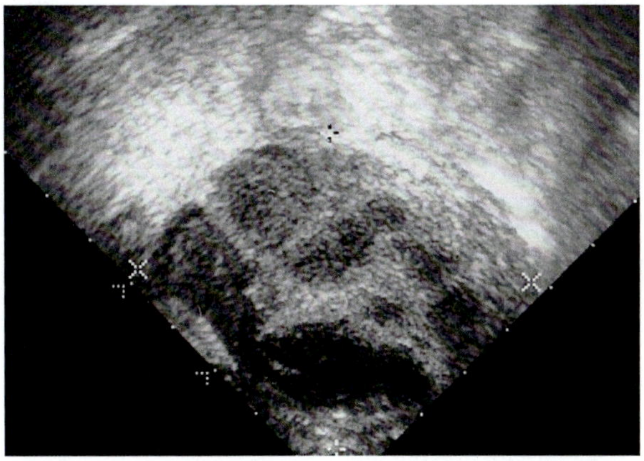

Abb. 30-3 Tuboovarialabszess (6,6 × 5,2 cm; Vaginalsonografie).

Komplikationen des Tuboovarialabszesses sind die **eitrige Thrombophlebitis** (Thrombose) der Beckenvenen und die Ruptur mit diffuser lebensbedrohlicher Peritonitis.

Neben der starken abdominalen Abwehrspannung weist ein (Sub-)Ileus (abgeschwächte oder fehlende Darmgeräusche) auf die Peritonitis hin.

▶ Wegen der Gefahr einer Sepsis sollte bei jedem Abszess eine Gerinnungsanalyse (Fibrinogen, Quick, PTT) veranlasst werden.

4 Differenzialdiagnostik der Adnexitis

Aus den angeführten Beschwerden und Befunden der Adnexitis kann bereits die geringe Spezifität der Symptome und Untersuchungsergebnisse abgeleitet werden. Dementsprechend lassen sich nur zwei Drittel der klinischen Verdachtsdiagnosen „Adnexitis" laparoskopisch bestätigen. In einem Viertel liefert die Laparoskopie einen Normalbefund, in etwa 10% findet sich eine andere Erkrankung. Wenn auch die alleinige laparoskopische Inspektion eine Reihe von histologisch nach Fimbrienbiopsie diagnostizierten Salpingitiden nicht erkennt, favorisieren wir die routinemäßige Fimbrienbiopsie nicht.

In der Praxis hat sich zum Ausschluss einer Adnexitis bei unklaren Beschwerden die Beurteilung des Vaginal-/Zervikalsekrets im Nativpräparat bewährt: So ist eine Adnexitis bei einem unauffälligen Nativpräparat unwahrscheinlich, da es sich hierbei um eine aufsteigende Entzündung handelt, also eine begleitende Zervizitis zu erwarten wäre.

Aus dem Leitsymptom **Unterbauchschmerzen** ergeben sich v. a. die in Tabelle 30-7 beschriebenen Differenzialdiagnosen.

Die Komplikationen aller drei Krankheitsbilder können in das klinische Bild des **akuten Abdomens übergehen.**

Eine weitere Differenzialdiagnose betrifft die **Zystitis,** die sich durch Dysurie und Pollakisurie, mediane Schmerzlokalisation und den pathologischen Harnwegsbefund auszeichnet. Somit sollte bei der Erstvorstellung neben den in Abschnitt 3.2 genannten Untersuchungen stets ein Mittelstrahlurin, ggf. Katheterurin (Urinsediment, Urinkultur) gewonnen werden, zumal ebenso eine simultane Entzündung vorliegen kann. Auch ist bei kolikartigen Schmerzen an **Harnkonkremente** (Urolithiasis) zu denken.

Tab. 30-7 Wichtige Differenzialdiagnosen der akuten Adnexitis.

	Adnexitis	Appendizitis	Extrauteringravidität
Unterbauchschmerz	– doppelseitig – im Becken – ziehend	– nach rechts wandernd – oberhalb des Beckens	– einseitig – im Becken – stechend – krampfartig
Tastbefund	– Portioschiebeschmerz – druckdolente Adnexe – teigige Resistenz	– McBurney – Loslassschmerz – Psoasschmerz	– Portioschiebeschmerz – druckdolente Adnexe
allgemeine Beschwerden	– Übelkeit – Erbrechen	– Übelkeit – Obstipation	– selten Übelkeit
vaginaler Fluor	– purulent – übel riechend – evtl. blutig	– keiner	– (Schmier-)Blutung – ex utero
Regelanamnese	– postmenstrueller Beginn	– unauffällig	– sekundäre Amenorrhö
Fieber	– ja – Differenz rektal/axillär > 1 °C	– ja – Differenz rektal/axillär > 1 °C	– nein
Leukozyten im Blut	– erhöht	– erhöht	– normal bis gering erhöht
HCG	– negativ	– negativ	– positiv
Ultraschall	– retrouterine Flüssigkeit	– Kokarde	– retrouterine Flüssigkeit Adnexprozess: Hämatom, Ringstruktur
Komplikationen	– (Pelveo-)Peritonitis	– Perforation	– Ruptur/Hämatozele

Die **subakute Verlaufsform** der Adnexitis ist auch von folgenden Erkrankungen abzugrenzen:
- Endometriose: Dysmenorrhö, Sterilität, Ultraschallbefund;
- Adhäsionen: Zustand nach Adnexitis/Appendizitis/Unterbauchoperationen;
- Ovarialzysten/-Stieldrehung: Ultraschallbefund, mittzyklischer Ovulationsschmerz;
- entzündliche Darmerkrankungen (Colitis ulcerosa, Morbus Crohn, Divertikulitis).

Darüber hinaus ist bei unklaren Unterleibsschmerzen auch an eine psychosomatische Komponente zu denken. Schließlich kann die Schmerzempfindung – ausgelöst durch rezidivierende Adnexitiden und damit verbundene langjährige gynäkologische Behandlungen – auch ohne eine bestehende Infektion unterhalten werden.

5 Therapie

5.1 Akute/subakute Adnexitis

Um eine folgenlose Abheilung der Adnexitis zu erzielen, ist eine frühzeitige und adäquate Therapie notwendig. Sie besteht aus der Gabe von Antibiotika, die das breite Erregerspektrum aus Chlamydien, Gonokokken, Anaerobiern, Streptokokken und gramnegativen Stäbchen erfasst (Tab. 30-8 und 30-9). Die sich aus einer Adnexitis ergebenden schwerwiegenden gesundheitlichen Folgeschäden (Verwachsungen, Sterilität) rechtfertigen den großzügigen Antibiotikaeinsatz bei jungen Patientinnen, auch wenn sich in einem Teil der Fälle im Nachhinein herausstellt, dass keine Adnexitis vorlag. Clindamycin und Doxycyclin sind gegen Chlamydien wirksam.

> **!** Wegen der möglichen schwerwiegenden Folgen ist bei einer jungen Patientin mit druckdolenten Adnexen und Blutungsstörungen (Endometritis) so lange von einer Adnexitis auszugehen und diese umgehend zu behandeln, bis das Gegenteil bewiesen ist.

Bei einer nachgewiesenen unkomplizierten Gonokokkeninfektion ist die **einmalige Gabe** folgender Antibiotika alternativ angebracht:
- **intramuskulär:** Spectinomycin (Stanilo®) 2 g oder Ceftriaxon (Rocephin®) 250 mg oder

Tab. 30-8 Stationäre Therapieschemata bei akuter Adnexitis.

Antibiotikum	Dosierung	Dauer
Cephalosporin i. v.		
z. B. Cefuroxim (Elobact®, Zinacef®) *oder* Cefotaxim (Claforan®)	3 × 1,5 g/d 2 × 2 g/d	6 Tage
plus Doxycyclin i. v. (z. B. Vibravenös®) oder oral (Vibramycin®)	1 × 100 mg/d (am 1. Tag, 2 × 100 mg) 2 × 100 mg/d	10–14 Tage
oder plus Metronidazol	2 × 500 mg/d	≥ 4 Tage*
oder plus Metronidazol und Doxycyclin		
Gentamicin i. v.		
(z. B. Refobacin®)	3 × 1,5 mg/kg KG/d (initial 2 mg/kg KG)	≥ 4 Tage
plus Clindamycin (z. B. Sobelin®)	4 × 600 mg bis 3 × 900 mg/d (oral: 4 × 300 mg/d)	≥ 4 Tage*
Fluorchinolon		
z. B. Ofloxacin (Tarivid®) *oder* Ciprofloxacin (Ciprobay®)	2 × 200 mg/d 2 × 500 mg/d	≥ 4 Tage*
plus Metronidazol	2 × 500 mg/d	≥ 4 Tage*

* intravenös, 1–2 Tage nach Entfieberung kann die Therapie p.o. für insgesamt 10–14 Tage fortgesetzt werden

Tab. 30-9 Ambulante Therapieschemata bei akuter Adnexitis.

Antibiotikum	Dosierung	Dauer
Amoxicillin + Clavulansäure (Augmentan®)	3 × 500 mg/d oder 2 × 875 mg	10 Tage
oder Sultamicillin (Unacid®)	2 × 750 mg/d	10 Tage
plus Doxycyclin (z. B. Vibramycin®)	2 × 100 mg/d	10–14 Tage
Fluorchinolone (Gyrasehemmer)		
z. B. Ofloxacin (z. B. Tarivid®)	2 × 200 mg/d	10–14 Tage
oder Ciprofloxacin (z. B. Ciprobay®)	2 × 500 mg/d	10–14 Tage
oder Levofloxacin (Tavanic®)	2 × 500 mg/d	10–14 Tage
plus Metronidazol (z. B. Arilin®, Clont®)	2 × 500 mg/d	10–14 Tage
Cephalosporine i.m.		
z. B. Cefoxitin (Mefoxitin®)	2 g	einmalig
oder Ceftriaxon (Rocephin®)	250 mg	einmalig
plus Doxycyclin (z. B.Vibramycin®)	2 × 100 mg/d	10–14 Tage

- **oral:** Cefixim (z. B. Cephoral®) 400 mg oder Ciprofloxacin (Ciprobay®) 500 mg oder Enoxacin (Enoxor®) 400 mg oder Ofloxacin (Tarivid®) 400 mg oder Azithromycin (Zithromax®) 1 g.

Nach der Therapie sind Kontrollabstriche gesetzlich vorgeschrieben, die 1–2 Wochen nach Behandlungsende erfolgen sollen. Die Therapie des Partners ist obligat. Auch soll eine Lues-Suchreaktion durchgeführt werden.

Unterstützende Maßnahmen der antibiotischen Adnexitistherapie bestehen in Bettruhe und Flüssigkeitszufuhr bei Fieber. Bei starken Schmerzen haben sich

Antiphlogistika, wie Diclofenac (z. B. Voltaren®, 2–3× 50 mg/d) oder Ibuprofen (z. B. Urem®, 2–3×200–400 mg/d), oral oder rektal appliziert, bewährt. Ob eine gleichzeitige Kortikoidgabe zu geringeren Adhäsionen und zu einer günstigeren Fertilitätsprognose führt, ist nicht bewiesen.

Die Therapie sollte bevorzugt stationär erfolgen, v. a. bei schwerer Erkrankung, bei liegendem IUP oder nach vorausgegangenen uterinen Eingriffen (Abszessrisiko) und wenn eine körperliche Schonung (Bettruhe) oder die Einnahme der Medikamente nicht gewährleistet ist. Eine liegende Intrauterinspirale sollte gezogen werden. Wenn die Therapie ambulant erfolgt, sollte spätestens nach drei Behandlungstagen eine Kontrolluntersuchung durchgeführt werden und bei klinischer Verschlechterung oder tastbaren Adnextumoren (Abszess?) die stationäre Einweisung erfolgen.

In der Regel kommt es nach Einsetzen der Behandlung rasch zu einer Besserung der Beschwerden und zum Abklingen des Fiebers. Wenn die Therapie nach 2–3 Tagen nicht anspricht, muss die Diagnose Adnexitis überdacht werden. Dabei ist neben einer Fehldiagnose auch die Möglichkeit einer Abszessbildung zu berücksichtigen. Bei unklarer Situation ist die Laparoskopie indiziert.

5.2 Tuboovarialabszess

Bei lokalisierten, auf die Beckenregion begrenzten Abszessen ist zunächst ein konservativer Therapieversuch mit Antibiotika (s. Abschnitt 5.1) gerechtfertigt. Damit können bei etwa zwei Drittel der Patientinnen die Infektion beherrscht und eine chirurgische Intervention zur Beseitigung des Abszesses vermieden werden, wobei die Erfolgsrate mit zunehmender Abszessgröße geringer wird. Wenn allerdings das Fieber und die Schmerzen unter der antibiotischen Behandlung über 2–3 Tage hinaus persistieren, ist die Operation angezeigt.

▶ Bei rupturiertem Tuboovarialabszess ist die sofortige chirurgische Intervention indiziert.

Der operative Eingriff kann laparoskopisch erfolgen, wobei Adhäsionen gelöst werden, der Abszess punktiert und abgesaugt wird und anschließend der Peritonealraum mit physiologischer Kochsalz- oder Ringer-Laktat-Lösung ausgiebig gespült wird. Stellt sich der laparoskopische Zugang als ineffizient heraus, muss laparotomiert werden. Bei den meist jungen Patientinnen mit nicht abgeschlossener Familienplanung wird man möglichst organerhaltend operieren. Der Douglas-Abszess lässt sich von vaginal drainieren.

Genitalinfektion bei bestehender Schwangerschaft

Genitale Infektionen in der Schwangerschaft stellen eine besondere Bedrohung dar, da sie nicht nur die Mutter betreffen, sondern auch das Kind gefährden. Die Risiken bestehen dabei nicht nur in den Folgen der kongenitalen Infektion, sondern liegen auch in der Auslösung eines Aborts oder einer Frühgeburt meist im Zusammenhang mit vorzeitigen Wehen und einem vorzeitigen Blasensprung. Andererseits ist bei der Therapie, v. a. in der sensiblen Phase der Organogenese, die Möglichkeit medikamenteninduzierter Schädigungen des Kindes zu bedenken. In Tabelle 30-10 werden Therapieempfehlungen für vaginale und zervikale Infektionen in der Gravidität gegeben. Die Candidiasis wird ausschließlich lokal mit Antimykotika über 1–3 Tage behandelt. Als Prophylaxe – **nicht als Therapie** – gelten die vaginale Ansäuerung mit Milchsäurepräparaten (z. B. Tampovagan®), Laktobazillenpräparaten (z. B. Vagiflor®) oder Vitamin C (Vagi-C®).

Psychosomatische Aspekte

Trotz aller diagnostischen und therapeutischen Möglichkeiten verbleibt eine kleine Zahl von Patientinnen, bei denen die Beschwerden (Juckreiz, Unterleibsschmerzen, manchmal auch Ausfluss) nicht zu beeinflussen sind. Wenn solche Patientinnen zur psychosomatischen Diagnostik vorgestellt werden, ist in der Regel keine somatische Ursache für die Beschwerden fassbar bzw. der vorhandene Befund erklärt nicht das Ausmaß oder die Dauer der Beschwerden. Nicht selten ergibt die Anamneseerhebung, dass irgendwann eine Infektion oder sonstige somatische Störung bestand, die zwischenzeitlich ausbehandelt ist (zumindest was nachweisbare Erreger, Entzündungszeichen, lokale Befunde betrifft), dass aber weiterhin Beschwerden bestehen. In Einzelfällen kann v. a. der Juckreiz so ausgeprägt sein, dass die betroffenen Patientinnen nicht widerstehen können und sich blutig kratzen. Aus **psychosomatischer** Sicht kommen verschiedene Ursachen und daraus folgend auch unterschiedliche Interventionsmöglichkeiten in Betracht:

1 Genitale Schmerzen und/oder Missempfinden als Teil einer somatoformen Störung

Eine ausführliche Besprechung dieses Themas ist in Kapitel 39 (Abschnitt „Somatoforme Störung“) zu finden.

Tab. 30-10 Therapieempfehlungen bei genitalen Infektionen in der Schwangerschaft (nach dem I. Trimenon).

bakterielle Vaginose			
Clindamycin (Sobelin®)	oral	2 × 300 mg/d	5–7 Tage
Clindamycin-Vaginalcreme 2%	intravaginal	1 × 5 g/d	5–7 Tage
Metronidazol (z. B. Arilin® 500)	oral	2 g	einmalig
Chlamydien-Zervizitis			
Erythromycin (Erythrocin®)	oral	4 × 500 mg/d	10 Tage
Amoxicillin (z. B. Amoxypen®)	oral	3 × 750 mg/d	10 Tage
Herpes genitalis			
Aciclovir (Zovirax®)	oral	5 × 200 mg/d	≥ 5 Tage
Trichomoniasis			
Metronidazol (z. B. Arilin® 500)	oral	2 g	einmalig

Falls sich Anhaltspunkte für eine psychische (Mit-)Verursachung der Beschwerden ergeben, sollte die weitere Anamneseerhebung durch einen psychosomatisch bzw. psychiatrisch geschulten Arzt oder auch eine Psychologin erfolgen. Um dem Ganzen nicht den Charakter einer „Notlösung" zu geben bzw. bei der Patientin den Eindruck zu erwecken, dass man nun nichts anderes mehr wisse und sie als Ultima Ratio zu einem „Psychodoktor" schicke, ist es immer hilfreich, eine mögliche psychische (Mit-)Genese bereits frühzeitig differenzialdiagnostisch in Erwägung zu ziehen. Hinweis auf das Vorliegen einer somatoformen Störung kann ein häufiger Arztwechsel unter Einbeziehung verschiedener Fachrichtungen sein oder auch das hartnäckige Bestehen auf immer wieder den gleichen bzw. auch neuen Untersuchungen.

Bei den somatoformen Störungen lassen sich im lebensgeschichtlichen Kontext oft verursachende **biografische Aspekte** herausarbeiten (wie etwa ein sexueller Missbrauch in der Vorgeschichte) oder aber ein **sekundärer Krankheitsgewinn.** Gerade bei langjährig bestehenden Beschwerden kann die Patientin sehr auf ein somatisches Krankheitsmodell fixiert sein, was die Exploration psychischer Aspekte extrem schwierig machen kann. Wird eine **Somatisierungsstörung** diagnostiziert, empfiehlt sich in erster Linie eine Psychotherapie (s. Kap. 41). Leider kann es allerdings schwierig sein, betroffene Patientinnen für eine solche Therapie zu motivieren. In diesem Kontext ist es von besonderer Bedeutung, dass an eine psychosomatische Exploration und ggf. Behandlung nicht nur früh im diagnostischen Prozess gedacht wird, sondern dass auch die Vermittlung entsprechender Maßnahmen getragen ist von einer entsprechenden Haltung des empfehlenden Gynäkologen. Hilfreich kann es dabei sein, nicht die Abklärung der (Mit-)Verursachung in den Mittelpunkt zu stellen, sondern der Patientin zu vermitteln, dass man sie mit ihren Beschwerden sehr ernst nimmt, dass man diese zur Zeit mit somatischen Maßnahmen nicht ausreichend beeinflussen kann und dass psychotherapeutische Interventionen einschließlich Erlernen von **Entspannungstechniken** bei der Bewältigung der Schmerzproblematik hilfreich sein und die dadurch bedingte Belastung vermindern können. Über diesen Zugangsweg gelingt es eher als über das Ziel der „diagnostischen Abklärung", die Patientin zur Mitarbeit bei der Psychotherapie zu bewegen.

In Einzelfällen kann auch eine medikamentöse antidepressive Behandlung bei Vorliegen einer somatoformen Störung sinnvoll sein (s. Kap. 41).

2 Genitale Schmerzen und/oder Missempfinden als Teil einer Depression

Unerklärliche Schmerzen und Missempfindungen können auch Symptom einer Depression sein – so wie auch ansonsten viele körperliche Symptome bei Depressionen vorkommen können (Druck auf der Brust, Herzrasen, Diarrhö etc.). Gerade wenn die Missempfindungen einen „besonderen" Charakter haben und nicht mehr in das übliche Schema körperlicher Beschwerden passen („ein Pieken, so als ob unter der Haut eine Nadel sitzt"), kann es sich um sog. **Coenästhesien** (= einfache Körperhalluzinationen) handeln. Nicht immer bejaht die

Patientin die Frage nach weiteren psychischen bzw. depressiven Symptomen. In einigen Fällen geht auch eine „somatisierte Depression“ ohne das subjektive Gefühl von Depressivität einher, obwohl oft typische Begleitsymptome (wie etwa Schlafstörungen) zu eruieren sind. Anders als Patientinnen, bei denen die Diagnosekriterien der somatoformen Störung erfüllt sind, neigen Frauen mit somatisierten depressiven Symptomen nicht zum häufigen Arztwechsel, es finden sich keine Hinweise auf erklärende biografische Aspekte oder sekundären Krankheitsgewinn und die Sexualität wird von den Betroffenen – trotz der Beschwerden – in offener und positiver Weise praktiziert. Diese Frauen sind im Übrigen offen für jede Art von Therapievorschlag – Psychotherapie, Psychopharmakotherapie –; sie würden „alles tun“, solange es nur verspricht, die Beschwerden zu lindern.

In solchen Fällen ist nach unserer Erfahrung ein Behandlungsversuch mit einem auf das Serotoninsystem wirkenden Antidepressivum (z. B. SSRI) lohnenswert (s. Kap. 41).

Literatur

Berg, C., E. Malik: Entzündliche Erkrankungen der Adnexe mit Beteiligung der Nachbarorgane. In: Bender, H.G., K. Diedrich, W. Künzel (Hrsg.): Klinik der Frauenheilkunde und Geburtshilfe, Bd. 8: Bender, H.G (Hrsg.): Gutartige gynäkologische Erkrankungen I, 4. Aufl., S. 1426–155, Urban & Fischer, München–Jena 2002.

Friese K., A. A. Hartmann, J. Martius: Sexuell übertragene Krankheiten. In: Bender, H.G., K. Diedrich, W. Künzel (Hrsg.): Klinik der Frauenheilkunde und Geburtshilfe, Bd.8: Bender, H.G (Hrsg.): Gutartige gynäkologische Erkrankungen I, 4. Aufl., S. 156–184, Urban & Fischer, München–Jena 2002.

Friese, K., A. Schäfer, H. Hof: Infektionskrankheiten in Gynäkologie und Geburtshilfe. Springer, Berlin 2003.

Hoyme, U. B.: Klinik der entzündlichen Erkrankungen des Uterus und der Adnexe. Gynäkologe 36 (2003) 705–718.

Küppers, V., H. G. Bender: Gutartige Erkrankungen der Vagina. In: Bender, H. G., K. Diedrich, W. Künzel (Hrsg.): Klinik der Frauenheilkunde und Geburtshilfe, Bd. 8: Bender, H.G (Hrsg.): Gutartige gynäkologische Erkrankungen I, 4. Aufl., S. 36–60, Urban & Fischer, München–Jena 2002.

Petersen, E. E.: Infektionen in Gynäkologie und Geburtshilfe, 5. Aufl. Thieme, Stuttgart–New York 1997.

31 Endometriose

Bei der Endometriose handelt es sich um die zweithäufigste gutartige Erkrankung der Frau. Man rechnet im Jahr mit etwa 30000 Neuerkrankungen, die auch diagnostiziert werden. Damit läge die Quote fast so hoch wie beim Mammakarzinom (ca. 45000 Neuerkrankungen pro Jahr). Insgesamt muss man damit rechnen, dass 7 bis 15% der Frauen (vorsichtig geschätzt) während der Geschlechtsreife von diesem Leiden betroffen sind; das sind in der Bundesrepublik Deutschland etwa 1,5 Millionen Frauen.

Man muss von einer polygenen, vererbbaren Disposition ausgehen, so dass bei weiblichen Verwandten ersten Grades der Patientin ein 5- bis 8%iges Risiko einer Endometrioseerkrankung besteht. Zudem ist der Verlauf dieser Endometrioseleiden häufig schwerer und auch früher beginnend.

Pathogenese

Bis zum heutigen Zeitpunkt gibt es keine allgemein anerkannte und letztlich schlüssige Theorie zur Pathogenese der Endometriose. Nachfolgend sollen die wesentlichen Theorien bzw. Thesen dargestellt werden (Übersicht bei Witz et al., 1997).

Verschleppungs- bzw. Ausbreitungstheorien

Implantationsthese. Diese wurde von Sampson 1921 erstmals formuliert. Danach kommt es auf Grund einer retrograden Menstruation über die Tuben zur Verschleppung von endometrialen Zellen in den Bauchraum. Dort erfolgen Implantation und Ausbildung von Endometrioseherden.

Diese Hypothese wird durch einige experimentelle Ergebnisse unterstützt: Induziert man bei weiblichen Schimpansen eine retrograde Menstruation (durch Verschluss der Cervix uteri), so kommt es bei 50% zur Ausbildung einer Endometriose. Dasselbe ist zu beobachten, wenn man menstruelles Endometrium in das retroperitoneale Gewebe injiziert. Auch beim Menschen bewirkt die Injektion von menstruellem Blut in das subkutane Fettgewebe die Ausbildung von Endometrioseherden (die Injektion erfolgte 3–6 Monate vor einer ohnehin geplanten Laparotomie).

These der lymphatischen und vaskulären Metastasierung. Dieses Konzept geht ursprünglich auch auf Sampson zurück, wurde in der Folge aber von Halban weiterentwickelt. Dementsprechend ist diese Theorie mit seinem Namen verbunden.

Gemäß dieser Theorie kommt es zu einer Ausbreitung von endometrialen Zellen über die Lymphabflusswege bzw. die Gefäße. Je nachdem, wo diese Zellen „hängen bleiben", kommt es zur Entwicklung einer lokalen Endometrioseimplantation, sozusagen einer Metastase.

Die Basis für diese Theorie sind die zahlreichen lymphatischen und vaskulären Verbindungen zwischen Gebärmutter, Eierstöcken, Eileitern, kleinem Becken, den Nieren und den Lymphknoten. Tatsächlich gibt es mittlerweile eine Reihe von experimentellen Befunden, die zeigen, dass die Injektion von endometrialen Zellen in Gefäße oder auch Lymphabflusswege zu Endometrioseimplantationen im nachgeschalteten Gefäßbett führt.

These der Direktausbreitung. Demnach ist der erste Schritt für die Entstehung einer Endometriose die Invasion von ektopem Endometrium in die uterine Muskulatur.

Nachgewiesen ist, dass die glandulären Elemente einer Adenomyosis uteri tatsächlich in direkter Verbindung mit dem eutopen Endometrium stehen. Des Weiteren ist bekannt, dass es eine direkte Invasion von Endometrioseherden in das Lumen der Blase, des Ureters, der Urethra und des Darms gibt. Demgegenüber gibt es aber bislang keinen Hinweis, dass es zu einer kontinuierlichen Ausbreitung von Endometriosegewebe durch die Gebärmutterwand in den freien Bauchraum kommen kann.

These der uterotubaren Verschleppung. Dieses Konzept vereint die Thesen der direkten Ausbreitung und der Implantation.

Demnach sollen Endometriosezellen durch direkte Ausbreitung bis in die Eileiter gelangen. Von dort aus erfolgt dann die Verschleppung z.B. durch retrograde Menstruation.

Es gibt zahlreiche Untersuchungen, die tatsächlich belegen, dass Endometriosezellen in den Tuben existent sind, und zwar sowohl bei Patientinnen mit einer extragenitalen Endometriose als auch bei solchen, bei denen sich bislang noch keine entwickelt hat. Die Befunde basieren hauptsächlich auf histologischen Untersuchungen an Salpingektomiepräparaten.

These der mechanischen Transplantation. Diese ist weniger eine Theorie für die allgemeine Pathogenese der Endometriose als vielmehr eine Erklärung für die zahlreichen Fallberichte über eine Ausbildung von Endometrioseimplantationen im Narbengewebe bei Z.n. Laparotomie bzw. Episiotomie.

1949 hat Javert ein **Gesamtkonzept** veröffentlicht, in dem er versucht hat, all die Vorstellungen, die auf lokaler Ausbreitung bzw. Verschleppung und Implantation beruhen, zu einer Gesamttheorie zusammenzufassen.

Demnach läuft die Entwicklung einer Endometriose in folgenden Schritten ab:

1. direkte Ausbreitung in das Myometrium, das tubare bzw. uterotubare Lumen und die benachbarten Organe,
2. Exfoliation lebensfähiger endometrialer Zellen durch die Eileiter,
3. Implantation verschleppter Zellen im Peritoneum und in den Nachbarorganen (Ovarien, Darm, aber auch chirurgische Inzisionen),
4. lymphatische Metastasierung in die regionalen Lymphknoten und ebenfalls in die benachbarten Organe (insbesondere auf Grund der Ausbreitung im Myometrium),
5. Fernmetastasierung in Organe (z.B. Lunge, Niere), Skelettmuskeln und Haut (bei Anschluss an das Gefäßsystem).

Abbildung 31-1 fasst dieses Gesamtkonzept zusammen.

Auf Grund dieser Theorie kommt dem Endometrium eine zentrale Stellung bei der Pathogenese der Endometriose zu. Die lokale Ausbreitung bzw. Verschleppung von endometrialen Zellen ist dann ein sekundärer Schritt in der Pathogenese der Endometriose.

Wie oben dargestellt, gibt es für die einzelnen Ausbreitungs- bzw. Verschleppungswege sehr gute experimentelle Grundlagen. Insofern ist davon auszugehen, dass es tatsächlich nicht ein einziger Ausbreitungs- bzw. Verschleppungsweg ist, der die verschiedenen Phänomene der Endometriose erklären kann, sondern eine Kombination der verschiedenen Wege. Warum es aber zu einer solchen Verschleppung bzw. Ausbreitung kommt, wird durch das Konzept von Javert freilich nicht erklärt. Eine gute Erklärung hierfür könnte das **Archimetra/Neometra-Konzept** (nach Leyendecker et al., 1998, 2002) liefern:

These der Autotraumatisierung des Uterus (nach Leyendecker). Die Grundlage dieser These ist, dass sich der Uterus aus zwei entwicklungsgeschichtlich verschiedenen Einheiten zusammensetzt, nämlich der Neometra und der inneren Archimetra.

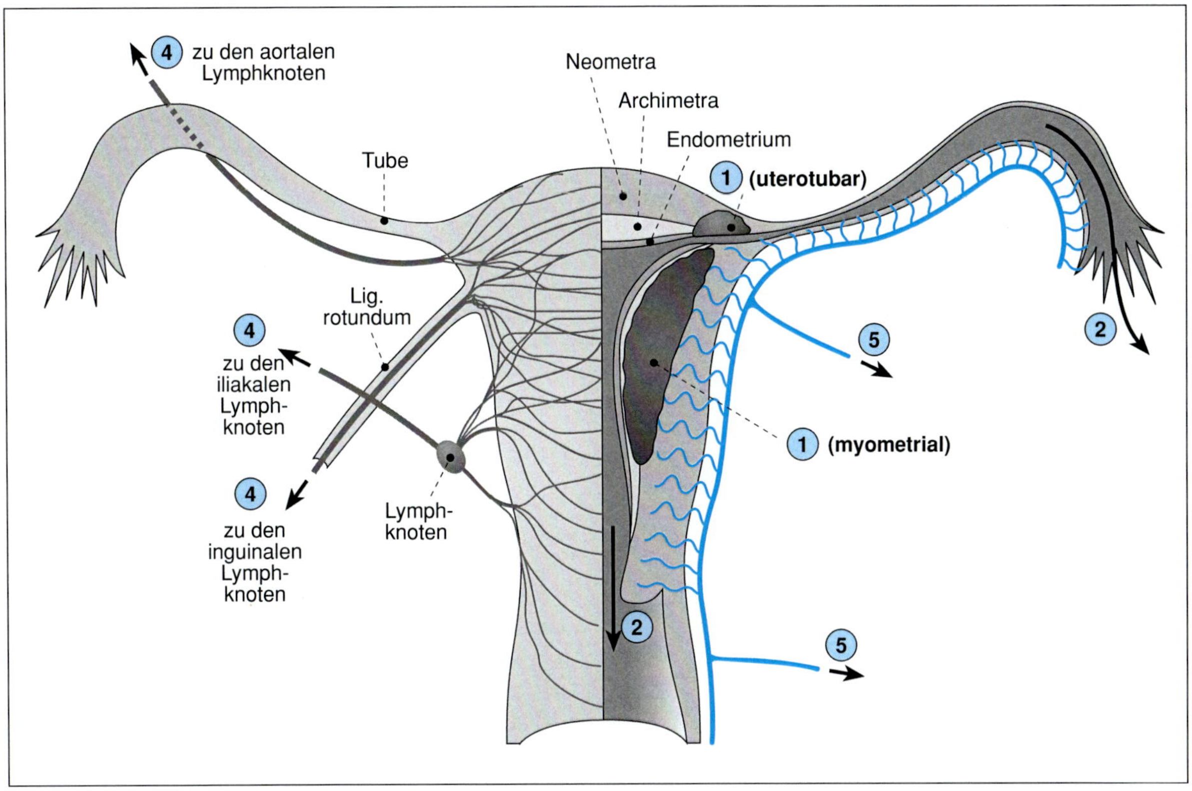

Abb. 31-1 Darstellung der Ausbreitungswege von Endometrium bzw. endometrialen Zellen (Ziffern 1–5 im Text erklärt) und des vermuteten Aufbaus des Uterus aus Archimetra und Neometra (nach Leyendecker et al., 1998).

Die Neometra umfasst die beiden äußeren muskulären Schichten des Myometriums, das Stratum supravasculare mit vorwiegend longitudinalen Muskelfasern und das Stratum vasculare mit einem Maschenwerk aus irregulär angeordneten, kurzen Muskelfasern. Hierbei stellt das Stratum vasculare die muskuläre Hauptmasse des Uterus dar.

In der Ontogenese entwickelt sich die Neometra in der Regel im dritten Trimenon, gelegentlich aber auch erst post partum. Diese Neometra hat ihren Ursprung nicht im Müller-Gangsystem, sondern bildet sich im Bereich des Corpus uteri aus dem Mesenchym der Serosa.

Die dritte Schicht des Uterus, das Stratum subvasculare, ist paramesonephrischen Ursprungs, d. h., es entwickelt sich aus den Müller-Gängen. Wegen des ontogenetisch hohen Alters ist die Bezeichnung Archemyometrium vorgeschlagen worden. Diese innere Schicht wird von Leyendecker als Archimetra bezeichnet. Neben dem Stratum subvasculare des Myometriums (Archemyometrium) besteht sie zusätzlich aus epithelialen und normalen Anteilen des Endometriums (Abb. 31-2).

Während die Neometra im Wesentlichen der Aufbringung der Gebärkräfte dient und weitgehend der Kontrolle durch den Feten unterliegt, hat die Archimetra andere Aufgaben: Sie muss die endometriale Vorbereitung der Implantation vornehmen, sorgt für den gerichteten Spermientransport in die entsprechende Tube, ist verantwortlich für die hohe fundale Implantation des Embryos, die uterine Infektabwehr und – nach der Implantation – für eine ausreichende Versorgung des Feten während der Schwangerschaft. Alle diese Funktionen werden nicht durch den Feten, sondern durch das Ovar gesteuert. Dementsprechend ist die Archimetra u. a. unter dem Einfluss ovarieller Steroide im Zyklus erheblichen strukturellen und biochemischen Veränderungen unterworfen; im Bereich des basalen Stromas bedeutet dies eine zyklische Metaplasie hin zu glatten Muskelfasern und zurück in Stromazellen (eben im Bereich des endometrial-subendometrialen Übergangs).

Üblicherweise kommt es während der Menstruation zu einer Desquamation des Gewebes der Funktionalis und der Spongiosa. Zellelemente der Basalis finden sich hingegen – üblicherweise – kaum im Menstrualblut.

Die Basalis ist ein hoch aktives Gewebe, dessen mitotische Aktivität zum Ende des Zyklus ein Maximum erreicht. Das Epithel sowie das Stroma der Basalis sind in allen Zyklusphasen reich an Estradiol und Progesteronrezeptoren, wobei Letztere vorwiegend in der A-Isoform exprimiert werden – also der Form, die die proliferierende Wirkung von Progesteron hauptsächlich vermittelt. Durch die hohe Expression der Cytochrom-P450-Aromatase, die u. a. in der Lage ist, androgene Vorstufen aus der Nebennierenrinde und dem Ovar in Östrogene umzuwandeln, verschafft sich die Basalis neben den peripheren Östrogenen auch eine zusätzliche, erhebliche Östrogenressource. Deswegen besitzt dieses hoch aktive Gewebe somit das Potenzial zum Neuaufbau einer Funktionalis oder zur Bildung einer Dezidua (im Fall der Implantation eines Embryos).

Die Funktionalis und die Spongiosa verlieren hingegen in der späten Sekretionsphase – unter dem Einfluss von

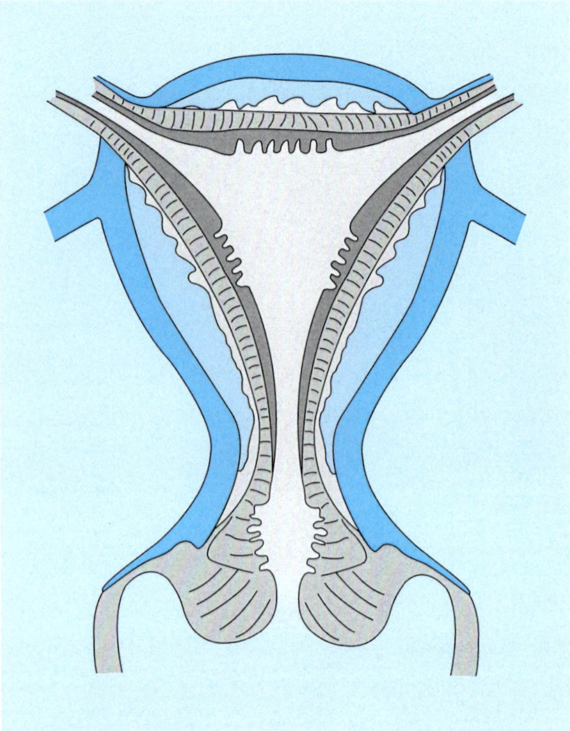

Abb. 31-2 Eine schematische Darstellung der Archimetra innerhalb des Uterus. Die Archimetra besteht aus epithelialen (blau) und stromalen Anteilen des Endometriums sowie dem Stratum subvasculare des Myometriums (Archemyometrium). Zwischen Archimetra und Neometra besteht eine Übergangszone mit miteinander vermischten Muskelfasern (orangefarbender Rand des Stratum vasculare). Die Endozervix ist der am weitesten kaudale parmesonephrische Anteil des Uterus. (In praxi: Die Bandel-Furche ist demnach die untere Begrenzung der Neometra, wenn sich diese bei Aufbringung höchster Gebärkräfte über die Archimetra zurückzieht.) (nach Leydendecker, 2002).

Progesteron – Estradiol- und Progesteronrezeptoren, und auch die Cytochrom-P450-Aromatase-Expression verschwindet weitgehend.

Leyendecker geht davon aus, dass es bei Endometriosepatientinnen – aus noch nicht bekannten Gründen – zu einer erhöhten Syntheseaktivität im Bereich der Basalis kommt, was eine Steigerung der meist östrogenabhängigen Mechanismen der Infektabwehr und eine Vasodilatation mit nachfolgender, vermehrter Durchblutung sowie eine Stimulation von Wachstumsfaktoren und anderen Zytokinen zur Folge hat. Diese chronischen Proliferationsvorgänge des Endometriums führen aber auch zur Ausbildung einer deutlichen Hyperperistaltik mit z. B. einer Verdoppelung der peristaltischen Frequenz in der mittleren Proliferationsphase sowie einer deutlichen Erhöhung des intrauterinen Drucks.

Insbesondere durch diese Druckerhöhung soll es zu einer erheblichen Autotramatisierung des Uterus kommen, so dass nun neben der Funktionalis und Spongiosa auch in erheblichem Umfang Fragmente des basalen Endometriums abgestoßen werden.

Gleichzeitig soll die bestehende Hyperperistaltik zu einer extrem gesteigerten retrograden Transportkapazität des Uterus führen, und zwar insbesondere in der frühen Proliferationsphase. Die Folge ist, dass es zu einer – gegenüber gesunden Frauen – vermehrten Belastung des Peritonealraums mit Fragmenten des basalen Endometriums kommt.

Eine retrograde Menstruation ist offensichtlich ein sehr häufiges Ereignis; man darf davon ausgehen, dass sie etwa über 90% aller Frauen betrifft. Das Neue an der Theorie von Leyendecker et al. ist, dass er nicht auf die retrograde Menstruation per se, sondern ganz besonders auf die vermehrte Desquamation der Basalis abhebt.

Mit ihrer hohen mitotischen Aktivität und der Expression von Hormonrezeptoren sowie der Cytochrom-P450-Aromatase ist die Basalis sehr gut für eine Implantation und Proliferation geeignet. Vermutlich reaktivieren diese Organfragmente dann das embryonale paramesonephrische Organogeneseprogramm, so dass letztlich jeder Endometrioseherd „teleologisch betrachtet den Versuch darstellt, einen neuen primordialen Uterus zu bilden" (Leyendecker).

Tatsächlich lässt sich in fast allen Endometrioseherden peristromale, glatte Muskulatur nachweisen. Dies wäre tatsächlich ein weiterer Hinweis auf den Ursprung der Endometriose aus dem basalen Endometrium.

Am Uterus selbst soll der erhöhte intrauterine Druck die Entstehung myometrialer Dehiszenzen fördern; in diese wuchert dann das basale Endometrium vor. Die muskuläre Komponente der „Adenomyosis" ist – nach Leyendecker – nicht als reaktive Hyperplasie der infiltrierten Muskulatur aufzufassen, sondern entsteht durch Metaplasie aus dem vorwuchernden endometrialen Stroma, wodurch sich eine Homologie zum Archemyometrium ergibt.

Einer der Predilektionsorte für myometriale Dehiszenzen soll der Bereich der fundocorniualen Raphe sein. Tatsächlich finden sich in diesem Bereich oft Zeichen einer Endometriose (Salpingitis isthmica nodosa).

Diese Dehiszenzen lassen sich offensichtlich durch MRT nachweisen und stellen die Grundlage der Bezeichnung „junctional zone disease" bzw. ihrer radiologischen Diagnostik dar. Bei einer solchen findet man offensichtlich häufig eine Verbreiterung des Archemyometriums, vor allem an der Uterushinterwand, und dementsprechend auch einen „Halo", also einen das Endometrium umgebenden dunklen Saum.

Von Eizellspendeprogrammen weiß man, dass die Schwangerschaftsrate bei Frauen mit einer Endometriose, bei denen die Eizellspenderinnen gesunde Frauen waren, kaum geringer ausfällt. Offensichtlich behindert das Vorliegen einer Endometriose – per se – nicht unbedingt die Implantationsfähigkeit des Endometriums.

Sind dagegen Frauen mit einer Endometriose Donatorinnen von Eizellen, und sind die Empfängerinnen endometriosefrei, so liegt die Schwangerschaftsrate deutlich niedriger. Dies lässt den Schluss zu, dass das Vorliegen einer Endometriose offensichtlich Einfluss auf die Eizell- und damit auch auf die Embryonenqualität nimmt.

Störungen der Oozytenreifung dürften freilich weniger auf das peritoneale Milieu als vielmehr auf die direkte Einwirkung von humoralen Faktoren (Zytokine und andere) zurückzuführen sein. Bekanntermaßen ist auf der Seite des dominanten Follikels die Gebärmutter deutlich besser durchblutet (wodurch auch die entsprechende Tube weit gestellt ist), so dass sich hier ein sehr suffizientes ovariouterines Gegenstromsystem ausbildet. Hierdurch wird nicht nur der Spermientransport gesteuert (bzw. die Spermien in die richtige Tube dirigiert); hierdurch ist es auch sehr gut möglich, dass viele Zytokine und auch andere Mediatoren z. B. der Entzündungsfunktion in überdurchschnittlich hohen Konzentrationen im Ovar anfluten und die Eizellreifung negativ beeinflussen (s. u.).

Auch durch Läsionen der originären Uterusstruktur kann es im Einzelfall immer wieder zu entzündlichen Reaktionen kommen. Immunkompetente Zellen sind im Endometrium, insbesondere in der zweiten Zyklushälfte, ohnehin in hoher Zahl vorhanden. Durch solche Entzündungsvorgänge kann das örtliche Milieu, insbesondere die Peristaltik, noch einmal zusätzlich gestört werden. Denkbar ist auch eine zusätzliche Erhöhung des intrauterinen Drucks.

Davon aber, dass das Endometrium deswegen ähnlich starke Entzündungszeichen wie Endometrioseimplantationen aufweist, ist Leyendecker in der Zwischenzeit abgegangen. Bei einer hoch floriden Endometriose bzw. Adenomyose mag dies im Einzellfall zutreffen, doch zeigen die obigen Resultate aus Eizellspendeprogrammen, dass die früher immer wieder vermutete starke Reduzierung der Implantationsfähigkeit des Endometriums von Endometriosepatientinnen eben doch nicht so ausgeprägt ist.

Die weitere Ausbreitung bzw. Verschleppung der (Basalis-)Zellen soll dann so erfolgen wie von Javert vorgeschlagen; sekundär kann es dann durch Endometriome, Adhäsionen oder gar einen Tubenverschluss zu Störungen des tuboovariellen Funktionskomplexes, also einem zusätzlichen Sterilitätsfaktor, kommen.

Theorien der örtlichen Zelldifferenzierung

These der Metaplasie des Coelomepithels. Dieses Konzept beruht im Wesentlichen auf den Überlegungen von Meier (1909).
Danach entwickelt sich die Endometriose durch Metaplasie bestimmter Zelllinien des Peritoneums im kleinen Becken. Eine bislang nicht bewiesene Voraussetzung für diese Vorstellung ist, dass das Germinalepithel und das pelvine Peritoneum undifferenzierte Zellen enthalten, die in der Lage sind, sich in Endometriosezellen zu differenzieren, oder – das wäre die Alternative – dass es im Peritoneum differenzierte Zelllinien gibt, die die Fähigkeit zu einer weiteren Differenzierung z. B. in Richtung Endometriose besitzen.

In embryologischen Studien konnte nachgewiesen werden, dass die Zoelomwand des frühen Embryos eine oberflächliche Lage von charakteristischen epithelialen Zellen enthält, die die Vorläufer von epithelialen Zellen bzw. mesenchymalen Komponenten des Müller-Gangsystems darstellen. Diese Differenzierung erfolgt in der Embryogenese letztlich sehr spät, was als Beweis dafür angeführt wird, dass das Zoelomepithel in der Lage ist, sich in endometriales Epithel umzuwandeln.

Das seltene Vorkommen einer Endometriose bei Männern wird oft als Beweis für diese Theorie angeführt. Dort, wo eine Endometriose bei Männern beschrieben wurde, ging in aller Regel eine Östrogentherapie voraus.

Diese angeblichen Endometrioseherde in Fällen der Östrogenbehandlung eines Prostatakarzinoms betreffen freilich nicht das Peritoneum als den Ort einer möglichen Metaplasie; vielmehr handelte es sich – bei den Fallberichten – in der Regel um endometroides Gewebe im Karzinom selbst bzw. in den Metastasen, das durchaus mit dem Utriculus prostaticus in Zusammenhang stehen könnte.

These der mesenchymalen Induktion. Diese Vorstellung geht davon aus, dass das untergehende Endometrium bestimmte Substanzen freisetzt, die in der Lage sein sollen, das undifferenzierte Mesenchym in endometriales Gewebe zu differenzieren. In gewisser Weise stellt diese Theorie eine Fortsetzung der Coelommetaplasie dar, indem sie erklärt, wodurch die Metaplasie ausgelöst wird. Voraussetzung hierfür ist wiederum, dass das Peritoneum eine solche Metaplasie vollziehen kann.

Tierexperimentelle Befunde zeigen, dass die Fähigkeit von s.c. injiziertem Endometrium, eine Endometrioseimplantation auszulösen, tatsächlich bei „frischem Endometrium" weitaus weniger ausgeprägt ist als bei denaturiertem (also sich in Regression befindlichem). Ähnliches konnte auch bei der Injektion von Endometriumsextrakten (d. h. ohne zelluläre Elemente) beobachtet werden.

Es ist bei diesen Befunden jedoch hinzuzufügen, dass bei all diesen Experimenten nie darauf geachtet wurde, wie hoch der Anteil proliferierender Basalisanteile ist (s. o.).
These des embryonalen Restgewebes. Auf von Recklinghausen geht die Hypothese zurück, dass sich Endometrioseimplantationen aus embryonalen Zellresten entwickeln. Diese Entwicklung soll erst dann einsetzen, wenn ein spezifischer Stimulus die Zellreste, die vom Müller-Gangsystem stammen, aktiviert.
Reste embryonaler Zellen sind in jedem Eierstock relativ häufig aufzufinden. Insofern besteht eine histopathologische Grundlage für diese Theorie. Ob es tatsächlich zu einer Differenzierung dieser Zellreste hin zu Endometriosezellen kommt, ist bislang nicht bewiesen.

Umweltfaktoren. Es wird immer wieder diskutiert, dass Umweltfaktoren eine Bedeutung bei der Entwicklung einer Endometriose spielen.

So wurde z. B. in Tierversuchen nachgewiesen, dass bei Rhesusaffen Dioxine (über einen Zeitraum von 10 Jahren hinweg) signifikant häufiger zur Entwicklung einer Endometriose führen. Beim Menschen ist ein derartiger Nachweis bislang nicht erbracht worden. Es ist allerdings darauf hinzuweisen, dass Dioxine durchaus in der Lage sind, die Funktion der Steroidrezeptoren sowie des Immunsystems (nachteilig) zu modulieren.

Andere Umweltnoxen, die immer wieder in der Diskussion stehen, sind Schwermetalle wie z. B. Blei, Cadmium und Quecksilber sowie Pestizide wie z. B. PCP, HCA, PCB und HCB. Eine erhöhte Belastung mit Schwermetallen oder mit Pestiziden konnte bei Frauen mit einer Endometriose bislang nicht nachgewiesen werden.

1 Angiogenese

Die Angiogenese spielt bei vielen physiologischen und pathologischen Vorgängen eine zentrale Rolle. Im Gegensatz zur Vaskulogenese, bei der es zur Ausbildung eines primitiven Blutgefäßsystems (während der Embryonalentwicklung) kommt, fördern bei der Angiogenese proliferationsfördernde Substanzen die Teilung und Ausknospung von Endothelzellen aus bereits vorhandenen Blutgefäßen.

Dieser Vorgang hat nicht nur eine Bedeutung für die Endometriose, sondern auch z. B. für die Ovulation, die Wundheilung, das Tumorwachstum sowie die Metastasierung von malignen Tumoren.

!

Die Angiogenese ist ein zentraler Aspekt in der Entwicklung der Endometriose.

Tab. 31-1 Einige endogene Stimulatoren der Angiogenese

Abkürzung	Name
VEGF/VPF	Vaskulärer endothelialer Wachstumsfaktor Vaskulärer Permeabilitätsfaktor
aFGF/bFGF	azidischer/basischer Fibroblastenwachstumsfaktor
Angiopoietin-1	
TGF-α-β	Transformierender Wachstumsfaktor-α-β
IL-3	Interleukin 3
IL-8	Interleukin 8
TNF-α	Tumornekrosefaktor-α
PDGF	Plättchenderivierter Wachstumsfaktor
G-CSF	Granulozytenkolonie-stimulierender Faktor
PLGF	plazentarer Wachstumsfaktor
HGF	Hepatozyten-Wachstumsfaktor
Proliferin	
RANTES	Regulated-upon-activation normal-T-cell-expressed and -secreted
Eotaxin MMP	Eotaxin-Matrixmetalloproteinasen
MMP	Matrixmetalloproteinasen

Tab. 31-2 Einige endogene Inhibitoren der Angiogenese

Herkunft	Name
Proangiogener Faktor Antagonist	Angiopoietin-2
Basalmembran	TIMP (Tissue Inhibitor of Matrixmetalloproteinases)
Proangiogener Faktor Antagonist	löslicher FGFR-1
Blutgerinnung	Thrombospondin-1
Blutgerinnung	Angiostatin
Blutgerinnung	Restin
Blutgerinnung	Endostatin
Blutgerinnung	aaAT III
Blutgerinnung	Prothrombin Fragment 2
Zytokin	Plättchen-Faktor-4
Zytokin	Interferon-γ
Zytokin	Interleukin 12
Zytokin	IL-10
Zytokin	Interferon-α/β
Zytokin	Interleukin 18
proangiogener Faktor Antagonist	löslicher VEGFR-1

Endometrioseimplantationen unterscheiden sich im Hinblick auf die Vaskularisation und – in Verbindung damit – die mitotische Aktivität zum Teil erheblich.

So findet man z. B. die stärkste Vaskularisation und mitotische Aktivität in roten Läsionen, während weiße bzw. schwarz-braune Läsionen eine geringere Vaskularisation und damit mitotische Aktivität aufweisen. In weißen Läsionen ist kaum eine mitotische Aktivität nachweisbar.

Die Tabellen 31-1 und 31-2 geben eine Übersicht über endogene Stimulatoren der Angiogenese bzw. ihre Inhibitoren.
Im Hinblick auf die Endometriose und die dort anzutreffende (Neo-)Angiogenese hat – nach jetzigem Kenntnisstand – der VEGF (vaskulärer endothelialer Wachstumsfaktor) wohl die größte Bedeutung. Daneben spielen die Angiopoietine sowie die Matrixmetalloproteinasen (MMP) eine wesentliche Rolle.

1.1 VEGF

Biochemische Beschreibung. Die VEGF-Familie besteht aus sechs Mitgliedern: VEGF-A, -B, -C, -D und -E und dem plazentaren Wachstumsfaktor (placental Growth Factor, PLGF). Diese Liganden binden an drei Rezeptoren.
Bei VEGF-A handelt es sich um ein homodimeres Glykoprotein, das in fünf Isoformen vorkommt.
Vorkommen. VEGF-A zeigt zyklusabhängige Verteilungsmuster in den Stroma- und Epithelzellen, seine Expression ist durch Östrogene stimulierbar. VEGF-B wird im humanen Endometrium nicht exprimiert, VEGF-C kann nur vereinzelt nachgewiesen werden, bzgl. der anderen Isoformen liegen bislang keine weiteren Erkenntnisse vor.
Bei Patientinnen mit einer Endometriose finden sich im Douglas-Sekret erhöhte VEGF-Konzentrationen, auch ist bei Endometriosepatientinnen im eutopen Endometrium die VEGF-Expression überdurchschnittlich; zudem lässt er sich in den ektopen Implantationen in z. T. hohen Konzentrationen nachweisen. Möglicherweise sind die peritonealen Makrophagen die Hauptquelle des VEGF; anzunehmen ist eine Anreicherung des VEGF durch die Zellen, die bei der retrograden Menstruation ausgeschwemmt werden und die bei Endometriosepatientinnen ohnehin eine erhöhte Syntheserate haben.
Biologische Wirkungen. VEGF wirkt auf die Endothelzellen, die damit zur Proliferation und zum Einwandern in das umliegende Gewebe angeregt werden. Zudem kommt es zu einer erheblichen Permeabilitätssteigerung der Gefäßwände. Diese führt dazu, dass Plasmaproteine vermehrt in das Gewebe auswandern und die extrazelluläre Matrix verändern. Die dadurch neu gebildete Fibrinmatrix ist die Grundlage für die einwandernden Endothelzellen.

1.2 Angiopoietine

Beschreibung. Es handelt sich um Proteine, Ang-2 weist eine etwa 60%ige Homologie mit Ang-1 auf. Ang-1 bindet an den TIE-2-Rezeptor. Dies ist auch bei Ang-2 der Fall, allerdings führt Ang-2 zu keiner Aktivierung des TIE-2-Rezeptors. Insofern kann ein Überschuss von Ang-2 die Bindung von Ang-1 an diesen Rezeptor blockieren.
Vorkommen. Ang-1 wird von denjenigen Zellen exprimiert, die den Blutgefäßen dicht anliegen. Der TIE-2-Rezeptor wiederum, über den es seine Wirkung entfaltet, ist vor allem auf Endothelzellen zu finden. Dementsprechend ist Ang-1 in zahlreichen Organen nachweisbar und entfaltet dort auch seine Wirkung. Ang-2 findet sich lediglich im Ovar, der Plazenta und dem Uterus und spielt wohl auch in der Tumorneoangiogenese eine Rolle.
Wirkungen. Ang-1 hat einen stabilisierenden Effekt auf das Gefäß. Unter dem Einfluss von Ang-2 wird dieser Effekt aufgehoben. Ist dann der VEGF zusätzlich wirksam, kommt es zum Aussprossen neuer Gefäße, in seiner Abwesenheit hingegen zur Gefäßregression (Abb. 31-3).
Ang-1 lässt sich in nahezu allen Endometriumläsionen nachweisen. Die Expression von Ang-2 findet sich hingegen nur in roten, schleier- und bläschenartigen Läsionen, also nicht in den weißen und braunen Manifestationen.

1.3 Matrixmetalloproteinasen

Beschreibung. Matrixmetalloproteinasen (MMP) gehören zur Familie der Zinkproteasen. Bisher sind 14 verschiedene MMP beschrieben. Sie können in ihrer biologischen Aktivität durch spezifische Inhibitoren (tissue inhibitors of matrixmetalloproteinases = TIMP) gehemmt werden.
Vorkommen. MMP sind in der Lage, wesentliche Bestandteile der Zellmatrix und der Basalmembran (wie z. B. Kollagene, Proteoglykane, Fibronektin und Laminin) zu spalten. Sie sind damit ubiquitär in allen Geweben nachweisbar.
Wirkungen. Durch ihre Fähigkeit, die Bestandteile der Zellmatrix zu spalten, nehmen MMP eine Schlüsselstellung bei der Angiogenese ein, da erst durch die Degradation der extrazellulären Matrix das Einwandern von Endothelzellen und die Neuformierung von Blutgefäßen möglich werden.
MMP-1, -2, -3, -9, -11 und -14 können in endometrialen Stromazellen nachgewiesen werden und sind in ihrer Aktivität – zumindest partiell – durch Progesteron inhibierbar. Verschiedene Zytokine, insbesondere der TNF-α, wirken positiv auf die Expression einzelner MMP (so z. B. der MMP-1, -2, -9).

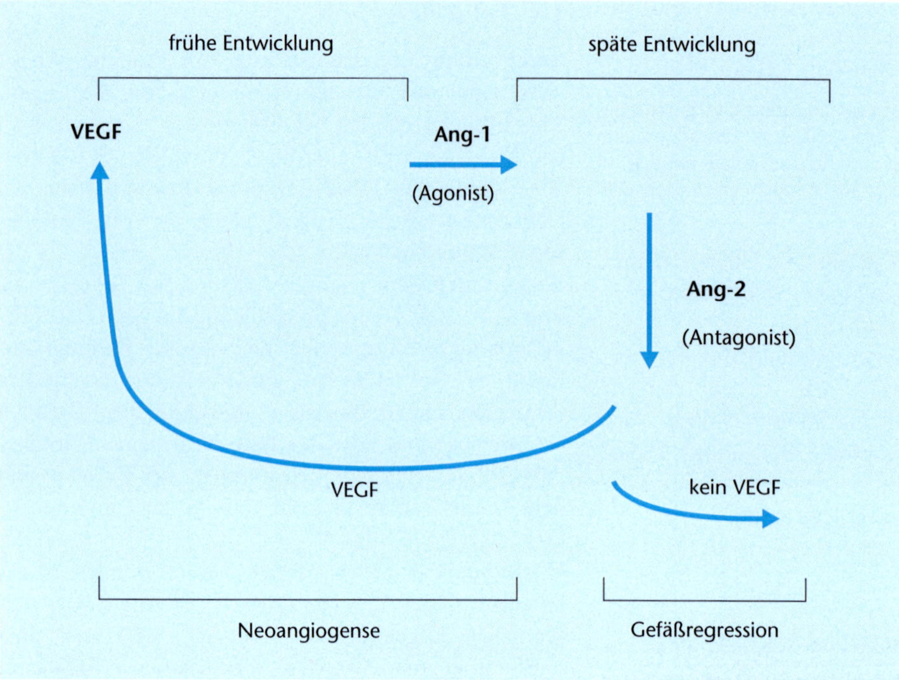

Abb. 31-3 Die Wirkung von Ang-1 wird durch Ang-2 antagonisiert. Ob es in der Folge zu einer Neoangiogenese oder Gefäßregression kommt, entscheidet die Expression von VEGF (nach Davis et al., 1999).

Unter physiologischen Bedingungen ist insbesondere die Wirkung von MMP-1 eine unabdingbare Voraussetzung für die Menstruation. Unter physiologischen Bedingungen ist die Wirkung freilich strikt auf die perimenstruelle Phase beschränkt.

Ektopes Endometrium von Endometriosepatientinnen zeigt eine erhöhte Expression und Aktivität bestimmter MMP (z.B. der MMP-9), gleichzeitig enthalten sie oft signifikant weniger spezifische Inhibitoren (also TIMP).

1.4 Zusammenspiel der einzelnen Faktoren

Man geht derzeit davon aus, dass die retrograde Menstruation der zentrale pathogenetische Schritt in der Entstehung der Endometriose ist, insbesondere dann, wenn hohe Anteile des stark proliferationsfähigen basalen Endometriums mit ausgeschwemmt werden (nach Leyendecker, s.o.). Kommt es nun zu einer gesteigerten Expression des VEGF – was bei Endometriosepatientinnen wohl der Fall ist –, ist die Folge eine gesteigerte Proliferation von Endothelzellen im subperitonealen Kapillarnetz. Dieser Vorgang wird offensichtlich durch eine entsprechende – proangiogenetische – Veränderung des Ang-1/Ang-2-Zusammenspiels begünstigt. Werden zudem noch bestimmte MMP vermehrt sezerniert (bzw. ihre Inhibitoren vermindert), so sind alle Voraussetzungen gegeben, dass es zu einer Angiogenese kommen kann (Abb. 31-4).

Vermutlich werden noch einige zusätzliche Kofaktoren modulierend auf diesen Vorgang Einfluss nehmen, auch die Expression bestimmter Zytokine – z.B. durch die Makrophagen – dürfte eine Rolle spielen. Gleichwohl kommt dem VEGF, den Angiopoietinen und auch den MMP (und ihren Inhibitoren) eine zentrale Rolle in diesem wichtigen pathogenetischen Schritt zu.

Dementsprechend erwartet man sich von VEGF-Inhibitoren bzw. MMP-Inhibitoren, wie z.B. Endostatin, Anginex oder TIMP-B_{470} (die sich z.T. bereits in Phase-II-Studien befinden), neue Möglichkeiten in der Therapie, nicht nur bei der Endometriose, sondern auch bei malignen Tumoren.

Endometrioseherde sind also unterschiedlich vaskularisiert und enthalten dementsprechend in unterschiedlichem Maß angiogeneseaktive Faktoren. Hierdurch lässt sich so etwas wie die „**Aktivität**" der Endometriose bestimmen, wobei es offensichtlich eine Korrelation zu der Morphologie der einzelnen Läsionen gibt. Abbildung 31-5 gibt den heutigen Kenntnisstand hierzu wieder.

Wie bei malignen Erkrankungen ist davon auszugehen, dass eine Hemmung (Neo-)Angiogenese – wirksam sein müsste. Derzeit laufen Versuche mit dem Anti-hVEGF Endostatin bzw. Anginex.

2 Immunologische Veränderungen

Die Pathogenese der Endometriose-assoziierten Schmerzen ist bislang noch nicht in allen Schritten klar. Klar ist dagegen, dass die Voraussetzung für die Schmerzentstehung eine lokale, aseptische Entzündung um die Endometrioseimplantationen ist und dass darüber hin-

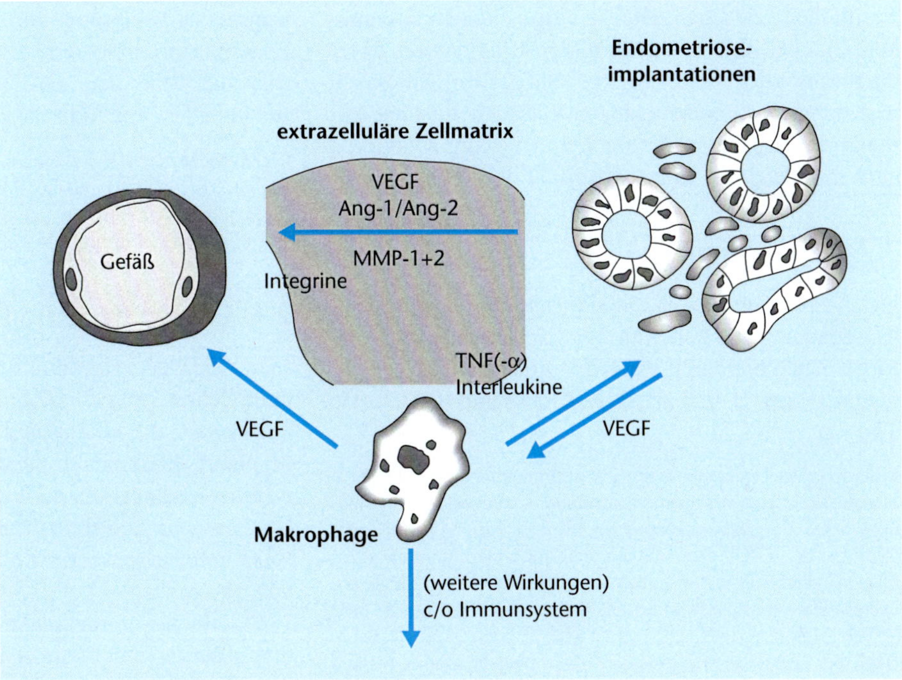

Abb. 31-4 Übersicht über das Zusammenwirken der derzeit angiogeneserelevanten Faktoren (wie z. B. VEGF, MMP, Angiopoietine) bei der Entstehung von Endometrioseherden (nach Malik et al., 2002).

aus ein Anschluss an das (vegetative) Nervensystem bestehen muss, um die durch Entzündungsmediatoren ausgelösten (Schmerz-)Reize weiterleiten zu können.

Solche Verbindungen, insbesondere das Einsprossen von vegetativen Nervenfasern in Endometrioseimplantationen, sind mittlerweile nachgewiesen. Bevorzugt ist dies im Bereich des Peritoneums möglich, wo tatsächlich schon minimale, aktive Herde erhebliche Dysmenorrhöen auslösen können; bei der Ausbildung von Endometriomen in den Ovarien hingegen („Schokoladenzysten") ist eine solche Vernetzung kaum möglich, was mit der Beobachtung übereinstimmt, dass auch oft große ovarielle Endometriome schmerzlos bleiben.

2.1 Endometriale Leukozyten

Leukozyten gehören mit bis zu 25% zur normalen Zellpopulation des eutopen endometrialen Stromas. Bei Patientinnen mit einer Endometriose ist sowohl die Zahl der Leukozyten als auch deren Aktivität erhöht. Insbesondere die Syntheserate von IL-1, IL-1β, TNF-α, IL-6, IL-8 und IL-10 ist im Vergleich zu Patientinnen ohne Endometriose deutlich gesteigert.

Die genannten Zytokine bzw. Immunmediatoren sind bekannt dafür, dass sie die Aktivität der Makrophagen

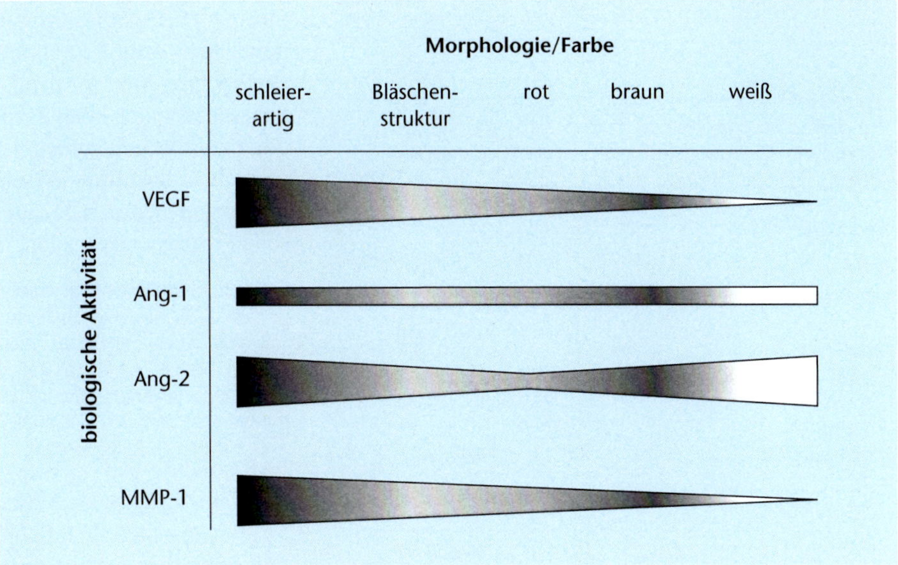

Abb. 31-5 Die einzelnen angiogeneserelevanten Faktoren, die hier dargestellt wurden, werden von den verschiedenen, morphologisch unterschiedlichen Endometrioseimplantationen in verschiedener Weise exprimiert. Hierdurch lassen sich aktive Läsionen, wie schleierartige Implantationen, von eher inaktiven Läsionen, wie braunen Implantationen, gut unterscheiden (nach Malik et al., 2002).

zu erhöhen vermögen. Gleichzeitig ist davon auszugehen, dass bei einer retrograden Menstruation auch überdurchschnittlich viele, entsprechend aktive Leukozyten in den Peritonealraum gelangen. Tatsächlich ist die Aktivität der genannten Zytokine und Wachtumsfaktoren auch im Douglas-Sekret vermehrt (Tab. 31-3).

2.2 Makrophagen

Der Aktivitätsgrad von Makrophagen ist bei Endometriosepatientinnen höher als bei solchen ohne Endometriose. Auch hierdurch werden vermehrt Zytokine synthetisiert, so z. B. IL-1, IL-2, IL-6, IL-8 und IL-10 sowie TNF-α.

Makrophagen besitzen – wie viele immunkompetente Zellen – Steroidrezeptoren, vor allem Progesteronrezeptoren. Die Stimulation dieser Progesteronrezeptoren führt zu einer Abnahme der Synthese des VEGF. Dies scheint auch für andere durch Makrophagen synthetisierte Substanzen wie z. B. die Zytokine zu gelten, insbesondere die, die bei Endometriosepatientinnen erhöht sind (s. Tab. 31-3).
Bzgl. der Estradiolrezeptoren auf Makrophagen gibt es bislang keine eindeutigen Belege. Insbesondere ist bislang nicht klar, ob die Aktivierung dieser Estradiolrezeptoren gegebenenfalls eine antagonistische Wirkung zur Aktivierung der Progesteronrezeptoren besitzt.

2.3 Natürliche Killerzellen (NK-Zellen)

Die Aktivität natürlicher Killerzellen, insbesondere der Subform, die im Endometrium anzutreffen ist (s. Kap. 9), ist bei Patientinnen mit einer Endometriose vermindert. Es ist noch nicht ganz klar, was diese Aktivitätsminderung per se bedeutet, insbesondere für die Implantation eines Embryos (s. Kap. 9). Es ist jedoch durchaus möglich, dass eine sehr niedrige NK-Zell-Konzentration die Implantation eher erschwert; dies wäre eine Erklärung für die gelegentlich mit einer Endometriose assozierte Infertilität. Es gibt Hinweise, dass das Maß der NK-Zell-Aktivitätssenkung kennzeichnend für die Aktivität einer Endometriose ist.

Die Aktivität der NK-Zellen wird wiederum durch Zytokine gesteuert, namentlich durch den IFN-γ; dessen Konzentration ist bei Endometriosepatientinnen üblicherweise vermindert (im Endometrium sowie im Douglassekret).

Tab. 31-3 Zusammenstellung der wichtigsten Zytokine und Wachstumsfaktoren, deren Synthese bzw. Konzentration im Endometrium, z. T. auch in Endometrioseimplantationen und im Douglas-Sekret verändert ist.

ERHÖHT	VERMINDERT
IL-1	IFN-γ
IL-1β	IL-2
IL-6	
IL-8	
IL-10	
TNF-α	
TGF	
TGF-β	
FGF, VDGF	
VEGF	

2.4 Chemoattraktion

Man geht heute davon aus, dass der erste und wesentliche Schritt nach einer Verschleppung von Endometriumsgewebe die Induktion der Neoangiogenese ist (siehe oben). Im Rahmen der Neoangiogenese kommt es zu einer Veränderung der extrazellulären Matrix, insbesondere auch zu Fibrinabscheidungen. Dieser Vorgang führt üblicherweise zur Rekrutierung und Aktivierung von Makrophagen.
Die zelluläre Immunreaktion dürfte allerdings auch durch die in Endometrioseherde exprimierten Chemokine wie RANTES und Eotaxin induziert werden (Abb. 31-6).
Eotaxin. Das 8,4 kDa große Chemokin wirkt insbesondere auf eosinophile Granulozyten, vermutlich aber auch andere lymphozytäre Subtypen. Endometrioseherde – vor allem in der proliferativen Phase – zeigen eine stärkere Expression von Eotaxin als das normale Endometrium (in der sekretorischen Phase).
Auch bei Eotaxin ist es offensichtlich so, dass der Schweregrad der Endometriose signifikant korreliert mit seiner Konzentration in der Peritonealflüssigkeit.
RANTES. Dieses Protein ist ein Chemoattraktant für zirkulierende Monozyten und aktivierte T-Zellen. Es wird in z.T. hohen Konzentrationen in Endometrioseherden exprimiert, nicht jedoch im normalen ovariellen Stroma. Die Synthese von RANTES kann insbesondere durch TNF-α (und Eotaxin) in Kombination mit Steroiden hochreguliert werden.
Ist es dann erst einmal zu einer aseptischen Entzündung vor Ort gekommen, ist es gut vorstellbar, dass die vermehrte Sekretion verschiedener Zytokine und auch Wachstumsfaktoren dazu führt, dass sich der pathologische Prozess quasi „selbst" unterhält.

So dürfte hierbei die Konzentration der einzelnen Zytokine maßgeblich dafür verantwortlich sein, ob es eher zu einer milden oder schweren Ausbildung der Erkrankung kommt. IL-6 scheint hierbei am besten mit dem Grad der Endometrioseerkrankung zu korrelieren, während man hohe Konzentrationen von IL-8 meist nur bei einer initialen Endometriose findet.

Insbesondere bei einer aggressiven Endometriose entstehen nicht selten **autoinflammatorische Phänomene**. Es können sich Autoantikörper gegen das Endometrium und seine Bestandteile (z. B. verschiedene antinukleäre

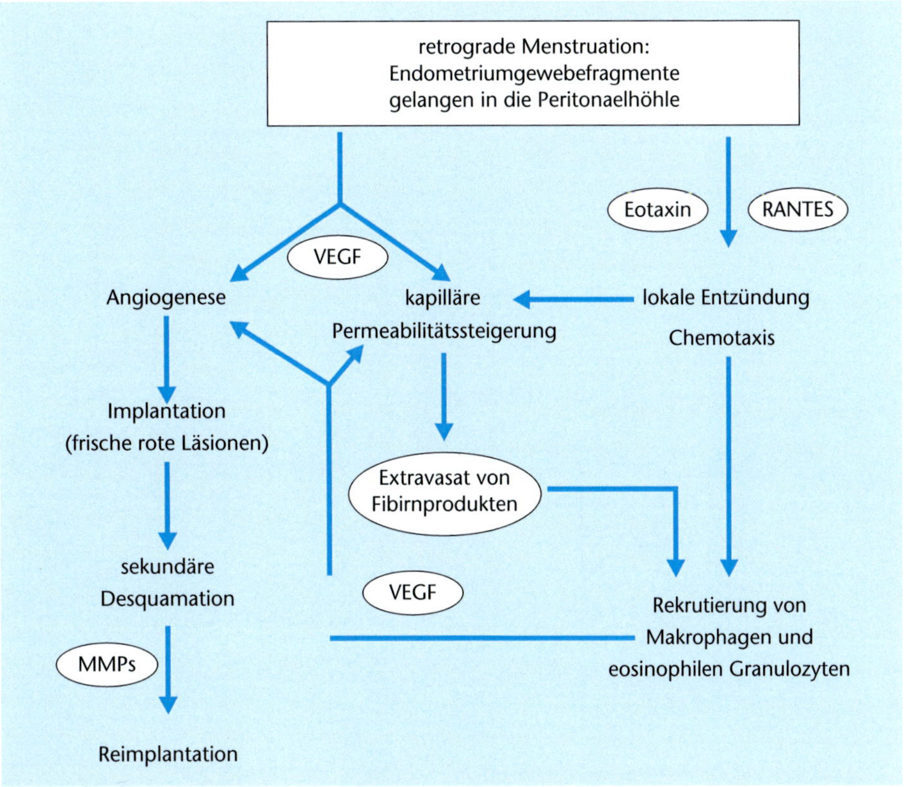

Abb. 31-6 Schematische Darstellung zum gegenwärtigen Verständnis bzgl. der Interaktion von angiogenen und inflammatorischen Mediatoren in der Pathogenese der Endometriose (nach Greb et al., 2002).

Antikörper) bilden. Bekannt ist auch die Assoziation der Endometriose mit atopischer Diathese.
Als spezifischen Attraktanten für die entsprechenden immunkompetenten Zellen kommt insbesondere Eosin eine zentrale Rolle zu.

Bezüglich der im Einzelfall nachweisbaren Autoantikörper gibt es keine Regel. Sie können verschiedenen Klassen angehören (IgG, IgA oder IgM) und können sich auch gegen Phospholipide oder Mitochondrien richten. Begleitend lässt sich oft eine deutliche Erhöhung von Komplementfaktoren wie z. B. C3 feststellen.

2.5 Interaktionen mit der hormonellen Steuerung

Die meisten genannten Immunmediatoren und Wachstumsfaktoren nehmen darüber hinaus noch an der hormonellen Regulation (Abb. 31-7) teil. Insbesondere geht es um die:
- Schilddrüsenfunktion,
- ovarielle Regulation,
- Nebennierenrindenfunktion.

Was die ovarielle Regulation anbelangt, so dürfte der lokalen Wirkung der verschiedenen Immunmediatoren und Zytokine eine relativ große Bedeutung zukommen. Im Hinblick auf die Endometriose ist u. a. auch erwähnenswert, dass Stromazellen u. a. in der Lage sind, Prolaktin und wohl auch Oxytocin zu synthetisieren.

Dies scheint ein progesteronunabhänginger Prozess zu sein, der allenfalls lokal durch IL-1 gehemmt werden kann. Umgekehrt wird diese Wirkung aber wieder durch hohe Estradiolspiegel aufgehoben. Ob diese lokale Hyperprolaktinämie sowie die Oxytocinsynthese eine zusätzliche Bedeutung für ovarielle Regulationsstörungen hat, ist bislang nicht geklärt.

3 Eikosanoide

Eikosanoide bzw. bestimmte Substanzen dieser Familie spielen eine zentrale Rolle bei der Entzündungsmediation. Bzgl. der Synthese sei auf Kapitel 1 verwiesen. Bei Endometriosepatientinnen kommen Eikosanoide erst dann zum Tragen, wenn auf Grund einer entsprechenden Immunreaktion um die Implantationen herum die Entzündungskaskade in Gang gesetzt wird.
Bei Endometriosepatientinnen wird im Douglas-Sekret häufig eine erhöhte Leukotrien-B_4-(LTB_4-)Konzentration gefunden. LTB_4 ist verantwortlich für folgende Vorgänge:
- die Leukozytenadhäsion,
- die Leukozytenchemotaxis,
- die Degranulation von Granulozyten.

Daneben spielt es auch bei der Verarbeitung von Sauerstoffradikalen eine Rolle. Insgesamt ist LTB_4 sehr wahrscheinlich in die pathologische Immunreaktion eingebunden und kommt als Ursache für Verwachsungen in Frage.

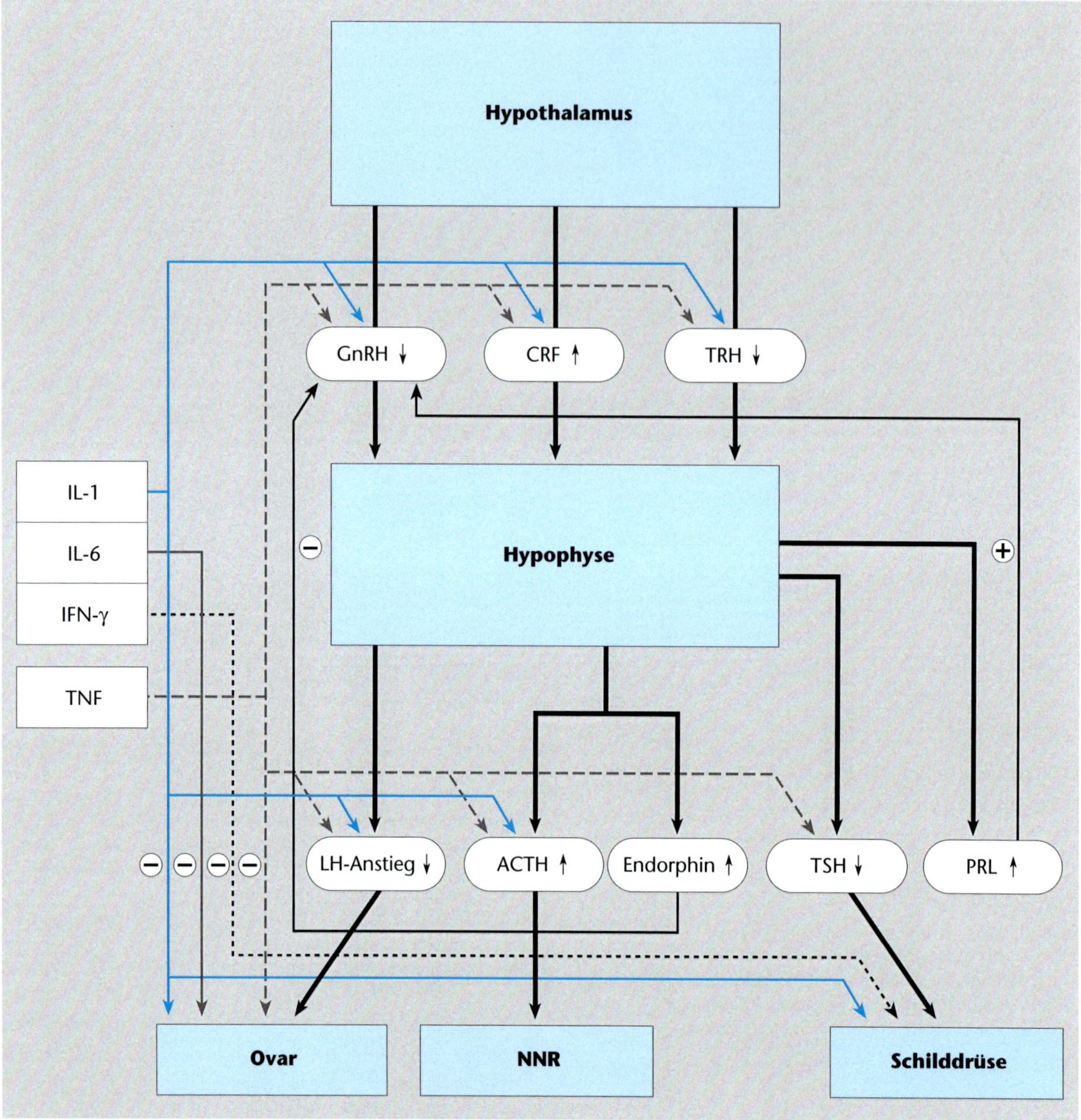

Abb. 31-7 Modulatorische Effekte von Immunmediatoren in der endokrinen Steuerung. IL, Interleukin; IFN, Interferon; TFN, Tumor-Nekrose-Faktor; CRF, Corticotropin-Releasing-Faktor; ACTH, adrenokortikotropes Hormon.

Bekannt ist ferner eine Abnahme der 12- und 15-HETE-(Hydroxyeikosatetraensäure-)Produktion bei gleichzeitiger Zunahme der Prostaglandinsynthese (d.h. von PGF; die PGE-Synthese nimmt hingegen ab). Dies führt – ähnlich wie am Ende der Schwangerschaft – zu einer erhöhten Kontraktionsbereitschaft des Uterus, was sich klinisch in Dysmenorrhöen niederschlägt.

Die Prostaglandinsynthese wird durch Zytokine maßgeblich reguliert. So führt IL-1 nicht nur zu einer Aktivierung der T- und B-Zellen, sondern auch zu einer Aktivierung der IL-6-Synthese in den Stromazellen. Hierdurch nehmen die Synthese und Sekretion von PGE_2 und PGF_2 zu. IL-6 wird aber nicht nur nach Stimulation mit IL-1 vermehrt synthetisiert, seine Syntheserate ist generell bei Endometriosepatientinnen erhöht.

4 Hormonelle Steuerung

Bei etwa 75% aller Endometriosepatientinnen zeigen die Herde einen Rezeptorbesatz, bei den übrigen 25% sind weder Östrogen- noch Progesteronrezeptoren nachzuweisen. Im Fall positiven Rezeptornachweises sind Progesteronrezeptoren deutlich häufiger (70–75%) als Östrogenrezeptoren (etwa 40%).

Steroidrezeptoren lassen sich in etwa 60 bis 75% der Herde nachweisen, und zwar sowohl im Drüsenepithel als auch im Stroma. In blauen und schwarzen Herden ist der Östrogenrezeptorengehalt erniedrigt, während der Progesteronrezeptorengehalt in diesen Herden etwa ähnlich hoch wie im normalen Endometrium ist. Von Bedeutung ist weiterhin, dass der Steroidrezeptorengehalt einer Läsion abhängig ist von der Dauer des Bestehens dieser Läsion und ihrer Infiltrationstiefe.

Im Endometrium sind die Rezeptorkonzentrationen für Progesteron und Östrogen deutlich höher (in der Regel um den Faktor 10), zudem sind sie immer nachzuweisen.

Obwohl es auf Grund dieser Gegebenheiten möglich wäre, die Endometriose in Progesteronrezeptor-positiv/-negativ und Östrogenrezeptor-positiv/-negativ zu klassifizieren und dadurch Therapiemodus und Prognose klarer zu definieren, fehlt es bislang an entsprechenden Untersuchungen. Es dürfte aber außer Frage stehen, dass vollkommen rezeptornegative Implantate wesentlich schlechter auf eine endokrine Therapie ansprechen als hoch positive.

Aus diesem Grund sind wir in zunehmendem Maß dazu übergegangen, die Steroidrezeptoren im Endometriosegewebe zu bestimmen. Ähnlich wie beim Mammakarzinom gibt es hierbei die unterschiedlichsten Konstellationen. Unseren Erfahrungen nach kann man in Kenntnis des Rezeptorstatus eine (mögliche) medikamentöse Nachbehandlung situationsgerecht durchführen: So ist z. B. bei einer rezeptornegativen Endometriose (Östrogen- und Progesteronrezeptoren negativ) eine Nachbehandlung mit GnRH-Agonisten wenig aussichtsreich, und es lässt sich oft eine Progression der Endometriose unter der Therapie beobachten. Hingegen ist bei einer Progesteronrezeptor-positiven Endometriose der Einsatz von Gestagenen durchaus erfolgversprechend.

Bezüglich der Androgenrezeptoren gibt es bislang ebenfalls noch kaum Untersuchungen, obwohl bekannt ist, dass sie sowohl vom Endometrium selbst als auch von Endometriomen exprimiert werden. Sicher wäre ein größeres Wissen um ihre Bedeutung wünschenswert, da Androgene ja eine potente mitosefördernde Wirkung besitzen.

In diesem Zusammenhang ist darauf hinzuweisen, dass GnRH-Agonisten nicht nur eine Hypoöstrogenämie, sondern auch eine Hypoandrogenämie verursachen (s. Kap. 1).

!

Gleichwohl wird bislang nicht in Zweifel gezogen, dass die Endometriose eine durch Östrogene begünstigte Erkrankung ist. Es ist aber darauf hinzuweisen, dass nicht alle Östrogenwirkungen (wie auch die der anderen Steroide) nur und ausschließlich durch Rezeptoren vermittelt werden können.

Es gibt nämlich auch extragenomische Wirkungen, die unabhängig von den kernständigen Steroidrezeptoren sind. Diese sind zwar selten, aber durchaus beschrieben.

Darüber hinaus gilt es zu bedenken, dass das Endometriosegewebe nicht unbedingt durch Östrogene stimuliert werden muss, sondern dieses Wachstum auch indirekt vorangetrieben werden kann, z. B. durch die oben diskutierte östrogene Stimulation von immunkompetenten Zellen (und der daraus folgenden Sekretion von Zytokinen).

In der **Schwangerschaft** kommt es immer zu einer Remission des Endometrioseleidens. Zumindest liegen keine anderen Literaturberichte vor.

Dies betrifft alle Typen der Endometriose, unabhängig davon, ob sie einen hohen Östrogenrezeptorbesatz haben oder gar keinen. Zumindest bei den Endometriosetypen, die einen relativ hohen Östrogenrezeptorbesatz haben, ist die Remission in der Schwangerschaft einigermaßen überraschend, da es gerade während der Schwangerschaft durch die luteale und spätere plazentare Östrogenproduktion über die vielen Monate hinweg zu Konzentrationen kommt, die bis zu einem Zehnfachen der mittzyklischen Östrogenkonzentrationen betragen können.

Bekanntermaßen kommt es in der Schwangerschaft, insbesondere in den erfolgreich verlaufenden, zu einer erheblichen Umorientierung des Immunsystems (s. Kap. 9): Die zelluläre Immunantwort (TH-1) wird supprimiert, die antiköpervermittelnde (humorale) Immunantwort (TH-2) akzentuiert. Dies spiegelt sich u. a. auch in der Synthese und Sekretion der damit verbundenen Zytokine und Wachstumsfaktoren wider.

Es ist sehr gut vorstellbar, dass diese Umorientierung des Immunsystems (mit all ihren Konsequenzen) während der Schwangerschaft ganz maßgeblich dazu beiträgt, dass es zur Remission des Endometrioseleidens kommt. Insofern hätte der Verlauf der Endometriose eine große Ähnlichkeit mit Autoimmunerkrankungen wie z. B. der primären chronischen Polyarthritis (PCP) (s. Kap. 9).

Insofern stellt sich die Frage, ob der Verlauf der Endometriose und insbesondere ihr Verhalten in der Schwangerschaft ähnlich zu begreifen ist wie eine Autoimmunerkrankung, also z. B. PCP (s. Kap. 9). Ist die Endometriose gar eine **Quasi-Autoimmunerkrankung** (quasi, weil sie sich zwar gegen körpereigenes, aber verändertes Gewebe richtet)?

Tatsächlich gibt es hier viele Ähnlichkeiten; der Verlauf in der Schwangerschaft ist der augenfälligste. Aber auch die oben diskutierten pathophysiologischen Mechanismen haben eine sehr hohe Ähnlichkeit mit manchen Autoimmunerkrankungen, und nicht zuletzt sind es die schon heute eingesetzten oder in Entwicklung befindlichen Medikamente (und die damit verbundenen Wirkmechanismen), die stark an die Therapie mancher Autoimmunerkrankungen erinnern.

Diagnostik

1 Symptome

Klassisch für die Endometriose ist die **Symptomentrias:**
- sekundäre Dysmenorrhö,
- Dyspareunie,
- zyklische (v.a. mittzyklische oder auch prämenstruelle) Unterbauchbeschwerden.

Weitere Symptome, die auf eine Endometriose hinweisen können, sind:
- diffuse Beschwerden im Unterleib und/oder Bauch bzw. Rücken,
- Blutungsstörungen (z.B. Spotting, Hypermenorrhö),
- Dysurie (v.a. zyklisch),
- Defäkationsbeschwerden.

Nicht selten verbirgt sich eine Endometriose auch hinter Diagnosen wie:
- rezidivierende Adnexitis
- rezidivierende Cystitis
- V.a. Appendizitis

Bestehen solche Beschwerden oder Verdachtsdiagnosen, sollte dies Anlass zu einer weiteren, durchaus profunden Abklärung sein.

> **!** Die Indikation zur laparoskopischen Abklärung einer Verdachtsdiagnose Endometriose sollte heutzutage großzügiger als in der Vergangenheit gestellt werden.

Zwar wird man beispielsweise bei einer jungen Frau, die wegen sekundärer Dysmenorrhöen vorstellig wird und deren Untersuchungsbefund unauffällig ist, nicht sofort eine Laparoskopie indizieren. Wenn sich die Beschwerden jedoch z.B. unter der Gabe eines Ovulationshemmers vom Kombinationstyp oder von Prostaglandinsynthetaseinhibitoren nach 3–6 Monaten nicht bessern, ist diese in Erwägung zu ziehen.

Erschwert wird die Situation dadurch, dass die Intensität der geklagten Beschwerden und der Schweregrad der Endometrioseerkrankung nicht miteinander korrelieren müssen.

Natürlich weist nicht jede Patientin, die die oben genannten Beschwerden hat, automatisch eine Endometriose auf. Umgekehrt kann bei einer Endometriose AFS III mit V.a. auf mehrere, große ovarielle Endometriome durchaus völlige Beschwerdefreiheit bestehen. Generell wird angenommen, dass 10–15% der Frauen im reproduktiven Alter eine Endometriose haben (bei den hier wiederum älteren Patientinnen liegt dieser Prozentsatz noch höher), aber höchstens die Hälfte tatsächlich symptomatisch auffällig wird (hier allerdings aber wieder eher die jüngeren Patientinnen).

2 „Diagnostische" Laparoskopie

Die Laparoskopie ist das einzig sichere Verfahren der Diagnostik. Die Indikation ist bei gegebenen Beschwerden daher großzügig zu stellen. Freilich sollte bei jeder Patientin differenziert entschieden werden.
Vor einer Laparoskopie sollte man versuchen, „Überraschungsbefunde" – insbesondere große – weitestgehend einzugrenzen. Zu empfehlen sind:
- sorgfältige gynäkologische Untersuchung, auch rektal (Darmbeteiligung?),
- sorgfältige Inspektion (inklusive Kolposkopie und Zytologie),
- Sonographie (vaginal, abdominal, evtl. auch rektal),
- ggf. Zystoskopie, Rektoskopie, Koloskopie,
- bei speziellen Fragestellungen: CT, MRT usw.

> **!** Zur Vermeidung von unnötigen, zweizeitigen Eingriffen ist die sorgfältige und umfangreiche präoperative Befunderhebung dringend zu empfehlen, da heutzutage die Laparoskopie nicht nur der Diagnostik dient, sondern im Fall eines operationswürdigen Befundes therapeutisch (laparoskopisch oder ggf. als Laparotomie) weitergeführt werden sollte.
> Bei der Durchführung einer Laparoskopie gilt heutzutage die Fotodokumentation als obligat, darüber hinaus ist eine Videoaufzeichnung zu empfehlen.

Hierzu sind aber folgende Voraussetzungen erforderlich:
- Den Befund präoperativ möglichst genau kennen und ggf. Zusatzmaßnahmen für eine operative Intervention veranlassen (z.B. bei ausgedehnten Befunden Darmspülungen, Information des Chirurgen oder des Urologen).
- Das erforderliche laparoskopische Instrumentarium bereitstellen.
- Die Möglichkeit eines operativen Eingriffs und seines möglichen Umfanges mit der Patientin ausführlich besprechen.

Sollte es – z.B. auf Wunsch der Patientin – bei einer reinen „diagnostischen" Pelviskopie bleiben, so ist zu fordern:
- „2-Einstich-Technik" mit genauer Beschreibung der Implantate und Staging (Lokalisation, Ausbreitung, Wachstumstyp – vorderes Kompartiment, hinteres Kompartiment, die beiden seitlichen Kompartimente, Sigma, Coecum, ggf. Appendix, Zwerchfellkuppen, Leberoberfläche, Gallenblase, Milz sowie die einsehbaren Flächen der Dünndarmschlingen),
- histologische Sicherung.

!

Die Diagnose einer Endometriose ist nicht immer einfach und setzt ein gewisses Maß an Erfahrung voraus.

Tabelle 31-4 gibt die Häufigkeit von histologischen Endometriosenachweisen in primär atypischen Befunden wieder.
Über diese Standarddiagnostik hinaus sollte heutzutage daran gedacht werden, auch weitere Parameter zu bestimmen, um Aussagen über die Aktivität des Geschehens, aber auch die Möglichkeiten der Behandlung zu erhalten. Viele Autoren fordern daher die zusätzliche Bestimmung von:

- Hormonrezeptoren (in den Biopsaten),
- TNF-α-Konzentration (im Douglassekret),
- Proliferationsmarkern wie z. B. Ki-67 (in den Biopsaten).

3 Laborparameter

Sie sind für die Diagnostik einer Endometriose von untergeordneter Bedeutung.
Die peripheren Leukozyten sind meist im Normbereich, eine BKS-Erhöhung ist nicht obligat. Die Bestimmung von CA-125 erbringt keine Zusatzinformationen, auch nicht zur Therapiekontrolle bei höhergradigen Stadien.

Nicht zur Routine zählt die Bestimmung von Autoantikörpern, wie antinukleären Antikörpern oder Antiphospholipid-Antikörpern. Gerade bei einer aktiven Endometriose mit zugleich bestehender Infertilität ist deren Bestimmung aber sehr sinnvoll, da ein möglicherweise damit assoziiertes Autoantikörper-Syndrom (s. Kap. 9) bei der weiteren Sterilitätsbehandlung zu berücksichtigen ist; nicht selten beobachtet man, dass erhöhte Autoantikörpertiter nach einer Sanierung der Endometriose absinken.

Tab. 31-4 Häufigkeit des positiven histologischen Nachweises einer Endometriose in primär atypischen Befunden (nach Jansen, 1992).

ATYPISCHER BEFUND	HÄUFIGKEIT
weißes Peritoneum	81 %
opak schimmernde Peritonealverdickung	81 %
bläschenartige Strukturen, mukosaähnliches Peritoneum	67 %
flammenartige Peritonealbereiche, helle rötliche Suffusionen	81 %
subovarielle Verwachsungen	50 %
closure peritonéale (Allen-Masters-Syndrom)	65 %
gelbliche Peritonealverdickung, sternförmige Peritonealverdickung	47 %

Die Bestimmung von Zytokinen oder Wachstumsfaktoren im peripheren Blut zählt ebenfalls nicht zur Routine der Endometriosediagnostik.

4 Hysterosalpingoszintigrafie (HSS)

Siehe Kapitel 5. Problematisch ist nach wie vor, dass es – namentlich bei der Endometriose – keinen Konsens bezüglich der Befundinterpretation gibt.
In der HSS beobachtet man oft keine Retention der Tc-markierten HAMA-Partikel in der Tube, sondern einen raschen und ungehinderten Übertritt in den Douglas. Diese defekte ampulläre Retention, die möglicherweise durch einen erhöhten intrauterinen Druck ausgelöst wird, soll bei Endometriosepatientinnen relativ häufig sein; ist sie vorhanden, findet man bei etwa 80% der Patientinnen im Rahmen der Nach-Laparoskopie tatsächlich eine Endometriose.
Auch für die Prognose einer spontanen Schwangerschaft scheint die defekte ampulläre Retention von Bedeutung zu sein: Ist diese einmal durch HSS nachgewiesen, so kommt es nur bei etwa 25% der Patientinnen in einem nachfolgenden Zweijahreszeitraum spontan zur Konzeption.

5 Kernspintomografie

Lässt sich durch Palpation und Ultraschall keine eindeutige Diagnose erhärten, ist die Kernspintomografie (nicht eine Computertomographie) zu empfehlen. Dieses vergleichsweise aufwändige Verfahren ist allerdings sorgfältig abzuwägen gegen den Nutzen einer operativen Diagnostik, vor allem dann, wenn eine hohe Wahrscheinlichkeit für eine Endometriose besteht und diese dann auch gleich saniert werden soll.

6 Psychosomatische Differenzialdiagnose

Eine wichtige Differenzialdiagnose beim endometriose-verdächtigen Beschwerdekomplex ist der so genannte **chronische Unterbauchschmerz**, bei dem nach den Leitlinien der Deutschen Gesellschaft für Psychosomatische Frauenheilkunde und Geburtshilfe (DGPFG) (s. auch Anhang) länger als ein halbes Jahr Schmerzen im Unterbauch bestehen, die durch eine organbezogene Ursache nicht ausreichend erklärt werden. Dabei können durchaus somatische Befunde bestehen (wie etwa Zysten, Myome, Adhäsionen, Endometriose) und als mitverursachend angesehen werden, die aber **den chronischen Schmerz nicht vollständig erklären**. Diagnostisch werden solche chronischen Unterbauchschmerzen ohne (ausreichendes) organisches Korrelat nach der ICD-10 als **somatoforme Störung** (F45) codiert, sofern sie nicht Ausdruck einer anderen psychischen Störung (wie etwa einer depressiven Symptomatik, einer Hypochondrie o. Ä.) sind. Wichtig sind die frühzeitige Erwägung dieser Differenzialdiagnose und eine psychsomatische

Abklärung, da durch immer wieder durchgeführte somatische Diagnostik die Patientin in ihrem somatischen Krankheitsmodell verstärkt und fixiert wird (s. Kap. 40) und psychotherapeutischen Maßnahmen mit der Chronifizierung immer weniger zugänglich wird. Dabei sollte die psychosomatische Diagnostik zum selbstverständlichen Teil der gynäkologischen Diagnostik gehören und nicht am Ende einer langen diagnostischen und therapeutischen Kette stehen. Äußerungen wie „Wir können jetzt nichts mehr für Sie tun, vielleicht sollten Sie mal zu einem Psychologen gehen" führen dazu, dass die Patientin sich abgeschoben fühlt. Hilfreich kann die frühe Einbeziehung psychosomatischer Fachkompetenz auch unter dem Aspekt der Schmerzbewältigung sein, selbst wenn organische Befunde einen Teil bzw. alle Beschwerden erklären. Es gibt verschiedenen psychotherapeutische Behandlungskonzepte, bei denen gerade der Umgang mit chronischen Schmerzen (unabhängig von der Genese) im Fokus steht und die mit Entspannungsverfahren kombiniert werden.

Einteilung

1 Histologisch

Die Endometriose kann alle Entdifferenzierungsformen des Müller-Epithels nachahmen. Allerdings findet man allenfalls bei der Hälfte der Endometriosen eine Differenzierungsform und einen Differenzierungsgrad, der dem Endometrium entspricht. Die Mehrzahl verteilt sich auf niedrig differenzierte Formen, zystische und degenerative Veränderungen sowie hoch differenzierte Drüsenstrukturen, die der Tubenmukosa oder der Mukosa in der Zervix ähneln.

> **!** Die Endometriose ist nicht Endometrium an ektoper Lokalisation. Endometriose und Endometrium sind unterschiedliche Gewebe.

Die Rezeptordichte ist in Endometrioseherden niedriger als im Endometrium. Dementsprechend zeigen selbst hoch differenzierte Endometrioseherde unter Progesteroneinfluss keine dem Endometrium vergleichbare homogene sekretorische Transformation.
Bei Induktion einer medikamentösen Hypoöstrogenämie nimmt die Dichte der Östrogenrezeptoren im Endometrium ab, nicht aber in den Endometrioseherden – möglicherweise Ausdruck einer gewissen Autonomie, die bei der medikamentösen Behandlung zu berücksichtigen wäre.

Eine Persistenz von Östrogenrezeptoren unter Hypoöstrogenämie hätte zur Folge, dass nach der (therapeutisch induzierten) Hypoöstrogenämie die Rezidivrate von Endometrioseherden unter dem neuerlichen Östrogeneinfluss hoch ist; dies ist tatsächlich immer wieder zu beobachten.

> **!** Generell gilt, dass eine positive Korrelation zwischen Differenzierungsform, Rezeptorpopulation und Zyklusabhängigkeit – also hormonaler Stimulation bzw. deren Effekten auf das Gewebe – besteht.

Dies dürfte auch für das „Grading" der einzelnen Formen gelten. Ein solches Grading ist aber für die Endometriose noch nicht etabliert.

2 Makroskopisch

Bereits anhand makroskopischer Kriterien lassen sich wertvolle Informationen über die Aktivität der Krankheit gewinnen. Folgende Entitäten sind zu unterscheiden (nach Schweppe, 1984):
Noduläre Implantate sind dunkelrot bis blauschwarz, meist subperitoneal im hinteren Kompartiment gelegen und hier in der Regel als (sehr) druckdolente, derbe, feste Indurationen zu tasten. Sie besitzen eine schlechte Vaskularisation und sind überwiegend von Bindegewebe umgeben, so dass der peritoneale Überzug oft weißlich-sternförmig aussieht.
Sie sind wenig differenziert, kaum endokrin aktiv und ohne zyklische Abhängigkeit. Sie führen oft zu einem starken Beschwerdebild.
Vesikuläre Implantate. Je nach Zykluszeitpunkt sind sie blassrosa bis dunkelrot. Die Umgebung ist stark vaskularisiert, teilweise mit atypischen Gefäßverläufen. Es finden sich reichlich zytogenes Stroma und lymphozytäre Infiltrate. Auf Grund des vom Peritoneum ausgehenden Wachstums (bläschen- und/oder polypenartig) und der Farbe können sie in der ersten Zyklushälfte leicht übersehen werden.
Die vesikulären Implantate sind oft hoch differenziert und zeigen eine starke endokrine Modulation mit Zyklusabhängigkeit. Sie bleiben relativ oft lange beschwerdefrei.
Die **Plaque-Endometriose** ersetzt flächenhaft und mukosaähnlich das Peritoneum, meist ohne Niveaudifferenz. In der Umgebung finden sich atypische Gefäße und eine starke Kapillarisierung. Sie ist laparoskopisch besonders schwer zu entdecken. Allerdings kommt es bei der Berührung mit dem Taststab leicht zu petechialen Blutungen. Dies kann man sich diagnostisch zunutze machen. Die Plaque-Endometriose ist gut differenziert und zeigt eine endokrine Modulation mit Zyklusabhängigkeit.

Nach ersten Untersuchungen scheint es so zu sein, dass die Sensitivität der Laparoskopie durch Anwendung von Blaulicht deutlich erhöht werden kann, da die Endometrioseimplantate fluoreszieren, wenn 12 h präoperativ oral Aminolävolinsäure verabreicht wird. Hiermit ist es wohl möglich, eine Sensitivität von 100% und eine Spezifität von 75% zu erreichen.

Atypische Erscheinungsformen. Man kennt verschiedene, sehr atypische Erscheinungsformen bzw. durch sie hervorgerufene Peritonealveränderungen, die naturgemäß große Probleme bei der Diagnostik bereiten (s. hierzu auch Tab. 31-5). Hierzu zählen:

- weißes Peritoneum,
- opak schimmernde oder gelbliche Peritonealverdickungen,
- flammenartige Peritonealbereiche mit hellen, rötlichen Suffusionen,
- bläschenartiges Peritoneum,
- das Allen-Masters-Syndrom,
- subovarielle Verwachsungen.

Grundsätzlich darf die Diagnose einer **Adenomyosis uteri** nicht vergessen werden.

3 Aktivität der Endometriose

Für eine exakte Erfassung des Endometrioseleidens reicht es heute nicht mehr aus, die Ausbreitung der Endometriose festzustellen und in entsprechende Schemata einzuteilen (s. u.).

!

Für eine möglichst individuelle Therapie der Endometriose ist es erforderlich, diese mikroskopisch zu differenzieren, um dadurch und ggf. auch durch die Bestimmung von Zusatzfaktoren ein möglichst genaues Bild zu erhalten, wie aktiv die Endometriose ist.

Abbildung 31-8 gibt eine Übersicht über die Zuordnung von histologischen Befunden zur Aktivität der Endometriose.

Im Hinblick auf die Manifestationsformen der Endometriose (z. B. Peritonealendometriose oder ovarielle Endometriose) können die einzelnen Kriterien noch einmal präzisiert werden. Tabelle 31-5 gibt eine Zuordnung der entsprechenden Befunde.

!

Allein schon die Beurteilung des Farbaspektes der Endometriose liefert gute Hinweise auf deren Aktivität. Am aktivsten sind farblose und rosige Implantationen, am „ausgebranntesten" sind gelblich-weiße.

Mit abnehmender Aktivität der Endometriose nehmen dann – abhängig von der Ausbreitungsform der Endometriose – die anatomischen Komplikationen durch Verwachsungen/Vernarbungen immer mehr zu, was sowohl für die Schmerzpatientin (adhäsionsbedingte Schmerzen) als auch die Sterilitätspatientin (z. B. kompromittierte Tubenfunktionsfähigkeit) von Bedeutung ist.

4 Einteilungsschemata

Derzeit existieren mehrere Einteilungsschemata, so das nach Acosta (1973), die EEC (Endoskopische Endometrioseklassifikation, 1980) und die Klassifikation der AFS (American Fertility Society, 1985; jetzt: American Society for Reproductive Medicine, ASRM). Letzteres hat sich derzeit weitgehend durchgesetzt (Tab. 31-6), wenngleich viele Parameter wie ausgedehnte Adhäsionen, ovarieller Befall, Invasionsgrad der Endometrioseimplantate, histologische Einteilung, Rezeptorstatus usw. nicht oder nur unzureichend erfasst sind.

Tab. 31-5 Erfassung des Aktivitätsgrades einer Peritonealendometriose bzw. ovariellen Endometriose anhand von makroskopischen und mikroskopischen Kriterien (Schweppe, 2002).

Peritonealendometriose		Ovarielle Endometriose	
aktiv	inaktiv	aktiv	inaktiv
rote Herde	schwarze/braune Herde	dünnwandige Zysten	dickwandige Zysten
Hypervaskularisierung, Entzündungszeichen	wenige Blutgefäße	Zystenwände gut vaskularisiert	
vesikuläre Implantate	weißliche Peritonealverdickungen	livide, eingeblutet, dunkelrot	fibrotisch, braun, schwarz

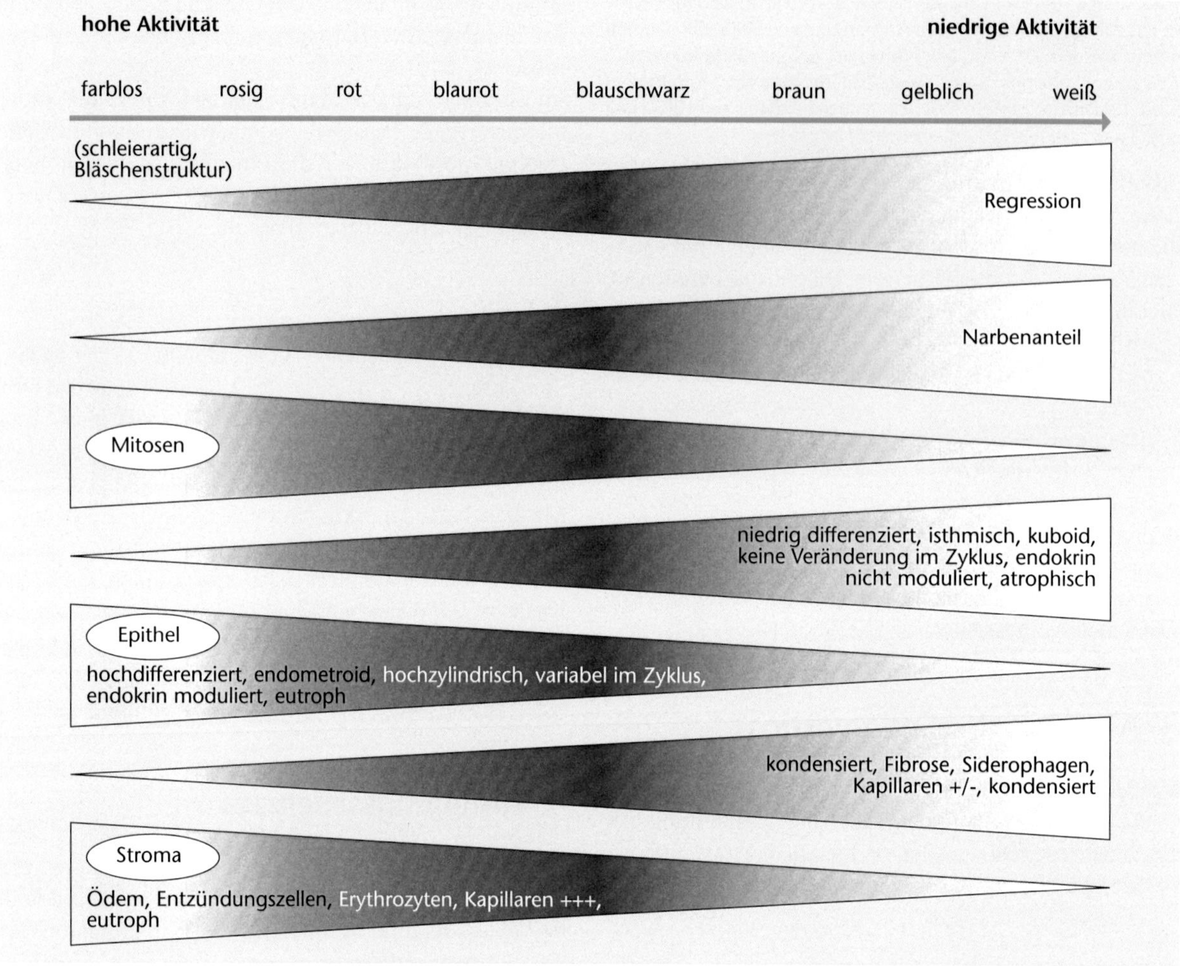

Abb. 31-8 Zuordnung der morphologischen Erscheinungsformen der Endometriose bzw. der Farbaspekte zu den relevanten histologischen Kriterien, woraus sich die Aktivität der Endometriose gut zuordnen lässt (modifiziert nach Köhler, 1991).

Tab. 31-6 Zwei verschiedene Stadieneinteilungen der Endometriose. Das revidierte Schema der American Fertility Society (AFS) ist relativ kompliziert, die Endoskopische Endometriose Klassifikation (EEC) deutlich übersichtlicher. In beiden Einteilungen sind aber nur anatomische Befunde berücksichtigt.

Revidierte Stadieneinteilung der AFS (rAFS)

Lokalisation	Ausdehnung	Seite	Infiltration	Punkte
Peritoneum	< 1 cm		oberflächlich	1
	1–3 cm		oberflächlich	2
	> 3 cm		oberflächlich	4
	< 1 cm		tief	2
	1–3 cm		tief	4
	> 3 cm		tief	6
Ovar	< 1 cm	re. oder li.	oberflächlich	1
	1–3 cm	re. oder li.	oberflächlich	2
	> 3 cm	re. oder li.	oberflächlich	4
	< 1 cm	re. oder li.	tief	4
	1–3 cm	re. oder li.	tief	16
	> 3 cm	re. oder li.	tief	20

Tab. 31-6 *(Fortsetzung)*

Lokalisation	Ausdehnung	Seite	Infiltration	Punkte
ovarielle Adhäsion	< 1/3	re. oder li.	dünn	1
	1/3–2/3	re. oder li.	dünn	2
	> 2/3	re. oder li.	dünn	4
	< 1/3	re. oder li.	dicht	4
	1/3–2/3	re. oder li.	dicht	8
	> 2/3	re. oder li.	dicht	16
tubare Adhäsion	< 1/3	re. oder li.	dünn	1
	1/3–2/3	re. oder li.	dünn	2
	> 2/3	re. oder li.	dünn	4
	< 1/3	re. oder li.	dicht	4
	1/3–2/3	re. oder li.	dicht	8
	> 2/3	re. oder li.	dicht	16
distaler Tubenverschluss				16
Obliteration Douglas			partiell	4
			vollständig	20

Stadium	klinische Bewertung	Befunde	Punktwert
I	minimal	oberflächliche peritoneale oder periovarielle Herde < 1 cm, schleierförmige Adhäsion mit teilweisem Einschluss der Ovarien	1–5
II	mild	oberflächliche Herde > 1 cm, tiefe Herde < 1 cm schleierförmige oder Adhäsionen mit überwiegendem Einschluss der Ovarien	6–15
III	mäßig	oberflächliche oder tiefe Herde > 3 cm, teilweise Obliteration des retrouterinen Raumes, dichte Adhäsionen, Ovarendometriom > 1 cm	16–40
IV	schwer	oberflächliche oder tiefe Herde > 3 cm, vollständige Obliteration des retrouterinen Raumes, dichte Adhäsionen, Ovarendometriom > 3 cm	> 40

Stadieneinteilung nach der EEC – Bestimmung nach gravierendsten Einzelbefunden

Stadium	Ausdehnung
EEC I	– diskrete, verstreute peritoneale Endometrioseherde in der Excavatio rectouterina < 3 mm ohne Knotenbildung – Tuben durchgängig, Ampullen normal konfiguriert – keine pertubaren oder periovariellen Adhäsionen – Portioherde
EEC II	– peritoneale Endometrioseherde in der Excavatio rectouterina > 3 mm – peritoneale Endometrioseherde < 3 mm an den Ligg. sacrouterina, knotenbildend oder in der Excavatio vesicouterina – kleine Herde auf oder hinter den Ovarien – Stenose oder Phimose der Ampullen – ein- oder doppelseitig geringe peritubare oder periovarielle Adhäsionen
EEC III	– ausgedehnte Endometrioseherde in der Excavatio rectouterina oder vesicouterina – peritoneale Endometrioseherde > 3 mm an den Ligg. sacrouterina, knotenbildend – „Schokoladenzysten" an den Ovarien – Salpingitis isthmica nodosa – hochgradige Stenose oder Phimose der Ampulle – Saktosalpinx ein- oder beidseitig – massive peritubare oder periovarielle Adhäsionen
EEC IV	– extragenitale Herde an Darm, Appendix, parietalem Peritoneum – Narbenendometriose – Lungenendometriose

Pharmakologische Therapie

1 Gestagene

Zum Einsatz kommen sowohl Hydroxyprogesteronderivate (z. B. MPA) als auch Nortestosteronabkömmlinge (z. B. Lynestrenol).
Pharmakologie (s. Kap. 1).

Biologische Wirkungen

Gestagenrezeptoren. Endometrioseherde besitzen Gestagenrezeptoren in geringerer Dichte als eutopes Endometrium, eine Abhängigkeit zur Histologie, d. h. der Differenzierung, besteht. Die Gestagenrezeptoren in Endometrioseherden zeigen eher selten zykluskonforme Schwankungen.
Hypothalamus-Hypophysen-Achse. Unter Gestagentherapie bleiben die basalen Spiegel von FSH und LH meist unverändert, kupiert wird aber der mittzyklische LH-(FSH-)Anstieg. Die Folgen sind Azyklizität und ein hypoöstrogenes Milieu.
Proteinbindung. Nortestosteronderivate senken u. a. die hepatische SHBG-Synthese und verdrängen Testosteron aus der SHBG-Bindung. Hierdurch steigt die Fraktion freien Testosterons an. C-21-Derivate besitzen diese androgene Wirkkomponente nicht.
Wirkungen am Endometrium. Gestagene führen zu einer initialen Dezidualisierung mit – wenn alleine gegeben – einer nachfolgenden Atrophie des Endometriums. Der Effekt ist auch für die Endometrioseimplantationen belegt, wenngleich nicht in diesem Ausmaß (geringere Rezeptorendichte).

Wirksamkeit

Schmerzen. Es besteht eine gute Wirksamkeit, so dass Gestagene bevorzugt dann einzusetzen sind, wenn Schmerzen im Vordergrund stehen. Ansprechraten bis zu 80% sind zu erwarten.

Dydrogesteron ist z. B. effektiv, wenn es in einer Dosierung von 60 mg gegeben wird, und zwar jeweils zyklusabhängig für zwölf Tage und ab dem zweiten Tag nach dem LH-Anstieg. Neben einer geringen Nebenwirkungsrate zeigt sich ein gutes Ansprechen insbesondere auf die Schmerzen, was bei 40 mg nicht so nachzuweisen ist. Metroxyprogesteronacetat wirkt in ähnlicher Weise, für Lynestrenol und Gestrinon liegen Daten vor, dass nach zwei Jahren eine Rezidivrate um die 20% zu erwarten ist.

Endometrioseherde. Zu einer Rückbildung bzw. einem Verschwinden der Endometrioseherde kommt es bei 50–90% der behandelten Patientinnen. Allerdings scheint dies nur dann zuzutreffen, wenn es sich um aktive peritoneale Herde handelt; ovarielle Endometriome werden kaum beeinflusst.

Dies ist nur eine grobe Zuordnung; durch Bestimmung des Rezeptorenstatus lassen sich präzisere Aussagen machen.

Schwangerschaftsraten. Hier ist eine Verbesserung bislang nicht nachgewiesen worden, und zwar bei keinem der Präparate.

Dosierungshinweise

Je nach verwendetem Gestagen werden für die Dauertherapie sehr unterschiedliche Dosierungen empfohlen, so z. B. 60 mg/d (Dydrogeston) oder 100 mg/d (MPA). Die Anwendungsdauer liegt zwischen 3 und 6 Monaten. Bei Zwischenblutungen ist eine behutsame Erhöhung der Dosis zu empfehlen, ggf. auch mehrmals.
Nicht vergessen werden sollte die Möglichkeit einer vaginalen Applikation. Bei einer Überdosierung besteht aber die Gefahr einer Kolpitis. Von der Gabe von Depotpräparaten raten wir eher ab, da sie lange Zeit im Fettgewebe gespeichert werden und von daher protrahiert negative Wirkungen auf die reproduktiven Funktionen ausüben können.

Nebenwirkungen

- **Durchbruchsblutungen** (bis zu 25%): Dies ist die wesentlichste und subjektiv belastendste Nebenwirkung; sie kann daher auch zum Abbruch zwingen.
- **Wasserretention.**
- **Depressive Verstimmungen:** Vermutlich durch Hypoöstrogenämie ausgelöst.
- **Androgene Nebenwirkungen** (nur Nortestosteronabkömmlinge): Gewichtszunahme, Akne, Seborrhö, Abfall der HDL-Fraktion und Anstieg der LDL-Fraktion.

Sonderfall: Tibolon

Tibolon besitzt als Gestagen nicht nur dessen Eigenwirkungen, sondern hat auch androgene und östrogene Partialwirkungen. Unter seiner Einnahme treten viele der Probleme nicht auf, wie sie bei einer Dauertherapie mit anderen Gestagenen zu beobachten sind (s. Kap. 1).
In der Endometriosetherapie sind die bisherigen Erfahrungen ermutigend.

Nicht ganz auszuschließen ist eine Progression auf Grund der östrogenen Partialwirkungen, wenngleich es diesbezüglich noch keine Berichte gibt. Auf Grund der geringen Erfahrung gibt es auch noch keine Dosierungsempfehlungen für eine Dauertherapie bei prämenopausalen Patientinnen.

„Add-back"-Therapie

Das **Prinzip** ist die „Rückführung" hauptsächlich von Gestagenen (gelegentlich wird in diesem Zusammenhang auch die Gabe von Östrogenen diskutiert). Ziel ist es, die verschiedenen, v. a. vasomotorischen Nebenwirkungen der GnRH-Agonisten-Therapie zumindest partiell abzumildern.
Auf Grund ihres Wirkungsspektrums sind Gestagene in der Lage, bestimmte klimakterische Symptome zu

bessern; dies gilt besonders für die vasomotorischen Syndrome (s. Kap. 6 bzw. Kap. 1). In diesem Zusammenhang sei auf die androgenen Restwirkungen der Nortestosteronderivate bzw. auf das spezielle Wirkungsprofil von Tibolon hingewiesen.
Daneben haben Gestagene in der Regel auch eine Eigenwirkung auf Endometrioseherde. Insofern stellen sie geradezu die „logische Ergänzung" einer Therapie mit GnRH-Agonisten dar. Es ist allerdings zu beachten, dass bestimmte Gestagene die GnRH-Wirkung an den Endometrioseherden auch antagonisieren können, wie z. B. MPA, ohne dass dies näher zu erklären ist.
Dosierung. Die Dosierung richtet sich nach der klinischen Symptomatik. Um Durchbruchsblutungen zu vermeiden, ist es sinnvoll, die Transformationsdosis nicht zu unterschreiten, insbesondere nicht bei prämenopausalen Patientinnen (s. Kap. 6).

2 Östrogene

Ihre Anwendung ist eigentlich paradox, da Östrogene wachstumsfördernd wirken. Die Wirksamkeit war offensichtlich an die hochdosierte Applikation von synthetischen Östrogenen (Diethylstilbestrol) geknüpft.
Auf Grund der gravierenden thrombembolischen Nebenwirkungen sowie der Embryotoxizität von synthetischen Östrogenen (Stilbene!) ist deren Anwendung heutzutage obsolet.

„Add-back"-Therapie

Die Anwendung von Östrogenen bei der „Add-back"-Therapie erscheint zunächst auch paradox, ist aber dennoch möglich, da für die Wirksamkeit einer GnRH-Agonisten-Therapie nicht unbedingt postmenopausale Östrogenwerte erforderlich sind, umgekehrt aber schon ein gewisses Anheben der Östrogendosis viele Symptome lindert („Östrogenschwellendosis"). Zudem bleibt die durch die Analoga induzierte Anovulation erhalten.
Anwendungshinweise. Östrogene sollten in der „Add-back"-Therapie nur dann angewandt werden, wenn zuvor ein Therapieversuch mit einer Mono-Gestagen-Gabe (s. o.) frustran verlaufen ist. Zum Einsatz sollten – immer in Kombination mit Gestagenen – natürliche bzw. equine Östrogene kommen (s. Kap. 6). Es empfiehlt sich bei einer „Add-back"-Therapie allerdings, mit der Dosierung zurückhaltender zu sein, also zunächst nur mit einer Dosis zu beginnen, die der Hälfte der Dosis für die klimakterische Hormonsubstitution entspricht (vgl. Tab. 1-2). Eine Steigerung anhand der Symptomatik ist dann jederzeit möglich.
Für die Ersteinstellung ist zu empfehlen, Gestagene und Östrogene getrennt zu geben. Erst nach der individuellen Dosisfindung kann man überprüfen, ob hierzu auch fixe Kombinationen im Handel sind.
Abbildung 31-9 zeigt ein sinnvolles therapeutisches Fenster bei der „Add-back"-Therapie, bezogen auf die Estradiolkonzentrationen im Serum. Es ist darauf hinzuweisen, dass die meisten Essays nur (reines) Estradiol im Serum nachweisen, die meisten gegebenen Medikamente jedoch Estradiolabkömmlinge beinhalten.

3 Östrogen/Gestagen-Kombinationen

Sie führen zu einer Besserung der Schmerzsymptomatik. Fraglich ist, ob sie an den Endometrioseherden ähnlich wirksam im Sinne einer Remission sein können

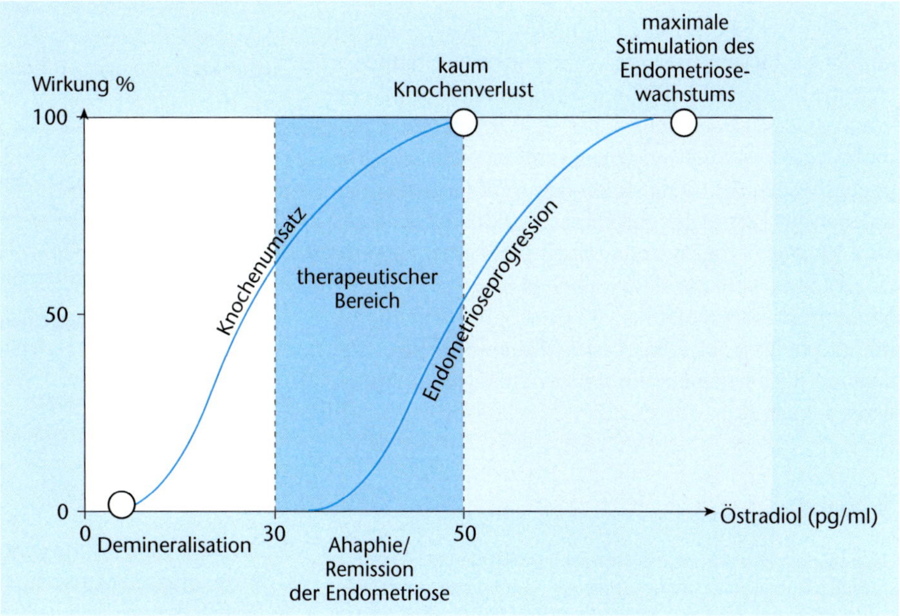

Abb. 31-9 Therapeutisches Fenster für die „Add-back"-Therapie (nach Küpker et al., 2002).

wie z. B. GnRH-Agonisten. Wahrscheinlich können sie allenfalls das Tempo einer erneuten Progression abschwächen, vermutlich durch Unterdrückung des Eisprungs (d. h. keine Neuimplantationen). Insofern sind sie geeignet und werden auch gerne eingesetzt zur längerzeitigen Nachbehandlung nach einer operativen Sanierung. Allerdings wurden die günstige Beeinflussung der Rezidivrate wie auch die höheren Schwangerschaftsraten nach Ende der Therapie nie zweifelsfrei bewiesen. Wir empfehlen Kombinationspräparate, günstigerweise gestagenbetont.

4 Danazol

Pharmakologie siehe Kapitel 1.

Wirksamkeit

Schmerzen. Danazol besitzt eine sehr gute Wirksamkeit. Nach 3–6 Monaten Therapiedauer kann bei etwa 85–95% aller Patientinnen mit einer Besserung der Beschwerden gerechnet werden.
Endometrioseherde. Kleinere Endometrioseimplantate zeigen eine Regression in etwa 50% der Fälle, eine Wirkung auf Adhäsionen besteht – wie bei allen medikamentösen Ansätzen – nicht. Größere Endometriome reagieren auf Danazolgaben nicht, sie sollen sogar eher noch größer werden.
Schwangerschaftsraten. Die Ergebnisse in der Literatur streuen sehr stark und sind z. T. widersprüchlich und nicht vergleichbar. Wenn überhaupt, so darf man nur mit einer mäßigen Verbesserung der kumulativen Schwangerschaftsrate rechnen.

Einnahmehinweise

Danazol ist bereits ab 200 mg/d wirksam, jedoch kommt es hierunter häufig zu irregulären Blutungen. Deshalb werden 600–800 mg/d empfohlen (p. o., 3- bis 4-mal/d). Zur Dosierungskontrolle können die Estradiolspiegel bestimmt werden, sie sollten unter 50 pg/ml liegen. Wegen der ungünstigen Beeinflussung des atherogenen Indexes sollte ein Therapiezyklus nicht länger als 6 Monate betragen, zumal der Benefit einer längeren Anwendung nicht zweifelsfrei belegt ist.
Nicht primär zu empfehlen ist Danazol für Patientinnen mit Gewichtsproblemen, Fettstoffwechselrisiken oder anamnestisch bekannter Pubertätsakne (erhöhte Androgene; s. auch Kap. 1).

5 Androgene

Sie bewirken eine Atrophie des Endometriums und der Endometrioseherde sowie eine Verbesserung der Symptomatik und führen angeblich innerhalb von 2 Jahren zu Schwangerschaftsraten von bis zu 60%. Bekanntester Vertreter ist Methyltestosteron (5–10 mg/d).
Wegen der virilisierenden Nebenwirkungen sind Androgene aber heute nur noch von historischem Wert.

6 GnRH-Analoga

Sowohl GnRH-Agonisten also auch -Antagonisten führen zu einer hypophysären Blockade und sind damit grundsätzlich in der Endometriosetherapie wirksam.
GnRH-Agonisten sind ein sehr wirksames Medikament in der Behandlung der Endometriose.
Üblich ist eine vier- bis sechsmonatige Therapie, allerdings lässt sich oft schon nach drei Monaten ein Rückgang der endometrioseassoziierten Beschwerden nachweisen (bis zu 60%). Ähnliches gilt für die Dyspareunie, bei der es nach sechs Monaten in 50% der Fälle zu einer Besserung kommt.
Auch ohne Beschwerdesympotomatik kann die Aktivität der Erkrankung vermindert werden. Hiermit einher geht oft auch eine Verminderung der Ausbreitung, was durch den Begriff „Down-Staging" erfasst wird. Dieses Down-Staging ist durch GnRH-Agonisten auch bei höheren Formen der Endometriose möglich.
Auch Infertilitätspatientinnen profitieren so von der GnRH-Agonistengabe.
Generell sind die Behandlungsergebnisse aber besser, wenn eine GnRH-Agonisten-Gabe mit einer operativen Sanierung kombiniert wird; das gilt sowohl für die Schmerzpatientin als auch die Infertilitätspatientin.

!

Nach wie vor gelten GnRH-Agonisten als „Goldstandard" in der medikamentösen Therapie. Allerdings ist eine alleinige medikamentöse Therapie in der Behandlung der Endometriose in den meisten Fällen unzureichend.

Ähnlich effektiv scheinen **GnRH-Antagonisten** zu sein. Bislang sind diese aber nicht für die Behandlung der Endometriose zugelassen. Da ein 3-mg-Depot (Cetrotide®) zur Verfügung steht, ist die Behandlung im Schnitt nicht belastender als mit GnRH-Agonisten.

Erste Untersuchungen zeigen eine sehr gute Verträglichkeit mit geringen Nebenwirkungen und ein „Down-Staging" bei bis zu 70% der Patientinnen. Das Down-Staging konnte hierbei auch histologisch verifiziert werden.

7 SERM

Antiöstrogene wie Tamoxifen sind auf Grund ihrer relativ ausgeprägten östrogenen Restwirkung sowie der Aktivierung des ovariellen Zyklusgeschehens bei präme-

nopausalen Patientinnen zur Endometriosebehandlung wenig geeignet. Zudem gibt es eindeutige Befunde, dass Tamoxifen ein Endometriosegeschehen akzentuieren kann.
Mittlerweile stehen noch wesentlich spezifischere selektive Östrogenrezeptormodulatoren (SERM) als Tamoxifen zur Verfügung, z. B. Raloxifen. Tatsächlich besitzt Raloxifen auch keine agonistische Wirkung am eutopen Endometrium oder an ektopen Implantationen.

Auch für andere SERMs liegen bislang in der Endometriosetherapie nur wenige Informationen vor. Für die Behandlung der Endometriose ist bisher kein SERM zugelassen. Insofern wird es sich in Zukunft erst erweisen müssen, dass die theoretischen Vorteile, die SERMs besitzen, auch in der Behandlung der Endometriose umsetzbar sind.

8 Antigestagene/SPRM

Grundsätzlich ist auch der Einsatz von Antigestagenen in der Endometriosebehandlung denkbar, allerdings gibt es hiermit nur sehr wenige Erfahrungen; als Arzneimittel verfügbar ist derzeit ohnehin nur Mifepriston, das allerdings für die Endometriosebehandlung keine Zulassung besitzt.

Antigestagene gehören im eigentlichen Sinne zu den SPRMs, also den selektiven Progesteronrezeptormodulatoren. Ist diese Wirkung extrem ausgeprägt, kann sich im Einzelfall eine rein antigestagene Wirkung ergeben. Ein therapeutischer Effekt der Antigestagene bzw. SPRMs wird aus verschiedenen Gründen angenommen, so z. B. durch die Störung der hypothalamisch-hypophysären Regulation, die nachhaltige Kompromittierung der Lutealphase oder aber auch durch einen direkten Angriff an den Endometrioseherden (via Progesteronrezeptoren).

9 Prostaglandinsynthetasehemmer

Acetylsalicylsäure sowie insbesondere die nebenwirkungsärmeren Synthetasehemmer der zweiten Generation (z. B. Naproxen, Ibuprofen) eignen sich gut zur symptomatischen Behandlung, v. a. bei Dysmenorrhöen.

Cyclooxygenase-2-Inhibitoren

Die **Cyclooxygenase 1 und 2 (COX-1 bzw. COX-2)** sind intrazelluläre Prostaglandinsynthetasen, die die sequenzielle Synthese von Prostaglandin (PG) G_2 und PGH_2 aus der Arachidonsäure ermöglichen. COX-1 ist in allen Geweben exprimiert, zu einer Hochregulation von COX-2 kommt es durch verschiedene Stimuli, wie z. B. Zytokine, Wachstumfaktoren, aber auch Estradiol sowie die Aktivierung verschiedener Onkogene (z. B. HER-2/neu).
Biologische Wirkungen. Sie beruhen im Wesentlichen auf der Wirkung auf die Prostaglandinsynthese und die dadurch hervorgerufenen Veränderungen (am Gefäßsystem und am Immunsystem): So wird durch spezifische Inhibitoren z. B. die Angiogenese gehemmt, es kommt zu einer Reduktion der NK-Zell-Aktivität usw. Insofern könnten diese COX-2-Inihibitoren nicht nur in der Prävention und Therapie des humanen Mammakarzinoms eine Bedeutung haben, sondern auch bei der Endometriose, und zwar nicht nur im Hinblick auf die Kupierung der Schmerzsensationen, sondern auch durch ein mögliches Down-Staging.
Substanzen. Moderne, selektive COX-2-Inhibitoren sind z. B. Rofecoxib (Viox®, derzeit vom Markt genommen) und Celecoxib (Celebrex®). Sie scheinen insbesondere bei Schmerzpatientinnen sehr wirksam zu sein. Eine Zulassung für die Endometriose besteht nicht. Informationen über mögliche teratogene Effekte liegen bislang nicht vor.

Auch die anderen nichtsteroidalen Antiphlogistika (s.o.) führen letztlich zu einer COX-Inhibition und damit Prostaglandinsynthetasehemmung. Allerdings handelt es sich im Gegensatz zu selektiven COX-2-Inhibitoren hierbei um eine relativ unspezifische Wirkung.

10 Aromatasehemmer

Pathophysiologie. Bei Endometriosepatientinnen konnte eine verstärkte Aromataseaktivität nicht nur in den Endometrioseimplantationen, sondern auch in den endometrialen Zellen nachgewiesen werden. Zudem gibt es in den Endometriosezellen auch eine aberrante Bildung der Aromatase, die in eutopen Endometriumzellen nicht vorkommt. Neuerdings wurde zudem nachgewiesen, dass bei Endometriosepatientinnen in der Sekretionsphase im eutopen Endometrium keine Aktivität der 17 β-Hydroxysteroiddehydrogenase Typ 2 nachweisbar ist, dies gilt auch für die Endometrioseimplantationen. Dieses Enzym überführt das biologisch aktive Estradiol in das weit weniger wirksame Estron (s. Kap. 1) und wird durch Progesteron aktiviert (Abb. 31-10).
Insgesamt führt dieser Hyperöstrogenismus sowohl bei den Endometrioseimplantationen als wohl auch im Endometrium zu einer überschießenden Proliferation, die während der gesamten Sekretionsphase andauert und am Ende der Sekretionsphase in einem hohen Prozentsatz vitale Endometriumzellen produziert, die wohl zu einer weiteren proliferativen Tätigkeit und zur Implantation in der Lage sind (s. auch Entstehungshypothesen: Leyendecker).
Pharmakologie. Durch die Hemmung der Aromatase hofft man diesen Prozess zu durchbrechen. In der Diskussion sind derzeit die Aromatasehemmer der dritten Generation wie z. B. Anastrozol, Letrozol und auch Exemestran. Erste Erfolge vor allem in der Therapie therapieresistenter Endometrioseformen und ausgeprägter Befunde sind berichtet, erste klinische Studien sind initiiert.

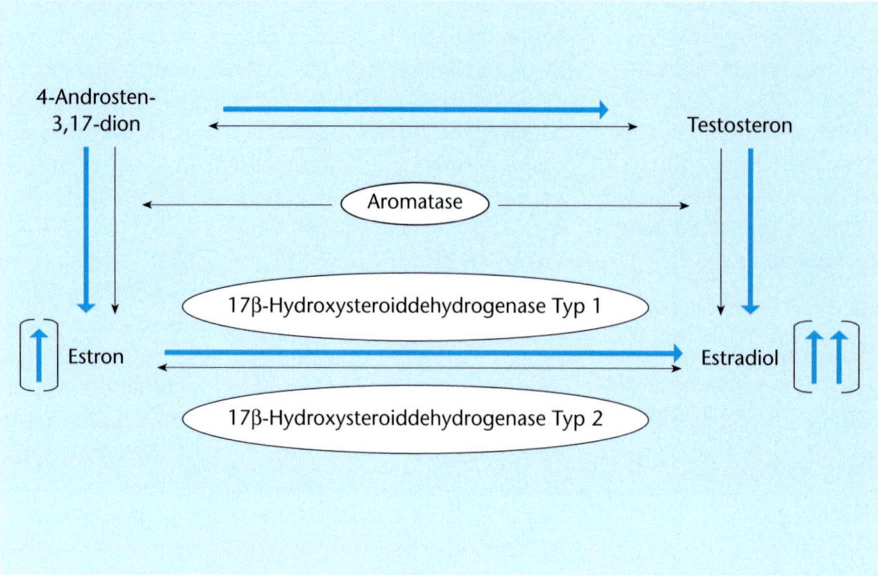

Abb. 31-10 Normale Synthesewege von Estron und Estradiol bzw. deren Umwandlung bei physiologischer Aromatase- bzw. 17β-Hydroxysteroid-dehydrogenase-Aktivität (Typ 1 und Typ 2). Grüne Pfeile: Vermehrter Anfall von Estron und Estradiol durch die vermehrte Aromatase-aktivität in Endometrioseimplantationen; schwarze Pfeile: zusätzlich vermehrter Estradiolanfall durch verminderte Aktivität der 17β-Hydroxysteroiddehydrogenase Typ 2. Insgesamt resultiert ein deutlich vermehrter Estradiolanfall im eutopen Endometrium und insbesondere in den Endometrioseimplantationen.

Bisherige Untersuchungen an den wenigen postmenopausalen Endometriosepatientinnen zeigen tatsächlich eine sehr gute Wirksamkeit von Anastrozol, Letrozol u.a. Ein Down-Staging wurde nachgewiesen. Im Hinblick auf den Einsatz von Aromatasehemmern bei prämenopausalen Patientinnen, also vor allem denjenigen, bei denen Kinderwunsch besteht, wird derzeit sehr zurückhaltend diskutiert. Das könnte sich zukünftig ändern, da Aromataseinhibitoren gerade der neueren Generation neuerdings auch in der kontrollierten ovariellen Hyperstimulation (s. Kap. 4) Anwendung finden.

!

Derzeit ist die Therapie mit Aromatasehemmern in der Endometriosebehandlung nicht etabliert. Theoretische Überlegungen und auch schon praktische Erfahrungen sprechen dafür, dass ihnen zukünftig eine wichtige Rolle zukommen wird.

Therapeutische Strategien

Von Semm wurde das **Dreistufenkonzept** eingeführt. Folgende drei Stufen der Therapie sind gemeint:
- medikamentöse Vorbehandlung,
- operative Sanierung,
- medikamentöse Nachbehandlung.

Schon die medikamentöse Vorbehandlung setzt eine Diagnosesicherung voraus. Diese bedarf oft der Laparoskopie. Insofern handelt es sich eigentlich um ein „Vierstufenkonzept". Wie aber schon oben dargestellt, sollte eine Laparoskopie nicht mehr nur „diagnostisch" sein, sondern bereits eine operative Option enthalten. Deshalb ist im Einzelfall die Reihenfolge heutzutage oft anders. Aus diesen Gründen ist das Konzept zu modifizieren. **Weit mehr als früher muss heute der Aktivitätsgrad einer Endometriose Berücksichtigung finden.** Neben einer suffizienten makroskopischen und mikroskopischen Beurteilung der Implantate (ggf. inklusive der Rezeptorenbestimmung) sollten nach Möglichkeit hierzu biochemische Kriterien herangezogen werden. In Frage kommen die Bestimmung des Proliferationsmarkers Ki-67 sowie des TNF-α im Douglassekret.

Es ist davon auszugehen, dass in Zukunft noch weitere biochemische Marker für die Aktivität der Endometriose zur Verfügung stehen. Schon heute wäre der Nachweis von Autoantikörpern (z.B. ANAs, aber auch TNF-α) im peripheren Blut ebenfalls ein Hinweis, wenn nicht gar Beweis für eine hohe Aktivität einer Endometriose.

Alle diese Überlegungen müssen nun in der Praxis den verschiedenen individuellen Situationen der Patientinnen angepasst werden:
- Patientin ohne Kinderwunsch bzw. mit abgeschlossener Familienplanung,
  - junge Patientin (bis 30 Jahre) mit Beschwerden,
  - ältere Patientin (über 30 Jahre) mit Beschwerden,
- Patientin mit Kinderwunsch: mit oder ohne Beschwerden.

1 Die junge Patientin mit Beschwerden und ohne Kinderwunsch

Charakteristisch ist die meist hohe Vitalität der Endometrioseerkrankung mit:
- rascher Progression,
- starken Beschwerden,
- hoher Rezidivrate.

Unerfüllter Kinderwunsch wird bei diesen Patientinnen meist nicht als Problem vorgetragen, da auf Grund des Alters und/oder der partnerschaftlichen Situation die Familienplanung noch keine Rolle spielt. Dennoch muss dieser Bereich aus folgenden Gründen von Anfang an berücksichtigt werden:

- Viele dieser Patientinnen besitzen ein Fertilitätsproblem, ohne dass ihnen dies zu diesem Zeitpunkt schon bewusst ist bzw. ohne dass es schon bekannt wäre.
- Jede Sanierung der Endometriose muss im Hinblick auf die reproduktiven Funktionen so schonend wie möglich erfolgen.
- Wegen der hohen Rezidivrate mit Folgeeingriffen ist es sinnvoll, die rasche Herbeiführung einer Schwangerschaft – auch unter Zuhilfenahme sterilitätsmedizinischer Methoden – zu besprechen.

Eine Schwangerschaft hat eine gute therapeutische Wirkung auf die Endometriose und „erspart" ggf. Folgeeingriffe; umgekehrt steigt die Wahrscheinlichkeit von solchen Eingriffen (und damit auch von Läsionen am inneren Genitale), wenn mit dem Eintritt in die Familienplanung lange gewartet wird. Dies gilt v.a. bei einer Endometrioseerkrankung mit rascher Progredienz. Um Missverständnissen vorzubeugen: Es soll in einem solchen Gespräch nicht darum gehen, die Patientin von einer Schwangerschaft „um jeden Preis zu überzeugen", sondern darum, die betroffene Patientin über diese Zusammenhänge aufzuklären und sie für die Grundproblematik zu sensibilisieren.

!

Grundprinzipien bei der jüngeren Patientin mit Beschwerden sind die schonende Organerhaltung bei maximaler Rezidivprophylaxe und – wenn in der konkreten Lebenssituation der Patientin möglich – die Herbeiführung einer Schwangerschaft, insbesondere bei hohem Rezidivrisiko.

Abbildung 31-11 gibt unsere Empfehlungen einer stadiengerechten Endometriosetherapie für die junge Patientin mit Beschwerden wieder.

Endokrine Vorbehandlung. War die endokrine Vorbehandlung vor einigen Jahren noch Standard, so ist sie heute eigentlich nur selten notwendig. Dies gilt insbesondere für das Stadium I und auch das Stadium II. Im Stadium III und IV kommt es sehr auf den Befund an, ob eine endokrine Vorbehandlung Sinn macht: So sprechen z.B. große Endometriome oft schlecht auf eine endokrine Vorbehandlung an, während z.B. bei einer ausgedehnten, flächenhaften Douglas-Endometriose mit Rektumbeteiligung eine Vorbehandlung durchaus sinnvoll sein kann. Falls man sich für eine endokrine Vorbehandlung entscheidet, dann sollte sie primär mit GnRH-Agonisten erfolgen, Danazol spielt in der Routinebehandlung keine Rolle mehr.

Operatives Vorgehen. Für die Stadien I–III ist die operative Laparoskopie Standard. Im Stadium IV ist es

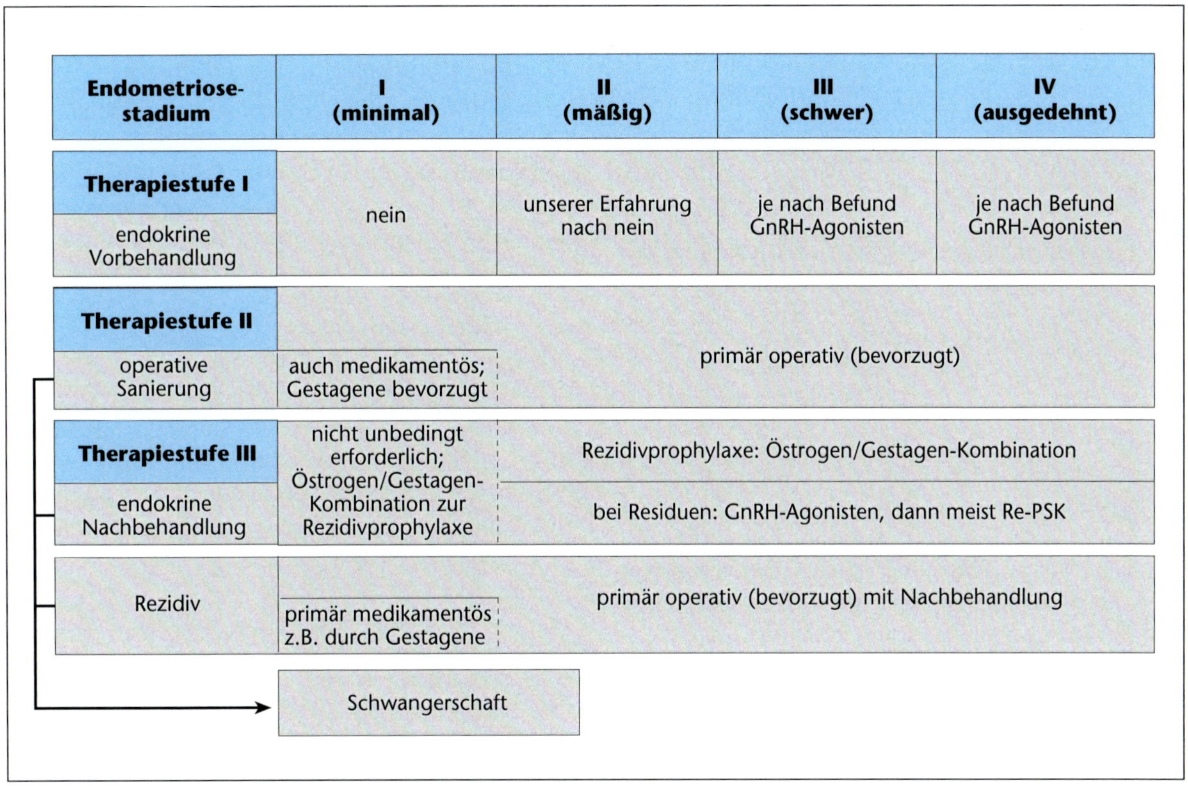

Abb. 31-11 Therapieempfehlungen für die jüngere Patientin mit Beschwerden und ohne Kinderwunsch.

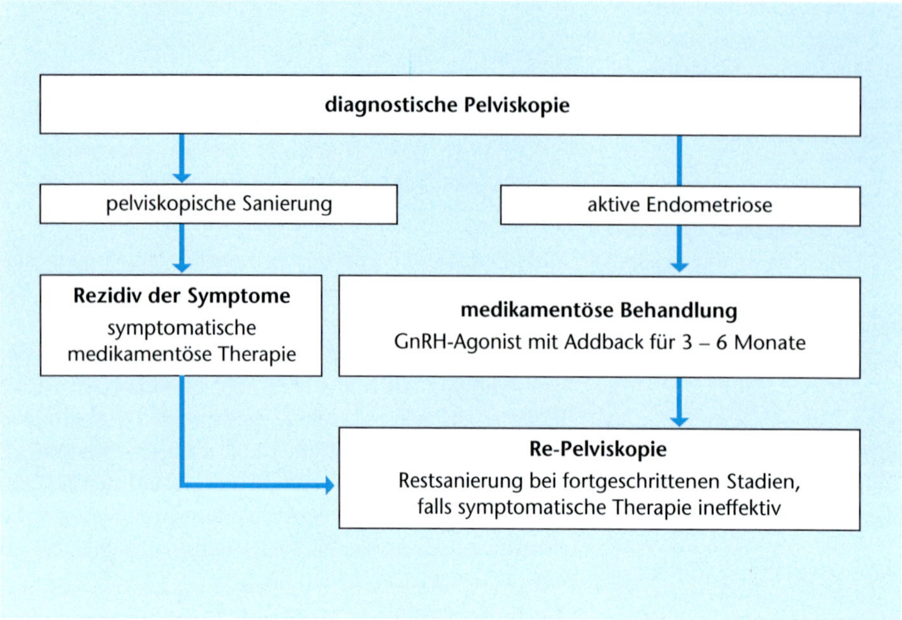

Abb. 31-12 Individuelle Behandlung der Schmerzpatientin bei Endometriose unter Berücksichtigung der Krankheitsaktivität (nach Schweppe, 2002).

wohl im entscheidenden Maß die Erfahrung des Operateurs, die über Laparoskopie bzw. Laparotomie entscheidet. Immerhin können ausgedehnte Endometrioseoperationen technisch aufwändiger als eine Operation nach Wertheim-Meigs sein.

!

Hauptbestandteil der Endometriosetherapie ist die operative Sanierung mit dem Ziel, sämtliche Endometrioseherde zu entfernen. Fühlt sich ein Operateur technisch nicht in der Lage, dieses Ziel zu erreichen, so sollte er die Operation in andere Hände legen.

Die Nachbehandlung ist bei Stadium I nicht erforderlich. Im Sinne einer Rezidivprophylaxe kann man – gerade bei jungen Patientinnen, bei denen jetzt noch kein Kinderwunsch besteht – Östrogen/Gestagen-Kombinationen verordnen.
Auch in den Stadien II–IV ist eine endokrine Nachbehandlung nur ausnahmsweise erforderlich, weil das primäre Therapieziel der Operation die Entfernung **aller** Endometrioseherde war. Dieses Ziel müsste eigentlich bei den Stadien II und III erreicht worden sein. Bei Stadium IV ist es nicht immer primär zu erreichen, weswegen hier noch am ehesten eine Nachbehandlung mit GnRH-Agonisten indiziert sein kann. Auf alle Fälle ist in den Situationen, in denen eine Nachbehandlung auf Grund von zurückgelassenem Endometriosegewebe erfolgt, eine Re-Pelviskopie anzuraten.

!

Eine Endometriose „anzuoperieren", um sie anschließend endokrinologisch nachzubehandeln, ist keine Therapiestrategie.

Die oben gegebenen Empfehlungen zur Vorgehensweise sollten heutzutage im Hinblick auf die Aktivität einer Endometriose modifiziert werden. Abbildung 31-12 gibt die Empfehlungen wieder.
Demnach würde man bei Rezidiven, insbesondere im Stadium I und bei ggf. milderen Beschwerden, eine symptomatische medikamentöse Therapie bevorzugen, also z. B. mit Gestagenen. Handelt es sich hingegen um eine aktive Endometriose, so ist GnRH-Agonisten der Vorzug zu geben. Bei einer hohen Aktivität des Grundleidens sollte man ohnehin (hier: nach einer diagnostischen Pelviskopie) überlegen, ob es nicht besser ist, eine medikamentöse Vorbehandlung mit GnRH-Agonisten und eine „Add-back"-Therapie von 3–6 Monaten einer nachfolgenden Re-Pelviskopie voranzustellen; eine Alternative wäre im Rahmen der „diagnostischen Pelviskopie" schon der Versuch der Gesamtsanierung und dann einer entsprechenden Nachbehandlung (mit Option einer Re-Pelviskopie).

Diese Überlegungen zeigen, dass es insbesondere bei einer aktiven Endometriose heutzutage keinen „Königsweg" mehr gibt. Eine aktive Endometriose ist aber – nach heutiger Einschätzung – sicher ein Grund, einer Patientin auch mehrere Pelviskopien zuzumuten (auch in Kombination mit einer medikamentösen Behandlung), da eben gerade die aktive Endometriose bei einer jungen Patientin heute viel kritischer und problematischer gesehen wird als noch vor Jahren.

2 Die ältere Patientin mit Beschwerden und abgeschlossener Familienplanung

Charakteristisch sind die im Vordergrund stehenden Beschwerden bei abgeschlossener Familienplanung.
Grundsätzlich sollte auch hier die Sanierung der Endometriose möglichst organerhaltend erfolgen. Bei ausgedehnten Manifestationen oder schwierigen operativen Situationen ist die Organerhaltung aber nicht bis zur letzten Konsequenz erforderlich; ein teilweiser oder ganzer Organverlust kann dann durchaus in Kauf genommen werden, insbesondere auch dann, wenn sich die Operationszeiten hierdurch deutlich verkürzen lassen (eventuell erhöhtes Anästhesierisiko bei der älteren Patientin). Grundsätzlich ist bei der Operation aber immer eine vollständige Entfernung der Endometrioseherde anzustreben; schließlich ist das Trauma eines vollständigen Eingriffs auf Dauer gesehen geringer als mehrere Rezidiveingriffe, die die Folge vorausgegangene, unvollständiger Sanierungen sind.

!

Bei der Endometriosebehandlung der älteren Patientin mit abgeschlossener Familienplanung steht an erster Stelle die vollständige Entfernung der Endometrioseherde und nicht so sehr die Organerhaltung. Allerdings sollten Organe nur insoweit entfernt werden, als dies unbedingt notwendig ist.

Somit ist die Situation der älteren Patientin mit abgeschlossener Familienplanung kein Freibrief für ausgedehnte und sehr ausgedehnte Eingriffe, die quasi zwangsläufig mit einer Hysterektomie und beidseitiger Adnektomie enden. Grundsätzlich ist auch hier ein möglichst individualisiertes Vorgehen anzustreben, und der Organverlust ist auf ein Minimum zu beschränken.
Eine endokrine Vorbehandlung ist in der Regel nicht erforderlich. Im Stadium IV kann sie – je nach Befund – zur Erleichterung des operativen Eingriffs sinnvoll sein. Zu empfehlen sind dann in erster Linie GnRH-Agonisten, Danazol ist auf Grund seines Nebenwirkungsprofils eher problematisch (Abb. 31-13).
Die **operative Sanierung** sollte laparoskopisch erfolgen. Ein Sonderfall ist bei Stadium IV gegeben, wenn sich die Indikation zur Hysterektomie stellt: Sollte eine laparoskopisch assistierte vaginale Hysterektomie (LAVH) nicht möglich sein, so ist der Laparotomie der Vorzug zu geben.
Problemfall Ovarektomie: Sie ist – bei Stadium IV, evtl. auch bei Stadium III – nur dann zu empfehlen, wenn sich intraoperativ eine Totalsanierung wirklich nicht an-

Endometriose-stadium	I (minimal)	II (mäßig)	III (schwer)	IV (ausgedehnt)
Therapiestufe I endokrine Vorbehandlung	in der Regel nicht			nach Befund (GnRH-Agonisten, Danazol?)
Therapiestufe II operative Sanierung	operative Laparoskopie			evtl. Laparotomie (Indikation zur Ovarektomie zurückhaltend)
Therapiestufe III	meist nicht erforderlich, evtl. Gestagene			
endokrine Nachbehandlung	–	bei Residuen: GnRH-Agonisten, dann evtl. ReV-PSK		
Rezidiv	symptomatisch, Gestagene		definitive Sanierung (Hysterektomie evtl. mit Adnektomie)	

Abb. 31-13 Therapieempfehlungen für die ältere Patientin mit Beschwerden.

ders durchführen lässt und das Rezidivrisiko hoch ist. Andernfalls ist – in Anbetracht der nahen Menopause – eine Nachbehandlung mit GnRH-Agonisten ausreichend. Aber cave: Auch bei einer Ovarektomie muss sorgfältig saniert werden, da eine hormonelle Substitution obligat ist und eine Aktivierung dann nicht immer ausgeschlossen werden kann.

Endokrine Nachbehandlung. Sie ist bei einer kompletten Entfernung der Endometrioseherde nicht erforderlich; sollte sie im Einzelfall doch einmal indiziert sein, dann sind Gestagene anzuraten (vgl. Empfehlungen nach Hesch, s. Kap. 6), und zwar insbesondere im Hinblick auf die meist nicht ferne Menopause. Sollten definitiv Residuen zurückgeblieben sein – z. B. weil man die Operationsdauer nicht weiter verlängern wollte –, dann ist eine Nachbehandlung mit GnRH-Agonisten zu empfehlen. Ob eine Re-Pelviskopie erforderlich wird, hängt insbesondere von der Nähe zur Menopause ab.

Bei **Rezidiven** im Stadium I und II ist eine symptomatische Behandlung meist ausreichend, ansonsten sind wiederum Gestagene zu empfehlen. Erfahrungsgemäß ist man hiermit gut in der Lage, die Patientin bis zum Eintritt der Menopause zu führen bzw. schon eine entsprechende Hormonsubstitution (durch die Gestagene) durchzuführen. Bei beginnenden klimakterischen Ausfallserscheinungen ist dann auch eine Kombination mit Östrogenen möglich. Sollte ausnahmsweise der Fall eintreten, dass bei einer älteren Patientin das Rezidiv ein Stadium IV erreicht hat, dann sollte entschieden werden, ob eine definitive Sanierung in Anbetracht der Menopause sinnvoll ist. Wenn ja, dann kann dieser Eingriff durchaus eine Hysterektomie, eventuell mit einer beidseitigen Adnektomie, umfassen. Bezüglich der Indikationsstellung der beidseitigen Adnektomie ist allerdings zu berücksichtigen, dass die Menopause bald eintritt und damit die zyklischen Ovarialfunktionen erlöschen werden.

3 Die Patientin mit Kinderwunsch

Bei 20–30% aller Patientinnen mit ungewollter Kinderlosigkeit findet man eine Endometriose, 60–70% aller Endometriosepatientinnen leiden unter einer primären oder sekundären Sterilität. Folgende Ursachen kommen hierfür in Frage:

- mechanisch-anatomische,
- endokrinologische,
- immunologische.

Daneben bzw. in Kombination damit sind noch Störungen der Tubenfunktion („funktioneller Tubenfaktor") sowie die spezifischen Veränderungen des Endometriums, die die Implantation erschweren können, zu berücksichtigen.

> **!** Gerade bei einer Endometriosepatientin mit Kinderwunsch ist auf die Aktivität des Endometrioseleidens sorgfältig zu achten. Eine hohe Aktivität bedeutet letztlich eine stark entzündliche Komponente und immunologische Veränderungen, die schon für sich – ohne weitere Komplikationen – zu erheblichen Problemen bei der Implantation und damit Konzeption führen.

Man muss heute davon ausgehen, dass es gerade diese immunologischen entzündlichen Veränderungen sind, die zu der bekannten Erhöhung der Spontanabortrate bei Endometriosepatientinnen, v. a. jungen, führen.

Regressiv veränderte, inaktive Endometriosen, die zudem zu keinen mechanisch-anatomischen Komplikationen führen, sind hingegen ein eher bedeutungsloser Zufallsbefund, aus dem sich in aller Regel keine signifikanten Strategien für eine Kinderwunschpatientin ableiten lassen.

Mechanisch-anatomische Ursachen

Pathophysiologie. Durch die Endometrioseherde kommt es zu Entzündungsreaktionen. Entstehende Nekrosen werden abgeräumt und oft bindegewebig ersetzt. Diese wird gefördert durch kapilläre Protein- und insbesondere Fibrinexsudationen sowie Proteinablagerungen mit nachfolgender Fibroblasteneinsprossung.

Anatomische Situation. Folgende Manifestationen gelten für die reproduktiven Funktionen als besonders problematisch:

- Tubenendometriose: Okklusion (also Barriereproblem);
  - Mukosaendometriose,
  - Endometriosis parietalis (ohne Deformation),
  - noduläre Endometriose (Salpingitis isthmica nodosa);
- Douglas-Obliteration: Ovar-Tuben-Kontakt (also Eizellaufnahme) gestört;
- Adhäsionen, die Tuben- oder Ovarmobilität einschränken: Ovar-Tuben-Kontakt gestört;
- Adhäsionen, die die Ovaroberfläche abschirmen: Ovulations- bzw. Barriereproblem.

Was die Tubenfunktion anbelangt, so wird sie nicht nur durch mechanische Faktoren kompromittiert. Vor allem der peritoneale Reiz ist es, der mit seiner gesamten Folgekaskade die differenzierten und subtil geregelten Funktionsabläufe stört.

Insofern steht die funktionelle Beeinträchtigung der Tubenfunktion oft im Vordergrund und nicht mechanische Hindernisse. Dies kann im Einzelfall bedeuten, dass – obwohl keine Verwachsungen vorliegen und bei der Blauprobe eine prompte Durchgängigkeit erfolgt – die Tube nicht in der Lage ist, Eizellaufnahme, Eizelltransport, Befruchtung, Embryonaltransport unkompromittiert zu gewährleisten.

Eine etablierte Diagnostik für diesen funktionellen Tubenfaktor gibt es bislang nicht, allenfalls können sich in der HSS gewisse diagnostische Hinweise ergeben. Auch ist bekannt, dass gerade oft weniger ausgedehnte, aber dafür aktive Endometriosemanifestationen sehr häufig zu einem solchen funktionellen Tubenfaktor führen. Das gilt insbesondere für weniger ausgedehnte, aber aktive Endometriosemanifestationen.

!

Gerade bei Endometriose ist die einwandfreie Tubenpassage bei der Blauprobe kein Garant für den Ausschluss einer letztlich tubar bedingten Sterilität („funktioneller Tubenfaktor").

Sehr eindrucksvoll zeigt sich ein solcher funktioneller Tubenfaktor erst im Lauf der Therapie, nämlich dann, wenn wiederholte Inseminationen (IUI) unter Zyklusstimulation nicht zu einer Schwangerschaft führen, dafür aber schon der erste oder zweite IVF-Zyklus, bei dem ja – im Gegensatz zur IUI – die Tuben umgangen werden.

Endokrine Ursachen

Folgende pathologische Veränderungen sind bei Endometriosepatientinnen gehäuft:

- Corpus-luteum-Insuffizienz (bis 45%),
- LUF-Syndrom (luteinisierter unrupturierter Follikel, ca. 5–10%),
- Hyperprolaktinämie,
- Anovulation (bis 20%).

Letztlich sind es Follikel- und Eizellreifungsstörungen, die all diesen Veränderungen zugrunde liegen. Diese haben wiederum folgende Ursachen:

- Störungen der zentralnervösen Regulation,
- auto- und parakrine Dysregulation des Ovars,
- Drittfaktoren, wie z. B. die ektope Prolaktinsynthese.

Es besteht also eine enge Verzahnung zwischen hormoneller Regulation, Immunsystem und Psyche.

Die chronisch ablaufenden, entzündlichen Prozesse im kleinen Becken mit ihrer (pathologischen) Immunantwort bewirken z. T. direkt durch zentralen Angriff (Hypothalamus, Hypophyse), z. T. indirekt über Störungen der autokrinen und parakrinen Regulation des Ovars zentralnervöse Regulationsstörungen. Die Folge sind:

- Verschiebungen der LH/FSH-Ratio,
- mehrgipflige, mittzyklische LH-Anstiege,
- kupierte, mittzyklische LH-Anstiege,
- Hyperprolaktinämie.

Begleitet wird dies durch die besonderen Persönlichkeitsprofile der Endometriosepatientinnen (s. u.) (primär?, sekundär-reaktiv?), die offensichtlich oft mit einem erhöhten zentralen Endorphintonus einhergehen und damit den zentralen GnRH-Pulsgeber kompromittieren.

Je nach Ausmaß der Störungen bzw. deren Synergie resultieren:

- Corpus-luteum-Insuffizienzen,
- Spätovulationen (mit CLI),
- LUF-Syndrome,
- Anovulation.

Gerade für das **LUF-Syndrom** spielen die auto- und parakrine Regulation eine große Rolle. Bekannt ist die Einbindung von Immunmediatoren (TNF, Interleukine usw.) und z. B. der Metalloproteinasen in die Regulation der Follikelreifung und Steuerung der Follikelruptur.

Es darf angenommen werden, dass diese Abläufe z. T. massiv gestört sind, so dass z. B. eine Ruptur des Follikels ausbleibt.

Nicht bewiesen ist die These, dass durch die damit verbundene fehlende Ausbreitung der progesteronhaltigen Follikelflüssigkeit das Endometriosewachstum begünstigt wird.

Prolaktinsynthese ist im Endo- und Myometrium und auch in Endometrioseherden möglich. Nicht ganz klar ist die Bedeutung für die ovarielle Dysregulation; es ist aber anzunehmen, dass dadurch Störungen des Zyklusgeschehens zusätzlich begünstigt werden. Bekannt ist eine erhöhte Inzidenz von Endometriose und Galaktorrhö.

Mittlerweile ist auch nachgewiesen, dass es in den ektopen Implantationen eine Oxytocinsynthese (und sogar Oxytocinrezeptoren) gibt. Diese ist wiederum bei besonders aktiven Endometriosen häufig. Oxytocin nimmt – ebenso wie die oben genannten Faktoren – auch einen Einfluss auf das Zyklusgeschehen, kann die Ovulation und Ruptur des Follikels unterstützen, die Prostaglandinkaskade aktivieren und wirkt per se luteolytisch.

Immunologische/entzündliche Ursachen

Insbesondere bei einer aktiven Endometriose mit einer hohen Mitoserate sind immunologisch-entzündliche Reaktionen die Regel; dementsprechend ist damit eine mehr oder minder ausgeprägte Schmerzsymptomatik assoziiert.

Da es sich bei der Endometriose um körpereigenes, wenngleich nicht genuines Gewebe handelt, kann es zu Autosensibilisierungen kommen (s. o.: Autoimmunerkrankung).

Dementsprechend findet man nicht selten bei aktiven Endometriosen (vor allem juvenilen Patientinnen) irreguläre Autoantikörperbildungen wie z. B.:

- ANA (antinukleäre Antikörper)
- AMA (antimitochondriale Antikörper)
- APAK (Antiphospholipidantikörper)

Daneben findet man auch gar nicht so selten noch andere Autoantikörperbildungen, die pathophysiologisch nicht ganz erklärbar sind, wie z. B. Antikörper gegen Thyreoglobin (TAK auch TPO) (s. Kap. 9), Antikörper gegen ovarielles Gewebe oder das Auftreten des Lupusantikoagulanz, das eng mit einem Antiphospholipidsyndrom assoziiert ist.

Zwar ist nicht das Auftreten dieser Autoantikörper per se ein Problem für die Implantation und den weiteren Verlauf der Schwangerschaft (s. Kap. 9), vielmehr kommt es auf die damit assoziierten Veränderungen im Immunsystem an. Diese sind aber insbesondere bei einer floriden Endometriose meistens gegeben, so dass das Auftreten der Antikörper bzw. ihre Titerhöhe in aller Regel keine Seronarbe darstellt, sondern Ausdruck des immunologisch-entzündlichen Geschehens ist.
Verbunden hiermit sind Störungen der Eizellreifung und sicher auch der Implantation – so wie dies bei floriden Autoantkörpersyndromen üblicherweise der Fall ist.
In einer solchen Situation ist es nicht sinnvoll, eine Sterilitätsbehandlung **gegen** eine floride Alteration des Immunsystems durchzuführen. Vielmehr ist es sinnvoll, das Immunsystem wieder „zur Ruhe zu bringen", was im speziellen Fall der Endometriose bedeutet, dass eine radikale Sanierung vorgenommen werden muss.

Bei dieser Vorgehensweise haben wir immer wieder gesehen, dass die Antikörpertiter dann wieder sinken bzw. danach gar nicht mehr nachweisbar sind. Gleichwohl sollte man sich immer bewusst sein, dass im Fall einer **Sanierung** bei einem Rezidiv (dieser Endometriose) mit dem gleich aggressiven Verhalten, und d. h. erneuten Autoantikörperbildungen, zu rechnen ist.

> **!** Bei einer aktiven Endometriose mit Autoantikörperbildungen steht die möglichst radikale Sanierung der Endometriose im Vordergrund.

Sollten danach noch Autoantikörperbildungen verbleiben und das Immunsystem nicht mehr „zur Ruhe kommen", ist die Patientin de facto so wie eine Patientin mit einem Autoantikörpersyndrom zu behandeln (s. Kap. 9).
Die dann übliche Therapie ist die Gabe von 5000 I.E. unfraktioniertem Heparin (bevorzugt heute: niedermolekulares Heparin) s.c. in Kombination mit 100 mg ASS (zur. Heparingabe s. Kap. 9). Diese Medikation wird in aller Regel ab der Ovulation begonnen, in schweren Fällen bereits früher.
Manche Autoren empfehlen auch die Gabe von Prednisolon (bis hin zu 15 mg/d); diese Medikation ist aber ausgesprochen floriden Prozessen vorbehalten.

Solche floriden Prozesse sind aber nach einer sorgfältigen Sanierung einer Endometriose eher die Ausnahme.

Grundsätzlich ist eine solche Medikation im Spontanzyklus, im stimulierten Zyklus und bei einer IUI mit und ohne Stimulation möglich. Da bei diesen Behandlungsverfahren aber der Aufwand z. B. einer Heparin/ASS-Therapie ab Zyklusmitte von den Patientinnen schnell als sehr hoch und unangenehm empfunden wird, sind wir in zunehmendem Maß dazu übergegangen, bei residualen positiven Autoantikörpern die Indikation zu einer IVF/ET-Behandlung großzügig zu stellen.

Wir haben hiermit eine deutlich höhere Schwangerschaftsrate in unserem IVF-Programm erreichen können als bei unbehandelten Patientinnen. Diese Erfahrungen werden mittlerweile auch von Studien bestätigt. Nicht vergessen werden sollte, dass die IVF/ET-Behandlung auch eine geeignete Maßnahme darstellt, den bei einer Endometriose oft kompromittierenden (funktionellen) Tubenfaktor zu umgehen.

> **!** Bei autoantikörperpositiven Endometriosepatientinnen, bei denen zudem die immunologischen Untersuchungen auf eine floride Situation hinweisen, ist die Gabe von Heparin/ASS ab Zyklusmitte zu empfehlen, im Einzelfall auch die Gabe von Prednisolon. Um den Behandlungsaufwand für die Patientin gering bzw. den Benefit hoch zu halten, ist zusätzlich die Indikation zu einer IVF/ET-Behandlung großzügig zu stellen.

Der Beweis, dass die Gabe von Heparin auch bei **autoantikörpernegativen Endometriosepatientinnen** von Nutzen ist, steht noch aus; es spricht manches dafür, auch unsere Erfahrungen gehen in diese Richtung. Immerhin ist Heparin nicht nur eine (körpereigene) Substanz, die zu einer Reduktion der Blutgerinnung führt, Heparin aktiviert auch eine Reihe von Wachstumsfaktoren und anderen Proteinen, die für die Implantation von Bedeutung sind (s. Kap. 9).
Möglicherweise ist Heparin eine Substanz, die hauptsächlich – mit ihren vielfachen Wirkungen – im Hinblick auf eine Implantation und Konzeption produziert wird und bei der wir bis zum heutigen Zeitpunkt – sozusagen vordergründig – nur den Effekt der Blutverdünnung klinisch nutzen.

Abbildung 31-14 gibt eine Übersicht über die verschiedenen Therapiestrategien bei einer inaktiven und aktiven Endometriose wieder (nach Schweppe 2002).

Klinisches Management

Für die klinische Praxis sind folgende Empfehlungen zu geben:

- Die im Rahmen der Diagnostik festgestellte Endometriose sollte endoskopisch saniert werden. Dies hat u. a. eine Bedeutung für die Fertilität, erfolgt aber in erster Linie vor dem Hintergrund des Alters der Patientin und der damit verbundenen Rezidivgefahr.
- Die Sanierung sollte bei maximaler Schonung der Organe möglichst vollständig erfolgen, also operativ und – wenn erforderlich (Residuen) – endokrin. Insofern sollte man bei jeder „diagnostischen" Laparoskopie auf einen operativen Eingriff vorbereitet bzw. dafür ausgestattet sein; eine subtile Vordiagnostik (z. B. Sonographie, gynäkologische Untersuchung) sollte größere Überraschungsbefunde ausgeschlossen haben.

- Eine bereits vordiagnostizierte, jedoch nicht sanierte Endometriose bedarf nur dann der Therapie, wenn Beschwerden bestehen oder durch die Sanierung die Aussicht besteht, die individuelle Fertilität zu erhöhen. In diesem Zusammenhang ist darauf hinzuweisen, dass es Untersuchungen gibt, die nachweisen, dass die Titer von irregulären Autoantikörpern nach einer Sanierung der Endometriose deutlich abfallen.

- Je nach Befund, Dringlichkeit des Kinderwunsches und Aktivität der Endometriose kann zugewartet werden, z. B. 6–12 Monate. Hierbei ist aber ein sorgfältiges Zyklusmonitoring anzuraten bzw. müssen Endokrinopathien und ovarielle Dysfunktionen suffizient therapiert werden. Bei hochaktiven Prozessen ist zu empfehlen, bald ART-Maßnahmen, bevorzugt IVF, zu indizieren.

- Bei bekannter Tubenokklusion oder dem Bestehen signifikanter mechanisch-anatomischer Faktoren wäre dies natürlich unsinnig. Hier ist dann über eine operative (Re-)Sanierung (Prognose?) versus IVF-Behandlung zu entscheiden. Des Weiteren ist zu berücksichtigen, dass die Sterilitätstherapie oft zur Ausbildung einer Hyperöstrogenämie (z. B. Zyklusstimulation mit mehreren Follikeln) führt und die Endometriose akzelerieren kann. Gerade bei jungen Frauen kann es innerhalb Jahresfrist zu einer starken Progredienz kommen; hier sollte frühzeitig über eine IVF gesprochen werden.

- Für eine IVF-Behandlung unabhängig vom Tubenbefund – zumindest im ersten Behandlungszyklus – spricht, dass man hierbei das Fusionsverhalten der Gameten kontrollieren kann; Fertilisationsversager kommen bei Endometriosepatientinnen immer wieder vor (Zusammenhang mit Autoantikörpern?).

- Obwohl schwer nachzuweisen, ist der funktionelle Tubenfaktor gerade bei Endometriosepatientinnen eine häufige Ursache der Sterilität. Bestehen Hinweise auf einen funktionellen Tubenfaktor, so sollte frühzeitig die Indikation zur IVF-Behandlung gestellt werden.

- Persistieren nach der Sanierung einer aktiven Endometriose die Antikörper und bleibt eine Aktivierung des Immunsystems nachweisbar, so sollte man die Patientin behandeln wie jede andere mit einem Autoantikörpersyn-

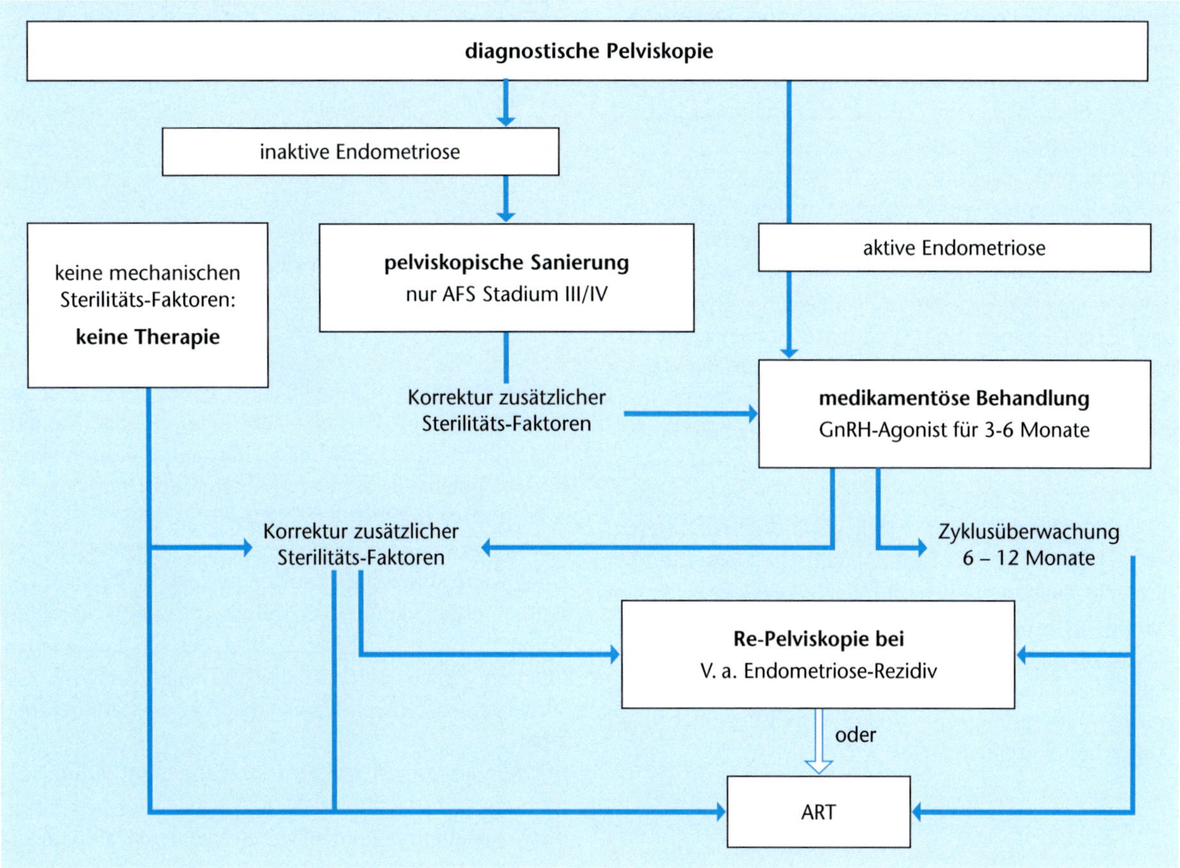

Abb. 31-14 Übersicht über die verschiedenen Therapiestrategien bei einer inaktiven und aktiven Endometriose (nach Schweppe, 2002).

drom. Es ist zu empfehlen, in einer solchen Situation ab der Ovulation bzw. dem Embryotransfer damit zu beginnen, Heparin und ASS zu verabreichen. Es ist zu empfehlen, die Medikation im Fall einer Schwangerschaft bis zur abgeschlossenen 12. SSW fortzuführen.

Nicht berücksichtigt ist bei diesen Überlegungen der **männliche Faktor.** Erstaunlicherweise haben Endometriosepatientinnen überdurchschnittlich häufig subfertile Partner. Denkbar ist, dass Kofaktoren einer einwandfreien Tubenfunktion im Sperma enthalten und bei verschiedenen Formen männlicher Subfertilität vermindert sind.

Das Ausmaß der möglichen männlichen Subfertilität kann das therapeutische Procedere im Einzelfall natürlich erheblich verändern. Bei mittelgradigen Einschränkungen wären z. B. die in den genannten Therapieempfehlungen an dritter Stelle aufgeführten Maßnahmen mit IUIs zu verbinden; bei noch schwererer Einschränkung ist eine IVF ggf. mit ICSI indiziert (s. Kap. 4).

4 Psychische Führung

Bezüglich der Persönlichkeitsprofile von Endometriosepatientinnen gibt es zahlreiche Untersuchungen. Auf das Bild der „typischen Patientin" in den einzelnen Lebensabschnitten bzw. klinischen Situationen wurde vorher schon eingegangen.

Ausmaß und Richtung der Beeinflussung von Beschwerdekomplex und Persönlichkeit sind letzten Endes nicht vollständig zu klären. Im Regelfall ist aber davon auszugehen, dass die bestehende Primärpersönlichkeit auch den Umgang mit somatischen Symptomen bzw. Erkrankungen prägt. Fundierte Hinweise auf eine psychogene Verursachung einer Endometriose gibt es nicht; allerdings kann sich bei einem eher geringfügigen somatischen Befund (wie einer somatisch eigentlich unbedeutenden Endometriose) eine persönlichkeitsgebundene und nicht selten auch biographisch erklärbare Somatisierungstendenz herauskristallisieren. Dabei werden bestehende somatische Beschwerden überhöht wahrgenommen und führen zu entsprechenden Handlungen (bis hin zum „Doktor-Hopping"). Die Differenzialdiagnose **somatoforme Störung** (s. Kap. 40) muss in solchen Fällen frühzeitig in Betracht gezogen werden und zu einer qualifizierten psychosomatischen Abklärung führen.

Die „typische" junge Endometriosepatientin ist meist schlank, sehr angepasst, gut organisiert und anankastisch. Auffallend sind die starke „Intellektualisierung" der Beschwerden, das „In-sich-Hineinhorchen" (verstärkte Selbstbeobachtung) und der analytische Umgang mit dem eigenen und partnerschaftlichen Gefühlsleben. Dementsprechend ist der Informationsbedarf meist immens und oft gar nicht zu befriedigen. Viele der Endometriosepatientinnen werden deshalb vom Arzt als „anspruchsvoll" und „schwer zu führen" eingeordnet. Gerade bei solchen Patientinnen sollte frühzeitig an die bereits erwähnte Differenzialdiagnose **Somatisierungsstörung** gedacht werden (s. Kap. 40). Und selbst bei ausgeprägten somatischen Befunden, die die körperlichen Beschwerden vollständig erklären, kann eine solche Patientin von einer Psychotherapie mit Fokus Schmerzbewältigung profitieren, weil sie damit auch einen Teil der Kontrolle über ihre Beschwerden zurückerlangen kann.

Davon abzugrenzen ist die „typische ältere" Endometriosepatientin, die oft leicht übergewichtig ist und eine Neigung zur Hypertonie hat. Bei ihr lassen sich oft schon ultrasonographisch ausgedehnte Manifestationen nachweisen (vor allem ovarielle Endometriome), ohne dass wesentliche Beschwerden geklagt werden. Dies hängt einerseits mit einer nicht selten zu beobachtenden Indolenz zusammen, aber pathophysiologisch auch damit, dass große Endometriome meist nicht besonders entzündlich aktiv sind und tatsächlich kaum Beschwerden bereiten – im Gegensatz zu den oft minimalen, aber hochaktiven Läsionen der „typischen jungen" Patientin.

Unabhängig von der Genese ist aber gut belegt, dass sich eine Reihe von Symptomen unter einer konsequenten und guten psychosomatischen Führung verbessern lässt. Es ist deshalb anzuraten, eine solche psychische Führung früh in das Behandlungskonzept einzubeziehen, vor allem dann, wenn sich zeigt, dass die Endometriose nicht durch eine einmalige Therapie saniert werden kann und zumindest für das reproduktive Alter von einem chronischen, die Patientin begleitenden Prozess auszugehen ist.

> **!** An eine psychosomatisch orientierte Führung der Endometriosepatientin sollte frühzeitig gedacht werden, vor allem dann, wenn absehbar ist, dass mit einem chronisch oder chronisch-rezidivierenden Verlauf zu rechnen ist.

In dieser Situation können auch Selbsthilfe- oder angeleitete Support-Gruppen sehr nützlich sein. Sie sind längst über ein gelegentliches „Zusammenkommen und Reden" hinausgewachsen und bieten oft eine fundierte, z. T. ärztlich geführte Hilfe für die verschiedenen Probleme von Endometriosepatientinnen an.

Auch wenn kein Kinderwunsch besteht, sollte nicht versäumt werden, den Partner frühzeitig in die Behandlung miteinzubinden. Nicht selten bestehen bei Endometriosepatientinnnen auch partnerschaftliche Probleme, z. B. auf Grund der chronisch-schmerzhaften Grunderkrankung.

Bei Kinderwunsch ist die frühzeitige Einbindung des Partners selbstverständlich. Die Situation einer Endometriosepatientin unterscheidet sich aber oft von der anderer Kinderwunschpatientinnen: Nicht selten beobachtet man einen ambivalenten Kinderwunsch, der natürlich auch darauf beruht, dass eine mögliche Sterilitätsbehandlung (durch die Hormongaben) die Endometrioseerkrankung wieder verschlechtern kann. Eine Ambivalenz erwächst aber oft auch daraus, dass bei manchen Patientinnen nicht so sehr der Wunsch nach einem Kind im Vordergrund steht, sondern das Verlangen, sich durch eine Schwangerschaft zu bestätigen, dass die Endometrioseerkrankung die Weiblichkeit nicht „geraubt" hat (Schwangerschaft als Bestätigung für „vollwertige Frau"). Für den Therapeuten bedeutet ein ambivalenter Kinderwunsch oft eine ausgesprochen schwierige Führung des Paares, die durch einen raschen Wechsel von forderndem Verhalten („ich möchte jetzt bald schwanger werden") und ablehnendem Verhalten („mir geht es ja immer schlechter") gekennzeichnet sein kann.

Besteht der Kinderwunsch nur deshalb, um durch die Schwangerschaft eine Sanierung der Endometriose zu erreichen („Schwangerschaft als Therapie"), sollte von einer Sterilitätsbehandlung gänzlich Abstand genommen werden.

Literatur

Adamson, G. D. (ed.): Endometriosis. Semin. Reprod. Endocrinol. 15/3 (1997).

Becker, C. M., J. Bartley, S. Mechsner, A. D. Ebert: Angiogenese und Endometriose. Zentralbl Gynakol 126 (4): 252–258.

Brosens, I. A., J. Donnez (eds.): The Current Status of Endometriosis. Parthenon, New York 1992.

Carr, B. R.: Endometriosis. Reproductive Medicine 21 2003.

Davis, S., G. D. Yancopoulos: The angiopoietins: Yin and Yang in angiogenesis. Curr Top Microbiol Immunol 237 (1999) 173–185.

Distler, W.: Endometriose. In: Wulf, K.-H., H. Schmidt-Matthiesen (Hrsg.): Klinik der Frauenheilkunde und Geburtshilfe, Bd. 8: Bender, H. G. (Hrsg.): Gutartige gynäkologische Erkrankungen I, 3. Aufl., S. 231–248. Urban & Schwarzenberg, München–Wien–Baltimore 1995.

Donnez, J. (ed.): Laser Operative Laparoscopy and Hysteroscopy. Nauwelaerts Printing, Leuven 1989.

Greb, R. R., K. Löbbecke, J. R. J. Paletta, L. Kiesel: Immunmodulation der Endometriose. Gynäkologe 35 (2002) 238–242.

Husmann, F.: Sind Aromatasehemmer therapeutische Alternativen oder Mittel der Wahl? Gyne 11 (1999) 293–298.

Jansen, R. P. S., P. Russell: Nonpigmented endometriosis: clinical, laparscopic and pathologic definition. AM J Obstet Gynecol 155 (1986) 1154.

Keck, C., J. Neulen, H. M. Behre, M. Breckwoldt: Praxis der Frauenheilkunde (1): Endokrinologie, Reproduktionsmedizin, Andrologie. Thieme Verlag, Stuttgart 2002.

Keckstein, J. (Hrsg): Endometriose – die verkannte Frauenkrankheit. Diametric, Würzburg 1998.

Kiesel, L., G. Leyendecker, L. Mettler, B. Runnebaum, H. P. Zahradnik et al.: Endometriose. Frauenarzt 2, 3, 4 (1995) 202–218, 325–343, 420–441.

Küpker, W., R. Felberbaum, E. Malik, K. Diedrich: Medikamentöse Therapie der Endometriose mit GnRH-Antagonisten. Gynäkologe 35 (2002) 243–249.

Leidenberger, F., T. Strowitzki, O. Ortmann: Klinische Endokrinologie für Frauenärzte. Springer Verlag, Heidelberg, Berlin 2004.

Leyendecker, G., M. Herbertz, G. Kunz: Neue Aspekte zur Pathogenese von Endometriose und Adenomyose. Frauenarzt 43 (2002) 297–307.

Leyendecker, G., H. M. Beier (eds.): Molecular, physiological and clinical perspectives on the uterus. Hum. Reprod. Update 4/5 (1998).

Malik, E., P. Kressin, O. Buchweitz, K. Diedrich: Endometriose und Aktivität. Gynäkologe 35 (2002) 232–237.

Martin, D. C. (ed.): Laparoscopic Appearance of Endometriosis. Resurge Press, Meyerlis 1990.

Olive, D. L. (ed.): Infertility and Reproductive Medicine Clinics of North America. Saunders, Philadelphia 1992.

Schweppe, K. W.: Endometriose: Was tun – und wann? Frauenarzt 44 (2003) 739–744.

Schweppe, K. W.: Operative Pelviskopie – „State of the Art" in Diagnose und Therapie der Endometriose. Gyn 9 (2004) 141–145.

Schweppe, K.W.: Therapie der Endometriose unter Berücksichtigung der Aktivitätsgrade. Gynäkologie 35 (2002) 255–261.

Semm, K., A. E. Schindler, K.-W. Schweppe (Hrsg.): Endometriose (fortlaufende Zeitschrift seit 1982).

Steck, T., R. Felberbaum, W. Küpker, C. Brucker, D. Finas: Endometriose. Springer Verlag, Heidelberg, Berlin 2004.

Thomas, E., J. Rock (eds.): Modern Approaches to Endometriosis. Kluwer Academic Publ., Dordrecht–Boston–London 1991.

Wilson, E. A. (ed.): Endometriosis. Liss, New York 1987.

Witz, C. A., R. S. Schenken: Pathogenesis. Semin. Reprod. Endocrinol. 3 (1997) 199–208.

32 Harninkontinenz

Vorbemerkungen

1 Einführung

Das Problem der Harninkontinenz – d.h. des unwillkürlichen Urinabgangs – stellt sich durch die besonderen anatomischen Gegebenheiten und reproduktiven Vorgänge bei der Frau häufiger als beim Mann. So ist der äußere Verschluss der Harnwege durch die im Vergleich kurze Urethra (3–5 cm) einerseits und die vermehrte Belastung der gesamten Beckenbodenregion (Halte- und Verschlussapparat) durch Schwangerschaft und Geburt andererseits besonders störanfällig. Zusätzlich können Hormondefizite, vor allem in der Postmenopause, durch Gewebetonusverlust zur Harninkontinenz beitragen.

Der ungewollte Harnabgang kann für die Frau auf Grund des unangenehmen Geruchs und des ständigen Nässegefühls, evtl. verbunden mit Infektionen der Haut und der Harnwege, eine erhebliche physische und psychische Belastung bedeuten und so neben dem hygienischen auch ein soziales Problem darstellen. Gleichwohl wird eine Harninkontinenz von den Patientinnen wegen Schamgefühlen häufig nicht spontan mitgeteilt. Hier ist es die Aufgabe des Arztes, durch gezielte Fragen das Problem offen zu legen und anhand der Antworten die Notwendigkeit diagnostischer und therapeutischer Maßnahmen festzustellen (Tab. 32-1). In der gynäkologischen Praxis ist bei etwa 10–20% der befragten Patientinnen mit dem **Leiden** des unfreiwilligen Harnabgangs zu rechnen. Der sporadische unwillkürliche Abgang von Harntropfen, z.B. beim Husten oder Lachen, ist ein noch viel häufigeres Ereignis, das weder die Patientin belästigen noch ein gesundheitliches Problem bedeuten muss. Hier ist eine intensive apparative Diagnostik überzogen. Die unterschiedliche individuelle Einstellung und Bewertung der Frau müssen berücksichtigt werden.

Tab. 32-1 Bewertungsstufen der Harninkontinenz anhand der Angaben der Patientin (nach Fischer und Kölbl, 1995).

HARNINKONTINENZAUSMASS	1	2	3
Tragen von Vorlagen	nie	gelegentlich	immer
soziales Problem	nein	manchmal (aus Angst)	ja
Ereignishäufigkeit	selten (monatlich)	unterschiedlich (wöchentlich)	ständig (täglich)
Punkte	0 – 3	3 – 6	6 – 9
Konsequenz	Beratung	Diagnostik	Therapie

2 Physiologie der Harnspeicherung und Miktion

Die Harnkontinenz – d. h. der ausreichende Verschluss der Harnröhre – wird durch mehrere Strukturen und Mechanismen aufrechterhalten (Abb. 32-1). Hierzu zählen u. a.:

- Abdichtung der Urethra durch die Schleimhaut und den schwellfähigen Venenplexus;
- unwillkürliche Erhaltung des Tonus der inneren glatten Harnröhrenmuskulatur (kein isolierter „Sphincter internus“, sondern spiralige bzw. schlaufenförmige Fortsetzung der Blasenmuskulatur; genügt unter Ruhebedingungen);
- willkürliche (reflektorische) Kontraktion des quergestreiften Sphincter externus urethrae und der Beckenbodenmuskulatur (periurethraler Sphinkter; v. a. bei Belastung);
- stabile Verankerung der Harnröhre im Diaphragma urogenitale und an der Symphyse.

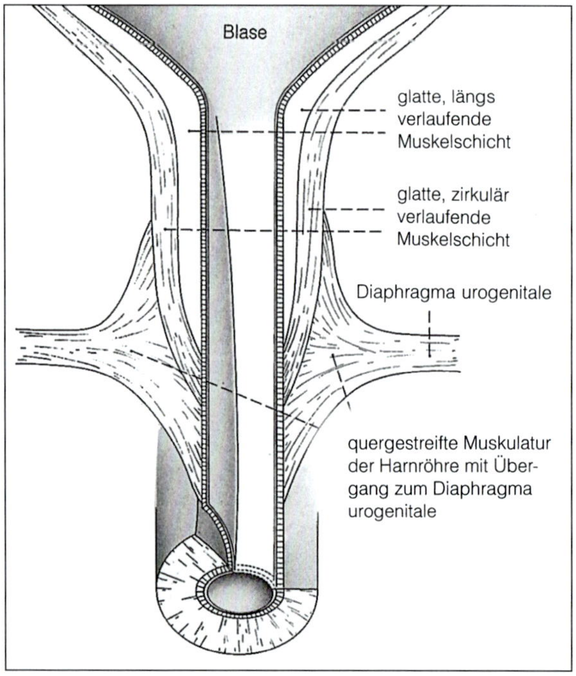

Abb. 32-1 Schematische Darstellung der Muskulatur des Blasenausgangs und der Harnröhre (nach Beck, aus Kaufels et al. 2004).

Die intakte Blutversorgung (über die Aa. iliacae internae), die glatte Urethramuskulatur und die quergestreifte Muskulatur der Harnröhre und des Beckenbodens sind in Ruhe zu jeweils etwa einem Drittel an dem Harnröhrenverschlussdruck beteiligt. Der Tonus der Urethra wird darüber hinaus durch Östrogene positiv beeinflusst, indem sie die Durchblutung fördern und die Proliferation des rezeptortragenden Epithels stimulieren.

Kommt es bei Belastung über die Erhöhung des Abdominaldrucks zu einem Anstieg des Blasendrucks, so wird nach der Drucktransmissionstheorie von Enhörning (1960) die Kontinenz normalerweise dadurch gesichert, dass sich die Druckerhöhung im Bauchraum auch auf die intraabdominal gelegene proximale Urethra überträgt und aktive Kontraktionen des quergestreiften Harnröhrensphinkters und der Beckenbodenmuskulatur auftreten. Nach der Integrationstheorie von Ulmsten et al. (1996) wird die Kontinenz durch ein intaktes komplexes System gewährleistet, indem die Beckenbodenmuskelelemente mit ihren verschiedenen Kontraktionszuständen, das Beckenbindegewebe mit dem periurethralen bzw. -vaginalen Bandapparat sowie die Scheide zusammenwirken.

Die Harnspeicherung wird autonom über den Sympathikus (via N. hypogastricus) mit einer α-adrenergen Inhibition der Blasenmuskulatur (Detrusor vesicae) und α-adrenergen Stimulation der glattmuskulären Urethra gesteuert. Der willkürliche quergestreifte Harnröhrensphinkter wird über den N. pelvicus und die Beckenbodenmuskulatur über den somatomotorischen N. pudendus innerviert (Abb. 32-2).

Die normale Harnblasenentleerung (Miktion), die im Gegensatz zur Füllung willkürlich ausgelöst wird, wird durch eine Blasendrucksteigerung über Detrusorkontraktionen unter gleichzeitiger Verminderung des Auslasswiderstandes im Bereich der Urethra und des Beckenbodens erreicht. Die Miktion kann durch eine willkürliche Beckenbodenkontraktion unterbrochen werden. Bei der Harnausscheidung wird die Blasenmuskulatur über den Parasympathikus (via N. pelvicus) aktiviert.

Die Koordination der motorischen Aktivitäten des Detrusors und des quergestreiften Harnröhrensphinkters geschieht im sakralen Miktionszentrum durch wechselseitige Hemmung des Pudendus- und Pelvikuskerns. Die Abstimmung von Sympathikus und Parasympathikus geschieht im pontinen Miktionszentrum. Darüber hinaus gibt es Kommunikationen zwischen den beiden Anteilen des autonomen Nervensystems in der Blasenwand. Die autonome und die somatische Innervation unterstehen der kortikalen Kontrolle.

Die sensorischen Afferenzen aus den Dehnungsrezeptoren in der Blasenwand befinden sich in den Nn. pelvici und Nn. hypogastrici. Ist die individuelle Blasenkapazität nach einer unbewussten Füllungsphase erreicht, vermitteln sie den Harndrang, der den Miktionsreflex auslöst, welcher wiederum willkürlich unterdrückt werden kann.

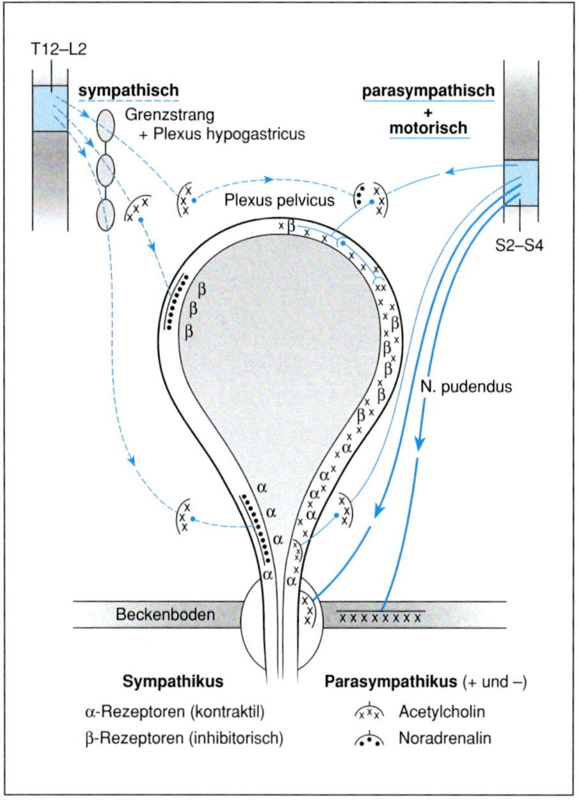

Abb. 32-2 Nervale Steuerung und Rezeptorverteilung an der Harnblase und Urethra (aus Schwenzer 2004).

Deszensus

Die Harninkontinenz ist im gynäkologischen Patientengut häufig mit einer Senkung (Deszensus) der Beckenorgane verbunden, so dass die Behandlung nicht selten beide Zustände berücksichtigen muss. Deszensus und Harninkontinenz können aber auch jeweils allein vorhanden sein und zu therapiebedürftigen Beschwerden führen. Darüber hinaus kann eine ausgeprägte Senkung eine Harnentleerungsstörung bis hin zum Harnverhalt dadurch hervorrufen, dass es zu einer Abquetschung des Blasenausganges kommt. Durch Abknickung der Ureteren können die oberen Harnwege aufgestaut werden. Restharn und Harnstauung prädisponieren zu Harnweginfektionen bis hin zur Pyelonephritis. Bei einem Harnverhalt kann eine Überlaufblase mit paradoxer Inkontinenz resultieren. Schließlich kann sich nach operativer Therapie eines Deszensus eine Harninkontinenz manifestieren, die zunächst durch die Senkung maskiert wurde (larvierte oder latente Inkontinenz), oder durch die postoperativ erschwerte Miktion (Wundschmerz, Ödem, Narkotikawirkung u. a.) eine Überlaufblase resultieren.

!

Harninkontinenz und Deszensus stellen zwei selbständige Symptome dar, die unterschiedlicher therapeutischer Vorgehensweisen mit jeweils unterschiedlichen Angriffspunkten bedürfen, auch wenn sie häufig kombiniert auftreten.

Durch unzureichende Unterstützung bei defektem Beckenboden und unzureichenden Halt bei gedehnten Bändern kommt es zu einem Tiefertreten des inneren Genitales. Meist sind auch die unteren Harnwege und der Enddarm von der Lageveränderung betroffen, die mit dem Gebärmutterhals und der Scheide bindegewebig verbunden sind. Das Hervortreten der Organe aus dem Introitus vaginae nach außen wird als **Vorfall** (Prolaps) bezeichnet.

Beim Descensus uteri werden drei Schweregrade unterschieden:

- Grad I: Uterus intravaginal gelegen,
- Grad II: Portio/Zervix im Introitus vaginae (Partialprolaps),
- Grad III: Uterus vor dem Introitus (Totalprolaps).

Häufig weist der deszendierte Uterus eine lange Zervix auf (Elongatio colli). Die tief stehende Gebärmutter ist meist mit einem individuell unterschiedlich ausgeprägten Deszensus der Vorder- und Hinterwand der Scheide vergesellschaftet. Damit verbunden sind ventral eine Senkung des Blasenbodens und evtl. der Urethra in Form der (Urethro-)Zystozele und dorsal eine Senkung der Rektumvorderwand in Form der Rektozele. Eine Absenkung des (hinteren) Scheidengewölbes, vornehmlich nach Hysterektomie (in ca. 1%), ist gleichbedeutend mit einem Tiefertreten des Douglas-Raums (Douglasozele), in dem Dünndarmschlingen liegen (Enterozele).

Neben der Harninkontinenz sind als typische, jedoch nicht obligatorische **Beschwerden** des Deszensus zu nennen:

- Druck- oder Schweregefühl und ziehende Schmerzen im Unterbauch,
- Kreuzschmerzen (cave: Differenzialdiagnose: degenerative Wirbelsäulenerkrankungen),
- Kohabitationsbeschwerden,
- blutiger Ausfluss (Druckulkus bei Prolaps),
- Harnentleerungsstörungen,
- Obstipation.

Der Nachweis des Descensus genitalis (Beckenbodeninsuffizienz) ist auf Grund der **Inspektion** bei folgenden Befunden einfach zu führen:

- klaffende Vulva,
- narbiger und/oder niedriger Damm,
- tief stehende Portio,
- Vorwölbung der vorderen und/oder hinteren Vaginalwand, die sich beim Pressen noch verstärkt; hierbei wird im Bereich der vorderen Vaginalwand zwischen dem zentralen Fasziendefekt (Pulsationszystozele) mit verstrichenen Rugae und negativem Elevationstest einerseits und dem lateralen Fasziendefekt (Traktionszystozele) mit verstrichenen Längsfurchen, erhaltenen Rugae und positivem Elevationstest andererseits unterschieden;
- evtl. Erosionen oder Ulzera der Vagina/Portio (durch unphysiologische mechanische Belastung des unverhornten Epithels).

Bei der **Palpation** finden sich häufig folgende Befunde:

- auseinander gewichene Levatorschenkel,
- eine lange Cervix uteri,
- ein gestreckter oder retroflektierter Uterus.

Die rektale Untersuchung ist zur nicht immer leichten Unterscheidung der Rektozele von der Enterozele obligatorisch.

> **!**
>
> Wie die Harninkontinenz, so stellt auch der Deszensus ohne Beschwerden und ohne Folgestörungen (z. B. Restharn, rezidivierende Harnweginfektionen) keine operationswürdige Erkrankung dar.

Bei gegebener Indikation besteht die **operative Therapie** des Deszensus in der plastischen Rekonstruktion des Beckenbodens, der aus dem Diaphragma urogenitale und dem Diaphragma pelvis mit dem M. levator ani und M. pubococcygeus als muskulären Hauptbestandteilen besteht. Je nach pathoanatomischer Situation steht eine Vielzahl von Operationsmethoden zur Verfügung. Von den gängigsten Verfahren sind zu nennen:

- bei Descensus/Prolaps uteri et vaginae (Zystozele/Rektozele):
  - vaginale Hysterektomie (= keine Senkungsoperation, sondern Hilfsoperation),
  - Diaphragmaplastik (sog. vordere Kolporrhaphie) mit Raffung des Diaphragma urogenitale bei zentralem Fasziendefekt (Pulsationszystozele),
  - Kolpoperineoplastik (sog. hintere Kolporrhaphie) mit Levatorplastik;
- bei Enterozele:
  - Abtragung durch Kolpotomie, Resektion des peritonealen Bruchsacks und Bruchpfortenverschluss (hohe Peritonealisierung),
  - vaginale Kuldoplastik nach McCall;
- bei Prolaps vaginae (= Vorfall des Scheidenstumpfes bei Zustand nach Hysterektomie):
  - vaginale sakrospinale Fixation nach Amreich-Richter,
  - abdominale Sakrokolpopexie;
- bei Prolaps genitalis:
  - partielle Kolpokleisis nach Labhardt oder nach Neugebauer-LeFort (sog. Kolporrhaphia mediana), falls kein Kohabitationswunsch oder eine eingeschränkte Operabilität besteht;
- bei ausgeprägter Traktionszystozele:
  - abdominaler Verschluss der lateralen Faszienlücke (paravaginale Kolpopexie, „lateral vaginal repair").

Da das Ergebnis der plastischen Operation durch nachfolgende Schwangerschaften vernichtet werden kann, sollte der Eingriff zurückgestellt werden, bis die Familienplanung abgeschlossen ist. Auch wenn eine körperliche Schonung der Patientin aus familiären oder beruflichen Gründen postoperativ nicht möglich ist, sollte der Eingriff so lange aufgeschoben werden, bis eine Entlastung des Beckenbodens gewährleistet ist. Dies gilt auch bei akuten bronchitischen Erkrankungen mit ausgeprägtem Husten.

> **!**
>
> Besteht der Wunsch nach Erhaltung der Fertilität oder ist postoperativ eine vermehrte Belastung des Beckenbodens zu erwarten, sollte möglichst nicht operiert werden.

Die Zwischenzeit kann durch intravaginale Einlage eines **Pessars** überbrückt werden. Am gebräuchlichsten sind Würfel-, Ring- und Schalenpessare aus Kunststoff, deren Größe an die Weite des Hiatus genitalis (= Abstand der Levatorschenkel) angepasst werden muss. Ring- und Schalenpessare wirken dadurch, dass sie das innere Genitale auf der Levatormuskulatur abstützen. Deren Tragfähigkeit ist somit eine unabdingbare Voraussetzung für eine konservative Therapie. Würfelpessare haften dagegen an der Vaginalhaut. Das Pessar muss in den zur Verfügung stehenden Vaginalraum passen und über einen entsprechend weiten Scheideneingang (cave: Introitusstenose bei alten Patientinnen) eingeführt werden können. Zur Pflege wechseln wir das Pessar alle 6–8 Wochen und verordnen lokale Östrogengaben (z. B. Ovestin®-Ovula).
Postoperativ ist bei Operationen an den Harnwegen (anteriore Kolporrhaphie) die suprapubische Harnableitung über etwa 5 Tage indiziert, da eine Spontanmiktion kaum möglich und die vollständige Blasenentleerung meist nicht gegeben ist (Restharn, Überlaufblase). Die Harnretention mit vermehrter Pressaktivität bei der Miktion gefährdet zudem das operative Ergebnis. Vor der Katheterentfernung können nach jeweils zweistündigem Abklemmen der Urindrainage die Spontanmiktion geübt und der Restharn kontrolliert werden. Diese Art der Überprüfung der Miktionsfähigkeit und die geringere Rate an Harnweginfektionen gegenüber dem transurethralen Dauerkatheter sind Gründe, warum wir die suprapubische Urindrainage bevorzugen. Hieraus ergibt sich:

> **!**
> Der Ausschluss (mittels bakterieller Kultur) bzw. die Sanierung einer bestehenden Harnweginfektion ist vor jeder Deszensusoperation obligatorisch.

An unterstützenden Maßnahmen, die bereits präoperativ sinnvoll sind, sind zu benennen:
- Beckenbodentraining,
- Regulierung des Stuhlgangs (Vermeidung des Pressens bei hartem Stuhlgang, Obstipation) durch Flüssigkeitsaufnahme, ballastreiche Kost, evtl. vorübergehend milde Laxanzien;
- lokale Östrogenapplikation (Estriol, z. B. Ovestin®) in der Peri-/Postmenopause.

Bestehende Druckulzera beim Prolaps sollen vor der Operation mittels lokaler Östrogentherapie (Reposition von Uterus/Vagina und intravaginale Einlage eines mit großen Tupfern gefüllten und mit Östrogensalbe bedeckten Netzes) zur Abheilung gebracht worden sein, um die postoperative Wundheilung nicht zu gefährden.

Differenzialdiagnosen

Unter pathogenetischen Gesichtspunkten können die in Tabelle 32-2 aufgeführten Formen der Harninkontinenz differenziert werden. Es ist zu unterscheiden zwischen der **funktionellen Harninkontinenz,** bei der der unfreiwillige Harnabgang über die Urethra stattfindet, und der **extraurethralen Harninkontinenz,** bei der der Urin über pathologische Verbindungen zu Nachbarorganen (Fisteln) abläuft, die beispielsweise als Folgen von Operationen oder Bestrahlungstherapien entstanden sein können. Während bei der funktionellen Inkontinenz (abgesehen von schwerstgradigen Veränderungen) meist ein zeitweiser (relativer) Urinabgang vorliegt, nämlich dann, wenn der intravesikale Druck den urethralen Verschlussdruck übersteigt, besteht bei den unnatürlichen Verbindungen, die permanent offen sind, ein ständiges Harnlaufen (absolute Inkontinenz). In der frauenärztlichen Praxis dominieren die urethraverschlussbedingte Stressinkontinenz (60–70%) und blasenbedingte Dranginkontinenz (10–20%) sowie ihre

Tab. 32-2 Differenzialdiagnosen der Harninkontinenz.

Funktionelle Harninkontinenz

- **Belastungs- oder Stressinkontinenz:** gestörte Funktion des Harnröhrenverschlusses (s. „Belastungsinkontinenz")
- **Drang- oder Urge-Inkontinenz:** gestörte Funktion der Blase mit imperativem Harndrang (s. „Dranginkontinenz")
  - motorisch: mit unkontrollierten Detrusorkontraktionen
  - sensorisch: ohne Detrusorkontraktionen (kleine Blasenkapazität)
- **Reflexinkontinenz:** Detrusorkontraktionen durch autonome spinale Reflexe („neurogene Blase"): suprasakrales Querschnittssyndrom
- **Überlaufinkontinenz:** Harnverhaltung, Blasenüberdehnung
  - infolge Nervenläsionen: Operation (Wertheim, Rektumamputation), diabetische Neuropathie, Lues (Tabes dorsalis)
  - infolge Abflusshindernis: genitaler Totalprolaps, Inkontinenzoperation, Radikaloperation, Bestrahlung

Extraurethrale Harninkontinenz

- Harnfisteln
  - infolge Verletzungen: Unfall, Operation
  - infolge Nekrosen: Operation, Bestrahlung, Geburt, Tumorinfiltration
- konnatale Fehlbildungen: ektope Uretermündung

Kombination (10–15%), während die Reflex- und Überlaufinkontinenz mehr das urologische und neurologische Fachgebiet betreffen, wenn sie nicht durch gynäkologische Erkrankungen oder Therapien verursacht wurden.
Selten verbirgt sich hinter dem von der Patientin bemerkten Flüssigkeitsabgang ein vermehrter vaginaler Fluor, z. B. durch eine genitale Infektion (s. Kap. 30) oder zervikale Hypersekretion (Ektopie), der von der Patientin auf Grund eines wässrigen Charakters als Urin fehlgedeutet werden kann. In der Schwangerschaft stellt sich häufig das Problem der Differenzierung zwischen dem unwillkürlichen Urinabgang (Druck des schwangeren Uterus auf die Blase) und dem Abgang von Fruchtwasser bei einem vorzeitigen Blasensprung (s. Kap. 19).

Diagnostik

Die Ziele der Diagnostik bei einem geklagten unfreiwilligen Harnverlust sind:
- Objektivierung des Urinabgangs,
- Abschätzung des Schweregrades und der Beschwerden und
- Differenzierung der Harninkontinenzform.

Da ein Heilerfolg bei Harninkontinenz nur durch ein differenziertes Behandlungskonzept auf der Basis einer exakten Differenzialdiagnose zu erreichen ist, ist der prätherapeutischen Diagnostik ein besonderes Gewicht zuzuordnen. Die Diagnostik betrifft die **Topografie** (z. B. klinische Untersuchung, Urethrozystoskopie, Urethrozystografie bzw. -sonografie) und die **Funktion** (z. B. klinische Belastungstests, Urodynamik) der Harnwege.

1 Anamnese

Die Anamnese liefert wichtige Informationen über den klinischen Schweregrad und den Leidensdruck der Patientin. Die Anamnese ist unverzichtbarer Bestandteil der Diagnostik und ermöglicht über die erfragten Symptome den Einstieg in das Verständnis der vorliegenden Problematik. Dabei muss allerdings beachtet werden, dass die Symptomatik (z. B. Urinabgang bei Belastung bzw. mit Harndrang) nicht mit der definitiven (urodynamischen) Diagnose „Stressinkontinenz" (urethrale Verschlussinsuffizienz) bzw. „Dranginkontinenz" (Detrusorhyperaktivität) identisch sein muss. So kann bei einer belastungsabhängigen Dilatation (Trichterbildung) der Urethra am Blasenausgang (= Verschlussinsuffizienz) zusätzlich der Miktionsreflex (= Harndrang) durch den in die proximale Harnröhre einströmenden Urin ausgelöst werden, oder Husten (= Belastung) kann unwillkürliche Blasenkontraktionen (= Drang) auslösen. Mischformen, d. h. Kombinationen von Drang- und Belastungsinkontinenz, sind nicht selten.
Die detaillierte Anamnese sollte Angaben zum unwillkürlichen Harnabgang erfassen:
- Anlass (unter/ohne Belastung);
- Häufigkeit (gelegentlich/ständig, tags/nachts);
- Menge (Tropfen/Spritzer/Strahl: Vorlagenverbrauch: Größe, Anzahl, Feuchtigkeitsgrad);
- begleitende Beschwerden (mit/ohne Drang, Brennen).

Der zeitliche Zusammenhang der Erstmanifestation der Harninkontinenz zu einem definierten Ereignis (z. B. nach Entbindung, Hysterektomie, Verschlimmerung nach Diaphragmaplastik) liefert Hinweise zur Pathogenese.
Zur Eingrenzung des Krankheitsbildes und Differenzierung der Inkontinenzform sind darüber hinaus auch Parameter der Miktion wie Miktionsfrequenz und Harnvolumen und Beschwerden zu erfragen: z. B. müssen Frauen mit Dranginkontinenz häufiger Wasser lassen als Frauen mit Stressinkontinenz, oder die Inkontinenz kann mit einer Harnweginfektion verbunden sein. Da es mitunter für beide Seiten – Patientin und Arzt – schwierig ist, die genannten Parameter zu quantifizieren, d. h. für die Patientin, zu den genannten Parametern genaue Angaben zu machen, und für den Arzt, die Angaben richtig zu deuten, kann ein **Miktionsprotokoll** mit Notizen zur Miktionsfrequenz und zum Urinvolumen

Tab. 32-3 Definitionen pathologischer Miktionssymptome.

Pollakisurie	gehäufte Miktionsfrequenz bei normalem Ausscheidungsvolumen	> 8 ×/Tag und > 1 ×/Nacht
Nykturie	nächtliche Pollakisurie	> 1 ×/Nacht
Polyurie	Mehrausscheidung (erhöhte Diurese) bei normaler Frequenz	> 2,5 l/24 h
Algurie	schmerzhafte Miktion	
Dysurie	verzögerte Miktion (langes Zuwarten oder unter Mitpressen) und Brennen	
Ischuria paradoxa	ständiges Harnträufeln	

von Nutzen sein, um pathologische Symptome korrekt zu erfassen. Hiermit lässt sich beispielsweise die Pollakisurie von der Polyurie unterscheiden (Tab. 32-3).

- Die Polyurie, häufig mit Pollakisurie kombiniert, hängt von Trinkgewohnheiten (Polydipsie) ab oder kann auch Folge von Erkrankungen wie Diabetes mellitus, Diabetes insipidus, Niereninsuffizienz oder Hyperparathyreoidismus sein.

- Bei der Nykturie ist differenzialdiagnostisch eine Herzinsuffizienz zu bedenken.

!

Die normale Miktionsfrequenz besteht aus 5–8 Miktionen/Tag und 0–1 Miktion/Nacht. Die normale Diurese (Ausscheidungsmenge/Zeit) beträgt durchschnittlich 1 ml/kg KG/h oder 600–2000 ml Urin/24 Stunden.

2 Klinische Untersuchung

Die klinische Untersuchung beinhaltet die eingehende gynäkologische Inspektion und Palpation (Tab. 32-4) zur Erfassung bzw. zum Ausschluss von Erkrankungen der Genitalorgane und des Beckenstützgewebes (z.B. Genitalinfektion, Uterus myomatosus, Descensus genitalis, Fisteln), die die Kontinenzfunktion von Harnröhre und Blase beeinflussen können, aber auch durch die Harninkontinenz hervorgerufen werden können (z.B. Nässe, Hautreizung/-schädigung, Sekundärinfektion der Vulva = Vulvitis).

Die Harnröhrenmündung und vordere Vaginalwand vom Introitus bis zum Scheidengewölbe werden unter Spreizung der Vagina nur mit dem hinteren Spekulum betrachtet und Lage, Form und Bewegung der Urethralöffnung und Vaginalvorderwand in Ruhe, beim Pressen bzw. Husten und beim Anspannen der Beckenbodenmuskulatur (normal: Anhebung der Urethra beim Kneifen) beurteilt.

Im Bereich der vorderen Vaginalwand können verschiedene **vesikourethrale Senkungsformen** differenziert werden, die auch kombiniert auftreten können. Sie sind mit unterschiedlichen Symptomen verbunden und bedürfen unterschiedlicher Operationsverfahren: Eine Vorwölbung des mittleren bis oberen Vaginaldrittels mit verstrichenen vaginalen Rugae bei gut fixiertem unterem Scheidenanteil bzw. Blasenhals/Urethra ist Ausdruck eines zentralen Defekts der Blasenfaszie mit dem hier durchtretenden Blasenboden (sog. **Pulsationszystozele**). Die klassische Symptomatik besteht in Blasenentleerungsstörungen mit Restharnbildung, rezidivierenden Harnwegsinfekten und Harndrang.

Tab. 32-4 Gynäkologische Untersuchung und mögliche Befunde im Zusammenhang mit einer geklagten Inkontinenz.

INSPEKTION	
Vulva	Ekzem, Vulvitis
Introitus vaginae	klaffender Spalt → Beckenbodeninsuffizienz
Meatus urethrae	Ektropium, Polyp
Perineum	niedrig, narbig → Beckenbodeninsuffizienz
Vagina	Deszensus → Zystozele, Rektozele, Enterozele verstrichene Querfalten → zentraler Defekt des Septum vesicovaginale, posteriore Zystozele (Pulsationszystozele) verstrichene seitliche Längsfurchen → lateraler Aufhängedefekt = Insuffizienz der Symphysenverankerung, Urethrozystozele (Traktionszystozele) Atrophie → Östrogenmangel Kolpitis → urogenitale Infektion Erosionen/Ulkus → Prolaps
Portio	Erosion/Ulkus → Prolaps
PALPATION	
Harnröhrenwulst, vordere Vaginalwand	Urethro-/Zystozele
seitliche Vaginalwand	auseinander gewichene Levatorschenkel → Beckenbodeninsuffizienz
hintere Vaginalwand	Rektozele, Enterozele (rektale Untersuchung!)
Uterus	Deszensus, Myome
Adnexe	Adnexitis, Tumoren

→ = Hinweis auf, Symptom für

Die verstrichene Taille im Bereich des Blasenhalses und die aufgehobenen seitlichen Vaginalsulci, aber erhaltenen Rugae sind Zeichen der Urethrozystozele (sog. **Traktionszystozele**) als Ausdruck eines lateralen Fasziendefekts, der sich in den bildgebenden Verfahren als rotatorischer Deszensus manifestiert. Hier besteht häufig eine Stress- und Dranginkontinenz.

Die Funktion der Levatormuskulatur lässt sich mit dem **Levatortest** anhand der Anhebung des hinteren Spiegels oder durch Palpation der medianen Levatorränder im Bereich der seitlichen Vaginalwände beim aktiven Anspannen des Beckenbodens beurteilen. Ein defekter Beckenboden zeigt sich durch auseinander gewichene Levatorschenkel und verminderte Kontraktionsfähigkeit der Muskulatur.

Für die **Inkontinenzprovokationstests** wird eine gefüllte Harnblase benötigt. Bei der Blasenauffüllung mit sterilem körperwarmen destilliertem H_2O oder NaCl 0,9% wird zunächst die Flüssigkeitsmenge bestimmt, die schmerzhaften Harndrang auslöst (normal: ≥ 300 ml). Die Flüssigkeit wird dann über den Katheter bis zu einer standardisierten Restfüllung von ca. 250 ml abgelassen.

Beim **Pressversuch bzw. Hustentest** wird der Abgang von Urin nachgewiesen. Prolabierte Zystozelen werden zuvor mit dem hinteren Spekulum reponiert (= Beseitigung eines Quetschharnmechanismus); wenn der Test negativ ausfällt, wird er im Stehen mit einer Vorlage wiederholt. Zur Erfassung des Ausmaßes des Urinverlusts dient auch das Wiegen einer Vorlage (**Vorlagenwiegetest**), nachdem die Patientin 0,5 Liter Tee innerhalb einer halben Stunde getrunken hat und danach eine halbe Stunde gelaufen und Treppen gestiegen ist und ein Bewegungsprogramm (bestehend z.B. aus Hinsetzen/Aufstehen, Husten, Hüpfen, Bücken sowie Händewaschen) absolviert hat. Da die klinischen Tests die alltägliche Belastungssituationen nur unvollkommen wiedergeben, sind die Ergebnisse nur bei nachweisbarem Urinverlust beweisend. Der fehlende Urinabgang schließt die Harninkontinenz dagegen nicht aus.

3 Labor

3.1 Harndiagnostik

Zum Ausschluss einer Harnweginfektion ist bei Harninkontinenzsymptomatik eine **Urinkultur** (mit Resistenzbestimmung bei Keimnachweis) aus spontan gewonnenem Mittelstrahlurin (evtl. Katheterurin) obligatorisch. Am besten ist der Morgenurin geeignet. Der Vorteil der Spontanmiktion gegenüber der transurethralen Katheterisierung besteht darin, dass eine katheterinduzierte aszendierende Harnweginfektion (1–4%) vermieden wird, und auch darin, dass ggf. anschließend eine Restharnbestimmung (Sonografie) erfolgen kann.

Wichtig ist die sachgerechte Uringewinnung durch die Patientin, um Kontaminationen zu vermeiden:

- Hände waschen,
- mit einer Hand Labien entfalten,
- Vulva mit drei in sterilem Aqua dest. getränkten Tupfern von vorn nach hinten reinigen,
- Harnröhrenöffnung mit einem vierten Tupfer trocknen,
- mit diesem Tupfer Vagina tamponieren (bei Fluor),
- erste Harnportion (ca. 50 ml) ablaufen lassen,
- ca. 5 ml des nachfolgenden Urins in ein steriles Gefäß geben (cave: Kontamination durch Hände, Kleidung).

Der Urin wird anschließend in ein steriles Transportröhrchen umgefüllt oder es wird direkt eine Urintauchkultur (z.B. Uricult®) angelegt.

Eine **signifikante Bakteriurie** als Kriterium für eine Harnweginfektion ist definiert als ≥ 10^5 Keime/ml Mittelstrahlurin (Ausnahmen: ≥ 10^4 bei Ureaplasma urealyticum, Staphylococcus saprophyticus, Enterokokken; ≥ 10^2 bei häufiger Dysurie).

Ein weiterer Befund, der auf eine Infektion trotz niedriger Keimzahl hinweist, ist die Leukozyturie mit > 5 Leukozyten/Gesichtsfeld im Urinsediment (Phasenkontrastmikroskopie) oder > 10 Leukozyten/µl im Streifentest.

> **!**
> Der Mittelstrahlurin liefert bei Frauen durch Kontamination mit Fluor und Darmkeimen in 20% falsch-positive Kulturergebnisse. Befunde mit mehr als zwei Keimen sprechen für eine Kontamination.

Im steril gewonnenen Katheterurin weist jegliches Bakterienwachstum auf eine Harnweginfektion hin.

Bei negativer Urinkultur und Harndrangsymptomatik empfiehlt sich ein Urethraabstrich zur Chlamydiendiagnostik (s. Kap. 30). Trichomonaden lassen sich in frischem Spontanurin mikroskopisch durch ihre Beweglichkeit nachweisen.

3.2 Zytologie

Das distale Urethraepithel entstammt entwicklungsgeschichtlich dem gleichen Ursprungsgewebe wie die Vagina. Es steht deshalb ebenso unter einem hormonalen Einfluss und macht die gleichen zyklusabhängigen Veränderungen durch wie das Vaginalepithel. Somit lässt sich aus zytologischen Abstrichen aus Vagina und Urethra anhand des Proliferationsgrades eine Aussage über die hormonale Aktivität am Epithel machen. Bei nachlassender Hormonproduktion in der Perimenopause kommt es in der Urethra – wahrscheinlich durch den hier geringeren Hormonrezeptorbesatz – früher zu atrophischen Zellbildern, so dass der funktionszytologische Urethraabstrich den Östrogenmangel eher anzeigen kann als der Vaginalabstrich.

> **!**
> Der funktionszytologische Abstrich aus der Urethra liefert Hinweise für Hormondefizite am Harnröhrenepithel, die für Harntraktsbeschwerden verantwortlich sein können.

4 Urethrozystoskopie

Die Technik der diagnostischen Urethrozystoskopie sollte vom Frauenarzt wegen der engen Nachbarschaft zum inneren Genitale beherrscht werden.

Indikationen im Rahmen der Harninkontinenz sind:
- Harndrangsymptomatik,
- Harninkontinenzrezidiv,
- Verdacht auf Blasenscheidenfistel.

Als **Voraussetzungen** sind zu nennen:
- Fehlen einer akuten Urethritis/Zystitis (= relative Kontraindikation),
- passierbare Harnröhre,
- ausreichende Blasenfüllung,
- klarer Blaseninhalt (z. B. bei starker Blutung vorherige Spülung mit doppelläufigem Katheter),
- aseptische Bedingungen (Händedesinfektion, Desinfektion der Harnröhrenöffnung, steriles Instrumentarium).

Das Urethrozystoskop wird in Steinschnittlage der Patientin eingeführt, nachdem die Harnblase zunächst entleert (Restharnbestimmung) und retrograd mit 200 ml körperwarmem NaCl 0,9% oder destilliertem H_2O aufgefüllt wurde. Nacheinander wird die gesamte Blaseninnenwand durch Heben, Senken und Drehen sowie Vor- und Zurückschieben des Instruments betrachtet. Am Blasenscheitel ist häufig eine Luftblase (Orientierungshilfe) vorhanden, die beim Einführen des Instruments in die Blase gelangt. Sollte das Trigonum vesicae, das kranial durch die beiden seitlich gelegenen Ureterleisten und die schlitzförmigen Ureteröffnungen sowie kaudal durch die innere Harnröhrenmündung gebildet wird, durch eine ausgeprägte Zystozele nicht einzusehen sein, empfiehlt sich eine Anhebung des Blasenbodens von der Scheide aus (Finger oder Stieltupfer). Die Blasenwand erscheint normalerweise glatt und hell glänzend. Gefäßbäume sind sichtbar. Im Trigonum ist das Gefäßnetz dichter, so dass die Schleimhaut hier einen dunkleren, gleichmäßig rötlichen Ton erhält. Beim Zurückziehen des Instruments in die Urethra kann der Harnblasenverschluss anhand der Annäherung und Faltung der Urethraschleimhaut vor dem Instrument auch funktionell beurteilt werden.

5 Bildgebende Verfahren

Die Sonografie und die Röntgen(kontrast)verfahren gestatten eine **morphologische Darstellung** der Harnorgane und ihrer Beziehung zur Nachbarschaft. Während im Bereich der Nieren und Blase/Urethra die Ultraschalldiagnostik die Radiografie weitgehend abgelöst hat, ist die Röntgenuntersuchung bei der Darstellung des Ureterverlaufs der Sonografie überlegen. Die Vorteile der Sonografie bestehen in der fehlenden Strahlenbelastung, der Unabhängigkeit von potentiell allergenen Kontrastmitteln, der entbehrlichen Kathetereinlage, den geringeren apparativen Kosten, der breiten Verfügbarkeit in der Frauenarztpraxis und darin, dass sie bei der Introitussonografie simultan zur Urodynamik eingesetzt werden kann.

> **!** Die bildliche Darstellung der unteren Harnwege dient nicht der Diagnose einer Stressinkontinenz, sondern der Therapieplanung.

5.1 Obere Harnwege

Bei der **Nierensonografie** wird der Schallkopf dorsolateral aufgesetzt, und die Nieren werden in Längs- und Querschnittsbildern durchgemustert. Das echogene Nierenbecken-Kelch-System lässt sich von dem echoärmeren Nierenparenchym trennen. Eine Dilatation des Nierenhohlsystems zeigt sich durch zentrale echoleere Bezirke, die den erweiterten Kelchen entsprechen. Während ein normaler Ureter sonografisch nicht abgegrenzt werden kann, ist der Abgang des gestauten Ureters aus dem Nierenbecken sichtbar.

Die Nieren und ableitenden Harnwege werden bei der **Röntgenausscheidungsurografie** mit intravenös verabreichtem, jodhaltigem Kontrastmittel dargestellt. Eine Vorbereitung mit oralen Abführmitteln (z. B. X-Prep®) und ggf. Mitteln zur Entblähung (sab simplex®) am Tag zuvor ist notwendig. Im Routineurogramm werden nach einer Nativaufnahme weitere Bilder etwa 5–8 und 10–15 Minuten nach Kontrastmittelgabe angefertigt. Die **Indikationen** im Zusammenhang mit einer Harninkontinenz sind:
- pathologischer oder unklarer Nierensonografiebefund,
- absolute Harninkontinenz (z. B. Fistel, dystoper Ureter),
- bekannte Urogenitalfistel (z. B. Ureterbeteiligung und/oder Harnstau),
- rezidivierende Harnweginfekte (z. B. Nierenbeteiligung).

Zur Darstellung von Fisteln können Spätaufnahmen und spezielle Schichtaufnahmen notwendig werden.

5.2 Untere Harnwege

Durch Aufsetzen einer schmalen Vaginalsonde auf den Scheideneingang (**Introitussonografie**) oder eines Linear- bzw. Curved-Array-Scanners (**Perinealsonografie**) können Urethra, die Blase und ihre Lage zueinander (retrovesikaler Winkel β) sowie die Beziehung des Meatus urethrae internus zur Symphysenunterkante reproduzierbar, sowohl in Ruhe als auch bei Belastung (Pressen, Husten, Beckenbodenkontraktion), an der liegenden oder stehenden Patientin dargestellt und damit vergleichbar zum Röntgenbild des lateralen Urethrozystogramms die anatomischen Veränderungen bei Belastung objektiviert und die verschiedenen Deszensusformen erfasst werden, die auch kombiniert auftreten können (Abb. 32-3). Im lateralen Urethrozystogramm findet sich der Blasenhals in Ruhe normalerweise in der Mitte zwischen der Ober- und Unterkante der Symphyse. Beim Pressen tritt er nicht unter eine Linie, die die Symphysenunterkante mit der Kreuzbeinspitze verbindet. Als Bezugssystem bei der Sonografie eignet sich eine zentral durch die Symphyse gezogene Linie, von der aus der Abstand zum vesikourethralen Übergang gemessen wird (Abb. 32-4). Es wird eine Blasenfüllung von 300 ml empfohlen. Anders als bei der Röntgen-Technik lässt sich die Urethra auch ohne Katheter lokalisieren. Dagegen kann die Verbindungslinie zwischen Symphysenunterrand und Kreuzbeinende nicht bestimmt und die Blasenkontur nicht beurteilt werden. Die dynamischen Veränderungen zwischen der Ruhe- und Belastungssituation können direkt verfolgt und aufgezeichnet sowie die Untersuchung beliebig oft wiederholt werden. Bei der Introitussonografie ist eine Kombination mit der urodynamischen Untersuchung möglich, die eine Zuordnung von morphologischen zu tonometrischen Veränderungen erlaubt. Hierdurch können Befunde evtl. besser interpretiert und Artefakte leichter erkannt werden.

Bei Patientinnen mit massiver Stressharninkontinenz oder kombinierter Stress-Drang-Inkontinenz lässt sich nicht selten durch die bildgebenden Verfahren ein rotatorischer oder vertikaler Deszensus nachweisen, während bei der klinischen Untersuchung kein ausgeprägter Senkungsbefund der vorderen Vaginalwand erhoben wird.

5.3 Restharnbestimmung

Die Restharnmenge nach Spontanmiktion kann heute nichtinvasiv mittels transabdominaler Ultraschalltechnik im B-Bild anstelle des Blasenkatheterismus ausreichend genau ermittelt werden. Hierzu werden im trans-

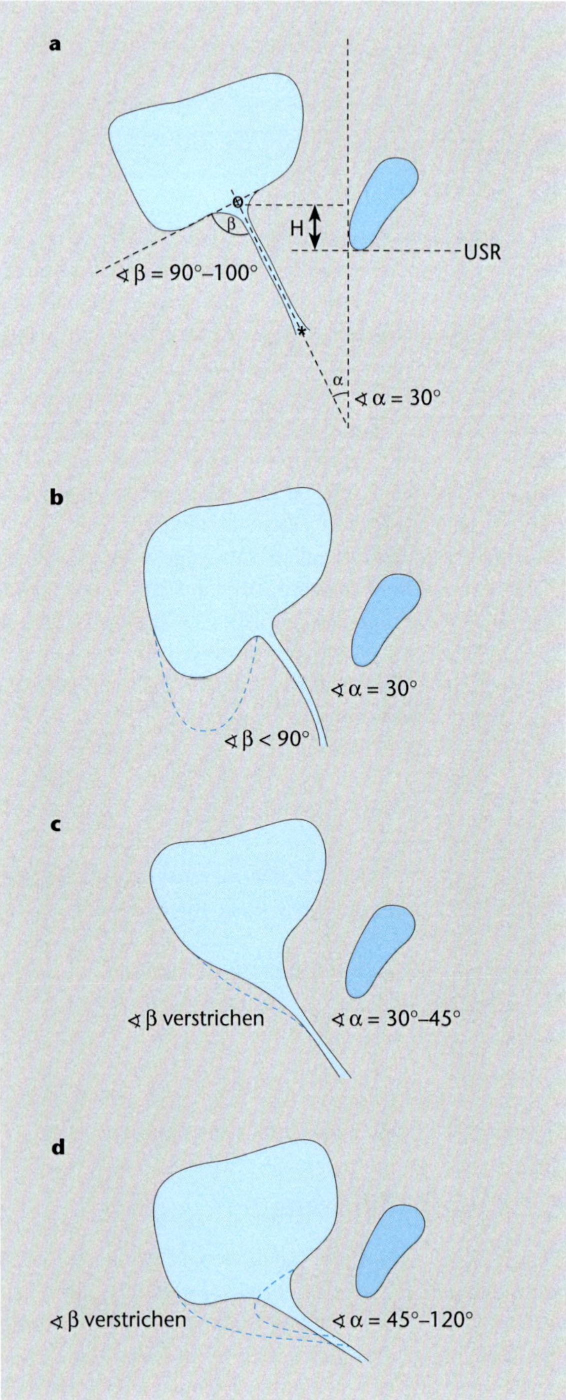

Abb. 32-3 Normalbefund (nach Green) und Deszensuskonfigurationen im lateralen Urethrozystogramm, die sich auch sonografisch darstellen lassen.
a Normalbefund.
b Zystozele mit normaler Urethratopografie: Ausdruck des zentralen Fasziendefekts.
c Vertikaler Deszensus mit tiefem Urethraabgang und Trichterbildung: Ausdruck eines insuffizienten Bandapparats am vesikourethralen Übergang.
d Rotatorischer Deszensus mit Urethrozystozele (Urethrarotation): Ausdruck eines lateralen Fasziendefekts.
— in Ruhe;
..... bei Belastung;
* = Meatus urethrae externus;
o = Meatus urethrae internus;
α = Inklinationswinkel;
β = retrovesikaler Winkel;
H = Höhe zum Symphysenunterrand;
USR = unterer Symphysenrand.

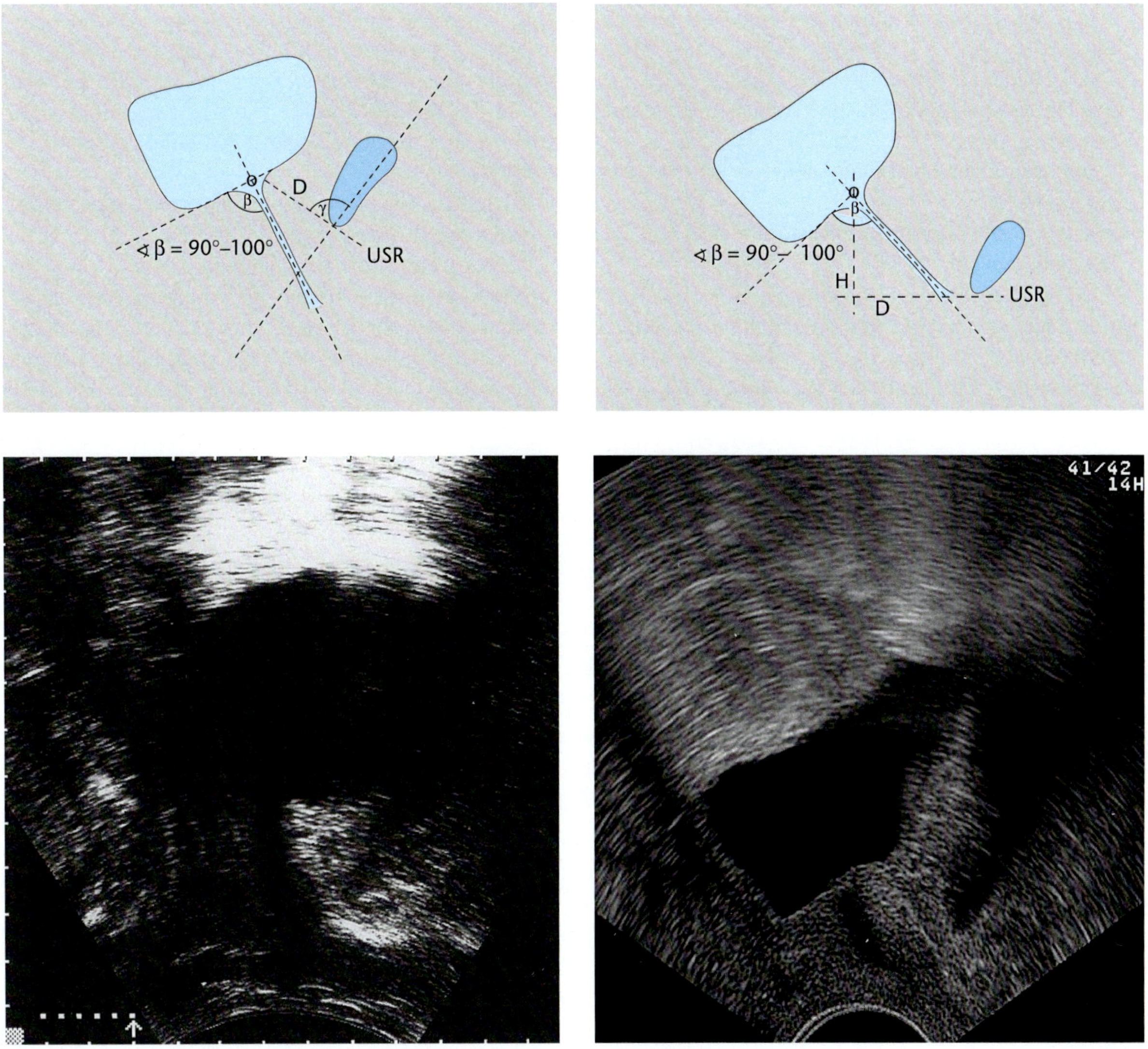

Abb. 32-4 Auswertung der Sonografie im sagittalen Längsschnitt (nach Tunn et al. 2003):
a) Perinealsonografie (in Ruhe, bei liegender Patientin).
b) Vaginalsonografie (beim Pressen, bei liegender Patientin).
o = Meatus urethrae internus;
α = retrovesikaler Winkel;
β = pubourethraler Winkel;
D = Abstand zwischen unterem Symphysenrand und Meatus urethrae internus (A) bzw. H (B);
H = Höhe zum Symphysenunterrand; USR = unterer Symphysenrand

versalen Schnittbild der größte Querdurchmesser (Q), im sagittalen Schnittbild der größte anterior-posteriore (T) und Längsdurchmesser (L) der Blase (jeweils in cm) abgegriffen und das **Blasenvolumen** (in ml) mit folgender Formel (nach Fischer und Kölbl 1995) bestimmt:

$$\text{Volumen} = (0{,}75 \times Q \times T \times L) + 10$$

Restharnmengen über 50 ml sind pathologisch.

6 Urodynamik

Mit urodynamischen Methoden wird die Harninkontinenz funktionell abgeklärt und pathophysiologisch klassifiziert.

Eine urodynamische Untersuchung bei Harninkontinenzsymptomatik ist indiziert bei:
- widersprüchlichen Befunden der klinischen Diagnostik,

- Diskrepanz zwischen subjektiven Angaben und klinischem Befund,
- vor Harninkontinenzoperationen,
- vor Deszensusoperationen mit latenter oder offener Harninkontinenz,
- Kombination von Harninkontinenzformen (Mischinkontinenz),
- zusätzlichen Blasenentleerungsstörungen,
- Harninkontinenzrezidiv.

Die urodynamische Untersuchung sollte in einer standardisierten Technik nach anerkannten Richtlinien (International Continence Society, Arbeitsgemeinschaft Urogynäkologie der Deutschen Gesellschaft für Gynäkologie und Geburtshilfe, Schweizerische Arbeitsgruppe für Urodynamik) durchgeführt werden. Sie besteht aus der Zysto(mano- oder -tono)metrie und/oder einem Urethradruckprofil. Ein Harnweginfekt sollte zuvor durch bakteriologische Kultur ausgeschlossen worden sein.

Der Untersuchungsvorgang beginnt nach Spontanmiktion mit der Bestimmung der Restharnmenge. Anschließend wird ein Katheter (Durchmesser < 3 mm) mit einem Perfusionskanal und zwei Mikrotip-Transducern transurethral in die Blase geschoben: Der am Katheterende sitzende elektronische Druckwandler misst den intravesikalen Druck, der ca. 6 cm tiefer im Sondenver-

Tab. 32-5 Definitionen und Normwerte von wichtigen Parametern der urodynamischen Untersuchung.

		Normalwerte
Zystometrie		
maximale Blasenkapazität:	Blasenfüllungsvolumen, bei dem starker/schmerzhafter Harndrang verspürt wird	300–400 ml
Restharn	nach Miktion in der Blase verbliebene Urinmenge	< 15% der Kapazität oder < 50 ml
effektive Blasenkapazität	maximale Blasenkapazität minus Restharn	250–350 ml
erster Harndrang	Volumen, bei dem die Empfindung aufkommt, Harn lassen zu müssen	> 60% der Kapazität oder 200–400 ml
Compliance (Detrusorkoeffizient)	Blasenfüllungszunahme pro Blasendruckanstieg vor dem 1. Harndrang (Beurteilung der Blasendehnungsfähigkeit)	> 25 ml/cmH_2O = tonometrischer Index nach Richter: < 4 cmH_2O/100 ml
Detrusorinstabilität	intravesikale Druckschwankungen < 15 cmH_2O bei unverändertem Intraabdominaldruck	keine
unwillkürliche Detrusorkontraktionen	intravesikale Druckwellen mit Amplituden > 15 cmH_2O bei unverändertem Intraabdominaldruck	keine
Urethradruckprofil		
maximaler Urethraverschlussdruck (UVDmax)	Urethradruck minus Blaseninnendruck – im Ruheprofil: URDmax – BRD	im Ruheprofil: UVDR ≥ 100 – Alter der Patientin
	– im Stressprofil: USD – BSD	im Stressprofil: UVDSel > 20 cmH_2O (elektronisch gemessen)
funktionelle Urethralänge (FL)	Urethrabereich, in dem der Urethradruck den Blaseninnendruck übersteigt	2,5–3 cm
Transmissionsdruck (TD)	intraurethraler Druckanstieg unter Belastung; maximaler (absoluter) Urethradruck bei Stress (USD) minus maximaler (absoluter) Urethradruck in Ruhe (URD)	
Depressionsdruck (DepD)	Urethraverschlussdruck in Ruhe (UVDR) minus Urethraverschlussdruck bei Belastung (UVDS)	
Depressionsquotient (DepQ)	Depressionsdruck (DepD), dividiert durch Urethraverschlussdruck in Ruhe (UVDR)	< 0,5

lauf liegende Messfühler ermittelt beim Zurückziehen des Katheters simultan den intraurethralen Druck. Intraabdominale Druckschwankungen durch Muskelaktivität des Beckenbodens oder der Bauchpresse, die sich auf den Harnwegsdruck auswirken und deshalb beachtet werden müssen, werden über einen flüssigkeitsgefüllten Ballonkatheter im Rektum und durch ein Oberflächen-Elektromyogramm des Beckenbodens erfasst. Die Druckmessung kann im Liegen, Sitzen oder Stehen vorgenommen werden. Da die Position der Patientin Auswirkungen auf die gemessenen Druckwerte hat, sollte ein einheitliches Vorgehen zur Vergleichbarkeit verschiedener Messungen beibehalten und protokolliert werden.

Bei der **Zystometrie** wird der Blasendruck fortlaufend registriert, während die Blase retrograd mit körperwarmem NaCl 0,9% oder destilliertem H_2O unter kontinuierlicher Füllgeschwindigkeit von 50 ml/min aufgefüllt wird. Hiermit wird der Blaseninnendruck in Abhängigkeit vom Füllungsvolumen gemessen. Zusätzlich werden nach jeweils 100 ml instillierter Flüssigkeit Provokationstests (Husten) durchgeführt, die unwillkürliche Detrusorkontraktionen bei instabiler Blase auslösen können. Die Blasenfüllung beim ersten Harndrang wird notiert und die Blase weiter gefüllt, bis die Patientin einen schmerzhaften Harndrang angibt. Bei der Blasendruckmessung werden anhand der Parameter Sensibilität (Harndrang), Kapazität, Compliance und Kontraktilität (unwillkürliche Detrusorkontraktionen fehlen normalerweise) die Speicherfunktion der Blase beurteilt (Tab. 32-5) sowie motorische und sensorische, aber auch neurogene Funktionsstörungen erfasst.

Die **Urethrozystometrie** zeichnet zusätzlich ein **Urethradruckprofil** bei einer Blasenfüllmenge von 300 ml und unter einer definierten Rückzugsgeschwindigkeit des Katheters (6 cm/min) auf. Die Messung wird zunächst ohne Belastung (Ruhedruckprofil), anschließend mit intermittierender intraabdominaler Druckerhöhung durch etwa zehn Hustenstöße (Belastungssimulierung, Stressdruckprofil) vorgenommen. Die Druckspitzen bei Belastung addieren sich zu dem Ruhedruck in Blase und Urethra. Aus dem simultan gemessenen Urethradruck und Blasendruck kann elektronisch der Differenzdruck berechnet und zusätzlich aufgezeichnet werden. Über die Parameter Urethraverschlussdruck, funktionelle Urethralänge und urethrale Druckübertragung (Abb. 32-5 und 32-6) kann das Ausmaß der urethralen Verschlussinsuffizienz (Sphinkterinkompetenz) bestimmt werden. Normalerweise liegt auch unter Stress der Druck in der Harnröhre stets über dem Druck in der Blase.

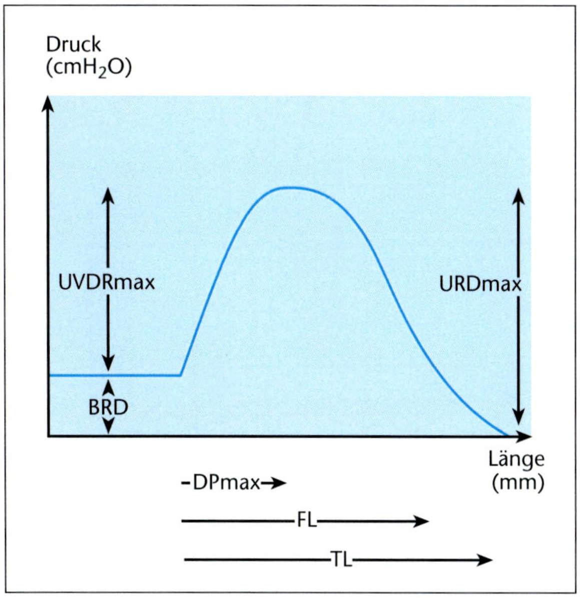

Abb. 32-5 Ruhedruckprofil der Urethrozystometrie; Definitionen.

BRD = Blasenruhedruck;
DPmax = Distanz des Pmax (UVDRmax) vom tonometrischen Meatus urethrae internus;
FL = funktionelle Urethralänge;
TL = totale Urethralänge;
URDmax = maximaler Urethraruhedruck;
UVDRmax = maximaler Urethraverschlussdruck in Ruhe.

> **!** Die Zystometrie erfasst neurologische Blasenentleerungsstörungen, Dranginkontinenzen und grenzt diese von Stressinkontinenzen ab. Mit der Urethrozystometrie werden die Stressinkontinenz sowie besondere Risikofaktoren (hypotone Urethra) erkannt.

Zusätzlich kann mit entsprechenden Geräten das Harnvolumen pro Zeit (ml/min) bei der Spontanmiktion gemessen werden (**Flussmessung,** Uroflowmetrie). Der Harnfluss ist abhängig vom Blaseninnendruck (Detrusor, Bauchpresse) und vom Harnröhrenwiderstand. Die Flussmessung dient der Diagnostik von Blasenentleerungsstörungen. Der Aussagewert der Flussmessung im Rahmen der urodynamischen Abklärung der Harninkontinenz ist nicht geklärt. Eventuell lassen sich Risikofaktoren (Blasenmuskelschwäche) für eine postoperative Blasenentleerungsstörung nach Inkontinenzoperationen aufdecken.

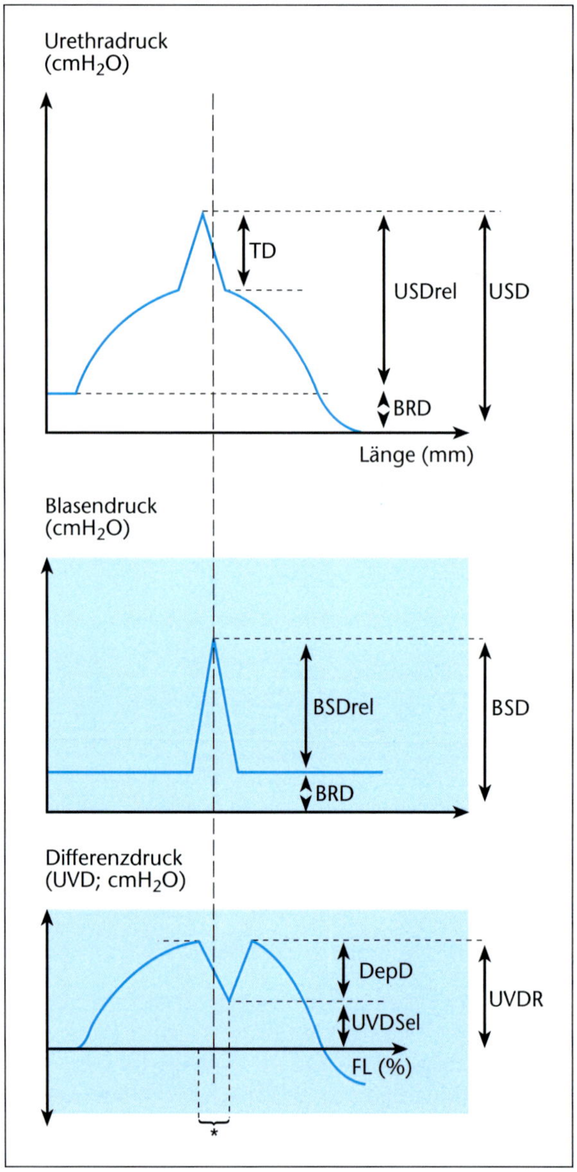

Abb. 32-6 Stressdruckprofil der Urethrozystometrie; Definitionen.
BRD = Blasenruhedruck;
BSDrel = (relativer) Blasenstressdruck;
DepD = Depressionsdruck (Abfall des UVDR unter Stress);
FL = funktionelle Urethralänge;
TD = Transmissionsdruck;
USDrel = (relativer) Urethrastressdruck;
UVD = Urethraverschlussdruck;
UVDR = Urethraverschlussdruck in Ruhe;
UVDSel = elektronisch gemessener Urethraverschlussdruck unter Stress.
* = zeitliche Dissoziation der Druckspitzen in Urethra, Blase und im Urethraverschlussdruck (hierdurch erklärt sich der Unterschied zwischen dem elektronisch gemessenen Urethraverschlussdruck (UVDSel) und dem rechnerisch aus den Kurven ermittelten Urethraverschlussdruck (UVDSrech = UVD – BSD).

Belastungsinkontinenz (Stressinkontinenz)

1 Definition

!

Unfreiwilliger Harnverlust unter körperlicher Belastung, wenn der Blasendruck ohne Detrusorkontraktion den Urethradruck übersteigt (passiver Urinabgang bei insuffizientem Harnröhrenverschluss).

Bei einer schweren Inkontinenz (Grad III) genügt schon der orthostatische Druck, um einen Urinabgang zu provozieren. Die **Ursachen** der Stressinkontinenz sind häufig:

- Insuffizienz des Beckenbodens (Deszensus) und/oder
- unzureichender Harnröhrenverschluss (hypotone Urethra).

Als Auswirkungen der Beckenbodenschwäche werden angesehen:

- insuffiziente vesikourethrale Drucktransmission, bei der sich eine abdominale Drucksteigerung infolge der Verlagerung der proximalen Urethra aus dem intraabdominalen Druckbereich nur auf den Blasendruck auswirkt (Drucktransmissionstheorie nach Enhörning);
- eine unzureichende Unterstützung der Urethra durch die anteriore Vaginalwand (Hängemattentheorie nach DeLancey);
- ausgeprägte Funktionseinbuße des suburethralen Scheidenanteils inklusive der Beckenbodenmuskulatur, bedingt durch verschiedene anatomische Defekte, u. a. der pubourethralen Ligamente (Integritätstheorie nach Petros und Ulmsten);
- proximale Dilatation der Urethra (Trichterbildung) mit Verkürzung der Kontinenzzone infolge schwacher bzw. ausbleibender reflektorischer Kontraktion der Beckenbodenmuskulatur bei Belastung.

Die Stressinkontinenz tritt bevorzugt im mittleren Lebensalter auf, wenn traumatische (Geburt), konstitutionelle (Bindegewebsschwäche) und altersbedingte Störungen (Atrophie, verminderte Durchblutung) des Verschlussmechanismus nicht mehr ausgeglichen werden können. Topografische Veränderungen (Deszensus) sind jedoch – wie Vergleiche zwischen kontinenten und inkontinenten Frauen gezeigt haben – nicht notwendigerweise mit einer Stressinkontinenz verbunden; nämlich dann nicht, wenn die Beckenbodeninsuffizienz noch kompensiert werden kann. Auch kann ein Urinverlust, z. B. bei Zystozele, Ausdruck einer Dranginkontinenz sein, die sich durch die unvollständige Entleerung oder durch chronische Harnweginfektionen auf Grund der Restharnbildung einstellt.

!

Ausmaß der Senkung und Schweregrad der Harninkontinenz sind nicht miteinander korreliert, da der Harnröhrenverschluss von vielen verschiedenen Faktoren abhängt und eine Inkontinenz auch durch eine Abknickung der Urethra (Erhöhung des Auslasswiderstandes) maskiert werden kann.

2 Diagnostik

Typische **Symptome** (Anamnese) bei der Belastungsinkontinenz sind:

- belastungssynchroner Urinabgang (ohne Vorankündigung),
- Abgang von relativ kleinen Urinmengen,
- lange Miktionsintervalle (≥ 3 h; aber nicht selten Pollakisurie – wenn die Patientin bewusst durch häufiges Blasenentleeren versucht, den unwillkürlichen Harnabgang zu verhindern),
- kein Urinverlust bei Bettruhe,
- Unterbrechung der Miktion möglich,
- erschwerte und verlängerte Miktion (→ Zystozele),
- evtl. Deszensusbeschwerden (s. „Deszensus“).

Folgende Merkmale sind typisch und damit hinweisend auf die Stressinkontinenz:

- Multiparität,
- schwere körperliche Arbeit (z. B. Bäuerin) oder Bewegungsarmut (Muskelschwäche),
- Adipositas,
- Varikosis, Striae, Hernien (Bindegewebsschwäche),
- chronischer Husten,
- chronische Obstipation,
- Beginn im mittleren Lebensalter.

Aus der **Anamnese** lässt sich der Schweregrad der Stressinkontinenz abschätzen. Er wird unterteilt in (nach Ingelmann-Sundberg):

- Grad I: Urinabgang bei plötzlich erhöhtem intraabdominalem Druck (Husten, Niesen, Lachen);
- Grad II: Urinabgang bei gering erhöhtem intraabdominalem Druck (Heben, Treppensteigen, Laufen);
- Grad III: Urinabgang im Stehen (nicht im Liegen), unabhängig von der Stärke des intraabdominalen Drucks (in Ruhe).

Die **gynäkologische Untersuchung** liefert häufig als Zeichen der Beckenbodenschwäche einen **Deszensus,** wobei auf Grund der Harninkontinenz speziell die Blasenhalsregion unter Einschluss der einfachen Funktionstests Beachtung finden sollte (s. Abschnitt 2 „Diagnostik“). Durch Husten oder Pressen (bei gefüllter Blase) im Liegen und evtl. im Stehen kann der Urinabgang provoziert und objektiviert werden.

Pathologische Befunde der **sonografischen** (oder **röntgenologischen) Diagnostik** bei der Stressinkontinenz, die evtl. schon auf der Ruheaufnahme nachweisbar sind und beim Pressen (verstärkt) auftreten, sind:

- Rotationsbewegung der Urethra um die Symphysenunterkante als Fixpunkt (rotatorischer Deszensus),
- kaudale Verlagerung des vesikourethralen Übergangs (vertikaler Deszensus),
- verkürzte Urethra durch Trichterbildung (sog. Vesikalisation der proximalen Urethra).

Auch bei der Urethrozystoskopie sind zu beobachten:

- der unzureichende Verschluss der Urethra mit zunehmender Blasenfüllung und
- die Öffnung des Blasenhalses beim Pressen.

Urodynamisch zeigt sich im Urethrastressdruckprofil (s. „Diagnostik“, Abschnitt 6) über mehrere Hustenstöße:

- bei Belastungsinkontinenz Grad I: UVDSel < 20 cmH_2O und DepQ = 0,5 – 1,0,
- bei Belastungsinkontinenz Grad II/III: UVDSel < 0 cmH_2O und DepQ >1.

Der im Urethraruhedruckprofil bestimmte maximale Urethraverschlussdruck (UVDRmax) ist weniger für die Diagnose der Belastungsinkontinenz als für die Wahl der Therapie und als Prognosekriterium bedeutsam (s. Abschnitt 3). Bei maximalen Urethraruhedruckwerten unterhalb des Altersgrenzwertes (UVDRmax < 100 – Alter) liegt eine hypotone Urethra vor, die mit ungünstigeren Therapieerfolgsraten verbunden ist.

3 Therapie

Die komplexe Pathophysiologie der Harninkontinenz erfordert verschiedene Angriffspunkte der Therapie, die **konservative und operative Verfahren** einschließen.

Hauptsäulen der Behandlung der Belastungsinkontinenz sind die Rekonstruktion und Stabilisierung des bindegewebigen Halteapparates durch Operation und die Stärkung der Beckenbodenmuskulatur durch Beckenbodengymnastik.

Grundsätzlich sollten konservative Behandlungsformen wie Physiotherapie und Medikationen einer operativen Therapie vorausgehen, da sich hierdurch eine Operation erübrigen kann (z. B. bei leichter Stressinkontinenz), die Operation besser vorbereitet werden kann (größerer Therapieerfolg) und Ursachen beseitigt werden können, die den Operationserfolg bei ihrem Weiterbestehen in Frage stellen können.

Eine konservative Einstellung ist v. a. angebracht bei:
- leichten Schweregraden der Harninkontinenz (Verhältnisgrad der Beschwerden zum Operationsrisiko beachten!),
- jungen Frauen,
- nicht abgeschlossener Familienplanung.

Konservative Maßnahmen können auch als begleitende Verfahren vor bzw. nach einer operativen Therapie angezeigt sein. Für das **Beckenbodentraining** (z. B. Kontraktionsübungen, „Konustraining" mit intravaginal eingelegten konischen Gewichten) ist wichtig, dass die Patientin krankengymnastisch angeleitet und zur selbständigen und ständigen Fortsetzung der Übungen motiviert wird, da nur so ein Dauererfolg erzielt werden kann. **Östrogene** werden sowohl perioperativ als auch bei postmenopausalem Hormondefizit im Zusammenhang mit einer Mischinkontinenz angewandt. Bei einer Dranginkontinenz plus leichter Harnröhrenverschlussinsuffizienz wurde **Imipramin** (Tofranil®; oral 25–100 mg/d) mit Erfolg eingesetzt, da dieses trizyklische Antidepressivum neben seiner parasympatholytischen Wirkung am Detrusor auch eine α-sympathomimetisch vermittelte Erhöhung des Urethratonus bewirkt.

Der erst kürzlich für die Indikation Belastungsinkontinenz zugelassene Serotonin-Noradrenalin-Wiederaufnahmehemmer **Duloxetin** (Yentreve®, 2 × 20–40 mg/d) ist unter anderem Handelsnamen (Cimbalta®) auch für die Behandlung von Depressionen eingeführt worden; die Dosierungsempfehlungen sind dabei unterschiedlich. Bei ausgeprägten psychischen Begleiterscheinungen einer Belastungsinkontinenz könnte sich aber gerade unter dem Aspekt der zu erwartenden psychotropen Wirkung auch ein Therapieversuch mit Duloxetin anbieten. Gastrointestinale Nebenwirkungen (Übelkeit, Mundtrockenheit, Obstipation, Diarrhö) und zentrale Nebenwirkungen (Müdigkeit, Schlaflosigkeit, Kopfschmerzen, Schwindel) sind zu beachten.

Zumeist zur zeitlichen Überbrückung bis zur operativen Therapie oder bei Inoperabilität der Patientin kann durch intravaginal applizierte **Pessare** eine Linderung der Stressinkontinenzbeschwerden bei bestehendem Deszensus erreicht werden. Die Urethraring- oder Urethraschalenpessare besitzen eine einseitige Auftreibung, die die ventrale Verlagerung der proximalen Urethra unterstützt und damit den Verschlussdruck verbessert. Sie können von der Patientin morgens selbständig eingeführt und abends über einen Haltefaden wieder herausgezogen werden.

Von den mehr als 100 im Laufe der Zeit beschriebenen Eingriffsarten zur Behebung der Stressharninkontinenz haben sich heute die spannungsfreie Vaginalschlinge (TVT = tension free vaginal tape) nach Ulmsten und ihre Modifikationen als Standardoperationen durchgesetzt. Alternativ kommt die abdominale Kolposuspension in der Modifikation nach Burch als Zusatzeingriff zum Einsatz, wenn aus anderer Indikation eine Bauchoperation vorgenommen werden muss. Aus einer operativ zu behandelnden Harninkontinenz ergibt sich nicht automatisch die Indikation zur Hysterektomie. Diese benötigt eine eigene Indikation, die bei Deszensus oder anderen Pathologien (z. B. Uterus myomatosus u. a.) gegeben sein kann. Die korrekte technische Ausführung der Harninkontinenzoperation setzt eine hohe Erfahrung beim Operateur voraus. Die Aussichten auf Beschwerdefreiheit sind nach dem Ersteingriff am größten.

!

Mit jeder Inkontinenzrezidivoperation werden die Erfolgschancen geringer, die Risiken für Harnwegsverletzungen dagegen größer.

Das Hauptziel der **operativen Therapie** besteht in der Wiederherstellung eines suffizienten Urethraverschlusses.

Bei der spannungsfreien Vaginalschlingenplastik wird in Lokalanästhesie, unterstützt durch eine allgemeine Analgosedierung, ein alloplastisches netzartiges Band suburethral (am Übergang des mittleren zum äußeren Urethradrittel) eingelegt und mittels verschiedener Nadel- oder Trokarinstrumente beidseits retropubisch von vaginal nach abdominal in der Bauchdecke verankert. Um die Blasenverletzungsrate insbesondere bei retropubischen Vernarbungen aufgrund von Voroperationen im Cavum Retzii zu senken, besteht auch die Möglichkeit, die Vaginalschlinge transobturatoriell mittels Dechamps-artiger Instrumente entweder durch Nadelführung von außen nach innen oder von innen nach außen suburethral zu platzieren. In die Gitterstrukturen des meist aus Prolene bestehenden Bandes sprosst dann körpereigenes Bindegewebe ein. Der kontinenzherstellende Effekt der Operation wird auf den Ersatz der defekten Pubourethralligamente zurückgeführt. Die Heilungsraten nach 5-jähriger Beobachtungszeit werden mit über 80% angegeben. Intra- bzw. postoperative Komplikationen betreffen Blasenverletzungen in 4–6%, verstärkte Blutungen/Hämatome in 2–3% und Miktionsstörungen (mit der Notwendigkeit der Banddurchtrennung) in 0,5%.

Bei der abdominalen Kolposuspension (Urethrovesikopexie) wird nach Freipräparieren des Cavum Retzii das laterale Scheidenfasziengewebe beidseits durch Nähte an das Cooper-Ligament herangezogen und damit der Blasenhals nach kranioventral verlagert. Das Wirkprinzip dieses Verfahrens wird mit einer Verbesserung der Drucktransmission auf die proximale Urethra durch die Anhebung des Blasenbodens und Fixierung der Scheide im Bereich des Blasenhalses erklärt. Die Angaben über Erfolgsraten nach 5 Jahren liegen bei 80%. Als Nachteil dieser unphysiologischen Elevation des vesikourethralen Übergangs entsteht allerdings eine dorsale Beckenbodenlücke, die das Auftreten von Enterozelen und Rektozelen begünstigt. Die Überkorrektur kann zudem für Blasenentleerungsstörungen und Harndrangbeschwerden verantwortlich sein.

Das operative Vorgehen richtet sich v.a. nach den Ergebnissen der morphologischen Befunde (Urethrozysto[sono]grafie) und den Ergebnissen des Urethradruckprofils (Abb. 32-7). Dabei ist hauptsächlich zwischen folgenden Formen zu unterscheiden:

- Stressinkontinenz durch insuffiziente vesikourethrale Drucktransmission (DepQ ↑) bei hohem Urethraverschlussdruck in Ruhe,
- Stressinkontinenz vorwiegend durch niedrigen Urethraverschlussdruck in Ruhe (UVDR ↓),
- latente Stressinkontinenz bei Zystozele mit Quetschharnphänomen (Erhöhung des Auslasswiderstandes infolge Abknickung der Urethra).

Die Erfolgsraten sind bei Frauen mit niedrigem Urethraverschlussdruck geringer als bei Frauen mit einem normalen Urethraverschlussdruck. Schlingentechniken unter Verwendung von körpereigener Bauchdeckenfaszie oder der Fascia lata werden vor allem bei Rezidivstressinkontinenzen eingesetzt.

Es ist eine klinische Erfahrung, dass durch die vaginalplastische Korrektur der durch die Senkung veränderten Anatomie nicht selten die Symptomatik einer geringgradigen Harninkontinenz für die Patientin subjektiv erleichtert wird. Ein niedriger Urethraruhedruck und die höhergradige Harninkontinenz machen eine zusätzliche Inkontinenzoperation erforderlich, die im Falle der spannungsfreien Vaginalschlinge auch nach einem 3–6-monatigen Intervall in Lokalanästhesie erfolgen kann.

Beim vaginalen Vorgehen ist bei Zeichen der Beckenbodeninsuffizienz zusätzlich eine Kolpoperineorrhaphie durchzuführen, da die Straffung der Beckenbodenmuskulatur zu einer zusätzlichen Stütze der Urethra führt. Da die abdominalen Kolposuspensionen Rekto-/Enterozelen begünstigen können, ist die Indikation zur hinteren Plastik bei fassbarer Beckenbodenschwäche gegeben. Kombinierte Harninkontinenzoperationen (z.B. Vaginalschlinge plus Diaphragmaplastik oder Kolposuspension plus Diaphragmaplastik) berücksichtigen sowohl die defekte Bindegewebsverankerung der Urethra als auch die insuffiziente Urethraunterstützung bzw. Beckenbodenschwäche.

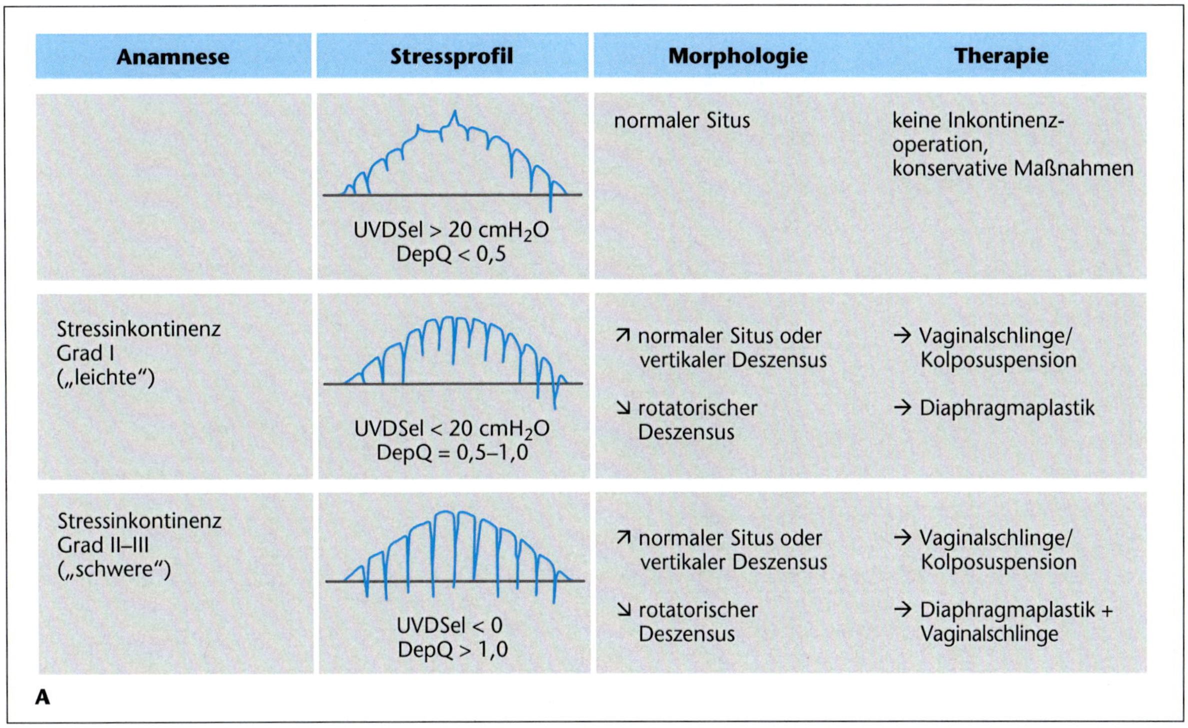

Abb. 32-7 Differenzierung der Therapieverfahren entsprechend den Ergebnissen der topografisch-morphologischen und funktionellen Diagnostik unter Berücksichtigung des Urethraruhedrucks (modifiziert in Anlehnung an Bender et al. 1990, Petri 2001).
A. Therapiekonzept bei *hohem* Urethraruhedruck. (UVDRmax > 100 – Alter in Jahren).

Anamnese	Stressprofil	Morphologie	Therapie
	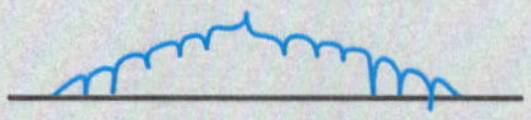 UVDSel < 20 cmH_2O DepQ < 0,5	↗ normaler Situs	keine Inkontinenzoperation, konservative Maßnahmen
		↘ vertikaler Deszensus	→ Vaginalschlinge/ Kolposuspension
Stressinkontinenz Grad I („leichte")	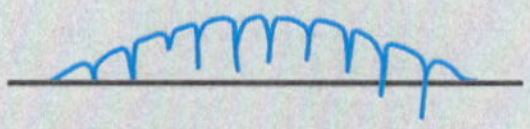 UVDSel < 20 cmH_2O DepQ = 0,5–1,0	↗ normaler Situs oder vertikaler Deszensus	→ Vaginalschlinge/ Kolposuspension
		↘ tiefer Blasenhals oder rotatorischer Deszensus	→ Diaphragmaplastik + Vaginalschlinge
Stressinkontinenz Grad II–III („schwere")	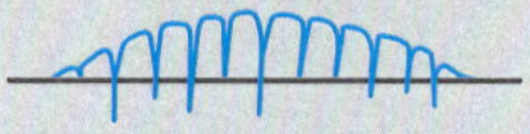 UVDSel < 0 DepQ > 1,0	↗ normaler Situs oder vertikaler Deszensus	→ Vaginalschlinge/ Kolposuspension
		↘ tiefer Blasenhals oder rotatorischer Deszensus	→ Diaphragmaplastik + Vaginalschlinge

B

Anamnese	Stressprofil	Morphologie	Therapie
Kontinenz, wenn Zystozele deszendiert Stressinkontinenz Grad I, wenn Zystozele reponierbar	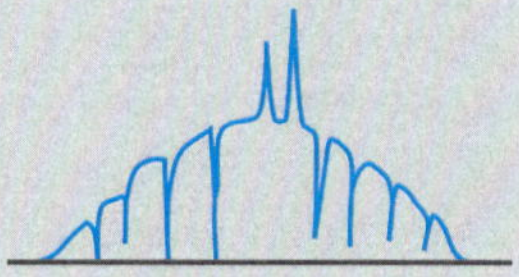 UVDRmax hoch, kurze Kontinenzzone mit negativen Depressionen	• große Zystozele • Knickung der Urethra	→ Diaphragmaplastik
Kontinenz, wenn Zystozele prolabiert Stressinkontinenz Grad II–III, wenn Zystozele reponiert	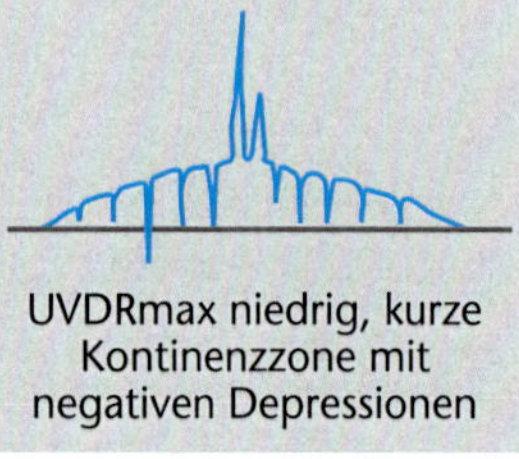 UVDRmax niedrig, kurze Kontinenzzone mit negativen Depressionen	• große Zystozele • Knickung der Urethra	→ Diaphragmaplastik + Vaginalschlinge

C

Abb. 32-7 Differenzierung der Therapieverfahren entsprechend den Ergebnissen der topografisch-morphologischen und funktionellen Diagnostik unter Berücksichtigung des Urethraruhedrucks (modifiziert in Anlehnung an Bender et al. 1990, Petri 2001). *(Fortsetzung)*
B. Therapiekonzept bei *niedrigem* Urethraruhedruck. (UVDRmax < 100 – Alter in Jahren).
C. Therapiekonzept bei großer Zystozele mit Quetschharnphänomen.

Als **Komplikationen** der Inkontinenzoperationen und Maßnahmen zu ihrer Beherrschung sind v. a. zu nennen:

- **Harnwegverletzungen** (v. a. bei Rezidivoperationen);
- **Hämatome** im Wundgebiet:
  - nach Kolporrhafie Einlage einer Scheidentamponade für 24 Stunden,
  - nach Kolposuspension → Drainage des Spatium Retzii;

- **Blasenentleerungsstörung** (Restharn, Harnverhalt):
  - postoperativ suprapubische Harnableitung,
  - Prüfung der Miktionsfähigkeit und Restharnkontrolle nach 2-stündigem Abklemmen des Katheters,
  - Katheterentfernung, wenn Restharn < 100 ml;
- **De-novo-Harndranginkontinenz** (s. „Dranginkontinenz“);
- **Harnweginfektion** (durch Katheter, Restharn):
  - bakteriologische Urinkultur,
  - ggf. Antibiotika (Resistenzbestimmung);
- **Thromboembolie**:
  - Prophylaxe durch Stützstrümpfe,
  - frühzeitige Mobilisation,
  - niedrig dosiertes Heparin s.c.: niedermolekulares Heparin (z. B. Fragmin® P, Fraxiparin® 0,3) oder Heparin 2 × 5000–7500 I. E. (z. B. Calciparin®);
- **Harnwegfisteln** (s. „Harnfisteln“).

Persistierende Blasenentleerungsstörungen nach Operation können durch Medikamente behandelt werden, die die Detrusorkontraktilität erhöhen (Cholinergika) oder den Auslasswiderstand senken (α-Sympatholytika oder Muskelrelaxanzien; Tab. 32-6). Beide Wirkmechanismen können auch kombiniert genutzt werden. Nach Inkontinenzoperationen bei schwerer Inkontinenz kann eine Harndrangsymptomatik dadurch bedingt sein, dass sich die Patientin erst wieder an die normale Harnblasenfüllung bzw. -dehnung gewöhnen muss. Die Therapie besteht in der Gabe von Anticholinergika (Tab. 32-7). Im Falle einer persistierenden Blasenentleerungsstörung durch Überkorrektur bzw. Harnröhrenstenosierung kann die Durchtrennung des Bandes erforderlich werden.

Harninkontinenzoperationen sind *elektive* Eingriffe, so dass die präoperative Aufklärung der Patientin mit hohen Anforderungen verknüpft ist. Die Informationen betreffen nach den Empfehlungen der Arbeitsgemeinschaft für Urogynäkologie der Deutschen Gesellschaft für Gynäkologie und Geburtshilfe neben den **allgemeinen Komplikationen,** die mit einer Operation verbunden sein können, wie Organverletzungen, Nachblutungen, Wundheilungsstörungen, Infektionen, auch **spezielle Aspekte** der Harninkontinenzeingriffe:

- Versagerquoten (Langzeitergebnisse schlechter als Kurzzeitergebnisse) unter Nennung von Risikofaktoren, die die Erfolgsaussicht beeinträchtigen (Inkontinenzrezidiv, hypotone Urethra, Begleiterkrankungen, Asthma bronchiale, neurologische Erkrankungen);
- funktionelle Störungen nach der Operation (z. B. Blasenentleerungsstörungen, Harnverhalt, Drangsymptome, Dranginkontinenz, Kohabitationsprobleme);
- für einzelne Verfahren typische Komplikationen (z. B. Ostitis ossis pubis bei Urethrovesikopexie am Periost).

Tab. 32-6 Medikamentöse Therapie von Blasenentleerungsstörungen.

Präparat	Applikation	Dosierung
Erhöhung der Detrusorkontraktilität		
Carbachol (Doryl®)	oral	3 × 2 mg/d
	subkutan/ intramuskulär	3 × 0,25 mg/d
Bethanechol (Myocholine-Glenwood®)	oral	3 × 25 mg/d
Distigmin (Ubretid®)	oral	2–3 × 5 mg/d
Pyridostigmin (Kalymin®, Mestinon®)	oral	3 × 20–60 mg/d
	intramuskulär	3 × 1–2 mg/d
Erniedrigung des Blasenauslasswiderstandes		
Phenoxybenzamin (Dibenzyran®)	oral	3 × 5–10 mg/d (ansteigende Dosierung)
Diazepam (Valium®)	oral	3 × 5 mg/d
Baclofen (Lioresal®)	oral	3 × 5–25 mg/d

Tab. 32-7 Medikamentöse Therapie der Dranginkontinenz.

Präparat	Applikation	Dosierung
Tolterodin (Detrusitol®)	oral	1 × 4 mg Retard/d 2 × 1–2 mg/d (bei Niereninsuffizienz/Leberzirrhose max. 2 × 1 mg)
Trospiumchlorid (z. B. Spasmex®, Spasmolyt®, Spasmo-Urogenin®)	oral	3 × 10–15 mg/d
Propiverin (Mictonorm®)	oral	2–3 × 15 mg/d
Flavoxat (Spasuret®)	oral	3–4 × 200 mg/d
Oxybutynin (z. B. Cystonorm®, Dridase®, Spasyt®)	oral	3–4 × 2,5–5 mg/d
Solifenacin (Vesikur®)	oral	1 × 5–10 mg/d
Imipramin (Tofranil®)	oral	25–100 mg/d

Dranginkontinenz (Urge-Inkontinenz)

1 Definition

> **!** Unfreiwilliger Harnverlust bei nicht unterdrückbarem Harndrang und intaktem Harnröhrenverschluss; motorische Dranginkontinenz besteht bei unkontrollierbaren Detrusorkontraktionen, sensorische Dranginkontinenz ohne Detrusorkontraktionen bei kleiner Blasenkapazität (verfrühter Harndrang).

Imperativer Harndrang ohne Urinabgang mit zystometrisch nachgewiesenen Detrusorkontraktionen und/oder verminderter Blasendehnungsfähigkeit wird als „Urgency" bezeichnet. Die Reizblase ist eine Ausschlussdiagnose bei Drangsymptomatik und fehlendem Urinverlust ohne fassbare organische Pathologie, d. h. negative urodynamische, urethrozystoskopische und bakteriologische Befunde.

Ursachen einer Dranginkontinenz können sein:
- Blasenerkrankungen: Zystitis, Urolithiasis, Tumoren;
- Harnröhrenerkrankungen: chronische Urethritis, Divertikel, Polypen, Stenosierungen (postoperativ, z. B. nach wiederholten Stressinkontinenzoperationen);
- Blasenverlagerung durch Tumoren, Schwangerschaft, Adhäsionen (postoperativ, postentzündlich);
- Deszensus (Urethrozele, Zystozele);
- Beckenbodennarben nach Geburten oder vaginalen Operationen;
- partielle Blasendenervierung nach Radikaloperationen;
- Blasenveränderungen nach Radiatio;
- psychovegetative bzw. hormonale Störungen: prämenstruelles Syndrom, klimakterisches Syndrom;
- Nebenwirkungen von Medikamenten: Antihypertensiva (z. B. Reserpin), Antiepileptika (z. B. Phenytoin).

Häufig bleibt die Ätiologie ungeklärt (genuine Dranginkontinenz).

2 Diagnostik

Charakteristisch, wenn auch nicht beweisend ist der imperative Harndrang mit unfreiwilligem Urinabgang.

Bei der Dranginkontinenz geben die Patientinnen typischerweise als **Symptome** (Anamnese) an:
- belastungsunabhängigen Urinabgang,
- Abgang von relativ großen Urinmengen,
- kurze Miktionsintervalle (stündlich und kürzer; Pollakisurie), häufige Miktionen auch nachts,
- Urinverlust auch bei Bettruhe,
- Unterbrechung der Miktion kaum möglich,
- Provokation z. B. durch Wassergeräusche oder Kälte,
- Dysmenorrhö,
- Dyspareunie.

Da (schmerzlose) Detrusorkontraktionen bei einer instabilen Blase auch durch Belastungen mit intraabdominalem Druckanstieg (Husten, Aufstehen, Laufen u. a.) ausgelöst werden können, ist die Differenzierung von der Stressinkontinenz mitunter schwierig (Pseudostressinkontinenz).

Anamnestische Hinweise auf die Dranginkontinenz sind:
- Harnweginfektionen,
- gynäkologische Operationen,
- gynäkologische Entzündungen,
- Allergien,
- Beginn in der Jugend oder im Senium.

Die Harninkontinenz im Alter ist meist eine Mischform, die sich aus der alterungsbedingten Bindegewebsschwäche, Arterio- und Zerebralsklerose, Adipositas, einer reduzierten Blasenkapazität und aus Arzneimittelnebenwirkungen ergeben kann.

Eine ursächliche Harnweginfektion lässt sich durch die positive Urinkultur nachweisen. Der zytologische Urethraabstrich erfasst anhand eines atrophischen Zellbildes ein lokales Hormondefizit als Auslöser der Dranginkontinenz in der Postmenopause.

Blasen- und Harnröhrenerkrankungen (interstitielle Zystitis, Steine, Tumoren) als Ursache einer Dranginkontinenz können urethrozystoskopisch erkannt bzw. ausgeschlossen werden.

Wenn die **Ultraschall- bzw. Röntgendarstellung** von Harnröhre und Blase eine kleine, kugelige Blase und einen normalen, urethrovesikalen Winkel β, der sich beim Pressen verkleinert, zeigt, spricht dies gegen eine Stressinkontinenz und für eine Dranginkontinenz.

Urodynamische Zeichen, die bei der **motorischen** Dranginkontinenz in der **Zystometrie** beobachtet werden, sind spontan oder auf (Husten-)Provokation auftretende unwillkürliche Detrusorkontraktionen, definiert als Druckamplituden > 15 cmH_2O (bei geringeren Druckschwankungen spricht man von Detrusorinstabilität), als Zeichen eines Mangels an efferenten hemmenden zentralnervösen Impulsen.

Auf die **sensorische** Dranginkontinenz weisen die zystometrischen Befunde früher erster Harndrang bei < 150 ml, erniedrigte Blasenkapazität, d. h. unaufhaltsamer Harndrang bei < 300 ml und schnelle Blasendruckzunahme während der Füllung (Compliance < 25 ml/cmH_2O), als Zeichen eines Überschusses an afferenten stimulierenden vesikalen Impulsen, hin.

3 Therapie

Bei fassbaren Ursachen (z. B. Harnweginfekt, Urolithiasis) wird eine kausale Therapie eingeleitet. Die symptomatische Behandlung der idiopathischen Dranginkontinenz besteht aus der Kombination von Medikation und Blasentraining.
Mit anticholinerg wirksamen **Medikamenten** wird versucht, den Tonus des Blasendetrusors abzusenken (auch als Begleittherapie bei kausalen Behandlungsverfahren). Einige Präparate wirken zusätzlich direkt muskelrelaxierend (Propiverin, Flavoxat, Oxybutynin) oder gleichzeitig α-sympathomimetisch an der Urethra (Imipramin). Durch die gleichzeitige Entspannung der Blasenmuskulatur und Erhöhung des Urethratonus eignet sich Imipramin zur Behandlung der kombinierten Stress-Drang-Inkontinenz (s. Tab. 32-7). Nebenwirkungen der Anticholinergika sind z. B. Akkommodationsstörungen, Mundtrockenheit und Obstipation. Kontraindikationen bestehen bei Engwinkelglaukom, Zerebralsklerose, kardialen Arrhythmien und gastrointestinalen Obstruktionen.

!

Die medikamentöse Therapie der Dranginkontinenz sollte grundsätzlich von einem Blasentraining begleitet sein.

Das Blasentraining besteht aus dem bewussten Zurückhalten des Urins bei jedem aufkommenden Harndrang durch aktive Muskelkontraktion und dem Führen eines Miktionsprotokolls. Bei den meist idiopathischen Dranginkontinenzen mit nicht selten latenter psychogener Komponente sollen damit der Miktionsablauf und die pathologischen Miktionsgewohnheiten bewusst gemacht und damit wieder eine Kontrolle über die unbewussten Reflexe erzielt werden (Biofeedback). Die Erfolge werden durch das Protokoll erkennbar (Motivation). Eine gleichzeitige krankengymnastische Behandlung zum Erlernen der Funktion und zur Stärkung der Beckenbodenmuskulatur (Beckenbodeninsuffizienz) ist sinnvoll.
Eine Wirkung der Kombinationstherapie kann nach 6–8 Wochen erwartet werden. Wegen der Gefahr einer medikamentös induzierten Restharnbildung sollte alle 4–6 Wochen eine **Restharnkontrolle** erfolgen.
Bei postmenopausalen Frauen mit atrophischer Urethritis und Zystitis bietet sich bei der Dranginkontinenz der Einsatz von **Östrogenen** an. Mit einem Therapieeffekt ist bereits nach 4–6 Wochen zu rechnen. Soll nur die lokale Harntraktdysfunktion behandelt werden, wird Estriol (z. B. Ovestin®-Vaginalovula; Anfangsdosierung: 2 × 0,5 mg/d über 3–6 Wochen, Erhaltungsdosierung: 2–3 × 0,5 mg/Woche) gegeben, das nur eine Proliferation des Vaginal- und distalen Urethralepithels, nicht jedoch eine Stimulation des Endometriums bewirkt. Ist gleichzeitig eine Osteoporoseprophylaxe indiziert, muss Estradiol anstatt der am Knochen unwirksamen Applikationsform – bei vorhandenem Uterus in Kombination mit einem Gestagen – peroral oder als Pflaster eingesetzt werden (s. Kap. 6).
Nicht zuletzt wegen des Einflusses psychogener Faktoren bei der Dranginkontinenz und der nicht selten als Begleiterscheinung auftretenden Symptome psychischer Belastung (wie etwas zunehmende Ängstlichkeit und Vermeidung von sozialen Kontakten und Aktivitäten) sollte auch eine **Psychotherapie** erwogen werden. Am ehesten bietet sich dabei eine Verhaltenstherapie an.

Harnfisteln

Harnfisteln können sich als urethrovaginale, vesikovaginale, vesikouterine, ureterovaginale, ureterorektale u. a. Gangverbindungen manifestieren. **Verletzungen** der Harnwege entstehen beispielsweise durch Eröffnung der Harnwege bei Unfällen (Pfählungsverletzungen), operativen Eingriffen (z. B. Diaphragmaplastik), wobei der Urinabgang hier meist im engen zeitlichen Zusammenhang mit dem schädigenden Ereignis auffällt. **Nekrosefisteln** nach Bestrahlungstherapie, geburtsmechanischen Einwirkungen (protrahierte Geburt) oder durch zu nah und zu eng gesetzte Nähte (verminderte Gewebsdurchblutung) stellen sich nach einem symptomfreien Intervall von mehreren Tagen ein, wenn das untergegangene Gewebe abgestoßen wurde. Fisteln nach vorausgegangener Radiatio eines Malignoms im kleinen Becken können durch ein Tumorrezidiv oder postaktinische Gewebsveränderungen entstehen.

1 Diagnostik

Typisch für Harnfisteln ist der ständige Urinabgang (absolute Harninkontinenz). An eine iatrogene Ursache des kontinuierlichen Urinabgangs ist bei vorausgegangenen Operationen (Hysterektomie) oder nach Radiatio eines Tumors im kleinen Becken zu denken. Die aktinische Fistel kann von der Tumorrezidivfistel durch eine Gewebebiopsie am Fistelrand unterschieden werden. Vesikovaginalfisteln gehen nicht selten mit einer Harnweginfektion einher. Vesikouterine Fisteln können in der Prämenopause zu einer zyklischen Hämaturie führen. Ureterovaginalfisteln nach Operationen sind häufig mit einer verlängerten postoperativen Wundheilung und einem Aufstau der oberen Harnwege verbunden.

Zur Lokalisation der Harnfistel eignen sich die Spekulumeinstellung und die Urethrozystoskopie, mit der eine Blasenscheidenfistel direkt eingesehen und in ihrer Größe beurteilt werden kann und auch die Begleiturethritis/-zystitis sichtbar wird. Große Fisteln können sonografisch darstellbar sein (Abb. 32-8). Bei winzigen, nicht sichtbaren Fisteln kann die retrograde Zystografie mit Kontrastmittel den Fistelgang nachweisen. Die intravenöse Ausscheidungsurografie mit Spätaufnahme ist zur Darstellung und Lokalisation der Ureterfistel – aber auch zum Ausschluss einer Beteiligung des Ureters bei einer bestehenden Fistel im unteren Harntrakt obligatorisch. Neben dem Fistelgang stellt sie auch eine evtl. gleichzeitig bestehende Harnstauung dar. Die Dilatation des Nierenbecken-Kelch-Systems ist auch sonografisch zu erkennen. Mit der intravenösen Gabe von Farbstoffen, die über die Niere ausgeschieden werden (z.B. Indigokarmin) oder mit der retrograden Farbstoffinstillation in die Blase können Verbindungen zur Scheide durch die Verfärbung eines intravaginal applizierten Tupfers auf einfache Weise offenbar werden.

!

Bei der Diagnostik von Harnfisteln ist die intravenöse Ausscheidungsurografie obligatorisch, um eine bestehende Ureterfistel lokalisieren zu können, eine Beteiligung des Ureters bei tiefer gelegenen Fisteln auszuschließen und eine zusätzliche Harnstauung erkennen zu können.

2 Therapie

Für den **operativen Verschluss** der Harnfisteln sind eine gute Blutversorgung und fehlende entzündliche Veränderungen des Gewebes wesentliche Vorbedingungen. Wichtig sind zudem die Umschneidung der Fistel im gesunden Gewebe und die Entfernung von Narbengewebe sowie der spannungsfreie Verschluss, dem auch die postoperative passagere Harnableitung dient. Jede nachfolgende Operation, die wegen eines Fistelrezidivs erforderlich wird, führt zu schlechteren Resultaten.

Die Wahl des operativen Vorgehens (Zeitpunkt der Therapie, Operationsverfahren) richtet sich nach:

- Ursache der Fistel,
- Zeitpunkt der Diagnose (z.B. Länge des postoperativen Intervalls),
- Größe und Lokalisation der Fistel,
- lokale Gewebsverhältnisse (Rezidivfistel, Zustand nach Radiatio = Durchblutung ↓, Heilungsrate ↓),
- Art und Prognose der Grunderkrankung (z.B. bei Tumorfistel),
- Begleitschäden an Ureter und Rektum.

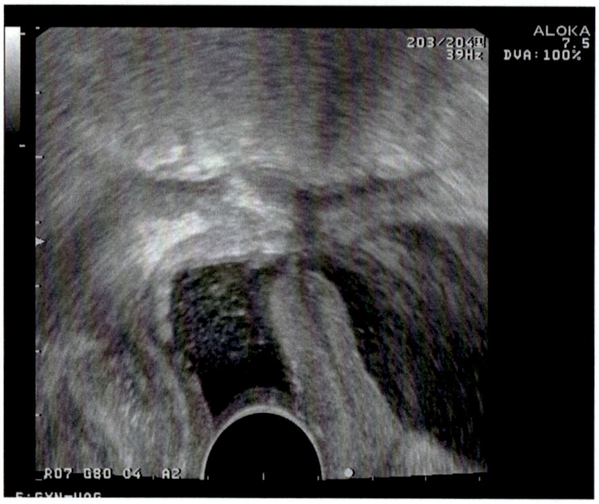

Abb. 32-8 Vaginalsonografische Darstellung einer Blasenscheidenfistel.

Die intraoperativ bemerkte transvaginale Blasenläsion wird sofort zweischichtig vernäht (Vicryl®, Fadenstärke 3–0). Die postoperativ diagnostizierte Blasenscheidenfistel kann bis zum dritten postoperativen Tag chirurgisch versorgt werden. Wird sie später erkannt, sollte der Fistelverschluss erst 3 Monate später durchgeführt und zwischenzeitlich der Urin, vorzugsweise über eine suprapubische Zystostomie, abgeleitet werden. Bei Beteiligung des Ureters ist eine perkutane Nephrostomie und bei der Operation meist eine Ureterneuimplantation in die Blase erforderlich. Die Erfolgsaussichten werden durch das Zeitintervall bis zum definitiven Verschluss erhöht, da das entzündliche Begleitödem zwischenzeitlich abklingen und nekrotisches Gewebe abgestoßen werden kann. Zudem verschließen sich kleinere vesikovaginale Fisteln in 20–30% der Fälle spontan. Dies gilt auch häufig für die seltenen vesikouterinen Fisteln nach Geburtstrauma. Bei postaktinischen Fisteln wird ein Intervall von 6–12 Monaten bis zur Operation empfohlen. Vor der geplanten Operation sollte die Urinkultur keimfrei sein, so dass eine antibiotische Vorbehandlung anzuraten ist. Bei Tumorrezidivfisteln kann eine supravesikale Harnableitung (Conduit) in Frage kommen.

Literatur

Abrams, P., L. Cardozo, M. Fall, D. Griffiths, P. Rosier, U. Ulmsten, P. van Kerrebroeck, A. Victor, A. Wein: The standarisation of terminology in lower urinary tract function: report from the standardization subcommittee of the International Continence Society. Urology 61 (2003) 37–49.

Bender, H. G., L. Beck, J. Eberhard: Operative Therapie der Senkungszustände und der Harninkontinenz. In: Wulf, K.-H., H. Schmidt-Matthiesen (Hrsg.): Klinik der Frauenheilkunde und Geburtshilfe, Bd. 9: Beck, L., H. G. Bender (Hrsg.): Gutartige

gynäkologische Erkrankungen II, 2. Aufl., S. 43–63. Urban & Schwarzenberg, München–Wien–Baltimore 1990.
Dapunt, O.: Typische Operationstechniken bei vaginalen Eingriffen am Uterus, an Tuben und Ovarien und am Beckenboden. In: Zander, J., H. Graeff (Hrsg.): Gynäkologische Operationen. Kirschnersche allgemeine und spezielle Operationslehre, Bd. IX, 3. Aufl., S. 247–276. Springer, Berlin, Heidelberg, New York 1991.
DeLancey, J.-O.: Structural support of the urethra as it relates to stress urinary incontinence; the hammock hypothesis. Am. J. Obstet. Gynecol. 170 (1994) 1713–1723.
Eberhard, J., H. Kölbl, D. Kranzfelder, D. Lamm, H.D. Methfessel, E. Petri, G. Ralph, P. Riss, B. Schüssler, T. Schwenzer, F. Staufer: Empfehlungen der Arbeitsgemeinschaft Urogynäkologie zur urogynäkologischen Diagnostik und Therapie. Frauenarzt 34 (1993) 402–408.
Enhörning, G.: Simultaneous recording of intra-urethral and intravesical pressure in women. Proc. Roy. Soc. Med. 53 (1960) 1019.
Fischer, W., H. Kölbl: Urogynäkologie in Praxis und Klinik. de Gruyter, Berlin, New York 1995.
Green, T.H.: Urinary stress incontinence; Differential diagnosis, pathophysiology and management. Am. J. Obstet. Gynecol. 122 (1975) 368.
Ingelman-Sundberg, A.: Urininkontinens hos kvinnan. Nord. Med. 50 (1953) 1149.
Käser, O., F.A. Iklé, H.A. Hirsch: Atlas der gynäkologischen Operationen, 5. Aufl. Thieme, Stuttgart–New York 1994.
Kauffels, W., H.-W. Schlösser, L. Beck: Anatomie der Harnblase, der Harnröhre und des Beckenbodens bei der Frau. In: Bender, H.G., K. Diedrich, W. Künzel (Hrsg.): Klinik der Frauenheilkunde und Geburtshilfe, Bd. 9: Bender, H.G. (Hrsg.): Gutartige gynäkologische Erkrankungen II, 4. Aufl., S. 3–13, Urban & Fischer, München–Jena 2004.
Kremling, H., W. Lutzeyer, R. Heintz: Gynäkologische Urologie und Nephrologie, 2. Aufl. Urban & Schwarzenberg, München–Wien–Baltimore 1982.
Petri, E. (Hrsg.): Gynäkologische Urologie. 3. Aufl. Thieme, Stuttgart–New York 2001.
Petros, P., U. Ulmsten: An integral theory of female urinary incontinence: Experimental and clinical considerations. Acta Obstet. Gynecol. Scand. 69 (Suppl.) (1990) 7–13.
Reiffenstuhl, G., W. Platzer, P.G. Knapstein: Die vaginalen Operationen, 2. Aufl. Urban & Schwarzenberg, München–Wien–Baltimore 1994.
Richter, K.: Gynäkologische Chirurgie des Beckenbodens. Thieme, Stuttgart–New York 1998.
Schafer W., P. Abrams, L. Liao, A. Mattiasson, F. Pesce, A. Spangberg, A.M. Sterling, N.R. Zinner, P. van Kerrebroeck: Good urodynamic practices: uroflowmetry, filling cystometry and pressure-flow studies. Neurourol. Urodyn. 21 (2001) 261–274.
Schwenzer, T.: Physiologie und Pathophysiologie der Harnspeicherung und -entleerung. In: Bender, H.G., K. Diedrich, W. Künzel (Hrsg.): Klinik der Frauenheilkunde und Geburtshilfe, Bd. 9: Bender, H.G. (Hrsg.): Gutartige gynäkologische Erkrankungen II, 4.Aufl., S. 15–24, Urban & Fischer, München, Jena 2004.
Stanton S.L. (ed.): Tension-free vaginal tape – a minimally invasive surgical procedure for treatment of female urinary incontinence. Int. Urogynecol. J. Pelvic Floor Dysfunct. 12 (Suppl. 2) (2001).
Tamussino, K.F., F. Zivkovic, D. Piper, F. Moser, J. Haas, G. Ralph: Five-year results after anti-incontinence operations. Am. J. Obstet. Gynecol. 181 (1999) 1347–1352.
Tunn, R., G. Schaer, U. Peschers, W. Bader, A. Gauruder, E. Hanzal, H. Koelbl, D. Koelle, D. Perucchini, E. Petri, P. Riss, B. Schuessler, V. Viereck: Aktualisierte Empfehlungen zur Sonographie in der urogynäkologischen Diagnostik. Frauenarzt 45 (2004) 473–478.
Ulmsten, U., L. Henriksson, P. Johnson, G. Varhos: An ambulatory surgical procedure under local anesthesia for treatment of female urinary incontinence. Int. Urogynecol. J. Pelvic Floor Dysfunct. 7 (1996) 81–85.

33 Mamma

Grundlagen

Die weibliche Brustdrüse, Mamma, ist ein Organ des subkutanen Gewebes. Die Brustdrüse besteht aus dem eigentlichen Drüsengewebe sowie aus Fett- und Bindegewebe. Das **Drüsengewebe** setzt sich aus Drüsenlappen und -gängen zusammen, die zusammen mit dem **Fettgewebe** und einem **Bindegewebskörper** das Organ bilden. Die bindegeweblichen Anteile bilden Platten und Stränge, die das subkutane Fettgewebe kammern. Durch diese Verspannung werden die Straffheit, die Ausdehnung und die Form der Brust im Eigentlichen bestimmt.

Schließlich werden Form und Größe durch weitere Faktoren beeinflusst, wobei hier besonders auch das Alter, die hormonelle Situation, der Funktionszustand, der

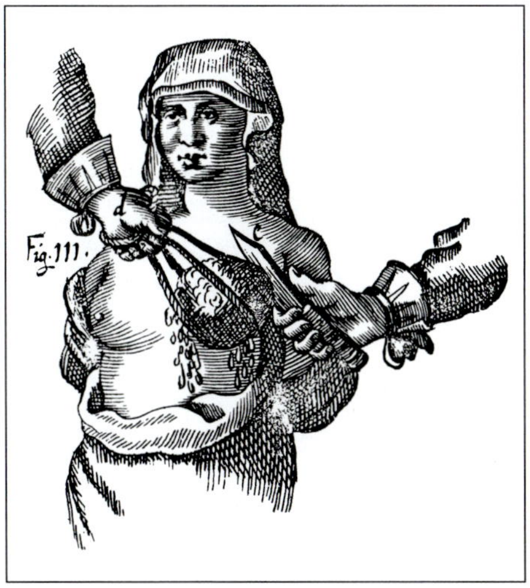

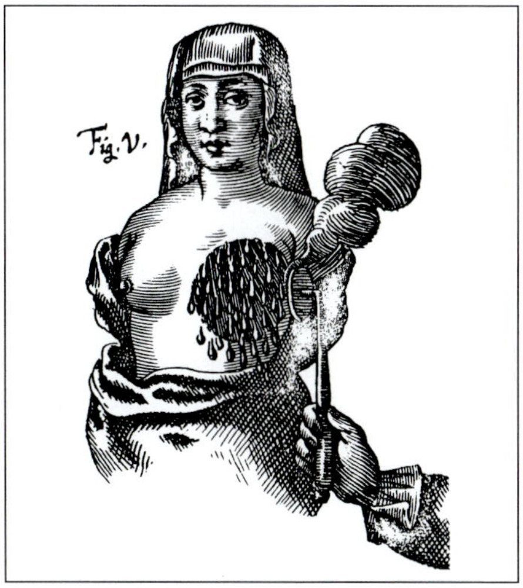

Abb. 33-1 Notfalloperation einer 41-jährigen Äbtissin des Klosters Ursprung mit stark blutendem, exulzeriertem Mammakarzinom durch Johannes Schultes (1641). Nach dem Absetzen der mit Haltefäden unterfahrenen linken Brust erfolgt die Blutstillung mittels Glüheisen (aus Schultes, 1666).

Ernährungszustand, die Anzahl der Schwangerschaften sowie die Dauer der Stillzeit zu nennen sind.

Aus anatomischer Perspektive findet sich die Mamma bei der liegenden geschlechtsreifen Frau als Vorwölbung auf der Brustfaszie in Höhe der Rippen 3–6. Das Organ ist durch lockeres Bindegewebe mit der oberflächlichen Faszie verbunden. Zwischen einer Verschiebeschicht auf der Brustfaszie und der Dermisschicht über der Mamma spannen sich Bindegewebszüge, die als Ligg. suspensoria mammaria angesprochen werden. Oftmals bildet die Brustdrüse nach lateral über den Rand des M. pectoralis major hinaus den Processus axillaris. Die untere Hälfte der Mamma ist stärker gerundet und soll bei der jungen Patientin (Nullipara) ohne Falte in die Brustwand übergehen.

Nach einer Geburt wird das Organ insgesamt schlaffer und senkt sich im Stehen deutlich. Mit zunehmendem Alter und auch zunehmender Zahl der Schwangerschaften wird die bindegewebige Verankerung des Organs an der Pektoralisfaszie gelockert, so dass die Senkung des Organs ausgeprägter ist.

Die **Mamille** ist konisch geformt und liegt im Zentrum der pigmentierten **Areola,** topografisch gesehen etwas unterhalb der Mitte. Durch sensible Nervenendigungen und ein Bauprinzip aus anliegenden glatten Muskelzellen und elastischen Sehnen ist die Mamille erektil und blickt nach oben außen. Die Ausführungsgänge der Drüse münden auf der Mamille, daneben münden Talgdrüsen.

Im Bereich der Areola finden sich sowohl Schweiß- als auch Talgdrüsen, die frei liegen oder über die Haarbälge feiner Härchen münden. Insbesondere in der Randzone der Areola münden **apokrine Glandulae areolaris,** die einen Ring aus kleinen rundlichen Höckerchen bilden. Dieses Sekret dient der Befeuchtung der Mamille und der Lippen des Säuglings beim Saugakt und fördert den luftdichten Abschluss (Abb. 33-2).

Klinisch auffällige Formen der Mamille bezeichnet man als **Flachwarze,** hierbei ist die Mamille sehr niedrig. Bei der **Hohlwarze** münden die Ausführungsgänge der Mamille in einer kleinen Grube. Embryologisch erklären sich diese Sonderformen durch eine ungenügende postnatale Proliferation des Mesenchyms,

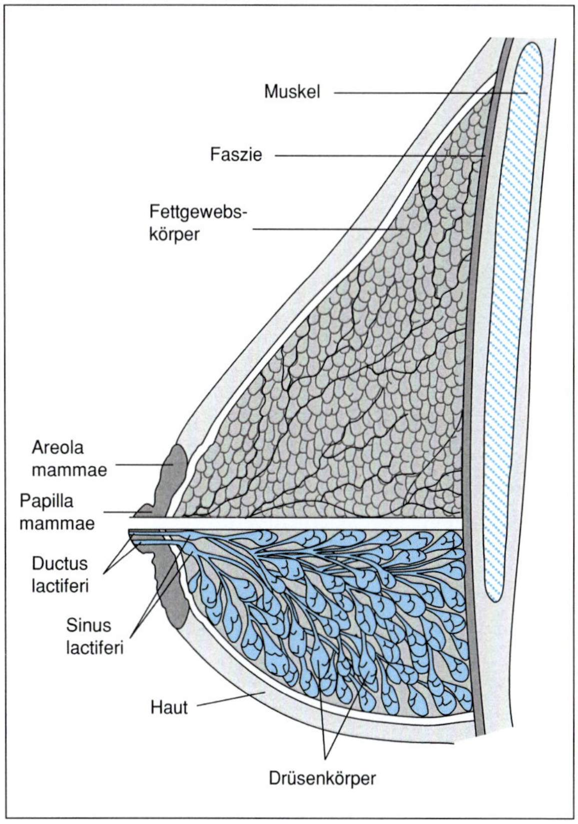

Abb. 33-2 Schematische Darstellung der Brustdrüse im Schnittbild, von lateral gesehen. In der kaudalen Hälfte sind die Drüsenanteile freipräpariert dargestellt (nach Mosny und Bender, 1995).

so dass der Entwicklungsstand am Ende der Fetalzeit erhalten bleibt. Während die Hohlwarze ein Stillhindernis darstellt, ist die Flachwarze noch für den Stillvorgang geeignet.

1 Pränatale Entwicklung der Brustdrüse

Das Drüsenorgan entwickelt sich aus dem **Milchstreifen.** Dies ist eine streifenförmige längs ziehende Epithelverdickung der ventrolateralen Rumpfwand, die am Ende des ersten Embryonalmonats zu erkennen ist. Sie bildet sich in die Milchleiste um. Dies geschieht im zweiten Embryonalmonat, wobei diese Leiste bis auf das kleine Areal im Bereich der Brustregion wieder rückgebildet wird. Daher ist die Anlage der Brustdrüse eine umschriebene Epithelverdickung, aus der schließlich ab dem fünften Fetalmonat ca. 20 Epithelstränge in das unterlagernde Mesenchym einwachsen und sich aufzweigen. Die Mamille entsteht durch Vordringen von Bindegewebe gegen das Drüsenfeld, wobei dieses angehoben wird und schließlich aus dem Bereich der Areola hervortritt.

Klinisch relevante Fehlbildungen im Bereich der Milchleiste finden sich durch Persistenz dieser Abschnitte, man spricht von **Polythelie,** wenn eine zusätzliche Mamille, häufig im Bereich der Axillarregion, ausgebildet ist. Von **Polymastie** wird gesprochen, wenn ein Teil dieser Milchleiste sich nicht rückgebildet, sondern sich zu einer zusätzlichen Drüsenformation weiter entwickelt.

2 Juvenile Entwicklung und angeborene Fehlbildungen

In der Brust des Neugeborenen finden sich die **Milchgänge** (**Ductus lactiferi**), die in das umgebende Bindegewebe einwachsen, die zur Haut anschließenden **Sinus lactiferi** und die von hier weiterziehenden Ausführungsgänge, die in einem grübchenartig vertieften Areal münden.

> **!**
>
> Unter Hexenmilch versteht man die im ersten Lebensmonat unter dem Einfluss maternaler Hormone gebildeten Sekrete aus den Endabschnitten der Milchgänge. In der Kindheit findet keine wesentliche Proliferation statt, in gewissem Umfang verzweigen sich die Ductus und nehmen an Länge zu.

Mit dem Eintritt in die **Pubertät** proliferiert der epitheliale Anteil vor allem bei Mädchen in besonderem Ausmaß. Davon abhängig entwickelt sich das bindegewebige Stroma, das die Drüsenläppchen begrenzt.

Die **angeborenen Fehlbildungen** von Mamille und Areola sind weiter oben bereits erwähnt. Ebenso die Fehlbildungen im Bereich des Milchstreifens. Zu erwähnen sind noch Defektbildungen der eigentlichen Drüse, die als **Mikromastie** (Hypoplasie) sowie als **Amastie** (Fehlen der Brustdrüse) bezeichnet werden und **Hemmungsfehlbildungen** darstellen.

Als **Mamma accessoria** (**Polymastie**) wird ein dystop gelegener Drüsenkörper beschrieben, der nicht mit dem eigentlichen Organ in Verbindung steht. Die physiologische Entwicklung verläuft regelrecht einschließlich der hormonellen Stimulierbarkeit.

Schließlich findet man noch eine sog. **Mamma aberrata,** vorwiegend im Bereich des Processus axillaris des eigentlichen Drüsenkörpers entwickelt. Während die akzessorische Brustdrüse eine Mamille besitzt, fehlt diese bei der Aberrata-Form. Verbindungen dieser axillären Überschussbildung zum Hauptorgan werden beobachtet. Durch das Fehlen eines adäquaten Drainagesystems führen proliferative und sekretorische Veränderungen zu klinischen Bildern mit Schwellungen und Schmerzen. Auch alle anderen histopathologischen Veränderungen können in den dystopen Anlagen beobachtet werden.

Es wird berichtet, dass die Heterotopien in besonderem Maße auch zur **malignen Transformation** neigen, so dass auch die Entfernung in asymptomatischen Fällen angeraten wird.

Unter **Polythelie** verstehen wir eine ausschließliche Überschussbildung der Mamillen.

Bei den **Mamillenveränderungen** sind auch die Formvarianten anzusprechen, wie z. B. Hohl- und Flachwarzen. Treten solche Formveränderungen später auf, so sind sie differenzialdiagnostisch vom Mammakarzinom zu unterscheiden.

> **!**
>
> Leichte Asymmetrien der Mammae sind regelhaft und selten aus psychologischen Ursachen korrekturbedürftig.

Wegen zunehmender Einschränkungen bei der Kostenübernahme durch die gesetzliche Krankenversicherung wird es immer schwieriger, angeborene Fehlbildungen bzw. Asymmetrien zu korrigieren. Lediglich die **extreme Makromastie,** vor allem bei jungen Patientinnen, kann aus gynäkologischer Indikation einer plastisch-chirurgischen Angleichung zugeführt werden.

Allerdings kann es auch aus psychosomatischen Gründen sinnvoll sein, eine operative Korrektur der Brust vorzunehmen. Gerade junge Frauen mit ausgeprägten Asymmetrien leiden oftmals sehr unter ihrem Körperbild, und nicht selten führt dies zu sozialem Rückzug, Vermeidung von Aktivitäten mit Gleichaltrigen, wie etwa Schwimmen etc., bis hin zur depressiven Reaktion. Zunächst sollte in solchen Fällen natürlich immer der Versuch gemacht werden, durch psychotherapeutische Intervention der jungen Frau die Akzeptanz ihres Körpers zu ermöglichen. In einzelnen Fällen kann aber die operative Korrektur zusätzlich erforderlich sein – nicht zuletzt unter dem Aspekt der Prävention weiterer psychischer Probleme oder aber auch, um die weitere Psychotherapie überhaupt erst möglich zu machen.

3 Organaufbau und funktionelle Entwicklung

Bei der geschlechtsreifen Patientin entspricht die nicht laktierende Mamma einem Organ aus 15–20 verzweigten tubuloalveolären Drüsen vom apokrinen Typ. Umgeben sind diese von zell- und kapillarreichem Bindegewebe, daneben besteht ein faseriges Stroma. In diesem Stroma können sich Fettzellen entwickeln und den mengenmäßig relevanten Fettkörper der Drüse bilden.

Während des ovariellen Zyklus findet sich eine geringfügige Sprossung und Erweiterung der Ductus sowie die Absonderung einer geringen Menge Flüssigkeit. Erst durch den Eintritt einer Gravidität wird die Drüse zum funktionstüchtigen Organ umgebaut (Abb. 33-3).

Der Umbau zum laktierenden Organ beginnt bereits in der Frühgravidität. Unter Östrogeneinfluss sprossen die Ductus aus und zweigen sich weiter auf. Erst jetzt entsteht eine vollständige Kanalisation der Ductus. Durch den Einfluss von **Progesteron** bilden sich aus den endständigen Knospen etwa ab der Mitte der Schwangerschaft zahllose Alveolen, die durch ein **einschichtiges kubisches Epithel** ausgekleidet sind. Hierdurch wird das Bindegewebe relativ reduziert, die Läppchengliederung wird besonders deutlich, makroskopisch erkennt man eine Vergrößerung des Organs.

Mit dem Einfluss des Hormons **Prolaktin** entsteht gegen Ende der Schwangerschaft das **Kolostrum**. Dies ist eine gelbliche fetthaltige Flüssigkeit mit Zelldetritus, die im Vergleich zur reifen Milch fett- und kohlehydratarm ist.

Kurz nach dem Partus beginnt die Sekretion, wobei hieran die Alveolen alternierend beteiligt sind. Die eigentliche Sekretion wird durch den Saugakt bewirkt und durch Kontraktion des **Myoepithels**, das die Alveolen und Ductus umgibt, gefördert. Hierbei ist zu beachten, dass der taktile Reiz des Saugens über die zahlreichen sensiblen Nervenendigungen die Ausschüttung von **Oxytocin** über einen neurohormonalen Reflex veranlasst. Das Oxytocin stimuliert das Myoepithel zur Kontraktion.

Mit dem **Abstillen** entsteht ein Stau der Sekrete, so dass gedehnte Alveolen einreißen und rückgebildet werden.

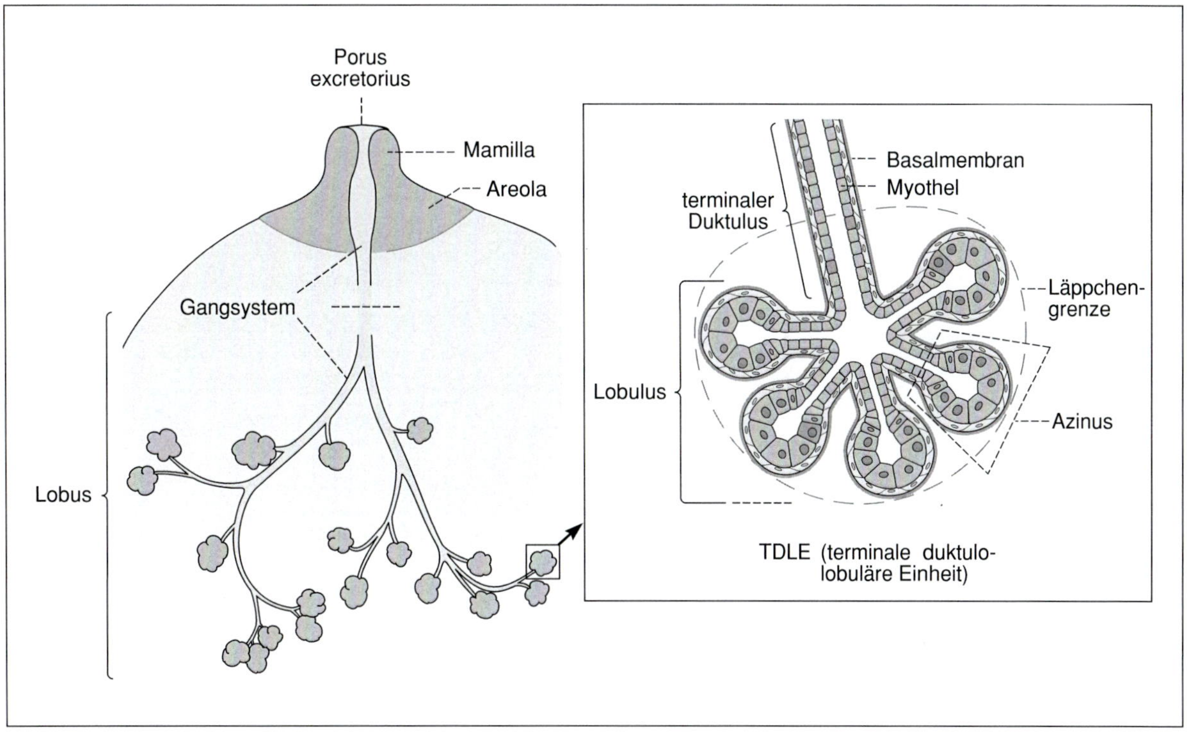

Abb. 33-3 Aufbau der duktulo-lobulären Einheit.

Sekretreste werden phagozytiert und abtransportiert. Das Bindegewebe und das Stroma vermehren sich und das Organ wandelt sich wieder zur ruhenden Drüse um. Nach dem **Klimakterium** finden sich die Milchgänge teilweise erhalten, gelegentlich sind sie obliteriert oder zystisch erweitert. Während die typische Läppchengliederung verloren geht, kann das Fettgewebe erheblich zunehmen mit einer konsekutiven Organvergrößerung (**Involution**).

Der Aufbau der männlichen Brustdrüse ist im Prinzip gleichartig, das Organ bleibt jedoch klein. Allerdings können unter dem Einfluss weiblicher Sexualhormone, z.B. zur Zeit der Pubertät mit entsprechenden Schwankungen der Steroidspiegel oder im Rahmen einer Adipositas mit vermehrter Aromatisierung von Androgenen zu Östrogenen im Fettgewebe bzw. bei Leberzirrhose mit vermindertem Steroidhormonabbau, Vergrößerungen auch der männlichen Brustdrüse beobachtet werden, die als **Gynäkomastie** anzusprechen sind.

3.1 Gefäß- und Nervenversorgung

Der zuführende arterielle Blutstrom des Organs geschieht zum einen aus der **A. thoracica interna** über Rr. perforantes, aus denen mediale Rr. mammarii hervorgehen. Die **A. thoracica lateralis** entsendet Rr. mammarii laterales zum lateralen Bereich der Brustdrüse, zu dem auch Rr. mammarii laterales aus den Interkostalarterien treten. Aus allen Gefäßstämmen konvergieren Äste im Bereich der Mamille (Topografie Abb. 33-4).

Im venösen System differenziert man im Bereich der Areola den **Plexus venosus areolaris,** der vor allem während Gravidität und Laktation auch durch die Haut sichtbar wird. Von hier aus gelangt der venöse Rückstrom über **Vv. thoracicae internae** und **laterales** zum Teil auch in die Bauchwand. Über tiefe Venen besteht eine Verbindung zu den interkostalen Gefäßen.

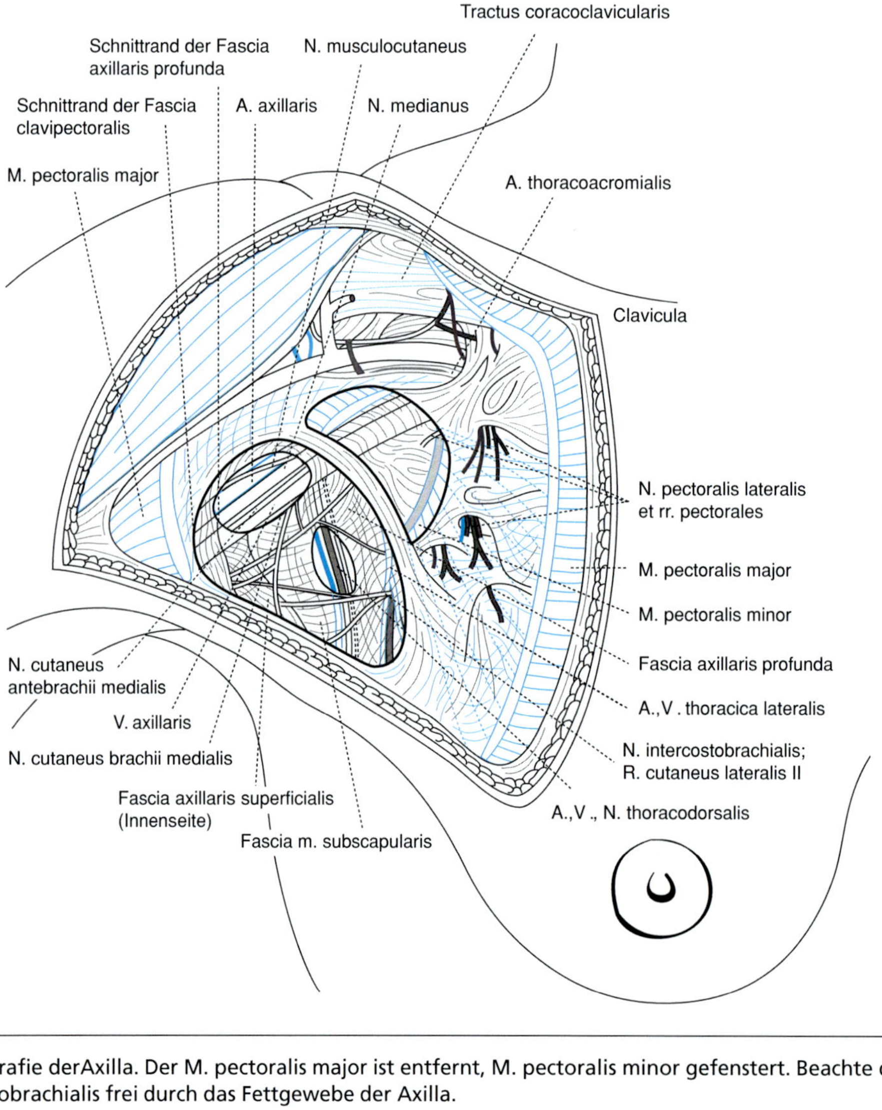

Abb. 33-4 Topografie derAxilla. Der M. pectoralis major ist entfernt, M. pectoralis minor gefenstert. Beachte den Verlauf des N. intercostobrachialis frei durch das Fettgewebe der Axilla.

Von klinisch besonderem Interesse ist die Lymphgefäßversorgung. Man unterscheidet am Organ sowohl ein oberflächliches subkutanes Netz als auch ein tiefes Netz, die untereinander anastomosieren.

Die Lymphgefäße verlaufen zunächst zu etwa 75% des Gesamtabstroms in die Axilla. Hierbei finden sich die **Nodi lymphatici axillares pectorales** am Unterrand des M. pectoralis minor und auf den oberen Zacken des M. serratus anterior, dazwischen finden sich Nodi lymphatici paramammarii am Seitenrand der Brustdrüse. Im weiteren Abstrom erreicht man die **Nodi lymphatici axillares centrales** auf der Unterfläche des M. subscapularis. Der anschließende Lymphstrom erfolgt zu den **Nodi lymphatici axillares apicales** kranial des M. pectoralis minor und entlang der V. subclavia und von hier zu den supraklavikulär gelegenen Nodi lymphatici cervicales laterales profundi.

Ein weiterer Lymphstrom gelangt durch den M. pectoralis major zu Lymphknoten zwischen den Brustmuskeln, den **Nodi lymphatici axillares interpectorales** und von dort weiter zu den beschriebenen Lymphbahnen.

Ein **medialer** Lymphabstrom besteht zu den **Nodi lymphatici parasternales** entlang den Thoracica-interna-Gefäßen durch die Brustwand, zum Teil auch über die Medianlinie zur Gegenseite. Verbindungen bestehen auch zu den begleitenden Lymphgefäßen der Interkostalgefäße und damit auch zu interkostalen Lymphknoten (Abb. 33-5).

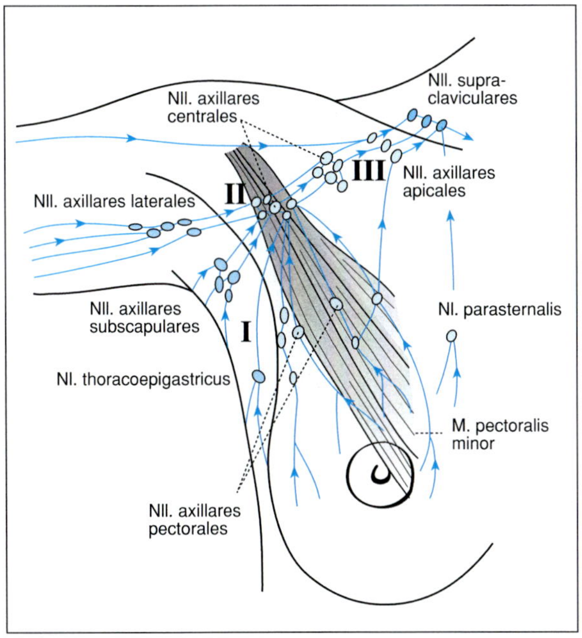

Abb. 33-5 Schematische Darstellung der Lymphabflusswege der Mamma und der dazugehörigen Lymphknoten (nach Mosny und Bender, 1995).

Durch die **Interkostalnerven** wird die sensible Innervation der Brustdrüse durch Rr. mammarii laterales und mediales sichergestellt, vegetative Fasern entstammen perivaskulären Geflechten.

3.2 Histopathologische Grundstrukturen

Zur histopathologische Orientierung dient die Beschreibung der Aufgliederung des Organs zunächst in die Epithelauskleidung des Drüsensystems, an die sich nach außen eine Myoepithelschicht anschließt. Auf diese Struktur folgt schließlich eine Basalmembran. Keratinpositive Zellen dieses Bereichs der Epithel- und Myoepithelschicht stellen die **Reservezellen/Stammzellen** dar.

Im Bereich der Drüsenläppchen (**Lobuli**) grenzt man begrifflich die terminale **duktulo-lobuläre Einheit** ab. Darunter versteht man ein terminales Gangsegment mit den zugehörigen Läppchen. Diese terminalen Segmente werden durch zwischengeschaltete Gangabschnitte schließlich mit den eigentlichen Ductus verbunden.

> **!**
> Die zyklischen Veränderungen des Drüsenparenchyms sind gekennzeichnet durch proliferative Phasen während der Lutealphase des Zyklus, v.a. im Läppchenbereich, sowie durch programmierten Zellverlust (Apoptose) besonders während der Menses.

3.2.1 Differenzierung der terminalen duktulo-lobulären Einheit

Nach abgeschlossener pubertärer Entwicklung des Drüsenparenchyms kann im weiteren Verlauf eine unterschiedliche lobuläre Differenzierung durch die Relation Ductus zu Lobulus vorgenommen werden. Hierbei sind 4 Klassen zu unterscheiden:

- Nach Abschluss der Geschlechtsreife findet sich bei der Nullipara der **Lobulus Typ I,** der im Aufbau der oben beschriebenen terminalen duktulo-lobulären Einheit entspricht. Hierbei sind 6–7 Ductus pro Lobulus darstellbar.
- Im weiteren Verlauf der prägestationellen Geschlechtsreife entwickeln sich hieraus auch komplexere Strukturen der **Typ-II-Lobuli,** wobei die Anzahl der Ductus erhöht ist.
- Die endokrine Situation der Gestation lässt unter einem komplexen hormonellen Einfluss den **Lobulus Typ III** entstehen, bei der die Anzahl der Ductus pro Lobulus bis auf 80 ansteigt.
- Mit Eintritt des Funktionszustandes der Brustdrüse während der Laktationsphase entstehen hieraus schließlich Lobuli vom **Typus IV.**

Mit Abschluss der Gestation und Laktation wird während der Geschlechtsreife als Involutionsprozess die Lobulusdifferenzierung wieder auf die Stufen II und III zurückgeführt.

Durch die Vorgänge des Klimakteriums erfolgen weitere Rückbildungen des Differenzierungsgrades, so dass auch die wenig ausgesprossten Lobuli vom Typ I in der Relation wieder überwiegen.

3.2.2 Regulation der terminalen duktulolobulären Einheit

Sowohl die pränatale, puberale als auch in der Geschlechtsreife stattfindende Entwicklung des Organs ist durch eine Vielzahl sekretorischer Stimuli gesteuert. Hierbei ist neben den bekannten Effekten der Sexualsteroide (Östrogene und Gestagene) und von Prolaktin auch der Einfluss anderer Wachstumsfaktoren und Wachstumshormone zu nennen.

Die Stimulierbarkeit des Parenchyms bedingt auch **wechselhafte Veränderungen** des Entwicklungszustandes in der Phase der zyklischen Veränderung während der Geschlechtsreife und auch in der Menopause.

Im Vergleich zur ausschließlich proliferativen Stimulierbarkeit des Endometriums durch Östrogene bedarf die Proliferation des Mammaparenchyms des kombinierten Wirkens sowohl von **Östrogenen** als auch von **Gestagenen.** Darüber hinaus sind an diesen proliferativen Vorgängen diverse **Wachstumsfaktoren** (IGF I = insulin like growth factor I, EGF = endothelial growth factor und TGFα = transforming growth factor alpha) sowie Wachstumshormon Insulin, Kortisol und Prolaktin beteiligt.

Die beschriebenen wachstumsregulierenden Substanzen beeinflussen ihre Wirkung am Brustdrüsenparenchym untereinander durch die Expression oder Suppression zugehöriger Rezeptorsysteme. So wird zum Beispiel die Bildung des Östrogenrezeptors durch ansteigende Progesteronwerte stimuliert und durch ansteigende Östrogenspiegel supprimiert. Die Bildung des Prolaktinrezeptors wird durch eine Vielzahl von Substanzen stimuliert, darunter Östrogene, Schilddrüsenhormone, Kortikoide und Androgene.

Das hypophysäre Prolaktin ist wesentlich für die Weiterentwicklung des lobuloalveolären Systems. Mit dem kompletten Rückgang der Prolaktinwirkung entsteht aus dem Parenchym das histologische Bild der **Involutionsmamma.** Der Einfluss der stimulierenden Substanzen wird teils direkt am Parenchym vermittelt, aber auch indirekt über die Wirkung auf die Produktion von Wachstumsfaktoren. In verschiedenen physiologischen Zuständen besteht ein entsprechendes Verhältnis stimulierender und inhibierender Faktoren, die auch eine Rolle bei der Differenzierung spielen.

Die Veränderungen des Zyklus lassen sich auch histologisch charakterisieren. Die höchste Zellproliferationsrate des Mammaparenchyms findet sich bei hohem Progesteronspiegel in der Lutealphase. Hier differenziert das Alveolarepithel zu sekretorischen Zellen, sowohl die Mitose als auch die Apoptose erreichen ihren Höhepunkt. Dies steigert sich bis zum Ende des Zyklus am 28. Tag, die Apoptose leitet die postmenstruelle Regression des Parenchyms ein. Für die betroffenen Frauen finden sich in dieser Zeit die prämenstruelle Größenzunahme der Brust sowie ein entsprechendes Spannungsgefühl.

Diagnostische Maßnahmen

1 Inspektion und Palpation

> **!**
> An erster Stelle der klinischen Untersuchung steht immer die Inspektion und Palpation der Mamma bei aufrecht vor dem Untersucher positionierter Patientin.

Hierbei wird zunächst auf Größe, Symmetrie, Kontur und Beweglichkeit bei Elevation der Arme geachtet. Ferner auf Hautveränderungen (Einziehungen, Rötungen, Peau d'Orange), v. a. auch in der Submammärfalte. Schließlich erfolgt die Palpation des Drüsenparenchyms zwischen den Fingerspitzen, um eventuelle Raumforderungen zu beurteilen. Zuletzt erfolgt die Austastung der Axillen sowie der Supraklavikulargruben hinsichtlich Lymphknotenvergrößerungen.

2 Mammasonografie

Von den apparativ-diagnostischen Maßnahmen zur Beurteilung von Erkrankungen der Brustdrüse ist v. a. die Mammasonografie in den Händen der Frauenärzte geblieben (Aktuelle Maßnahmen in der vertragsärztlichen Versorgung 2002). Sie soll deshalb in ihrem Stellenwert vor der Besprechung der einzelnen Krankheitsentitäten als apparative Untersuchungsmaßnahme näher dargestellt werden.

Die anderen apparativen Untersuchungsmethoden, also z. B. Mammografie, Kernspintomografie und deren technische Erweiterungen, wie z. B. **Galaktografie, Pneumozystografie,** werden in ihrer klinischen Relevanz bei den einzelnen Erkrankungsentitäten behandelt. Für den Überblick zur Validität eines Verfahrens, dessen gesamte Durchführung auch in der gynäkologischen Praxis angewandt wird, wird hier nun nosologisch unabhängig auf die Mammasonografie eingegangen.

Einleitend ist festzustellen, dass der Stellenwert der Mammasonografie zunehmend an Bedeutung gewinnt, jedoch weiterhin als additives Verfahren zur **Mammografie** anzusehen ist.
Als besonderes Einsatzgebiet wird die apparative Durchmusterung des dichten Drüsenkörpers **prämenopausaler Patientinnen,** die häufiger mastopathische Veränderungen zeigen, gesehen.
Bei der Mammasonografie gelangt ein 7,5-MHz-Linearschallkopf mit ca. 4 cm Auflagelänge zum Einsatz. Eine Bildwiederholungsrate von mindestens 15 Bildern pro Sekunde, Zoom-Einrichtung und variable Fokussierungsmöglichkeiten sind eingeschlossen. Ergänzend lassen sich differenzialdiagnostische Aussagen in gewissem Umfang durch farbcodierte Blutflussdarstellung erleichtern.
Hochauflösende Ultraschallgeräte arbeiten mit Frequenzen von 10 und mehr MHz. Damit erreicht man eine noch höhere Gewebeauflösung auf Kosten der Eindringtiefe.
Der Bildausschnitt sollte möglichst groß gewählt werden, wobei die Faszie in der Tiefe eindeutig identifizierbar sein soll. Eine gleichmäßige Fokussierung zwischen Kutis und Faszie, u. U. unter Benutzung eines Mehrfachfokus, optimiert die Beurteilbarkeit des Parenchyms.

2.1 Untersuchungsablauf

Zur Organexposition nimmt die Untersuchte in liegender Position die Hände hinter den Kopf, die Ellenbeuge soll entspannt aufliegen. Auch eine Halbseitenlagerung kann der Untersuchung dienlich sein, Ziel sollte eine möglichst gleichmäßige Reduktion der Brustdrüsendicke sein. Nach Verteilung der Gelmenge über der Brustdrüse wird der Schallkopf mit relativem Druck und senkrecht zur Haut geführt. Die Führung des Schallkopfes geschieht nun systematisch **mäanderförmig** über das gesamte Organ, so dass dieses bei regelmäßigem Vor- und Zurückschieben des Schallkopfes komplett erfasst wird. Beim Zurückschieben des Schallkopfes soll dieser um eine halbe Breite gegen die vorherige Verschieberichtung geführt werden. So kann z. B. das Vorschieben in Höhe des zweiten Interkostalraumes parasternal begonnen werden und von hier aus nach lateral bis zum Erreichen der Axilla bzw. des M. latissimus dorsi. Nach Kaudalverschieben des Schallkopfes wird dieser dann im angegebenen Beispiel zurück zum Sternum geführt. Nachdem das gesamte Organ auf diese Weise zunächst parallel erfasst wurde, wird schließlich der Schallkopf von der Mamille zur Axilla, also in radiärer Richtung, verschoben. Diese Verschiebung findet anatomisch am lateralen Rand des M. pectoralis major statt. In der Axilla erreicht man nun die axillären Gefäße, von denen aus nach weiterer Lateralverschiebung des Schallkopfes die Bewegungsrichtung zurück zur Mamille geht.
Alternativ steht auch die Methode der **antiradiären/radiären** Durchmusterung zur Verfügung, die eine mehr duktusorientierte Beurteilung der Brust ermöglicht.
Zur besseren Beurteilung der Retromamillarregion soll diese durch eine kreisförmige Bewegung des Schallkopfes um die Mamille dargestellt werden, hierbei wird der Schallkopf etwas zur Brustdrüse hin gekippt, um den retromamillären Bereich besser zu erfassen.

2.2 Darstellung des normalen Brustdrüsenparenchyms

Unmittelbar unterhalb des Schallkopfes findet sich die Haut als echodichte Zone, gefolgt von einer **echoarmen** Zone subkutanen Fettgewebes, die den Bereich zwischen Haut und eigentlichem Drüsenparenchym ausspannt.
Der eigentliche Drüsenkörper ist **echoreich** und wird von den Ductus, die als echoarme Streifen darzustellen sind, durchzogen. Diese Streifen können auch zystische Erweiterungen zeigen. Innerhalb des Drüsenkörpers kann man noch **echoärmeres Fettgewebe** abgrenzen.
In die Tiefe hin findet sich als **echoreiche** Struktur die **Muskelfaszie** und darunter die typische Darstellung der Brustmuskulatur mit Fiederungsmuster.
Echoarme ovaläre Bezirke schließlich nach der Tiefe hin entsprechen den Rippen. Weiterhin wird der Drüsenkörper durch echoreiche Linien durchzogen, die den Bereich bis zur Haut umfassen und den anatomisch beschriebenen **Cooper-Ligamenten** entsprechen.
Diese beschriebenen grundsätzlichen normalen Veränderungen sind je nach physiologischer Lebensphase verschieden akzentuiert. Hierbei sind wesentliche Eckpunkte zu berücksichtigen.
Die **jugendliche** Mamma zeigt sonografisch ein homogenes und relativ echodichtes Bild, das den dicht zusammengelagerten Drüsenlappen und Drüsenläppchen entspricht, die Ansammlungen des Fettgewebes sind eher mäßig (Abb. 33-6).
Mit zunehmendem Lebensalter in der **Reproduktionsphase** finden sich größere Anteile von Fettgewebe, das sich echoarm darstellt, sowie echoreiches Bindegewebe und mäßig echogenes Parenchym.
In der **Gravidität** ist das Bild ausgesprochen inhomogen, das Drüsenparenchym tritt unter Rückgang von Binde- und Fettgewebe deutlich hervor. In der **Laktationsphase** sind die Ductus erweitert, wobei sich hierbei häufig echoarme Areale finden. Mit zunehmendem Lebensalter atrophieren die Drüsenanteile, um in der **Postmenopause** durch Binde- und Fettgewebe ersetzt zu werden. Die Zunahme des Fettgewebes reflektiert sich in

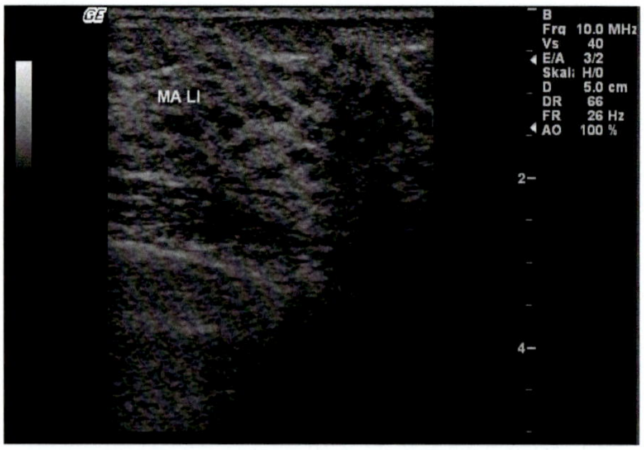

Abb. 33-6 Ultraschall der Mamma – Normalbefund des jugendlichen Organs (Aufnahme: Dr. med. A. Jamitzky, Gemeinschaftspraxis Jamitzky und Jawny, Augsburg).

einer Zunahme echoärmerer Areale, zystische Veränderungen in der klimakterischen Übergangsphase sind nicht selten, die Ligamentstrukturen wirken prominenter durch den Rückgang der parenchymatösen Anteile.

2.3 Indikationen

Die Indikation zur Mammasonografie ergibt sich zunächst bei jedem tastbaren Befund oder jeder vermeintlich inflammatorischen Veränderung von Mamma und Axilla sowie bei Sekretion aus der Mamille und in der Nachsorge des Mammakarzinoms.
Darüber hinaus soll vor plastisch-chirurgischen Eingriffen eine sonografische und mammografische Untersuchung durchgeführt werden. Eine wichtige Ergänzung stellt die Mammasonografie zu allen erhobenen mammografischen und kernspintomografischen Befunden dar.

2.4 Der sonografische Herdbefund

Der Hinweis auf ein pathologisches Geschehen ergibt sich durch den Nachweis eines **sonografischen Herdbefundes.** Dies ist eine bildliche Darstellung einer **Raumforderung,** die sich vom restlichen Gewebe abgrenzt und umschreiben lässt und in zwei Ebenen zur Darstellung kommt. Zur Beschreibung dieser Raumforderungen sollen einige wichtige Kriterien aufgeführt werden. Die Kriterien an sich dienen in erster Linie nur deskriptiven Zwecken und sind *per se* nicht zur Unterscheidung benigner und maligner Befunde geeignet. Erst die Synopsis mehrerer Kriterien kann eine entsprechende Verdachtsdiagnose erhärten (Tab. 33-1).
Tumorachse. Die nachgewiesene Raumforderung kann in eine horizontale und eine senkrechte Achse zerlegt werden.
Binnenechos. Innerhalb einer Raumforderung grenzen sich Binnenechos durch eine zusätzliche Echogenität ab.
Echogenität der Raumforderung. Die Beschreibung der Echoreflexion reicht von echoreichen bis echoleeren Befunden. Häufig sind Herdbefunde echoarm bis echoleer.
Randsaum. Dieses Kriterium beschreibt den Rand der Raumforderung. Dieser kann als schmal oder breit klassifiziert werden. Die Änderung zur Umgebung kann sehr ausgeprägt und schmal erfolgen, anders formuliert mit hohem Impedanzsprung.
Dorsales Schallverhalten. Hierbei finden sich die Klassifikationskriterien einer Schallverstärkung oder einer Schallabschwächung und Schallauslöschung.
Lateraler Randschatten. Dieses Kriterium beschreibt die Änderung der Schallrichtung nach Beugung der Schallwellen am Tumorrand. Eine glatte Tumoroberfläche ruft dieses Phänomen auf beiden Seiten hervor.

Tab. 33-1 Mammasonografie Befundbeschreibung.

Befund	Beschreibung
Drüsenparenchym	unauffällig – auffällig
Herdbefund	
Form	rund – oval – komplex
Kontur	glatt – gelappt – unregelmäßig
Rand	scharf – unscharf
Binnenstruktur	homogen – inhomogen
Echogenität	areflexiv – hyporeflexiv – isoreflexiv – hyperreflexiv
Komprimierbarkeit	gut – gering – fehlt
Schallfortleitung	abgeschwächt – indifferent – verstärkt
Umgebung	erhalten – unterbrochen
Randsaum	glatt – echoreich
Zusatzbefunde	Satelliten, Zweitherde, kontralaterale Herde
Axillalymphknoten	verfettet – indifferent – suspekt

Umgebungsarchitektur. Die beschriebene Raumforderung kann die umgebende Struktur unterbrechen. Dabei werden anliegende Randstrukturen abrupt beendet. Ein eigentlicher Übergang in die Umgebung ist nicht darstellbar.

Kompressibilität. Die Kompressibilität einer Raumforderung kann gegeben oder nicht gegeben sein. Eventuell findet sich auch nur eine Verschieblichkeit der Raumforderung im Gewebe.

Anhand der aufgeführten Kriterien der Herdbefunde können nun entsprechende Veränderungen mit ihren deskriptiven Zeichen eher malignen oder benignen Veränderungen zugeordnet werden.

> **!** Zur Dokumentation muss immer die betroffene Seite angegeben werden. Nach der Zifferblattmethode beschreibt man die Lokalisation, den Abstand zur Mammille und die Tiefe des Befundes in der Brust. Die Größe soll immer in wenigstens zwei Ebenen gemessen werden.

2.5 Klassifizierung maligner Herdbefunde

Zur **Dignitätseinstufung** der erhobenen sonografischen Befunde soll eine Fünfer-Klassifikation in Analogie zu der **Mammografiebeurteilung** nach BIRADS I (breast imaging reporting and data system) einen unauffälligen Befund beschreiben, die Klasse II beschreibt benigne erscheinende Befunde – z. B. Zysten, die Klasse III beschreibt Befunde, die sonografisch als solide erscheinen, eher Benignitätskriterien zeigen oder in der Verlaufskontrolle unverändert bleiben. In der Klasse IV finden sich abklärungsbedürftige Befunde, also suspekte Befunde mit einzelnen oder wenigen Malignitätskriterien. Ein solcher Befund soll bioptisch überprüft werden und kann nach einer Stanzbiopsie oder Verlaufskontrolle in die Gruppe III umgruppiert werden. Im umgekehrten Fall bedeutet auch die Veränderung eines Befundes, der nach der Klasse III beurteilt wird, die Umgruppierung in Klasse IV. In Klasse V sind dringend malignitätsverdächtige Befunde, die abklärt werden müssen und mindestens einer sonografisch geführten Biopsie zuzuleiten sind (Tab. 33-2).

Die **radiologische Klassifikation** nach BIRADS unterscheidet noch das Merkmal VI. Hierbei handelt es sich um ein histologisch gesichertes Karzinom. Mammografische Beurteilungen nach BIRADS 0 bedeuten den Einsatz weiterer Bildgebungsverfahren zur qualifizierten Beurteilung, das heißt also Sonografie bei primärer Mammografie oder Kernspintomografie bei unklaren mammografischen Befunden, die nicht zwischen Narbe und Rezidiv differenzieren lassen.

Tab. 33-2 Mammografiebeurteilung nach BIRADS.

0	weitere Bildgebung erforderlich	
I	unauffällig	
II	benigne	ggf. Kontrolle
III	wahrscheinlich benigne	Kontrolle in 6 Monaten
IV	leicht suspekt, abklärungsbedürftig	sonografisch geführte Biopsie
V	dringend malignitätsverdächtig	sonografisch geführte Biopsie
VI	histologisch gesichertes Karzinom	Therapie

Gemäß den oben aufgeführten Kriterien der Herdbefunde können folgende Dignitätseinstufungen angegeben werden. **Suspekte** Herdbefunde sind in aller Regel echoarm bis echoleer, wenige Karzinome ergeben ein echoreiches Bild. Bei der Echogenität des Tumorzentrums lässt sich in aller Regel ein Unterschied zwischen benignen und malignen Veränderungen schwer definieren. Bei der Anlage einer horizontalen Tumorachse, das heißt parallel zur Schallkopfauflage, und einer senkrechten Tumorachse, das heißt in Richtung des Strahlenganges, zeigt sich, dass **maligne** Befunde ab einer bestimmten Größenausdehnung eher eine **senkrechte Achse** entwickeln, wohingegen **gutartige** Veränderungen ein **horizontales Ausbreitungsmuster** entsprechend der Brustdrüsenarchitektur zeigen. Karzinome des medullären und muzinösen Typs können allerdings auch selten überwiegend horizontal proliferieren (Abb. 33-7).

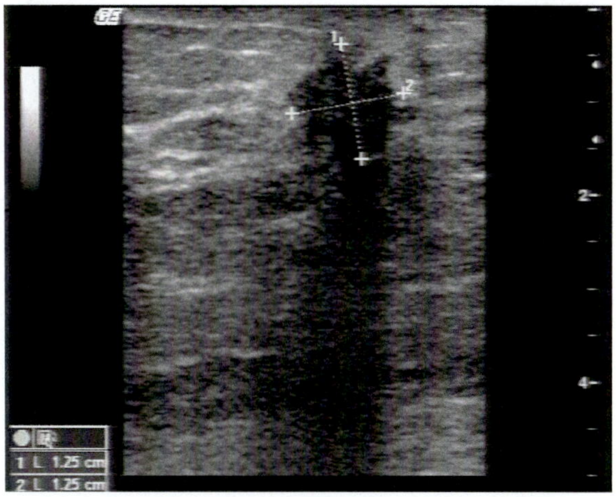

Abb. 33-7 Ultraschall der Mamma – Mammakarzinom (Aufnahme: Dr. med. A. Jamitzky, Gemeinschaftspraxis Jamitzky und Jawny, Augsburg).

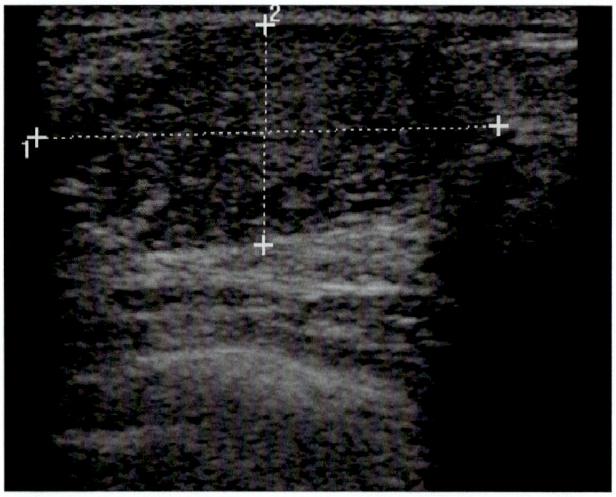

Abb. 33-8 Ultraschall der Mamma – Fibroadenom (Aufnahme: Dr. med. A. Jamitzky, Gemeinschaftspraxis Jamitzky und Jawny, Augsburg).

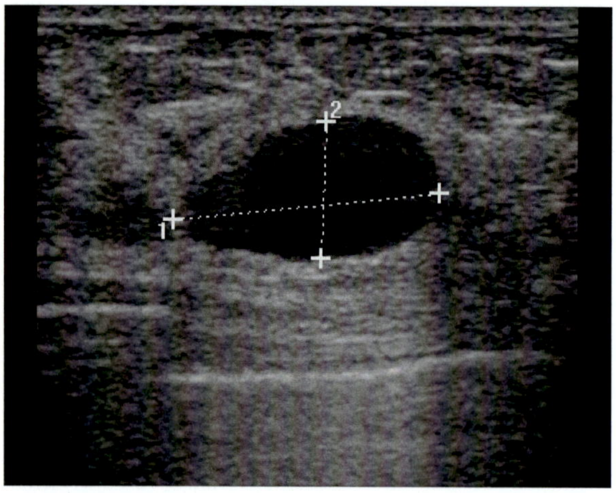

Abb. 33-9 Ultraschall der Mamma – Mammazysten (Aufnahme: Dr. med. A. Jamitzky, Gemeinschaftspraxis Jamitzky und Jawny, Augsburg).

Binnenstrukturen mit unterschiedlichen Echos zum gesamten Herdbefund finden sich sowohl bei gutartigen wie bösartigen Veränderungen (Abb. 33-8 und 33-9). Meistens handelt es sich um echoreiche Binnenstrukturen. **Grobe Strukturierungen** von Binnenmustern weisen auf einen bösartigen Prozess hin. In **Fibroadenomen** finden sich in der Regel homogene echoreichere Binnenstrukturen.

Die unmittelbare Umgebung des Tumors bildet den **Randsaum,** der bei benignen Veränderungen meist schmal ausfällt. Dies trifft v.a. für **Zysten** und Fibroadenome zu. Karzinome bilden einen breiten Randsaum als Korrelat der Umgebungsreaktion zum infiltrierenden Wachstum.

Ein Kennzeichen maligner Veränderungen ist die dorsale Schallauslöschung oder Schallabschwächung. Selten finden sich bei Malignomen Schallverstärkungen. Die **Zyste** zeigt eine dorsale **Schallverstärkung.** Bezüglich der Randschattenstrukturen zeigen benigne Befunde beiderseitige schmale Konfigurationen, die durch Beugung der Schallwellen am glatten Tumorrand entstehen. Die überwiegende Mehrzahl maligner Befunde lässt beidseitige schmale Randschatten vermissen. Öfter finden sich bei Malignomen hingegen breitere Randschattenstrukturen oder einseitig ausgebildete Veränderungen.

Das in die Umgebung infiltrierend einwachsende Karzinom verändert die **Umgebungsarchitektur.** So enden im sonografischen Bild die architektonischen Strukturen am Tumor und finden sich hinter diesem wieder oder werden in den Tumorrand mit einbezogen. Dies kontrastiert zum umgebungsverdrängenden Wachstum benigner Befunde.

Schließlich kann am Kriterium der **Kompression** des Tumors durch die Druckausübung mit dem Ultraschallkopf noch ein „palpatorisches" Kriterium angegeben werden. Gut verschiebliche Befunde sind eher benigne, desgleichen komprimierbare Befunde. Zysten sind formveränderlich unter Kompression.

Aus den beschriebenen Kriterien ergeben sich Hinweise für maligne Veränderungen, jedoch kann aus dem sonografischen Bild kein hinreichend typisches Kennzeichen für ein Malignom abgeleitet werden. Es finden sich bei manchen Typen medullärer oder muzinöser Karzinome echoreiche enge Randsäume, die auch beim Fibroadenom zu finden sind. Auch eine dorsale Schallverstärkung kann hier im Gegensatz zum typischen Karzinom auftreten. Differenzialdiagnostische Schwierigkeiten zu fibroadenomatösen Veränderungen verlangen zumindest eine Verlaufskontrolle, sofern andere Kriterien nicht eine weiterführende Diagnostik des Befundes erfordern.

Hingewiesen werden soll auch auf die unregelmäßige Textur im Bilde der **Mastopathie.** Hier finden sich entsprechend den histologischen Veränderungen zystische Formationen und Duktuserweiterungen. Dies kann mitunter die Differenzialdiagnose zu malignen Veränderungen darstellen.

Inflammatorische Erkrankungen der Brustdrüse im Sinne von Abszedierungen zeigen eine unregelmäßige Struktur, gelegentlich zentrale echoarme Areale. Umschriebene inflammatorische Herde sind echogen. Duktuserweiterungen können das Bild begleiten. Manchmal findet sich die Haut entzündlich verdickt. Jedenfalls ist aus klinischer Sicht nach Rückgang der inflammatorischen Erscheinungen weitere apparative Diagnostik zur Differenzialdiagnose des Malignoms erforderlich.

2.6 Axillasonografie

Die sonografische Darstellung der Axilla ist Bestandteil der Mammasonografie. Geachtet wird hierbei auf die axillären Lymphknoten sowie Ausläufer des Drüsenparenchyms. Zur topografischen Orientierung dient der Rand des M. pectoralis major auf der medialen Seite, nach lateral der M. latissimus dorsi und nach kranial das axilläre Gefäßbündel. Die Darstellung von axillären Lymphknoten gelingt fast immer, verdächtige Kriterien einer malignen Infiltration sind v. a. die Aufhebung der Lymphknotenstrukturierung in Rinde und Mark, die Verbindung mehrerer Lymphknoten und eine überwiegend rundliche Form.

2.7 Doppler-Sonografie der Brustdrüse

Dieses Verfahren ist als komplementär, jedoch noch nicht etabliert anzusehen. Insbesondere gilt, dass in aller Regel als unverdächtig befundete Veränderungen der Mammasonografie, die bei der Durchblutungsdiagnostik kein ausgeprägtes Strömungsmuster aufweisen, eher unauffällig sind. Dennoch ist dies kein absolut zuverlässiges Kriterium. Eine interessante Einsatzmöglichkeit der Durchblutungsdiagnostik ergibt sich allerdings im Rahmen der Nachsorge. Narbige Veränderungen zeigen keine ausgeprägten Strömungsmuster, in Rezidivtumoren ist dies schon eher der Fall.

Gutartige Veränderungen

1 Mastodynie

Unter Mastodynie versteht man eine uni- oder bilaterale Schmerzhaftigkeit des Organs, wobei sich hierhinter sowohl pathologische Organprozesse wie **Entzündungen** oder **zyklische Proliferationen** als auch psychiatrische Phänomene aus dem Formenkreis der **Somatisierungen** verbergen können.

Eine Erkrankung im eigentlichen Sinne stellt die Mastodynie nicht dar. Therapeutisch steht damit folglich die Symptomlinderung, meist durch regulative hormonelle Ansätze im Vordergrund.

2 Fibrozystische Mastopathie

Unter der Bezeichnung einer fibrozystischen Mastopathie werden Veränderungen beschrieben, die zu zystisch-fibrösen Umbauprozessen des Drüsenparenchyms führen (Bässler 1978). Die im Vordergrund stehenden Veränderungen sind, wie der Name sagt, gekennzeichnet durch das Ausbilden von **Zysten,** und einer **Fibrose** des umgebenden Bindegewebes. Gleichzeitig kann das Drüsenepithel metaplastische Veränderungen zeigen. Der Entstehungsort dieser Veränderungen ist die terminale duktulo-lobuläre Einheit. Ursächlich vermutet man eine hormonelle Dysbalance, die sich speziell im Bereich der duktulo-lobulären Einheit entwickelt. Im 3. und 4. Lebensjahrzehnt sind die Veränderungen am häufigsten entwickelt, im Rahmen von Reihenuntersuchungen bei Autopsien finden sich derartige Umbauprozesse nahezu bei der Hälfte aller Frauen.

Diese zystischen **Duktuserweiterungen** und begleitenden fibrotischen Veränderungen sind oft auch nur histologisch nachzuweisen, weit überwiegend finden sich mikrozystische Veränderungen, weniger häufig auch makroskopisch erkennbare Zysten mit mehreren Zentimeter Größe. Das Zystenepithel kann kubisch abgeflacht oder schließlich atrophisch erscheinen. Die Zysten sind mit Flüssigkeit gefüllt, in der das Sekret verkalken kann. Dies ergibt den mammografischen Aspekt von **Kalzifikationen.** Diese Kalzifikationen sind v.a. isolierter Natur und müssen deutlich gegen sog. **gruppierte Mikrokalkformationen** abgegrenzt werden, die ein wichtiges mammografisches Kriterium bei invasiven und intraduktalen Mammakarzinomen darstellen. Die Mammografie ist die einzige Methode, bei der es gelingt, Mikrokalzifikationen im Rahmen einer Screening-Untersuchung zu visualisieren.

Man hat zur Beurteilung der mastopathischen Veränderungen einige Untergruppen definiert, die histologisch differenziert werden können.

Unter dem Begriff der **proliferativen epithelialen Hyperplasie** ist eine ausgeprägte Wachstumstendenz der lobulären und duktalen Epithelzellen zu bezeichnen. Entsprechend unterscheiden sich auch eine **lobuläre** und eine **duktale Hyperplasie.** Die Zellcharakteristika lassen weiterhin durch das Vorhandensein von Atypien **einfache** und **atypische Formen** erkennen. Bei der einfachen epithelialen Hyperplasie wird ein gering erhöhtes Mammakarzinomrisiko postuliert. Dieses ist maximal zweifach erhöht. Bei den atypischen Formen der epithelialen Hyperplasien steigt dieses Risiko bis auf den fünffachen Wert an. Es wurde geschätzt, dass an Untersuchungspräparaten benigner Mammaveränderungen histologisch in etwa 4% atypische epitheliale Hyperplasien nachzuweisen sind. Aus der bekannten Risikosituation der atypischen Hyperplasie ergeben sich eine dichtere klinische Untersuchung und die Hereinnahme mammografischer Kontrollen im Rahmen der Vorsorge.

Eine andere Form der mastopathischen Veränderungen wird als **Adenose** bezeichnet. Hierbei sind ausgesprochen die Drüsenläppchen vermehrt, so dass der relative Anteil des Bindegewebes geringer erscheint. Eine Sonderform ist die sog. **sklerosierende Adenose.** Hierbei sind die proliferierten Läppchen von ausgeprägten Bindegewebsmänteln umgeben. In Abhängigkeit von der Größe der Veränderungen findet sich klinisch ein entsprechender Tastbefund. Der differenzialdiagnostische Ausschluss einer malignen Erkrankung muss erfolgen, dies ist v. a. auf Grund der nachweisbaren Kalzifizierungsareale im Rahmen der Mammografie möglich. Ein mäßig erhöhtes Risiko des Mammakarzinoms bei der adenotischen Form der Mastopathie wird mit einer zweifachen Erhöhung postuliert.

Bei der **fibrotischen Form** der mastopathischen Veränderungen überwiegt das Vorhandensein bindegewebiger Komponenten. Eine Erhöhung des Malignomrisikos ist nicht bekannt.

Schließlich sind überwiegend **zystische Formationen** der Veränderungen zu beschreiben, die ab einer bestimmten Größe zum Teil klinisch als runde, druckempfindliche, glatt begrenzte Knoten imponieren. In der Mammasonografie zeigt sich ein echoarmer Herdbefund mit dorsaler Schallverstärkung und glattem Randsaum. Die Mammografie präsentiert einen glatt begrenzten Rundschatten. Eine Erhöhung des Malignomrisikos durch die Form überwiegender Zystenbildung bei mastopathischen Veränderungen ist nicht bekannt (Abb. 33-10).

2.1 Therapeutische Ansätze bei der Mastopathie

Therapeutische Ansätze sind v. a. nötig, um die Symptomatik für klinisch auffällige Patienten zu erleichtern. Es gibt allerdings wenig qualifizierte Untersuchungen, die die diversen therapeutischen Empfehlungen in diesem Zusammenhang in einer vernünftigen Weise stützen könnten. Nachvollziehbar ist sicherlich, dass schmerzhafte größere Zysten durch **Punktion** entlastet werden können. In der Vergangenheit wurde eine Reihe von diversen Substanzen als therapeutische Maßnahme angegeben. Hierbei muss allerdings festgestellt werden, dass die Effekte von hormonellen Therapiemaßnahmen v. a. von Antikonzeptiva, von Prolaktinhemmern oder von Danazol nicht gesichert sind. Es gibt lediglich eine Untersuchung über den Einsatz von **Tamoxifen** bei schweren symptomatischen Formen, die sich klinisch

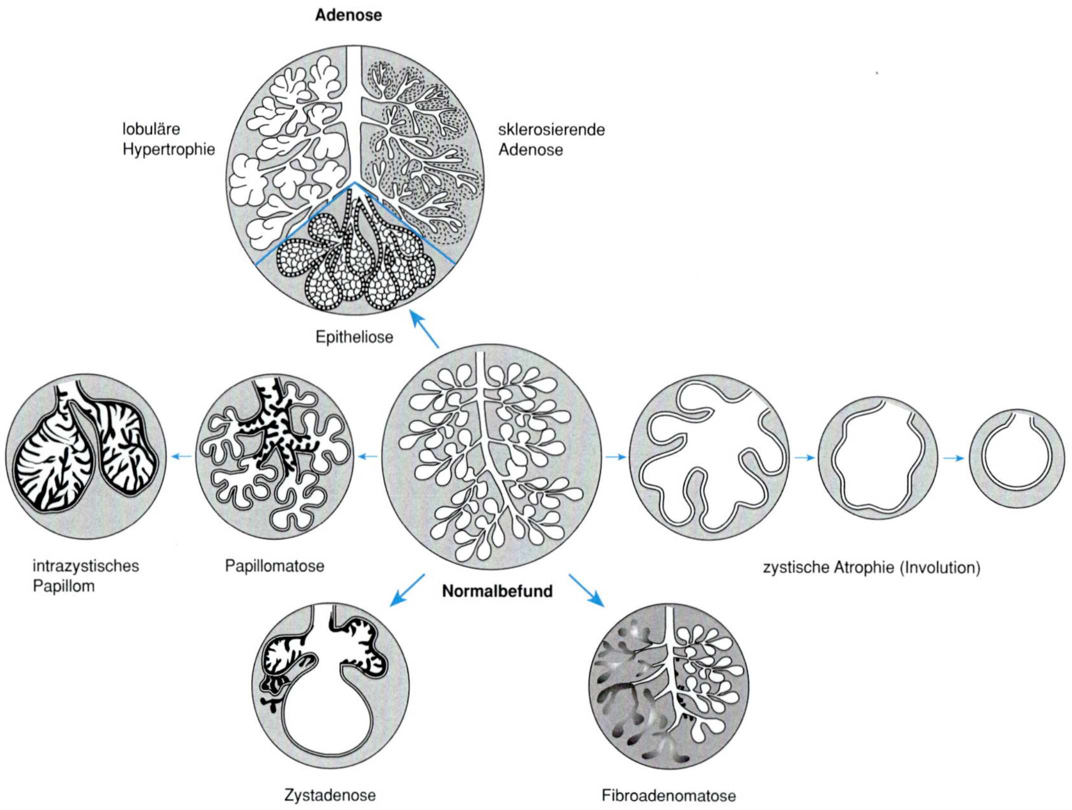

Abb. 33-10 Regressive und progressive Metamorphose des Drüsenläppchens im Rahmen der fibrös-zystischen Mastopathie (nach Bässler, 1976).

einer Remission zuführen lassen. Im Einzelfall mag auch die Anwendung lokaler **physikalischer Maßnahmen** hilfreich sein sowie der Einsatz gestagenhaltiger Gele. Insbesondere bei dem noch in der Vergangenheit empfohlenen Einsatz von **GnRH-Analoga** als Depotpräparate zur Symptomremission ausgeprägter Mastopathien muss die Sinnhaftigkeit dieses Ansatzes im Rahmen der Gesamtwirkung der Substanz auf die Patientin kritisch hinterfragt werden.

3 Fibroadenome

!

Die häufigste benigne Tumorformation der Brustdrüse ist das Fibroadenom.

Hier sind in den blastomatösen Prozess Drüsen und Bindegewebe einbezogen. Die Tumorbildungen finden sich überwiegend bei jüngeren Patientinnen vor dem 30. Lebensjahr.
Klinisch imponiert das Fibroadenom als gut verschieblicher Knoten. In der Mammografie zeigt sich eine scharf begrenzte Verschattung. Sowohl vom klinischen Aspekt her als auch durch den mammografischen und sonografischen Befund ist die Diagnose einer benignen Veränderung wahrscheinlich. Die Tumoren können auch multipel auftreten. Das verdrängende Wachstum in die Umgebung kann auch zu einer größeren Raumforderung führen. In der Regel schwankt die Größe der Befunde zwischen 1 und 10 cm. Bei der histologischen Aufarbeitung finden sich zum einen Formationen, die als perikanalikuläre Fibroadenome und solche, die als intrakanalikuläre Fibroadenome bezeichnet werden. Klinisch ist diese Unterteilung irrelevant. Die perikanalikuläre Form führt zu einer Häufung fibroblastenhaltigen Stromas **um** die Drüsenanteile. Die intrakanalikuläre Formation führt durch blastomatöse Auftreibungen des Stromas zu ausgeprägten Verzweigungen **im** Bereich der Drüsenläppchen. Epithelproliferationen können innerhalb der Fibroadenome vorkommen.
Neben den klinischen und apparativen Befunden, die auf einen benignen Prozess hindeuten, sollte zum Ausschluss des malignen Tumors dennoch die histologische Untersuchung angestrebt werden. Dies kann über eine Stanzbiopsie erfolgen.

3.1 Therapie der Fibroadenome

Eine grundsätzliche operative Entfernung aller Fibroadenome ist nicht indiziert. Die Indikation zum invasiven Eingriff ergibt sich einerseits bei deutlicher Wachstumstendenz der Raumforderung oder bei ästhetischen Veränderungen der Brustform.
Bei konservativem Therapieansatz genügen klinische und ultrasonografische Kontrollen, da mit zunehmendem Alter der Patientinnen durchaus ein Wachstumsstillstand oder eine gewisse Rückbildungstendenz beobachtet werden kann.
Insbesondere sollten auch die Folgen nicht streng indizierter banaler Eingriffe an der Brustdrüse zur Entfernung von Fibroadenomen bedacht werden. In vielen Fällen dieser vermeintlich einfachen Eingriffe werden hierdurch iatrogen kosmetische Schwierigkeiten induziert, zudem wird ein sklerosierender proliferativer Prozess innerhalb der Brustdrüse angeregt, der auch die weitere Vorsorge respektive Nachsorge inklusive der apparativen Diagnostik, also auch der Mammografie, erschwert.

4 Weitere benigne Proliferationen der Brustdrüse

4.1 Milchgangspapillome

Neben den beschriebenen Fibroadenomen finden sich auch noch benigne intraduktale Proliferationen, die klinisch als **Papillome** imponieren. Hierbei zeigen diese Proliferate ein Einwachsen in zystisch erweiterte Drüsen. Die wichtigste Differenzialdiagnose ergibt sich zum **duktalen Carcinoma in situ** (DCIS).
Klinisch finden sich bei zentralen Papillomen der submamillären Gänge häufig Zeichen einer Mamillensekretion. Größere Anteile von Papillomen können nekrotisieren, so dass auch eine blutige Mamillensekretion das klinische Bild ergänzen kann. Bei peripher gelegenen Papillomen finden sich allenfalls tastbare Raumforderungen oder mammografische Verschattungen.
Im Rahmen der Diagnostik wird das abgesonderte Sekret zytologisch untersucht. Die apparative Diagnostik wird ergänzt durch die Kontrastmitteldarstellung der Milchgänge (Duktografie). Hierbei kommt das intraduktale Papillom zur Darstellung, so dass eine gezielte Exzisionsbiopsie ermöglicht wird (Abb. 33-11).

4.2 Cystosarcoma phylloides

Hierbei handelt es sich um einen seltenen fibroepithelialen Tumor, der klinisch oft erst als relativ großer Raumforderung diagnostiziert wird. Der ausgesprochen zur Rezidivierung neigende Tumor kann zum Teil **maligne** entarten.
Histologisch finden sich beim **Phylloidestumor** zellreiche Proliferate, die zystische Drüsen einschließen. Die mesenchymale Proliferation kann sogar unterschiedli-

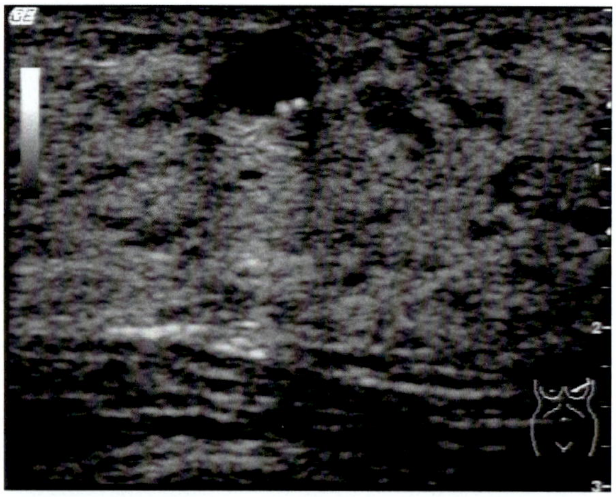

Abb. 33-11 Ultraschall der Mamma – intrazystisches Papillom (Aufnahme: Dr. med. A. Jamitzky, Gemeinschaftspraxis Jamitzky und Jawny, Augsburg).

che Differenzierungen mit der Ausbildung von Fettgewebsanteilen aufweisen. Finden sich im histologischen Bild keine Drüsenformationen, polymorphe Kerne, zahlreiche Mitosen sowie infiltratives Wachstum in Randzonen, so sind dies Hinweise auf maligne Anteile der Tumoren. Diese malignen Formen können auch metastasieren, wobei die wie beim Mammakarzinom bevorzugten Orte hierfür die Lunge, das Skelett und die Leber sind. Nach der angegebenen Beschreibung ist die Frage nach dem Unterschied zum Fibroadenom aus histologischer Perspektive berechtigt. Wesentlich ist die Erkenntnis, dass beim phylloiden Tumor in der Relation **Bindegewebe** zu Drüsengewebe die Proliferation überwiegend den stromalen Anteil betrifft (Abb. 33-12).

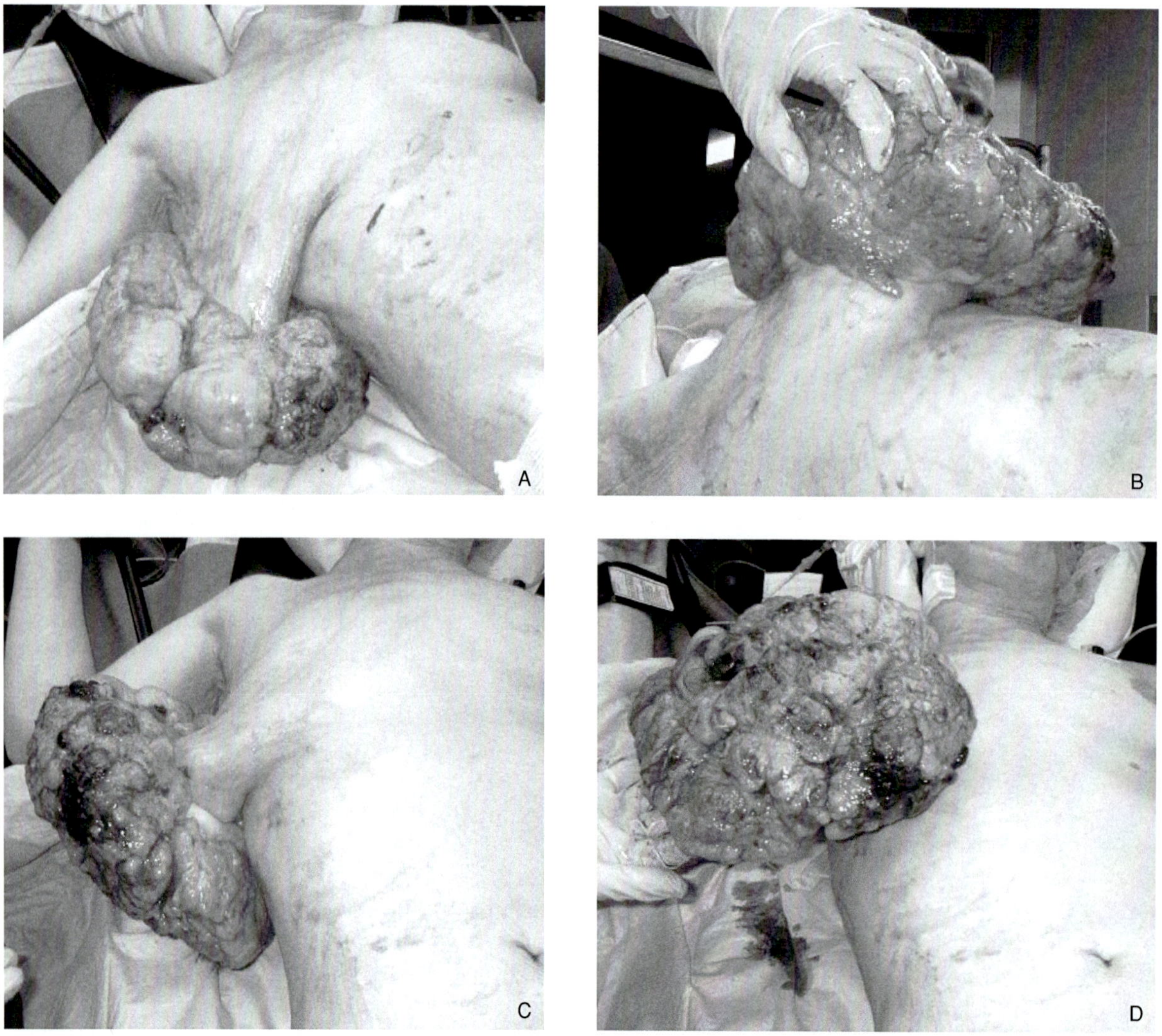

Abb. 33-12 Phylloidestumor (Aufnahme: Dr. med. F. Altmann, Dr. med. G. Greiner, Dr. med. A. Jamitzky, Krankenhaus Forchheim).

4.2.1 Therapie der Phylloidestumoren

Die entscheidende Option ist die mit einem wenigstens 1 cm tumorfreien Resektionsrand erfolgende qualifizierte **Exzision** im Ersteingriff. Auf Grund einer durchaus intensiven Proliferation auch in den Randbereichen des klinisch tastbaren Tumors empfiehlt es sich, diese Exzision möglichst weiträumig vorzunehmen. Da die klinischen Phylloidestumoren oft in einem sehr ausgedehnten Stadium zur Erstdiagnose gelangen, ist in vielen Fällen durch eine lokale Exzision/Resektion kein qualifiziertes Ergebnis zu erzielen, so dass die Mastektomie zu empfehlen ist.
Es wird berichtet, dass die systemischen Therapieansätze bei malignen phylloiden Tumoren von wenig Effizienz begleitet sind.

Entzündliche Erkrankungen der Brustdrüse

1 Mastitis puerperalis

Die häufigste entzündliche Erkrankung der Brustdrüse ist die puerperale Mastitis. In den meisten Fällen wird die Erkrankung durch **Staphylococcus aureus** oder **Streptokokken** verursacht. Aus dem Rachenraum von Mutter oder Kind werden die Erreger auf die Brustdrüse übertragen, wo sie sich kanalikulär oder über kleine Rhagaden der Mamillenhaut ausbreiten. Dieser Entzündungsprozess führt in der weiteren Entwicklung zu einer granulozytären Durchsetzung des Gewebes, wobei eine phlegmonöse oder abszedierende Entwicklung resultieren kann. Längere Verläufe zeigen auch gelegentlich eine ausgesprochene Chronizität mit lymphoplasmazellulären Infiltraten.
Klinisch imponiert das Bild als Schwellung, Rötung und Schmerzhaftigkeit der Brustdrüse. Zur rechtzeitigen Intervention im Krankheitsverlauf ist es notwendig, auch diese Frühbefunde nicht zu verkennen, so dass rechtzeitig eine antibiotische Therapie eingeleitet wird, die der weiteren Erkrankungsentwicklung Einhalt gebietet. Wird nicht rechtzeitig antibiotisch therapiert, so bildet sich oft eine ausgesprochen druckdolente Infiltration, die nach Tagen einschmilzt und klinisch als fluktuierender Abszess imponiert. Gelegentlich können auch einzelne kleinere Abszesse zu größeren Höhlen konfluieren und relativ ausgedehnte Anteile des Organs befallen. Im Rahmen einer begleitenden Hautnekrose kann sich eine Fistulierung an die Oberfläche entwickeln, aus der sich Pus entleert.
Insbesondere in der Vergangenheit, als die Veränderungen noch viel ausgeprägter zu sehen waren, wurde eine Einteilung nach der Lokalisation der Abszedierungen vorgeschlagen. Hiernach waren zunächst die intramammären Abszedierungen zu nennen, die einzeln oder mehrfach bis zu mehreren Zentimeter Größe vorkommen können. Darüber hinaus wird unmittelbar in der Nähe der Mamille der subareoläre Abszess beschrieben. Ausgesprochen selten fand man Abszedierungen in der Verschiebeschicht zwischen der M.-pectoralis-major-Faszie und dem Drüsenkörper, die als retromammär bezeichnet wurden.

1.1 Therapie der Mastitis

Entsprechend der stufenweisen Entwicklung des Krankheitsverlaufs von der beginnenden Infizierung im Bereich gestauter Sekrete bis hin zur ausgeprägten Abszedierung werden verschiedene Stufen der Therapie angegeben. In der Initialphase der Entwicklung mit beginnender Infiltration sollte der mit der Entzündung verbundene Prozess der Laktation eingeschränkt werden. Dies geschieht bekanntermaßen über die Hemmung der Ausschüttung von Prolaktin aus der Hypophyse und wird erreicht durch die Gabe von **Dopaminagonisten,** wie zum Beispiel **Bromocriptin.** Hierbei wird das Ausmaß der Laktation zunächst reduziert, so dass durch körperinduzierte resorptive Prozesse der Entzündungsprozess gelegentlich schon sistiert. Dabei ist auf eine weitere Entleerung der Drüse zu achten. Tritt nicht innerhalb von 24 Stunden eine Entfieberung auf, so soll eine antibiotische Behandlung eingeleitet werden. Bei den häufig nachgewiesenen penicillinaseresistenten Staphylokokken kommen Penicillinderivate wie z.B. **Flucloxacillin** zum Einsatz. Die konsequent durchgeführte antibiotische Therapie soll das Fortschreiten des Entzündungsprozesses mit Entstehung von Einschmelzungen verhindern.
Zusätzlich kommen pflegerische Maßnahmen zum Einsatz, die in diesem Stadium die Resorption des Infiltrats fördern sollen. Hierbei ist das Organ ruhig zu stellen und mit kalten Umschlägen zu bedecken. Genau das Gegenteil wird empfohlen, wenn der Entzündungsprozess weiter fortgeschritten ist und man diese so genannten resorptiven physikalischen Maßnahmen für zweifelhaft hält. Hier wird nun versucht, durch eine Wärmebehandlung die Einschmelzung zu forcieren, um den Krankheitsprozess aus dem phlegmonösen Stadium in das abszedierende Stadium zu überführen, das einer chirurgischen Intervention zugänglich ist. Diese Wärmebehandlung benutzt nun feucht-warme Umschläge oder auch Mikrowellenbestrahlungen.
Mit dem Eintritt einer Abszedierung beginnt die Bedeutung einer chirurgischen Entlastung des Befundes. Sinn ist hierbei, die Abszesshöhle zu entleeren und zu drainieren, so dass in Kombination mit der antibiotischen Behandlung der Prozess zum Stillstand kommt.

Die Inzision zur Eröffnung der Abszesse liegt an der Hautoberfläche zirkulär oder in der Submammärfalte der sog. **Bardenheuer-Linie.** Insbesondere die Inzision durch die Bardenheuer-Linie findet ihre Anwendung bei größeren Einschmelzungen, vor allem in den unteren Quadranten und bei weiter dorsal gelegenen Raumforderungen. Durch diesen Zugang kann ein guter Abfluss geschaffen werden, eine Alteration der sichtbaren Brustdrüsenhaut unterbleibt. Größere Wundhöhlen werden mit einer Drainage versorgt. Nach der Abszesseröffnung muss dieser digital ausgeräumt werden, Nebenhöhlen werden eröffnet und Gewebebrücken durchtrennt. Nach Entleerung und Spülung bleibt die Inzisionsstelle der Wundhöhle offen. Im Verlauf des weiteren Heilungsprozesses verschließt sich nach Entfernen der Drainage die Wundhöhle *per secundam.*

Neben der beschriebenen staphylo- oder streptokokkenbedingten puerperalen Mastitis finden sich weitere inflammatorische Veränderungen der Brustdrüsen, die selten auftreten und die letztendlich auf Grund eines histologischen Befundes klassifiziert werden können. Hierunter gehört die Beteiligung der weiblichen Brustdrüse an Infektionen durch Tuberkelbakterien oder an mykotischen Infektionen. Auch bei der **Lues**, bei der **Aktinomykose** sowie bei parasitären Erkrankungen kann das Organ beteiligt sein. Alle diese Befunde finden sich als klinisch suspektes Ereignis überwiegend außerhalb des Puerperiums und werden in Differenzialdiagnose zu blastomatösen Prozessen einer histologischen Diagnose zugeführt. Darüber hinaus sind die im Zusammenhang der genannten Grunderkrankungen wesentlichen weiteren Hinweise aus Anamnese und Klinik zu beachten.

2 Mastitis nonpuerperalis

Einfache, nichtpuerperale Mastitiden finden sich häufig auf dem Boden einer **Gangektasie** und einer chronischen Entzündung im Bereich des Drüsenparenchyms. Da bei allen diesen Befunden auch die differenzialdiagnostische Abgrenzung gegenüber dem inflammatorischen Mammakarzinom bedacht werden muss, wird eine entsprechende histologische Klärung anzustreben sein.

3 Weitere inflammatorische Brustdrüsenveränderungen

Innerhalb dieser Gruppe sollen noch drei für das Organ recht typische Veränderungen beschrieben werden, die auch, wie alle in diesem Abschnitt vorgestellten Erkrankungen, immer wieder in Differenzialdiagnose zum Mammakarzinom zu sehen sind. Zum einen fällt in diese Gruppe die sog. chronische unspezifische Mastitis, die Mastitis bei Fremdkörperganulomen sowie die Fettgewebsnekrose.

3.1 Periduktale Mastitis

Der Begriff der Periduktalmastitis oder auch unspezifischen chronischen Mastitis, plasmazellulären oder granulomatösen Mastitis bezeichnet eine durch Sekretionsstopp induzierte chronische inflammatorische Reaktion. Entsprechend der ätiopathogenetischen Entstehung aus einem Sekretstau beginnt der Prozess in den Duktus und breitet sich periduktal aus. Des Weiteren tritt Sekret in das periduktale Gewebe aus, was den Entzündungsprozess unterhält.

Das entzündliche Infiltrat besteht aus **lymphoplasmazellulären Elementen,** dazwischen finden sich auch **Granulome** und **Makrophagen** sowie deren weitere Differenzierungsformen als Epitheloid- und Riesenzellen. In der Folge dieses Prozesses entstehen narbige Indurationen und Zerstörungen des duktalen Systems. Aus diesem Grunde wurde hier auch der Begriff der **Mastitis obliterans** angegeben. Überwiegend findet sich das Syndrom in der Menopause.

Es sind einige ätiologische Faktoren anzugeben, die diesen Prozess begünstigen. Zum einen bilden sich insbesondere bei den perimenopausalen Rückbildungsvorgängen, Gangektasien, in denen sich das Sekret ansammeln kann. Darüber hinaus können hormonelle Einflüsse diese Situation weiter begünstigen. Gleichzeitig bestehende anatomische Veränderungen der Brustdrüse unterstützen den Sekretstau ebenso wie Störungen des Abflusses über die großen submamillären Duktus.

Klinisch interessant wird das Krankheitsbild durch seine wichtige Differenzialdiagnose zum malignen Mammaprozess. Hier ist es zur Differenzialdiagnose erforderlich, eine histologische Abklärung anzustreben. Klinisch symptomatische Patientinnen zeigen schmerzhafte Indurationen, Mamillensekret und einen zweifelhaften Tastbefund. Dazu können sich weitere Symptombilder assoziieren, die auch für das Mammakarzinom relevant sind. Insbesondere können auch Veränderungen der äußeren Haut, wie Retraktionsphänomene inklusive Peau d'Orange und Mamillenverziehungen sowie tumorförmige Raumforderungen imponieren. Die Kalzifikation der Sekrete lässt mammografisch streifenförmige Kalkareale erkennen.

Gelegentlich muss dieser Krankheitsprozess in sano exzidiert werden, was gleichzeitig auch einen Teil der notwendigen Differenzialdiagnostik gegenüber dem Mammakarzinom darstellt.

3.2 Fettgewebsnekrose

In der weiblichen Brustdrüse beobachtet man ein auch sonst in der Humanpathologie bekanntes Phänomen, nämlich die **Fettgewebsnekrose.** Der Pathologe spricht von der **nichteitrigen Pannikulitis.** In der Regel werden diese Nekrosen durch traumatisierende Ereignisse induziert, Frauen des perimenopausalen Alters sind am häufigsten betroffen.
Klinisch äußert sich das Krankheitsbild als umschriebene druckdolente Raumforderung, die auch die Umgebung, insbesondere bei oberflächlicher Lage die Haut, mit einbeziehen kann. Auch aus dieser Beschreibung ergibt sich die Bedeutung der Veränderung in Differenzialdiagnose zu malignen Prozessen. Eine histologische Klärung kann indiziert sein.

3.3 Fremdkörpergranulome

Durch den Austritt von xenogenem Augmentationsmaterial, v. a. von **Silikon,** im Brustdrüsengewebe können sich als Umgebungsreaktion granulomatöse Veränderungen entwickeln, die ebenso wie die vorher genannten Krankheitsbilder eine wichtige Differenzialdiagnose zum malignen Prozess darstellen können. Diagnostisch lässt sich dieser Prozess nur durch Exzisionsbiopsie definitiv klären und gleichzeitig beseitigen. Neben der Leckage von Silikonprothesen gibt es auch Beobachtungen über die Silikoninjektion in freier Form zur Brustaugmentation. In diesen Fällen ist die granulomatöse Reaktion vorprogrammiert. Die hierdurch erzielten kosmetischen Veränderungen sind allerdings ästhetisch sehr überzeugend.

3.3.1 Silikonimplantate

In den meisten Fällen wird nach der **Mastektomie** die Wiederherstellung der Kontur mit einem Silikonimplantat angestrebt. Gelegentlich werden Alternativverfahren mit Eigengewebe angewandt, die ebenso mit den Verfahren der Silikonimplantate kombiniert werden können.
Die Implantate wurden in den vergangenen Jahren vielfach weiterentwickelt und verbessert. Der wesentliche Fortschritt bestand in der Veränderung der Oberfläche des Implantatmaterials. Man hat erkannt, dass die Oberflächenstrukturierung entscheidend ist, um die früher häufige Komplikation der **konstriktiven Kapselfibrose** zu vermeiden.
Bei den Implantaten gibt es verschiedene Ausführungen, wobei ein wesentlicher Unterschied zwischen der strukturierten Oberfläche und der glatten Oberfläche besteht. Form, Profil und Volumina sind unterschiedlich, es gibt ein- und mehrlumige Prothesen und Hautexpander, die auch mit verschiedenen Substanzen aufgefüllt werden können (Abb. 33-13).
Die Anlage des Silikonimplantats nach Mastektomie kann subkutan oder submuskulär, das heißt unter den M. pectoralis major, erfolgen. Der Zugang zum Areal kann über die Ablationsnarbe und

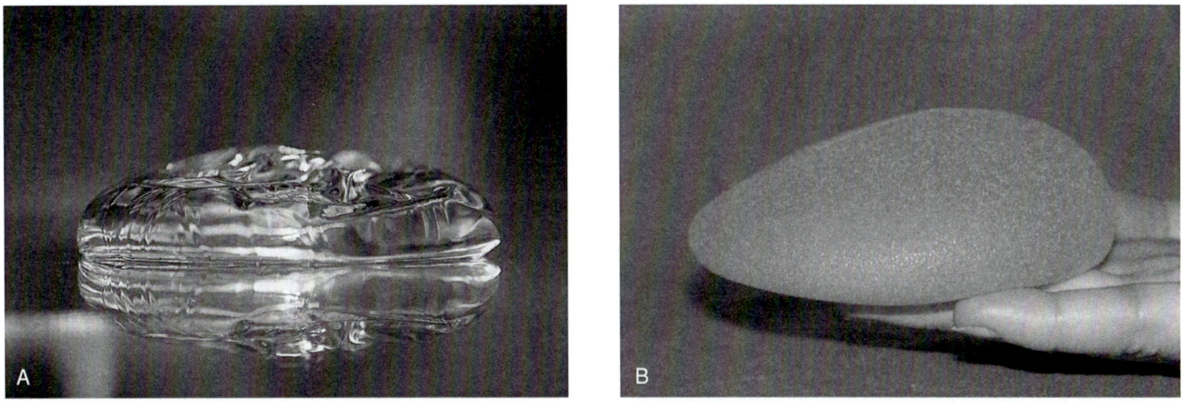

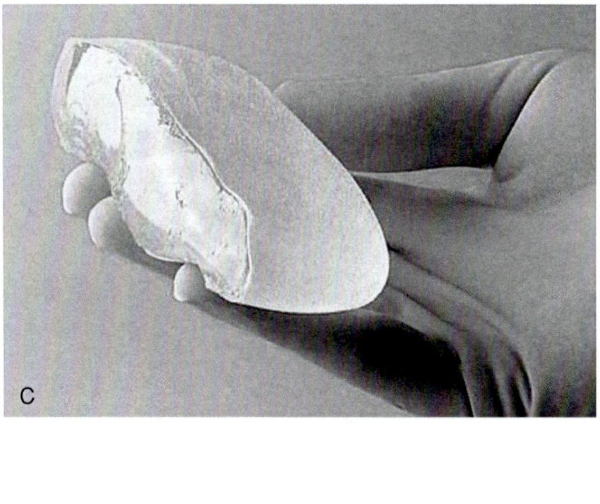

Abb. 33-13 Verschiedene Typen von Silikongelbrustimplantaten.
A. Klassisches, glattwandiges mit Silikongel gefülltes Brustimplantat.
B. Anatomisch geformtes Implantat mit texturierter (aufgerankter Oberfläche).
C. Halbiertes texturiertes Implantat mit Kohäsivgel.

den inframammären Zugang oder von lateral erfolgen. Ein wichtiger Faktor zur Vermeidung der Kapselfibrose liegt in der Ausbildung der noch vorhandenen Weichteildecke. Ist diese sehr dünn ausgeprägt, muss auf jeden Fall das Implantat submuskulär eingebracht werden. Hierbei sind allerdings die kosmetischen Resultate weniger ansprechend.
Kann die primäre Darstellung einer Implantathöhle nicht mit ausreichendem Volumen erfolgen, kommt die sog. Expanderprothese zur Anwendung. Hierbei wird die Prothese über einen Ventilmechanismus transkutan in mehreren Fraktionen aufgefüllt. Hierdurch dehnt man den darüber liegenden Weichteilbereich. Nach erfolgter Aufdehnung wird entweder der Expander gegen ein Silikonimplantat ausgetauscht oder aber bei dauerhaften Expandern das Ventil entfernt.
Diese wiederaufbauenden plastischen Maßnahmen müssten allerdings zusammen mit ihren ästhetischen Ergebnissen und den Komplikationen erwähnt werden. Bei ungünstigen operativen Ergebnissen finden sich Asymmetrien, Faltenbildungen und Implantatfehlpositionierungen, die das kosmetische Ergebnis als fragwürdig erscheinen lassen. Bei dünnem Haut-/Weichteilmantel werden Haut- und Weichteilnekrosen sowie im Extremfall die Ausstoßung des Implantats oder dessen Leckage beobachtet. Auch ausgedehnte Narbenbildungen gehören zu den typischen Komplikationen. Die unangenehmste Nebenwirkung der Implantatrekonstruktion ist, wie schon erwähnt, die konstriktive Kapselfibrose, die mit der Weiterentwicklung der Implantate seltener gesehen wird.
In den Vereinigten Staaten werden Silikonimplantate nur eingeschränkt im Rahmen eines kritischen Indikationskataloges benutzt. Für die Rekonstruktion nach Mastektomie werden hierfür klinische Studien gefordert. Dennoch muss darauf hingewiesen werden, dass eine Vielzahl der auch in der Öffentlichkeit erhobenen Vorwürfe über Nebenwirkungen der Implantate nicht begründet ist. Hier ist v. a. an die Induktion **autoimmunologischer Erkrankungen** oder von **Kollagenosen** zu denken. Ebenso ist der Zusammenhang mit der Induktion von Malignomen nicht evident.
Wesentlicher erscheint, mit der Patientin sowohl die postoperativen Ergebnisse, das Ausmaß der operativen Belastung und die individuelle Risikobereitschaft abzuklären.

Maligne Erkrankungen der Brustdrüse

1 Endokrine Kanzerogenese

Im Zusammenhang mit der aktuellen Diskussion um hormonelle Substitutionstherapien (ERT/HRT) (s. Kap. 6) und hormonelle Therapien im Allgemeinen und vor der detaillierten Besprechung des Mammakarzinoms soll an dieser Stelle auf den pathophysiologisch relevanten Zusammenhang im Rahmen der **endokrinen Kanzerogenese** verwiesen werden.

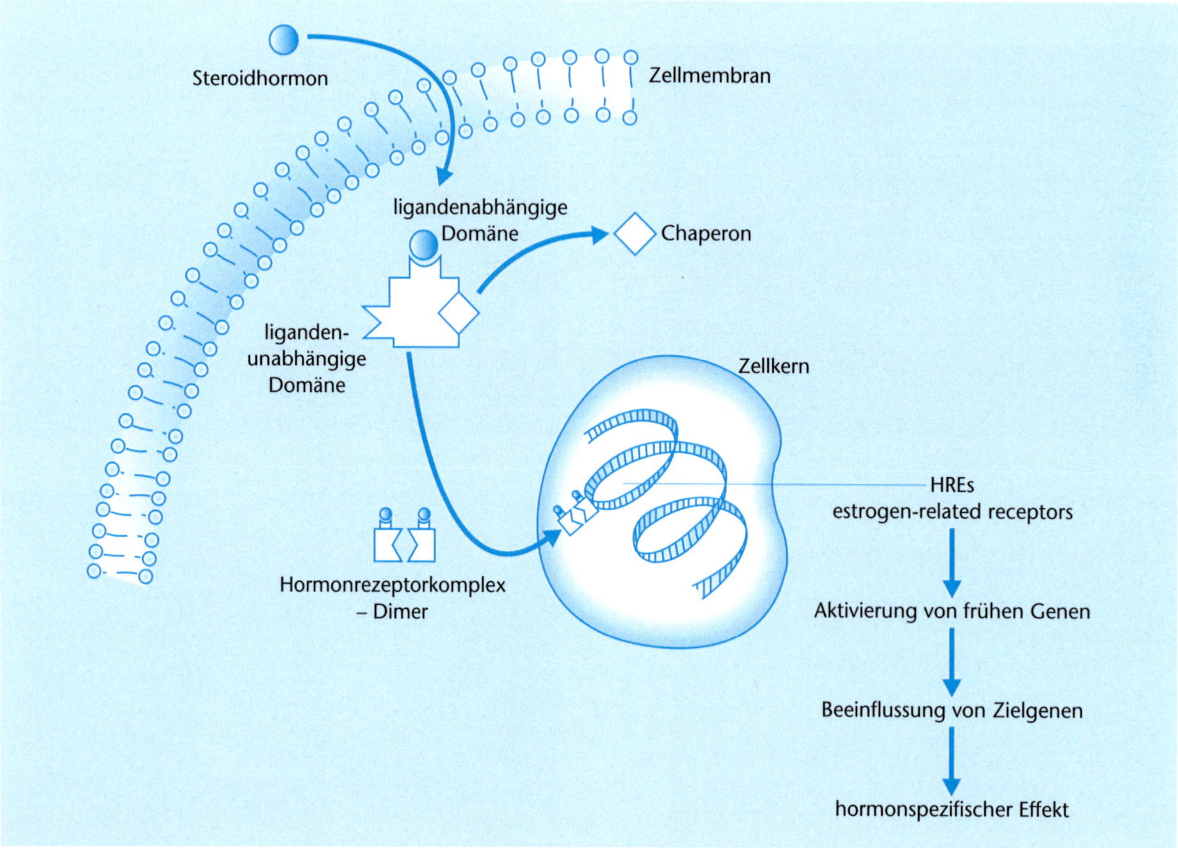

Abb. 33-14 Schematische Darstellung der Hormonrezeptorwirkung von Steroidhormonen.

1.1 Molekularer Mechanismus der Steroidhormonwirkung

Die molekularen Grundlagen der Steroidhormonwirkung basieren auf dem Initialschritt ihrer Bindung an intrazelluläre Rezeptorproteine nach Passage der lipophilen Zellmembran. Nach den aktuellen Vorstellungen kommt es durch die Bindung des Steroidhormons mit dem Rezeptorprotein zu einer Konformationsänderung, die anschließend zur Abdissoziation von Wächterproteinen (**Chaperone**) führt. Der freie Hormonrezeptorkomplex wird anschließend in den Zellkern transloziert. Bei den Steroidhormonrezeptoren hat man die Vorstellung, dass die Hormonrezeptorkomplexe zunächst dimere bilden. Diese Dimere ihrerseits binden bestimmte Regionen der DNA, die als **hormonresponsive Elemente** (HRE) zu bezeichnen sind. Diese HRE liegen im Bereich von Promotoren. Mit der Bindung des dimeren Hormonrezeptorkomplexes an das HRE beginnt die Aktivierung der entsprechenden Genabschnitte. Meist werden hierdurch sog. frühe Gene (early genes) aktiviert, die zuständig sind, um nachgeordnete Zielgene (late genes) zu beeinflussen. Diese Zielgene stellen dann den eigentlichen biochemischen hormonspezifischen Effekt dar (Abb. 33-14).

Die **trans-Aktivierung** (d. h. die von außen kommende Aktivierung) der Genabschnitte durch den Steroidrezeptor ist nicht notwendigerweise vom Steroidhormonliganden abhängig. Für den Östrogenrezeptor konnte man zeigen, dass zwei trans-aktivierende Domänen zu unterscheiden sind. Am C-Terminus des Rezeptorproteins findet sich die ligandenabhängige trans-Aktivierungsdomäne und am N-Terminus des Rezeptorproteins die ligandenunabhängige trans-Aktivierungsdomäne.

Diese liganden-N-terminal gelegene trans-Aktivierungsdomäne kann durch andere Signaltransduktionswege aktiviert werden. Ein Mechanismus dieser Aktivierung besteht z. B. in der Phosphorylierung von Zielproteinen. Hierdurch erklärt sich das Phänomen des sog. Rezeptor-Crosstalk, was bedeutet, dass auch andere Mediatorstoffe die Rezeptoraktivierung hervorrufen können. Vielfach können diese Wirkungen über die Signaltransduktionskaskade von Wachstumsfaktoren initiiert werden.

Die zyklischen hormonellen Veränderungen durch Östrogene und Gestagene führen zu proliferativen Veränderungen des Drüsenepithels, wobei v. a. die intralobulären terminalen Duktuli betroffen sind. Ein Maximum der mitotischen Aktivität wird im normalen Zyklus in der Mitte der Corpus-luteum-Phase, also unter erhöhten Östrogen- und Progesteronspiegeln, beobachtet.

Mit dem darauf folgenden Rückgang der Gestagenkonzentration wird die Apoptose eingeleitet.

Zusätzlich stimulieren die Gestagene auch das alveoläre Epithel zur Proliferation. Dies ist v. a. im Gegensatz zur Situation am

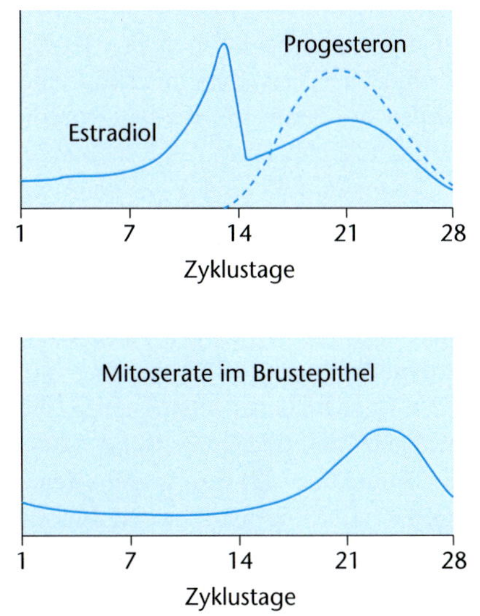

Abb. 33-15 Verlauf der Serumkonzentrationen von Estradiol und Progesteron und der Mitoserate im Brustdrüsenepithel.

Endometrium zu beachten, wo die Gestagene eine Proliferationshemmung mit Mitoserückgang induzieren. Daher wird im Gegensatz zum mammären Epithel im Endometrium das Maximum der proliferativen und mitotischen Aktivität in der Follikelphase der ersten Zyklushälfte erreicht (Abb. 33-15)!

Von einem hemmenden Effekt der Gestagene auf die mammäre Epithelaktivität kann also nicht ausgegangen werden, was Auswirkungen weniger auf den Einsatz von Ovulationshemmern als auf Hormonsubstitutionspräparate hat. Dies kann durch epidemiologische Daten gestützt werden, wonach die kumulative Zahl der Mammakarzinome bei Ovulationshemmereinsatz nur geringfügig erhöht wird. Daraus ist auch abzuleiten, dass zwischen dem endogenen Estradiol und dem pharmakologisch wirksamen Ethinylestradiol der kontrazeptiven Präparate kein relevanter physiologischer Wirkungsunterschied besteht.

Im Gegensatz dazu wird unabhängig von der Art der verwendeten Östrogene und Gestagene beim **unphysiologischen perimenopausalen Substitutionsansatz** die Inzidenz des Mammakarzinoms erhöht.

Die Situation wird dadurch weiter kompliziert, dass es auch östrogenähnliche Rezeptoren gibt, die östrogenunabhängig an die östrogenresponsiven Elemente binden können (estrogen-related receptors).

Damit ergibt sich auch hier eine Interferenz mit der normalen Steroidwirkung. Ein aufgeweitetes Konzept der Steroidhormonwirkung zeigt nun, dass eine Reihe von Einzelfaktoren in ihrer Relation zueinander über die eigentliche Wirkung des Hormonrezeptorkomplexes entscheidet.

Mittlerweile hat man erkannt, dass zwei verschiedene Östrogenrezeptoren (α und β) existieren. Die Bindung der östrogenen Substanzen geschieht mit unterschiedlicher Affinität. Die Hauptsubstanz der Gruppe 17-β-Estradiol bindet an beide Rezeptoren mit gleicher Affinität. Andere östrogene Substanzen bevorzugen entweder die α-Form des Rezeptors oder die β-Form. Die Expression der α- und β-Formen des Rezeptors fällt in den verschiedenen Geweben unterschiedlich aus. In der Brustdrüse existieren die beiden Rezeptorformen als Heterodimere. Die β-Form des Rezeptors ist v. a. im Knochen, Urogenitaltrakt und ZNS stark exprimiert, der Uterus exprimiert hohe Konzentrationen des α-Östrogen-Rezeptors. Die unterschiedliche Bindungsfähigkeit östrogener Substanzen für die Rezeptorsubtypen α und β erklärt auch die Wirkung der **selektiven Östrogenrezeptormodulatoren** (SERM). Die SERM entfalten an den verschiedenen Östrogenrezeptoren zum Teil agonistische und antagonistische Wirkung. Die Substanzen **Tamoxifen**, **Hydroxytamoxifen** (Droloxifen), **Toremifen** (Chlortamoxifen) und **Jodoxifen** (Pyrrolidino-4-iodotamoxifen) wirken an der Brustdrüse als Östrogenantagonisten und entfalten eine östrogene agonistische Kompetenz an Knochen und Uterus. Mit diesen Substanzen sind daher relativ organspezifische hormonelle Interventionen möglich. **Raloxifen** entfaltet seine östrogene Wirkung überwiegend ossär. Das pflanzliche Östrogen (Phytoöstrogen) **Genistein** ist ein überwiegender Ligand des β-Östrogen-Rezeptors.

Die Wirkungsweise der meisten SERM ergibt sich aus der unterschiedlichen Wirkung der Alkylaminoetoxyseitenkette auf die Funktion der ligandenabhängigen C-terminalen Trans-Aktivierungsdomäne AF2 des Östrogenrezeptors. Bei vollkommenen Östrogenantagonisten, d. h. ohne intrinsische Aktivität, vermutet man eine Inaktivierung sowohl der ligandenabhängigen als auch der ligandenunabhängigen, also der C- und N-terminalen trans-Aktivierungsdomänen AF2 und AF1.

2 Biochemische und experimentelle Grundlagen der Kanzerogenese

2.1 Tumorinitiation

Zur **Initiation** des Mammakarzinoms liegen tierexperimentelle Untersuchungen vor. Aus initiierten Zellen entstehen im Rahmen der weiteren Tumorentwicklung zunächst **atypische Hyperplasien,** anschließend **In-situ-Karzinome** und schließlich **infiltratives Wachstum.** Es zeigt sich nun, dass die Wirkung der Tumorinitiation auf die Brustdrüse abhängig von der hormonellen Stimulation und vom Alter ist. Bemerkenswert ist hierbei, dass bei vor der Geschlechtsreife stehenden Versuchstieren diese Tumorinitiation eine hohe Tumorinzidenz bewirkt. Die Tumorinitiation nach der Geschlechtsreife und nach der Schwangerschaft ist deutlich geringer. Man kann feststellen, dass eine initiierende gentoxische Noxe v. a. während der aktiven Wachstumsphase effektiv ist, da hier das Drüsenparenchym die höchste Empfindlichkeit zeigt. Im Tiermodell ist diese Phase im Wesentlichen der Zeitpunkt vor der Geschlechtsreife. In dieser Phase wird von den Drüsenparenchymzellen intensiv DNA-Replikation betrieben. Daraus lässt sich ableiten, dass nach Einwirkung des initiierenden gentoxischen Kanzerogens die Mutationswahrscheinlichkeit erhöht ist. Erst durch eine abgeschlossene, ausgetragene Schwangerschaft wird die postnatale Entwicklung der Brustdrüse abgeschlossen und damit der Zeitpunkt der erhöhten Empfindlichkeit gegenüber gentoxischen Initiatoren beendet. Man nimmt an, dass die protektive Wirkung der ausgetragenen Schwangerschaft bei der Tumorinitiation darauf beruht, dass die Parenchymzellen weiter ausdifferenziert sind. Diese Ausdifferenzierung ist auch ein Effekt von Hormonen wie HCG, Estradiol oder Prolaktin.

2.2 Tumorpromotion

Die Tumorpromotion der Brustdrüse ist in wesentlichen Punkten von der endokrinen Situation abhängig. Es lässt sich tierexperimentell nachweisen, dass nach Tumorinitiation, z. B. durch Gabe polyzyklischer aromatischer Kohlenwasserstoffe, die weitere Tumorentwicklung durch Hypophysektomie hemmbar ist. Durch diesen Eingriff wird die Prolaktinausschüttung der Hypophyse beendet. Ebenso lässt sich zeigen, dass durch eine vermehrte Prolaktinsekretion die Tumorentwicklung nach Initiation beschleunigt wird.

Solche wachstumsstimulierenden Effekte werden auch von den Steroiden Östrogen und Gestagen beschrieben. In tierexperimentellen Untersuchungen lassen sich eine Reihe weiterer tumorpromovierender Maßnahmen darstellen. So findet sich z. B. eine Begünstigung der Tumorentwicklung durch einen hohen Fettgehalt der Nahrung. Dies wird auf den Gehalt mehrfach ungesättigter Fettsäuren zurückgeführt. Bestätigt wird dieser Befund durch den Umstand, dass der Prostaglandinsynthesehemmer Indometacin, der die weitere Umsetzung der ungesättigten Fettsäuren verhindert, zu einer Reduktion der Tumorentwicklung bei Versuchstieren führt. Sogar die einfache Nahrungsrestriktion bei gleicher Zusammensetzung bewirkt eine Verminderung der Tumorinzidenz. Dieser Befund ist schon lange bekannt. Erklärt wird er durch eine Rücknahme der Höhe der endokrinen Stimulation über eine Verminderung der Aktivität der hypothalamohypophysär-gonadalen Achse. Hierdurch sinkt der Level tumorpromovierender Steroidhormone. Die Beispiele zeigen, dass auch Nahrungsbestandteile tumorpromovierende Wirkung haben können.

Tierexperimentell induzierte Mammatumoren lassen sich nach Gonadenentfernung zurückbilden. Dahinter steht das Prinzip eines Hormonentzugs, v. a. der Östrogene, die für die weitere Proliferation des Tumors zunächst essenziell sind. Bei Wiederzufuhr der Hormone wird neues Tumorwachstum induziert. Dies ist der Beweis für die tumorpromovierende hormonelle Wirkung. Damit stellen die ovarialen Steroide endogene tumorpromovierende Faktoren dar.

Es ist nun schließlich die Frage zu stellen, inwieweit diese tierexperimentellen wegweisenden Untersuchungen beim menschlichen Mammakarzinom von Bedeutung sind. Eine Parallele ergibt sich zunächst dadurch, dass sich auch das menschliche Mammakarzinom in mehrere Vorstufen und Stadien unterteilen lässt, aus denen sich das invasive Karzinom entwickelt. Explizit sollen hier nochmals die epithelialen Hyperplasien ohne zytologische Atypien vom duktalen und lobulären Typ angesprochen werden, ebenso die atypischen duktalen und lobulären Hyperplasien und schließlich die entsprechenden Entwicklungen zum duktalen (DCIS) respektive lobulären (LCIS) Carcinoma in situ.

Aus epidemiologischen Untersuchungen ist bekannt, dass – ähnlich wie in den geschilderten Versuchstierbeispielen – in der Jugendphase eine besondere Empfindlichkeit gegenüber gentoxischen Noxen besteht. Strahlenexponierte Personen bei nuklearen Zwischenfällen (Hiroshima und Nagasaki) zeigen, dass die Exposition im Jugendalter mit der höchsten Tumorinzidenz verbunden ist. Auch der Effekt von Nitrosaminen und polyzyklischen aromatischen Kohlenwasserstoffen bei Raucherinnen ist zum Einwirkungszeitpunkt in frühen Jugendjahren deutlich korreliert. Erwähnenswert ist die Beobachtung, dass bei Patientinnen mit einer späten Erstschwangerschaft oder gar bei Nulliparae Mammakarzinome häufiger auftreten als bei Frauen mit einer frühen Schwangerschaft. Dies wird erklärt durch eine frühere Differenzierung der Parenchymzellen bei früher Schwangerschaft, so dass die Zeitphase der Sensitivität gegenüber gentoxischen Tumorinitiatoren kürzer ist.

2.3 Tumorprogression

Die folgende Kanzerogenese wird beeinflusst und reguliert von wachstumsstimulierenden Faktoren bzw. dem Ausfall von wachstumssupprimierenden Signalen.

Im Rahmen der Tumorprogession entstehen zelluläre Transformationen, bei denen wachstumsstimulierende Signale bzw. deren Rezeptoren überexprimiert sind. Praktische Relevanz hat inzwischen in Diagnostik und Therapie die Überexpression des HER-2/neu-Proteins. Dies ist eine Rezeptortyrosinkinase der IGF-Rezeptor-Familie, die diverse Wachstumsfaktoren bindet. Die Stimulation des Rezeptorproteins über Wachstumsfaktoren führt zu einer verstärkten Proliferation und damit Wachstumsautonomie. In diesem Zusammenhang ist die Überexpression des HER-2/neu-Proteins der molekularbiologische Ausdruck der weiteren Tumorprogression und der Wachstumsförderung durch andere Proliferationsfaktoren.

Daneben kommt der deregulierten Expression von Zellzyklusgenen sowie der Inaktivierung der Zellzyklusinhibitoren eine bedeutende Rolle zu. Eine besondere Rolle bei der Wachstumskontrolle spielen die **Tumorsuppressorgene.** In einer großen Zahl menschlicher Tumoren sind die Tumorsuppressorgene **p53**, **RB** (= Retinoblastom) und **ATM** (= Ataxia teleangiectasia mutiert) inaktiviert. Diese schrittweise Mutation und Inaktivierung der Tumorsuppressoren ist der entscheidende Schritt der Tumorprogression. Es ließ sich allerdings zeigen, dass die Verteilung dieser Mutationen auf die jeweiligen Moleküle bestimmte Tumorgruppen bevorzugen.

2.4 Auswirkungen auf die Tumortherapie

Die letzten Ausführungen im Rahmen der molekularbiologischen Entwicklungen der weiteren Tumorprogression sollen auch Anlass geben, um die Effektivität der Tumortherapie in diesen Stadien zu beleuchten.

Aus der tumorpromovierenden endokrinen Wirkung von Steroidhormonen lassen sich Ansätze ableiten, die kurative Aspekte für die Therapie und präventive Aspekte im Rahmen der Vorsorge beinhalten. Da das menschliche Mammakarzinom hormonabhängig ist, kann durch die Gabe hormoneller Antagonisten oder durch einen Hormonentzug (Ovarektomie, GnRH-Analoga) eine Tumorrückbildung erzielt werden. Dieser Effekt ist somit als **Antipromotion** anzusprechen. Diese Einflüsse werden gezielt als antiöstrogene und antigonadotropine adjuvante Therapiemaßnahmen genutzt. Der Effekt ist deutlich belegt und lässt auch präventive Erfolge erkennen.

In einem einfachen Verständnis der Wirkung antiproliferativer Substanzen geht man davon aus, dass die Zytostatika mit der DNA-Synthese und Zellteilung interferieren. Eine differenzierte molekularbiologische Sichtweise dieser Vorgänge zeigt allerdings, dass tumortherapeutische Maßnahmen, wie Radiatio oder Chemotherapie, in den ansprechenden Zellen zur Apoptoseinduktion führen. Somit liegt der Schluss nahe, dass die Wirksamkeit der Antitumorbehandlung im Wesentlichen in der Formierung der Apoptoseinduktion liegt. In der Therapie verwendete Substanzen wie zum Beispiel die Anthracycline oder auch die Wirkung von Bestrahlung induzieren einen DNA-Schaden (Abb. 33-16). Über den Tumorsuppressor p53 wird dieser DNA-Schaden in ein Apoptosesignal transformiert. So ließ sich experimentell zeigen, dass p53-negative Tumoren deutlich geringer sensibel gegenüber zytotoxischen Maßnahmen sind. Allgemein lässt sich festhalten, dass

die Wirkung einer Antitumortherapie im Wesentlichen über Signalwege vermittelt wird, die die Apoptose regulieren.
Auch immunologische Antitumormechanismen wie die NK-Zell- und T-Zell-Zytotoxizität werden über die Auslösung der Apoptose vermittelt.
In jüngster Zeit konnte nachgewiesen werden, dass v. a. die zytostatikainduzierte Apoptose durch das mitochondriale Apoptosesignal vermittelt wird (Abb. 33-16). Durch Veränderungen der mitochondrialen Zellmembran werden apoptogene Moleküle – wie Cytochrom C – freigesetzt. Diese Freisetzung führt zur Bildung des mitochondrienassoziierten Apoptosekomplexes, der schließlich über die Wirkung verschiedener Caspasen den Zelltod initiiert. Die Sensibilität der Tumorzelle gegenüber der Therapie hängt davon ab, dass Teile dieses Apoptoseweges intakt sind und durch die Therapie getriggert werden. Entsprechend führt ein Defekt im Apoptoseprogramm zur **Zytostaktikaresistenz.** Von daher könnte die Bestimmung apoptoseregulierender Moleküle in Tumoren oder unter Tumortherapie von prädiktiver und prognostischer Bedeutung sein. Einschränkend muss ergänzt werden, dass bislang nicht nachgewiesen werden konnte, dass Apoptose die einzige Form therapeutischer Zytotoxizität darstellt.

3 Ätiologie und Epidemiologie des Mammakarzinoms

Die Kenntnis gewisser epidemiologischer und ätiologischer Fakten gehört nach wie vor, trotz Erweiterung der molekularbiologischen Kenntnisse, zu einem gewissen Grundverständnis der Erkrankung. Aufgrund neuerer Daten ist dabei folgendes festzuhalten: Bei weiblichen Individuen ist das Mammakarzinom mit Abstand die häufigste maligne Erkrankung, wovon nahezu jede 8. bis 10. Frau im Laufe ihres Lebens betroffen ist. Unter den bösartigen Erkrankungen weiblicher Individuen nimmt das Mammakarzinom mit einem Anteil von knapp 25% einen deutlichen Spitzenplatz ein.

3.1 Inzidenz

Inzidenzberechnungen der Erkrankung, bezogen auf 100 000 Frauen, lassen allerdings eine geografische Differenz erkennen. Festgestellt werden kann hierbei, dass ein in diesem Sinne zu bezeichnendes Nord-Süd-Gefälle besteht. Die Erkrankung ist mit 25–40 Fällen pro 100 000 weibliche Individuen im Süden Europas praktisch um die Hälfte geringer vertreten als mit einer Inzidenz von 70–100 pro 100 000 im nordeuropäischen Raum. Die weltweiten Beobachtungen der Inzidenz lassen eine deutliche Zunahme erkennen, die in gut 20 Jahren zwischen 1970 und 1990 etwa um ein Fünftel zugenommen hat. Hypothesen, die diesen Trend unterstützen, beziehen eine Veränderung der Lebensgewohnheiten, die sowohl Umweltfaktoren, Ernährungsfaktoren als auch biografische Faktoren (z. B. späte Schwangerschaften) mit ein. Allerdings muss im Zusammenhang mit der Inzidenzzunahme um ein Fünftel auch gewürdigt werden, dass zunehmend frühere Tumorstadien diagnostiziert werden und der Anteil größerer Prozesse im Rahmen der Primärdiagnose eigentlich rückläufig ist.

3.2 Mortalität

Gegenläufig zur steigenden Inzidenzkurve ist zumindest für die USA eine rückläufige Entwicklung der Mortalität zu zitieren. Spekulativ werden für diesen Trend die verbesserte Frühdiagnose durch den Einsatz von Mammografien, aber auch der zunehmende Einsatz adjuvanter therapeutischer Maßnahmen angegeben.
Im gleichen Sinne des oben zitierten Nord-Süd-Gefälles für die Inzidenz der Erkrankung in Europa lässt sich auch eine entsprechende geografische Differenz in der Mortalität, bezogen auf 100 000 weibliche Individuen, registrieren. Demnach finden sich die Mortalitätsziffern in Nordeuropa mit knapp 30 pro 100 000 weibliche Individuen doppelt so hoch wie in südlicheren Regionen mit 15 pro 100 000.

3.3 Ätiologie aus epidemiologischer Sicht

Aus erörterten Beziehungen über molekularbiologische Determinanten der Tumorentwicklung lassen sich für epidemiologische Fragestellungen einige allgemeine ätiologische Zusammenhänge ableiten.

> **!** Die hormonelle Situation beeinflusst das weitere Tumorwachstum.

Dies wird schon allein daran deutlich, dass das Brustkrebsrisiko für Männer deutlich geringer als für Frauen ist. Unbestrittene epidemiologische Faktoren, die auf tumorpromovierende Effekte im endokrinen Bereich hinweisen, sind die Risikoerhöhung durch die frühe Menarche oder späte Menopause (endogene hormonelle Exposition). Dies bedeutet eine längere Lebensphase, in der tumorpromovierende Östrogene sezerniert werden.
Bekräftigt wird dies durch die Tatsache, dass im Falle einer Ovarektomie bei jüngeren Patientinnen insbesondere unter dem 40. Lebensjahr das Erkrankungsrisiko um mehr als die Hälfte gesenkt werden kann. Umgekehrt existiert ein erhöhtes Erkrankungsrisiko bei rela-

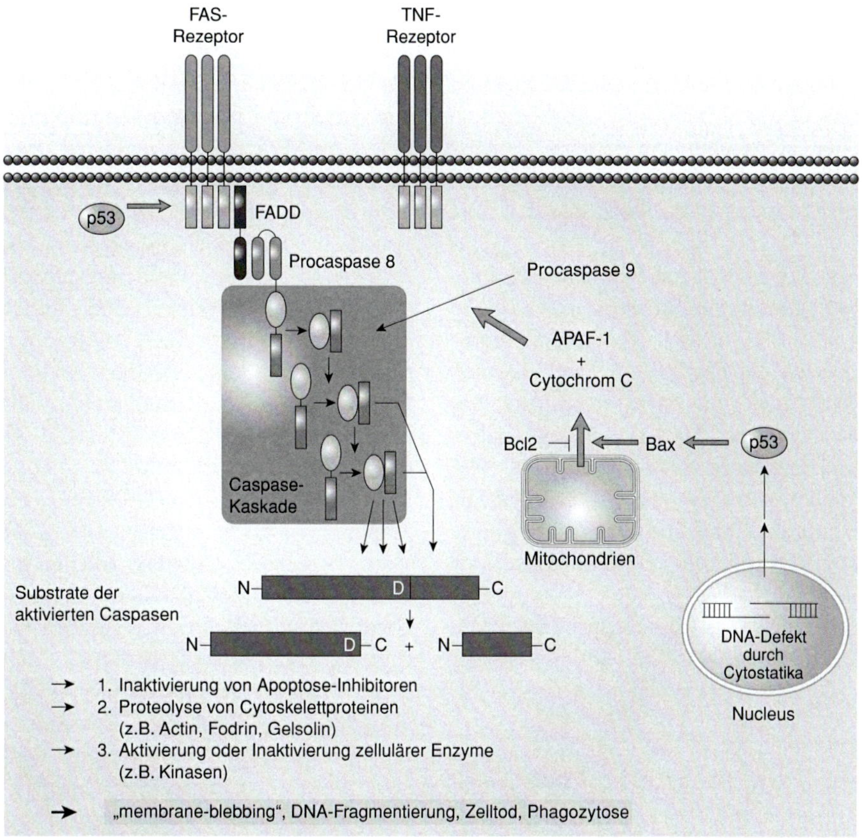

Abb. 33-16 Apoptoseinduktion nach DNA-Schäden durch Zytostatika.

Die Apoptose ist ein zelluläres Programm (programmierter Zelltod), bei dem nach Durchlaufen typischer morphologischer und biochemischer Veränderungen die Zelle durch Phagozytose eliminiert wird, ohne dass eine Entzündungsreaktion induziert wird. Apoptose wird durch intrazelluläre (DNA-Schäden) oder extrazelluläre Signale ausgelöst.

DNA-Schäden führen z. B. zur Aktivierung des **Tumorsuppressorproteins p53,** das unter anderem die Expression des Proteins **Bax** fördert. Bax führt zur Freisetzung von Cytochrom C aus Mitochondrien, das zusammen mit APAF-1 (Apoptose-aktivierender Faktor) die Aktivierung der Protease Procaspase 9 bewirkt. Die aktive Caspase 9 kann wiederum andere Caspasen aktivieren.

Extrazellulär kann Apoptose über bestimmte Membranrezeptoren („death receptors"), die zur Familie der Tumornekrosefaktor(TNF)-Rezeptoren gehören, ausgelöst werden. Typische „Todesrezeptoren" sind FAS-Rezeptoren (auch als ApoI und CD95 bezeichnet) und TNF-Rezeptoren. Liganden dieser Rezeptoren sind Cytokine wie FASL am FAS-Rezeptor oder TNF-β am TNF-Rezeptor. Das Tumorsuppressorprotein p53 führt auch zu einer vermehrten Expression von FAS-Rezeptoren in der Zellmembran. Nach Aktivierung des trimeren FAS-Rezeptors wird eine intrazelluläre Domäne („receptor death domain") aktiviert, die das Adaptorprotein FADD (**F**AS-**a**ssociated **d**eath **d**omain protein) bindet. FADD interagiert mit Procaspase 8. Es kommt zur Autoaktivierung der Caspase 8 und zur Induktion der Caspasekaskade. Caspasen sind Cysteinproteasen, die hinter einem Aspartatrest ihre Substrate spalten und ähnlich wie bei den Gerinnungsfaktoren kaskadenartig aktiviert werden (aus Procaspasen werden dann die aktiven Caspasen). Inzwischen sind mehr als zehn verschiedene Caspasen bekannt; Caspase 1 ist mit dem Interleukin-1β-Converting-Enzyme (ICE) identisch. Man unterscheidet **Initiatorcaspasen** (z. B. Caspase 8), die bei Bindung eines spezifischen Faktors (z. B. FADD) sich selbst aktivieren können, und **Effektorcaspasen** (z. B. Caspase 3), die von anderen Caspasen aktiviert werden müssen. Die aktiven Caspasen führen 1. zum Abbau von Apoptose-Inhibitoren (positives Feedback), 2. zum Abbau von Cytoskelettproteinen (Actin, Fodrin, Gelsolin) sowie des Kernmembranproteins Lamin A und 3. zur Aktivierung oder Inaktivierung einer Vielzahl von Enzymen (z. B. Kinasen), die in Signal- und Regulatorprozesse eingeschaltet sind. Von besonderer Bedeutung ist die Aktivierung der CAD-Nuclease (**C**aspase-**a**ctivated **D**NAse) durch den Caspase-3-induzierten Abbau ihres Inhibitors ICAD (inhibitor of CAD). Hieraus resultieren schließlich die morphologischen Konsequenzen der Apoptose, wie Kondensation des Kernchromatins, Fragmentierung der DNA, Abnahme des Zellvolumens und Bildung von Membranausstülpungen („membrane blebbing"). Schließlich wird die apoptotische Zelle durch Phagozytose beseitigt.

In der Abbildung ist ebenfalls dargestellt, dass das Protein **Bcl-2** die Auslösung der Apoptose hemmt. Eine Überexpression von Bcl-2, die bei zahlreichen Tumoren gefunden wird, kann somit die Apoptose verhindern.

tiv angehobenen endogenen Östrogenspiegeln in der Postmenopause.
Ähnlich zu werten ist auch die Tatsache, dass das Erkrankungsrisiko vom Zeitpunkt der ersten Geburt und von der Anzahl der Geburten bestimmt wird. Deutlich ist das Ergebnis bei einer Geburt vor dem 18. Lebensjahr. In diesen Fällen ist, verglichen mit Patientinnen über 30 Jahre, das Risiko der Erkrankung deutlich über die Hälfte niedriger.
Unter diesem Gesichtspunkt ist auch die Frage interessant, inwieweit hormonelle Kontrazeptiva einen Einfluss auf die Entwicklung des Mammakarzinoms nehmen können. Nach gegenwärtigem Kenntnisstand besteht ein erhöhtes Risiko bei Patientinnen, die sehr jung mit der Anwendung beginnen. Die Collaborative Group of Hormonal Factors in Breast Cancer hat 1996 einen relativen Risikofaktor (RR) von 1,24 ermittelt. Es ist anzunehmen, dass die Tumorinduktion geringfügig ist und entsprechend der Dauer der Gesamtexpositionszeit zunimmt (CGHFBC 1996).
Ebenfalls in diesem Kontext ist auf die HRT in der Menopause hinzuweisen, wobei ein etwas erhöhtes Risiko für das Mammakarzinom angegeben wird (CGHFBC 1997).
Um dies in Zahlen zu verdeutlichen, soll referiert werden, dass das RR um 0,01% pro Jahr bei Östrogenmonotherapie und um 0,08% pro Jahr bei Östrogen-Gestagen-Kombinationstherapie ansteigt.
Insgesamt kann als gesichert gelten, dass mit zunehmender Östrogensubstitution im Rahmen der HRT das Erkrankungsrisiko steigt. Hierzu wurden als RR nach einer Substitution von bis zu 4 Jahren knapp über 1, im Zeitraum von 10–15 Jahren allerdings 1,2 und bei mehr als 15 Jahren knapp 1,6 angegeben. Im New England Journal of Medicin wurde 1995 aufgrund einer Untersuchung mitgeteilt, dass die HRT zu einer Risikoanhebung um den Faktor 1,46 nach über 5-jähriger Exposition führt. Allerdings wird zur Zeit angenommen, dass diese Werte in der Tat für die aktuelle Exposition gelten und danach wieder rückläufig sind. Fünf Jahre nach Beendigung einer entsprechenden Exposition hat sich das Risiko der nichtexponierten Gruppe angeglichen. Entsprechende Risikokonstellationen sind auch für die Östrogen-/Gestagen-Kombination zu vermuten, nachgewiesene Unterschiede erweisen sich allerdings als gering.
Die Erkrankung tritt unter HRT früher auf. Dies ist als Hinweis auf den tumorpromovierenden Effekt der Substitution anzusehen. Die Diskussion um die Nutzen-Risiken-Relation v.a. der HRT ist noch nicht abgeschlossen. Allerdings soll auch an dieser Stelle betont werden, dass die oftmals postulierten günstigen Effekte der HRT sowohl im psychischen als auch im physiologischen Bereich in ihrer relevanten Gesamtwirkung auf die Patientin schwer oder kaum nachzuweisen sind.

Eine Reihe weiterer **ätiologischer Faktoren** werden in aller Regel erwähnt, die v.a. mit Lebensumständen in Zusammenhang gebracht werden. Der Nutzen derartiger Untersuchungen, z.B. die fettreiche Ernährung und den Anteil von frischem Gemüse und Obst in Korrelation zum Erkrankungsrisiko zu setzen, ist wenig erkennbar. Auch über die Wirkung körperlicher Betätigung auf das Erkrankungsrisiko wird publiziert, wobei von diesen Untersuchungen wenig wirklich hilfreiche Erkenntnisse zur Ätiologie und Pathogenese der Tumorerkrankung zu erwarten sind. Letztlich reflektieren diese sehr summarischen, wenig differenzierten Parameter prinzipielle peristatische Faktoren in der Lebensführung der Patienten, die für eine Vielzahl von Erkrankungen mit positiven oder negativen Auswirkungen einhergehen. Und so nimmt es nicht wunder, dass eine insgesamt gesundheitsbewusstere Lebensweise das Erkrankungsrisiko in gewissen Grenzen abzusenken vermag. Bedenklich werden solche angeblich wissenschaftlichen Untersuchungen dadurch, dass hieraus abgeleitet und industriell vermarktet bestimmte Ernährungskonzepte den Betroffenen angeboten werden, deren Wirkung schon auf Grund der biochemischen Grundlagen nicht nachgewiesen werden kann, wie z.B. die orthomolekularen Konzepte. Derartige Konzepte sind für ein wirklich wissenschaftliches Verständnis und für die Auseinandersetzung mit der Erkrankung nicht hilfreich und entbehrlich.
Ähnlich verhält es sich auch mit der Publikation von sog. wissenschaftlichen Studien über die Bedeutung des Alkoholkonsums für die Risikoerhöhung der Erkrankung. Auch diese Risikoerhöhung geht, und dies gilt für eine Vielzahl von Erkrankungen, in allgemeinen peristatischen Faktoren auf.
Schließlich soll noch auf sog. **Risikokonstellationen** hingewiesen werden, die allenthalben im Zusammenhang mit den ätiopathogenetischen Faktoren des Mammakarzinoms diskutiert werden. In diversen Publikationen finden sich Aufstellungen von statistischen Risiken, die variabel Fallzahlen aus der Anamnese, dem Menarche-/Menopausenalter, dem Alter der Betroffenen bei der ersten Geburt, der Anzahl von betroffenen Verwandten und der Anzahl von bereits erfolgten Gewebsentnahmen berücksichtigen. Aus den vorherigen Ausführungen ist klar, dass sich hier einzelne, in der Tat wissenschaftlich gesicherte Einflussfaktoren in unterschiedlichen Kombinationen risikosteigernd auswirken. Letztlich machen aber epidemiologische Zahlenspielereien keinen Sinn, wenn man sich im konkreten Einzelfall in einer Tabelle entsprechend der vorgegebenen Ausgangslage einen relativen Risikofaktor heraussuchen kann. Für die konkrete klinische Praxis hat hier ein Faktor A im Vergleich zu einen Faktor B wenig Relevanz.

!

Für die betreuenden Ärzte ist die prinzipielle Kenntnis der Risikofaktoren wichtig, ebenso eine entsprechende Beratung der Patientin. Jedoch ist hinter wenig hilfreichen Risikotabellen eher ein pseudowissenschaftlicher Publikationsdruck zu vermuten.

4 Pathogenese des Mammakarzinoms

Ein wirklicher Aufschluss über die Tumorentwicklung ist nur auf molekularbiologischer und biochemischer Basis zu erwarten. Nach den o.g. Ausführungen über die experimentellen und biochemischen Grundlagen der Kanzerogenese soll deswegen im Folgenden der gegenwärtige Kenntnisstand zum Mammakarzinom subsumiert werden.

Entscheidend ist die Ausgangstatsache, dass unabhängig von den konstatierten Einflussfaktoren die **genomische Alteration** als Ursache anzusehen ist. Diese genomische Alteration betrifft nun eine Vielzahl unterschiedlicher Gene, die an so differenten Stellen wie DNA-Reparatur, Zellzykluskontrolle, Zelladhäsion, transmembrane Signalübertragung oder auch Angiogenese angreifen. All diese Faktoren können unter den Begriffen Onkogene und Antionkogene, also Tumorsuppressorgene, zusammengefasst werden. Die Identifikation dieser genetischen Alterationen gelingt in zunehmendem Maße. Weitere Faktoren werden in nächster Zeit hinzukommen. Das Ausmaß dieser Kombination diverser genomischer Veränderungen wird verdeutlicht durch die Tatsache, dass in einem Tumor derartige Mutationen mit bis zu 10^5 Fällen vorkommen können. Entscheidend bleibt nun festzustellen, welche Veränderungen tumorrelevant sind und welche die weitere Tumorentwicklung begleiten. Hierbei kann man mit molekularzytogenetischen Methoden versuchen, tumorrelevante Genabschnitte zu identifizieren.

Ein Verfahren soll an dieser Stelle detaillierter erwähnt werden, weil es für das Verständnis der Tumorerkrankung und für das Verständnis zukünftiger Entwicklungen bedeutender ist als epidemiologische Zahlenspielereien oder die Untersuchung irrelevanter peristatischer Faktoren im Bezug zur Häufigkeit der Erkrankung.

4.1 DNA-Chip-Technologie

Bei dem Verfahren zur Erfassung der genetischen Veränderungen in Tumorgeweben handelt es sich um die Chip-Technologie und die davon abgeleiteten Expressionsprofile. Diese Verfahren können gleichzeitig mehrere genetische Veränderungen in den Tumorgeweben erfassen. Eine Methode dabei ist die **vergleichende genomische Hybridisierung** (CGH, comparative genomic hybridisation), mit der es gelingt, überzählige und fehlende Chromosomenabschnitte darzustellen. Das Prinzip besteht darin, dass die Tumor-DNA mit einer normalen, d.h. „gesunden" Referenz-DNA auf das Chromosomenpräparat einer gesunden Kontrollperson hybridisiert wird. Dabei sind die Tumor-DNA und die Referenz-DNA unterschiedlich fluoreszenzmarkiert. Das Verfahren zeichnet sich dadurch aus, dass das Genom umfassend analysiert werden kann, sogar archiviertes Tumormaterial ist der Untersuchung zugänglich. Zurzeit ist das Verfahren noch dadurch eingeschränkt, dass die Veränderungen eine Nachweisgrenze von 10 Megabasen voraussetzen, dass wenigstens die Hälfte der Tumorzellen die genetische Veränderung zeigen müssen und balancierte Chromosomenaberrationen im Genom nicht erfasst werden können.

Diese Probleme lassen sich umgehen durch die Einführung der sog. Matrix-CGH. Die **Matrix-CGH** ist automatisiert analysierbar. Das Prinzip besteht darin, dass die Hybridisierung nicht wie bei der ursprünglichen CGH auf Chromosomenpräparate erfolgt, sondern auf ein Array charakterisierbarer DNA-Fragmente im Chip-Format. Ein solcher DNA-Chip besteht aus einer Anzahl von Klonen, die verschiedene Onkogene und Tumorsuppressorgene repräsentieren (Onko-Chip).

In beiden Methoden der einfachen CGH und der Matrix-CGH entsteht also eine Kompetition der Tumor-DNA mit der normalen DNA bezüglich der Bindung entweder an die Chromosomen der Metaphase (CGH) oder an die Klone des DNA-Chips (Matrix-CGH). Durch entsprechende Fluoreszenzmarkierung kann entlang den einzelnen Chromosomen bzw. für die DNA-Klone der Zugewinn bzw. Verlust genetischen Materials im Tumor nachgewiesen werden. Tumorrelevante Areale finden sich für Tumorsuppressorgene bei größeren Verlusten von Genorten und bei Onkogenen für Zugewinne solcher Genorte.

Bei der **cDNA-Chip-Technologie** (mit komplementärer DNA) ist die simultane Expressionsanalyse von mehreren tausend Genen möglich. Unterschiede im Expressionsprofil ergeben sich aus dem Vergleich von Tumor- und Normalgewebe (Abb. 33-17).

Die Veränderungen des genetischen Profils charakterisieren die einzelne Tumorzelle. Dabei sind die folgenden Mechanismen unterscheidbar:

- Die Tumorzelle kann durch konstitutive Expression einzelner Signalmediatoren unabhängig von externen Wachstumssignalen werden.
- Der Verlust gegenregulierender inhibitorischer Signale fördert weiterhin Wachstumsprozesse.
- Schließlich wird durch Störungen proapoptotischer Faktoren der normale Regelkreis entkoppelt.

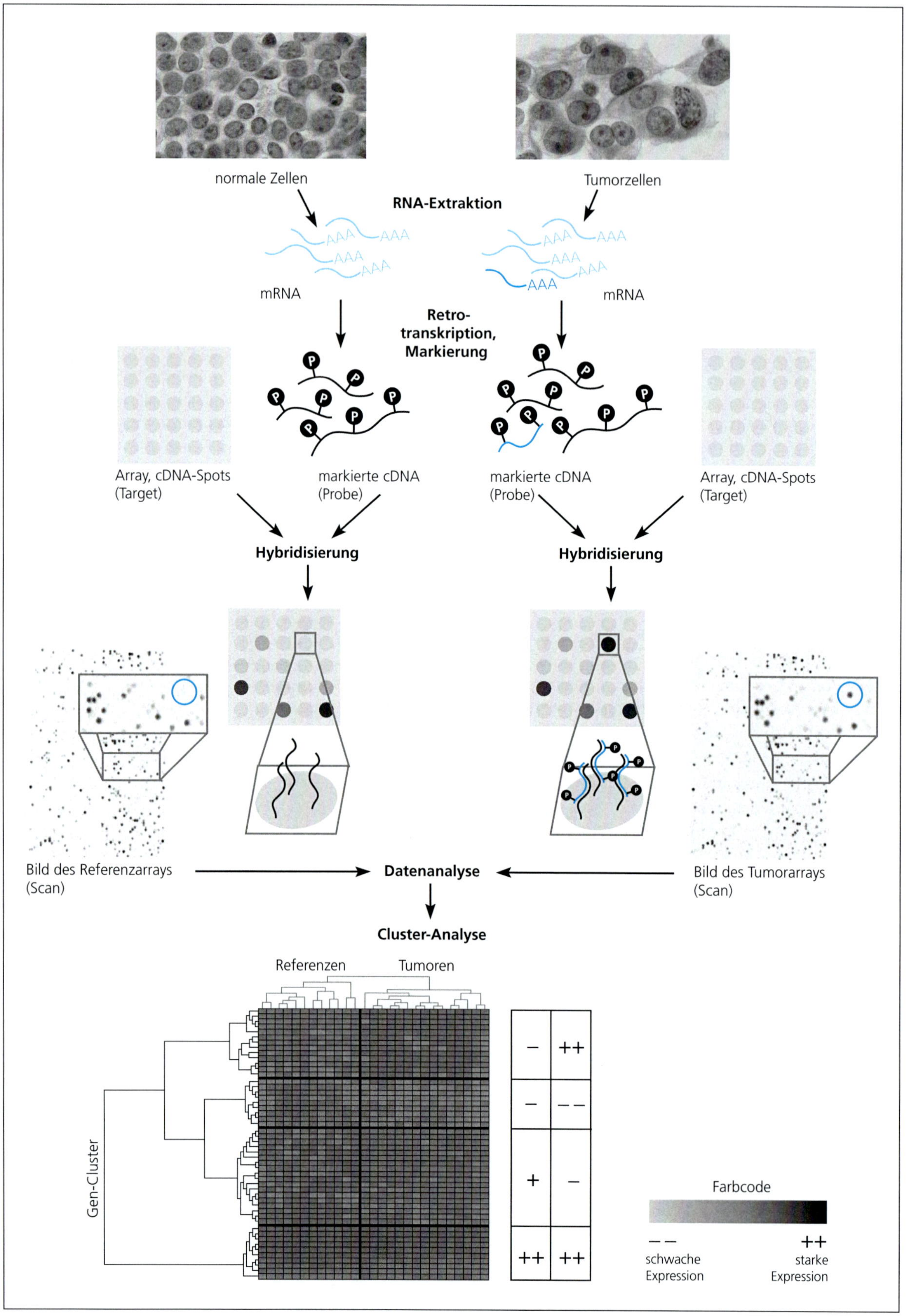
normale Zellen
Tumorzellen
RNA-Extraktion
mRNA
mRNA
Retro-
transkription,
Markierung
Array, cDNA-Spots
(Target)
markierte cDNA
(Probe)
markierte cDNA
(Probe)
Array, cDNA-Spots
(Target)
Hybridisierung
Hybridisierung
Bild des Referenzarrays
(Scan)
Datenanalyse
Bild des Tumorarrays
(Scan)
Cluster-Analyse
Referenzen
Tumoren
Gen-Cluster
Farbcode
– –
schwache
Expression
++
starke
Expression

– Weitere genetische Veränderungen bedingen die unbegrenzte Fähigkeit zur Zellteilung, wie an der aberranten **Telomeraseaktivität** gezeigt werden konnte. Die Telomerverkürzung bei jeder Replikation der DNA führt normalerweise zum Zelltod. Dies ist auch die wichtigste Komponente physiologischer Alterungsprozesse.
  Der Telomerasekomplex wirkt dem Verlust terminaler DNA-Sequenzen entgegen. Da in rasch proliferierendem Tumorgewebe durch die zwangsläufigen Telomererosionen der Zelltod vorprogrammiert wäre, zeigen fast alle Neoplasien Telomeraseaktivität, die normalerweise im entsprechenden Gewebe nicht vorhanden ist.
– Schließlich vermitteln **Angiogenesefaktoren** die Rekrutierung neuer Gefäßanschlüsse. Zuletzt beginnt durch Inaktivierung interzellulärer Signalmediatoren, wie z. B. der Cadherine, das metastatische Wachstum.

Die gleichzeitige Erfassung aller dieser genetischen Veränderungen werden durch Verfahren wie die Chip-Technologie erleichert. Mit der cDNA-Chip-Technologie werden Unterschiede im Expressionsprofil von Tumor- und Normalgewebe erkannt. In ersten Untersuchungen gelang es, Subklassifikationen für bestimmte Tumorentitäten zu etablieren. Wesentlich wichtiger ist die Aufdeckung neuer Signaltransformationskaskaden durch eigenständige Expressionssignaturen der Tumorzellen. Die Expressionsprofile werden auch auf der Suche nach neuen therapeutischen Zielstrukturen bedeutsam. Hier könnten individuelle Reaktionsweisen auf Medikamente vorausgesagt werden. So werden in Abhängigkeit von verschiedenen Pathomechanismen neue Angriffspunkte für die Behandlung erschlossen.

Es gelingt, einen Chip mit etwa 10 000 Genfragmenten zu beladen zur anschließenden Hybridisierung mit DNA aus Tumormaterial. Mit dem Expressionsmuster von Mammakarzinomen können durch Charakterisierung von Subtypen geeignete Behandlungsstrategien individualisierter angeboten werden.

Die besondere Bedeutung der Chip-Technologie beim Mammakarzinom soll hier näher erläutert werden.

Mittels DNA-Arrays, die viele tausend Gene repräsentieren, gelang es beim Mammakarzinom, bekannte Tumorparameter und Unterschiede in der therapeutischen Resistenz aufzudecken. Hierbei zeigt sich, dass die Mammatumoren untereinander zum Teil signifikante Unterschiede des Expressionsprofils einer Vielzahl von Genen aufweisen. Dies kann auch als Hinweis auf die Heterogenität dieser Tumoren verstanden werden. Selbst Mammakarzinome auf der Basis von Keimbahnmutationen in den BRCA1- und BRCA2-Genen zeigen untereinander deutliche Differenzen im genetischen Expressionsprofil. Diese Entwicklung ist interessant im Zusammenhang mit der Indikationsstellung zur adjuvanten Chemotherapie. Bekanntermaßen wird bei der prämenopausalen nodal-negativen Patientin durch eine adjuvante Therapiemaßnahme das Risiko einer späteren Fernmetastasierung deutlich reduziert. Der breite Einsatz der adjuvanten Therapien bedeutet allerdings auch, dass eine Vielzahl von Patientinnen, geschätzt werden ca. 80%, auch ohne die adjuvante Maßnahme gleich qualifiziert behandelt werden könnte. Die Notwendigkeit der adjuvanten Maßnahme ist hierbei mit den gängigen Methoden nicht qualifizierter vorhersagbar. Durch eine differenzierte Analyse einer Vielzahl von differenziell exprimierten Genen ist es allerdings gelungen, jene Subpopulation von Patienten zu identifizieren, die zum Zeitpunkt der Primärtherapie ein deutlich angehobenes Risiko zur Entwicklung von Fernmetastasen zeigen. Dieses Klientel muss notwendigerweise der adjuvanten Therapie zugeführt werden. Die referierten Ergebnisse müssen durch weitere prospektive Untersuchungen bestätigt werden. Die im jetzigen Stadium aufwendige Untersuchung mit hochformatigen cDNA-Chips ist allerdings wohl nur ein temporäres Stadium. Es ist davon auszugehen, dass nach Identifizierung relevanter Zielsequenzen in Abhängigkeit von der Fragestellung angepasste Chips im Umfang weniger Gene zur differenzierten Diagnostik einsetzbar sind. Auf dieser Basis ist zu erwarten, dass zum jetzigen Therapiestandard noch gehörige prognostische Faktoren, u. a. auch der Lymphknotenstatus, durch neue und differenziertere Kriterien ersetzbar sein werden, so dass dies auch Rückwirkungen auf das Ausmaß der Primärtherapie haben wird.

Die diagnostische Notwendigkeit der Lymphknotenexstirpation (konventionell oder Sentinel-Lymphknotenbiopsie) könnte entfallen, was zu weiteren schonenderen Primäreingriffen führen könnte.

Ein weiteres wichtiges Feld im Zusammenhang mit der DNA-Array-Technologie ist die Herausarbeitung von Expressionsprofilen zur Identifizierung individueller Reaktionsweisen auf Medikamente. Hierdurch könnten abhängig vom spezifischen Pathomechanismus neue Angriffspunkte der Therapie eröffnet werden. Die inzwischen etablierte Behandlung mit dem Antikörper **Trastuzumab** (Herceptin®) bei HER-2/neu-überexpri-

Abb. 33-17 Analyse der Genexpression mit der DNA-Chip-Array-Technologie.
Isolation und Extraktion der mRNA aus normalen oder Tumorzellen. Umschreiben in doppelsträngige cDNA durch reverse Transkription und Markierung mit ^{32}P (dargestellt ist jeweils ein Strang der Doppelhelix). Hybridisierung der markierten Proben mit Target-cDNA auf der Array-Membran. Jeder Spot der Target-cDNA entspricht einem definierten Genabschnitt mit bekannter Basenseuqenz. Bei Hybridisierung der Proben-cDNA mit dem Target wird eine radioaktive Markierung auf dem Tumorarray sichtbar. Die Markierung gibt Auskunft, ob ein bestimmtes Gen von den Tumorzellen exprimiert wird, die Intensität ist proportional zur Anzahl der gebildeten Transkripte, die mittels eines Phosphor-Imagers analysiert wird. Die Datenanalyse erfolgt computergestützt und ergibt ein Genexpressionsprofil der differenziell exprimierten Gene. Für biologisch relevante und statistisch signifikante Aussagen müssen mehrere Tumoren und Referenzgewebe untersucht und dann z. B. mittels Cluster-Analyse verglichen werden (jede Zeile entspricht einem Gen = 50 Gene, jede Spalte einem Gewebe, hier 12 Referenz- und 15 Tumorgewebe). (Array-Aufnahmen und Cluster-Analyse: Leonhard C, Zürich).

mierenden Mammakarzinomen ist hierfür ein erstes Beispiel.

4.2 Proteomic

Schließlich soll auf die nächste Stufe der intrazellulären Interaktionsanalytik eingegangen werden, die zunehmend in den Mittelpunkt des Interesses rückt, die **Proteomic.** Hierbei werden simultan alle in einer Zelle exprimierten Proteine untersucht (das **Proteom**), dadurch werden in einem größeren Umfang Interaktionsprinzipien im Verlauf der molekularen Pathomechanismen von Krebserkrankungen aufgedeckt.
Das Ziel der Untersuchungen ist, die Expressionsprofile der Tumorzellen zu ordnen und mit klinischen Parametern wie Prognose, Rezidivfreiheit und Überlebensrate zu korrelieren. Auf diese Weise gelingt es, cDNA-Klone herauszusondern, die die Basis für die Tumorklassifikation darstellen werden. Die Einteilung dieser Klone in bestimmte Gruppen ermöglicht die Identifikation typischer Expressions-Cluster. Man weiß mittlerweile, dass östrogenrezeptorpositive und -negative Mammakarzinome durch solche differenten Gen-Cluster unterscheidbar sind. Hierbei gelang es, in der rezeptorpositiven Gruppe weitere Untergruppen mit unterschiedlicher Prognose zu definieren. Es konnte gezeigt werden, dass zum Beispiel die HER-2/neu-positiven Subtypen die geringsten Überlebensraten zeigen. Diese differenten Expressionsmuster klassifizieren weitere Subtypen, die die Anhaltspunkte für zugeschnittene Behandlungsmaßnahmen, wie zum Beispiel Chemotherapie, Hormontherapie, Immuntherapie u. Ä., liefern. Diese Art von Expressions-Cluster-Klassifikation liefert eine Vielzahl von Informationen, macht aufwendige Einzelanalysen unnötig und wird, wie oben beschrieben, auch die weiteren therapeutischen Standards ändern.

4.3 Molekulare Prognosefaktoren

Auf zwei relevante Prognosefaktoren genetischer Veränderungen soll hier näher eingegangen werden, die mittlerweile bereits klinisch etabliert sind. Es handelt sich hier um die Onkogene der HER-2/neu- und EGF-Gruppe und um die Antionkogene (Tumorsuppressorgene) mit Mutation des Suppressorgens p53.

4.3.1 HER-2/neu

Das HER-2/neu-Gen kodiert für ein Transmembranglykoprotein, das eine intrazelluläre Tyrosinkinaseaktivität ermöglicht. Die extrazelluläre Domäne ähnelt dem Rezeptor für EGF, ist aber nicht identisch. Ein potenzieller Ligand für HER-2/neu konnte inzwischen kloniert werden (Heregolin) (Abb. 33-18) (Eiermann et al. 2001).
Bei der Onkogenamplifikation HER-2/neu wird das Transmembranprotein überexprimiert, wobei dies zu einer Vielzahl prognostischer Parameter assoziiert werden kann. Letztendlich finden sich in diesen Fällen ein höheres Ausmaß der axillären nodalen Metastasierung, ein fortgeschritteneres Tumorstadium, der fehlende Nachweis der Steroidhormonrezeptoren, der erhöhte Nachweis einer Mikrometastasierung im Knochenmark sowie hohes nukleäres Grading u. Ä.
Es konnte auch gezeigt werden, dass die HER-2/neu-Onkogenamplifikation auch bei nodal-negativen Mammakarzinomen die Prognose verschlechtert. In fortgeschritteneren Tumorfällen findet sich bei entsprechender Konstellation in erhöhterem Maße viszerale Filialisierung. Die Überexpression des HER-2/neu-Onkogens kann auch in Relation zu therapeutischen Interventionen gesetzt werden.
Im Rahmen der adjuvanten Chemotherapie ließ sich herausarbeiten, dass in diesen Fällen eine erhöhte

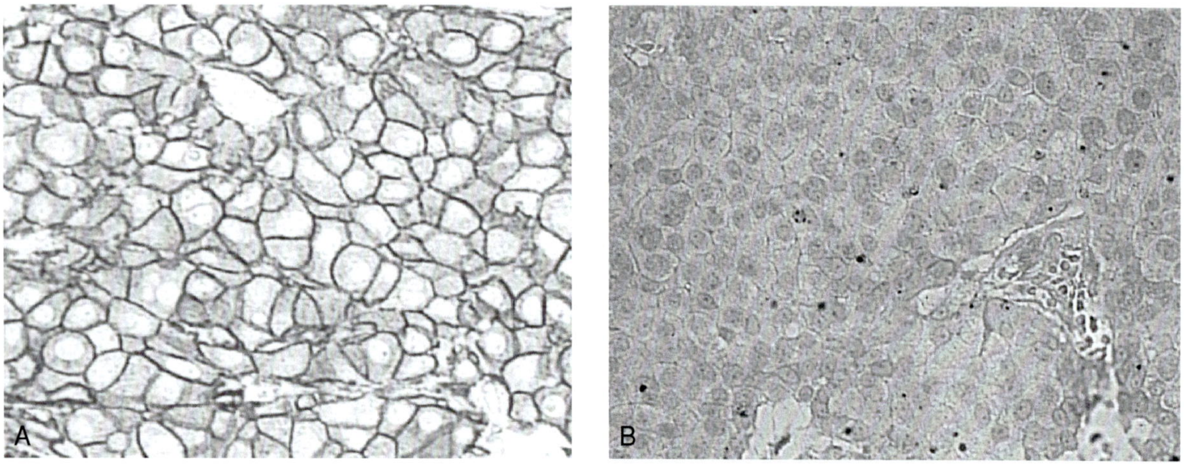

Abb. 33-18 HER-2/neu-Überexpression im Mammakarzinom (Immunhistochemie, Vergrößerung 200fach). A. Mammakarzinom mit starker Expression. B. Mammakarzinom mit schwacher Expression.

Effektivität durch höher dosierte anthrazyklinhaltige Polychemotherapien zum Beispiel im Vergleich zur CMF-Kombination zu erwarten ist. Weiterhin kann für den adjuvanten Ansatz gezeigt werden, dass die HER-2/neu-Überexpression mit einem geringeren Ansprechen auf die adjuvante endokrine Therapie mit **Tamoxifen** einhergeht (Konecny 2003). Damit ergibt sich aus diesen Untersuchungen ein Ansatz zur Individualisierung in der Adjuvanzphase.

Auch im Rahmen der palliativen Therapie des metastasierten Mammakarzinoms lässt sich die Bedeutung der Onkogenüberexpression HER-2/neu demonstrieren. Gezeigt werden konnte, dass diese Überexpression mit einem besseren Therapieansprechen mit dem Taxan **Paclitaxel** und der Kombinationstherapie aus Paclitaxel und Doxorubicin einhergeht. Die beobachteten Wirkungen könnten darauf zurückzuführen sein, dass durch die biologische Funktion des HER-2/neu eine hohe Proliferationsrate der überexprimierenden Tumoren induziert wird.

Es konnte auch gezeigt werden, dass die HER-2/neu-Überexpression apoptoseinduzierende Antikörperbildung veranlasst, was die Proliferation hemmt und eine zelluläre Zytotoxizität induziert. Aus diesem Ansatz heraus wurden rekombinante humane Anti-HER-2/neu Antikörper eingeführt. Der Einsatz dieser Antikörper zusätzlich zur Polychemotherapie im metastasierten Stadium führt bei überexprimierenden Tumoren zu Behandlungsvorteilen. Entsprechend ist dieser Einsatz auch im adjuvanten Bereich zu evaluieren.

4.3.2 Tumorsuppressor p53 (Antionkogen)

!

Für nahezu die gesamte fortgeschrittene Kanzerogenese aller soliden menschlichen Tumoren stellt der Ausfall des Tumorsuppressors p53 einen bedeutenden, zum Teil finalen Entwicklungsschritt dar.

Durch den Verlust von p53 verlieren sich dessen beide Hauptfunktionen, nämlich der Zellzyklus-Arrest bei DNA-Schäden und die Apoptoseinduktion. Vergleichende genetische Untersuchungen zeigen, dass der Tumorsuppressor p53 über alle Säugetierarten hoch konserviert wird. Das Gen kodiert für 11 Exons, die Exons 5–8 bilden im Protein die Domänen für die DNA-Bindungsregionen, das 3-OH-Ende des Proteins induziert eine Homotetramerisierung. Die bekannten Mutationen des Tumorsuppressors p53 finden sich überwiegend in den für die DNA-Bindung relevanten Exons 5–8. Hierdurch wird eine notwendige trans-Aktivierung bestimmter Gene durch p53 verhindert. Unter solchen trans-aktivierenden Genen sind zum Beispiel das bax-Gen zu nennen, das im Apoptosezyklus eine Rolle spielt, und das Gen für **p21** (**waf1**), das die zyklinabhängige Kinase hemmt und damit zum Zellzyklus-Arrest führt.

Bekanntermaßen wird die **Zelltransformation** durch den Tumorsuppressor p53 aufgehoben. In diesem Zusammenhang wirkt p53 auf den Zellzyklus ein. Der Zellzyklus wird in verschiedenen Tumoren stimuliert durch eine Überexpression des Zyklin D1 oder aber durch eine Inaktivierung eines Zellzyklusinhibitors, wie z. B. den CDK. Zunächst kommt dem Tumorsuppressor p53 hierbei eine neutralisierende Wirkung nach der Wachstumsstimulation zu.

Eine andere Wirkung von p53 ergibt sich allerdings durch die Induktion der Apoptose nach DNA-Schäden. Die DNA-Schäden führen zu einer Erhöhung der p53-Expression. p53 fördert die Expression apoptoseinduzierender Moleküle. Der p53-initiierte Apoptosesignalweg ist wohl als wesentliche Zellantwort auf Schädigungen aufzufassen.

Bei fortgeschrittenen Mammakarzinomen findet man in wenigstens einem Drittel der Fälle den Verlust des Tumorsuppressors p53. Dies bedingt einen selektiven Wachstumsvorteil und eine Resistenz gegenüber chemotherapeutischen Angriffen und ionisierenden Strahlen, da für deren Wirksamkeit der intakte Apoptosesignalweg benötigt wird. Damit erklärt die p53-Mutation eine schlechte Prognose und hohe Rezidivwahrscheinlichkeit.

4.4 Keimbahnmutationen

Genetische Kopplungsuntersuchungen in sog. Brustkrebsfamilien konnten zwei Genorte ausfindig machen, durch deren Inaktivierung nahezu die Hälfte aller familiären Mammakarzinome erklärt werden kann. Es handelt sich um die **Brustkrebssuszeptibilitätsgene BRCA1** und **BRCA2** (Holinski-Feter et al. 1998).

4.4.1 BRCA1- und BRCA2-Gene

BRCA1 ist auf dem Chromosom 17 lokalisiert, BRCA2 auf dem Chromosom 13. Ihre Bedeutung als **Verlustmutanten** im Rahmen der Karzinogenese weisen die Gene als Tumorsuppressorgene aus. Bei der heterozygoten Keimbahnmutation (d. h. bei bereits erblich vorbestehendem Gendefekt eines Allels) der BRCA1- oder BRCA2-Gene ist das Risiko der Entwicklung eines Mammakarzinoms auf 40–80% erhöht. Insgesamt findet man bei ca. 10% der Patientinnen mit Mammakarzinom eine Keimbahnmutation in einem BRCA-Gen.

Die weitere Entwicklung des Mammakarzinoms beginnt, wenn das zweite Allel durch seine Mutation funktionslos wird, d. h. mit der somatische Inaktivierung des

zweiten Allels und damit dem kompletten Funktionsausfall.
Aus dem Wirkungsmechanismus einer doppelten Mutation und dem Verlust der Genfunktion ist abzuleiten, dass die BRCA1- und BRCA-2-Gene Tumorsuppressoren sind. BRCA1 und BRCA2 sind sog. **caretaker** für das Genom. Die Genprodukte von BRCA1 und BRCA2 bilden mit den Genprodukten p53 und RAD51 einen Proteinkomplex, der mit der Stimulation der DNA-Reparatur gekoppelt ist. Durch den Funktionsausfall des Proteinkomplexes entsteht eine genetische Instabilität. Diese steht am Anfang der Entwicklung bei der Tumorinitiation und wirkt ebenso im weiteren Verlauf, da sie die Tumorprogression aufgrund der genetischen Instabilität beschleunigt. Erkennbar wird dies am hormonunabhängigen Wachstum dieser Tumoren, an der erhöhten Proliferationsrate sowie dem höheren zytologischen Malignitätsgrad.
Wie oben erwähnt, wirken bei der Transkriptionsaktivierung von Steroidrezeptoren zwei trans-aktivierende Domänen – nämlich die ligandenabhängige am C-Terminus des Rezeptorproteins (AF2) und die ligandenunabhängige am N-Terminus (AF1). Es konnte gezeigt werden, dass BRCA1 die transkriptionelle Aktivität der Domäne AF2, also die ligandenabhängige, blockiert. Dies bedeutet, dass bei Funktionsausfall von BRCA1 (folglich fehlender Hemmung) die Wirkung des Östrogenrezeptors zumindest anders moduliert wird. Eine mögliche Konsequenz wäre die Wachstumsstimulation in östrogenabhängigen Geweben.
Aus der Beobachtung, dass die Defekte der BRCA-Gene nur in der Hälfte aller Fälle familiärer Mammakarzinome beobachtet werden, muss die Existenz weiterer Suszeptibilitätsgene vermutet werden.
Hingewiesen werden soll noch auf die molekulare Basis des Tumorsuppressors BRCA1, um seine Wirkung zu verdeutlichen. Das Tumorsuppressorgen wurde schon 1994 isoliert. Es besteht aus 22 Exons. Das Suppressorprotein selbst besteht aus 1863 Aminosäuren. BRCA2 besteht aus 26 Exons und kodiert für ein Protein mit 3418 Aminosäuren. Die Genprodukte sind untereinander in keiner Regionsequenz homolog, ebenso wenig wie größere Homologien zu anderen Säugern auftreten. Bestimmte Domänen jedoch werden konserviert. Eine hiervon findet sich am C-OH-Ende von BRCA1, die als BRCT-Domäne bezeichnet wird. In diesem Abschnitt der Sequenz binden verschiedene Faktoren, die für die DNA-Reparatur und Transkriptionskontrolle relevant sind. Weitere konservierte Bereiche sind im BRCA1-Protein die N-terminale Ringfingerdomäne. Dieser Bereich ist proteaseresistent und ermöglicht sowohl eine Homo- als auch Heterodimerisierung mit weiteren Faktoren. Durch Mutationen dieser Domäne werden die Dimerisierung und die Interaktion mit weiteren Faktoren verhindert. Nachweisbar war, dass Mutationen der konservierten Bereiche eine aggressivere Tumorentwicklung induzieren.
Unter allen Sequenzmutationen sind bisher knapp 1000 in BRCA1 und BRCA2 beschrieben, die über das gesamte Gen verteilt liegen. Sog. Founder-Effekte, mit einer Häufung bestimmter Mutationen, finden sich in speziellen Populationen. Die meisten Mutationen in BRCA1/BRCA2 führen letztlich zum Kettenabbruch bei der Translation. Damit werden eine Reihe relevanter funktioneller Domänen inaktiviert. Interessant ist hierbei die Beobachtung, dass Veränderungen im N-terminal näheren Abschnitt der Sequenz von BRCA1 mit dem Risiko, ein Ovarialkarzinom zu entwickeln, vergesellschaftet sind. In Richtung C-Terminus gelegene Mutationen, jedenfalls nach Exon 13, führen eher zur Manifestation von Mammakarzinomen. Die exakte Validierung dieser Genotyp-Phänotyp-Beziehungen steht noch aus.
Nicht unerwähnt bleiben soll an dieser Stelle, dass eine entsprechende Keimbahnmutation des oben beschriebenen Tumorsuppressors p53 zum sog. **Li-Fraumeni-Syndrom** führt. Hierbei finden sich – und es ist aufgrund der Bedeutung des Tumorsuppressors leicht nachvollziehbar – eine Disposition für ein breites Spektrum unterschiedlicher Tumoren, wie Leukämien, Brustkrebs und diverse Sarkome. Hierbei findet sich bereits bei 50% der Anlageträger bis zum Alter von 30 Jahren ein bösartiger Tumor.

4.5 Immunstatus

Im Rahmen der pathogenetischen Darstellung der Mammakarzinomentwicklung soll in diesem Abschnitt noch auf immunologische Veränderungen eingegangen werden, die bisher nachgewiesen sind. Die Untersuchungen zeigten Effekte im Bereich der lymphatischen Effektorzellfunktionen und im Bereich der Erkennungsmechanismen von Tumorzellen durch das Immunsystem. Die einzelnen Ergebnisse sind aber zur Zeit noch nicht in einen erklärbaren pathogenetischen Mechanismus der Tumorinduktion einzuordnen.
So konnte im Rahmen der Untersuchung zwischen der Funktion der NK-Zellen und der Lymphknotendissemination des Tumors, der Tumorlast sowie dem negativen Steroidrezeptorstatus eine Funktionsreduktion gezeigt werden. Auch die Überexpression des Onkoproteins HER-2/neu geht mit einer Reduktion der NK-Zell-Funktion einher. In einem anderen Ansatz ließ sich zeigen, dass die mangelnde Stimulation peripherer Lymphozyten durch Phytohämagglutinin zu einer hohen Rezidivrate korreliert. Weiterhin wurde nachgewiesen, dass Mammakarzinomzellen das Adhäsionsmolekül ICAM-1 in geringerem Ausmaß exprimieren.

Dieses Adhäsionsmolekül stellt einen Liganden für das Molekül LFA-1 auf Killerzellen dar.

Im Bereich der Makrophagenfunktion zeigen diese nach Stimulation ein vermindertes Ausmaß der Produktion von Tumornekrosefaktor.

Insgesamt zeigt sich eine Reduktion immunologischer Responsivität auf verschiedenen Ebenen. Die Proliferation von T-Zellen wird durch die verminderte Expression stimulatorischer Moleküle, zum Beispiel auf Monozyten, eingeschränkt.

5 Stadieneinteilung und Tumorklassifikation

5.1 Histologische Klassifikation

Zu Beginn steht hier die Darstellung der histologischen Klassifikation der Mammakarzinome (Page und Anderson 2000). Prinzipiell ist hier eine Unterscheidung in die beiden Hauptentitäten nicht-invasive Karzinome, der Carcinomata in situ, und vor invasiven Karzinome zunehmen. Weiterhin werden dann die eigentlichen Karzinome nach ihrem histologischen Bild unterschieden. Die wesentlichsten Gruppen sind hierbei die von den Milchgängen ausgehenden **duktalen Karzinome** und die aus den Lobuli entstehenden **lobulären Karzinome.** Mit diesem Einteilungsprinzip werden nahezu 90% aller Mammakarzinome erfasst.

Ein Mischtyp ergibt sich durch das invasive duktale Karzinom, bei dem eine größere intraduktale Komponente gefunden werden kann.

!

Bei den nicht-invasiven Veränderungen unterscheidet man beim duktalen Typ die atypischen duktalen Hyperplasien und die weiter entwickelte Form des Carcinoma ductale in situ (DCIS).

!

Die lobulären präinvasiven Veränderungen beschreiben ebenso eine lobuläre atypische Hyperplasie, die schließlich in ein lobuläres Carcinoma in situ (LCIS) übergeht.

Eine weitere Einteilung ergibt sich aus diversen histologischen Bildern, wobei hier die WHO-Klassifikation zurzeit noch folgende morphologisch distinkte Untertypen unterscheidet. Insbesondere sollen hier erwähnt werden die sog. medullären, tubulären und muzinösen Karzinome, darüber hinaus der Begriff eines apokrinen Karzinoms, eines kribriformen Karzinoms usw.

Die Aufzählung muss nicht erschöpfend dargestellt werden. Diese histologische Darstellung folgt einer Tumorklassifikation zu einer Zeit, als mit den zur Verfügung stehenden Mitteln versucht wurde, aufgrund der Histomorphologie Korrelationen zum Tumorwachstum festzustellen. Nach den heute gegebenen molekulargenetischen Erkenntnissen und insbesondere unter Berücksichtigung der expandierenden DNA-Array-Chip-Technologie kennt man das Mammakarzinom in dieser Form eigentlich als abgegrenzte Tumorentität nicht mehr. Die Tumoren sind sehr heterogen und sind bezüglich ihres biologischen Wachstumsverhaltens eher aufgrund ihrer genomischen Differenzierung, d. h. Onkogenexprimierung, oder ihrer Antionkogensupprimierung, d. h. Tumorsuppressorgensupprimierung, zu klassifizieren.

Es ist inzwischen sogar gelungen, diese genomischen Merkmale zu diagnostischen, prädiktiven, prognostischen und therapeutischen Variablen zu korrelieren. Dies gilt für die etwas antiquierte histomorphologische Klassifikation mit den vielen Untertypen nur in begrenztem Maße, so dass diese Darstellung eigentlich eher historischen Wert besitzt.

Das duktal invasive Mammakarzinom findet sich in nahezu 80% aller Fälle. Auch dies zeigt, dass sich hinter einer histomorphologischen Kategorie aufgrund der genomischen Variabilität eine Vielzahl differenter Tumorzellklone verbergen kann. Von daher ist es verständlich, dass die histopathologische Klassifikation eine grundsätzliche Befundfeststellung eines malignen Tumortyps ermöglicht, jedoch für weitere relevante Differenzierungen nicht mehr ausreicht. In aller Regel werden die invasiven duktalen Karzinome noch mit dem Begriff „not otherwise specified“ (NOS) belegt. Hierunter versteht man, dass unter histomorphologischen Gesichtspunkten keine nähere Zuordnung zu einer weiteren Wachstumsform möglich ist.

Einer besonderen Erwähnung bedarf die Gruppe der duktal invasiven Karzinome mit präinvasiver Komponente (DCIS). Es hat sich gezeigt, dass die Relation zwischen den invasiven und den intraduktalen In-situ-Anteilen eine relevante Unterscheidung bedeuten kann. Mit zunehmender Größe des intraduktalen Tumoranteils soll in der histologischen Klassifikation diese extensive intraduktale Komponente erwähnt werden. Hierbei wird für diese Beschreibung gefordert, dass wenigstens ein Viertel dieses Tumorareals In-situ-Veränderungen zeigt. Die Relevanz dieser Unterscheidung ergibt sich aus der Beobachtung, dass die quantitative Ausprägung des intraduktalen Tumoranteils Aussagen über das Lokalrezidivrisiko gestattet.

Die verbleibenden knapp 20% aller Mammakarzinome lassen sich histomorphologisch dem lobulären, tubulären und medullären Typ zuordnen. Zumindest ist es aufgrund einiger Kriterien gelungen, die beschränkte Relevanz histologischer Klassifikationen darzustellen. Es konnte gezeigt werden, dass **muzinös** und **tubulär** entwickelte Tumoren eine bessere Prognose als das duktal invasive Mammakarzinome besitzen.

Den invasiv lobulären und medullären Karzinomen kommt eine mittlere Prognose zu, die schlechteste Prognose sind die nicht näher klassifizierbaren duktal infiltrierenden Karzinome.

Wichtigere prognostische Tumorparameter ergeben sich aus dem Ausbreitungsgrad des Tumors, auf den später eingegangen wird.

Eine histomorphologische Sondergruppe stellt das sog. **Paget-Karzinom** dar. Aus pathologisch-anatomischer Sicht ist hier von einem duktalen Mammakarzinom zu sprechen, bei dem von den Ductus ausgehend die Mamillenepidermis invadiert wird. Entsprechend findet sich ein klinisches Bild, das ekzematöse oder ulzerative Hautveränderungen im mamillären Bereich erkennen lässt. Bei genauerer Aufarbeitung entsprechender Veränderungen findet sich oft ein DCIS oder ein invasiv duktales Karzinom.

Das inflammatorische Mammakarzinom stellt selbst keine histologische Sonderform, sondern nur eine klinische Manifestation dar. Meist verbirgt sich dahinter eine duktale Form des Mammakarzinoms.

Die Entwicklung der vergangenen Jahre zur weiteren Charakterisierung zeigt auch bereits die angegebene Problematik der rein histomorphologischen Klassifikation. Schon in den 80er Jahren hat man den Stellenwert einer näheren Tumorcharakterisierung durch Bestimmung der Steroidhormonrezeptoren für Gestagene und Östrogene erkannt. Damals wurden mit biochemischen Verfahren (dextran coated charcoal assay) aufgeschlossene Tumorzellfraktionen näher charakterisiert (Jawny et al. 1984). Der Stellenwert dieser Bestimmung hat sich bis in die heutige Zeit als wesentlicher prognostischer und prädiktiver Faktor bewahrt. Die Bestimmung der Steroidhormonrezeptoren im Tumorzellgewebe wurde anschließend durch die immunhistochemische Darstellung (ERICA und PgRICA) als zugänglicheres Verfahren abgelöst. Damit war der Weg zu einer differenzierteren Charakteristik des Tumors erschlossen, der geradewegs in die moderne genomische Analyse der Chip-Array-Technik führt. Die Differenzierung des Tumors mit der Expression der Steroidhormonrezeptoren ist ein charakteristisches molekulares Merkmal, das nur in gewissem Umfang mit den älteren histomorphologischen Kriterien in Beziehung gesetzt werden konnte. Durch die Bestimmung dieses ersten molekularen Parameters wurde letztendlich auch die Relativierung der rein histomorphologischen Diagnostik eingeleitet, die als Tumorcharakteristikum den Ansprüchen in der Zukunft nicht mehr im gewohnten Umfang dienen kann.

5.2 In-situ-Karzinome

Ein besonderes Interesse muss in der Darstellung über diese Tumorerkrankung den präinvasiven Veränderungen gelten. Deswegen sollen die duktalen und lobulären In-situ-Karzinome noch weiter charakterisiert werden.

> **!** Das DCIS stellt eine präinvasive Veränderung dar, die definitiv in ein invasives duktales Karzinom übergehen wird.

Sowohl das Ausmaß der duktalen In-situ-Veränderungen als auch ihre weitere histomorphologische Charakterisierung lassen eine für die Therapie relevante Risikokonstellation ableiten (Fisher et al. 1999). Für die Etablierung dieser Risikokonstellation werden aus histopathologischen Gründen die Zelldifferenzierung, der Nekroseanteil im Tumor und die absolute Tumorgröße herangezogen. Aus diesen Parametern wurde der Van-Nuys-Prognoseindex für das DCIS abgeleitet. Dieser Prognosewert ergibt sich aus der Tumorgröße, dem tumorfreien Resektionsrand nach Exzision und der histopathologischen Klassifikation nach geringem oder hohem Risiko und dem Vorhandensein von so genannten Komedonekrosen (Tab. 33-3).

Es ist ein pathognomonisches Kennzeichen des DCIS, dass sich in nahezu 90% aller Fälle hier mammografisch die gruppierten **Mikrokalzifikationen** feststellen lassen, wobei tastbare tumoröse Veränderungen in der Regel fehlen. Entsprechend wird dieser Befund überwiegend im Rahmen der Screening-Mammografie aufgedeckt. Der Nachweis einer Mikroinvasion gelingt nicht allzu selten, die Literatur berichtet über bis zu 20%, wobei hier eine sehr genaue histologische Aufarbeitung Voraussetzung ist. Zunehmend mit der Größe der duktalen In-situ-Komponente steigt das Risiko sowohl der Mikroinvasion als auch der Multizentrizität.

Entsprechend dieser verfeinerten Typisierung des DCIS sind angepasste Therapieempfehlungen abzuleiten, die weiter unten dargestellt werden.

> **!** Das LCIS treibt die Drüsenazini auf und ist im Gegensatz zum DCIS auch mammografisch in der Regel nicht frühzeitig zu diagnostizieren.

Beim LCIS handelt es sich in aller Regel um einen histopathologischen Zufallsbefund anlässlich einer Biopsie. Erwähnt werden muss, dass das LCIS sehr häufig multizentrisch entwickelt ist, wobei Schätzungen bis zu 80% reichen. In knapp ein Viertel der Fälle ist auch die Bilateralität der Veränderung in beiden Brüsten nachzuweisen. Der Übergang der lobulären In-situ-Komponente in ein invasives Wachstum geschieht nach verhältnismäßig langer Entwicklungszeit von über einem Jahrzehnt und tritt in maximal ein Viertel der Fälle auf. Von daher ist die Unterscheidung gerechtfertigt, dass die lobuläre In-situ-Komponente eine Präkanzerose darstellt, im Gegensatz zur unmittelbar präinvasiven Veränderung des DCIS.

Tab. 33-3 Van-Nuys-Prognose-index.

Score	1	2	3
Größe (mm)	≤ 15	16–40	≥ 41
Distanz zum Resektionsrand (mm)	≥ 10	1–9	< 1
pathologische Klassifikation	„non-high grade" ohne Nekrosen	„non-high grade" mit Nekrosen	„high grade" ohne/mit Nekrosen
Summenscore	3–4	5–7	8–9
Risiko	gering	intermediär	hoch
Therapieempfehlung (nach Silverstein)	BET	BET mit Radiatio	Mastektomie

BET, brusterhaltende Therapie

5.3 Stadieneinteilung

Die Stadieneinteilung kann in eine klinische Befunderhebung (cTNM) und eine histopathologische Befunderhebung (pTNM) unterschieden werden (UICC 2002).
Bei der Klassifikation der **Primärtumorgröße** wird der Durchmesser des invasiven Anteils angegeben, In-situ-Komponenten werden zusätzlich gekennzeichnet und mit dem Kürzel „is" bezeichnet. **Multizentrizität** führt dazu, dass die größte Raumforderung nach pT klassifiziert wird, die Angabe „m" bzw. die Angabe einer Ziffer kennzeichnet diesen Zustand respektive die Anzahl der Karzinomherde. Weiter ist zu beachten, dass **bilaterale** Mammakarzinome getrennt zu klassifizieren sind.
Es wurde festgelegt, dass ein kontralaterales Zweitkarzinom innerhalb der Frist von 2 Monaten nach der Erstdiagnose als bilaterales synchrones Tumorwachstum aufgefasst werden soll.
Bei der Klassifikation des **Nodalstatus** können noch nach konventioneller axillärer Lymphonodektomie die Positionen der Lymphknoten entsprechend den Leveln I bis III unterschieden werden. Für klinische Zwecke wird hierbei im Level I das Lymphknotenareal lateral des lateralen Randes des M. pectoralis minor verstanden. Die Lymphknoten des Levels III sind medial des medialen Randes des M. pectoralis minor, so dass die Lymphknoten des Levels II zwischen diesen beiden Bereich, also zwischen medialem und lateralem Rand des M. pectoralis minor, liegen und die interpektoralen Lymphknoten mit einschließen.
Intramammäre Lymphknoten sind regionäre Lymphknoten; die Lymphknoten im Bereich der endothorakalen Faszie entlang der A. thoracica interna, die als parasternale Lymphknoten bezeichnet werden, sind ebenso regionale Lymphknoten. Alle anderen Lymphknotenstationen stellen eine Fernmetastasierung dar und sind nach pM1 zu klassifizieren. Dies schließt also den Befall kontralateraler, supraklavikulärer und zervikaler Lymphknoten mit ein.
Weiterhin wurde die Möglichkeit geschaffen, den Nachweis isolierter Tumorzellen im Knochenmark als Fernmetastasierung anzugeben. Dieser isolierte Befund wird mit dem Kennzeichen „i" zur Darstellung gebracht. Die abschließende Klassifikation ist in Tabelle 33-4 dargestellt.

6 Klinische Diagnostik maligner Veränderungen

6.1 Klinischer Befund

Klinische Verdachtsfälle eines Mammakarzinoms werden in aller Regel in bis zu drei Viertel der Fälle durch die Patientin selbst erhoben. Anlässlich einer klinischen Untersuchung werden knapp ein Drittel klinisch suspekter Befunde diagnostiziert.
Als beachtenswerte Charakteristika soll hingewiesen werden auf die palpablen Kriterien der umschriebenen Knotenbildung. Diese Knoten sind gelegentlich innerhalb des Drüsenparenchyms schlecht verschieblich, von unterschiedlicher Konsistenz und können an die Haut oder die unterliegende Pektoralmuskulatur fixiert sein. Dies geht einher mit Kennzeichen einer Größendifferenz beider Mammae oder einer unilateralen Formveränderung. Die Mamille kann eingezogen sein, die Haut eingezogen oder vorgewölbt, wobei hier auf das Phänomen der Peau-d'Orange-Entwicklung (Orangenhaut) hinzuweisen ist. Die ekzemartige Veränderung der Mamille beim Paget-Tumor wurde bereits erwähnt. Begleiterscheinungen können auch Hautrötungen sein, die nicht mit einer Mastitis verwechselt werden dürfen.

Tab. 33-4 Stadieneinteilung des Mammakarzinoms.

TNM-Klassifikation des Mammakarzinoms (UICC)	
Primärtumor (pathologisch gesichert)	
pTx	Primärtumor kann nicht beurteilt werden
pT0	Kein Nachweis des Primärtumors
pTis	Carcinoma in situ
pTis (Paget-Tumor)	Morbus Paget der Mamille ohne Tumornachweis
pT1	Tumor ≤ 2 cm
pT1 mic	Tumor ≤ 0,1 cm
pT1a	Tumor > 0,1–0,5 cm
pT1b	Tumor > 0,5–1 cm
pT1c	Tumor > 1–2 cm
pT2	Tumor > 2–5 cm
pT3	Tumor > 5 cm
pT4	Tumor mit direkter Ausdehnung auf Brustwand oder Haut
pT4a	mit Ausdehnung auf Brustwand ohne Befall des M. pectoralis
pT4b	mit Ödem (inkl. Peau-d'Orange-Phänomen), Ulzeration der Brusthaut oder Satellitenmetastasen der Haut der gleichen Brust
pT4c	Kriterien 4a und 4b zusammen
pT4d	inflammatorisches Karzinom
Lymphknoten	
Klassifizierung basiert pathologisch auf axillärer Lymphknotendissektion mit oder ohne Entfernung des Wächterlymphknotens (sentinel lymphnode dissection); wird nur der Wächterlymphknoten entfernt (also keine axilläre Lymphknotendissektion), wird die Klassifizierung als (sn) bezeichnet.	
pNx	keine Beurteilung der regionalen Lymphknoten möglich (z. B. früher entfernt oder nicht entfernt)
pN0	keine histologisch erkennbaren Lymphknotenmetastasen, keine zusätzliche Untersuchung auf isolierte Tumorzellen (ITC)
pN0(i-)	keine histologisch erkennbaren Lymphknotenmetastasen, negative Immunhistochemie
pN0(i+)	keine histologisch erkennbaren Lymphknotenmetastasen, positive Immunhistochemie, keine Tumor-Cluster > 0,2 mm
pN0(mol-)	keine histologisch erkennbaren Lymphknotenmetastasen, negative molekulare Diagnostik (RT-PCR)
pN0(mol+)	keine histologisch erkennbaren Lymphknotenmetastasen, positive molekulare Diagnostik (RT-PCR)
N1	beweglich axillär
pN1	
pN1 mic	Mikrometastasen (> 0,2 mm, ≤ 2 mm)
pN1a	Metastasen 1–3 axilläre Lymphknoten
pN1b	Metastasen A.-mammaria-interna-Lymphknoten*, klinisch nicht nachweisbar**
pN1c	Metastasen 1–3 axilläre Lymphknoten und Metastase A.-mammaria-interna-Lymphknoten*, klinisch nicht nachweisbar**

Tab. 33-4 Stadieneinteilung des Mammakarzinoms. *(Fortsetzung)*

TNM-Klassifikation des Mammakarzinoms (UICC)	
N2	
N2a	Lymphknotenmetastasen axillär fixiert, ipsilateral
N2b	Lymphknotenmetastasen A.-mammaria-interna-Lymphknoten erkennbar***, ohne axilläre Lymphknotenmetastasen
pN2	
pN2a	Metastasen 4–9 axilläre Lymphknoten (mind. eine Tumorläsion > 2 mm)
pN2b	Lymphknotenmetastasen A.-mammaria-interna-Lymphknoten erkennbar***, ohne axilläre Lymphknotenmetastasen
N3	
N3a	Lymphknotenmetastasen infraklavikulär, ipsilateral
N3b	Lymphknotenmetastasen axillär und Lymphknotenmetastasen A.-mammaria-interna-Lymphknoten erkennbar***
N3c	Lymphknotenmetastasen supraklavikulär, ipsilateral
pN3	
pN3a	Metastasen > 10 axilläre Lymphknoten (mind. eine Tumorläsion > 2 mm) ipsilateral oder infraklavikuläre Lymphknotenmetastasen
pN3b	Metastasen A.-mammaria-interna-Lymphknoten (klinisch erkennbar***) und ≥ 1 Lymphknotenmetastase axillär oder > 3 Lymphknotenmetastasen und Metastasen A.-mammaria-interna-Lymphknoten (klinisch nicht erkennbar**)
pN3c	Lymphknotenmetastasen supraklavikulär, ipsilateral
Fernmetastasen	
Mx	Fernmetastasen sind nicht beurteilbar
M0	keine Fernmetastasen nachweisbar
M1	Fernmetastasen vorhanden
mögliche weitere Bezeichnungen/Suffixe	
y	Z. n. primärer (neoadjuvanter) Therapie

Ist der Morbus Paget der Mamille mit einem Mammatumor assoziiert, wird der Tumor gemäß der Tumorgröße klassifiziert. ITC: isolierte Tumorzellen werden als einzelne Tumorzellen oder kleine Tumorzell-Cluster ≤ 0,2 mm definiert. Diese werden üblicherweise nur immunhistochemisch oder durch molekulare Methoden nachgewiesen; können aber durch Hämatoxylin-Eosin-Färbungen verifiziert werden. ITC zeigen normalerweise keinen Nachweis maligner Aktivität wie Proliferation oder Stromareaktion.
RT-PCR, Reverse-Transkriptase-Polymerasekettenreaktion;
* nachgewiesen durch Wächterlymphknoten;
** kein Nachweis in bildgebenden Verfahren (ohne Lymphszintigrafie) oder durch klinische Untersuchung;
*** Nachweis in bildgebenden Verfahren (ohne Lymphszintigrafie) oder durch klinische Untersuchung.
Regionäre Lymphknoten der Mamma sind:

- axilläre ispilaterale und interpektorale Lymphknoten
- Level I: lateral vom lateralen Rand des M. pectoralis minor;
- Level II: zwischen medialem und lateralem Rand des M. pectoralis minor und die interpektoralen Rotter-Lymphknoten;
- Level III: medial und medialer Rand des M. pectoralis minor inkl. der als supraklavikulär, infraklavikulär oder apikal bezeichneten Lymphknoten;
- ispilaterale Lymphknoten an der A. mammaria interna;
- ipsilaterale supraklavikuläre Lymphknoten (N3).

Jede andere Lymphknotenmetastase wird als Fernmetastase (M1) bezeichnet, inkl. supraklavikulärer, zervikaler oder kontralateraler Lymphknotenmetastasen an der A. mammaria interna.

In fortgeschrittenen Fällen findet sich durch eine kutane Invasion ein fleckiges Hautmuster und schließlich eine ulzerative Hautveränderung. Diese Veränderungen sind alle unterschiedlich ausgeprägt und in der Regel Zeichen einer fortgeschritteneren Tumorentwicklung.
Daraus ergibt sich die wichtige Bedeutung der Früherkennung des Tumors, wobei die klinische Untersuchung, die Selbstuntersuchung und die Mammografie im Mittelpunkt stehen.

6.2 Früherkennungsmaßnahmen

!

Die Basis der Früherkennung besteht in der klinischen Untersuchung, der Selbstuntersuchung und der Mammografie (von Minckwitz et al. 2002).

6.2.1 Selbstuntersuchung

Die Anleitung zur Selbstuntersuchung ist ein wesentlicher Faktor, die Aufmerksamkeit der Patientin auf das Organ zu konzentrieren. Es wird gefordert, dass die Methode der qualifizierten Selbstuntersuchung durch den betreuenden Frauenarzt der Patientin erklärt wird. Bei unklaren Befunden kann diese dann zusätzlich ärztliche Konsultation in Anspruch nehmen. Die Verbesserung der Kommunikation in diesem Bereich fördert im Weiteren die Früherkennung suspekter Tastbefunde durch den Arzt selbst. Dieser entscheidet dann über nachgeschaltete apparative Maßnahmen, d.h. in der Regel die Mammografie. Die Effektivität der Selbstuntersuchung beruht nach diesem Konzept auf der intensivierten Interaktion zur Inanspruchnahme ärztlicher Kontrolluntersuchungen. Das heißt auch, die Selbstuntersuchung alleine hat sich in entsprechenden Studien als ungeeignete Screening-Maßnahme herausgestellt, wonach auch keine Beeinflussung der Heilungsraten erkennbar war. Erstaunliche Ergebnisse wurden auch berichtet in Bezug auf die Konstanz zur Durchführung der Selbstuntersuchung bei den betroffenen Personen. Mit zunehmender Dauer nach Aufruf zum Selbstuntersuchungsprogramm lässt die Intensität der Maßnahme durch die Betroffenen deutlich nach.

!

Die Anleitung zur Untersuchung wird der Patientin für den postmenstruellen Zeitraum vermittelt.

Eine bedenkliche Entwicklung ist allerdings darin zu sehen, dass auch die Maßnahme der Selbstuntersuchung bzw. die Anleitung kommerzialisiert wird. Es verwundert schon, wenn ausgebildeten Frauenärzten Weiterbildungskurse zur Anleitung zur Selbstuntersuchung gegen teure Gebühren vermittelt werden und anschließend hierüber ein Zertifikat erteilt wird. Auch ein solcher Zustand reflektiert in der Umsetzung medizinischer Vorstellungen hierzulande eher eine bürokratische Hilflosigkeit, die den Ärzten eher Unqualifikation unterstellt und letzten Endes durch kommerzielle Interessen induziert wird.

6.2.2 Mammografie

Das entscheidende Verfahren der Früherkennung ist und bleibt die Mammografie. Hierbei kann zunächst festgehalten werden, dass bei Frauen ab dem 51. Lebensjahr die Tatsache einer effektiven Früherkennung unbestritten ist. Eine Untersuchung konnte zeigen, dass eine komplette Teilnahme dieser Altersgruppe an der **Mammografie-Screening-Untersuchung** die Mortalität um 40% senken könnte. Bei entsprechenden Hochrechnungen wird immerhin noch kalkuliert, dass selbst eine Teilnahme aus dieser Altersgruppe von etwa mehr als der Hälfte noch zu einer Mortalitätsreduktion von 20% führen kann.
Die Brustkrebsmortalität in einer Mammografies-Screening-Gruppe im 5. Lebensjahrzehnt, also in der Altersgruppe von 40–50 Jahren, lässt sich immerhin nach den Ergebnissen einer Reihe kontrollierter randomisierter Untersuchungen um knapp 20% senken. Hierbei muss allerdings kritisch ergänzt werden, dass die vorgelegten Untersuchungen auch zeigen, dass erst eine Nachuntersuchung von mindestens 10, jedoch eher 15 Jahren nötig ist, um diesen Effekt zu Tage treten zu lassen.
Aus den vorgelegten Untersuchungen sowie der Vorgehensweise des National Cancer Institut in den USA kann abgeleitet werden, dass eine Mammografie-Screening-Untersuchung für Patientinnen ab dem 5. Lebensjahrzehnt in zweijährigem Abstand empfohlen werden kann.

Seit Abschluss einer mehrjährigen Rezertifizierung mammografisch tätiger Ärzte ist inzwischen ein Pilotprojekt, unterstützt durch einige Krankenkassen, angelaufen, bei dem Frauen zwischen 50 und 69 unangefordert alle zwei Jahre eine Einladung zum Mammografie-Screening bekommen. Nachdem die angefertigten Röntgenbilder ein komplexes System von Erst-, Zweit- und eventuell auch Drittbefundern durchlaufen haben, erfährt die Patientin per Post den unauffälligen Befund oder die Aufforderung zu weiteren Untersuchungen.
Kritisch ist dieses Vorgehen gerade wegen seines anonymen Vorgehens, der Begrenzung der Diagnostik auf eine Einzelmethode und der Außerachtlassung aller emotional-psychischen Belastungen, die mit der Diagnose Brustkrebs für die Patientin verbunden sind.

Die Mammografie wird inzwischen nahezu ausnahmslos durch Fachärzte für diagnostische Radiologie durchgeführt, die Frauenärzte selbst haben diese Maßnahme im Laufe der vergangenen Jahre aus der Hand gegeben. Im Hinblick auf eine Qualitätssicherung, respektive Verbesserung, sieht man die durch den Frauenarzt durchgeführte Mammografie eher kritisch.

Als **suspekte Befunde** sind im Mammogramm zunächst eine darstellbare Raumforderung zu beschreiben, sodann das Auftreten von **Mikrokalzifikationen.** Aus dem Gesamteindruck des mammografischen Bildes können zudem weitere Kriterien abgeleitet werden, die für einen malignen Prozess sprechen. Diese beziehen sich eher auf Veränderungen der Gesamtarchitektur, der Dichtestruktur sowie der Symmetrie respektive Asymmetrie des Befundes. Die Mammografien müssen in zwei Ebenen und in Rasterfolientechnik angefertigt werden. Zunehmend kommen auch digitalisierte Bildverarbeitungen zur Anwendung.

6.2.3 Mammasonografie

Die dritte diagnostische Schiene stellt natürlich auch bei malignen Veränderungen die Mammasonografie dar. Dennoch ist diese in der Vorsorge eher kritisch zu bewerten, da der sonografische Nachweis eines suspekten Befundes bereits das Vorhandensein des Tumors bedingt. Die Darstellung von verdächtigen Raumforderungen gelingt hierbei ab einer Tumorgröße von einigen Millimetern. Damit ist die Sonografie eher ein Instrument der Früherkennung.

Hinsichtlich der technischen Details sowie der Darstellung von Herdbefunden in der Brust verweisen wir auf die bereits erfolgten Ausführungen zur Ultraschalluntersuchung der Mamma (s. o.).

6.3 Zytologische und histologische Diagnoseergänzung

6.3.1 Exzisionsbiopsie

Finden sich in den aufgeführten Untersuchungen Hinweise auf suspekte Herde, also sowohl bei der klinischen Untersuchung als auch bei der Mammografie, so sind entsprechende histologische Abklärungen angezeigt. Im Falle eines Tastbefundes kann eine entsprechende Exzisionsbiopsie direkt erfolgen, bei nichttastbaren mammografisch entdeckten verdächtigen Herden müssen stereotaktische Methoden zum Einsatz kommen, die auf der Mammografie oder Mammasonografie basieren und das entsprechende Areal markieren. Unter diesen Markierungsmaßnahmen ist die Einbringung eines Markierungsdrahtes oder eines Farbstoffes üblich. Der unübertroffene Vorteil der Exzisionsbiopsie ist die definitive Komplettierung der diagnostischen Maßnahmen zur exakten Größenbeurteilung des Prozesses oder zum im Zweifelsfalle wirklichen Ausschluss des Malignoms, da dies nur durch eine komplette histologische Untersuchung mit saumumgebenden Gewebe möglich ist.

Auch bei hochsuspekten Befunden kann eine Exzisionsbiopsie mit intraoperativem Gefrierschnitt zur Schnellschnittdiagnose den malignen Befund bereits einzeitig sichern, Hinweise auf die notwendige Komplettierung der Resektion geben und somit Diagnostik und Therapie verbinden.

Neben der Exzisionsbiopsie steht die Diskussion um den Stellenwert der **Feinnadelaspirationsbiopsie** des suspekten Befundes oder die Entnahme einer **Stanzbiopsie** für die histologische Befundung. Hier ist die Qualität, gemessen an der Korrelation der entsprechenden Befunde mit der definitiven histopathologischen Aufarbeitung des Exzisionsmaterials, durchaus unterschiedlich und von einer Reihe wenig standardisierbarer Einflussfaktoren, die auch in der Person des Untersuchers liegen, abhängig. Hier muss v. a. darauf hingewiesen werden, dass ein negatives Ergebnis der Aspirationszytologie schon aus prinzipiellen Gründen (Stichprobenproblematik) den Verdacht eines malignen Prozesses nicht definitiv verwerfen kann.

Aufgrund dieser Problematik wurde die Stanzbiopsie eingeführt, die heute in aller Regel die Aspirationszytologie ersetzt hat. Jedenfalls kann festgehalten werden, dass eine entsprechende Befundbestätigung im Rahmen der prätherapeutischen Stanzbiopsie die Therapieplanung erleichtert und auch für die vor größeren Eingriffen anstehende differenzierte Aufklärung der Patientin hilfreich ist.

In einigen Fällen ist durch vorausgehende Stanzbiopsie ein fraglicher Befund bereits als Karzinom identifiziert und kann primär unter therapeutischen Gesichtspunkten angegangen werden. Letztlich lassen sich aufgrund der präoperativen Befundsituation keine eindeutigen Kriterien herausarbeiten, nach denen ein Befund wirklich gefahrlos konservativ kontrolliert werden kann.

!

Die Stanzbiopsie ist heute bei sonografisch sichtbaren Herden die Methode der Wahl. Die offene Biopsie stellt die Ausnahme dar.

Dies bedeutet z. B., dass auch vermeintliche Fibroadenome ab einer bestimmten Größe oder mit einer erkennbaren Wachstumstendenz der endgültigen histologischen Klärung zugeführt werden müssen. Unter dieser Indikationsgruppe sind hier auch die mammografisch nachweisbaren konzentrierten Mikroverkalkungen in zirkumskripten Herden anzuführen.

Es ist auch gefährlich, fragliche zirkumskripte „mastopathische" Veränderungen nicht mit in die Überlegungen zur invasiven Diagnostik mit hineinnehmen zu wollen. In diesem Zusammenhang sollte auch das psychologische Moment angesprochen werden, dass ein vielleicht dem behandelnden Arzt eindeutig als stationär erscheinender unauffälliger Befund bei der Patientin entsprechende Ängste auslöst und sie deswegen die Abklärung wünscht. Letzten Endes können diese Gesichtspunkte unter der Tatsache zusammengefügt werden, dass eher entschiedener die Entfernung verdächtiger Herde erfolgen sollte. Erst die histologische Untersuchung vermag die Natur des Befundes aufzuklären.

Im Rahmen der weiter unten zu besprechenden **neoadjuvanten Chemotherapie** ist die Stanzbiopsie des suspekten Herdes eine wesentliche Voraussetzung zur Befunderhärtung. Differente Untersuchungen auf Prognosefaktoren sollen am Biopsat gewonnen werden.

Im Falle des Nachweises des Malignoms kann auf der Basis des Ergebnisses der Stanzbiopsie die weitere Therapie detailliert besprochen und eingeleitet werden.

Das Konzept der Vakuumbiopsie bzw. der erweiterten Stanzbiopsie, die das Ziel hat, auch größere Befunde durch einen Stanzkanal hindurch komplett zu resezieren, hat sich bei malignen Veränderungen nicht bewährt. Gerade die Beurteilbarkeit von Größe, räumlicher Absetzungssicherheit und Gewebebeurteilbarkeit sind nach einer solchen Resektion nicht mehr ausreichend gegeben. Eine adäquate Therapieplanung wird damit erschwert.

7 Präventionsstudien

> **!**
>
> Das Ziel einer Prävention ist die Verhinderung der Entstehung des entsprechenden Krankheitsprozesses.

Aus der Ätiopathogenese des Mammakarzinoms lassen sich Rückschlüsse auf den Stellenwert hormoneller Maßnahmen oder die Interaktion von Wachstums- und Differenzierungsfaktoren für eine mögliche primäre Prävention schließen. Entsprechende Tierversuche sind seit langem bekannt, in denen gezeigt wurde, dass ablative hormonelle Maßnahmen kanzerogen induzierte Prozesse wachstumsbegrenzt zu beeinflussen vermögen (Paepke et al. 2002).

7.1 Tamoxifen

Nach Einführung der adjuvanten endokrinen Therapie des Mammakarzinoms mit Tamoxifen konnte schon zu Beginn der 90er Jahre gezeigt werden, dass das Auftreten eines kontralateralen Mammakarzinoms bei den behandelten Patientinnen aufgrund der endokrinen Intervention deutlich reduziert wird (Fisher et al. 2001).

Auf der Basis dieser Überlegungen sowie der zitierten Beobachtungen ergibt sich die Entwicklung entsprechender Präventionsmaßnahmen (Hershman et al. 2002).

Die wichtigste Untersuchung hierzu wurde 1998 vorgelegt und führte zu einem interessanten Ergebnis (NSABP-B1-Studie). In einem prospektiv randomisierten doppelblinden Ansatz bei insgesamt knapp 14 000 Frauen wurde der eine Behandlungsarm einer Tamoxifenintervention über 5 Jahre zugeführt. Die Kontrollgruppe wurde mit Plazebo behandelt. Nach einer knapp 5-jährigen Nachbeobachtungszeit war erkennbar, dass durch die endokrine Intervention eine signifikante Reduktion sowohl nicht-invasiver als auch invasiver Prozesse registriert werden konnte. Die Tamoxifendosis in dieser Untersuchung lag bei 20 mg/d. Als weitere interessante Ergebnisse lassen sich aus dieser Untersuchung weitere Wirkungen des SERM Tamoxifen konstatieren. Als positiv ist der osteoprotektive Nutzen zu registrieren, der zu einer in der klinischen Folge geringeren Anzahl von Knochenfrakturen führte. Als negative Ergebnisse traten eine deutliche Erhöhung der **Endometriumkarzinomrate** durch die östrogenagonistische Partialwirkung des Tamoxifens und eine Erhöhung der vaskulären Ereignisse durch die östrogenantagonistische Eigenschaft der Substanz hervor.

In diesem Zusammenhang muss allerdings auch erwähnt werden, dass unter Tamoxifenprävention auftretende Mammakarzinome, die mit einem Tumorsuppressorgenverlust (z. B. BRCA) assoziiert sind, überwiegend nicht endokrin responsive Tumoren sind. Dies erklärt die teilweise Unwirksamkeit der endokrinen primären Prävention.

7.2 Retinoide

Unter allen Tumorerkrankungen sind die natürlichen Derivate und synthetischen Analoga des Vitamins A, die Retinoide, die meistuntersuchten Substanzen zur Chemoprävention maligner Erkrankungen. Eine Studie mit dem Vitamin-A-Analogon **Fenretinid** mit der Fragestellung der Verhinderung des kontra- oder ipsilateralen Mammakarzinoms in Frühfällen wurde als randomisiertes Projekt von der Arbeitsgruppe um Veronesi vorgestellt (2002). Die Ergebnisse dieser Untersuchungen in diesem Gebiet sind noch widersprüchlich. Für die zitierte Untersuchung ist festzuhalten, dass sich für Patientinnen in der Prämenopause eine mögliche Effektivität erkennen lässt. Allerdings ist im Beobachtungszeitraum von 7 Jahren in der Inzidenz maligner Erkrankungen kein signifikanter Unterschied zu registrieren.

Die Problematik derartiger Chemopräventionsstudien liegt auch darin, die Eingangskriterien entsprechend festzulegen. In diese Eingangskriterien müssen auch für die Betroffenen sog. Umweltvariablen, die sozioökonomische Faktoren berücksichtigen, mit eingehen. Von daher erklärt sich, dass entsprechende Studien auch an anderen Tumorentitäten teils signifikante, teils nicht signifikante Ergebnisse berichten.

8 Präventionsansätze bei familiärem Mammakarzinom

Bei Anlageträgerinnen der genetischen Disposition für hereditäre Mammakarzinome kann man einige präventive Strategien anführen, die auch im Zusammenhang mit dem frühen Erkrankungsalter ihre Effektivität unter Beweis stellen müssen. Die Palette der Maßnahmen reicht von der subtilen Früherkennungsmaßnahme über medikamentöse Interventionen bis hin zu definitiven chirurgischen Eingriffen (Haber 2002). Auf diesem Feld sind weitere Untersuchungen nötig, um festzustellen inwieweit entsprechende Screening oder chemopräventive Maßnahmen nützlich sind.

Die chirurgischen Interventionen sind bezüglich ihres Effekts gesichert.

Bei nachgewiesener BRCA-Mutation wird das Erkrankungsrisiko durch eine bilaterale Mastektomie signifikant vermindert. Erwartungsgemäß ist das Interesse an diesen präventiven finalen chirurgischen Maßnahmen verhalten. Interessant ist die Beobachtung, dass auch eine Ovarektomie das Risiko zur Entwicklung eines Mammakarzinoms bei Frauen mit familiärer Belastung deutlich senken kann. Da – wie weiter oben ausgeführt – in der Regel die genetisch induzierten Malignome die Steroidhormone in aller Regel nicht exprimieren, steht eine Erklärung für dieses Phänomen noch aus. Auf die Chemoprävention mit Tamoxifen wurde bereits hingewiesen. Aus der eben angegebenen Untersuchung des Effekts der Ovarektomie auf das Mammakarzinomrisiko sowohl bei familiären als auch bei sporadischen Fällen kann auch auf den möglichen Effekt einer Therapie mit **GnRH-Analoga** geschlossen werden. Entsprechende Untersuchungen sind initiiert.

Die Bedeutung einer HRT oder der Behandlung mit oralen Kontrazeptiva muss in diesem Zusammenhang bei familiärer Belastung diskutiert werden. Über den Stellenwert der Dauergabe oraler Kontrazeptiva bei BRCA-Mutationsträgerinnen liegen nicht ausreichende Beobachtungen vor. Zur Beurteilung dieses Effekts ist darauf zu verweisen, dass gezeigt werden konnte, dass ein erhöhtes Risiko für das Mammakarzinom grundsätzlich besteht.

Zum Einsatz der HRT konnte gezeigt werden, dass eine langjährige postmenopausale Supplementierungsstrategie, die über 5 Jahre geführt wird, zu einer 1,4fachen Risikoerhöhung führt.

Die Collaborative Group on Hormonal Factors in Breast Cancer legte 1996 Daten vor, die zeigten, dass eine Risikoerhöhung für die Entwicklung des Mammakarzinoms um den Faktor 1,24 auftritt, wenn langjährig östrogenhaltige orale Kontrazeptiva eingenommen werden. Es kann noch nicht abschließend dazu Stellung genommen werden, inwieweit der Einsatz oraler Kontrazeptiva oder einer HRT durch den nachgewiesenen BRCA-Mutationsstatus reglementiert werden muss.

Beim familiären Mammakarzinom sind Intensivierungen der diagnostischen Maßnahmen zunächst angezeigt. Es ist bekannt, dass die Erkrankung bereits in einem Alter auftritt, in dem nach den gegenwärtigen Richtlinien die Mammografie noch nicht empfohlen wird. Es liegen mittlerweile Untersuchungen vor, die zeigen, dass eine intensive Früherkennung auch vor dem 50. Lebensjahr bei der hereditären Disposition erfolgreich ist. Die eingesetzten Screening-Verfahren basieren auf Mammografie, Sonografie und klinischer Untersuchung (Inspektion und Palpation). Gemeinsames Ergebnis dieser Untersuchung ist allerdings die bei den jungen Patientinnen geringere Sensitivität der röntgendiagnostischen Maßnahme. Die Detektionsrate konnte verbessert werden durch Einführung der Kernspintomografie als weiteres bildgebendes Verfahren. Eine weitere apparative Komplementierung ergibt sich durch den Einsatz der hochauflösenden Mammasonografie, deren Nutzen mittlerweile als belegt gelten kann.

In der Zwischenzeit liegt ein Screening-Konzept vor. Im Intervall von 6 Monaten werden die apparativen Verfahren der Sonografie, Mammografie und Kernspintomografie angeboten. Diese Maßnahmen gelten sowohl für gesunde Anlageträgerinnen als auch für bereits erkrankte Frauen.

Genetische Testung bei familiärer Belastung:

Man hat in der Vergangenheit versucht, einen Kriterienkatalog herauszuarbeiten, nach dem eine molekulargenetische Untersuchung der DNA in Bezug auf Mutationsanalysen in den BRCA-1 und BRCA-2 Genen erfolgen soll.

Der eigentlichen molekulargenetischen Analyse ist eine Beratung voranzustellen, die die Patientin zur selbständigen Entscheidung befähigt. Diese Beratung muss demnach v. a. den Stellenwert präventiver Maßnahmen mit einschließen. Es besteht zurzeit die Auffassung, dass lediglich eine interdisziplinäre Beratung in dieser Situation qualifiziert erscheint. Schließlich sollen die Betroffenen den Wert entsprechender primärer oder sekundär präventiver Maßnahmen persönlich bewerten können.

Für Betroffene sind innerhalb dieses Kriterienkataloges folgende Voraussetzungen anzusprechen: vorangehende genetische Beratung, Auftreten der Erkrankung vor dem 50. Lebensjahr, Krankheitsfall bei mindestens einer weiteren Verwandten. In einer anderen Situation tritt die Erkrankung nach dem 50. Lebensjahr auf und bei mindestens einer Verwandten vor dem 50. Lebensjahr. In einer weiteren Konstellation wurde mehr als ein Primärtumor unabhängig von familiären Ereignissen und vom Erkrankungsalter diagnostiziert.

Weiterhin ist die vorsorgliche Mutationsanalyse in Fällen angezeigt, in denen ein Ovarial- und ein Mammakarzinom bis zum Alter von 40 Jahren auftritt oder in denen in derselben Altersspanne ein doppelseitiges Mammakarzinom diagnostiziert wird, in Fällen, bei denen eine Mammakarzinomerkrankung bereits bis zum Lebensalter von 30 Jahren auftritt, und in Fällen, in denen in der Familie Mamma- oder Ovarialmalignome zweimal nachgewiesen wurden, wobei eine Betroffene in der Altersgruppe bis zu 50 Jahren ist. Der Nachweis des Mammakarzinoms bei einem männlichen Verwandten I. und II. Grades indiziert die Mutationsanalyse.

9 Prognosefaktoren

Unter diesem Kapitel sollen alle Tumorcharakteristika aufgeführt werden, die im individuellen Krankheitsfall den jeweils vorliegenden Tumortyp mit den heute zur Verfügung stehenden Methoden näher charakterisieren können, um darauf aufbauend Einschätzungen über den Krankheitsverlauf abzugeben. Dies betrifft den Stellenwert von Prognosefaktoren. Hiervon ist abzugrenzen die Bedeutung eines prädiktiven Faktors, der v. a. über die Effizienz therapeutischer Maßnahmen Aufschluss gibt.

Unter den Begriff der Prognosefaktoren fallen zunächst alle bisher bekannten Einschätzungsmöglichkeiten des Tumors, die sich in der Regel nach dem Primäreingriff kalkulieren lassen. Hierunter fällt zunächst einmal die Klassifikation des Tumors, d. h. die Tumorgröße und das Ausmaß der axillären Metastasierung. Diese Faktoren sind seit Jahrzehnten von uneingeschränkter Relevanz (Fisher et al. 1969). Neue Parameter auf Grund der weiter oben angegebenen molekularbiologischen Kenntnisse ergänzen zunächst diese Faktoren. Hierunter ist mittlerweile auch der Nachweis der Östrogen- und Progesteronhormonrezeptoren im Tumorgewebe zu verstehen (Tab. 33-5).

Es ist hinreichend bekannt, dass zwischen der Primärtumorgröße, der axillären Metastasierung und der Prognose ein enger Zusammenhang besteht. Die axilläre Lymphonodektomie zum Nachweis einer entsprechenden Streuung wird als Hinweis verstanden, dass auch eine systemische Aussaat von Tumorzellen erfolgt ist. Die Korrelation der Überlebenszeit mit dem Parameter der axillären Metastasierung bestätigt diese Auffassung.

Ergänzt werden diese beiden Parameter durch die Hereinnahme eines histopathologischen Gradings.

Seit vielen Jahren etabliert ist die Bestimmung der **Steroidhormonrezeptoren.** Bekanntermaßen korreliert der Nachweis der entsprechenden Rezeptoren mit dem krankheitsfreien Überleben und ist ein wesentlicher Prognosefaktor. Bezogen auf das Gesamtüberleben allerdings, kann dieser Zusammenhang nicht dargestellt werden. Dies bedeutet, dass mit zunehmender Dauer nach der Primärdiagnose der Überlebensvorteil der rezeptorpositiven Patientinnen abnimmt. Darüber hinaus haben sich die Steroidhormone als exzellente prädiktive Faktoren bewährt. Die Wirksamkeit einer hormonellen Behandlung sowohl in der adjuvanten als auch in der palliativen Situation wird nur noch dem positiven Hormonrezeptorstatus zugeordnet.

Mit der klinischen Einführung des damals noch biochemischen Nachweises der Östrogen- und Progesteronrezeptoren Anfang der 80er Jahre wurde bereits zum ersten Mal, sozusagen hinter den Kriterien der Histomorphologie, ein biochemisches oder aus heutiger Sicht molekularbiologisches Substrat zur Charakterisierung relevanter Tumoreigenschaften benutzt. Damit kann der Nachweis der Steroidhormonrezeptoren in der historischen Entwicklung als erster Marker in der Ableitung eines speziellen genomischen Profils des einzelnen Tumors verstanden werden (Jawny et al. 1984).

Mit der Bestimmung der HER-2/neu-Onkogenüberexpression wurde in der Zwischenzeit ein weiterer relevanter Marker für die Prognose- und Therapieprädiktion etabliert (s. Abb. 33-28). Auch dieser Faktor korreliert zur schlechten Prognose und zur früheren Metastasierung. Er korreliert als prädiktiver Faktor mit dem schlechteren Ansprechen auf bestimmte Therapieformen wie z. B. endokrinen Maßnahmen oder dem CMF-Schema. Durch die Möglichkeit der Herstellung des monoklonalen Antikörpers **Trastuzumab** (Herceptin®) gegen das transmembranäre Onkoprotein HER-2/neu ist auch eine gezielte therapeutische Beeinflussbarkeit gegeben. Insbesondere zeigt sich, dass die Kombination einer Therapie mittels des entsprechenden monoklonalen Antikörpers mit **Taxanen** zu günstigeren Resultaten führt.

Aus den oben angeführten Erläuterungen über den Stellenwert einer individuellen DNA-Chip-Array-Untersuchung zur subtileren Klassifikation des einzelnen Tumorverhaltens werden in der Zukunft Parameter zu entwickeln sein, die auch die bisherigen noch festen Prognoseparameter, wie zum Beispiel den axillären Lymphknotenstatus, ablösen könnten. Dies würde dazu führen, dass auch das chirurgische Primärvorgehen im Sinne einer Reduktion chirurgischer Maßnahmen modifiziert werden kann, indem die rein diagnostisch notwendige axilläre Lymphonodektomie entfällt oder – wie weiter unten noch auszuführen sein wird – auch die Entfernung eines Sentinel-Lymphknotens durch spezifischere molekularbiologische Marker in ihrer Bedeutung ersetzt sein wird. Dies bedeutet eine selektivere Therapieumstellung unter Vermeidung allzu ausgedehnter chirurgischer Eingriffe, die bisher nur aus diagnostischen Gründen durchgeführt werden.

Unter den neueren Prognosefaktoren sind v. a. die tumorassoziierten **Proteolysefaktoren uPA** (Plasminogenaktivator vom Urokinasetyp) und **PAI-1** (Plasminogenaktivatorinhibitor Typ 1) zu nennen. Die pathophysiologische Aktivität der Expression dieser Proteinkomponenten führt am Tumorgewebe zu einer Proteolyse im Extrazellulärraum, wodurch eine Basalmembranauflockerung und Stromaauflösung die Invasion der Tumorfront, und damit auch die Metastasierung, begünstigen.

uPA und PAI-1 werden – wie vor gut 20 Jahren die Steroidhormonrezeptoren – im Tumorgewebeextrakt mittels eines biochemischen Verfahrens ermittelt. Ebenso wie bei den damals für biochemische Rezeptoranalyse notwendigen Standardisierungs- und Qualitätskontrollverfahren sind diese auch bei der Bestimmung der Faktoren uPA und PAI-1 etabliert. Aktuelle Studien konnten zeigen, dass diese beiden Faktoren unabhängige Prognosefaktoren beim Mammakarzinom darstellen.

Entsprechende Untersuchungen liegen mittlerweile vor, so dass daraus abgeleitet werden kann, dass Patientinnen mit einer Überexpression der entsprechenden Proteinkomponenten eine schlechtere Prognose und ein höheres Rezidivrisiko haben. Dies ist genau jene Gruppe, die notwendigerweise einer adjuvanten Therapiemaßnahme im Komplex der Primärbehandlung bedarf (Janicke et al. 2001, 2001).

Besonders interessant ist dies bei Patientinnen, bei denen der axilläre Lymphknotenstatus tumorfrei ist. Ergänzend sind niedrige Werte von PAI-1 und uPA dann prognostisch günstig zu werten, so dass der Stellenwert

Tab. 33-5 Prognosekriterien beim Mammakarzinom.

Kriterien	günstig (Niedrigrisiko)	ungünstig (Hochrisiko)
familiäre Belastung	keine	Verwandte 1. Grades mit prämenopausalem Mammakarzinom
Alter	postmenopausal	perimenopausal
Tumorgröße	< 1 cm (< 2 cm)	> 2 cm
histologischer Typ	Sondertypen (tubulär, papillär, medullär, muzinös)	duktal-invasiv
histologisches Grading	G 1 (G 2)	inflammatorisches Karzinom
nukleäres Grading	günstig	ungünstig
Lymphbahneinbruch	nicht nachweisbar	vorhanden
Blutgefäßeinbruch	nicht nachweisbar	vorhanden
Mamillenbefall	nicht vorhanden	vorhanden
Multizentrizität	nicht vorhanden	vorhanden
Lymphknoten	nicht befallen, 1–3 befallen	befallen, ≥ 4 (v. a. ≥ 10)
Lymphknotenkapsel bei Befall	intakt	durchbrochen
Metastasengröße im Lymphknoten	< 2 mm	≥ 2 mm
Sitz der Lymphknotenmetastasen	Level I, II	Level III
Hormonrezeptoren	PR-, ER-positiv	PR-, ER-negativ
Ploidie	diploid (euploid)	aneuploid, polyploid
S-Phase	< 5%	≥ 5%
Zellnachweis im Knochenmark	nicht nachweisbar	nachweisbar
Fernmetastasen	keine	vorhanden
Tumormarker (CA 15-3, CEA)	im Normbereich	primär erhöht
EGF-Rezeptoren	negativ (immunhistochemisch) bzw. < 10 fmol/mg Protein (biochemisch)	positiv bzw. ≥ 10 fmol/mg Protein
HER-2/neu	negativ	3+; FISH ≤ 5 Genkopien
Cathepsin D	< 30–45 pmol/mg Protein	≥ 30–45 pmol/mg Protein
uPA, PAI-1	nicht erhöht	erhöht
Thymidin-labelling-Index	nicht erhöht	erhöht
Ki 67	niedrig	erhöht
p53-Tumorsuppressorgen	Wildtyp	Mutation

adjuvanter Maßnahmen zurückhaltend einzuschätzen ist.

Dagegen finden sich ein hohes Rezidivrisiko und ein hoher Nutzen einer adjuvanten Chemotherapie bei nodal negativen Patientinnen mit erhöhten tumorassoziierten Proteolysefaktoren. Gerade dieses Beispiel zeigt, dass anhand dieses neuen Prognosefaktorsystems über die Notwendigkeit der axillären Lymphonodektomie, und damit eine weitere Einschränkung des chirurgischen Vorgehens, nachzudenken ist.

!

Ein weiterer relevanter Parameter zur Einschätzung einer beginnenden systemischen Aussaat, und damit für die Notwendigkeit adjuvanter Maßnahmen, ist die Tumorzellaussaat ins Knochenmark zum Zeitpunkt der Primärtherapie.

Hier konnte gezeigt werden, dass dies mit einer schlechten Prognose verbunden ist. In entsprechenden Fällen wurde überwiegend das frühzeitige Auftreten einer **ossären Filialisierung** beobachtet. Aus dieser Überlegung heraus wird der adjuvante Einsatz von Biphosphonaten untersucht mit der Fragestellung, inwieweit hier die ossäre Metastasierung zurückgedrängt werden kann.

Das Verfahren muss sich noch einer entsprechenden Standardisierung und Qualitätskontrolle unterziehen. In diesem Zusammenhang ist auch die Bedeutung der wiederholten Knochenmarkpunktion zu erwähnen, um darunter diverse systemische Therapien hinsichtlich ihrer Effizienz zu validieren.

Außerdem erscheint es sinnvoll, die im Knochenmark nachgewiesene Zellaussaat auch hinsichtlich der bereits angesprochenen Prognosefaktoren zu kontrollieren, also v. a. auf die Überexpression des Onkogens HER-2/neu und die tumorassoziierten Proteolysefaktoren.

Aus der experimentellen Onkologie sind weitere Parameter bekannt, mit denen die proliferative Geschwindigkeit des einzelnen Tumors gemessen werden kann. Hier sind zu nennen: die **S-Phase-Fraktion,** die **DNA-Ploidie,** der **Thymidin-labeling-Index** und das **Proliferationsantigen Ki 67.** Alle diese Parameter sind mit schlechterer Prognose vergesellschaftet, konnten allerdings bisher die etablierten Prognosefaktoren noch nicht ablösen.

Für eine Vielzahl dieser neuen Prognosefaktoren sind also ähnlich wie in den 80er Jahren nach Etablierung der Steroidhormonrezeptorbestimmung entsprechende, an großen Untersuchungskollektiven evaluierte Standardisierungs- und Qualitätssicherungsverfahren durchzuführen.

9.1 Tumormarker

Die nachgewiesenen Tumormarker beim Mammakarzinom, v. a. **CA15-3** und **CEA**, haben im Rahmen der Primärdiagnostik im Vergleich zu den zitierten Prognose- und Prädiktionsfaktoren keine Bedeutung. Die Tumormarker sind Epiphänomene, die ab einer bestimmten Wachstumsausprägung den Tumorverlauf begleiten und daher gelegentlich aus ihrer Dynamik vorsichtige Rückschlüsse über den Tumorverlauf ableiten lassen.

Mit den vorgelegten Parametern zur konkreten Charakterisierung des Tumorwachstums im Einzelfall kann dann über notwendige adjuvante respektive adjunktive und palliative Therapien im Krankheitsverlauf entschieden werden.

10 Chirurgische Therapie des Mammakarzinoms (s. Abb. 33-1)

Überblickt man die Entwicklung der Behandlungskonzepte des Mammakarzinoms in einem zurückliegenden Vierteljahrhundert, so wird hier ganz besonders der Fortschritt der Auffassungen und den begleitenden Theoriebildungen deutlich. In diesem Sinne könnte man über die Zeit von 3 Entwicklungslinien sprechen, die einander ablösen und durch die Modellbildung auch auseinander hervorgehen. Am Anfang stand bekanntermaßen die Theorie, die das Mammakarzinom als soliden Tumor, und damit als lokoregionales Problem, definierte. Diese Auffassung ist mit dem Namen von Halsted verbunden, der aus dieser Auffassung heraus das Ziel der Behandlung in einer radikalen Ausräumung des Herdes und der Umgebung sah.

Durch viele Untersuchungen im Laufe der Jahre konnte sich die Auffassung von Fisher etablieren, der nach der initialen Tumorentstehung in einem regionalen Bereich die weitere Entwicklung des Mammakarzinoms als systemische Erkrankung beschrieb. Hier ist besonders das Wirken Fishers im Rahmen der NSABP-Studiengruppe zu erwähnen, die wesentliche Beiträge zur Etablierung der adjuvanten systemischen Therapie geleistet hat. Mit dieser Erkenntnis über die Manifestation einer systemischen Erkrankung ging die Reduktion der chirurgischen Radikalität im Sinne der Brusterhaltung durch den Mailänder Veronesi einher.

Die weitere Charakterisierung molekulargenetischer Eigenschaften des Mammakarzinoms zunächst über die Einführung der Bestimmung der Steroidhormonrezeptoren hat eine differenzierte Sicht auf die Beeinflussbarkeit des Tumorwachstums ermöglicht. Die Fortschritte der Gentechnologie und entsprechender Analyseverfahren von Zellmaterial lassen nun erkennen, dass das Mammakarzinom in jedem Einzelfall als eine individuell systemisch wirkende Erkrankung zu bezeichnen ist, bei der in Zukunft im Rahmen der Chip-Array-Technologie vorzunehmende Tumorprofile den gezielten Einsatz systemischer Maßnahmen optimieren und individualisieren helfen. Somit wird in Zukunft eher im Sinne des bei der primären Systemtherapie angesprochenen Rezeptor-Targetings die weitere Charakterisierung des einzelnen Tumors für die einzelne Patientin erforderlich sein, um hieraus ein maßgeschneidertes Systemkonzept anzubieten, in dem die chirurgische Behandlung auf ein qualifiziertes Ausmaß zurückgefahren werden kann, das v. a. den Aspekten der Lebensqualität der Betroffenen gerecht wird.

Die Entwicklungen lassen sich zusammenfassen in der Beschreibung, dass das Mammakarzinom als solider Tumor über genetische Einflüsse an einem Prädilektionsort lokoregional beginnt, sich aber frühzeitig als systemische Erkrankung in einer Wirt-Tumor-Interaktion etabliert. Die Theorie der systemischen Erkrankung wird erweitert zu einer Theorie einer individuellen Erkrankung im System der Patientin, bei der die Manifestation der Tumorexpressionsprofile im Einzelnen den Zugang zur individuellen Behandlung eröffnet. Die zukünftige Entwicklung wird eine Reihe dieser tumorbiologischen Faktoren entdecken helfen, mit denen gezielt die mikrometastatische Aussaat und das Metastasierungsverhalten beeinflussbar sind.

Diese bemerkenswerte Entwicklung ist ein Beispiel für den Fortschritt der onkologischen Forschung in den Grundlagen und der klinischen Anwendung.

In jüngster Zeit werden darüber hinaus intensive administrative Anstrengungen unternommen, um Voraussetzungen an die Strukturqualität ambulanter und stationärer Einrichtungen auszuformulieren. In der Tat hat es sich als notwendig erwiesen, auch im Bereich der gynäkologischen Onkologie diese Anforderungen an Strukturqualität zu spezifizieren (Engel et al. 2002). Dies ist notwendig, da ein manchmal nicht unerhebliches Maß an Weiterbildungsunwilligkeit oder Weiterbildungsunfähigkeit zu einem kuriosen und für die Patienten schädlichen Nebeneinander unterschiedlichster unkoordinierter Behandlungsansätze führt.

In diesem Sinne hilft es aber auch nicht weiter, wenn Anforderungen an sog. Mamma-Zentren so ausformuliert werden, dass am Ende wieder jedes unterbesetzte Kreiskrankenhaus im so modernen, aber abgedroschenen nichts sagenden Begriff der integrierten Vernetzung mit ähnlich unzureichenden Abteilungen als sog. Behandlungszentrum weiteragieren kann. Zumindest für den Bereich der Bundesrepublik Deutschland ist noch erschwerend festzustellen, dass auch eine für die Patienten nötige, v. a. im Bereich der Chemotherapie hochrelevante Kooperation von stationären und ambulanten Einrichtungen wohl eher verhindert als gefördert wird. Und so sind die zum Teil im internationalen Vergleich etwas ernüchternden Behandlungsergebnisse in Deutschland Ausdruck defizitärer Strukturen im Gesundheitsbereich, die allein durch weitere administrative Regelungen und Disease-Management-Programme wohl kaum gelöst werden können (Redaelli et al. 2002). Die Ursachen sind hier eher im Bereich der Aus- und Weiterbildung zu sehen, da zu einem nicht unwesentlichen Teil Nichtqualifizierte zur Weiterbildung ermächtigt werden oder Weiterbilder diese Aufgabe – wie die Erfahrung zeigt – nicht allzu ernst nehmen.

10.1 Tumorexzision

Die Tumorexzision, d. h. die Entfernung einer verdächtigen Raumforderung, die sich auf Grund der klinischen oder apparativen Untersuchung ergibt, ist die Basis jeder Therapie. Hierbei kann dieser Verdacht aus entsprechenden klinischen Befunden, aber auch aus suspekten mammografischen, sonografischen Untersuchungen erhoben werden. Letztlich führt nur die histologische Klärung zur zweifelsfreien Diagnosestellung und zur adäquaten Therapie im Verdachtsfall. Entscheidend ist die Tatsache, dass das inkriminierte Areal ausreichend im Gesunden entfernt wird, wobei im Falle eines Mammakarzinoms ein **Sicherheitsabstand von 1–2 cm** zu fordern ist.

!

Palpable Befunde können direkt angegangen werden, suspekte Befunde in apparativen Untersuchungen sind präoperativ einer entsprechenden Markierung zuzuführen, die als Farb- oder Drahtmarkierung möglich ist.

Mammatumorexstirpation – Operationsablauf:

1. bogenförmiger Hautschnitt,
2. Abpräparation des Hautmantels,
3. Palpation des tastbaren Tumors,
4. Umschneiden des Tumors,
5. Absetzen des Tumors am Wundgrund,
6. Präparatmarkierung,
7. Redondrainage ohne Sog,
8. Wundverschluss.

Die nachfolgende Abbildungssequenz verdeutlicht den Vorgang der Mammatumorexstirpation (Abb. 33-19).

Zunächst geschieht diese Gewebsentnahme noch unter **diagnostischen Aspekten,** sofern nicht durch eine **Stanzbiopsie** der maligne Charakter der Veränderung bereits gesichert ist. In einigen Fällen kann man bei entsprechender Infrastruktur, das heißt gegebenen **Schnellschnittmöglichkeiten,** bereits die chirurgische Therapie anschließen. In anderen Fällen wählt man zunächst ein **zweizeitiges** Vorgehen und entfernt lediglich das inkriminierte Areal. Dabei ist zu bemerken, dass die primäre Anwendung zweizeitiger Verfahren nur aus der Situation heraus, dass vor Ort mangels infrastruktureller Unzulänglichkeiten keine Möglichkeit zur **Schnellschnittdiagnostik** besteht, eigentlich der Vergangenheit angehören sollte. Es liegt letztlich auch in einer korrekt verstandenen medizinischen Verantwortung des Operateurs, bei Nichtvorhandensein solcher Möglichkeiten nicht a priori auf ein zweizeitiges Vorgehen auszuweichen. Leider wird diesem Umstand, v. a. auf Grund der zahlreichen Unzulänglichkeiten des deutschen Medizinsystems, viel zu wenig Rechnung getragen, so dass Patienten aufgrund infrastruktureller Män-

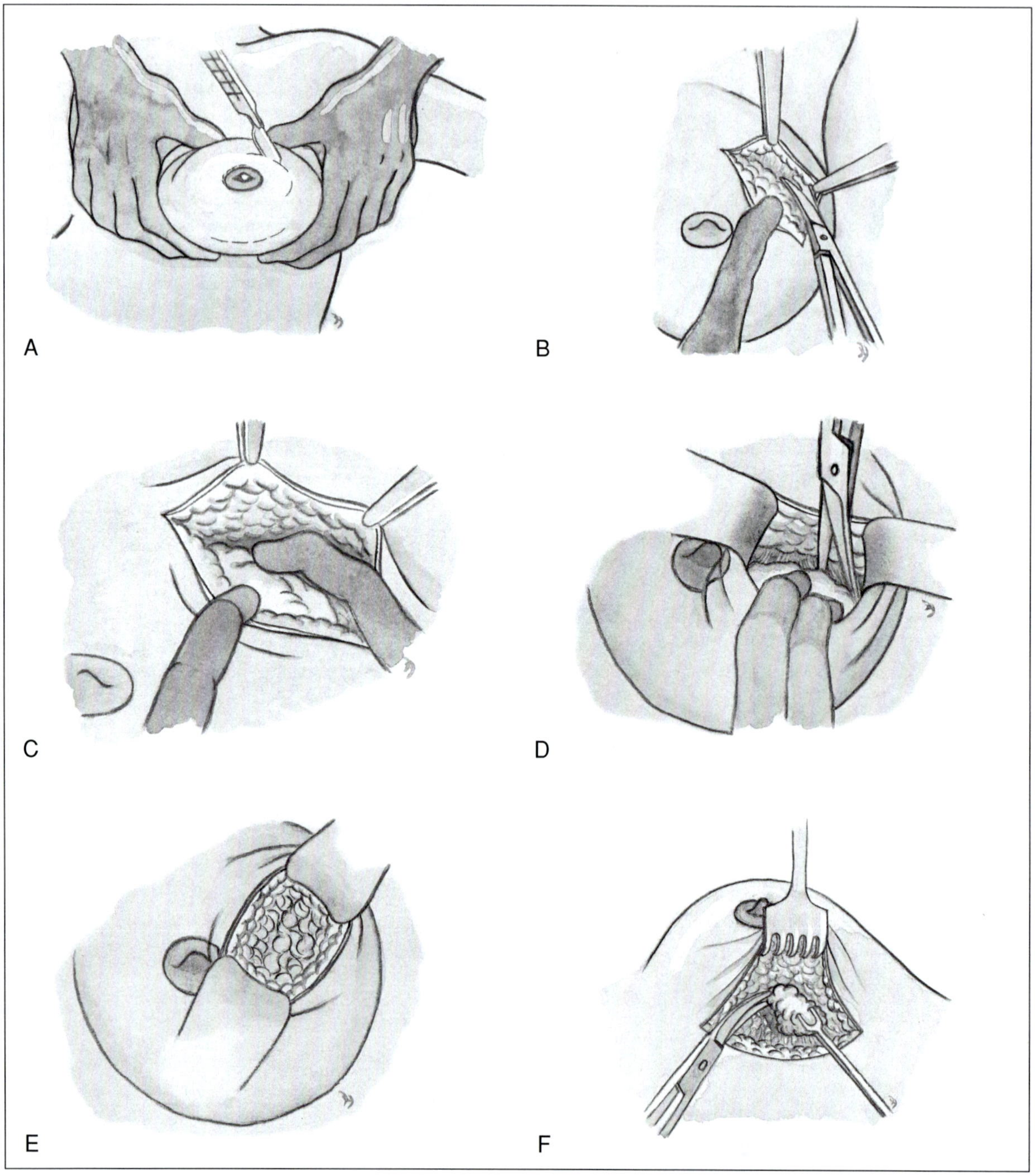

Abb. 33-19
A. Mammahautinzision.
B. Abpräparation des Hautmantels.
C. Intraoperative Tumorpalpation.
D. Umschneidung des Tumors.
E. Wundgrund nach Exzision.
F. Darstellung des Tumors durch die Bardenheuer-Linie (mit freundlicher Genehmigung des Springer-Verlages entnommen aus: Jawny, J.: Praxis der operativen Gynäkologie. Springer, Berlin, Heidelberg, New York 2000).

gel falsch beraten werden. Beispielhaft sind hierzu insbesondere entsprechende Eingriffe in Kleinstabteilungen ohne hauseigene Pathologie bzw. im Belegsystem zu nennen.

Anders ist die Situation in den Fällen, bei denen auf Grund des allein mammografisch erhobenen Verdachts eine qualifizierte Schnellschnittaussage nicht möglich ist. Hier ist ein zweizeitiges Vorgehen notwendig. In diesem Zusammenhang sind auch jene Situationen zu nennen, in denen eine Schnellschnittuntersuchung kein definitives Ergebnis liefern kann oder wenn weitere Untersuchungen nötig sind, die der Schnellschnitt nicht leisten kann, um nachfolgende therapeutische Maßnahmen zu planen. Allerdings soll auch der Wunsch der Patientin nach einem primär zweizeitigen Vorgehen, um die aktuelle Datenlage dann erneut zu besprechen, berücksichtigt werden. Leider findet sich in unserem Medizinsystem immer wieder die Unsitte, Patientinnen aus eher materiellen oder organisatorischen Gründen in diese Richtung zu beraten. Korrekterweise soll in diesem Zusammenhang auch erwähnt werden, dass durch die zeitliche Nachschaltung des definitiven operativen Eingriffs keine Prognoseverschlechterung eintritt.

!

Die Exzision der Befunde soll von einem Zirkulärschnitt aus erfolgen, der direkt über dem inkriminierten Areal liegt.

Hierbei steht die Auffassung im Vordergrund, durch direkten Zugang den Weg zum Areal zu erleichtern. Der vermeintlich kosmetisch bessere Zugang über einen Perimamillärschnitt bei relativ peripher gelegenen Befunden führt durch die notwendige Tunnelbildung zu einer unklaren räumlichen Orientierung und verhindert geradezu eine qualifizierte Resektion mit ausreichendem Sicherheitsabstand. Insbesondere ist es notwendig, das inkriminierte Areal mit dem umgebenden tumorfreien Gewebe im Gesunden zu entfernen.

Nur bei einem direkt über dem Tumor gelegenen Zugangsweg ist es auch möglich, eine qualifizierte topografische Orientierung bei eventuell notwendiger Nachresektion zu ermöglichen. Schließlich soll nicht unerwähnt bleiben, dass die mögliche Radiatio und eine lokale Aufsättigung des Tumorbetts durch eine Schnittführung direkt über dem Tumorareal erleichtert wird.

!

Veränderungen der Haut, die im Tumorareal mit einbezogen sind, werden ebenso en bloc reseziert.

10.1.1 Exzision nicht palpabler suspekter mammografischer Befunde

Durch den ausgedehnteren Einsatz der Mammografie in bestimmten Alterskollektiven zu Vorsorgezwecken finden sich zunehmend radiologisch verdächtige Befunde, denen ein entsprechendes klinisches oder palpatorisch nachweisbares Korrelat fehlt. Gerade in diesen Fällen ist es wichtig, den inkriminierten Bezirk komplett zu exzidieren. Die Problematik der Exzision besteht darin, den mammografisch nachgewiesenen Herd mit der topografischen Situation am Operationstisch abzugleichen. Die Markierungsverfahren sind hierbei hilfreich; des Weiteren muss beachtet werden, dass das Entnahmeareal entsprechend großzügig exstirpiert wird.

Nach Exzision des Gewebes nach den oben angegebenen Prinzipien ist es wichtig, das Präparat in seiner räumlichen Orientierung zu markieren, um ggf. In-situ-Nachresektionen vornehmen zu können.

Nach Exzision des Gewebes muss gesichert werden, dass die mammografisch suspekten Veränderungen, v. a. auch die gruppierten Mikrokalzifikationen, entfernt werden. Hierzu bedient man sich der **Präparatradiografie**.

Die Problematik der **intraoperativen Schnellschnitt untersuchung** ist in diesem Zusammenhang besonders relevant. Insbesondere diese ausschließlich radiologisch verdächtigen Bezirke verlangen eine subtile Analyse des exzidierten Materials, so dass die Schnellschnittaussage bei nichttastbarem Befund inadäquat ist.

10.1.2 Weitere Sonderfälle der diagnostischen Gewebeentnahme

Einige Sonderfälle im Rahmen der exzisionsbioptischen Abklärung verdächtiger Befunde sollen hier noch erwähnt werden. Zunächst ist auf die Situation hinzuweisen, dass ein relativ großer Herd exzidiert werden soll, der nicht unbedingt im Rahmen der präoperativen Diagnostik als sehr verdächtig angesehen wird. Hier hilft die Stanzbiopsie weiter, um die histologische Natur weiter eingrenzen zu können. Andernfalls wäre bei ausreichender Exzision ggf. ein Resektionsausmaß nötig, das zu einer ästhetischen Kompromittierung führen könnte. Dennoch gilt auch in diesen Fällen der Grundsatz, mit dem primären Eingriff den Herd insgesamt zu entfernen. Dies bedeutet, dass auf Teilexzisionen zugunsten der kompletten Exzision zu verzichten ist. Von daher ist es besser, dass diese Teilexzision auch bei dem zweiten Sonderfall – nämlich dem kleinherdigen Befund – in der Form durchgeführt wird, dass er im Falle eines Malignoms auch als Teil der chirurgischen brusterhaltenden Therapie angesehen werden kann.

Eine besondere Situation ergibt sich beim Vorliegen des

Morbus Paget. Das klinische Bild ist unverkennbar und die Statistik zeigt, dass in diesen Fällen häufig eine invasive duktale oder In-situ-Komponente assoziiert ist. Meist ergibt sich durch den exfoliativzytologischen Befund bereits der Nachweis typischer Paget-Zellen. Der endgültige Beweis der Erkrankung erfolgt aber auf Grund einer histopathologischen Diagnose. Für all jene Fälle, bei denen ausschließlich die ekzematöse Paget-Veränderung der Mamille nachweisbar ist, also eine eigentliche intramammäre Raumforderung begleitend nicht vorliegt, soll im Sinne einer zentralen Segmentresektion der Bereich unter der Areola exstirpiert werden. Auch hierbei ist darauf zu achten, dass eine ausreichende Randzone exstirpiert wird.

Das **inflammatorische Mammakarzinom** gibt sich in erster Linie durch die begleitenden dermatologischen Veränderungen mit Hautinfiltration zu erkennen. Dahinter findet sich im pathologisch-anatomischen Befund die kutane lymphangische Infiltration. In diesen Fällen, die nicht primär operiert werden, genügt, wie beim Vorgehen zur neoadjuvanten Chemotherapie beschrieben, die Stanzbiopsie.

Die weiter oben beschriebenen teils gutartigen und teils bösartigen Veränderungen im Rahmen des **Cystosarcoma phylloides** imponieren in der Regel durch einen übergroßen Tumor (s. Abb. 33-12). Hierbei ist es wichtig, auch nicht die geringsten Reste bei der Exzisionsbiopsie zurückzulassen. Der Nachweis infiltrativer Veränderungen gelingt erst im gesamten Exzisat. Gegebenenfalls muss bei großen Exzisionsbereichen primär eine Mastektomie durchgeführt werden.

10.2 Quadrantektomie und Mastektomie

Nach der definitiven histopathologischen Klärung des exzidierten Befundes folgt in den allermeisten Fällen zunächst die definitive chirurgische Primärbehandlung. Hierbei sind im Prinzip, nach steigender Radikalität geordnet, vier technische Modalitäten eingruppierbar.

- Zunächst die einfache, aber komplette Exzisionsbiopsie mit ausreichendem Sicherheitsabstand, der im Bereich von 1–2 cm liegen sollte.
- Mit steigender Radikalität wird im Sinne einer **Quadrantenresektion** das entsprechende Areal der Brustdrüse entfernt, wobei hier ggf. die Pectoralis-major-Faszie und auch die Hautbedeckung reseziert werden können.
- Die weitere Steigerung der Radikalität bedeutet den Verzicht auf brusterhaltende (BE) Therapiemaßnahmen. Zunächst ist hier die sog. **modifizierte radikale Mastektomie** zu nennen, die früher allgemeines Therapieprinzip des Mammakarzinoms war. Hierbei werden die Brustdrüse, die Haut und die Pectoralis-major-Faszie en bloc und in toto entfernt.
- Die **radikale Mastektomie**, d.h. eine noch weitergehende Resektion von Thoraxwandbestandteilen im Rahmen der Mastektomie stellt eine Steigerung der Radikalität dar und kommt nur noch wenigen fortgeschrittenen Fällen zur Anwendung.

10.2.1 Modifizierte radikale Mastektomie

Liegen die Voraussetzungen für das brusterhaltende Operationsverfahren nicht vor, führt man auch heute noch die modifizierte radikale Mastektomie durch. Bei diesem Operationsverfahren wird die Brustdrüse mit der Pectoralis-major-Faszie entfernt, die Brustmuskeln selbst werden belassen. Bei der modifiziert radikalen Mastektomie soll eine überwiegend horizontal orientierte Umschneidung (Stewart-Umschneidung) so gelegen sein, dass der inkriminierte Bezirk in der Mittellinie der Umschneidungsfigur zu liegen kommt. Bei der Exzision der Brustdrüse über diesen Zugang lässt sich dann in aller Regel das axilläre Lymphknotenfettgewebe en bloc resezieren.

Totale Mastektomie – Operationsablauf:
1. Stewart-Umschneidung,
2. Abpräparation des kranialen Hautmantels,
3. Präparation in die Tiefe bis Pectoralis-major-Faszie,
4. Abpräparation des Drüsenkörpers von der Pectoralis-major-Faszie,
5. Abpräparation des kaudalen Hautmantels,
6. Darstellung der Rektusfaszie,
7. Absetzen der Brustdrüse,
8. Redondrainage mit Sog,
9. Wundverschluss (Abb. 33-20).

Unter den gegenwärtigen Bedingungen ist bei den chirurgischen Operationsverfahren eine **brusterhaltende Therapie (BET)** anzustreben, sofern die ausreichende onkochirurgische Radikalität erreichbar ist. Dies bedeutet, dass jedenfalls tumorinfiltrierte Exzisionsränder nicht Bestandteil einer qualifizierten BET sein können. Hieraus ergibt ebendiese technisch nicht durchführbare Resektabilität die entscheidende Kontraindikation gegen ein entsprechendes Vorgehen. Weitere Kontraindikationen sind in der Multizentrizität der Veränderung zu sehen, ebenso wie in einer diffusen Mikrokalzifikation im Bereich der Brustdrüse. Auch in der Relation zwischen Exzisionsareal bei geplanter BET und ursprünglicher Brustgröße sind Kontraindikationen für das konservative Operationsverfahren abzuleiten. Gelegentlich ist es in diesen Fällen kosmetisch und technisch praktikabler, die Mastektomie durchzuführen.

Weiterhin soll nicht unerwähnt bleiben, dass auch der Wunsch der Patientin – nach deren qualifizierter Aufklärung – zum Entscheid gegen ein brusterhaltendes Operationsverfahren führen kann.

Durch eine Vielzahl von Untersuchungen ist gesichert, dass dieses konservative chirurgische Prinzip in Kombination mit der adjuvanten Strahlentherapie die gleichen

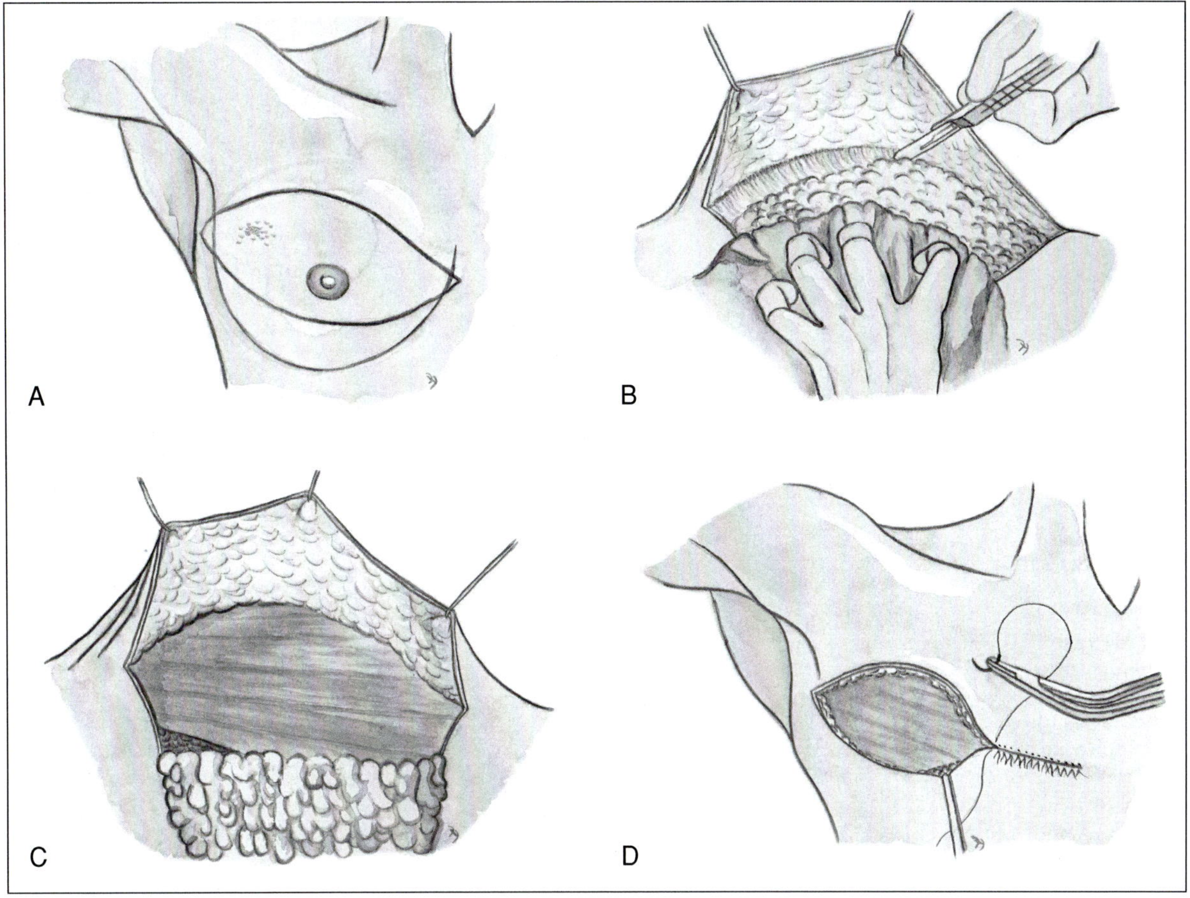

Abb. 33-20
A. Stewart-Umschneidung. B. Präparation des kranialen Hautmantels. C. Ablösen des Drüsenkörpers von der Pektoralisfaszie. D. Wundverschluss (mit freundlicher Genehmigung des Springer-Verlages entnommen aus: Jawny, J.: Praxis der operativen Gynäkologie. Springer, Berlin, Heidelberg, New York 2000).

Behandlungsergebnisse in Bezug auf die Überlebenszeit und Fernmetastasierung liefert wie die radikaleren Operationsverfahren (Fisher et al. 1969, Veronesi et al. 2002).

Insgesamt hat der Anteil an brusterhaltenden Operationsverfahren auch dadurch zugenommen, dass durch verbesserte Früherkennungsmaßnahmen öfter kleinere Herdbefunde sowohl palpatorisch als auch mammografisch erkannt werden.

Die Bedeutung der axillären Lymphknotensituation im Rahmen der brusterhaltenden Therapie ist unter zweierlei Aspekten zu würdigen. Das Ausmaß des nachgewiesenen axillären Lymphknotenbefalls zeigt als immer noch wichtigster Prognoseparameter die erhöhte Fernmetastasierungstendenz an oder kann als Korrelat zu einer bereits stattgehabten, noch nicht erkannten Tumorzelldissemination gesehen werden. In diesem Fall ist die Folgerung richtig, dass auch eine Mastektomie an dieser Situation nichts ändert. Allerdings ist festzustellen, dass bei Mammakarzinomen, die bereits nachgewiesenermaßen axillär metastasieren, die Multizentrizität des Tumors in der Brustdrüse höher ist. Damit ist zu erwarten, dass die intramammären Rezidive bei BET von nodal-positiven Fällen höher sind.

Ebendiese Frage der Multizentrizität lässt in bestimmten Fällen die Diskussion über den Einsatz der BET als besonders interessant erscheinen. Wie dargestellt, neigen zum Beispiel lobuläre Karzinome zur Multizentrizität, ebenso ausgedehnte duktale Carcinoma-in-situ-Komponenten von über 2 cm Anteil. Das Gleiche gilt auch für größere Mammakarzinome über 1 cm mit schlechter Differenzierung sowie inflammatorischer Komponente. In diesen Fällen sollte die BET wegen der kalkulierbar höheren intramammären Rezidivrate mit Zurückhaltung indiziert werden.

!

Die brusterhaltende Operationsmethode impliziert die adjuvante Radiotherapie. Die Verweigerung derselben schließt von daher die Durchführung einer BET aus.

10.3 Axilläre Lymphonodektomie

Die histopathologische Überprüfung der axillären Lymphknoten dient zur Zeit immer noch der Evaluierung des wichtigsten Prognosefaktors, nämlich der **Lymphknotenmetastasierung.** In Zukunft mögen differenziertere molekularbiologische Parameter im Primärtumorgewebe hier eine ebenso qualifizierte Aussage ermöglichen, so dass die Zukunft zeigen wird, inwieweit die Lymphonodektomie oder die von ihr abgeleiteten Verfahren (zum Beispiel **Sentinel-Lymphonodektomie**) noch Bestand haben werden und sich damit die chirurgische Primärbehandlung des Mammakarzinoms im Sinne einer geringeren Belastung für die Betroffene vereinfachen lässt.

Axilläre Lymphonodektomie – Technik der konventionellen Lymphonodektomie:
Hautschnitt in der vorderen Axillarlinie

1. Eröffnen der Axilla durch die Fascia clavipectoralis,
2. Präparation des N. thoracicus longus,
3. Präparation der V. axillaris,
4. Präparation des Truncus thoracodorsalis,
5. Resektion des Fett-/Lymphknotenpakets,
6. Redondrainage mit Sog,
7. Hautverschluss.

Die Abbildungssequenz umreißt aus didaktischen Gründen die Topografie der Axilla (Abb. 33-21).

> **!** In aller Regel wird bei einer BET-Operation durch separate Inzision die axilläre Lymphonodektomie durchgeführt.

Im konventionellen Fall wird ein Areal unterhalb des Unterrandes der V. axillaris reseziert, das medial vom der Thoraxwand aufliegenden N. thoracicus longus und lateral vom Truncus thoracodorsalis gebildet wird. Die Darstellung der Lymphknoten Level I bis III durch Unterteilung dieses Areals in Relation zum Ansatz des M. pectoralis minor ist weiter oben besprochen. Es wird erwartet, dass nach Lymphonodektomie der Level I und II, also nach kranial bis zum medialen Rand des M. pectoralis minor, 10 entfernte Lymphknoten histopathologisch nachzuweisen sind. In diesem Sinne ist auch darauf hinzuweisen, dass eine ausgedehntere Lymphonodektomie am Schicksal der Patientin nichts ändert. Die chirurgische Lymphonodektomie ist lediglich eine dem Staging dienende Maßnahme und beeinflusst nicht die Häufigkeit von Fernmetastasen und die Überlebensrate. Die zentralen axillären Lymphknoten werden in der Regel mit der Resektion der beschriebenen Level I und II erreicht so dass damit eine ausreichende prognostische Aussage möglich ist.

> **!** Im Falle einer nachgeschalteten Strahlentherapie des axillären Bereiches wird eine zu ausgedehnte Lymphonodektomie durch ausgedehnte fibrotische Prozesse die Frequenz späterer Armödeme erhöhen.

Mit der Diskussion um die Notwendigkeit der Extension der Lymphonodektomie wurde auch das Konzept der Sentinel-Lymphonodektomie eingeführt. Hierbei ist es das Ziel, einen repräsentativen Wächterlymphknoten zu identifizieren, der die Gruppe der ersten Drainagelymphknoten darstellt und damit für die axilläre Metastasierung repräsentativ sein kann. Ziel ist es, die Morbidität der axillären Lymphonodektomie – und hier v.a. Sensibilitätsstörungen und die Entwicklung eines Lymphödems – zu reduzieren. Es soll an dieser Stelle erneut angeführt werden, dass mit der Entwicklung weiterer molekulargenetischer Parameter vermutlich – nach entsprechender Evaluierung – auf die diagnostische Lymphknotenentfernung, in welcher Form auch immer, gänzlich verzichtet werden könnte. Zur Zeit sind diese Verfahren aber nicht Teil der Standardbehandlung.

Der Nachweis des Sentinel-Lymphknotens wird ermöglicht, indem das Primärtumorareal mit einem radioaktiven Tracer, meist ^{99}Tm-Albumin, umspritzt wird. Mit einer entsprechenden γ-Detektionssonde lässt sich dann ein aktives Areal in der Axilla identifizieren und gezielt exstirpieren. Entsprechende Sentinel-Lymphonodektomien werden auch durchgeführt, nachdem das Primärtumorareal mit blauem Farbstoff umspritzt wird und dann in der Axilla blau gefärbte Lymphknoten aufgesucht werden.

Die Validität des Konzeptes wird eingeschränkt durch den Nachweis sog. Skip-Metastasen, wobei hier die primären axillären Drainagelymphknoten übersprungen werden. Nach den vorliegenden Untersuchungen tritt dieses Phänomen äußerst selten (in weniger als 5% der Fälle) auf.

Schließlich sollen noch axilläre Operationsverfahren erwähnt werden, bei denen nach Aspiration des axillären Fettgewebes die Lymphknoten über einen endoskopischen Zugang exstirpiert werden. Diese Verfahren sind nicht evaluiert und standardisiert.

10.4 Reduzierte chirurgische Maßnahmen bei geriatrischen Patienten

Bei polymorbiden Patientinnen wird man im Falle eines suspekten Mammabefundes oder auch eines größeren tastbaren Tumors auf die dargestellten Operationsprinzipien verzichten können. Hier geht es in erster Linie darum, das Tumorareal zu exstirpieren, wobei zur mög-

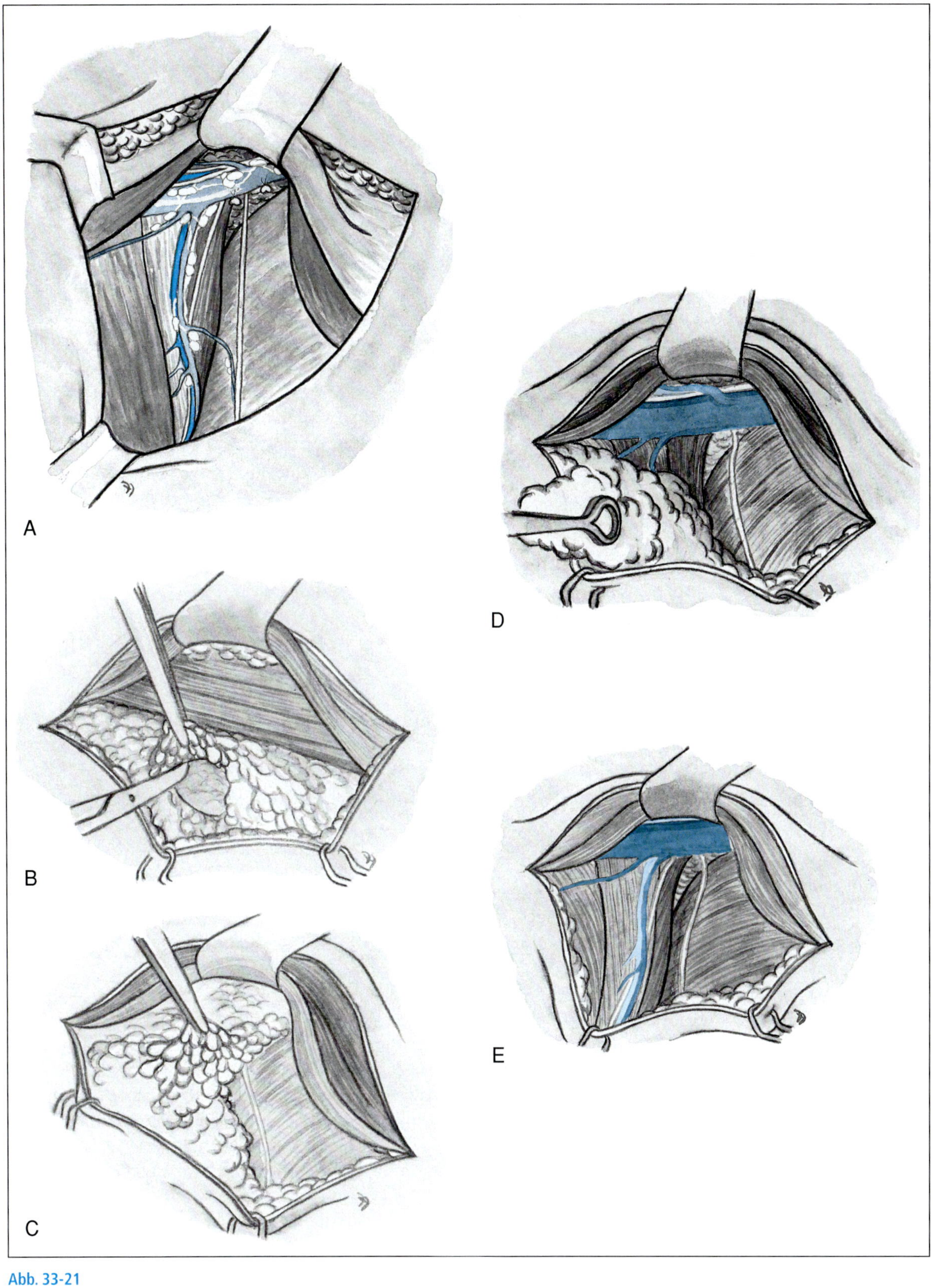

Abb. 33-21
A. Axilläre Lymphknoten Level I/II. B. Eröffnen der Fascia clavipectoralis. C. N. thoracicus longus. D. V. axillaris. E. Truncus thoracodorsalis (mit freundlicher Genehmigung des Springer-Verlages entnommen aus: Jawny, J.: Praxis der operativen Gynäkologie. Springer, Berlin, Heidelberg, New York 2000).

lichst geringen Belastung der Patientin ein eingeschränktes operatives Verfahren zu wählen ist. Allerdings ist anzugeben, dass gelegentlich die einfache Mastektomie auf der Pectoralis-major-Faszie eine geringere OP-Belastung in den Händen des technisch qualifizierten Operateurs darstellt als die Exzision eines Tumors aus dem Brustdrüsengewebe mit diversen blutungsbereiten Absetzungsrändern. In diesem Zusammenhang soll bereits an dieser Stelle erwähnt werden, dass beim häufig rezeptorpositiven Karzinom der älteren Patientin auch eine ausschließliche endokrine Behandlung, bisher mit dem Antiöstrogen **Tamoxifen,** zu überraschenden Effekten geführt hat. Hier ist insbesondere im Hinblick auf den Einsatz neuerer Substanzen, wie der **selektiven Aromatasehemmer,** zu verweisen, mit denen in dieser palliativen Situation den betagteren Patientinnen eine größere, nicht zumutbare Belastung erspart bleiben kann.

11 Postoperative Risikobewertung

Nach der chirurgischen Primärtherapie des Mammakarzinoms erfolgt auf Grund einer qualifizierten histopathologischen Befunderhebung unter Mitberücksichtigung klinischer und tumorbiologischer Daten eine definitive Befundklassifikation und Risikoevaluierung. Insbesondere im Hinblick auf die Relevanz dieser individuellen Risikoevaluierung in Relation zu nachgeschalteten adjuvanten Therapiemaßnahmen sollen diese im Folgenden zusammengefasst werden.

11.1 Histomorphologische Daten

Die Qualität eines histomorphologischen Befundes soll anhand einer Reihe von Kriterien aufgezählt werden, die eine differenzierte Beurteilung des Tumors gestatten.

Zur Klassifikation ist zunächst die Größe des Primärtumors anzugeben und seine der WHO-Einteilung entsprechende Typisierung. Der Anteil einer nichtinvasiven Komponente und deren Größe ist zu quantifizieren. Die zytologische und histologische Differenzierung wird durch die Beschreibung des Gradings erreicht. Hierbei sind die Typen G1 = gut differenziert, G2 = mäßig differenziert, G3 = schlecht differenziert und G4 = undifferenziert zu unterscheiden. Die Einführung der Gruppe G4 ergänzt die bisherige dreiteilige Klassifikation.

Neben der **Begrenzung des Tumors zur Umgebung,** die als unscharf oder scharf zu beschreiben ist, muss auch die Umgebungsreaktion im Sinne eines Rundzellinfiltrats aus immunologischen Abwehrzellen beurteilt werden. Der Anteil **nekrotischer Herde** im Tumor soll erwähnt sein.

Weitere qualifizierende Kriterien eines histopathologischen Befundes sind die folgenden: Bei BET-Operationsverfahren muss die Größe des tumorfreien zirkumskripten Areals angegeben werden. Es soll eine Stellungnahme zur Multizentrizität der Veränderungen vorliegen, insbesondere auch bei präinvasiven, das heißt In-situ-Veränderungen. Die Nachbarschaftsbeziehungen zur Mamille, zur Haut und Pektoralisfaszie sollen ggf. erwähnt sein.

> **!** Wichtig ist das Kriterium einer Hämangiose bzw. Lymphangiose im Primärtumorareal, dies soll explizit angegeben bzw. ausgeschlossen werden.

Für die Beurteilung der axillären Lymphknoten muss die Gesamtzahl der untersuchten Lymphknoten angegeben werden und getrennt davon die metastatisch befallene Zahl. Der Nachweis einer axillären Filialisierung soll das Vorhandensein weiterhin von Mikro- und Makrometastasen unterscheiden lassen, die Mikrometastasen sind maximal 2 mm im Durchmesser. Für den Befall der axillären Lymphknoten muss auch die Invasion der Lymphknotenkapsel bzw. der Kapseldurchbruch klassifiziert werden.

> **!** Unter den Faktoren der Expressionsprofile des Tumors sind zumindest zum gegenwärtigen Zeitpunkt obligat die Steroidhormonrezeptoranalyse und der Nachweis der Überexpression des HER-2/neu-Antigens zu fordern.

Man findet in knapp der Hälfte der Fälle der Mammakarzinome den positiven Nachweis der **Östrogenrezeptoren,** v. a. in der Postmenopause. Der postmenopausale Rezeptorgehalt ist grundsätzlich höher. In etwas weniger als der Hälfte der Fälle lässt sich der **Progesteronrezeptor** nachweisen. Ein positiver Hormonrezeptorstatus gilt als erwiesen, wenn bei biochemischer Analyse mehr als 10 fmol Steroidrezeptoren pro mg Zytosolprotein nachgewiesen werden. Die immunhistochemischen Verfahren bedienen sich eines Scoring-Systems, um den Rezeptorgehalt darzustellen. Diverse Korrelationen wurden in der Vergangenheit mit anderen Tumorcharakteristika geführt. Es lässt sich angeben, dass v. a. gut differenzierte G1-Karzinome in weit mehr als drei Viertel der Fälle rezeptorpositiv sind, so wie entsprechend gilt, dass in aller Regel schlecht differenzierte Karzinome in drei Viertel der Fälle keine Steroidhormonrezeptoren exprimieren. Hier wird auch deutlich, dass die Expression des Steroidhormonrezeptorproteins durch die Tumorzelle als **Differenzierungsmarker** zu sehen ist.

Interessant ist allerdings die Beobachtung, dass die Hormonrezeptoranalyse des Primärtumors für die Therapieplanung im Rezidiv bzw. metastasierten Fall auch noch nach vielen Jahren als relevant zu veranschlagen ist. Eine Korrelation zwischen dem Rezeptorgehalt des Primärtumors und der Metastase kann immerhin in gut drei Viertel der Fälle in vielen Untersuchungen nachgewiesen werden. Die Korrelation ist sogar noch besser, wenn der Rezeptorgehalt einer axillären Lymphknotenmetastase zum Zeitpunkt der Primäroperation mit dem Rezeptorgehalt der späteren Metastasierung verglichen wird. Als Ausdruck der bei der Tumorprogression auftretenden **Entdifferenzierung** ist der Rezeptorgehalt **metastatischen Tumormaterials** in der Regel um wenigstens 10% geringer.
In vielen Untersuchungen hat sich gezeigt, dass der Rezeptorstatus ein relevantes prognostisches Merkmal ist. Für die Definition einer auch nach moderneren Einstufungskriterien relevanten Niedrigrisikogruppe zur adjuvanten und auch später zur palliativen Chemotherapie ist das Rezeptor-positiv-Merkmal eine notwendige Voraussetzung. Das Ausmaß der Rezeptorpositivität ist hierbei, sowohl was den Nachweis des Östrogen- und/oder Progesteronrezeptors wie auch die quantitative Höhe betrifft, relevant. Rezeptorpositive Mammakarzinome reagieren auf endokrine Maßnahmen jeder Art. Mit zunehmender Expression des Rezeptorbesatzes und dessen Absolutwert sind Ansprechraten auf endokrinologische Maßnahmen zu erwarten.

11.2 Onkogen HER-2/neu

Im Rahmen der Primärbehandlung ist auch die Überexpression des Onkogens HER-2/neu zu bestimmen, wobei dies immunhistochemisch oder mit Hybridisierungsmethoden (FISH-Technik) gelingt. Im positiven Fall findet sich ein weiterer, enorm wichtiger prädiktiver und prognostischer Parameter. Relevant ist die 5fache Amplifikation des HER-2/neu-Onkogens im Hybridisierungsverfahren oder der 3fache Nachweis des Onkoproteins mit der immunhistochemischen Methode.

11.3 Präsenz von Tumorzellen im Knochenmark

Der Nachweis **disseminierter Tumorzellen im Knochenmark** entspricht einer schlechten Prognose. Bei diesem Verfahren sind weiterhin entsprechende methodische Verbesserungen einzufordern. Ebenso ist in diesem Kontext die Charakterisierung der im Knochenmark nachgewiesenen Tumorzellen hinsichtlich weiterer tumorassoziierter Genexpressionen interessant (Hormonrezeptorstatus, HER-2/neu-Onkogen, Proteolysefaktoren). Das Verfahren beruht darauf, dass monoklonale Antikörper die epithelialen Zelloberflächenantigene oder mammakarzinomspezifische Antigene erkennen und mit einem Knochenmarksaspirat zum Zeitpunkt der Primäroperation inkubiert werden. Der Nachweis entsprechender Tumorzellen liegt nach Angaben bei 20% aller Primärtumoren, wobei hier keine Korrelation zum gleichzeitig bestimmten Lymphknotenstatus besteht.
Dieser Faktor mag bei weiterer Bestätigung auch das diagnostische Konzept der Lymphonodektomie weiter in Frage stellen.

11.4 Proteolysefaktoren und neuere Marker

Durch die aktuell vorliegenden Untersuchungen wird der Nachweis der tumorassoziierten Proteolysefaktoren uPA und PAI-1 besonders wichtig. Die Wertigkeit dieses Faktors entspricht nachgewiesenermaßen der Wertigkeit des Lymphknotenstatus. So steht hiermit eine Untersuchungsmethode zum Entscheid über adjuvante Maßnahmen zur Verfügung, die hinsichtlich der Belastung für die Patientin im Vergleich zur Lymphonodektomie höchst relevant ist. Damit kann der rein diagnostische Eingriff der Lymphonodektomie, ob konventionell oder im Rahmen des Sentinel-Konzepts, möglicherweise ersetzt werden. Dies stellt einen wirklichen Fortschritt in der Primärbehandlung des Mammakarzinoms dar. Die in der Vergangenheit unter mechanistischen Konzepten auch bei anderen Tumorentitäten immer wieder propagierte notwendige Radikalität operativer Maßnahmen im Hinblick auf diagnostische Entscheidungen erweist sich durch die Entwicklung solcher Konzepte als irrelevant. Die nur zögernde Umsetzung solcher Konzepte in die onkologische Behandlungspraxis stellt hier ein viel größeres Problem dar.
Weitere zur Zeit bestimmbare Faktoren wie die erwähnten Proliferationsmarker Ploidie und S-Phase haben zurzeit für die Therapieplanung keine konkrete Bedeutung.

12 Postoperative adjunktive Maßnahmen

12.1 Strahlentherapie nach BET

Im Rahmen aktueller Behandlungskonzepte des Mammakarzinoms nimmt bei der Primärtherapie die **postoperative Bestrahlung** einen wesentlichen Stellenwert ein (Fisher et al. 2002).
Die postoperative Bestrahlung ist integraler Bestandteil des Behandlungskonzepts für das brusterhaltend operierte Mammakarzinom. Diese Bestrahlung ist unverzichtbar, da die Anzahl der intramammären Rezidivtumoren sonst nahezu bei einem Viertel der auf diese Weise operierten Patientinnen auftritt. Die postoperative Bestrahlung nach BET kann allerdings das intramammäre Rezidivrisiko nicht völlig vermeiden. Es wird aber im Vergleich zu einer nicht bestrahlten Kontrollgruppe massiv verringert, so dass letztendlich in den bestrahlten Fällen lediglich mit maximal 10% in-

tramammärer Rezidive zu rechnen ist (Veronesi et al. 1981).

Damit ist die Indikation der adjuvanten Radiotherapie die Reduktion lokoregionärer Rezidive nach Durchführung eines brusterhaltenden Eingriffs. Bei den hierzu durchgeführten Untersuchungen wurden als brusterhaltende Operationsverfahren sowohl die radikale **Tumorexzision** als auch die **Quadrantenresektion** verglichen.

In diesem Zusammenhang muss diskutiert werden, wie der weitere Krankheitsverlauf bei Patientinnen nach BET-Operationen und adjuvanter Radiotherapie im Vergleich zu Patientinnen nach Mastektomie zu sehen ist. Hierüber liegen entsprechende Untersuchungen vor. Die relevanten Eckdaten des krankheitsfreien Überlebens und des Gesamtüberlebens zwischen beiden Patientengruppen zeigen deutlich, dass hier kein Unterschied besteht.

!

Einschränkend muss davor gewarnt werden, aus diesen Daten abzuleiten, dass ein inadäquates chirurgisches Vorgehen oder eine nicht korrekt indizierte BET durch eine postoperative adjuvante Strahlentherapie gleichsam ausgeglichen werden könnten.

Bei der adjuvanten Post-BET-Radiatio wird die Restbrust einer Strahlentherapie von **50 Gy** ausgesetzt, wobei das Exzisionsareal mit 10 Gy geboostert werden sollte (Abb. 33-22 und 33-23).

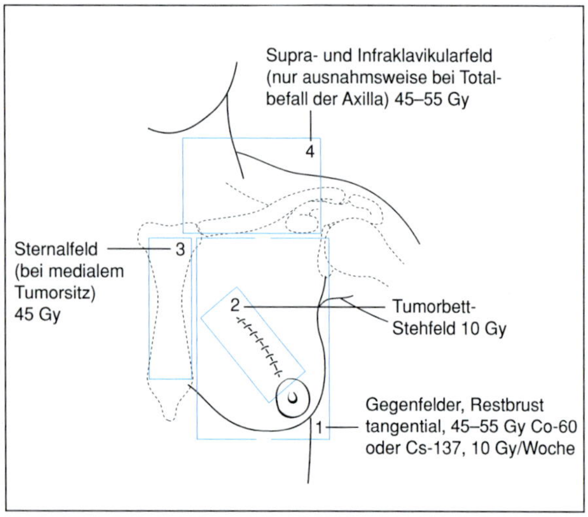

Abb. 33-22 Externe Bestrahlungsfelder.

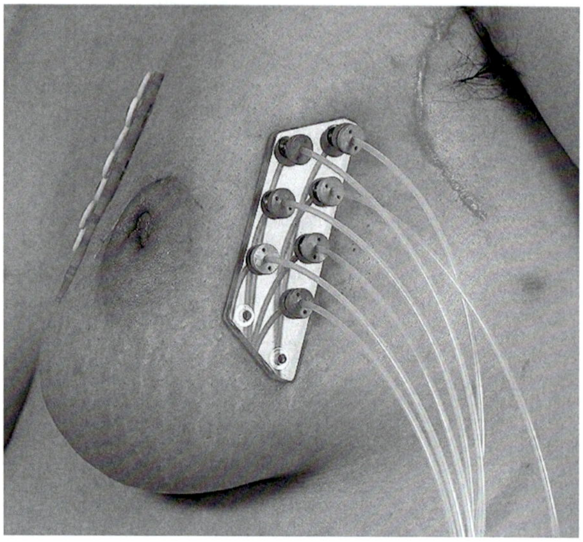

Abb. 33-23 Interstitielle Bestrahlung.

12.2 Adjuvante Radiotherapie nach Mastektomie

Die adjuvante Radiotherapie nach Mastektomie muss auf Grund der gegebenen Datenlage mit einer gewissen Zurückhaltung gesehen werden. Es ist nicht strittig, dass diese Maßnahme auch bei ablativen Operationsmethoden die lokoregionäre Rezidivrate reduziert, gleichzeitig ist aber nachgewiesen, dass das Gesamtüberleben der Patientin nicht mehr beeinflusst wird. In ausgedehnten Metaanalysen konnte weiterhin herausgearbeitet werden, dass mammakarzinomunabhängige Todesursachen in einem Beobachtungsintervall von mehr als 10 Jahren die Ergebnisse weiter negativ beeinflussen. Dies steht im Einklang mit Untersuchungen, die zeigen konnten, dass sich für die Patientinnen in einigen Kollektiven ein reduziertes Gesamtüberleben nach Ablatio und adjuvanter Radiotherapie ergibt und dies im Zusammenhang mit v.a. kardiotoxischen Folgeerkrankungen zu sehen ist. Aus diesen Daten ergab sich eine gewisse Zurückhaltung für den generellen Einsatz der adjuvanten Radiotherapie nach Ablatio und nicht weiter erhöhtem Risiko. In diesem Kontext müssen auch die unmittelbaren lokalen Bestrahlungsfolgen an der Thoraxwand Erwähnung finden, die sich in diversen inflammatorischen Reaktionen und einer Beeinflussung der Lungenfunktion zeigen können. Diese akuten Nebeneffekte treten bis 3 Monate nach Bestrahlungsbeginn auf und zeigen sich überwiegend in erythematösen Veränderungen.

Aus dem Dargelegten ergibt sich die Notwendigkeit einer Einschränkung des Kollektivs der postoperativen Radiatio bei mastektomierten Patientinnen. Als Ausgangsbasis ist festzusetzen, dass auf Grund der aktuellen Befundsituation die Indikation nur gestellt werden kann, wenn ein **erhöhtes Rezidivrisiko** erkennbar ist. Solche Faktoren eines erhöhten lokalen Rezidivrisikos sind zum Beispiel in der primären Tumorgröße, der Tumorinfiltration in die Nachbarschaft – also zum Beispiel in die Pektoralisfaszie – und der axillären Metastasierung zu sehen. Es liegen Untersuchungen vor, nach denen festzustellen ist, dass nach Definition eines erhöhten lokoregionären Rezidivrisikos im Zustand nach Mastektomie ein entsprechendes Subkollektiv sowohl im Hinblick auf die lokoregionäre Rezidivrate als auch im Hinblick auf die Fernmetastasierungsfrequenz sowie des krankheitsfreien und Gesamtüberlebens nach einem Beobachtungszeitraum von 10 Jahren profitiert. In diesen Untersuchungen waren die Patientinnen kombiniert adjuvant radio- und chemotherapiert.

Aus den Erläuterungen lassen sich für eine lokoregionale Bestrahlung der Thoraxwand folgende Indikationshinweise ableiten.

12.2.1 Indikationskriterien für die Thoraxwandbestrahlung nach ablativer Operation

Alle Faktoren, die ein erhöhtes Risiko der lokoregionären Rezidivierung darstellen, sind im Folgenden zusammenzufassen.

- Demnach sollen zunächst alle fortgeschritteneren Tumorstadien bei Primärtumoren ab **pT2** mit einer Größe von **über 3 cm bestrahlt** werden.
- Weiterhin ist eine nachgewiesene **Lymphangiose** im Bereich des Primärtumors oder auch eine **Hämangiose** in diesen Indikationskatalog mit aufzunehmen, ebenso der Nachweis **multizentrischer Tumorherde** in der definitiven Histologie des Ablationspräparats. Wenn es nicht gelingt, eine Resektion mit ausreichendem Sicherheitsabstand bei größeren Prozessen durchzuführen, so sind auch diese Fälle der Bestrahlung zuzuführen.
- Auch relativ **exzentrisch gelegene Primärherde,** die nach dem operativen Eingriff nicht nach allen Seiten hin mit einem gleichen Saum gesunden Gewebes reseziert werden können, bedürfen einer adjunktiven Radiotherapie.
- Auch die ausgedehnte **axilläre Metastasierung** signalisiert ein höheres lokoregionäres Rezidivrisiko, so dass man übereinkam, bei einem Befall von mehr als **3 Lymphknoten** die lokoregionäre Radiatio postoperativ mit einzuschließen.

Neben den genannten Kriterien lassen sich natürlich aufgrund der tumorbiologischen Evaluation des Einzelfalls eine Reihe weiterer Faktoren aufzählen, die mit einem erhöhten lokalen Rezidivrisiko verbunden sind. Unabhängig von einer allzu rigiden, durch festgelegte Normvorschriften festzuhaltenden Indikation ist es günstiger, im Einzelfall oder im Rahmen von kontrollierten Untersuchungen die Erweiterung des Indikationskataloges in einigen Fällen zu überprüfen. Insbesondere wären als solche Faktoren noch anzuführen die tumorbiologischen Kriterien des niederen Differenzierungsgrades (G3) und der negative Hormonrezeptorstatus. Ein Wachstumsmuster des Tumors mit Multifokalität oder ausdehnte In-situ-Komponenten im Sinne eines intraduktalen Wachstums können hierunter subsumiert werden. Damit wird auch das Kriterium diffuser Mikrokalzifikationen für die Diskussion einer lokoregionalen Radiatio relevant.

Aus der individuellen Situation des Einzelfalls kann auch eine Indikation abgeleitet werden, bei der das Alter der Patientin bei jüngerem Klientel oder die Anzahl der Voroperationen eine Rolle spielt.

Letztendlich entscheiden also die „harten" Indikationskriterien einer histomorphologisch nachgewiesenen potentiellen Risikoerhöhung für die Rezidivierung neben den zusätzlichen tumorbiologischen Eigenschaften und individuellen Parametern für die Planung im Einzelnen.

Mit den Methoden einer moderneren adäquateren Bestrahlungstechnik lässt sich ein Teil der früher beobachteten – und auch für das Überleben relevanten – Nebenwirkungen weiter zurückdrängen, so dass unter Erhaltung der Bestrahlungsdosis eine geringere Beeinträchtigung der Lebensqualität während und nach der Therapie resultiert.

> **!**
>
> Wird die adjuvante Strahlentherapie nach ablativem Vorgehen auf die geschilderten Risikofälle konzentriert, so lässt sich damit das Gesamtüberleben um wenigstens 10% optimieren.

Für diese neueren Untersuchungen muss allerdings gesehen werden, dass hierbei in der Regel in der postoperativen Situation kombiniert sowohl adjuvante systemische Therapiemaßnahmen als auch die Radiatio zusammenwirken. Beides trägt zur Verbesserung des Gesamtüberlebens und zur Senkung des lokoregionären Rezidivrisikos bei.

In bestimmten Sonderfällen sind auch Umgebungsbestrahlungen indiziert, die die regionalen Lymphabflussgebiete mit erfassen.

Für den Bereich der **axillären** und der anliegenden **supraklavikulären Lymphknoten** ist festzustellen, dass das Ausmaß eines intensiven axillären Befalls das hohe Risiko für eine weitere lokoregionäre Tumorprogredienz auch in den Lymphabflussgebieten signalisiert. In solchen Fällen ist das Bestrahlungsfeld entsprechend auszuweiten. Eine eigentliche Bestrahlung der Axilla in

den Bereichen der beschriebenen Level I und II, d. h. nach kranial bis zum medialen Rand des M. pectoralis minor, ist nur für den Fall einer hohen lokoregionären Tumorlast diskutierbar, bei der es entweder nicht gelang, die Tumormassen zu entfernen, oder deren Tumormassen nur partiell resektabel waren.
Entsprechend verhält es sich mit der **parasternalen Radiatio** der Lymphknoten entlang der A. thoracica interna. Bereits der nachgewiesene Befall der axillären Lymphknoten birgt ein hohes Risiko für eine Streuung auch in dieses Areal. Insbesondere sind aber auch der Tumorsitz der inneren Quadranten und der zentrale Tumorsitz ab einer bestimmten Tumorgröße oder zusätzliche histopathologische Kriterien, wie die Hämolymphangiose, mit einer erhöhten Streuung in das beschriebene Areal verbunden. Dies sind gesicherte Indikationen für ein parasternales Bestrahlungsfeld.

12.2.2 Strahlendosen

Bei der Bestrahlung der beschriebenen Areale werden in der Regel **50 Gy Gesamtdosis** in **Einzelfraktionen** von **2 Gy 5-mal pro Woche** appliziert.
Im Falle der Radiatio nach BET erhält das Tumorbett zusätzlich eine **Boost-Bestrahlung** von **10 Gy.**
Bei der Radiatio nach ablativen Verfahren werden **Boost-Bestrahlungen** um **10 Gy** in identifizierten Arealen besonders hohen Rezidivrisikos ergänzt.
Die Bestrahlung im Bereich der axillären, supraklavikulären und parasternalen Lymphknoten wird ebenfalls in der angegebenen **Grunddosis** von **50 Gy mit 5-mal 2 Gy Einzelfraktionen** in der **Woche** durchgeführt.
Für die adjunktive lokoregionäre Radiotherapie müssen im Vergleich zur nachfolgend beschriebenen adjuvanten systemischen Chemotherapie gewisse Wertungen bezüglich der Dringlichkeit oder der Reihenfolge der durchgeführten Maßnahmen vorgenommen werden.
Die **lokoregionäre Radiatio** strebt im Wesentlichen **die lokoregionäre Tumorkontrolle** an. Wenn weitere histomorphologische und tumorbiologische Faktoren auch eine erhöhte systemische Aussaat und damit Gefährdung anzeigen, indiziert dies den Stellenwert **systemischer adjuvanter Maßnahmen.** In dieser Situation ist unter Berücksichtigung der Wirkung der systemischen Maßnahmen auch auf den lokoregionalen Bereich bei gegebener Indikation für beide adjunktive Therapien in der Regel der Systemtherapie zunächst der Vorrang einzuräumen.

13 Adjuvante systemische Therapie

In keinem Feld der Entwicklung der theoretischen Grundlagen für Therapieansätze beim Mammakarzinom wird so deutlich der Wandel der Auffassungen klar wie in der Einschätzung adjuvanter systemischer Maßnahmen. Die historische Entwicklung der Behandlung des Mammakarzinoms zeigt zusammengefasst den prinzipiellen Auffassungswandel von einer lokoregionär rezidivierenden Manifestation eines soliden Tumors hin zu einer lokal initiierten Malignommanifestation, die aufgrund einer Vielzahl tumorbiologischer Faktoren frühzeitig mit dem Gesamtorganismus in Wechselwirkung tritt und daher als **Systemerkrankung** anzusehen ist. Ein entscheidender Gedanke hierbei liegt in der Erkenntnis, dass diese Interaktion zwischen dem System Gesamtorganismus und der lokal initiierten Tumormanifestation bereits frühzeitig und über eine Vielzahl regulativer Elemente in Erscheinung tritt. Dies bedeutet zunächst, dass nicht erst eine bestimmte höhere lokoregionäre Tumorlast im Sinne der alten mechanistischen Vorstellung schließlich zu einer Systemausdehnung mit Metastasierung führt, sondern dass diese Interaktion zu einem Zeitpunkt wirksam wird, in dem mit konventionellen klinischen und apparativen Verfahren die Wechselwirkung zwischen initiierter Malignommanifestation und dem System Gesamtorganismus noch nicht evident ist.
Erst mit moderneren molekularbiologischen Untersuchungsmethoden gelingt es, einerseits Parameter darzustellen, die eine solche Interaktion wahrscheinlich machen (z. B. tumorassoziierte Proteolysefaktoren) oder die bereits im Knochenmark eine beginnende Aussaat erkennen lassen (Tumorzellnachweis). Die Entwicklung weiterer molekularbiologischer Parameter wird hierzu die Grundlagen schaffen.
Mit der Feststellung des Mammakarzinoms als Systemerkrankung werden auch im Zusammenhang mit der Primärtherapie die Gewichte zwischen der Bewertung **lokoregionaler** und **systemischer Maßnahmen** neu bestimmt. Im Bereich der operativen Möglichkeiten zur Primärbehandlung des Mammakarzinoms wird dies historisch ganz offensichtlich: Der Bogen spannt sich von der radikalen Mastektomie nach Rotter-Halsted bis zum ausgeweiteten Einsatz von BET-Verfahren. Parallel dazu verläuft die Entwicklung der Ausweitung der systemischen Maßnahmen. So kann man heute feststellen, dass das begrenzte operative Vorgehen im Sinne der BET bei knapp 70% der Patientinnen möglich ist und in einer nahezu 100%igen Ausweitung systemischer Therapiemaßnahmen besteht.

> **!** Diese unterstützenden, also adjuvanten systemischen Verfahren erhöhen Heilungschancen. Es ist evident, dass hierdurch die Mortalität in signifikantem Ausmaß reduziert wird.

Die Basis dieser Überlegungen sind zunächst eine Reihe von Metaanalysen, die in vielen tausend Fällen in randomisierten Studien zeigen konnten, dass zunächst jede Art einer adjuvanten Therapiemaßnahme zu einer signifikanten Verbesserung sowohl des krankheitsfreien als auch des Gesamtüberleben führt (EBCTCG 1998). Wichtig ist weiterhin die Erkenntnis, dass sich diese Effekte **unabhängig vom Nodalstatus** darstellen lassen (Abb. 33-24).

Die Daten bezüglich des Gesamtüberlebens nach 10 Jahren liegen zum Beispiel in der Gruppe der prämenopausalen Patientinnen um bis zu 20% über denen der Kontrollgruppe. Für das prämenopausale Kollektiv lassen sich hierbei entsprechende Untergruppen anhand eines Risikokataloges definieren. Die relative Überlebenszeit wird um 27% erhöht.

!

Für ein postmenopausales Kollektiv konnte durch eine systemische endokrine Therapie mit Tamoxifen über den Zeitraum von 5 Jahren eine Verbesserung der 10-Jahres-Überlebensrate um 25% und nahezu eine Halbierung der Rezidivrate gezeigt werden.

Die Effizienz einer systemischen adjuvanten Behandlung ist gesichert. Für die differenzierte Indikationsstellung ist es nötig, bestimmte Faktoren zu definieren, an denen konkret die Effizienz der Maßnahmen gemessen werden kann. Hierzu stehen die angeführten Klassifikationssysteme, die histopathologische Einteilung sowie die tumorbiologischen Merkmale und Risikofaktoren zur Verfügung.

Für die Auswahl der Therapie und ihrer Effizienzbewertung muss weiterhin die Tatsache in Rechnung gestellt werden, dass im vorgefundenen Einzelfall das Wachstumsverhalten der Tumorzellen nicht identisch ist. Es findet sich eine unterschiedliche Differenzierung der einzelnen Zellen und somit der Expression bestimmter tumorbiologischer Merkmale. Da eine individuelle Charakterisierung jedes einzelnen Tumorklons nicht gelingen kann, bedeutet die Herausarbeitung der beschrie-

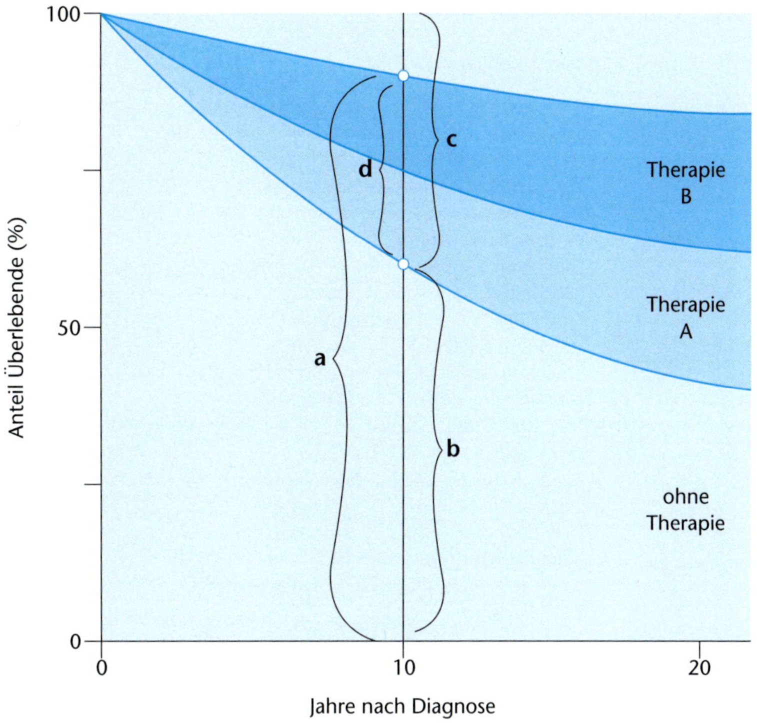

absolute Risikoreduktion	a – b = d
relative Risikoreduktion	$\frac{a-b}{100-b} = \frac{a-b}{c} = \frac{d}{c}$

Abb. 33-24 Kaplan-Maier-Überlebenskurve bei adjuvanter Therapie.

benen Risikofaktoren zur Untergruppeneinteilung für adjuvante Therapien sicherlich einen zusammenfassenden Bewertungsmaßstab, der nur einen Teil der Tumorzellpopulation reflektieren kann. Von daher wird es klar, dass die Therapieauswahl sich auf eine durch die vorgelegten Methoden im Vordergrund stehende Wachstumsspezifizierung der Tumorzellen bezieht.
Wenn man versucht, aufgrund dieser Überlegungen zumindest weit gefasste allgemeine Kriterien zu formulieren, wie sie sich zum Beispiel in den aktualisierten Konsensusempfehlungen von St. Gallen oder den Konsensusempfehlungen des National Institute of Health (NIH) in den USA finden, so können diese Untergruppen nur sehr weit gefasst sein und bedürfen sicherlich im konkreten Behandlungsfall auch der Berücksichtigung der spezifischen und individuellen Situation.

13.1 Medikamentöse Tumortherapie

13.1.1 Die adjuvante Therapie des Mammakarzinoms – ein Überblick

Chemotherapie (Tab. 33-6 bis 33-8)

In den wegweisenden Untersuchungen zeigte sich, dass zwischen der Wirksamkeit der adjuvanten Therapiemaßnahmen und dem Ausmaß der Tumorlast ein auffallender Zusammenhang besteht. Es war erkennbar, dass mit geringerer Tumorlast, nachgewiesen durch das Ausmaß des axillären Lymphknotenbefalls, die Effektivität an den Parametern krankheitsfreies und Gesamtüberleben zunimmt (Fisher et al. 1975). Mit der Untersuchung alternativer Chemotherapieschemata gelang

Tab. 33-6 Übersicht und Substanzen für die Zytostatikatherapie.

Substanz	Cyclophosphamid	5-Fluorouracil (5-FU)
Strukturformel	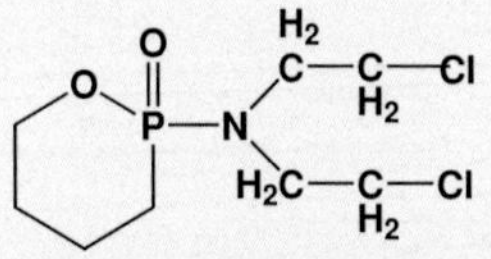	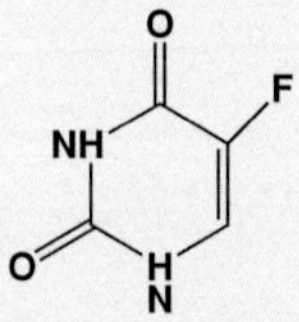
Wirkstoff(gruppe)	bifunktionelles Alkylans	Antimetabolit
Nebenwirkungen	– Knochenmark: Myelosuppression dosislimitierend, Leukopenie und Thrombopenie – Herz/Kreislauf: selten akute Myo-/Perikarditis bei Hochdosistherapie – Lunge: selten Fibrose, Pneumonitis bei Hochdosistherapie – GIT: Übelkeit, Erbrechen (> 700 mg/m²/d), Mukositis, Stomatitis, Appetitlosigkeit – Leber: transienter Transaminasenanstieg, selten Cholestase – Urogenitaltrakt: hämorrhagische Zystitis, (dosislimitierend), v. a. bei Hochdosistherapie, Blasenfibrose, Nierenfunktionsstörungen – Haut: Alopezie, selten Hyperpigmentierung, Dermatitis – Nervensystem: akute Enzephalopathie bei Hochdosistherapie – sonstiges: Infertilität, Fieber, allergische Reaktionen	– Knochenmark: Myelosuppression dosislimitierend, v. a. bei Bolusgabe – Herz/Kreislauf: selten akute Kardiotoxizität mit Arrhythmien, Ischämie, in Einzelfällen Myokardinfarkt – GIT: Übelkeit, Erbrechen, Appetitlosigkeit, z. T. schwere Mukositis/Diarrhö im Intervall (dosislimitierend), v. a. nach Dauerinfusion – Haut: Konjunktivitis, Tränenfluss gesteigert, Dermatitis, Erythem, Palmar- und Plantarveränderungen, Pigmentierungsstörungen, Alopezie (v. a. bei langfristiger Anwendung) – Nervensystem: selten zentralnervöse Veränderungen (Somnolenz, Verwirrtheit), reversible zerebelläre Störungen (Ataxie, Müdigkeit, Sprachstörungen)
Kontraindikationen	– schwere Leber- und Nierenfunktionsstörungen, akute Infekte – Zystitis, Harnabflussstörungen	– schwere Leberfunktionsstörungen, vorbestehende Stomatitis/Dermatitis
Besonderheiten/ zusätzliche Maßnahmen		Gabe von Folinsäure (Kalziumfolinat, Leucovorin®) – Folinsäure verstärkt die zytotoxische Wirkung von 5-FU – Kombinationstherapie 5-FU + Folinsäure (Gabe immer vor 5-FU)

es, die Effektivität der adjuvanten Maßnahmen in kritischen Subgruppen zu verbessern.

Bonadonna zeigte 1995, dass es die **postoperative kryptogene Tumormasse** ist, die mit dem Kriterium des axillären Lymphknotenbefalls korreliert und die Effektivität der adjuvanten Chemotherapie voraussagen kann. Demnach findet sich bei dem von ihm angewandten CMF-Schema die höchste Effektivität bei Patientinnen mit nicht sehr ausgedehntem Lymphknotenbefall. Die Wirksamkeit der **CMF-Chemotherapie** lässt nach mit zunehmender axillärer Lymphknotenmetastasierung, das heißt mit zunehmender Wahrscheinlichkeit einer Streuung (Fisher et al. 2001).

Zur Verbesserung der Chemotherapie wurden die **Anthracycline** im nächsten Schritt eingeführt, wobei sich in der Tat zeigte, dass bei Patientinnen, bei denen mehr als 4 Lymphknoten befallen waren, die Behandlungsergebnisse verbessert werden konnten, indem ein Kombinationsschema aus einer Monotherapie von 4 Zyklen **Doxorubicin,** gefolgt von einer Polychemotherapie nach dem CMF-Schema über 8 Zyklen gegeben wurde. Somit konnte gezeigt werden, dass die Intensivierung der adjuvanten Chemotherapie mit ausgedehnterem Lymphknotenbefall effektiver wirkt.

Eine Reihe weiterer Untersuchungen der vergangenen Jahre beschäftigte sich mit dieser Effektivierung der adjuvanten Chemotherapie unter Hereinnahme neuer Substanzen. Eine Metaanalyse der EBCTCG zeigte insgesamt die Verbesserung des rezidivfreien Überlebens um knapp 5% durch die Anwendung **anthracyclinhaltiger Chemotherapieschemata** im Vergleich zum CMF-Protokoll. Hierbei ist eine Mindestdosis bei Epirubicin von 30 mg/m² pro Woche zu beachten. Der eigentliche Vorteil einer Anthracyclin-Polychemotherapie wird einzelnen Untersuchungen zufolge nur erkennbar, wenn wenigstens eine Dreierkombination oder eine Anthracyclin-CMF-Sequenz gegenüber CMF verglichen wird. Solche Dreierkombinationen wären z.B. **FE120C.**

Vier Therapiezyklen der Zweierkombination **E90C** sind nach den Untersuchungen des NSABPB15 gleich effektiv der CMF-Applikation. Die Zweierkombination lässt sich durch eine weitere Dosiserhöhung oder Therapieausdehnung nicht signifikant gegenüber CMF verbessern, so dass jetzt auf die Dreierkombination zurückgegriffen werden muss.

Bei sehr extensivem Lymphknotenbefall, z.B. 10 und mehr Noduli, bleiben die Ergebnisse unbefriedigend. Zur Optimierung in diesem Bereich wurde versucht, durch Hochdosischemotherapien unter Einschluss autologer Stammzelltransplantationen die Daten zu verbessern. Hierbei wurden zum einen im Vergleich mit der

Tab. 33-6 Übersicht und Substanzen für die Zytostatikatherapie. *(Fortsetzung)*

Substanz	Methotrexat (MTX)
Strukturformel	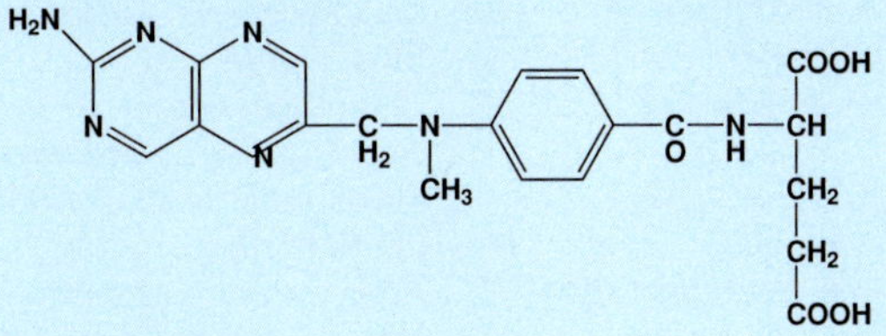
Wirkstoff(gruppe)	Antimetabolit
Nebenwirkungen	– Knochenmark: Myelosuppression dosislimitierend – GIT: ausgeprägte Mukositis (dosislimitierend), mäßiggradige Übelkeit/Erbrechen, Diarrhö, gastrointestinale Blutungen – Leber: akute und chronische Funktionsstörungen, Transaminasenanstieg – Niere: Tubulusschädigung (dosislimitierend), v.a. bei saurem Urin-pH – Haut: Dermatitis, Exanthem, Pruritus, Konjunktivitis, selten Alopezie – Nervensystem: reversible akute Enzephalopathie nach i.v. oder intrathekaler Applikation, Gefahr der Leukenzephalopathie
Kontraindikationen	– Pleuraerguss, Aszites etc. – Nierenfunktionsstörungen (Kreatinin-Clearance < 60 ml/min) – schwere Leberfunktionsstörungen, gastrointestinale Ulzera
Besonderheiten/ zusätzliche Maßnahmen	Gabe von Folinsäure (Kalziumfolinat, Leucovorin®) – Folinsäure ist Antidot bei mittelhoch/hoch dosierter MTX-Therapie – Start der Folinsäuregabe i.d.R. 24 Stunden nach MTX für mind. 36 Stunden (engmaschige Kontrolle des MTX-Spiegels)

sequenziellen Doxorubicin/CMF-Gabe (s. o.) mit der Hochdosistherapie bei extensivem Lymphknotenbefall bessere Ergebnisse für die Hochdosistherapie beschrieben. Dies wurde berichtet für eine Klientel bis maximal 20 befallenen axillären Lymphknoten. Bei noch extensiverem Lymphknotenbefall konnten diese Untersuchungen keine Vorteile erbringen, so dass hier der Schluss berechtigt ist, dass die extreme Tumorlast den Effekt der adjuvanten Therapie begrenzt.

Andere Untersuchungen über den Wert einer Hochdosistherapie bei ausgedehntem Lymphknotenbefall konnten die Ergebnisse nicht bestätigen, in einem weiteren Fall wurden vermeintliche Ergebnisse über den Nutzen der Hochdosistherapie gegenüber den etablierten Schemata wieder zurückgenommen.

Demnach wurde festgestellt, dass die konventionell dosierte Polychemotherapie außerhalb von kontrollierten Therapieprotokollen den Standard der adjuvanten Behandlung darstellt unter Einschluss von **Anthracyclinen.**

Im weiteren Verlauf kam es zur Einführung der **Taxane** in adjuvante Therapieprotokolle. Vorgelegte Studien konnten den Vorteil bei der Behandlung mit der neuen Substanzgruppe wahrscheinlich machen. Aus diesen aktuellen Untersuchungen sollen die Ergebnisse der BCIRG-1-Studie erwähnt werden. Behandlungsstrategie der nodalpositiven Patientinnen war entweder eine FAC-Chemotherapie mit 6 Zyklen oder eine entsprechende Chemotherapie über 6 Zyklen, bei denen 5-FU gegen Docetaxel ausgetauscht wurde. Das rezidivfreie

Tab. 33-7 Übersicht Anthracycline: Substanzen, Nebenwirkungen und Kontraindikationen.

SUBSTANZ	DOXORUBICIN (DXR)	EPIRUBICIN (EPI)
Strukturformel	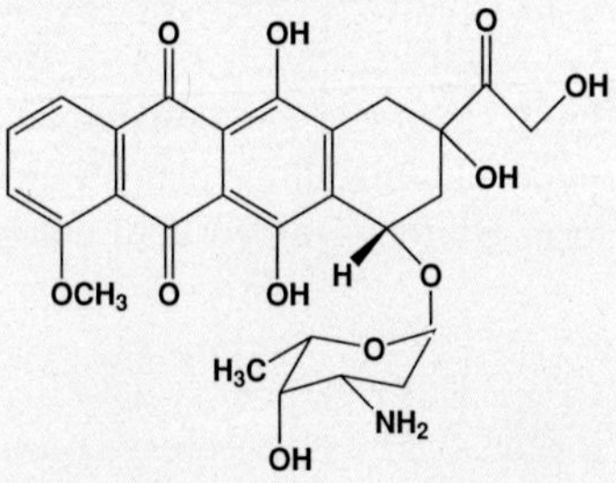	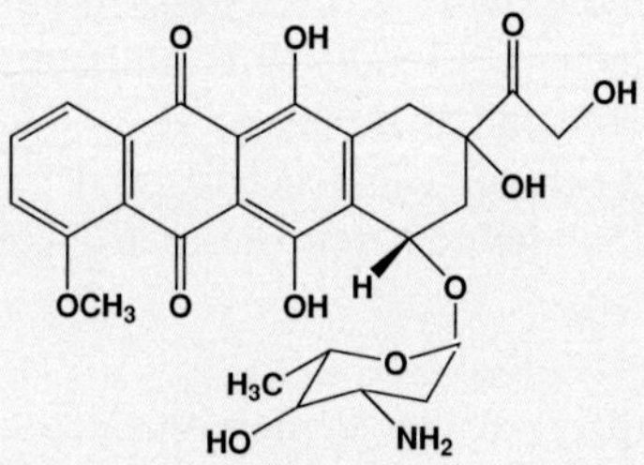
Wirkstoff(gruppe)	Anthracycline	Anthracycline
Nebenwirkungen	- Knochenmark: starke Myelosuppression (dosislimitierend), v. a. Leukopenie und Thrombopenie, Leukozytennadir Tag 10–15, Normalisierung Tag 21 - Herz/Kreislauf: akute und chronische Kardiotoxizität (dosislimitierend) - akute Kardiotoxizität: EKG-Veränderungen, Arrhythmien, Ischämie, Infarkt - chronische Kardiotoxizität: dilatative Kardiomyopathie mit Minderung der LEVF; Risikofaktoren: kardiale Vorschädigung, Alter < 15 oder > 60 Jahre, rasche Bolusinjektion, mediastinale Radiation, Überschreitung der kumulativen Schwellendosis von 450–550 mg/m^2 - GIT: Übelkeit, Erbrechen, Mukositis, Stomatitis, selten Diarrhö - Haut: Exanthem, Urtikaria, Alopezie, Rezidiv früherer Strahlendermatitis, selten Hyperpigmentierung - lokale Toxizität: stark nekrotisierende Wirkung - sonstiges: Infertilität	- Knochenmark: starke Myelosuppression (dosislimitierend), v. a. Leukopenie und Thrombopenie - Herz/Kreislauf: Kardiotoxizität geringer als bei Daunorubicin/DXR: - akute Kardiotoxizität: EKG-Veränderungen, Arrhythmien, Ischämie, Infarkt - chronische Kardiotoxizität: dilatative Kardiomyopathie mit Minderung der LEVF; Risikofaktoren: kardiale Vorschädigung, Alter < 15 oder > 60 Jahre, rasche Bolusinjektion, mediastinale Radiation, Überschreitung der kumulativen Schwellendosis von 900–1000 mg/m^2 - GIT: Übelkeit, Erbrechen, Mukositis, Stomatitis, selten Diarrhö - Haut: Exanthem, Urtikaria, Alopezie, Rezidiv früherer Strahlendermatitis, selten Hyperpigmentierung; Alopezie geringer als bei Daunorubicin/DXR - lokale Toxizität: stark nekrotisierende Wirkung - sonstiges: Infertilität
Kontraindikationen	- kardiale Erkrankungen (Arrhythmien, Myokardinfarkt, KHK, Herzinsuffizienz) - schwere Leberfunktionsstörungen, akute Infekte	- kardiale Erkrankungen (Arrhythmien, Myokardinfarkt, KHK, Herzinsuffizienz) - schwere Leberfunktionsstörungen

Tab. 33-8 Übersicht Taxanderivat Docetaxel: Nebenwirkungen und Kontraindikationen.

Substanz	Docetaxel
Strukturformel	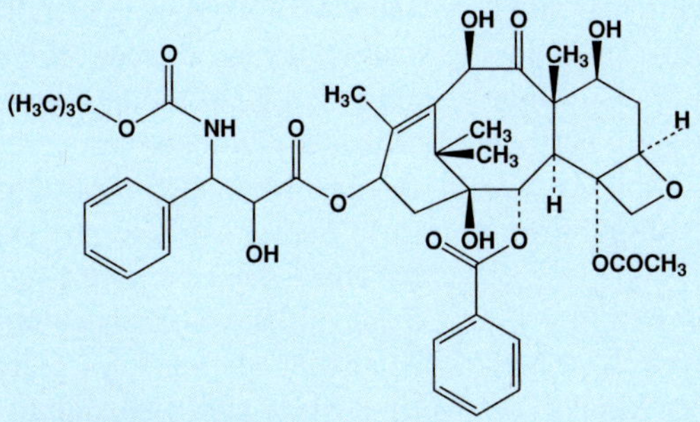
Wirkstoff(gruppe)	Taxanderivat
Nebenwirkungen	– Knochenmark: Myelosuppression (dosislimitierend), v. a. Neutropenie – GIT: Übelkeit, Erbrechen, Mukositis, Diarrhö, Obstipation – Leber: transienter Transaminasenanstieg, selten Leberschädigung bis zur Lebernekrose – Haut: Alopezie, Dermatoxizität bei 50–75% der Patienten (dosislimitierend): Erythem, Exanthem, Pruritus, Schuppung, Dysästhesien (v. a. palmar und plantar), selten bis zur Epidermiolyse – Nervensystem: periphere Neurotoxizität mit Parästhesien und motorischen Störungen bei 40–70% der Patienten, selten paralytischer Ileus, selten zentralnervöse Störungen (Schwäche, Sehstörungen, Krampfanfälle) – lokale Toxizität: bei paravasaler Gabe nekrotisierende Wirkung – Sonstiges: Hypersensitivitätsreaktion (Flush, Urtikaria, transiente Myalgien, selten Hypotonie, Bronchospasmus, Angioödem) → prophylaktische Steroide, H_1-/H_2-Blocker; Flüssigkeitsretention durch erhöhte Kapillarpermeabilität (dosislimitierend) mit Gewichtszunahme, Ödemen, Hypotonie, Pleuraerguss, Aszites (v. a. bei kumulativer Dosis > 400 mg/m²) → prophylaktisch Steroide, ggf. Diuretika
Kontraindikationen	– schwere Leberfunktionsstörungen, kardiale Vorerkrankungen
Besonderheiten/ zusätzliche Maßnahmen	– vor Therapie: Prämedikation mit Dexamethason (Fortecortin®), Clemastin (Tavegil®), Famotidin (Pepdul®)

Überleben konnte nach einer Beobachtungszeit von 3 Jahren am Gesamtkollektiv demonstriert werden. Ein Vorteil war auch im Gesamtüberleben zu erkennen. Bei dieser Untersuchung fiel allerdings auf, dass der Vorteil durch die taxanhaltige Polychemotherapie wiederum v. a. bei den Patienten mit geringem Lymphknotenbefall (bis zu 3 axilläre Noduli) zu beobachten war. Gerade in der Gruppe mit geringem Lymphknotenbefall wird das Rezidivrisiko durch die Taxanergänzung Docetaxel um knapp 30% gesenkt. Bei extensiverem Lymphknotenbefall ist lediglich ein Trend in der Verbesserung zugunsten der Taxankombination erkennbar. Eine Untergruppenanalyse bezüglich individueller Tumorcharakteristika – wie des Steroidrezeptorbesatzes, bzw. der HER-2/neu-Überexpression – ergab keine näheren Aufschlüsse.

Gibt man nach den Angaben von Henderson nach 4 Zyklen Anthracyclinen weitere 4 Zyklen **Paclitaxel,** so wird gegenüber der Therapie ohne nachgeschaltetes Taxan der Nutzen im Gesamtüberleben und im rezidivfreien Überleben nach einer Nachbeobachtungszeit von knapp 6 Jahren erkennbar (Henderson et al. 2003). Der Vorteil der Untersuchung CALGB 9344 wird v. a. bei der Untergruppe der rezeptornegativen Tumoren sichtbar. Der Vorteil der Paclitaxelergänzung in der adjuvanten Situation wird nach den Angaben der NSABP B-28 auch für das krankheitsfreie Überleben unabhängig vom Rezeptorstatus erzielt.

Aus den Vereinigten Staaten wurden die Ergebnisse einer adjuvanten Polychemotherapie mit dem zweiten Taxan, Paclitaxel, berichtet. In dieser als Intergroup-Studie bezeichneten Untersuchung erhielten die Patienten zunächst 4 Zyklen einer Anthracyclin-Chemotherapie und anschließend ggf. 4 Zyklen einer Paclitaxel-Monotherapie. Zusätzlich wurden rezeptorpositive Patientinnen bis zu 5 Jahre mit Tamoxifen ergänzt. Im Protokoll waren auch differente Dosierungen der Anthracycline vorgegeben. In der Auswertung der Daten zeigt sich, dass unabhängig von der Dosierung des Doxorubicins die Ergänzung mit Taxol am Gesamtkollektiv das krankheitsfreie und das Gesamtüberleben um jeweils ca. 6% verbessert.

Eine Untergruppenanalyse bezüglich des Tumorcharakteristikums Steroidrezeptorexpression zeigte, dass sich die Verbesserung im krankheitsfreien Überleben durch die Zugabe des Taxans auf die steroidhormonrezeptornegativen Patientinnen einengen ließ. In diesem Sinne sind die vorgelegten Daten aus diversen Studien ein Argument für den Einsatz taxanhaltiger Protokolle, wie z.B. 4 × Epirubicin/Cyclophosphamid, anschließend 4 × Paclitaxel oder die Kombination TAC.

In der Bundesrepublik wird der Taxaneinsatz in einer Reihe von Studien zur Zeit weiter ausgewertet, zu nennen sind hier v.a. auch das **ADEBAR-Protokoll** (Tab. 33-9).

Die Entwicklung zeigt, dass die adjuvante Therapie in der Entwicklung der letzten Jahre über ihre Etablierung als notwendige postoperative Maßnahme durch eine Intensivierung der chemotherapeutischen Ansätze unter Hereinnahme neuer Substanzen – also der Anthracycline und schließlich der Taxane – gekennzeichnet ist. Desgleichen zeigt sich, dass unabhängig von den Protokollen davon auszugehen ist, dass die Effektivität einer adjuvanten Chemotherapie von der hypostasierten postoperativ verbliebenen kryptogenen Tumormasse abzuhängen scheint.

Eine weitere Entwicklung zur Effektivierung der Chemotherapie im adjuvanten Ansatz zeichnet sich durch die sog. **dosisdichte Protokolle** aus (Citron et al. 2003). Hierbei wird die Dosierung im Zeitintervall verdichtet, der Einsatz von Wachstumsfaktoren ermöglicht dies. Von den aktuellen Daten sollen hier die Ergebnisse wiederum einer US-Intergroup-Studie referiert werden. Hierbei erhielten nodalpositive Patientinnen eine sequenzielle Monotherapie, wobei 4 Applikationen von Doxorubicin, Taxol und Cyclophosphamid durchgeführt wurden. In einem Vergleichsansatz wurden 4 Zyklen der Kombination Doxorubicin/Cyclophosphamid von 4 Monotherapiezyklen Taxol abgelöst. Beide Behandlungsarme wurden im Dreiwochenabstand in herkömmlicher Dosierung durchgeführt oder aber im dosisdichten Protokoll im Zweiwochenabstand. Hierbei war eine Neupogensubstitution vorgesehen. Die applizierte Substanzmenge pro Therapiezyklus war in allen Schemata dieselbe. Die Ergebnisse zeigen, dass nach knapp 3 Jahren Beobachtungszeit sowohl im krankheitsfreien als auch im Gesamtüberleben der Vorteil der dosisdichten Behandlung erkennbar wird, die Art der Durchführung der Chemotherapie als Kombinationstherapie oder sequentielle Monotherapie bleibt nachrangig. Die in der Bundesrepublik durchgeführte ETC-Studie (Tab. 33-9) zeigt signifikante Überlebensvorteile, was auch die CALGB-9741-Untersuchung bestätigt. Allerdings müssen diese Daten noch über einen längeren Nachbeobachtungszeitraum bestätigt werden.

In Zukunft wird die weitere Berücksichtigung des individuellen Risikoprofils sowie v.a. der Tumorbiologie im einzelnen Fall zu einer verbesserten Indikationsstellung der adjuvanten Therapie führen. Die Entwicklung der Vergangenheit zeigt, dass der Weg hierzu bereits beschritten ist. Zwar ist noch im Augenblick die Effektivität der Adjuvansmaßnahme nur als statistische Größe zu vermitteln, allerdings gibt es bereits Möglichkeiten, wie man dies unter Berücksichtigung der bisher bekannten Risikofaktoren grafisch darstellen kann.

Es können sowohl prädiktive als auch prognostische Faktoren aus der individuellen Tumorbiologie ermittelt

Tab. 33-9 Ausgewählte adjuvante Studienprotokolle: ADEBAR, ETC-Studie, NNBC 3-Europe.

Studie	Behandlungsgruppen	Substanzen
ADEBAR	Arm A: 4 × EC → 4 × Doc Arm B: 6 × FEC	EC: Epirubicin/Cyclophosphamid FEC: 5-FU/Epirubicin/Cyclophosphamid Doc: Docetaxel
ETC-Studie	Arm A: 3 × E (150) → 3 × Paclitaxel (225) → 3 × Cyclophosphamid (2500) (d1q15) Arm B: 4 × EC (90/600) (d1q22) → 4 × Paclitaxel (175) (d1q22)	EC: Epirubicin/Cyclophosphamid E: Epirubicin
NNBC 3-Europe	Arm A: 3 × FEC → 3 × Docetaxel Arm B: 6 × FEC	FEC: 5-FU/Epirubicin/Cyclophosphamid
BCIRG 006	Arm A: 4 × AC (60/600) 4 × T → (100) Arm B: 4 × AC (60/600) × 4 → T + Herceptin® × 52 Arm C: 6 × TC (75/75) + Herceptin® × 52	AC : Doxorubicin/Cyclophosphamid T : Docetaxel TC : Docetaxel/Carboplatin
ASG	Arm A: 4 × EC (d1q22) → 4 × Paclitaxel (d1q22) Arm B: 4 × EC (d1q15) → 4 × Paclitaxel (d1q15)	EC : Epirubicin/Cyclophosphamid

werden. Von den zur Zeit vorliegenden Messungen soll v.a. nochmals die Bedeutung der tumorassoziierten Proteolysefaktoren uPA und PAI-1 herausgestellt werden. Diese Verfahren können bereits zum gegenwärtigen Zeitpunkt das Ansprechen auf die adjuvante Maßnahme als auch das Rezidivrisiko qualifiziert vorhersagen (Harbeck et al. 2002). Damit ergibt sich aus dieser Perspektive eine Relativierung der Bedeutung des Nodalstatus als wesentliches diagnostisches Instrument. Die weitere Rücknahme invasiver traumatisierender Therapieverfahren im Rahmen einer Chirurgie, die in diesem Ausmaß in Zukunft nicht mehr nötig sein wird, stellt einen Benefit für die Patienten dar, der letztlich auf dem Fortschritt der Tumorbiologie begründet ist. Insofern können auch aktuelle Entwicklungen wie minimal-invasive Mammainterventionstechniken, die unter Umständen auch die Sentinel-Lymphknotenentfernung mittels endoskopischer Maßnahmen propagieren, bald ihren Stellenwert verlieren. In diesem Sinne ist der Nutzen der Forschungsbemühungen eher in diesen tumorbiologischen Faktoren zu sehen als in irgendwelchen „Modifikationen von Modifikationen" chirurgischer Techniken. Wir brauchen qualifiziertere Untersuchungsmethoden des Primärtumors, um hierdurch nicht nur die operative Belastung, sondern auch die individuelle adjunktive Therapie zu planen.

!

Diese molekulare Analyse wird weitergetrieben, indem mittels Mikroarrays und Proteomics der individuelle Tumor charakterisiert werden kann. Diese Methoden bedürfen ebenso wie vor Jahren der Hormonrezeptorbestimmung, noch der klinischen Validierung und methodischen Standardisierung, werden aber in Kürze in eine qualifizierte Diagnostik Einzug halten.

Auch die Auswahl der Therapeutika für die adjuvante Therapie wird auf der Basis der Tumorbiologie geschehen müssen. Aktuell kann dies verdeutlicht werden an den Ergebnissen, die zeigen, dass eine signifikante Verlängerung der Überlebenszeit durch den adjuvanten Einsatz von **Biphosphonaten** erreicht werden kann, wenn Tumorzellen im Knochenmark nachgewiesen wurden. Es liegt allerdings eine weitere Untersuchung vor, die dies noch nicht bestätigen kann, so dass der adjuvante Einsatz der Biphosphonate weiter evaluiert werden muss (GAIN-Therapiestudie).

Die tumorbiologische Therapieoption der Antikörpertherapie mit **Trastuzumab** im metastasierten Stadium wurde bereits erwähnt. Bekannt ist, dass sie umso effektiver wirkt, je früher sie zum Einsatz kommt. Auf Grund dieser Verbesserung aus der Grundlagenforschung über die Tumorbiologie wird der Einsatz adjuvanter Maßnahmen optimiert, so dass auf dieser Basis mit einer Absenkung der Mortalität zu rechnen ist (Pritchard 2003). Damit ergibt sich allein aus der Charakterisierung der Tumorbiologie eine Vorhersage des Therapieansprechens für bestimmte Therapeutika sowie eine Vorhersage des Rezidivrisikos.

Der Einsatz der adjuvanten Chemotherapie erfolgt möglichst zügig nach der Operation und auf jeden Fall vor einer Strahlentherapie. Der entscheidendste Faktor dieser adjuvanten Chemotherapie ist die Dosisintensität. Kompromisse bezüglich der Dosisintensität oder auch in Bezug auf Intervallverlängerungen kompromittieren den Therapieerfolg. Bei zusätzlichem Einsatz einer endokrinen Therapie wird die Sequenz in der Reihenfolge Chemotherapie, endokrine Therapie durchgeführt.

Mittlerweile gilt die Chemotherapie unabhängig von Alter und Lymphknotenstatus bei allen hormonrezeptornegativen Tumoren als Standard. Bei **rezeptorpositiven Tumoren** ergibt sich eine Indikation zur **endokrinen Therapie,** wobei die Chemotherapie auf Grund eines individuellen Rezidivrisikos ergänzt und dann der endokrinen Therapie vorgeschaltet wird. Dies empfiehlt sich unabhängig vom Menopausenstatus. Bislang ist allerdings der Anteil postmenopausaler Patientinnen in adjuvanten Studien zu gering, obwohl sich nach den Erfahrungen der CALGB zeigt, dass nodalpositive postmenopausale Patientinnen ebenso wie jüngere Patienten von der adjuvanten Chemotherapie einen Benefit erzielen.

Endokrine Therapie (Tab. 33-10)

Die Basis der endokrinen adjuvanten Therapie ist der Nachweis der endokrinen Ansprechbarkeit über die Steroidhormonrezeptorexpression des Tumors. Für die definitive Auswahl des adjuvanten Therapieprotokolls im Einzelfall ist neben dem Rezeptorstatus die gesamte weitere Risikokonstellation zu beachten. Entsprechend der hormonellen Ansprechbarkeit sind aktuell drei medikamentöse Therapieansätze denkbar. Die **Suppression** der **Ovarialfunktion** durch den Einsatz von **GnRH-Analoga,** die periphere **Östrogenrezeptorblockade** durch **Antiöstrogene** (z.B. Tamoxifen) und die **Inhibition** der **Östrogensynthese** durch Blockierung des enzymatischen Schritts der Aromatase durch die **Aromatasehemmer.**

Auch für die adjuvante endokrine Therapie soll die Entwicklung in knappen Zügen bis zu den aktuellen Entwicklungen umrissen werden.

Die Basis der Wirkung einer adjuvanten endokrinen Therapie liegt in der Feststellung, dass bei Patientinnen der Prämenopause, die ovarektomiert waren, sowohl bezüglich des krankheitsfreien als auch des Gesamtüberlebens nach 10 und nach 15 Jahren signifikante Diffe-

Tab. 33-10 Übersicht und Substanzen für die endokrine Therapie.

SUBSTANZ	TAMOXIFEN	EXEMESTAN
Strukturformel	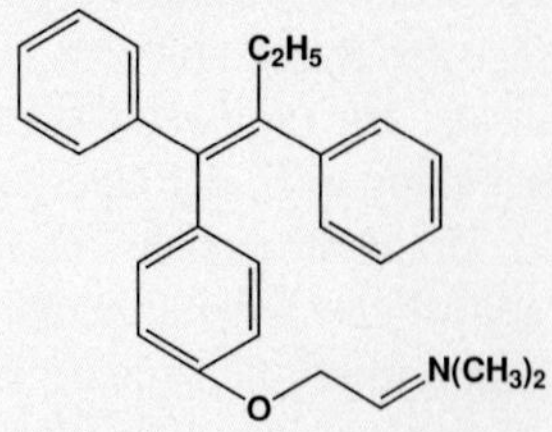	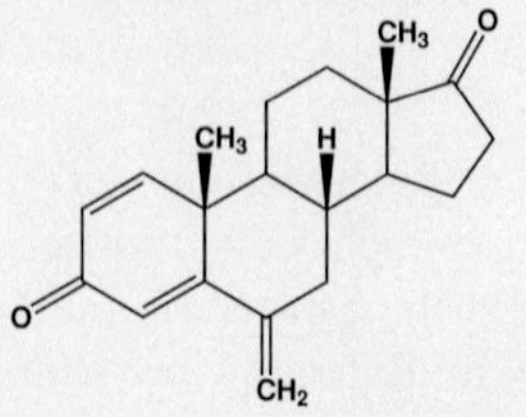
Wirkstoff(gruppe)	Triphenylethenderivat (trans-Enantiomer)	steroidaler Aromatasehemmer
Nebenwirkungen	- Uterus: vaginale Blutungen - sonstiges: Hitzewallungen, Übelkeit	- Hitzewallung, Übelkeit - selten Schwitzen, Schwindel - Lymphopenie
Kontraindikationen	- schwere Leuko- und Thrombozytopenien - Lebererkrankungen, schwere Hyperkalziämien	
Besonderheiten bei Therapie/ zusätzliche Maßnahmen	- 20 mg p.o. täglich - cave: 2fach erhöhtes Risiko für Endometriumkarzinome, Hemmung des Cumarinabbaus - vor Therapie: Blutbild, Leberwerte, Ausschluss: Katarakt/Sehstörung	- cave: starker Nieren- und Leberschaden (Dosisreduktion) - Interaktion mit Medikamenten, die durch Cytochrom P450 metabolisiert werden
SUBSTANZ	**ANASTROZOL**	**LETROZOL**
Strukturformel	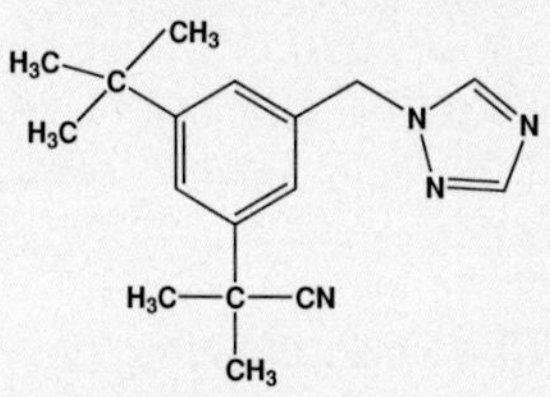	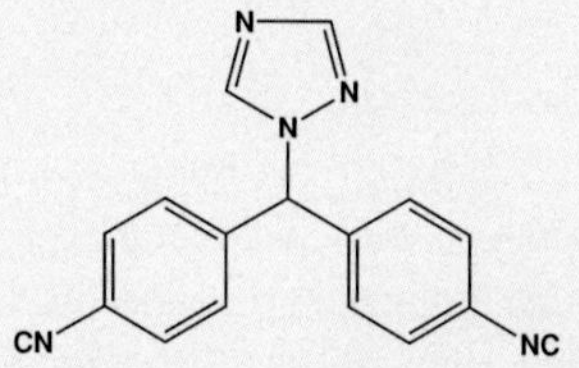
Wirkstoff(gruppe)	nichtsteroidaler Aromatasehemmer	nichtsteroidaler selektiver Aromatasehemmer
Nebenwirkungen	- Flush-Symptomatik - Ödeme - Vaginitis sicca - selten: Thromboembolien, leichte Alopezie	- Kopfschmerzen - Flush-Symptomatik - Ödeme - selten: Thromboembolie, Alopezie
Kontraindikationen		
Besonderheiten bei Therapie/ zusätzliche Maßnahmen	- Dosisreduktion bei schwerer Niereninsuffizienz (GFR < 20 ml/min), schwerer Leberfunktionsstörung - cave: 2fach erhöhtes Risiko für Endometriumkarzinome, Hemmung des Cumarinabbaus - vor Therapie: Blutbild, Leberwerte, Ausschluss: Katarakt/Sehstörung	

renzen dargestellt werden konnten. Die Rückführung der Mortalitätsraten sowie der jährlichen Rückfallraten zeigte die höchsten Werte aller möglichen adjuvanten Behandlungsansätze (Kaufmann und Minckwitz 2001). Diese Ergebnisse der EBCTCG-Metaanalyse von 1996 sind die Basis einer Reihe von Studien, bei denen die gezielte Ausschaltung der Ovarialfunktion in der Prämenopause bei vorhandener Steroidrezeptorexpression untersucht wird (EBCTCG 1996).

Der Einsatz von **Tamoxifen** als adjuvante Maßnahme ist seit langer Zeit etabliert und zeigt bei den hormonresponsiven Tumoren sowohl im prä- als auch im postmenopausalen Kollektiv eine deutliche Senkung der Mortalitäts- und Rückfallraten (EBCTCG 1998). Die

Tab. 33-10 Übersicht und Substanzen für die endokrine Therapie. *(Fortsetzung)*

Substanz	Toremifen	Buserelin
Strukturformel	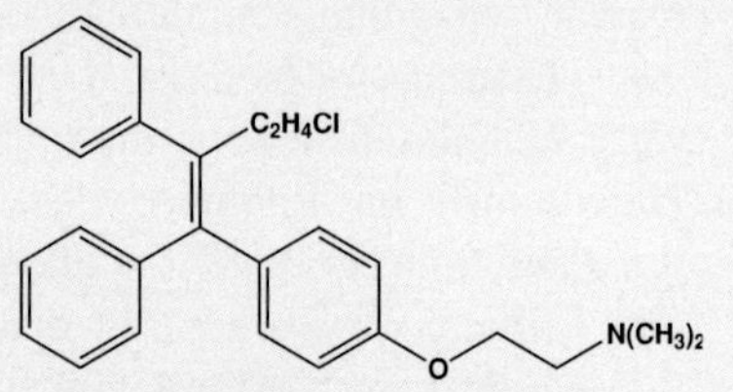	Pyr — His — Trp — Ser — Tyr — D — Ser (tret — Butyl) — Leu — Arg — Pro — N(H) — C_2H_5
Wirkstoff(gruppe)	nichtsteroidales Antiöstrogen (2. Generation)	GnRH-Analoga
Nebenwirkungen	- Hitzewallungen, Schwitzen - Hyperkalziämie-Syndrom - Endometriumproliferation mit (selten) Karzinomen (sonografische Kontrolle der Endometriumdicke nach 3 Jahren)	- Libidoverlust - Hitzewallungen, Schwitzen - Hyperkalziämie
Besonderheiten bei Therapie/ zusätzliche Maßnahmen	- Toxizität ↑ durch gleichzeitige Gabe von Thiaziddiuretika (Gefahr der Hyperkalziämie) - Toxizität ↓ Ketoconazol, Erythromycin	- bei Therapiebeginn kurzfristiger Anstieg von Östrogen (= Tumorstimulation?), daher kann eine Antiöstrogentherapie über 3–4 Wochen parallel laufen (Tamoxifen)

Substanz	Goserelin	Triptorelin	Leuprorelinacetat
Strukturformel	Pyr — His — Trp — Ser — Tyr — D — Ser — Leu — Arg — Pro — Gly — NH_2	Pyr—His—Trp—Ser—Tyr— D —Ser (tret — Butyl) —Leu—Arg—Pro— N(H) — N(H) — C(=O) — NH_2	Pyr — His — Trp — Ser — Tyr — D — Ser — Leu — Arg — Pro — N(H) — C_2H_5
Wirkstoff(gruppe)	GnRH-Analoga	GnRH-Analoga	GnRH-Analoga
Nebenwirkungen	- Libidoverlust - Hitzewallungen, Schwitzen - Hyperkalziämie	- Libidoverlust - Hitzewallungen, Schwitzen - Hyperkalziämie	- Libidoverlust - Hitzewallungen, Schwitzen - Hyperkalziämie
Besonderheiten bei Therapie/ zusätzliche Maßnahmen	- bei Therapiebeginn kurzfristiger Anstieg von Östrogen (= Tumorstimulation?), daher kann eine Antiöstrogentherapie über 3–4 Wochen parallel laufen (Tamoxifen)	- bei Therapiebeginn kurzfristiger Anstieg von Östrogen (= Tumorstimulation?), daher kann eine Antiöstrogentherapie über 3–4 Wochen parallel laufen (Tamoxifen)	- bei Therapiebeginn kurzfristiger Anstieg von Östrogen (= Tumorstimulation?), daher kann eine Antiöstrogentherapie über 3–4 Wochen parallel laufen (Tamoxifen)

Ergebnisse sind mehrfach repliziert. Der Effekt ist am deutlichsten ausgeprägt bei den postmenopausalen rezeptorpositiven Fällen (Veronesi 2002). Gleichzeitig ist festzustellen, dass im Falle des steroidrezeptornegativen Tumors eine Wirksamkeit von Tamoxifen verneint werden kann.

Die Empfehlungen liefen bisher für eine Tamoxifentherapie über 5 Jahre. Eine Verbesserung der Ergebnisse über diesen Zeitraum hinaus tritt nicht auf.

Auch im adjuvanten endokrinen Ansatz wird versucht, durch die Hinzunahme neuer Substanzen – ähnlich wie bei den Chemotherapeutika – die Effektivität zu vergleichen. Die aktuellen Ergebnisse beziehen sich auf die Anwendung der neuen Aromatasehemmer. Hierbei wurde untersucht, inwieweit die Daten mit Tamoxifen abzugleichen sind. Aktuell relevant sind hieraus die Ergebnisse der ATAK-Studie, wobei hier ein Kollektiv aus postmenopausalen, überwiegend rezeptorpositiven Patientinnen nach dem Primäransatz aus chirurgischem Eingriff, Radiatio und Chemotherapie anschließend mit dem Antiöstrogen Tamoxifen, dem Aromatasehemmer **Anastrozol** oder der Kombination aus beiden über

5 Jahren behandelt wurde. Die Ergebnisse sind sehr aufschlussreich und zeigen, dass im Therapiearm zwischen ausschließlicher Tamoxifengabe und der Kombination aus Tamoxifen und Anastrozol keine Unterschiede feststellbar sind. Bei den ausschließlich mit dem Aromatasehemmer behandelten Patientinnen kann nach 4-jähriger Kontrolle ein verbessertes krankheitsfreies Überleben von knapp 3% konstatiert werden. Es wird v.a. festgestellt, dass in diesem Zeitraum die Inzidenz kontralateraler Mammakarzinome nach dem Einsatz des Aromatasehemmers im Vergleich zur Tamoxifengruppe um knapp 60% vermindert ist.
Diese Ergebnisse führen zu einer entsprechenden Empfehlung für die individuelle Auswahl der adjuvanten Therapie.

Kombinierte Therapie

Die Idee einer Kombination im adjuvanten Ansatz geht davon aus, mit der Verknüpfung beider Therapieprinzipien differente Tumorzellklone zu vernichten und das Ergebnis zu optimieren. So gibt es Hinweise aus Untersuchungen der EBCTCG (1992) für eine Ergebnisverbesserung durch die Kombination. Für die Gruppe der nodalnegativen, rezeptorpositiven Fälle konnte in einem Ansatz der NSABP, dem sog. B-20-Protokoll, der Vorteil der Kombination aus Chemotherapie und Tamoxifen der alleinigen endokrinen Therapie gegenübergestellt werden. Das krankheitsfreie Überleben wird durch die Kombination signifikant, die Überlebenszeit erkennbar verbessert. Es liegt allerdings auch eine Untersuchung vor, in der festgestellt wird, dass bei rezeptorpositiven Fällen in der Postmenopause zwischen den Gruppen einer Tamoxifenbehandlung und einer Tamoxifen-CMF-Kombinationstherapie keine Unterschiede vorliegen.
In diesem Zusammenhang sollen auch die Daten - einer Studie der South-West Oncology Group referiert werden, bei der postmenopausale, rezeptorpositive, nodalpositive Patientinnen untersucht wurden. Zwei Behandlungsgruppen erhielten entweder eine 5-jährige adjuvante endokrine Therapie mit Tamoxifen oder eine Polychemotherapie mit Cyclophosphamid/Doxorubicin/5-FU und zusätzlich die 5-jährige Tamoxifengabe. Im Kombinationsansatz mit dem FAC-Schema und Tamoxifen wurde weiter differenziert zwischen einer zeitgleichen Gabe von Tamoxifen oder einer Gabe von Tamoxifen nach Abschluss der Chemotherapie. Die Kontrolle nach 10 Jahren zeigt eindeutige Vorteile beim krankheitsfreien und Gesamtüberleben für die Kombinationsbehandlung, wobei die endokrine Therapie der Polychemotherapie nachgeschaltet wird. Die bessere Wirksamkeit der endokrinen polychemotherapeutischen Kombination wird durch die zeitgleiche Applikation deutlich reduziert.

13.1.2 Empfehlungen zur adjuvanten Therapie

Chemotherapie

Die aus den resultierenden Untersuchungen abzuleitenden Behandlungsempfehlungen werden im Rahmen sog. Konsensus-Meetings erarbeitet. Grundsätzlich wäre es wünschenswert, die adjuvante Therapie aller Patientinnen im Rahmen wissenschaftlicher Studien durchzuführen. Dies gelingt allerdings nur in begrenztem Umfang, wobei hier für den ambulanten Bereich nicht zuletzt auch darauf hingewiesen werden muss, dass die eigentliche Kooperation nach stationärer Behandlung und ambulanter Weiterbetreuung inklusive der Durchführung einer Chemotherapie zwar oft beschworen, aber de facto kaum verwirklicht ist.
Für jene Fälle, die nicht in entsprechenden Studienprotokollen zu behandeln sind, sollen die Konsensuskonferenzen Anhalt geben, in welcher Weise die adjuvante Therapie empfohlen wird. Die Basis der Konsensusempfehlungen ist die risikoadaptierte Behandlungsführung, wobei die oben ausführlich dargestellten Risiko- und Prognosefaktoren berücksichtigt werden. Für die sog. St. Gallener Konsensusempfehlung sind als relevante Faktoren die Tumorgröße, der Lymphknotenstatus, der Steroidrezeptorbesatz, das Alter der Patientin und das Tumorgrading relevant (Tab. 33-11).
Für die globale Risikoklassifizierung werden lediglich zwei Risikoklassen unterschieden. Die Niedrigrisikokriterien setzen voraus, dass alle günstigen Faktoren zusammentreffen, d.h., dass die Patientin einen Primärtumor < 2 cm hat, der Steroidhormonrezeptoren exprimiert, dessen Grading bei Grad 1 liegt und die Patientin über 35 Jahre alt ist. In diesen Fällen scheint eine systemische Behandlung nicht notwendig zu sein. Es gibt allerdings Hinweise dafür, dass selbst hier eine adjuvante endokrine Therapie – die Empfehlung nennt Tamoxifen bzw. bei Kontraindikationen in der Postmenopause auch bereits einen Aromatasehemmer – das Risiko der kontralateralen Tumorentwicklung supprimiert.
Alle andere Patienten, d.h. alle anderen nodalpositiven wie nodalnegativen, erhalten eine adjuvante Therapiemaßnahme.
In Zukunft werden sicher auch tumorbiologische Faktoren Berücksichtigung finden. Bisher ist davon auszugehen, dass weit über die Hälfte aller nodalnegativen Patienten auch durch alleinige lokale Therapiemaßnahmen (Chirurgie, Strahlentherapie) geheilt werden können. Die bislang und immer noch etablierten Prognosefaktoren schaffen diese Individualisierung nur in einem gewissen Umfang. Die neueren Prognosefaktoren – und hier v.a. die schon erwähnten tumorassoziierten Proteolysefaktoren – sind mittlerweile auf höchstem Evidenzniveau validiert. Die Bestimmung von uPA/PAI-1 kann

Tab. 33-11 Konsensusempfehlungen St. Gallen (2003).

A. NODALNEGATIVES MAMMAKARZINOM (N0)				
niedriges Risiko	– Östrogen- und/oder Progesteronrezeptoren positiv – Tumor < 2 m – Grading 1 – Patientin mindestens 35 Jahre alt			
hohes Risiko	– alle anderen nodalnegativen Konstellationen			
Menopausenstatus	prä	post	prä	post
Rezeptorstatus	Östrogen-/Progesteronrezeptoren positiv		Östrogen-/Progesteronrezeptoren negativ	
niedriges Risiko	nihil oder Tamoxifen*		nihil	
hohes Risiko	– PCT+ Tamoxifen * (+/–GnRH) – GnRH + Tamoxifen* (+/–PCT) – GnRH – Tamoxifen *	– Tamoxifen* – PCT + Tamoxifen *	– PCT	
B. NODALPOSITIVES MAMMAKARZINOM (N+)				
Menopausenstatus	prä	post	prä	post
Rezeptorstatus	Östrogen-/Progesteronrezeptoren positiv – PCT + Tamoxifen* (+/–GnRH) – GnRH + Tamoxifen* (+/–PCT)	– PCT + Tamoxifen* – Tamoxifen	Östrogen-/Progesteronrezeptoren negativ – PCT	

*Aromatasehemmer bei Kontraindikation gegen Tamoxifen
PCT, Polychemotherapie

im Tumorextrakt anhand eines standardisierten ELISA-Tests durchgeführt werden.

> **!**
> Das Kollektiv der nodalnegativen Patientinnen mit niedrigen Werten für die Proteolysefaktoren hat die besten Heilungsaussichten, so dass in dieser Situation von einer adjuvanten Systemmaßnahme abgesehen werden kann.

Umgekehrt wird sich bei den nodalnegativen Patientinnen mit erhöhten Werten für uPA und PAI-1 ein hohes Rezidivrisiko finden, so dass hier die adjuvante Therapie indiziert ist.

Ein weiterer wichtiger Faktor ist schließlich die Auswahl der Chemotherapie bei den nodalnegativen, proteolysefaktorpositiven Patientinnen. Mittlerweile ist gezeigt worden, dass v.a. die Patienten mit erhöhten Proteolysefaktoren deutlichst von der adjuvanten Chemotherapie profitieren. Da in der Zwischenzeit auch bewiesen ist, dass der Nutzen der Chemotherapie bei erhöhten Proteolysefaktoren unabhängig vom Lymphknotenstatus vorherzusagen ist, ergeben sich hier auch mit der Weiterentwicklung Modifikationen des lokoregionären Vorgehens.

Der **Therapiebeginn** der adjuvanten Maßnahme soll wenigstens in den ersten postoperativen 14 Tagen liegen, wobei er möglichst früh gewählt werden soll. Die vorangestellte historische Entwicklung der Therapiekonzepte zeigt auch, in welcher Weise man sich für die Auswahl des Chemotherapieschemas außerhalb kontrollierter Studien – was nicht empfohlen wird – verhalten soll. So kann als allgemeine Empfehlung eine anthracyclinhaltige Chemotherapie als EC-Kombination gelten. Noch zum Einsatz kommende Schemata außerhalb von Studienprotokollen sind deutlich rückläufig (Tab. 33-12).

Um einen Überblick über die Entwicklung zu geben, sollen die im Rahmen von Studienprotokollen ver-

Tab. 33-12 Zusammenfassung der CMF-, EC- und FEC Behandlungsschemata.

Substanz	Dosis (mg/m²)	Tag (d) Wiederholung	Applikation	Laufzeit
A. CMF-Schema				
Methotrexat (MTX)	40	d1+8 q29	i.v.	15 Minuten
5-Fluorouracil (5-FU)	600	d1+8 q29	i.v.	15 Minuten
Cyclophosphamid	500	d1+8 q29	i.v.	30 Minuten bis 2 Stunden
B. EC-Schema				
Epirubicin	90	d1 q22	i.v.	1 Stunde/Bolus
Cyclophosphamid	600	d1 q22	i.v.	30 Minuten bis 2 Stunden
C. FEC-Schema				
5-FU	500	d1 q22	i.v.	30 Minuten
Epirubicin	90	d1 q22	i.v.	1 Stunde/Bolus
Cyclophosphamid	600	d1 q22	i.v.	30 Minuten bis 2 Stunden

wendeten Therapieansätze bezüglich des Einsatzes bestimmter Substanzen erwähnt werden (s. Tab. 33-9).
So wird zum Beispiel bei Patientinnen mit geringem Lymphknotenbefall (bis zu 3) im Sinne einer Therapieoptimierung untersucht, inwieweit eine Standardchemotherapie von 6 Zyklen CMF oder CEF mit einer sequenziellen Chemotherapie 4 × EC und 4 × Docetaxel Unterschiede erkennen lässt.
Des Weiteren wird im sog. ADEBAR-Protokoll (s. Tab. 33-9) eine auf 6 Zyklen angesetzte FEC-Chemotherapie gegen einen Kontrollarm mit 4 Zyklen EC und anschließender Applikation von 4 Zyklen Docetaxel als Monosubstanz untersucht. Hierbei soll wenigstens ein Befall von 4 axillären Lymphknoten nachgewiesen sein.
In einem ähnlichen Protokoll (s. Tab. 33-9) werden 6 Zyklen einer FEC-Chemotherapie mit einem Kontrollarm von 3 Zyklen FEC und anschließend 3 Zyklen Docetaxel-Monotherapie verglichen (NNBC-3). In diesen Ansatz werden nodalnegative Patientinnen eingeführt und die Risikosituation auf Grund weiterer klinisch-pathologischer und biochemischer Marker überprüft.
Auch der Blick auf die Wirkung der HER-2/neu-Überexpression in der Bedeutung für die adjuvante Situation kommt zum Beispiel in der **BCIRG-006-Studie** (s. Tab. 33-9) zum Ausdruck. Hierbei werden bei lymphknotenpositiven oder bei lymphknotennegativen Fällen mit hohen Risikokriterien und der Amplifikation des HER-2/neu-Onkogens in 3 Behandlungsarmen der Einsatz von Doxorubicin, Cyclophosphamid und Docetaxel verglichen. In einem Behandlungsarm folgen nach 4 Zyklen Doxorubicin und Cyclophosphamid in der Kombination anschließend 4 Applikationen von Docetaxel; im zweiten Behandlungsarm nach 4 Zyklen Adriamycin/Cyclophosphamid anschließend 4 Applikationen von Docetaxel, kombiniert mit **Herceptin®,** wobei die Herceptin®-Gabe wöchentlich durchgeführt wird, für die Dauer eines Jahres. Schließlich wird in einem dritten Therapiearm der kombinierte Einsatz des Taxans mit Cyclophosphamid sowie Herceptin® über 6 Zyklen evaluiert, wobei auch hier die Herceptin®-Gabe für ein Jahr weitergeführt wird.
Auch andere Protokolle versuchen, die Kombination zwischen Anthracyclinen und dem Alkylans Cyclophosphamid und dem Einsatz von Taxanen zu evaluieren, wobei zum Beispiel im **ASG-Protokoll** (s. Tab. 33-9) bei Patientinnen mit geringem Lymphknotenbefall (bis zu 3) der Einsatz von 4 Zyklen Epirubicin/Endoxan von 4 Monotherapiezyklen Paclitaxel gefolgt wird und im Kontrollarm eine dosisintensivierte Therapie mit Intervallverkürzung aus der Monoapplikation von zunächst Epirubicin und anschließend Paclitaxel erfolgt.
Die ETC-Studie (s. Tab. 33-9) untersuchte ebenfalls eine sequenzielle Standardchemotherapie im Hochrisikobefall bei ausgedehnter nodaler Metastasierung gegen eine sequenzielle Chemotherapie aus der Monoapplikation der Substanzen Epirubicin, Paclitaxel und Cyclophosphamid, die jeweils 3 × im Abstand von 2 Wochen appliziert werden. Im Kontrollarm werden zunächst 4 Zyklen Epirubicin/Cyclophosphamid im 3-wöchigen Abstand von 4 Monotherapieapplikationen des Paclitaxels gefolgt.
Die aufgeführten Protokolle sollen einen Eindruck von der Entwicklung im Bereich der Optimierung der adjuvanten Chemotherapie vermitteln (s. Tab. 33-9). Die Ähnlichkeit der Protokolle v.a. zu international bereits vorliegenden Ergebnissen ist nicht zu übersehen. Letz-

ten Endes wird aus der Aufstellung ersichtlich, in welche Richtung die Intensivierungen zur Evaluierung der adjuvanten Therapie gehen, dennoch ist auch eine gewisse Redundanz in den zum Teil fleißigen Konjugationsübungen der nicht unwesentlich industriegesponserten „klinischen Forschung" zu erkennen. Es wäre sicherlich zu überlegen, inwieweit wenige gut vorbereitete, zentral koordinierte Protokolle, die in der Tat ergänzende Fragestellungen zu bereits vorliegenden Daten bearbeiten, auch im deutschsprachigen Raum noch stärker einzufordern sind als die in den vorliegenden Ansätzen durchaus noch erkennbare nationale oder gar regionale Redundanz bestimmter Protokolle.

Wichtig ist allerdings dennoch der Hinweis, dass der Einsatz neuer Substanzen, wie z. B. Herceptin®, oder von dosisdichten Konzepten bzw. sogar Hochdosiskonzepten in der adjuvanten Situation weiterhin als experimentell gelten und entsprechenden Studienprotokollen vorbehalten sein muss (Farquhar et al. 2003).

Die aktuelle Basis der Empfehlungen ist zurzeit grundlegend den **St. Gallener Konsensusempfehlungen 2003** (s. Tab. 33-11) sowie den amerikanischen **NIH-Empfehlungen** aus dem Jahr 2000 zu entnehmen (Tab. 33-13).

Die **Reihenfolge** der adjuvanten Maßnahmen in Bezug auf Radiatio und Chemotherapie soll hier nochmals angeführt werden. Es hat sich etabliert, nach BET die beiden Verfahren in sequenzieller Form anzuwenden, wobei zunächst der Systemtherapie der Vorzug zu geben ist. Allemal ergibt sich aus dem Einsatz von potenziell kardiotoxischen Substanzen, wie den Anthracyclinen, auch eine relative Kontraindikation zur simultanen Radiatio im Bereich der Thoraxwand.

Die Inhalte der einzelnen Studienprotokolle können über entsprechende Informationsquellen nachgefragt werden, für eine adjuvante Therapie außerhalb dieser Protokolle sei die tabellarische Aufstellung der CMF-, FEC-Schemata angegeben (s. Tab. 33-12). Für die Anwendung der beiden Taxane Taxol und Docetaxel sind das ETC-Schema sowie das EC-Doc-Schema aufgeführt.

Für die Dosierung weiterer Chemotherapiekombinationen sind Analogien zu den Schemata im metastasierten Stadium bzw. für die neoadjuvante Chemotherapie heranzuziehen.

Endokrine Therapie

! Die adjuvante endokrine Therapie ist nur beim rezeptorpositiven Tumor wirksam.

Bislang bestand der Standard der endokrinen Therapie in einer Applikation von 20 mg Tamoxifen pro Tag über 5 Jahre. Eine Verlängerung dieser Therapie ist nicht effektiv. In der Prämenopause wird zusätzlich die Ovarialfunktion ausgeschaltet, wobei dies mit geringster Belastung medikamentös durch die **GnRH-Agonisten** erfolgt. Da v. a. Patientinnen unter 35 Jahren ein deutlich erhöhtes Risiko haben, noch vor der 10-Jahres-Frist an der Erkrankung zu versterben, ist hier unabhängig vom Steroidrezeptorbesatz die zusätzliche Anwendung einer Chemotherapie indiziert. Im Kollektiv prämenopausaler Frauen über 35 Jahre ist lediglich für die CMF-Chemotherapie nachgewiesen, dass die reine endokrine Therapie eine Alternative zu der Sequenz CMF-Tamoxifen darstellen kann.

Der ergänzende Einsatz der Ovarialsuppression mit GnRH-Agonisten bei einer chemo-endokrinen Sequenztherapie mit Tamoxifen wird zur Zeit untersucht und ist aktuell kein Therapiestandard. Der Nutzen der zusätzlichen GnRH-Agonisten-Gabe wird vor allem bei einem Kollektiv unter 40 Jahren beobachtet. Weitere Prüfungen beziehen die Wirksamkeit der Kombination aus Aromatasehemmern und GnRH-Gabe zur adjuvanten Therapie in der Prämenopause ein.

Im Postmenopausenkollektiv wird bei Mammakarzinomen mit nachgewiesenem Rezeptorbesatz der Einsatz von Aromatasehemmern als wirksame adjuvante Therapie angesehen. Die Ergebnisse der ATAC-Studie wurden bereits erwähnt. Es soll nochmals darauf hingewiesen werden, dass die Therapie mit Anastrozol alleine der Therapie mit Tamoxifen oder der Kombination des Aromatasehemmers mit Tamoxifen im krank-

Tab. 33-13 NIH-Empfehlungen November 2000.

Chemotherapie	– Patientin möglichst jünger als 70 Jahre – keine Chemotherapie nur bei Befunden < 1 cm/nodalnegativ – bevorzugt Anthracycline (Taxane in der adjuvanten Therapie noch nicht Standard)
Hormontherapie	– 5 Jahre Tamoxifen bei rezeptorpositiven Tumoren – bei prämenopausalen Patientinnen optional GnRH-Analoga
prognostische/ prädiktive Faktoren	– konventionelle Faktoren wie Tumorgröße, Lymphknotenstatus oder Grading unverändert gültig – HER-2/neu oder p53 u. a. neue Faktoren nur im Rahmen von Studien

heitsfreien Überleben signifikant überlegen ist. In diesen Kontext gehört auch die MA-17-Studie, nach der feststeht, dass im Anschluss an die 5-jährige adjuvante Tamoxifenapplikation in der Postmenopause die Erweiterung der adjuvanten Therapie durch den Aromatasehemmer **Letrozol** zu einer signifikanten Verbesserung des krankheitsfreien Überlebens führt.
Ein ähnliches Ergebnis liefert die IS-Studie, wobei hier nach dem Aromatasehemmer nach 2–3 Jahren auf **Exemestan** umgestellt wurde. Nach knapp 3-jähriger Kontrolle findet sich hier ein signifikant verlängertes krankheitsfreies Überleben gegenüber der Fortsetzung der Tamoxifentherapie. Ähnliche Ergebnisse konnten auch im Rahmen der ITA-Studie für Anastrozol gezeigt werden.
Kenntnis über Langzeitüberlebens- und Toxizitätsraten in der adjuvanten Situation bei den Aromatasehemmern fehlen bislang.
Das steroidpositive, nodalnegative postmenopausale Mammakarzinom wird entweder ausschließlich adjuvant endokrin oder auch chemo-endokrin sequenziell therapiert. Auch hier ergibt sich die Indikation zur Chemotherapie aus der speziellen Risikosituation. Das steroidrezeptorpositive, nodalpositive Mammakarzinom ist grundsätzlich einer adjuvanten chemo-endokrinen Therapie zuzuführen. Die Unterlassung der Chemotherapie ergibt sich hier eigentlich nur aus individuellen Kontraindikationen für den zytostatischen Einsatz. Insbesondere die Ergebnisse der Intergroup-01-00-Studie zeigen einen eindeutigen Benefit der sequenziellen Therapie CAF-Tamoxifen gegenüber alleiniger Tamoxifentherapie oder einer simultanen chemo-endokrinen Behandlung.

14 Therapie der In-situ-Karzinome

14.1 DCIS

Eine besondere Erwähnung muss der Therapieansatz bei präinvasiven In-situ-Veränderungen des Mammakarzinoms haben. Im Zusammenhang mit den diagnostischen Parametern wurde die Besonderheit des DCIS erwähnt. Durch die Screening-Verfahren hat die Diagnose des DCIS deutlich zugenommen: im Zeitraum zwischen 1980 und 1986 bei den über 50-jährigen Patientinnen um über 200% und bei den unter 50-jährigen Patientinnen um über 100%. Das DCIS zeichnet sich überwiegend durch rein mammografisch erfassbare Mikrokalzifikationsareale aus, aber gelegentlich auch als Morbus Paget oder als tastbare Raumforderung. Gut drei Viertel der entdeckten Veränderungen zeigen lediglich Mikrokalzifikationen. Hingewiesen wurde auf die Multizentrizität des Tumors außerhalb des betroffenen Primärquadranten und die Multifokalität innerhalb des Quadranten. Die Faktoren nekrotische Areale und nukleäre Morphologie sind auch für die Prognose und Therapieplanung des DCIS relevant. Sie geben Aufschluss über die Häufigkeit des Auftretens von Rezidiven nach brusterhaltenden Therapiemaßnahmen. So ist bekannt, dass bei hohem Nekroseanteil und ungünstigem Grading die Rezidivrate höher liegt, genauso wie die Anteile von mikroinvasiven Arealen. Bei einem Durchmesser der DCIS-Veränderung über 2,5 cm Durchmesser findet sich häufiger Multizentrizität. Im ursprünglichen therapeutischen Ansatz wurde eine Mastektomie durchgeführt, die in nahezu allen Fällen zu einer Heilung führen kann.
Eine weitere Reduktion des Ausmaßes des Primäreingriffs wurde diskutiert und unter folgenden Bedingungen umgesetzt. Auf Grund der Ergebnisse der Studie NSABPB-17 kann gefolgert werden, dass eine brusterhaltende Tumorexzision und anschließende Strahlentherapie zunächst im Vergleich zur alleinigen operativen Therapie mit weniger Rezidiven verbunden ist. Diese Therapie wurde inzwischen vielfach umgesetzt. In der Folge galt es zu zeigen, in welchem Umfang die lokale Resektion durchzuführen ist. Hierbei kann konstatiert werden, dass in Fällen des DCIS mit freien Resektionsrändern über 1 cm und BET-Operationsverfahren kein Vorteil durch die adjuvante Radiatio erkennbar wird. Diese wird allerdings relevant bei Herden, bei denen die Exzisionsränder unter 1 cm liegen, wobei zwischen der Gruppe bis knapp 1 cm Resektionsrand und unter 1 mm Resektionsrand deutlich unterschieden werden kann. Als histologisches Merkmal ist in diesen Tumoren der ungünstige Prognosefaktor der **Komedonekrose** mit eingeschlossen.

> **!**
> Hiermit ergibt sich als klare chirurgische Empfehlung ein Resektionsrand der Veränderung mit einem Abstand von wenigstens 1 cm, oder bei knapperen Resektionsrändern eine adjuvante Bestrahlung.

Das Therapievorgehen kann anhand des Van-Nuys-Prognoseindex, der die Größe, den Resektionsrand und die histopathologische Klassifikation unter Einschluss der Komedonekrosen erfasst, zur Orientierung klassifiziert werden (s. Tab. 33-3). Bei niedrigem prognostischem Score (bis 4) wird eine **lokale Exzision** empfohlen, bei Score-Werten bis 7 wird **chirurgisch und adjuvant radiotherapeutisch** behandelt. Bei höheren Score-Werten ist die **Mastektomie** auf Grund der biologischen Eigenschaften des DCIS anzuraten. Der Resektionsrand unter 1 cm indiziert die adjuvante Bestrahlungsbehandlung. Diese ist auch bei Score-Werten über 5 angezeigt.

Die Überprüfung der axillären Lymphknoten ist bei DCIS-Herden über 4 cm zu überlegen.

> **!** Zur Verhinderung des kontralateralen Mammakarzinoms enthielten die St. Gallener Empfehlungen im Jahr 2001 die Empfehlung, eine präventive endokrine Therapie mit Tamoxifen unabhängig vom Rezeptorstatus zu betreiben.

14.2 LCIS

Eine besondere Eigenheit stellt wie angegeben das biologische Verhalten des LCIS dar. In diesen Fällen findet sich als präinvasive Veränderung kein Befall der axillären Lymphknoten. Die Tumoren sind häufig rezeptorpositiv. Das entscheidende Merkmal besteht darin, dass auf der Basis des LCIS nach einer Latenzzeit von wenigstens 10 Jahren in bis zu 25% auf der nachgewiesenen Seite invasive Mammakarzinome entstehen. Für die Entstehung des Mammakarzinoms bilateral bei prämenopausalen Patientinnen lässt sich angeben, dass 35% dieser Patientinnen einen invasiven Tumor entwickeln.

> **!** Als Therapie wird die Exstirpation der Veränderung mit ausreichendem Sicherheitsabstand empfohlen. Aufgrund des Risikoprofils sind engmaschige Kontrollen angeraten, eine adjuvante Radiatio ist nicht indiziert.

Diese Veränderungen werden – falls überhaupt – in der Regel im Rahmen einer Stanzbiopsie erfasst. Allerdings ist diese Diagnose eben auf Grund der biologischen Multizentrizität durchaus nicht zuverlässig. In Abhängigkeit von zusätzlichen Risikofaktoren sowie der Befundausdehnung sind auch größere primärchirurgische Maßnahmen zu erwägen, die unter Umständen entsprechend dem familiären Risiko auch bis zur bilateralen Mastektomie reichen können, dies v. a. im Hinblick auf die beschriebene Bilateralität.

14.3 Primär systemische Therapie

Die Entwicklung der Therapiemöglichkeiten des Mammakarzinoms zeigt einen deutlichen Rückgang beim operativen Vorgehen. Gleichzeitig wird der Einsatz zytostatischer und endokriner Substanzen differenziert, dies korreliert mit dem Verständnis des Mammakarzinoms als Systemerkrankung. Auf dem Boden dieser Überlegungen wurden auch die Entwicklungen zur primären systemischen (früher: neoadjuvante) Therapie (PST) ausgeweitet. Zunächst ging es darum, inoperable Tumoren zu behandeln. Allerdings wurde die Indikation bald ausgeweitet. Nach der Indikation für das lokal fortgeschrittene und inflammatorische Mammakarzinom muss in modernen Konzepten auch über den Einsatz zu einem früheren Zeitpunkt nachgedacht werden (Fisher et al. 1998).

14.3.1 Primäre Chemotherapie

Das Verfahren der onkologischen Behandlung mittels einer primären Chemotherapie hat v. a. im Bereich des Mammakarzinoms in der Zwischenzeit einen festen Stellenwert erreicht. Das Prinzip der Behandlung besteht zunächst in einer initialen Chemotherapie, die die nachfolgenden Bedingungen für den Einsatz chirurgischer und/oder strahlentherapeutischer Maßnahmen verbessern sollen. Darüber hinaus stellt das neoadjuvante Chemotherapieverfahren eine Methode dar, eine **In-vivo-Chemosensibilitätstestung** am Gesamtsystem Organismus vorzunehmen. Die Remission unter der eingeleiteten Therapie entspricht dann der Situation eines sog. Down-Staging.

Der Stellenwert der präoperativen Chemotherapie fußt auf tierexperimentellen Untersuchungen. Wird in einem Tiermodell der Primärtumor entfernt, so lässt sich zeigen, dass bei den residualen Tumorzellen ein erheblicher Proliferationsschub zu beobachten ist. Eventuell vorhandene Metastasen vergrößern sich, die Tumorverdopplungszeit ist reduziert und ein Proliferationsmarker-Index der Tumorzellen erhöht sich innerhalb von 24 Stunden. Diese Untersuchungen über den Einfluss des Intervalls zwischen der Primärtumorentfernung und einer nachgeschalteten Chemotherapie auf das Wachstumsverhalten von Metastasen lagen Anfang der 80er Jahre vor. Ende der 70er Jahre wurde über die Effekte der chirurgischen Tumorentfernung auf die Wachstumskinetik der verbliebenen Tumorzellen publiziert. Aufbauend auf diesen Ergebnissen wurde versucht, durch die präoperative Gabe proliferationshemmender Substanzen, wobei sowohl Zytostatika als auch endokrine Substanzen wie Tamoxifen zum Einsatz kamen, die Proliferationsstimulation zu unterdrücken.

Bei der **Indikationsstellung** zur primär systemischen Chemotherapie geht es auch um das Down-Staging, also eine primäre Verkleinerung dieser Tumoren. Zum Teil sind die Ergebnisse frappierend und können Fälle, bei denen eine lokale Tumorexzision sinnlos erscheint, vor der sonst nur durchführbaren Mastektomie bewahren. Das Verfahren ist zunächst nach den vorliegenden Daten, im Vergleich zu den anderen Therapien, als gleichwertig bezüglich seiner Effekte anerkannt, die Therapie ist bei Patientinnen zunehmend akzeptiert und umsetzbar. Entsprechende klinische Studien sind initiiert.

Zum gegenwärtigen Zeitpunkt lassen sich die Indikationen zur primär systemische Therapie wie folgt zusammenfassen. In den meisten Fällen wird zweifelsohne der **fortgeschrittene Lokalbefund** die Indikationsstellung erleichtern, wie auch das **inflammatorische Mammakarzinom** ausschließlich der Neoadjuvansbehandlung zuzuführen ist. Dennoch soll auch betont werden, dass der **operable maligne Mammatumor** ebenso in diese Indikationsgruppe gehört. Entsprechende Untersuchungen konnten dies bestätigen. Es ist allerdings anzuraten, dass bei der Indikationsstellung der primären Systemtherapie versucht werden sollte, dies im Rahmen eines Studienprotokolls durchzuführen.

Technisch wird so vorgegangen, dass zunächst die histologische Natur des Tumors mittels einer Stanzbiopsie gesichert wird. Anschließend werden bekanntermaßen hocheffektive Polychemotherapieprotokolle, in der Regel über 3–4 Zyklen, appliziert.

Die Tabellen 33-14 und 33-15 stellen die hierbei zum Einsatz kommenden Protokolle EC, FEC und E-Taxane mit E-Paclitaxel und E-Docetaxel dar.

Auch die Frage der **Dosisintensivierung** wird im Rahmen der weiteren, ausschließlich chemotherapeutischen Ansätze untersucht, wobei hier im Wesentlichen bekannte Kombinationen zum Einsatz kommen. So wird der Effekt einer dosisintensivierten Therapie in der Sequenz Epirubicin, Paclitaxel, CMF gegen eine Therapie aus der Kombination Epirubicin, Endoxan und anschließend eine Paclitaxel-Monotherapie überprüft (PREPARE) (Tab. 33-14). Die dreistufige sequenzielle Therapie wird für die Einzelsubstanzen Epirubicin und Paclitaxel 3 × im Abstand von 2 Wochen und schließlich die CMF-Chemotherapie 3 × an den Therapietagen 1 und 8 im Abstand von 4 Wochen durchgeführt. Die Standardbehandlung aus Epirubicin und Cyclophosphamid sowie die anschließende Monotherapie aus 4 Zyklen Paclitaxel wird im Dreiwochenabstand jeweils 4 × appliziert.

Ein weiterer Ansatz verfolgt die Überprüfung der Kombination einer effektiven Chemotherapie zusammen mit **Herceptin**® (TECHNO) (s. Tab. 33-14). Hierbei wird die Therapie mit der Kombination Epirubicin/Cyclophosphamid (90/600 mg/m^2) eingeleitet, anschließend erfolgt der Einsatz der Kombination Paclitaxel und Herceptin® und anschließend der chirurgische Eingriff.

Auch das unter dem Namen GEPARTRIO (s. Tab. 33-14) bekannt gewordene Protokoll untersucht den Effekt der Kombination aus Docetaxel, Doxorubicin und Cyclophosphamid (TAC) zur Initialbehandlung, wobei bei ungenügendem Ansprechen in der Therapiefortführung weitere 4 Zyklen des angegebenen Schemas gegen 4 Zyklen aus der Kombination Vinorelbin und Capecitabin getestet werden. Für die nach 2 Zyklen der TAC-Kombination ansprechenden Patientinnen wird in der Verlängerung die Wirksamkeit von weiteren 4 gegen weitere 6 Zyklen der Kombination ermittelt.

Die angegebenen Protokolle (s. Tab. 33-14) zeigen, in welche Richtungen im Rahmen klinischer Forschungskonzepte die neoadjuvante Therapie weiterentwickelt werden könnte.

Bei der Kombination der Chemotherapeutika zeichnet sich gegenwärtig folgende Entwicklung ab. Es sollte grundsätzlich ein **anthracyclinhaltiges Schema** gegeben werden, nach einer anthracyclinhaltigen Behandlung wäre die sequenzielle Gabe eines Taxans anzuraten. Die Zahl der Therapiezyklen soll über 4 liegen. Durch die Hineinnahme eines Taxans in die primäre Systemtherapie konnte überzeugend dargestellt werden, dass hierdurch eine Steigerung der histopathologischen Vollremissionen möglich wird. In der NSABPB-27-Studie folgt nach einer Anthracyclin-Cyclophosphamid-Kombination (Doxorubicin 60 mg/m^2, Cyclophosphamid 600 mg/m^2) der sequenzielle Einsatz von 4 Zyklen zu 100 mg/m^2 Docetaxel. Die Optimierung der histopathologischen Vollremissionen durch die Ein-

Tab. 33-14 Ausgewählte primär systemische Studienprotokolle: PEPARE, GEPARTRIO, TECHNO.

Studie	Behandlungsgruppen	Substanzen
PREPARE	Arm A: 4 × EC → 4 × Paclitaxel (d1q22)	EC: Epirubicin/Cyclophosphamid
	Arm B: 3 × E → 3 × Paclitaxel (d1q15) → 3 × → OP	E: Epirubicin
	CMF (d1+8q29) nach OP	CMF: Cyclophosphamid/MTX/5-FU
GEPARTRIO (GABG 12)	Arm A: 2 × TAC → no change/Progression → 4 × TAC	TAC: Docetaxel/Doxorubicin/Cyclophosphamid
	Arm B: 2 × TAC → no change/Progression → 4 × VCap	
	Arm C: 2 × TAC → part./kompl. Remission → 4 × TAC	VCap: Vinorelbin/Capecitabin
TECHNO	Arm A: EC → Taxol®/Herceptin® → OP → Herceptin®	EC: Epirubicin/Cyclophosphamid

Tab. 33-15 Zusammenfassung der ET- und E-Doc-Behandlungsschemata.

Stubstanz	Dosis (mg/m²)	Tag (d) Wiederholung	Applikation	Laufzeit
A. ET				
Epirubicin	90	d1 q22	i.v.	1 Stunde/Bolus
Paclitaxel	175	d1 q22	i.v.	3 Stunden
cave	Prämedikation: Dexamethason, H_1- und H_2-Blocker			
B. E-Doc				
Epirubicin	75	d1 q22	i.v.	1 Stunde/Bolus
Docetaxel	75	d1 q22	i.v.	1 Stunde
cave	Prämedikation: Dexamethason, H_1- und H_2-Blocker			

führung des Taxans ist in dieser Untersuchung gesichert. Mit der Ausdehnung der Therapiedauer auf ein halbes Jahr und der Hineinnahme der Taxane wird das Ausmaß der Vollremissionen angehoben. Zurzeit ist noch nicht klar, welche Effekte dies auf das Gesamtüberleben hat. Nach den bisherigen Untersuchungen muss in weniger als 5% der Fälle trotz Beginn der Neoadjuvansbehandlung mit einer primären Progression gerechnet werden. Diese Fälle sind wohl unabhängig vom Zeitpunkt einer systemischen Behandlung prognostisch ungünstig.

Nach vorliegenden Daten sprechen v. a. Mammakarzinome ohne Steroidhormonrezeptorexpression deutlich besser an, wobei hier eine zum Teil 4fache Steigerung dieser Ansprechensraten berichtet wird. Stellvertretend für eine bundesdeutsche Untersuchung soll hier das Münchner AGO-Protokoll erwähnt werden (PREPARE) (s. Tab. 33-14), bei dem 3 Zyklen Epirubicin 150 mg/m² und 3 Zyklen Paclitaxel 250 mg/m² im Zweiwochenturnus verabreicht wurden, und im alternativen Behandlungsarm eine im Dreiwochenabstand erfolgende Applikation einer Kombination aus Epirubicin 90 mg/m² und Paclitaxel 175 mg/m².

Nach dem chirurgischen Eingriff wurden in der Dosierung CMF 500/40/600 an den Tagen 1 und 8 im Vierwochenabstand 3 Zyklen Chemotherapie ergänzt. Der negative Steroidrezeptorbesatz wird in dieser Untersuchung als unabhängiger Prädiktor für das Erreichen der histopathologischen Vollremission definiert, die dosisdichte Applikation führt zu einer hochsignifikanten Anhebung der Vollremissionen.

Nach den gegenwärtigen Untersuchungen kann von einem Ansprechen in gut drei Viertel aller Fälle ausgegangen werden. Es zeigt sich, dass v. a. duktale Karzinome günstig ansprechen, wobei gelegentlich über drei Viertel der Tumormasse reduziert werden kann. Die bereits erwähnte In-vivo-Sensibilitätstestung gestattet in diesen Fällen eine nützliche Information über die Auswahl einer späteren Therapie im palliativen Stadium.

Damit konnte mehrfach gezeigt werden, dass das lokal fortgeschrittene Mammakarzinom durch die primär systemische Chemotherapie oft auch brusterhaltend operiert werden kann. Durch die NSABPB-18-Studie wurde der Weg für die neoadjuvante Chemotherapie gebahnt (Fisher et al. 1997). Hier findet man, dass die präoperative Gabe von 4 Therapiezyklen Doxorubicin/Cyclophosphamid nach knapp 10 Jahren Nachbeobachtung die gleichen Überlebensraten zeigt wie die postoperative adjuvante Gabe des gleichen Schemas. Nicht nur das Gesamtüberleben, auch das krankheitsfreie Intervall ist identisch, so dass sich durch die Nachschaltung des Eingriffs definitiv keine Nachteile ergeben. Die Replikation des Befundes durch weitere Untersuchungen lässt diese Kenntnis als gesichert erscheinen. Die Indikation für diese Maßnahme erfolgt nach minimal-invasiver Diagnostik (Stanzbiopsie). Das Ansprechen wird mit klinischen und apparativen Verfahren verfolgt. Es erweist sich als günstig, die Tumorlokalisation zu markieren, was v. a. bei einer klinischen Vollremission für die weitere Behandlung relevant wird.

Der relevante **Surrogatmarker** der Neoadjuvansbehandlung ist das Ausmaß der **Remission** und v. a. der Umfang der histopathologischen **Vollremissionen.** Durch eine Reihe von Untersuchungen konnte gezeigt werden, dass die Gesamtüberlebensraten nach histopathologischer Vollremission verbessert sind, so dass hiervon abzuleiten ist, dass in diesem Falle auch entfernte okkulte Metastasen ansprechen.

Zwischen der Remission des Primärtumors und der Dauer eines krankheitsfreien Überlebens sowie der Reduktion der axillären Lymphknotenmetastasierung besteht ein enger Zusammenhang. Damit erweist sich dieser Ansatz, der adjuvanten Kombinationstestungen überlegen, da er unmittelbar Hinweise auf die günstigs-

te Therapieform liefert. Das zum Teil jahrzehntelange Abwarten der Ergebnisse adjuvanter Studien könnte entfallen. Damit wäre dies ein In-vivo-Test, um neue Behandlungsansätze anschließend in adjuvante Therapieprotokolle zu integrieren.
Für die betroffenen Patientinnen ist der Unterschied zur adjuvanten Therapie evident. Da die adjuvante Therapie zu einem Zeitpunkt durchgeführt wird, in der eine Metastasierung durch keinerlei Verfahren nachgewiesen werden kann, bleibt die Frage für die Betroffenen offen, inwieweit die Behandlung effektiv ist. Die Indikationen stützen sich auf allgemeine empirische Daten. Die neoadjuvante Therapie ermöglicht hier, das Ansprechen des Tumors zu testen, so dass auch die Gabe einer ineffektiven Substanz, die ja in der Regel mit zahlreichen Nebenwirkungen behaftet ist, vermieden werden kann. Dies hat zur erhöhten Akzeptanz des Verfahrens durch die Patientinnen geführt. Die Compliance wird gefördert, da die Patientin den Therapieerfolg selbst registrieren kann und die Maßnahmen im nachgeschalteten chirurgischen Verfahren zu besseren – v.a. auch ästhetischen – Ergebnissen führen. Zudem sind verschiedene Therapieansätze miteinander in Protokollen vergleichbar, so dass die PST als eine In-vivo-Sensitivitätstestung anzusehen ist. Bei fehlender Remission oder weiterer Progression können nichtkreuzreagierende Substanzen zum Einsatz kommen.
Dennoch muss auch in Anbetracht der deutlichen Remissionen der Residualtumoren qualifiziert chirurgisch versorgt werden. Anhand der Aufarbeitung histopathologischer Präparate kann man zeigen, dass in maximal 10% der Fälle eine entsprechende bestätigte Vollremission erreicht wird, die anderen Fälle scheinen klinisch rückgebildet, zeigen aber noch Resttumoranteile. Um diese Reste erfassen und entfernen zu können, sollte möglichst der primär befallene Bereich exzidiert werden.
Für den chirurgischen Eingriff nach der Systemtherapie erhofft man sich eine Optimierung der BET-Frequenz durch Verkleinerung des Primärtumors. Unterbleibt der chirurgische Eingriff bei klinischer Vollremission, so findet sich erwartungsgemäß eine erhöhte Rate lokaler Rezidivierungen, da unter Umständen bei bis zu 50% dieser Fälle Tumoranteile verbleiben. Somit ist die Operation als zentrales Element des Gesamtbehandlungskonzeptes darzustellen und muss geplant werden wie in nicht vorbehandelten Fällen. Das Ausmaß des Eingriffs soll zu einer R0-Situation postoperativ führen. Dennoch bleibt hier ein nach den vorliegenden Beobachtungen relativ großer individueller Spielraum, so dass z.B. nach dem angegebenen NSABPB-18-Protokoll in weniger als einem Drittel der Fälle durch die Systemtherapie eine Änderung der operativen Planung zur BET hin erfolgte. Im Rahmen der zitierten Münchner AGO-Untersuchung wurden in der Hälfte der Fälle nach der Systemtherapie schließlich BET-Verfahren anstelle einer ursprünglich intendierten Mastektomie vorgenommen. Dennoch muss an dieser Stelle betont werden, dass die chirurgische Sanierung in den nach der Remission erzeugten neuen Tumorbegrenzungen erfolgen kann, da man nicht von negativen Folgen für das Gesamtüberleben ausgehen muss. In den aktuellen Konzepten wird noch die axilläre Lymphonodektomie bis zum Level II ergänzt, allerdings ist anzunehmen, dass mit immer geringer werdender Wahrscheinlichkeit bei Anwendung der Systemtherapie bei kleinen Primärtumoren der Bedarf für reduziertere axilläre Operationsverfahren im Sinne der Sentinel-Lymphknotenbestimmung steigen wird. Die bisher berichteten Ergebnisse zur Genauigkeit der Sentinel-Lymphknotenbiopsie in diesem Zusammenhang sind zum Teil widersprüchlich, könnten aber auch noch einer mangelnden Technik dieses Verfahrens angelastet werden.
Gegenstand von Untersuchungen ist zur Zeit auch die Frage, inwieweit eine primäre Brusterhaltung nach Systemtherapie mit erhöhten lokalen Rezidiven verbunden ist. Im Rahmen des NSABPB-18-Protokolls wurde tendenziell eine geringe Erhöhung der Lokalrezidivquote nach Systemtherapie und BET im Vergleich zur primär operierten Gruppe berichtet. Diese erhöhte Rezidivierungsrate findet sich v.a. dann, wenn durch die neoadjuvante Remissionsinduktion beim chirurgischen Vorgehen die Indikation von der Mastektomie zur Brusterhaltung geändert wurde. In Bezug auf das Gesamtüberleben konnte bislang kein Einfluss festgestellt werden.
Mit dem Paradigmenwechsel und der Definition des Mammakarzinoms als Systemerkrankung mit frühzeitiger Tumorzelldissemination geht die Wandlung der Therapiekonzepte einher, die am deutlichsten vom Einsatz der primären Systemtherapie geprägt wird. Für neuere Fragestellungen, mit denen eine noch höhere Rate histopathologischer Vollremissionen anzustreben ist, muss die dosisintensivierte Applikation, die Hinzunahme neuer Pharmaka und ein gezieltes Rezeptor-Targeting gezählt werden. Hierbei wird der individuelle Tumor bezüglich seiner spezifischen Genexpression näher charakterisiert, um aus dem molekularen Profil die optimale Wirkkombination der Systemtherapie abzuleiten.
Die **primäre neoadjuvante Therapie** kann durchaus als Behandlungsoption auch für Patientinnen mit operablem Mammakarzinom angesehen werden, die entsprechende Behandlung über Studiendesigns wird allerdings empfohlen. Immerhin kann nach den St. Gallener Konsensusempfehlungen des Jahres 2003 die primäre Systemtherapie bereits als Option beim operablen Mammakarzinom angesehen werden. Der wissen-

schaftliche Nutzen des Verfahrens ist unstrittig. Begleitende Untersuchungen molekularbiologischer Parameter geben hier die Möglichkeit, in kurzer Zeit prädiktive Faktoren zu prüfen und damit die Patientenselektion zu optimieren.

14.3.2 Primäre endokrine Therapie

Auch der Einsatz **primär endokriner systemisch wirksamer Maßnahmen** ist seit längerer Zeit bekannt. Schon in früheren Jahren wurde gelegentlich bei älteren Patientinnen, denen ausgedehntere systemische oder operative Therapiemaßnahmen nicht mehr zumutbar waren, Tamoxifen eingesetzt, um die Tumormassen zu verkleinern. Dieser Effekt ist inzwischen gut gesichert, allerdings tritt die Reduktion der Tumormasse erst nach einigen Monaten auf. Dies stellt bei den primär endokrinen Maßnahmen eine gewisse Problematik dar, da nach wie vor das Down-Staging meist in relativ geringen Zeitintervallen erreicht werden soll. Entsprechende Untersuchungen sind aber bereits durchgeführt respektive initiiert, so dass der Wert der Maßnahme gesichert ist.

Der Effekt des Einsatzes der Aromatasehemmer ist hier bemerkenswert. So führte eine Applikation des nichtsteroidalen Aromatasehemmers der dritten Generation **Letrozol** (Femara®) bei einem Kollektiv älterer Patientinnen im Falle der Rezeptorpositivität nach ,einem Beobachtungsintervall von 12 Wochen zu deutlichen Remissionen, wobei entsprechend einer Untersuchung auch eine histopathologisch bestätigte Vollremission erzielt wurde.

Darüber hinaus soll über eine neoadjuvante Studie berichtet werden, bei der in einem randomisierten Protokoll ebenso der Effekt von Letrozol untersucht wurde (Eiermann et al. 2001). Hierbei wurde in einem Kollektiv die Wirkung von Tamoxifen gegen Letrozol verglichen, wobei hier postmenopausale rezeptorpositive Tumoren untersucht wurden. Im Ergebnis war sowohl die Rate der Remissionen als auch die Anzahl durchführbarer BET-Eingriffe nach 16 Wochen signifikant besser. Eine Subgruppenanalyse sollte Aufschluss geben über die Relevanz des Nachweises der Überexpression der Onkoproteine HER-1 und HER-2 sowie der Steroidrezeptoren. Die Wirksamkeit von Letrozol ist im Falle der HER-1/-2-Überexpression deutlich angehoben. Bei negativer Steroidrezeptorexpression ist eine Remission auf Tamoxifen nicht relevant, allerdings kann noch bei wenigstens einem Drittel der Patientinnen mit dem Aromatasehemmer eine Tumorremission induziert werden.

Zur Orientierung über die augenblickliche Situation sollen hier Untersuchungsansätze beschrieben werden, mit welchen Protokollen man im Bereich der neoadjuvanten Therapie weitere Fortschritte erhofft.

So soll hier der Einsatz einer kombiniert endokrinen-zytostatischen Therapie mit dem steroidalen Aromatasehemmer Exemestan sowie dem Anthracyclin Epirubicin zur neoadjuvanten Therapie erwähnt werden. In diesem Projekt wird in wöchentlicher Applikation sowohl das Anthracyclin in einer Dosis von 20 oder 30 mg/m^2 als auch der Aromatasehemmer verabreicht.

Ein weiteres kombiniertes Protokoll aus einer zytotoxischen und endokrinen Therapie besteht in der Applikation des Anthracyclinderivats Doxorubicin, in der pegliposomalen Form, zusammen mit dem nichtsteroidalen Aromatasehemmer Anastrozol. Hierbei werden neben einer Dauerbehandlung mit Anastrozol in 4-wöchigen Abständen 40 mg/m^2 pegliposomales Doxorubicin appliziert.

15 Nachsorge

Nach Abschluss der Primärbehandlung unter Einschluss adjunktiver/adjuvanter systemischer und radiotherapeutischer Maßnahmen verbleibt die Patientin zunächst in der Nachsorge.

Die **Nachsorgeintensität** hat sich im Laufe der Jahre gewandelt. So ist man früher davon ausgegangen, durch ein relativ dichtes Nachsorgekonzept unter Einschluss apparativer Methoden zu einer Frühdiagnose der Fernmetastasierung zu gelangen. Man nahm an, dass eine frühere Diagnose und Therapieeinleitung günstige Effekte auf den weiteren Verlauf der Erkrankung erkennen lassen. Diese Auffassung ist inzwischen verlassen. In entsprechenden Untersuchungen war hierbei zu überprüfen, inwieweit ein solches intensives Metaphylaxekonzept gegenüber einer reduzierten Kontrolle, die nur aus der klinischen Untersuchung sowie der Mammografie besteht, Vorteile böte. Im Rahmen der dichten Metaphylaxe wurden also Szintigrafien, Röntgen-Thoraxaufnahmen, diverse Laboruntersuchungen sowie die Abdominalsonografie (Lebersonografie) angeboten. Es liegt eine Untersuchung vor, nach der sich hierbei herausstellt, dass ein relevanter Unterschied in Bezug auf die Erkennung einer Metastasierung nicht besteht. In diesem Kontext soll auch erwähnt werden, dass man nachweisen konnte, dass bei einer intensiv nachgesorgten Patientengruppe allerdings eine zeitlich vorgezogene Entdeckung von ossären und pulmonalen Herden gelang. In der ausschließlich klinisch nachgesorgten Gruppe ergab sich – wie der Ansatz prinzipiell vermuten lässt – ein längeres erkrankungsfreies Intervall. Aus der Sicht der Betroffenen werden in aller Regel apparative Verfahren als zuverlässiger beurteilt. Hierbei muss auch diskutiert werden, inwieweit allerdings intensive Nachsorgemaßnahmen im individuellen Fall die Lebensqualität positiv oder negativ beeinflussen, wobei v.a. auch die individuelle Reaktion der Patientin relevant ist.

Im aktuellen Nachsorgekonzept bleibt lediglich die zeitlich dichte Beurteilung des Lokalbefundes sowie der kontralateralen Seite.

> **!**
>
> Für die klinische Praxis bewährt es sich allerdings, ausgehend von den in der Primärtherapie erhobenen Befunden eine Risikoklassifikation vorzunehmen. In diesem Fall soll die Hochrisikogruppe all jene Fälle markieren, bei denen im weiteren Verlauf häufiger und früher mit Rezidiven bzw. Metastasen zu rechnen ist.

Die Basis der Nachsorge sind somit zunächst ausschließlich die klinische Untersuchung und Anamneseerhebung sowie die Mammografie und eine gynäkologische Untersuchung. Dieses Paket kann vernünftigerweise nur durch Frauenärzte mit Schwerpunkt gynäkologische Onkologie durchgeführt werden. Die internistisch-onkologische Tumornachsorge exklusive der gynäkologischen Untersuchung, die sozusagen als Konsiliarleistung durch den Frauenarzt ergänzt wird, halten wir aus dieser Sicht für nicht adäquat. Als Hochrisikofälle für die Nachsorge sind all jene Patientinnen zu definieren, die nicht einer äußerst günstigen Gruppe bei der Primärbehandlung angehören. Als günstig wären alle die Befunde anzusehen, bei denen ein kleiner Tumor (pT1) mit negativem Nodalstatus (oder allenfalls einer minimalen nodalen Beteiligung), einem niedrigen histopathologischen Grading und einem positiven Steroidrezeptorexpression vorliegt. Bei allen anderen Fällen ist ein erhöhtes Maß an Aufmerksamkeit nötig, wobei diese Differenzierung aber lediglich bei der klinischen Bewertung vorgetragener Symptome hilfreich ist, also der Indikationsstellung für weitere gezielte Nachsorgemaßnahmen.
Eine bedauerliche Entwicklung besteht in der **ambulanten Tumornachsorge** aus dem stationären Bereich heraus. Diese primär vielleicht im Rahmen der Ausbildung noch sinnvolle Initiative entwickelt sich zunehmend zum Marketing-Instrument, mit dem versucht wird, Patienten an die Institution zu binden. Dies geschieht leider meist ohne Berücksichtigung der Patienteninteressen. Nicht nur, dass die Betreuung im Krankenhaus zeitaufwendig, durch häufigen Personalwechsel unpersönlich und durch Delegation oft ein Erfahrungsfeld für Weiterbildende ist, vermittelt sie auch dem psychisch ohnehin schwer belasteten Patienten den Eindruck einer dauerhaften Abhängigkeit vom Krankenhaussystem, ein Krankheitsmodell, das jeder Art von Genesung und Rehabilitation a priori entgegensteht.
Auch lässt sich das Prinzip der symptomorientierten individualisierten Nachbetreuung nur realisieren, wenn der betreuende Onkologe seine Patientin persönlich und im Verlauf kennt und durch kompetente und qualifizierte Beratung wieder das Vertrauen in die eigene Gesundheit vermitteln kann.
Abhängig von den erhobenen Befunden sind dann weitere spezielle Untersuchungsmaßnahmen erforderlich. Im Einzelnen wird eine Zwischenanamnese erhoben, bei der v. a. gezielt die Anzeichen einer beginnenden Metastasierung bzw. Rezidivierung erfragt werden sollen. Die repetitive Bestimmung von Tumormarkern ist obsolet, selbst bei ursprünglicher Markererhöhung, wobei hier die Werte für CA 15-3 und CEA genannt werden sollen. Die mit der Primärbehandlung erreichte nachfolgende Markerverminderung ergibt letztlich aus einem neuen Markerwiederanstieg keine Konsequenz zur weiteren Untersuchung. An dieser Stelle muss ausdrücklich betont werden, dass wir nicht der Auffassung sind, dass lediglich ein Markeranstieg bereits eine gezielte Multiapparatediagnostik in der Nachsorge indiziert. Diese kommt erst bei klinischer Symptomatik oder allgemeinen Auffälligkeiten, also relevanten Befunden, zum Einsatz.
Neben der Beurteilung der Lokalsituation müssen die **Prädilektionsorte** der späteren Metastasierung überprüft werden. Hierbei ergibt sich folgende Häufigkeit. In über der Hälfte bis zu drei Viertel der Fälle ist von einer späteren Metastasierung in **Lunge, Leber** und **Lymphknoten** auszugehen. In bis zur Hälfte aller Fälle sind **Haut, Pleura** und Knochensystem beteiligt. In deutlich weniger als einem Viertel der Fälle findet sich eine weitere Aussaat, wobei hier stellvertretend die Peritonealhöhle mit dem inneren Genitale sowie das ZNS genannt werden sollen. Letzten Endes kann die Metastasierung in alle Organsysteme erfolgen.
Entsprechende weiterführende apparative Untersuchungen ergeben sich dann aus dem zu überprüfenden Organsystem, so dass am häufigsten beim mutmaßlichen ossären Befall die Untersuchung durch eine Skelettszintigrafie und eventuell gezielte Röntgendiagnostik zu ergänzen ist. In diesem Zusammenhang werden auch das Serumkalzium sowie die alkalische Phosphatase überprüft. Der pleuropulmonale Befall wird der Röntgendiagnostik zugeführt, die hepatische Filialisierung sonografisch überprüft, als Serumparameter können die Transaminase und die alkalische Phosphatase herangezogen werden. Eine mutmaßliche zerebrale Filialisierung wird durch Computertomografie oder Kernspintomografie weiter abgeklärt.
In der Nachsorge des Mammakarzinoms ist v. a. die lokale Komplikation eines **Armödems** zu beachten, solange die axilläre Lymphonodektomie im Therapiekonzept einen Stellenwert besitzt. Die eingeschränkteren Operationsmaßnahmen haben zu einer Reduktion dieses Phänomens geführt. Allerdings ist bei der inzwischen ebenso seltenen Radio-Chemotherapie mit Radiatio der Axilla sowie bei der häufigeren Kombination

aus BET-Eingriff und Radiatio noch mit einer gewissen Wahrscheinlichkeit des Armödems zu rechnen.

Das Armödem kann durch die gut registrierbare Armumfangsdifferenz in verschiedene Grade eingeteilt werden. In aller Regel liegt dieser Erscheinung ein Lymphstau zugrunde, allerdings können auch venöse Abflussbehinderungen infolge von Narben oder thrombotischen Erscheinungen eine entsprechende Schwellung zur Folge haben. Auch ein ausgedehntes Lymphknotenrezidiv der Axilla macht sich über eine ödematöse Veränderung des Arms erkennbar. Lediglich bei einer durch ein axilläres Rezidiv bedingten Lymphabflussstörung lässt sich ggf. durch Ultraschall mit Punktion die Diagnose weiter erhärten.

Für die Nachsorge des Mammakarzinoms gilt besonders die zeitliche Fortdauer, die im Vergleich zu den anderen Genitalkarzinomen bemerkenswert ist. Es ist zu konstatieren, dass auch noch nach einem Zeitraum von 10 Jahren nach dem Primäreingriff Fernmetastasen und Spätrezidive auftreten können. Diese Situation ist für die anderen Genitalkarzinome völlig untypisch.

16 Sekundäre Chemoprävention des Mammakarzinoms

Ein besonderer Aspekt der Nachsorge betrifft ergänzende Maßnahmen, die im weitesten Sinne der **Prävention** zuzuordnen sind. Hier findet sich ein fast schon fließender Übergang von der Nachsorge in die Vorsorge. Im Vergleich zur primären Prävention liegt hierbei der Schwerpunkt auf adjuvanten Therapien. Inwieweit diese auch Eingang in die primäre Prävention finden, wird u. a. von der Effektivität und dem Nebenwirkungsprofil der Substanzen bestimmt. Hierzu sind eine ganze Reihe von Untersuchungen offen.

Wie bereits im Rahmen der adjuvanten endokrinen Therapien angegeben, wird durch den Einsatz des nichtsteroidalen Aromatasehemmers Anastrozol die Rate kontralateraler Mammakarzinome bereits 4 Jahre später um knapp zwei Drittel reduziert, im Vergleich zu einer Tamoxifentherapie. Hierbei wurde dauerhaft Anastrozol verabreicht.

Die Ergebnisse der NSABP-B1-Studie zeigen, dass hier der Einsatz von Tamoxifen das Risiko für die Mammakarzinomentwicklung signifikant reduzieren kann. Hierbei betrifft die Inzidenzreduktion v. a. die steroidrezeptorpositiven Tumoren. Die steroidrezeptornegativen Tumoren, zu denen auch die BRCA-assoziierten Mammakarzinome gehören, sprechen nicht auf Tamoxifen an. Es liegen weitere Präventionsstudien zum Einsatz von SERM vor.

So wird in einer Studie der Einsatz von Raloxifen in der Postmenopause untersucht. Hier wurde ursprünglich der ossäre Effekt beurteilt. Die Inzidenz des Mammakarzinoms war ein beigeordnetes Forschungsziel. Es konnte gezeigt werden, dass der Anteil der rezeptorpositiven Mammakarzinome hochsignifikant vermindert wird. Die Ergebnisse werden im Rahmen einer Studie über Tamoxifen und Raloxifen in der Postmenopause weiterverfolgt.

Im Zusammenhang mit der hier angeschnittenen Nachsorgeproblematik stellt sich somit auch unabhängig vom adjuvanten Ansatz die Frage der Weiterführung respektive Einleitung einer entsprechenden systemischen präventiven Maßnahme. Die angegebenen Untersuchungen der präventiven Wirkungen endokriner Manipulationen werfen die Frage auf, wie durch systemische Manipulationen die Inzidenz des Mammakarzinoms beeinflusst werden kann.

Als hormonabhängiger Tumor ist hierbei für das Mammakarzinom auch die Wirksamkeit des Einsatzes von **GnRH-Agonisten** zur Ovarialsuppression zu erwähnen. In entsprechenden Untersuchungen soll gezeigt werden, inwieweit der Einsatz von GnRH-Analoga die Inzidenz senken kann. Auch hier sind die Ergebnisse aus den Studien zum adjuvanten Einsatz der GnRH-Agonisten abzuleiten. Hierbei wurden prämenopausale Patientinnen kontrolliert, wobei nach einem Kontrollintervall von 24 Monaten eine faktische Halbierung der Inzidenz kontralateraler Mammakarzinome beobachtet wird. Der verlängerte Einsatz der GnRH-Agonisten ist allerdings mit entsprechenden Rückwirkungen des Hormonentzugs auf den ossären Stoffwechsel vergesellschaftet. Selbst bei Patientinnen, die wegen Endometriose über ein Intervall von einem halben Jahr mit GnRH-Agonisten behandelt wurden, konnte bereits eine Beeinflussung der Knochendichte belegt werden. Aus diesem Grunde ergibt sich die Notwendigkeit, die Dauertherapie mit dem GnRH-Agonisten zu ergänzen.

Unter den Varianten wurden hier drei Protokolle vorgeschlagen. In einer Form wird die GnRH-Agonisten-Therapie unterstützt durch die Gabe des i.v. zu applizierenden **Bisphosphonats Ibandronsäure** (Bondronat®).

Alternativ besteht die Möglichkeit, die Gabe des GnRH-Antagonisten durch das Gestagen-Prodrug **Tibolon,** ein 7α-Methylderivat des Norethynodrels, zu ergänzen. Tibolon wird metabolisiert, wobei die entstehenden Metaboliten über gestagene, androgene und östrogene Partialwirkungen verfügen. Die auf Grund der Metabolisierung eingeführte Umlagerung der Doppelbindung in Ring A des Steroids auf die Position 4 entfaltet eine androgene und gestagene Wirkung. Die Reduktion der Ketogruppe in Position 3 des Ringes A in 3α- oder β-Hydroxytibolon ist östrogenwirksam. Darüber hinaus entsteht aus Tibolon weiterhin 7α-Methylethinylestradiol.

Ähnlich diesem Ansatz ist die Ergänzung der GnRH-Agonistentherapie durch den SERM Raloxifen. Die SERM Raloxifen, Droloxifen sowie Tamoxifen hemmen die Knochenresorptionsrate, wobei speziell für Raloxifen eine Verminderung des Frakturrisikos evident ist. Darüber hinaus ist die Wirkung von Raloxifen für eine Wachstumshemmung steroidrezeptorpositiver Mammakarzinome bekannt. Dies wird deutlich an einer Reduktion der Inzidenz eines Zweitkarzinoms im Beobachtungszeitraum bis zu 60 Monaten. Speziell für Raloxifen konnte im Gegensatz zu Tamoxifen der proliferative und malignominduzierende Effekt auf das Endometrium ausgeschlossen werden.

Im Rahmen der Diskussion über die präventiven Aspekte und auch für die Nachsorge soll eine Präventionsstudie erwähnt werden, in der der Nachweis erbracht werden soll, die Entstehung von Knochenmetastasen durch p.o. Applikation des Bisphosphonats **Clodronsäure** zu verhindern. Hierbei wird mit der Gabe von Clodronsäure 1,6 g/d p.o. über einen Zeitraum von 2 Jahren versucht, einen Effekt auf das Gesamtüberleben sowie die Inzidenz viszeraler Metastasen nachzuweisen (Diel et al. 1998).

Die Pharmakologie der Bisphosphonate wird weiter unten bei der Diskussion der Therapie der Metastasierung dargestellt.

17 Das lokoregionäre Rezidiv

Nach Abschluss der Primärbehandlung, einschließlich adjunktiver systemischer oder radiotherapeutischer Maßnahmen, kann die Erkrankung aufgrund ihrer tumorbiologischen Eigenschaften nach einem unterschiedlich langen Intervall, das sowohl von den Prognosefaktoren als auch durch die Primärtherapie bestimmt wird, durch das Auftreten eines lokoregionären Rezidivs oder durch Fernmetastasen wieder klinisch manifest werden.

Mit der Entwicklung eines lokalen Rezidivs im Bereich des Primärtumorareals muss insgesamt in bis zu 10% gerechnet werden, unabhängig von der Art der operativen Primärtherapie, d.h. brusterhaltend oder ablativ. Verschärft wird die Problematik dadurch, dass man zu diesem Zeitpunkt wohl bei über drei Viertel der Fälle bereits mit einer kryptogenen Fernmetastasierung rechnen muss. Damit wird die klinische Evidenz des lokoregionalen Rezidivs auch zum Hinweis auf eine beginnende Fernmetastasierung.

Für die klinische Diagnostik bedeutet dies zunächst die Erhebung eines klinischen, mammografischen und sonografischen Lokalbefundes und des Befundes der kontralateralen Seite, sodann sind Fernmetastasen auszuschließen.

Gelingt zu diesem Zeitpunkt der Ausschluss einer Fernmetastasierung, so sind solitäre Rezidivformen noch als ausgesprochen günstig zu beurteilen. Einige Parameter liefern allerdings Kriterien für eine kritischere Beurteilung dieser lokoregionären Befunde. Hierbei sind entsprechend prognostisch ungünstig zu werten: begleitende Lymphangiose im Rezidivareal (ggf. mit einer inflammatorischen Komponente), diffuse Umgebungsinfiltration. Ähnlich sind mehrknotige gruppierte Rezidivtumoren zu beurteilen.

Im Zustand nach ablativer Therapie gilt die Beurteilung speziell auch der Thoraxwand, so dass durch entsprechende apparative Untersuchungen, d. h. Röntgen-Thoraxaufnahmen, ggf. die Interkostalräume und die Pleura zu beurteilen sind. Abhängig von dem Befund einer Fernmetastasierung steht als lokale Maßnahme ggf. noch eine Palliativbestrahlung an, größere chirurgische Eingriffe sollten in Anbetracht der Gesamtprognose kritisch beurteilt werden. Rein palliativ und nicht tumorreduktiv ist auch die Lokalbehandlung mit **Miltefosin** denkbar. Wichtiger wird in diesem Zusammenhang allerdings die Frage einer systemischen Behandlung. Sind lokale radiotherapeutische oder begrenzte chirurgische Maßnahmen nicht mehr möglich, so muss ggf. bereits zu diesem Zeitpunkt zur Reduktion des Befundes eine Systemtherapie eingeleitet werden.

Ansonsten wird nach Anwendung lokaler Maßnahmen die Einleitung einer Systemtherapie auf den Zeitpunkt der Manifestation weiterer Fernmetastasen verschoben.

Der lokale Rezidivtumor nach BET und Nachbestrahlung kann in Zweifelsfällen in einem schwer zu beurteilenden Areal kernspintomografisch oder mittels Stanzbiopsie weiter abgeklärt werden.

In der Regel wird beim Nachweis eines Rezidivs die sekundäre Mastektomie indiziert. Die Abklärung des Rezidivs bedarf einer histologischen Sicherung, die meist mit der Stanzbiopsie erfolgen kann. Die Einleitung weiterer Maßnahmen in dem vorbestrahlten Areal im Sinne einer systemischen Therapie muss von der individuellen Risikokonstellation und auch von den Interessen der aufgeklärten Patientin abhängig gemacht werden. Weitere strahlentherapeutische Maßnahmen sind hier in der Regel nicht indiziert.

!

Die lokoregionale axilläre Rezidivierung stellt ein spezielles Problem dar. Nach entsprechender histologischer Sicherung wird man diesen Befund eher im Sinne einer beginnenden Fernmetastasierung werten müssen.

Auf Grund der erwähnten biologischen Eigenschaften des Mammakarzinoms scheint der Versuch einer radikalen chirurgischen Ausräumung der Axilla bezüglich der weiteren Prognose fraglich und auch technisch problematisch. Hier ist auch zur Verhinderung klinisch relevanter Komplikationen, z. B. eines Armödems, der Einsatz systemischer Maßnahmen zu erwägen.

Das metastasierende Mammakarzinom

Nach einer unterschiedlich langen erkrankungsfreien Zeit nach Abschluss des Primärtherapiekomplexes ist aufgrund der speziellen biologischen Eigenschaften des Mammakarzinoms in knapp der Hälfte der Fälle mit dem Auftreten einer Fernmetastasierung zu rechnen. Das metastasierte Mammakarzinom ist eine **Multiorganerkrankung,** die allgemein onkologische Behandlungskompetenz voraussetzt. Für eine klinisch relevante Häufigkeit sind als Metastasierungsorte zunächst das ossäre System, das pulmonale System (inkl. Pleuraraum), das hepatische und schließlich das zerebrale Organsystem anzugeben. Der häufigste Prädilektionsort der Metastasierung, das Knochensystem, zeigt hierbei eine Bevorzugung der Wirbelsäule, der Oberschenkelknochen und des Beckens, danach folgen ossäre Streuungen im Bereich der Thoraxwand, des Oberarmknochens und weitere Manifestationen. Mit dem klinischen Verdacht der Metastasierung ist bereits zeitgleich die Metastasierungsfront an multiplen Orten eröffnet. Zunächst ist es nötig, den erhobenen Verdacht durch die Kombination nachgeschalteter diagnostischer Maßnahmen (apparative Untersuchungen, Gewebsentnahmen) zu sichern.

!

Es kann mittlerweile als gesichert gelten, dass die Systemtherapie lediglich im adjuvanten Behandlungsansatz als kurativ aufzufassen ist.

Die Systemtherapie zum Zeitpunkt der Fernmetastasierung soll symptomreduktiv und lebenszeitverlängernd wirken. Neben einer antiproliferativen Therapie muss gezielt nach klinischer Symptomatologie, ggf. durch zusätzliche lokale Maßnahmen (Chirurgie, Radiatio), die bestehende Beschwerdeproblematik angegangen werden.

In die Überlegungen zur Einleitung einer Systemtherapie ist die Ausgangslage zum Zeitpunkt der Primärbehandlung mit einzubeziehen. Dies bedeutet, dass der Hormonrezeptorstatus des Primärtumors sowie weitere Risikofaktoren neben der Dauer des krankheitsfreien Intervalls, der Orte der Metastasierung und der Anzahl der Herde Berücksichtigung finden müssen. Aus diesen Daten ergibt sich dann, ggf. auch unter Einbeziehung bestimmter Score-Systeme – z. B. nach Possinger –, die Dringlichkeit und Therapieintensität. Bekanntermaßen wird man bei steroidrezeptorpositiven Patientinnen mit Haut-, Weichteil- und Skelettsymptomatik sowie geringeren Beschwerden und höherem Lebensalter endokrine Therapiemaßnahmen in den Vordergrund stellen. Im Gegensatz hierzu sind bei steroidrezeptornegativen Hochrisikofällen mit kurzem rückfallfreiem Intervall und ausgeprägter viszeraler Metastasierung aggressivere Maßnahmen, d. h. zytostatische Polychemotherapien, indiziert (Tab. 33-16).

Es bleibt also festzustellen, dass die Erkrankung mit dem Auftreten von Fernmetastasen definitiv nicht kurativ anzugehen ist, sondern lediglich – aber nachhaltig – das Ziel verfolgen muss, die Befunde zumindest in eine No-change-Situation zu überführen und eine eventuell vorhandene Symptomatik palliativ zu behandeln. Die Erfahrungen der Vergangenheit zeigen, dass es damit durchaus möglich ist, bei nahezu allen Patientinnen zunächst Remissionen einzuleiten oder bestehende Beschwerden anzugehen. Um aber nicht gleichzeitig therapiebedingte Nebenwirkungsprofile zu erzeugen, die zu einer weiteren Reduktion der Lebensqualität bei definitiv unheilbarer Erkrankung führen, ist es notwen-

Tab. 33-16 Possinger-Score.

Bewertungsscore	Punktzahl
Metastasenlokalisation	
Lunge (solitär)	3
Lunge (multipel, diffus)	5
Lunge (Lymphangiosis carcinomatosa)	6
Leber	6
Knochenmarkkarzinose	4
Knochen	1
Haut, Weichteile, Erguss, Lymphknoten	1
Rezeptorstatus	
positiv	1
negativ	3
unbekannt	2
krankheitsfreies Intervall	
≤ 2 Jahre	3
> 2 Jahre	1
Gesamtbeurteilung	
< 7: niedriges Risiko → Hormontherapie	
≥ 7: hohes Risiko → PCT	

dig, die Therapie entsprechend der individuellen Risikosituation zu selektieren. Somit ist hier festzuhalten, auch wie allgemein für systemisch-onkologische Behandlungen im Palliativstadium, dass es um die Realisierung einer erträglichen Lebenssituation für die Patientin geht und nicht um ein Erzwingen einer Remission um jeden Preis. Möglicherweise überdecken sonst die Nebenwirkungen die Tumorsymptomatik.

Die Entwicklung der vergangenen Jahre zeigte deutlich, dass aggressivere Polychemotherapien zum Primäreinsatz in aller Regel nur in wenigen symptomatisch belasteten, dringenden Fällen zum Einsatz kommen. Eher versucht man, auch bei Chemotherapieverfahren moderatere Regime anzuwenden, die unter Erhalt der Lebensqualität zumindest zu partiellen Remissionen oder No-change-Effekten führen. Dies bedeutet unter der Vorstellung geringer Symptomatik insgesamt zumindest eine Erleichterung während der noch bestehenden Lebenszeit.

Diese Auffassungen können zusammengefasst werden in der Formulierung, die die amerikanische Gesellschaft für Geriatrie definiert hat und die auch in der onkologischen Behandlung greifen muss:

> **!** Nicht dem Leben Jahre, sondern den Jahren Leben geben.

Für das Gesamtkollektiv der metastasierten Mammakarzinome kann festgestellt werden, dass die durchschnittliche Lebenserwartung mit dem Auftreten von Fernmetastasen in der Regel zwischen 2–5 Jahren schwankt. In seltenen Fällen können langzeitigere Remissionen beobachtet werden. Ein Ansprechen auf eine Therapiemodalität in dieser Phase lässt eine Lebensverlängerung von knapp 1 Jahr erwarten.

Bei der definitiven Therapieauswahl spielen alle Tumorparameter aus der primären Therapie eine Rolle, da sie das individuelle Wachstumsverhalten näher charakterisieren. In aller Regel liegen heutzutage Rezeptorbefunde vor, so dass man sich auf mutmaßliche Konstellationen weniger verlassen muss. Dennoch soll erwähnt werden, dass v. a. bei invasiv duktalen Karzinomen ohne Nachweis eines Rezeptorstatus nur in 50% der Fälle mit einem entsprechenden Ansprechen gerechnet werden kann.

> **!** Die festgesetzten Prognosekriterien bestimmen in der Situation der Metastasierung das Ausmaß der Therapie.

Zunächst ist das freie Intervall bis zum Auftreten der Metastasierung zu berücksichtigen: Verläufe unter 2 Jahren nach der Primärtherapie sind als sehr ungünstig einzustufen. Ossäre, lokoregionale und kutane Filiae sind als günstiger einzustufen, alle anderen – v. a. viszerale und zerebrale Metastasen – signalisieren eine Hochrisikosituation.

Die günstigen Fälle zeigen zum Zeitpunkt der manifest werdenden Metastasierung keine relevanten klinischen Symptome, kritische Fälle sind durch eine entsprechende Beschwerdekonstellation bedingt. Hierbei sind v. a. orthopädisch-statische Probleme bei ossären Filiae, die Dyspnoe bei pleuropulmonalen Komplikationen, neurologische und psychiatrische Auffälligkeiten, ausgeprägte Schmerzzustände sowie Leberfunktionsstörungen (z. B. Ikterus) zu nennen.

Liegt eine Vorbehandlung weniger als ein Jahr zurück – z. B. in Form einer adjuvanten Chemotherapie –, so ist dies ein weiteres wesentliches Hochrisikokriterium. Der positive Steroidrezeptorstatus kann als prognostisch günstig angesehen werden, wie im Gegenzug die Überexpression des Onkoproteins HER-2/neu eine Hochrisikosituation signalisiert.

Auch das Ansprechen auf die erste systemische Therapiemaßnahme im metastasierenden Stadium wird zum Prognosefaktor für die weitere Therapieplanung. Im Falle einer Wachstumsverzögerung sind die Chancen nachgeschalteter Therapien günstiger als bei primären Non-Respondern.

Die Einleitung der systemischen Palliativbehandlung betrifft alle Tumormanifestationen, und bei diesen den Hauptanteil der polyklonalen Tumorzellen. Aus dieser Gesamtbilanz der Beeinflussung ergibt sich die klinische Ansprechrate, die zwischen Vollremission, partieller Remission und einer no-chance-Situation variieren kann. Auf Grund der Polyklonalität des Tumors und unterschiedlicher Zellzyklen sind neue Proliferationsschübe zu erwarten. Diese proliferieren v. a. dann, wenn vorher proliferationsaktive Tumorzellklone durch eine wirksame Therapie reprimiert und damit alternative Klone selektiert wurden. Dies eröffnet auch die Möglichkeit, durch eine Therapieumstellung den neu proliferierten Tumoranteilen entgegenwirken zu können. Summarisch bedeutet dies, dass durch die Beobachtung im weiteren Verlauf ggf. das systemische Therapieregime umgestellt werden muss. Zur Beurteilung der Effektivität ist bei einer Zytostatikabehandlung ein Zeitraum von einem Vierteljahr anzusetzen. Es ist daher nötig, die begonnene Therapie ständig bezüglich ihrer Wirksamkeit und ihres Nebenwirkungsprofils zu überprüfen.

1 Systemische Therapiemaßnahmen im metastasierten Stadium

Die systemischen Therapiemaßnahmen werden im Folgenden unterteilt in endokrine Therapieformen, zytostatische Chemotherapien, Behandlung mit Biphosphonaten und tumorbiologische Therapieansätze.

1.1 Endokrine Optionen

Bei einem hormonresponsiven Tumor können mit entsprechenden Maßnahmen bei wenigstens 30% der Patientinnen mit metastasiertem Mammakarzinom entsprechende Remissionen induziert werden. Die Remissionsrate ist eine Funktion des Steroidrezeptorbesatzes und anderer Tumorcharakteristika, wie zum Beispiel des Menopausenstatus, des Alters, wie erwähnt des krankheitsfreien Intervalls, der Art und Anzahl der tumorös befallenen Organe sowie der Überexpression des Onkogens HER-2/neu.

Als optimale Klientel für einen endokrinen Ansatz im metastasierten Stadium können hier Patientinnen zusammengefasst werden:

- mit positivem Steroidrezeptorstatus,
- im postmenopausalem Alter,
- längeres krankheitsfreies Intervall,
- mit primär kutanen oder ossärer Metastasierung
- Pleurabefall,
- keine Expression des Onkogens HER-2/neu.

Es hat sich gezeigt, dass das initiale Ansprechen auf die Hormontherapie, die in diesem Zusammenhang sowohl als komplette Remission, Partialremission oder als - No-change-Situation beschrieben werden kann, bei einem erneuten Progress als Prädiktor für eine Effizienz weiterer hormoneller Maßnahmen anzusehen ist (s. Abb. 33-29).

> **!**
>
> Von einem Wirkungsverlust der endokrinen Therapie sollte man sprechen, wenn innerhalb der Dreimonatsfrist ein weiteres Tumorwachstum unter der Therapie auftritt. Hier ist dann der Ansatzpunkt der zytostatischen Chemotherapie gegeben.

1.1.1 Ablative endokrine Therapie

In der historischen Entwicklung der Therapie des Mammakarzinoms wurden eine Vielzahl ablativer endokriner Manipulationen beschrieben, die alle Remissionen induzieren konnten. Historisch interessant sind Eingriffe wie die Adrenalektomie und die Hypophysektomie. Die Ovarektomie besitzt noch ihren Stellenwert. In diesem Zusammenhang ist auch die funktionelle Ovarektomie im Rahmen der Radiomenolyse zu erwähnen.

1.1.2 Additive endokrine Maßnahmen (Tab. 33-17)

Unter den additiven endokrinen Maßnahmen sind alle die medikamentösen Verfahren zu verstehen, bei denen durch Zufuhr einer Substanz ein endokriner respektive antiendokriner Effekt erreicht wird. Im Einzelnen versteht man hierunter eine medikamentöse **Ovarialsuppression** in der Prämenopause durch GnRH-Agonisten, die antiöstrogene Wirkung der SERM bzw. der Aromatasehemmer und die endokrine Wirkung der Gestagene.

GnRH-Agonisten

Mit aktiven GnRH-Agonisten wie **Goserelin, Buserelin** und **Leuprorelin** gelingt eine Überstimulation des hypophysären GnRH-Rezeptors mit anschließender Herunterregulation. Auf diesem Wege tritt eine **reversible Kastration** ein. Der Effekt besteht im Wesentlichen in der dauerhaften tonischen, d. h. nichtpulsatilen Stimulation der hypophysären Rezeptoren, so dass auf diese Weise die Abgabe der Gonadotropine FSH und LH supprimiert wird. Die therapeutischen Nebenwirkungen bestehen in einem typischen **Östrogenentzug** mit den Symptomen im vegetativen Bereich wie Hitzewallungen, Hypotonie und Schlafstörungen sowie psychovegetativen Symptomen wie Depressionen und Libidoreduktion. Diese besondere Form der ovariellen Suppression durch Herunterregulation des übergeordneten Zentrums Hypophyse ist reversibel. Normale Zyklen entwickeln sich wieder nach Absetzen der Substanz. Hiermit zeigt sich auch die Wirksamkeit dieser Substanzen beschränkt auf die prämenopausalen Patientinnen.

Die Substanz Buserelin wird als **Depotimplantat** (6,8 mg) alle 2 Monate s.c. verabreicht, die Substanz Goserelin als Implantat (3,6 mg) alle 28 Tage und die Substanz Leuprorelin als Injektionslösung zu 3,75 mg ebenfalls s.c. oder i.m. im Abstand von 4 Wochen.

SERM

Zu dieser Gruppe gehört v. a. die Substanz **Tamoxifen,** die bislang am häufigsten eingesetzt wird. Tamoxifen bindet mit partiell agonistischer Wirkung am Östrogenrezeptor und entfaltet damit je nach Organgebiet sowohl agonistische als auch antiagonistische Wirkungen (Abb. 33-25). Der **antiöstrogene Effekt** kommt über eine Rezeptorblockade zustande. Die Rezeptorblockade verhindert die nachgeschaltete Trans-Aktivierung bestimmter Gene. Insbesondere bei Tamoxifen ist eine **östrogenagonistische Komponente** auf die ossäre Stoffwechselsituation sowie auf die Lipidprofile beschrieben. Allerdings ergibt sich durch die östrogen-

Tab. 33-17 Endokrine Therapiemaßnahmen.

Substanz	Handelsname	Applikation/Dosis
GnRH-Analoga		
Goserelin	Zoladex®	3,6 mg s.c. alle 4 Wochen
Leuporelin	Enantone®	3,75 mg s.c. oder i.m. alle 4 Wochen
Antiöstrogene und SERM		
Tamoxifen	z. B. Nolvadex®	20 mg/d p.o.
Toremifen	Fareston®	60 mg/d p.o.
Raloxifen	Evista®	60 mg/d p.o.
Aromatasehemmer		
Anastrozol	Arimidex®	1 mg/d p.o.
Letrozol	Femara®	2,5 mg/d p.o.
Exemestan	Aromasin®	25 mg/d p.o.
Gestagene		
Medroxyprogesteronacetat	z. B. Farlutal®	250–500 mg/d p.o.
Megestrolacetat	Megestat®	160 mg/d p.o.

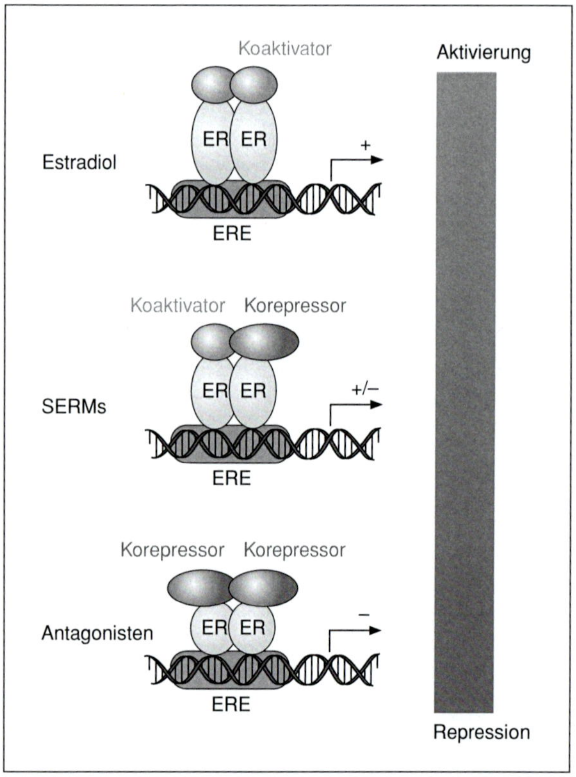

Abb. 33-25 Wirkungsmechanismen von SERM.
ER, Östrogenrezeptor; ERE, östrogensensitives DNA-Element

agonistische Wirkung eine ungünstige Eigenschaft auf die Endometriumproliferation sowie auf das Auftreten thromboembolischer Ereignisse. Tamoxifen ist ein **nichtsteroidales Antiöstrogen.** Ein weiterer Effekt des Tamoxifens besteht in der Vermehrung des Zytokins TGFα. Dieser Faktor wirkt wachstumshemmend, wachstumsfördernde Faktoren wie TGFβ und IGF werden vermindert. Diese Nebeneffekte erklären auch ein Ansprechen von Antiöstrogenen bei rezeptornegativen Tumoren, was allerdings nur im Bereich bis maximal 10% liegt.

Tamoxifen wird in einer Dosis von 20 mg/d verabreicht, mit einer höheren Dosierung wird der Effekt nicht gesteigert. Im Nebenwirkungsprofil imponieren gastrointestinale Beschwerden, Übelkeit, Hitzewallungen, Depressionen und gelegentlich eine Gewichtszunahme. Der Entwicklung von Endometriumkarzinomen wird durch frühzeitige Detektion der Proliferationen durch die Vaginalsonografie entgegengewirkt.

Die optimale Struktur eines SERM sollte günstigerweise die proliferativen Effekte der Östrogene im Bereich der Mamma sowie des Endometriums blockieren, allerdings partiell agonistische Wirkungen im Bereich des ossären Stoffwechsels und eine Hemmung pathologischer Gefäßprozesse entfalten. Der SERM **Raloxifen** ist mittlerweile zur Therapie und Prophylaxe der Osteoporose etabliert, weitere Substanzen dieser Gruppe werden entwickelt. Im Rahmen der sog. STAR-Studie wird der Stellenwert von Raloxifen in der Prävention des Mammakarzinoms im Vergleich zu Tamoxifen geprüft. Raloxifen wird mit 60 mg/d dosiert, ebenso wie **Toremifen.**

Aromatasehemmer

Die antiöstrogene Wirkung der Aromatasehemmer wird durch Blockade der **peripheren Östrogensynthese** am letzten Schritt der Aromatisierung von Androgenen zu Östrogenen erreicht, durch selektive Blockade der Aromatase (Abb. 33-26). Die nunmehr vorliegenden Substanzen zeigen eine nahezu ausschließliche Wirksamkeit auf den letzten peripheren Schritt der Östrogenproduktion und sind entsprechend hochselektiv und gut verträglich. Diese Substanzen selbst lassen sich wieder in die Klasse der **steroidalen** und **nichtsteroidalen** Aromataseinhibitoren einteilen. Bei den steroidalen Aromataseinhibitoren wird das Enzym über die Bildung einer kovalenten Bindung **irreversibel** inaktiviert, die nichtsteroidalen Aromatasehemmer entfalten eine **kompetitive** Enzymhemmung und sind **reversibel** an die Aromatase gebunden.

Auf Grund der biochemischen Umsatzrate der Aromatase mit einer kurzen Halbwertszeit sind pathophysiologische Effekte zwischen beiden Substanzgruppen eigentlich nicht zu erwarten.

Die steroidalen Aromatasehemmer sind die Substanzen **Exemestan** (Aromasin®) und **Formestan** (Lentaron®). Zur Gruppe der nichtsteroidalen Aromatasehemmer zählen **Letrozol** (Femara®) und **Anastrozol** (Arimidex®) (Untch et al. 2000).

Die Entwicklung der Aromatasehemmer begann historisch über die Substanz Aminoglutethimid, die die Aromatase unspezifisch hemmt und weiterhin relevante Enzyme des adrenalen Steroidstoffwechsels und der Thyroxinsynthese beeinträchtigt. Hier waren die Folgen durch Senkung der entsprechenden Kortikoid- und Aldosteronspiegel im Sinne von Nebenwirkungen ausgeprägter. Die Substanz Anastrozol wurde im Rahmen der Metastasierungstherapie im Vergleich zum Gestagen Megestrolacetat untersucht. Die Remissionsraten wurden als gleich bewertet, bei weiterer Auswertung zeigte sich, dass mit einer Dosierung von 1 mg/d Anastrozol die Überlebenszeit im Vergleich zum Gestagen verbessert ist.

Die Substanz Letrozol zeigt ausgeprägte Effekte. Sowohl hinsichtlich der Effektivität einer Dosierung von 2,5 mg/d als auch hinsichtlich der Verträglichkeit ist Letrozol dem Gestagen Megestrol signifikant überlegen. Insbesondere zeigt Letrozol auch eine Wirkung bei viszeraler Metastasierung. Die Zeit bis zur weiteren Tumorprogression ist verlängert, was insgesamt in einer Verlängerung der Überlebenszeit resultiert.

Gestagene

Die relevanten Gestagene im Rahmen onkologischer Behandlung beim Mammakarzinom sind die Substanzen **Megestrol** und **Medroxyprogesteron.** Neben einer hormonspezifischen Wirkung, die möglicherweise über eine verminderte Östrogenbildung ihre Effektivität erreicht, werden eigenständige Wirkungen über die Steroidrezeptoren für Glukokortikoide, Androgene und Ges-

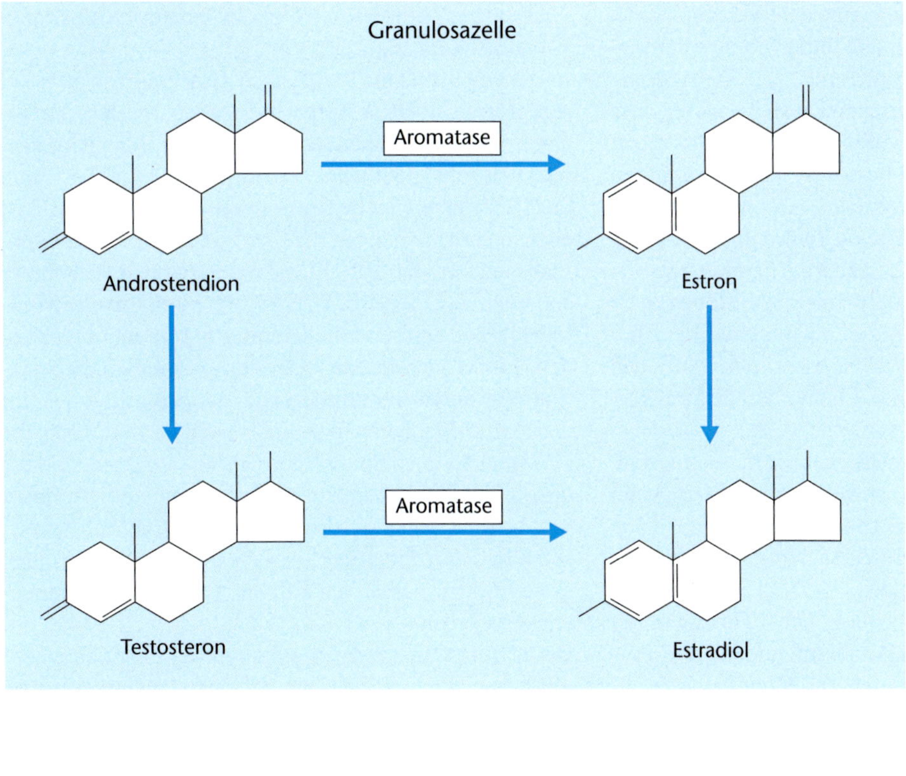

Abb. 33-26 Biosynthese der Östrogene. Der Aromatase-Enzym-Komplex ist für die Umwandlung der Androgenpräkursoren in Östrogen verantwortlich.

tagene angenommen. Aus der kombinierten Wirkung auf Steroidrezeptoren ergibt sich auch eine typische Nebenwirkungscharakteristik, bei der im Wesentlichen thromboembolische Ereignisse erhöht sind und die Patienten an Gewicht zunehmen. Insbesondere durch die Entwicklung der neuen Aromatasehemmer ist die Bedeutung der Gestagene im Rahmen der Behandlung des metastasierenden Mammakarzinoms etwas in den Hintergrund gerückt. Die Wirkung der Gestagene wird entfaltet durch eine Hemmung der Synthese des Östrogenrezeptors, so dass der stimulierende Östrogeneinfluss entfällt. Die Östrogenspiegel im Blut werden durch gesteigerten Östrogenabbau gehemmt. Weiterhin wird die hypophysäre Abgabe der Gonadotropine und des adrenokortikotropen Hormons reduziert, so dass die Spiegel an Kortikoiden, Androgenen und Östrogenen sinken. Die Interaktion der Gestagene mit den Kortikoid- und Androgenrezeptoren kann zu Virilisierungszeichen und zu einer Hyperglykämie führen. Die Schilddrüsenhormonspiegel können sinken.
Megestrol wird in einer Dosierung von 160 mg/d verabreicht, Medroxyprogesteron bis 600 mg/d, eine Verbesserung der Wirkung bei einer Dosissteigerung von Medroxyprogesteron wird bestritten.
Für die palliative Tumortherapie wird beim Einsatz der Gestagene ihre appetitsteigernde, gelegentlich euphorisierende und schmerzlindernde Wirkung hervorgehoben, so dass hier ein gesondertes Einsatzgebiet besteht.

1.1.3 Endokrine Behandlungsstrategien

Mit der endokrinen Behandlungssequenz ist in der Regel im metastasierten Stadium eine gute Verträglichkeit verbunden. In allen klinisch und tumorbiologisch möglichen Fällen soll zunächst die endokrine Behandlung zum Ansatz kommen. Inzwischen hat sich gezeigt, dass das Wirkungs- und Nebenwirkungsprofil der Aromataseinhibitoren entsprechend besser ist. Wie erwähnt, ist also Letrozol als nichtsteroidaler Aromatasehemmer geprüft und der Wirksamkeit von Tamoxifen überlegen (Mouridsen 2001). Für die weitere Therapiesequenz, die schließlich bei erneuten Tumorprogressionen auch die Chemotherapie mit einbezieht, kann unter der Therapie mit Letrozol eine Verlängerung des zeitlichen Intervalls zur Aufnahme der Chemotherapie im Vergleich zu Tamoxifen gezeigt werden.
Die Applikation des Aromatasehemmers Exemestan, der das Enzym Aromatase irreversibel blockiert, kann einen weiteren endokrinen Therapieerfolg auch nach Anwendung der nicht steroidalen Aromatasehemmer Letrozol und Anastrozol zeigen.
Für Patientinnen unter endokrinen Therapiemaßnahmen im Metastasierungsstadium und in der Prämenopause wurde im Vergleich zur Monotherapie demonstriert, dass bei rezeptorpositiven Tumoren eine Kombination eines GnRH-Agonisten mit dem SERM Tamoxifen die Remissionsrate verbessert und das Zeitintervall der Tumorprogression optimiert wird. Für die Kombination hormoneller Maßnahmen in der Postmenopause ohne Einsatz von GnRH gibt es keine Verbesserung der Effektivität.
Für die endokrine Behandlungssequenz ergibt sich damit folgende grundsätzliche Systematik:

- Patientinnen mit Hochrisikofaktoren in der Metastasierungssituation sollten der endokrinen Therapie **nicht** zugeführt werden. Besteht keine herausgehobene Dringlichkeit, so ist zunächst bei rezeptorpositiven Tumoren die Hormontherapie indiziert. Für prämenopausale Patientinnen besteht hierbei der erste Schritt in der systemischen Ovariolyse mittels des reversiblen Eingriffs der GnRH-Agonisten.
- Ggf. kann diese Therapie, da sie bei Effektivität kontinuierlich fortgesetzt werden sollte, durch eine sekundär definitive Maßnahme wie endoskopische Ovarektomie oder ggf. noch Strahlenmenolyse ersetzt werden.
- Bei erneuter Tumorprogression ist dann der Einsatz eines Aromatasehemmers zu erwägen. Hier könnte zunächst eine nichtsteroidale Substanz eingesetzt werden, um schließlich bei weiterer Progression ohne zusätzliche Hochrisikokriterien durch einen steroidalen Aromatasehemmer ausgetauscht zu werden (Kaufmann et al. 2000).
- Schließlich ergäbe sich als finale endokrine Therapiemaßnahmen bei noch bestehend insgesamt günstiger Situation der Metastasierung der Einsatz der Gestagene bevor schließlich zytostatische Therapiemaßnahmen angezeigt sind.

Insgesamt kann eine Remissionserwartung von 50% bei rezeptorpositiven Tumoren angegeben werden. Immer dann, wenn nach einem entsprechenden Beobachtungsintervall ein deutlicher Tumorprogress auftritt und die Therapie als ineffektiv angesehen werden muss, ist ebenso der Umstieg auf die Chemotherapie zu erwägen. Insbesondere für den Einsatz der Aromatasehemmer soll auch ihre effektive Wirkung als **analgetische Maßnahme** bei ossärer Filialisierung hervorgehoben werden. Findet man in einer langsam progredienten Situation, die durch intermittierende Tumorremissionen auf endokrine Maßnahmen gekennzeichnet war, noch die Gelegenheit zum Einsatz der Gestagene, so weiß man, dass eine ausreichende Effektivität einen Serumwert des Medroxyprogesterons von über 100 ng/ml voraussetzt. In dieser Situation soll noch mal auf die günstigen systemischen palliativen Effekte der Gestagene hingewiesen werden.
Bei endokrin abhängigen Tumoren der Postmenopause wird man die Therapiesequenz in gleicher Weise füh-

ren, wobei hier der erste Schritt der Ovariolyse respektive der GnRH-Agonisten-Gabe entfällt. Also gilt hier als allgemeine Sequenz der Ansatz von Aromatasehemmern und schließlich ggf. von Gestagenen.
In nahezu einem Drittel aller Fälle des metastasierenden Mammakarzinoms wurden **Hyperprolaktinämien** zum Teil bis 1000 mU/ml beschrieben. Der Effekt ist noch nicht genau einzuordnen. Da allerdings bekannt ist, dass auch Mammakarzinome Bindungsstellen für Prolaktin exprimieren und außerdem prolaktinrezeptorhaltige Tumoren durch Prolaktin stimuliert werden, kann als endokriner Therapieversuch eine Prolaktinhemmung, z.B. mit **Bromocriptin** (Pravidel®), versucht werden. An Nebenwirkungen ist hier besonders auf die Hypotonie, gelegentlich auch psychische Veränderungen hinzuweisen. Pravidel® wird in einer Einzeldosis von 2,5 mg/d verabreicht und langsam gesteigert bis zu einer Dosis von ggf. 10 mg/d.
Folgende Ansätze sind aus dem Bereich einer endokrinen Therapie im metastasierten Stadium respektive einer endokrin zytostatischen Kombination zu erwähnen. Für eine Klientel aus älteren Patientinnen werden Wirksamkeit und Verträglichkeit einer kombinierten sequentiellen Hormon-Chemotherapie aus den Substanzen **Mitomycin** (8 mg/m² Tag 1, q4), **Vinorelbin** (25 mg/m² Tag 1 und 8, q4) und **Letrozol** als First-Line-Therapie untersucht. Hierbei ist die adjuvante Behandlung mit Aromatasehemmern ein Ausschlusskriterium oder ein kurzes freies Intervall zum Progress von unter einem Jahr.
Ein weiterer Ansatz untersucht in einer dreiarmigen Studie die Behandlung des metastasierten Mammakarzinoms mit der Kombination aus Docetaxel und Anastrozol, der Sequenz aus Docetaxel vor Anastrozol oder einer Docetaxel-Monotherapie. Docetaxel wird hierbei wöchentlich in einer Dosierung von 35 mg/m² verabreicht.
In einem weiteren Ansatz wird ein postmenopausales Patientinnenkollektiv untersucht, bei dem bei steroidrezeptorpositiven Tumoren mit Überexpression von HER-2/neu eine First-Line-Therapie entweder allein mit Letrozol oder kombiniert mit dem Antikörper Herceptin® durchgeführt wird. Kontrolliert wird gegen die steroidrezeptorpositiven HER-2-negativen Patientinnen, die allein mit dem Aromatasehemmer behandelt werden.

!

Nach Ausschöpfung endokriner Therapiemaßnahmen bzw. bei rascher Tumorprogredienz kommt im metastasierten Stadium als systemische Behandlung die zytostatische Chemotherapie zum Einsatz.

1.2 Chemotherapeutische Optionen

In Abhängigkeit von der Dringlichkeit einer Remissionsinduktion in der metastasierten Situation bzw. von der endokrinen Unabhängigkeit des Tumors ist eine Auswahl an zytostatischer Chemotherapie zu treffen. Da das Mammakarzinom in diesem Stadium als nicht heilbar anzusehen ist, muss die Aufgabe der Therapie sein, sich auf eine wirksame Progredienzminimierung und Symptomrückbildung zu konzentrieren.
Hierbei ist für die Therapie zwischen **Mono-** und **Polychemotherapien** zunächst grundsätzlich zu unterscheiden.

1.2.1 Monochemotherapie (Tab. 33-18 bis 33-20)

Wenn endokrine Maßnahmen unwirksam oder gar ausgeschöpft sind und die Tumorprogredienz nur gering fortschreitet bei mäßiger Symptomatik, besteht ein vorrangiges Einsatzgebiet einer zytostatischen Monochemotherapie. Diese hat zum Ziel, neben einer Remissionsinduktion keine wesentliche Nebenwirkungsbelastung für die Patientin herbeizuführen.
Unter den untersuchten Substanzen sollen hier zunächst die Anthracyclin-Monochemotherapien mit **Epirubicin** und **Doxorubicin** in wöchentlicher bzw. 3-wöchentlicher Wiederholung erwähnt werden. Ebenso ist hier eine Anthrachinon-Monochemotherapie mit **Mitoxantron** in 3-wöchentlicher Applikationsform anzuführen.
Das Taxan **Paclitaxel** wird entweder wöchentlich oder in 3-wöchentlicher Applikation verabreicht. Insbesondere die 3-wöchentliche, über 3 Stunden infundierte Gabe des Paclitaxels in der angegebenen Dosierung, die bis auf 200 mg/m² erhöht werden kann, stellt eine geläufige Therapieform dar. Dosislimitierender Faktor ist in diesem Falle die Neutropenie. Wählt man die angegebene wöchentliche Fraktionierung mit 90 mg/m², fällt die Neutropenie geringer aus. Über den weiteren Verlauf der Therapie muss man mit neurologischen peripheren Nebenwirkungen rechnen.
Die Applikation des Taxans ist an eine spezifische Prämedikation gebunden, bei der die Patientin 30 Minuten vor der Chemotherapie 8–16 mg Dexamethason i.v. und die H_1- und H_2-Blocker **Diphenhydramin** 50 mg und **Cimetidin** 300 mg i.v. erhält. Außerdem sollen 4 mg Dexamethason als p.o. Applikation an den folgenden Therapietagen jeweils morgens und abends für weitere 2 Tage gegeben werden. Dieses Prämedikationsregime ist auch bei der Paclitaxel-Kombinationstherapie anzuwenden. Bei der wöchentlichen Paclitaxelgabe mit bis zu 100 mg/m² gibt man ebenso 30 Minuten prätherapeutisch 4 mg Dexamethason i.v. und gleichzeitig **Clemastin** 2 mg i.v. und **Ranitidin** 50 mg i.v.
Es liegt eine Untersuchung vor, nach der sich Taxol der Applikation von Doxorubicin unterlegen zeigt. Die

Tab. 33-18 Monochemotherapie im metastasierten Stadium.

Stubstanz	Dosis (mg/m²)	Tag (d) Wiederholung	Applikation	Laufzeit	cave
Docetaxel	75–100	d1 q22	i.v.	1 Stunde	Prämedikation
Docetaxel	35	wöchentlich, Therapieblock: 6 Wochen, 2 Wochen Pause	i.v.	1 Stunde	Prämedikation
Paclitaxel	175	d1 q22	i.v.	3 Stunden	Prämedikation
Paclitaxel	90	wöchentlich	i.v.	1 Stunde	Prämedikation
liposomales Doxorubicin	40–50	d1 q29	i.v.	1 Stunde	
Epirubicin	60–90	d1 q22	i.v.	1 Stunde	
Epirubicin	25	wöchentlich	i.v.	Bolus	
Vinorelbin	25–30	wöchentlich	i.v.	30 Minuten	
Gemcitabin	800–1000	d1+8+15 q29	i.v.	30 Minuten	
Topotecan	1,25–1,5	d1–5 q22/29	i.v.	30 Minuten	liquorgängig
Capecitabin	2500	d1–14 q22	p.o.		
5-FU (+ Folinsäure)	2200 (500)	d1+8+15 q29 (d1+8 q22)	i.v. (i.v.)	24 Stunden (2 Stunden)	
Mitoxantron	12–14	d1 q22	i.v.	15 Minuten	
Bendamustin	120–150	d1+2 q29	i.v.		

Remissionsraten unter einer Paclitaxelmonotherapie liegen deutlich unter denen der Anthracyclinmonotherapie. Dies wurde als erste Chemotherapie beim fortgeschrittenen Mammakarzinom getestet und der Schluss gezogen, dass in einer sequenziellen Therapieanordnung zunächst auf das Anthracyclin zugegriffen wird (Tab. 33-18).

Beim Einsatz des zweiten Taxans **Docetaxel** wird die Substanz in 3-wöchigem Abstand verabreicht und eine einstündige Infusion in einer Dosierung von 100 mg/m² vorgenommen. In der Verwendung des Taxans als Second- oder Third-Line-Behandlung bei Anthracyclinresistenz erweist sich Docetaxel als signifikant effektiver. Eine wichtige Nebenwirkung der Docetaxeltherapie ist die Flüssigkeitsretention, die durch eine erhöhte Kapillarpermeabilität zu peripheren Ödemen und Ergussbildung in serösen Höhlen führt. Dies lässt sich nach einer kumulativen Dosis von über 400 mg/m² beobachten und soll durch eine entsprechende Kortikoidprämedikation aufgefangen werden. Hierbei gibt man 8 mg Dexamethason 15 Minuten vor Therapiebeginn bei der wöchentlichen Gabe i.v. Man kann die Gabe des Kortikoids auf 2 × 8 mg/d p.o. an den Therapietagen 1 und 2 ausdehnen. Auch weitere Hypersensitivitätsreaktionen lassen sich dadurch verhindern.

Bei der 3-wöchigen Applikation des Docetaxels in Dosierungen zwischen 75 und 100 mg/m², die ebenfalls über eine Stunde infundiert werden, gibt man 2 × 8 mg Dexamethason p.o. 2 × täglich vor der Chemotherapie, 8 mg i.v. 15 Minuten vor der Chemotherapie und weiterhin 2 × 8 mg morgens und abends p.o. am Tag nach der Chemotherapie. Am Therapietag kann abends weiterhin mit Dexamethason 8 mg p.o. der möglichen Hypersensitivitätsreaktion entgegengewirkt werden.

Unter den weiteren Monochemotherapien ist auch die Behandlung mit der Substanz **Gemcitabin** (Gemzar®) zu erwähnen. Diese Substanz gehört zur Gruppe der Antimetaboliten. In einer Dosierung von 800 bis 1000 mg/m² werden 3 Applikationen im einwöchigen Abstand mit einer Infusionsdauer von 30 Minuten durchgeführt, dieser gesamte Zyklus wird am Tag 29 wiederholt. Hierbei ist bei bis zu 40% der Patientinnen mit objektiven Tumorremissionen zu rechnen. Dieses Zytidinanalogon erweist sich als aktiv gegen eine Vielzahl solider Tumoren. Die Toxizität ist nur mäßig ausgeprägt. Man findet eine grippeähnliche Symptomatik und ggf. Ödeme. Insbesondere Nausea, Vomitus und eine Alopezie werden selten beobachtet (Tab. 33-20).

Mit der Substanz **Vinorelbin** (Navelbine®) liegt ein halbsynthetisches Vinca-Alkaloid vor, das als Mitosehemmer wirkt. Die Substanz kommt als Monochemotherapie mit wöchentlicher Applikation über 30 Minuten im Dosisbereich zwischen 25 und 30 mg/m² zum Einsatz. Die berichteten Ansprechraten betreffen zum Teil bis zur Hälfte des Kollektivs. Nebenwirkungen sind v.a. Leukopenie und Obstipation.

Mit der Substanz **Capecitabin** (Xeloda®) liegt ein weiterer neuer Antimetabolit vor. Dieses Pyrimidinanalogon, ein Fluoropyrimidincarbamid, kann oral appliziert werden. Nach hepatischer Aufnahme erfolgt eine Umwandlung in letztendlich die Substanz 5-FU durch das Enzym Thymidinphosphorylase. In einer randomisierten Phase-II-Studie wurde Xeloda® gegen Paclitaxel beim Mammakarzinom nach vorhergehendem Versagen der Anthracyclintherapie getestet. Hierbei zeigt sich, dass im Behandlungsansatz nach dem Anthracyclin die Effekte zwischen Paclitaxel und Capecitabin gleich ausgeprägt sind. Die Applikation einer Dosis von 2,5 g/m² erfolgt p.o. über 14 Tage. Danach wird eine Therapiepause von 1 Woche eingelegt und am Tag 22 mit der weiteren Applikation begonnen.

1.2.2 Polychemotherapie (Tab. 33-21)

Eine Vielzahl von Studien konnte inzwischen zeigen, dass zunächst Polychemotherapien den zytostatischen Monotherapien deutlich überlegen sind. Weiterhin muss festgestellt werden, dass die anthracyclinhaltigen Kombinationen effektiver wirken als das Standard-CMF-Schema. Außerdem liegen Untersuchungen vor, die zeigen, dass beim Vergleich der beiden Anthracycline Epirubicin und Doxorubicin in Kombinationsschemata das Doxorubicin bezüglich der Remissionsraten und der Mortalitätsreduktion überlegen ist.

!

Insbesondere die Kombinationen aus Anthracyclinen und Taxanen gelten als die wirksamsten Kombinationen. Diese sind noch als Standardpolychemotherapie ohne ausgedehntere supportive Maßnahmen zu verabreichen. Hierbei finden sich schließlich Remissionsraten bis 90% (Lück et al. 2000).

Als Kombinationsschemata sollen hier der Vollständigkeit halber die Therapieregime CMF, EC, Epirubicin/Paclitaxel, Docetaxel/Doxorubicin (Nabholtz et al. 1999), FEC und FAC, Vinorelbin und Gemcitabin, Docetaxel und Epirubicin, Mitomycin und Vinorelbin sowie Mitomycin und 5-FU erwähnt werden (Nabholtz et al. 2001).

!

Die angegebenen Mono- und Polychemotherapien sind bezüglich ihres spezifischen Nebenwirkungsprofils aus den einzelnen Substanzen bzw. der Kombination derselben im Einzelfall zu individualisieren und schließlich auch im Bezug auf ihre zunehmende Aggressivität zu bewerten.

Tab. 33-19 Mitoxantron: Nebenwirkungen und Kontraindikationen.

SUBSTANZ	MITOXANTRON
Strukturformel	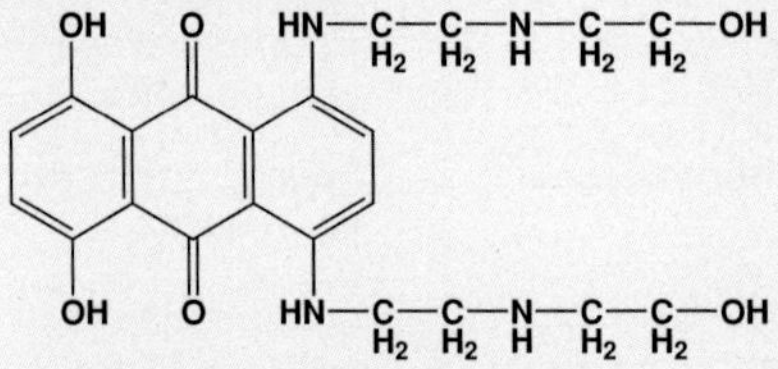
Wirkstoff(gruppe)	synthetisches Anthracyclinderivat
Nebenwirkungen	– Knochenmark: Myelosuppression (dosislimitierend), v. a. Leukopenie – Herz/Kreislauf: chronische Kardiotoxizität (Kardiomyopathie, Herzinsuffizienz; im Vergleich zu Doxorubicin weniger ausgeprägt) – GIT: mäßiggradige Übelkeit, Erbrechen, Mukositis, selten GIT-Blutungen – Leber: transienter Transaminasenanstieg, selten Cholestase – Niere: transiente Funktionsstörungen – Haut: mäßiggradige Alopezie, allergische Reaktionen, Dermatitis, Pruritus, bläuliche Verfärbung von Skleren, Fingernägeln, Injektionsstelle und Urin (normalisiert nach 48 Stunden) – sonstiges: Infertilität
Kontraindikationen	– schwere Leber- und Nierenfunktionsstörungen – vorbestehende kardiale Erkrankungen, Myokardschädigung, vorangegangene Applikation von Anthracyclinen in der zulässigen kumulativen Höchstdosis – akute Infekte
Besonderheiten bei Therapie/zusätzliche Maßnahmen	– cave: kumulative Schwellendosis 160 mg/m² (erhöhtes Risiko der Kardiotoxizität) – vor Therapie: Blutbild, Leber- und Nierenfunktionsparameter, kardiale Abklärung; bei Risikofaktoren: Echokardiografie, Radionuklid-Ventrikulografie

Zusammenfassend kann man sagen, dass die Monotherapien sowie von den Kombinationen die Schemata CMF, Gemcitabin/Vinorelbin und Mitomycin/5-FU als die moderateren Therapien anzusehen sind.

Die anthracyclinhaltigen Kombinationstherapien, also z. B. FAC, FEC, EC, sind aggressiver. Darüber hinaus sind die Monotherapien mit den Taxanen oder die Taxan-Kombinationen (Paclitaxel/Epirubicin, Docetaxel/

Tab. 33-20 Gemcitabin und Vinorelbin: Nebenwirkungen und Kontraindikationen.

Substanz	Gemcitabin	Vinorelbin
Strukturformel	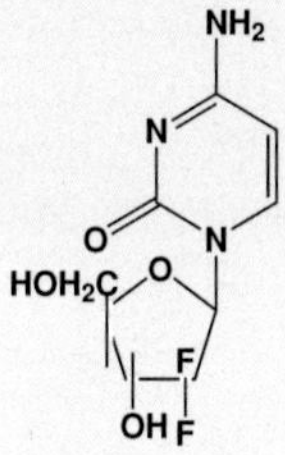	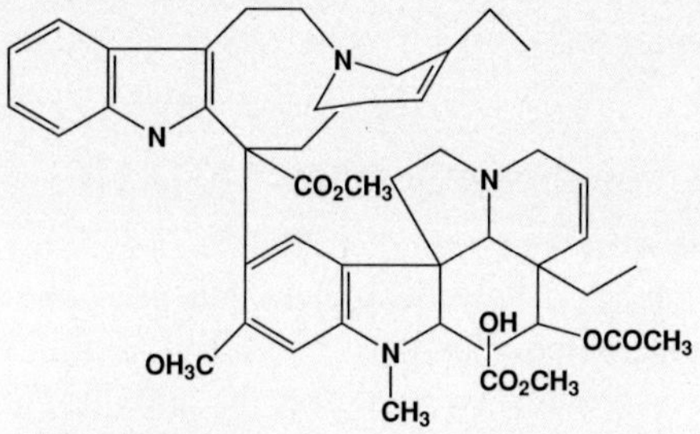
Wirkstoff(gruppe)	Antimetabolit	Mitosehemmer
Nebenwirkungen	– Knochenmark: ausgeprägte Myelotoxizität (dosislimitierend) mit Neutro- und Thrombopenie bei 25% – GIT: Übelkeit, Erbrechen, selten Diarrhö, Mukositis – Leber: transienter Transaminasenanstieg – Niere: mäßiggradige Proteinurie/Hämaturie – Haut: selten Erythem, Pruritus, Alopezie – sonstiges: periphere Ödeme, grippeartige Symptomatik (Behandlung mit Paracetamol möglich)	– Knochenmark: Myelosuppresion (dosislimitierend), v. a. Neutropenie, seltener Thrombopenie/Anämie – GIT: selten Übelkeit, Erbrechen, Diarrhö, Mukositis, selten Obstipation – Haut: mäßiggradige Alopezie – Nervensystem: selten periphere Neurotoxizität (kumulativ) mit Parästhesien, selten motorische Störungen, insgesamt geringer ausgeprägt als bei Vincristin und Vindesin – lokale Toxizität: lokal nekrotisierend bei paravasaler Injektion – sonstiges: selten Muskelkrämpfe, Schmerzen im Unterkiefer, Hals, Rücken, Extremitäten nach der Injektion
Kontraindikationen	– schwere Leber- und Nierenfunktionsstörungen	– Leberfunktionsstörungen, Radiatio, manifeste Neuropathie
Besonderheiten bei Therapie/zusätzliche Maßnahmen	– vor Therapie: Blutbild, Leber- und Nierenfunktionsparameter	– cave: regelmäßige neurologische Untersuchung; kumulative Neurotoxizität, verstärkt durch Cisplatin; Ileusgefahr erhöht bei Gabe von Opiaten → Obstipationsprophylaxe – vor Therapie: Blutbild, Leber- und Nierenfunktionsparameter, Neurostatus
Substanz	**Capecitabin**	
Metabolismus	Prodrug wird intrazellulär durch Thymidinphosphorylase zu 5-FU hydrolysiert → Enzym ist in Tumorzellen stärker aktiviert	
Nebenwirkungen	– Diarrhö – Hämatotoxizität – Schwindel, Müdigkeit – Hand-Fuß-Syndrom (ca. 20%); Vitamin B_6 (100 mg/d) reduziert die weitere Toxizität – akute Behandlung mit Hydratation der Haut, Lanolin-Salbe	
Besonderheiten bei Therapie/zusätzliche Maßnahmen	– Wirkung ↑ durch Antazida, Al-/Mg-haltige Medikamente – Toxizität ↑ durch Folinsäure – Verstärkung der Wirkung von Cumarin/Warfarin → engmaschige Überwachung erforderlich, auch Monate nach Therapiebeginn	

Epirubicin, Docetaxel/Docorubicin) nebenwirkungsreichere und effektivere Kombinationen (Sledge et al. 2003).

Im Ausmaß von der Therapieintensität lassen sich Remissionen von nur der Hälfte der Fälle bis nahezu 90% erreichen. Bei einer Erstchemotherapie kann mit einer Remissionsdauer von knapp einem Jahr gerechnet werden. Die Einleitung einer zügigen und ausreichenden Remission ist relevant, wenn eine metastasengeprägte Symptomatik effektiv beseitigt werden muss. Allerdings ist zu berücksichtigen, dass nach der aktuellen Datenlage hierdurch kein Einfluss auf die Überlebenszeit genommen wird.

1.2.3 Hochdosischemotherapie

Nachdem gezeigt werden konnte, dass zwischen der applizierten Dosis und der Tumorreduktion ein Zusammenhang besteht und die Dosiseskalation im Wesentlichen durch die Myelosuppression gegeben wird, wurde versucht, die Behandlungsgrenze durch die autologe periphere Stammzelltransplantation oder die autologe Knochenmarktransplantation zu überwinden. Diese sog. **Hochdosischemotherapien** stellen inzwischen machbare Behandlungsschemata dar (Schmid et al. 2002). Es liegen nun aus der Literatur Mitteilungen vor, die zunächst den deutlichen Vorteil einer **Hochdosispolychemotherapie** gegenüber konventionellen Chemotherapien zeigen. Gleichzeitig wurde das Hochdosisbehandlungsprotokoll auch im Rahmen adjuvanter Indikationen verwendet. Weiterhin wurde die ursprünglich günstige Ergebnissituation relativiert, nachdem eine weitere Studie beim metastasierten Mammakarzinom zeigen konnte, dass zwischen den Überlebensraten nach Hochdosischemotherapie mit autologer Knochen-

Tab. 33-21 Polychemotherapie im metastasierten Stadium (vgl. auch adjuvante Therapieschemata).

Stubstanz (Abkürzung)	Dosis (mg/m²)	Tag (d) Wiederholung	Applikation	Laufzeit	cave
A. A-Doc					
Doxorubicin	50	d1 q22	i.v.	30 Minuten/Bolus	
Docetaxel	75	d1 q22	i.v.	1 Stunde	Prämedikation: Dexamethason, H_1- und H_2-Blocker
B. FAC					
5-FU	500	d1 q22	i.v.	30 Minuten	
Adriamycin	50	d1 q22	i.v.	1 Stunde /Bolus	
Cyclophosph-amid	600	d1 q22	i.v.	30 Minuten bis 2 Stunden	
C. Vinorelbin/Gemcitabin					
Vinorelbin	25	d1+8 q22	i.v.	30 Minuten	
Gemcitabin	800	d1+8 q22	i.v.	30 Minuten	
D. Mitoycin/Vinorelbin					
Mitomycin	8	d1 q29	i.v.	15 Minuten	d1–5 Lungenfibrose-Prophylaxe mit 50 mg Hydrocortison
Vinorelbin	25	d1+8 q29	i.v.	15 Minuten	
E. Mitomycin/5-FU					
Mitomycin	8	d1 q29	i.v.	15 Minuten	d1–5 Lungenfibrose-Prophylaxe mit 50 mg Hydrocortison
5-FU	750	d1+2 q29	i.v.	2 Stunde	
Calciumfolinsäure	300	d1+2 q29	i.v.	15 Minuten	

marktransplantation und einer konventionellen Chemotherapie keine Unterschiede festzustellen waren.
Schließlich kann zu diesem Bereich noch mitgeteilt werden, dass untersucht wurde, ob eine Hochdosistherapie effektiver ist nach einer konventionellen Chemotherapie mit Erreichen einer Vollremission oder ob diese erst bei einem erneuten Rezidiv einzusetzen ist. Die genannte Untersuchung demonstriert, dass die Hochdosistherapie zu einer Verbesserung der Überlebenszeit führt, wenn erst beim erneuten Rezidiv therapiert wird.
Im Augenblick bleibt zu diesem Thema festzustellen, dass die eindeutige Überlegenheit der Hochdosischemotherapie gegenüber den modernen taxan- und anthracyclinhaltigen Kombinationen nicht als erwiesen angesehen werden kann.

1.4 Immuntherapien und Kombinationen

Für aktuelle immunbiologische Tumoransätze ist zurzeit die Tatsache der Amplifikation des HER-2/neu-Gens mit Überexpression des entsprechenden Proteins bei knapp einem Drittel der Patientinnen mit Mammakarzinom relevant. Die besondere Risikosituation wurde bereits dargestellt (Piccart 2001). Die Antikörperpräparation Herceptin® gegen das überexprimierte Onkoprotein ist inzwischen klinisch anwendbar und stellt einen bedeutenden Fortschritt der Therapie dar (Slamon et al. 2001). Hierbei gibt man Herceptin® initial in einer Dosierung von 4 mg/kg KG wöchentlich zunächst über 90 Minuten, bei späteren Applikationen in einer Dosierung von 2 mg/kg über 30 Minuten (Tab. 33-22).
Der Einsatz des Antikörpers beim überexprimierenden HER-2/neu-positiven Mammakarzinom führt in Kombination mit einer Chemotherapie aus Anthracyclinen oder Taxanen zu einer deutlichen Steigerung der Ansprechrate und zu einer signifikanten Verlängerung des Gesamtüberlebens im Vergleich zur ausschließlichen Chemotherapie (Pienkowski et al. 2001). Bei der Kombination des Antikörpers mit den kardiotoxischen Anthracyclinen erhöht sich dieser Nebenwirkungseffekt und tritt bei knapp 20% der Patientinnen auf. Infolgedessen gibt man den Kombinationen des Antikörpers mit dem Taxan Paclitaxel entweder in der Dreiwochenapplikation mit 175 mg/m^2 über 3 Stunden oder in der wöchentlichen Applikation mit 90 mg/m^2 über 1 Stunde den Vorzug. Diese Kombination stellt eine mögliche First-Line-Therapie des metastasierten Mammakarzinoms dar.
Eine weitere Phase-II-Studie konnte den Einsatz von Herceptin® in Kombination mit Vinorelbin (Navelbine®) validieren, wobei hier eine wöchentliche Applikation des Vincaalkaloids in einer Dosierung von 35 mg/m^2 über 30 Minuten vorgesehen ist.

1.5 Chemotherapeutische Behandlungsstrategien

Mit den dargestellten Effekten der einzelnen Behandlungsmodalitäten kann nun je nach individueller Einschätzung des Einzelfalls, und damit nach Risikoklassifikation, eine entsprechende Adaptation der Therapie erfolgen (Abb. 33-27). Neben der prinzipiellen Entscheidung zwischen einem endokrinen oder zytostatischen oder immunbiologischen Behandlungsansatz gehen hierbei auch die spezifischen Nebenwirkungsprofile der beschriebenen Zytostatika zur Auswahl im Einzelfall mit ein (Tab. 33-23). Bei Versagen endokriner Therapiemaßnahmen in hormonrezeptorpositiven Fällen kann in Abhängigkeit von der Dringlichkeit ein moderates Chemotherapieprinzip zur Anwendung gelangen. Darüber hinaus ist bei nicht steroidrezeptorexprimierenden Tumoren die Intensität oder Aggressivität der angewandten Chemotherapie eine Funktion sowohl der Erfolgsdringlichkeit als auch der Belastbarkeit der Patientin bzw. deren Alter und Allgemeinzustand.
Gerade mit diesen individuellen Einschränkungen erscheint es dennoch nötig, für die systemische Therapie des metastasierten Mammakarzinoms einige prinzipielle Behandlungsalgorithmen zum Überblick anzubieten.

Tab. 33-22 Trastuzumab: Nebenwirkungen und Kontraindikationen.

Substanz	Trastuzumab
Wirkstoff	rekombinanter humanisierter monoklonaler Antikörper gegen humanes HER-2-Onkoprotein
Nebenwirkungen	– Fieber, Schüttelfrost – anaphylaktische Reaktion mit Bronchospasmus bei Erstanwendung
Kontraindikationen	verstärkte Kardiotoxizität nach Anthracyclinvorbehandlung
Dosierung	– Initialdosis: 4 mg/kg KG – folgende Dosis: 2 mg/kg KG, beginnend 1 Woche nach Initiierung

1.5.1 Behandlungsalgorithmen des metastasierten Mammakarzinoms

Zum Überblick der Therapieorientierung werden im Folgenden Behandlungsalgorithmen dargestellt, die einer ersten Klassifikation dienen können.
Zunächst wird ein grundsätzlicher Überblick über den Ablauf der endokrinen Therapie und schließlich ein Überblick über den Ablauf der zytotoxischen Therapie gegeben. Zur weiteren Differenzierung wird dann je nach dem Kollektiv der prämenopausalen bzw. postmenopausalen Patientinnen unterschieden, welche Behandlungsalgorithmen je nach Einschätzung eines Falles als Niedrigrisiko- oder Hochrisikosituation zu diskutieren sind.
Die Voraussetzung einer endokrinen Therapie bedeutet zunächst eine Auswahl der Patientinnen nach einer relativ günstigen Prognosesituation. Kritische Fälle können nicht primär endokrin therapiert werden.
In Fällen einer günstigen Ausgangskonstellation (Abb. 33-27), und das heißt auch bei positivem Hormonrezeptorbesatz, stellt damit die endokrine Maßnahme die erste Behandlung im metastasierten Stadium dar. Im Falle prämenopausaler Patientinnen ist eine Suppression der Ovarialfunktion durch den Einsatz von GnRH-Analoga notwendig. Der erste endokrine Schritt in der Vergangenheit bestand in der Gabe des SERM Tamoxifen. Nach den neueren Daten muss dieses jedoch durch einen Aromatasehemmer ersetzt werden. Um eine Sequenz der endokrinen Therapiemöglichkeiten vorzuhalten, könnte aufgrund der Forschungsergebnisse hier zunächst ein nicht-steroidaler Aromatasehemmer zum Einsatz kommen. Sofern keine rapide Krankheitsprogression auftritt, die die Einleitung einer zytostatischen Therapie erfordert, kann man dann nach Remissionsinduktion später bei weiterhin nicht ungünstiger Konstellation einen weiteren, in diesem Fall dann steroidalen Aromatasehemmer einsetzen. Schließlich wäre in dieser Sequenz unter Umständen als dritte Stufe die Anwendung von Gestagenen denkbar, bis schließlich nach Ausschöpfung der Möglichkeiten auch in Niederrisikofällen lediglich ein chemotherapeutischer Behandlungsansatz verbleibt.
Für die **prämenopausalen Patientinnen** bedeutet dies, dass auf der Basis der Ausschaltung der Ovarialfunktion entweder mit GnRH-Agonisten oder, ggf. abgelöst durch eine Ovarektomie, die weitere Gabe endokriner Substanzen auf der Basis der Fortführung der GnRH-Therapie bleiben muss. Im Falle der Ausschöpfung der endokrinen Behandlungsmöglichkeiten ist in einer weiterhin bestehenden Nichthochrisikosituation auch eine zytostatische Therapie mäßiger Aggressivität denkbar.
Bei den **postmenopausalen Patientinnen** gilt das Gleiche, wobei allerdings hier auf die GnRH-Gabe bzw. Ovarektomie verständlicherweise verzichtet werden kann. Auch hier wird dann in der Reihenfolge Aromatasehemmer und Gestagene schließlich, bei nicht dringlicher Eilbedürftigkeit einer aggressiven Therapie, nach Ausschöpfung der endokrinen Möglichkeiten auf moderatere Chemotherapien zugegriffen.

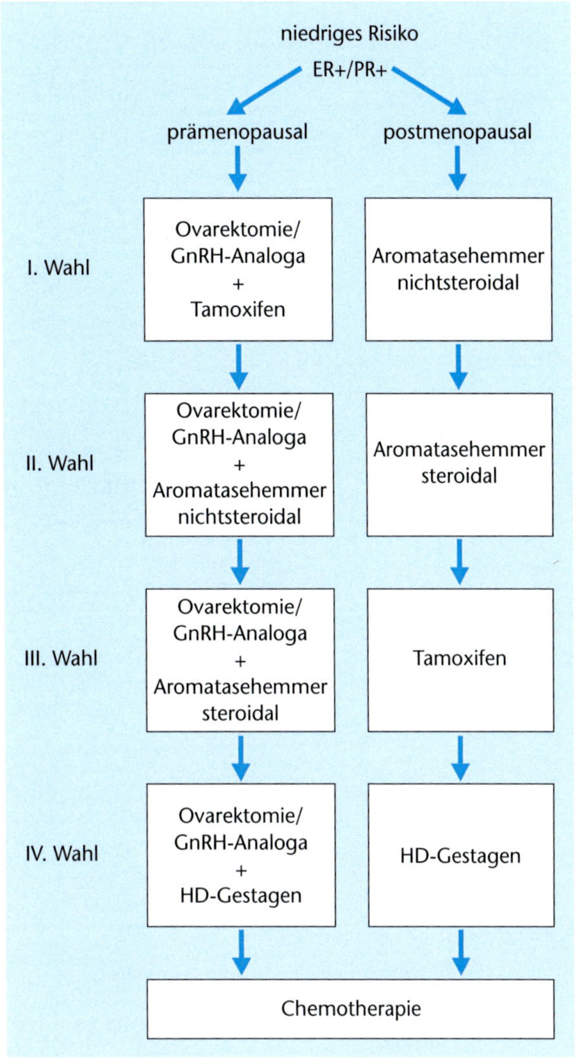

Abb. 33-27 Therapieregime beim metastasierten Mammakarzinom – niedriges Risiko.

Für beide Kollektive gilt also in dieser Konstellation der prinzipielle Grundsatz einer sequentiellen, zunächst endokrinen und dann zytostatischen Therapie.
Bei der primären Einleitung einer zytostatischen Therapie ist erneut die beschriebene Risikoevaluation zu diskutieren. Wie angegeben sind Fälle **geringen Risikos** zunächst einer **endokrinen Therapie** zuzuführen. Für die weitere Bewertung soll darüber hinaus die Überexpression des Onkoproteins HER-2/neu für die Therapieauswahl Berücksichtigung finden. Für die endokrin

Tab. 33-23 Klassifikation von akuten Nebenwirkungen (CTC, common toxicity criteria).

Grad/Toxizität	0	1 = gering/ leicht	2 = mäßig/ deutlich	3 = stark/ ausgeprägt	4 = lebensbedrohlich
Laborwerte					
1. Blut/Knochenmark					
Leukozyten (× 10⁹/l)	≥ 4,0	< 4,0–3,0	< 3,0–2,0	< 2,0–1,0	< 1,0
Thrombozyten (× 10⁹/l)	≥ 100	normal–75	< 75–50	< 50–25	< 25
Hämoglobin (g/100 ml)	≥ 11,0	normal–10,0	< 10,0–8,0	< 8,0–6,5	< 6,5
Granulozyten (× 10⁹/l)	≥ 2,0	< 2,0–1,5	< 1,5–1,0	< 1,0–0,5	< 0,5
Lymphozyten (× 10⁹/l)	≥ 2,0	< 2,0–1,5	< 1,5–1,0	< 1,0–0,5	< 0,5
2. Blutgerinnung					
Fibrinogen	normal	1–0,75 × NW	0,74–0,5 × NW	0,49–0,25 × NW	< 0,24 × NW
Prothrombinzeit	normal	1,0–1,25 × NW	1,26–1,50 × NW	1,51–2,0 × NW	> 2,0 × NW
partielle Thromboplastinzeit	normal	1,0–1,66 × NW	1,67–2,33 × NW	2,34–3,0 × NW	> 3,0 × NW
3. Niere/Blase					
Kreatinin	normal	1–1,4 × NW	1,5–3,0 × NW	3,1–6,0 × NW	> 6,0 × NW
Proteinurie (g/l)	keine	< 3 g/l	3–10 g/l	> 10 g/l	nephrotisches Syndrom
Harnstoff (nmol/l)	< 20/7,5 mmol/l		< 30/11 mmol/l	31–50/11–18 mmol/l	> 50/18 mmol/l
4. Leber					
Bilirubin	normal	–	1–1,5 × NW	1,5–3,0 × NW	> 3,0 × NW
Serum-GOT/-GPT	normal	1–2,5 × NW	2,6–5 × NW	5,1–20 × NW	> 20 × NW
alkalische Phosphatase	normal	1–2,5 × NW	2,6–5 × NW	5,1–20 × NW	> 20 × NW
5. Stoffwechsel					
Hyperglykämie (mg(dl)	< 116	116–160	161–250	251–500	> 500/Ketoazidose
Hypoglykämie (mg/dl)	> 64	55–64	40–54	30–39	< 30/hypoglykämischer Schock
Amylase	normal	1–1,4 × NW	1,5–2,0 × NW	2,1–5,0 × NW	> 5,1 × NW
Sonstige					
Hyperkalziämie	> 2,65	2,65–2,87	2,88–3,12	3,13–3,37	> 3,37
Hypokalziämie	> 2,1	2,1–1,95	1,94–1,75	1,74–1,51	≤ 1,5
Hypomagnesiämie	> 1,4	1,4–1,2	1,1–0,9	0,8–0,6	≤ 0,5
Hyponatriämie	> 135	131–135	126–130	121–125	≤ 120
Hypokaliämie	> 3,5	3,1–3,5	2,6–3,0	2,1–2,5	≤ 2,0
Gastrointestinaltrakt					
Übelkeit	kein	gering, normale Nahrungsaufnahme	mäßig, Nahrungsaufnahme vermindert	stark, keine Nahrungsaufnahme möglich	–
Erbrechen	kein	gering (1×/d)	mäßig (2–5×/d)	stark (6–10×/d)	bedrohlich (> 10×/d oder PEG/parenterale Ernährung)

Tab. 33-23 Klassifikation von akuten Nebenwirkungen (CTC, common toxicity criteria). *(Fortsetzung)*

Grad/Toxizität	0	1 = gering/ leicht	2 = mäßig/ deutlich	3 = stark/ ausgeprägt	4 = lebens- bedrohlich
Diarrhö	keine	gering vermehrt (2–3 Stühle/d)	mäßig vermehrt (4–6 Stühle/d)	stark vermehrt (7–9 Stühle/d) oder Inkontinenz oder schwere Krämpfe	> 10 Stühle/d oder blutige Diarrhö
Stomatitis	keine	geringes Wundsein, Erythem oder schmerzlose Erosion	mäßig schmerzhaft, Erythem, Ödem oder Erosion, mäßige Dysphagie	starke Dysphagie, Ulzera, flüssige Nahrung oder Analgetika nötig	keine orale Nahrungsaufnahme, PEG/parenterale Ernährung
Ösophagitis/ Dysphagie	keine	geringes Wundsein, Erythem oder schmerzlose Erosion	mäßig schmerzhaft, Erythem, Ödem oder Erosion, mäßige Dysphagie	starke Dysphagie, Ulzera, flüssige Nahrung oder Analgetika nötig	keine orale Nahrungsaufnahme, PEG/parenterale Ernährung
Gastritis/Ulkus	kein(e)	gering, mit Antazida gebessert	mäßig, forcierte Therapie nötig	stark, therapierefraktär, Operation nötig	Perforation oder Blutung
Darmobstruktion	keine	–	intermittierend, keine Therapie	konservative Therapie nötig	operative Therapie nötig
intestinale Fistel	keine	–	vorhanden, keine Therapie	konservative Therapie nötig	operative Therapie nötig
Obstipation	keine	gering	mäßig	ausgeprägt	kompletter Ileus
Schleimhäute Mukositis (RTOG)	normal	geringes Erythem, Beläge oder geringe Schmerzen	schmerzhaft fleckige Mukositis, blutige Beläge, milde Analgetika	konfluierende fibrinöse Mukositis, starke Schmerzen, starke Analgetika	tiefe Ulzera, Hämorrhagie, PEG/parenterale Ernährung
Speicheldrüsen (RTOG)	normal	geringe Mundtrockenheit, zäher Speichel, Geschmacksstörungen, normale Kost	mäßige Mund trockenheit, sehr zäher Speichel, mäßige Geschmacksstörungen, feste/ breiige Nahrung	komplette Mund trockenheit, kompletter Geschmacksverlust, flüssige Nahrung	akute Nekrose, tiefe Ulzera, PEG/parenterale Ernährung
Herz-Kreislauf					
Arrhythmie	keine	flüchtig, keine Therapie	wiederkehrend oder persistierend, keine Therapie	persistierend und therapiebedürftig	ventrikuläre Tachykardie oder Fibrillationen oder Monitoring
Funktion	normal	Abfall der linksventrikulären Ejektionsfraktion um < 20%	Abfall der linksventrikulären Ejektionsfraktion um ≥ 20%	geringe kongestive Herzinsuffizienz, auf Therapie ansprechend	massive, therapierefraktäre kongestive Herzinsuffizienz
Ischämie	keine	asymptomatisch, unspezifische T-Wellen-Abflachung	asymptomatisch, deutliche ST- und T-Wellen-Veränderung (s. Ischämie)	geringe Symptomatik, Angina pectoris ohne Infarktzeichen	ausgeprägte Symptomatik, akuter Herzinfarkt
Perikard	normal	asymptomatischer Erguss, keine Therapie	Perikarditissymptomatik, Reiben, Brustschmerzen, EKG-Veränderungen	symptomatischer Perikarderguss, Drainage bzw. spezifische Therapie	ausgeprägte Symptomatik, Tamponade, Drainage sofort nötig

Tab. 33-23 Klassifikation von akuten Nebenwirkungen (CTC, common toxicity criteria). *(Fortsetzung)*

Grad/Toxizität	0	1 = gering/ leicht	2 = mäßig/ deutlich	3 = stark/ ausgeprägt	4 = lebensbedrohlich
Hypertonie	keine	kurzfristiger Anstieg um > 20 mmHg (diast.) oder RR > 150/100 mmHg	wiederholter oder persistierender Anstieg um > 20 mmHg (diast.) oder RR > 150/100 mmHg	starker persistierender Anstieg um > 20 mmHg (diast.) oder RR > 150/100 mmHg	hypertensive Krise
Hypotonie	keine	geringe orthostatische Dysfunktion, keine Therapie	mäßige Hypotension, Flüssigkeitssubstitution oder andere Therapie	stationäre Therapie nötig, damit Normalisierung innerhalb von 48 Stunden	stationäre Therapie, aber nicht nach 48 Stunden normalisiert
Phlebitis/Thrombose	keine	–	oberflächliche Thrombophlebitis	tiefe Phlebothrombose	venöser Infarkt, Lungenembolie
Ödeme	keine	nur abends	ganztags, keine Therapie nötig	ganztags, Therapie nötig	generalisierte Anasarka
Lunge/Kehlkopf					
Dyspnoe/ARDS akute respiratorische Insuffizienz	keine	gering, asymptomatisch, aber pathologische Lungenfunktion	mäßige Dyspnoe oder respiratorische Insuffizienz bei starker Belastung	starke Dyspnoe oder respiratorische Insuffizienz bei normaler Belastung	lebensbedrohliche Ruhedyspnoe oder respiratorische Insuffizienz
Blutgase (mmHg)	$pO_2 > 85$, $pCO_2 \leq 40$	$pO_2 = 71–85$ oder $pCO_2 = 41–50$	$pO_2 = 61–70$ oder $pCO_2 = 51–60$	$pO_2 = 51–60$ oder $pCO_2 = 51–60$	$pO_2 \leq 50$ oder $pCO_2 \geq 70$
Lungenfunktion	normal	> 75–90% des Ausgangswertes	> 50–75% des Ausgangswertes	> 25–50% des Ausgangswertes	≤ 25% des Ausgangswertes
Pneumonitis	keine	asymptomatisch	geringe Symptomatik, Steroide nötig	starke Symptomatik, Sauerstoff nötig	assistierte Beatmung nötig
Lungenfibrose	–	geringe radiologische Zeichen	mäßige radiologische Zeichen	ausgeprägte radiologische Zeichen	–
Lungenödeme	keine	asymptomatisch, geringe radiologische Zeichen	–	stark symptomatisch, ausgeprägte radiologische Zeichen, Diuretika nötig	lebensbedrohlich, rasche Intubation nötig
Pleuraerguss	kein	vorhanden	–	–	–
Husten	kein	gering, leichte Antitussiva	mäßig, starke Antitussiva nötig	stark, nicht kontrollierbarer Husten	–
Kehlkopf (RTOG)	normal	geringe oder intermittierende Heiserkeit, Reizhusten, geringes Schleimhauterythem, keine Therapie	permante Heiserkeit, Reizhusten, Hals-, Mund-, Ohrenschmerzen, fibrinöses Exsudat, mäßiges Stimmbandödem, leichte Antitussiva	„Flüstersprache", starke Schmerzen, konfluierend fibrinöses Exsudat, ausgeprägtes Stimmbandödem, starke Analgetika und Antitussiva	massive Dyspnoe, Stridor oder Hämoptysen, Intubation oder Tracheostomie
Niere/Blase					
Hämaturie	keine	Mikrohämaturie	Makrohämaturie, keine Gerinnsel	Makrohämaturie mit Gerinnseln, Blasenspülung nötig	transfusionsbedürftige Blutung oder Zystektomie nötig

Tab. 33-23 Klassifikation von akuten Nebenwirkungen (CTC, common toxicity criteria). *(Fortsetzung)*

GRAD/TOXIZITÄT	0	1 = GERING/ LEICHT	2 = MÄSSIG/ DEUTLICH	3 = STARK/ AUSGEPRÄGT	4 = LEBENS-BEDROHLICH
Inkontinenz	keine	Stressinkontinenz (z. B. Niesen)	spontane Kontrolle möglich	unkontrolliert	–
Dysurie	keine	geringer Schmerz oder Brennen, keine Therapie	mäßige Schmerzen oder Brennen, durch Medikamente kontrollierbar	starke Schmerzen oder Brennen, medikamentös nicht kontrollierbar	–
Harnverhalt	kein	Restharn > 100 cm^3, kurzfristig Katheter nötig	Katheter immer zur Entleerung nötig	Operation (TUR, Dilatation) nötig	–
Harndrang	normal	vermehrt: < 2 × Ausgangswert oder nächtlicher Harndrang	mäßig vermehrt: > 2 × Ausgangswert oder auch < 1 ×/Stunde	stark vermehrt: > 1 ×/Stunde oder Katheterisierung nötig	–
Blasenkrämpfe	keine	vorhanden	–	–	–
Ureterobstruktion	keine	unilateral, keine Therapie	bilateral, keine Therapie nötig	inkomplett bilateral, Operation (Shunt, Harnleiterschiene, Nephrotomie) nötig	komplette bilaterale Obstruktion
Fistelbildung	keine	–	–	vorhanden	–
Nervensystem					
Sensorium	normal	Verlust tiefer Sehnenreflexe, geringe Parästhesien	objektivierbare sensible Störungen, mäßiggradige Parästhesien	ausgeprägte objektivierbare sensible Störungen oder Parästhesien/ Funktionseinbußen	–
Motorik	normal	geringe subjektive Schwäche, keine Funktionseinbußen	mäßige objektive Schwäche, ohne signifikante Funktionseinbußen	ausgeprägte objektive Schwäche mit schweren Funktionseinbußen	Paralyse
Bewusstsein	klar, wach	geringe Somnolenz oder agitiert	–	–	–
Koordination	normal	geringe Dyskoordination oder Dysdiachokinese	mäßige Dysmetrie, Intentionstremor, undeutliche Sprache oder Nystagmus	ausgeprägte lokomotorische Ataxie	zerebelläre Nekrose
Gemütslage	normal	geringe Angst/ Depression	mäßige Angstzustände/Depression	starke Angstzustände oder Depression	suizidale Absichten
Kopfschmerzen	keine	geringe, kurzfristig	mäßige bis starke, intermittierend	sehr stark und langfristig anhaltend	–
Verhaltensänderungen	keine	Änderungen ohne negative Konsequenzen für Patienten oder Familie	negativer Einfluss auf sich selbst oder Familie oder Umwelt	Gefährdung für sich und andere	psychotisches Verhalten
Schwindel/Vertigo	kein(e)	gering, kontrollierbar	mäßig, schwer kontrollierbar	stark, unkontrollierbar, arbeitsunfähig	–

Tab. 33-23 Klassifikation von akuten Nebenwirkungen (CTC, common toxicity criteria). *(Fortsetzung)*

Grad/Toxizität	0	1 = gering/ leicht	2 = mäßig/ deutlich	3 = stark/ ausgeprägt	4 = lebens- bedrohlich
Schlafstörungen	keine	gering, selten Medikamente	mäßig, häufig Medikamente	Schlafstörungen trotz Medikamente	–
Sinnesorgane					
Ohr/Hörvermögen	normal	asymptomatisch, Hörverlust nur audiometrisch fassbar	Tinnitus, mäßige Symptomatik: geringe Hypakusis bei Audiometrie	starke Symptomatik: Hörverust mit Funktionseinbuße, Hörgerät nötig	nicht korrigierbare Ertaubung
Otitis (RTOG)	–	geringes Erythem, Otitis externa, Pruritus	mäßige (seröse) Otitis externa et media, lokale Therapie	starke sero-sanguinöse Otitis externa et media, intensive Therapie nötig	–
Augen/Sehvermögen	normal	gering vermindert	mäßig vermindert	stark vermindert, subtotaler Sehverlust	uni- oder bilaterale Erblindung
Konjunktivitis/ Keratitis (RTOG)	–	geringe Konjunktivitis mit oder ohne Sklerainjektion, starkes „Augentränen", keine Therapie	mäßige Konjunktivitis mit oder ohne Keratitis, Iritis mit Photophobie, Steroide oder Antibiotika	starke Keratitis mit Korneaulzeration, objektiver Visusverlust, akutes Glaukom, Panophthalmitis	–
„trockenes Auge"	nein	–	artifizielle Tränenflüssigkeit nötig	–	Enukleation nötig
Glaukom	nein	–	–	ja, vorhanden	–
Zunge/Geschmack	normal	gering verändert, z. B. metallisch	deutlich verändert	–	–
Nase/Geruch	normal	gering verändert	deutlich verändert	–	–
endokrines System					
Libido	normal	gering vermindert	mäßig gestört	stark gestört	–
Amenorrhö	keine	ja	–	–	–
Gynäkomastie	keine	gering	deutlich und schmerzhaft	–	–
Hitzewallungen	keine	gering oder < 1/d	mäßiggradig ≥ 1/d	stark oder häufig, sehr beeinträchtigend	–
Cushing-Syndrom	kein	gering	ausgeprägt	–	–
Haut/Allergie					
lokal (z. B. nach Injektion)	normal	geringe Schmerzen und Schwellung	mäßige Schmerzen und Schwellung mit Inflammation oder Phlebitis	starke Schmerzen und Schwellung, Ulzeration	plastisch chirurgische Maßnahmen nötig
Haut/Unterhaut (RTOG)	normal	geringes Erythem, Epilation, trockene Desquamation, reduzierte Schweißsekretion	mäßiges Erythem, vereinzelt feuchte Epitheliolyse (< 50%), starkes Ödem, lokale Therapie	ausgeprägtes Erythem, konfluierende feuchte Epitheliolyse (> 50%), starkes Ödem, intensive Therapie	tiefe Ulzera, Hämorrhagie oder Nekrose, operative Therapie

Tab. 33-23 Klassifikation von akuten Nebenwirkungen (CTC, common toxicity criteria). *(Fortsetzung)*

Grad/Toxizität	0	1 = gering/ leicht	2 = mäßig/ deutlich	3 = stark/ ausgeprägt	4 = lebens-bedrohlich
Epidermis systemisch	normal	asymptomatische, locker gestreute makuläre, papulöse Effloreszenzen	dicht gestreute makuläre, papulöse Effloreszenzen, mäßiges Erythem, Pruritus oder assoziierte Symptome	generalisierte makuläre, papulöse oder vesikuläre Effloreszenzen, starker Pruritus oder assoziierte Symptome	generalisierte exfoliative oder ulzerierende Dermatitis
Alopezie	keine	minimal, nicht auffallend	mäßig fleckig, deutlich erkennbar	komplett, jedoch reversibel	komplett, irreversibel
Allergie	keine	intermittierend Schüttelfrost und Temperaturen < 38 °C	Urtikaria, Schüttelfrost, Fieber von ≥ 38 °C, leichter Bronchospasmus	Serumkrankheit, Bronchospasmus, parenterale Medikation	Anaphylaxie
Fieber/Infektion					
Körpertemperatur (axillär)	normal	37,1–38,0 °C	38,1–40,0 °C	> 40 °C für < 24 Stunden	> 40 °C für > 24 Stunden oder verbunden mit Hypotension
Infektion	keine	gering, nicht therapiebedürftig	mäßig, orale Antibiotika nötig	starke, i. v. Antibiotika/Antimykotika	lebensbedrohliche Sepsis
Schüttelfrost	kein	gering oder kurzfristig	ausgeprägt und lang anhaltend	–	–
Myalgie/Arthralgie	keine	gering, keine Beeinträchtigung	mäßig, Bewegungseinschränkung	arbeitsunfähig	–
Schweißausbruch	kein	gering und gelegentlich	häufig und nassgeschwitzt	–	–
Allgemeinsymptome					
Appetit	normal	gering vermindert	kurzfristig (< 1 Woche) vermindert	langfristig (> 1 Woche) vermindert	völlige Appetitlosigkeit
Gewichtszunahme	< 5%	5–9%	10–19%	≥ 20%	–
Gewichtsabnahme	< 5%	5–9%	10–19%	≥ 20%	–
Blutung (klinisch)	keine	gering, keine Transfusion	mäßig, 1–2 Transfusionen/Episode	stark, 3–4 Transfusionen/Episode	massiv, > 4 Transfusionen/Episode
Allgemeinzustand					
AJCC/ECOG-Skala Karnofsky-Index	normal 90–100%	voll ambulant, noch zu leichter Arbeit fähig 70–80%	tags > 50%, ambulant, meist Selbstversorgung, arbeitsunfähig 50–60%	tags > 50% bettlägrig, begrenzte Selbstversorgung, pflegebedürftig 30–40%	ständig bettlägrig und voll auf fremde Hilfe angewiesen ≤ 30%
weitere Befunde					
bei klinischer Relevanz	normal	„gering"/„leicht"	„mäßig"/„deutlich"	„stark"/ „ausgeprägt"	„lebens-bedrohlich"

AJCC, American Joint Committee on Cancer; ECOG, Eastern Cooperative Oncology Group; RTOG, Radiation Therapy Oncology Group

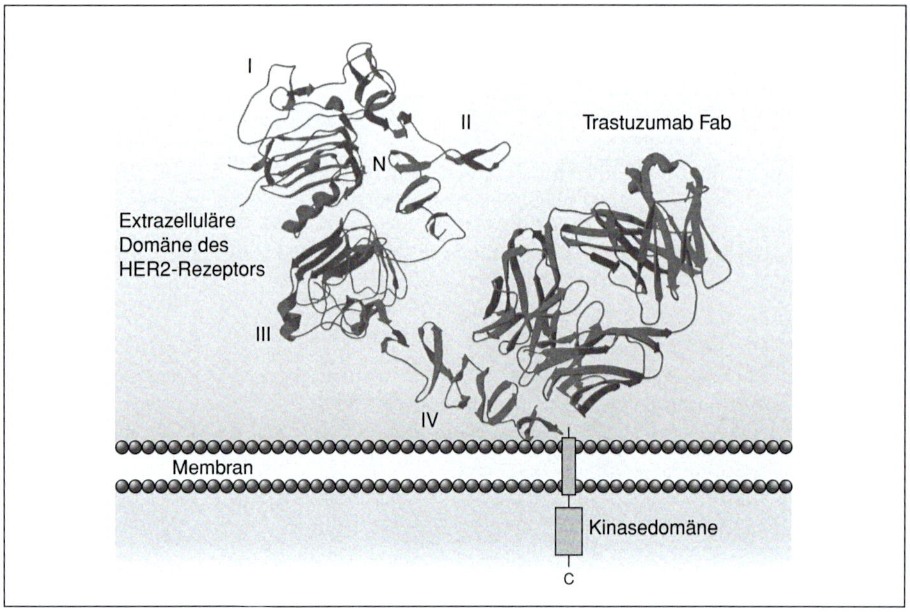

Abb. 33-28 Bindung des Fab-Fragments von Trastuzumab an den HER-2-Rezeptor. Der Wachstumsfaktorrezeptor (HER-2) besteht aus vier extrazellulären Domänen, einer transmembranären Domäne und der Tyrosinkinasedomäne. Die Interaktionsstellen von Trastuzumab mit HER-2-Rezeptor ist an der Basis des Rezeptors (Domäne IV) nahe der Zellmembran. Hierdurch werden wahrscheinlich die Endozytose und der Abbau des Rezeptors induziert. Beachte, der funktionelle HER-2-Rezeptor ist ein Dimer (hier nicht dargestellt) (modifiziert nach Cho et al. 2003).

ausbehandelten Fälle, für die weitere hormonelle Therapiesequenzen nicht zur Verfügung stehen, ist es aussichtsreich, eine Therapie mit dem Antikörper Trastuzumab (Herceptin®) durchzuführen, sofern die Patientin in dieser Situation eine Chemotherapie nicht wünscht (Abb 33-29). Sind die Therapiemöglichkeiten mit der Herceptin® Behandlung ausgeschöpft, ist allerdings bei weiterer Progression definitiv auf eine Chemotherapie umzustellen.

Alle **Hochrisikofälle** (Abb. 33-30) mit eilbedürftigem Therapieerfolg sind einer **Chemotherapie** zuzuführen. Hierbei entscheidet die Überexpression von HER-2/neu über den kombinierten Einsatz einer Chemotherapie mit Herceptin®. Für die Fälle, die als HER-2/neu-positiv bekannt sind, wäre als First-Line-Therapie die Kombination eines Taxans mit Herceptin® anzuraten. Falls in der adjuvanten Situation bisher keine Anthracycline verwendet wurden, wäre in dieser Konstellation auch zunächst eine anthracyclinbasierte Chemotherapie einzusetzen, die später bei weiterer Progression von der Kombination aus Taxanen und Herceptin® abgelöst wird. Für den Fall der Nichtexpression von HER-2/neu kommt eine anthracyclin- oder taxanhaltige Chemotherapie zum Einsatz.

Für die beschriebene Behandlung mit Herceptin® als Monotherapie findet man auch nach mehrfachen vorhergehenden Ansätzen noch Ansprechraten bis zu 25% der Fälle. Als Ersttherapie fand man Remissionsraten bis zu 30% bei Überexpression des HER-2/neu-Onkogens. Die Kombination aus Herceptin® und einer Chemotherapie, wobei hier die Kombination mit einem Anthracyclin und Endoxan und die Kombination mit dem Taxan Paclitaxel untersucht wurden, zeigt ein deutlich verbessertes Ansprechen und ein noch längeres progressionsfreies Intervall im Vergleich zur ausschließlichen Chemotherapie. Im Vergleich zu einer Patientengruppe, die zunächst nur chemotherapiert und anschließend mit Herceptin® behandelt wurde, sind die Überlebensraten nach einem Jahr bei der Kombinationstherapie aus Chemotherapie und Antikörperbehandlung signifikant verbessert (Nabholtz et al. 2001).

Für den weiteren Verlauf einer chemotherapeutischen Sequenz muss offen bleiben, ob bei initialem Ansprechen und späterer Tumorprogression die eingeleitete Herceptin®-Therapie weitergeführt werden soll und nur die Chemotherapieregime zum Austausch kommen oder ob auch die Antikörperbehandlung zu beenden ist.

!

Für ein Hochrisikokollektiv prämenopausaler Patientinnen wären damit mögliche Chemotherapiesequenzen die Kombinationen aus Anthracyclinen und Alkylanzien (EC, FEC) oder die Herceptin®-Kombinationen mit Paclitaxel, Docetaxel oder Vinorelbin oder die Kombination Vinorelbin/Gemcitabin, Mitomycin/5-FU, Mitomycin/Vinorelbin und die Kombination aus dem Anthracyclin Epirubicin und den Taxanen Docetaxel und Paclitaxel.

Bei weiterer Tumorprogredienz sind ggf. innovative Ansätze zu erwägen (s. u.).

!

Für das Hochrisikokollektiv der postmenopausalen Patientinnen ergibt sich Entsprechendes, so dass auch hier ab-

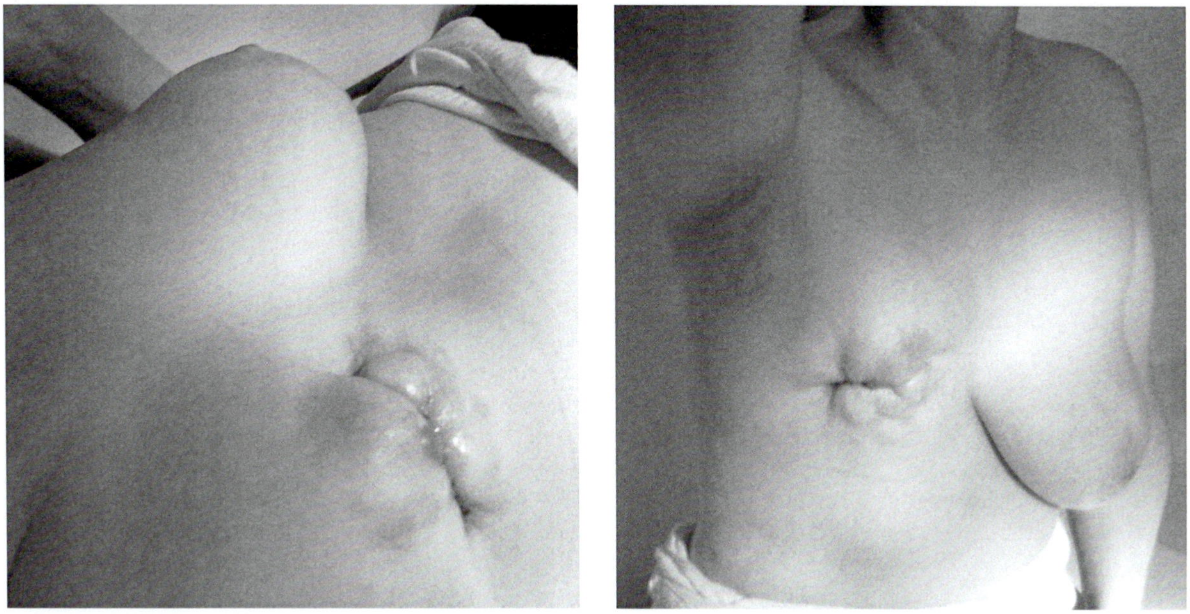

Abb. 33-29 Klinischer Aspekt eines lokal weit fortgeschrittenen Mammakarzinoms unter ausschließlich endokriner Therapie bei Verweigerung von Operation und Chemotherapie durch die Patientin (Aufnahme: Dr. med. A. Jamitzky, Gemeinschaftspraxis Jamitzky und Jawny, Augsburg).

Abb. 33-30 Therapieregime beim metastasierten Mammakarzinom – hohes Risiko.

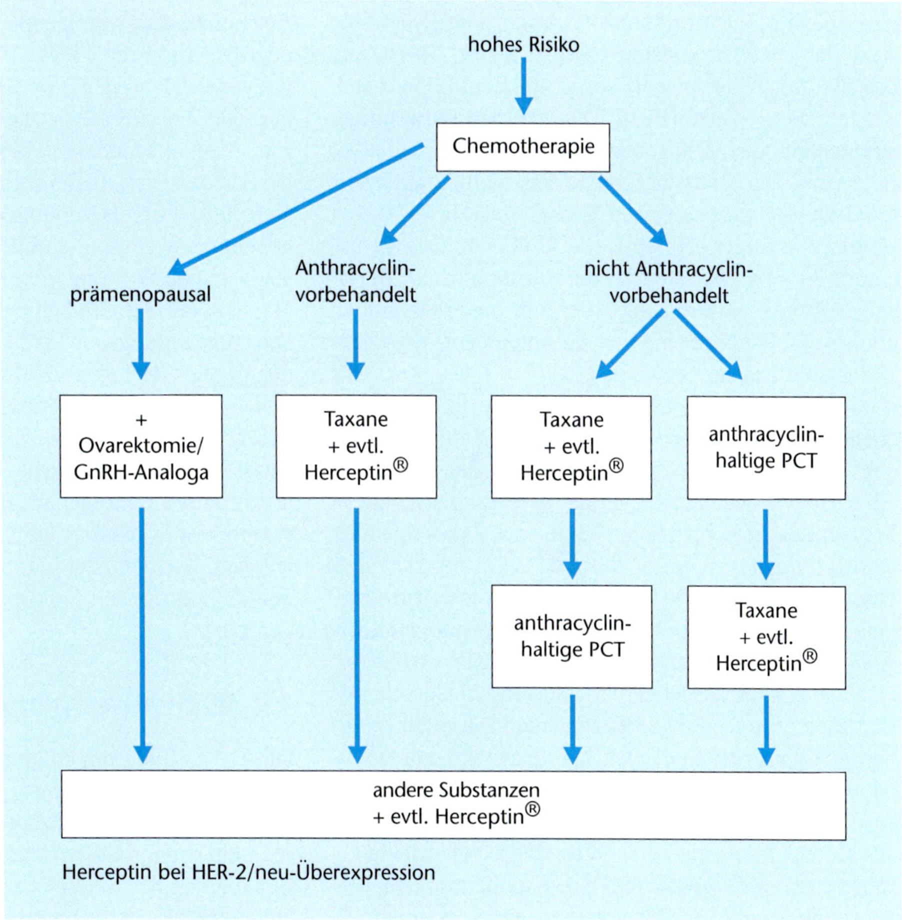

gestuft nach der Therapiebelastbarkeit der meist schon älteren Patientinnen die angegebenen Zytostatika als Kombinationstherapien, also z. B. Anthracycline und die Taxane oder Taxane gemischt mit Gemcitabin oder Vinorelbin, zum Einsatz kommen. Bei geringerer Belastbarkeit der Patientin wären Monochemotherapien mit Taxanen, Gemcitabin, Vinorelbin oder Mitoxantron zu erwägen.

1.6 Bisphosphonate

Als Analoga der Pyrophosphate haben sich die **Bisphosphonate** (Tab. 33-24) als weiteres Therapieprinzip bei ossären Filiae und tumorinduzierter Hyperkalzämie des Mammakarzinoms etabliert. Insgesamt ist bekannt, dass die Substanzgruppe auch bei ossärer Filialisierung anderer Tumoren entsprechende Wirkungen aufweist.

Die Bisphosphonate binden aufgrund ihrer chemischen Natur als Pyrophosphatanaloga an die Knochensubstanz und behindern auf diese Weise eine Destruktion der Knochenmatrix. Bei ossären Metastasen setzen die Tumorzellen Zytokine frei, die die Aktivität der Osteoklasten stimulieren. Insbesondere in Kombination mit einer spezifischen Antitumortherapie entfalten die Biphosphonate eine optimierte Wirkung. Die gehemmte Aktivität der Osteoklasten führt zu einer Absenkung des Serumkalziumspiegels sowie zur Reduktion insbesondere ossärer Schmerzen. Das Ausmaß notwendiger strahlentherapeutischer oder chirurgischer palliativer Interventionen bei ossären Filiae lässt sich deutlich vermindern, die metastatischen Veränderungen im Skelett schreiten weniger schnell fort. Darüber hinaus ist bekannt, dass in gewissem Umfang osteolytische Bereiche sekundär resklerosiert werden, und schließlich konnte eine Verzögerung des Auftretens von Knochenmetastasen beobachtet werden.

Inzwischen wird empfohlen, beim Nachweis einer Knochendestruktion im Rahmen apparativer Untersuchungen und beginnender Symptomatik mit der Einleitung einer Bisphosphonatbehandlung zu beginnen. Zusätzlich wird die entsprechende systemische endokrine oder zytostatische Therapie angewandt.

Die vorliegenden Untersuchungsergebnisse zur Wirkung der Bisphosphonate zeigen, dass diese auch die Adhäsion der Tumorzellen an die Knochenmatrix hemmen. Dies wird zurückgeführt auf eine entsprechende Hemmung intrazellulärer Enzyme der Tumorzellen sowie auf die Entstehung von zytotoxischen intrazellulären Metaboliten. Die Aktivierung der Osteoklasten wird zusätzlich gehemmt. Insbesondere die Adhärenz der Osteoklasten und die Freisetzung von Mediatorsubstanzen wird durch die Biphosphonate reduziert. Weiterhin konnte in jüngerer Zeit wahrscheinlich gemacht werden, dass Biphosphonate direkt apoptoseinduzierend wirken können.

Damit ergeben sich die Anwendungsgebiete der Hyperkalziämie durch Metastasierung und die metastasenbedingte Osteolyse. Im Rahmen der Behandlung der tumorinduzierten Hyperkalziämie ist die Anwendung der Biphosphonate Standardbehandlung. Man findet eine rasche Normalisierung der Kalziumspiegel, die Effekte halten deutlich an. Der Effekt des Biphosphonats **Zoledronsäure** (Zometa®) ist dem Einsatz der Substanz **Pamidronsäure** (Aredia®) überlegen. Zur Behandlung der tumorinduzierten Osteolyse kann zusätzlich auch die orale Therapie diskutiert werden, wobei hier die geringere Bioverfügbarkeit und gastrointestinale Nebenwirkungen zu beachten sind.

Für die intravenöse Applikation ist im Nebenwirkungsprofil v. a. auf die **renale Toxizität** zu achten, so dass für die parenterale Applikation die empfohlenen Infusionsdauern beachtet werden müssen. Entsprechend erfolgt eine ausgeprägte Hydratation, die Kontrolle der Retentionswerte ist obligat. Als weitere Reaktion finden sich grippeähnliche Erscheinungen mit Schüttelfrost, Myalgien und Fieber. Diese sind in der Regel symptomatisch zu behandeln und stellen keine ernstere Nebenwirkung dar. Darüber hinaus werden weiterhin gastrointestinale Erscheinungen wie Übelkeit, Erbrechen, Obstipation oder Diarrhö beobachtet.

Die Anwendung der Biphosphonate in parenteraler und peroraler Form erfolgt entsprechend Tabelle 33-24.

Eine weitere Maßnahme bei ossärer Filialisierung stellt der Einsatz von **Calcitonin** dar. Hierdurch wird die Osteolyse durch Hemmung der osteoklastären Aktivität gehemmt. Weiterhin entfaltet das Hormon eine zentrale analgetische Wirkung. Der Einsatz entsprechender Präparate in der Palliativbehandlung ist zu erwägen.

Das Anwendungsgebiet der Bisphosphonate wird auf den Bereich der adjuvanten Therapie ausgedehnt werden und ist auch bei nicht ossärer Filialisierung zu prüfen.

Ein weiteres Ansatzgebiet besteht im Einsatz zur Behandlung der Osteoporose, wobei dies v. a. für prämenopausale Patientinnen nach Chemotherapie und Ovarialsuppression relevant wird. Inzwischen konnte gezeigt werden, dass der osteoporotische Prozess zu stoppen ist und pathologischen Frakturen entgegengewirkt werden kann.

1.7 Innovative Therapien

Die Behandlung des Mammakarzinoms mit dem Antikörper Trastuzumab (Herceptin®) gegen den überexprimierten HER-2/neu-Rezeptor stellt bereits die Etablierung eines immunologischen Therapieverfahrens in der Behandlung des Mammakarzinoms dar.

Die Entwicklung entsprechender Therapieansätze mit

Tab. 33-24 Übersicht Bisphosphonate.

Substanz	Clodronsäure	Ibandronsäure	Pamidronsäure	Zoledronsäure
Nebenwirkungen	– Magen-Darm-Störungen, Übelkeit – allergische Hautreaktionen – Hypokalziämie – Hypophosphatämie – Erhöhung von LDH, AP und Transaminasen – Verschlechterung der Nierenfunktion (selten ANV nach i. v. Infusion) – asymptomatische Hypokalziämie – Lymphozytopenie	– Fieber – Knochenschmerzen – Muskelschmerzen – GIT-Unverträglichkeit – Hypokalziämie – Hypophosphatämie	– Anstieg der Körpertemperatur – asymptomatische Hypokalziämie – Hypomagnesiämie – Hypophosphatämie – andere Elektrolytstörungen – Schmerzen an der Einstichstelle – GIT-Beschwerden – Erhöhung von GOT, AP, Bilirubin – Lymphozytopenie, Thrombozytopenie – kardiovaskuläre und zentralnervöse Symptome – Exanthem – Knochenschmerzen – grippeartige Symptome	– Anstieg der Körpertemperatur – grippeartige Symptome – Knochenschmerzen – Arthralgie – Müdigkeit – Verwirrtheit – Durst – Panzytopenie – Bradykardie – asymptomatische Hypokalziämie – Hypomagnesiämie – Hypophosphatämie – andere Elektrolytstörungen – Schmerzen an der Einstichstelle – GIT-Beschwerden – Pruritus – erythematöser Ausschlag
Kontraindikationen	– eingeschränkte Nierenfunktion (Ausnahme: kurzfristige funktionelle Einschränkungen durch Hyperkalziämie) – schwere akute Entzündungen des GIT – Kinder – Schwangerschaft, Stillzeit		– Niereninsuffizienz – schwere GIT-Entzündung – Kinder	– endogene Kreatinin-Clearance < 30 ml/min – Schwangerschaft, Stillzeit – Überempfindlichkeit gegen Zoledronsäure
Dosierung	– 300 mg i. v. an 5 auf einander folgenden Tagen, dann p.o. 1 ×/d2 Ostac 520 oder Ostac 400 oder Bonefos 800 oder alle 3 Wochen 1500 mg i. v. (Infusionsdauer ≥ 4 Stunden) – bei oraler Gabe liegt die Resorptionsquote bei nur 1–3% und schwankt individuell stark	– Hyperkalziämie: 2–6 mg (15 Minuten), wiederholte Therapie möglich – Prävention: 6 mg als Infusion in 500 ml NaCl/G5 über 120 Minuten (alle 3–4 Wochen); p.o. 50 mg 1 ×/d	– Hyperkalziämie: 90–120 mg je nach Kalziumwert; Infusionslösung mit < 15 mg/125 ml Endkonzentration, Geschwindigkeit 30 mg/2 Stunden, Wiederholung möglich – Prophylaxe: 60 mg alle 3 Wochen; 90 mg alle 4 Wochen	– Kurzinfusion in 100 ml 0,9%igem NaCl/G5 über 15 Minuten – Hyperkalziämie: Wiederholung möglich – ossäre Metastasen: Gabe alle 3–4 Wochen
Besonderheiten bei Therapie/ zusätzliche Maßnahmen	– Wirkung ↑ durch Aminoglykoside (schwere Hypokalziämie) – cave: Niereninsuffizienz	– Dosisreduktion wenn endogene Kreatinin-Clearance < 30 ml/min: 2 mg über 60 Minuten		

Beeinflussung des Immunsystems weist eine Vielzahl neuer Strategien auf, die im Rahmen der einzelnen Organkapitel hier Erwähnung finden sollen. Zur Applikation des monoklonalen HER-2/neu-Antikörpers wurde bereits in den vorherigen Ausführungen dezidiert Stellung genommen, weitere Therapieansätze sollen hier erwähnt werden.
Während es sich bei der Therapie mit Herceptin® um den Einsatz eines antiidiotypischen Antikörpers handelt, der **blockierend in eine Rezeptorligandeninteraktion** eingreift und damit wirksam wird, kann des Weiteren ein zusätzliches Anwendungsgebiet für den Einsatz von Antikörpern erschlossen werden, das auf der Wirkung sog. Targeting-Prozesse beruht. Hierbei sollen spezifische antitumorale Antikörper als Träger für Toxine oder immunologische Effektorzellen oder Radioisotope nutzbar gemacht werden. So soll der Einsatz eines bispezifischen Antikörpers getestet werden. Ein bispezifischer Antikörper richtet sich zum einen gegen ein Tumorzelloberflächenantigen und zum anderen z. B. gegen das auf T-Lymphozyten exprimierte **CD3-Molekül.** Hierbei soll bewirkt werden, dass die Effektorzellen über die Bindung an die Tumorzellen zu einer Lyse der Tumorzellen führen.
Ein anderer Ansatz beruht darauf, dass ein gegen die Tumorzellen gerichteter Antikörper mit einem Radioisotop beladen wird.
Die Induktion einer spezifischen Immunantwort mit **zellulären Vakzinen** wird auch in der gynäkologischen Onkologie untersucht. Entsprechende Ergebnisse liegen in der Behandlung des Melanoms und des Nierenzellkarzinoms bereits vor. Einer dieser Ansätze untersucht den Einsatz einer genetisch modifizierten Tumorzellvariante. Ziel ist hierbei, dass die Abwandlung der Tumorzelle zur Expression von Aktivierungssignalen führt, um eine bestehende immunologische Toleranz aufzuheben. Das Ziel ist also, den Tumorzellen Eigenschaften zu verleihen, um diese zu antigenpräsentierenden Zellen umzuwandeln. Dies geschieht z. B. durch Gentransfer. Hierdurch wird es möglich, dass die Tumorzelle Eigenschaften exprimiert, die insgesamt immunstimulatorisch wirken. Die Problematik besteht in der Expression entsprechender übertragener Gene in den Tumorzellen. Des Weiteren wird das Verfahren limitiert durch die Tatsache, dass auch die Ausbeute an Tumorzellen zur Modifikation schwierig wird. Um diesen technischen Problemen zu begegnen, werden allogene Tumorzelllinien eingesetzt, die entsprechend genetisch modifiziert sind und mit den HLA-Restriktionselementen des Patienten weitgehend übereinstimmen. Man hofft auf diese Weise, die Immunantwort gegen den autologen Tumor im Sinne eines „cross-priming“ zu induzieren. Beim Mammakarzinom wurde eine allogene Tumorzelllinie genetisch modifiziert (CD80-Gentransfer), um sie als antigenpräsentierende Zelle zu optimieren. Mit dieser Zelllinie werden anschließend Patientinnen im metastasierten Stadium vakziniert. In diesem Ansatz ist zu klären, inwieweit das klinische Ansprechen auch durch bestimmte immunologische Testverfahren im Sinne eines Surrogatparameters gemessen werden kann.
In einer Studie zur Arzneimittelzulassung wird dies untersucht als systemische Immunantwort gegen spezifische Tumorantigene nach Vakzinierung mit der genetisch modifizierten, devitalisierten HLA-A0201+-Mammakarzinomvariante.
Ein weiterer immunologischer Ansatz beruht auf der Anwendung **dendritischer Zellen.** Dendritische Zellen entstehen aus mononukleären Vorläufern unter dem Einfluss differenzierender Zytokine. Diese Zellen können anschließend mit entsprechenden Antigenen ausgestattet werden. Hierbei wird ein bestimmtes Antigenexpressionsmuster verwirklicht. Ein Ansatz ist dabei, die dendritischen Zellen mit dem HER-2/neu-Epitop auszustatten. Danach wurden die betroffenen Patientinnen mit den autologen dendritischen Zellen vakziniert. Es konnte gezeigt werden, dass auf diese Weise zytotoxische T-Zellen zu aktivieren sind. Die Methode ist allerdings auf bestimmte HLA-Expressionsprofile beim Träger beschränkt. Es muss weiter untersucht werden, inwieweit diese Vakzine mit vielfältigen Epitopen ausgestattet werden können, um die Effekte zu optimieren. Auch hierzu existiert eine Phase-I/II-Studie, die eine systemische Immunantwort gegen Tumorantigene des Mammakarzinoms nach der Vakzinierung mit reifen antigenbeladenen autologen dendritischen Zellen untersucht.
Eine weitere Möglichkeit besteht darin, aus dendritischen Zellen und Tumorzellen **Hybride** zu kombinieren und diese als zelluläre Vakzine einzusetzen. Dies ist bei entsprechenden Untersuchungen beim Nierenzellkarzinom nachgewiesen, wobei sogar Vollremissionen demonstriert werden konnten. Die Problematik des Verfahrens besteht zur Zeit darin, dass entsprechendes Tumormaterial nur begrenzt zur Verfügung steht und das Ergebnis der Hybridisierung noch nicht exakt überprüft werden kann.
Eine weitere immunologische Beeinflussungsmöglichkeit besteht in der Applikation **tumorassoziierter Antigene.** Hierbei wird ein synthetisches tumorassoziiertes Antigen im metastasierten Stadium erprobt.
Die Entwicklung der Zukunft wird hier neue, entscheidende Veränderungen der Therapiekonzepte veranlassen. In diesem Zusammenhang ist auch der Einsatz von **Antiangiogenesehemmern** ein zukunftsversprechendes Konzept.

MAMMAKARZINOM UND SCHWANGERSCHAFT

1 Diagnostische Besonderheiten

Zur Abklärung eines verdächtigen Befundes und zur Durchführung der definitiven primären chirurgischen Therapie kann das Mammakarzinom **zu jedem Zeitpunkt der Schwangerschaft** behandelt werden (Berry et al. 1999, Moore und Forster 2000).

Am Ende der Schwangerschaft ist zusammen mit den Vertretern des Schwerpunktes Geburtshilfe zu überlegen, inwieweit ein Erhalt der Schwangerschaft noch gewünscht werden sollte. Bezüglich der adjunktiven therapeutischen Maßnahmen ergeben sich allerdings bei relativ früh in der Schwangerschaft diagnostizierten Fällen gewisse Einschränkungen. So kann auf jeden Fall festgestellt werden, dass eine Radiatio im Anschluss an ein BET-Verfahren zu jedem Zeitpunkt der Schwangerschaft kontraindiziert ist. Gegebenenfalls erweist es sich somit als günstiger, primär ablativ vorzugehen, um eine allfällige Radiatio zu vermeiden, oder durch Unterlassung der Radiatio über einen längeren Zeitraum ein erhöhtes Rezidivrisiko zu provozieren. Diese Entscheidung für ein ablatives Vorgehen fällt sicherlich leichter bei nachgewiesenen zusätzlichen Risikofaktoren oder fortgeschritteneren Befunden.

2 Ethische und psychische Aspekte der Therapieplanung

Für die einzuleitenden postoperativen Maßnahmen sind nun allerdings in Bezug auf die Gravidität spezifische Feststellungen zu treffen. So wird man bei Schwangerschaften bis zur 14.–16. SSW durchaus überlegen müssen, inwieweit eine **Beendigung** auch aus maternalen Gründen zu bevorzugen ist.

In diese Entscheidung spielt allerdings nicht nur die Anwendung systemischer Therapiemaßnahmen mit rein, also eine mögliche Chemotherapie, sondern auch der aktuelle biografische Hintergrund und die psychische Situation der Patientin. Außerdem können nachgewiesene weitere Risikofaktoren und die endgültige Tumorklassifikation sowie die daraus resultierende Krankheitsprognose für die Mutter relevant sein. Es gilt einerseits zu berücksichtigen, dass im Falle der ausgetragenen Schwangerschaft ggf. mit einer **Progredienz** des Krankheitsverlaufs zu rechnen ist, die nicht nur auf die Gesundheit der Mutter Einfluss haben kann, sondern auch für das Kind zusätzliche gravierende Beeinträchtigungen seiner psychosozialen Entwicklung mit sich bringen kann. Andererseits kann aber der individuelle **Kinderwunsch** sehr ausgeprägt sein oder aber die ethisch-moralische Einstellung der Mutter gegen einen Schwangerschaftsabbruch sprechen. Die klinische Erfahrung zeigt, dass es bei dieser Entscheidung – Schwangerschaftsabbruch, um die Prognose zu verbessern bzw. die Therapie einfacher zu gestalten, oder Austragen der Schwangerschaft mit allen daraus für Mutter und Kind resultieren Konsequenzen – nur eine individuelle Entscheidung der Mutter sein kann, wann immer möglich unter Einbeziehung ihres Partners. Bei dieser Diskussion wird auch klar, dass die Auseinandersetzung der Problematik Karzinom und Gravidität nicht nur auf biologistisch-onkologischer Basis geführt werden kann. Es sind vielmehr auch ethische und psychologische Aspekte zu bedenken, und den behandelnden Gynäkologen fällt die Rolle des Beraters zu, um der Patientin zu ermöglichen, eine **autonome** und für sie richtige Entscheidung zu treffen. Wegen der damit verbundenen Ambivalenzkonflikte bei der Mutter sollte auf jeden Fall das Angebot einer psychosomatischen bzw. psychosozialen Beratung gemacht werden. Falls in der eigenen Klinik dafür keine Ressourcen vorhanden sind, stehen die überall vorhandenen Schwangerschaftsberatungsstellen für die Beratung und Begleitung der Patientin zur Verfügung.

Entscheidet sich eine Mutter gegen einen Abbruch in der frühen Schwangerschaft, sollte ihr ein Mitspracherecht eingeräumt werden, wann mit der weiteren – für das Kind potenziell schädlichen – Chemotherapie begonnen wird bzw. wie lange diese zurückgestellt werden sollte.

Für relativ weit fortgeschrittene Schwangerschaften sollten nach Beratung mit Perinatalmedizinern und Geburtshelfern die Möglichkeiten überlegt werden, für die anstehende adjunktive Therapie die Geburt vorzeitig einzuleiten. Aber auch hier ist mit allem Nachdruck darauf hinzuweisen, dass nicht ein Automatismus eintreten darf, der ab einer gewissen Schwangerschaftswoche, z. B. nach der generellen Empfehlung einer Surfactant-Prophylaxe, leichtfertig die Beendigung der Schwangerschaft und damit die iatrogene Frühgeburtlichkeit des Kindes induziert, nur um bei der Betroffenen aus im konkreten Fall weniger dringlichen Gründen unindividualisierte Entscheidungen für eine Chemotherapie abzuleiten. Auch dieser Gedanke lässt sich erweitern, so dass hier letztendlich die angegriffene Prognose der Mutter gegen die bislang intakte biologische Entwicklung des Kindes steht. Aus Sicht der Onkologen wird hier das Risiko der iatrogenen Frühgeburtlichkeit deutlichst unterschätzt. Letzten Endes sollte die betroffene Mutter durch gute Beratung über alle Risiken (mögliche Folgen der später behandelten onkologischen Erkrankung versus Risiken für das Kind bei einer Früh-

geburt) in den Entscheidungsprozess einbezogen werden. Die klinische Erfahrung zeigt, dass Mütter in der Regel sehr verantwortungsvoll mit solchen Fragen umgehen.
Die **Einbeziehung der Patientin** ist nicht nur auf dem Hintergrund wichtig, dass diese das Recht auf autonome Entscheidungen hat, sondern dass es auch die Compliance für die weitere Therapie erhöht, wenn eine Patientin einen Weg wählen konnte, der für sie subjektiv der richtige ist. Auch wenn möglicherweise die somatische Prognose dadurch nicht verbessert oder vielleicht sogar verschlechtert wird, so wird doch die psychische Situation und damit auch die Lebensqualität langfristig eher positiv beeinflusst.

!

Nach vorzeitiger Beendigung der Schwangerschaft wird die Patientin mit Dopaminagonisten abgestillt.

Im Bereich zwischen der noch weniger gravierenden Unterbrechung einer Frühschwangerschaft und der erreichten postnatalen Überlebensfähigkeit stellen sich naturgemäß die größten Probleme bei der Koinzidenz zwischen Mammakarzinom und Schwangerschaft. Hier kann an das Vorangehende angeknüpfend ebenso festgestellt werden, dass in einer nachgewiesenen histopathologischen Hochrisikosituation auf jeden Fall die mütterliche Prognose ernst ist und gegen die bisher auch iatrogen unangetastete biologische Existenz des Neugeborenen steht. In diesem Fall muss die Beratung für eine adjuvante Chemotherapie genau diesen psychosozialen Faktor herausstellen, so dass die Patientin hier, soweit es ihr möglich ist, eine auf objektiver Beratung fußende persönliche Entscheidung treffen kann. In diesem Punkt fließt natürlich ein, dass v.a. Mammakarzinome in der Gravidität in der Regel in etwas fortgeschritteneren Stadien mit häufigerem axillärem nodalem Befall diagnostiziert werden. Untersuchungen zeigen, dass bei der Korrelation zwischen Tumorstadium und Prognose durch die Schwangerschaft offensichtlich keine weitere Verschlechterung eintritt.
Mit dem Rückgang der Inzidenz des Zervixkarzinoms in strukturierten Industriestaaten dürfte sich das Mammakarzinom inzwischen zur häufigsten bösartigen Erkrankung in der Schwangerschaft entwickelt haben. Die Maßnahmen der Diagnostik sind durch die Gravidität etwas eingegrenzt. Die Proliferation des Brustdrüsengewebes reduziert die Chancen der palpatorischen Diagnostik ebenso, wie sie die Sensitivität der Mammografie absenkt. Gerade dies muss Anlass dazu geben, suspekte Befunde definitiv einer Abklärung zuzuführen.
Die bisher in der Schwangerschaft untersuchten Mammakarzinome zeigen, dass der Anteil hormonrezeptornegativer Tumoren relativ hoch ist. Entsprechend konnte auch nachgewiesen werden, dass die Gravidität an sich keine Progression der Erkrankung verursacht und damit die Prognose der Mutter allein durch die zusätzliche Tatsache der Schwangerschaft nicht verschlechtert wird.

3 Therapie in graviditatem

Die Beobachtungen zeigen bisher, dass eine **adjuvante Chemotherapie** nach 16 SSW zu keiner erhöhten Fehlbildungsrate führt. Auch anthracyclinhaltige Polychemotherapie (z.B. FEC) erscheint nach den bisherigen Untersuchungen ohne Gefährdung für den Fetus durchführbar (Ebert et al. 1997). Die Phase der Organogenese in der Frühgravidität sollte wann immer möglich ausgespart werden. Allerdings sollte dabei auch berücksichtigt werden, bis zu welcher Woche die Genese potentiell gefährdeter Organe im Wesentlichen abgeschlossen ist. Eine systemische endokrine Therapie wird in den allermeisten Fällen auf Grund der speziellen Konstellation nicht zu diskutieren sein und ist ebenso wie die Radiatio innerhalb der Schwangerschaft nicht durchführbar. Dennoch soll an dieser Stelle auch auf das Risiko fetaler Fehlbildungen hingewiesen werden, wenn die Chemotherapie in die Phase der Organogenese fällt. Aktuelle Untersuchungen zeigen, dass knapp 20% Fehlbildungen bei Monochemotherapien und wenigstens ein Viertel aller Feten Fehlbildungen bei Polychemotherapien zeigen. Dies sind allerdings Untersuchungen aus allen onkologischen Erkrankungen in der Schwangerschaft und eine jüngste Analyse konnte zeigen, dass in einer Subgruppe, die weder kombiniert bestrahlt noch mit Folsäureantagonisten behandelt worden war, das Fehlbildungsrisiko unter 10% kalkuliert werden kann. Auch hier gilt es wieder, unter Einbeziehung der Patientin eine Nutzen-Risiko-Abwägung durchzuführen.
Nach einer Kontrollstudie über knapp 5 Jahre konnten bislang keine neo- und postnatalen Schäden aufgrund einer Chemotherapie nach der 16. SSW nachgewiesen werden.

4 Schwangerschaft nach Mammakarzinom

Ein weiteres Problemfeld eröffnet sich durch die Diskussion über eine Schwangerschaft **nach behandeltem Mammakarzinom.** Aus den vorangegangenen Erläuterungen über das Mammakarzinom in der Schwangerschaft lassen sich allerdings auch hier Hinweise für die

Beratung ableiten (Gelber et al. 2001). Neben rein biologistischen Faktoren geht es zunächst ebenfalls für die geplante Mutterschaft um die Einschätzung der Langzeitprognose der Betroffenen. Hier offenbart sich ein psychosoziales Konfliktfeld, in dem sowohl die möglichen Folgen für die psychosoziale Entwicklung des Kindes bei schlechter Prognose der mütterlichen Erkrankung als auch die individuellen Interessen bzw. die Lebenssituation der Patientin von Bedeutung sind. Es geht ja bei dieser Patientinnengruppe gerade um junge Patientinnen mit Mammakarzinomen, bei denen eine besondere Risikokonstellation vorliegt. Die weiteren biologistischen Faktoren sind relativ leicht zu beantworten. Es gibt keine Hinweise, dass die vorgelaufene Chemotherapie für eine neu angestrebte Schwangerschaft mit negativen biologischen Folgen verbunden wäre. Jedenfalls ist dies nach dem Abschluss der systemischen Behandlungsmaßnahme von einem Jahr nicht zu erwarten. Dennoch muss im Falle dieser besonderen Konstellation, so sie denn einträte, der Patientin dringend zur pränatalen Diagnostik und zum Konsilium mit dem im geburtshilflichen Schwerpunkt tätigen Arzt geraten werden. Und auch eine psychosomatische bzw. psychosoziale Beratung im Vorfeld jeglicher Entscheidung ist empfehlenswert.

Aus der konkreten Stadieneinteilung und Prognoseabschätzung des vorbehandelten Mammakarzinoms lassen sich allerdings **Empfehlungen** ableiten. Da zunächst im kurzfristigen Intervall von wenigstens 2, aber noch besser von 5 Jahren mit der häufigsten Wiederauftretensrate, d. h. dem Entstehen von Metastasen und Rezidiven, zu rechnen ist, sollte zumindest dieser Zeitraum antikonzeptionell abgedeckt sein. Damit ergibt sich hieraus auch zwanglos die Feststellung, dass bei deutlich werdendem Wunsch nach einer ersten bzw. weiteren Schwangerschaft v. a. ausgedehntere Risikofaktoren bzw. eine ungünstige Krankheitsprognose unbedingt sehr offen mit der betroffenen Frau thematisiert werden müssen.

Hormonersatztherapie nach Mammakarzinom

Das Mammakarzinom ist in hohem Maße hormonabhängig. Dadurch wird gerade bei klimakterischen Ausfallserscheinungen im Zustand nach Mammakarzinom die Frage der HRT interessant. Durch den Steroidrezeptorstatus ist die endokrine Stimulierbarkeit des Tumors nachgewiesen. Die Effekte der adjuvanten und systemischen endokrinen Therapien belegen dies. Für die Anwendung einer HRT nach Mammakarzinom sind die vorliegenden Untersuchungen auszuwerten.

Eine Reihe von Beobachtungen liegen vor, in denen bislang eine Wachstumsstimulierung mit Erhöhung der Rezidivquote nicht wahrscheinlich gemacht werden konnte. Eine Fallkontrollstudie aus dem Jahr 1995 gibt hier näheren Aufschluss. Nach Primärbehandlung des Mammakarzinoms und einem freien Intervall von 5 Jahren wurden die Patientinnen zur HRT einer Östrogen-Gestagen-Kombination zugeführt. Hierbei waren die Östrogene dauerhaft mit Gestagenen kombiniert. Im Kontrollarm hatten Patientinnen mit gleichartigen Tumorcharakteristika keine Ersatztherapie erhalten. Interessanterweise konnte nachgewiesen werden, dass im substituierten Kollektiv nach knapp 2 Jahren die Rezidivrate deutlich abgesenkt war, das RR für die behandelte Gruppe lag im Vergleich zur Kontrollgruppe bei 0,4.

Auch für eine Untergruppe **rezeptorpositiver Mammakarzinome** konnte keine höhere Wiederauftretensrate beschrieben werden. Die Weiterführung der vorgestellten Ergebnisse konnte für die hormonsubstituierte Gruppe eine anhaltende Risikoreduktion um knapp ein Drittel demonstrieren. Bei einer Zusammenfassung der bisher vorgelegten Untersuchungen kann summarisch ein RR von 0,8 im Vergleich zur unbehandelten Kontrollgruppe angegeben werden.

Trotz dieser Beobachtungen muss grundsätzlich darauf verwiesen werden, dass die Östrogene bei maligne initiierten Zellen als Promotoren wirken. Die durch die Östrogenproliferation induzierten Zellteilungsmechanismen stimulieren die DNA-Synthese und diverse Wachstumsfaktoren. Damit bleibt die Frage der klinischen Konsequenz der biochemischen Beobachtungen auf Grund der zitierten Untersuchungen weiterhin offen. Es ist allerdings sinnvoll, mit dem Einsatz entsprechender Substanzen zurückhaltend zu sein und ggf. ausschließlich humane Steroide zu verwenden und auf den Einsatz synthetischer Östrogene oder Östrogene tierischer Herkunft zu verzichten.

Die angeführten Überlegungen zeigen auch, wie wenig hilfreich in dieser Situation die summarisch angegebene Kontraindikation der HRT aller Präparate für das Mammakarzinom ist. Mit der Patientin sind die angegebenen Risiken zu besprechen, so dass sie selbst nach möglicher Einsicht eine Entscheidung mit treffen kann. Damit kann für eine begrenzte Zeit eine HRT betrieben werden, die deutlich individualisiert werden muss. Eine Einteilung – wie früher angegeben –, die für die HRT den Rezeptorstatus und den Nodalstatus berücksichtigt, scheint nicht mehr notwendig. Damit lässt sich generell sagen, dass wenigstens nach einem **2-jährigen freien Intervall** die HRT nicht grundsätzlich kontraindiziert ist. Allerdings sollte auf Grund der nachgewiesenen Steroidabhängigkeit die Behandlung möglichst auf **rezeptornegative Mammakarzinome** begrenzt werden.

In diesem Zusammenhang kann auch der Einsatz anderer SERM-Substanzen in Erwägung gezogen werden. Hierbei sind z. B. antiosteoporotische Effekte mit präventiven Effekten auf das Mammakarzinom denkbar. Subjektiv unangenehme Ausfallserscheinungen werden durch die SERM allerdings weniger effektiv beseitigt, auch das Thromboembolierisiko ist zu bedenken.

Der Einsatz des Prodrugs Tibolon ist als weiteres osteoprotektives Wirkprinzip bekannt. Eine ausreichende Datenlage, die in der Behandlung nach Mammakarzinom ein Risiko ausschließt, liegt nicht vor. Durch die Verstoffwechslung des Prodrugs entstehen auch höhere Konzentrationen östrogener Derivate, die eine entsprechende Wirkung entfalten. Somit gelten für die Hormonersatztherapie unter Tibolon zunächst die gleichen Erwägungen wie für Östrogen-Gestagen-Kombinationen.

Psychosomatische Aspekte und Psychoonkologie

Onkologische Erkrankungen sind in vielfacher Hinsicht eine besondere Herausforderung für Gynäkologinnen und Gynäkologen (Garssen 2004). Die Notwendigkeit eingreifender therapeutischer Maßnahmen mit oft eher geringen Erfolgschancen und je nach Erkrankung bzw. Krankheitsstadium kurzen Überlebenszeiten stellen hohe Anforderungen an die eigene psychische Stabilität, worauf Mediziner in ihrer Ausbildung nur unzureichend vorbereitet werden. Auch für Ärztinnen und Ärzte ohne psychosomatische Spezialisierung oder psychotherapeutische Zusatzausbildung gehört trotzdem die Betreuung krebskranker Patientinnen in den verschiedenen Krankheitsstadien und Situationen zu den wichtigsten Aufgaben. Dies ist vor allem im Kontext der aktuellen Entwicklung von Bedeutung, wo mit der Schaffung von Brustzentren auch hohe Anforderungen an die psychoonkologische Versorgung von Frauen mit Mammakarzinomen gestellt werden (Sellschop et al. 2002).

Verschiedene relevante psychische bzw. psychoonkologische Aspekte und Problembereiche sind im Folgenden dargestellt.

1 Erstdiagnose

Die Feststellung einer Krebserkrankung im Allgemeinen und der Diagnose Brustkrebs im Besonderen wird von vielen Frauen wie ein **Schock** erlebt. Manchmal sind dieser Diagnose körperliche Beschwerden oder Veränderungen vorausgegangen, und die Betroffenen haben eine Phase der Diagnostik, des Wartens und der Ungewissheit hinter sich. Viele trifft das endgültige Ergebnis jedoch völlig unerwartet (z. B. nach einer gynäkologischen Routinevorsorgeuntersuchung) und widerspricht dem eigenen Gefühl, „gesund zu sein". Zunächst erleben nicht wenige die Feststellung der Erkrankung und die unmittelbare Zeit danach wie in einem „Nebel" oder „Film", so als wäre alles unwirklich um sie herum. Manche fragen sich, ob sich der Arzt mit den Untersuchungsergebnissen nicht vertan haben könnte. Es können aber auch Wut und Ärger darüber auftreten, dass die Erkrankung erst jetzt erkannt wurde – vor allen Dingen, wenn eigene Tastbefunde und Vermutungen vorher als „harmlos abgetan" wurden. Und nicht zuletzt fragen die betroffenen Frauen sich, was sie selbst oder andere vielleicht falsch gemacht haben. Häufig löst schon die Bezeichnung „Krebs" Todesängste und „Endzeitstimmung" aus, da über die Unterschiede bei Behandlungsmöglichkeiten und Heilungschancen wenig bekannt ist. Nicht selten wird deshalb der Begriff „Krebs" ebenso wie das Wort „bösartig" vermieden, stattdessen ist von „Tumor" oder „Geschwulst" die Rede. Wenn bereits im Verwandten- oder Bekanntenkreis jemand an Krebs erkrankt oder gestorben ist, sind diese Bilder sehr präsent und schwierig zu trennen von der eigenen Erkrankung. Genau in dieser Phase müssen meist viele und schnelle Entscheidungen zur weiteren Vorgehensweise, zu Operationen und zur Therapie getroffen werden. Den meisten Betroffenen gelingt es hierbei „zu funktionieren", ohne etwas zu „empfinden". Erst später findet in der Regel eine stärkere Auseinandersetzung mit der Diagnose statt und auch Gefühle können manchmal erst sehr viel später gezeigt werden. Auch die Frage „Warum ich?" beschäftigt dann viele. Und in Verbindung mit der Suche nach Antworten auf diese Frage können Gefühle des Haderns, Selbstvorwürfe und Schuldgefühle auftreten. Gerade weil zur Verursachung von Krebserkrankungen viele Gerüchte kursieren (meist sehr fragwürdige, wie z. B., man habe zu viel Stress gehabt oder zu wenig auf sich selber geachtet etc.), ist diese Suche so belastend. Allerdings gibt es ebenfalls die Erfahrung, dass Betroffene sehr gelassen und/oder pragmatisch reagieren. Es werden nicht selten positive Energien freigesetzt, die es ermöglichen, sich dieser Erkrankung zu stellen. Aber auch eine starke Verdrängung kann dazu führen, dass Patientinnen wenig belastet und optimistisch gestimmt wirken. Eine solche Umgehensweise mit der Akutsituation kann auch einen **Schutzmechanismus** darstellen, z. B. vor sonst vielleicht kaum auszuhaltenden Gefühlen, und sollte dann auch nicht um jeden Preis immer sofort durchbrochen werden. Patientinnen mit solchen Abwehrmechanismen können sich in der Regel dann im weiteren Verlauf auf die Auseinandersetzung mit ihren Gefühlen einlassen.

Verbale Intervention. Alle aufgeführten Reaktionen sind in der Zeit der Diagnosestellung als „normal" und ableitbar zu werten; nur im seltenen Ausnahmefall zeigt sich in dieser Zeit bereits eine pathologische Reaktion bzw. der Beginn einer behandlungsbedürftigen psychischen Störung. Am hilfreichsten ist es für die Patientin, wenn die behandelnde Ärztin bzw. der Arzt mit ihren Gefühlsäußerungen souverän umgehen, diese aushalten kann und auch Zeit für Gespräche über diese Gefühle hat. Die Technik der **„Normalisierung"** („Ihre Reaktion ist in dieser Situation ganz normal; ich würde mir eher Sorgen machen, wenn es nicht so wäre…") kann dabei für die Patientin sehr entlastend sein. Sie entpathologisiert und ist durch das Zulassen von affektiven Reaktionen schon der erste Schritt zur Bewältigung der Situation.

Bei Frauen, die nach außen hin gelassen und unbeteiligt wirken, kann ein starker und in der Situation vielleicht schützender Verdrängungsmechanismus der Grund sein. In solchen Fällen kann es sehr hilfreich sein, eine **Gesprächsbrücke** zum Thema Gefühle zu schlagen und der Patientin so zu ermöglichen, sich über ihre Gefühle zu äußern. Sätze wie „Ich könnte mir vorstellen, dass Sie unter der aktuellen Situation sehr leiden …" oder „Von anderen Patientinnen weiß ich, dass eine solche Diagnose einen wie eine Keule treffen kann …" können der Patientin helfen, sich auf das Thema einzulassen, bedrängen sie aber gleichzeitig nicht. Sie hat immer noch die Möglichkeit zu sagen, „Nein, das trifft auf mich nicht zu", wenn es ihr in der Situation nicht möglich ist, sich auf das Thema einzulassen. In solchen Fällen sollte das Angebot folgen, später noch einmal auf das Thema zurückzukommen. Auch ein erneutes Gesprächsangebot zu einem späteren Zeitpunkt kann sinnvoll sein.

2 Patientinnen mit Rezidiv

Bei der Diagnose eines Rezidivs können alle oben genannten Empfindungen wieder neu aufbrechen. Bei vielen Patientinnen steht jedoch zunächst ein Gefühl der Resignation und Hoffnungslosigkeit im Vordergrund. Gerade Patientinnen, die sich vorher „kämpferisch" gegeben haben, haben den Eindruck, „besiegt zu sein" oder „verloren zu haben". Unterschiedliche Bewältigungsstrategien führen wie bereits bei der Erstdiagnose zu verschiedenen Reaktionen, doch macht sich manchmal eine stärkere Erschöpfungssymptomatik bemerkbar mit schneller Ermüdbarkeit, Antriebslosigkeit, Appetitlosigkeit.

Auch bei diesen Patientinnen ist es wichtig, die nachvollziehbaren Reaktionen zu verbalisieren und damit zu entpathologisieren.

3 Patientinnen im präfinalen bzw. finalen Stadium

Sowohl die Patientin, die sehr bewusst mit dem Lebensende und dem Sterben umgeht, als auch Patientin, die diese Tatsache verdrängt, braucht vor allem Beruhigung und das Gefühl, „nicht aufgegeben zu werden". Die Gewissheit, bis zum Schluss ärztliche Hilfe zu bekommen, ist für die meisten Patientinnen enorm wichtig. Hilfe bedeutet in diesem Stadium vor allem, palliativmedizinisch betreut zu werden, und eine einfühlsame Begleitung im Sterbeprozess.

Sehr sensibel reagieren Patientinnen auf den Rückzug von Ärzten und Pflegepersonal, wenn die Entscheidung getroffen wird, die therapeutischen Maßnahmen auf die palliative Behandlung zu beschränken, weil die Patientin „austherapiert" ist. Die von Seiten der Helfer erlebte Hilflosigkeit führt nicht selten zur Vermeidung von Kontakten mit der Patientin, nicht zuletzt auch, um den eigenen Gefühlen (z.B. Ohnmacht, Trauer) aus dem Weg zu gehen. Sich solchen Gefühlen zu stellen und es auszuhalten, eine sterbende Patientin zu begleiten, erfordert über das rein medizinische Wissen hinaus einen Lernprozess bei Ärztinnen und Ärzten. Hilfreich dabei kann der Besuch einer Balint- oder Supervisionsgruppe sein.

4 Umgang mit den Emotionen der Patientinnen

Den Patientinnen hilft es in der Regel sehr, wenn die behandelnden Ärzte die Gefühle ihrer Patientinnen aushalten können und ihnen auch rückmelden, welche „ihnen bekannten und verständlichen" Reaktionen sie wahrnehmen. Damit werden solche gefühlsmäßigen Reaktionen, die in der Regel in der Akutsituation völlig normal und ableitbar sind, normalisiert. Die Patientin macht die Erfahrung, dass Gefühle nichts Schlimmes sind und dass sie sie nicht unterdrücken muss. Dies ist auch unter dem Aspekt von Bedeutung, dass nicht wenige Patientinnen den Eindruck haben, jetzt auch noch „verrückt" zu werden, weil sie nicht mehr „klar denken" können. Manchmal wirkt es auch unterstützend, die Gefühle der Patientin nur auszuhalten und bei ihr zu sein. Eher kontraproduktiv ist es, wenn die Ärztin oder der Arzt bei einem Gefühlsausbruch in eine Art „Aktionismus" verfällt und glaubt, die Gefühle ausgleichen zu müssen, indem sie/er alles über Behandlungsmethoden und Heilungschancen darstellt. Eine Patientin in einer akuten emotionalen Ausnahmesituation, z.B. nach Diagnosemitteilung, wird davon kaum etwas verstehen und abspeichern; deshalb ist es häufig sinnvoll, nur ganz kursorisch über Behandlungsmöglichkeiten zu sprechen und die genaue Aufklärung darüber auf ein weiteres Gespräch zu verschieben. Auch die Anwesenheit von Angehörigen ist unter diesem Aspekt wichtig.

> **!**
> Die Begleitung einer Patientin in der Zeit der Diagnosemitteilung und der Umgang mit ihren Gefühlen und Reaktionen gehört zur allgemeinärztlichen und zur gynäkologischen Basistätigkeit.

Auch psychoonkologische Betreuungsmöglichkeiten entbinden den Arzt nicht von seiner Verpflichtung, für den Umgang mit der Patientin auch im Hinblick auf psychische Aspekte geschult zu sein. Eine psychosomatische Grundausbildung hilft beim Erwerb spezieller Gesprächstechniken. Nur wenn außergewöhnliche Reaktionen oder relevante psychopathologische Symptome auftreten, müssen psychiatrisch geschulte Kollegen hinzugezogen werden.

Eine psychoonkologische bzw. psychotherapeutische Begleitung ist dann zu empfehlen, wenn keine psychiatrische Zusatzdiagnose vorliegt, aber weiterer Gesprächsbedarf bei der Patientin besteht und diese Unterstützung bei der Krankheitsbewältigung wünscht. Besonders wichtig ist in diesem Zusammenhang die Exploration des **subjektiven Krankheitsmodells der Patientin.** Zu häufig suchen Patientinnen nach ihrer „eigenen Schuld" bei der Entstehung des Krebses (Schwarz 2004). Ein Verweis auf wissenschaftliche Untersuchungen, die keinen Zusammenhang mit psychischen Aspekten bzw. Persönlichkeitsmerkmalen bei der Entstehung von Brustkrebs aufzeigen konnten, nehmen diese persönlich erlebte Schuld von der Patientin weg und machen Ressourcen für die Bewältigung der weiteren Erkrankung und deren Behandlung frei.

4.1 Erfassung und Besprechung von Ängsten

Angst ist ein ubiquitäres Symptom bei Krebserkrankungen und naturgemäß besonders im fortgeschrittenen Stadium. Nicht immer können aber Patientinnen darüber sprechen bzw. diese Ängste formulieren – besonders wenn sich die Ängste auf den Zeitpunkt oder die Art des Sterbens richten. Fragen zu stellen wie „Wie lange werde ich noch leben?" oder „Woran werde ich sterben?", Werde ich ersticken?" etc. beschäftigen viele Patientinnen, ohne dass sie die richtige Gesprächssituation finden, in der sie ihre Ärztin bzw. ihren Arzt darauf ansprechen können. Und nicht selten besteht auch so eine Art „magisches Denken" mit der Schlussfolgerung „Wenn ich es ausspreche, geschieht es schneller". Es gehört deshalb zur Behandlung von krebskranken Frauen, solche Themen anzusprechen und entsprechende Signale von Patientinnen aufzunehmen.

Verbale Intervention. Nicht selten sind körperliche Symptome Ausdruck von Ängsten (wie etwa die „Luftnot", die immer wieder dazu führt, dass der Arzt gerufen wird). Bei schwer kranken und v. a. bei sterbenden Patientinnen gehört es zur ärztlichen Basisbetreuung, der Patientin eine Brücke zur Besprechung solcher Themenbereiche zu bauen. **„Brückenfragen"** wie „Ich könnte mir vorstellen, dass Ihnen die Situation viel Angst macht" oder „Ich weiß von anderen Patientinnen, dass sie sich viele Gedanken machen über …" kann der Einstieg in ein solches Gespräch sein. Meist wird die Patientin dieses Thema dankbar aufgreifen und ihre Ängste und Befürchtungen dann auch formulieren können. Und wenn eine Patientin nicht (oder zu diesem Zeitpunkt noch nicht) bereit und in der Lage ist, sich auf ein solches Gespräch einzulassen, fällt es nicht schwer, sich von ärztlicher Seite wieder zurückzuziehen und vielleicht später das Gesprächsangebot noch einmal zu machen.

4.2 Psychische Veränderungen und Belastungsreaktionen

Psychische Folgen können in vielfältiger Weise auftreten, sowohl vorübergehend als auch längerfristig. Vielleicht treten Gefühle auf, die die betroffene Frau vorher kaum bei sich kannte, wie starke Niedergeschlagenheit, Ärger oder Ängste. Auch wenn diese Gefühle vorher schon da waren, können sie sich in der Folge einer Krebserkrankung verstärken oder durch eine wechselnde Symptomatik irritieren. Manche Patientinnen haben den Eindruck, gar nichts mehr richtig fühlen zu können, innerlich „tot" zu sein. Aber auch hier gibt es gegenteilige Wahrnehmungen, nämlich dass plötzlich viel intensivere und positive Gefühle auftreten, denn jeder Mensch verarbeitet Erlebnisse und Ereignisse sehr unterschiedlich.

Besonders in der Zeit der Diagnosesicherung oder bei Rezidivdiagnosen sind **akute Belastungsreaktionen** (ICD-10: F43.0) (s. Kap. 40) nicht selten. Das Gefühl der „Betäubung" kann mit einer eingeengten Aufmerksamkeit, aber auch Desorientierung einhergehen. Die Patientinnen wirken unkonzentriert und wenig aufnahmebereit. Symptome wie depressive Verstimmung, Ärger, panische Angst, Verzweiflung, Hoffnungslosigkeit, aber auch verbale Aggressionen, Unruhe und Überaktivität können rasch wechseln. In der Regel klingt diese Symptomatik innerhalb von Stunden oder Tagen ab.

Eine Krebserkrankung fordert von den Betroffenen eine enorme Anpassungsleistung. Gelingt diese Anpassung nicht oder nur schwer, kann es zu einer **Anpassungsstörung** wie etwa einer depressiven Reaktion kommen (ICD-10: F43.2) (s. Kap. 40). In der Folge zeigen sich Symptome wie depressive Stimmung, Ängste, starke Sorgen, einhergehend mit dem Gefühl, dem Alltag nicht mehr gewachsen zu sein.

Bei einer Patientin mit einer psychischen Störung in der Vorgeschichte bzw. einer gewissen Vulnerabilität für psychische Störungen (z. B., wenn in der Vorgeschichte eine postpartale Depression aufgetreten war) können auch darüber hinaus psychische Störungen auftreten. Insbesonders **depressive Episoden** (ICD-10 F3; weitgehend übereinstimmend mit dem, was früher als „endogene Depression" bezeichnet wurde) können durch Stresssymptome getriggert sein, ebenso Angststörungen. Zu Diagnostik und Therapie dieser Störungen siehe Kapitel 40 und 41.

5 Körperliche Veränderungen

Die maligne Erkrankung und folgende Operation der Brust führt in der Regel zu sichtbaren körperliche Veränderungen. Es ist unterschiedlich, wie gut ein verändertes **Körperbild** akzeptiert werden kann, und Frauen brauchen unterschiedlich viel Zeit, um ihren veränderten Körper anzunehmen. Dies kann dazu führen, dass eine Frau sich nicht mehr nackt vor dem Partner zeigen möchte, Berührungen vermeidet, nicht mehr ins Schwimmbad oder an den Strand geht oder sich sogar selber nicht ansehen oder anfassen mag. Eher unsichtbar bleiben Erschöpfungszustände oder Stresssymptome, die nicht weniger belastend sind.

6 Sexualität

Nicht selten führt die Erkrankung im Allgemeinen und die Veränderung des Körperbildes im Besonderen selbst bei guter Prognose oder gutem Operationsergebnis zu einer Veränderung des Selbstwertgefühls und sekundär auch zu einer Veränderung der Partnerschaft. Neben Gesprächen über die Erkrankung und die damit verbundenen Ängste, was gerade am Anfang für beide Partner oft schwierig ist und vielleicht sogar vermieden wird, haben körperliche Nähe und Sexualität eine wichtige Funktion im Hinblick auf eine Stabilisierung der Partnerschaft. Eine **stabile und tragfähige Partnerschaft** ist wiederum eine tragende Säule bei der Krankheitsbewältigung. Treten Probleme mit der Sexualität auf, kann dies zu einer Distanzierung zwischen den Partnern und einer insgesamt schlechteren Kommunikation führen; Folge sind möglicherweise Verlustängste der Patientin und Kommunikationsprobleme bis hin zur Sprachlosigkeit. Dabei kann sowohl die Patientin selbst als auch der Partner, bedingt durch die jeweiligen Ängste und Vorbehalte, zum veränderten Umgang mit Sexualität beitragen. Frauen nach Brustoperation haben zunächst häufig Probleme, sich auf engen Körperkontakt einzulassen und sich ihrem Partner nackt zu zeigen. Immer wieder klagen aber auch Patientinnen darüber, dass ihr Mann sie seit der Operation „gar nicht mehr anfassen“ wolle und sogar eine Kontaktaufnahme ihrerseits abwehre.

Aufgabe des Gynäkologen ist es deshalb, im Verlauf der Behandlung das Thema Sexualität und eventuell zu erwartende Veränderungen und Probleme anzusprechen. Insbesondere wenn durch die Behandlung hormonelle Veränderungen und daraus resultierende zusätzliche Probleme bei der Sexualität zu erwarten sind, kann es wichtig sein, mögliche Strategien zu besprechen (wie etwa die lokale Östrogenanwendung, die Verwendung von Gleitcremes etc.).

7 Die Rolle der Angehörigen und Angehörigengespräche

Familienangehörige und andere Menschen im direkten Umfeld der Patientinnen spielen eine wichtige Rolle gerade in der Akutphase von Ersterkrankung oder Rezidiven.

> **!**
> Angehörige sollten frühzeitig einbezogen werden; wann immer möglich sollten Gespräche gemeinsam mit der Patientin und einer Vertrauensperson geführt werden.

Wesentlich sinnvoller als getrennte Gespräche mit Patientin und Angehörigen („Ich würde dann auch gerne noch einmal mit Ihrem Mann sprechen“) sind wann immer möglich gemeinsame Gespräche. Bei schwierigen Themen wie etwa Aufklärung über die Diagnose oder Behandlungsmöglichkeiten erreicht man mit gemeinsamen Gesprächen ein hohes Maß an Offenheit in der Familie bzw. Partnerschaft; Informationslücken entstehen seltener. Vor allen Dingen erleichtert das gemeinsame Gespräch auch den Austausch in der Familie. Sonst entsteht nicht selten ein Kreislauf von Rücksichtnahme („Ich möchte meinen Mann nicht belasten…“), aber auch Unsicherheit, ob man alles erfahren hat („Vielleicht steht es doch schlimmer mit mir, als der Arzt mir gesagt hat“) bis hin zur völligen **Sprachlosigkeit,** bezogen auf das Thema Krebserkrankung. Resultat einer solchen Sprachlosigkeit kann es dann beispielsweise sein, dass sowohl eine final erkrankte Patientin als auch alle beteiligten Familienangehörigen „immer noch so tun“, als ob die Heilung kurz bevorstehe. Die konstruktive Auseinandersetzung mit der Situation und vor allen Dingen die Besprechung von Aspekten, die noch geklärt werden sollten, bis hin zum Abschiednehmen werden dadurch extrem erschwert.

Nimmt man als Ärztin bzw. Arzt solche **Kommunikationsprobleme** in der Familie wahr, sollte das Gespräch gezielt in Gang gebracht werden – z. B. durch ein gemeinsames Gespräch mit Patientin und Angehörigen zum Stand der Therapie. Trotz der schmerzlichen Konfrontation mit der Situation ist bei allen Beteiligten meist Erleichterung die Folge, weil man sich nun nichts mehr vormachen muss und auch traurige Gefühle miteinander teilen kann.

8 Das soziale Umfeld

Nach der Diagnose einer Krebserkrankung besteht bei den meisten Betroffenen das Gefühl, die ganze Welt

habe sich verändert, nichts sehe mehr so aus wie vorher. Dies trifft nahe Angehörige und engste Freunde ähnlich wie die Betroffenen selber. Gleichzeitig besteht eine große Verunsicherung, was man jetzt für die Frau tun kann, was ihr helfen würde. Dies ist umso schwieriger, weil die Betroffenen dieses selber häufig nicht wissen und deshalb manchmal als abweisend und ablehnend erlebt werden. Auch auf die oft deutlich werdenden Gefühlsschwankungen einzugehen ist nicht immer leicht. Gerade Lebenspartner, Kinder oder Eltern der betroffenen Frauen haben mit eigenen Ängsten und Befürchtungen zu kämpfen. Bestanden bereits vor der Erkrankung Probleme in der Partnerschaft oder der Familie, können diese nach einer Diagnosestellung als besonders belastend oder unerträglich empfunden werden. Nicht selten ergibt sich daraus das Bedürfnis, diese Konflikte bald klären zu wollen, andererseits bestehen besondere Berührungsängste.
Durch die Erkrankung können sich Probleme am Arbeitsplatz ergeben, oder es können Unsicherheiten entstehen, ob und welchen Kollegen sich die Betroffene anvertrauen soll. Der Rückzug von Bekannten und Freuden, die selbst verunsichert sind und nicht wissen, wie sie mit der Situation umgehen sollen, kann zu weiteren Verunsicherungen führen.
In den hier angesprochenen Problembereichen kann es wieder hilfreich sein, ein **Gesprächsangebot** zu machen – besonders wenn eine Patientin „zwischen den Zeilen“ einen Problembereich deutlich macht.
Es ist jedoch nicht selten, dass Betroffene sehr positive Erfahrungen im Umgang mit ihren Mitmenschen machen. Viele fühlen sich sehr umsorgt und unterstützt, erfahren viel Aufmerksamkeit und Mitgefühl.

9 Medikamentöse Strategien

9.1 (Prä)finale Ängste

Neben einer suffizienten Schmerztherapie spielt auch die **Anxiolyse** eine sehr wichtige Rolle bei sterbenden Patienten. Auch wenn ansonsten große Zurückhaltung bei der Gabe von Tranquilizern geboten ist, da sie ein hohes Suchtpotential besitzen, ist eine diesbezügliche Zurückhaltung bei einer Patientin mit begrenzter Prognose nicht erforderlich. Da Diazepam eine eher sedierende als angstlösende Wirkung hat, sollte es nur eingesetzt werden, wenn die Sedation erwünscht ist. Ansonsten bieten sich eher die spezifischen Anxiolytika an, nämlich **Lorazepam** und **Alprazolam** (s. Kap. 41). Beide Substanzen haben eine sehr rasche angstlösende Wirkung, ohne allzu sehr zu sedieren, und können deshalb auch tagsüber gegeben werden. Hilfreich kann auch die Gabe der Expidet-Form von Lorazepam (Tavor-Expidet®) sein, die als Schmelztablette über die Schleimhaut aufgenommen wird und so auch bei Patientinnen appliziert werden kann, die nicht mehr schlucken können. Das enthebt aber natürlich den behandelnden Arzt nicht davon, in dieser Situation für die Patientin als Gesprächspartner zur Verfügung zu stehen.

9.2 Depressionen

Depressive Symptome machen einen großen Teil der ausgeprägteren Belastungsreaktionen bei onkologischen Erkrankungen und ebenso beim Mammakarzinom aus (s. Kap. 40, Abschnitt „Anpassungsstörungen“). Neben trauriger Verstimmung, Grübeln und Zukunftsangst sind Schlafstörungen, Antriebsmangel, Energieverlust, Appetitstörungen und Libidoverlust häufige Symptome. Nicht immer ist die Abgrenzung von den körperlichen Folgen der Krebserkrankung oder auch den Auswirkungen der Chemotherapie bei diesen Symptomen möglich.
Eine medikamentöse antidepressive Therapie sollte dann in Erwägung gezogen werden, wenn eine deutliche depressive Symptomatik über mehrere Wochen besteht und andere Strategien (wie etwa supportive Gespräche) (s. Kap. 41) nicht hilfreich sind.
Am bekanntesten in der Gynäkologie ist wahrscheinlich immer noch das Antidepressivum **Amitriptylin,** weil es niedrig dosiert in der Schmerztherapie eingesetzt wird. Ein entscheidender Nachteil dieser Substanz sind die anticholinergen Nebenwirkungen (z. B. Mundtrockenheit, Obstipation), die die Gabe in antidepressiv wirksamer Dosis (75–150 mg/d) oft nicht möglich machen. Gute Alternativen bieten moderne Antidepressiva (s. Kap. 41), die meist nach den ersten Tagen nur wenig oder gar keine Nebenwirkungen verursachen. Das relativ neue Antidepressivum **Mirtazapin** ist dabei zusätzlich interessant, weil es neben der antidepressiven und anxiolytischen eine antiemetische Wirkung hat (vermittelt über die 5-HT_3-Rezeptoren) und viel-versprechend hinsichtlich der Schmerzwirkung ist. Die ansonsten bei dieser Substanz eher störenden Nebenwirkungen Appetitsteigerung und Gewichtszunahme können bei onkologischen Patientinnen zusätzlich therapeutisch genutzt werden.
Depressive Symptome können auch als **Nebenwirkung von Chemotherapeutika** auftreten, **nach Absetzen einer Hormonsubstitution** oder bei der Gabe von **Antiöstrogenen.** Da in der Regel ein Absetzen der Medikation nicht vertretbar ist, sollte bei schwereren depressiven Syndromen auch in solchen Fällen eine medikamentöse antidepressive Therapie in Erwägung gezogen werden. Nicht abschließend geklärt ist zurzeit allerdings, ob Befunde neuerer Studien replizierbar

sind, die gezeigt haben, dass bestimmte Antidepressiva (wie etwa SSRI) in Einzelfällen eine Prolaktinerhöhung verursachen und damit bei bestimmten Mammakarzinomen kontraindiziert sind.

10 Selbsthilfegruppe oder Psychotherapie?

Für viele Krebspatienten ist es hilfreich, wenn sie über ihre Ängste, Hoffnungen und Erfahrungen reden können, auch mit den behandelnden Ärzten, die hierzu ihre Bereitschaft signalisieren müssen. Darüber hinaus kann jede nahe stehende Person als Gesprächspartner in Frage kommen (Partner, erwachsene Kinder, gute Freunde, Eltern etc.). Manchmal besteht aber trotz offenen Umgangs mit der Diagnose der Wunsch, die Familie vor eigenen Ängsten zu schonen. In diesen Fällen könnte ein Austausch mit Gleichbetroffenen, z. B. in angeleiteten oder freien Selbsthilfegruppen, helfen. Aber auch Einzelberatungen oder -therapien können in Anspruch genommen werden.
Angstreduzierend kann eine aktive Informationssuche zu der Erkrankung wirken, z. B. durch Fachliteratur, Internet etc. Erfahrungsberichte und Krankheitsgeschichten wirken dagegen meist sehr verunsichernd und eher angstauslösend. Aufgabe der Ärztin bzw. des Arztes kann es dabei sein, Informationen über Unterstützungsmöglichkeiten zur Verfügung zu stellen, entsprechende Initiativen anzuregen und bei der Wertung von Informationen und gesammeltem Wissen zu helfen. Alle Aktivitäten der Patientin, die zur Kommunikation über die Erkrankung führen, sollten unterstützt werden – egal, ob Selbsthilfegruppe, psychoonkologische Betreuung oder Psychotherapie. Entsprechende psychoonkologische Untersuchungen können bisher zwar nicht belegen, dass mit psychoonkologischer Betreuung eine Verlängerung der Überlebenszeit zu erreichen ist; unstreitig ist allerdings der positive Effekt auf die Lebensqualität der Betroffenen.

11 Psychische Aspekte bei den Helfern

Die Betreuung onkologischer Patientinnen im Allgemeinen und die Begleitung junger Frauen mit Mammakarzinom bzw. sterbender Patientinnen verlangt von den beteiligten „Helfern" (Ärzte, Schwestern) ein hohes Maß an eigener psychischer Stabilität. Von den Ärzten wird erwartet, dass sie einerseits eine hohe Professionalität an den Tag legen – auch im Umgang mit schwierigen psychischen Symptomen und Reaktionsweisen –, andererseits sollen sie nicht kalt und unnahbar sein, sondern empathisch auf die Patientin eingehen können. Gerade zu Beginn der Berufstätigkeit ist dies nicht immer leicht; die Konfrontation mit eigenen Ängsten und innerpsychischen Problemen kann die Folge sein. Auf dem Hintergrund, dass Ärzte zu den besonders sucht- und suizidgefährdeten Berufsgruppen gehören, sollte zur Ausbildung nicht nur der richtige und gute Umgang mit der Patientin gehören, sondern auch die Wahrnehmung eigener Bedürfnisse. Im Hinblick auf die hier angesprochenen Problembereiche bei der Betreuung von Patientinnen mit Mammakarzinom kann beispielsweise die Teilnahme an einer Balintgruppe hilfreich sein, wo im Kreis anderer Ärzte in ähnlicher Situation solche Themen besprochen werden. Natürlich kann man auch „im privaten Umfeld" Gesprächspartner finden; aber manchmal fällt die Konfrontation mit eigenen Gefühlen leichter, wenn man mit dem Gesprächspartner nicht allzu vertraut ist – ähnlich wie wir es auch Patientinnen raten. Supervision oder Teilnahme an Balintgruppen kann außerdem dazu dienen, den privaten Lebensraum nicht allzu sehr mit „mitgeschleppten" beruflichen Problemen zu belasten.

Literatur

Aktories K., U. Förstermann, F. Hofmann, K. Starke: Allgemeine und spezielle Pharmakologie und Toxikologie, 9. Aufl. Elsevier, Amsterdam 2004.

Aktuelle Maßnahmen in der vertragsärztlichen Versorgung zur Verbesserung der Früherkennung und Diagnose von Brustkrebs. Dtsch. Ärztebl. 99 (2002) A 884.

Bässler, R.: Pathologie der Brustdrüse. In: Doerr, W., G. Seifert, E. Uehlinger (Hrsg.): Spezielle pathologische Anatomie, Bd. 11. Springer, Berlin–Heidelberg–New York 1978.

Berry D. L., R. L. Theriault, F.A. Homes et al.: Management of breast cancer during pregnancy using a standardized protocol. J. Clin. Oncol. 17 (1999) 855–861.

Bohmert H., C. J. Gabka (eds.): Plastic and reconstructive breast surgery. Thieme, Stuttgart–New York 1996.

Buzdar A., J. M. Nabholtz, J. F. Robertson et al.: An overview of the pharmacology and pharmacokinetics of the newer generation aromatase inhibitors anastrozole, letrozole and exemestane. Cancer 95 (2002) 2006–2016.

Chlebowski R. T., C. Nananda, E. P. Winer: American Society of Clinical Oncology Technology assessment of pharmacologic interventions for breast cancer risk reduction including tamoxifen, raloxifene and aromatase inhibition. J. Clin. Oncol. 20 (2002) 3328–3343.

Cho H. S., K. Mason, K. X. Ramyar, A. M. Stanley, S. B. Gabelli, D. W. Denney Jr, D. J. Leahy: Structure of the extracellular region of HER2 alone and in complex with the Herceptin Fab. Nature 421 (2003) 756–760.

Citron M., D. Berry, C. Cirrincione et al.: (2003) Randomized Trial of Dose-Dense Versus Conventionally Scheduled and Sequential Versus Concurrent Combination Chemotherapy as Postoperative Adjuvant Treatment of Node-Positive Primary Breast Cancer: First Report of Intergroup Trial C9741/Cancer and Leukemia Group B Trial 9741. J. Clin. Oncol. 15 (2003) 1431–1439.

Collaborative Group on Hormonal Factors in Breast Cancer:

Breast cancer and hormonal contraceptives: collaborative reanalysis of individual data on 53 297 women with breast cancer and 100.239 women without breast cancer from 54 epidemiological studies. Lancet 347 (1996) 1713–1727.
Collaborative Group on Hormonal Factors in Breast Cancer: Breast cancer and hormone replacement therapy: collaborative reanalysis of data from 51 epidemiological studies of 52.705 women with breast cancer and 108.411 women without breast cancer. Lancet 350 (1997) 1047–1059.
Diel I., E. Solomayer, S. Costa et al.: Reduction in new metastases in breast cancer with adjuvant clodronate treatment. N. Engl. J. Med. 339 (1998) 357–363.
Dorn A., M. Wollenschein, A. Rohde: Psychoonkologisches Therapiemanual für Brustkrebspatientinnen. Mit Bonner Semistrukturierter Langzeittherapie BSKP-ONK. Deutscher Ärzteverlag, Köln 2006.
Early Breast Cancer Trialists' Collaborative Group (EBCTCG): Favourable and unfavourable effects on long-term survival of radiotherapy for early breast cancer: an overview of the randomised trials. Lancet 355 (2000) 1757–1770.
Early Breast Cancer Trialists´ Collaborative Group: Ovarian ablation in early breast cancer: overview of the randomised trials. Lancet 348 (1996) 1189–1196.
Early Breast Cancer Trialists´ Collaborative Group: Polychemotherapy for early breast cancer: an overview of the randomised trials. Lancet 352 (1998) 930–942.
Early Breast Cancer Trialists´ Collaborative Group: Tamoxifen for early breast cancer: an overview of the randomised trials. Lancet 351 (1998) 1451–1467.
Ebert U., H. Loffler, W. Kirch: Cytotoxic therapy and pregnancy. Pharmacol Ther 74 (1997) 207–220.
Eiermann W., S. Paepke, Appfelstaedt et al.: Preoperative treatment of postmenopausal breast cancer patients with letrozole: a randomized double-blilnd multicenter study. Ann. Oncol. 12 (2001) 1527–1532.
Engel J., G. Schubert-Fritschle, H. Sauer, D. Hölzel: Disease-Management und Qualitätssicherung beim Mammakarzinom. Gynäkologe 35 (2002) 1094–1104.
Farquhar C., R. Basser, J. Marjoribanks, A. Lethaby: High-dose chemotherapy and autologous bone marrow or stem cell transplantation versus conventional chemotherapy for women with early poor prognosis breast cancer (Cochrane Review). Cochrane Database Syst Rev 1: CD003139, 2003.
Fisher B., A. Brown, E. Mamounas et al.: Effect of preoperative chemotherapy on loco-regional disease in women with operable breast cancer: findings from National Surgical Adjuvant Breast and Bowel Project B-18. J. Clin. Oncol. 15 (1997) 2483–2493.
Fisher B., J. Bryant, J. J. Dignam, D. L. Wickerham et al.: Tamoxifen, radiation therapy, or both for prevention of ipsilateral breast tumor recurrence after lumpectomy in women with invasive breast cancers of one centimeter or less. J. Clin. Oncol. 20 (2002) 4141–4149.
Fisher B., J. Bryant, N. Wolmark et al.: Effect of preoperative chemotherapy on the outcome of women with operable breast cancer. J. Clin. Oncol. 16 (1998) 2672–2685.
Fisher B., N. Slack, D. Katrych, N. Wolmark: Ten year follow-up results of patients with carcinoma of the breast in a cooperative clinical trial evaluating surgical adjuvant chemotherapy. Surg. Gynecol. Obstet. 140 (1975) 528–534.
Fisher B., N. H. Slack, I. D. Bross: Cancer of the breast: size of neoplasm and prognosis. Cancer 24 (1969) 1071–1080.
Fisher B., S. Anderson, J. Bryant et al. : Twenty-year follow-up of a randomized trial comparing total mastectomy, lumpectomy, and lumpectomy plus irradiation for the treatment of invasive breast cancer. N. Engl. J. Med. 347 (2002) 1233–1241.
Fisher B., S. Anderson, E. Tan-Chiu et al.: Tamoxifen and chemotherapy for axillary node-negative, estrogen receptor-negative breast cancer: findings from National Surgical Adjuvant Breast and Bowel Project B-23. J. Clin. Oncol. 19 (2001) 931–942.
Fisher B., S. Land, E. Mamounas et al.: Prevention of invasive breast cancer in women with ductal carcinoma in situ: an update of the national surgical adjuvant breast and bowel project experience. Semin. Oncol. 28 (2001) 400–418.
Fisher E. R. et al. : Pathologic findings from the National Surgical Adjuvant Breast Project (NSABP) eight-year update of protocol B-17: intraductal carcinoma. Cancer 86 (1999) 429–438.
Garssen B.: Psychological factors and cancer development. Evidence after 30 years of research. Clinical Psychology Review 24 (2004) 315–338.
Gelber S., A. S. Coates, A. Goldhirsch et al.: Effect of pregnancy on overall survival after the diagnosis of early-stage breast cancer. J. Clin. Oncol. 19 (2001) 1671–1675.
Haber D.: Prophylactic oophorectomy to reduce the risk of ovarian and breast cancer in carriers of BRCA mutations. N. Engl. J. Med. 346 (2002) 1660–1662.
Harbeck N., R. E. Kates et al.: Enhanced benefit from adjuvant systemic chemotherapy in breast cancer patients classified high-risk according to uPA and PAI-1 (n = 3,424). Cancer Res. 62 (2002) 4617–4622.
Harris J. R., M. E. Lippman, M. Morrow, C. K. Osborne (eds.): Diseases of the breast, 2nd ed. Lippincott, New York 2000.
Henderson I., D. Berry, G. Demetri et al.: Improved outcomes from adding sequential paclitaxel but not from escalating doxorubin dose in an adjuvant chemotherapy regimen for patients with node-positive primary breast cancer. J. Clin. Oncol. 21 (2003) 976–983.
Hershman D., V. Sundararajan, J. S. Jacobson: Outcomes of Tamoxifen chemoprevention for breast cancer in very high-risk women: a cost effectiveness analysis. J. Clin. Oncol. 20 (2002) 9–16.
Heywang-Köbrunner S. H., I. Schreer: Bildgebende Mammadiagnostik, 2. Aufl. Thieme, Stuttgart 2003.
Holinski-Feter E., O. Brandau et al.: Genetik des erblichen Mammakarzinoms – Grundlagen – Forschung – Diagnostik. Dtsch. Ärztebl. 95 (1998) 600–605.
Janicke F., A. Prechtl et al.: Risk-adapted adjuvant chemotherapy in node-negative breast cancer based on tumor biological factors uPA and PAI-1: First interim analysis of a randomized multicenter trial. J. Natl. Cancer Inst. 93 (2001) 913–920.
Janicke F., A. Prechtl, C. Thomssen et al.: Randomized adjuvant chemotherapy trial in high-risk, lymph node-negative breast cancer patients identified by urokinase-type plasminogen activator and plasminogen activator inhibitor type 1. J. Natl. Cancer Inst. 93 (2001) 913–920.
Jawny, J.: Praxis der operativen Gynäkologie. Springer, Berlin, Heidelberg, New York 2000.
Jawny J., P. Jochum, W. Eiermann: Sensitivity and optimal performance in steroid receptor analysis. J. Steroid. Biochem. 20 (1984) 595–603.
Kaufmann M., E. Bajetta, L. Y. Dorix et al.: Exemestane is superior to megestrol acetate after tamoxifen failure in postmenopausal woman with advanced breast cancer: Results of a phase III randomized double-blind trial. J Clin Oncol 18 (2000) 1399–1411.
Kaufmann M., G. von Minckwitz for the German Adjuvant Breast Cancer Study Group (GABG): The emerging role of

hormonal ablation as adjuvant therapy in node + and node – pre-/perimenopausal patients. The Breast 10 (Suppl. 3) (2001) 123–129.

Konecny G., G. Pauletti et al.: Quantitative association between HER-2/neu and steroid hormone receptors in hormone receptor-positive primary breast cancer. J. Natl. Cancer Inst. 95 (2003) 142–153.

Lück H.J., C. Thomssen, M. Untch et al.: Multicentric Phase III Study in First Line Treatment of Advanced Metastatic Breast Cancer. Epirubicin/paclitaxel vs epirubicin/cyclophosphamide. A study of the AGO Breast Cancer Group. Proc ASCO 19: 73a,2000.

Minckwitz von G., B. Schultz-Zehden et al.: Factors influencing the acceptance of breast cancer screening and prevention among the german female population. EJC 38 (Suppl. 1) (2002) S23–47.

Moore H. C., R. S. Jr. Forster: Breast cancer and pregnancy. Semin. Oncol. 27 (2000) 646–653.

Mouridsen H. A. T.: Superior efficacy of letrozole versus tamoxifen as first-line therapy for postmenopausal women with advanced breast cancer: Results of a phase III study of the international letrozole breast cancer group. J. Clin. Oncol. 19 (2001) 2596–2606.

Nabholtz J., A. Pollak et al.: Anastrozole is superior to tamoxifen as first-line therapy for advanced breast cancer in postmenopausal women: Results of a North American multicenter randomized trial. J. Clin. Oncol. 18 (2000) 3758–3767.

Nabholtz J. A., A. Paterson, L. Dirix et al. : A phase III randomized trial comparing docetaxel, doxorubicin and cyclophosphamide to FAC as first line chemotherapy for patients with metastatic breast cancer. Proc. ASCO 20 (2001) 83.

Nabholtz J. M., D. Pienkowski, W. Eiermann et al.: Results of two open label multicenter phase II pilot studies (BCIRG 101 and 102) with Trastuzumab (Herceptin®) in combination with Docetaxel and Platinum salts (Cis- or Carboplatin) (TCH) as therapy for advanced breast cancer in women overexpressing the HER2-neu protooncogene. Eur. J. Cancer 37 (2001) Abstr. 695.

Nabholtz J. M., G. Falkson, D. Campos et al.: On behalf of the International TAX306 Study Group. A Phase III Trial Comparing Doxorubicin (A) and Docetaxel (T) (AT) to Doxorubicin and Cyclophosphamide (AC) as First Line Chemotherapy for MBC. Proc. ASCO 18 (1999) 485.

Paepke S., R. Schubert, C. Hüttner et al.: Position on prevention of breast cancer – an investigation of 2100 women. EJC 38 (2002) (Suppl. 1) S21–S47.

Page D. L., T. J. Anderson: Diagnostic histopathology of the breast, 2nd ed.: Churchill Livingston, Edinbourgh 2000.

Piccart M. J.: Proposed treatment guidelines for HER2-positive metastatic breast cancer in Europe. Am Oncol Suppl 1 (2001) S89–S94.

Pienkowski T., P. Fumeleau, W. Eiermann et al.: Taxotere, Cisplatin and Herceptin (TCH) in first line Her positive metastatic breast cancer patients. A phase III pilot study by the Breast Cancer International Research Group. Proc. ASCO 20 (2001) 2030.

Prenzel N., O. M. Fischer, S. Streit, S. Hart, A. Ullrich: The epidermal growth factor receptor family as a central element for cellular signal transduction and diversification. Endocrinerelated Cancer 8 (2001) 11–31.

Pritchard K. I.: Neu/erbB-2 overexpression and response to hormonal therapy in premenopausal women in the adjuvant breast cancer setting: will it play in Peoria? Part I. J. Clin. Oncol. 21 (2003) 399–400.

Redaelli M., S. Stock, M. Kühn, K. Lauterbach: Implementierung von Disease-Management in der Onkologie. Forum DKG 2002.

Schmid P., H. Samonigg et al.: Randomized trial of upfront tandem high-dose chemotherapy (HD) compared to standard chemotherapy with doxorubicin and paclitaxel (AT) in metastatic breast cancer (MBC). Proc. ASCO 21 (2002) 171a.

Schultes J: Wund-Artzneyisches Zeughaus. Johann Gerlins Wittib Verlag Frankfurt 1666.

Schwarz R.: Die „Krebspersönlichkeit“ – Mythen und Forschungsresultate. Psychoneuro 30 (2004) 201–209.

Sellschop A., M. Fegg, E. Frick et al. (Hrsg.): Manual Psychoonkologie, S. 63–67. Zuckschwerdt Verlag, München–Wien–New York 2002.

Slamon D. J., B. Leyland-Jones, S. Shak et al.: Use of chemotherapy plus a monoclonal antibody against HER2 for metastatic breast cancer that overexpresses HER2. N. Engl. J. Med. 344 (2001) 783–791.

Sledge G. W., D. Neuber, J. Ingle et al.: Phase III trial of doxorubicin vs paclitaxel vs doxorubicin plus paclitaxel as first-line therapy for metastatic breast cancer: an intergroup trial (E1193). J. Clin. Oncol. 21 (2003) 588–592.

UICC: TNM classification of malignant tumours, 6th ed. Wiley Liss Inc., New York 2002.

Untch M., N. Ditsch, I. Bauerfeind et al.: Primäre Chemotherapie beim Mammakarzinom. In: Untch M, Sittek H, Bauerfeind I, Konecny G, Reiser M, Hepp H (Hrsg.), Diagnostik und Therapie des Mammakarzinoms, State of the Art. Zuckschwerdt, München–Wien–New York 2000.

Veronesi U., N. Cascinelli, L. Mariani et al.: Twenty-year follow-up of a randomized study comparing breast-conserving surgery with radical mastectomy for early breast cancer. N. Engl. J. Med. 347 (2002) 1227–1232.

Veronesi U., P. Maisonneuve, V. Sacchini et al.: Tamoxifen for breast cancer among hysterectomised women. Lancet 359 (2002) 1122–1124.

Veronesi U., R. Saccozzi, M. Del Vecchio et al.: Comparing radical mastectomy with quadrantectomy, axillary dissection, and radiotherapy in patients with small cancers of the breast. N. Engl. J. Med. 305 (1981) 6–11.

34 Ovar

Benigne Ovarialtumoren

1 Pathologie und Häufigkeit

Unter Ovarialtumoren im erweiterten Sinn wird vom Kliniker eine Vielzahl von raumfordernden Veränderungen des Eierstocks zusammengefasst, die pathogenetisch sehr verschiedenartigen Krankheitsentitäten zuzuordnen sind. Es kann sich hierbei um **Retentionszysten** wie z. B. funktionelle Zysten handeln. Hierunter fallen Follikelzysten, Corpus-luteum-Zysten und Thekaluteinzysten. Wenn die Epithelauskleidung durch Druck atrophiert, können die persistierenden epithellosen Retentionszysten histogenetisch nicht mehr zugeordnet werden (sog. einfache seröse Zyste). Auch Endometriosezysten werden zu den Retentionszysten gezählt (s. Kap. 31). Entzündliche Prozesse wie Tuboovarialabszesse können ebenfalls zu einer ovariellen Raumforderung führen (s. Kap. 30). Von den angeführten Raumforderungen sind die echten Blastome, bei denen es sich um benigne oder maligne Formen handeln kann, wie auch sekundäre Tumoren im Sinne von Metastasen, z. B. eines Mammakarzinoms oder eines Magenkarzinoms (Krukenberg-Tumoren), abzugrenzen. Weitere Tumorgruppen sind der WHO-Klassifikation der echten Ovarialtumoren zu entnehmen (s. Abschnitt „Maligne Ovarialtumoren").

Entsprechend der Histogenese werden bei den **echten gutartigen Geschwülsten** unterschieden:

- epitheliale Tumoren, die vom Oberflächenepithel ausgehen, wie z. B. seröse, muzinöse oder endometrioide Zystadenome (Kystome), (Zyst-)Adenofibrome, Brenner-Tumoren;
- Keimstrang-Stromatumoren, wie z. B. Thekome, Fibrome, Androblastome (Sertoli-Leydig-Zell-Tumoren);
- Keimzelltumoren, zu denen die Teratome (z. B. Dermoidzyste, Struma ovarii) gehören.

Eine Sondergruppe stellen die intraligamentär liegenden **Parovarialzysten** dar, die sich von Nebeneierstöcken (Epoophoron, Paroophoron), den Resten des Urnierengangs (Wolff-Gang), ableiten und nicht immer eindeutig von Ovarialzysten abzugrenzen sind.

Klinisch stellt sich immer wieder das Problem, ovarielle Raumforderungen von Veränderungen der Tube, z. B. Saktosalpinx, Tubenkarzinom (selten), oder Uteruspathologien, wie Myome oder Doppelbildungen, zu unterscheiden. Zudem ist es häufig nicht leicht, extragenitale Erkrankungen abzugrenzen, die vom Darm (Divertikulitis, Darmtumor), von den Harnwegen (Beckenniere) oder anderen Strukturen des Retroperitonealraums (Neurinom) ausgehen. Auch peritoneale Einschlusszysten (Pseudozysten) können einen Ovarialtumor vortäuschen.

Echte Ovarialtumoren (benigne oder maligne) kommen bei 1–2% aller Frauen vor. Die Häufigkeitsverteilung der einzelnen Geschwulstformen des Ovars ist

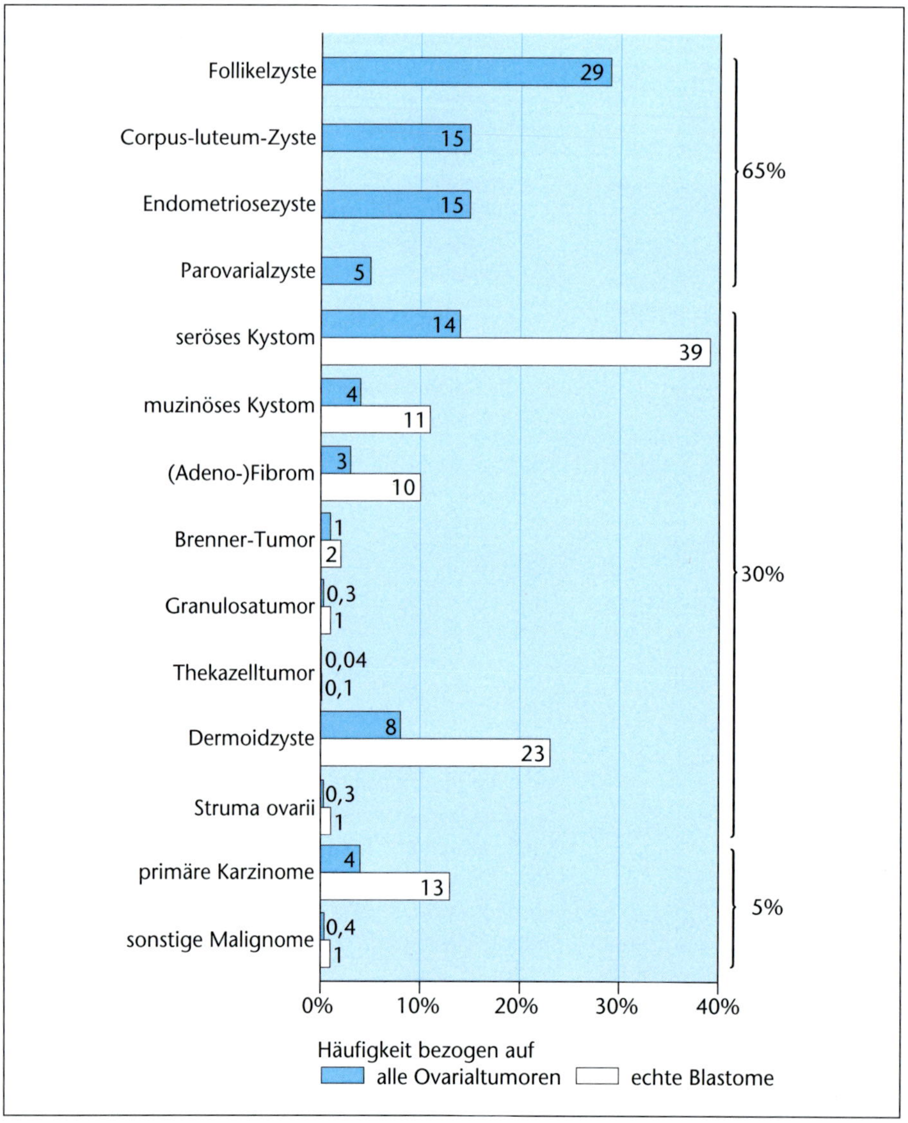

Abb. 34-1 Histologische Klassifizierung von Ovarialtumoren bei 10 352 Ovarektomien, 1969–1979 (nach Mohr und Sonntag, 1982).

abhängig von dem zugrunde liegenden Untersuchungskollektiv. Abbildung 34-1 gibt den Anteil der histologischen Diagnosen nach Ovarektomie mit der Indikation „Ovarialtumor" aus einem Pathologischen Institut wieder. Zu beachten ist die mit 45% hohe Rate an Ovarektomien wegen Funktionszysten! In dem Beobachtungszeitraum stand eine hochauflösende Ultraschalldiagnostik nicht zur Verfügung (s. Abschnitt 2.3).

2 Diagnostik

Die Aufgaben der Diagnostik bestehen neben dem Erkennen eines Ovarialtumors und der Abgrenzung von anderen Pathologien im kleinen Becken auch in der möglichst korrekten Einordnung der Raumforderung, d.h. der **Unterscheidung** zwischen **funktionellen Zysten** und **echten Tumoren** einerseits und zwischen **gutartigen** und (fakultativ) **bösartigen Neoplasien** andererseits. Die Diagnostik dient damit der Planung der adäquaten Therapiestrategie. Die Anforderungen an die Diagnostik sind nicht zuletzt durch die Einführung neuer Behandlungsverfahren, v.a. der endoskopischen Techniken, gestiegen. So gilt es zum einen, ungerechtfertigte Eingriffe bei funktionellen Zysten zu vermeiden, zumal die operative Hemmschwelle durch die im Vergleich zur Laparotomie weniger eingreifenden laparoskopischen Operationen bei Arzt und Patientin niedriger ist. Zum anderen muss verhindert werden, dass intrazystische Malignome eröffnet werden und damit eine Zellstreuung im Bauchraum provoziert wird. Die Verfahren der Diagnostik umfassen die Anamnese, die klinische Untersuchung, bildgebende Verfahren und Laboranalysen aus dem Serum.

!

Vorrangiges Ziel der Diagnostik von Ovarialtumoren ist die Dignitätsprognose, d.h. die Unterscheidung zwischen benignen und malignen Tumoren sowie deren Abgrenzung von Funktionsgebilden.

Bei der Einschätzung der Dignität ist das **Alter** der Patientin zu beachten, da mit zunehmendem Alter die Häufigkeit der Malignome zunimmt (Abb. 34-2). Funktionszysten finden sich dagegen häufiger zu Beginn und gegen Ende der reproduktiven Phase auf Grund der hier bestehenden hormonellen Regulationsstörungen.

2.1 Symptome

Die Symptomatik bei **Retentionszysten** und **benignen Blastomen** des Ovars ist entsprechend der Heterogenität der ovariellen Tumorbildungen und ihres unterschiedlichen biologischen Verhaltens (Größe, Wachstumsgeschwindigkeit) vielfältig. Symptome können auch gänzlich fehlen. Bei den Beschwerden von echten Geschwülsten handelt es sich meist nicht um Frühsymptome, da sie in der Regel langsam wachsen.

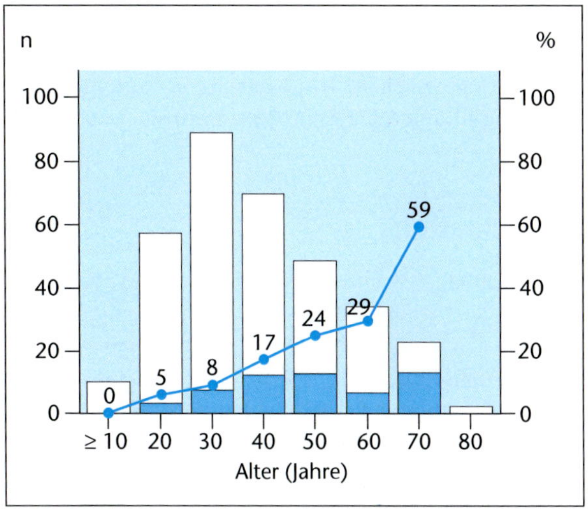

Abb. 34-2 Alterverteilung und Malignitätsrate bei 333 Patientinnen mit operierten Ovarialtumoren (UFK Würzburg).

Die **Schmerzangaben** reichen von einem uncharakteristischen Ziehen oder einem Fremdkörpergefühl im Unterbauch über prämenstruelle, diffuse Schmerzen (Endometriose!) bis zu akuten heftigen Schmerzattacken als Zeichen einer Komplikation durch Stieldrehung, Einblutung oder Ruptur. Der peritoneale Reiz kann mit einer **Abwehrspannung** der Bauchdecken, Übelkeit und Erbrechen sowie Tachykardie und Schweißausbruch verbunden sein (akutes Abdomen). Wird bei der Stieldrehung nur der venöse Abfluss, nicht aber die arterielle Blutversorgung gedrosselt, so resultieren eine venöse Stauung und evtl. auch Gefäßrupturen, die beide eine massive Schwellung des Ovars bedingen können.

Verdrängungserscheinungen können sich in einem vermehrten Harndrang mit Pollakisurie bemerkbar machen, wenn der Tumor auf die Blase drückt bzw. ihre Füllung behindert. Entsprechend können große ovarielle Raumforderungen (**Kystome**) durch Kompression des Magen-Darm-Trakts auch von allgemeinen Verdauungsstörungen oder Obstipation begleitet sein.

Bei einem unklaren Unterbauchtumor sollte gezielt nach Blutungsstörungen gefragt werden. Ein unregelmäßiges Regeltempo oder die Dauerblutung weist im Zusammenhang mit einem passenden Ultraschallbefund (s. Abschnitt 2.3) auf die funktionelle Genese eines Ovarialtumors (Follikelpersistenz) hin. Hinter einer irregulären oder einer postmenopausalen Blutung kann sich ein östrogenproduzierender Tumor (Thekom, Hiluszelltumor) verbergen.

Eine **Virilisierung** (Bartwuchs, median aufsteigende Schambehaarung, Behaarung der Extremitäten, tiefe Stimme) kann auch bei benignen androgenproduzierenden Ovarialtumoren (Androblastome) zu beobachten sein.

2.2 Palpation

Die Erhebung des bimanuellen Tastbefundes stellt den ersten Untersuchungsschritt dar und ist als obligater Bestandteil der diagnostischen Abklärung eines Ovarialtumors anzusehen.

Bei der Palpation der Adnexregion werden die Ovarien und eventuelle Tumoren beurteilt nach:

- Größe,
- Beweglichkeit (normal: gut mobil),
- Konsistenz (normal: derb),
- Dolenz (normal: leicht schmerzhaft),
- Oberfläche (normal: glatt).

Bei alten Frauen mit atrophischen Ovarien oder bei adipösen Bauchdecken oder Verwachsungen sind die Ovarien nicht zu tasten.

Bei der gynäkologischen Untersuchung ist die rektale Palpation wichtig, da sie knotige Strukturen im Douglas-Raum (Endometriose!) besser beurteilen und Darmprozesse erfassen kann.

Der entzündliche Tumor (Abszess) zeichnet sich durch die extreme Schmerzhaftigkeit aus.

Für einen benignen Prozess sprechen ein glatter, prallelastischer, mobiler Tumor. Dagegen sind ein unbeweglicher, derb-höckriger Tumor und Begleitaszites als malignomverdächtig einzustufen. Aszites kommt auch beim gutartigen Fibrom vor (Meigs-Syndrom).

Mit der Palpation wird nicht jeder Ovarialtumor erkannt. Schwierigkeiten der Tastuntersuchung können sich durch folgende Faktoren ergeben:

- Adipositas,
- narbige Bauchdecken (vorausgegangene Laparotomien),
- kleiner Tumor,
- weicher Tumor,
- (großer) Tumor **außerhalb** des kleinen Beckens,
- unerfahrener Untersucher.

2.3 Ultraschall

Da offensichtlich mit der Palpation Ovarialtumoren „übersehen" werden können und auch die sichere Differenzierung eines Ovarialprozesses durch die alleinige Tastuntersuchung meist nicht möglich ist, ist bei jedem Verdacht auf einen Ovarialtumor die Indikation zur Ultraschalluntersuchung gegeben (Tab. 34-1). Sie ist der gynäkologischen Tastuntersuchung bei der Abklärung eines Ovarialtumors überlegen. Allerdings können sich auch bei der Ultraschalldiagnostik Schwierigkeiten in der Organzuordnung von Raumforderungen, in der Festlegung der zugrunde liegenden Tumorart und in der Einschätzung der Dignität ergeben.

Tab. 34-1 Indikationen für die Ultraschalluntersuchung zur Diagnose eines Ovarialtumors.

- tastbare Raumforderung
- unklarer Tastbefund
- Unterbauchbeschwerden
- unklare Verdauungsstörungen
- Aszites
- Blutungsstörung: Zyklusirregularitäten, Postmenopausenblutung
- Virilisierung
- belastete Familienanamnese

! Die Ultraschalldiagnostik gestattet keine histopathologische Diagnose. Sonogramme sollten immer im Zusammenhang mit Anamnese, klinischen Untersuchung und Laborbefunden interpretiert werden, um eine optimale Aussagekraft zu erreichen.

Die Ultraschalluntersuchung wird heute bevorzugt transvaginal durchgeführt, da durch die Nähe des Scheidengewölbes zu den Adnexen Darmüberlagerungen weitgehend vermieden werden und durch den kurzen Schalllaufweg zusammen mit dem dadurch ermöglichten Einsatz höherer Schallfrequenzen eine bessere Auflösung resultiert. Bei großen, das kleine Becken überschreitenden Prozessen oder leerem kleinem Becken wird transabdominal sonografiert, da der Tumor sonst nicht ausreichend beurteilt werden kann oder sogar übersehen wird. Bei der geschilderten Vorgehensweise kann auf die unangenehme und zeitraubende Harnblasenfüllung verzichtet werden. Dies hat den nicht zu unterschätzenden Vorteil, dass der Palpations- und der Sonografiebefund unmittelbar miteinander verglichen werden können.

! Zur präoperativen Abklärung des Ovarialtumors mit bildgebenden Verfahren ist die Ultraschalluntersuchung zumeist ausreichend. CT und MRT ergeben nur selten zusätzliche operationsrelevante Informationen.

Der **Ausschluss** eines Ovarialtumors gelingt durch die Darstellung normaler Ovarien. In der Postmenopause ist allerdings die Abgrenzung der Eierstöcke durch die mit den Jahren zunehmende Atrophie dieser Organe und das Fehlen der leicht identifizierbaren Funktionsstrukturen (Follikel) erschwert. Die Ovargröße wird sonografisch mittels 3 in 2 Ebenen abgegriffenen Durchmessern bestimmt. Das Volumen kann mit Hilfe der Ellipsoidformel berechnet werden. In Abbildung 34-3 ist das normale, von der Lebensphase abhängige Ovarvolumen und dementsprechend in Abbildung 34-4 die mit zunehmendem Alter abnehmende Auffindungsrate abzulesen.

2.3.1 Sonografische Tumorstruktur

Die Kriterien, nach denen ein Ovarialtumor sonografisch beschrieben wird, sind in Tabelle 34-2 zusammengestellt. Die Begriffe „zystisch" (= flüssigkeitsgefüllt) für **echoleere** bzw. **echoarme** Areale und „solide" (= gewebehaltig) für **echoarme** bzw. **echoreiche** Areale stellen bereits eine Interpretation der abgebildeten Echostrukturen dar, die der erfahrene Untersucher durchaus treffen kann. Auch Blutkoagele bieten in der Regel ein charakteristisches Echomuster (echoarm bzw. inhomogen). Mit der Strukturanalyse lassen sich Hinweise auf die **Dignität** des Tumors gewinnen. Als **malignitätsverdächtige** Kriterien, vor allem wenn sie in Kombination auftreten, gelten:

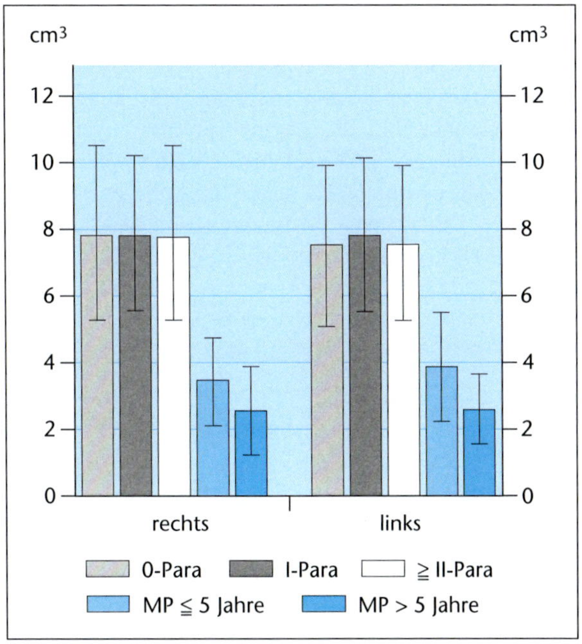

Abb. 34-3 Vaginalsonografisch bestimmtes Ovarvolumen (Ellipsoidformel) in der reproduktiven Phase unter Berücksichtigung der Parität und in der Postmenopause: Mittelwert ± 1s, n = 263 (nach Merz et al., 1996). MP, Dauer seit Menopause.

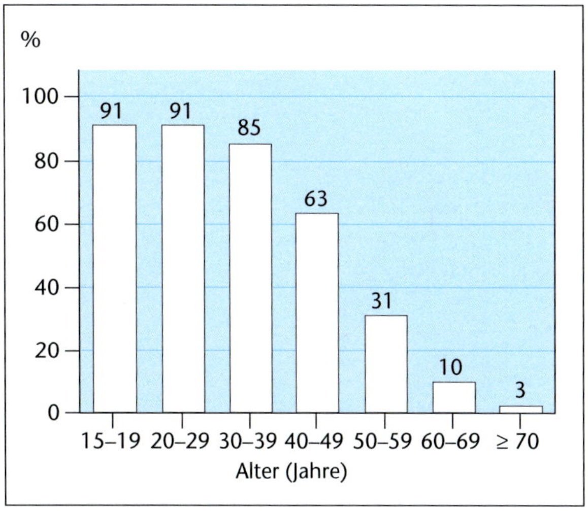

Abb. 34-4 Vaginalsonografische Darstellbarkeit normaler Ovarien in Abhängigkeit vom Alter, n = 2344 (nach Becker et al., 1994).

- größere solide Anteile,
- inhomogenes Echomuster,
- papilläre Auflagerungen,
- große Tumoren,
- Aszites.

Mit zunehmender Größe des Tumors steigt die Wahrscheinlichkeit, dass es sich um einen malignen Prozess handelt (Abb. 34-5). Anhand der verschiedenen Ultraschallkriterien können die Tumoren in Gruppen mit jeweils unterschiedlichem Malignitätsrisiko zusammengefasst werden (Tab. 34-3), wobei eine gute Übereinstimmung (> 95%) zwischen dem vaginalsonografischen und dem makroskopischen Erscheinungsbild

Tab. 34-2 Ultraschallkriterien zur Beschreibung des Ovarialtumors.

• Tumorgröße	3 senkrecht aufeinander stehende Durchmesser
• äußere Tumorbegrenzung:	glatt – unregelmäßig, scharf – unscharf
• Binnenstruktur	
– Echogenität	echoleer – echoarm – echoreich
– Echoverteilung	homogen – inhomogen
• Kammerungen	unilokulär – multilokulär
• Innenwände/Septen	dick – dünn, glatt – papilläre Auflagerungen
• Aszites	ja – nein
• weitere intraabdominale Tumormanifestationen	ja – nein

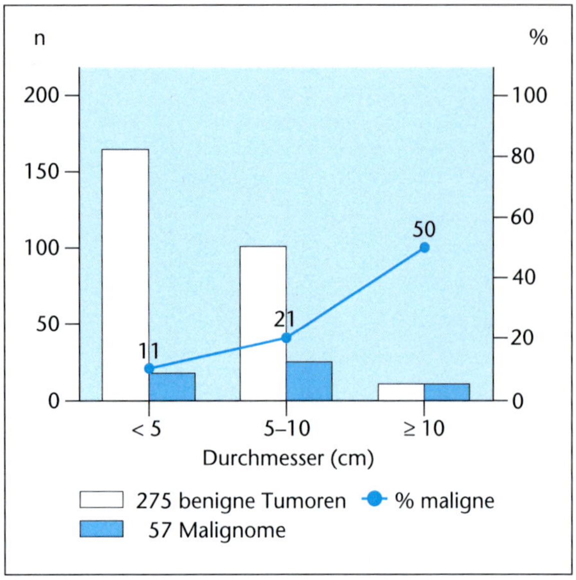

Abb. 34-5 Verteilung des mittleren Tumordurchmessers und Malignitätsrate bei 332 Patientinnen mit operierten Ovarialtumoren (UFK Würzburg).

Tab. 34-3 Anteil maligner Tumoren in Abhängigkeit von vaginalsonografischen Strukturklassen (modifiziert nach Granberg et al., 1990) bei 333 operierten Ovarialtumoren (UFK Würzburg, 17 % maligne).

Strukturklassen	Benigne	Maligne	Malignitätsrate
• unilokulär-zystisch (1)	108	3	3 %
• multilokulär-zystisch (2)	56	2	3 %
• unilokulär-solide/ papilläre Strukturen (3)	26	7	21 %
• multilokulär-solide/ papilläre Strukturen (4)	39	20	34 %
• solide (> 80% solide Anteile) (5)	47	25	35 %

erzielt werden kann. Die verwendeten Klassifizierungsschemata sind allerdings nicht einheitlich.

Nach einer anderen Klassifizierungsmethode werden für einzelne Strukturmerkmale in Abhängigkeit von der Ausprägung Punkte vergeben und diese addiert (Tab. 34-4). In dem angeführten Schema reicht die mögliche Punktesumme von 4 bis 15. Ein Wert ≥ 9 wird als malignomverdächtig eingestuft. Auch bei diesem Score-System darf nicht verkannt werden, dass die Klassifizierung des Tumors der subjektiven Beurteilung des Untersuchers und damit seiner Erfahrung unterliegt, da die einzelnen Kriterien, wie papilläre Wandauflagerungen oder die Echogenität des Zysteninhalts, korrekt erkannt werden müssen und die angeführten Merkmale auch für den Geübten auf Grund der vielfältigen Ausprägungen und fließenden Übergänge nicht immer eindeutig einzuordnen sind.

Ein Nachteil des Score-Systems besteht darin, dass die komplex aufgebauten, benignen **Dermoidzysten** regelmäßig hohe Punktesummen erreichen und damit fälschlicherweise als malignomverdächtig angesehen werden. Allerdings bieten über 90% der Dermoidzysten ein typisches Ultraschallmuster (Abb. 34-6), das eine sichere Ultraschalldiagnose erlaubt. Andererseits ist nach eigener Erfahrung die Fehldeutung eines anderen Tumors als Dermoid sehr selten. Somit kann durch Berücksichtigung der sonografisch typischen Dermoidzysten die Rate an falsch suspekten Befunden bei einem hohen Score gesenkt und die Dignitätsprognose verbessert werden (Abb. 34-7). Die sekundäre Entartung von Dermoidzysten ist mit 1–2% sehr selten und betrifft vornehmlich ältere, meist postmenopausale Patientinnen. In 10–20% kommen Dermoidzysten beidseitig vor.

Tab. 34-4 Vaginalsonografisches Punktesystem zur Abschätzung der Dignität von Adnextumoren (nach Sassone et al. 1991).

Punkte	Innenwand	Wanddicke	Variable Septen	Struktur
1	glatt	dünn ≤ 3 mm	keine	echoleer
2	unregelmäßige Auflagerungen ≤ 3 mm	dick > 3 mm	dünn ≤ 3 mm	echoarm
3	papilläre Strukturen > 3 mm	solide	dick > 3 mm	echoarm mit echoreichem Herdbefund
4	solide	–	–	komplex
5	–	–	–	echoreich
maximal	4	3	3	5

Unter den sonografisch definierten Tumoren bedarf die sog. **einfache Zyste** einer gesonderten Erwähnung, da sie mit dem zunehmenden Einsatz der Vaginalsonografie auch bei der postmenopausalen Patientin häufiger entdeckt wird. Es handelt sich hier um eine echoleere, einkammrige Raumforderung mit dünner, glatter Wand (Abb. 34-6). Im eigenen Patientengut waren alle 55 einfachen Zysten (Score: 4) benigne. Es kann sich hier um sehr unterschiedliche Tumorarten wie Funktionszysten, Parovarialzysten, Zystadenofibrome, Endometriosezysten, seröse und muzinöse Zystadenome handeln. In der Literatur wird vereinzelt auch über Karzinome berichtet, die vaginalsonografisch als einfache Zysten imponierten. Die Wahrscheinlichkeit einer malignen Erkrankung ist bei einfachen Zysten sehr gering (< 1 %), wenn auch nicht vollständig auszuschließen, da auf Grund des begrenzten Auflösungsvermögens des Ultraschalls papilläre Formationen < 1 mm auch vaginalsonografisch nicht dargestellt werden können.

Bei **septierten zystischen Raumforderungen** mit glatten Wandbegrenzungen ist es häufig nicht leicht, extraovarielle Veränderungen (Saktosalpinx, peritoneale Einschlusszysten) von Ovarialtumoren (z. B. Kystom) abzugrenzen. Auf eine dilatierte Tube weisen frühere Entzündungen hin. Die Saktosalpinx findet sich auch gehäuft nach vorangegangener Hysterektomie. Für Pseudozysten sprechen vorausgegangene Bauchoperationen.

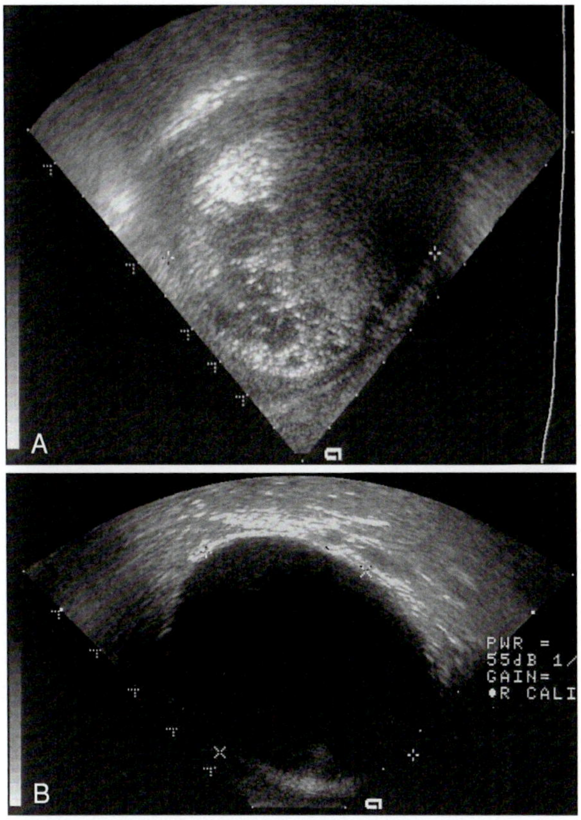

Abb. 34-6 A Vaginalsonografisches Bild einer Dermoidzyste: echoreiche und echoarme Anteile, unscharfe Grenzen, Schallschatten (38-jährige Patientin).

Abb. 34-6 B Vaginalsonografisches Bild einer „einfachen Zyste": echoleer, glatte, dünne Wand, keine Septen. Durchmesser: 4,3 × 5,3 cm. Histologie: seröses Zystadenom (56-jährige Patientin).

2.3.2 Doppler-Sonografie

Das Wachstum von Tumoren ist an eine adäquate Blutversorgung gekoppelt, die durch Gefäßneubildungen bereitgestellt wird. Die Neoangiogenese ist durch eine Armut an Gefäßmuskulatur und arteriovenöse Shunts charakterisiert. Diese Gefäße besitzen daher einen niedrigen Widerstand, der sich in erhöhten diastolischen Flussgeschwindigkeiten manifestiert. Mit modernen, empfindlichen Farbdopplergeräten lassen sich die insgesamt niedrigen Blutflüsse in den kleinen Tumorgefäßen erfassen (Abb. 34-8). Anhand der Muster der Strömungsprofile wird versucht, benigne und maligne Tumoren zu differenzieren. Da für die Messung der absoluten Blutflussgeschwindigkeit nach dem Doppler-Prinzip der Einstrahlwinkel der Ultraschallwellen bekannt sein muss, dieser aber bei den winzigen und zudem geschlängelten Gefäßen nicht bestimmt werden kann, werden zur Bewertung des Gefäßwiderstands **Indexwerte** benutzt. Dies sind Quotienten, in denen der systolische und der diastolische Blutfluss zueinander in Beziehung gesetzt werden, so dass der Winkelfehler eliminiert wird. Am gebräuchlichsten sind der **Resistance-Index** (RI = [systolisches Maximum – enddiastolisches Minimum]/systolisches Maximum) und der **Pulsatilitäts-Index** (PI = [systolisches Maximum – enddiastolisches Minimum]/zeitgemitteltes Maximum eines Herzzyklus). Ein niedriger Index bedeutet eine relativ hohe diastolische Geschwindigkeit und einen niedrigen Gefäßwiderstand und wird bezüglich der Dignität als suspekt eingestuft. Für den RI wird häufig ein **Grenzwert von 0,4** und für den PI ein **Wert von 1,0** angegeben. Die Neovaskularisation betrifft jedoch nicht nur Malignome, sondern ist auch bei physiologischen Veränderungen (z. B. Gelbkörperzysten) oder bei Entzündungs- und Regenerationsprozessen (z. B. Tuboovarialabszess) zu beobachten. Außerdem können im gleichen Tumor aus verschiedenen Gefäßen häufig unterschiedliche Indexwerte abgeleitet werden. Somit haben sich die Hoffnungen, mittels der Dopplersonografie eine sichere Trennung von benignen und malignen Geschwülsten zu erreichen, nicht bestätigt, da sich die Bereiche der Indexwerte von benignen und malignen Tumoren überlappen (Abb. 34-9). Es bedarf zunächst weiterer wissenschaftlicher Untersuchungen, ob und wie die Dopplersonografie bei Ovarialtumoren in die Praxis integriert werden kann.

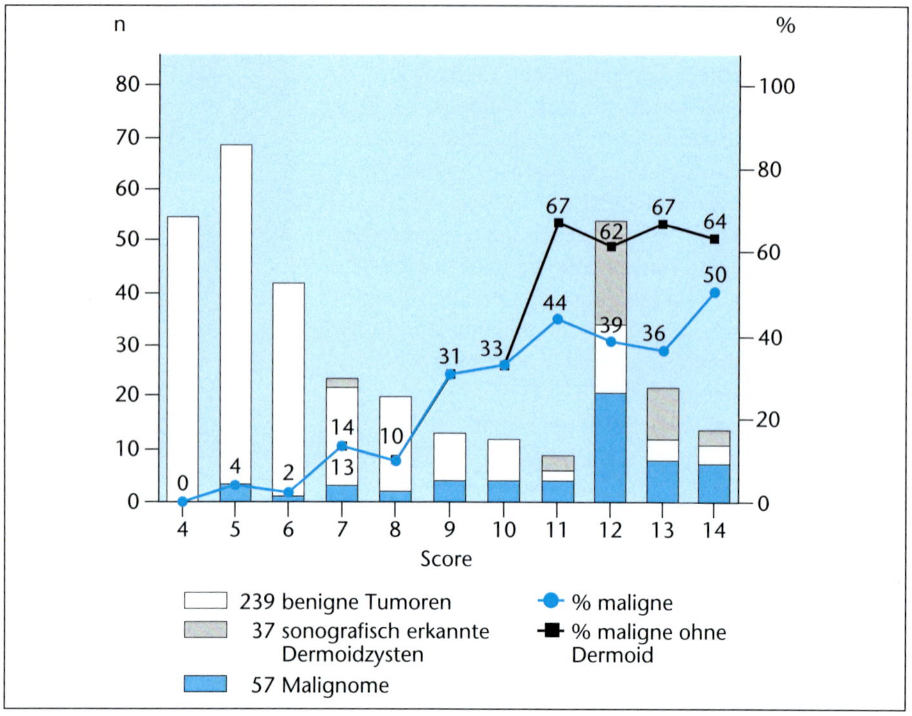

Abb. 34-7 Verteilung der vaginalsonografischen Scoreklassen (nach Sassone et al. 1991) und Malignitätsrate bei 333 operierten Ovarialtumoren (UFK Würzburg). Nach Ausschluss der sonografisch typischen Dermoide steigt der Malignomanteil in den suspekten Scoreklassen (> 10) von 40% auf > 60% an.

> **!** Grundlage der sonografischen Beurteilung von Ovarialtumoren ist die Strukturbeurteilung. Der Stellenwert der Farbdopplersonografie ist zur Zeit nicht abschließend zu beurteilen.

2.4 Labor

Laboranalysen aus dem Serum können in bestimmten Situationen additiv zur diagnostischen Sicherheit beitragen. So weisen erhöhte **Entzündungsparameter** (Leukozytose, Linksverschiebung, CRP) auf die entzündliche Genese hin (Tuboovarialabszess) (s. Kap. 30). Im Falle von **Virilisierungserscheinungen** wird die Bestimmung von Androgenen im Serum veranlasst (Androstendion, DHEA).

Die Serumkonzentration von „Tumormarkern“, v. a. CA 125, können nicht nur bei Malignomen, sondern auch bei gutartigen Blastomen sowie bei der Endometriose oder der Adnexitis erhöht sein. Ihr diagnostischer Wert ist damit begrenzt, wenn auch mit ansteigender Markerkonzentration im Blut die Wahrscheinlichkeit für das Vorliegen eines Malignoms zunimmt (Abb. 34-10). Die Aussagekraft ist bei der postmenopausalen Patientin durch den Rückgang der Endometriosen und Adnexitiden besser.

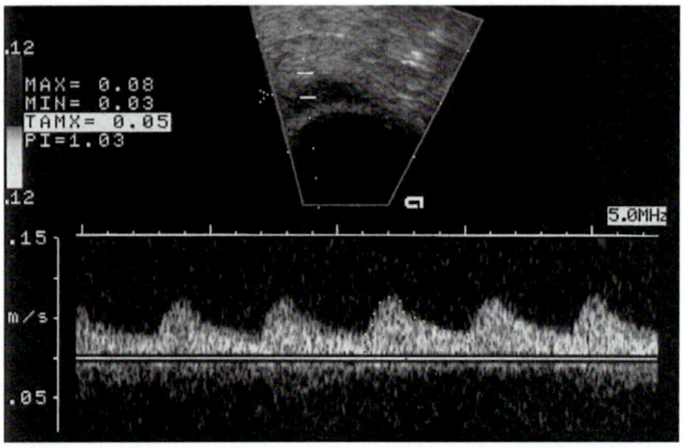

Abb. 34-8 Vaginale Doppler-Sonografie eines zystisch-septierten Ovarialtumors: PI (Pulsatilitäts-Index) = 1,03. Histologie: muzinöses Kystadenom (71-jährige Patientin).

3 Therapie

Stöckel schrieb in seinem im Jahre 1941 erschienenen Lehrbuch der Gynäkologie: „Im Gegensatz zum Myom … muss jeder Ovarialtumor operiert werden. Jeder! – gleichgültig, ob die Trägerin alt oder jung ist, sie sich gesund oder krank fühlt, ob sie Schmerzen hat oder nicht, ob der Tumor groß oder klein, doppelseitig oder einseitig ist, ob Aszites besteht oder fehlt – die Operation muss gemacht werden! Diese rigoros schematische Einstellung der Therapie ist deshalb nötig, weil man vor der Operation nie mit völliger Sicherheit sagen kann, ob der Tumor gutartig oder bösartig ist.“

Wenn auch nach wie vor gilt, dass über die **Dignitäts-**

prognose eines Ovarialtumors ohne Histologie eine fehlerfreie Aussage nicht möglich ist, so hat sich gegenüber früher das Häufigkeitsspektrum der einzelnen Tumorarten, d. h. der Funktionsstrukturen, der benignen Blastome und der Malignome, im Patientengut geändert. Dies ist auf die modernen diagnostischen Möglichkeiten zurückzuführen, die die Erfassung auch kleiner, nicht tastbarer Veränderungen erlauben. Entsprechend muss heute das Vorgehen bei diagnostizierten Raumforderungen modifiziert werden, wobei grundsätzlich das exspektative Verhalten, der laparoskopische Eingriff und die Laparotomie zur Verfügung stehen. Die Wahl des Vorgehens richtet sich hier nach dem Beschwerdebild und der Dignitätsprognose, die sich insbesondere aus dem Alter bzw. dem Menopausenstatus der Patientin, der sonografischen Tumorstruktur und der Tumorgröße ergibt.

3.1 Exspektatives Verhalten – Kontrolle

Ein abwartendes Verhalten mit Kontrolluntersuchungen ist angezeigt, wenn der zystische Ovarialtumor mit einem Funktionsgebilde vereinbart werden kann und die Patientin so weit beschwerdefrei ist, dass sie eine Beobachtung toleriert. Durch die spontane Rückbildung des Tumors können unnötige operative Eingriffe, die potenzielle Komplikationen in sich bergen, vermieden werden. Es muss zu denken geben, wenn in manchen Kollektiven die Mehrzahl der laparoskopisch behandelten Ovarialtumoren Funktionszysten darstellen.

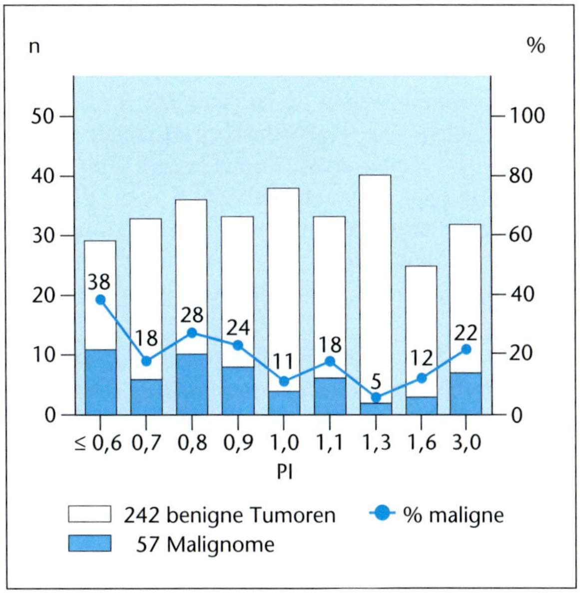

Abb. 34-9 Verteilung der Pulsatilitäts-Indizes (PI) bei 299 operierten Ovarialtumoren (UFK Würzburg). In 34 benignen Tumoren ließen sich farbdopplersonografisch keine Gefäße darstellen.

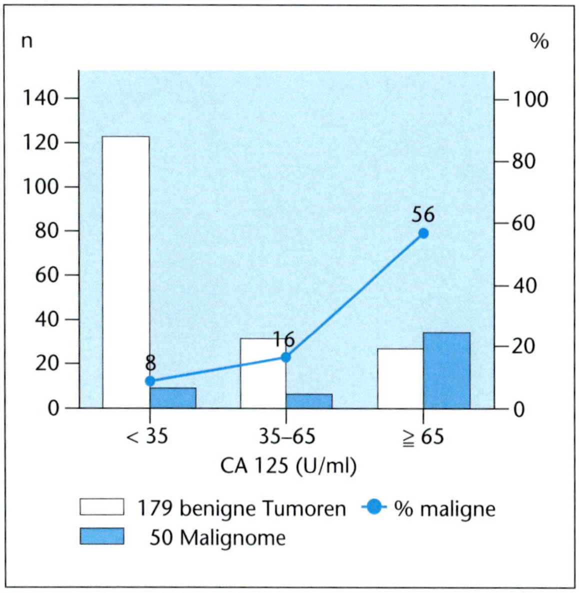

Abb. 34-10 Verteilung der Serumkonzentration des Tumormarkers CA 125 und Malignitätsrate bei 229 Patientinnen mit operierten Ovarialtumoren (UFK Würzburg).

Eine typische Situation, bei der häufig die Beobachtung anstelle der Operation angezeigt ist, ist charakterisiert durch:

- einfache Zyste mit einem Durchmesser < 7 cm,
- Zyste mit wabigen oder schleierförmigen Binnenechos (z. B. hämorrhagische Gelbkörperzyste),
- prä- oder perimenopausale Patientin,
- Beschwerdefreiheit bzw. -armut,
- evtl. Zyklusstörungen als Hinweis auf ein Funktionsgebilde.

Die Kontrolluntersuchung wird nach 6 – 8 Wochen, also im übernächsten Zyklus, durchgeführt. Bis dahin haben sich die meisten Funktionsgebilde zurückgebildet. Bei einem unveränderten Befund kann mitunter nach einem weiteren Zuwarten über den gleichen Zeitraum noch eine Rückbildung erwartet werden. Wir geben keine Hormone, da eine Erhöhung der Rückbildungsrate bei hormoneller Zusatzbehandlung nicht bewiesen ist.

Wenn auch in der Postmenopause Funktionsgebilde eine untergeordnete Rolle spielen, können v. a. in den ersten 5 Jahren nach der Menopause durchaus Zysten beobachtet werden, die sich spontan zurückbilden.

Die sonografisch geleitete transvaginale Punktion von insuspekt erscheinenden Ovarialzysten ist eine komplikationsarme Methode, um Zysten zu entleeren. Sie ist derzeit jedoch nicht als eine etablierte Behandlungsmethode anzusehen, da im Fall des Malignoms eine Tumorzellverschleppung zu befürchten und bei echten Blastomen mit einer Wiederauffüllung zu rechnen ist. Sie ist demnach in der Regel Patientinnen vorbehalten, denen der zystische Tumor Beschwerden bereitet, die

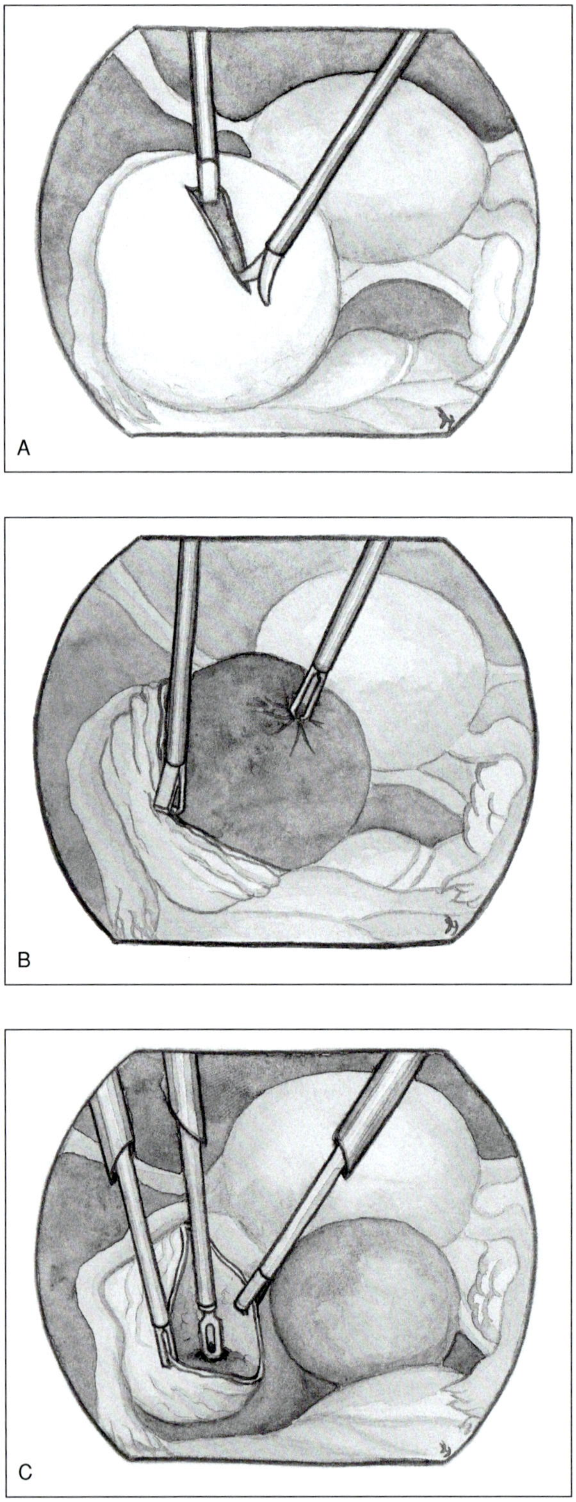

Abb. 34-11
A. Erweiterung der Kapselinzision mit der Präparierschere.
B. Ausschälen der Ovarialzyste.
C. Bipolare Koagulation von Gefäßen im Wundbett
(mit freundlicher Genehmigung des Springer-Verlages entnommen aus: Jawny, J.: Praxis der operativen Gynäkologie. Springer, Berlin, Heidelberg, New York 2000).

aber auf Grund ihres Allgemeinzustandes oder etwaiger Begleiterkrankungen inoperabel sind oder bei denen eine Operation auf Grund von Verwachsungen oder extremer Adipositas mit hohen Risiken (Verletzung, Wundheilungsstörungen) belastet ist. Die Verlässlichkeit der zytologischen Beurteilung bezüglich eines Malignoms ist zudem begrenzt.

3.2 Operatives Vorgehen

Die Indikation zur operativen Intervention (s. Abb. 34-6) kann durch folgende Situationen gegeben sein:

- persistierende Zyste (über mindestens 2–3 Monate),
- Größenzunahme der Zyste,
- mobile Zyste > 7 cm Durchmesser (Risiko der Stieldrehung!),
- anhaltende Beschwerden,
- blutendes Corpus luteum,
- V.a. Stieldrehung,
- typische Ultraschallbefunde, z.B. Dermoidzyste, Endometriose etc.,
- postmenopausale Patientin,
- V.a. echte Tumorbildung,
- V.a. Malignom.

Akute Beschwerden, die auf eine Stieldrehung hinweisen, erfordern ein rasches operatives Eingreifen, da auf Grund der unterbrochenen Blutversorgung eine Nekrose der gesamten Adnexe eintreten kann, was den Verlust von Ovar und Tube bedeutet. Bei rechtzeitiger Operation kann durch die Auflösung der Torsion und Ausschälung des (benignen) Tumors das Adnex erhalten werden. Entsprechend wird bei großen, sehr mobilen Raumforderungen, bei denen es sich selten um Funktionsgebilde handelt, eine Indikation zur operativen Intervention wegen des Risikos der Stieldrehung mit der Gefahr des Ovarverlusts großzügiger zu stellen sein. Die Ruptur eines Corpus luteum mit nachfolgender Blutung kann ebenfalls eine Indikation zur operativen Intervention darstellen, wenn große intraabdominale Blutmengen vorhanden sind, die Patientin hämodynamisch instabil ist oder über starke Schmerzen klagt.

Benigne Ovarialtumoren werden heute zunehmend anstatt über die Laparotomie auf **laparoskopischem** Weg entfernt (Abb. 34-11 und 34-12) Organerhaltende Operationen sind laparoskopisch ebenso möglich. Bei postmenopausalen Patientinnen ist die **Ovarektomie** die Therapie der Wahl. Die Entscheidung für den Operationsweg wird von der Größe und Dignitätsprognose des Tumors bestimmt.

Der **Vorteil** der laparoskopischen Operation besteht im Vermeiden großer Bauchwundflächen und der damit einhergehenden geringeren Belastung bzw. verkürzten Rekonvaleszenz der Patientin. **Nachteilig** sind die in

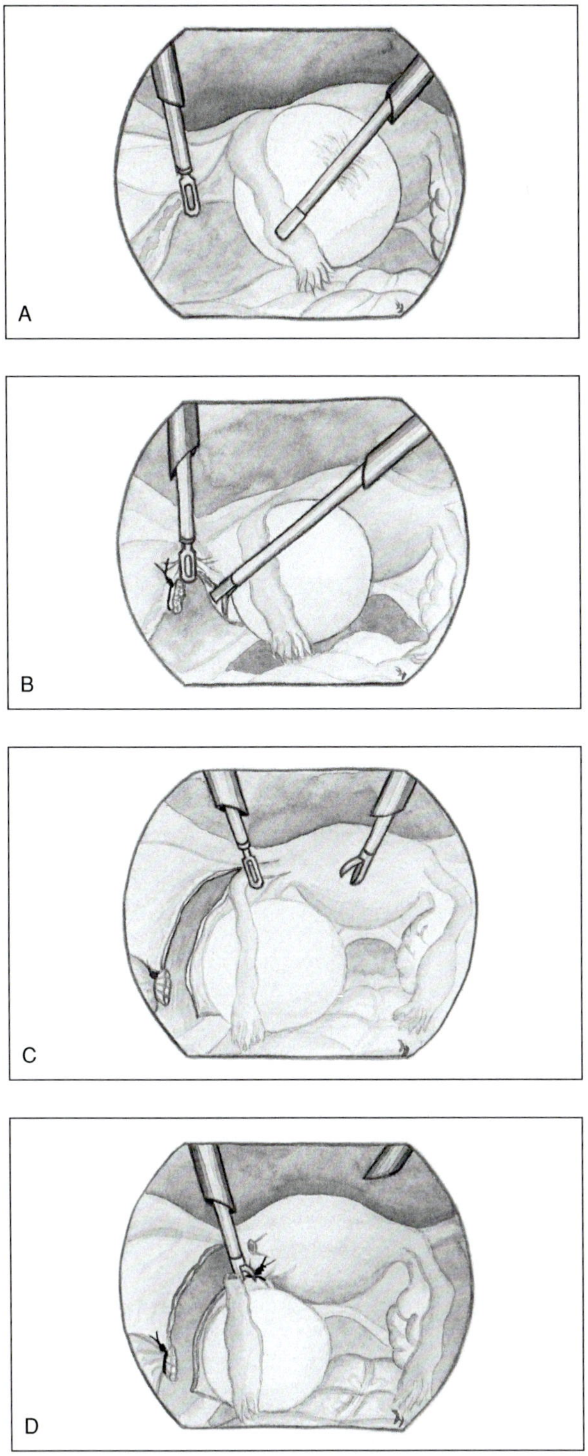

Abb. 34-12
A. Bipolare Koagulation des Lig. infundibulopelvicum.
B. Koagulation von Gefäßen im Mesovar.
C. Bipolare Koagulation des Tubenabgangs.
D. Durchtrennung des Lig. ovarii proprium distal der Ligatur mit der Hakenschere (mit freundlicher Genehmigung des Springer-Verlages entnommen aus: Jawny, J.: Praxis der operativen Gynäkologie. Springer, Berlin, Heidelberg, New York 2000).

der Regel durch die kleinen Zugänge bedingten längeren Operationszeiten (abhängig von der Erfahrung) und die aufwendige und damit störanfällige Technik, die hohe Ansprüche an die Operateure und das Personal des Operationssaals (Wartung, Ausbildung) stellt. Die bei der Laparoskopie notwendige Zerkleinerung von Tumoren kann zu Problemen führen, die sich aus einer intraabdominalen Zellverschleppung im Bauchraum ergeben können. Bei Karzinomen kann eine peritoneale Metastasierung resultieren, wobei auch über Absiedlungen in den Trokareinstichkanälen der Bauchdecken berichtet wurde. Bei Dermoidzysten wird eine chemische Peritonitis durch den Talg (Schmerzen, Adhäsionen) befürchtet. Dieser aseptischen Peritonitis kann durch ausgiebige Spülung des Bauchraums zur Entfernung von Talg- und Haarresten sowie durch den Gebrauch von in den Bauchraum eingebrachten Plastikbeuteln erfolgreich entgegengewirkt werden. Die Entstehung eines Pseudomyxoma peritonei durch Punktion oder Ruptur eines Muzinkystoms wird als sehr unwahrscheinlich angesehen. Es handelt sich hier eher um eine systemische Metaplasie des Oberflächenepithels des Ovars und Peritoneums in ein muzinöses Zylinderepithel.

Der erste Schritt der operativen Laparoskopie besteht in der Inspektion des Situs. Die Diagnostik dient damit der Überprüfung und Bestätigung des präoperativ diagnostizierten Ovarialtumors sowie der Entscheidung, ob eine laparoskopische Operation möglich ist. Bezüglich der laparoskopischen Beurteilung der Dignität eines Tumors muss allerdings beachtet werden, dass über die Bauchspiegelung nur die Oberfläche, nicht jedoch der Inhalt des Tumors einsehbar ist. Die Vaginalsonografie ist damit als eine unabdingbare Voraussetzung für die laparoskopische Operation von Ovarialtumoren anzusehen. Es ist anzustreben, dass die Ultraschalluntersuchung von dem entsprechend ausgebildeten Operateur selbst vorgenommen wird, so dass er sich ein möglichst vollständiges Bild über die zu erwartenden Verhältnisse verschaffen kann.

!

Die adäquate Selektion von Ovarialtumoren für die laparoskopische Operation setzt eine suffiziente präoperative Ultraschalldiagnostik voraus, um Komplikationen, wie das „Anoperieren" von Malignomen, gering zu halten.

Ob die Eröffnung von intrazystischen Karzinomen (FIGO-Stadium IA) und die damit einhergehende intraabdominale Tumorzellstreuung immer eine Prognoseverschlechterung bedeuten, wird kontrovers beurteilt (Canis et al. 2001). Berichte über metastasierte Ovarialkarzinome nach endoskopischen Voroperationen sind häufig auf eine unzureichende präoperative Diagnostik oder Nichtbeachtung der Ultraschallbefunde zurückzuführen und waren mit einem mehrwöchigen (!) Intervall bis zur definitiven Operation verbunden. Somit liegen die Ursachen für katastrophale Resultate meist nicht in der laparoskopischen Technik an sich, sondern sind in der inadäquaten Handhabung durch den Anwender zu suchen. Die Konfrontation mit einem unerwarteten Malignom wird sich auch bei optimaler Patientenselektion unter den derzeitigen Möglichkeiten nicht völlig vermeiden lassen. Doch kann bei einem sonografisch und endoskopisch unverdächtigen, lege artis erhobenen Befund das Risiko der Eröffnung eines Ovarialkarzinoms im Promillebereich gehalten werden. Zudem sollte bei zweifelhaften makroskopischen Befunden die intraoperative Schnellschnittuntersuchung großzügig eingesetzt werden, um im Fall eines Karzinoms die definitive Therapie, d. h. Laparotomie, unverzüglich durchführen zu können.

Bei jeder operativen Laparoskopie muss damit die Möglichkeit zum **Wechsel auf die Laparotomie** gegeben sein. Der eventuelle Übergang zur Laparotomie sollte stets präoperativ mit der Patientin abgesprochen sein, da auch Komplikationen einen Bauchschnitt erforderlich machen können. Gründe für eine sekundäre Laparotomie können sich in folgenden Situationen ergeben:

- unübersichtliche Verwachsungen (Risiko für Organverletzungen),

Tab. 34-5 pTNM-Klassifikation und FIGO-Stadien des Ovarialkarzinoms.

pTNM-Kategorien	FIGO-Stadien	
pTX		Primärtumor kann nicht beurteilt werden
pT0		kein Anhalt für Primärtumor
pT1	I	Tumor begrenzt auf die Ovarien
pT1a	IA	Tumor auf ein Ovar begrenzt; Kapsel intakt, kein Tumor auf Oberfläche des Ovars; keine malignen Zellen in Aszites oder bei Peritonealspülung
pT1b	IB	Tumor auf beide Ovarien begrenzt; Kapsel intakt, kein Tumor auf Oberfläche der Ovarien; keine malignen Zellen in Aszites oder bei Peritonealspülung
pT1c	IC	Tumor begrenzt auf ein oder beide Ovarien mit Kapselruptur, Tumor an Ovaloberfläche oder maligne Zellen in Aszites oder bei Peritonealspülung
pT2	II	Tumor befällt ein Ovar oder beide Ovarien und breitet sich im Becken aus
pT2a	IIA	Ausbreitung auf und/oder Implantate an Uterus und/oder Tube(n); keine malignen Zellen in Aszites oder bei Peritonealspülung
pT2b	IIB	Ausbreitung auf andere Beckengewebe; keine malignen Zellen in Aszites oder bei Peritonealspülung
pT2c	IIC	Ausbreitung im Becken (2a oder 2b) und maligne Zellen in Aszites oder bei Peritonealspülung
pT3 und/oder pN1	III	Tumor befällt ein oder beide Ovarien, mit mikroskopisch nachgewiesenen Peritonealmetastasen außerhalb des Beckens und/oder regionären Lymphknoten
pT3a	IIIA	mikroskopische Peritonealmetastasen jenseits des Beckens
pT3b	IIIB	makroskopische Peritonealmetastasen jenseits des Beckens, größte Ausdehnung 2 cm oder weniger
pT3c und/oder pN1	IIIC	Peritonealmetastasen jenseits des Beckens, größte Ausdehnung mehr als 2 cm und/oder regionäre Lymphknotenmetastasen
pN – regionäre Lymphknoten		
pNx		regionäre Lymphknoten können nicht beurteilt werden
pN0		keine regionären Lymphknotenmetastasen
pN1		regionäre Lymphknotenmetastasen
pM – Fernmetastasen		
pMx		Fernmetastasen können nicht beurteilt werden
pM0		keine Fernmetastasen
pM1	IV	Fernmetastasen (ausschließlich Peritonealmetastasen)

Metastasen an der Leberkapsel entsprechen pT3/Stadium III, Leberparenchymmetastasen pM1/Stadium IV; um einen Pleuraerguss als pM1/Stadium IV zu klassifizieren muss ein positiver zytologischer Befund vorliegen.

- starke Blutungen in ca. 2%,
- Organverletzungen (Darm, Blase, Ureter) in ca. 1%,
- Verdacht auf Malignität oder
- im histologischen Schnellschnitt bestätigte Malignität.

Bei großen (d. h. > 10 cm) Ovarialtumoren ist meistens die primäre Laparotomie erforderlich.

Maligne Ovarialtumoren

1 Epidemiologie

Knapp 5% aller Neoplasien der Frau sind maligne Ovarialtumoren, an den Genitalkarzinomen nehmen sie gut ein Fünftel ein. Aktuelle Inzidenzzahlen kann man für Westeuropa auf 15 pro 100 000 Frauen pro Jahr schätzen. Die höchste Inzidenz ergibt sich in der Altersklasse über 65, die Inzidenz der sog. Borderline-Veränderungen liegt mit ihrem Maximum früher.

2 Ätiologie

Als Ursachen für maligne Ovarialtumoren sind eine Reihe prädispositioneller Faktoren bekannt. Nach den bislang vorliegenden Daten ist anzunehmen, dass all jene Einflussgrößen, die zu einer Suppression der Ovulation führen, gleichzeitig das Risiko der Erkrankung minimieren. Solche **ovulationssupprimierenden Situationen** sind zum einen die langzeitige orale Kontrazeption sowie Gestation und Stillzeit. Es besteht die Vorstellung, dass hier die ständige Proliferationssituation des ovulatorischen Zyklus über den Gesamtzeitraum länger unterdrückt wird.

So kann man zeigen, dass das Risiko zur Entwicklung eines Ovarialkarzinoms nach einer oralen Kontrazeptionsdauer von 5 Jahren um die Hälfte sinkt. Gleichzeitig ist das Risiko bei der Nullipara um knapp 50% erhöht im Vergleich zu Patientinnen mit wenigstens 2 ausgetragenen Schwangerschaften. Dies entspricht auch der Erfahrung, dass nach einer Sterilitätstherapie mit endokriner Stimulation der Ovarien das Risiko für die Entartung um wenigstens das 8fache erhöht ist.

Es liegen Daten vor, dass mit der steigenden Anzahl ovulatorischer Zyklen maligne Ovarialtumoren auftreten, die ein defektes **Tumorsuppressorgen p53** exprimieren.

Auch die Bedeutung des **Androgenspiegels** für die Kanzerogenese ist belegt. Erhöhte Spiegel von Androstendion und DHEA sind hierfür relevant. Möglicherweise beruht die Wirkung der langzeitigen oralen Kontrazeption mit nachfolgender Suppression der Gonadotropine auf einer Absenkung der Androgensynthese der Ovarien.

Aus ernährungsphysiologischer Sicht wird immer wieder über eine erhöhte Inzidenz des Ovarialkarzinoms bei diabetischen Patienten und bei adipösen Frauen berichtet. Es ist allerdings zu bemerken, dass diese Bedeutung der Ernährungs- und Umweltfaktoren nicht definitiv gesichert ist. Insbesondere konnte eine Studie zeigen, dass der Zusammenhang zwischen Diabetes und Ovarialkarzinom nicht zu belegen ist. Dennoch ist bekannt, und das steht in einem gewissen Gegensatz zum vorher Gesagten, dass die Insulinresistenz gehäuft kombiniert mit einer hyperandrogenen und auch hyperöstrogenen Situation einhergeht.

Darüber hinaus sind weitere genetische Risikokonstellationen anzugeben. Es sind eine Reihe entsprechender molekularbiologischer Veränderungen bekannt (Aunoble et al. 2000), darunter die Mutationen der BRCA-1- und BRCA-2-Gene, die zu einer erhöhten Inzidenz von Ovarial- und Mammakarzinomen führen (Kuschel und Kiechle 2003). Man kalkuliert, dass knapp 5% der Ovarialkarzinome hierdurch verursacht werden. Im Einzelnen gibt man für die **Keimbahnmutation** des **BRCA-1-Gens** ein Lebenszeitrisiko von etwa 50% an zur Entwicklung des Ovarialkarzinoms. Bei der Keimbahnmutation des **BRCA-2-Gens** wird dies niedriger geschätzt und dürfte unter 30% liegen.

Bei der Vielzahl möglicher Mutationen sind allerdings genauere Untersuchungen über die Art der Mutation und die entsprechende phänotypische Ausprägung des Tumorsuppressorgens noch nicht ausreichend bekannt. Es wurde empfohlen, in solchen Risikofällen eine orale Langzeitkontrazeption zu betreiben oder aber über den Stellenwert ablativ chirurgischer Maßnahmen zu diskutieren (Rebbeck et al. 2002, Schmutzler et al. 2002).

Schließlich liegen Beobachtungen vor, dass nach einer solchen präventiven Ovarektomie die Zahl primärer peritonealer Karzinomatosen erhöht wird.

Die molekulargenetische Diagnostik entsprechender Veränderungen ist nicht unkompliziert, da im Falle der BRCA-1- und BRCA-2-Gene zwei relativ große Gene zu analysieren sind. Es sind weit über 500 unterschiedliche Keimbahnmutationen in den BRCA-1- und BRCA-2-Genen identifiziert worden, die sich über nahezu das gesamte Gen verteilen.

Hierbei kann man feststellen, dass für das BRCA-1-Gen besonders dann mit der Entwicklung von Ovarialkarzinomen zu rechnen ist, wenn diese Mutationen in den ersten zwei Dritteln des Gens liegen, bis Exon 13. Die Entwicklung von Ovarialkarzinomen bei Mutationen im BRCA-2-Gen ist weniger häufig. Hier werden v. a. dann Ovarialkarzinome exprimiert, wenn die Mutation das Exon 11 betrifft.

Darüber hinaus ist das sog. **Lynch-2-Syndrom** mit Ovarialkarzinomen vergesellschaftet. Beim Lynch-2-Syndrom finden sich hereditäre, nichtpolypöse kolorektale Tumoren, Endometriumkarzinome und Ovarialkarzinome. Betroffen sind die Gene HMSA-2 und HMLA-1.

Beim Lynch-Syndrom, auch als hereditäres kolorektales Karzinom oder Polyposis-Syndrom bezeichnet, findet sich die molekulargenetische Veränderung in der Keimbahnmutation in Genen des sog. **DNA-Mismatch-Reparatursystems** (MMR). Das MMR dient dazu, Replikationsfehler der DNA **vor** der Zellteilung zu korrigieren. Für dieses Erkrankungsbild wurde das Vogelstein-Modell der Tumorgenese, also die Umwandlung der Epithelzelle zur metastasierenden Karzinomzelle über mehrere morphologisch definierbare Stadien, als wahrscheinlich angenommen.

Die Akkumulation **somatischer Mutationen** in Tumorsuppressorgenen und Protoonkogenen ist letztlich die Ursache der Tumorentstehung, wobei am Anfang des Prozesses Veränderungen in den Reparaturgenen stehen. Personen mit dieser Veränderung in den DNA-Reparaturgenen wie beim Lynch-Syndrom zeigen eine deutlich erhöhte Disposition, da in allen ihren Körperzellen auf Grund der Keimbahnmutation der erste Schritt der Tumorentstehung bereits abgelaufen ist. Dies bedeutet für ein solches Patientenkollektiv, dass in jeder Körperzelle eine Mutation vorliegt, so dass jede weitere somatische Mutation im verbleibenden Normalallel des Reparaturgens zu einem Verlust der DNA-Reparaturfunktion führt. Auf diese Weise werden diverse genetische Veränderungen akkumuliert. Die Entstehung der Neoplasie ist dann entschieden, wenn wichtige Gene verändert sind, die in der Kontrolle der Zellproliferation relevant sind. Hierbei zählt auch das Tumorsuppressorgen p53.

Interessanterweise führt auch eine Mutation im **Wachstumsfaktorrezeptor TGF-2β**, der besonders anfällig für Mutationen sein soll, zu derartigen genetischen Instabilitäten.

Durch die genetische Prädisposition sind diese Abläufe schneller als bei der sporadischen Tumorentstehung. Die auf Grund der genetischen Fehlfunktion bestehende genomische Instabilität kann mit **Mikrosatellitenmarkern** untersucht werden. Hierbei untersucht man Normal- und Tumorgewebe mit Mikrosatellitenmarkern. Im Tumorgewebe finden sich im Vergleich zum Normalgewebe (mit mindestens 2 von 5 untersuchten Markern) zusätzliche Allele, so dass dies auf eine hohe Mikrosatelliteninstabilität (MSI high oder MSI-h) schließen lässt. Der eigentliche molekulargenetische Beweis allerdings ist der Nachweis der Keimbahnmutation in den MMR (s. o.).

In der molekulargenetischen Analyse von Ovarialkarzinomen findet sich eine Reihe bereits bei anderen Tumorentitäten bekannter Veränderungen, so des Tumorsuppressors p53 auf Chromosom 17 bei den epithelialen Ovarialkarzinomen nahezu in der Hälfte der fortgeschritteneren Fälle. Hierzu kontrastiert, dass es in den sog. Borderline-Veränderungen noch nicht zu der

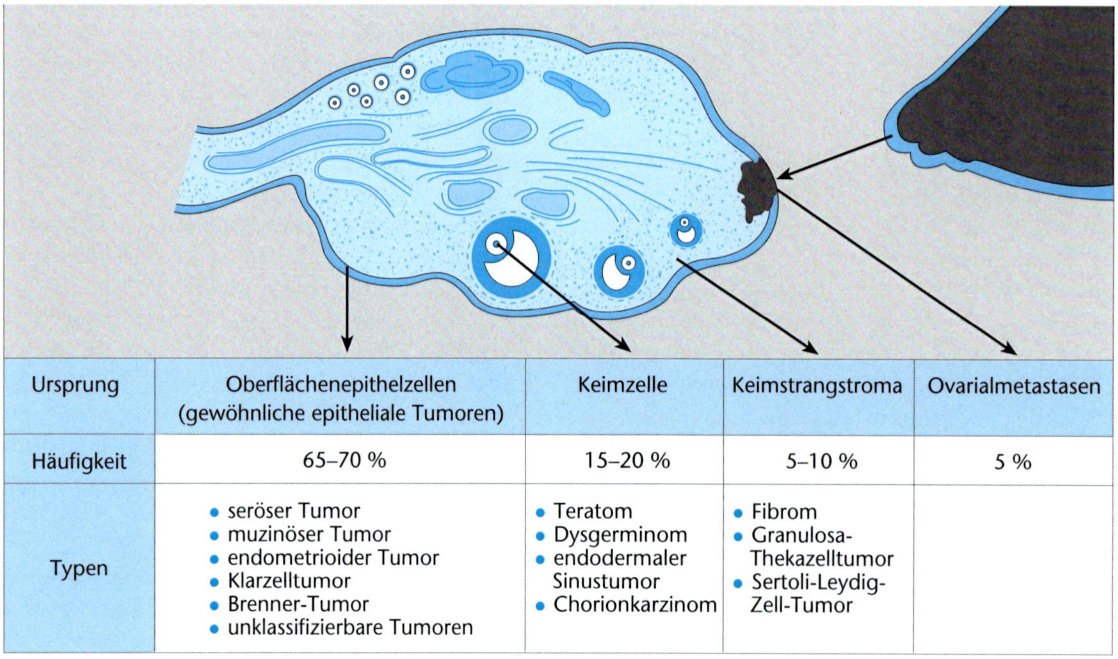

Ursprung	Oberflächenepithelzellen (gewöhnliche epitheliale Tumoren)	Keimzelle	Keimstrangstroma	Ovarialmetastasen
Häufigkeit	65–70 %	15–20 %	5–10 %	5 %
Typen	• seröser Tumor • muzinöser Tumor • endometrioider Tumor • Klarzelltumor • Brenner-Tumor • unklassifizierbare Tumoren	• Teratom • Dysgerminom • endodermaler Sinustumor • Chorionkarzinom	• Fibrom • Granulosa-Thekazelltumor • Sertoli-Leydig-Zell-Tumor	

Abb. 34-13 Histogenese der Ovarialtumoren (nach Robbins, 1989).

Mutation des Tumorsuppressors p53 gekommen ist. Dies lässt auch den Schluss darauf zu, dass die Suppressormutation p53 einen finalen Schritt der Kanzerogenese darstellt. Weitere bekannte Tumorsuppressorgene auf dem Chromosom 17 werden als **OVCA-1** und **OVCA-2** beschrieben. Hierbei wird vermutet, das seine veränderte posttranslationale Modifikation der Tumorsuppressoren für die Tumorgenese relevant wird.

Auch die Rolle von Protoonkogenen ist beschrieben, wie z.B. das HER-2/neu-Onkogen, bei dem sich in knapp einem Fünftel der Ovarialkarzinome eine Überexpression oder strukturelle Alteration zeigt (Bookman et al. 2003).

3 Tumorbiologie und pathologische Anatomie

Grundlage einer Klassifizierung der Ovarialtumoren nach WHO-Einteilung sind Hinweise auf die Histogenese (Abb. 34-13). Ausgehend von drei Populationen ovarieller Zellelemente unterscheidet man epitheliale Tumoren, die sich vom Deckepithel des Ovars (Müller-Epithel, Zölomepithel) herleiten. Die zweite Gruppe bilden die Stromatumoren, hier proliferieren spezialisierte Stromazellen (Granulosa-, Theka-, Sertoli- und Leydig-Zellen). Ausgehend von Oozyten bilden sich die Keimzelltumoren. Auf dieser Grundlage basiert die WHO-Einteilung (Tab. 34-6). Darüber hinaus werden sog. extraovarielle Ovarialkarzinome beschrieben, deren Histogenese sich von pluripotenten Peritonealzellen erklärt. Ebendieses disseminierte verstreute intraperitoneale Wachstum impliziert in der Regel bei der Diagnosestellung die chirurgische Nichtsanierbarkeit.

Tab. 34-6 Histologische Klassifikation der Ovarialtumoren nach WHO.

I. Epitheliale Tumoren
A. seröse Tumoren
- muzinöse Tumoren
- endometrioide Tumoren
- hellzellige mesonephroide Tumoren
- Brenner-Tumoren
- gemischte epitheliale Tumoren
- undifferenziertes Karzinom
- unklassifizierte epitheliale Tumoren

II. Sex-cord-Stromatumoren
- Granulosastromazelltumoren:
  - Granulosazelltumor: adulter/juveniler Typ
  - Tumoren der Thekom-Fibrom-Gruppe: Thekom/Fibrom, Fibrosarkom/Stromatumoren mit wenig Sex-cord-Elementen/sklerosierender Stromatumor/unklassifizierte Tumoren
- Sertoli-Stromazell-Tumoren
  - Sertoli-Zell-Tumor
  - Leydig-Zell-Tumor
  - Sertoli-Leydig-Zell-Tumor: verschiedene Differenzierungen/mit heterogenen Elementen
- andere Typen
  - Gynandroblastom
  - Sex-cord-Tumor mit ringförmigen Tubuli
  - unklassifizierte Tumoren

III. Lipidzelltumoren

IV. Keimzelltumoren
- Dysgerminom
- endodermale Sinustumoren (Dottersacktumoren)
- embryonales Karzinom
- Polyembryom
- Chorionkarzinom
- Teratom
- gemischte Formen

V. gemischte Keimzelltumoren und Stromatumoren
- reine Gonadoblastome
- gemischt mit Dysgerminom oder anderen Keimzelltumoren

VI. bindegewebige, nichtovarspezifische Tumoren

VII. unklassifizierte Tumoren

VIII. sekundäre metastatische Tumoren

IX. tumorähnliche Veränderungen

3.1 Epitheliale Ovarialtumoren

Die häufigste Tumorgruppe mit maligner Entartung entsteht aus den ovariellen Deckzellen. Der Tumor wird weiter nach dem Zelltyp klassifiziert, so dass seröse, muzinöse, endometrioide, hellzellige und andere Formationen unterschieden werden. Unter dem Begriff papillär, zystisch bzw. solide wird die Wachstumsrichtung gekennzeichnet. Hinsichtlich der malignen Potenz lassen sich die epithelialen Ovarialtumoren in drei Gruppen unterteilen, wobei benigne, eindeutig maligne und schließlich eine intermediäre Gruppe der Borderline-Tumoren (LMP, low malignant potency) unterschieden werden (Abb. 34-14) (Mayr und Diebold 2000).

LMP-Gruppe der epithelialen Ovarialtumoren. Das Besondere der LMP-Tumoren (Tumoren von niedrigem Malignitätsgrad) ist die fehlende Invasion atypischer Zellen, so dass die Basalmembran erhalten bleibt; eine umgebende Stromareaktion findet nicht statt. Unter allen malignen Tumoren der epithelialen Gruppe haben die LMP-Formationen einen Anteil von 10–15%. Die Inzidenz liegt bei 2–4 pro 100 000 Frauen pro Jahr, wobei überwiegend jüngere Patientinnen mit einem Durchschnittsalter von 40 Jahren befallen sind.

Bezüglich der Tumorgenese wird die Auffassung vertreten, dass diese Tumorformation als eigene Entität zu werten ist, der Übergang in ein invasives Wachstum ist

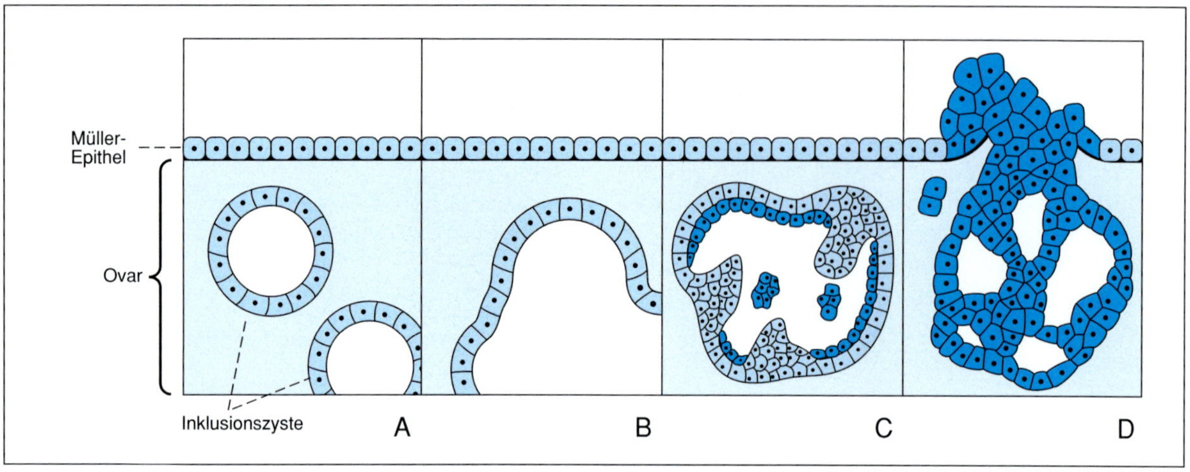

Abb. 34-14 Entstehung epithelialer Tumoren aus dem Müller-Oberflächenepithel.
A. Normales Müller-Oberflächenepithel. Kleine Inklusionsnzysten des Ovars stellen die Ausgangszellen der epithelialen Ovarialtumoren dar.
B. Zystadenom. Mit einem einschichtigen Epithel im Bereich der zystischen Drüse.
C. Borderline-Tumor. Mit mehrschichtigem, atypischem Epithel und Ablösen von Epithelknospen.
D. Adenokarzinom. Mit infiltrativem Wachstum sowie Einbruch in die Serosa.

nicht obligat. Dies unterscheidet sie von den In-situ-Veränderungen der anderen gynäkologischen Karzinome, die als obligate Präkanzerosen anzusehen sind.
Eine Prognoseabschätzung der LMP-Tumoren wird anhand der **DNA-Ploidie-Rate** der Tumorzellen möglich. Insbesondere bei den Borderline-Tumoren des serösen Typs findet sich in mehr als 20% bei der Primäroperation bereits eine ausgedehnte peritoneale Aussaat. Diese Aussaat wird als autochthone multifokale intraperitoneale Neubildung erklärt.
Die Borderline-Tumoren des muzinösen Zelltyps zeigen innerhalb des Tumors alle Malignitätsgrade, wobei hier eine stufenweise maligne Entartung bis zur Invasion anzunehmen ist.
Eine kritische **Prognosebewertung** der Borderline-Formationen ergibt sich aus ihrem Proliferationsreichtum, der DNA-Ploidie, dem Ausmaß extraovarieller Implantationen sowie ggf. dem Nachweis einer Mikroinvasivität.
Zum Zeitpunkt des chirurgischen Eingriffs kann in der Regel schwer entschieden werden, ob der Tumor der Borderline-Kategorie zuzuordnen ist, so dass man hier alle Läsionen zunächst entfernen sollte (Trope et al. 2000). Bei Bestätigung der Borderline-Diagnose sollte in den Anfangsstadien keine adjuvante Chemotherapie durchgeführt werden, der Nutzen einer adjuvanten Chemotherapie bei weiterer Ausbreitung des Borderline-Tumors mit intraperitonealer Metastasierung und beginnender Mikroinvasivität ist unklar (Burger et al. 2000).
Epitheliale Ovarialkarzinome. Knapp zwei Drittel der Ovarialtumoren gehören zu den sog. **epithelialen Ovarialtumoren,** das **seröse Zystadenokarzinom** stellt knapp die Hälfte der Ovarialkarzinome. Der Tumor kann zu enormen Ausmaßen heranwachsen und tritt meistens bilateral auf. Heterogene Areale zeigen sich durchsetzt von Nekrosen und Einblutungen und unterschiedlich differenzierten Zellverbänden. Die sog. **Psammomkörperchen** finden sich als intrazelluläre Kalziumeinschlüsse und finden sich überwiegend bei gut differenzierten serösen Zystadenokarzinomen der Frühstadien. Mit zunehmender Entdifferenzierung und weiter fortgeschrittenem Stadium sinkt die Prognose.
Etwas besser als beim serösen Zystadenokarzinom wird aus histopathologischer Sicht die Prognose des muzinösen Zystadenokarzinoms angegeben.
An weiteren Typen werden noch **endometrioide** und **klarzellige Ovarialkarzinome** bei den epithelialen Ovarialkarzinomen unterschieden.
Die invasiven epithelialen Ovarialkarzinome sind insgesamt die häufigste Form aller malignen Ovarialtumoren. Insbesondere der seröse Zelltyp neigt frühzeitig zu einer intraperitonealen Ausdehnung und Metastasierung.
Für den endometrioiden Zelltyp ist zu erwähnen, dass in 20% begleitend ein Adenokarzinom des Endometriums auftritt. Unterschieden wird auch ein besonderer Typ, histologisch klassifiziert als kleinzelliges Karzinom, das überwiegend junge Frauen befällt und insgesamt eine schlechte Prognose hat.
Als besondere biologische Wachstumsform ist das sog. **extraovariale Karzinom** zu bezeichnen. Hierbei findet sich bei sehr diskretem Befall des inneren Genitales und des Ovars eine prominente peritoneale Dissemination. Dieser Befund ist pathogenetisch als maligne Transfor-

mation der peritonealen Deckzellen in der Bauchhöhle zu werten, so dass die Auflagerungen auch als multiple Primärtumoren angesprochen werden können.

3.2 Stromatumoren

Die Stromatumoren werden abgeleitet von den Sertoli- und Granulosazellen sowie den Mesenchymalzellen der embryonalen Gonaden, d.h. den Theka- und Leydig-Zellen. Kennzeichen dieser Zellen ist ihre hormonelle Syntheseleistung für Steroidhormone, die teils zum klinischen Bild beiträgt. Am häufigsten finden sich in dieser Gruppe die östrogenproduzierenden Granulosazelltumoren, sie treten nahezu immer unilateral auf. Bekannt sind insbesondere die auftretenden Spätrezidive. Beim Granulosazelltumor werden ein juveniler Typ in den ersten Lebensjahren und ein Erwachsenentyp unterschieden.

3.3 Keimzelltumoren

Ausgehend von den Keimzellen (Oozyten), lässt sich eine Klassifikation wie folgt durchführen (Abb. 34-15). Bei den Keimzelltumoren unterscheidet man eine undifferenzierte Form, die als **Dysgerminom** bezeichnet wird. Die anderen Formen sind Differenzierungserscheinungen embryonalen Gewebes, wobei Tumoren des Trophoblasten und extraembryonaler Gewebe (**Chorionkarzinom** und **endodermaler Sinustumor**) und Tumoren des Embryoblasten (**Teratome**) unterschieden werden (Ozols et al. 2001). Insbesondere finden sich die Tumorformationen bei jüngeren Patienten, sie sind chemotherapiesensitiv. Gut zwei Drittel der Ovarialtumoren bei Frauen unter 20 Jahren sind Keimzelltumoren, diese sind bei Mädchen in wenigsten zwei Drittel der Fälle entartet. Bei erwachsenen Patientinnen finden sich dagegen ausschließlich benigne Dermoidzysten. Maligne Veränderungen, die sich aus Dermoidzysten ableiten, finden sich in der Regel bei Patientinnen im höheren Lebensalter. Das Dysgerminom ist der häufigste maligne Ovarialtumor. Mit einem Durchschnittsalter von 20 Jahren findet sich als direkte Entwicklung aus den Keimzellen das Dysgerminom, das in einem Fünftel der Fälle bilateral auftritt. Häufig geht es mit einer testikulären Feminisierung oder einer Gonadendysgenesie einher. In einem Fünftel der Fälle finden sich andere Differenzierungsanteile von Keimzelltumoren.

Der **Dottersacktumor,** auch als endodermaler Sinustumor angesprochen, kann bereits im Kleinkindalter auftreten. Hier liegt der Altersgipfel ebenso bei 20 Jahren. Der Tumor tritt praktisch immer einseitig auf. Durch Nekrosen und Einblutungen bietet er ein buntes makroanatomisches Bild. Der Tumor exprimiert AFP als Tumormarker.

Die schnell wachsenden Tumoren greifen früh auf die Umgebung über und metastasieren ebenso zeitig. Als bevorzugte Metastasierungsorte sind neben den regionalen Lymphknoten v.a. Lunge und Leber – infolge hämatogener Aussaat – zu nennen. Eine Sonderform dieses Tumors mit extragonadaler Entstehung im Bereich der Sakrokokzygealregion, des Mediastinums oder der Vagina wird bei Säuglingen beschrieben.

Bei den **Teratomen** werden innerhalb der verschiedenen Keimblätter vier **Differenzierungsgrade** (0 bis III)

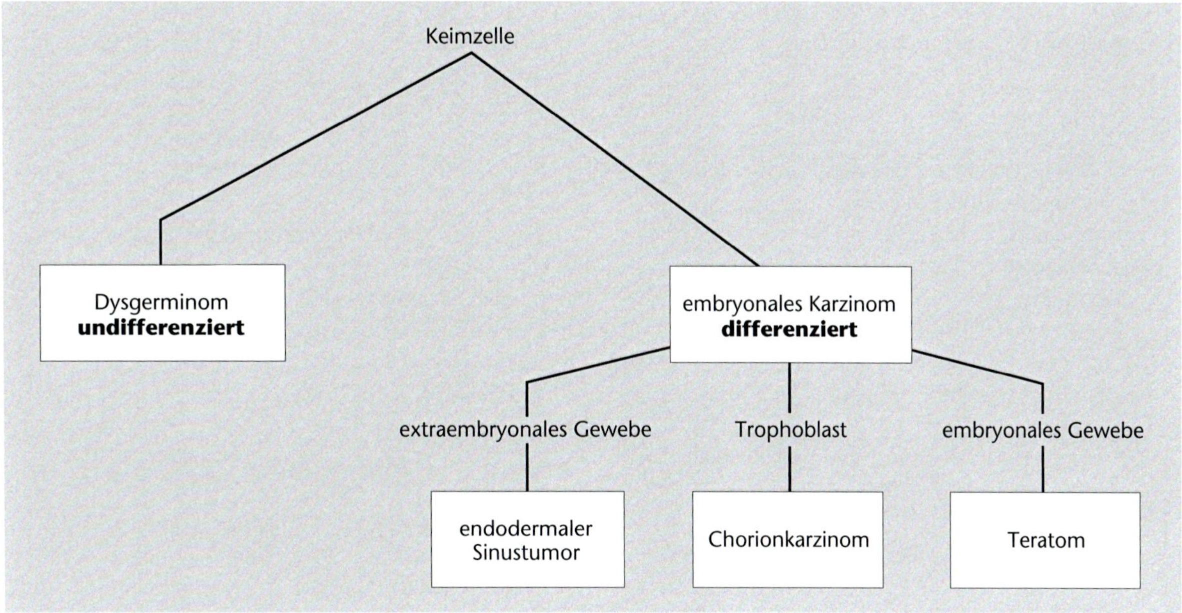

Abb. 34-15 Histogenese der Keimzelltumoren des Ovars (nach Robbins 1989).

unterschieden. Dieser Differenzierungsgrad bestimmt die Prognose. Unreife Teratome wachsen rasch und breiten sich intraperitoneal aus. Auch hier sind neben den regionären Lymphknotenstationen bei hämatogener Metastasierung v. a. Leber und Lunge befallen. Rezidive treten frühzeitig auf. Selten findet sich in reifen Teratomen (**Dermoiden**) ein unreifes, maligne entartetes Gewebselement.
Eine Sonderform der Ovarialteratome wird mit reifer Differenzierung als **Struma ovarii** unterschieden. Tritt dabei auch Aszites auf, so kann man dies als Krankheitsbild des **Pseudo-Meigs-Syndroms** abgrenzen.

4 Diagnostische und prätherapeutische Untersuchungen

Wie angegeben wird die Diagnose in drei Viertel der Fälle erst im FIGO-Stadium III gestellt, da eine ausgesprochene Frühsymptomatik nicht angegeben werden kann. Gelegentlich führen auch Zufallsbefunde zur Diagnose oder Differenzialdiagnostik zu anderen intraabdominellen Prozessen. Als allgemeine uncharakteristische Symptomatik lassen sich somit die Gewichtszunahme (z. B. durch Aszites) oder ein Gewichtsverlust durch Tumorkachexie sowie akute abdominale Erscheinungen (z. B. durch Tumorruptur oder Stielandrehung) angeben. Darüber hinaus bestehen in der Regel unklare Unterbauchbeschwerden oder gastrointestinale Probleme. Auch Irregularitäten der Menstruation oder postmenopausale Blutungen können auftreten. Weitere gastrointestinale Beschwerden betreffen eine Subileussymptomatik. Oftmals führt auch die Situation einer Bauchumfangszunahme sowie eines Fremdkörper- oder Völlegefühls die Patientinnen zur Diagnostik.

!

Akute Symptomatologie kann sowohl benignen wie malignen Adnexprozessen entsprechen, z. B.:
- Stieldrehung,
- Zystenruptur mit Blutung,
- Tumornekrose mit peritonealem Reiz,
- Bauchumfangvergrößerung,
- diskrete pelvine oder peritoneale Symptomatik durch Zerrung oder Druckerscheinungen oder beginnende Stieldrehung,
- Zyklusunregelmäßigkeiten oder vaginale Blutungen,
- Fremdkörpergefühl.

In aller Regel sind vorherrschende gastrointestinale Symptome Ausdruck eines fortgeschrittenen Tumorwachstums.

!

Suspekte Adnexprozesse können verschiedene Ursachen haben:
- blastomatöse Raumforderungen (benigne/maligne),
- funktionelle Raumforderungen der Ovarien (Corpus-luteum-Zysten, Follikelzysten),
- Pseudoadnexbefunde (Myome, Darmaffektionen, retroperitoneale Raumforderungen),
- inflammatorische Raumforderungen (Hydrosalpingen, Tuboovarialabszesse)
- Endometriome,
- ektope Gravidität.

Im Rahmen einer sorgfältigen Anamneseerhebung und klinischen Diagnostik sind diese Prozesse in gewissem Umfang unterscheidbar. Im Stellenwert der Diagnostik rangiert die gynäkologische Untersuchung vor der ebenfalls obligaten Sonografie.
Bei der bimanuellen Palpationsuntersuchung findet sich in typischen Fällen ein relativ immobiler, irregulärer Adnextumor, evtl. eine kugelige, von unregelmäßigen Indurationen durchsetzte Raumforderung im Douglas.
Funktionszysten sind als monozystisch, glatt begrenzt, gut beweglich zu beschreiben und in ihrer Größe limitiert; eine Zyklusstörung begleitet oft das Geschehen. In solchen Fällen ist eine postmenstruelle Kontrolle bei jungen Patientinnen angezeigt. Persistiert der Befund postmenstruell, ist die Diagnostik zu intensivieren, desgleichen wenn ein entsprechender Befund während der Einnahme oraler Kontrazeptiva persistiert.
Inflammatorische Prozesse gehen mit einer entsprechenden Anamnese (rezidivierende Adnexitiden), ggf. auffälligen serologischen Entzündungsparametern (BGS, Leukozytose, CRP) und Temperaturerhöhung einher. Allerdings kann auch ein fortgeschrittenes nekrotisierendes Ovarialkarzinom zu ähnlichen Erscheinungen führen. Bei **Endometriomen** ist eine zyklusabhängige, prämenstruelle Schmerzhaftigkeit manchmal charakteristisch.
Bei der klinischen Untersuchung beachte man die Formung des Abdomens, beim Verdacht auf Ovarialkarzinom kann auch die Perkussion der Lungen den Verdacht einer **Pleurametastasierung** erhärten. Bei der gynäkologischen Untersuchung finden sich in der Regel indolente, unregelmäßige, schlecht mobile Raumforderungen.

4.1 Vaginalsonografie

Durch die Darstellung geringerer Veränderungen der Adnexe im Vergleich zur Abdominalsonografie ermöglicht die Vaginalsonografie einen frühzeitigeren Nachweis suspekter Kriterien (septierte Zysten, solide Zystenanteile, heterogene Binnenechos) (Abb. 34-16). Eine generelle Screening-Methode kann die Vaginalsonografie, v. a. bei jungen Patientinnen, jedoch nicht darstellen. Bestehende Adnextumoren werden nicht alle sonografisch erfasst (geringe Sensitivität). Von den sonografisch visualisierten Tumoren sind nicht alle Ovarialmalignome als Untergruppe differenzierbar (geringe Spezifität). Ein zystischer Adnextumor ohne zusätzliche sonografische Malignitätskriterien kann in der Prämenopause zunächst beobachtet werden. Besteht keine Beschwerdesymptomatik im Sinne einer peritonealen Irritation, wird der klinisch unauffällige Befund postmenstruell kontrolliert. Im Rahmen eines solchen exspektativen Vorgehens wird die Patientin auf mögliche akute Exazerbationen (Stieldrehung) aufmerksam gemacht. Persistiert der Befund nach Eintritt der nächsten Menses weiterhin, so wird invasiv diagnostisch (Laparoskopie) vorgegangen. Tritt diese Befundsituation unter Einnahme oraler Kontrazeptiva auf, so kontrolliert der Autor auch hier nach der nächsten Menses. In der Postmenopause wird der Befund unverzüglich invasiv diagnostisch überprüft.

Eine Erhöhung der sonografischen Sensitivität und Spezifität suspekter Adnexprozesse ist durch Erfassung der Tumorvaskularisation durch farbkodierte und gepulste Dopplersonografie möglich, dennoch ist auch diese methodische Erweiterung nicht zum Screening geeignet (Guerriero 2002). Die transvaginale Doppler-Flussmessung kann die Spezifität der Diagnostik in der Postmenopause anheben. Der reduzierte vaskuläre Widerstand im Tumorbett zeigt sich in Form hoher systolischer Flüsse und geringerer systolischer/diastolischer Unterschiede. In der Prämenopause ist das Verfahren von eingeschränktem Wert.

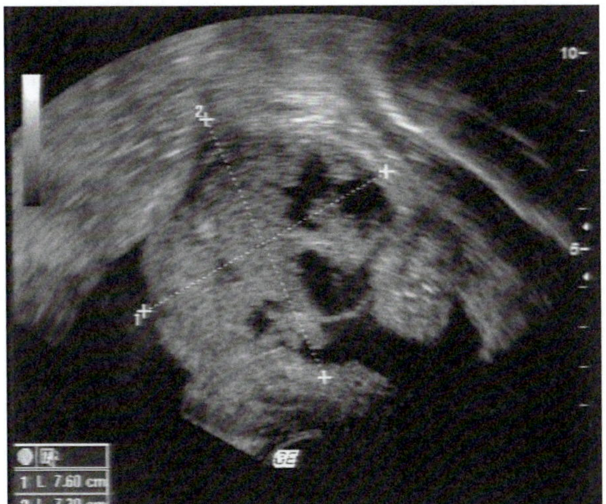

Abb. 34-16 Vaginalsonografische Darstellung eines fortgeschrittenen Ovarialkarzinoms mit irregulärer Binnenstruktur und Aszites (Aufnahme: Dr. med. A. Jamitzky, Gemeinschaftspraxis Jamitzky und Jawny, Augsburg).

In erster Linie dient die Sonografie daher zur Differenzialdiagnose suspekter Adnexbefunde. Hierbei werden bei postmenopausalen Patientinnen eine Sensitivität von 97% und eine Spezifität von 71% erreicht (De-Priest und DeSimone 2003).

Hier muss einschränkend gesagt werden, dass eine **Peritonealkarzinose** sowie auch weitere intraabdominelle Filiae gelegentlich dem sonografischen Nachweis entgehen. Bei der Vaginalsonografie lassen sich im kleinen Becken zystisch solide Raumforderungen darstellen mit homogenen oder inhomogenen Binnenechos. Darüber hinaus findet sich leicht der Nachweis von Flüssigkeit im Douglas-Raum. Ergänzt wird diese Untersuchung durch die Abdominalsonografie, wobei es hier gelingt, größere intraabdominelle Prozesse, die Nieren sowie ggf. die retroperitonealen Lymphknoten zu beurteilen.

4.2 Andere bildgebende Verfahren

Weitere apparative Untersuchungen dienen dem Nachweis eines Subileus oder Ileus im Rahmen der Abdomenleeraufnahme. Desgleichen wird die präoperative Diagnostik durch eine Thoraxaufnahme und ggf. ein **Ausscheidungsurogramm** komplettiert. Die Besichtigung der benachbarten Hohlorgane, aber v. a. des Darms im Rahmen der **Kolorektoskopie,** soll einen entsprechenden Befall ausschließen.

Weitere Hinweise zur Tumorausdehnung ergeben sich aus der Computer- und Kernspintomografie (Abb. 34-17). Zumindest die Größe retroperitonealer Lymphknoten kann dargestellt werden, Dignitätsaussagen sind in der Regel zweifelhaft.

Alle diese Untersuchungen geben gewisse Hinweise, sind allerdings letztlich vor der explorativen Laparotomie nicht absolut obligat (Huber et al. 2002).

4.3 Tumormarker

Insbesondere bei suspekten Tast- oder Sonografiebefunden in der Postmenopause kann zusätzlich die Bestimmung des tumorassoziierten **Antigens CA 12-5** sowie des entsprechenden Antigens **CA 19-9** oder auch **CA 72-4** hilfreich sein. Diese Tumormarker sind bei einer massiven Erhöhung und der später erfolgenden histopathologischen Bestätigung eines Ovarialkarzinoms für die Verlaufsbeurteilung unter Therapie (Remissionserwartung) relevant. CA 19-9 und CA 72-4 sind v. a. bei muzinösen Ovarialkarzinomen erhöht, CA 12-5 bei serösen Ovarialkarzinomen. Daneben könnte gelegentlich die Bestimmung von **CA 15-3** oder **CEA** noch eine Erhöhung anzeigen. Insgesamt sind die Werte aber unspezifisch. Insbesondere im Hinblick auf Frühstadien, also wenigstens bis zur Klassifikation nach FIGO II,

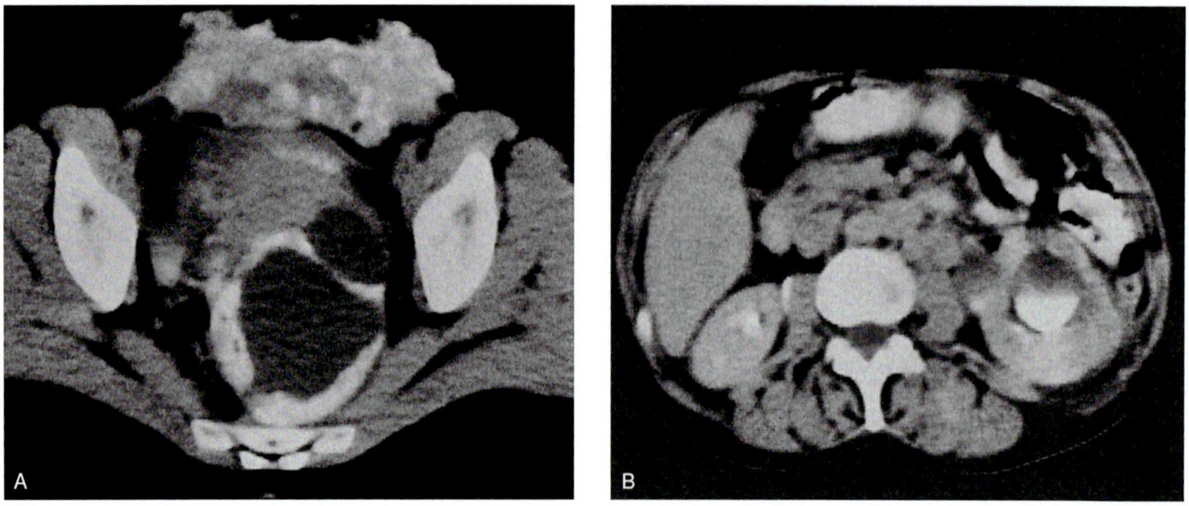

Abb. 34-17 CT-Befunde beim Ovarialkarzinom (Originalaufnahmen: Wenz und Wimmer, Radiologische Universitätsklinik, Freiburg).
A. Schnitt in Höhe des Beckens. Im kleinen Becken sieht man einen unregelmäßig begrenzten Tumor mit zystischen Strukturen und schalenförmigen Verkalkungen. Das Sigma ist nach rechts verlagert und stenosiert. In der Bauchdecke finden sich zahlreiche Tumorkonglomerate.
B. Lymphknotenmetastasen beim Ovarialkarzinom im CT-Schnittbild in Höhe der Nierenhili. Rechts der weit herabreichende Leberlappen. Vor der V. cava und paraaortal große Lymphknotenpakete. Hydronephrose links.

muss man allerdings feststellen, dass der relevanteste Marker, nämlich das CA 12-5, meist negativ ist. Dies gilt auch für die anderen histopathologisch häufigen Typen.

4.4 Präoperative Untersuchung bei Verdacht auf Ovarialkarzinom

Verlaufsentscheidend für die Patientin ist die Qualität des Primäreingriffs, der nur von einem erfahrenen interdisziplinären Team in einem Zentrum durchgeführt werden sollte. Eine fundierte präoperative Diagnostik schafft die weiteren Voraussetzungen für die Optimierung des Eingriffs. Wegen erhöhter Inzidenz von Zweitmalignomen ist eine **Basismammografie** im Rahmen der Diagnostik obligat. Festzustellen ist v. a. der Allgemeinzustand der Patientin, der unter Umständen durch die Progredienz des Karzinoms reduziert sein kann (Tab. 34-7).

Aszitespunktion. Findet sich bei der Erstdiagnose ein ausgeprägter Aszites oder der Verdacht eines Pleuraexsudats, so kann man im Rahmen des Stagings diese Flüssigkeiten zur zytologischen Untersuchung abpunktieren und gleichzeitig eine entsprechende symptomatische Entlastung schaffen.

Gewarnt werden muss vor Punktionen suspekter Ovarialtumoren, da bekanntermaßen die Verletzung der Tumoroberflächenintegrität die Stadieneinteilung im Falle eines Malignoms beeinflusst. Aus der Tabelle 34-5 der Stadieneinteilung wird klar, dass möglicherweise bei Kapselverletzung artefiziell ein Stadium IC bei Frühbefunden provoziert werden kann. Zumindest aktuellen Empfehlungen nach sollte man dies unterlassen, eine mögliche Tumorzellaussaat bei muzinösen Ovarialkarzinomen mit der Folge eines Pseudomyxoma peritonei ist immerhin denkbar.

4.5 Weiterführende endoskopische Diagnostik

Nach Vorlage aller Verdachtshinweise und des ausgehenden klinischen Befundes sowie der sonografischen Kriterien wird letzten Endes der diagnostische Beweis über eine invasive Diagnostik, d. h. über die explorative Laparotomie, zu indizieren sein. In Zweifelsfällen der Indikationsstellung zu ausgedehnteren Eingriffen oder bei unklarer Diagnosesituation, wenn nicht eine explorative Laparotomie vom medianen Unterbauchlängsschnitt ohnehin als indiziert erscheint, kann in dieser Situation noch dazwischengeschaltet durch eine Pelviskopie die Situation weiter abgeklärt werden. Die Laparoskopie suspekter Ovarialbefunde dient einer Bestandsaufnahme. Auch bei diesem Verfahren sollte möglichst lediglich durch Inspektion und ggf. durch Entnahme von Proben innerhalb der Peritonealhöhle eine weitere Diagnoseeingrenzung erfolgen. Ein Anpunktieren von Tumoren zur histologischen Diagnosesicherung wird zum gegenwärtigen Zeitpunkt nicht empfohlen. Auch dies wäre mit dem Problem des Up-Grading nach dem Tumorstadium, also nach IC bzw.

Tab. 34-7 Präoperative Diagnostik bei Verdacht auf Ovarialkarzinom.

Anamnese
- sorgfältige Familien- und Eigenanamnese
- Diagnostik/Ausschluss internistischer Erkrankungen, z.B. Herz, Niere, Schilddrüse, Diabetes u.a.

klinische Untersuchung
- Aktivitäts- und Ernährungszustand
- Ganzkörperinspektion und Untersuchung
- Hautbeschaffenheit: (Zeichen der Exsikkose?)
- Struma (Hyperthyreose?)
- Auskultation und Perkussion der Lunge (Pleuraerguss?)
- Palpation der regionären Lymphknoten (Virchow, Axilla, Leiste)
- klinische Zeichen einer Thrombose oder Lymphödem?
- Abdomen: Nabel, Tumor in abdomine? Aszites?
- neurologischer Status evtl. auch audiologischer Status (vor platinhaltiger Chemotherapie)

gynäkologische Untersuchung
- Inspektion und rektovaginale Palpation: Pap-Smear, evtl. Biopsie und Abrasio
- Vaginalsonografie

bildgebende Diagnostik
- Röntgenthorax
- Abdomensonografie: Leber, Aszites, Nierenabfluss
- fakultativ je nach klinischem Befund: CT, MRT, Kolon-Kontrastmittel-Untersuchung, Magen-Darm-Passage, Mammografie
- endoskopische Untersuchungen fakultativ je nach klinischem Befund: Zystoskopie, Rektoskopie, Kolonoskopie, Gastroskopie

Laboruntersuchung
- Blutbild, Differenzialblutbild, Gerinnungsstatus
- Blutgruppenbestimmung
- Blutzucker, Gesamteiweiß im Serum
- Elektrolyte
- Nieren- und Leberfunktionsparameter
- Tumormarker (bei v.a. Ovarialkarzinom CA 125; bei jungen Frauen ggf. α-Fetoprotein, Choriongonadotropin)
- zusätzlich bei jeder Patientin 5–10 ml Serum für spätere Untersuchungen einfrieren

Aufklärung der Patientin über klinischen Befund und geplante Therapiemaßnahmen

IIC, verbunden. Wichtiger erscheint dem Autor allerdings in diesem Zusammenhang, dass man bei entsprechender laparoskopischer Technik durchaus bei sonst unauffälligem Befund einen glatt begrenzten Ovarialtumor auch größeren Ausmaßes, falls technisch möglich, endoskopisch mit den zur Verfügung stehenden Techniken und unter Beachtung der Vermeidung der Dissemination von Zellen aus der Tumoroberfläche in die Peritonealhöhle weiter operieren kann. Hier wäre der Tumor entsprechend von seinen Ligamenten abzusetzen und über einen Bergesack zu entfernen. Dann könnte eine histologische Sicherung ggf. den Verdacht auf ein Malignom bestätigen, so dass dann in der gleichen Sitzung die explorative Laparotomie mit dem qualifizierten onkologischen Eingriff anzuschließen ist.

!

Dies setzt allerdings auch die strukturelle Vorhaltung entsprechender Arbeitsmöglichkeiten voraus und bestätigt, was schon an anderer Stelle dieser Ausführungen gesagt wurde, nämlich, dass derartige Manipulationen nicht in Häusern der Grund- und Regelversorgung durchgeführt werden sollten. Dies bedeutet aber auch, dass nicht nur solche invasiv-diagnostischen, zunächst minimalen Interventionen, sondern auch zur Gänze die komplette chirurgische Therapie des Ovarialkarzinoms dort nicht angewandt werden soll (Trimbos et al. 2000).

Zwar bestimmt der erstbehandelnde Arzt die Prognose der Patientin, dennoch sind die maßgebenden Faktoren einer ärztlichen Therapie – nicht das individuelle Können eines einzelnen Chirurgen, sondern – eine gute Strukturierung, die Bereitstellung qualifizierter Einrichtungen, die ein Gesamtequipment inklusive Intensivmedizin und Pathologie vorhalten, und nicht zuletzt eine reibungslose interdisziplinäre Zusammenarbeit.

4.6 Stadieneinteilung per laparotomiam

Die Stadieneinteilung wird nach FIGO und TNM angegeben (s. Tab. 34-5). Zur endgültigen Stadieneinteilung ist in der Regel der genaue intraoperative Befund heranzuziehen. Voraussetzung für die chirurgische Klassifikation ist die multiple bioptische Überprüfung suspekter intraperitonealer Herde sowie die Abdominallavage, falls kein Aszites vorhanden ist. Auch in begrenzt erscheinenden Tumorausbreitungen findet man noch in knapp einem Fünftel der Fälle bei subtiler histopathologischer Diagnose extrapelvine Absiedelungen (Omentum).

Die sorgfältig und systematisch durchgeführte Staging-Laparotomie führt zu einer – im Vergleich zur klinischen Einteilung – veränderten Klassifikation. Beim Nachweis mikroskopischer Filiae im kleinen Becken bzw. im Omentum oder in einem retroperitonealen Lymphknoten wird bei einer Patientin ein vermeintliches Stadium I endgültig als Stadium IIA/B oder IIIA oder IIIC klassifiziert. Für den Vergleich mit früheren Therapieergebnissen ist dies von erheblicher Relevanz. Erwartungsgemäß sind schon deswegen jetzt die Prognosen der Stadien II und III besser.

5 Prognosefaktoren

Die Prognose des Ovarialkarzinoms konnte im Wesentlichen trotz immer wieder postulierter entscheidender therapeutischer Fortschritte v. a. im Bereich der Chemotherapie noch nicht wesentlich verbessert werden. Eine 5-Jahres-Überlebensrate über alle Stadien von knapp 50% der Fälle ist anzugeben. Die wichtigsten Parameter sind hierbei erwartungsgemäß das Tumorstadium sowie nach gegenwärtigem Kenntnisstand noch der postoperative Tumorrest in den fortgeschritteneren Stadien FIGO III und IV. Der postoperative Tumorrest wird über den Durchmesser des in situ verbliebenen Herdes bestimmt. Tumorreste bis 2 cm führen zu einer deutlichen Prognosereduzierung, bei Herden über 2 cm sinkt die 5-Jahres-Überlebensrate auf unter 10%. In einer Untersuchung konnte gezeigt werden, dass ein postoperativer Residualbefund zwischen 1 und 2 cm Durchmesser ebenso prognostisch zu veranschlagen ist wie eine Tumorgröße über 2 cm. Dies bedeutet, dass die chirurgische Tumorreduktion sinnvoll ist, wenn es gelingt, unter 1 cm Tumordurchmesser zu verbleiben. Erfahrungsgemäß wird bei den in der Regel im Stadium III diagnostizierten Fällen dieses Ziel trotz intensivster operativer Anstrengung mit entsprechender postoperativer Morbidität nur selten erreicht.
Ein weiterer Prognosefaktor ergibt sich aus der Sensitivität des Tumors gegenüber einer Chemotherapie. Daneben sind als allgemeine Prognosefaktoren der Allgemeinzustand und das Alter der Patientin relevant (Gingulstad 2003).

6 Chirurgische Therapie

Der radikale primärchirurgische Eingriff stellt – in Verbindung mit einer platinhaltigen Polychemotherapie – die Basis der Primärbehandlung des epithelialen Ovarialkarzinoms dar (Bristow et al. 2002). Unabdingbar für einen radikalen primärchirurgischen Eingriff und eine vollständige Entfernung aller makroskopischen Tumormanifestationen ist die Bereitstellung entsprechender personeller und logistischer Voraussetzungen.

!

Die operative Primärtherapie des fortgeschrittenen Ovarialkarzinoms erfordert gründliche Kenntnisse im Bereich der gynäkologischen Chirurgie. Ein problematischer Situs als Zufallsbefund sollte außerhalb eines Zentrums lediglich biopsiert und der Eingriff danach zunächst beendet werden. Der Benefit für die Patientin liegt hier prinzipiell in der Zuweisung an ein operatives Zentrum mit entsprechenden organisatorischen Strukturen. Das inkomplette „Anoperieren" ist unbedingt abzulehnen. Häufig wird auch ein zunächst als inoperabel eingeschätzter Situs bei entsprechenden perioperativen Strukturen an einer Klinik der Maximalversorgung noch resektabel. Therapieziel ist immer die möglichst weitgehende Tumorreduktion (Griffiths et al. 2002).

6.1 Primäroperation

Abhängig vom Ausmaß der Tumormanifestation wird der Eingriff zu planen sein. Beschränkt sich das Malignom auf das kleine Becken, also maximal bis zum Stadium IIC, so kann, wenn sich dies auch durch diverse multiple intraperitoneale Biopsien bestätigt, ein Eingriff in kurativer Intention anvisiert werden. Hier sollte eine postoperative Tumorfreiheit möglich sein, die sog. R0-Situation.
Nach den angegebenen Einleitungen ist ansonsten zu prüfen, inwieweit eine Tumorresektion bei intraperitonealer Ausbreitung zu einem Tumorrest von im Durchmesser unter 1 cm führen kann. Dies ist allerdings kritisch zu prüfen, da insbesondere bei retrohepatischer oder subdiaphragmaler Aussaat eine R0-Situation schwer zu erreichen ist, umgekehrt die Deperitonisierung eine großflächige Traumatisierung darstellt. Wesentlich ist also, dass kritisch überprüft wird, ob eine optimale tumorreduktive Situation hergestellt werden kann.
Die **explorative Laparotomie** wird vom medianen Längsschnitt durchgeführt, dieser Eingriff kann wie angegeben unter Umständen nach einer invasiven minimal-chirurgischen Technik zur Bestandsaufnahme in selber Sitzung angeschlossen werden. Zum weiteren Staging muss die Bauchhöhle gespült und die Spülflüssigkeit zytologisch untersucht oder andernfalls Aszites abgelassen werden.
Die Operabilität des Befundes ist zu prüfen, der Befall der Peritonealhöhle sowie auch mögliche suspekte Formationen im Retroperitoneum sind zu klären (Tab. 34-8). Durch systematische Biopsien der gesamten Bauchhöhle muss das Ausmaß dieser Abklärung dokumentiert sein. Hier empfehlen sich Entnahmen in den subdiaphragmalen Bereichen, in den peritonealen parietalen Bereichen an der Leberoberfläche, in den Mesenterien, in den parakolischen Rinnen, der Appendix und anderen suspekten Stellen.

!

Den Standard stellen die Hysterektomie und Adnektomie sowie die Appendektomie und Omentektomie dar. Wenn

Tab. 34-8 Einteilung nach dem primären Operationssitus (Daten der Universitäts-Frauenklinik Freiburg 1985–1989, ohne Grenzfälle).

				Operation			
		N	%	Rest 0	Rest < 2 cm	Rest > 2 cm	Überleben > 5 Jahre
A	Tumoren frei beweglich, ohne sichtbare Metastasen	26	11	100%	0	0	88%
B	Tumor im Becken adhärent, keine sichtbaren Metastasen im Oberbauch	37	16	89%	5%	5%	73%
C	Tumor mit solitären Metastasen im Oberbauch	35	15	20%	57%	23%	37%
D	massive Peritonealkarzinose	68	29	0	31%	69%	10%
E	verdächtig auf extraovariales Karzinom	13	6	23%	23%	54%	23%
Stadium		56	24	5%	16%	79%	9%
Alle		235					

der Eingriff wegen eines Ovarialkarzinoms durchgeführt wird, so ist nicht zu verstehen, weshalb manche Autoren die Appendektomie als fakultativen Eingriff in diesem Kontext beschreiben, wo er doch technisch kein Problem darstellt und mit der Operation versucht werden sollte, die abdominalen Verhältnisse definitiv zu sanieren. Hierzu gehört obligat die Entfernung der Appendix vermiformis.

Weiterhin sollten dann die pelvinen Lymphknoten überprüft werden (Trimbos 2000). Insbesondere in den Frühstadien, die in der intraperitonealen Situation gut resezierbar sind und bei denen keine peritoneale Aussaat vermutet wird, ist eine qualifizierte pelvine Lymphonodektomie zum Ausschluss eines eventuell doch vorliegenden höheren Stadiums von essentieller Bedeutung (Die Re und Baiocchi 2000). Im konkreten Fall bedeutet dies schließlich beim glatt begrenzten unilateralen zystischen Malignom, das gut resektabel ist, dass mit dem Nachweis eines befallenen pelvinen Lymphknotens ein Stadium wenigstens von FIGO IIIC vorläge. Dies hat für die Prognose und auch die Therapieplanung entscheidende Bedeutung. Mit der Entfernung der entsprechenden Lymphknoten wird in einigen Untersuchungen eine Verbesserung der Überlebenszeit behauptet, was nach den vorliegenden Kenntnissen durchaus möglich erscheint. Entsprechend ist auch die Indikationsstellung zur **paraaortalen Lymphonodektomie** zu planen. Man muss sich allerdings über das Ausmaß und den Stellenwert dieses Eingriffs bewusst sein. Zumindest für die fortgeschrittenen, aber noch operablen Fälle, d. h. in einigen Fällen der Stadien II mit Ausdehnung des Tumors in das Becken hinein, und in den Stadien III, muss der Stellenwert der obligatorischen Lymphonodektomie kritisch hinterfragt werden. In der Regel wird hier ein Debulking-Eingriff bei fortgeschrittenen Stadien durchgeführt, der, wenn die intraperitoneale Situation eine entsprechende Präparationsebene nicht mehr erkennen lässt, im Sinne eines extraperitonealen Vorgehens erzielt werden kann. Diese Methode ist von Hudson beschrieben.

Zusammenfassend kann für die Chirurgie des Ovarialkarzinoms festgestellt werden, dass in der Regel verschiedene Sachverhalte die Ausgangssituation bestimmen. Bei den als Zufallsbefund entdeckten Prozessen, d. h. in den Stadien FIGO IA-C, wird in der Regel eine Resektion des inneren Genitales nach den Prinzipien der abdominalen Uterusexstirpation erfolgen können.

Bei den fortgeschrittenen Stadien sind tumoröse Prozesse vorhanden, die die Organgrenzen überschritten haben. Hier lässt sich nicht das chirurgische Prinzip verwirklichen, durch schrittweise Präparation und Adhäsiolyse aus einem weitgehend atypischen einen typischen Situs herzustellen. Hier kann nur eine **makroskopisch tumorfreie Resektion** intendiert werden, indem eine extraperitoneale Resektion durchgeführt wird. Nach Austastung des Abdomens (Abb. 34-18) muss geklärt werden, inwieweit dies technisch möglich erscheint. Insbesondere die Situation im Mittel- und Oberbauch und im Bereich der subphrenischen Tumorimplantate bei den IIIer Stadien ist relevant. Eine ausgedehnte verbackene Tumormasse im kleinen Becken (fortgeschrittene IIer Stadien) bei sonst günstigen Verhältnissen im Mittel- und Oberbauch stellt jedenfalls noch keine Kontraindikation dar, den Eingriff zu beginnen. Nach der Methode der extraperitonealen Präpara-

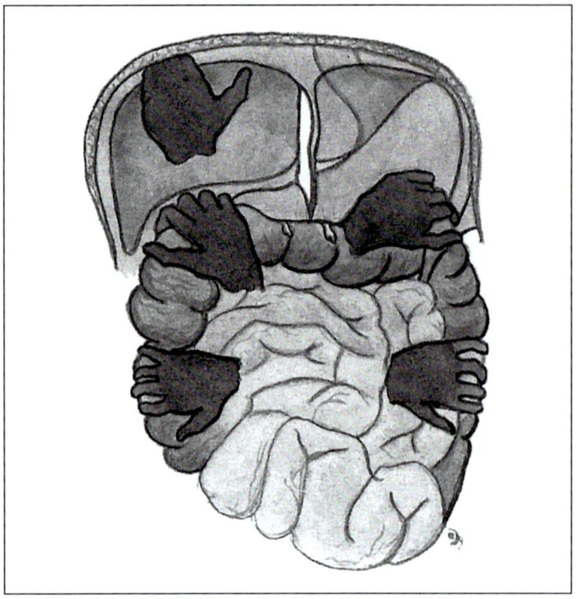

Abb. 34-18 Digitale Exploration der Peritonealhöhle (mit freundlicher Genehmigung des Springer-Verlages entnommen aus: Jawny, J.: Praxis der operativen Gynäkologie. Springer, Berlin, Heidelberg, New York 2000).

tion kann auch ein infiltrierendes Unterbauchtumorkonglomerat entfernt werden. Dabei wird dieses Tumorkonglomeratpaket des inneren Genitales quasi en bloc wie in einem Sack entfernt, dessen Bedeckung das parietale Peritoneum ist. Begonnen wird der Eingriff mit einer peritonealen Inzision im Bereich der Beckenwandgefäße, d. h. zum Beispiel lateral über der A. iliaca externa (Abb. 34-19).

Von dieser Inzision aus wird das Peritonealblatt abgelöst und werden die Ansatzstellen des Lig. rotundum herauspräpariert. Schließlich wird an der Beckenwand der Ureter aufgesucht und dargestellt. Danach kann über Overholt-Klemmen auch das Lig. infundibulopelvicum abgesetzt werden. Mit weiterer, ggf. notwendiger Ureterolyse lässt sich das Tumorkonglomeratpaket von der seitlichen Beckenwand ablösen. Das Ziel der Mobilisation ist, diese gesamten Tumorkonglomerate unter Schonung des Ureters und der Leitstrukturen der Beckenwand nach medial zum Uterus hin zu verlagern. Selbst bei fortgeschrittenen Befunden findet sich der Ureter selten durch Tumorinfiltrate verwachsen. Gleichzeitig wird durch diese Präparation die Voraussetzung einer eventuellen **pelvinen Lymphonodektomie** geschaffen. Mit der weiteren Präparation wird bei diesem extraperitonealen Verfahren schließlich der Abgang der A. uterina aus der A. iliaca interna sichtbar. Auch dieses Gefäß kann nun separat versorgt werden. Damit lässt sich die Tumormasse weiter nach medial mobilisieren. Schließlich kann man nun nach Eröffnen des Spatium vesicouterinum zwischen Uterus und Blase auch nach ventral die Tumormasse zu mobilisieren versuchen. Sollten Infiltrate vorliegen, so können diese mit reseziert werden, ggf. kann auch eine **Blasenteilresektion** durchgeführt werden. Hierzu sollte ein urologischer Konsilarius zur Verfügung stehen, was wieder die eingeforderte strukturelle Voraussetzung der Abteilung notwendig beinhaltet.

Schließlich muss überprüft werden, inwieweit das Tumorkonglomeratpaket nach dorsal zum Rektosigmoid auslösbar ist. Bei günstigen Fällen lässt sich das Rektosigmoid über Eröffnen des Spatium rectovaginale distanzieren, anderenfalls kann nach Überprüfen der Resektionsebene unter Hinzuziehung des Viszeralchirurgen ggf. ein entsprechender Teil des Rektosigmoids reseziert werden.

Nach Abschluss dieser präparativen Maßnahmen findet sich dann der extraperitoneal ausgelöste Tumorblock noch an parametranen Resten sowie am kranialen Scheidenende. Über Parametrienklemmen wird dieser abgelöst. Am Ende des Eingriffs findet sich eine verhältnismäßig große extraperitoneale Wundfläche, die ausgedehnte diffuse Sickerblutungen aufweist. Die Bauchhöhle wird gespült, die Wundflächen komprimiert, einzelne Blutungen werden gezielt ligiert oder über Clips versorgt. Die Peritonealisierung der Wundfläche kann unterbleiben.

Wenn mit der beschriebenen Maßnahme eine entsprechende En-bloc-Resektion des Tumorkonglomerats des inneren Genitales bis zu einer Größe von maximal 1–2 cm gelingt, so sollte dieser Eingriff schließlich durch die Omentektomie und Appendektomie ergänzt werden.

!

Es ist aber ganz besonders wichtig, in diesem Zusammenhang zu erwähnen, dass dieses Verfahren nach den vorliegenden Daten nur Sinn macht, wenn es auch gelingt, bei im Mittel- und Oberbauch vorhandenen Tumormassen eine Resektionsgröße von im Durchmesser weniger als 1–2 cm einzuhalten. Ansonsten wäre dieser doch auch für die Patientin mit einer relevanten Morbidität belastete Eingriff nicht indiziert.

6.2 Besondere Situationen in der Chirurgie des Ovarialkarzinoms

Falls es technisch möglich ist, kann bei inoperablen ausgedehnten Befunden versucht werden, das Tumorgewebe möglichst radikal zu entfernen, um die Ausgangsbedingungen für adjunktive Maßnahmen, d. h. für die Chemotherapie, zu optimieren. Dies wäre ein rein **zytoreduktiver Eingriff.** Gelingt es nicht, diesen auf die

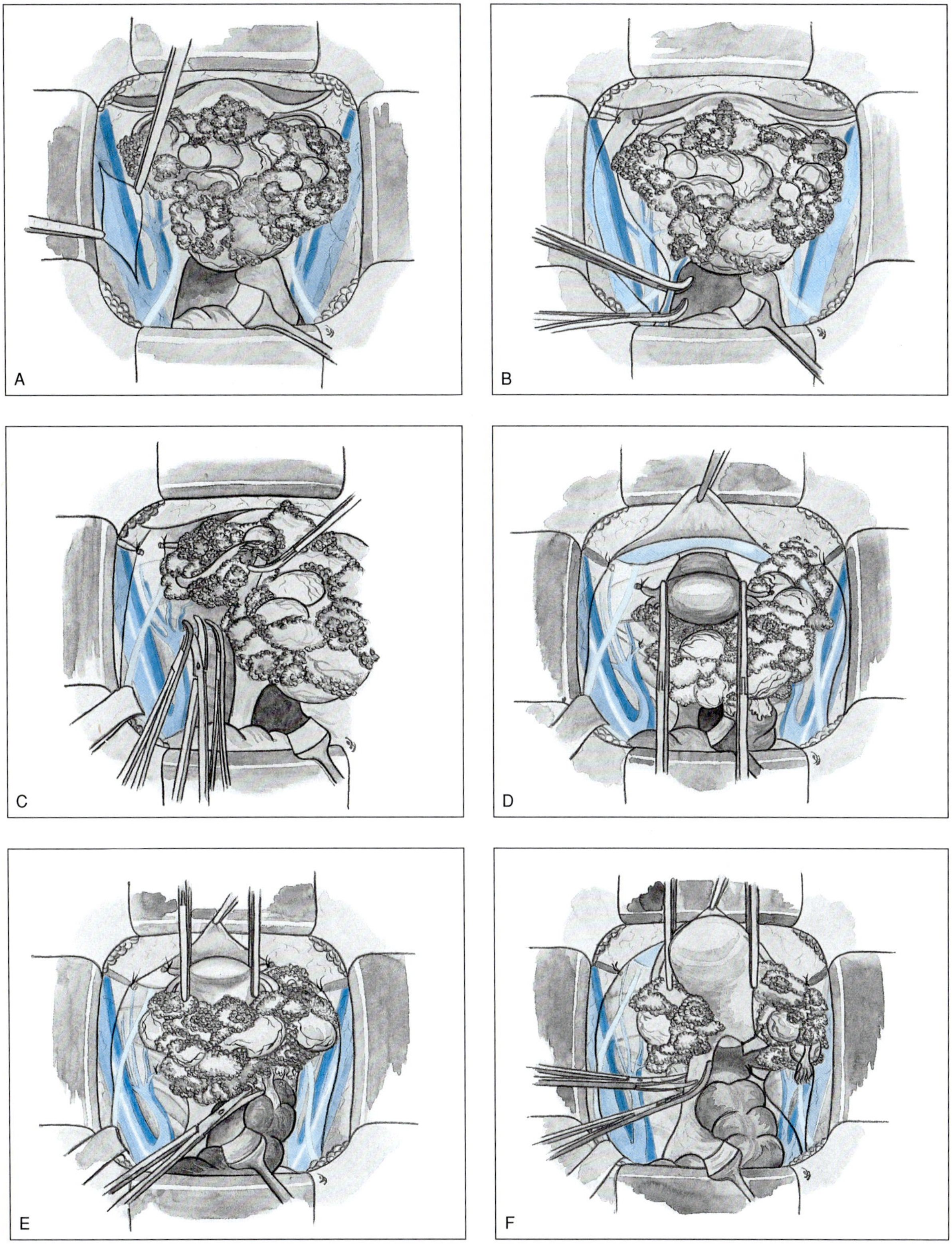

Abb. 34-19 A. Peritonealinzision über der A. iliaca externa. B. Ligatur des Lig. infundibulopelvicum.
C. Darstellung der A. uterina. D. Abpräparation der Harnblase.
E. Distanzierung des Rektosigmoids. F. Absetzen der Ligg. sacrouterinae
(mit freundlicher Genehmigung des Springer-Verlages entnommen aus: Jawny, J.: Praxis der operativen Gynäkologie. Springer, Berlin, Heidelberg, New York 2000).

beschriebene Herdgröße unter 1 cm zurückzuführen, so sollte die Debulking-Maßnahme lediglich auf Situationen beschränkt werden, die weitgehend risikolos sind und trotzdem die Entfernung größerer, gut auslösbarer Tumormassen beinhalten. In diesem Sinne könnten z. B. relativ gut zugängliche Adnexe an ihren Stielen oder das Netz entfernt werden. Die Ausdehnung dieser Eingriffe in radikalere Dimensionen kann auf Grund der biologischen Natur der vorliegenden Veränderung keinen Sinn machen.

6.3 Stellenwert der Lymphonodektomie

Wie angegeben fällt besonders in den Frühstadien, die noch keine auffälligen intraperitonealen Ausbreitungen zeigen, mit der subtilen Bewertung einer retroperitonealen Metastasierung in die pelvinen und paraaortalen Lymphknoten die Entscheidung, ob der Fall nicht doch dem Stadium FIGO IIIC und damit einer ungünstigeren Prognosegruppe zuzuordnen ist. Hier ergibt sich die besondere Rolle der Lymphonodektomie. Die Drainage im Bereich der A. ovarica führt direkt in den retroperitonealen Raum und v. a. auch direkt nach paraaortal. Über das Lig. latum findet frühzeitig ein Befall der pelvinen Lymphknoten statt. Die meisten Untersuchungen legen allerdings nahe, dass in der Regel zuerst die pelvinen und dann die paraaortalen Lymphknoten befallen werden (Abb. 34-20).

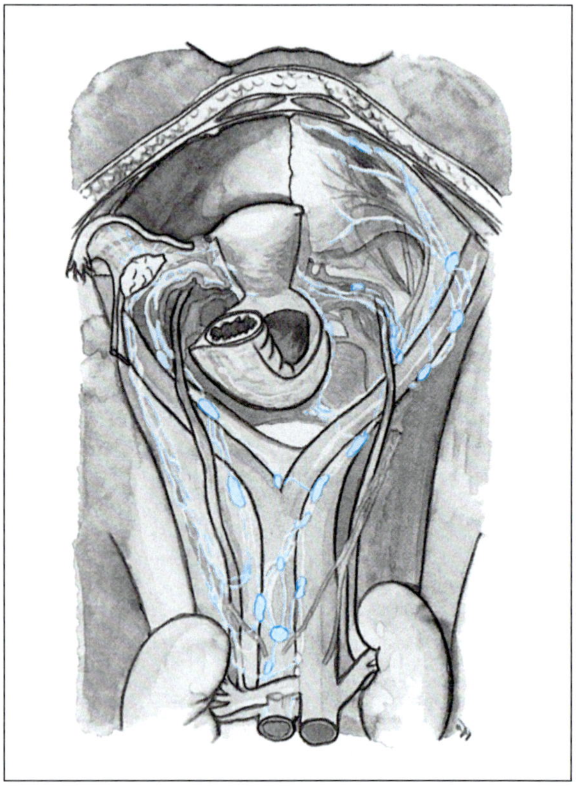

Abb. 34-20 Lymphogene Metastasierungswege des Ovarialkarzinoms (mit freundlicher Genehmigung des Springer-Verlages entnommen aus: Jawny, J.: Praxis der operativen Gynäkologie. Springer, Berlin, Heidelberg, New York 2000).

6.4 Interventionslaparotomie

Eine besondere Begrifflichkeit ist in diesem Kontext die Interventionslaparotomie (Van der Burg et al. 1995). Dieser Eingriff wird durchgeführt, nachdem bei nicht stattgehabtem zytoreduktivem radikalem Eingriff die weitere Primärtherapie als primäre Systemtherapie im Sinne einer neoadjuvanten Intervention geführt wurde. Unter einer **kurativen Zielsetzung** wird hierbei die Remission unter der Chemotherapie beobachtet. Lässt sich eine deutliche Remission wahrscheinlich machen, so kann die Interventionslaparotomie sekundär mit zytoreduktiver Absicht durchgeführt werden. Auch hier ist es dann das Ziel, möglichst eine R0-Situation oder eine Situation wenigstens mit Tumordurchmessern unter 1 cm zu erreichen. Interessanterweise sind die Ergebnisse hierzu erstaunlich günstig. Im Zusammenhang mit der Besprechung der Chemotherapie soll dies angeführt werden, aber auch in diesem Kontext schon Beachtung finden. Es liegen mittlerweile eine Reihe von Untersuchungen vor, die genau diese Sinnhaftigkeit eines Konzeptes demonstrieren, bei der nach einer primären systemischen, also neoadjuvanten Chemotherapie in fortgeschrittenen Stadien als Intervall-Operation, d. h. als Interventionslaparotomie, ein Debulking-Eingriff erfolgt. Es darf nicht länger ignoriert werden, dass die Prognose der Betroffenen durch das Aufschieben der Tumorreduktion nicht beeinträchtigt wird. Die Beeinträchtigung ergibt sich durch das Ausmaß des Ansprechens des Tumors auf die primäre Chemotherapie und die Möglichkeit der sekundären Zytoreduktion. Sind diese Voraussetzungen günstig, so sind die Ergebnisse der nachgeschalteten chirurgischen Intervention genauso wie nach einem primären zytoreduktiven Eingriff. In der Regel führt man die Induktionschemotherapie über 4 Zyklen durch. Nach wie vor ist sie nicht als Standardtherapie etabliert. Es sind in diesem Kontext dringend weitere Studien anzuraten, um möglichst an einer Vielzahl von Zentren entsprechende Daten zu generieren.

Schon an dieser Stelle soll darauf hingewiesen werden, dass mit Entwicklung effektiver platinhaltiger Chemotherapieschemata zur Behandlung des Ovarialkarzinoms zeitgleich die Etablierung radikalerer Operationsverfahren einherging. Es gibt keine verlässlichen Untersuchungen, bei denen die tendenziellen Überlebens- und Prognoseverbesserungen bezüglich ihrer Ursache aufgeklärt wurden. In der Regel kamen beide Methoden, d. h. der ausgedehnte operative Eingriff und die effektivere platinhaltige Chemotherapie, zum Einsatz. Demnach konnte eigentlich nicht entschieden werden, ob es nun der Stellenwert der verbesserten Chemotherapie oder des zytoreduktiven Eingriffs ist, der gewisse begrenzte Fortschritte gestattet hat. Überlegt man sich allerdings, in welchem Umfang wirklich qualifizierte onkologische Chirurgie allerorts betrieben werden konnte, so mag man eher der Auffassung zugeneigt sein, dass die Verbesserung der Situation auf der Optimierung der Systemtherapie beruht. Dies kann im Nachhinein bestätigt werden, indem entsprechende neoadjuvante Therapieprotokolle des fortgeschrittenen Ovarialkarzinoms flächendeckend umgesetzt werden. Damit könnten ultraradikale Eingriffe, die mit der Anlage von Stomata nach entsprechenden Resektionen im Bereich des Darms für die Patientin neben der begrenzten Prognose auch zu einer Reduktion der Lebensqualität führen, endlich der Vergangenheit angehören. Bekanntermaßen wird das Langzeitüberleben durch den ultraradikalen Eingriff praktisch nicht beeinflusst.

6.5 Second-look-Laparotomie

In aktuellen Therapiekonzepten des Ovarialkarzinoms spielt die **Second-look-Operation** keine Rolle mehr. In der Vergangenheit wurde ein solcher Eingriff durchgeführt, wenn es notwendig schien, die Vollremission nach Primärtherapie aus chirurgischem Eingriff und adjuvanter oder palliativer Chemotherapie histologisch und zytologisch zu sichern. Dies war v.a. dann der Fall, wenn mit apparativer Diagnostik kein Tumor mehr wahrscheinlich gemacht werden konnte. Technisch bedeutet dies eine explorative Laparotomie mit Entnahme multipler Biopsien. Fanden sich bei diesen Eingriffen Tumorreste, so wurde der Eingriff vom „second look" zum „second effort" angestrengt, um weitere Debulking-Maßnahmen vorzunehmen. Es hat sich leider herausgestellt, dass durch diese nachgeschaltete Resektion nach Chemotherapie bei persistierenden Befunden kein Überlebensvorteil besteht. Da es sich bei diesen Fällen um Frührezidive handelt, ist auch der Einsatz einer Rezidivchemotherapie begrenzt und bedarf zur Indikationsstellung nicht des erneuten operativen Intervenierens.

Stattdessen kann man dann nach Abschluss der primären chirurgischen und systemischen Maßnahmen im Sinne einer intensivierten Nachsorge weiter beobachten (watchful waiting) und dann ggf. abhängig vom freien Intervall weitere systemische Maßnahmen planen oder aber bei lokoregionalen Komplikationen Palliativeingriffe intendieren. Die Erkenntnis, dass „second effort" Debulking-Bemühungen im Rahmen der veralteten Second-look-Laparotomie nicht von Erfolg begleitet sind, steht nicht im Widerspruch zur Sinnhaftigkeit der Debulking-Operation im Rahmen des neoadjuvanten Konzepts. Gerade beim neoadjuvanten Konzept liegt ja nach zunächst ausgedehntem Befund durch Beurteilung der Remission eine deutlich günstigere Situation vor, die eine Chemosensitivität des Tumors signalisiert, so dass schließlich in einer Kombination aus Chemotherapie und nachgeschalteter Operation die R0-Situation herstellbar erscheint.

6.6 Operation beim extraovarialen Karzinom

Bei der Einteilung des Operationssitus wird eine Gruppe E unterschieden (s. Tab. 34-8), bei der man kaum vergrößerte Ovarien findet; im Vordergrund steht das Bild einer ausgedehnten Peritonealkarzinose. Dieser Befund wird nach Ausschluss anderer Primärtumoren (Mamma, Pankreas, Magen) als extraovariales Karzinom bezeichnet. Auch in diesen Fällen wird neben der Netzresektion und der Reduktion von Tumorimplantaten die Entfernung des inneren Genitales durchgeführt.

6.7 Konservative fertilitätserhaltende Operation

In seltenen Fällen ist zu diskutieren, inwieweit ein konservativer Eingriff, d.h. eine fertilitätserhaltende Operation, durchführbar ist (Schilder et al. 2002). Dies wäre denkbar bei einer jungen Patientin mit offenem Familienwunsch, bei der sich als Zufallsbefund das Frühstadium eines gut differenzierten Karzinoms oder ein Borderline-Tumor findet. Wenn ein ausgedehntes Staging, und auch hier v.a. mit einer notwendigen Lymphonodektomie, allerdings das Frühstadium nicht bestätigen kann, so macht die Durchführung des fertilitätserhaltenden Eingriffs keinen Sinn. In anderen Fällen kann im „informed consent" mit der Patientin dieser Eingriff gewagt werden. Die mögliche Schwangerschaft, die eine Voraussetzung für die Entscheidung darstellt, sollte zügig angestrebt werden. Schließlich sollten danach im Intervall das belassene Ovarium und der Uterus reseziert werden.

6.8 Palliative Eingriffe – Rezidivoperationen

Die Indikation zur palliativen Operation eines progredienten Ovarialkarzinoms ergibt sich aus der Symptomatologie. In der Regel werden stenosierende Darmabschnitte reseziert bzw. umgangen. Insbesondere bei einer progredienten Ileussymptomatik ist ein derartiger Eingriff trotz infauster Prognose oft nicht vermeidbar. Gelegentlich ergibt sich nach Remission und Abschluss der Primärbehandlung eine Situation, in der nach längerem Intervall ein isolierter Rezidivtumor nachgewiesen wird (Tay et al. 2002). Den Versuch der Resektion derartiger oft inoperabler Befunde haben wir immer von einer zusätzlichen klinischen Symptomatik im Sinne eines Palliativeingriffs abhängig gemacht. Nur bei Spätrezidiven, nach mindestens 6 Monaten Intervall ohne Therapie, ist eine solche Operation sinnvoll (Parazini et al. 2001).

7 Chemotherapie

Bekanntermaßen sind die malignen epithelialen Prozesse chemotherapeutisch gut beeinflussbar. Im Bereich der gynäkologischen Onkologie sind sie neben dem Mammakarzinom die wichtigste Tumorentität, was ihre systemische Behandelbarkeit betrifft. In der Regel wird man wie angegeben fortgeschrittene Befunde finden, die auch eine Aussaat der Tumormanifestationen, z. B. in die Bauchhöhle, repräsentieren. Hierdurch wird die Bedeutung einer Systemtherapie evident.

Der Beginn der zytostatischen Behandlung des **epithelialen Ovarialkarzinoms** liegt in der Behandlung mit den Alkylanzien, also z. B. Cyclophosphamid, die als die ersten wirksamen Substanzen erkannt wurden. Hier wurde eine Monotherapie durchgeführt, die dann in den 80er Jahren durch eine cisplatinhaltige Polychemotherapie abgelöst wurde. Bei der Behandlung des **fortgeschrittenen Ovarialkarzinoms** konnte gezeigt werden, dass das mediane Gesamtüberleben in fortgeschrittenen Fällen durch die Kombinationstherapie verbessert wird. Unter diesen Polychemotherapien war v. a. in den 80er Jahren auch die Kombination aus Cyclophosphamid/Adriamycin und Cisplatin weit verbreitet.

Aktuelle Therapiestandards sind die **platinhaltigen Polychemotherapien**. Untersuchungen aus dem Jahre 1996 konnten zeigen, dass im Vergleich zum bis dahin üblichen Standard einer Kombinationstherapie aus **Cisplatin/Cyclophosphamid** die Ergebnisse durch Einsatz des Taxans **Paclitaxel** verbessert werden können. Der Vorteil der Kombination Paclitaxel/Cisplatin gegen Endoxan/Cisplatin konnte mehrfach repliziert werden. Der Erfolg drückt sich in einem besseren rezidivfreien und Gesamtüberleben aus.

Eine weitere Entwicklung der chemotherapeutischen Regime stellt die Einführung des **Carboplatins** dar. Bekanntermaßen besitzt Cisplatin ein außerordentlich kritisches Nebenwirkungsspektrum, vor allem im Bereich der Nephro-, Neuro- und Ototoxizität. Dies macht entsprechende supportive Therapiemaßnahmen erforderlich. Zudem ist v. a. Cisplatin die Substanz mit der ausgeprägtesten emetogenen Potenz. Insbesondere in der Kombination mit Cyclophosphamid ergaben sich diverse Probleme.

Für das Ovarialkarzinom konnte nachgewiesen werden, dass der Einsatz des Platinanalogons Carboplatin gleiche pharmakodynamische Effektivität besitzt, so dass hier in der Kombination Carboplatin mit **Paclitaxel** ergänzt wurde (Du Bois et al. 2003). In mehreren Untersuchungen konnte bestätigt werden, dass zwischen der Cisplatin/Paclitaxel- und der Carboplatin/Paclitaxel-Behandlung keine Unterschiede unter Berücksichtigung der zielgrößentherapeutischen Effektivität besteht. Damit hatte sich eine über 6 Zyklen anhaltende Therapie des fortgeschrittenen Ovarialkarzinoms mit Carboplatin als Standard etabliert (ICON-Collaborators 2002).

Da das **ausgeprägte Ovarialkarzinom** wenigstens nach FIGO III in aller Regel nicht tumorfrei operiert werden kann, ergibt sich hieraus die besondere Bedeutung der postoperativen Chemotherapie. Mit Rückgang der postoperativen Tumorlast wird durch die Chemotherapie die Chance der kompletten Remission optimiert. Sollten v. a. nur mikroskopische Residuen vorhanden sein (R1), kann fast in 90% der Fälle eine Vollremission induziert werden. Bleiben makroskopische Tumorresiduen wenigstens unter dem angegebenen kritischen Bereich von 1 cm, so ist noch die Hälfte der Patienten einer Vollremission zuführbar. Bei größeren Tumorresiduen wird die Situation deutlich schlechter.

Bei der angegebenen Untersuchung, die die Überlegenheit der Kombination des Taxans Paclitaxel mit Cisplatin gegenüber dem vorherigen Standard von Cyclophosphamid/Cisplatin zeigen konnte, wurde dieser außerordentliche Effekt auch v. a. bei Tumorresiduen über 1 cm Durchmesser nachgewiesen. Die Ovar-10-Studie einer europäisch-kanadischen Gruppe konnte diese Ergebnisse bestätigen. Angegeben wurden mediane Gesamtüberlebensraten von wenigstens 36 Monaten für die Taxan-Kombination gegen maximal 26 Monate für die Endoxan-Kombination (McGuire 2003).

> **!**
> Der Einsatz des Carboplatins ist in erster Linie durch seine Myelotoxizität belastet. Erwähnt werden sollen in diesem Zusammenhang die Studien der AGO und GOG, die den Effekt der Carboplatin-Therapie belegen konnten.

Man diskutierte die Chance, die polychemotherapeutische Wirksamkeit durch Ausweitung des Schemas zu verbessern. Dies war früher vor Einsatz der Taxane von der Kombination Cisplatin/Adriamycin/Cyclophosphamid angenommen worden. In der Zwischenzeit war bekannt, dass die Anthracycline, also Doxorubicin und Epirubicin, beim Ovarialkarzinom in der Rezidivbehandlung effektiv sein können. Von daher wurde die Standardbehandlung Carboplatin/Paclitaxel mit einer

Behandlung derselben Kombination, ergänzt durch Epirubicin, verglichen. Die vorliegenden Daten zeigen allerdings, dass eine deutliche Verbesserung durch die Dreierkombination nicht nachgewiesen werden konnte.

In der Zwischenzeit liegen auch Beobachtungen über den Einsatz eines weiteren Taxans, nämlich des Docetaxels, vor. Aktuelle Untersuchungen belegen, dass der Vergleich zwischen Carboplatin/Paclitaxel und Carboplatin/Docetaxel vergleichbare Effektivität erkennen lässt, die Unterschiede betreffen in erster Linie das Nebenwirkungsspektrum. Die Kombination mit Docetaxel bedeutet in der Regel eine geringere Neurotoxizität im Vergleich zur Paclitaxel-Kombination.

Die Entwicklungen der aktuellen Zeit gehen dahin, Substanzen in die Primärtherapie zu implementieren, die sich z. B. in der Rezidivbehandlung als wirksam erwiesen haben. In diesem Zusammenhang soll zur Aktualisierung das Studienprotokoll GOG Nr. 182 zitiert werden, bei dem beim fortgeschrittenen Ovarialkarzinom die Behandlungsregime Carboplatin/Paclitaxel gegen Carboplatin/Paclitaxel/Gemcitabin, gegen Carboplatin/Paclitaxel/pegliposomales Doxorubicin, gegen Carboplatin/Topotecan, gefolgt von Carboplatin/Paclitaxel, und schließlich Carboplatin/Gemcitabin, gefolgt von Carboplatin/Paclitaxel, getestet werden (Copeland et al. 2003).

Entsprechend führt die AGO in Deutschland Untersuchungen durch, bei denen eine Behandlung mit Carboplatin/Paclitaxel gegen Carboplatin/Paclitaxel, gefolgt von Topotecan, und eine Behandlung Carboplatin/Paclitaxel gegen Carboplatin/Paclitaxel/Gemcitabin untersucht wird.

Man wird in diesem Kollektiv allerdings auch immer auf Fälle treffen, bei denen eine ausgedehntere Chemotherapie nicht vertreten werden kann, so dass man sich hier auch zu einer Monochemotherapie, z. B. mit dem gut verträglichen Carboplatin, entschließen muss (Covens et al. 2002).

! Als aktuelle Kombinationschemotherapien seien hier die Schemata Carboplatin/Paclitaxel, Carboplatin/Docetaxel sowie Carboplatin/Gemcitabin und Carboplatin/Cyclophosphamid angegeben.

Tab. 34-9 Gebräuchliche Zytostatikakombinationen zur Therapie maligner Ovarialtumoren.

Abkürzung	Substanz	Dosierung	Applikation (d), Intervall
Primärtherapie maligner Ovarialtumoren			
Carbo-T	Carboplatin Paclitaxel	AUC 5–7 175 mg/m²/3 Stunden	d1, q22
Carbo-Doc	Carboplatin Docetaxel	AUC 5–7 60–75 mg/m²	d1, q22
Carbo-C	Carboplatin Cyclophosphamid	AUC 5–7 600–750 mg/m²	d1, q22 d1, q22
PEB	Cisplatin Etoposid Bleomycin	20 mg/m² 100 mg/m² 30 mg	d1–5, q22 d1–5, q22 d1, 8, 15, q22
PEI	Cisplatin Etoposid Ifosfamid	20 mg/m² 75 mg/m² 1,2 g/m²	d1–5, q22 (Hydratation) d1–5, q22 d1–5, q22*
Second-line- und Palliativtherapie maligner Ovarialtumoren			
	Topotecan	1,5 mg/m²	d1–5, q22
	pegliposomales Doxorubicin	40 mg/m²	d1, q29
	Gemcitabin	1000–2000 mg/m²	d1, 8, 15, q29
	Treosulfan oder Treosulfan	5 g/m² 1 g p.o.	d1, q22 d1–14, q29

* Mesna 1,2 g in Infusion + 20% 4 und 8 Stunden nach Infusionsende

Tab. 34-10 Therapieplan für das Carboplatin-Paclitaxel-Schema.

	Carboplatin-Paclitaxel (Carbo-T)
Vorbedingungen	• Urin: keine Infektion • Serum-Kreatinin < 1,2 mg/dl • Kreatinin-Clearance > 60 ml/min • Leukozyten > 3000/µl • Thrombozyten > 100 000/µl • bei eingeschränkter Nierenfunktion Dosisreduktion von Carboplatin möglich
Zeitablauf	• –12 Stunden: 20 mg Dexamethason p.o. • –6 Stunden: 20 mg Dexamethason p.o. oder • –0,5 Stunden: 20 mg Dexamethason p.o. • –0,5 Stunden: 200–300 mg Cimetidin (Tagamet®), 2 mg Clemastin (Tavegil®) • 0 Stunden: 175 mg/m² Paclitaxel/3 Stunden i. v., 500 ml 5% Glukose (PVC-freies Infusionsbesteck) • +3 Stunden: AUC 5 Carboplatin i. v. (max. Gesamtdosis 900 mg) in 500 ml 5% Glukose über 1 Stunde
Tag 1–3	5-HT_3-Rezeptor-Antagonist, z. B. Ondansetron 1–3 × 8 mg p. o.

Tab. 34-11 Chemotherapie des Ovarialkarzinoms: Substanzen, Nebenwirkungen und Kontraindikationen.

Substanz	Carboplatin	Treosulfan
Strukturformel	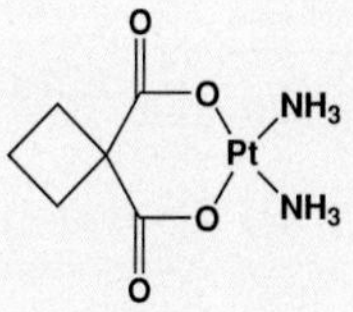	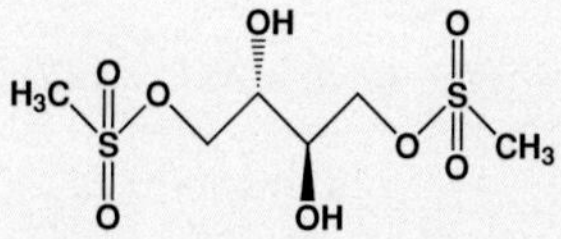
Wirkstoff(gruppe)	Platinderivat	Alkylans
Nebenwirkungen	• Knochenmark: Myelosuppression (dosislimitierend), v. a. prolongierte Thrombopenie, Leukopenie und kumulative Störungen der Erythropoese • GIT: Übelkeit, Erbrechen, Appetitlosigkeit, Mukositis, Stomatitis, Appetitlosigkeit • Leber: transienter Transaminasenanstieg • Haut: selten Alopezie, Erythem, allergische Reaktionen, Pruritus • Nervensystem: selten periphere Neurotoxizität (v. a. bei Pat. > 65 Jahre), selten Hörstörungen oder Optikusneuritis • sonstiges: Infertilität, Fieber, Schüttelfrost	• Knochenmark: Myelosuppression (dosislimitierend), lange Neutropeniephase, Thrombopenie • Lunge: selten Lungenfibrose, allergische Alveolitis, Pneumonie • GIT: mäßiggradige Übelkeit, Erbrechen, Stomatitis • Leber: transiente Funktionsstörung, Cholestase • Haut: Erythem, Urtikaria, Hyperpigmentierung, Alopezie, selten Sklerodermie, Psoriasis • Nervensystem: Parästhesien • lokale Toxizität: bei paravasaler Injektion nekrotisierende Wirkung • sonstiges: selten hämorrhagische Zystitis
Kontraindikationen	• Nierenfunktionsstörungen, Exsikkose • vorbestehende Hörstörungen, akute Infekte	• Lungenfunktionsstörungen • vorbestehende Störungen der Knochenmarkfunktion
Besonderheiten/ zusätzliche Maßnahmen	• Dosisberechnung (mg): Dosis = AUC [mg/ml × min] × (GFR [ml/min] + 25); die angestrebte AUC (Fläche unter der Konzentrations-Zeit-Kurve) beträgt 5–7 mg/ml × min in der Monotherapie und 4–6 mg/ml × min in PCT-Protokollen	• vor Therapie: Blutbild, Leber- und Nierenfunktionsparameter, Lungenfunktionsprüfung

Tab. 34-11 Chemotherapie des Ovarialkarzinoms: Substanzen, Nebenwirkungen und Kontraindikationen. *(Fortsetzung)*

Substanz	Paclitaxel (Taxol)	Topotecan
Strukturformel	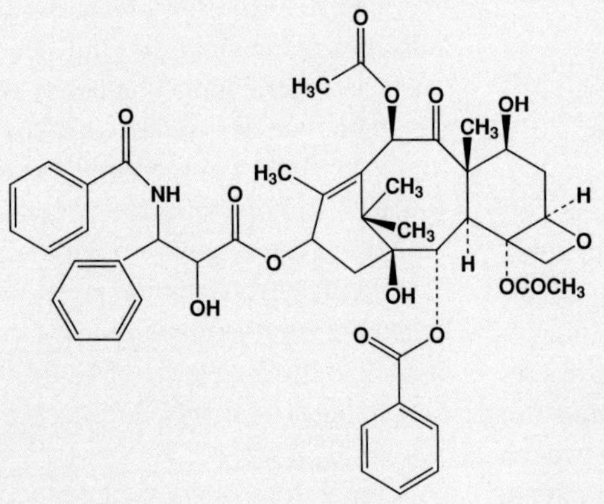	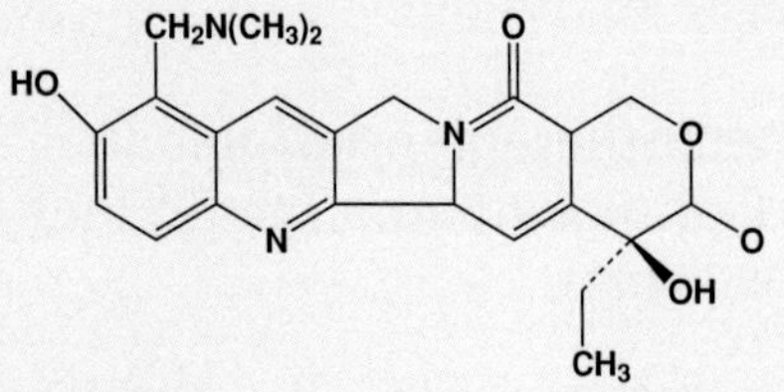
Wirkstoff(gruppe)	Taxanderivat	Topoisomerase-I-Inhibitor
Nebenwirkungen	• Knochenmark: Myelosuppression (dosislimitierend), v. a. Neutropenie • Herz/Kreislauf: selten Erregungsleitungsstörungen, Arrhythmien, Ischämie • GIT: selten Übelkeit/Erbrechen, selten Mukositis/Diarrhö, Obstipation • Leber: transienter Transaminasenanstieg, selten Leberschädigung • Haut: Alopezie, Erythem • Nervensystem: periphere Neurotoxizität mit Parästhesien (v. a. bei wiederholter Gabe oder Dosierung > 200 $mg/m^2/d$), selten paralytischer Ileus, selten zentralnervöse Störungen (Schwäche, Sehstörungen, Krampfanfälle) • lokale Toxizität: bei paravasaler Injektion gewebstoxisch • sonstiges: Hypersensitivitätsreaktion bei 1% der Pat. (Flush, Urtikaria, transiente Myalgien/Arthralgien, selten Hypotonie, Bronchospasmus, Angioödem) → prophylaktische Steroide, H_1-/H_2-Blocker	• Knochenmark: Myelosuppression (dosislimitierend), Neutro- und Thrombopenie, Normalisierung nach 14–21 Tagen • GIT: Übelkeit, Erbrechen, Appetitlosigkeit, Mukositis, selten Diarrhö • Haut: Alopezie, Erythem • sonstiges: Fieber, Leistungsminderung
Kontraindikationen	• schwere Leberfunktionsstörungen, kardiale Vorerkrankungen	• akuter Infekt
Besonderheiten/ zusätzliche Maßnahmen	• cave: in PCT-Protokollen ist die Applikationssequenz von Bedeutung: z. B. Taxol immer **vor** Cisplatin/Carboplatin; in Kombination mit Anthracyclinen wir Taxol immer **nach** Doxorubicin/Epirubicin appliziert • vor Therapie: Blutbild, Elektrolyte, Leber- und Nierenfunktionsparameter (Kreatinin-Clearance), kardiale Abklärung; Prämedikation mit Dexamethason (Fortecortin®), Clemastin (Tavegil®), Famotidin (Pepdul®)	• vor Therapie: Blutbild, Leber- und Nierenfunktionsparameter (Kreatinin-Clearance)

Wirksame Monochemotherapien sind Carboplatin, Gemcitabin, Topotecan, pegliposomales Doxorubicin und Treosulfan. Diese Substanzen finden v. a. in der Rezidivbehandlung Anwendung (Tab. 34-9, 34-10 und 34-11) (Spriggs 2003)

7.1 Chemotherapieprinzipien in Abhängigkeit vom Tumorstadium

(Abb. 34-21)

Die Tumorstadien bis FIGO II stellen die selteneren Erstdiagnosen dar, zum Teil werden die Befunde als Zufall bei einer anderweitig intendierten Untersuchung oder Laparotomie erkannt. Insbesondere in diesen Fällen kommt der explorativen Laparotomie mit definitiver Bemessung der Tumorausdehnung, d. h. auch der Lymphonodektomie, eine besondere Bedeutung zu. Die erhaltenen Befunde müssen dahingehend überprüft werden, inwieweit trotz einer günstigen postoperativen Situation mit einem Rezidivierungsrisiko zu rechnen ist. Im Stadium FIGO I kann dies am Grading evaluiert werden. Bei G1-Tumoren wird ein 5-Jahres-Überleben von nahezu 100% berichtet. Bei G2- und G3-Differenzierungsgraden sinkt dies auf höchstens 75% der Fälle. In diese Überlegungen müssen dann weitere Befunde eingehen, wie der Nachweis eines C-Stadiums (Tumorruptur, positive Lavage oder Aszites), der histologische Typ des Tumors und die vorgefundene intraoperative Situation (Tumoradhärenz im kleinen Becken). Danach kann man die Frühstadien einer Niedrig- oder Hochrisikogruppe zuordnen, wobei die Gruppen niedrigen Risikos allenfalls die Stadien IA und B mit den Differenzierungen bis höchstens G2 umfassen sollten. Alle anderen Stadien, d. h. ab IC, II sowie IA und B mit schlechter Differenzierung, stellen eine Hochrisikosituation dar. Diese Einteilung wird bekräftigt durch eine vorliegende

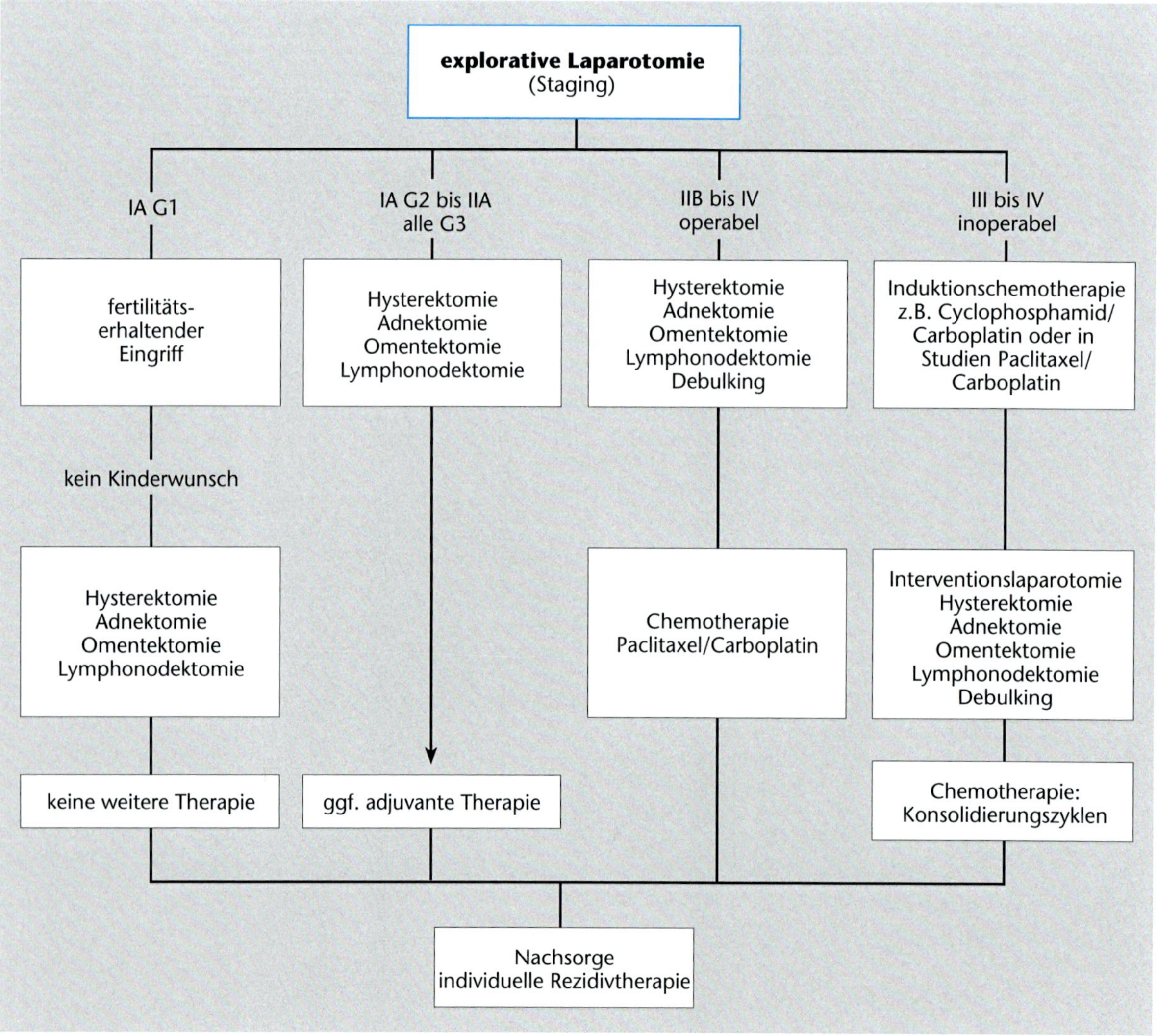

Abb. 34-21 Zusammenfassendes Behandlungsschema des epithelialen Ovarialkarzinoms.

Untersuchung, bei der eine postoperative adjuvante Chemotherapie mit dem Alkylans **Melphalan** keinen Unterschied in den 5-Jahres-Überlebensraten zeigen konnte. Für eine nach diesen Kriterien definierte Hochrisikogruppe lässt sich darstellen, dass nach den Ergebnissen einer Studie der EORTC durch eine platinhaltige Chemotherapie ein Überlebensvorteil von knapp 10% nach 5-jähriger Beobachtungszeit zu erzielen ist. In dieser Untersuchung konnte allerdings dargestellt werden, dass die Ergebnisse nach adäquater operativer Therapie deutlich zu verbessern sind. Es ist daraus der Schluss zu ziehen, dass die wirksame adjuvante Chemotherapie umgekehrt den inkompletten Eingriff nicht kompensieren kann. An dieser Stelle gilt v.a. der Hinweis, dass sich bei einer derartigen onkologischen Behandlung das Schicksal der Patientin am Ersteingriff und Erstoperateur mitscheidet.

Man kann aus den Ergebnissen ableiten, dass abgesehen von den Stadien IA und B G1 eine adjuvante platinhaltige Chemotherapie den Behandlungsstandard darstellt (Winter-Roach et al. 2003). Welcher Form diese Therapie sein muss, lässt sich nicht auf ein bestimmtes Schema einengen. Aktuelle Untersuchungen der GOG führen hierbei in der Hochrisikosituation eine Chemotherapie mit Carboplatin/Paclitaxel durch, wobei 3 gegen 6 Zyklen verglichen werden. Hier ist ebenso ein laufendes Protokoll zu erwähnen, bei dem nach 3 Zyklen Carboplatin/Paclitaxel noch 26-wöchentliche Applikationen von Paclitaxel als Monotherapie angeschlossen werden.

7.2 Neoadjuvante Chemotherapie

Bereits im chirurgischen Teil wurde angesprochen, welche besondere Bedeutung für die zukünftige Entwicklung die Erforschung primärer Systemtherapien bei der Behandlung des Ovarialkarzinoms einnehmen muss. Das zeitliche Verzögern der operativen Intervention wird nach der Systemtherapie im Falle einer Remission die Überlebensraten der Patienten nicht negativ beeinflussen (Kuhn et al. 2001). Hieraus erklärt sich das Konzept einer primären Induktionschemotherapie über 4 Zyklen. Die Praktikabilität dieses Konzepts konnte mehrfach, allerdings an geringeren Fallzahlen, nahe gelegt werden. Ein Teil dieser Studien ist dadurch kompromittiert, dass man die primäre Systemtherapie in der Regel in Fällen aussichtsloser Primäreingriffe anbietet. Im eigentlichen Sinne des Konzepts einer primären Systemtherapie müssen alle Fälle eingeschlossen werden, was bisher kaum untersucht wurde. Dies würde bedeuten, dass man grundsätzlich vor jeder Art von resektiver Intervention zunächst das Systemtherapiekonzept realisiert. Mit erstaunlicher Deutlichkeit lässt sich nachweisen, dass durch den Effekt der Systemtherapie die Operabilität extrem verbessert werden kann. Erwähnt werden soll hier die europäische randomisierte Multizenteruntersuchung, die sogar einen Überlebensvorteil durch den sekundären tumorreduktiven Eingriff zeigen konnte. Es liegen Untersuchungen vor, nach denen diese Befunde nicht replizierbar waren, so dass weiterer Forschungsbedarf besteht.

7.3 Rezidivbehandlung

Für die Systemtherapie des Ovarialkarzinoms im Falle eines Rezidivs ist der Zeitpunkt der Rezidivierung nach abgeschlossener Primärtherapie der wesentlichste Indikationsparameter. Es gilt das Diktum, dass nach mehr als 6 Monaten das Rezidiv weiterhin als platinsensibel deklariert werden kann (The ICON and AGO Collaborators 2003). Damit ergeben sich durch Wiederaufnahme einer platinhaltigen Kombinationsbehandlung Ansprechraten von knapp zwei Dritteln mit krankheitsfreien Intervallen über 2 Jahre. In diesen Fällen kann dann vom primären Platin-/Taxanschema abgewichen werden, wenn Toxizitätsgründe dem entgegenstehen. Hier sollte dann versucht werden, das Platinderivat mit anderen wirksamen Substanzen zu kombinieren, oder eine Monotherapie zu betreiben.

Anders liegt die Situation, wenn die Rezidivierung innerhalb der Frist von 6 Monaten auftritt, so dass von einer **Zytostatikaresistenz** auf das primäre Behandlungsschema auszugehen ist. Dann müssen andere chemotherapeutische Wirkprinzipien beim Einsatz der Substanzen beachtet werden, so dass hier die Anwendung von Substanzen wie liposomalem Doxorubicin, Gemcitabin, Topotecan und Treosulfan in Frage kommen (Gordon et al. 2001).

Aktuellen Untersuchungen zufolge scheint sich in dieser Situation durch Kombinationstherapie keine Erfolgsverbesserung zu ergeben, die Ansprechraten dürften höchstens bei einem Viertel liegen.

Weiterhin konnte gezeigt werden, dass eine erneut operative Intervention beim Frührezidiv nicht sinnvoll ist, wohingegen bei bestimmten Konstellationen von Spätrezidiven ein erneutes Tumor-Debulking mit einem Vorteil verknüpft sein kann (Pfisterer et al. 2001).

Alle Verbesserungen der Chemotherapie des Ovarialkarzinoms konnten allerdings nicht verhindern, dass man in der Mehrzahl der Fälle von einer Rezidivierung des Tumors ausgehen muss. Die Rezidivtherapie bedeutet allerdings keine Heilung mehr, sondern hat **primär palliative Intentionen** (Tay et al. 2002). Gerade diese palliative Intention macht es nötig, Substanzen mit günstigerem Nebenwirkungsprofil heranzuziehen. Für die Frührezidivierung lässt sich angeben, dass die mediane Überlebenszeit unter einem Jahr liegt, beim Spätrezidiv liegt sie noch über einem Jahr. Für eine weitere

Bewertung der Second-Line-Therapien sind aber noch reichliche Untersuchungen durchzuführen. Hier wird v. a. der Stellenwert der Monotherapien mit Treosulfan oder Topotecan beim Frührezidiv untersucht. Für Spätrezidive muss die Kombination aus Carboplatin und Gemcitabin gegenüber dem Effekt einer Carboplatinmonotherapie beurteilt werden. Der Faktor Lebensqualität ist hierbei ein entscheidender Therapiebewertungsmaßstab.
Man kann summarisch davon ausgehen, dass man bei sowohl taxan- wie platinrefraktären Tumorentitäten in etwa einem Viertel der Fälle mit den Substanzen pegliposomales Doxorubicin und Topotecan eine Remission erzielen kann.
Schließlich ergibt sich noch der Hinweis auf den Einsatz einer palliativen intraperitonealen Chemotherapie zur Aszitesbehandlung. Durch hohe lokale Konzentrationen und geringere Systemwirkungen kann diese Maßnahme zur Anwendung kommen. Limitierend sind ausgedehnte intraabdominale Verwachsungssituationen. Größere Erfahrungen liegen insbesondere mit dem Einsatz von **Mitoxantron** vor. Hierbei wird das Zytostatikum in 2 l 0,9%iger Kochsalzlösung gelöst, in einer Dosierung von 20–30 mg/m². Über ein Zystofixsystem wird nach Aszitesdrainage die Bauchhöhle gespült, anschließend das Zytostatikum instilliert. Durch Lagewechsel soll eine Verteilung des Zytostatikums optimiert werden. Nach einer Einwirkungszeit von 5–6 Stunden wird die Flüssigkeit abgelassen. In der Regel ist bei der Mitoxantron-Applikation nach ca. 3 Kursen mit einem deutlichen Effekt zu rechnen. Besonders wirksam zur palliativen Aszitestherapie hat sich der Einsatz von TNF erwiesen, der allerdings nicht zur Verfügung steht. Hierauf soll bei der Besprechung immunologischer Therapiemodalitäten eingegangen werden.

8 Immunologische Therapieprinzipien

Es liegen in der Zwischenzeit eine Reihe von Entwicklungen vor, die den Einsatz **immunologischer Therapien** auch beim Ovarialkarzinom untersuchen.
In einem Ansatz wird ein monoklonaler Antikörper **ACA 12-5** erzeugt, der funktionell dem Antigen CA 12-5 entspricht. Dieser Antikörper wurde dann beim fortgeschrittenen Befund bzw. Rezidiv angewandt (Wagner et al. 2001). Die Patienten reagieren immunologisch und produzieren einen **Anti-Anti-Antikörper** gegen ACA 12-5. In einer weiteren Untersuchung konnte dargelegt werden, dass bei über der Hälfte der Patienten nach Applikation des ACA 12-5 eine Immunreaktion entsteht. Interessanterweise findet sich nun in diesen Fällen ein deutlicher Unterschied des mittleren Überlebens, wobei im Falle der Induktion der Immunantwort knapp 4fach längere Überlebenszeiten resultieren. Beträchtliche Systemeffekte dieser Therapie konnten nicht nachgewiesen werden. Die Studien zu diesen Konzepten werden weiter verfolgt.
Neben den antiidiotypischen Antikörpern kommen auch **bispezifische Antikörper** zum Einsatz. Diese Antikörper richten sich gegen eine antigene Komponente auf den Tumorzellen sowie gegen eine antigene Komponente auf den T-Zellen.
In In-vitro-Untersuchungen konnte gezeigt werden, dass diese bispezifischen Antikörper bei tumorassoziierten Lymphozyten aus dem Aszites bei Ovarialkarzinomen zur Lyse der Tumorzellen führen. In einer entsprechenden klinischen Studie wurde dies bei Palliativbehandlung des Aszites überprüft. Zielgröße war die Beeinflussung der Aszitesproduktion nach intraperitonealen Antikörperapplikationen. Es ließ sich zeigen, dass meistens die Aszitesproduktion verhindert werden konnte oder doch zumindest eine Reduktion auftrat. Auch dieser Ansatz ist weiter zu verfolgen.
Ein weiterer Ansatz der humoralen Immuntherapie besteht darin, **Targeting-Maßnahmen** zu induzieren, wobei durch solche tumorspezifischen Antikörper Toxine oder auch radioaktive Isotope an das Tumormaterial herangebracht werden können. In einer weiteren Studie wird hierbei versucht, bei der Primärbehandlung des Ovarialkarzinoms nach Remissionsinduktion eine Konsolidierung dergestalt zu erzeugen, dass minimale Tumorresiduen mit einer derartigen Targeting-Methode reduziert werden können.
Im Rahmen der zellulären immunologischen Methoden wird versucht, **dendritische Zellen** mit Antigenen, z. B. aus Tumorzellen, zu stimulieren. Diese dendritischen Zellen werden hierbei im In-vitro-Ansatz differenziert und mit Tumorantigenen stimuliert. Anschließend erfolgt eine Vakzinierung. Bei fortgeschrittenen Ovarialkarzinomen wurden entsprechende epitopbeladene dendritische Zellen verabreicht. Danach konnte gezeigt werden, dass dadurch spezifische T-Zellen aktiviert werden können. Hierbei besteht das Problem, dass zunächst eine klinische Reaktion erfolgt, sodann aber eine antigenfreie Tumorvariante auftritt. Dem könnte durch sog. Multiepitopvakzine entgegengewirkt werden.
Eine weitere Vakzine könnte durch Hybridisierung zwischen dendritischen und Tumorzellen erzeugt werden. Hierbei müsste Tumormaterial in ausreichendem Maße zur Verfügung stehen. Dies soll in Zukunft auch beim Ovarialkarzinom untersucht werden.
Schließlich soll hingewiesen werden auf andere Vakzinationsmethoden. Hierbei können tumorassoziierte Moleküle direkt angewandt werden und eine entsprechende immunologische Reaktion induzieren. Insbe-

sondere die Kombination dieser Moleküle mit **immunstimulatorischen adjuvanten** Maßnahmen verbessert das Ansprechen.
Ein weiteres Modell untersucht die **Rekonstitution** veränderter Tumorsuppressoren. Hierbei wird ein **Expressionsvektor,** kombiniert z. B. mit dem Tumorsuppressor p53, im Peritonealraum bei fortgeschrittenen Ovarialkarzinomen getestet.
Das Zytokin TNF kann als effektive intraperitoneale Therapie des Aszites appliziert werden. Hierbei lässt sich in einer Vielzahl der Fälle eine stabile Remission der Aszitesproduktion erreichen. Nach Drainage des Aszites wird TNF in einer Dosierung von 0,14 mg/m^2 intraperitoneal in einwöchigen Abständen instilliert. Die Trägerlösung kann z. B. aus 5%igem Humanalbumin bestehen. Die Nebenwirkungen der Therapie bestehen in einer allgemeinen Krankheitsbefindlichkeit, Fieber und gelegentlichen Kopfschmerzen. Das Präparat ist für diese Anwendung zurzeit trotz der Wirksamkeit nicht verfügbar.

9 Strahlentherapie

Die Einsatzmöglichkeiten der Strahlentherapie sind in gegenwärtigen Therapiekonzepten des Ovarialkarzinoms äußerst gering. Die Problematik liegt im Strahlenfeld sowie in der Strahlendosis begründet. Um entsprechende intraabdominale Organe bei der Bestrahlung zu schützen, kann eine Herddosis von 25 Gray nicht überschritten werden. Dies wird unter den gegebenen Voraussetzungen eigentliche Tumorresiduen kaum wirksam beeinflussen. Somit kann ggf. eine Indikation zur lokoregionären Bestrahlung eines Resttumors in palliativer Absicht erwogen werden, wobei auch dieser Einsatz gegenüber den aktuellen Systemtherapiekonzepten keine Rolle spielt.

10 Therapiekonzepte bei Keimzelltumoren

Die Keimzelltumoren der Ovarien sollten im Fall ihrer Malignität nahezu immer einer adjuvanten Therapie unterzogen werden. Wirksame Therapieschemata sind hierbei die Kombination aus Bleomycin/Etoposid/Cisplatin oder auch die Kombination Cisplatin/Etoposid/Ifosfamid (s. Tab. 34-8) (Deutsche Krebsgesellschaft 2001).
Insbesondere das **Dysgerminom** begegnet dem Frauenarzt als der häufigste maligne Keimzelltumor. Das Dysgerminom sollte einem chirurgischen Eingriff unterzogen werden, eine **fertilitätserhaltende Maßnahme** ist anzustreben. Lediglich ein ausgedehnter Befund oder eine abgeschlossene Familienplanung können zu weitergehenden chirurgischen Maßnahmen veranlassen. Im Stadium IA G1 des Dysgerminoms kann eine adjuvante Maßnahme unterbleiben. Alle weiteren Stadien sprechen sowohl auf die **zytostatische** Behandlung als auch auf die **Radiatio** an. Da nach der in der Regel durchzuführenden konservativen Operation mit Fertilitätserhaltung die Radiatio ausscheidet, muss die adjuvante Chemotherapie erfolgen. Der wesentliche Faktor zur kurativen Behandlung besteht im konsequenten Einsatz vorzugsweise platinhaltiger Polychemotherapien. Dies gilt auch für weit progrediente Erkrankungen oder Rezidive. In aller Regel wird man sich bei den malignen Keimzelltumoren auf eine Tumorresektion beschränken, die Fertilität kann erhalten werden. Insbesondere wird bei ausgedehnter Tumorlast der Einsatz einer etoposidhaltigen Polychemotherapie angeraten.
Unter den Keimzelltumoren ist als Spezialität das **nicht-schwangerschaftsassoziierte Chorionkarzinom** zu nennen. Im Gegensatz zum gestationsbedingten Tumor ist die Chemosensitivität etwas geringer, auch hier sollte mit der Kombination Cisplatin/Etoposid/Bleomycin therapiert werden. Auch die beim Trophoblasttumor angegebene Kombination EMACO (s. Kap. 38) kann hier zum Einsatz kommen. Insbesondere beim Chorionkarzinom, auch vom primären, nicht gestationsbedingten Typ, finden sich gelegentlich ZNS-Metastasen, die einer gezielten Strahlentherapie bedürfen.
Von den **Stromazelltumoren** sollen hier im therapeutischen Zusammenhang die **Granulosazelltumoren** erwähnt werden. Hier ist aus klinischer Erfahrung der langjährige Verlauf mit Spätrezidiven zu nennen. Bereits angegeben ist die Unterteilung in einen günstigeren juvenilen Typ bis zum 20. Lebensjahr und in den sog. adulten Granulosazelltumor. Auch hier steht die radikale chirurgische Intervention im Vordergrund, dennoch sollte ab dem Stadium II eine Chemotherapie, wie bei den Keimzelltumoren angegeben, den Therapieerfolg effektivieren. Auch bei Rezidiven und Fernmetastasierungen können hier in der Hälfte der Fälle deutliche Remissionen erzielt werden. Beim Granulosazelltumor wird eine Salvage-Therapie bei Chemotherapieresistenz mit Tamoxifen oder GnRH-Analoga angegeben.
Auch bei den anderen Stromazelltumoren wird man chirurgisch vorgehen und bei ungünstigen tumorbiologischen Kriterien eine adjuvante Chemotherapie anschließen. Die Chemotherapieschemata entsprechen denen beim malignen Keimzelltumor.

11 Nachsorge des Ovarialkarzinoms

In Anbetracht der fortgeschrittenen Tumorerkrankung und der heftigen proliferativen Aktivität muss eine intensive Nachsorge unmittelbar nach der Primärbehandlung erfolgen. Hier wird alle 3 Monate, d. h. 4-mal jährlich, die Nachsorgeuntersuchung durchgeführt. Diese beinhaltet eine entsprechende tumorbezogene und allgemeine Anamnese. Ergänzt wird das ausführliche Gespräch durch eine gynäkologische Untersuchung sowie durch die Sonografie. Insbesondere bei prätherapeutisch erhöhten Tumormarkern kann eine entsprechende **serologische Überwachung** erfolgen.

Erst wenn sich suspekte gynäkologische oder allgemeine Untersuchungsbefunde oder sonografische Anhaltspunkte bieten, kann der Rezidivverdacht durch weitere Untersuchungen eingegrenzt werden. Insbesondere ist aber darauf hinzuweisen, dass der negative Tumormarker nicht eine Tumorfreiheit impliziert. Dies gilt auch für weitere apparative Befunde wie z. B. computertomografische oder kernspintomografische Untersuchungen. Insbesondere bei einer **disseminierten peritonealen Karzinose** kann der CT-Befund negativ oder unspezifisch sein.

In den allermeisten Fällen wird auf Grund der verspäteten Erstdiagnose nach intensivierter kombinierter Primärbehandlung aus Chirurgie und Chemotherapie die folgende Zeit der Nachsorge auch über Standardempfehlungen hinaus eher engmaschig geführt werden müssen. Hierbei sind auch individuelle Risikokonstellationen mit einzubeziehen.

Psychosomatische Aspekte und Psychoonkologie

Auch für die Diagnose „Ovarialkarzinom" gelten die in Kapitel 33 beschriebenen psychoonkologischen Grundsätze und Regeln der verbalen Intervention. Noch häufiger als beim Mammakarzinom wird man aber wegen des häufig schneller progredienten Verlaufs akute Reaktionen bei den Patientinnen zu begleiten haben. Auch die frühzeitige Konfrontation mit prognostischen Aspekten und die Auseinandersetzung mit der begrenzten Lebenszeit ist bei dieser malignen Erkrankung häufiger zu leisten.

Literatur

Aunoble B., R. Sanches, E. Didier, Y. J. Bignon: Major oncogenes and tumor suppressor genes involved in epithelial ovarian cancer. Int. J. Oncol. 16 (2000) 567–576.

Bookman M. A., K. M. Darcy et al.: Evaluation of monoclonal humanized anti-HER2 antibody, trastuzumab, in patients with recurrent or refractory ovarian or primary peritoneal carcinoma with overexpression of HER2: a phase II trial of the Gynecologic Oncology Group. J. Clin. Oncol. 21 (2003) 283–290.

Bristow R. E., R. S. Tomacruz et al.: Survival effect of maximal cytoreductive surgery for advanced ovarian carcinoma during the platinum era: a meta-analysis. J. Clin. Oncol. 20 (2002) 1248–1259.

Burger C. W., H. M. Prinssen et al.: The management of borderline epithelial tumors of the ovary. Int. J. Gynecol. Cancer 10 (2000) 181–197.

Canis M., B. Rabischong et al.: Risk of spread of ovarian cancer after laparoscopic surgery. Curr. Opin. Obstet. Gynecol. 13 (2001) 9–14.

Copeland L. J., M. Bookman, E. Trimble: Clinical trials of newer regimes for treating ovarian cancer: the rationale for Gynecologic Oncology Group protocol GOG 182-ICON5. Gynecol. Oncol. 90 (2003) S1–S7.

Covens A., M. Carey et al.: Systematic review of first-line chemotherapy for newly diagnosed postoperative patients with stage II, III or IV epithelial ovarian cancer. Gynecol. Oncol. 85 (2002) 71–80.

De Priest P. D., C. P. De Simone: Ultrasound screening for early detection of ovarian cancer. J. Clin. Oncol. 21 (2003) 194–199.

Deutsche Krebsgesellschaft, Deutsche Gesellschaft für Pädiatrische Onkologie und Hämatologie: Keimzelltumoren des Kindesalters, S. 49–52. Forum Deutsche Krebsgesellschaft 2001.

Die Re F., G. Baiocchi: Value of lymph node assessment in ovarian cancer: status of the art at the end of the second millenium. Int. J. Gynecol. Cancer 10 (2000) 435–442.

Du Bois A., H. J. Lück et al.: A randomized clinical trial of cisplatin/paclitaxel versus carboplatin/paclitaxel as first-line treatment of ovarian cancer. J. Natl. Cancer Inst. 95 (2003) 1320–1330.

Gingulstad S., F. E. Skjeldestad, T. B. Halvorsen, B. Hagen: Survival and prognostic factors in patients with ovarian cancer. Obstet. Gynecol. 101 (2003) 885–891.

Gordon A. N., J. T. Fleagle et al.: Recurrent epithelial ovarian carcinomas: a randomised phase III study of pegylated liposomal doxorubicin versus topotecan. J. Clin. Oncol. 19 (2001) 3312–3322.

Griffiths C. T., L. M. Parker, S. Lee, N. J. Finkler: The effect of residual mass size on response to chemotherapy after surgical cytoreduction for advanced ovarian cancer: long-term results. Int. J. Gynecol. Cancer 12 (2002) 323–331.

Guerriero S., J. L. Alcazar et al.: Complex pelvic mass as a target of evaluation of vessel distribution by color Doppler sonography for the diagnosis of adnexal malignancies: results of a multicenter European study. J. Ultrasound Med. 21 (2002) 1105–1111.

Huber S., L. Baumann, H. Czembirek: Value of ultrasound and magnetic resonance imaging in the preoperative evaluation of suspected ovarian mass. Anticancer Res. 22 (2002) 2501–2507.

ICON-Collaborators: Paclitaxel plus carboplatin versus standard chemotherapy with either single-agent carboplatin or cyclophosphamide, doxorubicin, cisplatin in women with ovarian cancer: the ICON3 randomized trial. Lancet 360 (2002) 505–515.

Jawny J.: Praxis der operativen Gynäkologie. Springer, Heidelberg–Berlin 2000.

Kuhn W., S. Rutke et al.: Neoadjuvant chemotherapy followed by tumor debulking prolongs survival for patients with poor prognosis in international federation of gynecology and obstetrics stage IIIc ovarian carcinoma. Cancer 92 (2001) 2585–2591.

Kurman R. J. (Hrsg.): Blaustein's Pathology of the Female Genital Tract. 4. Aufl. Springer, Heidelberg–New York–Berlin 1994.

Kuschel B., M. Kiechle: Stellenwert der prädiktiven genetischen Diagnostik bei Tumorerkrankungen. Klinische Relevanz und ethische Problemfälle. Der Onkologe 9 (2003) 146–152.

Mayr D., J. Diebold: Grading of ovarian carcinomas. Int. J. Gynecol. Pathol. 19 (2000) 348–352.

Mc Guire W. P.: Current status of Taxane and platinum-based chemotherapy in ovarian cancer. J. Clin. Oncol. 21 (2003) 133–135.

Ozols R. F., P. E. Schwartz, P. J. Eifel: Germ cell tumors of the ovary. In: De Vita V. T., S. Heliman, S.A. Rosenberg (eds.), Cancer – Principles and Practice of Oncology, 6th ed. Lippincott Williams (2001).

Parazini F., F. Raspagliesi, P. Guarnerio, G. Bolis: Role of secondary surgery in relapsed ovarian cancer. Critical Reviews in Oncology/Hematology 37 (2001) 121–125.

Pfisterer J. et al.: Second-line Therapie des Ovarialkarzinoms. Med. Welt 52 (2001) 133.

Rebbeck T. R., H. T. Lynch, S. L. Neuhausen et al.: Prophylactic oophorectomy in carriers of BRCA1 or BRCA2 mutations. N. Engl. J. Med. 346 (2002) 1616–1622.

Schilder J. M., A. M. Thompson et al.: Outcome of reproductive age women with stage IA or IC invasive epithelial ovarian cancer treated with fertility-sparing therapy. Gynecol. Oncol. 87 (2002) 1–7.

Schmutzler R. K., M. W. Beckmann, M. Kiechle: Prävention: Familiäres Mamma- und Ovarialkarzinom, Deutsches Ärzteblatt 99 (2002) A-1372.

Spriggs D.: New Drugs for Ovarian Cancer: The Next Generation. In: American Society of Clinical Oncology, Educational Book, pp. 385–389. Alexandria 2003.

Tay E.-H., P. T. Grant, V. Gebski, N. F. Hacker: Secondary cytoreductive surgery for recurrent epithelial ovarian cancer. Obstet. Gynecol. 99 (2002) 1008–1013.

The ICON and AGO Collaborators: Paclitaxel plus platinum-based chemotherapy versus conventional platinum-based chemotherapy in women with relapsed ovarian cancer: the ICON4/AGO-OVAR 2.2 trial. Lancet 361(2003) 2099–2106.

Trimbos J. B., B. W. J. Hellebrekens et al.: The long learning curve of gynaecological cancer surgery: an argument for centralisation. Br. J. Obstet. Gynaecol. 107 (2000) 19–23.

Trimbos J. B.: Staging of early ovarian cancer and the impact of lymph node sampling. Int. J. Gynecol. Cancer 10 (Suppl. 1) (2000) 8–11.

Trope C.G., G. Kristensen, A. Makar: Surgery for borderline tumor of the ovary. Semin. Surg. Oncol. 19 (2000) 69–75.

Van der Burg M., M. van Lent, M. Buyse et al.: The effect of debulking surgery after induction chemotherapy on the prognosis in advanced epithelial ovarian cancer. N. Engl. J. Med. 332 (1995) 629–634.

Wagner U., S. Kohler, S. Reimartz et al.: Immunological consolidation of ovarian carcinoma recurrens with monoclonal anti-idiotype antibody ACA 125. Clin. Cancer Res. 7 (2001) 1154–1162.

Winter-Roach B., L. Hooper, H. Kitchener: Systematic review of adjuvant therapy for early stage (epithelial) ovarian cancer. Int. J. Gynecol. Cancer 13 (2003) 395–404.

Wittekind C., H. J. Meyer, F. Bootz (Hrsg.): UICC, TNM-Klassifikationen maligner Tumoren. 6. Aufl. Springer, Berlin–Heidelberg 2002.

35 Uterus

Uterus myomatosus

1 Einführung

Das Myom gehört zu den häufigsten gutartigen Geschwülsten bei der Frau im reproduktiven Lebensabschnitt und ist für ein weites Spektrum an Symptomen wie Schmerzen, Blutungsstörungen und Infertilität verantwortlich. Da die Entwicklung von Myomen an die Ovarfunktion gekoppelt ist, finden sich Myome erst nach der Menarche, im Allgemeinen frühestens nach dem 20. Lebensjahr, mit einem Häufigkeitsgipfel zwischen dem 35. und 54. Lebensjahr (80–90% der Myome). Bei etwa 20–30% der Frauen über 30 Jahre ist mit einem Uterus myomatosus zu rechnen. Nach der Menopause diagnostizierte Myome sind daher nicht neu entstanden, sondern waren bis dahin nur nicht bekannt. Im Gegenteil neigen die Myome in der Postmenopause zur Involution.

Nach verschiedenen Untersuchern findet man bei einem Viertel bis der Hälfte eines normalen Vorsorgekollektivs Veränderungen der Uterusgröße, die je nach Untersucher bereits als **Uterus myomatosus** bezeichnet werden. Da allerdings dies in der Regel in den meisten Fällen nur klinische, allenfalls noch sonografische Befunde sind und eine entsprechende Symptomatik fehlt, sind präzise Angaben über die Häufigkeit kaum möglich. Die Inzidenz ist besonders in einem prämenopausalen Kollektiv erhöht.

In der Vergangenheit hat der Uterus myomatosus zu einer Vielzahl gynäkologischer Operationen geführt, deren kritische Indikationsstellung und Relevanz heute in Frage zu stellen ist. Es liegen Untersuchungen vor, nach denen nahezu drei Viertel aller **Uterusexstirpationen** bei Frauen bis zum Eintritt des Klimakteriums unter der Indikationsstellung des Uterus myomatosus durchgeführt wurden. Schließlich wurde dann darüber hinaus neben der OP-Indikation auch in den allermeisten Fällen ein Zugang auf abdominalem Wege, also per laparotomiam, gewählt. Auf Grund dieser hohen Rate an zweifelhaft indizierten Eingriffen stellt die **Hysterektomie** beim Uterus myomatosus einen unter Umständen erheblichen Morbiditätsfaktor und letzten Endes einen gewichtigen medizin-ökonomischen Faktor dar.

Beim Uterus myomatosus handelt es sich um eine meist umschrieben knotige, seltener aber auch diffuse **Vermehrung der glatten Muskulatur,** wobei die Knoten in unterschiedlichem Maß auch Bindegewebe enthalten. Daher ist neben dem Begriff **Leiomyom** bei ausgeprägten Bindegewebsanteilen auch die Bezeichnung **Fibroleiomyom** oder **Myofibrom** gebräuchlich. Die Myomknoten sind im Inneren wirbelartig aufgebaut. Die äußeren Muskelzüge des Myoms und des umgebenden Myometriums sind konzentrisch angeordnet, so dass beim intramuralen Myom durch Druckatrophie eine Pseudokapsel entsteht, die sich beim Aufschneiden retrahiert. Sekundäre Degenerationsvorgänge wie Fibrosierung, Nekrose, Einblutung, Verkalkung, zystische Hohlräume durch Lymphangiektasien oder kavernöse Blutgefäße sind in einem Drittel der Myome zu beobachten und treten bei einer unzureichenden Gefäßversorgung auf.

Größe, Lokalisation und Anzahl der meist runden Myomknoten sind sehr unterschiedlich. Die Größe reicht von nur mikroskopisch nachweisbaren Herden bis zu einem Gewicht von mehreren Kilogramm. Wird ein isolierter größerer Myomknoten diagnostiziert, handelt es sich häufig nicht um ein wirklich solitäres Myom, so dass stets mit weiteren (kleineren) Myomherden in der Gebärmutter gerechnet werden muss. Hinsichtlich der Lokalisation unterscheidet man zervikale (ca. 8%) und korporale (ca. 92%) Myome sowie entsprechend der Wachstumsrichtung submuköse (ca. 2,5%), intramurale (ca. 55%), subseröse (ca. 40%) und intraligamentäre (selten) Knoten (Abb. 35-1). Submuköse Myome können einen langen Stiel entwickeln und aus der Zervix in statu nascendi herausragen.

Aus aktuellen Daten kann geschlossen werden, dass in deutlich weniger als 1% der Fälle bei Hysterektomien und der Indikation Uterus myomatosus ein Leiomyosarkom gefunden wird. Zur mitunter schwierigen Differenzierung zum Leiomyosarkom müssen im histopathologischen Präparat v. a. die mitotische Aktivität und die nukleäre Atypie herangezogen werden.

Die **Ätiologie** des Uterus myomatosus ist nach wie vor nicht geklärt. An der sicherlich multifaktoriellen Pathogenese sind die Vererbung und eine hormonale Dysregulation (relativer Hyperöstrogenismus) beteiligt.

Ein wesentlicher pathogenetischer Faktor des Uterus myomatosus liegt in der genetischen Komponente. Hierbei zeigen sich deutliche rassische Inzidenzverteilungen, da z. B. in den Vereinigten Staaten das Myom bei farbigen Frauen deutlich häufiger und auch mit einem aggressiveren Wachstum auftritt.

Das bevorzugte Myomwachstum nach der Menarche und vor der Menopause zeigt die Bedeutung des **Östrogeneinflusses** für das Wachstum. Offensichtlich wirkt eine verstärkte Stimulation über den Östrogenrezeptor, da dieser im myomatösen Gewebe erhöht erscheint.

2 Klinik

2.1 Symptome

Für die kritische Indikationsstellung zu chirurgischen oder konservativen Behandlungsmaßnahmen ist in ers-

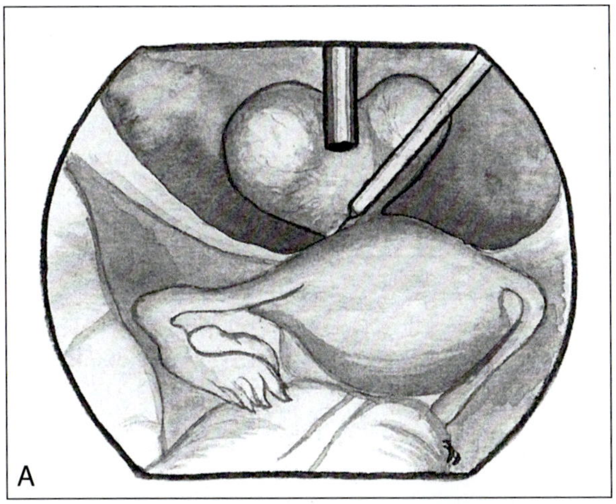

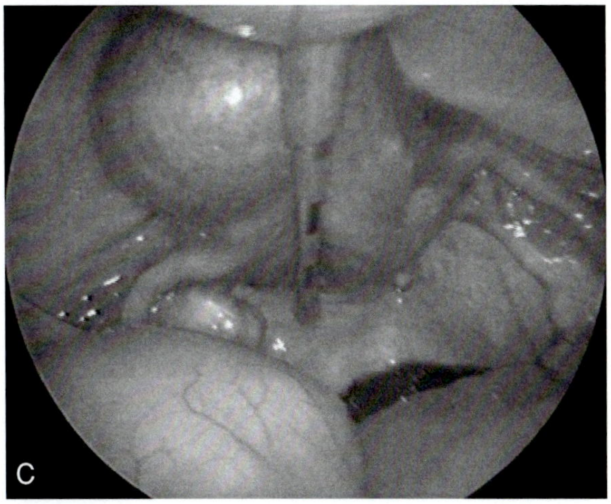

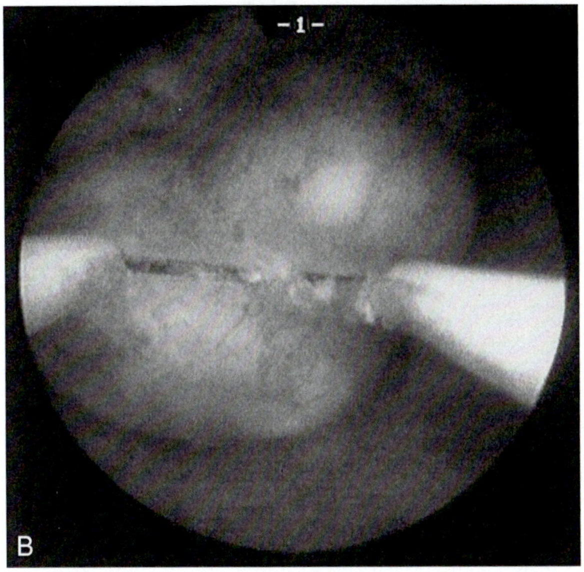

Abb. 35-1 Uterus myomatosus
(Aufnahme: Dr. med. A. Jamitzky, Gemeinschaftspraxis Jamitzky und Jawny, Augsburg).
A. Laparoskopisches Bild (schematisch) subseröser Myome (mit freundlicher Genehmigung des Springer-Verlages entnommen aus: Jawny, J.: Praxis der operativen Gynäkologie. Springer, Berlin–Heidelberg–New York 2000).
B. Hysteroskopisches Bild eines submukösen Myoms.
C. Laparoskopisches Bild eines intramuralsubserösen Leiomyoms.

ter Linie eine symptomatische Myomerkrankung zu diagnostizieren. Bei den meisten der therapierten Fälle handelt es sich wie oben angegeben um Befunde im Rahmen der Vorsorge, die weder Beschwerden machen noch eine Gefährdung der Patientin darstellen. Die Symptome hängen von Lokalisation, Größe und sekundären Veränderungen der Myome ab. Beschwerden, die durch einen Uterus myomatosus ausgelöst werden können, betreffen an erster Stelle mit 40–50% **Blutungsstörungen,** die sich als Hypermenorrhö und Menorrhagien manifestieren können (Tab. 35-1). Sie sind typisch für submuköse (bei ca. 95%) und intramurale (bei ca. 60%) Myome, während subseröse Myome in der Regel nicht mit Blutungsanomalien verbunden sind. Die Blutungsstörungen ergeben sich einerseits **mechanisch** aus der vergrößerten Endometriumfläche und der behinderten Kontraktionsfähigkeit des myomatös veränderten Uterus. Zwischenblutungen können bei submukösen Myomen durch Irritationen des darüber liegenden Endometriums auftreten. Bei gestielten intrakavitären Myomen können Nekrosen zu Blutungen und auch zu einem übel riechenden Fluor führen. Andererseits kommen bei Myomträgerinnen häufig **funktionelle** Blutungsursachen durch hormonelle Regulationsstörungen mit entsprechenden Auswirkungen auf das Endometrium hinzu: Corpus-

Tab. 35-1 Definitionen von Blutungsstörungen.

– Hypermenorrhö	verstärkte Regelblutung mit Abgang von Koagelen, Blutverlust > 60–80 ml
– Menorrhagie	verstärkte und verlängerte Regelblutung > 7 Tage
– Metrorrhagie	azyklische (außerhalb der Menstruation auftretende) uterine Blutung (Zwischenblutung)

luteum-Insuffizienz oder Anovulation führen zu unzureichender sekretorischer Umwandlung bei Progesteronmangel. Diese sind bei den betroffenen Altersklassen häufig und ja auch für das Myomwachstum mitverantwortlich. Durch diese gleichzeitig bestehenden altersbedingten ovariellen Funktionsstörungen findet man bei Frauen mit Uterus myomatosus damit auch Polymenorrhöen und histologisch eine glandulär-zystische Hyperplasie des Endometriums.

Über **Schmerzen** wird in etwa 30% geklagt. Eine Dysmenorrhö kann bei submukösen Myomen beobachtet werden. Unterbauchschmerzen können bei der bimanuellen Untersuchung oder beim Geschlechtsverkehr ausgelöst werden. Darüber hinaus werden ein Fremdkörpergefühl und gelegentlich wehenartige Schmerzen (submuköses Myom in statu nascendi) oder akute Bauchschmerzen (Stieldrehung bei subserösem Myom, Myomerweichung, Einklemmung im Douglas-Raum) angegeben.

Druck- bzw. Verdrängungserscheinungen können sich bei großen immobilen Myomen als Harndrang (Pollakisurie) durch Druck auf die Blase oder als Restharn (rezidivierende Zystitis) (s. Kap. 32) durch Einengung des Blasenausgangs manifestieren. Bei einem intraligamentären Myomwachstum mit Verdrängung des Ureters kann eine Harnstauungsniere die Folge sein. Bei Druck auf das Rektum entstehen Defäkationsprobleme (Obstipation), bei Ausdehnung in Richtung Kreuzbeinhöhle Kreuzschmerzen. Letztendlich resultiert ein extremes Myomwachstum in einer Zunahme des Leibesumfangs sowie gelegentlich in extremen Fällen durch eine ureterale Kompression mit konsekutiver Hydronephrose.

Dagegen können selbst große subserös-gestielte, frei bewegliche Myome oder ein in den freien Bauchraum entwickelter großer Uterus völlig asymptomatisch sein. Etwa 30% der Myomträgerinnen sind beschwerdefrei.

2.2 Komplikationen

Die Komplikationen des Myoms betreffen die **Blutungsanämie** und die daraus ableitbaren Symptome wie Schwäche und Müdigkeit, wobei auf Grund des chronischen Verlaufs auch ausgeprägte Hämoglobinerniedrigungen vom Kreislauf mitunter kompensiert werden können. Bei chronischen Blutungsstörungen durch die Myomatose finden sich in der Regel mit den Menometrorrhagien einhergehend ein chronischer Eisenmangel und eine Anämie. Die Ferritinwerte liegen hierbei unter 12 ng/l.

Die **Stieldrehung** bei dem submukösen Myom führt zu einer hämorrhagischen Infarzierung des Myoms und damit zu einem akuten Abdomen. Auch die **Harnverhaltung** bei Kompression der Urethra geht mit starken Schmerzen einher. **Fieber** kann durch eine Harnweginfektion (Harnstauung), aber auch durch Vereiterung eines nekrotischen, aus der Zervix ragenden Myoms (Aszension wird durch Blutung begünstigt) auftreten. Myome mit submukösem oder intramuralem Sitz können eine Ursache für **Spätaborte** oder **Frühgeburten** darstellen, wenn sie den Raumbedarf der wachsenden Fruchthöhle behindern. Bei tiefem Sitz können sie für Lageanomalien (Beckenend-/Querlage) verantwortlich sein oder ein Geburtshindernis darstellen. Bei einem **schnellen Wachstum** eines Uterus myomatosus muss in der reproduktiven Phase vor allem an eine Schwangerschaft, in der Postmenopause an ein Sarkom gedacht werden.

3 Diagnostik und Differenzialdiagnosen

Der erste Hinweis auf eine Vergrößerung des Uterus wird durch die **Anamnese** (Blutungsstörung) zusammen mit der **bimanuellen Palpation** gewonnen. Bei der Palpationsuntersuchung in bimanueller Technik findet sich in der Regel eine **Uterusvergrößerung** bzw. eine **intrapelvine Raumforderung**, die mit dem Uterus in Verbindung steht. Der Uterus selbst tastet sich derb, die Uteruswände können durch die Myomknoten verändert sein. Der typische Tastbefund des Uterus myomatosus besteht in einer mittelständigen, mobilen, gut abgrenzbaren, häufig mehrknotigen Raumforderung von variabler Ausprägung. Entsprechend den sekundären Veränderungen (s. o.) kann die Konsistenz des Myoms weich oder (häufiger) derb sein. Bei intramuralen und breitbasigen subserösen Myomen gelingt eine palpatorische Abgrenzung vom übrigen Uterus nicht. Die Differenzierung von einem am Uterus fixierten Adnexprozess ist v. a. bei einem einseitig entwickelten solitären Knoten unsicher. Handelt es sich um ein gestieltes subseröses Myom, sind der Uterus und das mobile Myom in der Regel gegeneinander verschieblich, so dass hier die eindeutige Unterscheidung von einem Ovarialtumor palpatorisch meist unmöglich ist. Submuköse Myome entziehen sich der Tastuntersuchung, können jedoch anlässlich einer Kürettage durch das unebene Kavum auffallen.

Die weitere Differenzierung des Befunds bedarf der **Vaginalsonografie**. Mit diesem Verfahren lassen sich die Uterusvergrößerungen nachweisen, gelegentlich sind Myomknoten im Bereich des Fundus uteri so weit von der Vaginalsonde entfernt, dass sie sich einer deutlichen Darstellbarkeit etwas entziehen. Weitere Probleme der Visualisierung der Myome finden sich durch eine ligamentäre Entwicklung oder durch eine Entwicklung im Douglas-Raum. Bei Prozessen im kleinen

Becken wird die Sonografie **transvaginal** durchgeführt, bei großen, das Becken kranial überschreitenden Raumforderungen ist eine **abdominale** Ultraschalluntersuchung notwendig. Die Sonografie gestattet die Darstellung der Myome und deren Zuordnung zum Uterus, wobei bei gestielten Myomen die Verbindung dargestellt werden und so eine Abgrenzung von Ovarialtumoren meist erfolgen kann. Hilfreich sind hierbei eine „myomtypische" Binnenstruktur und die separate Darstellung des Ovars. Die Sonografie ermöglicht die Bestimmung der Lokalisation sowie die exakte Vermessung der Knoten. Das Ausmessen von drei senkrecht zueinander stehenden Durchmessern ist für eine Verlaufskontrolle des Wachstumsverhaltens von Myomen hilfreich. Bei isthmusnahen, peripher entwickelten Korpusmyomen ist eine sichere Unterscheidung zwischen subserösen und intraligamentären Myomen sonografisch nicht möglich.

Die Maße des normalen Uterus sind abhängig von der Parität und vom Menopausenstatus (Abb. 35-2 und 35-3). In der Praxis haben sich in der Prämenopause die Maße 80 × 40 × 50 mm (für den longitudinalen, anterior-posterioren und queren Uterusdurchmesser) als Normwerte bewährt.

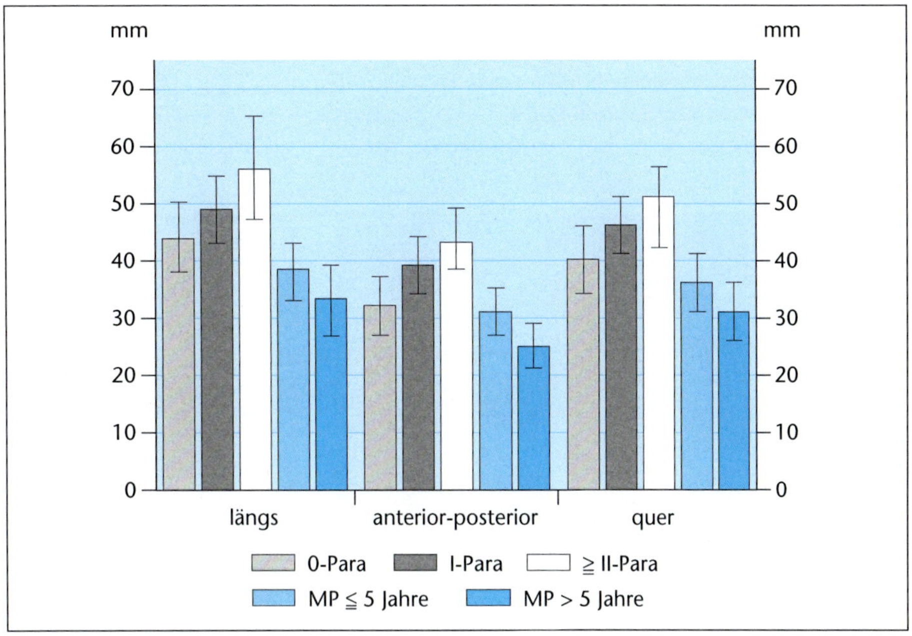

Abb. 35-2 Vaginalsonografische Durchmesser des Corpus uteri in der reproduktiven Phase unter Berücksichtigung der Parität und in der Postmenopause: Mittelwert ± 1s, n = 263 (nach Merz et al., 1996). MP, Dauer seit Menopause.

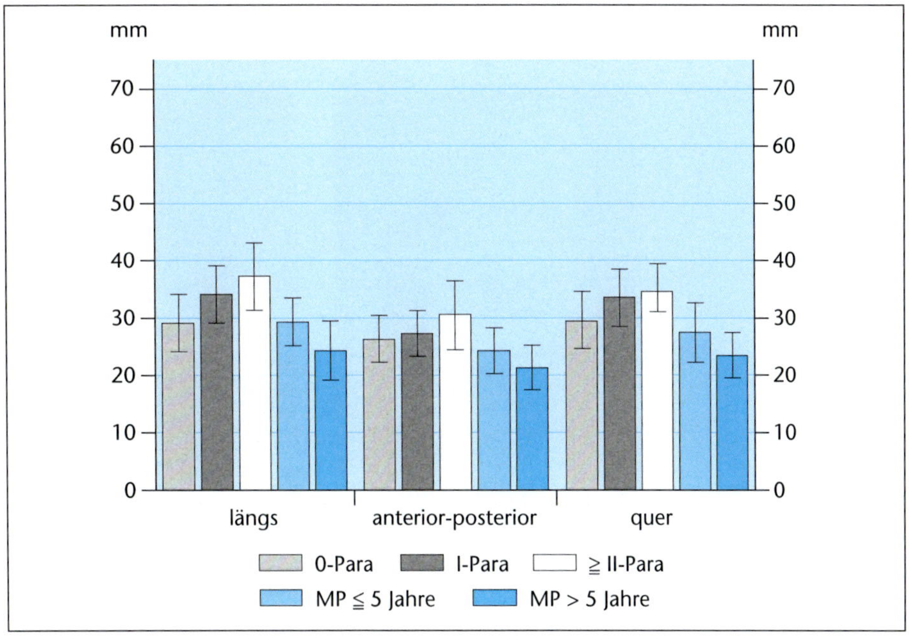

Abb. 35-3 Vaginalsonografische Durchmesser der Cervix uteri in der reproduktiven Phase unter Berücksichtigung der Parität und in der Postmenopause: Mittelwert ± 1s, n = 263 (nach Merz et al., 1996). MP, Dauer seit Menopause.

Das charakteristische Ultraschallbild des Myoms ist die **echoarme, runde Raumforderung,** die bei größeren Tumoren im inneren Bereich wirbelig erscheint und zudem häufig dahinter durch Schallabsorption Schallauslöschphänomene hervorruft (Abb. 35-4 und 35-5). Das Myom kann aber auch durch regressive Veränderungen echoreich erscheinen oder bei erweiterten Gefäßräumen oder Nekrosen zentral echoleere Bezirke aufweisen (Abb. 35-6). Verkalkungen führen zu echoreichen Schallreflexionen und dahinter liegenden Schallschatten (Abb. 35-7).

Die sonomorphologische Differenzierung zu bösartigen Prozessen im Sinne einer **Sarkomatose** kann Schwierigkeiten bereiten. Größere intraabdominelle Raumforderungen können bei voller Blase im Rahmen der abdominalen Ultraschalluntersuchung aufgedeckt werden, die gleichzeitig über eine Nierensonografie einen relevanten Harnstau nachweisen kann. Im Rahmen der vaginalsonografischen Untersuchung soll auch bei der Beschreibung des Uterus myomatosus die Reflexbeurteilung des Endometriums angegeben werden (Tab. 35-2).

Weitere Entwicklungen in der Ultraschalldiagnostik beziehen sich auf die Möglichkeit des Einsatzes der **Farbdoppleruntersuchung.** Hierbei lassen sich in der Myomkapsel oder dem Myomstiel die entsprechenden gefäßversorgenden Strukturen nachweisen, innerhalb der myomatösen Raumforderungen finden sich **meist wenige Gefäße.** Weiterhin kann ein sonografisches Kontrastmittel angewendet werden, um entsprechende intrakavitäre Veränderungen deutlicher darzustellen.

Mit einer dünnen Endoluminalsonde kann auch eine entsprechende endoluminale Ultraschalluntersuchung im Corpus uteri durchgeführt werden. Hierbei können v. a. submuköse Myome, endometriale Zysten und Verwachsungen deutlicher dargestellt werden.

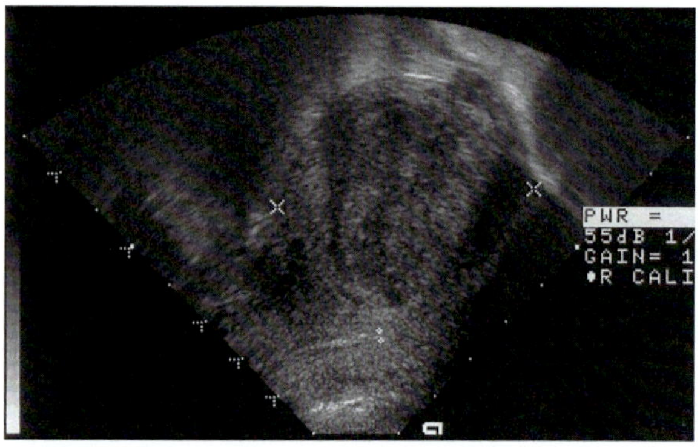

Abb. 35-4 Teils subseröses, teils intramurales Hinterwandmyom (X, Durchmesser 5 cm). Schmales Endometrium (Durchmesser 2 mm) (Vaginalsonografie).

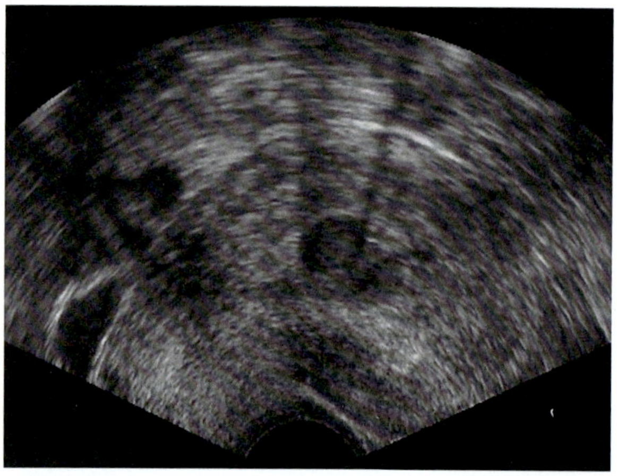

Abb. 35-5 Submuköses Myom: echoarm mit Schallschatten (Vaginalsonografie).

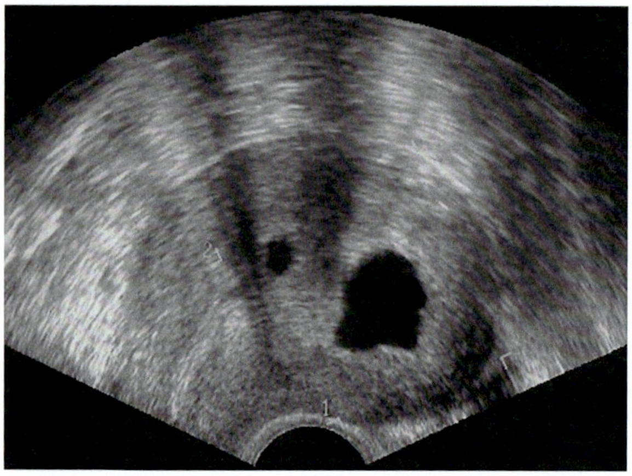

Abb. 35-6 Fundusmyom (>, Durchmesser 4,5 cm) mit zentral echoleeren Arealen auf Grund regressiver Veränderungen.

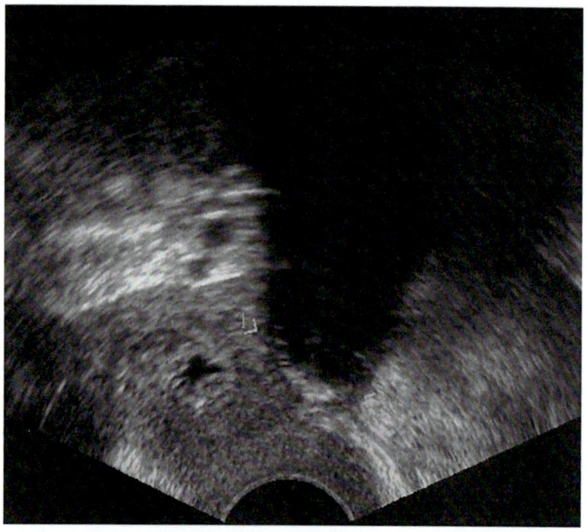

Abb. 35-7 Subseröses verkalktes Myom (>, Durchmesser 2cm).

Tab. 35-2 Sonografische Differenzialdiagnosen des Myoms.

Lokalisation	Differenzialdiagnosen	Ultraschallkriterien
– subserös/intraligamentär	Uterus bicornis	zweites Endometriumecho
	Adnextumor	Abgrenzung vom Uterus, evtl. typische Echostruktur, kein normales Ovar darstellbar
	Darmtumor/Divertikulitis	Abgrenzung vom Uterus
	retroperitonealer Tumor	Abgrenzung vom Uterus
– intramural	Adenomyosis (Endometriose)	echoleeres Zentrum, evtl. zyklisch wechselnde Binnenstruktur
– submukös	Endometriumpolyp	echoreiche Struktur, längliche Form
	Endometriumkarzinom	echoreiche, inhomogene Struktur, unscharfe Abgrenzung
– zervikal	Kollumkarzinom	echoreiche/echoarme, inhomogene Struktur, unscharfe Begrenzung, Echolinie des Zervikalkanals unterbrochen oder nicht darstellbar

In aller Regel gewinnt man durch die bimanuelle gynäkologische Untersuchung und die Ultraschalluntersuchung einen ausreichenden Eindruck über die Formation des Uterus myomatosus. Demnach kann man den Myomsitz innerhalb des Uterus beschreiben und je nach der Anordnung der Myome zwischen submukösen, intramuralen und subserösen Formen unterscheiden. Beim intraligamentären Myom findet sich die Entwicklung subperitoneal in den parametranen Raum hinein. Des Weiteren treten noch gestielte subseröse Myome auf.

Differenzialdiagnostisch sind v. a. andere Blutungsstörungen auszuschließen. Darüber hinaus sind andere Ursachen einer Raumforderung im kleinen Becken anzunehmen, die von allen Arten von Ovarialtumoren über entzündliche Raumforderungen reichen.

Bei knotigen Raumforderungen im Unterbauch ist neben dem Myom auch an folgende **Differenzialdiagnosen** zu denken:

- Uterusdoppelbildungen,
- Sarkom (selten),
- Adenomyosis uteri (Endometriosis genitalis interna; in 40% mit einer reaktiven Hypertrophie der Uteruswand vergesellschaftet),
- Endometriosis genitalis externa,
- Adnextumoren (Neoplasie, entzündlich),
- Darmtumoren (Divertikulitis, perityphlitischer Abszess, Karzinom),
- retroperitoneale Tumoren (Neurinom, Lipom etc.),
- Beckenniere.

Über die Myomdiagnose hinaus gestattet die Ultraschalluntersuchung die Abklärung von **Harnabflussstörungen** durch Nachweis einer Nierenbeckenerweiterung. Bei einer Pyelektasie sollte zur genauen Darstellung und Lokalisation des verlagerten und komprimierten Ureters ein **intravenöses Urogramm** veranlasst werden.

Lässt sich klinisch und sonografisch ein Uterus myomatosus nicht sicher von einem Adnextumor abgrenzen, steht als invasive Methode die **Laparoskopie** zur Abklärung zur Verfügung. Bei unklaren intrakavitären Veränderungen kann die **Hysteroskopie** eine Klärung herbeiführen. Beide Verfahren gestatten es zudem, die Entfernung der Myome direkt anzuschließen, wenn dies gewünscht und indiziert und von der Topografie her möglich ist.

Weitere diagnostische Maßnahmen beim Uterus myomatosus, v. a. aufwendige apparative Untersuchungsmethoden wie CT oder MRT, sind nicht angezeigt.

4 Therapie

Die Therapieindikation ergibt sich in der Regel aus der Symptomatik der Veränderung. Allein eine Therapieindikation durch Ableitung aus der uterinen Größe erscheint nicht begründet. Für derartige Therapieempfehlungen fehlt eine gesicherte wissenschaftliche Basis. Selbst die oft angeführte schnelle Wachstumstendenz eines Uterus myomatosus alleine konnte unter der Verdachtsdiagnose einer sarkomatösen Entartung am Operationspräparat nicht bestätigt werden. Es konnte kein Zusammenhang zwischen der schnellen Wachstumsge-

schwindigkeit und der Häufigkeit des Nachweises eines Leiomyosarkoms gefunden werden.
Somit ergeben v. a. die Beschwerden auf Grund der Blutungsstörungen Indikationen zur therapeutischen Intervention. Prätherapeutisch ist bei Blutungsstörungen im Rahmen der organischen Ursachenabklärung auch der Ausschluss suspekter endometrialer Proliferationen notwendig, so dass im Rahmen der präoperativen Diagnostik eine **Hysteroskopie** und **Abrasio** angezeigt ist. Darüber hinaus sind geklagte Kompressionsbeschwerden oder abdominale Sensationen ab einem gewissen Größenwachstum der häufigste Grund für eine therapeutische Intervention.

4.1 Chirurgische Therapie

Wie bekannt, wurden in der nicht allzu fernen Vergangenheit eine Vielzahl von **Hysterektomien** bei Patientinnen mit der Diagnose eines Uterus myomatosus vorgenommen. Hierbei war eine nach aktuellen Vorstellungen eindeutige Indikation oftmals nicht gegeben, so dass diese Ansichten heute revidiert werden müssen. Nach den Richtlinien der ACOG (American College of Obstetrics and Gynecology) wird die Behandlung des Uterus myomatosus bei Frauen mit abgeschlossener Familienplanung in Form der Uterusexstirpation durchgeführt. Insbesondere eine klare Indikation bei ausgeprägtem Befund mit zahlreichen Myomknoten sollte bei diesem Kollektiv nicht zu der Vorstellung verleiten, ausgedehnte Myomektomien vornehmen zu wollen. Nur für den Fall, dass die Patientin die Hysterektomie ablehnt, kann bei gegebener Indikation dann eventuell auf eine Myomenukleation zurückgegriffen werden.
Die **Myomenukleation** kommt als Verfahren bei Patientinnen mit bestehendem Kinderwunsch zur Anwendung, bei denen eine gewisse Kausalität mit rezidivierenden Aborten oder einer Sterilitätsproblematik wahrscheinlich gemacht werden kann.
Die Gebärmutter kann auf vaginalem oder abdominalem Operationsweg entfernt werden. Die Vorteile der **vaginalen Hysterektomie** gegenüber der **abdominalen Hysterektomie** liegen in der Vermeidung der Bauchdeckenwunde und der damit zusammenhängenden schnelleren Rekonvaleszenz der Patientin. Allerdings bestehen für den vaginalen Zugang Grenzen, die zu einem gewichtigen Teil, aber nicht ausschließlich von der Erfahrung des Operateurs mit der vaginalen Operationstechnik abhängen. Die Literaturangaben über den Anteil an vaginalen Hysterektomien nach Ausschluss von Malignomen und Senkungszuständen reichen von 6 bis 81%, was unter anderem mit der Zusammensetzung des jeweiligen Krankenguts, den Indikationen zur Hysterektomie, aber auch differierenden Einstellungen gegenüber dem Operationsweg zusammenhängt.

Als **Kontraindikationen** für ein primär vaginales Vorgehen werden neben dem Uterusmalignom angeführt:
- sehr großer Uterus (größer als der 12.–15. SSW entsprechend),
- hochstehender fixierter Uterus mit einer engen Scheide (z. B. ältere Patientin, Nullipara),
- vorausgegangene Operationen im kleinen Becken,
- vorausgegangene(r) schwere Adnexitis/Douglas-Abszess,
- Endometriose,
- Adnextumoren.

Die Angaben zur Uterusgröße, bis zu der vaginal vorgegangen werden kann, schwanken beträchtlich. Feste Grenzwerte können schon deswegen nicht angegeben werden, da auch die Myomlokalisation und die daraus resultierende Uterusform mit entscheidend dafür sind, ob wichtige Strukturen (Gefäße und Ligamente) von vaginal erreicht werden können. Schließlich werden die Gefahren eines vaginalen Morcellements von Myomen (z. B. Blutungen, Blasen-, Darmverletzungen) unterschiedlich eingeschätzt.
Bei vielen der genannten Situationen kann durch eine vorgeschaltete **diagnostische Laparoskopie** abgeklärt werden, ob das vermutete Risiko wirklich besteht, um im Fall seines Ausschlusses die vaginale Hysterektomie gefahrlos durchführen zu können. Im anderen Fall können für einen vaginalen Zugang problematische Bedingungen durch eine sich anschließende **operative Laparoskopie** beseitigt (und so eine Laparotomie vermieden) werden:
- Adhäsionen werden durchtrennt,
- Adnextumoren werden mobilisiert, so dass sie mit dem Uterus vaginal entfernt werden können,
- im Fall einer geplanten Adnexektomie werden oberhalb des Beckens gelegene Ovarien sicher vom Lig. suspensorium abgesetzt,
- Myome werden reseziert, wenn diese von vaginal nur unter technischen Schwierigkeiten entfernt bzw. morcelliert werden können, oder
- der Uterus wird von seinen oberen Verbindungen gelöst, wenn diese von vaginal nur schwer zu erreichen sind.

Mit Hilfe der **endoskopischen Technik** lässt sich somit ein Teil der sonst üblicherweise durchgeführten abdominalen Hysterektomien in eine „vaginale" Operation umwandeln (LAVH, laparoskopisch assistierte vaginale Hysterektomie) (Abb. 35-8), wobei allein schon die vermehrte Beschäftigung mit der vaginalen Operationstechnik sicherlich zu einem Anstieg der vaginalen Operationen beiträgt. Die Ausdehnung des laparoskopischen Anteils ist sehr unterschiedlich, wobei bei tiefen, bis in die Region des Lig. cardinale reichenden Präparationen die Verletzungsmöglichkeit des Ureters beachtet werden muss. Die totale laparoskopische Hysterekto-

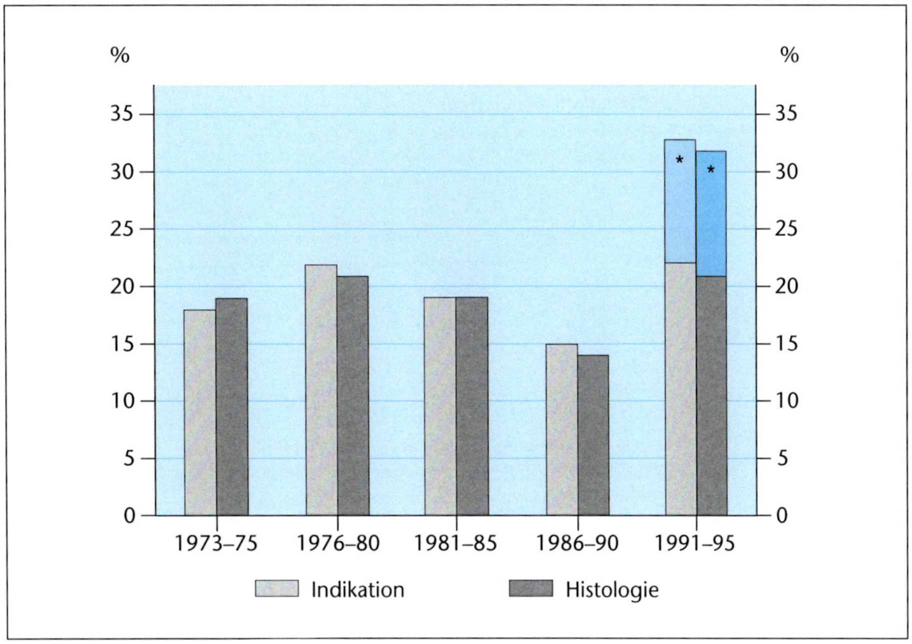

Abb. 35-8 Anteil vaginaler Operationen bei Hysterektomien auf Grund Uterus myomatosus (ohne Patientinnen mit Deszensus- oder Harninkontinenz-Operationen) (UFK Würzburg 1973–1995): 1. im Kollektiv mit „Myom" als Indikation zur Hysterektomie (n = 1489), 2. im Kollektiv mit histologisch nachgewiesenem Myom (n = 1501); *Anteil laparoskopisch assistierter vaginaler Hysterektomien (LAVH).

mie, bei der das Absetzen des Uterus einschließlich der Kolpotomie vollständig laparoskopisch erfolgt, bringt nach unserer Meinung keinen Vorteil gegenüber dem kombinierten laparoskopisch-vaginalen Vorgehen. Auch die vorgeschlagene intrafasziale Technik mit Belassung eines ausgehülsten Zervixstumpfes haben wir bisher nicht durchgeführt, zumal hier die Entstehung eines Zervixkarzinoms durch zurückgelassene Schleimhautreste nicht auszuschließen ist.

Es soll in diesem Zusammenhang betont werden, dass die endoskopische Hysterektomie keinen grundsätzlichen Vorteil gegenüber dem klassischen vaginalen Eingriff bietet. Allenfalls vermag die zusätzliche endoskopische Besichtigung des Abdominalraums eine gewisse intraoperative Steuerung der vaginalen Hysterektomie in Zweifelsfällen ermöglichen.

Wenn dann, wie nicht selten in der Praxis beobachtet, ausgedehnte endoskopische Manipulationen durchgeführt werden, die gelegentlich mit großem Zeitaufwand und auch größerem Blutverlust einhergehen, bei denen das Präparat oder der morcellierte Myomknoten zuletzt über eine hintere Kolpozöliotomie geborgen werden, so ist der Sinn des laparoskopischen Verfahrens nicht mehr vermittelbar. Auf der anderen Seite wird bei relevanten Myomknoten, welche die Uteruswand mehrfach durchsetzen, die endoskopische Myomenukleation oftmals mit einem ungünstigen Restbefund beendet, so dass auch hier durch unvollständige Sanierung der Nutzen des endoskopischen Verfahrens in Frage gestellt wird.

In Zweifelsfällen kann durch eine Vorbehandlung mit **GnRH-Analoga** eine deutliche Reduktion der Uterusgröße erreicht werden, so dass im Weiteren das Verfahren der vaginalen Hysterektomie unterstützt wird. Wir empfehlen die Durchführung der vaginalen Hysterektomie, ggf. der LAVH. An dieser Stelle soll auch der klassische vaginale Eingriff in seinen Grundzügen beschrieben werden, da dessen Kenntnis Basisbestandteil der gynäkologischen Ausbildung sein muss und die Technik des Eingriffs eine besondere Qualität der gynäkologischen Chirurgie darstellt.

Kurz werden hier die prinzipiellen Schritte des Verfahrens erörtert. Für Details kann der Interessierte in einschlägigen Operationslehren weitere Informationen erhalten (Reiffenstuhl et al. 1994, Zander und Graeff 1991) (Abb. 35-9).

Die technische Durchführung der vaginalen Hysterektomie gliedert sich in 10 Abschnitte. Zunächst erfolgt die Zirkumzision der Portio vaginalis uteri, im zweiten Schritt wird das Spatium vesicocervicale, also der Raum zwischen Zervixvorderwand und Blasenhinterwand, freipräpariert. Hierbei wird die Harnblase etwas abpräpariert.

Im nächsten Schritt erfolgt von der dorsalen Zirkumzision der Portio vaginalis uteri aus die Eröffnung des Douglas-Raums, also die eigentliche hintere Kolpozöliotomie. Nach der Eröffnung hat es sich bewährt, durch Anlage von dorsalen Scheidensaumnähten das viszerale Peritoneum mit dem Scheidenwundrand zu vereinigen. Anschließend werden über Klemmen abwechselnd jeweils rechts und links die Ligg. sacrouterina und cardinalia abgesetzt. Die Parametrienklemmen werden nach Durchtrennung der Bindegewebsstränge umstochen. Auf diese Weise wird aus dem Bindegewebsstrang des Lig. cardinale auch die beidseitige Gefäßversorgung über die A. uterina gekappt. In einem eleganten Verfahren nach Kurt Richter wird dieser

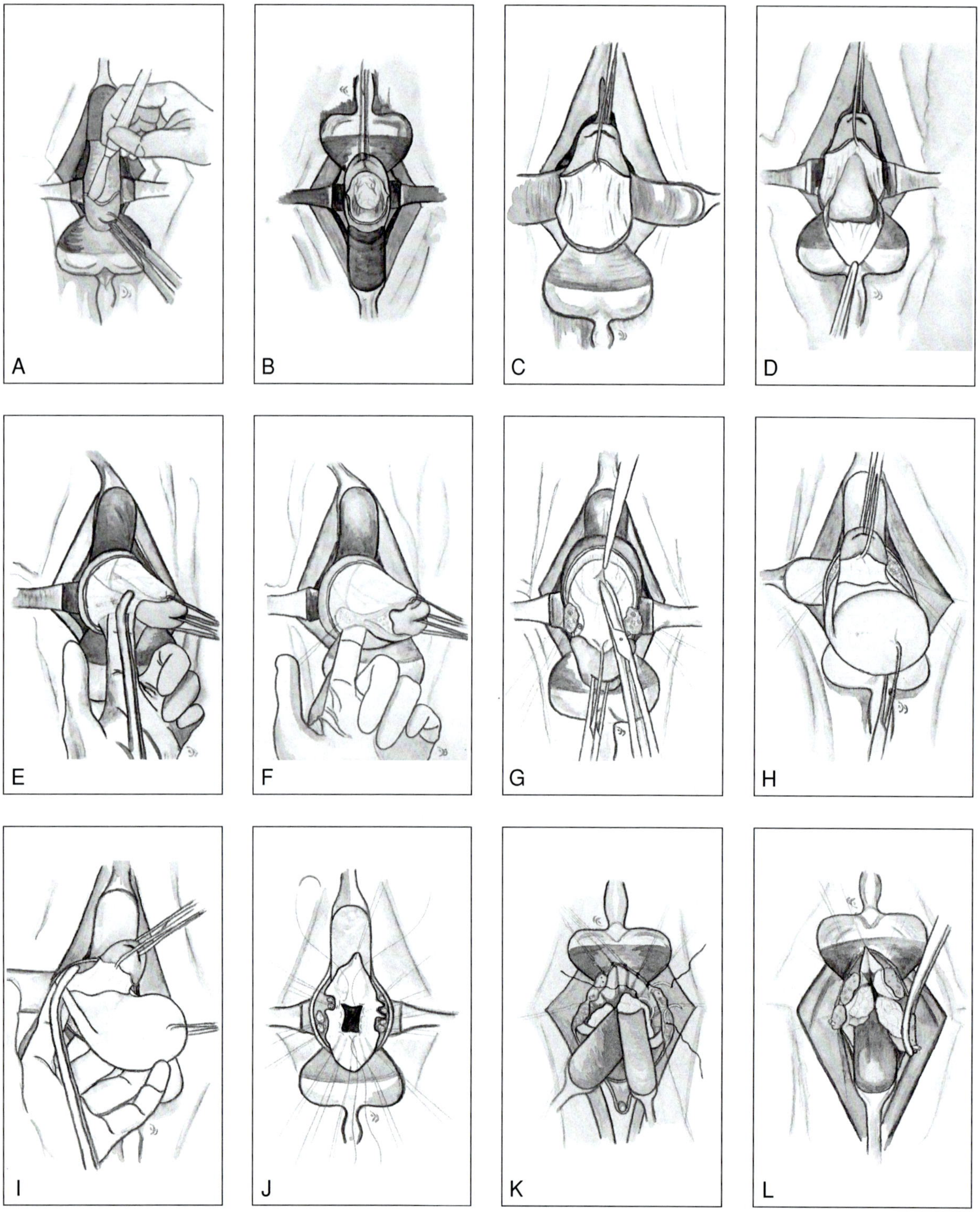

Abb. 35-9 Vaginale Hysterektomie (mit freundlicher Genehmigung des Springer-Verlages entnommen aus: Jawny, J.: Praxis der operativen Gynäkologie. Springer, Berlin, Heidelberg, New York 2000).

A. Zirkumzision der Portio vaginalis uteri.
B. Präparation der Harnblase.
C. Dorsale Zirkumzision der Portio vaginalis uteri.
D. Hintere Kolpozöliotomie.
E. Absetzen des rechten Lig. sacrouterinum.
F. Darstellen des rechten Lig. cardinale.
G. Eröffnung der Plica vesicouterina.
H. Luxation des Fundus uteri durch die hintere Peritoneallücke.
I. Absetzen des Uterus vom rechten Adnexabgang.
J. Darstellen der Adnexstümpfe nach Absetzen des Uterus.
K. Anlage der seitlichen Scheidensaumnähte.
L. Hohe Peritonisierung.

Tab. 35-3 Komplikationen bei Hysterektomien auf Grund Uterus myomatosus (histologisch bestätigt) ohne Deszensus-/ Harninkontinenz-Operation unter Berücksichtigung des Operationsweges (UFK Würzburg 1973–1995, n = 1275).

KOMPLIKATION	ABDOMINAL (N = 1054)	LAVH (N = 23)	VAGINAL (N = 198)
intraoperative Organverletzungen:			
Blase/Ureter	1,6%	0	0,5%
Darm	0,8%	0	0
A. iliaca	0,1%	0	0
– Ileus	0,6%	0	0
– Peritonitis	0	0	0
– Bauchdeckenhämatom (drainiert)	0,7%	0	–
– Bauchdeckenabszess	1,2%	0	–
– Platzbauch	0,2%	0	–
– supravaginales Hämatom	0,3%	0	1,0%
– supravaginaler Abszess	0,4%	0	1,0%
– (Re-)Laparotomie wegen:			
Nachblutung	0,7%	0	0
Abszess	0,1%	0	0
– Sekundärnaht (Bauchdecke)	4,9%	0	–
– Harnwegsinfektion (≥ 10^5 Keime/ml)	29,1%	17%	17,7%
– Ureter-Scheiden-Fistel	0,3%	0	0
– Beinnervenläsion (Lagerung)	0,2%	0	0
– Beinvenenthrombose	0,7%	0	0
– Lungenembolie	0,4%	0	0
– Apoplex	0,2%	0	0

Uterinastumpf nochmals separat gesichert. Schließlich erfolgt die vordere Kolpozöliotomie, das heißt das Eröffnen der Plica vesicouterina. Dies gelingt leichter, wenn der Uterus aus den parametranen Gewebszügen ausgelöst ist. Danach lässt sich der Fundus uteri in der Regel durch die hintere Peritoneallücke stürzen und kann nun über Klemmen von den Adnexen abgesetzt werden. Auch diese Klemmen werden durch Umstechungen ersetzt.

Nach entsprechender Mobilisierung der Adnexe ist ggf. auch auf vaginalem Wege eine vaginale Adnektomie möglich. Ansonsten werden in der jetzigen Operationsphase Scheidensaumnähte angelegt, die das viszerale Beckenperitoneum am Wundrand zirkulär mit dem Scheidenwundrand vereinigen und hierbei gleichzeitig die Absetzungsstümpfe mit einbeziehen. Hierdurch wird auch eine qualifizierte Blutstillung erreicht.

Der Verschluss der Leibeshöhle erfolgt durch Anlage einer Peritonealisierung, bei der das Blasen- mit dem Douglas-Peritoneum unter Ausschaltung eines größeren distalen Peritonealrandes vereinigt wird. In dem von Richter et al. beschriebenen Verfahren ist der Eingriff danach beendet, eine Vereinigung der vorderen und hinteren Scheidenwundränder erfolgt nicht.

Die Letalität nach Hysterektomie wegen Uterus myomatosus liegt heute unter 1‰. Bezüglich der Morbidität sind in Tabelle 35-3 die Komplikationsraten bei Hysterektomien wegen Uterus myomatosus zusammengestellt, wobei Patientinnen mit zusätzlichen Eingriffen wegen Deszensus und/oder Harninkontinenz ausgeschlossen wurden. Das mediane Patientinnenalter betrug 45 Jahre (Bereich 27–88 Jahre).

Bei der vaginalen Hysterektomie wird heute mehrheitlich eine **perioperative Antibiotikagabe** zur Prophylaxe von Wundinfektionen empfohlen, da ihre Wirksamkeit, d. h. Senkung der Infektionsmorbidität, inzwischen als gesichert gilt. Die einmalig etwa 30 Minuten vor Schnittbeginn i. v. verabreichten Substanzen richten sich nach dem zu erwartenden Erregerspektrum (Tab. 35-4).

Eine weitere chirurgische Maßnahme kann im Einzelfall die **laparoskopische Myomenukleation** darstellen. Auch für dieses Verfahren kann man sich durch den adjuvanten Einsatz von GnRH-Analoga entsprechend günstige Voraussetzungen schaffen. Im Vergleich zur Myomenukleation per laparotomiam überwiegen hier die Vorteile des endoskopischen Eingriffs, gelegentlich können Größe und Zugänglichkeit von Myomknoten das Verfahren jedoch behindern. Eine Myomenukleation per laparoscopiam soll keinesfalls bei schwangeren Patientinnen vorgenommen werden. Im Übrigen ist festzustellen, dass auch sehr große Myome in aller Regel für eine Schwangerschaft keine Gefährdung

Tab. 35-4 Erregerspektrum und perioperative Antibiotikaprophylaxe bei vaginaler Hysterektomie (modifiziert nach Peters et al. 1996).

Erregerspektrum	– Enterobakterien – Staphylococcus aureus – Anaerobier
Substanzen (Auswahl)	– Amoxicillin/Clavulansäure (Augmentan®) – Ampicillin/Sulbactam (Unacid®) – Cefotiam (Spizef®) – Metronidazol (z. B. Clont®)

darstellen, entsprechende Daten hierzu sind nicht bekannt.

Bei einem **submukösen Myomsitz** ist die hysteroskopische Myomabtragung mit dem Resektoskop heute die Methode der Wahl. Auch breitbasig in die Uteruswand hineinreichende Myome können auf diese Weise entfernt werden, wenn der intrakavitäre Anteil mindestens die Hälfte des Myomvolumens ausmacht und der Durchmesser maximal 5 cm beträgt. Dabei kann man während der Resektion beobachten, dass nach Abtragung der oberflächlichen Schichten durch Kontraktion des Uterus die tieferen Myomanteile hervortreten. Der Eingriff sollte der besseren Übersicht und geringeren Blutungsneigung wegen in der ersten Zyklusphase oder bei einer gestageninduzierten Endometriumatrophie durchgeführt werden. Bei großen Myomen ist auch eine Vorbehandlung mit GnRH-Analoga sinnvoll, mit der eine Verkleinerung der Myome erreicht werden kann (s. u.).

Zur Vermeidung einer Uteruswandperforation ist eine simultane transabdominale Ultraschallkontrolle während des Eingriffs nützlich, wie auch unseres Erachtens eine exakte präoperative vaginalsonografische Beurteilung der topografischen Situation eine obligate Voraussetzung für einen komplikationsarmen Eingriff darstellt. Ein weiteres typisches Komplikationsrisiko der operativen Hysteroskopie, bei der das Uteruskavum mit einer elektrolytfreien Mannit-Sorbit-Lösung (Purisole® SM) distendiert wird, ist die erhebliche Einschwemmung von Spülflüssigkeit über uterine Venen in den Kreislauf, was v. a. bei lang andauernden Eingriffen auftreten kann. Überschreitet die resorbierte Flüssigkeitsmenge 1 l, ist auf Grund der **Hyperhydratation** und **Hyponatriämie** mit einem Lungenödem (Atemnot) und einem Hirnödem (Übelkeit und Erbrechen, Verwirrtheit, Bradykardie, Blutdruckabfall) zu rechnen (sog. TUR-Syndrom, aus der Urologie von der transurethralen Resektion der Prostata bekannt). Daher ist während der Operation eine ständige Bilanzierung der instillierten und abgelaufenen, in einem Gefäß gesammelten Flüssigkeit obligatorisch. Überschreitet die im Körper verbliebene Flüssigkeitsmenge 1 l, sollte der hysteroskopische Eingriff abgebrochen und der Myomrest besser in einer zweiten Sitzung 1 Monat später entfernt werden.

▶ Bei Symptomen der Flüssigkeitsüberladung ist die Diurese zu fördern und die Hyponatriämie auszugleichen.

Submukös **gestielte Myome** in statu nascendi werden mit einer Fasszange abgedreht, und der intrakavitäre Stielrest wird anschließend mit der Kürette entfernt.

! Wegen der hohen Infektionsgefahr des häufig nekrotischen, bakteriell besiedelten Myoms muss der Eingriff unter antibiotischem Schutz erfolgen!

Bei einem **subserösen Myom** kommt heute zunehmend die laparoskopische Myomentfernung zum Einsatz, die in der Hand des Erfahrenen eine für die Patientin wenig belastende Methode darstellt. Die zur Entfernung aus dem Bauchraum notwendige Zerkleinerung des Myoms wird durch den Einsatz von Morcellatoren erleichtert, wobei aber das Risiko von Darmverletzungen mit dem scharfen Instrument besonders zu beachten ist.

Bei **intramuralen Myomen** mit über 8 cm großen Knoten oder mehr als drei behandlungswürdigen Myomen ist meist die Laparotomie notwendig, da die Blutungsneigung erhöht und der notwendige Operationsraum und damit der Überblick stark eingeschränkt sind. Hier kann eventuell über eine hormonale Vorbehandlung mit GnRH-Analoga über 3 Monate (z. B. Leuprorelin = Enantone®-Gyn, 1-mal monatlich i.m.) eine Verkleinerung der Myome und Verringerung der Durchblutung und damit doch noch eine günstige Ausgangssituation für eine laparoskopische Operation erreicht werden. Allerdings sprechen nur solche Myome auf die Hormontherapie an, deren glatte Muskulatur noch nicht durch sekundäre Veränderungen regressiv umgewandelt ist. Auch erreichen die Myome nach dem Absetzen der Hormongabe bald wieder ihre ursprüngliche Größe, so dass eine alleinige GnRH-Behandlung ohne eine nachfolgende Operation sinnlos ist.

Bei **tief in der Uteruswand sitzenden Myomen** stellt sich bei der Laparoskopie das operationstechnische Problem, die Muskulatur und Serosa mit Nähten exakt adaptieren zu müssen. Unzureichend vereinigte Wundflächen und Nahtdehiszenzen können Darm- und Netzadhäsionen bedingen (Umwandlung der myombedingten Infertilität in eine organische Sterilität) oder in

nachfolgenden Schwangerschaften zu Uterusrupturen prädisponieren. Ein weiteres ungünstiges Ereignis bei der Myomenukleation ist die Eröffnung des Cavum uteri, da hierdurch Synechien entstehen können, die das Eintreten einer Schwangerschaft behindern können.
Bei **intraligamentären Myomen** wird wegen der Risiken der Ureterverletzung und der Blutung aus den Uterina- und Beckenwandgefäßen der Zugang über die Laparotomie bevorzugt.
Auf Grund der häufig multiplen Myomanlagen ist mit Rezidiven zu rechnen, wobei Myome mit Durchmessern von > 1 cm bei nahezu der Hälfte der Patientinnen nach Myomenukleation zu beobachten sind.
Ein weiteres invasives Verfahren, das in jüngster Zeit diskutiert wird, ist die Ausschaltung der Gefäßversorgung von Myomknoten über **interventionelle radiologische Maßnahmen.** Inwieweit dies bei diskreten Befunden überhaupt sinnvoll ist und bei sehr ausgedehnten Befunden über die Freude an der technischen Spielerei hinausgehend einen vernünftigen Behandlungsansatz darstellt, muss sicher hinterfragt werden. Noch als experimentell sind Verfahren zu benennen, bei denen versucht wird, durch lokale Anwendung von Ultraschall eine Gewebedestruktion der Proliferation zu erreichen. Es ist an dieser Stelle nochmals darauf hinzuweisen, dass v. a. beim Uterus myomatosus die Operationsindikation eigentlich sehr enge Grenzen erkennen lassen muss.
Beschrieben ist außerdem die Möglichkeit der **Myomkoagulation** nach Vorbehandlung mit GnRH-Agonisten. Auch bei diesem Verfahren können bis zu einer gewissen Größe Myomknoten denaturiert werden. Da es für sehr große Myome allerdings in einen kritischen Anwendungsbereich gelangt und bei kleinen Myomknoten eher Zweifel an der Indikation bestehen, kann der wirkliche Nutzen der Methode nicht erkannt werden. Ähnliches gilt auch für die Anwendung der Gewebekoagulation mit Laser oder kryochirurgischen Maßnahmen oder Hochfrequenzstrom zur Denaturierung der Myome. So praktikabel das Verfahren bei kleineren zugänglichen Herden sein mag, so wird es doch in kritischen Fällen zu keiner definitiven Lösung des Problems führen.

4.2 Medikamentöse Behandlungsansätze

Mit einem Uterus myomatosus einhergehende Hypermenorrhöen können durch **Uterotonika** während der Menstruation (z. B. Methergin®) wenig beeinflusst werden. Insbesondere in der präklimakterischen Phase kann durch die Gabe von Gestagenen in einer täglichen Dosierung von 5–10 mg vom 6. bis 25. Zyklustag (Norethisteronacetat; Lynestrenol; Medroxyprogesteronacetat) eine Regulierung der Blutungsanomalie erreicht werden, da hier funktionelle Blutungsstörungen ursächlich beteiligt sind. Die Zeit bis zur Postmenopause, in der zudem mit einer Involution der Myome gerechnet werden kann, lässt sich damit evtl. überbrücken.
Auch die medikamentöse Therapie des Uterus myomatosus bedarf einer klar definierbaren Indikation. Die angeschnittenen Probleme mit der Indikationsstellung zu operativen Eingriffen, die im Grunde genommen oft mangels ausgeprägter Symptomatik oder funktioneller Beeinträchtigung nicht nachvollziehbar sind, gelten auch in diesem Zusammenhang.
Daher stehen für eine systemische Behandlung der Myomatose als Indikationskriterium in erster Linie Blutungsstörungen im Vordergrund. Ein weiterer Indikationskomplex ergibt sich aus einer bestehenden reproduktionsmedizinischen Problematik, so dass gelegentlich in Fragen der Infertilität und Sterilität ein Behandlungsansatz erkennbar wird.
Wie bereits unter den operativen Eingriffen erwähnt, kann auch die systemische Behandlung als adjuvante Maßnahme dem invasiven Eingriff zur Volumenreduktion vorausgehen. Schließlich ist auch darauf hinzuweisen, dass in einer perimenopausalen Übergangszeit bei mäßiger Symptomatik eine systemische Therapie auch angezeigt sein kann, um den Zeitraum bis zum Eintritt der Menopause zu überbrücken und dadurch einen invasiven Eingriff zu vermeiden.
Es stehen folgende Behandlungsansätze zur Verfügung. Die Proliferation des myomatösen Wachstums durch die Steroidhormone wird verhindert, indem eine Behandlung zum Hormonentzug führt. In diesem Sinne stellt die Ausschaltung der Ovarialfunktion einen wirksamen Eingriff in das Proliferationsverhalten dar. Durch die Einführung der GnRH-Agonisten ist es möglich, den hypophysären Stimulus auf das Ovar zu reduzieren und somit eine Regression der Myomentwicklung einzuleiten. Das Wirkprinzip entspricht auch den Behandlungsstrategien bei der Endometriose. Die entstehende hormonelle Situation entspricht einem hypogonadotropen Hypogonadismus, der beobachtete Effekt ist nach einigen Wochen festzustellen. Folge dieser Intervention sind allerdings auch alle bekannten klimakterischen Beschwerden, die den Hormonentzug begleiten. Darüber hinaus ist unter der Dauerbehandlung auch eine entsprechende Stoffwechselveränderung wie im Klimakterium und das Auftreten einer Osteoporose zu registrieren. Der Effekt mit einer Verkleinerung sowohl des Uterus als auch der Myome ist in mehrfachen Untersuchungen reproduziert nachgewiesen. Die GnRH-Analoga werden in der Regel als Depot appliziert. Der Effekt lässt sich durch die vaginalsonografische Vermessung des Uterus objektivieren. Dieser Effekt hält allerdings nur während der Ovarialsuppression, so dass mit einem Absetzen der Behandlung in der

Tat eine erneute Vergrößerung der myomatösen Proliferationen beobachtet wird.
Untersucht man die Wirkung der GnRH-Analoga getrennt nach ihrem Effekt im myomatösen und nichtmyomatösen Gewebe, so ist allerdings festzustellen, dass v.a. auch das nicht-myomatöse normale Myometrium die größte Proliferationshemmung zeigt. Der Effekt einer solchen Therapie ist nach aktuellen Beobachtungen vermindert, wenn durch zusätzliche Faktoren die Suppression der peripheren Östrogenspiegel nicht optimal gelingt. Dies ist v. a. bei einer ausgeprägten Adipositas der Fall, bei der durch die Aktivität der Aromatase im Fettgewebe trotz der ovariellen Suppression aus androgenen Vorstufen größere Mengen an Estradiol für die systemische Zirkulation zur Verfügung gestellt werden.
Ohne Einfluss auf den Effekt der Therapie sind die Ausgangsgrößen des Uterus und der Myome.
Die Effekte einer erneuten Proliferation werden frühestens 3 Monaten nach Absetzen von GnRH sichtbar.
Auf Grund dieser beschriebenen Zusammenhänge ist die GnRH-Applikation eine effektive stützende Maßnahme z.B. im Vorfeld von invasiven Verfahren zur definitiven Sanierung. Da die Nebenwirkungen beträchtlich sind, ergibt sich schon hieraus eine relative Kontraindikation für eine Dauerbehandlung, was die meisten Patientinnen auch nach entsprechender Aufklärung ohnehin ablehnen dürften. Um die induzierten klimakterischen Beschwerden im Falle eines längerfristigen GnRH-Einsatzes zu beseitigen, können sich die Prinzipien der sog. Add-back-Therapie als günstig erweisen. Hierbei wird nach einer Initialphase über 10–12 Wochen anschließend zusätzlich eine Substitutiontherapie aus Östrogenen und Gestagenen angeboten. Hierbei erhalten die Patientinnen z.B. 0,625 mg konjugierte equine Östrogene und 5 mg Medroxyprogesteronacetat pro Tag. Auf diese Weise lassen sich die Beschwerden vermeiden.

> **!**
> Der Einsatz der GnRH-Analoga-Therapie als adjuvante Maßnahme vor systemischen Eingriffen ist v.a. bei größeren myomatösen Prozessen – und auch speziell vor Myomenukleationen – empfehlenswert. Der Zeitraum der Vorbehandlung soll etwa 3 Monate betragen.

5 Myome und Schwangerschaft

Der Befund eines Uterus myomatosus in der Schwangerschaft wird nach aktuellen Literaturangaben in weniger als 10% der Fälle beobachtet. Es ist noch nicht allzu lange her, dass die Bedeutung der myomatösen Veränderung für die Schwangerschaft überbewertet wurde. Relevant wird dieser Befund bei der Auslösung einer **Frühgeburtlichkeit**, wobei auch dies nur in gut 10% der Fälle mit Uterus myomatosus beschrieben wird. Im Gegensatz hierzu ist allerdings die Abortrate deutlich erhöht. Des Weiteren wird der **Schwangerschaftsverlauf** beim Uterus myomatosus gelegentlich auch durch Wachstumsretardierungen, vorzeitige Blasensprünge, vaginale Blutungen und unterbauchbezogene Beschwerden kompromittiert. Bei einer Myomproliferation in der Schwangerschaft findet sich oftmals ein ausgeprägter lokaler Druckschmerz, wobei in diesen Fällen die Myomknoten regressive Veränderungen zeigen. Das Wachstum myomatöser Veränderungen in der Schwangerschaft ist besonders in der Frühschwangerschaft ausgeprägt, in beobachteten Verläufen wird später eine Wachstumsverlangsamung oder gar ein Wachstumsstillstand beschrieben. Es ist daher wichtig, die Verlaufskontrolle v. a. in der Anfangsphase der Schwangerschaft zu intensivieren. Mit großer Zurückhaltung ist **eine invasive Intervention** bei Uterus myomatosus in der Schwangerschaft zu sehen. Bestehende Beschwerden können symptomatisch durch parenterale Magnesiumgaben beherrscht werden. Untersuchungen zur Sectio-Frequenz bei Uterus myomatosus im Zusammenhang mit protrahierten Geburtsverläufen zeigen, dass gut ein Viertel der Patientinnen eine Schnittentbindung erhalten. Gehäuft sind auch naturgemäß Lageanomalien des Fetus, z.B. Beckenendlage, die ihrerseits ohne Berücksichtigung der Geburtsdynamik in einigen geburtshilflich Abteilungen bereits als Indikation für die Schnittentbindung angesehen werden.
Schließlich soll noch darauf hingewiesen werden, dass die Lokalisation großer Myome in der Nähe der Plazentainsertionsfläche das Risiko einer vorzeitigen Lösung erhöht.

> **!**
> In diesem Zusammenhang ist schließlich noch darauf hinzuweisen, dass im Rahmen einer abdominalen Schnittentbindung möglichst keine erweiternden Eingriffe, wie z.B. Myomenukleation, durchgeführt werden sollen. Es ist allenfalls vorstellbar, gestielte subseröse Raumforderungen abzutragen, eine Präparation im graviden Myometrium ist zu vermeiden (z.B. Blutungsgefahr).

Zervixkarzinom

1 Epidemiologie

Mit der Einleitung sexueller Aktivitäten beginnt bei jungen Frauen eine zunehmende Durchseuchung mit dem **menschlichen Papillomavirus** (human papilloma virus, **HPV**), die nach aktuellen Literaturangaben bis zum 25. Lebensjahr einen Gipfelpunkt erreicht. Es ergibt sich dabei – auch abhängig vom Testsystem – eine Durchseuchung in bis zu 30% des Population. Interessanterweise reduziert sich die Zahl nachweisbarer HPV-Infektionen im weiteren Lebensalter, wobei hier eine Zunahme immunologischer Mechanismen diskutiert wird. Möglicherweise ist aber auch eine Reduktion der Durchseuchung durch eine Verhaltensänderung in diesem Zusammenhang relevant. Letztendlich bleibt es aber offen, inwieweit die HPV-Infektion im weiteren Leben unter der Nachweisgrenze persistiert, oder aber, ob sie tatsächlich durch das Immunsystem beseitigt werden kann.

Bei jungen Patientinnen wurde eine Prävalenz leichtgradiger, in der Regel spontan reversibler HPV-Läsionen von bis 5% beschrieben. Ausgeprägtere Veränderungen im Sinne der zervikalen/intrazervikalen intraepithelialen Neoplasien Grad 2–3 treten später auf, mit Bevorzugung um das 30. Lebensjahr. Danach nimmt diese Erscheinung wieder ab, eine Prävalenzrate von etwa 1% wird bei dieser Altersklasse angegeben (Woodman et al. 2001).

Das **invasive Zervixkarzinom** zeigt weltweit eine unterschiedliche Inzidenz und findet sich maximal in 30 Fällen pro 100 000 in bestimmten südamerikanischen und asiatischen Regionen. In speziellen Regionen, z. B. Kolumbien, wurden auch Raten von 50 pro 100 000 beschrieben. Für den nordamerikanischen und europäischen Bereich werden Inzidenzen von 10–20 pro 100 000 angegeben. Ab dem 35. Lebensjahr erhöht sich die Erkrankungshäufigkeit in der Altersklasse. Mit 55 Jahren wird das mittlere Erkrankungsalter angegeben. Daher kann kalkuliert werden, dass der invasive Prozess mit einer Latenz von 10 Jahren den schwer dysplastischen Veränderungen folgt. Bekanntermaßen reduzierte sich in den letzten 20 Jahren die Inzidenz des Zervixkarzinoms und hat inzwischen einen eher konstanten Wert erreicht. Damit wird kausal die Inanspruchnahme der zytologischen Vorsorgeuntersuchung verbunden, die es erlaubt, im Stadium der präinvasiven Veränderungen qualifiziert zu intervenieren. Interessanterweise wird zeitgleich eine Zunahme der Adenokarzinome beschrieben, bei denen früher ein Anteil von max. 10% und jetzt nach einigen Literaturangaben sogar 15% aller Erkrankungsfälle angenommen werden.

2 Ätiologie

2.1 Pathogenese der HPV-Infektion

Das HPV erzeugt eine örtlich umschriebene epitheliale Proliferation (Abb. 35-10). Die Viren vermehren sich in den ausdifferenzierten Zellen des Zervixepithels. Das HPV persistiert dort, ohne dass eine Infektionssymptomatik resultiert. Aus dieser Persistenz resultiert schließlich die Tumorentwicklung. Insbesondere durch das HPV induzierte Deregulationen des Zellzyklus führen zu einer Initiation der **Tumorzellproliferation.**

Das HPV enthält eine zirkuläre DNA von etwa 8000 Basenpaaren Länge. Das Genom wird unterteilt in einen kodierenden Abschnitt, in dem die Gene für sog. frühe Proteine liegen, die nicht strukturell sind (early genes E1–E7), und die Gene für zwei Strukturproteine (late genes L1 und L2). Darüber hinaus enthält das HPV einen nicht kodierenden Abschnitt mit regulatorischen Funktionen, der als „upstream-regulatory-region" (URR) bezeichnet wird. Die Genprodukte der „early genes" E1–E7 bewirken die Mechanismen der DNA-Replikation, der Regulation, der Genexpression sowie die Virusausreifung.

Im Zusammenhang mit der Zelltransformation ist v. a. auf die Bedeutung der frühen Proteine E6 und E7 hinzuweisen.

Durch die Wirkung der Proteine E6 und E7 treten die ausgereiften Epithelien aus der G0-Phase wieder in den Zellzyklus ein. Anschließend wird das virale Genom in die DNA des Wirts integriert. Mit dem Beginn der S-Phase wird damit auch die virale DNA repliziert. Für die Integration des HPV-Genoms wird dieses aufgebrochen und anschließend linear in das Zellgenom eingebaut. Die Bruchstelle des viralen Genoms liegt im Bereich des „early genes" E2. Durch diesen Vorgang resultiert letztendlich eine Deregulierung der Genprodukte E6 und E7.

Die Transkription der Proteine E6 und E7 wird durch den Promotor P97 kontrolliert. Der Promotor P97 steht unter einer Vielzahl von kontrollierten Interaktionen mit zellulären und viralen Faktoren.

Die Genprodukte E6 und E7 interagieren mit den zellulären Zyklinen und den Tumorsuppressoren p53 und RB (Retinoblastom). Durch die Wirkung von p53 und RB wird die Zellteilung vor der S-Phase blockiert. Die Aufhebung dieser Blockade durch zusätzliche Signale leitet die Zellteilung ein.

Bei vielen humanen Tumorentwicklungen finden sich Gendefekte bei den Tumorsuppressoren p53 und RB, so dass die inhibierende Wirkung auf den Zellzyklus entfällt. Im Falle der Wirkung des Papilloma-Virus allerdings wird aus der Komplexierung von den viralen Proteinen E6 mit p53 und E7 mit RB die Funktion der Tumorsuppressoren ausgeschaltet. Dies ist funktionell das gleiche Ergebnis wie eine Mutation in den entsprechenden Tumorsuppressorgenen. Bei diesem Mechanismus entsteht nach der Komplexierung E6 mit p53 ein ubiquitinyliertes Produkt, das schließlich abgebaut wird. Das Produkt des RB-Tumorsuppressorgens verhindert die Freisetzung von Transkriptionsfaktoren der E2F-Familie. Über den Mechanismus der zyklinabhängigen Kinasen CDK4-Zyklin D und CDK2-Zyklin E wird das RB-Protein durch Phosphorylierung inaktiviert. Jetzt entfällt die Inhibition der Freisetzung der Transkriptionsfaktoren E2F, so dass Proteine des DNA-Syntheseapparats jetzt zur Vorbereitung der Zellteilung transkripiert werden (Derepression). Das Protein des HPV-Gens E7 bindet und inaktiviert RB.

Für ein weiteres Verständnis dieser Regulationsvorgänge sei hier noch angemerkt, dass das Zytokin TGFβ die Proteine P15 und

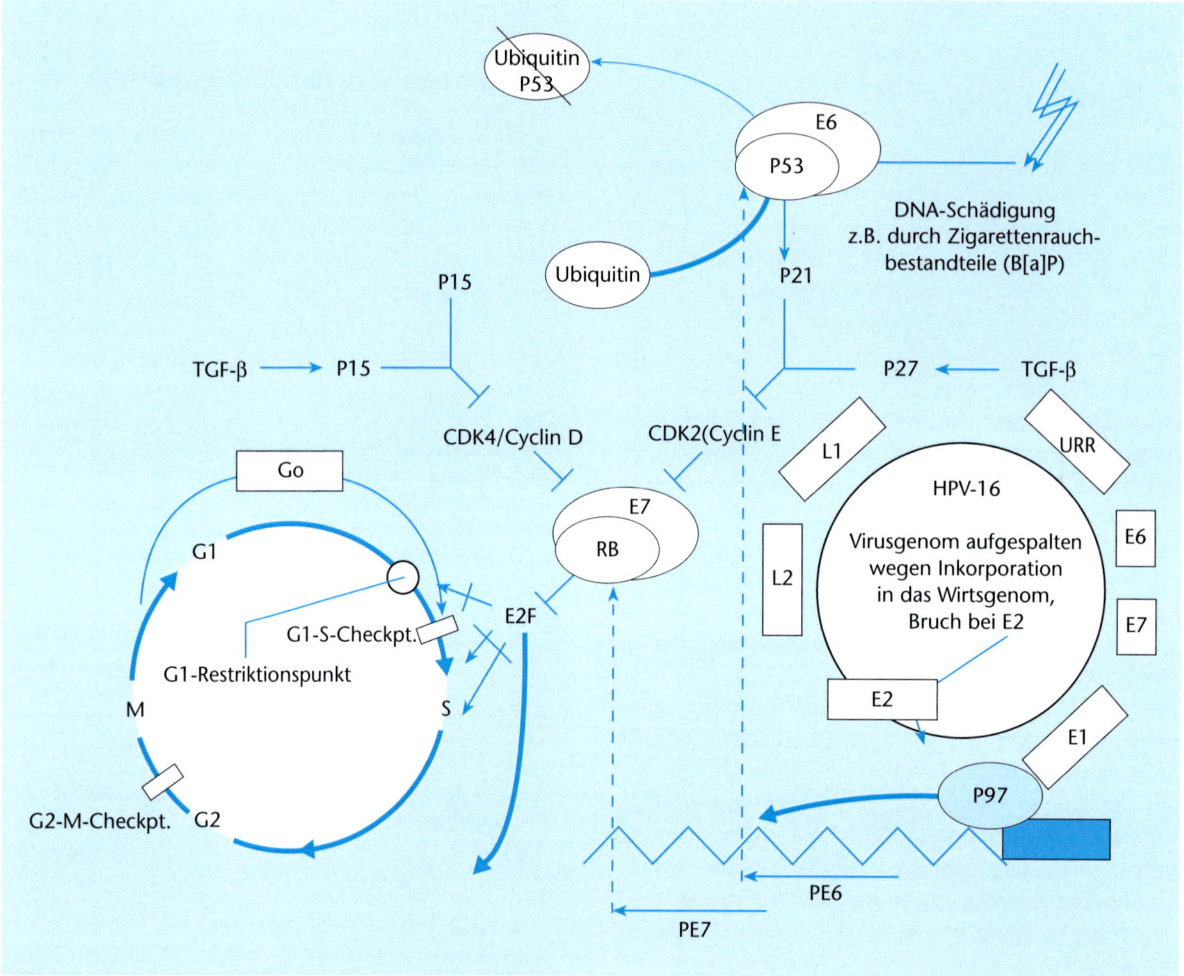

Abb. 35-10 Das RB-Protein des Retinoblastom-Tumorsuppressor-Gens inhibiert die Freisetzung von Transkriptionsfaktoren der E2F-Familie. Wird RB durch CDK-abhängige Phosphorylierung inaktiviert, werden E2F freigesetzt und vermitteln die Transkription von Proteinen des DNA-Syntheseapparats.
TGFβ induziert die Inaktivatoren der CDK P15 bzw. P27 → verminderte RB-Repression; p53 induziert den Inaktivator der CDK P21 → verminderte RB-Repression.
Deregulation der frühen HPV-16-Proteine E6 und E7, z. B. durch Virusgenombruch in der Regulatorregion E2 führt über Veränderungen der Promotor-P97-Aktivität zur Inaktivierung von RB bzw. p53.

P27 induziert, die als Inaktivatoren der zyklinabhängigen Kinasen CDK4 und CDK2 wirken. Dadurch wird RB weniger durch Phosphorylierung inaktiviert und kann die Freisetzung von E2F effektiver hemmen. Schließlich induziert der Tumorsuppressor p53 den Inaktivator der zyklinabhängigen Kinase CDK2 P21. Auch durch diese p53-Wirkung wird die Freisetzung von E2F mit Bereitstellung des DNA-Syntheseapparats reduziert, da weniger RB-Protein CDK-abhängig phosphoryliert wird.

Durch den Ausfall von p53 und RB entsteht also summarisch eine Störung der **Zellzykluskontrolle.** Damit können weitere mutagene Veränderungen auf die DNA der betroffenen Zellen einwirken. Schließlich wird durch den p53-Verlust auch die Überwachung weiterer DNA-Schäden reduziert. In der Folge entwickeln sich maligne klonale Proliferationen.

Der p53-Verlust beeinträchtigt auch die Apoptose der geschädigten Zelle (Abb. 35-11). p53 kann durch seine Vielzahl von Aufgaben als Wächter des Genoms bezeichnet werden. Es fungiert als Transkriptionsfaktor mit einer Schlüsselrolle bei der Reaktion der Zelle auf genomischen Stress. Hierbei fällt die Entscheidung, ob ein genomischer Schaden durch Aktivierung von DNA-Reparatursystemen eliminiert werden kann oder aber die gesamte Zelle über den **Apoptosemechanismus** (programmierter Zelltod) ausgesondert wird. Dadurch wird schließlich im Interesse des Gesamtorganismus einer Akkumulation genetischer Läsionen und maligner Transformationen vorgebeugt. Im Rahmen der Apoptose nach irreparabler Zellschädigung werden eine Reihe proapoptotischer Faktoren durch p53 aktiviert. Hierzu bestehen zwei mögliche Signalwege. Zum einen der so genannte extrinsische Weg über die Aktivierung sog. Todesrezeptoren (death-receptors) und der intrinsische Weg über die Aktivierung mitochondrialer Komponenten. Bei diesem Weg werden Oxidoreduktasen stimuliert, so dass reaktive Sauerstoffverbindungen (ROS) vermehrt gebildet werden, wodurch die Integrität der Mitochondrien leidet.

2.2 Weitere ätiologische Faktoren

Allerdings ist anzunehmen, dass weitere genetische Veränderungen nötig sind, die schließlich zur Tumorprogression führen. Experimentell konnte gezeigt werden, dass durch HPV immortalisierte Zellen eines Nichttumorphänotyps maligne Wachstumseigenschaften erst nach weiterer Mutageneinwirkung erhalten. Diese Mutagenisierung zeigt sich an strukturellen und numerischen Veränderungen verschiedener Chromosomen. In diesem Bereich zwischen der Onkoprotein-Tumorsuppressorprotein-Interaktion und dem invasiven Phänotyp interagieren weitere externe und interne Faktoren wie z. B. chemische Kanzerogene. Die alten ätiologischen Faktoren zur Genese des Zervixkarzinoms lassen sich mühelos in diesen Bereich integrieren.

2.3 Klassische Risikofaktoren

Die Beobachtung, dass das Zervixkarzinom bei Frauen mit diversen Sexualpartnern, dagegen nie bei Virgines auftritt, resultiert aus der Mitte des 19. Jahrhunderts. Damals wurde ein möglicher sexuell übertragbarer Erreger vermutet. Nun weiß man, dass dies das HPV ist und dies der wichtigste Risikofaktor sowohl für **Zervixkarzinome** wie für andere **anogenitale Karzinome** darstellt. Die Voraussetzung einer epidemiologischen Kausalität ist damit erfüllt. Die Assoziation HPV-Infektion und zervikale Neoplasien ist konsistent und korreliert zu den dargestellten molekularbiologischen Befunden. Zwischen dem Ausmaß der HPV-Infektion und den präinvasiven und invasiven Veränderungen findet sich eine kontrollierte zeitliche Aufeinanderfolge. Alle Risikofaktoren, die aus dem Sexualverhalten resultieren, sind auf das Infektionsrisiko mit HPV zurückzuführen. So sind dies die in früheren Darstellungen beschriebenen Faktoren des Beginns der sexuellen Aktivität, der Zahl der Sexualpartner, der sexuell übertragenen Erkrankungen in der Anamnese usw.

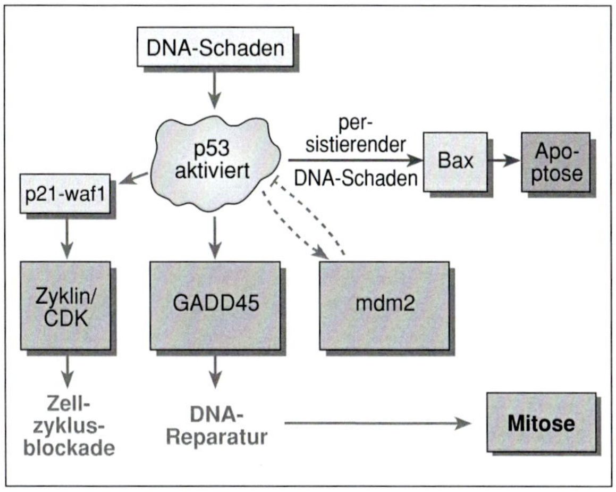

Abb. 35-11 Tumorsuppressorgen p53.
Das p53 wird bei einem genetischen Schaden kurzfristig hochreguliert. p53-Proteine haben eine Reihe von transkribierenden Wirkungen. Sie wirken zunächst auf das WAF1-Gen, das zur Bildung des Genprodukts p21-waf1 führt. Dieses Protein bewirkt über die Hemmung von Zyklin/CDK eine Blockade des Zellzyklus in der G1-Phase. Zusätzlich werden von p53 über GADD45 Reparaturgene aktiviert, die zur Reparatur des DNA-Schadens führen. Nach Behebung des Schadens wird schließlich durch p53 die mdm2-Protein-Synthese induziert, die durch die Komplexierung mit p53 letzteres inaktiviert. Damit kann der Zellzyklus fortgesetzt werden und die Zelle kann sich teilen. Bei einem persistierenden DNA-Schaden kommt es zu einer Aktivierung des bax-Gens mit Bildung von Bax-Protein, das die Apoptose herbeiführt (aus Böcker et al. 2004).

3 Prävalenz des HPV

Die Papillomaviren zählen zu den Papovaviren, ihr Genom ist eine doppelsträngige zirkuläre DNA. Das intakte Viruspartikel stellt ein ikosaedrisches Kapsid dar mit 72 Kapsomeren, der Durchmesser beträgt etwa 50 nm. Die Klassifizierung der Papillomaviren erfolgt nach ihrer DNA-Sequenz. Per definitionem legt man einen neuen Typus fest, wenn mehr als 50% der Gensequenzen unterschiedlich sind. Es sind bislang ca. 100 HPV-Typen klassifiziert (Munoz et al. 2003). Entsprechend korrelieren diese Typen mit einer Bevorzugung bestimmter epithelialer Gewebe, so sind z. B. für die Infektionen im anogenitalen Bereich knapp 50 klassifikatorische Typen relevant. Diese lassen sich in 3 Risikoklassen einteilen:

- In der Gruppe 1 mit **niedrigem onkogenem Potenzial** finden sich nur selten ausgeprägte Veränderungen oder invasive Karzinome, dagegen häufiger **Kondylome** und leicht **dysplastische Veränderungen (CIN 1)**. Hierzu zählen die Typen **HPV 6, 11, 42–44**.
- Bei der Gruppe mit **mittlerem onkogenem Potenzial** finden sich häufiger **intraepitheliale dysplastische Veränderungen,** jedoch auch nur gelegentlich invasive Prozesse. Hierzu zählen die Typen **HPV 33, 35, 39, 51** sowie **25** und **26.**
- Schließlich wird eine Gruppe **hoch onkogenen Potenzials** unterschieden mit den führenden Vertretern der Typen **HPV 16, 18, 31** und **45** (Josefsson et al. 2000). Hier finden sich **höhergradige dysplastische Läsionen (CIN 1–3)**. Invasive Prozesse zeigen ausschließlich Viren dieser Hochrisikogruppe und bei der Organotropie einen Befall sowohl der Cervix uteri als auch der Vulva, des Anus und des Penis (Cuzick et al. 2003).

Der Nachweis der HPV-Infektion bei unauffälligen Patientinnen ist je nach Methode oder untersuchter Klientel bei bis zu 55% möglich (Clavel et al. 2001,

Petry 2003). Wie angegeben finden sich in Kondylomen vor allem die Typen 6, 11, 42–44. Interessant ist der forensische Hinweis, dass kondylomatöse Veränderungen bei Kindern in gut einem Fünftel der Fälle durch HPV-Typen ausgelöst werden, die bei Erwachsenen Warzen im Bereich der Haut verursachen, aber niemals in genitalen Herden aufzufinden sind. Bei Missbrauchsverdacht könnte dies relevant sein.

In intraepithelialen Neoplasien der Gruppe 1 finden sich in knapp einem Fünftel der Fälle jeweils HPV-Viren sowohl des Niedrig- als auch des Mittel- und Hochrisikotyps. Bei Veränderungen CIN 2 und CIN 3 finden sich schon in 75% HPV der Hochrisikogruppe. Geringergradige Läsionen sind meist noch polyklonal, höhergradige Veränderungen, also CIN 3 und invasive Prozesse, stellen in der Regel monoklonale Proliferate dar, d.h., sie gehen von einer einzelnen infizierten und transformierten Zelle aus.

> **!**
> Mit der Identifizierung der zentralen Rolle der HPV-Infektion ist demnach die Bedeutung der etablierten Risikofaktoren durchaus relativiert.

Dennoch soll auf weitere Einflüsse hingewiesen werden, die nicht direkt mit dem HPV-Risiko in Zusammenhang stehen. Hier soll v.a. die Bedeutung der Einwirkung von kanzerogenen Bestandteilen des Zigarettenrauchs erwähnt werden. So konnte gezeigt werden, dass die polyzyklischen aromatischen Kohlenwasserstoffe in die Zervixepithelzellen gelangen und dort ihre karzinogene Wirkung entfalten können. In einer Untersuchung aus Schweden konnte herausgestellt werden, dass allein nur das **Rauchen** als eine HPV-unabhängige Einflussgröße für die Kanzerogenese konstatiert werden kann. In dieser Untersuchung wurden weitere Faktoren wie Ernährung, Parität und die Einnahme oraler Kontrazeptiva analysiert. Über den Einfluss von Ernährung oder Ernährungsergänzungsfaktoren bzw. deren Mangel liegen keine qualifizierten Daten vor. In diesem Zusammenhang muss man sich davor hüten, bei diversen Nahrungsergänzungsmitteln durch die Strapazierung des Begriffs von antioxidativ wirkenden Substanzen bei Mangel einen Einfluss auf die Kanzerogenese nachweisen zu können. Desgleichen kann auch durch Zufuhr solcher Substanzen kein protektiver Effekt ausgeübt werden. Solche Behauptungen, die auch im Rahmen anderer onkologischer Erkrankungen in unserem Fachgebiet von „umweltorientierten" Gynäkologen aufgestellt werden, sind für eine wissenschaftliche Darstellung unzureichend und tragen dazu bei, medizinische Daten mit einer medialen Beliebigkeit zu vermischen. Insbesondere muss man sich davor hüten, zum Beispiel im Rahmen einer „vorbeugenden ernährungsmedizinischen Beratung" unkritisch oder gar falsch Begrifflichkeiten aus dem Bereich der Biochemie oder Molekularbiologie zu benutzen. Damit wird einer Paramedizin Vorschub geleistet, die den Patientinnen nicht gerecht wird.

Ein weiterer wesentlicher Risikofaktor stellt die immunsuppressive Situation dar. Es ist plausibel, dass die Reduktion der immunologischen Reaktivität zu einem höheren Nachweis der HPV-Infektion und in der Folge entsprechenden dysplastischen Veränderungen korreliert. An zwei Beispielen, nämlich den Nierentransplantierten und HIV-Infizierten, kann dies deutlich gezeigt werden. In diesem Zusammenhang soll auch erwähnt werden, dass es eine erhöhte Detektionsrate von Papillomaviren und dysplastischen Veränderungen in der Schwangerschaft gibt, wobei hier eine entsprechende gestationsinduzierte immunologische Abschwächung angenommen werden muss.

4 Pathologische Anatomie und Tumorbiologie

4.1 Chronologische Entwicklung der HPV-Infektion

Es lässt sich ein Zeitplan der Entwicklungen einer HPV-Infektion kalkulieren, der zu den beschriebenen histopathologischen Veränderungen des Zervixepithels korreliert werden kann. Der initiale Vorgang ist die Aufnahme des Virus in einer epithelialen Basalzelle. Ein Prädilektionsort ist hier bekanntermaßen die **vulnerable Transformationszone** des Gebärmutterhalses. Danach ist das Virus in der Basalzelle persistent, dies bedeutet nicht notgedrungen bereits eine weitere histomorphologische Veränderung. Erst weitere Einflussfaktoren lassen daraus eine produktive Virusinfektion entstehen oder gar eine neoplastische Transformation des Epithels.

Im Stadium der **latenten Infektion** wird die Virus-DNA als **Episom** synchron zum Zellzyklus repliziert. Dies ist nicht unbedingt mit einer morphologischen Auffälligkeit der Basalzelle verbunden. Wenn keine vollkommenen Viruspartikel zusammengebaut werden, besteht auch keine Infektiosität. In diesem Stadium kann die Latenz der Infektion ausschließlich mit amplifizierenden molekularen Methoden detektiert werden (PCR). Im weiteren Verlauf ergibt sich auch ohne therapeutische Intervention und ohne weitere morphologische Veränderung eine Beseitigung des HPV-Virus, wobei dies in erster Linie einer T-Zell-Immunreaktivität zuzuschreiben ist.

Im Stadium einer **produktiven Virusinfektion** ist die

Replikation des Virus von histomorphologisch nachweisbaren Veränderungen begleitet. Entsprechende Effekte werden vom Histopathologen als Kernatypien, Mehrkernigkeit, Akanthose usw. beschrieben; letztlich resultiert der Befund der sog. **Koilozyten.** In diesem Stadium sind die Veränderungen infektiös, da komplette Viren freigesetzt werden. Klinisch finden sich jetzt überwiegend kondylomatöse Läsionen oder leichtere dysplastische Veränderungen. Auch diese Veränderungen remittieren über die Zeit in aller Regel spontan.

Es lässt sich mittlerweile relativ eindeutig definieren, an welcher Stelle der Infektionsverlauf den Initialprozess der neoplastischen Veränderung induziert. Wie im Vorhergehenden beschrieben, ist der Eintrittspunkt in diesen Weg gekennzeichnet durch die Öffnung des viralen DNA-Rings. Auf diese Weise wird die vorher episomale virale DNA als lineares Gesamtgenprodukt in das Genom der Basalzelle integriert. Die Bruchstelle ist wie beschrieben im Bereich des „early gene“ E2 gelegen und hat zur Folge, dass die Genprodukte E6, E7 in der Folge dereguliert werden. Die Folgen der Deregulation in ihrer molekularbiologischen Dimension sind bereits oben in extenso ausgeführt. Die weitere neoplastische Entwicklung ist dann von Kofaktoren abhängig, die den Prozess weiter anheizen.

Der natürliche Entwicklungsprozess der zervikalen intraepithelialen Neoplasien (CIN) kann wie folgt beschrieben werden (Abb. 35-12). Im Stadium der leichten Dysplasie entsprechend CIN 1 wird in über der Hälfte der Fälle eine spontane Remission zu beobachten sein, ein knappes Drittel persistiert und eine weitere dysplastische intraepitheliale Entartung ist in gut 10% zu erwarten. Aus dieser Fallgruppe wird sich im weiteren Verlauf in 1% ein invasiver Prozess konstituieren.

Die CIN 2 wird sich ebenfalls noch in knapp 50% der Fälle rückbilden, ebenso in gut einem Drittel persistieren, aber in gut einem Fünftel der Fälle zu weiteren dysplastischen Veränderungen im Sinne des Carcinoma in situ fortschreiten. Der Anteil invasiver Prozesse ist im Vergleich zur CIN 1 um das 5fache erhöht. Das höchste Ausmaß der **präinvasiven Neoplasie** in Form der CIN 3 oder des Carcinoma in situ wird nur noch in einem Drittel der Fälle spontan regredieren, in der Hälfte der Fälle persistieren und im Vergleich zu den mittelschweren Veränderungen in deutlich mehr als doppelt so vielen Fällen in einen invasiven Prozess münden. Konkret bedeutet dies, dass in über 10% der Fälle einer schweren Dysplasie die Invasion zu erwarten ist. Für diesen Entwicklungsverlauf liegen allerdings auch ältere Literaturmitteilungen vor, nach denen bei längeren Beobachtungszeiten sogar in knapp drei Viertel der Fälle des Carcinoma in situ die Entwicklung invasiver Prozesse zu erwarten ist.

Für die Bewertung des klinischen Verlaufs als hilfreich erweisen sich Angaben zur Progressionszeit bestimmter **Dysplasiegrade** bis zur Entwicklung eines Carcinoma in situ. Grob orientierend kann angegangen werden, dass sich Formen einer leichten Dysplasie im Verlauf von knapp 5 Jahren zum In-situ-Prozess entwickeln, bei schweren Dysplasien ist nach Ablauf eines Jahres die Entwicklung eines Carcinoma in situ zu erwarten. Der weitere Schritt, d. h. der Übergang der In-situ- zur invasiven Veränderung, muss ebenfalls auf einige Jahre kalkuliert werden. Letztendlich lässt sich grob ein Zeitraum zwischen der initialen Läsion und dem invasiven neoplastischen Prozess von ca. 10 bis 15 Jahren angeben. Dennoch kann zum gegenwärtigen Zeitpunkt nicht ausgeschlossen werden, dass invasive Prozesse auch

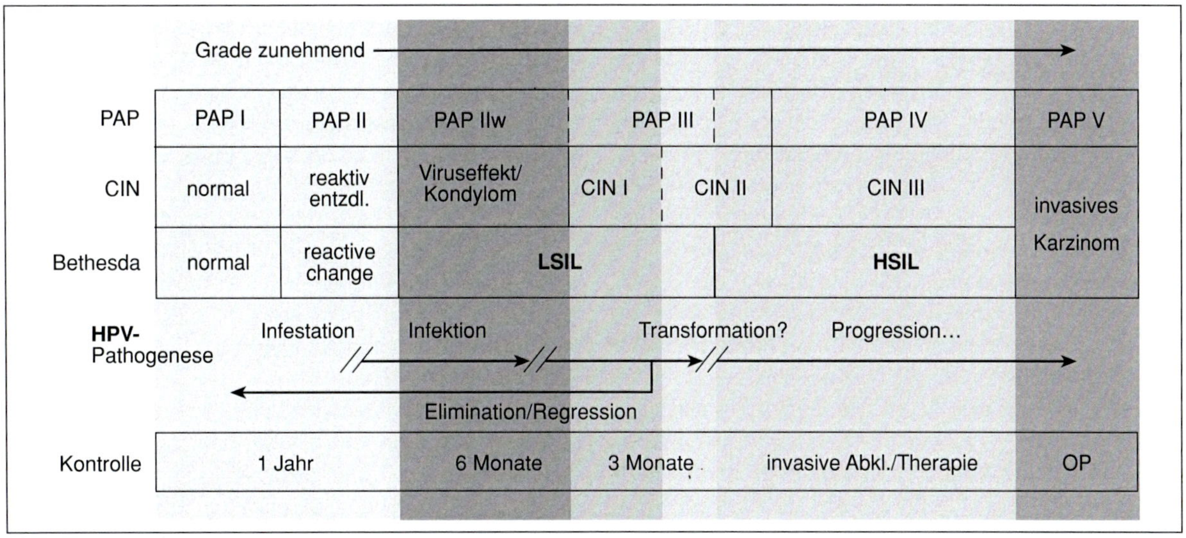

Abb. 35-12 Zytologische und histologische Klassifikation der zervikalen Präkanzerosen (aus Böcker et al. 2004).

mit wesentlich geringeren Entwicklungszeiten aus einfachen Vorstufen direkt entstehen können. Allerdings spricht nach aktueller Datenlage wenig dafür, dass diese Formen sog. explosiv entwickelter Zervixkarzinome sehr schnell entstehen. Dies hat für die klinische und ambulante Vorsorgepraxis eine wichtige Implikation. Es sind in letzter Zeit aus der Begutachtungspraxis einige Fälle bekannt, bei denen Patientinnen trotz der Angabe regelmäßiger Vorsorgeintervalle sich schließlich mit ausgedehnten Befunden eines Zervixkarzinoms vorstellten oder, im geringeren Falle, weit ausgedehnter präneoplastischer In-situ-Prozesse.
Insbesondere bei den auf diese Weise überraschend entdeckten weit fortgeschrittenen Zervixkarzinomen mit eingeschränkten therapeutischen Möglichkeiten wurde in diesem Zusammenhang oft die Frage gestellt, inwieweit denn ein solcher Prozess nicht hätte früher erkannt werden können. Leider sind einige Fälle bekannt, bei denen von namhafter gutachterlicher Seite trotz eindeutiger klinischer Aufzeichnungen und weiterer Irrtümer bei der Primärdiagnose mit der Konstruktion des sich möglicherweise ganz rapide entwickelten Zervixkarzinoms ein Hintertürchen für die unqualifizierte Vorsorgepraxis geöffnet wurde. Dieser Zustand ist nicht haltbar, zeigt aber das ganze Dilemma der bundesdeutschen Vorsorgelandschaft.

4.2 Stadieneinteilung des invasiven Zervixkarzinoms

Wie beschrieben entsteht auf dem Boden des Carcinoma in situ nach Penetration der Basalmembran das **invasive Zervixkarzinom.** Mit der weiteren Wucherung in die benachbarten Regionen werden unterschiedliche Stadien der Tumorerkrankung getrennt. Abbildung 35-13 zeigt die Stadieneinteilung nach den FIGO- und TNM-Kriterien. Die Einteilung stammt aus dem Jahr 1995 und ist seit langer Zeit in Gebrauch. Die jüngsten Änderungen ergeben sich in der Unterteilung des **präklinischen Stadiums** IA in die Untergruppen IA1 und IA2. Es hat sich nämlich zeigen lassen, dass Invasionstiefen im Bereich der **minimalen Stromainvasion** bis 3 mm nur in 0,5% der Fälle zu Lymphknotenmetastasen führen. Im Stadium IA2 mit Ausbreitungstiefen bis 5 mm werden schon in gut 8% der Fälle pelvine Lymphknoten befallen. Eine adäquate Aufbereitung eines Konus bzw. eines entsprechenden Hysterektomiepräparates ist Voraussetzung für die Diagnosestellung.
Im Stadium IB, in dem der Befall des Corpus uteri nicht registriert wird, kann nochmals untergliedert werden nach I1B1 und B2, wobei mit B2 die größere Tumormasse im Sinne des „bulky disease" beschrieben wird. Das Stadium FIGO II mit Befall der kranialen Vaginalanteile und/oder angrenzenden Parametrien (IIA respektive IIB) gibt die Grenzen der lokalen Operabilität an. Entsprechend bezieht sich das Stadium FIGO III auf den Befall des kaudalen Vaginalabschnitts bzw. auf die komplette Penetration des Parametriums zur Beckenwand (IIIA respektive IIIB).
Das weitere Wachstum ist nun überwiegend **diskontinuierlich lymphogen**. Bei Fortschreiten ist die lymphogene Metastasierung zu Parametern wie der Invasionstiefe und dem Gesamttumorvolumen korreliert. Hierbei spielt nicht nur die absolute Tumormasse, sondern auch der Tumorvolumenanteil am Zervixvolumen eine Rolle. **Endophyten** und **intrazervikale Wachstumsformen** metastasieren häufiger und frühzeitiger in die pelvinen Lymphknoten als Exophyten. Insgesamt lassen sich eine Reihe histologischer Merkmale des Tumorwachstums beschreiben, die als Risikomerkmale einer Einteilung in eine Niedrigrisiko- und Hochrisikogruppe dienen können (Tab. 35-5).
Im weiteren Wachstumsverlauf werden schließlich auch die **paraaortalen Lymphknotenstationen** befallen. Im Stadium FIGO IB ist in 4–6%, im Stadium IIA in 8–17%, im Stadium IIB in 30% und im Stadium IIIB in 14–29% mit paraaortalen karzinomatösen Lymphomen zu rechnen. Die nodale Metastasierungshäufigkeit lässt sich als Funktion der Tumormasse und des FIGO-Stadiums darstellen.
Durch kontinuierliche Invasion wird dann das **Parametrium** befallen. Bei entsprechender Ausdehnung hat dies bei der rektovaginalen Palpation den klinischen Befund einer Verkürzung und Verdickung des Parametriums zur Folge. Es dominieren jetzt auch Zeichen einer Ureterkompression und konsekutiver Abflussstauung (FIGO IIIB). Ein apparativ diagnostisch nachgewiesener Stau (Sonogramm/Ausscheidungsurogramm) kann als Beweis eines parametranen Befalls angesehen werden, selbst wenn der rektovaginale Palpationsbefund in dieser Hinsicht nicht besonders auffällig wäre.
In der Klinik sieht man bei weit fortgeschrittenen Zervixkarzinomen in der Regel selten Symptome durch hämatogene Metastasierung. Ebenso wird der Eintritt des Todes selten durch derartige Erscheinungen hervorgerufen. Vielmehr ist im Finalstadium eine progrediente **Tumorkachexie** im Vordergrund des Erscheinungsbildes, darüber hinaus lokoregionäre Infektionen wie Harnwegaffektionen und interkurrente Erkrankungen. Dies steht in einem gewissen Gegensatz zu einer wesentlich häufigeren autoptisch nachgewiesenen finalen Fernmetastasierung.
Die **lymphogene Metastasierung** bezieht die pelvinen Lymphknoten ein, die das regionale Lymphabstromgebiet darstellen. Unter diesem Begriff werden alle parametranen, alle obturatorischen und alle Lymphknoten an den Beckenwandgefäßen im Bereich der Aa. iliaca externa communis und interna bezeichnet. Untersu-

chungen zeigen, dass mit dem pelvinen Befall in wenigstens einem Drittel der Fälle auch die paraaortalen Lymphknoten mit einbezogen werden. Es sind eine Reihe von Kriterien beschrieben, die mit der Häufigkeit der lymphogenen Metastasierung korrelieren. Hier sind v. a. das Gesamttumorvolumen, die Tumorinvasionstiefe

FIGO-Klassifikation	UICC-Klassifikation	Definition	Befund	häufige Begleitkomplikationen
0	Tis	Carcinoma in situ (schwere Dysplasie)		–
I	T_1	Karzinom auf Zervix beschränkt		
IA	T_{1a}	präklinisches, nur mikroskopisch nachweisbares Karzinom		–
IA1		Invasionstiefe bis 3 mm Oberflächenausdehnung $\leqq$ 7 mm Invasionstiefe 3–5 mm Oberflächenausdehnung $\leqq$ 7 mm	klinisch uncharakteristisch	
IB	T_{1b}	klinisches Karzinom oder T1A2 IB_1 $\leq$ 4 cm IB_2 > 4 cm	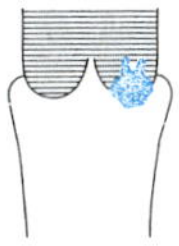	–
II	T_2	Ausbreitung über die Zervix hinaus, ohne die Beckenwand bzw. das untere Vaginadrittel zu erreichen	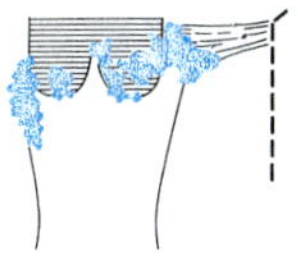	(eventuell Harnwegskomplikation)
IIA	T_{2a}	Übergang auf die Vagina (maximal 2/3)		
IIB	T_{2b}	Übergang auf Parametrium ohne Erreichen der Beckenwand		
III	T_3	Karzinom erreicht die Beckenwand und/oder das untere Vaginadrittel	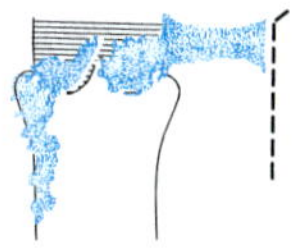	Harnwegsaffektion, Stauung, Gefäß- und Nervendruck, Neuralgien und Ödeme unterer Extremitäten
IIIA	T_{3a}	Karzinom erreicht das untere Vaginadrittel		
IIIB	T_{3b}	Karzinom erreicht die Beckenwand und/oder Hydronephrose bzw. stumme Niere		
IV (A)	T_4	Übergang auf Blase oder Rektum (Mukosa) und/oder Ausbreitung außerhalb des Beckens	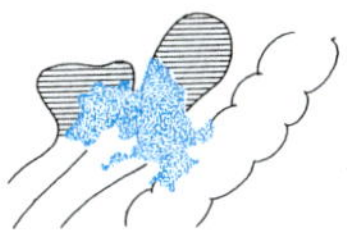	wie unter III, ferner direkte Organsymptome (Blase, Rektum)
(B)	M_1	Fernmetastasen		

Abb. 35-13 FIGO-Klassifikation (1997) des Zervixkarzinoms (modifiziert nach Schmidt-Matthiesen und Kühnle, 1991).

Tab. 35-5 Histologische Merkmale der Zervixkarzinome (nach Schmidt-Matthiesen und Kühnle, 1991).

Merkmal	Niedrigrisikomerkmal relativ günstig	Hochrisikomerkmal relativ ungünstig
Tumordurchmesser	bis 7 mm	über 20–30 mm
Invasionstiefe	< 5 mm	> 10 mm
Tumorvolumen	< 400–500 mm^3	> 4000–5000 mm^3
Lokalisation	Portiooberfläche	intrazervikal
Tumorgestalt	Exophyt	Endophyt, Krater
Reife/Grading	günstig; G1	schlecht: Unreife, G3: kleinzellige Karzinome (bis 80% Streuung)
Nekrosen im Tumor	keine	vorhanden
Wachstumsform frontal	plump, glattrandig, organoide Formationen	dissoziiert, sprayförmig, feingliedrig, netzartig; schlank bei straffem Stroma; bizarre Konturen
Faserverhalten präfrontal, frontal	starke Auflockerung, Lyse oder: produktive Reaktion	straffe Erhaltung bei stummer, adaptiver Invasion
kleinzellige Infiltration im frontalen Stroma	++ bis +++ (falls kein organoides Wachstum vorliegt)	0 bis (+)
Einbruch von Tumorzellkomplexen in Gefäße/Lymphspalten	0	vorhanden, ausgeprägt

oder der Tumor-Zervix-Quotient nach Burghardt zu nennen sowie das histomorphologisch wichtige Kriterium der **Lymphangiose** bzw. **Hämangiose** im Bereich des Primärtumorareals. Die hämatogene Metastasierung ist insgesamt selten und betrifft im Gesamtkollektiv kaum 5% der Fälle.

4.3 Histopathologie

Vom histopathologischen Typus finden sich mit 80% der Fälle invasive **Plattenepithelkarzinome,** die weiter unterteilt werden können in **verhornende** und **nicht-verhornende Typen** unterschiedlicher Zellmorphologie. **Adenokarzinome** werden in bis zu 15% der Fälle angegeben, ein Teil hiervon sind sog. **adenosquamöse Karzinome.** Beim adenosquamösen Karzinom findet sich ein Anteil malignen Plattenepithels neben den malignen drüsigen Entartungen. Für den Fall eines adenokarzinomatösen Prozesses ist im Rahmen der prätherapeutischen ausgedehnten Diagnostik eine Primärtumorentstehung im Bereich des Endometriums auszuschließen. Die aktuelle Literatur gibt an, dass in einem sehr hohen Anteil von knapp drei Viertel aller Fälle Adenokarzinome in situ von einem invasiven Plattenepithelkarzinom oder einer intraepithelialen Neoplasie begleitet sind. Dies ist insofern von Relevanz, als hierdurch Hinweise auf die gemeinsame HPV-Ursache gegeben werden.

An dieser Stelle soll auch auf die histopathologische Befundanalyse entsprechender Operationspräparate eingegangen werden. Es handelt sich hier um die Aufarbeitung von Hysterektomiepräparaten bei **einfacher** oder **erweiterter Hysterektomie** oder des **Konus.** Entsprechende Qualitätssicherungsmaßnahmen sind nötig, um die Resektionsränder eindeutig zu beschreiben. Hier hat es sich als nützlich erwiesen, den Konus in toto in sagittalen Stufen aufzuarbeiten. Die Vermessung des Tumors und der Abstand des Infiltrats vom Resektionsrand ist relevant. Die Aufarbeitung der Parametrien bei der erweiterten Hysterektomie erfolgt in sagittalen Schnitten, die Aufarbeitung der Scheidenmanschette in horizontalen Schnitten. Der Hinweis auf die Lymph- und Hämangiose ist essenziell sowohl im Primärtumor als auch im Bereich weiterer Infiltrate. Nach den Richtlinien der FIGO sollten bei der pelvinen Lymphonodektomie im Rahmen der erweiterten Hysterektomie wenigstens 20 beurteilbare Lymphknoten identifiziert werden. Bei der Beschreibung der Lymphknotenmetastasierung müssen das Wachstum als Mikro- oder Makrometastase mit/ohne Kapselüberschreitung berücksichtigt werden. Die wesentlichsten Prognosefaktoren spiegeln sich in der Tumorausdehnung wider, wobei hier die Größe, die

Infiltrationstiefe, das Volumen und der Befall benachbarter Regionen relevant werden. Der Lymphknotenbefall selbst ist kein unabhängiger Risikofaktor, da er mit der Ausdehnung des Primärtumors korreliert.

Molekulargenetische Prognosefaktoren werden zunehmend interessant. Die Zukunft wird zeigen müssen, inwieweit die Bestimmung apoptoseregulierender Moleküle in Tumorzellen in diesem Sinne ein prädiktiver Parameter sein können.

Der maligne Transformationsprozess und die Bedeutung der Apoptose

Die Eliminierung von bestimmten Zellen im Gewebeverband erfolgt nach dem festgelegten Programm der Apoptose (Syn. programmierter Zelltod). Hierbei werden einzelne Zellen abgetötet, die Umgebung bleibt intakt. Somit sind **Apoptose** und **Nekrose** deutlich zu differenzieren. Im Apoptoseprozess löst sich die Zelle auf, die Zytoplasmamembran zerfällt, der Zellkern schrumpft und es entstehen diverse vesikuläre Strukturen. Das Genom wird rasch degradiert und zu Bruchstücken zerlegt. Das verbleibende Material wird durch Makrophagen der Umgebung weiter abgebaut. Entscheidend ist, dass eine **entzündliche Reaktion** im eigentlichen Sinne **nicht** stattfindet. Die Apoptose ist ein energieverbrauchender Prozess, der induziert wird und seinerseits von einer **Protein- und RNA-Synthese abhängig** ist. Hiervon ist die Nekrose deutlich zu unterscheiden, die in der Regel einen Verband aus mehreren Zellen betrifft. Bei der Zellnekrose beobachtet man histomorphologisch zuerst die **Zellschwellung**, anschließend den Zerfall der Membranen, der Abbau des Genoms erfolgt relativ spät, begleitet wird dieser Prozess von entzündlichen Veränderungen.

Wichtig ist ein Verständnis über die Möglichkeiten der Induktion der Apoptose (Abb. 35-14). Hierbei gibt es zwei Wege: den sog. Todesrezeptorweg (death receptor path way) und den mitochondrialen Weg.

Beim **Todesrezeptorweg** wird ein Rezeptorligandenkomplex in der Plasmamembran aktiviert. Der Rezeptor ist FASS/CD95 und der Ligand FASSL. Mit der Bindung zwischen Ligand und Todesrezeptor wird auf der zytoplasmatischen Seite ein Adaptermolekül aktiviert, das seinerseits **Kaspasen** rekrutiert. Unter diesen Kaspasen laufen diverse Proteolysereaktionen ab, die schließlich die Apoptose einleiten.

Bei der **mitochondrialen Aktivierung** werden durch ein externes Signal Proteine der Familien Bax und Bcl-2 aktiviert. Nach deren Aktivierung binden diese an die mitochondriale Membran, wodurch das Hämoprotein Cytochrom c freigesetzt wird. Danach reagiert Cytochrom c mit dem zytosolischen Protein APAF-1, wodurch die Sequenz der Kaspasenaktivierung induziert wird. Die Kaspasen spalten eine Vielzahl von Proteinen.

Bei Ausfall des Apoptosemechanismus entstehen z.B. Tumorzellen, oder es entstehen Tumorzellen, die gegen zytotoxische Interventionen resistent sind.

In diesem Zusammenhang muss nochmals auf die Rolle des Tumorsuppressors p53 eingegangen werden. Die Funktion des p53 als **negativer Wachstumsregulator** wird durch seinen Einfluss auf den Zellzyklus bestimmt. Darüber hinaus ist p53 wesentlich an der Induktion der Apoptose, vor allem nach einer Schädigung der DNA, beteiligt. Durch die DNA-Schädigung entsteht zunächst ein Anstieg der Konzentration von p53. Dieser Anstieg führt zu einer Erhöhung der Transkription und Expression apoptosefördernder Moleküle und induziert den intrazellulären Transport von Todesrezeptoren. Auf diese Weise vermittelt p53 die Apoptosefunktion. Schließlich wurde eine Wirkung des Suppressors p53 auf die Permeabilität der mitochondrialen Membranen postuliert.

Diese grundlegenden Kenntnisse sind wichtig für ein Verständnis der tumorzellvernichtenden Effekte von **Chemotherapie** und

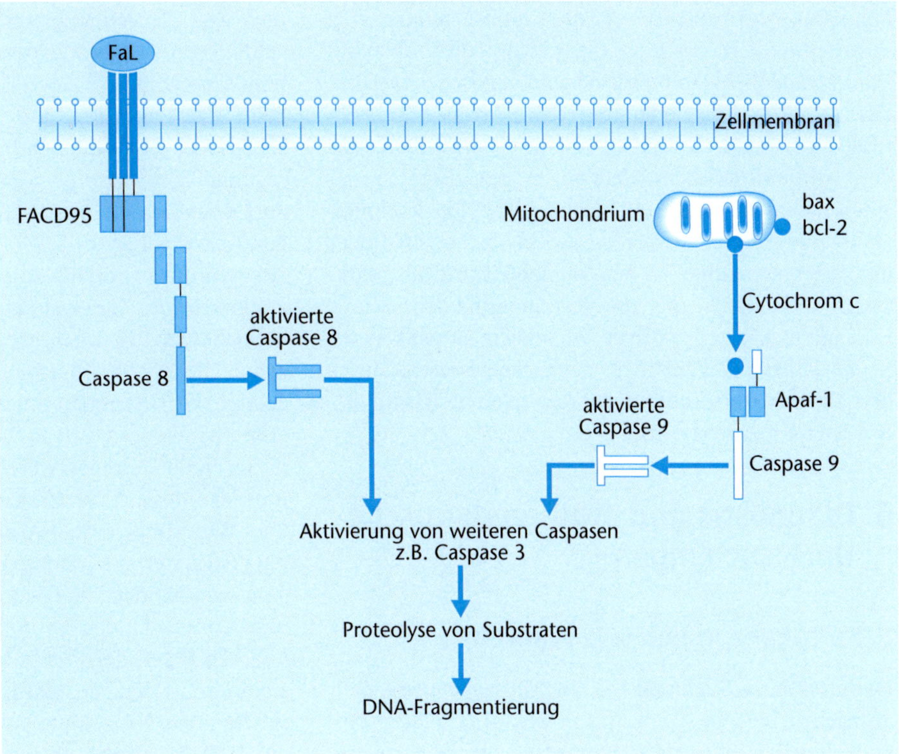

Abb. 35-14 Mechanismen, die Apoptose auslösen können. Dargestellt ist die Apoptoseauslösung über den mitochondrialen Apoptosekomplex und den Todesrezeptorweg.

Radiatio. Herkömmlich nahm man an, dass die Wirkung der Zytostatika in erster Linie auf einer Interferenz mit der DNA-Synthese beruht. Mittlerweile wird erkennbar, dass diese tumoriziden Maßnahmen in den empfindlichen Zellen in erster Linie die Apoptose auslösen und damit die Effektivität der Behandlungsmaßnahmen in der Induktion der Apoptose liegt. Substanzen wie Platinderivate, Anthrazykline oder Radiatio verursachen **DNA-Schäden,** wobei über p53 die Apoptose induziert wird. Experimentell kann belegt werden, dass p53-negative Tumoren deutlich vermindert gegenüber Radiatio und Zytostatika reagieren. Weiterhin ist erkannt worden, dass alle Signalwege, die direkt die Apoptose regulieren, entscheidend für die Wirksamkeit entsprechender therapeutischer Maßnahmen der Antitumortherapie sind. Insbesondere Medikamente wie Doxorubicin induzieren im experimentellen Ansatz die Bildung von Liganden des Todesrezeptorweges. Auch die T-Zell-vermittelte Antitumorwirkung beruht auf einer Sensibilisierung für Apoptosesignalwege. Die Zytotoxizität über T-Zellen oder natürliche Killerzellen (NK-Zellen) beruht auf der Auslösung der Apoptose, entweder über die Kaspasenaktivierung oder über den Todesrezeptorweg. Die Rolle des **mitochondrialen Apoptosomenkomplexes** hat herausragende Relevanz für die zytostatikainduzierte Apoptose. Dies ist wohl relevanter als die Aktivierung der Rezeptorligandensysteme. Danach muss angenommen werden, dass die Sensibilität der Tumorzellen in der Therapie davon abhängig ist, ob das Apoptoseprogramm funktioniert und durch die therapeutische Intervention getriggert werden kann. Demnach führt ein Defekt des Apoptoseprogramms zur **Zytostatikaresistenz**.

5 Prävention des Zervixkarzinoms

Aus dem Dargestellten ergibt sich, dass eine echte Prävention in der Verhütung der HPV-Infektion liegt. Letztlich kann sonst weiterhin nur der Einfluss gentoxischer Substanzen, z. B. aus dem Zigarettenrauch (polyzyklische Aromate), als mitverursachend angesehen werden. Die oft strapazierte Bedeutung einer besonderen Ernährungsform muss zusammen mit den Begrifflichkeiten der orthomolekularen Medizin in den Bereich des Wunschdenkens und der industriegestützten Kommerzialisierung verbannt werden. So bleibt letzten Endes nur die regelmäßige Vorsorgeuntersuchung als wirksame Maßnahme, um die Karzinominzidenz durch Früherkennung präinvasiver Vorstadien zu senken. Es liegen Untersuchungen vor, nach denen bereits durch dreijährigen Vorsorgeabstand das relative Risiko um den Faktor 4 erhöht wird.

6 Diagnostik und prätherapeutische Untersuchungen

6.1 Präkanzerosen und Frühfälle

Die effektivste Suchmethode für Neoplasien aus Zellabstrichen liegt in der schon in den 40er Jahren entwickelten **Färbung nach Papanicolaou.** Die entsprechenden epidemiologischen Daten sind hinlänglich bekannt und sollen hier der Eindrücklichkeit halber wiederholt werden. In einer kanadischen Region betrug zunächst die Inzidenz invasiver Zervixkarzinome knapp 30 Fälle pro 100 000 in den 1950er Jahren und konnte auf 8 pro 100 000 in den 1970er Jahren reduziert werden. Gleichzeitig sank die Mortalität von 12 pro 100 000 auf weniger als 5 pro 100 000 in den 1970er Jahren. Eine Untersuchung aus den 1970er Jahren zeigt, dass die Inzidenz klinischer Zervixkarzinome im nicht untersuchten Kollektiv bei knapp 50 pro 100 000 liegt, im Kontrollkollektiv knapp über 3 pro 100 000.

In der Bundesrepublik wird die Untersuchung ab dem 20. Lebensjahr durchgeführt. Bekanntermaßen wird die Effektivität der Maßnahme durch Einführung der Kolposkopie gesteigert, allerdings wird dies nicht im Rahmen der regelmäßigen Vorsorgeuntersuchung üblicherweise durch die Krankenkassen angeboten.

Die Effektivität der **Zervixzytologie** setzt allerdings eine **korrekte Abstrichentnahme** und eine qualifizierte Beurteilung im Labor voraus. Dennoch muss festgestellt werden, dass unter idealen Bedingungen dennoch etwas ein Fünftel falsch-negativer Befunde bei einmaliger Kontrolle erhoben werden. Die Sensitivität und die Spezifität der Untersuchungen wurden immer wieder überprüft, generell lässt sich festhalten, dass bei negativem zytologischem Befund die Wahrscheinlichkeit, dass die Patientin unauffällig ist, bei wenigstens 98% liegt. Trotz einer höheren Rate falsch-negativer Ergebnisse wird dies durch die langsame Entstehungszeit des invasiven Zervixkarzinoms in der angegebenen Zeitspanne von 10 bis 15 Jahren relativiert, so dass die jährliche Entnahme die Zuverlässigkeit erhöht. Damit wird auch klar, dass die immer wieder beobachteten klinischen oder progredienten Fälle, die nach Angaben trotz regelmäßiger Vorsorge aufgetreten sind, in erster Linie zu Lasten des die Vorsorgeuntersuchung durchführenden Arztes gehen.

Als typischer Entwicklungsort des Plattenepithelkarzinoms ist die **Transformationszone** im Übergangsbereich von Plattenepithel und Endozervixepithel anzusprechen (Abb. 35-15). In einer präinvasiven Phase erfolgt ein Differenzierungsverlust der Zellen, gefolgt vom Schichtungsverlust. Verschiedene Ausprägungen dieser Veränderungen werden als zervikale intraepitheliale Neoplasie (CIN) klassifiziert.

Die Wirksamkeit der Vorsorgeuntersuchungsmaßnahmen beim Zervixkarzinom dokumentiert sich im Rückgang von Inzidenz und Mortalität der invasiven Stadien bzw. einer relativen Vermehrung niederer Stadien mit höheren Raten der CIN. Mit zunehmendem Screening sinkt die Inzidenz des Zervixkarzinoms.

Im Rahmen einer weitergehenden Diagnostik soll auf die **HPV-Bestimmung** hingewiesen werden (Mandel-

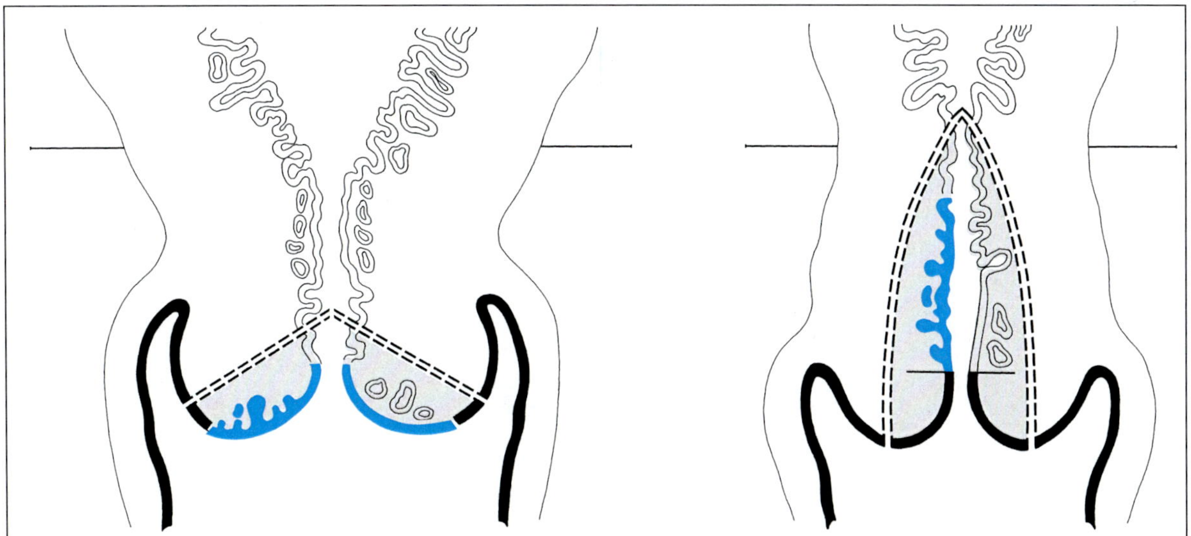

Abb. 35-15 Form des Konus und Lage des Transformationsfeldes (nach Schmidt-Matthiesen und Kühnle, 1991).

blatt et al. 2002). Festgehalten werden muss, dass bei fehlendem HPV-Nachweis eine höhergradige Dysplasie weitgehend auszuschließen ist. Umgekehrt ist der HPV-Nachweis als prädiktiver und prognostischer Marker weniger relevant. Dies trifft selbst auch dann zu, wenn zwischen den unterschiedlichen Risikotypen des HPV-Virus unterschieden wird. Somit wäre eine Indikation für den Nachweis einer Hochrisiko-HPV-Infektion der Zustand nach Konisation bei Dysplasie. Hierbei ist der Nachweis der Hochrisiko-HPV-Gruppe der zytologischen Überprüfung im Hinblick auf das Erkennen des Rezidivs überlegen (Dannecker et al. 2003).

Eine **typische Symptomatologie** für Präkanzerosen und Frühfälle existiert nicht. In aller Regel zwingen eine suspekte Kolposkopie oder suspekte zytologische Befunde zur histologischen Überprüfung. Unter allen zur Verfügung stehenden Verfahren dieser Überprüfung bietet die **Konisation** die zuverlässigste Aussage, v. a. in Bezug auf eine frühe Tumorinvasion.

6.2 Einteilung der präinvasiven Veränderungen

Die zytologische Vorsorgeuntersuchung ist ein Testverfahren mit hoher Sensitivität und Spezifität.

- Unter der **leichten Dysplasie (CIN 1)** werden Störungen verstanden, die sich auf die basale Schicht des Plattenepithels begrenzen, die superfiziellen Areale sind normal ausdifferenziert.
- Die **CIN 2** nimmt eine Mittelstellung zu CIN 3 ein, zwei Drittel des Epithels von der Basis an gerechnet sind vom Strukturumbruch betroffen.
- Bei **CIN 3** und dem **Carcinoma in situ** reichen die Veränderungen an die Oberfläche, eine minimale Differenzierung findet noch statt.

Das Carcinoma in situ zeigt im Gegensatz zur CIN 3 **keinerlei Differenzierung** mehr. Auf Grund ihrer prognostischen Situation können beide Veränderungen jedoch als CIN 3 subsumiert werden. Die definitive Einteilung als präinvasive Veränderung setzt den Nachweis der **Integrität der Basalmembran** voraus. Schwergradige Veränderungen und In-situ-Prozesse bilden sich seltener zurück und schreiten zur Entwicklung des invasiven Karzinoms fort. Diese Veränderungen beziehen sich in der Regel auf das **Plattenepithel.** Auch für die **Adenokarzinome** der Cervix uteri sind allerdings präinvasive Vorstufen bekannt, die als atypische endozervikale Hyperplasie bezeichnet werden.

Zur Klassifikation der **Exfoliativzytologien** wird in Deutschland das **Münchner Schema** verwendet (Tab. 35-6). Normalbefunde entsprechen **Pap I,** bei zusätzlichem Vorliegen entzündlicher regenerativer oder degenerativer Veränderungen ohne Neoplasiesuspicium wird die Gruppe **Pap II** vergeben. Als **Pap IIID** finden sich Befunde, die typisch für leicht- und mittelgradige Dysplasien sind, also CIN 1 und 2. In der Gruppe **Pap IVA** finden sich Hinweise für schwere Dysplasien und In-situ-Veränderungen, also entsprechend CIN 3. Bei der weiterhin differenzierten Gruppe **Pap IVB** muss **Invasivität** unterstellt werden. **Pap V** entspricht dem zytologischen Nachweis des **Malignoms**.

Es bleibt letztlich die Gruppe **Pap III** als uneinheitliche Einteilung, die nach dem vorgelegten Material nicht erlaubt, neoplastische Veränderungen definitiv auszuschließen. Darüber hinaus werden unter der Gruppe Pap III abnorme Zellmaterialien, z. B. endometrialen Ursprungs in der Postmenopause, eingeordnet. Somit bedeutet der Befund Pap III in der Regel eine schwere Interpretierbarkeit, der die Wiederholung der Untersuchung und gelegentlich auch einmal eine histologische Überprüfung erfordern kann.

Hinzuweisen ist auf die Tatsache, dass der zytologische Abstrich bereits bei klinischem Verdacht eines invasiven Prozesses nicht immer relevant ist, da bei eindeuti-

Tab. 35-6 Zytologische und histologische Klassifikationssysteme der zervikalen Präkanzerosen.

Zytologie*	Interpretation	Zytologie (Bethesda-Index)	Histologie (WHO)	Kontrolle/Therapie
I	Normalbefund, typisch vor Geschlechtsreife	normal	normales Epithel, reife Plattenepithelmetaplasie ohne Auffälligkeit	1 Kontrolle/Jahr
II	entzündliche bzw. reaktive Epithelveränderung;- ausgeprägte Metaplasie (mit reaktiven Veränderungen); häufigste Befunde bei der geschlechtsreifen Frau	reaktiv, entzündlich	Entzündung, Plattenepithelmetaplasie	1 Kontrolle/Jahr
Iiw	ausgeprägt reaktive Veränderungen mit Kontrollbedürftigkeit	ASC-US	Entzündung, Plattenepithelmetaplasie, Regeneratepithel	Kontrolle in 6 Monaten
III	unklar, suspekt auf Dysplasie (CIN)	ASC-H	CIN I, II, III, invasives Karzinom	histologische Abklärung (Biopsie, CK-Kürettage)
IIID	Teilbild einer CIN I oder II	LSIL	CIN I	Kontrolle in 3–6 Monaten bzw. histologische Abklärung
		HSIL	CIN II	histologische Abklärung
IIIG	atypisches Drüsenepithel	AGUS	AIS, entzündlich und reaktive Veränderungen des zervikalen Drüsenepithels, atypische Endometriumhyperplasie, Adenokarzinome der Zervix und des Endometriums	Hysteroskopie und getrennte Kürettage
IV	Zellbild einer CIN III	HSIL	CIN III	histologische Abklärung
V	maligne Tumorzellen (Karzinomzellen etc.)	maligne Tumorzellen (Karzinomzellen etc.)	maligne Tumorzellen (z. B. invasives Plattenepithelkarzinom)	histologische Abklärung, evtl. Hysteroskopie und getrennte Kürettage

* modifizierte PAP-Klassifikation: die PAP-Klassifikation wie derzeit in den deutschsprachigen Ländern praktiziert; in Deutschland unterteilt man nach dem Münchner Schema II von 1991 die Kategorie IV in 2 Gruppen: IVA = Zellbild einer CIN III und IVB = Zellen eines invasiven Karzinoms nicht auszuschließen.
ASC-US, atypische squamöse Zellen unbestimmter Signifikanz; ASC-H, atypische squamöse Zellen – hochgradige Läsion nicht ausgeschlossen; AGUS, atypische glanduläre Zellen unbestimmter Signifikanz; LSIL, niedriggradige squamöse intraepitheliale Läsion; Iiw, Abstrich wiederholen; IIID = Dysplasie; IIIG = glandulär

Koeffizient Progression/Remission	WHO-System		Bethesda-System
0,3	CIN 1	leichte Dysplasie	low-grade SIL
0,8	CIN 2	mäßige Dysplasie	high-grade SIL
7	CIN 3	schwere Dysplasie Carcinoma in situ	high-grade SIL

SIL = squamons intraepithelial lesion

Abb. 35-16 Nomenklatur und Verlauf der Zervixdysplasie.

ger maligner Transformation nekrotisches Zellmaterial und Zelldetritus die Beurteilung erschweren können. In diesen Fällen muss bioptisch überprüft werden.

Durch die Erkenntnisse des Wachstumsverhaltens der präinvasiven Veränderungen zum invasiven Prozess – und damit die Erklärungen zur Pathogenese der invasiven zervikalen Neoplasien – wurde die **Bethesda-Nomenklatur** (s. Tab. 35-6) angegeben. Hierbei werden in der kontinuierlichen Entwicklung der dysplastischen Veränderungen von CIN 1 nach CIN 3 zwei biologisch und prognostisch unterschiedliche Gruppen differenziert.

Zu den **niedriggradigen squamösen intraepithelialen Läsionen** (LSIL, low grades squamous intraepithelial lesions) zählt man zytopathische Veränderungen, die prognostisch günstig sind. Sie können im Anogenitalbereich durch alle vorkommenden HPV-Typen verursacht werden. Es handelt sich um produktive HPV-Infektionen des Plattenepithels mit ausgeprägten HPV-typischen Veränderungen.

Hierzu kontrastiert die Gruppe der **hochgradig squamösen intraepithelialen Läsionen** (HSIL, high grades squamous intraepithelial lesions). Hier können wirkliche Neoplasien eingeteilt werden mit einer definitiven Entwicklung zur weiteren Invasivität und Progredienz. Hier finden sich häufiger HPV der Risikogruppen. Diese Nomenklatur führt zusätzlich den Begriff der atypischen squamösen Zellen unbekannter Signifikanz (ASC-US, atypical squamous cells of unknown significance) ein (Guido et al. 2003). Diese Kategorie ist entsprechend den zytologischen Klassifikationskriterien nach Papanicolaou im Bereich Pap II und IIID anzusiedeln. Trotz dieser Einteilungen muss darauf verwiesen werden, dass die eigentliche Problematik darin besteht, dass die weitere Entwicklung geringgradiger Läsionen nicht immer eindeutig vorherbestimmt werden kann.

Von der **leichten Dysplasie** wird angenommen, dass sie sich in bis zu 80% rückbilden kann, allerdings ist für den Einzelfall diese Rückbildungstendenz nicht erkennbar. Beim Carcinoma in situ geht die Veränderung nach einer unterschiedlichen Latenzzeit in 75% der Fälle in ein invasives Karzinom über (Nomenklatur s. Abb. 35-16).

Es muss v. a. darauf hingewiesen werden, dass bei hohen zellulären Atypiegraden auch evtl. eine multizentrische Invasion direkt aus einer leichten Dysplasie hervorgehen kann.

Mit der Invasion beginnt der **Stromaeinbruch** als destruierendes oder netzig infiltrierendes Wachstum (stumme Invasion) (Abb. 35-17).

Das Tumorwachstum mit zunehmender Invasion ist zunächst klinisch okkult. Man unterscheidet nach Definition der FIGO ein **Mikrokarzinom** mit maximaler Invasion von 5 mm und maximaler Oberflächenausdehnung von 7 mm. Im weiteren Verlauf des makroskopisch erkennbaren Wachstums wird eine Gruppe der endophytisch und exophytisch wachsenden Tumoren unterschieden.

!

Bei folgenden zytologischen Befunden sollte eine weitere kolposkopische bzw. histologische Abklärung erfolgen:
- persistierender Pap IIID trotz Aufhellungsbehandlung (lokale Östrogenisierung zur trophischen Sanierung der Cervix uteri) und antiinfektiöser Therapie,
- Übergang eines Pap IIID in Pap IVA bei der Kontrolle,
- alle Befunde ab Pap IVA.

Vorgehen in der Gravidität siehe Abschnitt 9.

Der Befund Pap III (unklarer Befund) kann sowohl entzündlichen als auch degenerativen lokalen Veränderungen entsprechen. Dann wird eine entsprechende Lokalbehandlung nachgeschaltet. Eine Zervizitis bzw.

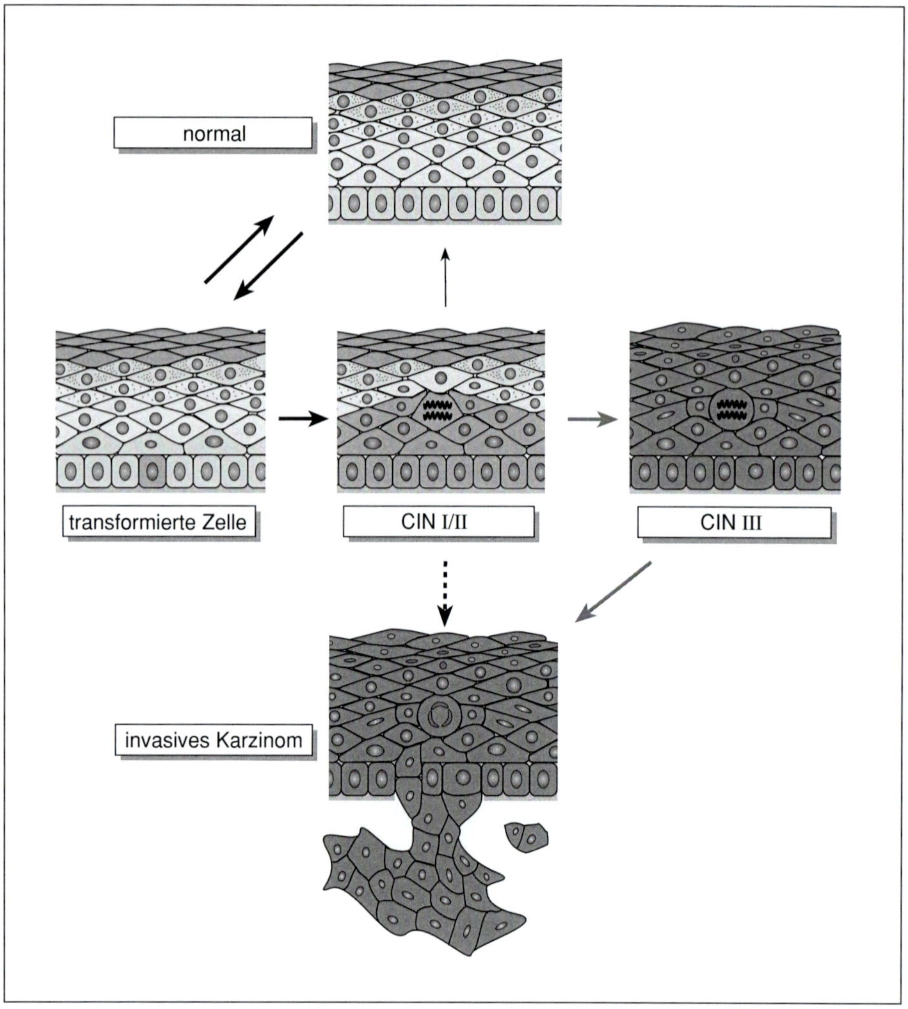

Abb. 35-17 Intraepitheliale Neoplasie-(Dysplasie-)Karzinom-Sequenz am Beispiel des Zervixkarzinoms des Uterus.
Oben: normales Plattenepithel.
Mitte: Entwicklung der zervikalen intraepithelialen Neoplasie (CIN) aus einer transformierten (neoplastischen) Zelle der Basalzellschicht. Durch klonales Wachstum und Verdrängung der normalen Epithelzellen im unteren und mittleren Drittel entstehen zunächst die CIN I sowie danach die CIN II. Aus dieser entwickelt sich durch weiteres Wachstum und vollständigen Ersatz der gesamten Plattenepithelschicht das CIN III
Unten: Entwicklung zum invasiven Karzinom.

Kolpitis wird antiinfektiös therapiert. Das lokale Milieu bei atrophischen Veränderungen wird durch lokale Östrogenisierung optimiert.

6.2.1 Kolposkopie

Die Kolposkopie sollte im Rahmen der Vorsorgeuntersuchung einen obligaten Bestandteil bilden. Zumindest ist in auffälligen Fällen zur weiteren Diagnostik und gezielten Entnahme sowohl von zytologischen Abstrichen als auch von Gewebeproben der Einsatz der Kolposkopie dringend zu fordern.

Für die Beurteilung wird die verdächtige Region mit **5%iger Essigsäurelösung** betupft und nach einer Minute inspiziert. Hierbei finden sich Epithelverdickungen als suspekte Befunde durch die essigbedingte Verquellung weißlich-opak. Mosaikartig erscheinende Befunde und Punktierungen sollen hierbei beachtet werden. Finden sich v. a. grobe unregelmäßige Mosaike oder Punktierungen mit Niveaudifferenzen, so sind diese als suspekt zu bezeichnen. Eine weitere Färbemethode ist die Anwendung der **Schiller-Jodlösung.** Hierbei wird das normale Plattenepithel durch seinen Glykogengehalt braun gefärbt, in Dysplasien ohne die Ablagerung von Glykogen findet sich keine Färbung. Diese jodnegativen Bezirke sind suspekt. Die kolposkopischen Veränderungen können entsprechend in normale, abnorme und ausgeprägte Erscheinungen unterteilt werden. Unter den ausgeprägten Veränderungen sind v. a. ein grobes Mosaik, eine grobe Punktierung, die ausgedehnte Leukoplakie, die reguläre Gefäßzeichnung sowie ein Ulkus zu nennen. Entsprechend feinere Veränderungen sind dann bei den abnormen kolposkopischen Befunden zu erheben (Tab. 35-7).

6.2.2 Gewebeentnahmen

Die weitere Abklärung suspekter Befunde setzt eine histopathologische Beurteilung voraus. Bei der **Biopsie,** z. B. als Knipsbiopsie oder auch Bröckelentnahme, kann beim klinischen Verdacht die Diagnose auf ein invasives Karzinom gesichert werden. Für die Differenzialdiagnose und Lokalisation präinvasiver Veränderungen sind die bioptischen Verfahren durchaus problematisch, da sie nur einen kleinen Teil der inkriminierten Zone in der Darstellung abbilden. Dies bedeutet, dass die Entnahme von Gewebe zur endgültigen Beurteilung eines ausreichenden Sicherheitsabstandes zum gesunden Gewebe bedarf.

In der Regel wird man daher bei entsprechenden zytologischen und kolposkopischen Befunden und ohne den klinischen Verdacht auf ein invasives Zervixkarzinom mit einer **Konisation** den Gesamtbereich der Cervix uteri besser beurteilen können. Es empfiehlt sich die Durchführung der sog. **Messerkonisation,** die Form des Konisationskraters entspricht der Lage der Transformationszone in Abhängigkeit vom Menopausenstatus. Die Wundfläche wird anschließend koaguliert, wobei hierdurch die Hämostase zustande kommt und eventuell randständige Anteile suspekter Veränderungen zusätzlich vernichtet werden. Die Anlage von Sturmdorf-Nähten sind unzureichend und auch zur Blutstillung nicht nötig. Auch der Einsatz der Elektrokonisation oder sog. Schlingentechniken stellt im Vergleich zur qualifizierten und einfachen Messerkonisation lediglich eine technische Modifikation dar, die keinen wesentlichen Fortschritt reflektiert.

Komplikation. Am häufigsten wird im Zusammenhang mit Konisationen über Nachblutungen berichtet. Diese treten mit zwei Häufigkeitsverteilungen als frühe Nachblutung in den ersten postoperativen Tagen und als späte Nachblutung um den 10. postoperativen Tag auf.

Tab. 35-7 Kolposkopie-Nomenklatur.

Kolposkopischer Befund	Graduierung	CIN
I. normale kolposkopische Befunde	Grad 0	normal
a) originäres Plattenepithel		
b) Ektopie (Zylinderepithel)		
c) normale Transformation		
II. abnorme kolposkopische Befunde		
geringe Veränderungen	Grad 1	HPV/ CIN0 oder CIN I
a) abnorme Transformation		
b) feines Mosaik		
c) feine Punktierung		
d) feine Leukoplakie		
e) Erosion		
ausgeprägte Veränderungen	Grad 2	CIN II–III
a) abnorme Transformation		
b) grobes Mosaik		
c) grobe Punktierung		
d) ausgeprägte Leukoplakie		
e) irreguläre Gefäßzeichnung		
f) Ulkus		
III. invasives Karzinom		
IV. verschiedene kolposkopische Befunde (Kondylom, Polyp, Entzündung u. a.)		
V. ungenügende kolposkopische Beurteilbarkeit		
a) Plattenepithel-Zylinderepithel-Grenze nicht sichtbar		
b) schwere Entzündung oder Atrophie		
c) Portio nicht einstellbar		

6.3 Präklinische Karzinome

Das frühinvasive, als **präklinisch** bezeichnete Karzinom ist – wie der Name es andeutet – klinisch nicht unmittelbar zu erkennen. Hinweise auf seine Existenz geben nur bekannte präkanzeröse Veränderungen.

In der FIGO-Stadieneinteilung wurde daher dem präklinischen Karzinom die eigene Untergruppe IA zugewiesen. Die Stromainvasion beträgt im Stadium IA1 nicht mehr als 3 mm in die Tiefe, die Oberflächenausdehnung überschreitet 7 mm nicht. Beim Stadium IA2 beträgt die Stromainvasionstiefe > 3 mm bis < 5 mm bei einer Oberflächenausdehnung des invasiven Bereichs von maximal 7 mm.

Bei weiterem Wachstum geht der Tumor dann in einen makroskopisch und damit klinisch erkennbaren Fall über. Alle makroskopisch erkennbaren Läsionen – auch solche mit oberflächlicher Invasion – werden bereits dem Stadium IB zugerechnet. Im Grenzbereich der beiden Frühstadien IA und IB bleibt gelegentlich auch das Zervixkarzinom der Gruppe IB klinisch stumm.

Bei genauerer Betrachtungsweise sind allerdings auch in der IA-Untergruppe prognostisch unterschiedliche Formen zu beschreiben, denen ein unterschiedliches Streuungsrisiko zugrunde liegt. Abhängig von der Form der Invasion kann man im Fall der frühen Stromainvasion eine Streuung ausschließen. Invasive Veränderungen, die als plumpe oder gar netzige Infiltration zu beschreiben wären, gehen mit einem gewissen Streuungsrisiko einher. Auch im Grenzbereich der Stadien IA und IB können sich bereits bedeutende therapeutische Konsequenzen ergeben, so dass es angebracht ist, eine individuelle Therapieentscheidung auf dem Boden histopathologischer Einzelmerkmale des Karzi-

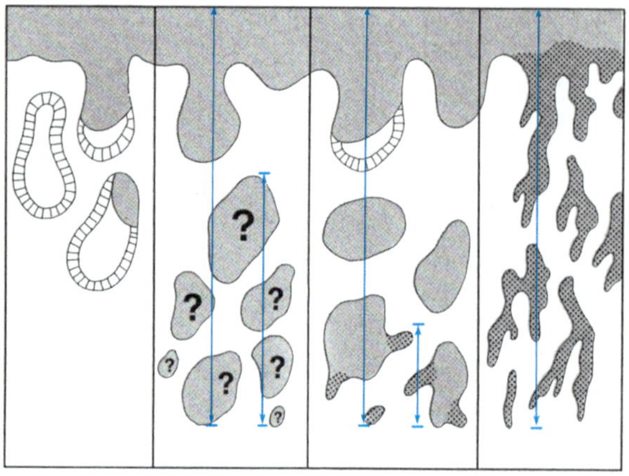

A B C D

Abb. 35-18 Schematische Darstellung zur Fragwürdigkeit der Bemessung der Invasionstiefe (nach Schmidt-Matthiesen und Kühnle, 1991).
A. Carcinoma in situ.
B. Carcinoma in situ oder partielle (schon plumpe?) Infiltration.
C. Plumpe Infiltration mit Destruktionsknospen.
D. Primär feingliedrig-netzförmige Infiltration.

noms zu treffen. Man kann zusammenfassen, dass alle Frühfälle, bei denen auf Grund differenzierter histologischer Kriterien eine Streuung unwahrscheinlich ist, noch als lokalisiert angesehen werden können. Damit ergeben sich reduzierte therapeutische Konsequenzen.

Die **Streuungswahrscheinlichkeit** soll hier anhand der wichtigsten Einzelparameter beschrieben werden. Zunehmende Invasionstiefe bedingt zunehmende Streuungswahrscheinlichkeit. In die Beurteilung der Invasionstiefe gehen allerdings auch die Zuverlässigkeit der Messung und der metrische Bezugspunkt ein (Abb. 35-18). Oberflächenausdehnungen sollen für geringe Streuungswahrscheinlichkeiten weniger als 7 mm Durchmesser betragen.

Die beiden letztgenannten Parameter Invasionstiefe und Oberflächenausdehnung bestimmen indirekt das Tumorvolumen. Volumina bis maximal 300 mm^3 sind hier als günstiger einzustufen; liegt bei kleineren Volumina bereits ein Lymph- oder Blutgefäßeinbruch vor, ist die Streuungswahrscheinlichkeit jedoch wieder höher. Generell ist der Lymph- und Blutgefäßeinbruch bei allen Malignomen als prognostisch schlechtes Krite-

Tab. 35-8 Histologische Risikomerkmale der präklinischen Karzinome (nach Schmidt-Matthiesen und Kühnle, 1991).

A. Gesamtpalette der risikorelevanten Merkmale. Bei Invasionstiefen von sicher **unter 3 mm** scheinen die sonstigen Merkmale ohne Belang zu sein, *darüber* aber von therapie- und prognoserelevanter Bedeutung.

Merkmal	relativ günstig	ungünstiger
Veränderungsart bei typischem Karzinom	beginnende, frühe Stromainvasion überwiegend plumpes (organoides) Wachstum	Karzinom, dissoziiertes, sprayförmiges, netzartiges Wachstum
Grading	günstig	ungünstig
Invasionstiefe	bis 3 mm	3–5 mm; Grenzfall; > 5 mm
Oberflächenausdehnung	< 7 mm	7–10 mm; > 10 mm
Zuverlässigkeit der Messung	zweifelsfrei	fragwürdig, unsicher
Tumorvolumen	bis 300–400 mm^3	> 400 mm^3
Einbruch in Kapillaren/Lymphbahnen bei Invasionstiefe ≥ 3 mm	auszuschließen	vorhanden
Distanz Exzidatrand – Karzinom	großer Abstand (> 5 mm)	geringer Abstand, fraglich im Gesunden abgesetzt

B. vereinfachte Aufstellung von Risikogruppen

minimales Risiko	niedriges Risiko	erhöhtes Risiko	hohes Risiko
Invasionstiefe ≤ 3 mm	Invasionstiefe 3–5 mm, keine Einbrüche in Lymphbahnen oder Gefäße	Invasionstiefe 3–5 mm, Einbrüche in Lymphbahnen bzw. Gefäße	Invasionstiefe > 5 mm
qualifizierte Kleineingriffe ausreichend		Kleineingriffe nicht mehr zulässig	

rium darzustellen. Die Struktur des Tumorwachstums bestimmt wesentlich die Prognose. Die Form einer netzartigen Infiltration geht mit höherer Streuungswahrscheinlichkeit einher. Einen Überblick über risikorelevante Merkmale der präklinischen Karzinome gibt Tabelle 35-8.

Die Basis der **Diagnostik des präklinischen Karzinoms** sind bei fehlender Symptomatologie die **Kolposkopie** und **Zytologie.** Darauf aufbauend wird die exakte histologische Diagnose nur am Konus gestellt werden können. Biopsien oder Abrasionspräparate erlauben nicht die differenzierte Beurteilung aller histologischen Kriterien; ebenso wenig kann damit eine Aussage gemacht werden, ob die Veränderungen vollständig erfasst bzw. ob multiple Veränderungen ausgeschlossen sind.

Gegen die öfter favorisierte **Portioabschabung** sind einige Nachteile anzuführen. Die Aussagekraft ist durch eine eigentlich prinzipiell unvollständige Abschabung des Portioepithels in Frage zu stellen. Die Lokalisierung der präinvasiven Veränderungen ist nicht möglich, zudem ist eine histologische Aufarbeitung der Abschabungsfragmente äußerst schwierig. Schließlich können keine Angaben über eine frühe Stromainvasion bzw. über die Infiltrationstiefe getroffen werden, da dieses Verfahren eher mit einer Deepithelialisierung der Oberfläche zu vergleichen ist.

Ebenso problematisch gesehen wird die **Portioringbiopsie**, da kritische Bereiche der Übergangszone oder in der Endozervix hierbei nicht erfasst werden.

Neben den histologischen Risikokriterien sind auch Fragen nach der Lokalisation der Veränderung exakt zu beantworten (Zervikalkanal, Portiooberfläche). Dabei sind die Beurteilung der vollständigen Entfernung und der Abstand der malignen Veränderung zum Exzisionsrand wichtig. Sind alle diese Kriterien zuverlässig erhoben, so kann die für ein präklinisches Karzinom individuelle Entscheidung für eine reduzierte Therapie getroffen werden.

6.4 Klinische Karzinome

Die klinischen Karzinome werden ab FIGO IB bis IV zusammengefasst.

Entsprechend den FIGO-Stadien lässt sich für das klinische Zervixkarzinom mit weiterem Fortschreiten des Tumorwachstums eine typische Symptomatologie angeben.

In den **Anfangsstadien** des klinischen Zervixkarzinoms (FIGO I–II) sind als suspekte Befunde zunächst ein übel riechender Fluor und Blutungsauffälligkeiten zu nennen. Diese Blutungsanomalien imponieren als Kontaktblutung nach Kohabitation, irreguläre atypische Blutung oder bei der älteren Patientin als postmenopausale Blutung. Der Übergang auf die Vagina (FIGO IIA) lässt sich im Zweifelsfall kolposkopisch differenzieren. Mit dem weiteren Fortschreiten des Tumorwachstums (FIGO II–III) wird im Bereich der Parametrien der Ureter durch Ummauerung komprimiert. Die Folgen sind eine **Harnstauung** und eine Ureterdilatation vor der Kompressionsstelle, der progrediente Nierenstau kann schließlich zum **Nierenversagen** führen. Die Symptome dieser Stadien werden in der Regel von einem Harnweginfekt begleitet.

Eine zusätzliche Symptomatologie entsteht bei weiterem lokalem Tumorwachstum durch die Gefäßkompression an der Beckenwand (**venöse Abflussbehinderung** von Bein und Becken) und durch eine Kompression bzw. Infiltration der lumbosakralen nervalen Plexus (Abb. 35-19).

Die weit progredienten Stadien (FIGO IV) sind durch Befall der benachbarten Hohlorgane klinisch auffällig. Bricht der Tumor in die Blase ein, imponiert als Befund eine **Hämaturie**, bricht der Tumor nach dorsal in das Rektum ein, findet sich Blut im Stuhl.

Die relativ seltene **Fernmetastasierung** ist durch or-

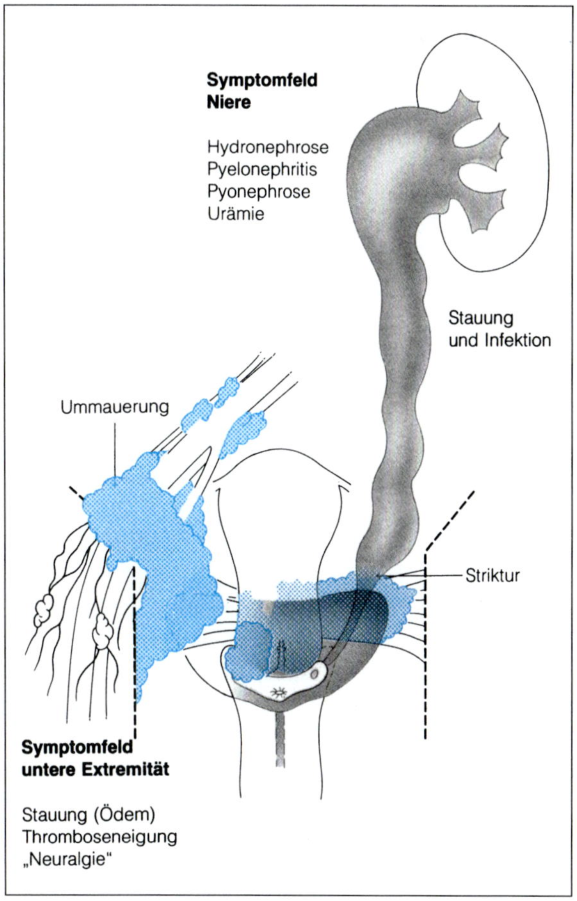

Abb. 35-19 Typische Komplikationsbereiche beim Zervixkarzinom (nach Schmidt-Matthiesen und Kühnle, 1991).

gantypische Symptomatik charakterisiert (pulmonale Metastasierung mit Husten, Dyspnoe).
Zur Sicherung der Diagnose ist der Befund **histologisch** zu bestätigen. Im Fall eines klinisch offensichtlichen Karzinoms genügt eine einfache Gewebeentnahme (Bröckel) aus der Cervix uteri, bei intrazervikaler Lokalisation des Karzinoms evtl. Gewebsentnahme mit der Kürette.

!

Eine Diagnosesicherung durch Konisation bei klinisch eindeutigem Karzinom ist unsinnig!

Im Regelfall findet sich bei der Diagnosebestätigung histologisch ein Plattenepithelkarzinom. Wird ein Adenokarzinom nachgewiesen, so ist differenzialdiagnostisch noch die Frage zu klären, ob ein Endometriumkarzinom in die Zervix vorgewachsen ist.
Nach Feststellung eines Zervixkarzinoms sind vor der Einleitung weiterführender therapeutischer Maßnahmen zusätzliche diagnostische Maßnahmen auch in Abhängigkeit von der Befundausdehnung angezeigt. Die wichtigste Grundlagenuntersuchung ist die gynäkologische Tastuntersuchung unter Hereinnahme des Spekulumbefunds. Die Ausdehnung des Befunds in die Scheide kann eventuell durch weitere Biopsien unter kolposkopischer Sicht abgegrenzt werden. Weiterführende apparative Untersuchungen beinhalten die Darstellung der ableitenden Harnwege als Röntgenkontrastuntersuchung (Ausscheidungsurogramm). Hierbei werden urethrale Stenosen, Hydronephrosen oder auch eine stumme Niere nachgewiesen.
Bei den entsprechenden Tumorstadien muss durch die Besichtigung der benachbarten Hohlorgane (Zystoskopie und Rektoskopie) der Tumoreinbruch ausgeschlossen werden.
Bei endozervikalem Wachstum des Karzinoms sollte durch Abrasio ein **Endometriumkarzinom** ausgeschlossen werden.
Für die weitere Therapieplanung kann dann mit den vorliegenden Daten versucht werden, anhand der FIGO-Stadieneinteilung das Ausmaß der Interventionen festzulegen. Wichtig sind hierbei nach den FIGO-Kriterien die Abgrenzungen des Ausmaßes der Tumorinfiltration.
Für die Beurteilung der Parametrieninfiltration ist zwischen den Stadien IB und IIB zu unterscheiden. Die Abgrenzung gegenüber der Beckenwand differenziert zwischen den Stadien IIB und IIIB. Der Befall des distalen vaginalen Drittels differenziert zwischen den Stadien IIA und IIIA. Es ist nützlich, weitere Untersuchungsmethoden ggf. mit einzubeziehen, um die FIGO-Kriterien stärker zu erhärten, auch wenn diese nicht nach den Festlegungen des Klassifikationsschemas notwendig sind. Die palpatorische Beurteilung der parametranen Infiltration ist allerdings im Wesentlichen auch eine Funktion des Untersuchers und damit dessen klinischer Erfahrung. Dies wird deutlich, wenn Unterschiede zwischen der klinisch-palpatorischen Stadieneinteilung und der histologischen Analyse der Operationspräparate angestellt werden. Es wird sowohl im Sinne eines Unter- als auch Über-Stagings der Befund verkannt. Im ersteren Falle wird in vermuteten Stadien IB mit Tumorbegrenzung auf die Cervix uteri oder IIA mit Befall des kranialen Vaginalabschnitts ein eigentlicher parametraner Befall, also Stadium IIB, unterschätzt.
Im anderen Fall wird eine parametrane Infiltration auf Grund der palpatorischen Examination wahrscheinlich gemacht, kann aber nicht im Operationspräparat aufgedeckt werden. Nach Untersuchungen wird das Unter-Staging allerdings in der Regel seltener vorkommen als die Überschätzung – und hier v. a. die Überschätzung eines klinischen Stadiums IIB.
Durch diese Problematik wird allerdings auch klar, dass die Ergebnisse bezüglich der chirurgischen oder strahlentherapeutischen Therapie schwer vergleichbar sind. Mit der Entwicklung qualifizierter bildgebender Verfahren – und hier auch der Kernspinomografie – sollte versucht werden, dieses Problem weiter zu minimieren.
In diesem Zusammenhang soll auf die **Relevanz der apparativen Diagnostik** hingewiesen werden (Rempen 1999). Unter den noch aktuell verwendeten Verfahren sind dies lediglich die Sonografie sowie die MRT und CT. Die Entwicklung der **Endosonografie** wird hierbei möglicherweise zu einer Befundverbesserung führen. Hier stellt sich die Frage weiterer hochauflösender sowohl transvaginaler als auch transrektaler Sonden. Eine Zielgröße ist hierbei die Volumenmessung. Danach soll anhand des Zervix-Tumor-Quotienten ein Parameter entwickelt werden, der Aufschluss über den parametranen Befall geben könnte. Möglicherweise können in diesem Zusammenhang Echtzeit-3D-Verfahren nützlich sein. Des Weiteren wird der Einsatz der **farbkodierten Dopplersonografie** untersucht. Bekanntermaßen wird hierdurch der intratumorale Blutfluss registriert. Dieser Parameter wird mit erhöhter proliferativer Aktivität und damit mit einer höheren Wahrscheinlichkeit einer pelvinen lymphonodalen Metastasierung korreliert.
Die **Abdominalsonografie** zum Nachweis suspekter Lymphknoten ist oftmals auf Grund der gegebenen anatomischen Besonderheiten kompromittiert.
Die aufwendigeren diagnostisch-radiologischen Verfahren der CT und MRT stellen eine Domäne für den Nachweis suspekter pelviner Lymphknoten dar. Allerdings ist die CT in der Beurteilung der pelvinen Lymphknoten bislang nicht ausreichend sicher. Qualifizierter wird die CT zur Beurteilung der paraaortalen Lymph-

knoten. Hier wird eine deutlich höhere Sensitivität und Spezifität angegeben. Darüber hinaus hat es sich bis heute als nicht effektiv erwiesen, anhand des CT den parametranen Befall beurteilen zu wollen.
Für die MRT liegt die Domäne in der Beurteilung des Primärtumors und seiner Beziehungen zur Nachbarschaft. Hierbei ist das Verfahren qualifizierter als bei der Beurteilung der Lymphknoten, eine Überlegenheit kann im Vergleich zur CT nicht festgestellt werden.
Eine weitere Intensivierung der Diagnostik könnte darin bestehen, aus suspekten Arealen durch **Feinnadelpunktionen** oder **True-cut-Biopsien** Aufschlüsse über den Tumorbefall zu erhalten. Für derartige Einsatzpunkte kommen v. a. paraaortale Lymphknoten sowie die Gruppe der Skalenuslymphknoten, ggf. auch Inguinallymphknoten, in Frage. Die Feinnadelpunktion erfolgt sonografisch oder durch CT-Kontrolle (Bipat et al. 2003). Das Verfahren ist indiziert, wenn z. B. durch den Nachweis paraaortaler karzinomatöser Lymphknoten eine entscheidende Therapieplanung vorgegeben wird. Entsprechendes gilt, wenn fragliche parametrane Areale im Rahmen einer True-cut-Biopsie als befallen und damit therapieentscheidend gewertet werden können.
Eine definitive Therapieentscheidung schließlich wird im Rahmen der explorativen Laparotomie erzielt, die in diesem Zusammenhang als **Staging-Laparotomie** anzusprechen ist. Sinn dieses Verfahrens sind die Beurteilung der lokalen, d. h. pelvinen Operabilität und die Bewertung der paraaortalen Lymphknoten. Anhand dieser Maßnahme wird dann entschieden, inwieweit operative oder strahlentherapeutische Verfahren indiziert sind. In bundesdeutschen Untersuchungen wurde hierzu allerdings eingewandt, dass selbst durch die explorative Laparotomie nicht immer der Befall der Parametrien mit der notwendigen Genauigkeit nachzuweisen ist. Darauf mag auch zurückzuführen sein, dass sich die Staging-Laparotomie insgesamt nicht durchgesetzt hat. Wenn allerdings gezeigt werden kann, dass Patientinnen, die ein invasives Staging per laparotomiam erhielten, in den Therapieergebnissen den rein klinisch beurteilten Patientinnen überlegen sind, so spricht dies sowohl für das Konzept der Staging-Laparotomie als auch für die Bevorzugung des primär chirurgischen Vorgehens.

6.5 Lokoregionale Rezidive

Der Verdacht eines lokoregionalen Rezidivs nach behandeltem Zervixkarzinom ergibt sich in aller Regel aus dem Palpationsbefund. Im Bereich des Parametriums ist eine neue Raumforderung palpabel, gelegentlich imponieren unregelmäßige knotige Resistenzen. Dieser Befund wird apparativ im Rahmen von Ultraschalldiagnostik, CT und MRT erhärtet. Zur Bestätigung des Befunds ist es obligat, diesen Herd zu biopsieren. Neben einer möglichen transvaginalen oder transrektalen Biopsie kommt auch eine CT-gesteuerte Punktion in Frage. Stellen sich Therapieentscheidungen, so ist unter Umständen ein invasiv-diagnostisches Verfahren nicht zu vermeiden (diagnostische Laparoskopie, explorative Laparotomie). Weitere lokaltherapeutische Konsequenzen stehen nur nach dem Ausschluss einer generellen Progredienz, d. h. von Fernmetastasen, an. Alter und Prognose indizieren die Intensität weiterer Diagnostik.

6.6 Notfallmäßige Blutung

Beim Zervixkarzinom kann im Bereich des Primärtumorareals oder eines zentral am Scheidenabschluss gelegenen Rezidivtumors eine akute Blutung auftreten. Es hat sich bewährt, bei solchen Befunden zunächst den Tumorkrater straff mit Gaze zu tamponieren. Dieser Streifen wird mit einem Anti-Fibrinolytikum, z. B. Epsilonaminocapronat oder Tranexamsäure (Ugurol®, Anvitoff®), getränkt. Führt die Maßnahme nicht zum Erfolg, so ist eine Brachytherapie des Tumorkraters in hämostyptischer Absicht unmittelbar anzuschließen. In vereinzelten Fällen und bei akuter Blutung bleibt als Ultima Ratio gelegentlich die radiologische transarterielle Katheterembolisation beider Aa. iliacae internae, ggf. auch der Versuch der Gefäßligatur per laparotomiam.

7 Therapie des Zervixkarzinoms

Als therapeutische Interventionen stehen zunächst der chirurgische Eingriff, sodann die Strahlentherapie und schließlich die Chemotherapie zur Verfügung. Weitere Therapieverfahren, v. a. immunologische Ansätze, sollen zuletzt diskutiert werden (ACOG 2002).

7.1 Chirurgische Therapie des Zervixkarzinoms

Chirurgische Interventionen sind eine Domäne der Früh- und Anfangsstadien des Zervixkarzinoms. Insbesondere muss deswegen hier die Behandlung der Vorstadien, also der intraepithelialen Neoplasien, der frühinvasiven und der invasiven Karzinome, besprochen werden.

7.1.1 Chirurgische Maßnahmen bei CIN

Für die Frühstadien der CIN 1 und CIN 2 kommt eine chirurgische Intervention in Frage, wenn der Befund trotz qualifizierter zytologischer und kolposkopischer Kontrolle über mehr als ein Jahr persistiert. Die eigentliche Sanierung auch von intrazervikal gelegenen Herden ist nur mit der Konisation zu erreichen. Je nach individuellem Risikostatus entsprechend der Aufklärung der Patientin können diese Veränderungen allerdings auch begrenzten invasiven Maßnahmen zugeführt werden. Insbesondere stehen hier **koagulative Verfahren** mittels diverser physikalischer Techniken zur Disposition (Laservaporisation, Elektrokoagulation, Kryokoagulation) (Wright et al. 2003).

Der ausgedehntere Befund der schweren Dysplasie mit dem Carcinoma in situ bedarf zur korrekten Entfernung des Eingriffes der **Konisation.** Die Frage, inwieweit Befunde bei kolposkopischer Betrachtung definitiv abzugrenzen sind und durch gezielte Biopsien ein invasiver Prozess auszuschließen ist, bestimmt auch den Einsatz alternativer lokal destruktiver Verfahren. Hiermit ist v.a. gemeint, inwieweit dieser Eingriff auch z.B. durch eine Laservaporisation mit dem CO_2-Laser saniert werden könnte. Relevant wird in diesem Zusammenhang auch die Eindringtiefe des Lasers, der wenigstens den Bereich bis 7 mm erreichen muss. Gegebenenfalls bestehen zusätzliche indikative Faktoren, so dass auch eine **Hysterektomie** geboten scheint. Summarisch kann man feststellen, dass durch den Eingriff sowohl der organerhaltenden Konisation als auch der Hysterektomie die Ergebnisse gleichwertig sind. Immerhin wird in bis zu 5% mit rezidivierenden Veränderungen gerechnet. Dies bedeutet auch, dass weitere posttherapeutische kolposkopische zytologische Kontrollen nötig sind.

Es gab in der Vergangenheit eine Reihe von Untersuchungen, die noch den Unterschied der Rezidivrate in Bezug auf die Art der Hysterektomie konstatierten. Prinzipiell ist dies verständlich, da die Technik des Eingriffs nicht unwesentlich darüber entscheidet, inwieweit der Bereich der Portio vaginalis uteri mit dem bedeckenden Epithel reseziert wird. Hier sind v.a. Verfahren wie der abdominale Wege, die in einigen Lehrbüchern als intrafasziale Hysterektomie bezeichnet werden, als kritisch einzustufen. In diesem Zusammenhang wird klar, dass die Hysterektomie den Bereich der Portio vaginalis uteri großzügig mit einschließen muss (extrafasziales Vorgehen). Das Aushülsen der Cervix uteri aus einem Portiofaszienmantel erfüllt diesen Zweck nicht und sollte in der Zwischenzeit auch im Rahmen der abdominalen Uterusexstirpation als Verfahren verlassen worden sein. Insbesondere mit der angegebenen Form der vaginalen Hysterektomie (vgl. Abschnitt „Chirurgische Therapie der Myome") nach Richter und Terruhn kann qualifiziert weiträumig der Bereich der Portio vaginalis uteri umschnitten werden.

7.1.2 Chirurgische Therapie der frühinvasiven Zervixkarzinome

Bekanntermaßen wird im frühinvasiven Stadium die Gruppe I A1 mit weniger als 3 mm Invasionstiefe abgegrenzt. Zahlreiche Untersuchungen konnten belegen, dass v.a. diese frühinvasiven Stadien nur in knapp 1% der Fälle zu einer pelvinen Lymphknotenmetastasierung führen. Damit ist es gerechtfertigt, in diesem Stadium eine **Konisation** durchzuführen. Hier wird gelegentlich die diagnostische Konisation gleichzeitig zur therapeutischen Intervention. Jedenfalls müssen die Schnittränder des Konus qualifiziert beurteilbar sein, so dass wir hier die beschriebene **Messerkonisation** bevorzugen. Alternativ kann auch hier die **Hysterektomie** durchgeführt werden. Bezüglich des Absetzungsrandes im Bereich der Ektozervix empfiehlt es sich, weit extrafaszial zu präparieren oder ggf. gar einen knappen Scheidenrand mit zu resezieren. Auch in diesen Fällen könnte sich eine vaginale Hysterektomie auf Grund ihres minimal invasiven Charakters bewähren.

Das Stadium FIGO IA2 beschreibt Invasionstiefen bis 5 mm sowie horizontale Größenausdehnungen bis 7 mm. Diese stellt das eigentlich präklinische Karzinom dar. Das Ausmaß der therapeutischen Interventionen richtet sich hier ganz besonders danach, inwieweit zusätzliche Kriterien als Risikofaktoren der Tumorausbreitung zu werten sind. Hierbei muss im histologischen Befund die Wachstumsfront beschrieben werden, Angaben über die Lymph- und Hämangiose sowie die Angaben zum Absetzungsrand des inkriminierten Prozesses sind essenziell. Je nach den Zusatzkriterien einer Hochrisikosituation ist die Ausbreitung des Tumors in die nahe gelegenen Lymphknoten wahrscheinlicher. In der Regel wird man hier zunächst das primär tumortragende Organ, im Sinne der bereits beschriebenen extrafaszialen Hysterektomie, entfernen. Inwieweit auch hier organerhaltend im Sinne der Konisation vorgegangen werden kann, ist anhand der aktuellen Datenlage nicht definitiv zu klären. Da das Risiko der lymphonodalen Ausbreitung in höherem Maße besteht, wobei einige Literaturangaben bereits mit bis zu 10% von **Lymphknotenmetastasen** rechnen, sollten in diesem Falle die **pelvinen Lymphknoten** entfernt werden. In dieser Gruppe sind auch kritische Fälle jüngerer Patientinnen mit noch nicht abgeschlossener Familienplanung einzuteilen, bei denen u.U. die Frage einer Kombination beider Interessen – nämlich der offenen Familienplanung sowie der onkologisch qualifizierten chirurgischen Intervention – zu vereinbaren ist. Nach entsprechender Aufklärung der Patientin kann hier möglicherweise – wenn nicht allzu viele histologische Risikofaktoren vorliegen – auch eine Konisation, allerdings mit zusätzlicher pelviner Lymphonodektomie, durchgeführt werden. In diesen Fällen ist im Rahmen der Weiterentwicklung endoskopischer Verfahren auch daran zu denken, die pelvine Lymphonodektomie minimal-invasiv anzubieten (Altgassen et al. 2002, Hertel et al. 2002, Lin 2003, Schneider et al. 2001). Allerdings

wäre für diese spezielle Situation nach Abschluss der Familienplanung der definitive Eingriff im Sinne der extrafaszialen Hysterektomie dringend anzuraten (Lee et al. 2002).
In den angegebenen **Frühfällen** ist mit **definitiver Heilung** zu rechnen, die sich in einer praktisch 100%igen 5-Jahres-Überlebensrate widerspiegelt.

> **!**
> In den frühen Stadien invasiver Zervixkarzinome bedeutet die chirurgische Therapie in Form der erweiterten Hysterektomie nach Wertheim-Meigs das optimale Therapieverfahren.

7.1.3 Chirurgische Therapie invasiver Zervixkarzinome

Die chirurgische Intervention im Sinne der erweiterten Hysterektomie ist prinzipiell so lange durchführbar, bis die Tumorfront die Beckenwand nicht erreicht hat; dies würde auf der Basis der angegebenen theoretischen Grundlagen ein Stadium FIGO IIB bedeuten. Im Vergleich zur bislang als gleichwertig anerkannten primären Strahlentherapie sollte in den frühen Stadien dem chirurgischen Eingriff der Vorzug gegeben werden. Als Benefit des chirurgischen Eingriffs im Vergleich zur strahlentherapeutischen Intervention wird auch angegeben, dass die Ovarien erhalten werden können. Sofern nicht im Rahmen der postoperativ anfallenden Befunde eine adjuvante strahlentherapeutische Maßnahme auf Grund besonderer Risikokriterien allfällig wird, ist dies als deutlicher Vorteil bei jüngeren Patientinnen mit rein chirurgischer Therapie anzusehen. Allerdings ist bekannt, dass bei Adenokarzinomen selbst in frühen Stadien, d.h. also auch bei FIGO IB, von bis zu 13% Ovarialmetastasen berichtet wird. Aus diesem Grunde wird von der Ovarialerhaltung in diesem speziellen Falle abgeraten. Damit ist die Belassung eines Ovariums nur auf deutlich prämenopausale, also jüngere Patientinnen zu begrenzen, die in der Tat keine weiteren fortgeschrittenen Befunde bieten.
Mit Erreichen des Stadiums IB ist der chirurgische Eingriff so zu planen, dass eine Resektion im Bereich des Parametriums sowie der Scheide stattfindet. Das eigentliche Operationspräparat enthält den tumortragenden Uterus, eine Scheidenmanschette und den parametranen Anteil. Es sind auch im parametranen Bündel Lymphknoten beschrieben, die auf diese Weise mit entfernt werden sollten. Insbesondere gibt es Literaturhinweise, dass selbst im Stadium IB in über 10% parametrane beckenwandnahe Lymphknoten befallen sind. In diesen Fällen ist auch bei über drei Viertel der Betroffenen ein pelviner Lymphknotenbefall nachzuweisen. Im umgekehrten Fall – ohne Befall parametraner Lymphknoten – findet man nur in einem Drittel der Fälle pelvine Lymphknotenmetastasen.
Die geschilderte Problematik der **pelvinen Lymphknotenmetastasierung** verlangt eine qualifizierte Resektion, v.a. des Parametriums. Eine Qualitätssicherung der chirurgischen Eingriffe kann, was die Technik betrifft, nur anhand der ausgemessenen Parametriengrößen durch den Histopathologen erfolgen. Es sind eine Vielzahl von Operationsmodifikationen vorgeschlagen worden, wobei unseres Erachtens die **erweiterte Hysterektomie** einen prinzipiell standardisierten Vorgang darstellen muss, dessen mögliches Ausmaß einer Radikalität nicht zuletzt neben dem Training des Operateurs auch vom gegebenen anatomischen Situs abhängt. Die prinzipiellen Grundlagen der Technik wurden am Beginn des 20. Jahrhunderts durch Ernst Wertheim entwickelt, der besonders die Bedeutung der parametranen Resektion hervorhob. Joe Meigs hat Ende der 1940er Jahre die Grundlagen der retroperitonealen Lymphonodektomie erarbeitet und das Operationsverfahren in seiner heutigen Form entsprechend ergänzt. Da dieser Eingriff einen besonderen Stellenwert in der gynäkoonkologischen Chirurgie einnimmt und auch prinzipielle technische Vorgangsweisen operativer Strategien im kleinen Becken darstellt, soll er an dieser Stelle aufgeführt werden. Nicht zuletzt auch im Hinblick auf eine veränderte Weiterbildungsordnung, die den eigentlichen Bereich der speziellen operativen Gynäkologie nicht mehr kennt, sondern diese Kenntnisse der gynäkologischen Onkologie zuordnet, müssen diese Techniken im Rahmen der Gesamtdarstellung der gynäkologischen Onkologie besprochen werden (Zander und Graeff 1991).
Für die Technik der Radikaloperation sollen hier die relevanten Schritte in knappen Zügen illustriert werden (Abb. 35-20). Neben der Bedeutung des Eingriffs im Rahmen der onkologischen Therapie erlaubt ein differenzierter Überblick über die Technik auch entsprechende Grundlagenkenntnisse der Anatomie des inneren Genitales.
Die eigentliche **Hysterektomie** besteht in der Situation, das tumortragende Organ mit dem Nachbargewebe zu resezieren. Dies bedeutet, dass der Uterus mit anhängendem Parametrium/Parakolpium und einer Vaginalmanschette reseziert wird. Im Bereich der parametranen Resektion werden auch die Ligg. sacrouterina ausgelöst und entfernt. Ein wesentliches Prinzip der Operation besteht hierbei in der Darstellung des kompletten pelvinen Ureterverlaufs bis zum Eintritt in die Blase. Entsprechend dem großen Eingriff erfolgt durch die Mitnahme des subperitonealen Bindegewebes auch eine Resektion vegetativer Nervenplexus, die nicht unerheblich zu der postoperativen Morbidität beitragen.

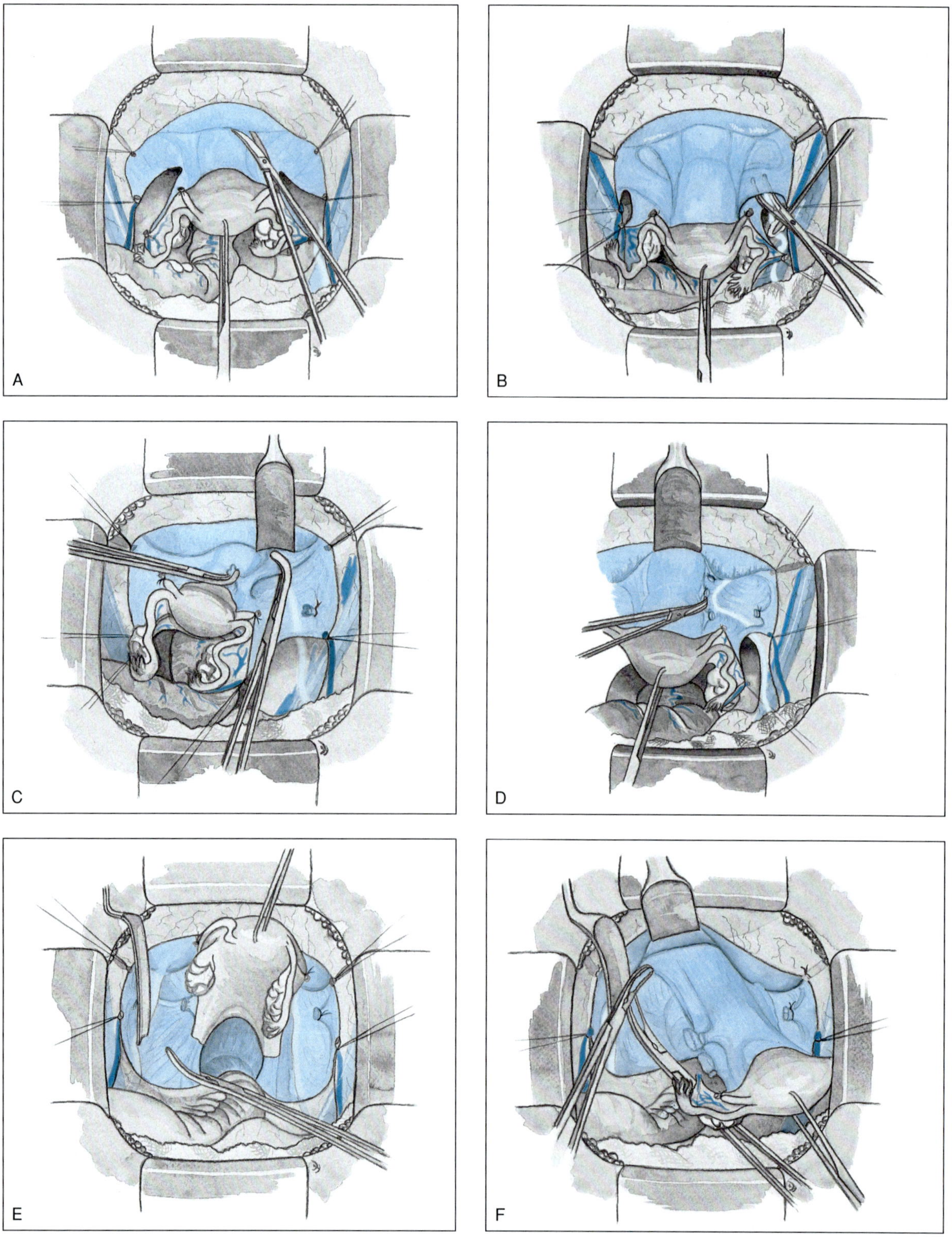

Abb. 35-20 Erweiterte Hysterektomie (mit freundlicher Genehmigung des Springer-Verlages entnommen aus: Jawny, J.: Praxis der operativen Gynäkologie. Springer, Berlin, Heidelberg, New York 2000).
A. Eröffnung des Spatium rectovaginale.
B. Abpräparation der Harnblase.
C. Darstellung des Uterterdaches mit Overholt-Klemme.
D. Absetzen des Blasenpfeilers. Darstellung des Ureterknies.
E. Absetzen des Lig. sacrouterinum.
F. Absetzen der Parametrien.

Der Ablauf des Eingriffs gliedert sich in einzelne Therapieschritte, die hier in einer knappen Abbildungssequenz (Abb. 35-20) angegeben werden.
Nach Laparotomie vom medianen Unterbauchlängsschnitt und Exposition der Peritonealhöhle, der Austastung und Überprüfung der technischen Operabilität beginnt der eigentliche präparatorische Schritt mit dem Fassen des Uterus und der Adnexe. Anschließend wird der Ureter am medialen Peritonealblatt im Bereich des Lig. infundibulopelvicum dargestellt. Es erfolgen anschließend das Absetzen des Lig. infundibulopelvicum sowie das Absetzen des Lig. rotundum. Daran anschließend wird der pelvine Ureter präparatorisch bis zu seinem Eintritt in den Ureterkanal dargestellt. Zur Freilegung des Parametriums und zur Präparation der Scheidenmanschette muss das Spatium rectovaginale eröffnet werden, ebenso wird die Harnblase abpräpariert.
Der entscheidende Schritt ist nun, dass nach entsprechender Freipräparation der Ureter an der kritischen Stelle, nämlich bei der Unterfahrung der A. uterina im Bereich des Parametriums, komplett dargestellt wird. Hierbei ist das Ureterdach zu öffnen. Man kann das Ureterdach mit einer Overholt-Klemme darstellen und anschließend zwischen Klemmen durchtrennen. Noch verbleibende Bindegewebszüge des Lig. vesicouterinum, die als Blasenpfeiler anzusprechen sind, werden ebenso über Klemmen durchtrennt. Ist somit auch der zervix- und blasennahe Teil des Ureters dargestellt, kommt in der Regel das sog. Ureterknie zur Darstellung. Dieses präparatorische Vorgehen führt letztlich zu einer kompletten Mobilisation des Ureters in seinem subperitonealen, pelvinen und parametranen Verlauf. Nach dieser vollständigen Mobilisation des Ureters kann nun über Klemmen der Uterus mit dem anhängenden Parametrium/Parakolpium und unter Mitnahme einer Scheidenmanschette reseziert werden. Diese Resektion kann z. B. im Bereich der Lig. sacrouterina beginnen und erfasst danach die seitlichen Parametrien.
Schließlich wird der Uterus mit einer entsprechend markierten Scheidenmanschette entfernt.
Einzelne Schritte variieren je nach operativer Schule und technischer Auffassung, wobei aber jedenfalls für eine qualifizierte Radikaloperation das Prinzip der Freilegung des Ureters zur Darstellung des Parametriums erhalten bleibt.
Die diversen Beschreiber der Operationsmethode stellen zum Teil die Lymphonodektomie der erweiterten Hysterektomie voran. In der Originalmethode von Ernst Wertheim wurde lediglich die erweiterte Uterusexstirpation durchgeführt. Wie angegeben hat Joe Meigs den Eingriff um die pelvine Lymphonodektomie ergänzt. Die Arten der Kombination beider Verfahren bedingen Vor- und Nachteile, die eigentlich alle nachvollziehbar sind, andererseits aber doch als marginal bezeichnet werden können. Der wesentliche Punkt bleibt eine anatomieorientierte Operationstechnik (Michalas et al. 2002, Possover 2001).
Die Voranstellung der pelvinen Lymphonodektomie gestattet günstigerweise eine ausgiebige Freilegung der Leitungsbahnen des subperitonealen Beckenraums, so dass v. a. für die anschließende erweiterte Hysterektomie relevante Gefäßverbindungen optimal zugänglich und zum Teil vorher absetzbar sind (A. uterina).
Bei der **pelvinen Lymphonodektomie** wird zunächst nach Inzision des parietalen Peritoneums das beckenwandnahe subperitoneale Gewebe freigelegt. Die Peritonealinzision über dem distalen Anteil des M. iliopsoas kann erweitert und anschließend die Scheide des Iliaca-externa-Gefäßbündels eröffnet werden. Auf diese Weise können die Iliaca-externa-Lymphknoten abpräpariert werden (Abb. 35-21). Von hier aus werden auch die Lymphknoten entlang der Iliaca-communis-Gefäße präpariert.
Zur Entfernung der Obturatoriuslymphknoten können z. B. die Iliaca-externa-Gefäße lateralisiert und das darunter liegende geflechtartige feine Bindegewebe eröffnet werden. Hierbei gelangt man in die Fossa obturatoria, in deren Tiefe medial von den Iliaca-interna-Gefäßen der N. obturatorius sichtbar wird. Entsprechend werden die Obturatoriuslymphknoten entfernt, anliegende Lymphknoten im Bereich der A. iliaca interna können ebenso reseziert werden. Die A. iliaca interna lässt sich bis zu ihrem Übergang in das Lig. umbilicale laterale verfolgen. Am Ende einer pelvinen Lymphonodektomie sind damit folgende Gefäßnerven und Leitstrukturen der seitlichen Beckenwand von lateral nach medial deutlich zu erkennen: N. genitofemoralis, M. iliopsoas, Iliaca-externa-Gefäßband, N. obturatorius, Iliaca-interna-Gefäßband, Ureter. Den entsprechenden Situs nach Durchführung der pelvinen Lymphonodektomie zeigt Abbildung 35-21.
Die ggf. durchzuführende **paraaortale Lymphonodektomie** beruht darauf, den entsprechenden Retroperitonealraum freizulegen. Ausgehend von der Peritonealinzision anhand der A. iliaca communis kann das kaudale Lymphknotenpaket dargestellt und abpräpariert werden. Hierbei trifft man auf die kreuzenden Ovarikagefäße sowie auf das Gefäßbündel im Bereich der A. mesenterica inferior (Abb. 35-22). Die A. mesenterica verlässt als distaler Eingeweidestamm die Vorderfläche der Aorta abdominalis. Das Lymphknoten-/Fettgewebe kann nach Anspannung über Clips abgesetzt werden.
Bei der Darstellung des Retroperitonealraums kranial des Abgangs der A. mesenterica inferior stößt man schließlich auf den Abgang der A. und V. ovarica aus der Aorta bzw. der V. cava inferior bzw. auf der linken Seite etwas höher gelegen auf den Zustrom der rechten

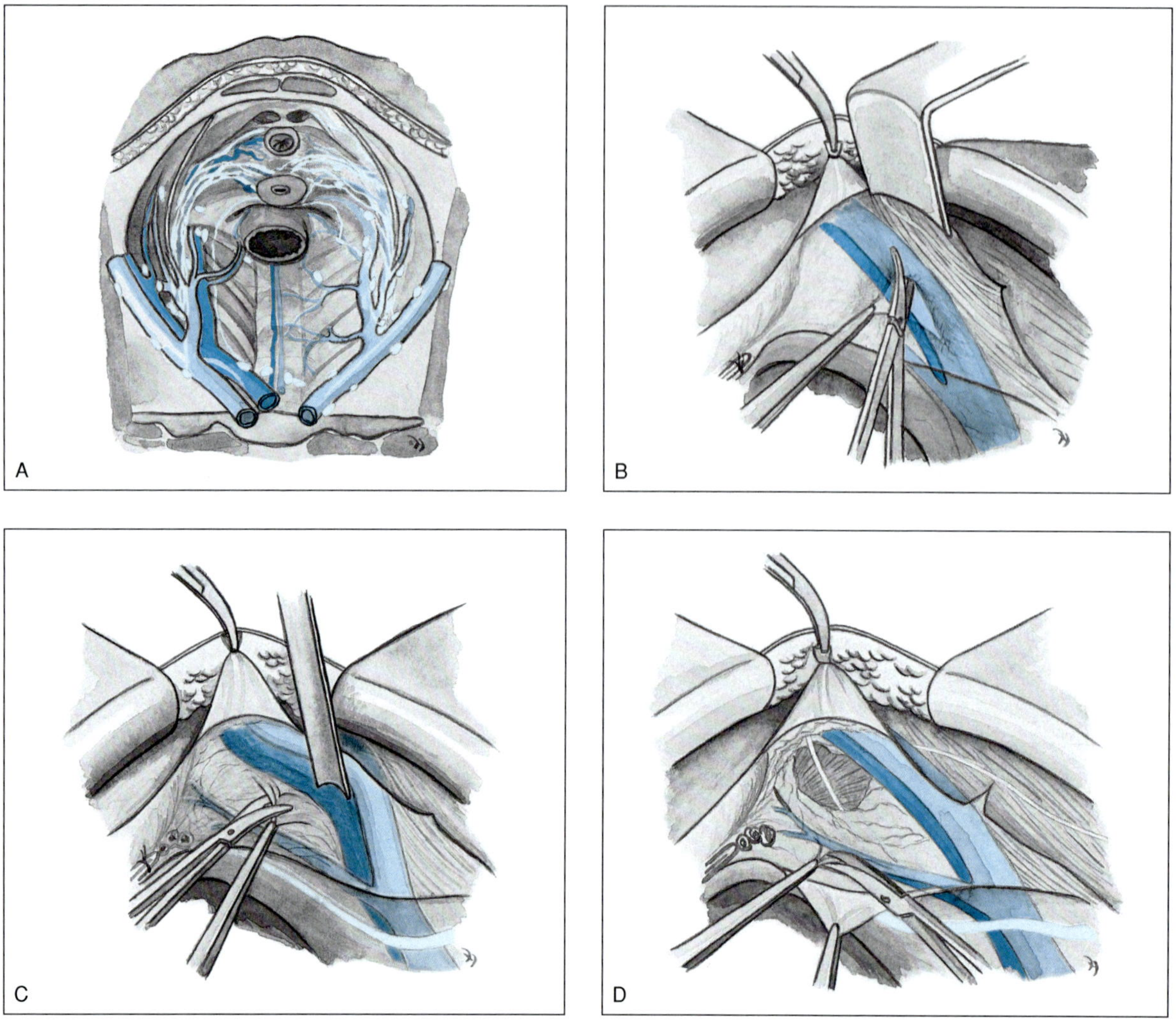

Abb. 35-21 Pelvine Lymphonodektomie (mit freundlicher Genehmigung des Springer-Verlages entnommen aus: Jawny, J.: Praxis der operativen Gynäkologie. Springer, Berlin, Heidelberg, New York 2000).
A. Pelvine Lymphknoten.
B. Inzision der Iliaca-externa-Gefäßscheide.
C. Eröffnung der Obturatoriusloge unterhalb der V. iliaca externa.
D. Präparation der A. iliaca interna mit Einblick in die Fossa obturatoria.

V. ovarica in den Unterrand der linken V. renalis. Die linke A. ovarica entspringt ebenso der Vorderseitenfläche der Aorta.

Mit dem Erreichen des unteren Nierenpols bzw. etwas am distalen Rand der Renalisgefäße wird die paraaortale Lymphonodektomie beendet.

Als konservatives Therapieverfahren wurde von Dargent 1994 die sog. **radikale Trachelektomie** vorgeschlagen. Dies ist sicherlich ein extrem individualisiertes Verfahren, mit dem auch technisch noch ausreichend Erfahrung zu sammeln ist (Dargent et al. 2000, Dargent 2001). Das Prinzip besteht darin, wenigstens zwei Drittel des Gewebes der Cervix uteri mit dem anhängenden Parametrium wenigstens zur Hälfte zu entfernen. Vorausgeschickt wird eine pelvine Lymphonodektomie. Mit diesem Verfahren wurde berichtet, dass anschließend eine Schwangerschaft möglich war, die per sectionem beendet wurde.

Die wesentlichste **Morbidität** der aufgeführten abdominalen Radikaloperation ergibt sich im Rahmen der **Blasenentleerungsstörung** durch die Resektion der vegetativen Plexus. Wie angegeben soll die pelvine Lymphonodektomie wenigstens 20 Lymphknoten nachweisen.

Für das Stadium IIA wird die Resektion im Bereich der Scheidenmanschette am besten nach Anlage einer vorher eingesetzten vaginalen Markierung durchgeführt.

Technisch problematischer wird die Situation in den weiter fortgeschrittenen Stadien, d. h. ab dem Stadium IIB. Zunächst ist davon auszugehen, dass im Stadium IIB in einer hohen Rate – manche Autoren sprechen von bis zu 50% der Fälle – in der Tat eine paraaortale Lymphknotendissemination zu erwarten ist, so dass der

Eingriff entsprechend erweitert werden muss. Dies ist sicherlich dann der Fall, wenn sich bereits intraoperativ der Nachweis pelviner Lymphknoten zeigen lässt. Es wird berichtet, dass der Versuch des operativen Ansatzes mit Resektion der paraaortalen Lymphknoten insgesamt zu besseren Ergebnissen im Vergleich zur Strahlentherapie führt. Hierbei ist aber zu bedenken, dass diese Therapieergebnisse gegenüber der konventionellen Strahlentherapie als primärer Behandlungsmethode noch nicht die neueren Erkenntnisse zur Radio-/Chemotherapie mit einbeziehen.

Wie angegeben hängt die **Radikalität** des Eingriffs sicherlich auch von den anatomischen Gegebenheiten ab. Zudem wird er mit zunehmendem Tumorstadium kompromittiert. Die Radikalität der Operation wurde von Piver et al. in fünf Typen beschrieben und bezieht sich auf das Ausmaß der Resektion des zentralen vom Primärtumor befallenen Organpaketes (Tab. 35-9) (River et al. 1974).

Im Stadium FIGO IIIA mit ausschließlichem Befall der distalen Vagina könnte man theoretisch die Operation auf die Mitnahme des Vaginalschlauchs erweitern, sofern es gelingt, ihn ausreichend von der Blase, vom Darm und von der Urethra zu distanzieren. Diese Situation dürfte allerdings selten sein. Im Stadium IIIB, bei der sich die Tumorinfiltration bis zur Beckenwand ausgebreitet hat, ist prinzipiell per definitionem eine eigentliche Operationsebene nicht mehr zu finden. Hier endet die Möglichkeit der kurativen operativen Intervention.

Zuletzt sei angemerkt, dass auch ausgedehnte Tumorstadien, das heißt v.a. die Gruppe IVA mit Befall der benachbarten Hohlorgane, gelegentlich einer operativen Intervention zugeführt werden. Hier werden die Techniken der exenterierenden Operationsverfahren erwähnt, wobei allerdings zu bedenken ist, dass derartig ausgedehnte lokale Tumorbefunde auch mit einer weiter ausgedehnten Lymphknotenbeteiligung (paraaortale Lymphknoten) einhergehen. Inwieweit die prinzipiell

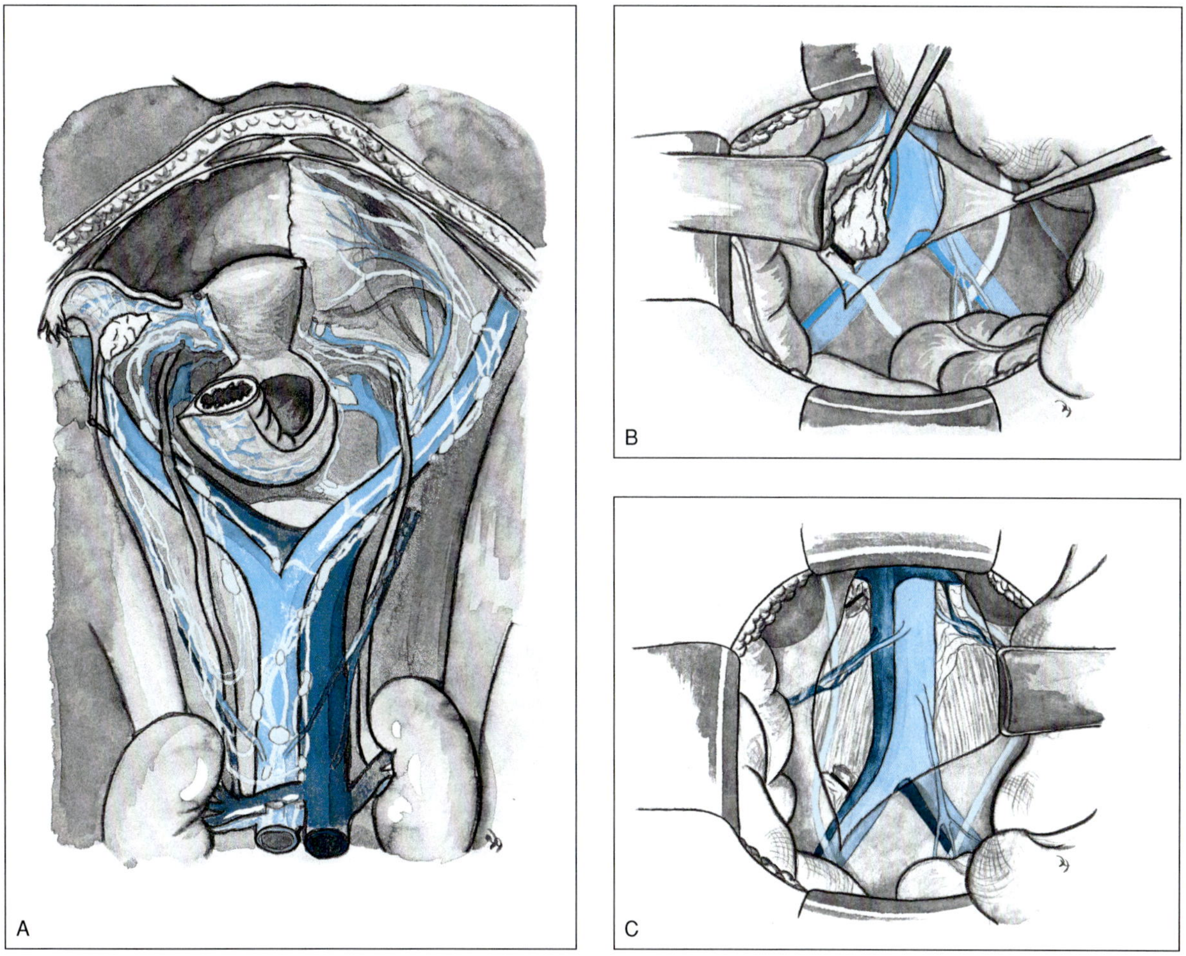

Abb. 35-22 Paraaortale Lymphonodektomie (mit freundlicher Genehmigung des Springer-Verlages entnommen aus: Jawny, J.: Praxis der operativen Gynäkologie. Springer, Berlin, Heidelberg, New York 2000).

A. Paraaortale Lymphknoten.
B. Kaudale Absetzung des Lymphknotenpaketes über Clips.
C. Präparation der kranialen Absetzungsebene.

Tab. 35-9 Klassifikation der erweiterten Hysterektomie (nach Piver et al., 1974).

Klasse	Beschreibung	Indikation
I	= Te Linde-Modifikation: extrafasziale Hysterektomie; die Inzision des Lig. pubocervicale erlaubt das laterale Abschieben des Ureters	Stadium IA
II	Entfernung der medialen Hälfte der Ligg. cardinalia und sacrouterina; Entfernung des oberen Drittels der Vagina	Stadium IB1, kleines Rezidiv der Zervix nach primärer Radiotherapie
III	Entfernung der gesamten Ligg. cardinalia und sacrouterina; Entfernung der oberen Hälfte der Vagina	Stadien IB2, IIA (IIB)
IV	Entfernung des gesamten periureteralen Gewebes, Unterbindung der A. vesicalis superior sowie Entfernung von drei Viertel der Vagina	zentrales Rezidiv, bei dem die Blase erhalten bleiben kann
V	Entfernung von distalen Anteilen des Ureters und der Blase (= vordere Exenteration)	zentrales Rezidiv, bei dem die Blase und/oder der distale Ureter befallen sind

beeinträchtigte Prognose dann ein solch ausgedehntes und die Lebensqualität erheblich beeinträchtigendes Operationsverfahren wirklich berechtigt durchzuführen, muss äußerst kritisch angemerkt werden. Der onkologische Nutzen dieses doch dramatischen Eingriffs in der Hand spezifischer „Radikalchirurgen" ist im Gesamtkontext für die Patientin meist schwer zu erkennen. Der Einsatz einer solchen Therapiemaßnahme als Salvage-Operation beim zentralen Beckenwandrezidiv dürfte äußerst selten sein, wenn es sich wirklich um eine zentrale Rezidivierung ohne Befall der Nachbarschaft handelt.

7.2 Strahlentherapie des Zervixkarzinoms

In der Vergangenheit wurde postuliert, dass in den Stadien IB bis IIB eine Äquivalenz zwischen den chirurgischen Maßnahmen und einer primären Strahlentherapie besteht. Dies wurde festgemacht an den Überlebensraten. Weiter ausgedehnte Befunde stellen eine ausschließliche Indikation strahlentherapeutischer Maßnahmen dar (Bahnsne und Rotte 1999, Erridge et al. 2002).

Im typischen Fall besteht eine primäre Strahlentherapie des Carcinoma colli uteri aus der Kombination einer **Teletherapie** im Sinne einer **perkutanen Hochvoltbestrahlung** und einer **Brachytherapie** (Kurzbestrahlung, Kontaktbestrahlung). In jüngster Zeit liegen verbesserte Ergebnisse über den Einsatz einer Radio-/Chemotherapie vor (Perez 2002, Strauss et al. 2002).

Es hat sich gezeigt, dass eine ausschließliche Teletherapie im Sinne der perkutanen Hochvoltbestrahlung nicht zu optimalen Ergebnissen führt. Insbesondere zentrale Rezidivierungen scheinen darunter häufiger. Daher muss festgestellt werden, dass aus beiden Bestrahlungstechniken im individualisierten Fall gestaltet werden muss. So wird aus der Anatomie auch klar, dass bei größeren Tumormassen im Bereich der Beckenwand die Rolle der Teletherapie hervorzuheben ist, die hohe Bedeutung der Brachytherapie ergibt sich durch die unmittelbare Kontaktbestrahlung des Zervixtumors. Aus der Kombination beider Verfahren ist auch auf eine entsprechende Abstimmung beider Bestrahlungsmodalitäten zu achten. Die Reihenfolge kann als irrelevant beurteilt werden.

7.2.1 Brachytherapie

Die Brachytherapie war früher in der gynäkologischen Onkologie und gynäkologischen Radiologie als Radiumkontakttherapie bekannt. Hierbei wurden lokale Radiumträger vor Ort an den Tumor gebracht, die auf Grund der Dosisraten relativ lange verbleiben mussten. Der Umgang mit dem Radioisotop stellte auch für die Behandler eine hohe Strahlenbelastung dar und ist mittlerweile durch das **Afterloading-Verfahren** ersetzt. Hierbei wird die Strahlenquelle erst nach Positionierung des Kontaktapplikators eingebracht, eine Belastung des Personals besteht nicht mehr. Die Strahlenquellen selbst sind entweder Iridium-192 als hochaktiver Strahler im Sinne einer **Hochdosisleistungtherapie** oder Cäsium-137 im Sinne der **Niederdosisleistungtherapie** (Haie-Meer und Pötter 2003).

Für die **Dosisberechnung** muss ein Punkt definiert werden, der als sog. Manchester-Punkt A benannt wird (Abb. 35-23). Man findet diesen Punkt jeweils 2 cm lateral der Uteruslängsachse und 2 cm kranial des

Scheidengewölbes. Die Dosisberechnung im Bereich der Scheide wird auf eine Gewebetiefe von 5 mm kalkuliert. Wie bereits bei der Art der verwendeten Radionuklide angegeben, gibt es ein Hoch- und ein Niederdosisleistungverfahren. Das **Hochdosisleistungverfahren** (HDR) führt zu einer Einstrahlung von mehr als 10 Gy pro Stunde, währenddessen beim **Niederdosisleistungverfahren** (LDR) maximal ein Zehntel der eben genannten Strahlendosis abgegeben wird. Die weniger aktiven Isotope, z.B. Cäsium-137, verhalten sich in strahlenbiologischer Hinsicht wie das früher verwendete Radium. Bei der Niederdosisleistungtherapie werden in der Regel 2–3 Applikationen angewandt, das Hochdosisleisungverfahren wird in der Regel mit 5–6 Applikationen durchgeführt. Durch die HDR-Technik liegt die Bestrahlungszeit nur im Minutenbereich. Potenzielle Risiken aus einer Dislokation des nur kurz liegenden Applikators sind minimiert. Beim HDR-Verfahren mit Iridium-192 wird auf den Manchester-Punkt A jeweils eine Dosis von 7,5 Gy eingestrahlt. Der Abstand zwischen den Bestrahlungen beträgt 1 Woche. Die Dosisintensität der Kontaktbestrahlung fällt steil ab. Hierdurch wird klar, dass direkt am Tumor oder an der Oberfläche des Applikators eine sehr hohe Strahlendosis im Bereich von 100 Gy erreicht wird. Benachbarte Organe liegen in einem niedrigeren und damit akzeptablen Bereich.

Nach den heute zugänglichen Ergebnissen wird sowohl im HDR- als auch im LDR-Verfahren mit gleichen Ergebnissen gerechnet. Ziel ist, am Abschluss der Bestrahlung eine kumulative Dosis von ca. 65 Gy im Manchester-Punkt A und 60 Gy in inkriminierten Arealen der Beckenwand zu erreichen. Insbesondere die Überlebensraten und die Rate regionaler Tumorkontrollen steigt deutlich an, wenn im Manchester-Punkt A die kumulative Dosis von 65 Gy tatsächlich erreicht wird. Bezüglich dieser Dosis sind die Ergebnisse bei Anwendung eines LDR-Verfahrens signifikant, eine 4-Jahres-Überlebensrate von 68% versus 42% sowie die lokale Tumorkontrolle von 80% versus 60% werden berichtet.

Die Applikatoren sind in verschiedener Formgebung zur Anpassung verfügbar. In der Regel handelt es sich um hülsenartige oder ringförmige Trägersysteme, die lokal fixiert werden können. Durch die Beschickung mit sowohl aktiven wie inaktiven Gebilden im Rahmen des Afterloading-Verfahrens kann versucht werden, die Strahlenwirkung auch an eine gröbere Modellierung des Befundes anzupassen (Abb. 35-23).

Bei Vorhandensein großer **exophytischer Raumforderungen** wird durch die Strahlengeometrie möglicherweise die Effektivität der Maßnahme gefährdet. Hier ist es gelegentlich günstiger, den Exophyten elektrochirurgisch abzutragen, um danach die lokale Bestrahlung

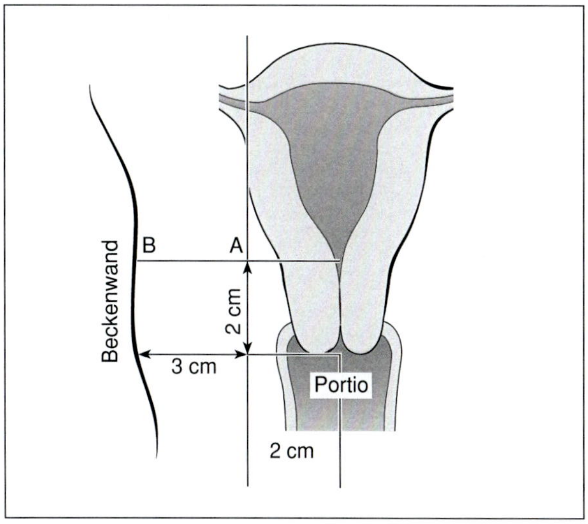

Abb. 35-23 Dosierungspunkte der Strahlentherapie.

anzupassen. Schließlich sei noch erwähnt, dass im Rahmen der intendierten lokalen Strahlentherapie auch große zentrale Tumoren vorkommen, die nicht bequem resezierbar sind. Hier muss man dann gelegentlich den Effekt der Perkutanbestrahlung dieses Bereichs abwarten, um unter der Wirkung dieser Bestrahlungsmaßnahme günstigere Ausgangsbedingungen für die Kontakttherapie zu schaffen.

Ein weitere Möglichkeit der lokalen Strahlentherapie ergibt sich in Form der **interstitiellen Bestrahlung** durch **Spickung** des Tumors mit entsprechenden Hohlnadeln. Hierbei können in den suspekten Befund nach der Template-Methode starre Nadeln appliziert werden, deren Abstand untereinander auch für die Berechnung der Strahlendosis optimiert werden kann. Durch dieses Verfahren wird es ermöglicht, die Dosis gleichmäßig über einen Exophyten zu verteilen, ganz im Unterschied zum steilen Dosisabfall der sonst üblichen intrakavitären Kontaktbestrahlung.

7.2.2 Perkutanbestrahlung

Die perkutane Radiatio dient dazu, im Rahmen des kombinierten Bestrahlungskonzeptes, die beckenwandnahen Bereiche sowie die Lymphknotenstationen in das Strahlenfeld mit einzubeziehen. Je nach Ausmaß der Tumorentwicklung kann allerdings auch in weiter fortgeschrittenen Stadien zunächst das gesamte Becken perkutan bestrahlt werden, um nach Eintritt eines Strahleneffekts günstigere Vorbedingungen für die Kontakttherapie zu ermöglichen. Gerade dieses Konzept einer Vorschaltung der Perkutanbestrahlung führt in der Regel auch zu einer Primärtumorverkleinerung bei größeren Tumormassen, so dass die nachfolgende Kontakttherapie in der verbleibenden Tumorfront wirksamer werden kann.

Die Bestrahlung wird heute mit einem **Linearbeschleuniger** durchgeführt, die erzeugten Photonen liegen im Energiebereich von **8–10 MeV**.

> **!**
> Die Perkutanbestrahlung wird in Fraktionen gegeben, die aus Einzelapplikationen von 1,8–2 Gy bestehen und 5-mal die Woche eingestrahlt werden. Das Dosisziel liegt bei 50 Gy. Speziell verdichtete Tumorbereiche sollten auf eine Dosis von 60 Gy aufgesättigt werden, dies wäre auch als lokale Aufsättigung im Falle eines infiltrierten Parametriums anzustreben.

Die Effektivität der Strahlentherapie kann nach ca. 8–10 Wochen klinisch beurteilt werden. Hierzu dienen v. a. der Tastbefund, die sonografische Beurteilung oder auch aufwendigere apparative Verfahren wie z. B. MRT. Im typischen Fall der primären kombinierten Strahlenbehandlung wird bei der Tele- und Brachytherapie ein Kombinationsplan erstellt. Hierbei beträgt die gesamte Bestrahlungszeit in der Regel etwa 8 Wochen. Während der Woche werden sowohl eine Kontakttherapie als auch die Perkutanbestrahlung durchgeführt. So kann man z. B. 2 Tage für die Brachytherapie und 3 Tage für die externe Bestrahlung nützen.

Die Bestrahlungsplanung erfolgt CT- oder MRT-gesteuert, hierbei wird das Zielvolumen näher eingegrenzt.

Die Bestrahlung der Paraaortalregion ist ggf. zu erwägen, wobei auch hier eine Gesamtdosis von 50 Gy angestrebt werden sollte. Größere Lymphomformationen können hierdurch in ihrer klinischen Relevanz beeinträchtigt werden. Man kann zwar diese zusätzliche lokale Tumorkontrolle erreichen, dennoch bleibt weiterhin unklar, inwieweit diese ausgedehntere lokale Tumorkontrolle mit einem Überlebensvorteil verknüpft ist.

Gelegentlich ist es völlig unmöglich, eine Kontakttherapie durchzuführen, so dass man sich auf die externe Homogenbestrahlung begrenzen muss. Hierbei wird dann im Gegensatz zum kombinierten Verfahren der zentrale Bereich nicht ausgespart.

Die bisherigen Ergebnisse zeigen, dass die **primäre Strahlentherapie** den Ergebnissen des chirurgischen Eingriffs gleichwertig ist. Ein Erhalt der Ovarialfunktion ist bei der Strahlentherapie nicht möglich. Wegen des besseren Allgemeinzustands jüngerer Patientinnen wird dort in der Regel der chirurgische Eingriff bevorzugt. Die Indikation zur Strahlentherapie ist eigentlich ab dem Stadium FIGO IIB gegeben.

Eine spezielle Therapieplanung ist sicherlich im Stadium IV nötig, wobei hier, in Anbetracht der Ausdehnung des Befunds, zwischen den klinischen Zielen einer lokalen Tumorkontrolle und dem allgemeinen Ziel des Überlebensvorteils unterschieden werden muss. Der Stellenwert chirurgischer Maßnahmen ist hierbei in Anbetracht der möglichen Komplikationen als sehr eingegrenzt zu sehen.

7.2.3 Adjuvante postoperative Strahlentherapie

Bislang wurde kritisch diskutiert, inwieweit eine **adjuvante Strahlentherapie** die Heilungsergebnisse insgesamt verbessert. Es ist nicht von der Hand zu weisen, dass die postoperative Strahlentherapie die Inzidenz lokoregionärer Rezidivierungen günstig beeinflussen kann, allerdings gibt es Hinweise dafür, dass dies durch ein vermehrtes Auftreten entfernterer Manifestationen des Tumorleidens kompensiert wird. Andererseits ist allerdings eine erhebliche Wirkung für unangenehme Begleitreaktionen aus der Kombination des chirurgischen Eingriffs mit der Strahlentherapie gesichert. Hierbei sind v. a. Abflussstörungen des Beins (Lymphödeme) sowie weitere Schädigungen der benachbarten Organe (Blase, Darm) zu erwähnen. Es hat sich durchgesetzt, bei Patientinnen ohne nachgewiesene Lymphknotenfilialisierung auf die adjuvante Bestrahlung zu verzichten.

Es bleibt allerdings ein Kollektiv, bei dem der Nutzen dieser Maßnahme diskutiert werden muss. Insbesondere bei einer großen Tumorlast und zusätzlichen histologischen Risikokriterien ist dies zu erwägen. Hierbei sind v. a. die **pelvine Metastasierung** sowie das Tumorwachstum in den Resektionsrändern anzusehen. Zusätzlich wird dann ein Kriterium wie die **Lymphangiose** oder **Hämangiose** die Indikation zur postoperativen Bestrahlung weiter erhärten.

Auch bei diesem Verfahren wird eine **Zieldosis von 50 Gy** angestrebt. Insbesondere bei knappen Resektionsrändern sollte eine Kontakttherapie durchgeführt werden. Hier sollten ca. 20 Gy dosiert auf eine Gewebetiefe von 5 mm eingestrahlt werden. Der Nachweis einer ausgedehnten pelvinen lymphonodalen Metastasierung wird als weitere Indikation der postoperativen Radiatio gesehen. Inwieweit die Ausdehnung dieses Strahlenfeldes auf den Paraaortalraum effektiv ist, ist zurzeit nicht eindeutig belegt. Wenigstens stellt sich die Frage der Indikation bei nachgewiesenem Befall der Paraaortalregion.

Somit gibt es eine Gruppe gesicherter Indikationen, für die es berechtigt erscheint, die Radiatio und den chirurgischer Eingriff zu kombinieren. Mittlerweile liegen Untersuchungen vor, anhand deren belegt werden kann, dass damit ein Überlebensvorteil verbunden ist.

Die neuesten Ergebnisse gehen dahin, dass dies v. a. relevant wird, wenn die Strahlentherapie im Sinne einer **kombinierten Radio-/Chemotherapie** erweitert wird (Blohmer et al. 2002, Peters et al. 2002). Hierbei wird **Cisplatin** angewandt. Die simultane Chemotherapie

wird in einer Dosierung von 40 mg/m² Cisplatin wöchentlich i. v. über Applikation von einer Stunde und den entsprechenden Hydrierungsmaßnahmen für Cisplatin durchgeführt. Die Behandlung erfolgt in Kombination mit Brachy- und Teletherapie simultan über ca. 6 Wochen. Inwieweit eine Erweiterung der chemotherapeutischen Protokolle effektiv ist, konnte nicht gezeigt werden. In diesem speziellen Fall wird auf das wenig myelotoxische Cisplatin zurückgegriffen, die inhärente Nebenwirkung von Carboplatin auf das myeloproliferative System verbietet eine entsprechende Kombination.
Auf Grund der neueren Ergebnisse lässt sich damit ein Kriterienkatalog aufstellen, für den eine postoperative kombinierte Radio-/Chemotherapie indiziert erscheint. Dies ist v. a. gegeben, wenn ein ausgedehnterer pelviner Lymphknotenbefall vorliegt und sich weitere histologische Risikomerkmale addieren. Darüber hinaus auch in jenen Fällen, in denen die Resektionsgrenzen fraglich oder nur knapp tumorfrei sind. Insbesondere bei vermutetem Verdacht der Beteiligung paraaortaler Lymphknoten ist diese Therapiemodalität zu erwägen.
Des Weiteren kann diese Therapiemodalität in dem Sonderfall zum Einsatz gelangen, wenn das Zervixkarzinom als Zufallsbefund bei einer einfachen Hysterektomie entdeckt wurde. Die kombinierte Radio-/Chemotherapie mit Cisplatin kann hierbei als gesicherte Indikation zur Therapieergänzung gelten.

7.3 Chemotherapie des Zervixkarzinoms

Die wesentlichen Prinzipien der Behandlung des Zervixkarzinoms waren bisher die chirurgische und strahlentherapeutische Modalität. Es waren auch in der Vergangenheit immer wieder Untersuchungen bekannt, die eine Chemotherapiesensibilität des Zervixkarzinoms nachweisen konnten. In der Zwischenzeit zeichnet sich eine klarere Strukturierung der chemotherapeutischen Indikation des Zervixkarzinoms ab. Entsprechend diesen Indikationskriterien sollen im Folgenden 4 Schwerpunkte genauer besprochen werden (Tab. 35-10 und 35-11).

7.3.1 Palliative Chemotherapie

Bei ausgedehnten fernmetastasierenden Befunden oder bei anderweitig nicht angehbaren lokoregionären Befunden kommt als weitere Therapiemodalität eine palliative Chemotherapie zum Einsatz. Hierbei liegen aus der Literatur Mitteilungen über die Effektivität von **Cisplatin** und **Ifosfamid** vor. Die Substanzen wurden in der Rezidivtherapie als Monotherapie eingesetzt, wobei Ansprechraten bis zu 25% berichtet werden. Das Ansprechen dauert selten länger als 5 Monate. In der Tat konnte gezeigt werden, dass die Hinzunahme von weiteren Substanzen zu einer Polychemotherapie die Ansprechrate erhöht, wobei die Ergebnisse allerdings, v. a. im Vergleich zur Monotherapie, nicht signifikant ausfallen. Zur Reduktion von Nebenwirkungen wäre in dieser palliativen Situation der Einsatz einer Monotherapie zu bevorzugen. Die eigentlich strenge Indikation ergibt sich in der Situation, dass ein Tumorherd auftritt, der in einem Areal proliferiert, das bislang nicht bestrahlt wurde und bei dem zudem weder operative noch radiotherapeutische Maßnahmen angezeigt sind. In diesem Sinne wird dann die palliative Chemotherapie zur Symptomreduktion eingesetzt.

Tab. 35-10 Chemotherapie des Zervixkarzinoms

Substanz (Abkürzung)	Dosis (mg/m²)	Tag (d) Wiederholung	Applikation	Laufzeit
A. Radiochemotherapie				
Cisplatin	50–100	d1 q22/29	i. v.	30 Minuten
5-FU	1000	d1–5 q22/29	i. v.	24 Stunden/d
Cisplatin	40	d1 q8 (7 ×)	i. v.	30 Minuten
B. palliative Therapieschemata				
Carboplatin	400	d1 q28	i. v.	60 Minuten
Ifosfamid*	1500	d1–3(–5) q28	i. v.	30 Minuten
Paclitaxel	135–175	d1 q21	i. v.	
Vinorelbin	25–30	d1 + 8 q21	i. v.	

* Mesna 1000 mg/m² in Ifosfamid-Infusion, 400 mg/m² zum Infusionsende: 0, 4, 8 Stunden.

Tab. 35-11 Übersicht der Substanzen zur Zytostatikatherapie.

Substanz	Cisplatin	Ifosamid
Strukturformel	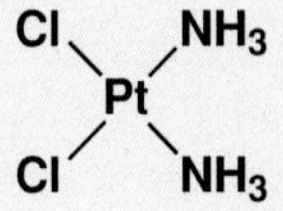	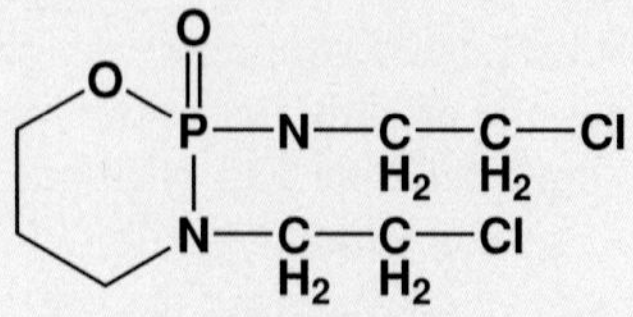
Wirkstoff(gruppe)	Platinderivat	bifunktionales Alkylans
Nebenwirkungen	- Knochenmark: Myelosuppression, Leukopenie und Thrombopenie - Herz/Kreislauf: selten Rhythmusstörungen, Herzinsuffizienz - GIT: starke Übelkeit, Erbrechen (prolongiert, Dauer > 24 Stunden), Appetitlosigkeit, Mukositis, Diarrhö, Enteritis - Leber: transienter Transaminasenanstieg - Niere: Elektrolytveränderungen ($Ca^{2+}\downarrow$, $Mg^{2+}\downarrow$, $K^{+}\downarrow$, $Na^{+}\downarrow$), kumulative Nephrotoxizität mit Tubulusschädigung (dosislimitierend) - Haut: Alopezie, Dermatitis, allergische Reaktionen - Nervensystem: Ototoxizität und periphere Neurotoxizität (dosislimitierend, kumulativ, ab Gesamtdosen > 100–200 mg/m²), Geschmacksstörungen, selten fokale Enzephalopathie, Sehstörungen, Optikusneuritis, Schwindel - lokale Toxizität: Phlebitis, paravasal z. T. nekrotisierend - sonstiges: Infertilität	- Knochenmark: Myelosuppression (dosislimitierend), Leukopenie und Thrombopenie - GIT: verzögert Übelkeit, Erbrechen, Mukositis, Diarrhö, Appetitlosigkeit - Leber: transienter Transaminasenanstieg, selten Cholestase - Urogenitaltrakt: hämorrhagische Zystitis (dosislimitierend), Nierenfunktionsstörungen - Haut: Alopezie, selten Urtikaria, Hyperpigmentierung - Nervensystem: akute Enzephalopathie und zerebelläre Neurotoxizität, v. a. bei gleichzeitiger Nierenfunktionsstörung oder Azidose: Verwirrtheit, Psychose, Ataxie, Krampfanfälle, Somnolenz, Koma (Prophylaxe: Gabe von Natriumbikarbonat) - sonstiges: Infertilität, Fieber, allergische Reaktionen
Kontraindikationen	- Nierenfunktionsstörungen, Exsikkose - vorbestehende Hörstörungen, akute Infekte	- schwere Leber- und Nierenfunktionsstörungen, akute Infekte - Zystitis, Harnabflussstörungen
Besonderheiten/ zusätzliche Maßnahmen		- Prophylaxe der hämorrhagischen Zystitis: Flüssigkeitssubstitution (Ziel Urinvolumen > 200 ml/h), Gabe von Mesna (Uromitexan®)

Bekanntermaßen wird die Effektivität der Chemotherapie im bestrahlten Areal deutlich reduziert, dies hängt mit der Rücknahme der Durchblutung durch fibrosierende postradiatische Prozesse zusammen. Somit ergeben sich in erster Linie Indikationsbereiche bei **Fernmetastasierungen,** z. B. pulmonalen Filiae.

Treten **isolierte Metastasierungen** auf, ist dennoch zu überlegen, inwieweit diese mit einem gezielten chirurgischen Eingriff gerade eben auch in palliativer Absicht beseitigt werden können.

Von den Therapieschemata für die palliative Chemotherapie seien in der nachfolgenden Tabelle die **Carboplatin-Monotherapie,** sowie die Monotherapie mit **Paclitaxel** in der 3-wöchentlichen Applikationsform angeführt. Unter den Polychemotherapieschemata werden in 3-wöchentlicher Applikation das Carboplatin-Paclitaxel-Schema (v. a. Ovar) sowie das Carboplatin-Ifosfamid-Schema angegeben.

Zwei Kombinationstherapien mit 5-FU sind außerdem gebräuchlich. Nämlich das Carboplatin- bzw. Cisplatin-5-FU-Schema.

Weitere bekannte Schemata dürften auch in jüngerer Zeit eher selten zur Anwendung kommen.

7.3.2 Postoperative adjuvante Chemotherapie

Wie bereits im Abschnitt Strahlentherapie angegeben, ergibt sich die Indikation einer **adjuvanten Chemotherapie** bzw. allgemeiner adjuvanter Maßnahmen aus der schlechteren Prognose bei Befall der pelvinen Lymphknoten. Es liegen aktuelle Untersuchungen vor, nach

denen das Gesamtüberleben im Stadium IB bei positiven Lymphknoten mit knapp 50% gegenüber 80% bei negativem Lymphknotenstatus schlechter ist.
Auch im Stadium IIA lässt sich dies signifikant zeigen. Daher wurde die Indikation für die postoperative adjuvante Radiatio abgeleitet. Der Benefit besteht in der Erhöhung der Zeit der Rezidivfreiheit, das Gesamtüberleben ist nicht sicher beeinflusst. Aus dieser Überlegung heraus konnte geprüft werden, ob eine ausschließliche adjuvante Chemotherapie eine Alternative böte. Auch hierbei ergeben sich die bekannten, bereits im Abschnitt „Strahlentherapie" dargestellten Risikokriterien für ein adjuvantes Vorgehen. Insbesondere sind dies eine ausgedehnte Tumorinfiltration, positive pelvine Lymphknoten sowie eine hohe Tumormasse bzw. nichttumorfreie Resektionsränder. Die bisherigen Untersuchungen sind allerdings zum Teil von ihrem Untersuchungsdesign mit Vorsicht zu betrachten, was auch bezüglich der Fallzahlen zu bemängeln ist. Man kann vermuten, dass die adjuvante Chemotherapie einen Vorteil erbringt, ein eindeutiger Nachweis lässt sich nicht führen. Dies ist eine typische Situation, weshalb gerade dieses Konzept innerhalb von Studienprotokollen überprüft werden muss.
Diese Situation ist in der Zwischenzeit allerdings verändert durch die aktuelle Bewertung der adjuvanten kombinierten Radio-/Chemotherapie. Hierzu liegt eine Untersuchung vor, in der in einem prospektiv randomisierten Design nach Durchführung der abdominalen Radikaloperation beim angegebenen Risikokollektiv eine adjuvante kombinierte Radio-/Chemotherapie durchgeführt wurde. Die Chemotherapie bestand hierbei aus der Kombination Cisplatin/5-FU, wobei hier 70 mg/m^2 Cisplatin als 1-stündige Infusion mit Wiederholung am Tag 29 und 5-FU in einer Dosierung von 1000 mg/m^2 über 4 Tage als Dauerinfusion gegeben wurden. Hierbei findet sich eine signifikante Verbesserung sowohl des rezidivfreien Überlebens als auch des Gesamtüberlebens.
Nach diesen Ergebnissen ist der Effekt einer kombinierten adjuvanten Radio-/Chemotherapie in der Risikosituation als gesichert anzusehen.
Als alternative Chemotherapie kann hier zur Radiatio auch eine Cisplatin-Monotherapie in wöchentlicher Applikation wie beschrieben durchgeführt werden.

7.3.3 Kombinierte primäre Radio-/ Chemotherapie

Der Stellenwert einer **primären kombinierten Radio-/ Chemotherapie** ist die entscheidende Veränderung in den Therapiekonzepten der jüngeren Zeit im Bereich des Zervixkarzinoms (Green et al. 2001). In aktuellen Untersuchungen konnte gezeigt werden, dass die primäre Therapie in den Stadien FIGO IB2 bis IVA in Form einer platinbasierten Kombinations- oder Polychemotherapie die Ergebnisse in Ergänzung zur Radiatio deutlich verbessern. Insbesondere wird dies am Gesamtüberleben signifikant verdeutlicht. Bei den Chemotherapieschemata dieser Untersuchungen wurde entweder Cisplatin als Monosubstanz in wöchentlicher Applikation oder Cisplatin in Kombination mit 5-FU verabreicht. Entsprechend wurde schließlich eine Therapieempfehlung durch das National Cancer Institute in den USA ausgesprochen. Diese Therapieansätze relativieren die Bedeutung der ausschließlichen Strahlentherapie in den fortgeschrittenen Stadien. Damit hat zum ersten Mal die Chemotherapie in einem primären Behandlungskonzept des Zervixkarzinoms einen festen Platz erhalten.
Auf die entsprechende Bedeutung der adjuvanten Radio-/Chemotherapie wurde in diesem Zusammenhang bereits eingegangen.

7.3.4 Neoadjuvante Chemotherapie

Schließlich soll zuletzt unter den chemotherapeutischen Konzepten der Stellenwert der **neoadjuvanten Protokolle** erläutert werden. Wie in anderen neoadjuvanten Konzepten lässt sich als primäre Chemotherapie oder Systemmaßnahme ein gutes Ansprechen des Tumors erwarten. Nach dem Einleiten der primären Systemtherapie ist dann eine weitere ergänzende Maßnahme geplant, entweder die Operation oder die Radiatio. Es liegen Untersuchungen vor, dass v.a. zunächst als inoperabel eingestufte Befunde durch die vorgegebene Chemotherapie verkleinert werden konnten, so dass ein qualifizierter chirurgischer Eingriff gelang (Benedetti-Pancini et al. 2002). Auch diese Erkenntnis zeigt, dass das Zervixkarzinom in der Tat als chemosensitiv bezeichnet werden kann.
Es liegt eine Untersuchung vor, nach der bei größeren Zervixkarzinomen im Stadium IB in einer Gruppe, die vor der Radikaloperation die neoadjuvante Chemotherapie erhielt, und bei der beide Gruppen schließlich nach der Radikaloperation eine postoperative Strahlentherapie erhielten, in der neoadjuvanten Gruppe die Tumorgrößen kleiner und zusätzliche histologische Risikofaktoren geringer ausgeprägt waren. Insbesondere dokumentiert sich dies in dem Ausmaß einer Lymphangiose im Primärtumor sowie dem Befall der pelvinen Lymphknoten. Bei größeren Befunden lässt sich ein signifikanter Unterschied sowohl im rezidivfreien Überleben als auch im Gesamtüberleben bei der neoadjuvant behandelten Gruppe darlegen (Benedetti-Pancini et al. 2003).
Man kann zusammenfassen, dass durch eine neoadjuvante Chemotherapie bei primär als inoperabel eingestuften Fällen knapp drei Viertel aller Fälle dennoch einem Eingriff zugeführt werden können. Mit partiellen

Remissionen kann wenigstens in 50% der Fälle und mit vollständigen Remissionen in gut einem Viertel der Fälle gerechnet werden.
Die Ergebnisse der angeführten Untersuchung schließen allerdings eine postoperative Strahlenbehandlung mit ein. Inwieweit eine ausschließlich primäre Systemtherapie und anschließende chirurgische Intervention ohne Strahlentherapie das Ergebnis verbessert, ist umstritten. In dieser Situation wäre die Überprüfung der Rolle einer **neoadjuvanten Radio-/Chemotherapie** angezeigt.
Interessanterweise liegen Ergebnisse vor, nach denen eine Strahlentherapie nach einer neoadjuvanten Chemotherapie gegenüber der alleinigen Strahlentherapie keinen Überlebensvorteil erkennen lässt. Wenigstens kann hieraus der Schluss gezogen werden, dass beim Ansatz einer primären Strahlentherapie – also beim inoperablen Befund – eine neoadjuvante Chemotherapie vor der Bestrahlung als nicht günstig angesehen werden muss. In dieser Situation greift wieder die Bedeutung der oben zitierten Radio-/Chemotherapie.

8 Immunologische Therapieansätze

Ausgehend von der ätiologischen Bedeutung der Infektion mit HPV, sind verschiedene immunologische Prinzipien erprobt worden. Denkbar ist in diesem Zusammenhang die Möglichkeit, durch eine Impfung in therapeutischer Absicht bei nachgewiesenen dysplastischen Veränderungen die Aktivität zytotoxischer T-Zellen zu aktivieren. Darüber hinaus wären auch präventive Maßnahmen denkbar, wobei man eine Prophylaxe der HPV-Veränderungen betreibt, indem neutralisierende Antikörper induziert werden.
Von den gegenwärtigen Ansätzen scheint vor allem interessant, die HPV-Proteine E6 und E7 z. B. mit Hilfe rekombinanter Vektoren zur Immunisierung anzubieten. Hier liegen bereits Daten zu Untersuchungen an den HPV-Typen 16 und 18 sowie erste Beobachtungen am Menschen vor. Hierbei wurden Betroffene mit Zervixkarzinomen mit genetisch rekombinanten Vektoren in Form von Vakziniaviren immunisiert. Dabei gelang es in einem Teil der Fälle, gegen das Onkoprotein E7 des HPV-Virus, hier Typ 18, eine spezifische Antikörperbildung zu induzieren. Weiterhin konnte beobachtet werden, dass eine spezifische zytotoxische T-Zell-Antwort erzeugt werden kann, wobei diese durch autologe E6-/E7-transfizierte B-Zellen eingeleitet wurde. In diesem speziellen Fall konnte eine klinische Remission einer paraaortalen Raumforderung beobachtet werden. Die wesentliche Bedeutung des Verfahrens muss wohl darin gesehen werden, dass für HPV-assoziierte Veränderungen am ehesten prophylaktische Impfungen relevant werden.

Schließlich gibt es Hinweise, dass der Einsatz der 13-cis-Retinolsäure einen differenzierungsoptimierenden Effekt und eine Proliferationsverhinderung im Plattenepithelkarzinom der Cervix uteri entfalten kann. Es konnte gezeigt werden, dass durch eine Infektion mit HPV 16 immortalisierte Epithelien deutlicher auf die Wachstumshemmung durch Retinolsäure reagieren als nicht infizierte Zellen. In der Kombination mit IFN-α liegen auch Erfahrungen beim Menschen vor. Durch die retinolinduzierte Zelldifferenzierung wird die Effektivität von IFN-α erhöht. Bei einer kombinierten Therapie mit 13-cis-Retinol und IFN-α konnte nach Angaben der Autoren in über der Hälfte der Fälle ein Ansprechen des Tumors und in wenigen Fällen sogar eine Vollremission erreicht werden. In weiteren Versuchen konnte der Effekt bestätigt werden, wobei allerdings die Ergebnisse nicht so deutlich ausfielen.
Es ist Gegenstand aktueller Untersuchungen, inwieweit dieses Therapieverfahren genutzt werden kann.

9 Zervixkarzinom und Schwangerschaft

Im Bereich der eigentlichen gynäkologischen Tumoren liegt bei der Assoziation mit Schwangerschaft das Zervixkarzinom mit einem Verhältnis von 1 auf 1000 Schwangerschaften voran. Die Situation Schwangerschaft führt in der Regel auch zu einer Fehleinschätzung von Symptomen, die manchmal als schwangerschaftsassoziiert gesehen werden und deshalb zu einer verspäteten Diagnostik führen (Method und Brost 1999).
Eine präinvasive dysplastische Veränderung ist bei bis zu knapp 5 ‰ aller Schwangeren zu beobachten, ein invasiver Prozess in 0,5‰.

> **!** Die routinemäßige Zytologiekontrolle zu Beginn der Gravidität ist obligat.

Bei der **präinvasiven Neoplasie** liegen öfter **Fehlbeurteilungen** des Zellbildes vor. In der Regel wird das Zellbild allerdings überbewertet. Ergibt sich der Verdacht einer entsprechenden Veränderung, so ist zunächst unter kolposkopischer Kontrolle eine weitere Abstrichentnahme nach einigen Wochen angezeigt. Besteht der Eindruck einer schweren Dysplasie bzw. eines Carcinoma in situ, kann im Bereich einer suspekten Veränderung der Ektozervix biopsiert werden. Ansonsten muss eine **Konisation** angeschlossen werden. Die Konisation selbst kann bis zur 28. SSW sicherlich ohne Gefährdung durchgeführt werden. Die übliche Kürettage der Cervix uteri ist ggf. einzuschränken oder zu unterlassen. Findet sich dabei ein invasiver Prozess oder ergibt sich die Notwendigkeit einer Nachkonisation bei inkompletter Resektion des Befundes, so sollten weitere Maßnahmen bis auf einen Zeitpunkt von wenigstens 6 Wochen post partum prolongiert werden.

Das **manifeste invasive Zervixkarzinom** muss abhängig von der Ausdehnung des Prozesses und dem Gestationsalter angegangen werden. Bis zur 15. SSW steht dabei die onkologische Therapie im Vordergrund; die Option einer Beendigung der Schwangerschaft muss deshalb mit der Patientin besprochen werden. Wegen der dabei durchaus möglichen Ambivalenz der Patientin (z.B. bei Kinderwunsch bzw. Wunschschwangerschaft oder auch persönlichen Gründen für die Ablehnung eines Schwangerschaftsabbruchs) sollte ihr in einer solchen Situation auch bei medizinischer Indikation zur Interruptio eine psychosomatische bzw. psychosoziale Beratung empfohlen werden. Eine solche Beratung kann ebenso bei später in der Schwangerschaft diagnostiziertem Zervixkarzinom sinnvoll sein. Gegebenenfalls kann nach entsprechender Beratung mit der Patientin die onkologische Behandlung aufgeschoben werden. Falls sich die Patientin auf dem Hintergrund der diagnostizierten onkologischen Erkrankung der psychischen Belastung bei Fortführung der Schwangerschaft nicht gewachsen fühlt, kann sich im Einzelfall daraus auch bei späterer Schwangerschaft eine medizinische (psychiatrische) Indikation zum Abbruch ergeben.

In der Regel handelt es sich bei den Zervixkarzinombefunden der Frühschwangerschaft um Veränderungen bis zum Stadium IB1, so dass hier die operative Therapie im Vordergrund steht. Eine gesonderte Beendigung der Schwangerschaft ist nicht erforderlich. Im Rahmen des operativen Eingriffs werden Uterus und Fetus mit Plazenta gemeinsam entfernt.

Für die spätere Schwangerschaft, wobei hier die Autoren verschiedene Zeitpunkte ansetzen und dies am günstigsten etwa im Bereich der 30. SSW anzusiedeln ist, steht die Relevanz der kindlichen Überlebensfähigkeit im Vordergrund. Nach allen vorliegenden Daten ist eine unverzügliche Einleitung der entsprechenden onkologischen Therapie in Relation zum kindlichen Überleben nicht notwendig. Entscheidend ist lediglich, die verzögerte Behandlung in der Tat unmittelbar nach der dann erfolgten Beendigung der Schwangerschaft durchzuführen. Es ist jedenfalls festzustellen, dass in der Spätschwangerschaft die mütterliche Prognose durch das temporäre Verzögern der Therapie nicht verschlechtert wird. So steht hierbei die Lebensreife des Fetus im Vordergrund.

Die in manchen onkologischen Empfehlungen ausgesprochene Intention, im Bereich der Spätschwangerschaft bei guten Überlebenschancen eine Beendigung bereits in der 30. bis 32. SSW herbeizuführen, muss gerade aus den hier angegebenen geburtshilflichen Überlegungen mit kritischer Berücksichtigung der neonatologischen Interventionsmöglichkeiten oder kritischer Berücksichtigung diskreter neuropsychologischer Handicaps eindeutig verworfen werden. Das Risiko der Frühgeburtlichkeit in der 32. SSW ist relevanter als die Hinnahme der Verzögerung der onkologischen Behandlung um weitere 4 Wochen.

Die Entscheidung wird eher problematisch im mittleren Bereich der Schwangerschaft, wenn durch ein abwartendes Management eine größere Zeitspanne in Kauf genommen werden muss. Man sollte es sich aus onkologischer Sicht nicht zu leicht machen und bei einer iatrogen oder aus onkologischen Gründen induzierten extremen Frühgeburtlichkeit sein Heil in der Neonatologie suchen. Das zeitliche Risiko der vorzeitigen Beendigung der Schwangerschaft mit der schlechteren Prognose für das Neugeborene wiegt weit mehr als die auch um einige Wochen verlängerte Einleitung der adäquaten gynäkologischen Behandlung. Die Kunst des neonatologisch intensivmedizinisch Machbaren darf hier die Indikationsstellung nicht zu wesentlich beeinflussen.

Zum gegebenen Zeitpunkt wird man dann, um unverzüglich die onkologische Therapie zu optimieren, durch einen operativen Eingriff mit derselben beginnen, die gleichzeitig in Form der Schnittentbindung zur Beendigung der Schwangerschaft führt. Dennoch soll hier angemerkt werden, dass selbst in frühinvasiven Stadien eine Spontangeburt hingenommen werden könnte. Nach Literaturangaben bedeutet dies nicht eine obligate Prognoseverschlechterung. In Anbetracht der dann aber im Rahmen des Wochenbetts anstehenden weiteren Verzögerung würden wir von einer solchen Maßnahme abraten. Hier steht die unverzügliche postpartale Behandlung ohne weitere zeitliche Verzögerung eindeutig im Vordergrund.

10 Rezidive des Zervixkarzinoms

Die Rezidive des Zervixkarzinoms finden sich in aller Regel während der ersten posttherapeutischen Jahre (Duyn et al. 2002). Unterschieden werden diese prinzipiell nach ihrer Lokalisation als zentrale und beckenwandnahe Rezidive. Hierbei ist gemeint, dass beim zentralen Rezidiv auf Grund der pathoanatomischen Situation zur Beckenwand hin ein „freier Raum" besteht (Höckel 2003). Im Rahmen der Nachsorge wird das Rezidiv in der Regel bei der Palpations- und Ultraschalluntersuchung vermutet. Der entsprechende Verdacht muss histologisch bestätigt werden. Im Zweifelsfall empfiehlt es sich eine Narkoseuntersuchung mit der

Entnahme entsprechender Biopsien vorzunehmen. Gegebenenfalls können auch apparative Untersuchungen mit Gewebeentnahme geplant werden. Im äußersten Fall ist zur Bestandsaufnahme zur histologischen Sicherung und Befundbeschreibung sogar eine explorative Laparotomie ins Kalkül mit einzubeziehen. Entsprechende Befunde müssten hierbei weiter beschrieben und ggf., z. B. für weitere strahlentherapeutische Maßnahmen, markiert werden.

Die therapeutischen Möglichkeiten richten sich nach der primären Therapiemodalität und nach der pathoanatomischen Lokalisation der Rezidivierung. In dieser Situation ist zusammen mit dem gynäkologischen Onkologen und dem Radioonkologen ein individualisierter Plan zu erstellen (Hille et al. 2003).

Verbleibt man bei den operativen Möglichkeiten zunächst, so könnte im Zustand nach primärer operativer Behandlung prinzipiell ein zentrales Rezidiv des kleinen Beckens durch einen weiteren chirurgischen Eingriff angegangen werden. Hierbei ist der Stellenwert der exenterativen Eingriffe zu nennen. Trotz einer prinzipiell technischen Machbarkeit muss an dieser Stelle nochmals an die Ausdehnung des Eingriffs und seine hohe kurz- und langfristige Morbidität erinnert werden. Dieser auch langfristige Effekt auf die Lebensqualität muss hinsichtlich der Prognose fein kalkuliert werden und sollte bezüglich der aktuellen Lebenssituation der Patientin und eventuell alternativer, weniger eingreifender Therapiemaßnahmen sicherlich unter der Maßgabe stehen, die verbleibende Lebenszeit adäquat lebenswert gestalten zu können und nicht durch überzogene iatrogene technische Spielereien den Weg eines langen Siechtums zu öffnen. Somit bliebe für die exenterierenden Operationsverfahren lediglich bei zentralen Rezidivierungen die Indikation, wenn mit einer **kurativen Absicht** vorgegangen werden könnte. Es gibt keine Literaturstelle, in der dies bestätigt wird. Die temporäre Angabe von Überlebensraten, teils in Monaten, ggf. in einigen wenigen Jahren, darf nicht über die psychosoziale und psychosexuelle Grundproblematik hinwegtäuschen. Zudem werden solche Eingriffe wohl in den wenigsten Einrichtungen technisch durchführbar sein.

So stehen eigentlich sowohl für die theoretisch operablen Rezidive wie auch für die **inoperablen Rezidive** im Bereich der **Beckenwand** oder außerhalb des kleinen Beckens, z. B. im Bereich der paraaortalen Lymphregion, nur die Modalitäten einer Strahlentherapie oder Chemotherapie oder Radio-/Chemotherapie zur Verfügung. Die Aussichten nach ausschließlich operativer Therapie sind unter Berücksichtigung der Ergebnisse der Radio-/Chemotherapie ausgesprochen günstig und die Erfolge evident. Problematischer wird die Situation in vorbestrahlten Arealen, bei denen ggf. eng umgrenzte Lokalisationen mit einer Strahlendosis aufgesättigt werden können. Hier bietet sich als neues interstitielles Bestrahlungsverfahren die **intraoperative Radiotherapie (IORT)** an, mit der in einer Kombination aus invasiver Intervention und lokaler Radiatio ein umgrenzter Effekt entfaltet werden kann, ohne die gravierenden Nachteile ausgedehnter Eingriffe in Kauf nehmen zu müssen (Höckel und Knapstein 1996). Zudem muss hierbei, z. B. beim Beckenwandrezidiv, davon ausgegangen werden, dass der Befund an sich nicht resektabel ist.

Ebenso verhält es sich mit der Behandlung **paraaortaler Rezidive.** Ausgedehnte chirurgische Interventionen sind mit Zurückhaltung zu sehen, obwohl hier möglicherweise auf die entstellenden, lebensbeeinträchtigenden Veränderungen wie bei der Exenteration (d. h. Stomaanlage) verzichtet werden kann. In aller Regel muss man aber bei einem differenzierten pathologisch-anatomischen Verständnis davon ausgehen, dass solche Salvage-Eingriffe in der Paraaortalregion nur einen Teil der Tumormasse resezieren können, und nie im theoretischen Sinne als radikal zu bezeichnen sind. Zudem ist der Ausdruck dieser paraaortalen Raumforderung, so er denn ausgedehnt besteht, auch immer Ausdruck einer weiter reichenden Tumorzellstreuung, so dass hier der Einsatz systemischer Maßnahmen eher im Vordergrund steht.

Somit gilt sowohl für lokal rezidivierende Befunde als auch für Fernmetastasen der Stellenwert einer **Systemtherapie** in dieser doch zweifellos palliativen Situation als wesentlich, wobei umschriebene Herde, v. a. im pelvinen und paraaortalen Bereich, ggf. bestrahlt werden können.

Hieraus wird auch verständlich, dass sich eine besonders verzweifelte Situation ergibt, wenn im Zustand nach erweiterter Hysterektomie auf Grund besonderer Hochrisikokriterien in der adjuvanten Situation eine kombinierte Radio-/Chemotherapie durchgeführt wurde. In diesen Fällen sind bei der Rezidivierung in der Regel alle wesentlichen Haupttherapiemodalitäten bereits angewandt und von geringer Effektivität. Zudem wird in vorbestrahlten Gebieten die Wirkung der Chemotherapie mit Einschränkungen zu sehen sein. Dies sind dann besondere Fälle, für die ggf. auch alternative Verfahren, z. B. die Strahlungsaufsättigung durch interstitielle Therapie (IORT), zu erwägen sind.

Nicht allzu selten wird eine finale inkurable Tumorprogredienz von einer zunehmenden **ureteralen Kompression** begleitet (Gellrich et al. 2003). Dieser Zustand führt ohne weitere therapeutische Intervention zur Urämie. In diesen aussichtslosen Fällen steht weniger die lokale Beseitigung der klinisch offensichtlichen Symptomatik im Rahmen einer urologischen Intervention (perkutane Nierenfistel) zur Diskussion als vielmehr eine menschlich-ärztliche Haltung durch den Verzicht auf weitere aktive Maßnahmen, um das inkurable Leiden nicht weiter zu prolongieren. Andernfalls erlebt die Patientin ihr finales Siechtum mit massiver Schmerzsteigerung bei weiterer Infiltration des Plexus lumbosacralis durch den Tumor.

Fälle progressiver Zervixkarzinome, v. a. auch im Zusammenhang mit der Erstdiagnose entdeckt, findet man mittlerweile selten. Dennoch finden sich immer wieder Patientinnen, auch in einem scheinbar eher risikofreien jüngeren Patientenkollektiv, die sich als **„Notfallblutung“** mit größerem Karzinomkrater und blutenden Exophyten in der Ambulanz vorstellen. Hierbei ist für die therapeutische Intervention daran zu denken, dass diese Blutungen in aller Regel in einem Gebiet erfolgen, das als reich an Plasminogenaktivator (uPA) gilt. Hieraus erklärt sich der Effekt von Tamponaden mit PAI bzw. Plasmininhibitoren. Hierbei kommen Substanzen wie Anvitov, Ugurol u. Ä. als lokale Tamponade zum Einsatz. Damit lässt sich zumindest die akute Blutung temporär beseitigen.

Gelegentlich wird über den Effekt einer Embolisierung zuführender Gefäße zum Karzinomkrater zur Blutungsreduktion berichtet. Diesen Literaturangaben kann nicht ganz vertraut werden, weil auf Grund der hohen Kollateralkreisläufe im pelvinen Areal dieser Effekt, ggf. nur graduell zum Tragen kommt. Auf die Dauer effektiver wird in diesen Fällen eine lokale Brachytherapie sein.

11 Nachsorge

Im Rahmen der Nachsorge steht die gynäkologische und klinische Examination mit anamnestischen Datenerhebungen im Vordergrund. Bekanntermaßen treten Rezidivierungen und therapieinhärente Komplikationen in den ersten Jahren auf, so dass in diesem Zeitraum zunächst in kürzeren Abständen, d. h. in den ersten beiden Jahren viermal pro Jahr und danach bis zum 5. Jahr in halbjährigen Abständen, kontrolliert werden sollte (Beckmann et al. 2003).

Nur ein entsprechender klinischer Verdacht sollte weitere apparative Untersuchungen induzieren. Insbesondere beim Zervixkarzinom ist zu bedenken, dass sowohl postoperative als auch postradiogene Veränderungen der Symptomatik der Rezidivierung durchaus gleichen können. Die klinische Untersuchung konzentriert sich auf die Erkennung der **lokoregionären Rezidivierung** im kleinen Becken. Die Maßnahmen sind darüber hinaus die Inspektion, Kolposkopie, Zellabstrichentnahme sowie ggf. entsprechende Punktionen. Eine routinemäßige Anwendung von Laboruntersuchungen kann entfallen, auch der Wert des **SCC-Plattenepithelkarzinomtumormarkers** ist für eine routinemäßige Nachsorge mit Einschränkungen zu sehen. Bei gegebener Indikation, z. B. einem Hochrisikofall, und den entsprechenden methodischen Voraussetzungen kann er zur Verlaufsbeobachtung ggf. herangezogen werden. Auch falsch-positive Markerbefunde sind z. B. bei Hautaffektionen (Hyperkeratosen) erkennbar.

12 Psychosomatische Aspekte und Psychoonkologie

Im weiteren Zusammenhang kommt mit den unmittelbaren und mittelfristigen posttherapeutischen Einschränkungen einer qualifizierten psychosozialen Betreuung eine besondere Rolle zu. Hier kann der oft strapazierte Begriff der **Psychoonkologie** allerdings nicht als Entschuldigung heranreichen, wenn neben der rein sachlichen onkologischen Fachkompetenz die anderen, v. a. psychischen und interaktionellen Probleme in die Verantwortung des Psychotherapeuten gelegt werden. Es zeichnet gerade eine Qualifikation im Bereich der Onkologie aus, wenn der Onkologe nicht zum Befundexaminator und Therapieapplikator reduziert ist, sondern seinerseits über eine entsprechende psychosomatische Kompetenz verfügt. Einer entsprechenden Höherbewertung dieser Beratungssituation, die sich auch auf eine Partner- und Sexualberatung ausdehnt, muss in Zukunft höherer Stellenwert eingeräumt werden. Die Grundzüge der ärztlichen Betreuung auch im Hinblick auf psychische Aspekte sind in Kap. 33 am Beispiel des Mammakarzinoms ausführlich dargestellt; sie sind auf die hier beschriebene Karzinomform übertragbar.

13 Rehabilitation

Bis zum Abschluss der Primärbehandlung ist die Patientin zunächst krank zu schreiben. Anschließend erfolgt eine weitere Krankschreibung, die sich am noch reduzierten Allgemeinbefinden der Patientin orientiert. Allerdings besteht nach einer ersten Zeit der körperlichen Erholung kein Grund, wegen einer bösartigen Erkrankung ohne weitere funktionelle Behinderungen das Thema Berentung großzügig oder gar routinemäßig anzubieten. Ohne konkrete Symptomatologie führt die Berentung im Zusammenhang mit der Grunderkrankung auch für die Patientin oft zum Bewusstsein, von einem unheilbaren Leiden befallen zu sein. Die Folgen sind dann durch sie selbst induzierte Probleme im sozialen Umfeld und am Arbeitsplatz. Wichtiger im Rahmen einer funktionellen Rehabilitation sind geeignete Einrichtungen, in denen die Patientin auch am Beispiel anderer Leidensgenossinnen lernt, dass die Situation keineswegs desolat ist. In diesem Zusammenhang ist

auf die Bedeutung von Selbsthilfegruppen und auf ambulanten Rehabilitationssport hinzuweisen.
Findet eine rehabilitative Nachbetreuung in sog. Krebsnachsorgekliniken statt, so ist dies unter den Gesichtspunkten der Förderung sozialer und sportlicher Aktivitäten wünschenswert. Kuraufenthalte, die vom Stigma der Krebsklinik befreit sind, helfen den Patientinnen mehr als die Unterbringung in Institutionen, in denen die Patientin mit medizinisch und wirtschaftlich unnötig intensivem Aufwand durch Untersuchungsprogramme belastet wird. In manchen dieser Institutionen werden routinemäßige extensive Nachsorge-Staging-Programme durchgeführt, deren Nutzen für die Patientin nicht gegeben ist. Besser wäre es, den eigentlich medizinischen Teil der Nachsorge am primären Behandlungszentrum, z. B. im Rahmen einer Poliklinik, zu belassen und dadurch unnötige Mehrfachuntersuchungen bei suspekten Befunden zu vermeiden. Außerdem steht zur Bewertung entsprechender Befunde in Nachsorgekliniken wohl kaum wirklich qualifiziertes Personal zur Verfügung.
Die **hormonelle Substitutionstherapie** bei Patientinnen im Zustand nach Zervixkarzinom ist nicht eingeschränkt. Vielmehr sollten die Patientinnen, v. a. nach Strahlentherapie, frühzeitig zur Verhinderung atrophischer Genitalbeschwerden entsprechend hormonell behandelt werden. Lokale vaginale Beschwerden im Rahmen fibrotischer Schrumpfungsreaktionen mit der Folge einer Dyspareunie werden zusätzlich durch lokale Östrogengabe günstig beeinflusst.
Nach der Behandlung einer präinvasiven Veränderung (CIN I bis III) sehen wir bei jüngeren Patientinnen mit nicht abgeschlossener Familienplanung keinerlei Einschränkungen für nachfolgende Schwangerschaften.

ENDOMETRIUMKARZINOM

1 Epidemiologie

Unter den bösartigen Erkrankungen des Genitaltrakts nimmt das Endometriumkarzinom bei uns den ersten Platz ein. Bei den malignen Erkrankungen der Frau erreicht es nach aktuellen epidemiologischen Daten Platz 5 und rangiert damit in der Reihenfolge nach dem Mammakarzinom, kolorektalen Karzinomen, Bronchial- und Ovarialkarzinomen. Aktuelle Inzidenzschätzungen gehen von ca. 25 pro 100 000 Einwohner pro Jahr für die Bundesrepublik aus, für Gesamteuropa muss dieser Wert mit 20 und weltweit mit etwas über 10 angegeben werden. Bekannt ist, dass sich hier v. a. im Vergleich zur Inzidenz des Zervixkarzinoms eine Inzidenzumkehr ergeben hat. Die ansteigende Inzidenz ist allerdings wohl in erster Linie auf das zunehmende Lebensalter zurückzuführen. Ein Inzidenzzuwachs z. B. durch HRT des Klimakteriums kann als einfache Erklärung nicht herangezogen werden, v. a. wenn man weiß, dass z. B. in Norwegen ebenso eine Inzidenzzunahme beobachtet wird, wobei hier eine entsprechende hormonelle Substitutionstherapie unüblich ist.
Die **Mortalität** wird in der Bundesrepublik mit knapp 3 auf 100 000 Einwohner angegeben. Knapp 90% aller Erkrankten überleben die Erkrankung, die Mortalitätsziffern fallen ab.
Klare Daten zur **Altersverteilung** können sich zumindest dahingehend konstituieren, dass weniger als 5% der Betroffenen vor dem 40. Lebensjahr erkranken und höchstens ein Viertel der Malignome bei der prämenopausalen Patientin zur Diagnostik kommen.
Das mittlere Alter kann man etwa bei 60 Jahren zum Zeitpunkt der Diagnosestellung angeben. Hierbei spielt eine Rolle, dass es durch die postmenopausale Blutung frühzeitig erkannt wird; dies führt auch dazu, dass wenigstens drei Viertel der Diagnosen in einem frühen Erkrankungsstadium gestellt werden können.

2 Risikofaktoren

Für die Entwicklung des endometrialen Malignoms sind eine Rolle **endokriner Risikofaktoren** bekannt, die in diesem Zusammenhang erwähnt werden sollen. Das Prinzip dieser endokrinen Beeinflussung besteht auf der prolongierten Exposition gegenüber **Östrogenen.** Bekanntermaßen führt die östrogene Wirkung zu einer endometrialen Hyperplasie. Bei diesen endometrialen Hyperplasien kann dann das Vorhandensein zellulärer Atypien zusätzlich diagnostiziert werden. Entsprechend der Entwicklung einer zellulären Entartungsreihe bei den anderen Malignomen ist auch hier über das Stadium der Atypie hinaus in einem noch größeren Ausmaß mit der Entwicklung eines endometrialen Karzinoms zu rechnen.
Auch der bekannte Risikofaktor **Adipositas** betrifft letztendlich in seiner tumorinduzierenden Wirkung den Effekt einer östrogenen Stimulation. Bekanntermaßen wird im Fettgewebe der Umwandlung androgener Vorstufen in Östrogene durch die Aromatase Vorschub geleistet. Folglich lässt sich bei postmenopausalen übergewichtigen Patienten ein entsprechend erhöhtes Risiko kalkulieren. Zudem konnte gezeigt werden, dass bei Adipositas der Spiegel des SHBG erniedrigt ist. Die Folge davon könnte eine erhöhte freie Östrogenkonzentration sein, die ihrerseits die eigentlich wirksame Konzentration in der Peripherie darstellt.
Alle weiteren Veränderungen, die im reproduktiven Alter eine **prolongierte Östrogenexposition** bedingen, können als Risikofaktoren bezeichnet werden. Hier flie-

ßen die bekannten Risikofaktoren frühe Menarche und späte Menopause ein, die die Situation einer verlängerten Östrogenexposition abbilden. Hierher gehört auch die erhöhte Inzidenz z. B. beim östrogenbildenden Granulosazelltumor des Ovars.

Auch der vermehrte Nachweis **anovulatorischer Zyklen** oder eines **polyzystischen Ovarsyndroms** korreliert mit einer Inzidenzerhöhung des Endometriumkarzinoms. Auch die früher durchgeführte ausschließliche östrogene Substitutionsbehandlung im Klimakterium gehört in diesen Expositionskomplex, die zu einer entsprechenden Inzidenzsteigerung führte. Der Nachweis der Inzidenzabsenkung durch den Einsatz der Kombination mit Gestagenen über 10–12 Tage erhärtet die Bedeutung dieses Risikofaktors.

Ein besonderer Risikofaktor ist neuerdings durch die kontinuierliche Behandlung des Mammakarzinoms mit dem SERM **Tamoxifen** evaluiert worden. Bei gut der Hälfte aller dauerbehandelten Patientinnen mit Tamoxifen finden sich endometriale Proliferationen. Dieser Effekt ist besonders in der Postmenopause beobachtbar. Allerdings soll an dieser Stelle darauf hingewiesen werden, dass mit der Dauerapplikation von Tamoxifen in dieser Klientel ein präventiver Effekt zur Suppression der Mammakarzinomentwicklung deutlich über den induktiven Effekt von endometrialen Malignomen hinausgeht. Nach einer Untersuchung von Fischer kann damit gerechnet werden, dass etwa dreimal mehr Mammakarzinome durch die Applikation des SERM zu verhindern sind, als im Gegenzug endometriale Malignome induziert werden.

An dieser Stelle muss auch auf die Wirkung der **oralen Kontrazeption** hingewiesen werden. Man konnte nachweisen, dass bei der Applikation eines kombinierten Präparats ein präventiver Effekt am Endometrium berechnet werden kann. Das relative Risiko der Entwicklung des Malignoms sinkt um den Faktor 0,5, wenn ein entsprechendes Kombinationspräparat wenigstens 1 Jahr lang eingenommen wird. Dieser Effekt soll noch lange über das Einnahmeende hinaus, nach Literaturangaben bis zu 10 Jahre, bestehen bleiben. Entsprechend wird eine Risikoreduktion um den Faktor 0,8 herbeigeführt, wenn eine kontrazeptive Behandlung wenigstens 10 Jahre durchgeführt wurde. Allerdings muss betont werden, dass dies nachgewiesen ist für die Kombinationspräparate und nicht für die Sequenzpräparate. Bei dieser Präparategruppe wird bekanntermaßen eine Östrogenmonoexposition eingeleitet, die nach anderen Literaturangaben sogar eine Risikoerhöhung bedingen soll.

Alle diese Meldungen beziehen sich im Wesentlichen auf den **östrogenabhängigen Typ** des endometrialen Malignoms. Daneben ist aber ein **östrogenunabhängiges Karzinom** zu unterscheiden.

Die Bedeutung der **Androgene** wurde bisher in der Betrachtung endokrinologischer Ursachen völlig unterschlagen. Tatsächlich werden sie vom Eierstock in nicht unerheblichen Mengen synthetisiert – wie übrigens auch vom Fettgewebe. Sie sind mindestens genauso mitoseaktiv wie Östrogene. Betrachtet man die Restovarialfunktion, muss man feststellen, dass das ovarielle Stroma in hohem Maß Androgene synthetisiert. Dies geschieht besonders deutlich bei einer Hyperinsulinämie. Diese Beobachtung lässt sich der klinischen Symptomatik von **Übergewicht** und **Diabetes** zuordnen.

3 Pathologische Anatomie und Tumorbiologie

3.1 Präkanzerosen

Das Endometrium unterliegt in der Geschlechtsreife einem regelmäßigen Umbau. Insbesondere an den zeitlichen Grenzen der Geschlechtsreife treten Umbaustörungen auf. Hierbei sind besonders die präklimakterischen näher zu klassifizieren (Abb. 35-24).

Wie bei anderen Malignomen kann auch für die **Adenokarzinome** des Endometriums eine **Mehrstufenkanzerogenese** angenommen werden. Der Prozess läuft über die endometriale Hyperplasiekomplexe, d. h. adenomatösen Typs, über die endometriale Hyperplasie mit Atypien schließlich zum Karzinom. Entsprechend kann jeder Form der endometrialen Hyperplasie ein entsprechendes karzinogenes Risiko zugeordnet werden, das im Falle der endometrialen komplexen Hyperplasie mit Atypien knapp ein Drittel erreicht. Diese Veränderungen können diffus oder fokal auf der Innenauskleidung des Cavum uteri entstehen. Das weitere Wachstum bezieht das Myometrium und schließlich weitere Organe des kleinen Beckens mit ein. Die Fernstreuung ist ein seltenes Ereignis.

3.1.1 Endometriale Hyperplasien

Bei der endometrialen Hyperplasie als potenzielle Vorstufe des Endometriumkarzinoms kommt es zu einer Proliferation der endometrialen **Drüsen.** Wenn zu den proliferativen Umbauprozessen Atypien sowohl der Zellen als auch der Nuklei beschrieben werden, ist der Terminus der **atypischen Hyperplasie** angebracht. Hierbei ist zu beachten, dass diese zellulären und nukleären Veränderungen sich nicht vom invasiven Karzinom unterscheiden. Dies bedeutet, dass auch die Beurteilung von Abrasionsmaterial im Rahmen der Diagnostik kompromittiert sein kann. Der entscheidende Faktor ist der Nachweis der **Invasivität** des Tumors. So ist es nicht allzu selten, dass ein Übergangsbereich bei der Beurteilung des Abrasionsmaterials zwischen der atypischen Hyperplasie und dem invasiven Karzinom besteht.

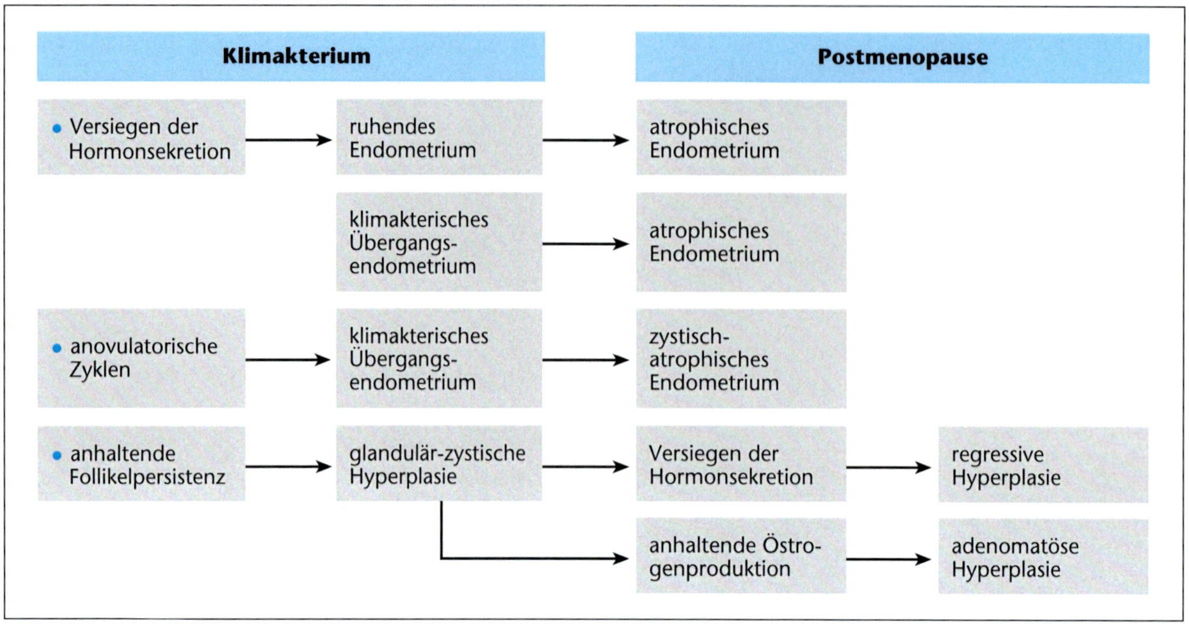

Abb. 35-24 Morphologische Veränderungen des prä- und postklimakterischen Endometriums (nach Baltzer und Maaßen, 1991).

Die sog. **einfache Hyperplasie** bedeutet eine endometriale Erhöhung der Drüsen und ein zellreicheres Stroma. Dies bezieht im Prinzip den Begriff der glandulär-zystischen Hyperplasie mit ein.
Durch weitere Proliferation der Drüsen entsteht die **komplexe Hyperplasie**. Es ergeben sich jetzt im Epithel eine höhere Schichtung sowie ein Vorwuchern der Drüsen in das Lumen mit papillenartigem Wachstumsmuster. Die Zahl der Mitosen ist deutlich erhöht.
Erst die Hinzunahme zellulärer und nukleärer Abweichungen charakterisiert die Hyperplasie mit Atypien. Meist finden sich Atypien in Formen der komplexen, also dichten Hyperplasie. Die Zellen selbst sind vergrößert, die Nuklei sind hyperchromatisch und vergrößert. Insgesamt findet sich eine Vergrößerung der Kern-Plasma-Relation.

3.2 Invasives Karzinom (Tab. 35-12)

Im Bereich der Malignome des Korpus finden sich überwiegend Adenokarzinome. In aller Regel erfolgt der Nachweis des invasiven Prozesses am Abradat. Gerade hierbei ist es aber manchmal schwierig, die Invasivität eindeutig festzulegen. Insbesondere die Reduktion des endometrialen Stromas ist als Hinweis für ein infiltratives Wachstum zu verstehen.
Darüber hinaus sind v. a. der Nachweis ausschließlich von Drüsenepithel ohne Stroma dazwischen sowie der Nachweis von Stromanekrosen als Hinweise auf Invasivität im Abradat zu werten.
Die häufigste Manifestation ist das sog. **endometrioide Adenokarzinom.** Weitere wichtige Unterscheidungen betreffen ein Adenokarzinom mit plattenepithelialer Ausdifferenzierung. Hierbei wird eine benigne squamöse Metaplasie mit dem Begriff des **Adenoakanthoms** belegt. Wenigstens 10% des Tumormaterials sollten diese plattenepitheliale Differenzierung erkennen lassen. Eine Entartung der plattenepithelialen Anteile wird als **adenosquamöses Karzinom** klassifiziert.
Die zweite histopathologische Hauptgruppe, die rund 20% der Endometriumkarzinome ausmacht, entspricht den sog. **Adenokankroiden.** Hierbei findet sich im Bereich des Endometriums metaplastisch entstandenes Plattenepithel. Die Prognose ist besser als bei den Adenokarzinomen.
In die dritte histopathologische Hauptgruppe der Endometriumkarzinome fällt mit sehr schlechter Prognose der **serös-papilläre Wachstumstyp.** Diese Gruppe stellt ca. 10% der Endometriumkarzinome. Wenn mehr als 50% der Tumorareale papilläre Strukturen aufweisen, kann der Tumor dieser Hauptgruppe zugeordnet werden. Die Tumorzellen selbst sind anaplastisch. Eine lymphogene Metastasierung findet früh statt.
Als vierte Erscheinungsform mit einem Anteil von rund 6% aller Endometriumkarzinome kann noch der Typ des klarzelligen Karzinoms abgegrenzt werden (Tab. 35-12). Selten findet sich, v. a. nach Ausschluss eines Zervixkarzinoms, ausgehend vom Endometrium auch ein Plattenepithelkarzinom. Auch hier ist eine schlechte Prognose bekannt. Darüber hinaus können verschiedene Karzinome, in unterschiedlicher Zusammensetzung, entsprechende histologische Anteile zeigen. Schließlich können auch unter dem Begriff der **undifferenzierten Karzinome** die Veränderungen zusammengefasst wer-

den, die keinem der vorgenannten Typen zugewiesen werden können.
Ein wesentlicher Bestandteil ist die Angabe des Gradings im Primärtumor. Dieser Differenzierungsgrad beschreibt den **Anteil solider Tumormanifestationen.** Beim Grad 1 finden sich wenige, d. h. knapp 5% solide Tumoranteile, beim Grad 2 bis 50% und beim Grad 3 über 50% solide Tumorareale. Weiterhin wird die **Kernatypie** mit eingeführt. Dies bedeutet für die nach diesem Schema zu klassifizierenden Adenokarzinome, dass bei den Grading-Typen 1 und 2 größere Atypien ein Up-Grading um eine Stufe bewirken. Seltene histologische Tumorformen wie die serösen klarzelligen oder undifferenzierten Karzinome werden im Sinne eines reinen Kern-Gradings weiter beschrieben. Die Angabe des Differenzierungsgrades ist wichtig für die Kalkulation der lymphonodalen Metastasierung.

3.3 Wachstumsverlauf

Das weitere Wachstum lässt sich in seinem Verlauf knapp zusammenfassen. Bei überwiegend exophytischem Wachstum des Primärtumors breitet sich dieser zunächst in der Fundus- und Korpusschleimhaut aus. Überwiegt früh ein endophytisches Wachstum, so beginnt auch die myometrane Infiltration früh. Bei weiterem kontinuierlichem Tumorwachstum werden nach kranial intrakanalikulär schließlich die Tube und nach kaudal die Cervix uteri erreicht. Liegt z. B. in der Postmenopause eine Zervixstriktur bzw. ein Zervixverschluss vor, entwickelt sich im Tumorwachstum eine **Hämatometra** oder **Pyometra.** Bei weiterem Wachstum greift der Tumor auf die Nachbarorgane über.
Die **lymphogene Ausbreitung** ist diskontinuierlich und erfasst zunächst die pelvinen Noduli. Bei weiterem Tumorfortschritt werden schließlich **hämatogene Filiae** erzeugt, in der Häufigkeit der Reihenfolge zuerst pulmonal, dann hepatisch und ossär.

3.3.1 Stadieneinteilung

Tabelle 35-13 gibt die Stadieneinteilung des Korpuskarzinoms wieder. In den meisten Fällen erfolgt eine operative Behandlung, so dass es sich hier um eine histopathologische chirurgische Klassifizierung handelt.
Eine endgültige Einteilung erfolgt auf Grund der **explorativen Laparotomie,** wobei hier das Operationspräpa-

Tab. 35-12 Karzinome des Endometriums (nach Dallenbach-Hellweg 1987)

Histogenese	histologische Struktur	Durchschnittsalter (Jahre)	Grad	Überlebensrate (%)	relative Häufigkeit (%)
endometriale Differenzierung	Adenokarzinom	57			
	– glanduläres oder glandulär-papilläres Karzinom		Grad I oder Grad II	93 bzw. 76	40
	– solides Karzinom		Grad III	61	
	– sekretorisches Karzinom		Grad I	87	
	– Flimmerzellkarzinom		Grad I		
	Adenokarzinom mit Plattenepithelmetaplasie				
	– Adenokankroid		Grad I	87	
	– adenosquamöses Karzinom		Grad II + III	47	
endozervikale Differenzierung	muzinöses Adenokarzinom	66	Grad I, Grad II		18
	– mukoepidermoides Karzinom	70	Grad II + III		47
	klarzelliges Karzinom	71			
	– glanduläres oder papilläres Karzinom		Grad II	35	6
	– solides Karzinom		Grad III		
serös-papilläre Differenzierung	serös-papilläres Karzinom	70	Grad I + II	45	8
			Grad III	11	
ektozervikale Differenzierung	Plattenepithelkarzinom	66	Grad I–III	< 1	
	undifferenziertes Karzinom		Grad III		1
	metastatisches Karzinom				1

rat sowie die Beschreibung der intraabdominalen Verhältnisse unter Berücksichtigung des pelvinen und paraaortalen Lymphknotenstatus sowie das Ergebnis der Peritonealzytologie relevant sind. Auf dieser Basis zeigt sich, dass eine solche histopathologische Stadieneinteilung anders ausfällt als die früher übliche klinische Stadieneinteilung.

Als wichtigste **Prognosefaktoren** ergeben sich entsprechend der Stadieneinteilung die Myometriuminfiltration, der histologische Typ und das Grading. Insgesamt kann festgestellt werden, dass als unabhängige Prognosefaktoren neben diesen Parametern auch die Situation der chirurgischen Erstbehandlung gilt.

Der relevanteste Prognosefaktor ist sicherlich das Tumorstadium. Hierin geht v. a. auch die myometrane Invasion ein, entsprechend werden die Stadien IA, IB und IC unterschieden. Die FIGO unterscheidet bei ihrer Einteilung nur den Befall der inneren oder zusätzlich der äußeren Hälfte, der Befall in Drittelbereichen der Uteruswand wurde aufgegeben. Der Nachweis dieser myometranen Infiltration steht in Beziehung zur pelvinen Aussaat. Bei tiefer Infiltration finden sich schon in einem Viertel der Fälle pelvine und in knapp 20% paraaortale Lymphknotenmetastasen. Alternativ zur myometranen Infiltration kann man auch die Länge zwischen Tumor und Serosa angeben, wobei hier ein Unterschreiten der Strecke von 5 mm als kritisches Kriterium angegeben wird. Ohne Befall des Myometriums wird man in höchstens 1% der Fälle eine pelvine Metastasierung finden.

Tab. 35-13 pTNM-Klassifikation und FIGO-Stadien des Endometriumkarzinoms*.

pTNM-Kategorie	FIGO-Stadien	
pTis	**0**	Carcinoma in situ (präinvasives Karzinom)
pT1	I	Tumor begrenzt auf Corpus uteri
pT1a	IA	Tumor begrenzt auf Endometrium
pT1b	IB	Tumor infiltriert weniger als die Hälfte des Myometriums
pT1c	IC	Tumor infiltriert die Hälfte oder mehr des Myometriums
pT2	**II**	Tumor infiltriert Zervix, breitet sich jedoch nicht jenseits des Uterus aus
pT2a	IIA	lediglich endozervikaler Drüsenbefall
pT2b	IIB	Invasion des Stromas der Zervix
pT3 und/oder N1	**III**	lokale und/oder regionäre Ausbreitung wie in T3a, b, N1 bzw. FIGO III A, B, C
pT3a	IIIA	Tumor befällt Serosa und/oder Adnexe (direkte Ausbreitung oder Metastasen) und/oder Tumorzellen in Aszites oder Peritonealspülung
pT3b	IIIB	Vaginalbefall (direkte Ausbreitung oder Metastasen)
pT4	IV	Tumor infiltriert Blasen- und/oder Rektumschleimhaut
pN – regionäre Lymphknoten		
pNx		regionäre Lymphknoten können nicht beurteilt werden
pN0		keine regionären Lymphknotenmetastasen
pN1	IIIC	Metastasen in Becken- und/oder paraaortalen Lymphknoten (regionäre Lymphknotenmetastasen)
pM – Fernmetastasen		
pMX		Fernmetastasen können nicht beurteilt werden
pM0		keine Fernmetastasen
pM1	IVB	Fernmetastasen ausgenommen Metastasen in Vagina, Beckenserosa oder Adnexen, inkl. Metastasen in anderen intraabdominalen Lymphknoten als paraaortalen und/oder Beckenlymphknoten

* Diese Klassifikation kann auch für maligne Müller-Mischkarzinome verwendet werden.

Kritischer wird die Situation bei Befall anderer Organe des kleinen Beckens, also bei extrauterinem Wachstum. Im Rahmen der explorativen Laparotomie soll die Peritonealflüssigkeit als Peritoneallavage oder Aszites, wenn vorhanden, untersucht werden. Immerhin kann man in mehr als 10% der Fälle zytologisch den Nachweis von Tumorzellen angeben, hierbei finden sich in knapp 25% der Betroffenen **pelvine Lymphknotenmetastasen.**

Schließlich gilt der Befall der pelvinen und/oder paraaortalen Lymphknoten als schlechteres Prognosekriterium, so dass hier die höchsten Rezidivraten berichtet werden. Schließlich ist der Befall der **paraaortalen Lymphknoten** als maximale Einschränkung der Prognose anzusehen. Es wird berichtet, dass sowohl pelvine als auch paraaortale Lymphknoten immerhin in knapp 10% der Fälle auch in einem Stadium 1 nachweisbar sind. Sind die pelvinen Lymphknoten betroffen, so wird man in gut 30% dieser Fälle auch den Befall der paraaortalen Lymphknoten nachweisen können. Weiterhin wird die Prognose vom **Alter** beeinflusst, wobei diese v.a. bei älteren Patientinnen außerordentlich kompromittiert ist. Interessanterweise finden sich hier gehäuft Subtypen, die nicht hormonell responsiv sind und einen höheren Grad der Entdifferenzierung zeigen. Der Besatz an **Steroidhormonrezeptoren** ist ein Ausdruck der Differenzierung der Tumorzellen und steht in Korrelation zur Ausbreitung. Man schätzt die Bedeutung des Progesteronrezeptors inzwischen höher ein als die des Östrogenrezeptors. Die Korrelation mit dem Differenzierungsgrad und z.B. der S-Phasen-Fraktion ist gesichert.

3.4 Prävention des Endometriumkarzinoms

Aus den angeführten Kriterien des Risikokatalogs können Veränderungen der Lebensumstände in einem gewissen Ausmaß als Primärprävention angesehen werden. Es ergibt sich hierbei im Wesentlichen eine Beeinflussung der Adipositas sowie der Ernährungsgewohnheiten. Im Falle von Zyklusunregelmäßigkeiten ergibt sich die Bedeutung einer hormonellen Kombinationsbehandlung.

Eine primäre Prävention auf pharmakologischem Wege ist möglich durch die Anwendung der SERM. Es liegen Ergebnisse vor, wonach unter der Anwendung einer solchen Substanz (z.B. Raloxifen) mit der Indikation der Osteoporosebehandlung im Vergleich zu einer Plazebogruppe eine deutliche Risikominimierung für das Mammakarzinom und das Endometriumkarzinom berichtet wurde. Für das Mammakarzinom wird der Wert mit 0,25, für das Endometriumkarzinom sogar mit knapp über 0,10 angegeben.

Weiterhin müssen für den Bereich der Prävention auch die chirurgischen Maßnahmen bei Vorliegen der atypischen Hyperplasien genannt werden. Hierzu wurde als Alternative in der Vergangenheit auch die Applikation eines Gestagens im Stadium der atypischen Hyperplasie angesehen.

4 Diagnostik und prätherapeutische Untersuchungen

4.1 Diagnostik präinvasiver Veränderungen

!

Die Präkanzerose des Endometriumkarzinoms in Form der adenomatösen Hyperplasie der Endometriumschleimhaut bietet nur selten auffällige Symptome. Gelegentlich fällt eine Blutungsunregelmäßigkeit oder Veränderung der Blutungsstärke auf, die zur Abrasio und nachfolgend zur Aufdeckung derartiger Veränderungen führt.

Ein eigentliches Screening-Verfahren zum Nachweis dieser präinvasiven Veränderung existiert nicht. Die bisherigen Bemühungen, im Rahmen der Vaginalsonografie auf Grund der Höhe der endometrialen Schleimhaut eine Indikation zur Abrasio herzuleiten, können noch nicht verbindlich empfohlen werden. Dennoch mag möglicherweise für bestimmte Risikogruppen ein derartiges vaginalsonografisches Screening in Frage kommen.

4.2 Diagnostik invasiver Veränderungen

Das Endometriumkarzinom wird in der Regel an einer **vaginalen Blutung** erkannt. Da sie meist in der Postmenopause auffällig wird, wird daraufhin eine entsprechende Diagnostik eingeleitet. Eine weitere Symptomatik für Frühstadien ist eigentlich nicht bekannt, Beschwerden im Unterbauch sowie Symptome von den benachbarten Hohlorganen sind Ausdruck einer fortgeschritteneren Tumorentwicklung.

Zum Einsatz der **Vaginalsonografie** als präventive Maßnahme müssten Kriterien wie die Echogenität und die Dicke des Endometriums weiter evaluiert werden (Rempen 1999). Insgesamt ergibt sich allerdings durch die niedrige Prävalenz der Erkrankung kein eindeutiger Vorteil für eine präventive vaginalsonografische Untersuchung, v.a., da dieser Befund bei der sonografischen Kontrolle unter Tamoxifenbehandlung bereits umstritten ist.

!

Leitsymptom des Endometriumkarzinoms ist die in ihrem zeitlichen und quantitativen Ausmaß unterschiedlich auftretende irreguläre uterine Blutung. Dauer und Stärke dieser Blutung sind dabei als Hinweiszeichen irrelevant. Die Blutung indiziert die fraktionierte Abrasio.

!

Nur durch frühzeitige Abrasio kann in diesen Fällen eine frühzeitige Diagnose gestellt werden. Eine neu aufgetretene Blutungsstörung muss durch Abrasio abgeklärt werden. Eine längerfristige hormonelle Therapie vermeintlicher endokriner Störungen ohne Sicherung der Benignität ist kontraindiziert.

Auch die uterine Blutungsstörung bei bekanntem Uterus myomatosus muss bei rezidivierendem Auftreten immer wieder erneut durch Abrasio abgeklärt werden – das Endometriumkarzinom ist häufig mit dem Uterus myomatosus vergesellschaftet.

!

Weitere Symptomatik auch fortgeschrittener Stadien des Endometriumkarzinoms äußert sich in folgenden Befunden:
- Uterusvergrößerung, v. a. postmenopausal,
- weicher, teigiger Palpationsbefund des Uterus,
- wässriger oder eitriger uteriner Fluor,
- unklare unterbauchbezogene Beschwerden.

Diese Symptome signalisieren in der Regel beim Endometriumkarzinom ein fortgeschrittenes Tumorwachstum. Auch beim irregulären Blutungsrezidiv nach vorausgegangener Abrasio muss erneut eine histologische Überprüfung des Endometriums erfolgen. Dies gilt auch für die Blutung unter hormoneller Medikation. Bei ausschließlicher Interpretation einer solchen Blutung durch die Medikamenteneinnahme wird ein möglicher Frühbefund gelegentlich übersehen.

4.3 Hinweise zur diagnostischen Gewebeentnahme

!

Die diagnostische Abrasio ist in folgender Reihenfolge sorgfältig durchzuführen:
1. Zervixkürettage,
2. Dilatation des Zervikalkanals,
3. Messung der Sondenlänge (cave: Perforationsgefahr!),
4. Hysteroskopie,
5. Korpuskürettage.

Die Diagnosesicherung erfolgt anlässlich der fraktionierten Abrasio mit histologischer Bestätigung des vermuteten Tumors. Durch die Fraktionierung wird zunächst die Kürettage der Cervix uteri durchgeführt und dann, nach Bestimmung und Dilatation der Sondenlänge des Cavum uteri, eine Hysteroskopie angeschlossen. Bei der Hysteroskopie können ggf. über einen Arbeitskanal Biopsien aus verdächtigen Arealen entnommen werden. Schließlich wird das Cavum uteri ebenfalls kürettiert. Anzumerken ist, dass es einem sehr mechanistischen Verständnis von Tumorentstehung entspricht, wenn eine Verschleppung von Tumorzellen im Rahmen der Distension des Cavum uteri eingewendet wird.

4.4 Weiterführende Diagnostik

Ist auf Grund des histologischen Ergebnisses aus dem Abradat ein Endometriumkarzinom verifiziert, so helfen weiterführende Untersuchungen, das Ausmaß der Tumorerkrankung klinisch zu definieren und einer entsprechenden Stadieneinteilung zuzuordnen.
Bei der gynäkologischen Untersuchung ist im Rahmen der Inspektion auf gelegentlich nachweisbare Filiae suburethral im Bereich der vorderen Scheidenwand oder im vorderen Scheidengewölbe zu achten. Hierzu ist es nötig, den Introitus und die Scheide sorgfältig unter Zuhilfenahme von Breisky-Spekula zu entfalten.
Bei der Palpation wird man gelegentlich einen vergrößerten, weich aufgelockerten Uterus tasten. In fortgeschrittenen Fällen bereitet die Abgrenzung zur Umgebung Schwierigkeiten. Mit zunehmendem Tumorwachstum wird das genitale Organpaket immobil.
Die Hysteroskopie erlaubt, die intrauterine Lokalisation des Neoplasmas zu definieren und den Befall der Cervix uteri makroskopisch einzuschätzen. Es wurden in den vergangenen Jahren regelmäßig vor der primär operativen Behandlung des Endometriumkarzinoms Hysteroskopien vorgenommen. Insbesondere das Ausmaß des Zervixbefalls (kranialer Bereich der Zervix) wurde von verschiedenen Untersuchern in der Regel falsch positiv eingeschätzt; deshalb wurde das Verfahren wieder verlassen.
Im Rahmen der Vaginalsonografie kann die myometrane Infiltrationstiefe beurteilt werden. Darüber hinaus muss die Sonografie präoperativ Adnextumoren ausschließen. Die Abdominalsonografie beurteilt die renalen Abflussverhältnisse und kann in fortgeschrittenen Fällen Leberfiliae nachweisen.
Im Rahmen einer CT- oder MRT-Untersuchung wird v. a. der Befall **pelviner** und **paraaortaler Lymphknoten** beim fortgeschrittenen Endometriumkarzinom untersucht. Beide Verfahren sind bezüglich der Diagnose von Lymphknotenmetastasen wenig sensitiv und

auch wenig spezifisch. Zur Beurteilung des Retroperitoneums sind diese beiden Verfahren der Sonografie überlegen. Zum Ausschluss des Befalls der benachbarten Hohlorgane bei progredienten tumorösen Prozessen dienen die **Zystoskopie** und **Rektoskopie.** Die prätherapeutische Röntgen-Thorax-Aufnahme wird im Rahmen der internistisch-anästhesiologischen Operationsvorbereitung bei den meist älteren Patientinnen nötig, darüber hinaus können Filiae ausgeschlossen werden.

Führen alle diese Untersuchungsmethoden zu keiner klaren klinischen Beurteilung der Tumorausdehnung, kann für den endgültigen Therapieentscheid noch eine explorative Laparotomie als **Staging-Laparotomie** erforderlich sein. Aus allen prätherapeutisch erhobenen Untersuchungsverfahren wird ein klinisches Risikoprofil ermittelt.

5 Therapie

5.1 Endometriale Hyperplasien

Für die endometrialen Hyperplasien können Therapieempfehlungen angegeben werden, wobei hier v. a. die Situation des Familienbildes und das Alter der Patientin, d. h. hier insbesondere der Menopausenstatus, mit eingehen.

Zunächst ist festzustellen, dass die **einfachen Hyperplasien** ohne Zellatypien kein potenzielles Risiko bedeuten. Hier gilt, was früher für die Synonyme „glandulär-zystische Hyperplasie" angegeben wurde: es kann hier zunächst weiter abgewartet werden. Steht hinter diesem Bild die Situation eines persistierenden Follikels, so kann der kontinuierliche unmittelbare Einfluss der Östrogene durch die Applikation eines Gestagens vom 12. bis 25. Zyklustag ergänzt werden. Hierzu eignet sich v. a. das Medroxyprogesteron, doch auch andere Gestagene. In der Dosierung wählt man einen Bereich zwischen 10 und 20 mg.

Kommt es dennoch zu weiteren Blutungen, wird erneut die histopathologische Situation im Rahmen einer Kürettage überprüft. Werden keine komplexeren Veränderungen gefunden, d. h., bleibt es beim Bild der glandulär-zystischen Hyperplasie, so sollte die eingeleitete Gestagenbehandlung weitergeführt bzw. eine Gestagenbehandlung begonnen werden. Differenzialdiagnostisch ist neben der funktionellen persistierenden östrogenen Stimulation, z. B. durch eine Follikelpersistenz, auch ein östrogenbildender Ovarialtumor auszuschließen.

Unter dem Bild der Blutungsstörung, allgemein der dysfunktionellen Blutung, kann sich allerdings auch eine **komplexe Hyperplasie** verbergen. Findet sich bei der Gewebeentnahme im Rahmen der Abrasio der Befund einer komplexen Hyperplasie ohne Atypien, so wird eine Intensivierung der Gestagentherapie empfohlen. Diese Gestagentherapie besteht in der Applikation von 100 mg Medroxyprogesteron oder äquivalent von 80 mg Megestrol täglich.

Der Befund sollte dann nach einer wenigstens vierteljährigen Therapie durch eine erneute Gewebsentnahme im Rahmen der Abrasio überprüft werden. In Abhängigkeit von der Familiensituation wird man nun bei Persistenz dieses Befundes und offener Familienplanung die intensivierte Gestagentherapie ggf. wiederholen können. Ist die Familienplanung abgeschlossen oder befindet sich die Patientin nahe an der Menopause, so stellt auch die Hysterektomie eine Behandlungsoption dar.

> **!** Die intensivierte Gestagentherapie sollte kontinuierlich durchgeführt werden.

Finden sich allerdings **Atypien** im Rahmen der hyperplastischen Veränderungen, so besteht doch ein erhebliches Risiko der weiteren Kanzerogenese, so dass hier die **Uterusexstirpation** empfohlen wird.

Eine problematische Situation ergibt sich bei dem Befund einer atypischen Hyperplasie und vorhandener offener Familienplanung. Steht man einem chirurgischen Eingriff ablehnend gegenüber, so könnte nach entsprechender Aufklärung die intensivierte Gestagentherapie angeboten werden, wobei der Befund histologisch zu kontrollieren ist. Über die Ergänzung der Abrasio durch die Hysteroskopie muss nicht extra referiert werden; es sollte heute zum Standard der Behandlung gehören, um auch gezielt Biopsien entnehmen zu können.

5.2 Chirurgische Therapie des Endometriumkarzinoms

Die operative Behandlung stellt die Therapie der Wahl in den allermeisten Fällen des Endometriumkarzinoms dar und kann im Prinzip bis zum Stadium III zur Anwendung kommen.

Trotz des inzwischen älteren Patientenkollektivs ist es im Rahmen des Fortschritts anästhesiologischer Verfahren in den allermeisten Fällen möglich, einen stadien- und risikoadaptierten chirurgischen Eingriff anzubieten. Schließlich ermöglicht der Eingriff im Sinne seiner Zusatzbedeutung einer explorativen Laparotomie auch eine qualifizierte Aussage über die eigentliche Tumorausdehnung und hat somit im Vergleich zu der selten indizierten primären Strahlentherapie Vorteile (Gretz et al. 1996). Wie angegeben wird das Prinzip in der Regel eine explorative Laparotomie mit Resektion

des tumortragenden Organs und tumorreduktiven Maßnahmen darstellen.
Schließlich finden sich noch Fälle, bei denen in Anbetracht besonderer konstitutioneller Gegebenheiten oder vom Alter der Patientin her im Sinne eines reduzierten Eingriffs wenigstens der Uterus entfernt werden sollte. Hier besteht eine Spezialindikation für eine, falls technisch möglich, **vaginale Hysterektomie.** Obligat ist bei allen diesen Verfahren die beidseitige Adnektomie. Es wird empfohlen, die intraoperative Manipulation des Uterus mit einer möglichst geringen Traumatisierung zu bewältigen, so dass in den gängigen Operationslehren das Präparat z. B. seitlich über Klemmen angehakt wird.
Eine wichtige Maßnahme der intraoperativen Planung stellt die Beurteilung der myometranen Infiltration dar. Hier kann v. a. durch das Anbieten eines Schnellschnittes eine deutliche Steigerung der Qualität des Nachweises im Vergleich zur alleinigen makroskopischen Beurteilung erreicht werden. In diesem Sinne können Werte für die Sensitivität der **Schnellschnittdiagnostik** von knapp 90% und für die Spezifität von knapp 100% angegeben werden. Es sollte daher zu den strukturellen Grundvoraussetzungen gehören, den Eingriff an Institutionen durchzuführen, bei denen die unverzügliche Schnellschnittdiagnostik zur Verfügung steht. Das Aufweichen qualifizierter Strukturbedingungen durch Einrichtungen, in denen z. B. zwar ein Schnellschnitt möglich ist, dieser aber außer Haus gegeben werden muss, um dann nach einer längeren Zeit zu einem Ergebnis zu gelangen, stellt keinen Fortschritt, sondern einen Rückschritt in den Behandlungsstandards dar.

!

Insofern soll auch das Gebot wiederholt werden, dass auch die anscheinend so einfache Operation des frühen Endometriumkarzinoms nur an Einrichtungen mit im Hause gelegener Abteilung für Pathologie und Schnellschnittdiagnostik durchgeführt werden kann.

Wenn wir auch alle wissen, dass gerade im Bereich der gynäkologischen Onkologie der Operateur ganz wesentlich durch seine Maßnahme das weitere Schicksal der Patientin entscheidet, muss doch ergänzend festgestellt werden, dass dies weniger die technische Akrobatik eines einzelnes Operateurs ist als die Vorhaltung qualifizierter struktureller Voraussetzungen. Demnach sind auch solche anscheinend nicht komplizierten onkologischen Eingriffe nicht geeignet für Kreiskrankenhäuser oder Belegabteilungen, obwohl immer wieder wider besseres Wissen von den Trägern derartiger Einrichtungen bei der Darstellung ihres Leistungsspektrums auf das gesamte auch gynäkoonkologische Spektrum hingewiesen wird. Dies ist nicht zu einem unwesentlichen Teil der Grund für längst erkannte, aber in der Öffentlichkeit kaum diskutierte Defizite der gynäkoonkologischen Versorgung.
Abhängig vom Ausmaß der gefundenen Tumorausbreitung ist über die Indikation zur **Lymphonodektomie** zu entscheiden.
Eine Kombination eines vaginalen Verfahrens mit einem minimal-invasiven Verfahren stellen die vaginale Uterusexstirpation und die laparoskopische intraabdominale Exploration sowie Lymphonodektomie dar. Untersuchungen konnten nachweisen, dass diese Vorgehensweise zu geringerer Morbidität und Hospitalisierung führt. Weitere Ergebnisse sind abzuwarten.
Prinzipiell wird empfohlen, bei entsprechenden intraoperativen Kriterien der explorativen Laparotomie, eine **pelvine** und ggf. **paraaortale Lymphonodektomie** im Rahmen des chirurgischen Stagings anzuschließen. Hier ist zu ergänzen, dass effektive Daten über den therapeutischen Nutzen dieser Maßnahme eigentlich nicht vorliegen. Wenigstens in retrospektiven Auswertungen konnte wahrscheinlich gemacht werden, dass möglicherweise dennoch eine Prognoseverbesserung resultiert. Inwieweit der Nachweis positiver Lymphknoten zwingend postoperative adjuvante Maßnahmen indiziert, ist ebenso nicht eindeutig gesichert. Man kann zum gegenwärtigen Zeitpunkt die Indikation zur Lymphonodektomie auf einige Hochrisikokriterien zurückführen. Demnach sollte diese erweiterte Staging-Maßnahme ab dem Stadium IC, also bei myometraner Infiltration über die innere Hälfte hinaus, durchgeführt werden. Fand sich bereits ein entdifferenzierter Tumor oder eine ungünstige histologische Typisierung, z. B. seröse oder klarzellige Tumoren (G3), so wird auch dies die Entscheidung zur Lymphonodektomie erleichtern. Dem ist natürlich entgegenzuhalten, dass in vielen Fällen und bei den häufig vorliegenden frühen Stadien der chirurgische Eingriff auch ohne Lymphonodektomie eine gute Prognose erwarten lässt. Hier sollen besonders Ergebnisse früherer Jahre zitiert werden, bei denen im klinischen Stadium I beim primär operierten Endometriumkarzinom ohne pelvine Lymphonodektomie die 5-Jahres-Überlebensrate über 85% liegt. Somit wird man im Einzelfall über die Notwendigkeit der Lymphonodektomie entscheiden müssen, wobei hier ganz wesentlich der allgemeine und intraoperative Zustand der Patientin relevant wird. In diesem Sinne ist auch über die dann noch zusätzliche Morbidität schaffende Erweiterung des Eingriffs im Sinne einer paraaortalen Lymphonodektomie zu entscheiden. Die Indikation hierfür darf weder von der Selbstgefälligkeit des Operateurs noch von Ausbildungszwängen beeinflusst sein. Leider weiß man von derartigen Umständen, doch sie werden im Rahmen von Qualitätskontrollen und Quali-

tätssicherungsmaßnahmen teilweise bewusst nicht thematisiert. Von daher beschränken sich Verfahren zur Überprüfung von Qualität oft nur auf die Messung globaler postoperativer Parameter wie z. B. des Hb-Werts oder des Blutverlusts, ohne differenzierter in den Indikationskatalog und die Ausgangssituation einzublicken. Es wird sich dennoch ein Kriterienkatalog angeben lassen, der bei gegebenen allgemein internistischen und anästhesiologischen Voraussetzungen der Patientin die Entscheidung zum Ausmaß des operativen Eingriffs erleichtern kann. Wie angegeben, sollte die pelvine und ggf. paraaortale **Lymphonodektomie ab dem Stadium IC** durchgeführt werden. Diese Lymphonodektomie kann durchaus im Sinne einer selektiven Lymphonodektomie durchgeführt werden. Für die pelvine Lymphonodektomie sollten bis 15 und wenigstens 9 Lymphknoten und für die paraaortale Lymphonodektomie bis 8 und wenigstens 4 Lymphknoten entnommen werden. Die von einigen Vertretern unseres Faches propagierten „radikalen auch paraaortalen und retrokavalen Lymphonodektomien" reflektieren eher ein chirurgisches und anatomisches Unverständnis. Ein qualifizierter chirurgischer Behandlungsstandard muss sich am Benefit der Patientin orientieren.

Ein besonderes Problem stellt die chirurgische Therapie des Stadiums FIGO II dar, bei dem nun die Zervix befallen ist, wobei eine stromale Zervixinvasion dem Stadium FIGO IIB entspricht. Festzustehen scheint, dass die gelegentlich propagierte erweiterte radikale Hysterektomie im Sinne Wertheims eigentlich bei gegebenen anästhesiologischen Voraussetzungen erst bei ausgedehntem Zervixbefall (IIB) erfolgen sollte. Inwieweit in diesen Stadien auch eine Kombination verschiedener Therapiemodalitäten, also v. a. eine Kombination aus Operation in limitiertem Umfang und Vor- oder Nachbestrahlung, Vorteile bringt, ist nicht ausreichend untersucht. In eine solche Untersuchung müssten dann auch die gegebenen Früh- und Spätmorbiditäten sowohl des chirurgischen als auch des strahlentherapeutischen Verfahrens mit einfließen.

Im Stadium III hat die Tumormasse die Grenzen des tumortragenden Organs überschritten und breitet sich lokoregional aus. Dies ist im typischen Befund des Stadiums IIIA dokumentiert. Hier wird man hysterektomieren, adnektomieren und wie beim Ovarialkarzinom tumorreduktiv unter Einschluss der Lymphonodektomie vorgehen. Diese Situation impliziert dann aber auch, dass die eigentliche, im engeren Sinne erweiterte radikale Hysterektomie nach Wertheim hier schon aus prinzipiellen Gründen keinen Benefit darstellen kann, da der präparatorische Akt ein ganz anderer ist. Die im jetzt gegebenen Stadium notwendige Tumormassenreduzierung entspricht den Prinzipien der Chirurgie des Ovarialkarzinoms: es finden sich ausgedehnte tumoröse Prozesse im kleinen Becken, die die Organgrenzen überschritten haben. Im Gegensatz zur Wertheim-Operation, bei der sich durch schrittweise Präparation und Adhäsiolyse das Prinzip der Herstellung eines typischen Situs aus einem atypischen Situs verwirklicht, muss hier eine makroskopisch tumorfreie Resektion des ausgedehnten pelvinen Befundes durch ein extraperitoneales Resektionsverfahren erreicht werden. Diese wurde von Hudson beschrieben. Hierbei wird das im Extremfall ausgeprägte Tumorkonglomerat aus dem extraperitonealen Raum reseziert. Einzelheiten zur Technik sind dem Abschnitt Ovarialkarzinom zu entnehmen. Das Verfahren ist insgesamt als lokale Debulking-Maßnahme zu beschreiben.

Ausgedehntere Befunde, also z. B. im Stadium IIIB, verlangen bei chirurgischem Vorgehen eine entsprechende Resektion des Befunds eventuell mit Kolpektomie. Gegebenenfalls müssen chirurgische Maßnahmen schließlich mit weiteren strahlentherapeutischen postoperativen Interventionen kombiniert werden.

Mit zunehmender Tumorgröße sind die Maßnahmen dann zu individualisieren, wobei selbst bei einem Stadium IIIC und gegebener internistisch/anästhesiologischer Operabilität Lymphonodektomien indiziert sein können und im Stadium IV ggf. auch weitere resektive Maßnahmen denkbar sind. Allerdings ist hier einzuschränken, dass z. B. im Stadium IVA mit Befall der benachbarten Hohlorgane exenterierender Maßnahmen nur begrenzt indiziert sein können. Wie schon an anderer Stelle wollen wir hier nachdrücklich vor einer sog. tumortechnischen operativen Onkologie warnen, die nicht die Gesamtsituation der Patientin und die ohnehin stark kompromittierte Prognose in diesem Tumorstadium im Auge hat.

In fortgeschrittenen Tumorstadien werden in aller Regel individuelle palliative Maßnahmen und eine Kombination verschiedener Möglichkeiten zum Ansatz kommen müssen. Für die Indikationsstellung solcher Verfahren ist es wichtig, unter palliativen Aspekten und unter Erhaltung der Lebensqualität ggf. eine lokale Tumorkontrolle einzuleiten, weitergehende Behandlungsansätze werden in der Regel nicht indiziert sein.

Diese ausgedehnten Tumorstadien leiten dann über zur Besprechung des Stellenwerts der Strahlentherapie für alle Stadien des Endometriumkarzinoms.

5.3 Strahlentherapie des Endometriumkarzinoms

Die Strahlentherapie als ausschließliche Behandlungsmaßnahme kommt bei dieser Tumorentität zum Einsatz, wenn eine allgemeine oder technische **Inoperabilität** vorliegt. Prinzipiell ist auch die primär strahlentherapeutische Behandlung des Endometriumkarzinoms als

kurativer Ansatz zu verstehen. Die Problematik dieser Behandlungsmethode ergibt sich auch aus dem Umstand, dass durch den Wegfall des chirurgisch histopathologischen Stagings exaktere Angaben über die Tumorausbreitung nicht vorliegen. Es wurde immer wieder betont, dass die Ergebnisse der Strahlentherapie des Endometriumkarzinoms den operativen Ergebnissen unterlegen seien. Ausreichende Daten stehen hierzu eigentlich nicht zur Verfügung, zudem muss berücksichtigt werden, dass bei der Zuweisung in allen Tumorstadien zur primären Strahlentherapie eigentlich eine Negativauswahl stattfindet, da der chirurgische Ansatz verwehrt ist. Neuere Untersuchungen zeigen aber, dass unter wesentlich vergleichbaren Ausgangsbedingungen beide Therapiemodalitäten ähnliche Ergebnisse erzielen sollten.
Das Prinzip der Radiotherapie ist in der Regel die Kombination aus einer **Tele-** und **Brachytherapie** (Bahnsen und Rotte 1999). So kann man angeben, dass für die präoperativ ermittelten Stadien I bis III, d. h. mit maximaler intrapelviner und lymphonodaler Ausbreitung des Tumors unter Einschluss des Vaginalbefalls (Stadium IIIB), in der Regel eine Kombinationsbehandlung als Brachy- und Teletherapie erfolgt. Lediglich in den weit fortgeschrittenen lokalen Stadien, d. h. also IV, kann man sich auf eine palliative externe Bestrahlung begrenzen.

Zur Effektivierung der Strahlentherapie soll der Hb-Wert im Falle einer **Anämie** angehoben werden, um die Strahleneffizienz zu verbessern.

Die kombinierte Radiatio wird durchgeführt aus einer zunächst intrakorporalen Applikation von Radionukliden im Afterloading-Verfahren. Zur Auswahl der Lokalbestrahlung können durch sonografische oder hysteroskopische Methoden Kavumunregelmäßigkeiten bestimmt werden. Entsprechend werden anschließend die Pellets eingebracht.
Eine Problematik der lokoregionalen Strahlentherapie besteht in einer Verklebung des Zervikalkanals. Folge ist schließlich die Entwicklung einer Sero- oder Pyometra mit entsprechender Uterusvergrößerung. Dies ist v. a. in der Nachsorge zu bedenken und auch gegenüber dem lokoregionalen Rezidiv abzugrenzen.
Wesentlich ist festzuhalten, dass der Effekt der Kontaktbestrahlung sich auf die unmittelbare Innenfläche des Corpus uteri begrenzt, v. a. schon die tiefere myometrane Infiltration wird nicht mehr sicher erreicht, weshalb auch die Bestrahlung ergänzt werden muss. Führt man daher eine Kontakttherapie nur intrauterin durch, so muss jedenfalls nach Abschluss dieser Maßnahme durch Kürettage Gewebe entfernt werden, um die Situation unmittelbar nach der Bestrahlung und dann schließlich noch nach 3 Monaten zu kontrollieren. Interessanterweise werden dann immerhin noch bei wenigstens 10% der Fälle nach der 3-Monats-Kontrolle Karzinomreste nachgewiesen. Hier ist dann ggf. zu überlegen, inwieweit weitere Maßnahmen möglich sind, um den noch persistierenden Tumor einzudämmen.

!

In einem gesicherten Stadium FIGO II sollte auch der Bereich der Zervix mitbestrahlt werden.

Bei allgemeiner internistischer oder anästhesiologischer Multimorbidität kann ggf. nur die lokale Brachytherapie durchgeführt werden. Ansonsten wird diese ergänzt durch die perkutane pelvine Radiatio. Hierbei wird mit Linearbeschleunigern im 10–25-MeV-Bereich eine hautschonendere Bestrahlung ermöglicht. Die Bestrahlung erfolgt über z. B. 4 Felder nach entsprechender Bestrahlungsplanung durch CT-Aufnahmen und eine 3D-Rechner-gestützte Bestrahlungsplanung. Das Bestrahlungsfeld im Becken bezieht die Parametrien bis zur Beckenwand und die pelvinen Lymphknoten, sowie den Anteil des befallenen Scheidenrohrs ein. Bei den Strahlendosen sollte insgesamt unter Berücksichtigung der lokalen Strahleneffekte ein Wert von bis 50 Gray im kleinen Becken erreicht werden, wobei dieser perkutan in Fraktionierungen von 2 Gray täglich in 5 Wochen appliziert wird. Es ist möglich, dann noch im Bereich pelviner Herde eine lokale Aufsättigung auf 60 Gray einzuplanen.
Die Mithereinnahme des paraaortalen Feldes in die Bestrahlung muss bei fortgeschrittenen Befunden kritisch überlegt werden. Der Befall der Paraaortalregionen zeigt ein ausgedehntes Tumorstadium an und es ist zu überprüfen, ob nicht andere palliative Maßnahmen ausreichen, um eine Tumorkontrolle zu gewährleisten. Schließlich ist bekannt, dass selbst große retroperitoneale Lymphome nicht die Gefahr einer lokalen Komplikation im Sinne einer Gefäßkompression oder -invasion mit sich bringen.
Es liegt eine Untersuchung vor, die zeigt, dass in fortgeschritteneren Tumorstadien eine lokale zytoreduktive Operation mit anschließender Strahlenbehandlung die Ergebnisse verbessert.
Es lässt sich zusammenfassen, wie die Indikationsbereiche für die primäre Strahlentherapie anzusetzen sind. In der Regel wird man zunächst nach Ausschluss einer operativen Interventionsmöglichkeit eine primäre kombinierte Strahlentherapie einplanen. Die Beschränkung auf die ausschließlich lokale Brachytherapie wird im Wesentlichen aus Gründen der schonenderen Therapieform, v. a. für ältere und in ihrem Allgemeinzustand reduzierte Patientinnen, angewandt. Eine ausschließliche Homogenbestrahlung des kleinen Beckens steht als

Therapieoption nur an bei großer Tumormasse, bei der eine intrakavitäre Therapie ein frustranes Unterfangen darstellt. Auch im Falle einer großen Tumormasse bei geringer Lebenserwartung wird man hier wohl ausschließlich auf die Teletherapie zurückgreifen. Dann wird das kleine Becken homogen transkutan mit einer Dosis von 50 Gray behandelt.

5.4 Adjuvante Strahlentherapie

Aus der spezifischen Situation der intraoperativ erhobenen Befunde ergibt sich die Indikation zu einer Ergänzung des Therapiekonzeptes im Sinne einer adjuvanten Bestrahlung.
Zum Einsatz kommen auch hier, wie bereits bei der primären Radiatio erwähnt, die transkutane Teletherapie des kleinen Beckens, ggf. unter Einschluss der paraaortalen Felder, sowie in diesem Falle eine Brachytherapie am Vaginalende.
Für eine postoperative Radiatio geht es darum, die zentralen und peripheren Rezidivtumoren zu reduzieren und hierbei eine Verbesserung des Gesamtüberlebens zu erzielen. Entsprechende Daten sind seit längerer Zeit bekannt, man kann die Rezidivrate durch die adjuvante Strahlentherapie auf ein Zehntel absenken. Aus jüngster Zeit liegen nun allerdings Ergebnisse vor, die zeigen, dass der Effekt der perkutanen Radiotherapie hinterfragt werden muss. Eine qualifizierte Auskunft hierzu ergibt sich aus einer randomisierten Studie, bei der in entsprechenden Hochrisikofällen zwar die Anzahl der pelvinen Rezidivierungen reduziert, das Überleben aber bei vermehrtem Auftreten von Fernmetastasen nicht beeinflusst wird. Man kann daraus den Schluss ziehen, und dies wird in der Literatur bestätigt, dass eine perkutane Radiatio des kleinen Beckens eigentlich nur noch bei Hochrisikofällen zu empfehlen ist. Durch die Situation des vorherigen operativen Eingriffs sind die Effekte der perkutanen Nachbestrahlung anders einzustufen.
Insbesondere das Auftreten von **Lymphödemen** wird in der Kombination Operation und Radiatio gefördert, so dass hierdurch eine relevante Spätmorbidität entsteht. So lässt sich feststellen, dass mit der Radikalität des operativen Eingriffs im Bereich der Beckenwand nach Kombination mit Homogenbestrahlung die Nebenwirkungen beträchtlich ansteigen.
Berücksichtigt man diese Ergebnisse, so sollte man mit der Indikation zur **perkutanen Radiatio** nach ausgedehnten operativen Eingriffen eher zurückhaltend sein.
Die **postoperative adjuvante Brachytherapie** nimmt hingegen einen gesicherten Stellenwert ein. Bekanntermaßen sind vaginale Rezidive in bestimmten Hochrisikosituationen häufig, so dass es sich als notwendig erweist, durch die Brachytherapie hier entgegenzuwirken (Weiss et al. 1998). Aktuelle Untersuchungen zeigen, dass es nötig ist, in dieser Situation nicht nur das Scheidenende, sondern das gesamte Vaginalrohr in das Kontaktstrahlenfeld mit einzubeziehen. Das Verfahren ist praktisch mit keiner relevanten Morbidität belastet, die Risikominimierung zur Rezidivverhinderung auf wenigstens ein Fünftel der Fälle ist gesichert.
Bis auf das Stadium IA mit guter Differenzierung G1 und G2 sollte die Frage einer Brachytherapie überdacht werden. In der Regel wird die Brachytherapie als Hochdosisleistungverfahren angewandt. Bezogen auf das Scheidenrohr, sollen auf eine Gewebetiefe von 0,5 cm pro Sitzung 5 Gy eingestrahlt werden, insgesamt ca. 20 Gy. Die Behandlungen werden in der Regel im einwöchigen Abstand durchgeführt. Selten beobachtet man vorübergehende Reizerscheinungen im Bereich der Blase mit Pollakisurie und Dysurie. Verkürzungen oder Vernarbungen im Bereich des Scheidenrohrs resultieren aus fibrotischen Umbauprozessen, die durch die Bestrahlung induziert werden.
Somit lässt sich die adjuvante Strahlentherapie in ihrer Indikationsstellung nach den Tumorstadien zusammenfassen.
Ab dem Stadium IC, d. h. mit tieferer myometraner Infiltration, wird die Brachytherapie eingesetzt, gelegentlich in früheren Stadien bei zusätzlichen ungünstigen Hochrisikokriterien wie z. B. einem schlechten Differenzierungsgrad.
Ab dem Stadium IIA, d. h. mit Befall der endozervikalen Drüsen, wird in den allermeisten Fällen eine kombinierte adjuvante Strahlentherapie durchgeführt. Für diese fortgeschritteneren Tumorstadien bis zum Stadium IIIC ist wie angegeben zu berücksichtigen, dass abhängig vom Ausmaß der Operation mit einer erheblichen Kombination der therapiebedingten Morbidität im Falle der Perkutanbestrahlung zu rechnen ist.

!

Wird keine Lymphonodektomie durchgeführt, sollten die Beckenwandlymphknoten perkutan bestrahlt werden, bei Befall der Lymphknoten wird ebenso eine Bestrahlungsbehandlung der Beckenwand empfohlen.

5.5 Adjuvante systemische Therapie

!

Nach gegenwärtigen Erkenntnissen ist eine adjuvante Systemtherapie, also eine endokrine Maßnahme oder chemotherapeutische Interventionen, beim Endometriumkarzinom nicht angezeigt.

Entsprechende randomisierte Untersuchungen konnten nachweisen, dass in den FIGO-Stadien I und II mit Gestagenen im Anschluss an den chirurgischen und/oder radiotherapeutischen Eingriff keine Verbesserung erzielt werden konnte. Erwähnt werden soll hier die Studie der South West German Gynecologic Oncology Group. Demnach ergibt sich durch die adjuvante hormonelle Manipulation mit Medroxyprogesteron oder Tamoxifen im Vergleich zu unbehandelten Fällen kein Vorteil im Gesamtüberleben. Es gab zwar Hinweise, dass abhängig vom Tumorstadium oder Differenzierungsgrad Vorteile erkennbar sein könnten. Dagegen muss die Nebenwirkungssituation der Gestagene verglichen werden. Auch für die Anwendung von Hydroxyprogesteron konnte ein Vorteil nicht gezeigt werden. Hier ergaben sich Hinweise, dass im Behandlungsarm mit dem Gestagen häufiger andere Erkrankungen auftreten, die zum Tode führen. Es bleibt abzuwarten, inwieweit weitere endokrine Therapien, wie z. B. mit den SERM (Raloxifen), hier relevant Veränderungen bedingen.

Auch eine **adjuvante Chemotherapie** spielt im Behandlungskonzept bisher keine Rolle. Nachgewiesen ist ohnehin nur eine mäßige Chemosensibilität des Endometriumkarzinoms. Dem steht meist ein Kollektiv älterer internistisch kompromittierter Patienten gegenüber, deren Erkrankung insgesamt eher eine günstige Prognose hat. Nach einer veröffentlichten Untersuchung ist die Effektivität eines Hochrisikokollektivs innerhalb eines randomisierten Protokolls für Doxorubicin nicht gesichert.

6 Rezidiv und Metastasierung

Meist wird der Tumor in Frühstadien erkannt und einer adäquaten Behandlung zugeführt, so dass insgesamt eine geringe Rezidivhäufigkeit resultiert. In den höheren Tumorstadien muss immerhin in gut 20% der Fälle mit Rezidiven gerechnet werden, wovon diese in den ersten 2–3 Jahren auftreten.

Speziell muss hier auf das Scheidenrezidiv hingewiesen werden, das insgesamt eine bessere Prognose als andere Manifestationsorte hat. Bei dieser Art des Rezidivtumors kann erneut operiert, bestrahlt oder kombiniert vorgegangen werden. Limitiert werden die Rezidivtumoren bezüglich lokaler Maßnahmen auch durch ihre topografische Situation, ggf. wurde eine adjuvante Bestrahlung bereits eingesetzt, so dass weitere lokale Maßnahmen kaum greifen.

In diesen Fällen bleibt als palliative Maßnahme die Systemtherapie, d. h. die Hormon- und Chemotherapie, übrig.

Endometriumkarzinome sind **hormonresponsiv,** dies kann durch die Bestimmung des Steroidhormonrezeptorstatus nachgewiesen werden. Abhängig von diesem ist eine Gestagentherapie, z. B. mit **Megestrol** oder **Medroxyprogesteron,** in gut einem Drittel der Fälle wirksam. Abhängig vom Ausmaß der Expression der Steroidhormonrezeptoren werden aber auch zum Teil dramatische Remissionsraten von über zwei Drittel der Fälle berichtet. Bei rezeptornegativen Fällen ist diese Maßnahme wirkungslos. Zudem konnte nachgewiesen werden, dass für die Behandlung mit Gestagenen eine eigentliche Beziehung zwischen Dosisintensität und Wirkung nicht besteht. So konnte ein äquieffektiver Effekt sowohl von 200 als auch von 1000 mg **MPA** täglich berichtet werden. Auch **Tamoxifen** ist als wirksame Maßnahme beschrieben, das Ansprechen scheint allerdings geringer zu sein. In der Regel wird man bei dem Einsatz der Gestagene in der Palliativsituation auch deren unspezifische roborierende Wirkung gerne in Kauf nehmen, so dass der Einsatz von Tamoxifen eher nachrangig beurteilt wird. Weitere Überlegungen zu endokrinen systemischen Maßnahmen sind derzeit im Gange. So wird z. B. der nichtsteroidale Aromatasehemmer **Letrozol** in dieser Indikation eingesetzt.

Über den Einsatz von LHRH-Agonisten (**GnRH-Agonisten**) liegen widersprüchliche Ergebnisse vor, so dass ihr Einsatz nicht prinzipiell empfohlen werden kann.

Empfohlen werden somit bei der Gestagentherapie der Einsatz von Medroxyprogesteron in Tagesdosen von 500 mg oder von Megestrol in Tagesdosen von 80 bis 160 mg. Eine höhere MPA-Dosierung scheint nicht notwendig.

Der Einsatz der **Androgene** oder der experimentelle Off-label-Einsatz selektiver Östrogenrezeptormodulatoren wie Toremifen, Troloxifen oder Raloxifen bleibt den Fällen mit Kontraindikationen für die Gestagene vorbehalten. Das Gleiche gilt für einen Off-label-Einsatz von Aromatasehemmern in der palliativen Situation.

7 Chemotherapie des fortgeschrittenen Endometriumkarzinoms

Insbesondere für rezeptornegative entdifferenzierte Tumoren, die im Rezidiv- bzw. Metastasierungsfall schlecht auf eine endokrine Therapie ansprechen, stellt sich die Frage nach einem palliativen chemotherapeutischen Ansatz. Insgesamt ist für diese Tumorentität von einer nur kritischen Chemosensibilität auszugehen. Es liegen Berichte vor, wonach die Platinanaloga Cisplatin und Carboplatin, die Anthracycline Adriamycin und Epirubicin, das Alkylans Ifosfamid, der Mitosehemmer Etoposid sowie die ebenfalls mitosehemmenden Taxane wirksam sein könnten. Auch die Effektivität des To-

poisomerase-1-Inhibitors Topotecan ist nachgewiesen. Remissionsraten werden in ca. einem Drittel der Fälle mit Monotherapien erzielt. Entsprechende Kombinationstherapien, z.B. Carboplatin/Paclitaxel, Doxorubicin oder Epirubicin und Cyclophosphamid oder Doxorubicin und Cisplatin, erzielen teils in der Hälfte der Fälle objektivierbare Remissionen (Gadducci et al. 1999). Allerdings muss eine **kurze Remissionszeit** über alle Therapiearten festgestellt werden. Dies muss dann allerdings korreliert werden zu der unter Umständen systemtherapiebedingten Morbidität und wird damit die Indikationsstellung relativieren.
Somit bleibt die Chemotherapie als Ultima Ratio beim Ausscheiden aller anderen therapeutischen Optionen offen. Damit steht auch fest, dass der Zeitpunkt des Therapiebeginns der Zeitpunkt der klinisch symptomatischen Manifestation ist.
Unter den Therapieschemata (Tab. 35-14) sei hier die Kombination Doxorubicin/Cisplatin als Polychemotherapie angegeben. Darüber hinaus wird hier die Monochemotherapie mit Carboplatin als besonders gut verträglich und werden des Weiteren die Monotherapien mit Epirubicin, Doxorubicin und Paclitaxel angegeben.

Tab. 35-14 Chemotherapie des Endometriumkarzinoms.

Substanz (Abkürzung)	Dosis (mg/m^2)	Tag (d) Wiederholung	Applikation
Doxorubicin	60	d1 q21	i.v.
Cisplatin	50	d1 q21	i.v.
Monotherapien			
Epirubicin	25	d1 q8	i.v. (6–8-mal)
Carboplatin	350	d1 q28	i.v.
Doxorubicin	60	d1 q22	i.v.
Paclitaxel	175	d1 q22	i.v. (3 Stunden)

8 Psychosomatische Aspekte und Psychoonkologie

Am Beispiel Mammakarzinom sind in Kapitel 33 die relevanten psychosomatischen bzw. psychoonkologischen Aspekte in der Betreuung onkologischer Patientinnen dargestellt; diese Prinzipien können auf andere Krebsarten, wie etwa das Endometriumkarzinom, übertragen werden. Wichtig ist hier der Hinweis, dass es zur gynäkologischen Basiskompetenz gehört, Patientinnen hinsichtlich der psychischen Aspekte kompetent zu betreuen und dies nicht nur an spezialisierte Psychoonkologen zu delegieren.

9 Nachsorge

In aller Regel sind die Therapiemaßnahmen in einem frühen Stadium der Erkrankung durchgeführt worden, so dass wesentliche posttherapeutische Probleme nicht zu erwarten sind. Für die Nachsorge sollte besonders darauf hingewiesen werden, dass auf Grund des Alters und des speziellen Patientenkollektivs in der Regel eine breitere Palette internistischer Erkrankungen vorliegt. Darüber hinaus ist besonders in diesem Kollektiv auf das erhöhte Auftreten von weiteren bösartigen Erkrankungen zu achten. In diesem Sinne ist die Nachsorge hier speziell als qualifizierte Vorsorge anzusehen (Beckmann et al. 2003).

Regelmäßiger Bestandteil ist die gynäkologische Untersuchung, die in den meisten Fällen auch geeignet ist, ohne Zuhilfenahme weiterer intensiver, v.a. apparativer Maßnahmen, die Rezidive aufzudecken. Dies betrifft also die vaginalen und die intrapelvinen Lokalisationen. Da dies in den ersten 3 Jahren besonders häufig ist, wird angegeben, hierbei die Kontrollen in vierteljährigen Abständen durchzuführen. Wie mittlerweile auch sonst in der gynäkologischen onkologischen Nachsorge etabliert, ist die weitere intensivierte Durchführung serologischer Tests und apparativer Verfahren nicht nützlich.
Viele der an einem gynäkologischen Malignom behandelten Patientinnen werden im Anschluss an die intensive Behandlungsphase in eine sog. onkologische Nachsorgeklinik weitergeleitet. Der Sinn dieser Nachsorge sollte eine Erholungsphase und Kräftigung der Patientin sein, bei der auch v.a. psychosoziale Aspekte mit einfließen. Inwieweit es Sinn macht, alle onkologisch Erkrankten ausschließlich in onkologisch orientierten Nachsorgekliniken zu konzentrieren, muss kritisch hinterfragt werden. Es wird dem zwar mit dem Argument begegnet, in diesen Fällen könnte eine größere fachonkologische Kompetenz die Patienten betreuen. Doch dieses Argument greift eigentlich nicht. Wenn es Sinn einer Nachsorgekur ist, im psychosozialen und biologischen Bereich der Patientin wiederaufbauende und kräftigende Maßnahmen zukommen zu lassen, so ist dies nicht Teil einer speziellen onkologischen Diagnostik und Therapie. Diese spezielle onkologische Nachsorge kann sehr wohl ambulant durchgeführt werden, dazu braucht es keine onkologischen Nachsorgekliniken. Insbesondere die Unsitte, in Nachsorgekliniken mit einer Vielzahl apparativer und laborchemischer Untersuchungen eine „Miniaturonkologie" im Anschluss an die Primärbehandlung durchzuführen, verursacht lediglich Kosten, nützt den Patienten in der

Regel allerdings nicht. Die eigentliche psychosoziale Kompetenz wird in vielen dieser Einrichtungen vermisst. Es wäre aber gerade dies der Bereich der Nachsorge, der in Nachsorgekliniken besonders qualifiziert angeboten werden müsste.

Für die **ambulante Nachsorge** soll in diesem Sinne herausgestellt werden, dass es wichtig ist, in einer ausführlichen Anamneseerhebung den Allgemeinzustand der Patientin mit den körperlichen Untersuchungsbefunden abzugleichen. Die Kontrolle von Tumormarkern in diesem Zusammenhang ist bekanntermaßen überflüssig. Wichtig bleibt, dass eine erweiterte Diagnostik in der Nachsorge entsprechend den Richtlinien beim Mammakarzinom dann zum Tragen kommt, wenn entsprechende klinische Hinweise einen Verdacht entstehen lassen.

10 Hormonsubstitution nach Endometriumkarzinom

Gelegentlich wird über die Hormonsubstitution bei Patientinnen im Zustand nach Endometriumkarzinom publiziert und diskutiert. Betrachtet man das Alter der Patientin und die biologische Eigenschaft der Grunderkrankung, so scheinen diese Überlegungen wohl eher auf theoretischem Boden zu stehen. Ein eigentlicher Bedarf bei Patientinnen kann nach entsprechender wahrheitsgemäßer Aufklärung nicht erkannt werden. Es liegen zwar Studien vor, bei denen eine systemische Östrogen-/Gestagensubstitution keinen schlechteren weiteren Krankheitsverlauf bedingt, jedoch mag dieses Ergebnis als für die Praxis eher unbedeutend beurteilt werden.

Gelegentlich wird auch von gynäkologischer/onkologischer Seite empfohlen, bei entsprechenden Beschwerden – so sie denn wirklichen subjektiven Leidenswert haben – auf homöopathische oder alternative Verfahren zurückzugreifen. Wir wollen an dieser Stelle nochmals darauf hinweisen, dass solche Therapien oft nur Scheinhandlungen darstellen, ohne wissenschaftlich begründet zu sein. An dieser Stelle wäre die Bedeutung einer psychiatrischen/psychotherapeutischen Betreuung anzuführen, die leider im gynäkologisch-onkologischen Fachbereich noch wenig etabliert ist. Statt mittels Gesprächen die Compliance der Patientinnen zu stärken, gibt man dem verständlichen, aber medizinisch nicht sinnvollen Druck von Seiten der Betroffenen nach und zieht sich hinter eine ausgeweitete apparative Diagnostik zurück. Selbst Krankenkassen erliegen derartigen populärmedizinischen Strömungen und nehmen zweifelhafte Behandlungen in ihren Erstattungskatalog auf, während an anderer Stelle bekanntermaßen wirksame Medikamente aus Kostengründen nur vorbehaltlich verordnungsfähig sind. Hier zeigt sich eine deutliche Schieflage und ein deutlicher Beweis für erhebliche Defizite in der gynäkoonkologischen Nachbetreuung, die sich nicht durch Disease-Management-Programme verbessern lassen.

Ähnlich verhält es sich auch mit dem Hinweis, zur **Osteoporoseprophylaxe** eine HRT betreiben zu müssen. Die interessanten Entwicklungen auf dem Gebiet der HRT in den letzten Jahren haben vielleicht auch einigen eher weniger Interessierten gezeigt, dass viele dieser angeblich protektiven Ansatzpunkte und die Osteoporoseprophylaxe wohl dem Wunsch einer pharmazeutischen Industrie entsprechen, aber in einem biologischen Sinne nicht nötig sind. Altern ist ein physiologischer Prozess, der per se keinen Krankheitswert hat. Auch Altern nach einer onkologischen Erkrankung bedarf keiner ständigen hyperaktiven pseudowissenschaftlichen heilkundlichen Maßnahmen und schon gar nicht eines apparativen Aktionismus im Medizinsystem.

Uterine Sarkome

1 Einteilung

Bei den doch seltenen Tumorentitäten finden sich hier die meisten Manifestationsformen im Bereich des Uterus (Curtin et al. 1997, Thomssen und Löning 2001).

Unterschieden werden im Uterus die vom myometranen Gewebe ausgehenden **Leiomyosarkome** sowie die vom Endometrium ausgehenden **Stromasarkome** und schließlich die sog. **malignen mesodermalen Mischtumoren,** nach Müller bezeichnet. Man kann schätzen, dass höchstens 5% der bösartigen Erkrankungen des Uterus auf Sarkome entfallen (DiSaia und Creasman 1997).

Wirkliche Sarkome metastasieren früh und bedeuten eine schlechte Prognose. Die Klassifikation uteriner Sarkome kann nach den FIGO-Empfehlungen für das Endometriumkarzinom vorgenommen werden.

Es finden sich bei diesen Tumorformen entweder nur mesenchymale Anteile, was dem eigentlichen Sarkom entspricht, oder aber eine Mischung sowohl aus epithelialen als auch aus mesenchymalen Komponenten. Eine Nomenklaturunterscheidung betrifft die Differenzierung zwischen sog. **homologen** und **heterologen** Sarkomen. Unter einem homologen Sarkom wird verstanden, dass die Tumorentität lediglich ortsständigen mesenchymalen Zellen entspricht, also z. B. ein reines Leiomyosarkom oder ein reines Stromasarkom des Endometriums darstellt. Beim heterologen Sarkom bildet die mesenchymale Textur des Gewebes eine Komponente ab, die als nicht ortsständig aufzufassen ist. In diesem Sinne könnte z. B. eine chondrosarkomatöse Komponente oder eine rhabdomyosarkomatöse Komponente fehldifferenziert auftreten. Diese Form der definitorisch beschriebenen heterologen Sarkome ist ausgesprochen selten.

Unter dem Begriff der **gemischten** Sarkome versteht man die Koexistenz epithelialer und mesenchymaler Gewebetypen, die nicht notwendigerweise beide entartet sein müssen.

Beim **Adenosarkom** findet sich die maligne mesenchymale Komponente neben gutartigen epithelialen Anteilen, wohingegen das **Karzinosarkom**, also der eigentliche Müller-Mischtumor, sowohl karzinomatöse als auch sarkomatöse, d. h. epithelial entartete und mesenchymal entartete, Komponenten enthält (Arrastia et al. 1997).

Die uterinen Leiomyosarkome entstehen eher selten aus Myomen. Die Myomentartung ist ein ausgesprochen wenig beobachteter Vorgang, das eigentliche Leiomyosarkom entsteht wohl direkt aus einer Entartung der Muskelzellen. Wichtig ist eine Differenzierung zwischen den wirklichen Myosarkomen und zellreichen Leiomyomen. Da eine Basalmembran fehlt, müssen zur histopathologischen Klärung Zellatypien und die Anzahl der Mitosen herangezogen werden. Naturgemäß ist dies ein Definitions- und Einteilungsproblem, so dass letzten Endes eine Übergangszone unterschieden werden kann, bei der von einer potenziellen Malignität gesprochen werden sollte. Man kann sich hiermit wieder, wie bei anderen Tumorentitäten, mit einer Niederrisiko- und Hochrisikoeinteilung behelfen.

Der häufigste sarkomatöse Prozess des Uterus ist der **Müller-Mischtumor.** Insbesondere das angegebene Auftreten einer heterologen Komponente in dem völlig entarteten Gewebe zeigt einen extremen Differenzierungsverlust, der mit einer äußerst kritischen Prognose assoziiert ist.

Schließlich finden sich die vom endometrialen Stroma ausgehenden Stromasarkome. Hierbei werden unterschiedliche Differenzierungsstufen unterschieden, die für die klinische Praxis eher irrelevant sind. Schließlich können natürlich im gesamten Urogenitaltrakt auch Manifestationsformen mesenchymaler Geschwülste aus sonstigen geweblichen Differenzierungen des gesamten Körpers vorkommen, v. a. auch ausgehend vom lymphoretikulären System oder vom Gefäßsystem. Hier sollten Begriffe wie **Lympho-** und **Retikulosarkome** oder **Hämangioendotheliome** und weitere Typen erwähnt werden, die in neuerer Zeit durch eine molekulargenetische Differenzierung näher zu charakterisieren sind.

In diesem Kontext der Besprechung der uterinen Sarkome ist festzustellen, dass der Erkrankungsgipfel wohl im 5. bis 6. Lebensjahrzehnt liegt. Man hat in der Vergangenheit versucht, entsprechend den anderen Tumormanifestationen im gynäkoonkologischen Bereich, Prognoseindikatoren herauszuarbeiten. Synoptisch betrachtet fallen in diesen Bereich dann natürlich die üblichen Prognoseparameter wie Tumorausbreitung, Tumorgröße und schließlich die Charakterisierung des einzelnen Tumors bezüglich des Differenzierungsgrades und des Anteils der Mitosen. Darüber hinaus wurden weitere molekularbiologische Parameter überprüft, unter anderem auch verschiedene **Onkogene** und **Tumorsuppressorgene.**

Bei vielen Sarkomen kennt man heute charakteristische **chromosomale Aberrationen,** die den Tumor näher charakterisieren. Da mittlerweile auch die bei diesen Aberrationen beteiligten Gene charakterisiert sind, ergeben sich hierfür entsprechende feinere Untersuchungsmethoden für die diagnostische Einstufung. Es finden sich bei Sarkomen oft in unterschiedlichen Abschnitten des Tumors verschiedene Differenzierungsrichtungen. Aber auch in derselben Tumorzellpopulation sind verschiedene Differenzierungsqualitäten erkennbar. Mit immunhistochemischen Verfahren konnte man zeigen, dass Sarkomzellen Markermoleküle unterschiedlicher Differenzierungsrichtungen exprimieren. So konnte z. B. gezeigt werden, dass eine Sarkomzelle nebeneinander muskelspezifisches **Aktin** und gleichzeitig das **Protein S 100** exprimiert, das für die Nervenscheidenzellen charakteristisch ist. Insbesondere bei den gynäkologischen Sarkomen – und hier wiederum bei den uterinen Sarkomen, und zwar vom leiomyomatösen, und vom endometrialen Stromatyp – finden sich die beschriebenen epithelialen Differenzierungen, die als abortive Entwicklungsrichtung anzusehen sind. In diesen abortiven Entwicklungsrichtungen werden auch entsprechende epithelassoziierte Moleküle, wie z. B. **Zytokeratine,** exprimiert. Hierzu gehört schließlich auch die Entdifferenzierung, die Gewebestrukturen zeigt, die am primären Manifestationsort des Tumors nicht auftreten.

Mit der besseren immunhistochemischen Klassifizierung der Tumoren nimmt die Anzahl der diagnostizierten Karzinosarkome ab. Hier konnte dargestellt werden, dass einige früher dieser Gruppe zugeordnete Tumoren durch den Nachweis epithelialer Marker, also z. B. der angesprochenen Zytokeratine, als entdifferenzierte oder z. B. spindelzellig wachsende Karzinome anzusprechen sind. Berücksichtigt man diese neuen immunhistochemischen Differenzierungsmöglichkeiten, so muss man heute bei den **Karzinosarkomen** eigentlich nur noch die Typen einordnen, die in der Tat sowohl eine epitheliale als auch eine wirklich spezifische mesenchymale Komponente und damit keine entdifferenzierte Komponente zeigen. Als solche spezifische Komponenten wären dann entweder im homologen Fall z. B. eine leiomyomatöse und im heterologen Fall eine chondroma-

töse anzusprechen. Dies entspricht dem Müller-Mischtumor. Die dargestellten molekularbiologischen Phänomene verdeutlichen die Heterogenität des Problems, so dass auch verbindliche Aussagen über einen gewissen Tumortyp kaum möglich erscheinen.
An dieser Stelle sollen auch Sarkome erwähnt werden, die sonst im inneren Genitale entstehen. Bekannt sind das embryonale **Rhabdomyosarkom** im Kleinkindalter und schließlich seltene sarkomatöse Proliferationen des Ovars. Hier finden sich vom histologischen Bild Müller-Mischtumoren oder schwer zu klassifizierende Erscheinungen.

2 Diagnostik der Sarkome

Eine eigentlich spezifische Frühsymptomatik ist nicht bekannt. Das uterine Sarkom ist selbst durch eine Kürettage nicht sicher nachzuweisen, wie schon der Entstehungsort des Primärtumors nahe legt. In aller Regel finden sich in der klinischen Praxis eigentlich Situationen, bei denen das Sarkom erst postoperativ bei einer aus anderen Gründen durchgeführten chirurgischen Intervention erkannt wird, und seltene Fälle, bei denen – auf welchem Wege auch immer – prätherapeutisch die Sarkomdiagnose bekannt ist.

3 Therapie der uterinen Sarkome

Die uterinen Sarkome werden, falls technisch möglich, verständlicherweise einer chirurgischen Therapie zugeführt, die aus einer **abdominalen Hysterektomie** und **Adnektomie,** also vom Verständnis her einer Entfernung der primär tumortragenden Organe besteht. Über den Stellenwert der **Lymphonodektomie** können keine Aussagen gemacht werden. Das immer wieder geforderte Lymphknoten-Sampling kann in einem Fall eine **lymphogene Metastasierung** nachweisen, im anderen Fall nicht. Inwieweit sich daraus wirkliche Konsequenzen ergeben, wurde an keiner Stelle zuverlässig untersucht. Hier etablieren sich oft Behandlungsautomatismen, z.B. aus der chirurgischen Behandlung der Karzinome, die an dieser Stelle wenig kritisch hinterfragt werden.
Inwieweit nach einem chirurgischen Eingriff eine **adjuvante Therapie** durchgeführt werden soll, ist ebenso unklar. Als adjuvante Maßnahmen kämen strahlentherapeutische oder chemotherapeutische Interventionen in Frage.
Die gleiche Problematik betrifft den Stellenwert einer **Strahlentherapie.** Es gibt Hinweise darauf, dass die Kombination einer Strahlentherapie mit dem chirurgischen Eingriff eine gewisse Verminderung des Rezidivrisikos bedeuten könnte. Gegenwärtig lässt sich sagen, dass bei endometrialen Stromasarkomen der Wert einer postoperativen adjuvanten Strahlentherapie zur Rezidivprophylaxe erkannt werden kann, während dies bei den Leiomyosarkomen, v.a. mit geringer Mitoserate (z.B. weniger als 10 Mitosen pro 10 hochvergrößerte Objektfelder), nicht der Fall ist. Es wäre daher angezeigt, den Wert adjunktiver postoperativer Maßnahmen auch im Hinblick auf den palliativen und symptomatischen Aspekt zu sehen.

3.1 Chemotherapie

Die adjuvante Chemotherapie in der Behandlung der uterinen Sarkome ist nicht etabliert. Der Einsatz dieser Maßnahme beschränkt sich zur Beherrschung der fortgeschrittenen Situation im palliativen Sinne oder bei inoperablen Situationen (Tab. 35-15) (Wong et al. 1999).
Als effektive Chemotherapeutika werden für die endometrialen Stromasarkome das **Ifosfamid,** bei den Leiomyosarkomen das **Adriamycin** sowie bei den Karzinosarkomen **Ifosfamid** und **Cisplatin** beurteilt. Über weitere Substanzen, v.a. **Taxane** oder **Topoisomerasehemmer,** kann noch keine Aussage gemacht werden. Der Stellenwert einer Polychemotherapie ist nicht etabliert.
Im Folgenden werden **Monochemotherapieschemata** mit Adriamycin und Epirubicin sowie ein **Kombinationsschema** aus Cisplatin/Ifosfamid und Adriamycin/Ifosfamid angegeben.
Als Therapieempfehlung könnte man für die Müller-Mischtumoren den Einsatz von **Cisplatin** und **Ifosfamid** angeben. Doxorubicin ist wenig effektiv, mit der Chemotherapie der Wahl können unter Umständen in der Hälfte der Fälle Remissionen induziert werden. Die Leiomyosarkome sollten mit Anthracyclinen behandelt werden, nachrangig ist die Bedeutung von ifosfamidhaltigen Regimen, Cisplatin soll nicht zum Einsatz kommen.
Schließlich soll noch der Stellenwert endokriner Therapiemaßnahmen in diesem Kontext erwähnt werden. Es liegen Berichte vor, wonach uterine Sarkome Steroidhormonrezeptoren exprimieren, so dass eine entsprechende Intervention aussichtsreich erscheint. Speziell beim endometrialen Stromasarkom war eine Remission pulmonaler Filiae durch Behandlung mit **Medroxyprogesteron** gesehen worden. Weitere kasuistische Berichte liegen für andere Sarkome, z.B. Leiomyosarkome, vor.
Der wichtigste Parameter ist gegenwärtig noch das Tumorstadium, es kann summarisch im Stadium I eine 5-Jahres-Überlebenszeit von knapp 50% angegeben werden. Erwartungsgemäß wird die Überlebenswahrscheinlichkeit auch abhängig vom Differenzierungs-

Tab. 35-15 Chemotherapie der Sarkome.

Substanz (Abkürzung)	Dosis (mg/m²)	Tag (d) Wiederholung	Appli-kation	Cave
A. Monotherapie				
Doxorubicin	60	d1 q22	i.v.	
Epirubicin	30	d1 q8	i.v.	
B. Kombinationstherapie				
Doxorubicin	60	d1 q22	i.v.	
Ifosfamid	1600	d1–5 q22	i.v.	Mesna, 20% der Infusionsdodis: 0, 3, 6 Stunden
Epirubicin	100	d1 q28	i.v.	
Ifosfamid	5000	d1 q29	i.v.	Mesna*
Cisplatin	20	d1–4 q29	i.v.	
Ifosfamid	500	d1–4 q29	i.v.	Mesna, 20% der Infusionsdosis: 0, 4, 8 Stunden

* 2,5 g/m²/ 24 Stunden parallel zur Infusion + 12 Stunden vor und nach der Infusion; 2 l NaCl/Glc, 1,25 g/m² Mesna

grad unterschieden, wobei dies dann zusätzlich mit der Tumorausbreitung korreliert werden muss.

4 Psychosomatische Aspekte und Psychoonkologie

Auch hier kann wieder auf die ausführliche Darstellung der psychsomatischen Betreuungsprinzipien bei onkologischen Erkrankungen in Kapitel 33 verwiesen werden

Literatur

Altgassen C., D. Gottschild, M. Dürst, A. Schneider: Detektion des Sentinellymphknotens bei Patientinnen mit Zervixkarzinom. Prospektive, klinische Multizenterstudie zur Detektion des Sentinellymphknotens bei Patientinnen zur Operation eines Zervixkarzinoms, Uterus III (AGO). Geburtsh. Frauenheilk. 62 (2002) 311–408.

American College of Obstetricians and Gynecologists: ACOG practice bulletin. Diagnosis and treatment of cervical carcinomas. Gynaecol. Obstet. 78 (2002) 79–91.

Arrastia C. D. et al.: Uterine carcinosarcomas. Incidence and trends in management and survival. Gynecol. Oncol. 65 (1997) 158.

Bahnsen J., K. Rotte: Allgemeine gynäkologische Strahlentherapie. In: Allgemeine gynäkologische Onkologie. Bender H. G. et al. (Hrsg.) Bd. 10. Klinik der Frauenheilkunde und Geburtshilfe. 4. Aufl. Urban & Schwarzenberg, München 1999.

Beckmann M. W., G. von Minkwitz et al.: Stellungnahme der Arbeitsgemeinschaft Gynäkologischer Onkologie (AGO): Nachsorge beim Mammakarzinom und bei gynäkologischen Malignomen – „To follow-up oder not to follow-up“. Geburtsh. Frauenheilk. 63 (2003) 725–730.

Benedetti-Panici P. et al.: Neoadjuvant chemotherapy and radical surgery versus exclusive radiotherapy in locally advanced squamous cell cervical cancer: results from the Italian multicenter randomized study. J. Clin. Oncol. 20 (2002) 179–188.

Benedetti-Panici P.L. et al.: The role of neoadjuvant chemotherapy followed by radical surgery in the treatment of locally advanced cervical cancer. Eur. J. Gynaecol. Oncol. 24 (2003) 467–470.

Bipat S., A. S. Glas et al.: Computed tomography and magnetic resonance imaging in staging of uterine cervical carcinoma: a systematic review. Gynecol. Oncol. 91 (2003) 59–66.

Blohmer J. U., G. von Minckwitz et al.: Sequential adjuvant chemo-radiation therapy with versus without erythropoeitin for patients with high-risk cervical cancer – second analysis of a prospective randomized open and controlled AGO- and NOGGO-intergroup study. Proc. Am. Soc. Clin. Onc.21 (2002) Abstr. 823.

Clavel C., M. Masure et al.: Human papillomavirus testing in primary screening for the detection of high-grade cervical lesions: a study of 7932 women. Br J Cancer 84 (2001) 1616–1623.

Curtin J. P. et al.: Corpus: Mesenchymal tumors. In: Hiskins WJ et al. (eds.) Principles and Practice of Gynecologic Oncology, 2nd ed., pp. 897–918. Lippincott-Raven, Philadelphia 1997.

Cuzick J., A. Szarewski et al.: Management of women who test positive for high-risk types of human papillomavirus: the HART study. Lancet 362 (2003) 1871–1876.

Dallenbach-Hellwed G.: Histopathology of the endometrium. 4th ed. Springer, Heidelberg–Berlin 1987.

Dannecker C., P. Hillemanns, H. Hepp: HPV-Nachweis in der Nachsorge bei CIN – Eine systematische Übersichtsarbeit. Der Gynäkologe 36 (2003) 331–340.

Dargent D., X. Martin, A. Sacchetoni, P. Mathevet: Laparoscopic vaginal trachelectomy: a treatment to preserve the fertility of cervical carcinoma patients. Cancer 88 (2000) 1877–1882.

Dargent D.: Radical trachelectomy: an operation that preserves the fertility of young women with invasive cervical cancer. Bull. Acad. Natl. Med. 185 (2001) 1295–1304.

DiSaia P. J., W. T. Creasman: Clinical Gynecologic Oncology. 5th ed., p. 177. Mosby, St. Louis 1997.
DiSaia P. J., W. T. Creasman: Clinical Gynecologic Oncology., Mosby Inc., St. Louis 2002.
DiSaia P. J., W. T. Creasman: Sarcoma of the uterus. In: Clinical gynecologic oncology, 5th ed., pp 169–179. Mosby, St. Louis 1997.
Duyn A., M. Van Eijkeren et al.: Recurrent cervical cancer: detection and prognosis. Acta Obstet. Gynecol. Scand. 81 (2002) 759–763.
Erridge S. C., G. R. Kerr et al.: The effect of overall treatment time on the survival and toxicity of radical radiotherapy for cervical carcinoma. Radiother. Oncol. 63 (2002) 59–66.
Gadducci A. et al.: Combination of cisplatin, epirubicin, and cyclophosphamide (PEC) in advanced or recurrent endometrial cancer. Anticancer Res. 19 (1999) 2253–2256.
Gellrich J. et al.: Manifestation, latency and management of late urological complications after curative radiotherapy for cervical carcinoma. Oncology 26 (2003) 334–340.
Green J. A., J. M. Kirwan et al.: Survival and recurrence after concomitant chemotherapy and radiotherapy for cancer of the uterine cervix: a systematic review and meta-analysis. Lancet 358 (2001) 781–786.
Gretz H. F., K. Economos, A. Husain et al.: The practice of surgical staging and its impact on adjuvant treatment recommendations in patients with stage I endometrial carcinoma. Gynecol. Oncol. 61 (1996) 409–415.
Guido R., M. Schiffman, D. Solomon, L. Burke: Postcolposcopy management strategies for women referred with low-grade squamous intraepithelial lesions or human papillomavirus DNA-positive atypical squamous cells of undetermined significance: A two-year prospective study. Am. J. Obstet. Gynecol. 188 (2003) 1401.
Haie-Meder C., R. Pötter: Brachytherapy in cervical cancer: Forthcoming concepts and developments. Radiother Oncol 66 (2003) 12.
Hertel H., C. Köhler et al.: Laparoscopic staging with imaging techniques in the staging of advanced cervical cancer. Gynecol Oncol 87 (2002) 46–51.
Hille A., E. Weiss, C. F. Hess: Therapeutic outome and prognostic factors in the radiotherapy of recurrences of cervical carcinoma following surgery. Strahlenther. Onkol. 179 (2003) 742–747.
Höckel M., P. G. Knapstein: Uterine cervix in multimodality therapy. In: Sevin B. K., P. G. Kapstein, O. R. Köchli (Hrsg.), Gynecologic oncology, S. 82–134. Thieme, Stuttgart–New York 1996.
Höckel M.: Laterally extended pelvic resection. Novel surgical treatment of locally recurrent cervical carcinoma involving the pelvic side wall. Gyn. Oncol. 91 (2003) 369–377.
Jawny J.: Praxis der operativen Gynäkologie. Springer, Heidelberg–Berlin 2000.
Josefsson A. M., P. K. Magnusson et al.: Viral load of human papilloma virus 16 as a determinant for development of cervical carcinoma in situ: a nested case-control study. Lancet 355 (2000) 2189–2193.
Lee C. L., K. G. Huang et al.: Comparison of laparoscopic and conventional surgery in the treatment of early cervical cancer. J. Am. Assoc. Gynecol. Laparosc. 9 (2002) 481–487.
Lin Y.S.: Preliminary results of laparoscopic modified radical hysterectomy in early invasive cervical cancer. J. Am. Assoc. Gynecol. Laparosc. 10 (2003) 80–84.
Mandelblatt J. S., W. F. Lawrence et al.: Benefits and costs of using HPV testing to screen for cervical cancer. JAMA 287 (2002) 2372–2381.
Method M. W., B. C. Brost: Management of cervical cancer in pregnancy. Semin. Surg. Oncol. 16 (1999) 251–260.
Michalas S., A. Rodolakis et al.: Management of early-stage cervical carcinoma by modified (type II) radical hysterectomy. Gynecol. Oncol. 85 (2002) 415–422.
Munoz N., F. X. Bosch et al.: Epidemiologic classification of human papillomavirus types associated with cervical cancer. N. Engl. J. Med. 348 (2003) 518–527.
Perez C. A.: Uterine cervix – Radiation therapy techniques. In: Chao K.S.C., C. A Perez, L.W. Brady (eds.), Radiation Oncology: Management Decisions. 2nd Edition, pp. 495–501. Lippincott Williams & Wilkins, Philadelphia 2002.
Peters W. A. et al.: Concurrent chemotherapy and pelvic radiation therapy compared with pelvic radiation therapy alone as adjuvant therapy after radical surgery in high-risk early stage cancer of the cervix. J. Clin. Oncol. 18 (2002) 1606–1613.
Petry K.: HPV-Screening zur Früherkennung des Zervixkarzinoms. Gynäkologe 36 (2003) 289–296.
Possover M.: Chirurgische Anatomie des weiblichen Beckens. De Gruyter, Berlin–New York 2001.
Rempen A.: Möglichkeiten und Grenzen der Sonographie in der gynäkologischen Onkologie. In: Bender HG et al.: (Hrsg.), Allgemeine gynäkologische Onkologie. Band 10. Klinik der Frauenheilkunde und Geburtshilfe. 4. Aufl. Urban & Schwarzenberg, München 1999.
Reiffenstuhl, G., W. Platzer, P. G. Knapstein: die vaginalen Operationen. 2. Aufl. Urban & Schwarzenberg, München–Wien–Baltimore 1994.
River M. S., F. Rutlege, J. P. Smith: Five classes of extended hysterectomy for women with cervical cancer. Obstet. Gynecol. 44 (1974) 265–272.
Schneider A., M. Possover, C. Köhler: Neue Konzepte für Staging und Therapie des Gebärmutterhalskrebses durch endoskopische Operationsverfahren. Zentralbl. Gynäkol. 123 (2001) 250–254.
Shingleton H. M., J. D. Thompson: Cancer of the cervix. In: Rock J. A., J. D. Thompson (eds.), Te Linde´s operative gynecology, pp. 1413–1499. Lippincott-Raven Publishers, Philadelphia, New York 1997.
Sobin L. H., C. Wittekind: TNM Classification of malignant tumours. International Union against Cancer, 6th ed. Wiley & Sons, Inc. 2002.
Strauss H. G., T. Kuhnt et al.: Chemoradiation in cervical cancer with cisplatin and high-dose rate brachytherapy combined with external beam radiotherapy. Strahlenther. Onkol. 178 (2002) 378–385.
Thomssen C., T. Löning: Sarkome der weiblichen Genitalorgane. In: Bender H. G. et al.: (Hrsg.), Klinik der Frauenheilkunde und Geburtshilfe, Bd. 11, 4. Aufl., S. 191–206. Urban & Fischer München, Jena 2001.
Weiss E., P. Hirnle et al.: Adjuvant vaginal high-dose-rate afterloading alone in endometrial carcinoma: Patterns of relapse and side effects following low-dose therapy. Gynecol. Oncol. 71 (1998) 72–76.
Wong C. et al.: Effect of adjuvant chemotherapy on long-term survival of stage I uterine sarcoma. ASCO 1999.
Woodman C.B., S. Collins et al.: Natural history of cervical human papillomavirus infection in young women: a longitudinal cohort study. Lancet 357 (2001) 1831–1836.
Wright T. C. Jr., J. T. Cox, L. S. Massad et al.: 2001 consensus guidelines for the management of women with cervical intraepithelial neoplasia. Am. J. Obstet. Gynecol. 189 (2003) 295.
Zander J., H. Graeff: Gynäkologische Operationen. Springer, Heidelberg 1991.

36 Vagina

Fehlbildungen

Ätiologie. Entwicklungsgeschichtlich handelt es sich bei der Scheide um die fusionierten unteren Abschnitte der Müller-Gänge. Bei regelrechter Entwicklung fusioniert dieser Uterovaginalkanal mit der Vaginalplatte, nachdem sich diese aus dem Sinus urogenitalis abgespalten hat.

Die breite Palette anatomischer Fehlbildungen der Scheide (z. B. Aplasie, Atresie, Septierung unterschiedlichen Grades) lässt sich entweder auf Fusionsstörungen des von kaudal vorsprossenden Uterovaginalkanals oder auf Differenzierungsstörungen der Vaginalplatte zurückführen.

Die Ätiologie der verschiedenen Formen ist nicht eindeutig geklärt. Folgende Faktoren kommen in Frage:
- Chromosomenaberrationen, Gendefekte;
- exogene Noxen, Umweltschadstoffe;
- intrauterine Erkrankungen des Embryos oder Fetus.

So sind vaginale Fehlbildungen, z. B. beim Turner-Syndrom (45,X0), sehr häufig. Auch aus dem Tierversuch ist die Ausbildung eines Intersexgenitales nach Exposition von Chemikalien mit Östrogenwirkungen (z. B. DDT) bekannt.

Die häufigsten Fehlbildungen sind:
- Hymenalatresie;
- Hemmungsfehlbildungen des primären Dammbereichs, z. B. Hypospadie, vaginal mündende Urethra und/oder Ureter;
- Fehlbildungen des Scheidenrohrs, z. B. Aplasie, Stenosen, Längs- und Quersepten (Abb. 36-1);
- Residuen des peripheren mesonephrischen Systems, z. B. Vaginalzysten (Abb. 36-2)

Hymenalatresie. Führendes klinisches Symptom ist die Entwicklung eines Muko- und Hämatokolpos. Die Diagnose erfolgt zumeist sonografisch, differenzialdiagnostisch ist eine Vaginalaplasie oder -atresie abzugrenzen. Die Therapie erfolgt chirurgisch.

Hypospadie. Typisch ist die V-förmige Ausbildung der Urethramündung, die Therapie besteht in plastisch-operativen Eingriffen.

Vaginal mündende Ureteren sind eine seltene, aber wichtige Differenzialdiagnose der Enuresis nocturna; die Therapie erfolgt chirurgisch.

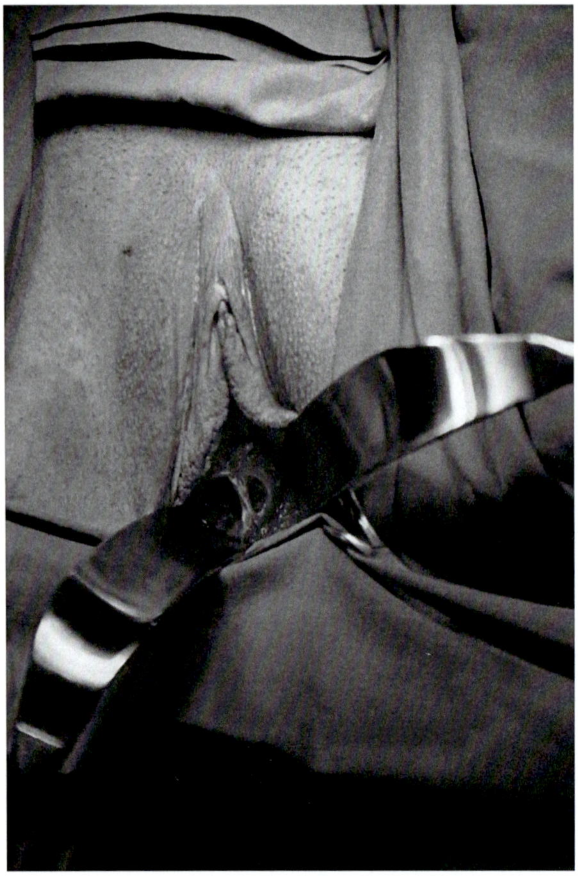

Abb. 36-1 Distales Vaginalseptum (Längsseptum) bei 17-jähriger 0-Gravida/Para (Aufnahme: Dr. med. J. Jawny, Gemeinschaftspraxis Jamitzky und Jawny, Augsburg).

Aplasie, Stenosen, Quer- und Längssepten. Die Aplasie ist in bis zu 90% mit anderen Störungen der Genitaldifferenzierung kombiniert, am bekanntesten sind das Mayer-Rokitansky-Küster-Syndrom und die testikuläre Feminisierung (s. Kap. 2).

Vor einer operativen Therapie ist eine sorgfältige Diagnostik obligatorisch, zumal eine Kombination mit Fehlbildungen des uropoetischen Systems häufig ist. Neben der Sonografie sollten ein i. v. Pyelogramm, ein Zystogramm, ein CT (evtl. mit Kontrastmittelgabe) und – bei besonderen Fragestellungen – eine Nierenarteriografie durchgeführt werden.
Für die chirurgische Sanierung sind zahlreiche Verfahren beschrieben worden, von denen sich keines völlig durchgesetzt hat. Am interessantesten ist das Vorgehen nach Vecchetti, da dieses mittlerweile auch endoskopisch durchführbar ist.

Längssepten sind häufig mit Doppelbildungen des Uterus kombiniert und kommen vollständig und unvollständig vor. Dasselbe gilt für Quersepten, die meist dort lokalisiert sind, wo Vaginalplatte und Müller-Gänge aufeinander treffen. Die operative Therapie erfolgt bei Längssepten durch Resektion, bei Quersepten durch eine Z- oder V-Plastik.

Vaginalzysten. Tabelle 36-1 gibt eine Übersicht über die Einteilung der Scheidenzysten. Am häufigsten sind Vaginalzysten aus persistierenden Anteilen des Müller-Epithels. Da die Klinik meist stumm ist, handelt es sich oft um Zufallsbefunde.

Gutartige Veränderungen

Hierunter fallen sehr verschiedene Krankheitsbilder, die nachfolgend kurz dargestellt werden.
Dystrophische Veränderungen. Bei der Cirrhosis anularis subhymenalis handelt es sich um eine Stenose des Hymenalrings, die der altersbedingten Involution vorauseilen kann.
Die **Fornixstenose** (Cirrhosis anularis vaginae) kann auch bei jüngeren Frauen vorkommen und bei massiver Ausprägung einen äußeren Muttermund vortäuschen. Bei 3% der betroffenen Patientinnen finden sich Genitalkarzinome. Bei beiden Veränderungen erfolgt die Therapie – wenn erforderlich – meistens chirurgisch, Östrogene sind unterstützend wirksam.
Adenome, Adenosis vaginae. Vaginale Adenome sind umschriebene drüsige Wucherungen, die entwicklungsgeschichtlich aus gehemmten Gewebszonen des mesonephrischen und paramesonephrischen Systems entstanden sind; für letztere ist auch der Begriff Adenosis vaginae gebräuchlich. Morphologisch sind diese Drüsengebilde den Zervixdrüsen sehr ähnlich und meist von einem zähen Schleimbelag überzogen. Die Adenosis vaginae wird gehäuft bei Frauen beobachtet, deren Mütter in gravididate mit Stilbenderivaten behandelt worden waren (USA, Australien, Afrika).
Eine Therapie ist nur bei Beschwerden oder malignitätsverdächtigen Veränderungen erforderlich (ohnehin zumeist Pap III).
Insbesondere bei Multifokalität können dann größere chirurgische Eingriffe, wie z. B. eine totale Kolpektomie, notwendig werden.
Condylomata acuminata werden durch Infektionen mit humanen Papillomaviren (HPV) hervorgerufen. Hauptlokalisationen sind allerdings die Portio und die Vulva; bezüglich Therapie siehe auch Kapitel 30.
Fibroepitheliale Polypen sind stets benigne und kommen auch an der Vulva vor, Östrogen- und Progesteronrezeptoren sind meist nachweisbar. Bei Beschwerden erfolgt ihre chirurgische Abtragung.
Leiomyome, Hämangiome, Myxome, Lipome und Neurofibrome stellen allesamt Raritäten dar, die Therapie erfolgt bei Beschwerden chirurgisch.
Tubenprolaps und hypertrophische Granulationen können beide sowohl nach vaginaler als auch nach abdominaler Hysterektomie beobachtet werden. Prolabierte Tuben sollten in Narkose elektrochirurgisch ab-

Tab. 36-1 Einteilung der Scheidenzysten unter embryologisch-morphologisch-ätiologischen Gesichtspunkten.

Primärgewebe	→ Sekundärgewebe
Persistenz des Müller-Epithels	→ **Müller-Epithel-Zysten**
Reste des Urnierengangs	→ **Gartner-Gangsystem**
Plattenepithel (traumatisch)	→ Invaginationszysten
Skene-Gänge (Retention)	→ Paraurethralzysten
Glandulae vestibulares minores (Retention)	→ Zysten der Glandulae vestibulares minores
Peritoneum	→ Zysten des Septum rectovaginale
Endometrium	→ Endometriosezysten
embryonale Tumoren	→ Dermoidzysten
Hämatome	→ Bindegewebszysten
Parasitenbefall (z. B. Echinokokkus-Arten)	→ parasitäre Zysten
Vergesellschaftung verschiedener Zystenarten	→ Mischzysten

getragen werden; das ist auch bei Granulationen möglich. Bei kleineren Arealen ist eine Verätzung, z. B. mit Albothyl®-Konzentrat, möglich (Histologie nie vergessen!).

Vaginale intraepitheliale Neoplasie (VAIN)

Ebenso wie eine zervikale intraepitheliale Neoplasie (CIN) oder eine vulväre intraepitheliale Neoplasie (VIN) definiert sind, gibt es auch eine vaginale intraepitheliale Neoplasie (VAIN). Die einzelnen Stadien der Dysplasie bzw. des Carcinoma in situ ordnen sich in etwa wie folgt zu:

- VAIN I: leichte Dysplasie,
- VAIN II: mäßige Dysplasie,
- VAIN III: schwere Dysplasie/Carcinoma in situ.

Für das Plattenepithelkarzinom wird eine vaginale intraepitheliale Neoplasie als Vorläuferstadium definiert und entsprechend der Ausprägung der präinvasiven Veränderung analog zur Lokalisation anderer Entitäten in die Klassen I bis III unterteilt. Im US-amerikanischen Raum unterscheidet man hingegen bei dieser präinvasiven Manifestationsform lediglich zwischen einer Hoch- und einer Niedrigrisikogruppe, die entsprechend als niedrig- und hochgradige intraepitheliale Läsionen angesprochen werden (Hacker 1994). Die Läsionen werden häufig als multifokal beschrieben. Auch das Ausmaß spontaner Rückbildungen wird als ausgesprochen hoch angegeben. Dennoch rezidiviert die Erkrankung häufig und geht mit einem gewissen Prozentsatz, der unklar zu definieren ist, in ein invasives Karzinom über. Neueren Angaben zufolge geschieht dies in ca. 5%.

Die VAIN ist eine seltene Diagnose, entsprechend sind auch die therapeutischen Erfahrungen nicht sehr umfangreich. Unklar ist deshalb auch noch die Bedeutung der HPV-Infektion bei ihrer Entstehung.

1 Therapie der VAIN

Die vaginale intraepitheliale Neoplasie kann zunächst nur histologisch gesichert werden. Ziel wäre anschließend eine komplette Exzision. Lässt sich absichern, dass der Prozess begrenzt ausgedehnt ist, so wäre es durchaus denkbar, nach der histologischen Sicherung eine Laserevaporisation (CO_2-Laser) anzubieten. Für unifokale Herde hat sich die **Laservaporisation** bewährt. Sie ist auch noch anwendbar, wenn bei multifokalem VAIN nicht zu viele Manifestationen bestehen. Beim ausgedehnten Befall schließlich muss eine **Kolpektomie** diskutiert werden, die letztendlich auch nur definitiv den Ausschluss der Frühinvasion ermöglicht. Ansonsten verbleibt nach histologischer Sicherung und lokaler Exzision weiterhin nur eine intensive Metaphylaxe des entwickelnden Prozesses, um zur rechten Zeit ggf. die Kolpektomie zu ergänzen. Auch die Radiatio in Form der Kontakttherapie (Brachytherapie) stellt eine Alternative dar.

Die Entscheidung für das eine oder andere Vorgehen wird maßgeblich durch den Erhalt der Kohabitationsfähigkeit bzw. den Wunsch danach beeinflusst. Moderne Afterloading-Verfahren können den Erhalt der Kohabitationsfähigkeit in der Regel gewährleisten (Koitus sollte frühzeitig wiederaufgenommen werden!), so dass das operative Vorgehen eigentlich nur für sehr ausgedehnte Befunde in Frage kommt.

Vaginalkarzinom

1 Epidemiologie

Das vaginale Karzinom stellt unter den malignen gynäkologischen Entitäten höchstens 2% und bleibt damit außerordentlich selten. Die Inzidenz beträgt 0,4/10 000 Patientinnen pro Jahr. Die Klientel ist in der Regel 60–80 Jahre alt. Ein sekundärer Befall des Scheidenschlauchs durch Karzinome der urogenitalen Umgebung ist in die Differenzialdiagnose mit einzubeziehen, wobei v. a. die Lokalisationen an Cervix uteri, Harnblase, Vulva und auch Urethra in Betracht gezogen werden müssen. Der Scheidenschlauch wird zum Manifestationsort von Metastasen gynäkologischer, gastro-

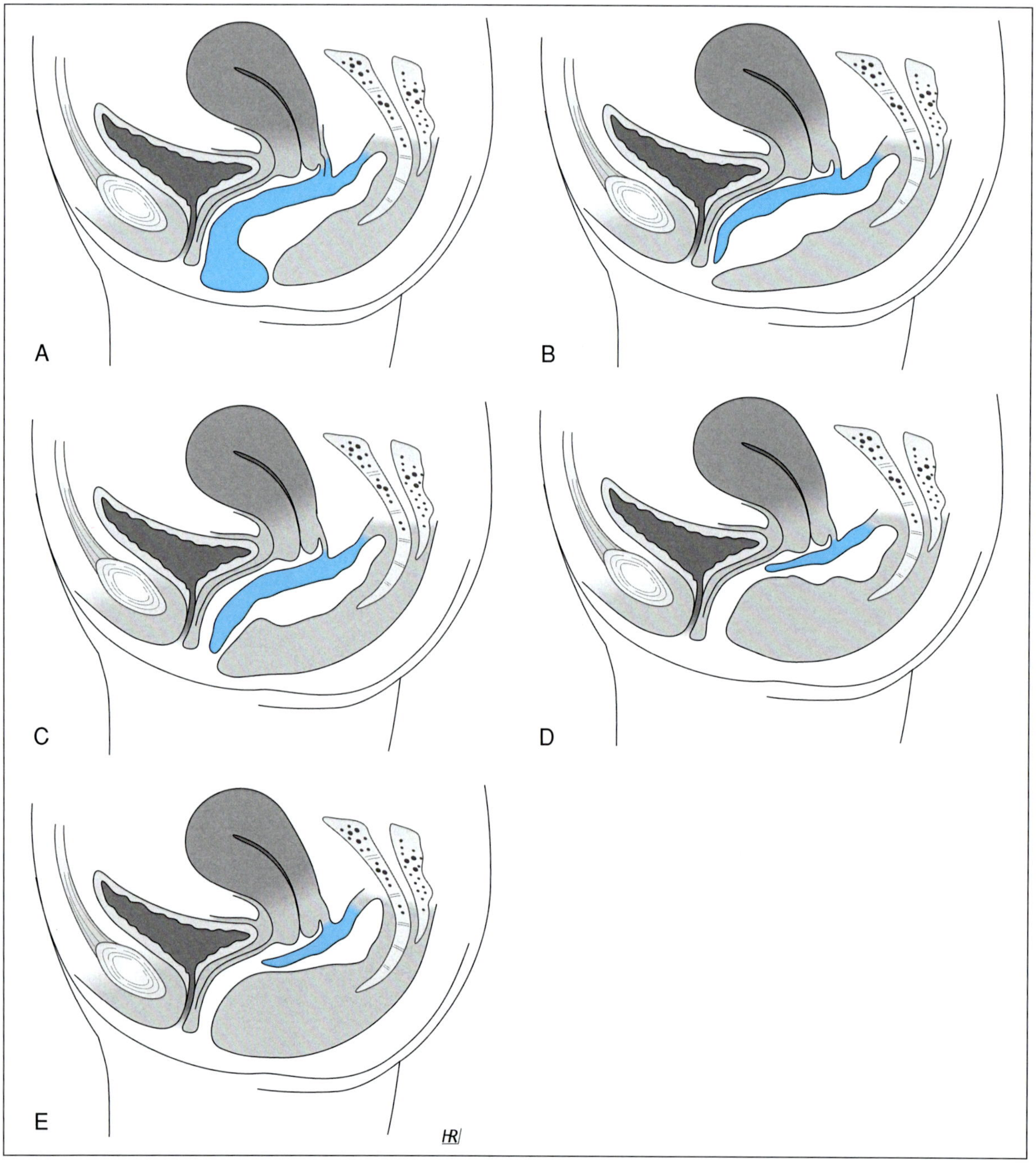

Abb. 36-2 A

Fehlbildungen im Bereich des primären Damms. A. normal; B. Anus vestibularis; C. Fistula rectovestibularis; D. Fistula rectovaginalis; E. Fistula rectocloacalis.

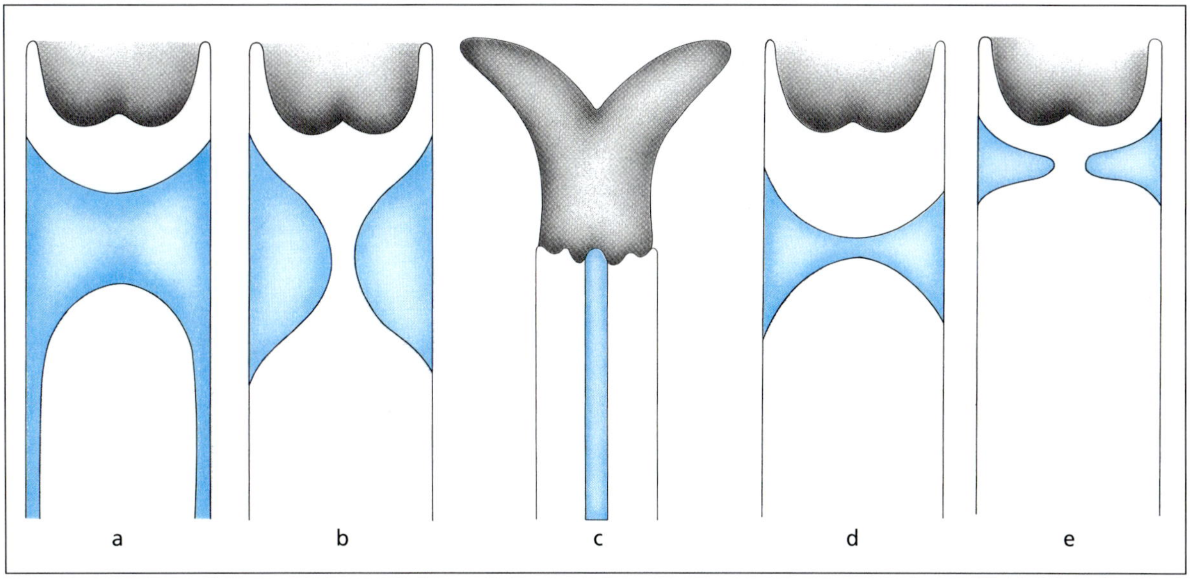

Abb. 36-2 B
Quersepten und Aplasia vaginae partialis. a. Aplasia vaginae partialis; b. Stenosis vaginae congenitalis; c. Längsseptum der Vagina bei vollständiger Doppelbildung des Uterus; d. Septum transversum; e. Phimosis cervicis (nach Mestwerdt und Martius 1989).

intestinaler sowie urologischer Malignome, höchstens ein Fünftel der gefundenen Malignome in diesem Bereich kann als primäres Vaginalkarzinom angesprochen werden.

2 Symptome

Im Vordergrund stehen irreguläre vaginale Blutungen, häufig postkoital – bei urethranaher Lokalisation auch nach Blasenentleerung. Ein weiteres Symptom ist der **Fluor.** Besonders der übel riechende, therapieresistente Fluor ist typisch für größere Manifestationen. Schmerzen sind nur ausnahmsweise ein Symptom. Ihr Auftreten weist auf eine größere Ausbreitung, also einen Einbruch in die Umgebung, hin.

> **!**
> Die VAIN sind in aller Regel asymptomatisch.

Das entwickelte Vaginalkarzinom kann als **Exophyt** oder als **Ulzeration** imponieren. Durch die Ausbreitung im dünnen Vaginalschlauch werden schnell die benachbarten Hohlorgane sowie das Parakolpium und damit die Beckenwand befallen. Entsprechend der Lokalisation und der Embryogenese des Scheidenschlauchs erfolgt eine lymphatische Metastasierung im Prinzip nach zwei Fraktionen. Hierbei drainieren die oberen Vaginaldrittel primär pelvin und das untere Vaginaldrittel zunächst über den inguinofemuralen vulvären Abfluss und erst konsekutiv in das pelvine Abströmgebiet.

3 Ätiologie und Pathogenese

In Anbetracht der Seltenheit des vaginalen Karzinoms sind entsprechende Untersuchungen zu Ätiologie und Risikofaktoren außerordentlich selten. In der aktuellen Literatur diskutiert man v. a. auch bei dieser Lokalisation die Bedeutung einer HPV-Infektion, v. a. des Untertypus 16. Möglicherweise spielen auch ätiologische Faktoren eine Rolle, die bei Plattenepithelkarzinomen der anogenitalen Region insgesamt relevant sind, wie z. B. die Infektion mit Herpes-simplex-Viren und der Zigarettenkonsum.

Lediglich historische Bedeutung hat die Induktion eines Adenokarzinoms der Vagina nach intrauteriner Exposition gegenüber dem synthetischen Östrogen Diethylstilbestrol (DES). Dieser Tumor tritt nach intrauteriner Exposition postnatal im Alter bis zu 25 Jahren auf. Die intrauterine Exposition war Folge einer Behandlung des Abortus imminens mit dem synthetischen Östrogen.

Überwiegend entwickelt sich der Tumor bei älteren Patientinnen. Auch im Falle des vaginalen Karzinoms wird die Bedeutung der präinvasiven Neoplasie (VAIN) diskutiert. Die Angaben über die VAIN-Entwicklung bis zum Übergang in den invasiven Prozess bedürfen noch weiterer Explorationen.

Molekularbiologische Untersuchungen dieser Tumorentität liegen in ausreichender und qualifizierter Anzahl bislang kaum vor. Wie bei vielen Tumorentitäten wurden die Bedeutung der **Tumorsuppressorgene p53** und **RB** sowie die Überexpression von Onkoproteinen, z. B. RB-2, untersucht.

4 Diagnostik

4.1 Früherkennung

Im Rahmen der Krebsvorsorge steht die Inspektion naturgemäß im Vordergrund, wobei gelegentlich kleine Herde präinvasiver Neoplasien nicht sicher erkennbar sind. Naturgemäß könnten theoretisch die Kolposkopie und die Zytologie hier weiterhelfen, solange entsprechende Auffälligkeiten erhoben werden, was in der Regel allerdings nicht der Fall ist. In diesem Sinne ist neben der Inspektion ein weiteres Screening nicht möglich, präventive Maßnahmen sind nicht bekannt.

4.2 Diagnostik bei suspektem Befund

Mit dem Auftreten eines klinischen Symptoms ist der Tumor in der Regel weiter entwickelt und zeigt für diese Lokalisation typische Hinweise. Im Vordergrund stehen irreguläre Blutungen, die kombiniert sind mit Lymphknotenschwellungen, lokalisierter Schmerzsymptomatik oder ggf. auch mit einem Harnverhalt. Bei der klinischen Inspektion imponiert der Tumor als Exophyt oder Ulkus.
Fast die Hälfte aller Befunde findet sich im oberen Scheidendrittel und an der Hinterwand.
Als diagnostische Verfahren kommen die Zytologie, die Kolposkopie sowie die histologische Sicherung nach Biopsie zur Anwendung.

- Wirklich beweisend ist nur die histologische Diagnose, die deshalb immer zu fordern ist.
  Zudem gestattet die Histologie auch Ausschlussdiagnosen. Dies ist mit der Zytologie nicht möglich, da sie nur bei Vorliegen maligner Zellen verlässlich ist. Allerdings ist auch in einem solchen Fall die Histologie erforderlich, und zwar für die weitere Therapieplanung.

Für die Gewinnung des Materials stehen verschiedene Methoden zur Verfügung, so z. B. der scharfe Löffel, die Knipsbiopsie, die Stanzbiopsie und die Exzision mit dem Skalpell. Aber Vorsicht: Gerade bei größeren Tumoren können sehr leicht Nachbarorgane mit verletzt werden.

Bei der weiteren Diagnostik ist in Abhängigkeit vom vermuteten Ausmaß der Tumorerkrankung die übliche Kette relevanter Staging-Untersuchungen zu veranlassen, so dass in diesem Umfang die Röntgen-Thorax-Untersuchung, die Abdominalsonografie (Leber) sowie die Besichtigung der benachbarten Hohlorgane im Rahmen der Urethrozystoskopie und Rektosigmoidoskopie relevant werden könnten. Wie beim Zervixkarzinom sind die renalen Abflussverhältnisse im Rahmen der Sonografie und ggf. als i.v. Urografie zu überprüfen. Eine Diagnostik bezüglich möglicher Lymphknotenmetastasen kann in Einzelfällen mittels CT und MRT angestrengt werden.

4.3 Prognosefaktoren

Wie auch in anderen Tumorlokalisationen ist nach wie vor die Tumorausbreitung und damit das Stadium der wichtigste Prognoseparameter. In diesen gehen schließlich neben der rein metrischen Größe auch die Infiltrationstiefe mit ein. So ergibt sich für ein Stadium FIGO I ein 5-Jahres-Überleben von 73,4% zu unterschiedlichen 51% im Stadium II. In den Stadien III und IVA sinkt hier die Überlebensrate im Vergleich zum Stadium II nach 5 Jahren um mehr als die Hälfte. Weitere vermutete relevante Prognosefaktoren stellen der Differenzierungsgrad und andere tumormorphologische Eigenschaften dar. Allerdings sind hierbei die Untersuchungen nicht sehr ausgedehnt und für die klinische Praxis irrelevant.
Mit molekularbiologischen Prognosefaktoren liegen noch keine klinisch relevanten Erfahrungen vor.

5 Histologische Einteilung

Per definitionem wird ein primäres Vaginalkarzinom dann angenommen, wenn die benachbarten gynäkologischen Lokalisationen, nämlich die Vulva kaudal sowie die Cervix uteri kranial, nicht in den neoplastischen Prozess einbezogen sind. Der Tumor selbst ist epithelialen Ursprungs und kann in verschiedene Untertypen klassifiziert werden. Die hier vorgeschlagene Einteilung entspricht der Empfehlung der International Society of Gynecologic Pathologists und unterscheidet plattenepitheliale von drüsigen Tumoren (DiSaia und Creasman 1997). Des Weiteren werden andere epitheliale Tumoren ergänzt. Aus dem Bereich der mesenchymalen Tumoren werden Sarkome angegeben sowie gemischt epithelial-mesenchymale Entitäten. Schließlich wird eine seltenere Untergruppe verschiedener Tumorformationen unterschieden.
Die häufigste Form ist mit wenigstens 90% das **Plattenepithelkarzinom,** wobei verhornende und nichtverhornende und nach weiteren morphologischen Kriterien verruköse und kondylomatöse Läsionen differenziert werden können.
Deutlich seltener sind **Adenokarzinome,** wobei in

diese Gruppe auch das bereits erwähnte, durch eine DES-Behandlung in der Schwangerschaft beim Nachkommen induzierte Klarzellkarzinom zu rechnen ist. Dies ist jedoch eine historische Marginalie. Dennoch werden unabhängig von der intrauterinen DES-Exposition Adenokarzinome des Scheidenschlauchs beobachtet.

Unter den Gruppen der verschiedenen vaginale Tumoren wird auch die **melanomatöse maligne Proliferation** geführt, die noch seltener als an der Vulva auftritt und vermutlich aufgrund der komplizierten Lokalisation mit einer äußerst schlechten Prognose zu assoziieren ist.

Für die klassifikatorische Ergänzung der vaginalen Proliferationen soll auch das **Sarcoma botryoides** erwähnt werden. Dieser mesenchymale Tumor wird auch als embryonales Rhabdomyosarkom bezeichnet, die Klientel ist selten älter als 15 Jahre. Allerdings wurden einzelne Sonderformen auch bei älteren Patientinnen beobachtet. Das Sarcoma botryoides zeigt eine typische Manifestationsausprägung, wobei der histologische Typ sowohl am Urogenitaltrakt als auch im Kopf-Hals-Bereich nachweisbar ist. Der Tumor wächst schnell in die benachbarten Hohlorgane und befällt die regionären Lymphabstromgebiete.

Ansonsten werden eine Vielzahl seltener Tumorentitäten unterschieden, für deren nähere Klassifizierung zu wenig Datenmaterial vorliegt.

Die häufigsten Karzinome der Vagina sind **Metastasen anderer Karzinome.** Der Häufigkeit nach handelt es sich um Metastasen von Karzinomen folgender Organe:

- Endometrium,
- Kollum,
- Vulva,
- Blase und/oder Urethra,
- Ovar.

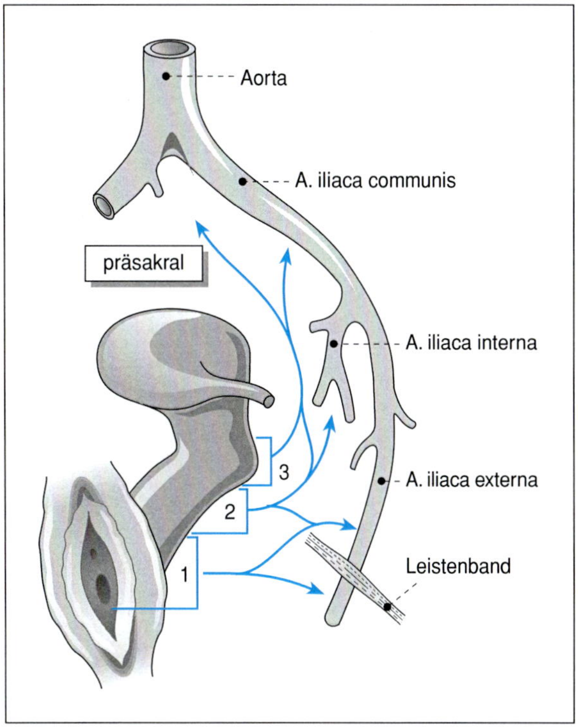

Abb. 36-3 Lymphabfluss aus dem unteren, mittleren und oberen Scheidendrittel in verschiedene Regionen (nach Di Saia und Creasman, 1993).

Lymphstraßen aus dem unteren Scheidendrittel leiten in den Bereich der femoralen und Iliaca-externa-Lymphknoten ab. Lymphstraßen des mittleren Scheidendrittels erreichen die Iliaca-interna-Lymphbahnen, das Drainagegebiet des oberen Drittels erreicht auch als primäres Lymphabflussgebiet den Bereich der Iliaca-communis-Gefäße, den Iliaca-interna-Bereich sowie den präsakralen Bereich (Abb. 36-3).

6 Ausbreitungswege

Die Ausbreitungswege hängen vornehmlich von der Lokalisation des Primärtumors ab. Als Faustregel gilt:

> **!**
>
> Vaginalkarzinome im oberen und mittleren Scheidendrittel breiten sich wie Kollumkarzinome aus, Vaginalkarzinome im unteren Drittel wie Vulvakarzinome.

Da Malignome aller drei Lokalisationen zumeist Plattenepithelkarzinome sind, gilt diese Faustregel auch sehr gut im Hinblick auf die Tumorbiologie.

Die lymphatische Ausbreitung kann in einem Drei-Etagen-Konzept beschrieben werden.

7 Stadieneinteilung

Für die Einteilung eines Vaginalkarzinoms muss die Tumorfreiheit von Zervix und Vulva nachgewiesen werden (s. Abschnitt „Histologische Einteilung"). Andernfalls sehen die Klassifikationsrichtlinien vor, den Tumor entsprechend den häufigeren Lokalisationsformen zuzuordnen.

Die Stadieneinteilungen nach FIGO und TNM können für das Vaginalkarzinom unterschiedlich synoptisch betrachtet werden. Im Stadium I ist der Tumor auf die Vagina selbst beschränkt, wohingegen er im Stadium II das paravaginale Gewebe zwar infiltriert, die Beckenwand jedoch nicht erreicht. Erst im Stadium III wird die Beckenwand erreicht und schließlich im Stadium IVA das mukosale Gewebe der benachbarten Hohlorgane

Blase und Rektum erreicht oder aber Strukturen außerhalb des kleinen Beckens infiltriert. Der Einteilung M1 respektiv IVB nach FIGO entspricht das Auftreten von Fernmetastasen.

8 Therapie

8.1 Chirurgische Therapie

Ausgedehnte EBM-Empfehlungen zur Therapie des primären vaginalen Karzinoms sind auf Grund der Seltenheit des Tumors qualifiziert kaum möglich. Für die frühen Stadien, das heißt bis zu einem Prozess nach FIGO II mit paravaginaler Gewebsinfiltration, muss letztendlich ein auf die Gesamtsituation der Patientin angepasstes Konzept entwickelt werden. Sowohl die **Strahlentherapie** als auch ein **operatives Vorgehen** sind hierbei in Betracht zu ziehen. Das wesentliche Ziel der Therapie liegt in der lokoregionalen Tumorkontrolle, da das Wiederauftreten des Tumors in wenigstens vier Fünftel der Fälle regional erfolgt. Diese lokale Kontrolle scheint nach den bisher vorliegenden Daten sowohl mit einer primären Strahlentherapie als auch mit einer möglichen Exzision gegeben. Über die technischen Möglichkeiten der Operation des Vaginalkarzinoms darf man sich allerdings nicht täuschen, so dass möglicherweise in Anbetracht auch des Alters der Patientin dies mit allem Vorbehalt zu sehen ist. Inwieweit in dieser Situation die Anlage einer Neovagina als sinnvoll zu bezeichnen ist, muss äußerst kritisch diskutiert werden. Entsprechende Therapieempfehlungen einzelner Autoren in der Vergangenheit scheinen hier eher einem Streben nach technischen Raffinessen seitens des Operateurs zu entsprechen, stellen aber für die Patientinnen in aller Regel keinen wirklichen Benefit dar. Wie auch sonst sei an dieser Stelle besonders darauf hingewiesen, dass wir hier Patienten und nicht Tumoren behandeln und dass die chirurgische Behandlung von Malignomen einen äußerst begrenzten Anteil am Gesamtbehandlungskonzept darstellt. Insofern muss hier auch auf die Spätmorbidität größerer chirurgischer Eingriffe hingewiesen werden. Möglicherweise wurde in der Vergangenheit in dieser Situation oft durch chirurgische Spielereien ohne Änderung der Gesamtprognose die Lebensqualität akut und langfristig beeinträchtigt.

Der sinnvolle Einsatz eines **chirurgischen Behandlungskonzepts** wird sich auf bestimmte Lokalisationen und Tumorstadien begrenzen müssen (DiSaia und Creasman 1997). Auch kann der Glaube an eine Verbesserung unzureichender chirurgischer Ergebnisse durch eine anschließend angebotene Bestrahlungstherapie nicht Defizite der chirurgischen Versorgung verhindern. Bekanntermaßen wird die Morbidität noch um ein Vielfaches aus der Kombination von Chirurgie und Strahlentherapie erhöht.

Gesicherte Indikationen ergeben sich bei Lokalisationen im oberen Scheidendrittel und jüngeren Patientinnen, die in den Stadien nach FIGO I und II von einem Eingriff profitieren, der in diesem Falle im Sinne der abdominalen Radikaloperation unter Mitnahme einer entsprechenden Scheidenmanschette durchgeführt werden kann. Hierbei können auch die pelvinen Lymphknoten entnommen werden. Die Entfernung der Scheidenmanschette entspricht der Möglichkeit einer ausreichend im Parakolpium vorgenommenen partiellen Kolpektomie. Bei kaudalem Sitz des Tumors kann die Operation entsprechend den Prinzipien beim Vulvakarzinom vorgenommen werden.

Damit ergibt sich, dass die Möglichkeit einer **vaginalen Kolpektomie** in aller Regel ein eigentlich technisch anatomisch nicht durchführbares Konstrukt darstellt. Kennt man die entsprechenden Ergebnisse, so sieht man, dass hierbei in der Regel eine mehr oder minder qualifizierte Deepithelialisierung des Scheidenrohrs vorgenommen wird, was auch nicht verwundern muss, da die chirurgische Entfernung eines Hohlraums aus prinzipiellen Gründen wohl schlecht zu bewerkstelligen ist.

Auch in diesem Zusammenhang stellt sich bei weiter fortgeschrittenen Befunden die Frage nach exenterierenden operativen Maßnahmen. Prinzipiell wäre ein solcher Eingriff bei lokaler Begrenzung des Tumors und einem Einbruch in die benachbarten Hohlorgane Rektum oder Blase diskutabel. Voraussetzung wäre allerdings eine entsprechend angepasste pathologische anatomische Situation, in der ein ausgedehnterer Lymphknotenbefall nicht vorhanden sein sollte. Es ist ein Irrglaube, wenn man annimmt, durch eine zusätzliche **Lymphonodektomie,** bei der eine Vielzahl von auch tumorbefallenen Lymphknoten entfernt wird, würde der Befund in diesem Stadium lokoregional kontrolliert werden können. Dies ist aufgrund der Tumorbiologie schon gar nicht zu erwarten, so dass sich dann die Entscheidung zur Exenteration in Anbetracht der Prognose schon gar nicht mehr stellt. Und auch an dieser Stelle ist zu bemerken, dass die erhebliche postoperative Morbidität solcher Eingriffe mit einer Lebensqualität der Patientin wohl kaum zu vereinbaren ist.

Sinnvoll erscheint es hier schon eher, im Rahmen des Konzeptes einer **Staging-Laparotomie** eine auch intrapelvine Bestandsaufnahme durchzuführen, um entsprechende tumorbefallene Regionen für eine nachfolgende Strahlentherapie zu markieren und definitiven Aufschluss über die Ausbreitung des Tumors zu erhalten.

8.2 Strahlentherapie

Mit dem Befall des paravaginalen Gewebes wird der Befund in der Regel inoperabel, so dass hier im Vordergrund der Behandlung die kombinierte Bestrahlung steht. Der Nutzen einer zusätzlichen chirurgischen Intervention ist hierbei nicht mehr erkennbar.
Wie bei der chirurgischen Therapie von Frühstadien wird die Bestrahlungsplanung ebenso vom Sitz des Tumors, d.h. im proximalen oder kaudalen Scheidenabschnitt, bestimmt (Barke und Frommhold 2000). Entsprechend gilt auch, dass beim kaudalen Tumorsitz das Bestrahlungsfeld die Vulva und die Inguinalregion mit einbezieht, beim proximalen Tumorsitz Feldgrenzen entsprechend wie bei der Radiatio des Carcinoma colli uteri.
Bei der Strahlentherapie ist zu unterscheiden zwischen:
- Kontakttherapie (Brachytherapie),
- perkutaner Strahlentherapie (Teletherapie).

Zur Dosisplanung müssen im Bereich der lateralen Beckenwand 50 Gray erreicht werden, ein fassbarer Tumor kann begrenzt auf 60 Gray aufgesättigt werden.
Bei der **kombinierten Bestrahlung** wird mit der Brachytherapie begonnen und anschließend die Bestrahlung perkutan in Form von ventrodorsalen Gegenfeldern komplettiert. Die Mittellinien werden nach vorhergehender Brachytherapie ausgeblockt, um in diesen Arealen kritische Dosissteigerungen zu vermeiden.

In der Brachytherapie ist heutzutage das **Afterloading-Verfahren** mit ^{137}Cäsium oder ^{192}Iridium Standard, die Verwendung offener Ladungsträger ist obsolet.
Für die spätere Einbringung der Nuklide stehen heutzutage eine Reihe verschiedener Vaginalapplikatoren (Kolpostaten) zur Verfügung. Wir verwenden hierzu sog. optimierte Vaginalapplikatoren, bei der die Form des Applikators der jeweiligen Referenzisodose angepasst ist. Letztlich ist aber die Gestaltung der Applikatoren nicht für den Heilungserfolg ausschlaggebend, sondern eher für die Art und Häufigkeit unerwünschter Nebenwirkungen.

Bei der Brachytherapie wird dies in aller Regel mit einem **intrakavitären Applikator** im Scheidenrohr durchgeführt. Der Applikator wird über mehrere Kanäle mit der radioaktiven Quelle zur Anwendung des Afterloading-Verfahrens verbunden. Bei der Brachytherapie wird das hochaktive Radionuklid ^{192}Iridium verwendet. Diese Form wird als Hochdosisradiatio (HDR, high-dose ray therapy = Dosisleistung von mehr als 12 Gy/h) bezeichnet (Nanavati et al. 1993). Die Liegezeit pro Therapiesitzung beträgt hierbei nur einige Minuten. Dies gilt v.a. für das untere Scheidendrittel, da die Strahlentoleranz in Richtung Vulva abnimmt. Im oberen Bereich dürfte die Grenzbelastung etwas höher liegen. Bei portionahem Sitz kann eine zusätzliche intrakavitäre Bestrahlung über den Zervikalkanal erforderlich werden („Ring und Stift"). Die gesamte lokale Strahlentherapie wird in der Regel in wenigstens 4 Applikationsintervallen durchgeführt. Die Abstände zwischen den Sitzungen betragen einige Tage, pro Applikation werden an der Stelle der Applikatoroberfläche 6 Gray eingestrahlt. Die eigentliche lokale Strahlenwirkung bezieht sich hierbei auf die vaginale Oberfläche und eine Gewebetiefe bis 5 mm. Darüber hinaus ist die Reichweite des Vaginalapplikators im Rahmen der Kontakttherapie begrenzt. Die erforderliche Herdtiefe sollte bei der **intrakavitären** Brachytherapie 10– 20 mm nicht überschreiten. Andernfalls ist eine alleinige oder zusätzliche **interstitielle** Brachytherapie indiziert.
Alternativ bieten sich hierzu die Verfahren der interstitiellen Brachytherapie an, wobei hier die Applikatorsysteme in Form von Nadeln direkt in den Tumor eingebracht werden. Insbesondere die Verwendung von Schablonen (templates) ermöglicht bei Tumorausbreitung ins Parakolpium die Applikation der Brachytherapie in ihrer interstitiellen Form. Solche größeren lokalen Herde können als Eingriff in Kurznarkose in wenigen Sitzungen bis zur Anwendung von maximal 12 Gray durchgeführt werden.

Bei der interstitiellen Brachytherapie werden die Tumormanifestationen mit Hohlnadeln „gespickt". Diese werden äußerlich an „Templates" fixiert; die eigentliche Bestrahlung erfolgt dann wiederum durch Beschickung der Nadeln, also im Afterloading-Verfahren.
Dieses Verfahren eignet sich auch sehr gut zur Reduktion voluminöser Prozesse, die eine intrakavitäre Brachytherapie zunächst nicht zulassen.

Typische Nebenwirkungen sind für den Kliniker im Zusammenhang mit der Strahlentherapie wichtig. Im Vordergrund steht die lokale Kolpitis, die symptomatisch mit Salben behandelt werden kann. Im Laufe der Zeit entwickelt sich eine Austrocknung des vaginalen Epithels, es kommt zu intraluminalen Verklebungen. Durch den rechtzeitigen Beginn lokaler Maßnahmen kann diese Nebenwirkung in einem gewissen Umfang begrenzt werden. Weiterhin sind die Irritationen der benachbarten Hohlorgane Blase und Rektum zu bedenken. Insbesondere bei der perkutanen Radiatio finden sich hier proktitische und zystitische Erscheinungen mit Tenesmen, Diarrhö und Nausea. Darüber hinaus finden sich lokale Hautreaktionen im Bestrahlungsbereich.
Die Langzeitfolgen bestehen durchaus in narbigen Indurationen im kleinen Becken mit der Folge von Stenosierungen insbesondere im Darmbereich. Auch die Ausbildung von Fisteln ist bekannt. Durch die besondere Positionierung des Vaginalschlauchs zwischen den wichtigen Hohlorganen Blase und Rektum ist hier v.a. die radioonkologische Behandlung mit weitreichenden Therapiefolgen verknüpft.
Perkutane Strahlentherapie (Teletherapie). Sieht man von einem ausgesprochenen Frühstadium einmal ab (FIGO I, T1), muss bei einem kurativen Therapieziel

die Brachytherapie immer mit einer perkutanen Bestrahlung kombiniert werden. Dies ist erforderlich, um die Zielgebiete 2. Ordnung, also die regionären Lymphabflussgebiete, mit einer Tumorvernichtungsdosis zu erfassen. Bestrahlt wird mit Photonen oder Telekobalt.

8.3 Chemotherapie

Die Erfahrungen mit der Chemotherapie sind begrenzt (Hacker 1994). Es ist eine aktuelle relevante onkologische Diskussion, inwieweit eine simultane Radio-/Chemotherapie, z. B. mit **Cisplatin,** die therapeutische Effektivität optimieren kann. Dies ist von entsprechenden Lokalisationen im Bereich der Cervix uteri wie auch der Vulva und sonstiger Tumoren im anogenitalen Bereich bekannt. Hierdurch können v. a. ausgedehnte Operationen vermieden werden, allerdings hat diese Kombinationstherapie eine nicht zu vernachlässigende Morbidität und Mortalität.
Die Chemotherapie beim Vaginalkarzinom ist nicht etabliert, allerdings wurde in entsprechenden Kasuistiken über Remissionen berichtet (DiSaia und Creasman 1997). Das Ausmaß der Nebenwirkungen entspricht dem Nebenwirkungsprofil der verwendeten zytotoxischen Substanzen. In entsprechenden Untersuchungen wurden Kombinationen der Substanzen Cisplatin, Mitomycin C und 5-FU in Kombination mit einer Radiatio angewandt.
Angeführt werden sollen hier zwei Kasuistiken, eine Untersuchung aus Japan von der über eine Vollremission nach Therapie mit der Kombination **Cisplatin** und **Irinotecan** berichtet wurde (Cisplatin 60 mg/m^2 Tag 1, Irinotecan 60 mg/m^2 Tag 1, 8, 15), und eine deutsche Untersuchung zur Wirksamkeit von **Carboplatin** (400 mg/m^2 Tag 1) im palliativen Einsatz.
Die geringen Fallzahlen lassen dennoch erkennen, dass eine ausgeprägte Wirkung erwartet werden kann, so dass bei Bedarf nach Salvage-Therapiekonzepten auf die neueren Erfahrungen einer Radio-/Chemotherapie beim Zervixkarzinom zurückgegriffen werden kann. Die Effektivität einer **Platinchemotherapie** beim Vaginalkarzinom ist nachgewiesen.

8.4 Therapie in Sonderfällen

In der Tumorklassifikation wurde bereits das **maligne Melanom** des Scheidenrohrs erwähnt, das äußerst selten auftritt und eine schlechte Prognose mit 5-Jahres-Überlebensraten von weniger als einem Viertel der Fälle hat. Wie in anderen Lokalisationen auch bestimmen die Invasionstiefe und die Ausdehnung des Tumors die Prognose. Die wie prinzipiell für Melanome anzustrebende lokale Exzision mit einem Sicherheitsabstand im Gesunden von wenigstens 1 cm kann bei der beschriebenen Lokalisation Schwierigkeiten bereiten. Der Stellenwert weiterer Maßnahmen bleibt bis auf den heutigen Tag unklar, möglicherweise kann zumindest die lokale Kontrolle durch eine postoperative Radiatio verbessert werden.
Das **Sarcoma botryoides** oder embryonale Rhabdomyosarkom ist ein Tumor, der in nahezu allen Fällen innerhalb der ersten Lebensjahre zu klinischen Symptomen führt, die in Form von vaginalen Blutungen, einem Ausfluss und einem sichtbaren Tumor bestehen. Hier ist die Therapieoption eine initiale Systemtherapie. Zur Anwendung kommen Schemata, die in der Behandlung der Sarkome bekannt sind. Eine eigentliche Standardchemotherapie ist nicht bekannt. Die Bedeutung lokaler Maßnahmen ist begrenzt, die Behandlung sollte in Kooperation mit dem pädiatrischen Onkologen durchgeführt werden.

9 Prognose

Die 5-Jahres-Überlebensrate beträgt über alle Stadien knapp 45%. Stadienbezogen ergibt sich folgende Aufschlüsselung für die primären Karzinome:
- Stadium I: ca. 63%,
- Stadium I: ca. 41%,
- Stadium III: ca. 31%,
- Stadium IV: ca. 24%.

Nicht berücksichtigt sind bei diesen Zahlen die Histologie sowie die Art der Therapie, v. a. die Technik der Bestrahlung. Insofern gibt es z. T. erhebliche Unterschiede, die z. B. bei der 5-Jahres-Überlebensrate zwischen 55 und 90% betragen.

10 Nachsorge

Da die wesentlichen Risiken die lokale Rezidivierung sind, stehen entsprechende Untersuchungsmaßnahmen im Vordergrund. Unterschieden werden hierbei wieder die ursprünglichen prinzipiellen Aufgliederungen in den Sitz des Primärtumors, wobei zwischen proximalen und distalen Manifestationen unterschieden wird. Im Rahmen der Nachsorgeuntersuchung kommen die Spekulumeinstellung, die Kolposkopie mit Zytologie, die Sonografie und die Palpation zum Einsatz.
In den ersten beiden Jahren werden die Kontrolluntersuchungen alle 3 Monate und anschließend in halbjährigen Abständen und nach dem 5. Jahr jährlich durchgeführt. Die Ergänzung der Nachsorge durch weitere apparative Untersuchungen sollte dem klinischen Verdacht vorbehalten bleiben.

11 Psychosomatische Aspekte und Psychoonkologie

Hinsichtlich der psychosomatischen bzw. psychoonkologischen Betreuung gelten die in Kapitel 33 dargestellten Grundsätze. Von besonderer Bedeutung ist das Ansprechen der Themen Sexualität und Partnerschaft, die durch maligne Erkrankungen im Bereich der Vagina besonders beeinträchtigt ist. Möglicherweise muss das Paar auch aktiv ermutigt werden, alternative sexuelle Techniken auszuprobieren.

Literatur

Barke A., Frommhold H.: Radiotherapie des Vaginalkarzinoms. Onkologe 6 (2000) 1072–1082.

DiSaia P. J., Creasman W. T.: Invasive cancer of the vagina and urethra. In: Clinical Gynecologic Oncology, DiSaia P.J., Creasman W. T. (Hrsg.), 5th ed., pp. 233–252. Mosby, St. Louis 1997.

Hacker N. F.: Vulvar Cancer. In: Practical Gynecologic Oncology, Berek J. S., Hacker N. F. (eds.), 2nd ed., pp. 403–439. Williams & Wilkins, Baltimore 1994.

Mestwerdt W., J. Martius: Gutartige gynäkologische Erkrankungen I. In: Bender H. G. (Hrsg.), Klinik der Frauenheilkunde und Geburtshilfe, 3. Aufl. Urban & Schwarzenberg, München–Wien–Baltimore 1986.

Nanavati P. J. et al.: High-dose-rate brachytherapy in primary stage I and II vaginal cancer. Gynecol Oncol. 51 1993 67–71.

37 Vulva

Entzündliche und Viruserkrankungen

Hierzu sei im Wesentlichen auf Kapitel 30 verwiesen. Im Nachfolgenden soll daher nur auf einige vulvaspezifische Gesichtspunkte eingegangen werden.

1 Condylomata acuminata (Feigwarzen)

Pathogenese. Condylomata acuminata werden durch eine Infektion mit humanen Papillomaviren (HPV) hervorgerufen, die Übertragung erfolgt durch Geschlechtsverkehr oder anderen engen körperlichen Kontakt. Die HPV sind DNA-Viren und werden der Gruppe der Papovaviren zugerechnet. Über 45 Typen sind bekannt, die Typisierung selbst erfolgt durch In-situ-Hybridisierung. Viele Virustypen liegen intrazellulär als Plasmid vor und können die Wirtszelle nichtneoplastisch transformieren. Bei sog. Hochrisiko-HPV (Typen 5, 8, 16, 18, 31) allerdings erfolgt eine Integration in das Genom der Wirtszelle, wobei sich nach langer Latenzphase Malignome entwickeln können.
Besondere Bedeutung haben die **Subtypen 16** und **18,** da die befallenen Zellen aneuploide DNA-Verteilungsmuster aufweisen und besonders zur malignen Entartung neigen, daher sind dies präneoplastische Veränderungen.

Diagnostik. Genitalwarzen (Abb. 37-1) müssen nicht unbedingt mit bloßem Auge erkennbar sein. In diskreten Fällen werden die Befunde verkannt oder bleiben asymptomatisch.
Klinisch finden sich gelegentlich sehr ausgedehnte papilläre Wucherungen im Bereich der Anogenitalregion, die oft hahnenkammartig imponieren. Es gibt auch subklinische Läsionen, die nur nach Vorbehandlung mit Essigsäure unter dem Kolposkop als weiße Bezirke zu erkennen sind.
Zytologische Hinweise für eine HPV-Infektion sind:
- Koilozytose,
- Dyskeratozytose,
- Doppel- und Mehrkernigkeit.

Histologisch handelt es sich bei den **Kondylomen** um **Akanthopapillome** mit und ohne Hyperkeratose. Beweisend ist die molekularbiologische Untersuchung, hierdurch wird auch die Subtypenbestimmung möglich.
Therapie. Das Therapieziel ist in den allermeisten Fällen eigentlich nur die Entfernung der sichtbaren Veränderungen. Eine kausale Behandlung ist nicht möglich. Entsprechende Impfungen haben sich noch nicht etabliert. Allerdings lässt sich aus dem Geschilderten auch ableiten, dass eine hohe Rate spontaner Heilungen zu erwarten ist.

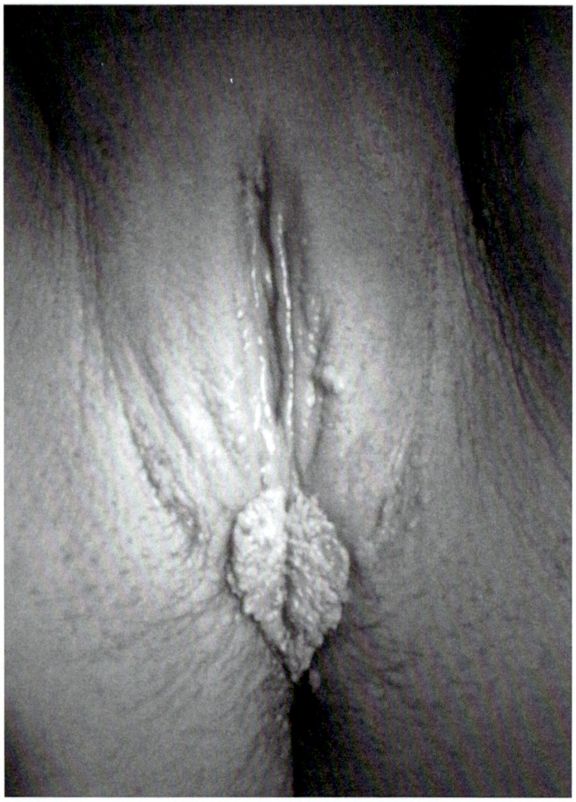

Abb. 37-1 Condylomata acuminata, besonders perineal und perianal (Aufnahme: Dr. med. Jamitzky, Gemeinschaftspraxis Jamitzky und Jawny, Augsburg).

Die Entfernung der Effloreszenzen kann entweder auf chirurgischem Wege oder durch lokale medikamentöse Maßnahmen geschehen. Destruierende Verfahren (z. B. Laser, Elektrokoagulation) haben sich weitgehend durchgesetzt; freilich sind sie nur nach sorgfältiger histologischer Diagnostik anzuwenden. Bei extensiverem Befall sollen die Herde laservaporisiert werden. Gegebenenfalls ist hier eine fraktionierte Behandlung bei entsprechend ausgedehnten Befunden durchzuführen.
Ein weiteres Konzept ist die Kombination der **Laserevaporisation** mit der Nachbehandlung mit **Imiquimod.**
Die Kombination einer immunmodulierenden Behandlung mit **Interferonen** nach Laserevaporisation kann noch nicht endgültig beurteilt werden.
Andere Abtragungsverfahren, v. a. chirurgische oder elektrochirurgische, sollten in unserer Zeit gegenüber der Lasertherapie zurücktreten, die den Vorteil der narbenfreien Abheilung bietet.
Bei der Entfernung von Kondylomen ergibt sich eine relativ hohe Rezidivrate, so dass etwa innerhalb der Halbjahresfrist bei wenigstens einem Drittel der Patienten neue Effloreszenzen auftreten. Ziel der palliativen Maßnahme ist die komplette Entfernung der makroskopisch erkennbaren Läsionen.
Bei mäßiger Ausprägung der Symptomatik wird entweder zugewartet und kontrolliert, begleitende entzündliche Veränderungen werden therapiert oder ggf. diskrete Veränderungen lokal chemotherapeutisch behandelt. Hierbei wird zum Beispiel **Trichloressigsäure** verwendet.
Zur Rezidivprophylaxe scheinen sich Interferone zu bewähren. Allerdings ist diese Therapie teuer und derzeit klinischen Studien vorbehalten.

Nichtneoplastische Veränderungen

Unter dieser Kategorie werden chronische Erkrankungen zusammengefasst, deren Ätiologie weitgehend unbekannt ist und die klinisch durch ausgeprägten Pruritus auffallen.
Nach einem Vorschlag der ISSVD (International Society for Standardisation of Vulva Diseases) sollen unter dem Begriff „vulväre Veränderungen nichtneoplastischer Art" die Typen Plattenepithelhyperplasie, Lichen sclerosus, gemischte Dystrophie oder andere Dermatosen subsumiert werden (Ridley et al. 1989, Wilkinson 1992). Die Klassifikation der Vulvaveränderungen hat sich über die Jahre hinweg verändert, nach der aktuellen Einteilung werden nur noch die genannten nichtneoplastischen Formen unterschieden.
Plattenepithelhyperplasie. Histologisch kennzeich-

nend sind die Vertiefung und Verbreiterung der Reteleisten, die Akanthose (gestörte Epithelschichtung), die Hyperkeratose (Verbreiterung der Hornschicht) und die Basalzellhyperplasie. Ohne Zellatypien besteht keine Tendenz zur Karzinomentwicklung.

Der **Lichen sclerosus et atrophicans** (LSA, Syn. Kraurosis vulvae) ist häufig multizentrisch und von chronischem Verlauf. Er tritt besonders in der Perimenopause auf. Die Hälfte der Fälle mit Lichen sclerosus sind mit einem Vulvakarzinom assoziiert. Die Erkrankung selbst ist langsam progredient und führt zu einer gräulichen Verfärbung der Labienhaut. Histologisch finden sich eine Atrophie der Epidermis und der Anhangsgebilde sowie chronisch entzündliche Erscheinungen.

Der **LSA** (Abb. 37-2) ist die häufigste prädisponierende Erkrankung für ein Vulvakarzinom, dennoch handelt es sich um keine Präkanzerose. Lediglich die Terrainveränderung begünstigt die Entwicklung eigenständiger Neoplasmen. Bei etwa 5% kann über die verschiedenen Dysplasiestufen mit einem Übergang in ein Karzinom gerechnet werden.

Makroskopisch findet man meistens eine pergamentartige Haut, ein nivelliertes Hautrelief und eine Rarefizierung des Subkutangewebes. Histologisch kennzeichnend ist ein Schwund der kollagenen und elastischen Fasern des Bindegewebes, die Epidermis ist meist verschmälert; ein Wechsel mit hypertrophisch-hyperkeratotischen Stellen ist möglich.

Typisch ist das Auftreten in der Perimenopause, grundsätzlich ist aber kein Lebensalter ausgenommen.

Diagnostik. Siehe hierzu Ausführungen im Abschnitt „Vulväre intraepitheliale Neoplasie (VIN)".

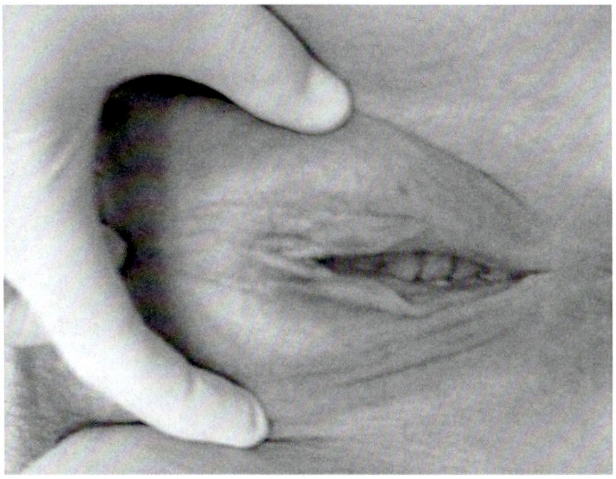

Abb. 37-2 Lichen sclerosus (Aufnahme: Dr. med. Jamitzky, Gemeinschaftspraxis Jamitzky und Jawny, Augsburg).

1 Therapie

LSA. Die Vulva ist ein primäres Zielorgan für Androgene. Es verwundert daher nicht, dass sich deshalb bei dystrophischen Veränderungen die Anwendung androgenhaltiger Salben sehr bewährt hat. Dies gilt v. a. für den LSA.

Eine geringere Wirksamkeit scheint in der Prämenopause zu bestehen. Durch systemische Wirkung ist eine Virilisierung grundsätzlich möglich, die Gefahr wird nach Meinung der Verfasser aber weit überschätzt. Bei Kindern sollte man allerdings besser keine Androgene verwenden.

Häufig werden östrogenhaltige Cremes gegeben. Allerdings leitet sich das Vulvagewebe nicht vom Müller-Gangsystem ab, weswegen seine Ansprechbarkeit auf Östrogene gering ist. Deutlich wirksamer sind Progesteronzubereitungen; sie sind auch für Kinder geeignet. Im Vergleich zu Androgenen ist die Latenzzeit bis zum Wirkungseintritt allerdings deutlich länger.

Bei hartnäckigem Pruritus kann man eine intrakoriale (nicht subkutane) Unterspritzung mit kristalloiden Glukokortikoiden (zusammen mit einem Lokalanästhetikum, z. B. im Verhältnis 1:3) versuchen, andernfalls eine Skinning-Vulvektomie (s. Abschnitt „Vulväre intraepitheliale Neoplasie"). Ultima Ratio ist eine chirurgische Vulvektomie.

Hyperplastische Veränderungen. Obwohl diese Bezeichnung in der neuen Einteilung nicht mehr vorkommt, hat sie in Bezug auf die Therapie ihre Berechtigung. Wichtig ist die Ausschaltung von chronischen Reizen, wie z. B. Kunstfaserunterwäsche oder Verwendung von Sprays, Parfüms und handelsüblichen Deodoranzien zur Intimpflege. Anzuraten sind das Tragen von Baumwollunterwäsche und die Verwendung von Babyöl als Reinigungsmittel. Weiter sind eine sanfte Trocknung der Vulva mittels Haartrockner sowie die Verwendung von Strohkissen – wenn eine sitzende Tätigkeit auf Kunststoffstühlen vorherrscht – zu empfehlen.

Bei Pruritus empfiehlt sich die lokale Anwendung einer hydrokortisonhaltigen Creme, jedoch nur kurzfristig, da es bei längerfristiger Anwendung zur Hautatrophie kommen kann.

Vulväre intraepitheliale Neoplasie (VIN)

Die aktuelle Klassifikation unterscheidet dann weiter die Gruppe der „neoplastischen Vulvaläsionen", wobei diese in die Untergruppen der squamösen und nichtsquamösen Typen fällt (Kurmann 1994). Die **squamösen Typen** entsprechen der vulvären intraepithelialen Neoplasie (VIN I–III), wobei hierunter auch das Carcinoma in situ, die Erythroplasia Queyrat und die bowenoide Karzinose unter VIN III eingeschlossen sind. Als **nichtsquamöse präinvasive neoplastische Läsionen**

Tab. 37-1 ISSVD-Klassifikationen der Veränderungen der Vulva (nach Ridley et al. 1989, Wilkinson 1992).

A. nicht-neoplastische Veränderungen
- Lichen sclerosus
- squamöse Hyperplasie
- andere Dermatosen

B. neoplastische Veränderungen
squamöser Typ
- VIN I: leichte intraepitheliale Neoplasie
- VIN II: mittelschwere intraepitheliale Neoplasie
- VIN III: schwere intraepitheliale Neoplasie
- differenziert
- undifferenziert

nichtsquamöser Typ
- extramammärer Morbus Paget der Vulva
- Melanoma in situ der Vulva

werden ein Melanoma in situ und der extramammäre Morbus Paget der Vulva beschrieben (Tab. 37-1).
Invasive Neoplasien, d. h. die Karzinome mit diversen Unterformen sowie maligne Melanome und Sarkome, werden in einer eigenen Gruppe differenziert.
Die VIN wird in drei Gruppen I bis III klassifiziert, das höchste Ausmaß der Ausprägung der Dysplasie – also der schweren Dysplasie, die auch früher als Carcinoma in situ bezeichnet wurde – stellt die fakultative Präkanzerose des Plattenepithelkarzinoms dar. Es ist allerdings festzustellen, dass es bisher nicht gelungen ist, ein Kontinuum der Entwicklung der vulvären intraepithelialen Neoplasie in den Graden I bis III definitiv zu fassen. Insbesondere geben hierzu auch epidemiologische Daten Aufschluss. Die Inzidenz des invasiven Plattenepithelkarzinoms der Vulva ist über einen längeren Zeitraum konstant geblieben, wohingegen sich die Inzidenz der schweren Dysplasie (VIN III) verdoppelt hat. Weiterhin wird diese Lücke in der kontinuierlichen Entwicklung der intraepithelialen Neoplasie zum Karzinom angedeutet durch den Umstand, dass der Nachweis der HPV-DNA im Karzinom im geringeren Umfang gelingt, als in den entsprechenden intraepithelialen Neoplasien. Die definitive Progression der schweren Dyplasie VIN III bedarf weiterer promovierender Faktoren, unter denen v. a. das Alter und eine besondere immunologische Situation benannt werden müssen.
So ist auch bekannt, dass im Fall der HIV-Infektion das Risiko der Persistenz der schweren Dysplasie erhöht ist.
Der VIN III sind ferner zugeordnet:
- Morbus Bowen,
- Morbus Paget,
- Erythroplasia Queyrat.

1 Einzelne Formen

1.1 VIN I–III

Kennzeichnend für eine VIN (Abb. 37-3) ist die zunehmende **atypische Epithelproliferation** mit folgenden Veränderungen:
- gehäufte und/oder atypische Mitosen,
- Dyskeratosen (Einzelzellverhornung) oder Kernatypien einschließlich Riesenzellbildung,
- Störung der Kern-Plasma-Relation zugunsten des Kerns,
- Hyperchromasie,
- basale Hyperplasie,
- stellenweise große Nukleolen.

VIN-Veränderungen werden immer häufiger diagnostiziert, die Inzidenz beträgt 0,2–0,3/10 000 Patientinnen.

1.2 Carcinoma in situ

Histologisch überwiegen Hyper- und Parakeratosen sowie Akanthose mit folgenden Kriterien:
- vollständiger Schichtungsverlust der Epidermis,
- monozelluläre Verhornung tieferer Zellschichten,
- Kernverklumpungen,
- Zellatypien und Mitosen in sämtlichen Epithellagen,
- intakte Basalmembran ohne Hinweis auf Invasion.

Morbus Bowen, die bowenoide Papulose und die Erythroplasia Queyrat werden unter VIN III subsumiert.
Der **Morbus Bowen** ist eine Sonderform des Carcinoma in situ mit meist hyperkeratotischem Epithel, in der Regel im Bereich der verhornenden Haut. Typisch sind die Klumpzellen („clumping cells"), die mehrkernigen Zellen und die zahlreichen Einzelzellverhornungen. Der Übergang in ein Karzinom erfolgt mit einer langen Latenzzeit (im Schnitt 10 Jahre).

Mikroskopisch nicht zu unterscheiden ist die **bowenoide Papulose,** die fast nur vor dem 40. Lebensjahr auftritt. Typisch sind die multizentrisch auftretenden rötlich-braunen Effloreszenzen, z. T. flach erhaben, z. T. papuloverrukös. Das Entartungsrisiko ist hoch, auch wenn Spontanremissionen nicht selten sind. Allein schon im Hinblick auf die Differenzialdiagnose malignes Melanom empfiehlt sich eine histologische Sicherung.

Die **Erythroplasia Queyrat** ist ebenfalls eine Sonderform des Carcinoma in situ, zumeist an der Übergangsschleimhaut und im Vestibulum lokalisiert. Die Histologie ähnelt der des Morbus Bowen, es fehlen aber die Einzelverhornungen. Das Entartungsrisiko ist höher als beim Morbus Bowen, die Latenzzeit kürzer.

1.3 Morbus Paget vulvae

Diese seltene Erkrankung ist als intraepitheliale Veränderung der Mamille bekannt und stellt im hier beschrie-

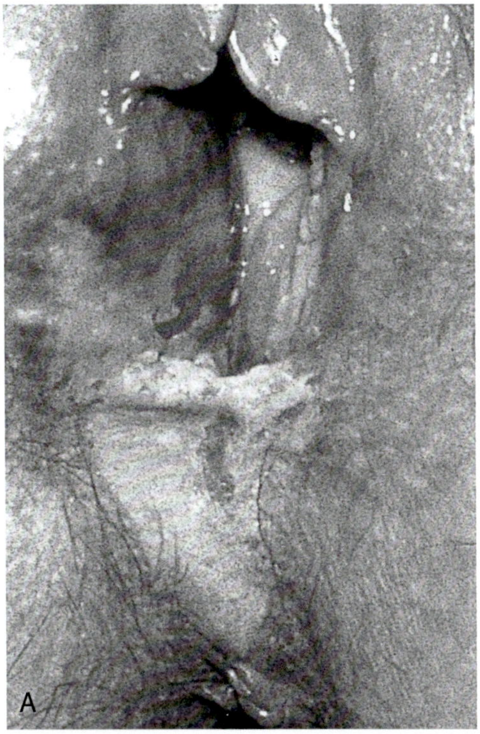

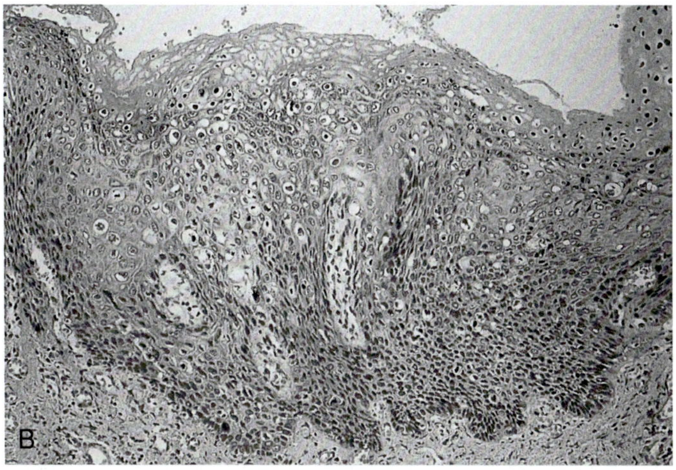

Abb. 37-3 Vulväre intraepitheliale Neoplasie III (Carcinoma in situ) mit Leukoplakie.

A. Unregelmäßige, weißliche, meist leicht erhabene und indurierte Flecken der Vulva.

B. Das gesamte Epithel besteht aus atypischen neoplastischen Zellen. Die Basalmembran ist intakt (Böcker et al. 1997)

benen Zusammenhang eine extramammäre Manifestation dar. Die nachgewiesenen Paget-Zellen finden sich innerhalb der Epithelschichtung und sind immunhistochemisch weiter charakterisierbar. Der Nachweis der Erkrankung ist in der Regel ein histopathologischer Befund, der wegen einer suspekten Veränderung mit Wundgefühl und Pruritus bei erythematösen, ekzematösen oder leukoplakischen Veränderungen durchgeführt wurde. Interessant ist die beschriebene Koinzidenz dieser Veränderung an der Vulva mit der gleichzeitigen Existenz invasiver Adenokarzinome im Bereich des Gastrointestinums und der Brustdrüse. Der Morbus Paget vulvae wächst selten invasiv und hat eine günstige Prognose. In der Regel wird der Herd lokal exzidiert.

Histologisch handelt es sich um eine VIN mit nur gelegentlicher Invasion. Eine Unterscheidung zu den übrigen VIN erscheint sinnvoll, da die Paget-Zellen im Unterschied zu den üblichen Epidermiszellen eine andere Differenzierung durchlaufen: Ein Teil stammt von verhornenden Plattenepithelien ab, ein anderer Teil von den apokrinen Schweißdrüsen.

Klinisch findet man meistens schwach oder kräftig rot gefärbte Hautbezirke, oft girlandenförmig und ekzematös verändert. Weißliche Schuppen im Sinne von Verhornungen sind nicht selten. Häufig assoziiert sind ein quälender Pruritus und das Gefühl des Wundseins.

2 Allgemeines zur Diagnostik präneoplastischer Veränderungen

Gerade Präneoplasien gehen oft ohne jegliche Symptome einher. Ein wichtiges, wenn auch völlig unspezifisches Symptom ist der Pruritus. Allerdings kann er makroskopischen Hautveränderungen oft Jahre vorauseilen. Weitere häufig geklagte **unspezifische Beschwerden** sind:

- Missempfindungen,
- Brennen, Nässen, Stechen, Wundsein,
- Dyspareunie.

Folgende **diagnostische Methoden** sind bekannt:

- Inspektion,
- Palpation,
- Kolposkopie,
- Collins-Test (Vitalfärbung),
- Zytologie,
- Histologie.

Inspektion. Oft gibt bereits die Hautfarbe erste Hinweise:

- weiß: Keratin (Verhornung);
- rot: Entzündung, Epitheldefekt (z. B. Ulkus);
- braun bis grünlich: Pigmenteinlagerungen (z. B. bowenoide Papulose);
- dunkelblau bis schwarz: Hämatom, Endometriose, Melanom.

Kolposkopie. Die Technik sowie die Beurteilungskriterien entsprechen denen der Cervix uteri. Wichtig ist, dass viele Läsionen erst nach sorgfältigem Betupfen mit 3%iger Essigsäure und einer Einwirkungszeit von mehreren Minuten sichtbar werden. Hilfreich ist, die Keratinschuppen abzulösen und nach Anwendung von Essigsäure auch den sog. Leukoplakiegrund zu beurteilen. Gerade bei kleinen, multifokalen Läsionen erleichtert die Kolposkopie eine exakte Lokalisation und Beurteilung für eine evtl. nachfolgende Biopsie.

Collins-Test. In proliferationsaktiven Bezirken färben sich Zellkernsubstanzen mit Toluidinblau stärker an als im übrigen Gewebe. Toluidinblaue Bezirke sind verdächtig auf entzündliche Veränderungen, gutartige Ulzerationen oder neoplastische Befunde.

Praktisch geht man so vor, dass eine 1%ige Lösung mit einem Tupfer auf die gesamte Vulva aufgetragen wird. Nach einer Einwirkungszeit von ca. 3 Minuten entfernt man die Farbe mit 3%iger Essigsäure. Verdächtige Bezirke bleiben blau oder dunkeln sogar noch nach, keratinisierte Herde nehmen den Farbstoff nicht auf und bleiben hell.

Zytologie. Die Zytodiagnostik spielt in der Früherkennung von Karzinomen der Vulva eine deutlich weniger wichtige Rolle als an der Cervix uteri. Dies hängt damit zusammen, dass das Epithel der Vulva verhornt und die Desquamationstendenz geringer ist. Deshalb sollte die Zellentnahme mit speziellen Bürstchen, einem angefeuchteten Watteträger (physiologische NaCl-Lösung) oder einem flachen Skalpell erfolgen.

> **!**
> Die Zytodiagnostik der Vulva ermöglicht keine Ausschlussdiagnostik prämaligner oder maligner Veränderungen.

Die **Nativzytologie** hingegen kann bei entzündlichen Läsionen wichtige Hinweise auf ein infektiöses Geschehen liefern.

Histologie. Beweisend für eine VIN oder auch andere Veränderungen ist letztlich nur die Histologie. Zur Gewebegewinnung stehen folgende Verfahren zur Verfügung:

- Knipsbiopsie,
- Stanz- oder Drillbiopsie,
- Exzisionsbiopsie.

Die Knipsbiopsie eignet sich gut für die Abklärung kolposkopisch suspekter Bezirke.

Die Stanz- oder Drillbiopsie empfiehlt sich, wenn kein Verdacht auf eine Invasion vorliegt und deshalb keine großzügige Exzision primär erforderlich ist. Gerade bei multiplen Herden lassen sich hierdurch größere Eingriffe bzw. ausgedehnte Wundflächen vermeiden.

Die Exzisionsbiopsie ist indiziert, wenn eine Läsion den Verdacht auf eine VIN ergibt und daher eine Entfernung im Gesunden erfolgen soll. Sie stellt somit den Übergang zu den therapeutischen Maßnahmen dar.

Zur prätherapeutischen Diagnostik präinvasiver Veränderungen trägt letzten Endes nur ein histologischer Befund bei. Eine zytologische Veränderung ist nicht immer mit einer entsprechenden Abstrichentnahme erfassbar. Zur Identifizierung der zu biopsierenden oder auch exzidierenden Areale nach erfolgter histologischer Sicherung bewährt sich auch das Verfahren der Toluidinblaufärbung (Collins-Test), das allerdings unspezifisch ist. Neben Biopsien aus diffus veränderten Arealen sind Solitärbefunde in toto zu exstirpieren. Letzten Endes bedeutet dies, dass ggf. **multiple Stanzbiopsien** die Basis der Diagnose bedeuten, wobei schon aus erkenntnistheoretischen Gründen klar sein muss, dass die Frage des Ausschlusses einer invasiven Veränderung mit allem Vorbehalt beurteilt werden kann.

3 Therapie

Die therapeutischen Optionen der intraepithelialen Neoplasie sollen gesondert besprochen werden. Zunächst müssen hier die ablativen Methoden zitiert werden. Neben dem konventionellen chirurgischen Eingriff steht hier v. a. die **Laserevaporisation** zur Verfügung. Die qualifizierte histopathologische Examination ist allerdings nur auf dem Boden der chirurgischen Exzision gegeben. Bei der Lasertherapie ist die geringste funktionelle Irritation mit dem Nachteil der fehlenden histopathologischen Aufarbeitung verbunden.

Es ergibt sich damit die Notwendigkeit eines eher individualisierten therapeutischen Vorgehens, wobei beide prinzipiell ablativen Verfahren auch miteinander kombiniert werden müssen.

Unter den systemischen Behandlungsansätzen, die v. a. als **adjuvante Therapie** anzusprechen sind, oder zur Rezidivprophylaxe wird mit dem Einsatz von **Interferonen** und **Retinoiden** gearbeitet.

Chirurgisch. Folgende Eingriffe kommen – je nach Ausdehnung und Art des Befundes – in Frage:

- tiefe Exzision im Gesunden,
- Hautresektion (Skinning-Vulvektomie)
- partielle Vulvektomie,
- einfache Vulvektomie.

Bezüglich genauerer Darstellung siehe Abschnitt „Vulvakarzinom".

Lasertherapie. Üblich ist heutzutage die Verwendung eines CO_2-Lasers.

> **!**
> Grundproblem jeglicher destruierenden Therapie, also auch der Lasertherapie, ist, dass keine abschließende histologische Untersuchung möglich ist. Eine sorgfältige vorangehende histologische Diagnostik ist deshalb obligat.

Kleinere Bezirke können in Lokalanästhesie angegangen werden, größere erfordern eine Allgemeinanästhesie. Möglich ist auch eine Gesamtbehandlung der Vulva (Skinning-Vulvektomie), wie sie z. B. auch bei hartnäckigem Pruritus indiziert sein kann. Problematisch kann dann die etwa 2–3-wöchige Heilungsphase sein (Reinigung), vorteilhaft ist, dass kaum Narben zurückbleiben.

Findet sich nun erwiesenermaßen ausschließlich der Hinweis auf eine VIN III, soll dieser Herd mit einem **Sicherheitsabstand** von 1 cm exzidiert werden. Die Alternative ist wie angegeben die Vaporisation mit CO_2-Laser.
Mit zunehmender Größenausdehnung der Befunde wird die ablative Maßnahme bis zur sog. **Skinning-Vulvektomie** erweitert. Wie der Name andeutet, soll hier im Wesentlichen eine Hautresektion durchgeführt werden.
Weitere Methoden. Eine Skinning-Vulvektomie ist auch mit dem Skalpell möglich, die Verfasser würden aber dem Laser den Vorzug geben. Weitere destruierende Verfahren sind die **Elektroresektion** (s. Abschnitt „Chirurgische Therapie des Vulvakarzinoms"), die **Elektrokoagulation** und die **Kryotherapie.** Mit ihnen lassen sich gute Ergebnisse erreichen. Beschrieben sind weitere Behandlungsstrategien, so z. B. die Podophyllinbetupfung, die Bleomycinunterspritzung sowie die Vitamin-A-Salben-Behandlung. Die Verfasser selbst haben hiermit keine Erfahrung.

VULVAKARZINOM

Das Vulvakarzinom ist eine typische Erkrankung des höheren Lebensalters, das Durchschnittsalter liegt bei ca. 65 Jahren. Dies bedeutet aber nicht, dass das Vulvakarzinom bei jüngeren Frauen nicht vorkommt: Rund 5% aller Patientinnen mit Vulvakarzinom sind unter 40 Jahren (Shepherd et al. 1998).
Das Vulvakarzinom ist etwas häufiger als das Vaginalkarzinom, sein Anteil an den Genitalkarzinomen beträgt etwa 3–4%. Die Inzidenz beträgt 2/10 000 Patientinnen pro Jahr.

1 Symptome

Typische Symptome gibt es nicht. Das wichtigste Anzeichen ist wohl der **Pruritus vulvae.** Ernst genommen werden sollten auch Klagen über:
- Brennen, Stechen, Nässen;
- unklare Schmerzen (spontan oder beim Koitus).

Diese Beschwerden müssen immer zu einer genaueren Untersuchung Anlass sein, zumal gerade bei älteren Frauen erfahrungsgemäß eine sehr große Latenzzeit zwischen dem ersten Auftreten von Beschwerden und dem Arztbesuch liegt (Abb. 37-4).

> **!** Gerade beim Vulvakarzinom sind fortgeschrittene Befunde bei der Erstuntersuchung nicht selten.

80% der Vulvakarzinome entwickeln sich im Bereich der großen und kleinen Schamlippen, jeweils 10% sind im Bereich der Klitoris oder an der hinteren Kommissur lokalisiert.

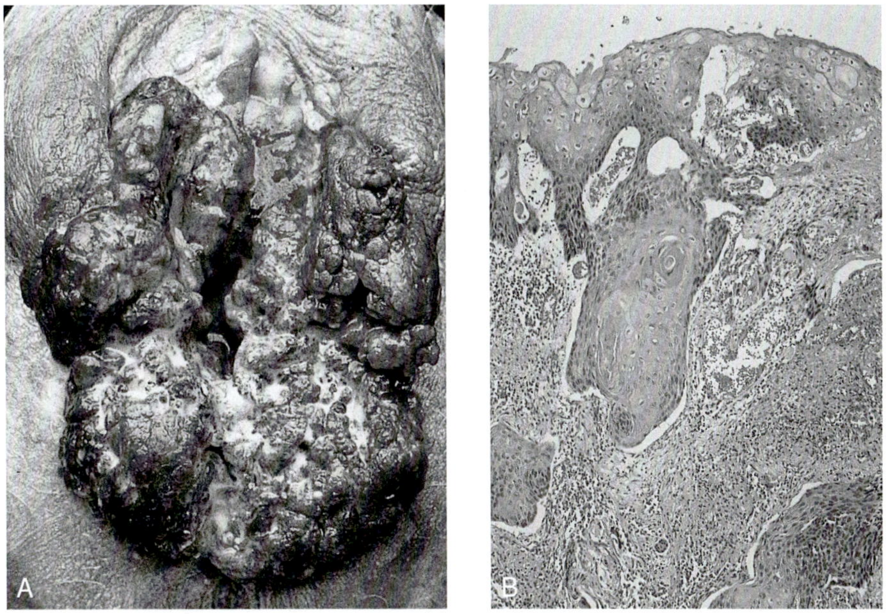

Abb. 37-4 Vulvakarzinom.
A. Makroskopie: ausgedehntes, exophytisch wachsendes Karzinom mit breitflächigen Ulzerationen.
B. Histologie: Ausschnitt mit invasiv wachsenden atypischen Plattenepithelverbänden (Böcker et al. 1997).

2 Diagnostik

Die wichtigste diagnostische Maßnahme oder Früherkennungsstrategie ist in diesem Fall die Inspektion des Genitales anlässlich der Konsultation. Die Patientinnen berichten in der Regel über von ihnen selbst entdeckte Veränderungen, die häufig mit Pruritus verbunden sind. Die makroskopische Beurteilung wird durch die Anwendung der Kolposkopie erleichtert, die Anwendung 3%iger Essigsäure ist angezeigt. Eine weitere Maßnahme stellt die Färbung mit 2%iger Toluidinblaulösung dar. Bei diesem nach Collins bezeichneten Test ergeben sich beim negativen Testergebnis keine Hinweise auf präinvasive oder invasive Areale.
Nicht selten finden sich auch sehr verschleppte Fälle. In neueren Untersuchungen konnte gezeigt werden, dass in der Regel entsprechende Befunde und Beschwerden bei den Patientinnen schon ein halbes Jahr bestehen und immerhin noch bei einem Viertel der Betroffenen sogar 2 Jahre bekannt waren.
Es ist von daher letztlich nicht zu vermeiden, alle suspekten Areale bioptisch abzuklären, v. a. wenn fragliche Ulzerationen oder Hyperkeratosen erkennbar sind. Eine eigentliche klinische Symptomatik mit Blutungen, Schmerzen oder einer peripheren Stauungssymptomatik ist das Kennzeichen des fortgeschrittenen Tumorstadiums. Die Bestimmung des Tumormarkers SCC (squamosus cell carcinoma antigen) ist von keinem erkennbaren prognostischen oder therapeutischen Nutzen. Insbesondere ist zwischen der Höhe des Serumspiegels und der Tumorausbreitung kein Zusammenhang erkennbar. Auch für die Früherkennung der Rezidive konnte keine Effektivität der Markerbestimmung nachgewiesen werden.
Die Patienten berichten in den Frühstadien von Hautveränderungen, die sich als hyperplastisch oder atrophisch mit oder ohne Leukoplakie darstellen. Das in der Regel einzige Symptom ist der oft quälende Pruritus. Mit zunehmendem Wachstum tritt der Befund als Exophyt oder Ulzeration in Erscheinung. Dabei treten Blutungen auf und eine zunehmende Schmerzsymptomatik. Mit weiterem Tumorwachstum und Befall der benachbarten Hohlorgane sind Störungen der Miktion und Defäkation erkennbar.
Für die prätherapeutische Einschätzung muss die gesamte Ausdehnung der Erkrankung erfasst werden. In diesem Zusammenhang sind unter den apparativen Maßnahmen die Abdominalsonografie und die Röntgen-Thorax-Untersuchung zu nennen. Hinweise auf Abflussstörungen liefert die Nephrosonografie, ggf. ein i. v. Urogramm. Abhängig von der Ausdehnung des Primärbefundes ist die Inspektion der benachbarten Hohlorgane im Rahmen der Urethrozystoskopie oder Rektosigmoidoskopie relevant. Zur apparativen Beurteilung des Lymphknotenbefalls eignen sich mit gewissen Einschränkungen die CT und MRT, v. a. im kleinen Becken. Andere Verfahren, wie z. B. die Lymphszintigrafie, haben sich nicht bewährt.
Bei tastbaren inguinalen Veränderungen kann nach **Feinnadelaspiration** eine weitere Aussage über den Lymphknotenbefall gemacht werden. In einer entsprechenden Untersuchung wurde gezeigt, dass hierbei eine falsch negative Rate von weniger als 5% auftritt. Hierbei wurden die inguinofemuralen Lymphknoten sonografisch dargestellt und anschließend punktiert.

Zu bedenken ist, dass die Frühbefunde meist uncharakteristisch sind. Ein Karzinom kann sich verbergen hinter:
- kleinen Erosionen,
- Verhärtungen („Narben", „Warzen"),
- lividen oder rötlichen, manchmal leicht erhabenen Flecken.

Mindestens 2% aller Vulvamalignome sind **Melanome.** Bei Verdacht auf ein malignes Melanom (MM) ist ein dermatologischer Fachkollege hinzuzuziehen.

Im Unterschied zum Nävuszellnävus besitzt das maligne Melanom oft eine unregelmäßige Oberfläche, unregelmäßig geformte und z. T. unscharfe Ränder und eine wechselnde Pigmentierung; es gibt auch ein amelanotisches MM. Generell sollte man allen braunen bis braunschwarzen Veränderungen Aufmerksamkeit schenken, v. a. jenseits des 35. Lebensjahres.

Ist ein verdächtiger Bezirk wahrscheinlich kein malignes Melanom, so ist bei der Entfernung ein Sicherheitsabstand von 0,5 cm ausreichend, ist ein malignes Melanom wahrscheinlich, so richtet sich der Mindestabstand nach der Dicke der Veränderung.
Die Zytologie allein ist nicht ausreichend, sie ist auch zur Ausschlussdiagnostik bei suspekten Befunden nicht geeignet. Auch bei eindeutig positiven zytologischen Befunden (PAP V bzw. VIN III) ist eine histologische Diagnose für die weitere Therapieplanung erforderlich.
Bei positivem Karzinomnachweis sind weitere diagnostische Maßnahmen zur exakten Therapieplanung erforderlich. Hierzu zählen:
- CT, MRT,
- Lymphszintigrafie,
- Punktion bzw. Exzision suspekter regionärer Lymphknoten.

Das CT bzw. die MRT haben die Lymphografie weitestgehend ersetzt. Allen Untersuchungen gemeinsam ist die Zielsetzung, Informationen über einen möglichen Befall von Lymphknoten und dessen Ausdehnung zu gewinnen. Das gilt auch für die Lymphszintigrafie, die die Lymphableitung von einem bestimmten Ort aus darstellt und zur Beantwortung der Frage sinnvoll sein kann, ob auch eine kontralaterale Lymphonodektomie erforderlich ist.
Die Punktion bzw. Exzision suspekter Lymphknoten kommt bei fehlenden Primärbefunden oder auch zur Indikationsstellung Operation versus Radiatio in Be-

tracht. Immerhin ist die palpatorische Beurteilung von Lymphknoten in etwa 30% falsch positiv oder negativ.

3 Histologische Einteilung

Bei den invasiven Neoplasien unterscheidet man in der Gruppe der Karzinome die **Plattenepithelkarzinome,** wobei hier **anaplastische Karzinome,** mittelreife großzellige Karzinome und hoch differenzierte keratinisierte Karzinome unterschieden werden. Die hoch differenzierten Karzinome stellen dabei aus den Plattenepithelkarzinomen mit gut drei Viertel die größte Gruppe, der Anteil der anaplastischen Karzinome bei den Plattenepithelkarzinomen liegt bei 10%. Eine weitere Form sind die **verrukösen Karzinome** und schließlich seltener die **Adenokarzinome** der Bartholin-Drüse.

Eine multifokale Entstehung ist bei etwa 15% zu beobachten. Bei etwa 5% aller Patientinnen ist das Vulvakarzinom bei Diagnosestellung ein Doppelkarzinom, d.h., es liegt an anderer Stelle im Körper noch ein zweites Karzinom vor.

Das MM macht etwa 2,5% aller Vulvamalignome aus und ist somit nicht allzu selten.

Eine Rarität hingegen sind **Sarkome.**

3.1 Epidemiologie des Vulvakarzinoms

Bei einer Inzidenz von 1–2/100 000 Frauen pro Jahr ist das Vulvakarzinom eine seltene Erkrankung und betrifft maximal 5% aller malignen Tumoren der Genitalorgane. Die Inzidenz nimmt mit dem Alter zu und liegt bei Patientinnen über 75 Jahre um den Faktor 10 höher. Bei Betroffenen in der 7. Lebensdekade ist dieser Tumor mit 30% der weiblichen Genitalkarzinome beteiligt.

Die zunehmende Lebenserwartung sowie die erhöhte Prävalenz des HPV, was auch mit einem geänderten Sexualverhalten verbunden ist, lässt eine Zunahme der invasiven Vulvakarzinome erwarten. Hiermit einher geht auch die zunehmende Inzidenz vulvärer intraepithelialer Neoplasien bei jüngeren Patientinnen. Hier muss v.a. angemerkt werden, dass schon jetzt 15% der Vulvakarzinome bei Betroffenen unter 40 Jahren auftreten.

3.2 Ätiologie des Vulvakarzinoms

Die ätiologischen Faktoren im Zusammenhang mit dem HPV wurden bereits dargestellt. Darüber hinaus ist ein weiterer kanzerogener Faktor dem Zigarettenkonsum zuzuschreiben. Dies ist als nicht unerhebliches Risiko in der Zwischenzeit dargestellt worden. Hierbei ist das Rauchen im Sinne einer Promotorfunktion bei der Entstehung von Plattenepithelkarzinomen der anogenitalen Region zu vermuten. Die Zusammenwirkung mit anderen Risikofaktoren wird deutlich, wenn man bedenkt, dass das relative Risiko der Entwicklung des Vulvakarzinoms bei einer Raucherin um den Faktor 2 erhöht ist, jedoch auf den Faktor 35, wenn zusätzlich über Kondylome berichtet wird.

Ein weiterer ätiologischer Faktor ist schließlich im Sinne der stärkeren Tumorpromotion die **Immundefizienz.** Bei 80% der Betroffenen unter 40 Jahren mit einem invasiven Vulvakarzinom finden sich immunologische Phänomene wie Z.n. Nierentransplantation, HIV-Infektion oder andere Autoimmunerkrankungen. Schließlich gehört hierzu die Beobachtung, dass bei knapp zwei Drittel der serologisch HIV-positiven Patientinnen Kondylome oder intraepitheliale Neoplasien im anogenitalen Plattenepithelbereich erkannt werden können.

Chronisch vulväre Veränderungen, v.a. der Lichen sclerosus, sind nicht im eigentlichen Sinne als Präkanzerose anzusehen. Dennoch findet sich beim Vulvakarzinom eine assoziierte Häufung mit dem Vulvakarzinom und dem Lichen sclerosus, so dass dieses bei 4% der Betroffenen mit Lichen sclerosus nachgewiesen werden kann.

3.3 Pathologische Anatomie

Für die Einteilung der pathologisch anatomischen Veränderungen an der Vulva bestanden eine Reihe von Klassifikationssystemen, die im Lauf der Jahre verändert wurden (Kühn und Pickartz 2001). Es ist dringend erforderlich, eine einheitliche Nomenklatur zu etablieren, da eine Vielzahl klinischer Begriffe aus dem Bereich der Gynäkologie, Dermatologie und Pathologie zu einer gewissen Unübersichtlichkeit geführt hat. Inzwischen allgemein akzeptiert ist eine Einteilung, die durch die International Society for Standardisation of Vulva Diseases (ISSVD) festgelegt wurde.

Zunächst sind hier die **nichtneoplastischen Epithelstörungen** von Haut und Schleimhaut zu nennen. Hierunter werden Begriffe wie der Lichen sclerosus oder plattenepitheliale Hyperplasien subsumiert. In einer zweiten Hauptgruppe finden sich gemischte Störungen, in denen neoplastische neben nichtneoplastischen Störungen vorhanden sind. Es bewährt sich hierbei, die nichtneoplastische und die neoplastische Veränderung separat zu beschreiben.

Die dritte Hauptgruppe enthält die intraepithelialen Neoplasien (VIN), in der die intraepitheliale Plattenepithelneoplasie als vulväre intraepitheliale Neoplasie beschrieben wird. Diese Dysplasie wird in drei Kategorien (I bis III) subspezifiziert, wobei das Ausmaß der Dysplasie über die Grade leicht/mäßig/schwer zunimmt, wobei die schwere Dysplasie einem früheren Carcinoma in situ entspricht. Weitere intraepitheliale Neoplasien des nicht plattenepithelialen Typs sind die Paget-Erkrankung der Vulva sowie nichtinvasive, aus Melanozyten bestehende Formationen. Die vierte Hauptgruppe beschreibt die invasiven Vulvaerkrankungen.

Die Gruppe der invasiven vulvären Veränderungen unterscheidet zunächst 7 Untergruppen, bei denen in der Kategorie A die epithelialen Tumoren von Haut und Schleimhaut zusammengefasst werden. Des Weiteren werden in diesen Untergruppen Urethratumoren, Karzinome der Bartholin-Drüse, Malignome aus ektopem Mammagewebe, Weichteilsarkome, andere maligne Tumoren, z. B. neuroektodermalen oder lymphatischen Ursprungs, und schließlich sekundäre und metastatische Formen unterschieden.

Die häufigste Form sind die epithelialen Tumoren, wobei hier zunächst das Plattenepithelkarzinom beschrieben wird. Unter dem Begriff des Plattenepithelkarzinoms werden das typische Plattenepithelkarzinom sowie das verruköse Karzinom subsumiert. Darüber hinaus zählen zu den epithelialen Veränderungen das Basalzellenkarzinom, das maligne Melanom und das Adenokarzinom. Die Kenntnisse der Ausbreitung der Vulvatumoren sind im Wesentlichen am Verhalten des Plattenepithelkarzinoms gewonnen.

Mit der karzinomatösen Infiltration der Umgebung beginnt zunächst ein lokal destruierendes Wachstum, das bei weiterer Progredienz benachbarte Bezirke befällt, so dass die anliegenden Organe, d. h. Vagina, Urethra, Blase und Rektum, in den destruierenden Prozess einbezogen werden. Auf lymphatischem Wege werden inguinofemurale Lymphknoten erreicht, eine hämatogene Metastasierung kann stattfinden, wobei hier Absiedelungen hepatischer und pulmonaler Provenienz differenziert werden. Allerdings ist einzuschränken, dass die Fernmetastasierung eines primären Vulvakarzinoms nach wie vor wohl ein seltenes Ereignis darstellt, wichtiger sind die Prinzipien der lokoregionalen Tumorkontrolle – und dies bedeutet neben dem Primärtumor den Einschluss der lokoregionalen lymphatischen Drainagen. Die lymphatische Drainage erfolgt ipsilateral zu den superfiziellen femuralen inguinalen Lymphknoten, die dann über Lymphbahnen der Fascia cribriformis mit den tiefen inguinalen und femuralen Noduli kommunizieren. Eine Grenzstation stellt der Lymphknoten Rosenmüller dar, der direkt am Lig. inguinale liegt und im zentripetalen Lymphabfluss zwischen den tiefen inguinofemuralen Lymphknoten und den pelvinen Lymphknoten entlang den Iliakalgefäßen vermittelt. Diese wiederum stehen mit den lymphatischen Bahnen im Bereich der Fossa obturatoria in Verbindung. In der Regel muss man davon ausgehen, dass eine direkte pelvine lymphatische Drainage eine Seltenheit darstellt. Eine bilaterale Drainage auf beiden Seiten ist durch die Tumorlokalisation im Bereich der Mittellinie zu erwarten.

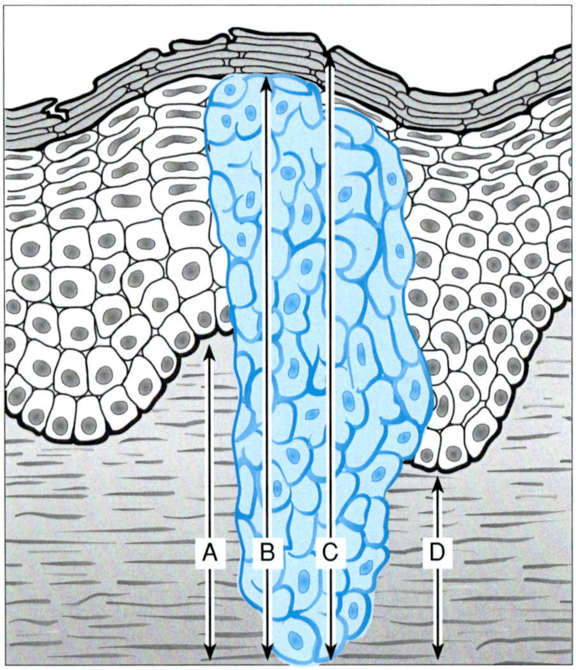

Abb. 37-5 Infiltrationstiefe des Plattenepithelkarzinoms. A, reale Infiltrationstiefe; B, Tumordicke bei nichtverhornendem Plattenepithelkarzinom; C, Tumordicke bei verhornendem Plattenepithelkarzinom; D, Fehlbestimmung der Infiltrationstiefe (aus Bender 2001).

3.3.1 Plattenepithelkarzinom

Unter den invasiven Tumoren stellen die Plattenepithelkarzinome nahezu 90% der Tumoren und sind der Prototyp der malignen invasiven Vulvaveränderungen. Das Wachstumsmuster lässt sich grob in den Typ des kompakten Wachstums bzw. der diffus invadierenden Tumorfront trennen. Aus dem Wachstumsverhalten des letztgenannten Typus kann bereits auf eine erhöhte Aggressivität der Invasion geschlossen werden. Ein biologischer Marker aggressiveren Tumorwachstums ist erkennbar, wenn im Tumor das extrazelluläre Matrixstrukturprotein, das Basalmembranlaminin, fehlt. Laminin ist ein kreuzförmiges Molekül aus drei Polypeptiden und findet sich in der Basalmembran. Die Zellen werden in der extrazellulären Matrix indirekt über Laminin gebunden, die hierfür bekannten Rezeptoren sind z. B. die Integrine (Abb. 37-5).

Möglicherweise kann im Falle einer fraglichen Invasion der fehlende Nachweis des Laminins in der Basalmembran den Verdacht in Richtung auf eine maligne Infiltration lenken.

Das verruköse Karzinom gehört zu den Plattenepithelkarzinomen und stellt hierbei eine spezielle Wachstumsform dar. Wie der Name andeutet, findet sich eine exophytische kondylomartige Proliferation, die zu oberflächlichen papillären Mustern führt. Dieser Tumor wächst im Wesentlichen lokal invasiv, so dass eine auch lymphogene Metastasierung eher selten ist. In diese Gruppe ist auch die Formation Buschke-Löwenstein,

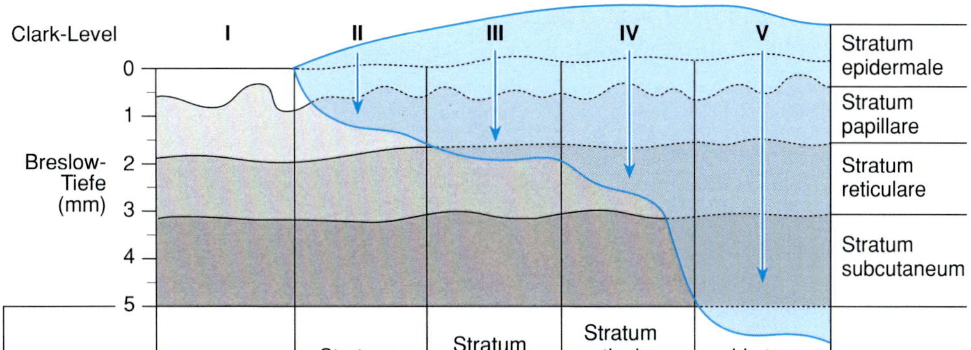

Clark-Level		Stratum papillare	Stratum papillare/ reticulare	Stratum reticulare (tiefe Infiltration)	subkutanes Fettgewebe
Breslow-Tiefe		< 0,75 mm	0,76–1,5 mm	1,51–3 mm	> 3 mm
TNM	pT_{is}	pT_1	pT_2	pT_{3a}	$pT_{3b/4a}$ *

* pT_{3b}: Tumordicke mehr als 3 mm, aber nicht mehr als 4 mm

pT_{4a}: Tumordicke mehr als 4 mm und/oder Infiltration der Subkutis

pT_{4b}: Satelliten in einem Durchmesser von 2 cm vom Primärtumor entfernt

Abb. 37-6 Stadieneinteilung des malignen Melanoms nach Clark, Breslow und nach klinischen Kriterien (TNM-Einteilung) (aus Bender 2001).

als Riesenkondylom bekannt, einzuordnen. Dieser Tumor kann entsprechend dem Wachstumsverhalten lokal in sano exzidiert werden, die Ausweitung des Eingriffs wie beim Vulvakarzinom wird sich hier eher auf extrem große Formationen bzw. Rezidivfälle beschränken können.

3.3.2 Vulvamelanome

Neben dem Plattenepithelkarzinom findet sich als zweitwichtigste, aber dann seltene Manifestation im Bereich der Vulva das maligne Melanom. Die Mehrzahl dieser Veränderungen entsteht im Gegensatz zu den sonstigen im Tegument auftretenden Melanomen de novo und nicht auf dem Boden dysplastischer Naevi. Insbesondere im Klitoris- und Labia-minora-Areal finden sich bevorzugte Melanomentwicklungen.

Unter den histologischen Typen des Melanoms werden häufig das sog. **noduläre maligne Melanom** und das **akrolentiginöse Melanom** gefunden. Das wichtigste Kriterium zur Einteilung und prognostischen Bewertung des Melanoms ist die nach Breslow angegebene Tumordicke und Invasionstiefe. Die Einteilung der Invasionstiefe erfolgt bei den Melanomen im Prinzip nach der Bewertung von Clark, wobei hier eine Modifikation nach Dschung vorgeschlagen wird, die den besonderen Epithelaufbau der Vulva berücksichtigt. Mit größerer Tumordicke und Eindringtiefe ist erwartungsgemäß die Metastasierungsrate des Melanoms erhöht und die Prognose kompromittiert. In der Einteilung von Dschung werden danach die Level I bis V unterschieden, wobei dem Level I das intraepitheliale Areal zukommt, im Level II betrifft die Invasion nach dem Epithel einen Bereich von maximal 1 mm, der Bezugspunkt ist hier die granuläre Schicht des Epithels. Dem Level III entspricht die Invasionstiefe der nächsthöheren Kategorie im Areal von 1 bis 2 mm und im Level IV ist eine mehr als 2 mm tiefe Invasion festzustellen.

Die tiefste Schicht entsprechend dem Level V erreicht das subkutane Fettgewebe (Abb. 37-6).

Als weitere ungünstige Kriterien des Melanoms sind Hämangiosen und ulzerative Veränderungen anzuführen. Insgesamt gibt man auch heute noch über alle Stadien eine Prognose der 5-Jahres-Überlebenszeit von maximal einem Drittel an, wobei dies im Vergleich zu den sonstigen Melanomen eine schlechtere Ausgangssituation darstellt. Dies kann aber ebenso der Diagnoseverzögerung attribuiert werden.

Weitere histopathologische Sonderformen können unterschieden werden, wobei eine Vielzahl von Tumoren vorkommen kann. Für die klinische Praxis ist dies eigentlich unerheblich. Erwähnt werden sollen in diesem Zusammenhang nur noch ein primäres Adenokarzinom der Vulva, das wohl von den Bartholin-Drüsen ausgeht. Daneben können auch Schweißdrüsen oder ektopes Mammagewebe als Mutterboden vulvärer Adenokarzinome identifiziert werden. Diese Tumoren werden selten in Frühentwicklungen erfasst, so dass zum Zeitpunkt der klinischen Diagnosestellung häufig bereits eine lymphogene Filialisierung stattgefunden hat.

3.3.3 Basalzellkarzinom

Eine besondere Erwähnung soll auch das Basalzellkarzinom erfahren. Dieser histopathologisch bekannte Tumor wächst ausschließlich lokal invasiv und destruierend. Hier ist die Metastasierung eine Seltenheit. Allerdings werden in der Literatur entsprechend hohe Rezidivraten berichtet, wenn diese eigentlich unkomplizierte Geschwulst zu knapp entfernt wird.

4 Ausbreitungswege

Das Vulvakarzinom metastasiert typischerweise in die ipsilateralen regionären, d. h. in die oberflächlichen inguinofemoralen Lymphknoten. Von hier aus wird die Lymphe in die tiefen inguinofemoralen Knoten unterhalb der Fascia cribriformis (entlang dem Lig. rotundum) einschließlich der Cloquet-Rosenmüller-Gruppe und in die pelvinen Knoten entlang dem Iliaca-externa-Gefäßbündel weitergeleitet (Abb. 37-7). Aber auch ohne Befall der inguinalen Lymphknoten kann eine Absiedelung in femorale Lymphknoten beobachtet werden. Bei Gefäßverbindungen im präsymphysären Bereich können die oberflächlichen Lymphknoten auch umgangen werden, so dass die tiefe Gruppe primär erreicht wird.

Ein primärer Befall der pelvinen Lymphknoten ist auch dann möglich, wenn das Karzinom im sog. Mittelstreifen sitzt, also entweder im Bereich der hinteren Kommissur (via A. pudenda interna) oder periklitoral (via urethrale Lymphabflusswege).

Diese klare Zuordnung ist in der Praxis nicht immer zu finden. Zum einen können seitlich lokalisierte Karzinome in den Mittelstreifen hineinwachsen und damit Anschluss an die Lymphabflusswege des Mittelstreifens gewinnen; auch eine Metastasierung auf die kontralaterale Seite wird dadurch möglich. Zum anderen können sich Karzinome umgekehrt aus dem Mittelstreifen hinausentwickeln und somit nicht nur direkt in die pelvinen Lymphknoten metastasieren, sondern sogar beidseits in die inguinalen.

Damit ist das **Metastasierungsrisiko** allein schon durch die Lokalisation unterschiedlich. Weitere Faktoren, die das Metastasierungsrisiko bestimmen, sind:
- Invasionstiefe (Gesamtdurchmesser, Stadium),
- histologischer Typ,
- Tumor-Grading,
- Einbruch in Lymph- oder Blutgefäße.

Besonders wichtig ist die Invasionstiefe. Bereits ab einer Invasionstiefe von mehr als 1,5–2 mm muss mit einer Metastasierung in Lymphknoten gerechnet werden; sie beträgt etwa 7%. Diese Zahl steigt auf ca. 30% in die ipsilateralen und ca. 4% in die kontralateralen Lymphknoten bei einer Invasionstiefe von 10 mm lateral sitzender Karzinome.

> **!** Vulvakarzinome metastasieren in aller Regel früher als Kollumkarzinome.

Im engen Zusammenhang mit der Invasionstiefe stehen der Tumordurchmesser und das Tumorstadium. Dementsprechend ergeben sich hier ähnliche Zusammenhänge.

So findet man bei Tumoren unterhalb eines Gesamtdurchmessers von 1 cm kaum eine Metastasierung. Ein Befall der inguinalen Lymphknoten findet sich bei ca. 10% aller Patientinnen im Stadium I, selten sind die pelvinen Knoten befallen. In Stadium III sind hingegen in ca. 60% die inguinalen und in ca. 20% die pelvinen Lymphknoten tumorpositiv.

Die meisten Vulvakarzinome sind Plattenepithelkarzinome. Bleiben diese ohne nennenswerte Stromareaktion oder lymphozytäre Infiltration, so metastasieren sie schneller. Dasselbe gilt für ein sprayförmiges Wachstumsmuster – im Gegensatz zum nodulären. Basalzellkarzinome neigen hingegen nicht zur Metastasierung. Das maligne Melanom wiederum neigt zur raschen Metastasierung, wobei erhebliche Unterschiede zwischen superfiziell spreitenden, Lentigo-maligna-, akrolentiginösen und primär nodulären Melanomen bestehen.

Bei G-III-Karzinomen ist das Risiko einer Metastasierung etwa doppelt so hoch wie bei G-I-Karzinomen. Ein Einbruch in Lymph- und/oder Blutgefäße steigert das Metastasierungsrisiko erheblich. Dies gilt nicht nur für Vulvakarzinome, sondern für alle Malignome.

> **!** Je höher das Metastasierungsrisiko, desto schlechter die Prognose. Deshalb sind alle Faktoren, die das Metastasierungsrisiko bestimmen, auch zugleich Prognosefaktoren.

Bei genauer Betrachtung beschreiben diese Faktoren das Maß der Entdifferenzierung und – meist im Zusammenhang damit – das mitotische sowie infiltrative Potential eines Tumors. Man kann davon ausgehen, dass generell alle Faktoren, die diese Eigenschaften eines Tumors erfassen, Auskunft über das Metastasierungsrisiko und die Prognose geben, dies gilt sowohl für bereits bekannte Faktoren als auch für erst noch zu „entdeckende“ (z. B. hohe VEGF-Expression, EGF-Expression, S-Phase-Fraktion).

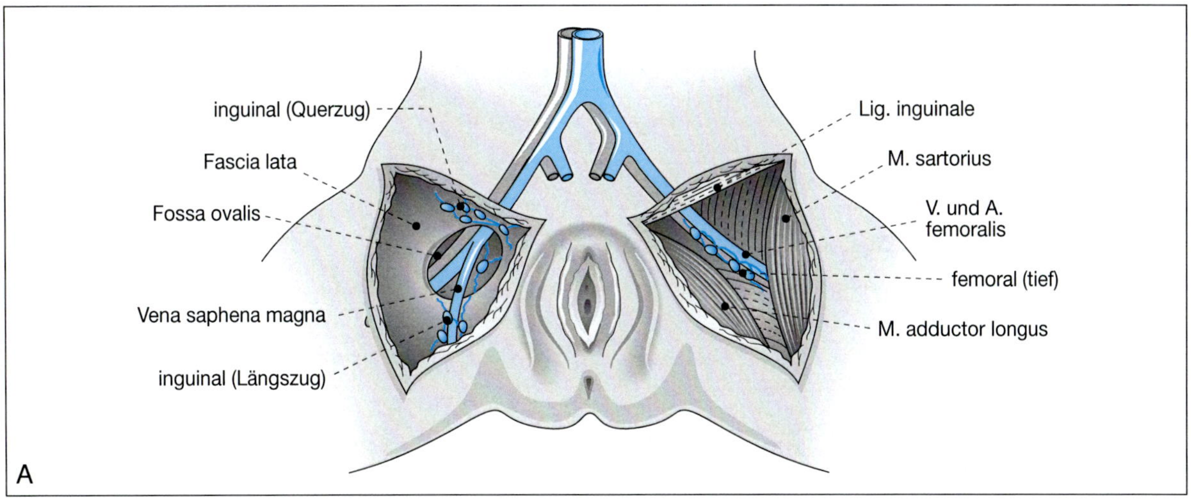

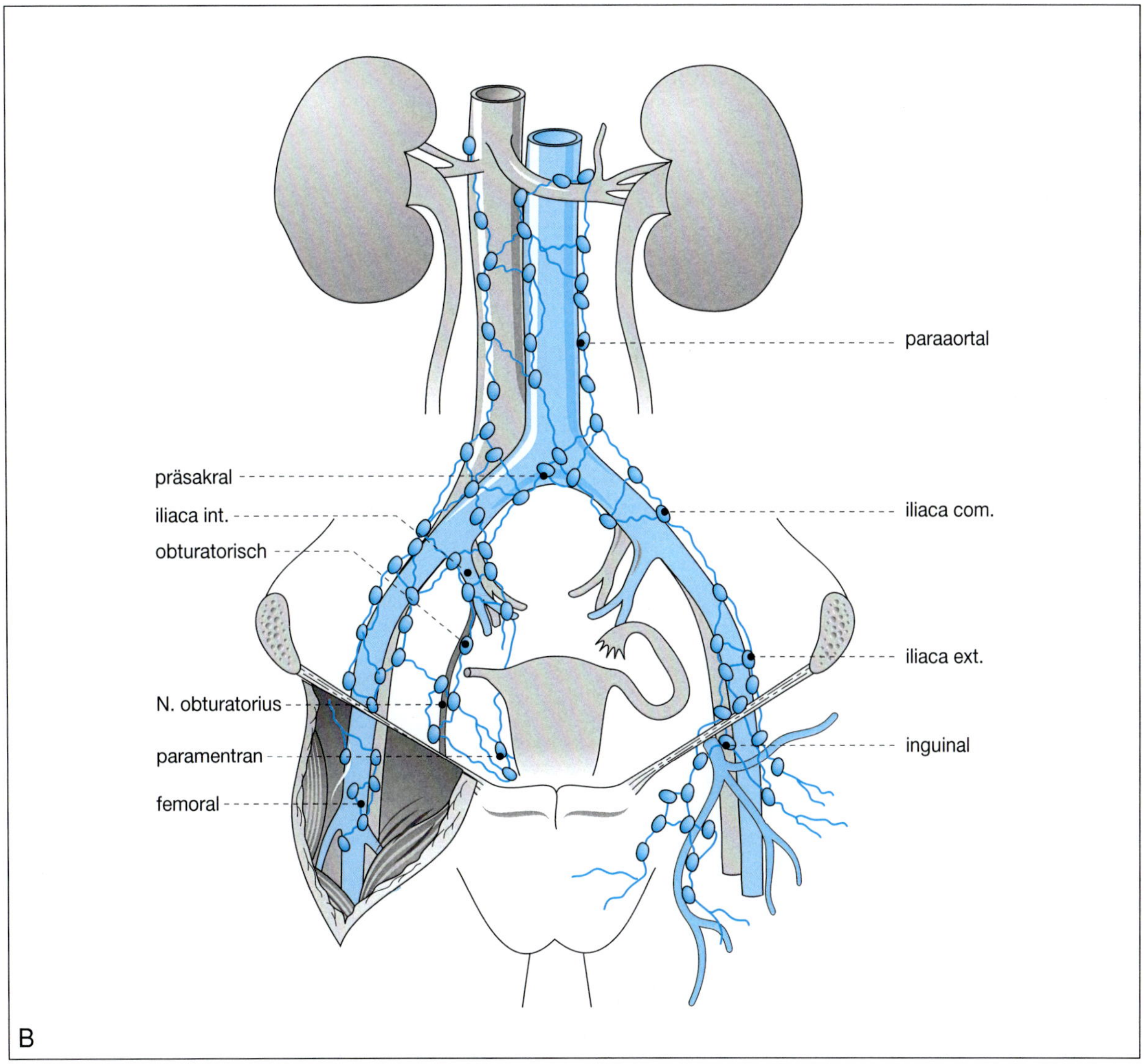

Abb. 37-7 Lymphabflusswege der Vulva.
A. Inguinofemoral.
B. Pelvin-paraaortal (Zeichnung: Dr. med. A. Jamitzky, Gemeinschaftspraxis Jamitzky und Jawny, Augsburg).

Tab. 37-2 FIGO-Klassifikation des Vulvakarzinoms.

FIGO-Stadium	
Stadium 0	Carcinoma in situ
Stadium I	Tumor auf Vulva oder Damm beschränkt, Durchmesser < 2 cm
Stadium II	Tumor auf Vulva oder Damm beschränkt, Durchmesser > 2 cm
Stadium III	Tumor jeder Größe mit Übergang auf untere Urethra, Vagina oder Anus und/oder regionäre Lymphknotenmetastasen unilateral
Stadium IVA	Tumor jeder Größe mit Übergang auf obere Urethra, Blase, Rektum oder knöchernes Becken und/oder regionäre Lymphknotenmetastasen bilateral
Stadium IVB	Fernmetastasierung

5 Stadieneinteilung

Die Stadieneinteilung des Vulvakarzinoms bedarf zu ihrer Validierung verlässlicher Daten der chirurgischen Exploration. Erst dadurch kann eine differenziertere Aufschlüsselung erfolgen. Als Stadium IA wird nun eine Veränderung definiert, deren Infiltration maximal 1 mm beträgt. Hierbei sind keine lymphogenen Absiedelungen wahrscheinlich. Zur exakten Festlegung dieses frühinvasiven Befundes muss die Messung der Invasionstiefe standardisiert werden. Mögliche Messstrecken sind in Abbildung 37-5 angegeben, wobei nach der FIGO-Klassifikation der Abstand der Basalmembran der oberflächlichsten Papille bis zum tiefsten Punkt der Tumorinvasion gemessen wird.
Das aktuelle Klassifikationsschema nach TNM und FIGO findet sich in Tabellen 37-2 und 37-3.

6 Therapie

6.1 Chirurgische Therapie

Als Standardverfahren zur Behandlung des klinischen Vulvakarzinoms wird die **radikale Vulvektomie** mit bilateraler inguinofemoraler Lymphonodektomie en bloc bezeichnet, die von Way und Taussig in der Mitte des vorigen Jahrhunderts beschrieben wurde (Abb. 37-8). Bekanntermaßen ist mit diesem chirurgischen Ansatz bei der hauptsächlich inkriminierten Klientel eine hohe Morbidität verbunden, bei der weit voran ausgedehnte Wundheilungsstörungen führen. Durch die Veränderung der Körperkontur in diesem Bereich und die nachfolgenden Beeinträchtigungen lag es auf der Hand, dass versucht wurde, das Ausmaß des exzessiven Eingriffs einzugrenzen. Der erste Ansatz lag darin, den Zugang zu modifizieren, indem neben der Vulvektomie über separate Inzisionen die inguinofemuralen Lymphknoten entfernt werden. Der Verzicht auf die **En-bloc-Resektion** führt zu einer deutlichen Rücknahme der Morbidität. Insbesondere bei Patientinnen des Stadiums I mit einer Begrenzung des Tumors auf die Vulva und einer Größenausdehnung unter 2 cm wird dadurch

Tab. 37-3 TNM-Klassifikation des Vulvakarzinoms. Die Einteilung N1–2 ist ohne Kenntnis der Histologie ohne klinische Relevanz, weswegen die postoperative pN-Angabe zu bevorzugen ist.

T0	kein Tumor nachweisbar
Tis	Carcinoma in situ
T1	Tumor auf Vulva beschränkt, Durchmesser < 2 cm
T2	Tumor auf Vulva beschränkt, Durchmesser > 2 cm
T3	Tumor jeder Größe mit Übergang auf die Urethra und/oder Vagina und/oder Anus und/oder Damm
T4	Tumor jeder Größe mit Übergang auf Blase und/oder Rektum und/oder knöchernes Becken
N0	keine tastbaren Lymphknoten
N1	bewegliche homolaterale Lymphknoten
	– N1a scheinen nicht befallen zu sein
	– N1b scheinen befallen zu sein
N2	bewegliche kontra- oder bilaterale Lymphknoten
	– N1a scheinen nicht befallen zu sein
	– N1b scheinen befallen zu sein
N3	fixierte oder ulzerierte Lymphknoten
M0	keine Fernmetastasen nachweisbar
M1	Fernmetastasen nachweisbar
	– M1a tiefe Beckenlymphknoten tastbar
	– M1b andere Fernmetastasen

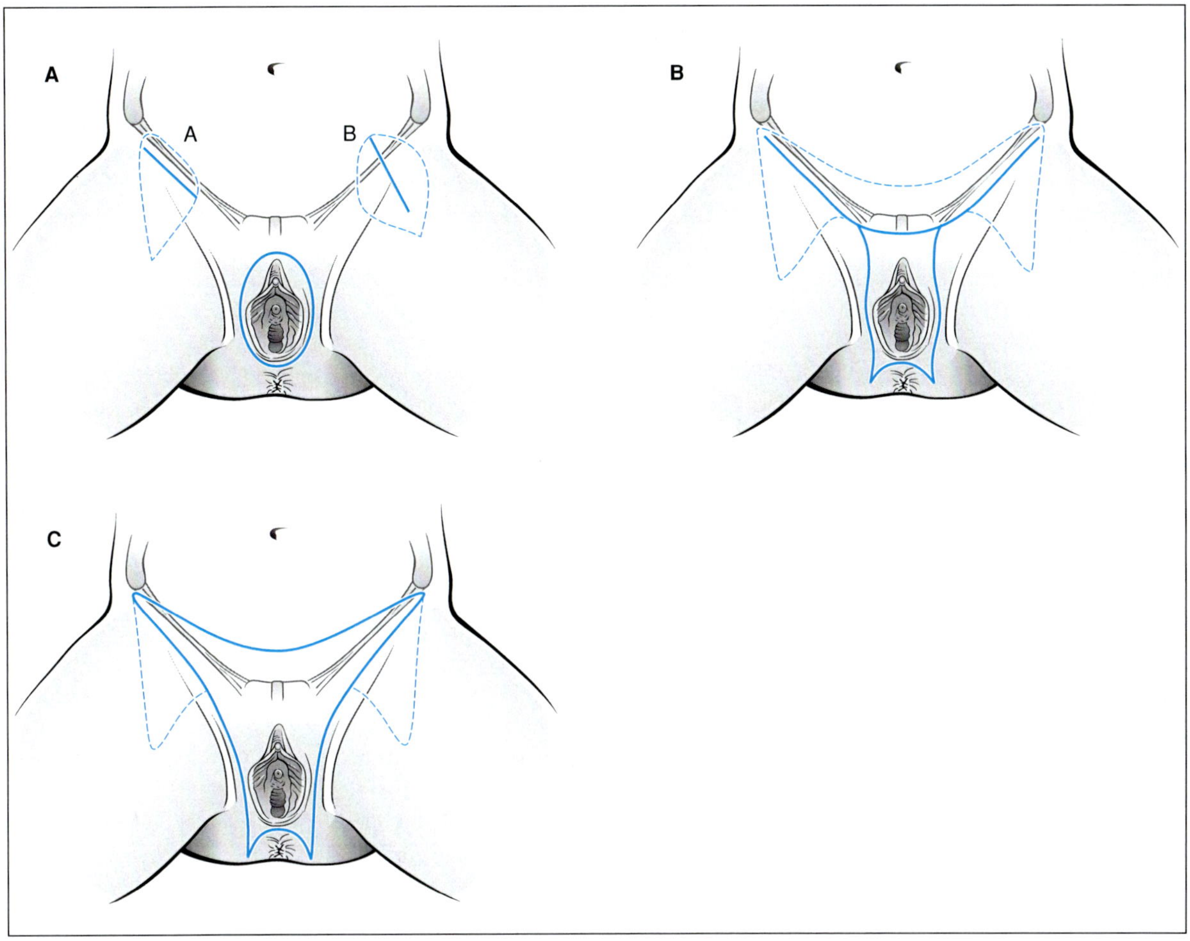

Abb. 37-8 Umschneidungsfiguren der Vulva (aus Bender 2001).
A. Radikale Vulvektomie mit separater beidseitiger inguinofemoraler Lymphonodektomie. A, quere Inzision unterhalb des Leistenbandes; B, Längsinzision
B. En-bloc-Resektion.
C. Klassische En-bloc-Resektion nach Way.

keine Verschlechterung der Rezidivrate sowie des Gesamtüberlebens induziert. Ausgehend von diesen Überlegungen ist in einem aktuellen Behandlungskonzept eine weitgehende Individualisierung der chirurgischen Maßnahme zu fordern. Für diese Überlegungen zur Individualisierung ist die Tumorausbreitung und die Charakterisierung des Metastasierungsrisikos inklusive der Prognoseparameter relevant. Man hofft auf diese Weise eine mit hoher Morbidität verbundene chirurgische Übertherapie zu reduzieren wie auch gelegentlich eine inadäquate Reduktion des chirurgischen Eingriffs zu vermeiden.

Die Tumorlokalisation, die Tumorgröße und die Invasionstiefe sind die relevantesten Parameter zur Planung der chirurgischen Resektion. Im Stadium I – also bei einer Begrenzung des Durchmessers auf 2 cm – wird zwischen den Gruppen IA und IB je nach Invasionstiefe über oder unter 1 mm unterschieden. Finden sich hier entsprechende Veränderungen, die definitiv dem Stadium IA zuzuordnen sind, so kann eine Exzision in sano durchgeführt werden, eine inguinale Lymphonodektomie ist entbehrlich.

Sitzen die Primärtumoren lateral und sind tiefer invadiert oder größer ausgedehnt – also in den Stadien IB oder II –, so steigt das Risiko der inguinofemoralen Lymphknotenmetastasierung, wobei in der Regel bei lateralem Sitz bei wenigstens 90% der Fälle die ipsilaterale Lymphknotenkette betroffen ist.

Es konnte gezeigt werden, dass nur in knapp 5% der Fälle bei einer unilateralen Tumormanifestation ein beidseitiger Lymphknotenbefall besteht. Das Auftreten nur kontralateraler Metastasen ist noch seltener. Da der Nachweis kontralateraler Lymphknotenmetastasen bei negativem ipsilateralem Befund eine extreme Seltenheit darstellt, kann in dieser Konstellation die **inguinofemorale Lymphonodektomie** auf die ipsilaterale Seite

begrenzt werden. Finden sich hierbei allerdings suspekte Veränderungen, die sich in der Schnellschnittdiagnostik als positiv erweisen, so sollte der Eingriff gleichseitig beendet werden.
Unabhängig vom Tumorstadium sind bei der inguinofemoralen Lymphonodektomie auf jeden Fall die tiefen femoralen Lymphknoten mit zu erfassen. Es liegen hierzu Ergebnisse vor, nach denen auch im Stadium I inguinofemorale Rezidive beobachtet werden, wenn lediglich die superfiziellen Lymphknoten entfernt werden. Für das genannte Vorgehen sollte der **Sicherheitsabstand** wenigstens 1 cm betragen, der Nachweis eines unizentrischen Prozesses ist obligat (De Cicco et al. 2000, Maggioni et al. 2000)
Eine andere Ausgangskonstellation stellt die Tumorlokalisation in der Mittellinie dar oder der Nachweis bilateraler Veränderungen. In diesen Fällen ist auch in den Tumorstadien T1 und T2 die Vulvektomie mit bilateraler inguinofemoraler Lymphonodektomie indiziert. Sind die Tumorausdehnungen bis auf die Größe T2 begrenzt, sollte auch hier die Vulvektomie separat von der inguinofemoralen Lymphonodektomie durchgeführt werden. Es ist erwiesen, dass sowohl die lokale Rezidivierungsrate als auch das Gesamtüberleben im Vergleich zur En-bloc-Resektion nicht beeinflusst werden.
Sind multizentrische Herde ausgeschlossen, so konnte wahrscheinlich gemacht werden, dass auch eine Modifikation der vulvären Schnittführung entsprechend der Lokalisation und Ausdehnung des Tumors keine Kompromittierung der therapeutischen Qualität bedeuten muss. Insofern kann in diesen Situationen für das Konzept einer modifizierten radikalen Vulvektomie mit inguinofemoraler Lymphonodektomie plädiert werden.
In frühen abgrenzbaren Stadien sind hier durchaus Anpassungen, z. B. im Sinne einer vorderen oder hinteren Zweidrittel-Vulvektomie, denkbar (Abb. 37-9).
Immerhin beobachtet man noch in gut einem Drittel der Fälle fortgeschrittene Befunde, die den Stadien III oder höher zuzuordnen sind, bei denen unter den chirurgischen Maßnahmen lediglich die radikale Operation unter Mitnahme benachbarter Strukturen angestrebt werden kann. Bei den typischen klinischen Karzinomen wird man hier die radikale Vulvektomie mit beidseitiger inguinofemoraler Lymphonodektomie auch als En-bloc-Resektion ausführen müssen. Diese ausgedehnten Resektionen führen allerdings zu erheblichen lokalen Problemen, so dass man sich bemüht, durch die Hereinnahme von Verschiebeplastiken die postoperativen Folgen durch die große Wundfläche zu vermindern. Hierbei werden plastisch-rekonstruktive Operationen beschrieben, die in Form z. B. der myokutanen Gracilis- und Gluteus-maximus-Lappen zur Anwendung kommen (Abb. 37-10) (Knapstein et al. 1988). Im Zusammenhang mit diesen Maßnahmen kann auch den sonst drohenden Introitusstenosierungen entgegengewirkt werden, so dass auch die Vaginalfunktion wiederhergestellt werden sollte.

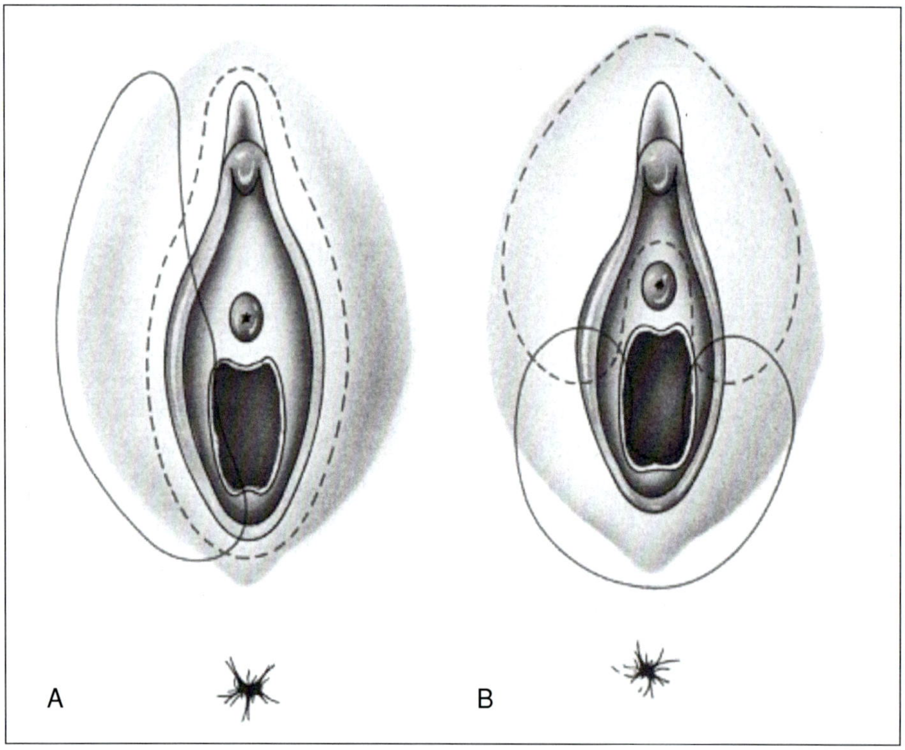

Abb. 37-9 Partielle Vulvektomie.
A. Laterale Hemivulvektomie mit ipsilateraler inguinofemoraler Lymphonodektomie.
B. Zentrale vordere bzw. hintere Hemivulvektomie mit beidseitiger inguinofemoraler Lymphonodektomie.

Die ausgedehnte Wundfläche und die konsekutiven Wundheilungsprobleme sind v.a. auch in der postoperativen Phase mit einem ausgedehnten Infusionsprogramm zur qualifizierten Substitution zu ergänzen. Hierbei werden v.a. auch Aminosäuren angeboten. Neben der großzügigen Drainage des Wundgebietes wird weiterhin eine intensive Thromboseprophylaxe und antibiotische Therapie erforderlich.

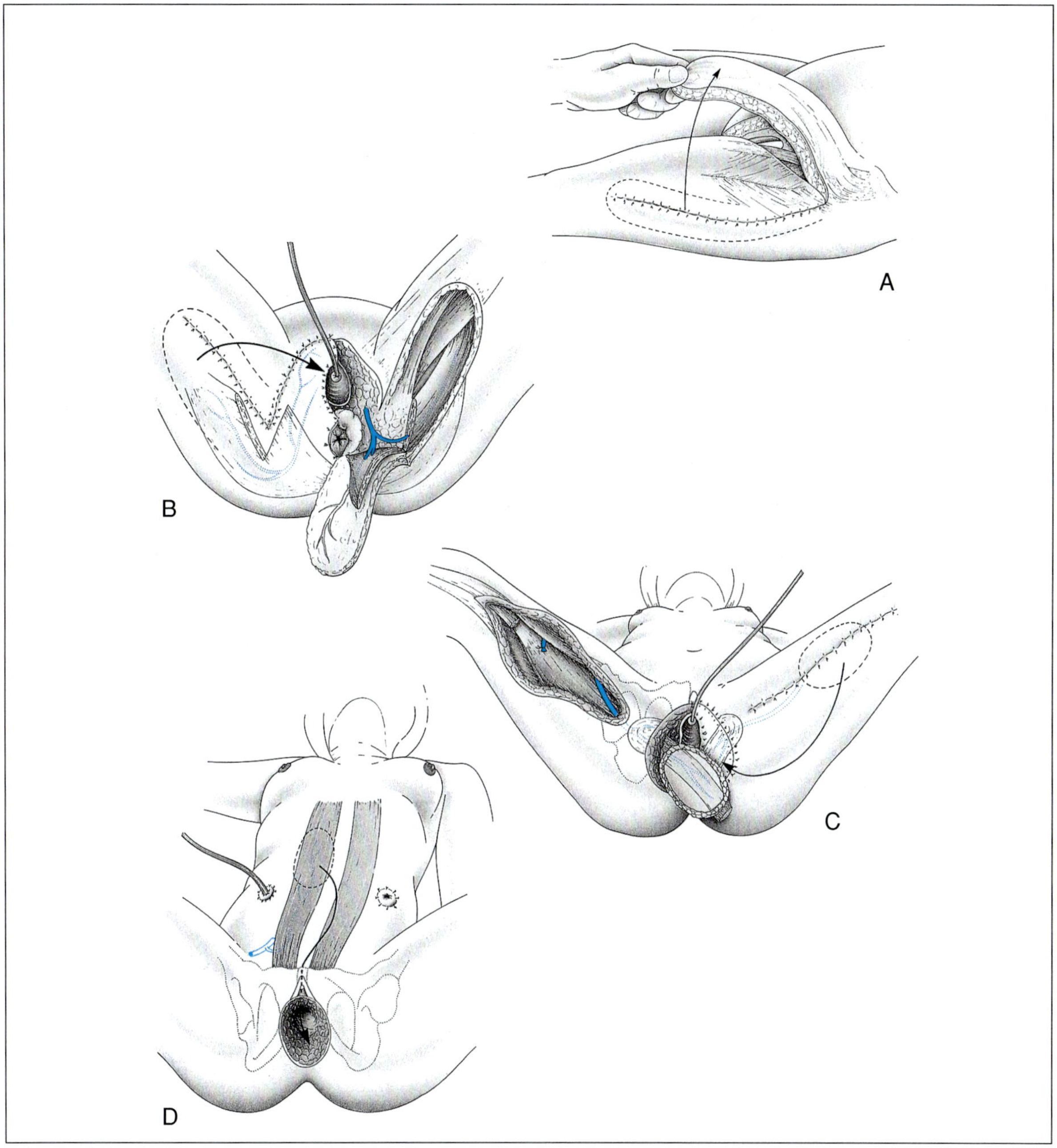

Abb. 37-10 Myokutane Lappenplastiken zur Deckung vulvärer Gewebedefekte.

A. TFL-Plastik: Ein langer schmaler Hautlappen wird mit dem M. tensor fasciae latae und dem Haupttast der A. circumflexa femoris über die Leiste in die Vulva geschwenkt.

B. GM-Plastik: Nach Durchtrennung des M. gluteus maximus wird der Hautlappen mit der A. glutea inferior und dem N. cutaneus femoris in die Vulva verlagert.

C. G-Plastik: Eine Hautinsel wird mit dem M. gracilis und der A. circumflexa unter einer Hautbrücke durchgezogen und in die Vulva eingebracht.

D. RA-Plastik: Eine Hautinsel aus dem Epigastrium wird mit dem M. rectus abdominis mit der A. epigastrica inferior retropubisch durchgezogen und in den Beckenboden verlagert (Hillemanns et al. 1991, nach Knapstein und Friedberg 1987).

Beim Mitbefall benachbarter Hohlorgane stellt sich die Frage nach ultraradikalen Eingriffen im Sinne exenterierender Verfahren. Prinzipiell ist hierzu anzumerken, dass solche Eingriffe eigentlich nur indiziert werden können, wenn es gelingt, den Tumor sicher im Gesunden zu resezieren, und gleichzeitig auch nur ein limitierter Befall der Lymphknoten nachzuweisen ist. In allen anderen Fällen – und das sind eben die lymphonodal weiter metastasierten Fälle – kann schon aus prinzipiellen Gründen der Eingriff nicht in sano erfolgen. Dann stellt sich auch die Frage nach der Resektion des großen Primärtumors im Gesunden selbst unter Mitnahme der benachbarten Hohlorgane nicht mehr. In einem solchen Fall würde man zwar eine auf den Ort der Primärtumorentstehung technisch qualifizierte R0-Resektion im Rahmen einer Exenteration erreichen, auf Grund der Streuung aber an der Situation der Tumorbiologie nichts weiter verändern. Es ist bekannt, dass die 5-Jahres-Überlebensrate nach exenterativen Eingriffen im Wesentlichen durch den Lymphknotenstatus beeinflusst wird. Zusätzlich besteht eine ausgesprochen hohe postoperative Morbidität. In dieser Situation muss die Indikation für solche Maßnahmen kritisch relativiert werden, so dass wohl eher in palliativer Absicht reduziertere Verfahren zur Anwendung kommen.
Bei großen ausgedehnten Befunden, die per se eine schlechte Prognose signalisieren und in der Regel mit einer ausgedehnten nodalen Metastasierung verbunden sind, und auch bei Reduzierung des Allgemeinzustandes der oft älteren Patientinnen, kann als qualifizierte palliative Maßnahme die **Elektroresektion** der Tumormassen angeboten werden. Bei dem nach Berven und Weghaupt bezeichneten Verfahren wird eine der lokalen Tumorausdehnung angepasste auch sehr weitreichende Vulvektomie durchgeführt, wobei der Wundgrund anschließend elektrokoaguliert wird. Die zugehörigen regionären Lymphabflussgebiete werden bestrahlt. Mit dieser Methode ist eine qualifizierte Beseitigung der Tumormassen möglich und es sind unter Erhaltung einer besseren Lebensqualität als z. B. bei exenterierenden Eingriffen relativ lange symptomfreie oder -reduzierte Verläufe möglich. Auch lokal rezidivierende Tumoren können technisch günstig und mit akzeptablen postoperativen Folgen für die Patientin abgetragen werden.

6.1.1 Stellenwert der pelvinen Lymphonodektomie beim Vulvakarzinom

Für eine aktuelle Diskussion der Notwendigkeit zur **Exstirpation pelviner Lymphknoten** ist davon auszugehen, dass ein pelviner Lymphknotenbefall zunächst nur bei positiven inguinofemoralen Lymphknoten nachgewiesen ist. Bezogen auf alle Vulvakarzinome wurde ein entsprechender Befall in weniger als 10% der Fälle festgestellt. Aus diesen Daten ergibt sich, dass die durchaus geringe Häufigkeit nachgewiesenen pelvinen Lymphknotenbefalls für die klare Empfehlung spricht, die pelvinen Lymphknoten nicht routinemäßig zu exstirpieren. Zudem konnte keine Verbesserung der Überlebensrate durch einen entsprechenden Eingriff gezeigt werden. Es liegt eine Untersuchung vor, bei der verglichen wurde zwischen einer Strahlentherapie und einer pelvinen Lymphonodektomie bei Vulvakarzinomen mit positiven inguinofemuralen Lymphknoten. Im Zeitraum des 2-Jahres-Überlebens waren die Ergebnisse nach Radiatio deutlich günstiger, wobei dieser Vorteil v. a. bei ausgedehnter Lymphknotenmetastasierung oder wenigstens mehr als 2 positiven Lymphknoten nachweisbar war. Zusätzlich konnte eine deutliche Erhöhung der inguinofemoralen Rezidive bei den ausschließlich operierten Patientinnen nachgewiesen werden.
So lässt sich die Notwendigkeit der pelvinen Lymphonodektomie nicht eindeutig belegen. Insbesondere bei einer ausgedehnten Lymphknotenmetastasierung sollte nach den vorliegenden Daten eher die Strahlentherapie im Bereich des Beckens zur Anwendung kommen.

6.1.2 Übersicht über die chirurgische Therapie der Vulvakarzinome in Abhängigkeit vom Tumorstadium

Nach den vorgestellten Überlegungen lässt sich in Korrelation zum Tumorstadium folgende Therapieempfehlung einer chirurgischen Intervention beim Vulvakarzinom angeben (Berek und Hacker 1994).
Bezogen auf das frühe Stadium I mit einem maximalen Durchmesser bis 2 cm und der Unterscheidung nach der Infiltrationstiefe bis oder über 1 mm und den entsprechenden Tumorstadien T1a und T1b, wird im Falle des histologisch bestätigten Befundes pT1a, FIGO IA (Mikroinvasion) nach Exzision des Befundes keine weitere Maßnahme empfohlen. Die Exzision eines entsprechend suspekten Herdes bedeutet – wie angegeben – bei lateralem Sitz die Einhaltung eines Sicherheitsabstandes von 1 cm. Die median gelegenen Veränderungen können entsprechend der Lokalisation und unter Beachtung des Gebotes zur Einhaltung des Sicherheitsabstandes ggf. im Sinne einer Teilvulvektomie, z. B. vordere oder hintere Zweidrittel-Vulvektomie, entfernt werden.

> **!**
> Die Teilvulvektomien sind der Exzision immer dann vorzuziehen, wenn das Gebot des Sicherheitsabstandes von 1 cm nicht durch reine Tumorexzision erreicht wird.

Bei Invasionstiefen über 1 mm, d. h. dem Stadium pT1b, kann für die Primärtumorsanierung noch die Teilvulvektomie unter Beachtung des Sicherheitsabstandes durchführbar erscheinen, möglicherweise sind aller-

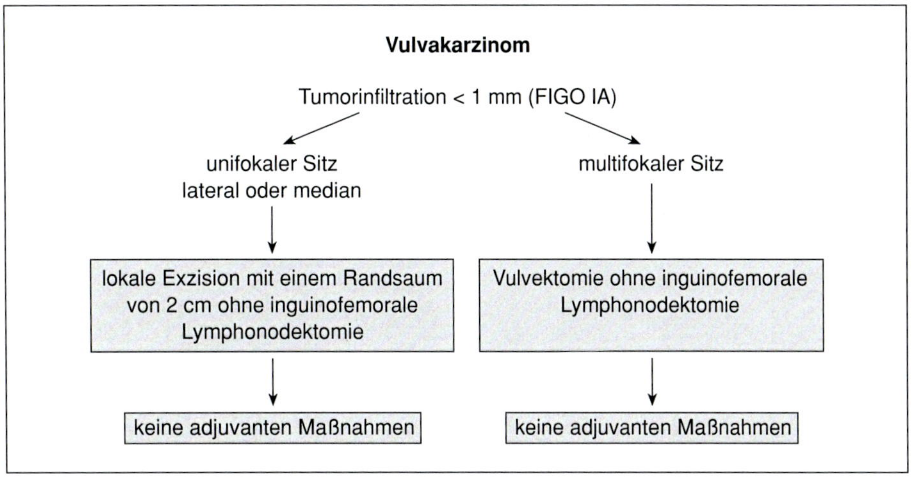

Abb. 37-11 Vorgehen beim Vulvakarzinom im FIGO-Stadium IA (aus Bender 2001).

dings weitere unklare Herde oder begleitende vulväre Veränderungen vorhanden, so dass in diesen Fällen eine Vulvektomie durchzuführen ist.

Die inguinofemurale oberflächliche und tiefe Lymphonodektomie wird obligat ab dem Stadium pT1b. Hierbei kann bei lateralem Tumorsitz eine ipsilaterale Lymphonodektomie durchgeführt werden, in allen anderen Fällen werden die Leisten durch separaten Zugang bilateral ausgeräumt.

Im Stadium FIGO II, d.h. bei Tumoren, die größer als 2 cm entwickelt sind und noch nicht auf die benachbarten Strukturen übergreifen, wird in der Regel die sog. radikale Vulvektomie durchgeführt. Da in Abhängigkeit von der Tumorgröße und der Invasionstiefe auch der Befall beider Leisten selbst bei lateralem Sitz angenommen werden muss, wird die bilaterale Lymphonodektomie in der Regel das Verfahren der Wahl sein. Abhängig von der Tumorgröße wird ggf. auch die En-bloc-Operation durchgeführt, bei dem die Vulva mit dem umgebenden Hautmantel auch im Bereich der Leisten reseziert wird. Die Problematik der hohen postoperativen Morbidität bei der En-bloc-Resektion wurde erwähnt, so dass auch in den Fällen des Stadiums T2 kritisch überlegt werden sollte, inwiefern die ausreichende Vulvektomie mit der Lymphonodektomie von separaten Inzisionen zu kombinieren ist.

Im Stadium III, d.h. bei Übergriff auf benachbarte Strukturen, kommt eher die Bedeutung der En-bloc-Resektion zum Tragen. Distale Teile der Urethra oder der Vagina können problemlos im Rahmen der Vulvektomie reseziert werden. Im Rahmen dieser großen Eingriffe sind entsprechende Verschiebeplastiken zu planen, sofern Tumorstadium, Alter und Allgemeinzustand der Patientin dies als vernünftig erscheinen lassen.

In nicht wenigen Fällen wird es sich allerdings anbieten, unter Berücksichtigung aller Faktoren eine **palliative Resektion,** z.B. elektrochirurgisch, vorzunehmen, auf die inguinofemorale Lymphadenektomie zu verzichten und hier eine Strahlentherapie anzuschließen. Es muss kritisch auf den wirklichen Nutzen bezüglich der postoperativen Morbidität und Lebensqualität für die oftmals älteren und in ihrem Allgemeinzustand reduzierten Patientinnen aufmerksam gemacht werden, der durch die große En-bloc-Operation oftmals erheblich kompromittiert wird. Die alleinige chirurgische Kunst des technisch Machbaren, das heißt Resektablen, ist mitnichten hinreichend für eine qualifizierte Indikationsstellung zur Operation. Die Ergebnisse mit dem elektrochirurgischen Verfahren sind außerordentlich günstig und in Anbetracht der Gesamtprognose bei großen Tumoren zu beachten.

Bei noch ausgedehnteren Stadien, d.h. bei tieferer Invasion und Befall auch der Schleimhaut der benachbarten Hohlorgane Blase und Rektum, ggf. der oberen Urethra oder der Beckenwand, ist die rein technisch machbare Exenteration mit äußerster Zurückhaltung gegen die Gesamtlebensqualität abzuwägen (Abb. 37-11 bis 37-14).

6.2 Strahlentherapie

6.2.1 Strahlentherapie beim Vulvakarzinom

Bisher konnte davon ausgegangen werden, dass eine ausschließliche Strahlentherapie zur Primärbehandlung des Vulvakarzinoms im Vergleich zum chirurgischen Verfahren von Nachteil ist. Hierzu liegen entsprechende Untersuchungen selbst in den Tumorstadien I und II, das heißt bis 2 cm Durchmesser ohne Befall von Nachbarstrukturen, vor. Für diese Gruppierungen kann die Radiatio nur bei Kontraindikation zum chirurgischen Vorgehen indiziert werden.

Des Weiteren wurde die Möglichkeit der **präoperativen Strahlentherapie** untersucht, um bei sehr ausgedehnten Befunden das Ausmaß des chirurgischen Eingriffs präoperativ einzugrenzen. Entsprechende größere Daten

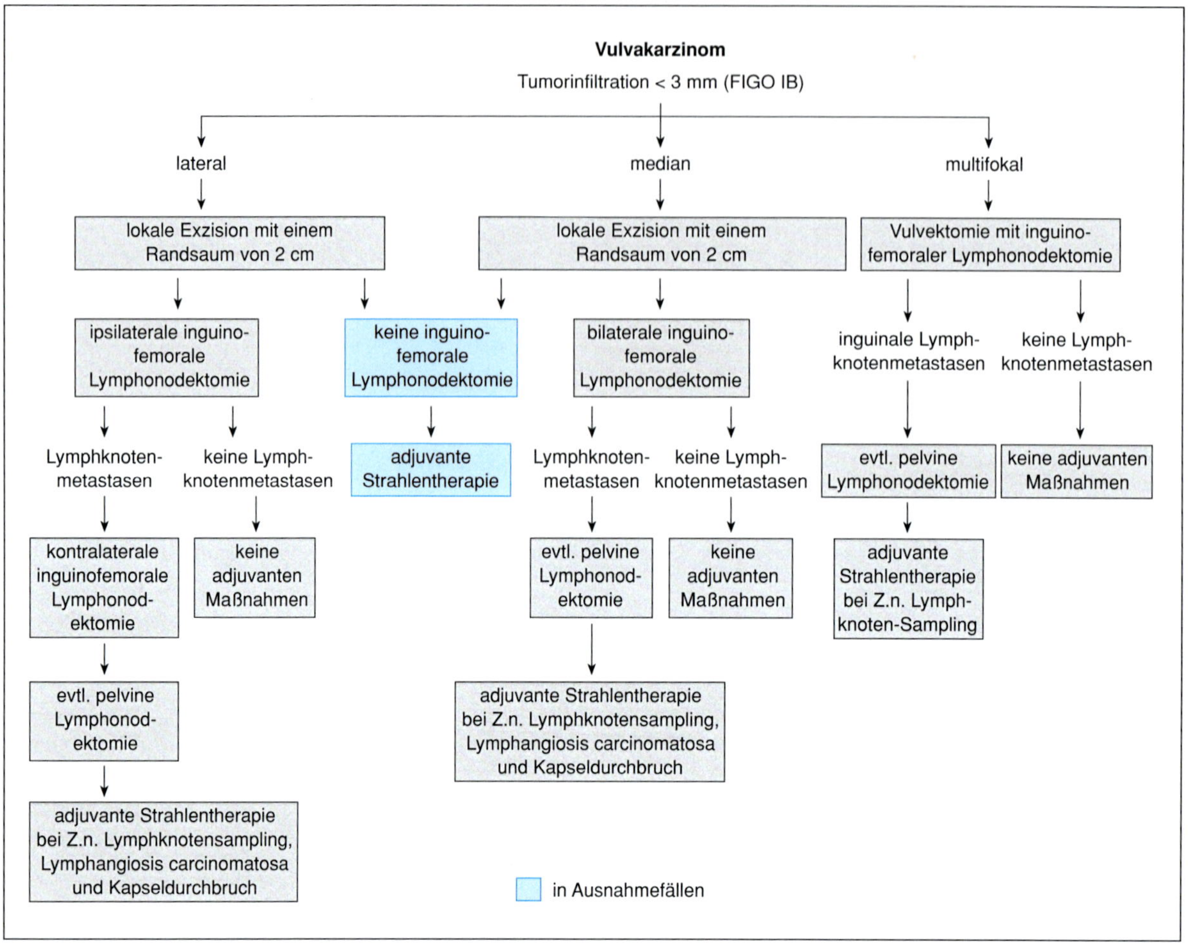

Abb. 37-12 Vorgehen beim Vulvakarzinom im FIGO-Stadium IB (aus Bender 2001).

stehen hier nicht zur Verfügung, unter dem Blickpunkt von Erhalt der Lebensqualität und Vermeidung eines ultraradikalen chirurgischen Eingriffs kommt dieser Maßnahme eine gewisse Bedeutung zu.

Hingegen nimmt die postoperative Bestrahlung der Leisten bei nachgewiesenem Lymphknotenbefall im Sinne einer **adjuvanten Strahlentherapie** eine bedeutende Stellung ein (Busch et al. 2000). Diese Maßnahme erweist sich günstig im Zustand nach inguinofemoraler Lymphonodektomie. Eine Untersuchung, in der vorgeschlagen wurde, auf die inguinofemurale Lymphonodektomie zu verzichten und sie durch die Bestrahlung zu ersetzen, konnte nach kurzer Zeit einen Nachteil für den strahlentherapeutischen Ansatz in Bezug auf die Lokalrezidivrate zeigen. Diese Ergebnisse blieben nicht unwidersprochen, so dass auch gezeigt werden konnte, dass bei klinisch insuspekten inguinofemoralen Regionen bezüglich der lokalen Tumorkontrolle nach Lymphonodektomie bzw. Radiatio keine Unterschiede bestehen.

Für die **primäre Strahlentherapie** werden der Tumorbereich, der inguinofemorale und ggf. der pelvine Lymphknotenbereich als Bestrahlungsziele gewählt (van der Velden und Ansink 2005). Für die pelvine Bestrahlung wird eine Dosis von bis zu 50 Gy und ggf. eine Aufsättigung um weitere 10 Gy in suspekten Bereichen angegeben. Diese Dosis wird z. B. mit 5 mal 2,0 Gy pro Woche eingestrahlt. Für den vulvären Bereich wird ebenfalls eine Dosis von 50 Gy geplant, auch hier kann eine kleinvolumige Boosterung um 10 Gy erfolgen. Es ist allerdings bekannt, dass für eine definitive Bestrahlungsbehandlung Dosen von 65–70 Gy erreicht werden müssen. Durch die Verwendung von Linearbeschleunigern im Photonen- oder bei entsprechenden Gegebenheiten günstigeren Elektronenbetrieb lassen sich die Nebenwirkungen weiter reduzieren.

Für die primäre Strahlenbehandlung lassen sich weitere Kombinationen ermitteln, die aus der Analogie zu ähnlichen Krankheitsbildern wie dem Analkarzinom oder auch dem Zervixkarzinom gewonnen werden. Hierbei liegen entsprechende Erfahrungen für eine kombinierte Radio-/Chemotherapie vor (Han et al. 2000). Die Ansprechraten einer kombinierten Radio-/Chemotherapie beim primären Vulvakarzinom sind nach den vorliegen-

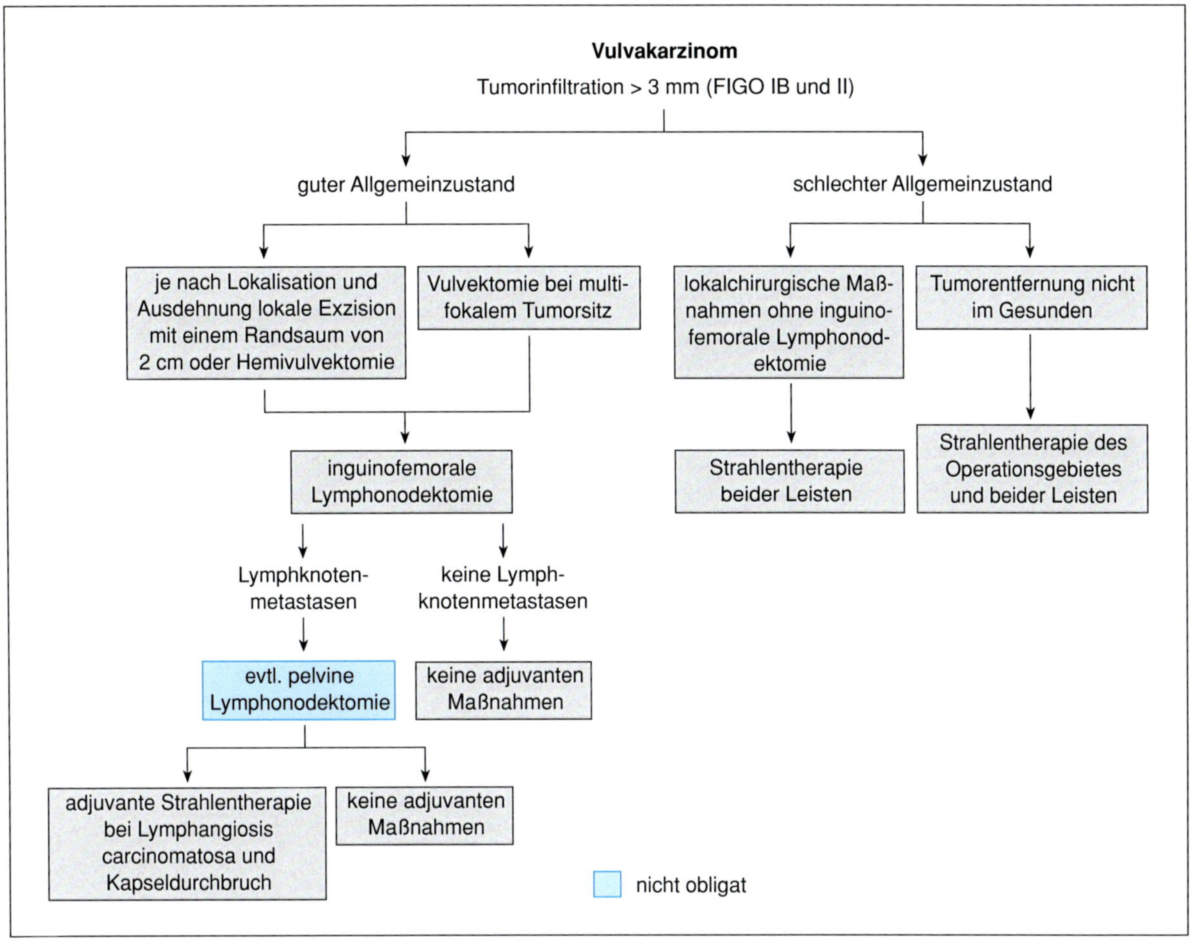

Abb. 37-13 Vorgehen beim Vulvakarzinom in den FIGO-Stadien IB und II (aus Bender 2001).

den Daten z. B. im Vergleich zu Rezidivformationen deutlich besser. Der entsprechende Stellenwert der Radio-/Chemotherapie wird derzeit international weiter untersucht (Montana et al. 2000). Unter den zytostatischen Substanzen wurden Cisplatin, Bleomycin, 5-FU sowie Mitomycin C als Mono- oder Kombinationstherapie angewandt. In fortgeschrittenen Fällen wurden Ansprechraten von bis zu drei Viertel der Patientinnen berichtet, wobei wohl auch auf Grund der weit fortgeschrittenen Erkrankung die Remissionsdauer zunächst noch relativ kurz ist (Akl et al. 2000).

Die Nebenwirkungen der Strahlentherapie sollen hier noch herausgestellt werden. Insbesondere lokale entzündliche Reaktionen in intertriginösen Bereichen führen zu ausgedehnten, zum Teil miteinander konfluierenden Epitheldefekten. Mukositiden im Bestrahlungsbereich mit den Symptomen der Diarrhö, von Tenesmen und weiteren Erscheinungen einer Proktitis sind nicht selten. Im Allgemeinen klingen die Nebenwirkungen nach einigen Wochen ab. Unter den prolongierten Toxizitäten findet sich häufig eine chronische Proktitis oder Zystitis, darüber hinaus in fortgeschrittenen Befunden eine Fistelbildung. Das Ausmaß der lokalen Nebenwirkungen wird bei Komorbidität, z. B. einer vorbestehenden systemische Erkrankung wie dem Diabetes mellitus, akzentuiert.

Inoperabilität – unvollständige Operation. Die **interstitielle Brachytherapie** eignet sich sehr gut für die Versorgung lokal oder allgemein inoperabler Fälle. Je nach klinischer Situation ist auch eine Kombination mit einer perkutanen Radiatio bzw. deren alleinige Anwendung möglich. Letzteres gilt auch für den Zustand nach unvollständiger, fraglich unvollständiger Operation oder einem zu kleinen Sicherheitsabstand zum gesunden Gewebe. Allerdings muss in solchen Situationen mit einer höheren Komplikationsrate gerechnet werden. Dasselbe gilt für die Vorbestrahlung fortgeschrittener Stadien zur Erreichung der Operabilität (z. B. erschwerte Wundheilung).

Hierbei wird der Tumor mit Hohlnadeln gespickt, die anschließend im Afterloading-Verfahren beschickt werden. Üblicherweise verwenden wir die Niedrigdosisleistungtechnik mit einer Bestrahlungsdauer bis zu 3 Tagen und einer Gesamtdosis von 45–60 Gy. Kann

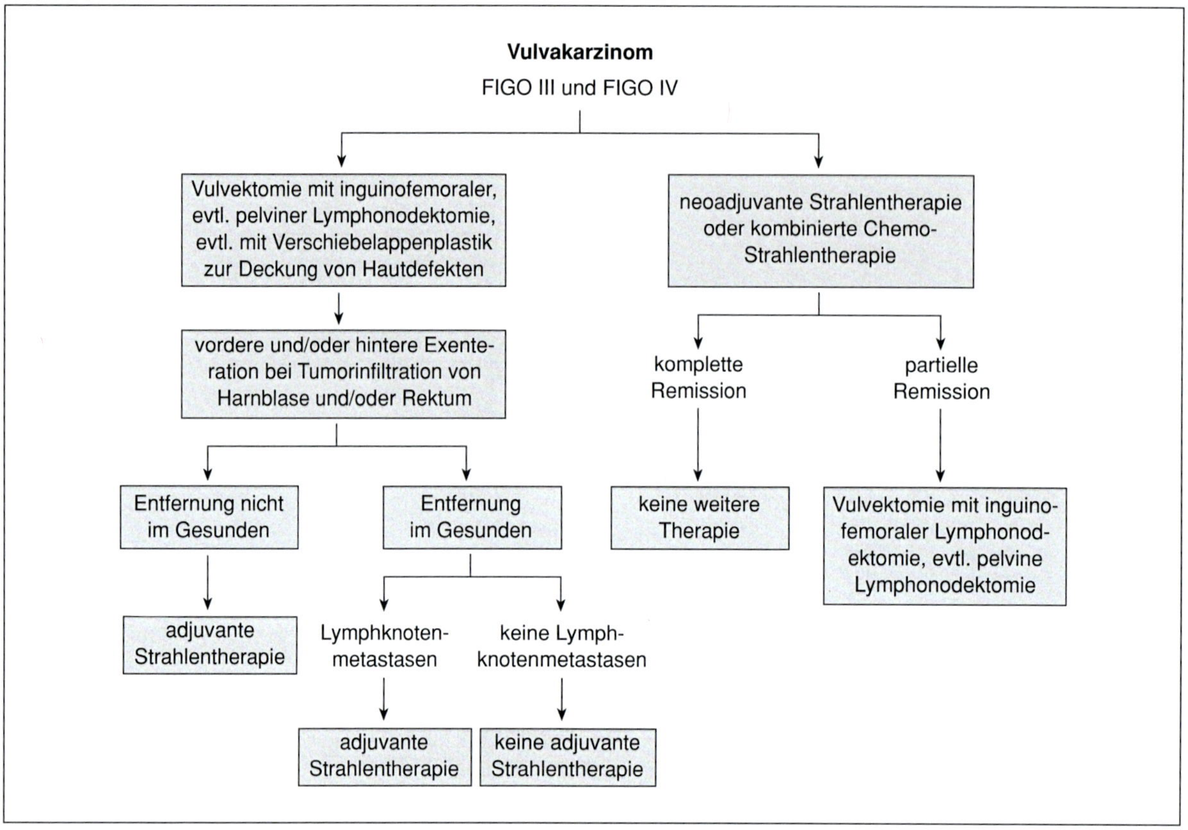

Abb. 37-14 Vorgehen beim Vulvakarzinom im FIGO-Stadium III und IV (aus Bender 2001).

einer Patientin die lange Liegedauer nicht zugemutet werden, wählen wir die Bestrahlungsdauer kürzer und sättigen das Tumorgebiet mit schnellen Elektronen auf. Die Lymphabflusswege werden nachbestrahlt.
Auf diese Art und Weise erzielen die Verfasser Heilungsergebnisse, die sich von denen nach operativer Primärtherapie nicht unterscheiden, während die Probleme, die bei einer ausschließlichen perkutanen Therapie auftreten können, eindrucksvoll herabgesetzt werden.

6.3 Chemotherapie

In der Regel sind die Patientinnen mit Vulvakarzinom älter und in einem kompromittierten Allgemeinzustand, so dass ausreichende Erfahrungen mit der zytostatischen Behandlung des Vulvakarzinoms kaum vorliegen. In der Regel handelt es sich um alternative, eher experimentelle Maßnahmen, wobei in der Vergangenheit sowohl Mono- als auch Polychemotherapien durchgeführt wurden.
Von neueren Untersuchungsergebnissen ist hier allerdings im Rahmen der Radio-/Chemotherapie bzw. auch der neoadjuvanten Chemotherapie zu berichten.

Wie bereits angegeben, wurden zur Kombinationsbehandlung die Zytostatika Cisplatin, Neomycin, Mitomycin C und 5-FU eingesetzt. Die Ergebnisse einer kombinierten Radio-/Chemotherapie sind relativ günstig. Für die Primärbehandlung des Vulvakarzinoms müssen entsprechende Therapiemodalitäten weiter untersucht werden.
Einen neuen Ansatz verfolgt auch die bislang noch wenig gebräuchliche neoadjuvante Chemotherapie. Es liegt eine Untersuchung vor, nach der eine Chemotherapie aus der Kombination Cisplatin, Bleomycin und Methotrexat bei fortgeschrittenen Befunden keinen Vorteil gegenüber primär chirurgischen Maßnahmen darstellte. In der Zwischenzeit liegen weitere Untersuchungen vor, wonach Ansprechraten auf neoadjuvante Chemotherapieprotokolle von fast 100% erreichbar sind. Insgesamt ist das Konzept allerdings für die klinische Praxis noch nicht ausgereift.
Es lässt sich nur zusammenfassen, dass im Falle einer zytostatischen Behandlung häufiger Platinderivate eingesetzt werden respektive Cisplatin im Speziellen als kombinierte Radio-/Chemotherapie.

7 Einige besondere klinische Situationen

Der echte „Frühfall“ (Mikrokarzinom, FIGO „IA“). Ein reduziertes therapeutisches Vorgehen ist zu diskutieren, wenn folgende Kriterien vorliegen (nach Schmidt-Matthiesen et al. 2000):

- Solitärbefund (nicht klitoral) ohne benachbarte VIN-Bezirke,
- Durchmesser < 2 cm,
- Invasionstiefe < 1,5 mm,
- histologisch keine ungünstigen Kriterien wie z.B. Gefäß- und Lymphgefäßeinbrüche, hohes Grading.

Bevor man sich zu einem reduzierten Vorgehen entschließt, sind die Vor- und Nachteile mit der Patientin sorgfältig zu besprechen. Stimmt die Patientin danach einem reduzierten Vorgehen zu, ist bei einem seitlichen Sitz des Karzinoms eine tiefe Exzision ausreichend; beim Sitz im Bereich des Mittelstreifens ist eine Teilvulvektomie anzuraten (Ansink und van der Velden 2000).

Der vermutete „Frühfall“. Im Gegensatz zum echten Frühfall zeigt hier die histologische Aufarbeitung postoperativ ungünstige prognostische Kriterien, also Hochrisikomerkmale. In einem solchen Fall ist bei seitlichem Sitz stets eine typische ipsilaterale Lymphonodektomie nachzuholen, bei einem Sitz im Mittelstreifen eine bilaterale (alternativ: Radiatio); zudem empfehlen wir, eine Nachresektion im Sinne einer partiellen Vulvektomie vorzunehmen, v.a. dann, wenn primär nur eine tiefe Resektion durchgeführt wurde.

Das Karzinom mit niedrigen Risikomerkmalen. Bei einer Invasionstiefe von 3–5 mm des Primärtumors ist eine radikale Vulvektomie nicht unbedingt erforderlich. Liegen keine Hochrisikomerkmale vor, ist auch ein eingeschränkter Eingriff möglich, z.B. eine Hemivulvektomie.

Die Lymphonodektomie bzw. Radiatio sind davon unberührt.

Der monströse Erstbefund. Zu empfehlen ist eine Sanierung mittels Elektroresektion oder interstitieller Brachytherapie, evtl. in Kombination mit einer perkutanen Radiatio. Auch bei verschleppten Befunden ist therapeutischer Nihilismus nicht angezeigt, zumal gerade bei alten Patientinnen oft keine ausgedehnte Metastasierung vorliegt. Insofern kann auch eine Radiatio der Lymphabflusswege durchaus indiziert sein.

Das Rezidiv. Die meisten Tumorrezidive des Vulvakarzinoms finden sich in deutlich über der Hälfte der Fälle innerhalb des ersten Jahres (Coscio et al. 2000, Preti et al. 2000). Die therapeutischen Ansätze konzentrieren sich auf die Lokalisation des Rezidivs. Ein vulväres Rezidiv lässt sich erneut exzidieren, so dass hier – sofern keine Beteiligung inguinofemoraler Lymphknoten gegeben ist – noch 5-Jahres-Überlebensraten in knapp der Hälfte aller Fälle gesehen werden. Bei inguinofemuralen Rezidiven ist eigentlich eine Heilung nicht mehr möglich (Maggino et al. 2000). Eine weitere Individualisierung der Therapie ergibt sich hierbei durch Modifikationen im Bestrahlungsverfahren, wobei hier auch an interstitielle Applikationen zu denken ist. Auch in diesen Fällen kann eine Therapieergänzung in der individuellen Anwendung einer Chemotherapie je nach Alter und Allgemeinzustand der Patientin, ggf. auch kombiniert mit einer Radiatio, überlegt werden.

Insgesamt finden sich Lokalrezidive relativ häufig, so dass davon auszugehen ist, dass die primäre Exzision nicht mit ausreichendem Sicherheitsabstand erfolgt ist. Allerdings muss dagegengehalten werden, dass eine begrenzte lokale Rezidivierung im Bereich der Vulva dennoch eine aussichtsreiche Prognose hat, wobei der Lymphknotenstatus hier die entscheidende Rolle spielt.

Vulvamelanome. Unter den malignen Veränderungen im Bereich der Vulva finden sich in 2,5% der Fälle Melanome. Unterschieden werden die Typen der superfiziell spreitenden Melanome, die Lentigo-maligna-Melanome, die nodulär malignen Melanome und akrolentiginösen Melanome. Eine besondere Gefährdung geht von den nodulär malignen Melanomen aus, die kompakt in die Tiefe wachsen und infiltrieren und sowohl zu Lymph- als auch Hämagiose führen. Das Lentigo-maligna-Melanom wächst lange horizontal und zeigt eine nach Exzision geringe Rezidivierung. Auch das superfiziell spreitende Melanom breitet sich lange horizontal aus, unter den Melanomtypen findet es sich am häufigsten.

Zur Beurteilung des Befundes achtet man auf die Größe und Färbung des Herdes, seine Begrenzung und seinen symmetrischen respektive asymmetrischen Aufbau. Wenn diese diagnostischen Kriterien den Verdacht auf eine melanomatöse Veränderung lenken, soll das Areal zunächst mit ausreichendem Sicherheitsabstand im Gesunden exzidiert werden. Wenn Veränderungen verdächtig sind, so muss bereits bei einer angenommenen Tumordicke, das heißt Ausprägung zur Tiefe hin, von 2 mm oder gar darüber wenigstens ein Sicherheitsabstand von 2–3 cm eingehalten werden. Die Exzision wird in diesem Fall auch dazu führen, die entsprechende Beurteilung der Level nach Clark zu ermöglichen. Nach dieser Diagnosesicherung wird man bei einer Tumordicke bis 1,5 mm und den Leveln II und III nach Clark den Exzisionsrand um weitere 2–3 cm nachresezieren, größere Veränderungen erfordern eine En-bloc-Resektion, die als Vulvektomie oder Hemivulvektomie durchgeführt wird.

Im Falle einer nachgewiesenen Metastasierung können isolierte Herde bestrahlt werden, ansonsten werden Ansätze einer **Chemoimmuntherapie** angewandt. Chemotherapeutisch werden Kombinationen mit **Cisplatin,** eventuell ergänzt durch **Interferone,** angeboten. Durch die verschiedenen Verfahren werden unterschiedliche Remissionsraten berichtet.

8 Prognose

8.1 Prognosefaktoren

Dem Tumorstadium sowie davon abhängig dem inguinofemoralen Lymphknotenbefall kommt die zentrale Bedeutung als Prognosefaktor zu. Wertet man die Untersuchungen eines histopathologischen Stagings nach Entfernung der inguinofemoralen Lymphknoten aus, so zeigt sich, dass das 5-Jahres-Überleben hoch signifikant vom Lymphknotenbefall abhängig ist. Neben der Tatsache des Lymphknotenbefalls ist auch das Ausmaß des Befalls relevant. Diese Untersuchungen wurden durch eine Studie der Gynecologic Oncology Group vorgelegt. Bei den nodalpositiven Befunden verschlechtert sich die Prognose, wenn mehr als drei Lymphknoten befallen sind. Schließlich konnte gezeigt werden, dass beim Nachweis einer pelvinen Metastasierung immer mehr als drei inguinofemorale Lymphknoten befallen waren. Daraus wird hochgerechnet, dass bei tumorfreien inguinofemoralen Lymphknoten nicht mit pelviner Metastasierung zu rechnen ist, bei positivem inguinofemoralem Lymphknotenstatus muss ein entsprechendes Risiko der weiteren Streuung angenommen werden, das durchschnittlich bei 25% liegt. Neuere histopathologische Verlaufsstudien belegen, dass bei pelvinem und inguinofemoralem Lymphknotenbefall eine drastische Reduktion selbst der 2-Jahres-Überlebensrate um mehr als die Hälfte auftritt.

Der **primäre inguinale Lymphknotenbefall** stellt sich damit auch für die Überlebenszeit als entscheidender Prognosefaktor dar.

Mit zunehmendem Ausmaß der inguinofemuralen Tumorinfiltration wächst das Risiko auch der weiteren Metastasierung. **Fernmetastasierungen** werden v. a. bei kapselüberschreitendem Wachstum und hoher Tumorlast beobachtet.

Daneben ist die **Größe** des Primärtumors als relevantes Prognosekriterium im Stadium enthalten. Aber auch innerhalb der Gruppe der nodalnegativen wie der nodalpositiven Patientinnen lässt sich die Prognose anhand der Größe des Primärtumors differenzieren. Finden sich Raumforderungen über 3 cm Größe, so reduziert sich die Lebenserwartung um knapp ein Drittel. Aus der Lokalisation des Primärtumors ergeben sich die Risiken der inguinofemuralen Lymphknotenbeteiligung. Hierbei sind v. a. der Differenzierungsgrad der Tumorzellen, die Lymph- und Hämangiose, die Invasionstiefe, die Primärlokalisation sowie das Alter der Patientin relevant. Man kann zeigen, dass mit zunehmender Invasionstiefe die Anzahl der Lymphknotenmetastasen deutlich ansteigt. Zurzeit werden weitere molekularbiologische Parameter zur Prognoseevaluation des Vulvakarzinoms nicht verwertet. Wichtiger ist dagegen die Beurteilung der Residualtumorsituation nach primär chirurgischer Behandlung, so dass sich hier die R0-Situation als weiteres wichtiges Kriterium ergibt. Bei geringem Sicherheitsabstand zwischen Tumor und Resektionsgrenze steigt die Häufigkeit der Lokalrezidive deutlich an. In einer entsprechenden Untersuchung konnte gezeigt werden, dass bei Exzisionsrändern von 1 cm tumorfreiem Areal keine Lokalrezidive auftreten, dagegen in nahezu der Hälfte der Fälle bei geringem Abstand. Ebenso konnte hierbei nachgewiesen werden, dass die Anzahl der Mitosen mit der Rezidivhäufigkeit verbunden ist.

Unter den neueren molekularbiologischen Faktoren soll hier noch die Bedeutung der Überexpression des **EGF-Rezeptors** aufgeführt werden. Die Überexpression korreliert zur Tumorausbreitung und zur Gesamtüberlebensrate. Der Stellenwert der Angiogenese wird deutlich durch den Nachweis, dass eine Überexpression von VEGF ebenso zur Prognoseverschlechterung beiträgt. Über diesen Signalweg wird eine ausgeprägte Mikrovaskularisation im Tumorareal erzeugt, die die Voraussetzung für die nachfolgende Hämangiose darstellt.

Stadien. Ohne Berücksichtigung der zusätzlichen Prognosekriterien im Einzelfall kann mit folgenden 5-Jahres-Überlebensraten gerechnet werden:

- Stadium I: ca. 80%,
- Stadium II: ca. 65%,
- Stadium III: ca. 40%,
- Stadium IV: ca. 15%.

Art und Ausdehnung des **Lymphknotenbefalls** bestimmen die Prognose entscheidend. Hierzu die entsprechenden 5-Jahres-Überlebensraten:

- kein Befall („nodalnegativ“): ca. 90%,
- nur oberflächliche inguinale Knoten: ca. 60%,
- tiefe inguinale Knoten: ca. 30%,
- pelvine Knoten: ca. 5%.

Ähnliches gilt für die Abhängigkeit von der Zahl der befallenen Lymphknoten.

9 Nachsorge

Mit der hohen Rezidivhäufung in den ersten Jahren ergibt sich ein Zeitintervall zunächst von 3 Monaten in den ersten beiden Jahren und dann von 6 Monaten zur Überprüfung der lokalen Situation. Die histopathologische Klassifizierung des Primärtumors lässt hierbei für die Nachsorge entsprechende Intensivierungen aufgrund einer Risikosituationseinteilung erkennen. Mit Ausnahme kleiner Tumoren und negativem inguinofemoralem Lymphknotenstatus und ausreichendem operativem Vorgehen mit qualifiziertem Sicherheitsabstand sind diese Fälle als Niedrigrisikofälle gegenüber allen anderen Fällen abzugrenzen. Neben der gynäkologischen Standarduntersuchung inklusive des inguinofemoralen Bereichs werden suspekte Herde, v.a. im Bereich der Leiste, ggf. punktiert. Die Ergänzung der Untersuchung ergibt sich aus den weiteren Befunden, wobei hierbei auch die Lupenbetrachtung mit dem Kolposkop und der Collins-Test zur Anwendung kommen. Durch Kontrolle der Beinumfänge wird ein Prozess im Bereich der inguinofemoralen Abstromgebiete ggf. erkannt. Zum Nachweis oder Ausschluss entsprechender Lymphomformationen bei Beschwerden wird im Bereich der pelvinen Lymphknoten die CT oder MRT zur Anwendung kommen. Weitere apparative Untersuchungen ergeben sich ebenso aus der klinischen Symptomatik.

Nach 5-jähriger Verlaufsbeobachtung kann die Nachsorge wieder wie bei der Vorsorge in einjährigen Intervallen geführt werden.

10 Psychosomatische Aspekte und Psychoonkologie

Hinsichtlich der psychosomatischen bzw. psychoonkologischen Betreuung gelten die in Kapitel 33 dargestellten Grundsätze. Bei jüngeren Patientinnen sollten auch gezielt die Themen Sexualität und Partnerschaft angesprochen werden. Möglicherweise muss das Paar auch aktiv ermutigt werden, alternative sexuelle Techniken auszuprobieren.

Literatur

AGO: Leitlinie Vulvakarzinom. Frauenarzt 41 2000 1257.

Akl A., Akl M., Boike G., Hebert J., Graham J.: Preliminary results of chemoradiation as a primary treatment for vulvar carcinoma. Int J Radiat Oncol Biol Phys. 48 2000 415–420.

Ansink A., van der Velden J.: Surgical interventions for early squamous cell carcinoma of the vulva (Cochrane Review). The Cochrane Library 2000.

Bender H. G., Diedrich K., Künzel W.: Klinik der Frauenheilkunde. Bd. 11, Spezielle gynäkologische Onkologie. Urban & Fischer, München–Jena 2001

Berek J. S., Hacker N. F.: Practical Gynecologic Oncology, 2nd ed., pp. 427–429. Williams & Wilkins, Baltimore 1994.

Böcker, W., H. Denk, P. U. Heitz: Pathologie. Urban & Schwarzenberg, München–Wien–Baltimore 1997.

Busch M., Wagener B., Schaffer M., Duhmke E.: Long-term impact of postoperative radiotherapy in carcinoma of the vulva FIGO I/II. Int J Radiat Oncol Biol Phys. 48 2000 213–218.

Coscio S., Spinetti G., Maneo A., Ferrero A., Konishi De Toffoli G.: Patterns of recurrence in patients with squamous cell carcinoma of the vulva. A multicenter CTF Study. Cancer. 89 2000 116–122.

De Cicco C., Sideri M., et al.: Sentinel node biopsy in early vulvar cancer. Br J Cancer 82 (2000) 295–299.

Han S. C., Kim D. H., Higgins S. A., Carcangiu M. L., Kacinski B.M.: Chemoradiation as primary or adjuvant treatment for locally advanced carcinoma of the vulva. Int J Radiat Oncol Biol Phys. 47 (2000) 1235–1244.

Hillemanns, H. G., H. Schillinger, M. Hilgarth, H. Schmidt-Matthiesen: Präneoplasien und Neoplasien der Vulva. In: Wulf, K.-H., H. Schmidt-Matthiesen (Hrsg.): Klinik der Frauenheilkunde und Geburtshilfe, Bd.11: Schmidt-Matthiesen, H. (Hrsg.): Spezielle gynäkologische Onkologie I, 3. Aufl., S. 49–104. Urban & Schwarzenberg, München–Wien–Baltimore 1991.

Knapstein P. G. et al.: Wiederherstellende Maßnahmen bei radikalen Vulvaoperationen. Gynäkologie 21 1988 294.

Kühn W., Pickartz H.: Klinische Pathologie des weiblichen Genitale, 1. Aufl., S. 108–109. Wissenschaftliche Verlagsgruppe, Stuttgart 2001.

Kurmann R. J.: Blausteins Pathology of the Female Genitale Tract. 4. Aufl. Springer, Heidelberg–Berlin 1994.

Maggino T., Landoni F. et al.: Patterns of recurrence in patients with squamous cell carcinoma of the vulva. A multicenter CTF Study. Cancer. 89 2000 116–122.

Maggioni A., Bocciolone L., Mangioni C., Colombo N., Paganelli G.: Sentinel node biopsy in early vulvar cancer. Br J Cancer 82 (2000) 295–299.

Montana G. S., Thomas G. M., Moore D. H., Saxer A., Mangan C. E., Lentz S. S., Averette H. E.: Preoperative chemo-radiation for carcinoma of the vulva with N2/N3 nodes: a gynecologic oncology group study. Int J Radiat Oncol Biol Phys. 48 (2000) 1007–1013.

Preti M., Ronco G., Ghiringhello B., Micheletti L.: Recurrent squamous cell carcinoma of the vulva: clinicopathologic determinants identifying low risk patients. Cancer (2000) 88 1869–1876.

Ridley, C. M., O. Frankmann, I. S. Jones et al.: New nomenclatur for vulvar disease: International Society for the Study of Vulvar Disease. Hum Pathol 20 (1989) 495.

Schmidt-Matthiesen, H., G. Bastert, D. Wallwiener: Gynäkologische Onkologie, 6. Aufl. Schattauer, Stuttgart–New York 2000.

Schnürch H. G.: Therapie des Vulva- und Vaginalkarzinoms. Onkologe 11 (2000) 2046–1060.

Shepherd J., M. Sideri, J. Benedet et al.: Carcinoma of the vulva. J Epidemiol Biostatistics 3 (1998) 111.

van der Velden J., Ansink A.: Primary groin irradiation vs. primary groin surgery for early vulvar cancer (Cochrane Review). The Cochrane Library 2005.

Wilkinson, E. J.: Normal histology and nomenclatur of the vulva and malignant neoplasms, including VIN. Dermatol Clin 10 (1992) 238.

38 Gestationsbedingte Trophoblasterkrankungen

Tumorbiologie

Die gestationsbedingten Trophoblasterkrankungen nehmen als Malignome eine Sonderstellung ein. Die Zellen des malignen Tumors können als fehlgesteuerte Fruchtanlage angesehen werden. Das Verhältnis zwischen Embryo und Mutter lässt sich mit dem Verhältnis vergleichen, das zwischen malignem Tumor und Wirt besteht. Schlagwortartig könnte man sagen, dass im Rahmen einer Schwangerschaft die Mutter dem Tumortod nur dadurch entgeht, dass der „Tumor" die Fähigkeit zur Differenzierung – also zur Menschwerdung – besitzt. Ein Chorionkarzinom ist deswegen so hoch maligne, weil hier diese Differenzierung gewissermaßen ausgeblieben ist.

Diese besondere Form des malignen Wachstums wurde von Deligdisch 1980 treffend als „bridge between pregnancy and malignancy" beschrieben (Bagshawe 1992).

Das vom Trophoblasten produzierte HCG-Hormon dient als besonders sensitiver Marker, insbesondere zur Effektivitätsabschätzung einer Chemotherapie.

Epidemiologie

Die Inzidenz der **Blasenmole** schwankt weltweit und liegt in den USA und Westeuropa bei maximal 1 auf 2 000 Geburten, **Chorionkarzinome** werden in 1 von 20 000 Schwangerschaften berichtet. In Entwicklungsländern sind sowohl die Inzidenz der Mole als auch die Inzidenz des Chorionkarzinoms angehoben.

Pathologische Anatomie

Eine histopathologische Einteilung der Trophoblasttumoren differenziert die Blasenmole in Form einer kompletten oder partiellen Blasenmole, eine invasiv destruierende Blasenmole sowie das Chorionkarzinom. Selten findet sich ein Trophoblasttumor an der Plazentainsertion (Abb. 38-1).

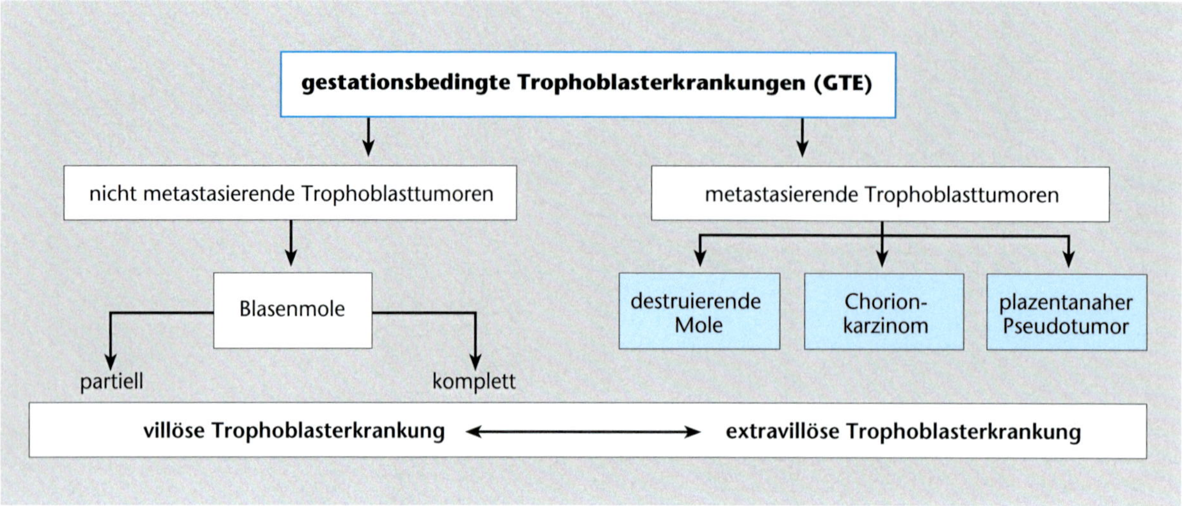

Abb. 38-1 Systematik der gestationsbedingten Trophoblasterkrankungen (modifiziert nach Janni 2001).

1 Blasenmole

Bei der Blasenmole findet sich eine trophoblastäre Proliferation mit hydropischen Zotten. Man kann zwei Einheiten unterscheiden. Nämlich die komplette und die partielle Form.

1.1 Komplette Blasenmole

Bei der kompletten Blasenmole sind die Chorionzotten hydatiform umgewandelt und zeigen zentrale Zysten. Von den trophoblastären Geweben proliferieren sowohl der **Synzytiotrophoblast** als auch der **Zytotrophoblast.** Eine Embryonalanlage ist nicht vorhanden. Der weitere Verlauf der Erkrankung kann aus histologischen Kriterien nicht definitiv erschlossen werden. Eine Persistenz der Trophoblasterkrankung wird in maximal 20% der Fälle angegeben.

1.2 Partielle Blasenmole

Hier finden sich neben den Umbauzonen der Blasenmole auch normale Zotten. Dementsprechend fällt die HCG-Produktion etwas geringer aus als bei der kompletten Blasenmole. Eine Embryonalanlage lässt sich nachweisen. Infolge der trophoblastären Beeinträchtigung tritt in der Regel ein Frühabort auf. Die Blasenmole zeigt in ihrem Anteil ebenfalls hydropisch veränderte Zotten. Das Risiko einer Persistenz des Trophoblasten liegt hierbei deutlich unter 5% (Jauniaux 1999).

1.3 Invasive Mole

Hierbei findet sich der Typ Blasenmole, bei dem eine myometrane Invasion auftritt. Das Gefäßsystem wird befallen, eine Metastasierung ist möglich.

2 Chorionkarzinom

Das Chorionkarzinom kann aus jeder Art gestational Trophoblastgewebes entstehen, also sowohl aus plazentarem Gewebe, Abortgewebe oder aus einer Blasenmole. Histologisch findet sich Gewebe des Zytotrophoblasten sowie des Synzytiotrophoblasten, eigentliche Chorionzotten werden nicht mehr gebildet. Die Abgrenzung zu anderen undifferenzierten Tumorarten kann außerordentlich problematisch sein, wird aber durch den spezifischen Nachweis von HCG und humanem laktotropem Plazentahormon (HPL) charakterisiert. Der Tumor metastasiert typischerweise bevorzugt hämatogen, wobei die Lunge, der pelvine Raum, das ZNS, aber auch der Gastrointestinaltrakt befallen sind.

3 Trophoblasttumor der Plazentainsertionsstelle

Diese Tumormanifestation ist insgesamt selten. Es findet sich hier Gewebe des intermediären Trophoblasten. Die HCG-Spiegel sind meist nicht deutlich erhöht, der Tumor zeigt ein lokal infiltratives Wachstum, die Metastasierung ist selten. Insbesondere durch die Anzahl der nachgewiesenen Mitosen kann auf eine mögliche Metastasierung geschlossen werden.

Ätiologie

Eine spezifische Ätiologie der kompletten Blasenmole ist bekannt. In der befruchteten Eizelle wird das maternale Genom exkludiert. In aller Regel dupliziert sich das Genom eines X-Spermatozoons, so dass ein 46,XX Chromosomensatz resultiert. Ungefähr ein Viertel der Fälle entstehen durch Fertilisation der Eizelle durch 2 Spermatozoen, wobei auch hier zuvor das maternale Genom exkludiert wurde. Auf diese Weise entstehen 46,XX- oder 46,XY-Konfigurationen.
Andere genetische Voraussetzungen finden sich bei der partiellen Blasenmole. Der Chromosomensatz ist hier triploid, es finden sich das verdoppelte paternale Genom und der haploide maternale Chromosomensatz. Dies ist in der Regel die Folge einer Fertilisation der Eizelle mit 2 Spermatozoen.
Für die Ätiologie liegen inzwischen interessante molekularbiologische Untersuchungen vor. Wie beschrieben zeigt die komplette Blasenmole ein ausschließlich **androgenetisches Genom,** da ja das maternale Material exkludiert wurde. Die Folge sind ein ausbleibendes embryonales Wachstum und eine Proliferation extraembryonaler Gewebsstrukturen.
Eigentliche **Risikofaktoren** sind schwer zu evaluieren. Man geht davon aus, dass vorhergehende Molenschwangerschaften und mehrere Aborte in dieser Hinsicht wirksam werden können. Nach dem 40. Lebensjahr wird für Frauen eine Risikoerhöhung um nahezu den Faktor 10 angegeben.

Stadieneinteilung der Trophoblasttumoren

Die Klassifikation der FIGO orientiert sich nach der topografischen Tumorausbreitung (Tab. 38-1). Zusätzlich wurde hier zur besseren Risikokalkulation die Hineinnahme weiterer Risikofaktoren durchgeführt, wobei jedes topografisch anatomische Stadium in drei Untergruppen, entsprechend dem Vorhandensein von keinem, von einem, oder von zwei Risikofaktoren, beschrieben wird. Im Stadium I ist der Trophoblasttumor auf den Uterus beschränkt und in den Kategorien IA, B und C wie beschrieben mit unterschiedlichem Ausmaß an Risikofaktoren behaftet. Im Stadium II dehnt sich der Tumor im kleinen Becken aus, im Stadium III wird die Präsenz von pulmonalen Filiae registriert und schließlich bei weiteren Metastasen von einem Stadium IV gesprochen. Als Risikofaktoren gelten ein Überschreiten des β-HCG-Wertes von 100 000 IE/l sowie als weiterer Risikofaktor ein Zeitraum von mehr als 6 Monaten nach einer Schwangerschaft.

Tab. 38-1 FIGO-Klassifikation maligner Trophoblasterkrankungen.

Stadium I	Tumor auf Uterus beschränkt
Stadium II	Tumor außerhalb des Uterus, auf Genitalorgane beschränkt
Stadium III	Lungenmetastasen
Stadium IV	andere Metastasen

Die WHO-Klassifikation stellt ein Score-System zur Verfügung, in dem die Elemente Lebensalter, Art der vorausgehenden Schwangerschaft, Intervall zwischen Schwangerschaftsende und Therapiebeginn, die Ausgangs-HCG-Konzentration, die AB0-Blutgruppensituation, die Tumorgröße, die Art der Metastasierung, die Metastasenzahl sowie die Anzahl vorangegangener Chemotherapien integriert werden (Tab. 38-2). Danach ergeben sich für jedes dieser Kriterien maximal 4 Punktwerte. Ein Score bis 4 Punkten signalisiert ein niedriges, bis 7 Punkte ein mittleres und ab 8 Punkte ein hohes Risiko. Es liegt eine weitere Modifikation dieses Klassifikationsschemas vor, wobei ein ultrahohes Risiko bei einer Punktzahl über 12 angenommen wird.
Nach Hammond liegt eine weitere Klassifikation nach Prognosekriterien vor. Hierbei werden primär metastasierende und nicht metastasierende Trophoblasttumoren differenziert. Bei der Metastasierungsgruppe wird eine Unterteilung in eine Niedrig- und Hochrisikogruppe angegeben. Diese Einteilung lässt 5 Parameter hervortreten, darunter die Symptomzeit, die HCG-Werte, die Metastasenlokalisation zerebral oder hepatisch, die Art der vorausgehenden Schwangerschaft, wobei hier zwischen einer ausgetragenen Schwangerschaft bis zum Termin als Hochrisikokriterium und einer nicht ausgetragenen Schwangerschaft unterschieden wird. Schließlich wird eine chemotherapeutische Vorbehandlung auch hier als Risikoparameter akzeptiert.
Das National Cancer Institut verwendet eine ähnliche Einteilung, wobei hier auch die benignen Trophoblasterkrankungen mit eingerechnet werden. Unter den benignen Erkrankungen werden die komplette und die partielle Blasenmole differenziert, bei den malignen Trophoblasterkrankungen wird zwischen metastasierenden und nicht metastasierenden Typen unterschieden.
Im Metastasierungsfall ist ein niedriges Risiko ohne weiteren Risikofaktor anzunehmen, ein hohes Risiko wird bei einem oder mehreren zusätzlichen Risikofaktoren postuliert. Die hier aufgeführten Risikofaktoren entsprechen der Hammond-Klassifikation (s. o.), also Symptomdauer, HCG-Wert, zerebrale oder hepatische Filialisierung, chemotherapeutische Vorbehandlung und vorausgegangene normal beendete Schwangerschaft (Geburt).

Tab. 38-2 WHO-Klassifikation der gestationsbedingten Trophoblasterkrankungen.

Parameter	Score 0	1	2	4
Alter (in Jahren)	< 39	> 39	–	–
vorausgegangene Schwangerschaft	Mole	Abort	ausgetragene Schwangerschaft	–
Intervall seit letzter Schwangerschaft (in Monaten)	< 4	bis 6	bis 12	> 12
HCG (in U/l)	< 1000	1000–10 000	10 000–100 000	> 100 000
Blutgruppen-konstellation AB0 (Mutter × Vater)	–	0 × A	B	–
Anzahl der Metastasen	0	bis 4	bis 8	> 8
Lokalisation der Metastasen	–	Milz, Niere	Gastrointestinaltrakt, Leber	ZNS
größter Tumor-durchmesser (in cm)	< 3	3–5	> 5	–
vorausgegangene Chemotherapie	keine	keine	Monotherapie	Kombinationstherapie
Gesamtsumme	**0 bis 4** geringes Risiko	**5 bis 7** mittleres Risiko	**≥ 8** hohes Risiko	

Vergleicht man die Systeme, so ergibt sich der höchste Komplexitätsgrad im WHO-System, das die besten Vorhersagen ermöglicht. Erwartungsgemäß lässt sich eine kritische Differenzierung am wenigstens mit dem FIGO-Einteilungssystem erreichen. Da die Klassifikation aber neben einer rein topografischen Zuordnung der Tumorausdehnung einen Prognosefaktor abgeben sollte, muss eine **deutliche Empfehlung** für das **WHO-System** ausgesprochen werden. Möglich wäre also die Angabe der Klassifikation nach FIGO mit einer weiteren Vermerkung des Summen-Scores des WHO-Systems. Eine solche kombinierte Klassifikation impliziert z. B. im Falle einer invasiven Mole ohne weitere Risiken die Stadieneinteilung I, 0 und im Falle eines metastasierenden Trophoblasttumors mit Leber- und zerebralen Filiae nach einer normalen Geburt das Stadium IV, 20.

Im Sinne einer wirksamen Früherkennung ist zu fordern, dass jedwedes Abortmaterial einer histologischen Untersuchung zugeführt wird. Seitens klinischer Symptomatik ist v. a. auf persistierende Rückbildungsstörungen nach Schwangerschaftsvorgängen zu achten. Hier helfen dann weitere HCG-Bestimmungen zur Diagnosestellung.

Klinik der Trophoblasttumoren

Das entscheidende Symptom ist in aller Regel die auftretende **vaginale Blutung.** Eine komplette Blasenmole wird dann zusätzlich im Rahmen der **Ultraschalldiagnostik** differenziert. Eine Fetalanlage ist nicht nachzuweisen. Weiterhin können entsprechend deutliche Erhöhungen der HCG-Werte und auch eine Vergrößerung des Uterus nachgewiesen werden. Mit der Folge der HCG-Wirkung finden sich nach aktuellen Berichten wenigstens bei gut 30% der Patienten Theka-Luteinzysten im Bereich der Adnexe. Weitere klinische Symptomatik im Kontext der HCG-Anhebung können auch Symptome einer Emesis sowie ggf. wie berichtet präeklamptische Symptome sein. Im Zusammenhang mit der Metastasierung sind eine Vielzahl weiterer unspezifischer Symptome anzuführen, die beachtet werden sollten. Beobachtet werden können bei zerebralen Filiae neurologisch-psychiatrische Auffälligkeiten, bei pulmonalen Filiae Hustenreiz und Hämoptysen usw.

Der Nachweis des HCG nimmt eine herausragende Stellung ein, allerdings mit einigen Einschränkungen.

So ist bekannt, dass der plazentare Tumor an der Insertionsstelle in den meisten Fällen nur mit einer geringen oder gar keiner HCG-Erhöhung einhergeht. Hierbei kann oftmals ein erhöhter hPL-Spiegel nachgewiesen werden.

Die weiteren diagnostischen Maßnahmen ergeben sich aus der Art der Tumorausbreitung bzw. der Metastasierung (Röntgen-Thorax, CT, Laparoskopie).

Der Nachweis einer nichttrophoblasttumorbedingten Schwangerschaft – sei sie extra- oder intrauteriner Lokalisation – ist im Zeitalter der Sonografieentwicklung in aller Regel kein Problem. Somit ergibt sich die entscheidende Differenzialdiagnose lediglich bei negativem Ultraschallbefund und erhöhten HCG-Werten, so dass in diesem Falle primäre Chorionkarzinome des Ovars nichtgestationalen Ursprungs berücksichtigt werden müssen.

!

Nur konsequente HCG-Kontrollen führen zur frühzeitigen Erkennung der Trophoblastpersistenz nach Abrasio bei einer Blasenmole und stellen die beste Prophylaxe gegen die Entwicklung eines Chorionkarzinoms dar.

Therapie der Trophoblasttumoren

Versucht man nach Diagnosestellung eine Risikokalkulation unter Berücksichtigung der FIGO- und WHO-Kriterien, so ließe sich mit der gegebenen Einteilung nach den FIGO-Stadien I bis IV und den weiteren prognostischen Parametern die Situation einer Hoch- und Niedrigrisikogruppe formulieren. Im Falle niedrigen Risikos kommt eine Monochemotherapie als Initialmaßnahme zum Einsatz, entsprechend ist für die Hochrisikofälle eine Polychemotherapie zu intendieren.

Es ergibt sich die Indikation zur **Chemotherapie** bei Trophoblastpersistenz, wenn die HCG-Werte nach Kürettage über mehrere Wochen persistieren. Ebenso, wenn die Werte ansteigen oder eine uterine Blutung trotz weitgehender Ausräumung persistiert. Auch der Hinweis auf eine Metastasierung induziert die Chemotherapie. Das Wiederansteigen der HCG-Werte nach Monaten bei zunächst negativen Werten nach vorausgehender Schwangerschaft sowie eine Plateaubildung der Werte stellt ebenfalls ein Indikationskriterium dar und schließlich der histologische Beweis des Chorionkarzinoms.

Für die Therapie der Blasenmole wird in der Regel eine **Saugkürettage** des Cavum uteri durchgeführt. Hier soll auf die besondere Perforationsgefahr hingewiesen werden. Dieses Risiko lässt sich minimieren durch den gleichzeitigen Einsatz von Uterotonika.

Der angesprochene seltene Trophoblasttumor der Plazentainsertionsstelle ist als lokal invasive Erkrankung einer **primären operativen Therapie** zuzuführen, da er nur zu geringer Metastasierung neigt. Die Chemotherapie zeigt hier geringere Ansprechraten.

1 Chemotherapie der Trophoblasttumoren

Bekanntermaßen besteht bei den trophoblastischen Zellen eine besondere Chemosensitivität. Im Zustand nach Blasenmole wird eine solche Chemotherapie (Tab. 38-3) höchstens bei 10% der Patientinnen notwendig, in allen anderen Fällen kann eine spontane Rückbildung der HCG-Werte erwartet werden.

Als effektivste Substanz zur chemotherapeutischen Behandlung trophoblastischen Gewebes ist das **Methotrexat** bekannt. Hierbei liegen ausreichende Erfahrungen vor. Wir geben hier eine i.v. Dosierung von

Tab. 38-3 Chemotherapieprotokolle bei malignen Trophoblastproliferationen.

Methotrexatmonotherapie
- Methotrexat 0,4 mg/kg i. v. Tag 1–5
  Wiederholung Tag 8
  oder
- Methotrexat 1 mg/kg i. v. Tag 1, 3, 5 und 7
  und
- Calciumfolinat 0,1 mg/kg i. v. Tag 2, 4, 6, 8
  Wiederholung Tag 8

Actinomycin-D-Monotherapie
- Actinomycin D 10–13 µg/kg i. v. Tag 1–5
  Wiederholung Tag 22–36

EMA-CO-Protokoll
- Etoposid 100 mg/m² i. v. Tag 1 und 2
- Methotrexat 100 mg/m² i. v. Bolus und 200 mg/m² 12-Stunden-Dauerinfusion Tag 1
- Calciumfolinat 15 mg p.o./i.m. 2 ×/d an Tag 2 und 3
- Actinomycin D 0,5 mg i. v. Tag 1 und 2
- Cyclophosphamid 600 mg/m² i. v. Tag 8
- Vincristin 1 mg/m² i. v. Tag 8
  Wiederholung Tag 15
  evtl. zusätzlich
- Methotrexat intrathekal zum 2. Zyklus bei Hirnfiliae (12 mg, max. Konzentration 5 mg/ml)

Cisplatin/Ifosfamid/Etoposid-Protokoll
- Cisplatin 20 mg/m² Tag 1–5
- Etoposid 75 mg/m² Tag 1–5
- Ifosfamid 1,2 mg/m² Tag 1–5

0,4 mg/kg Methotrexat, die an 5 Tagen durchgeführt wird und nach 2 Wochen zu wiederholen ist. Bei dieser Form der Therapie finden sich Remissionen bis nahezu 100%. Eine alternative Form der Methotrexatmonotherapie ist die Gabe von 30–50 mg/m^2 wöchentlich i.m. Schließlich wird in einer Dosierung von 1 mg/kg an den Tagen 1, 3, 5 und 7 i.m. in jeweils 14-tägigem Abstand therapiert. Bei dieser Form wird an den Tagen 2, 4, 6 und 8 ein „Folin-Rescue" mit 0,1 mg/kg KG betrieben. Alle Therapien werden bis zur definitiven Beseitigung des Nachweises von HCG durchgeführt. Ergeben sich drei negative HCG-Kontrollen mit einwöchigem Abstand, so ist die Therapie beendet. Sowohl der Anstieg des HCG-Spiegels als auch die Plateaubildung können Zeichen einer beginnenden **Zytostatikaresistenz** darstellen.

Actinomycin D (Dactinomycin) kommt als Alternativpräparat zu Methotrexat in der Monotherapie der Trophoblasttumoren zum Einsatz (Tab. 38-4). Hierbei wird die stark emetogene Substanz mit ausgeprägtem Nekrosepotenzial in einer 5-tägigen Serie mit 10 µg/kg appliziert; die Serie wird 14-täglich wiederholt. Alternativ kann eine Dosis von 1,25 mg/m^2 jeweils in 14-tägigen Abständen ebenso als Bolus verabreicht werden. Die genannten Therapien führen bei knapp 90% der Patientinnen zu entsprechenden Remissionen, die Toxizität ist deutlich höher. Die Literaturangaben beschreiben hier im Durchschnitt maximal 5 Behandlungszyklen. Zwischen beiden monotherapeutischen Ansätzen ist ein Effektivitätsunterschied nicht zu erkennen, das toxischere Dactinomycin ist 2. Wahl. Die Aktinomycintherapie kommt vorrangig bei Kontraindikationen gegen Methotrexat zum Einsatz. Aus der Effektivität beider Substanzen, die gleich ist, sollte nicht der Schluss gezogen werden, dass bei Versagen der Methotrexattherapie auf die Actinomycinmonotherapie übergegangen werden kann. Stattdessen sind bei Therapieversagen Polychemotherapieschemata anzustreben. Zum Einsatz beider Therapieschemata liegt eine Untersuchung vor, wobei eine 100%ige Vollremission beobachtet wird, wenn man sich zu einer alternierenden Behandlung mit Methotrexat und Actinomycin D entschließt (Matsui et al. 1998).

Im Sonderfall einer **Chemotherapieresistenz** und einer Beschränkung des Tumorwachstums auf den Uterus sollte statt des Einsatzes einer Polychemotherapie, wie unten angegeben, bei abgeschlossener Familienplanung die **Uterusexstirpation** erwogen werden.

Polychemotherapien stellen das Indikationsgebiet bei **metastasierten Trophoblasttumoren** dar. Entsprechend der WHO-Einteilung lässt sich bei Patienten mit mittlerem Risiko eine Methotrexatmonotherapie empfehlen. Tritt danach eine Resistenz auf, so ist auf die Polychemotherapie überzugehen.

Bei hohem Risiko hat sich in der Zwischenzeit eine ausgedehnte Polychemotherapie nach dem Schema EMA-CO mit **Etoposid**, **Actinomycin D**, **Methotrexat** sowie **Cyclophosphamid** und **Vincristin** etabliert (Bagshawe

Tab. 38-4 Dactinomycin: Nebenwirkungen und Kontraindikationen

Substanz	Dactinomycin (Actinomycin D)
Strukturformel	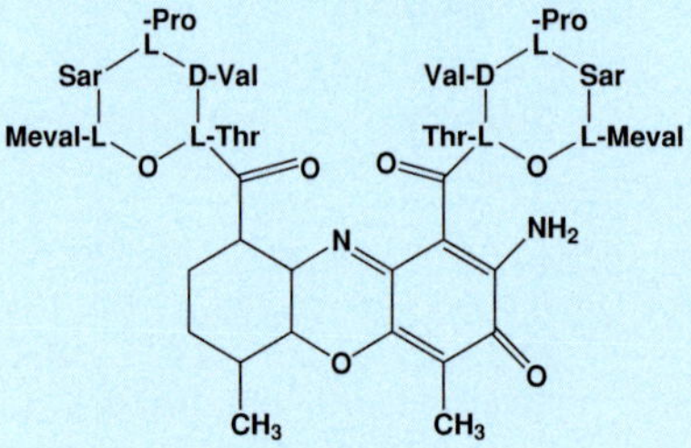
Wirkstoff(gruppe)	Peptidantibiotikum
Nebenwirkungen	– Knochenmark: Myelosuppression (dosislimitierend), prolongiert – GIT: Übelkeit, Erbrechen, Mukositis, gastrointestinale Ulzera, Diarrhö, Appetitlosigkeit – Leber: selten Hepatitis, Leberfunktionsstörungen – Niere: selten Nierenfunktionsstörungen – Haut: Alopezie, Akne, Erythem, Exanthem, Schuppung, Hyperpigmentierung, Exazerbation früherer Strahlendermatitis – lokale Toxizität: bei paravasaler Injektion nekrotisierende Wirkung – sonstiges: selten grippeartige Symptomatik (Fieber, Myalgie), selten allergische Reaktionen bis zur Anaphylaxie
Kontraindikationen	– schwere Leber- und Nierenfunktionsstörungen – akute Infekte (v. a. Varizellen, Herpes zoster)

1997, Erazo et al. 1994, Soper et al. 1994). Dieses Wechselschema wird im 3- oder sogar im 2-wöchigen Abstand eingesetzt. An den ersten beiden Therapietagen wird eine Kombination aus Etoposid, Methotrexat und Actinomycin D mit „Folin-Rescue" angeboten. Im Wechsel kommt an Tag 8 die Kombination aus Cyclophosphamid und Vincristin zum Einsatz. Von den berichteten Remissionsraten ist hierbei die höchste Effektivität zu erwarten. Es liegen Untersuchungen vor, nach denen eine kumulative 5-Jahres-Überlebensrate von knapp 90% erzielbar ist. Patientinnen, die bei diesem Schema eine Resistenz entwickeln, können durch eine weitere Chemotherapie remittieren. Eine solche Second-Line-Therapie bei EMA-CO-Resistenz ist im EPEMA-Schema zu erkennen. Auch bei diesem Wechselschema wird in 14-tägigem Abstand an den Tagen 1 Cisplatin und Etoposid verabreicht, alterniert von einer Kombination aus Etoposid, Methotrexat und Actinomycin D an Tag 8 unter „Folin-Rescue". Hierbei entspricht nun der zweite Teil des Wechselschemas dem ersten Teil des EMA-CO-Schemas. Sinn ist hier die Einführung einer platingestützten Chemotherapie, da die hohe Effektivität von Cisplatin bei Trophoblasttumoren bekannt ist. Dieses Schema ist allerdings mit einer noch höheren Toxizität als EMA-CO belastet.

Als weitere Salvage-Therapien sind die Kombinationen Etoposid, Bleomycin, Cisplatin sowie Vincristin, Dactinomycin, Cyclophosphamid zu erwähnen. Die Effektivität aller bisher genannten Therapien ist hoch, so dass mit neueren zytotoxischen Substanzen kaum Erfahrungen zur Verfügung stehen. Durch einzelne Untersuchungen ist z. B. die Wirksamkeit des Taxans Paclitaxel gesichert (Bastert 1998).

Eine besondere therapeutische Herausforderung stellen zerebrale und hepatische Filiae dar. Das Ausmaß der zerebralen Metastasierung kann durch eine **primäre Hirnbestrahlung** zeitgleich mit der Chemotherapie reduziert werden. Tritt allerdings das zerebrale Rezidiv nach chemotherapeutischer Vorbehandlung auf, so ist die Effektivität der strahlentherapeutischen Maßnahme begrenzt. Die Radiatio sollte als Kombinationstherapie in Ultrahochrisikofällen bis zu einer Dosis von 30 Gy zu jeweils 2-Gy-Bestrahlungsfraktionen durchgeführt werden.

So wie sich diese primäre Kombination in Ultrahochrisikofällen als Primäransatz definieren lässt (> 12 WHO-Risikopunkte, Stadium FIGO IV), könnte alternativ die Polychemotherapie mit der intrathekalen Methotrexatapplikation kombiniert werden. In solchen seltenen Fällen sollte im gemeinsamen Konsilium mit dem Radioonkologen und internistischen Onkologen die Therapiemodalität festgelegt werden (Bastert 1998). Die Erfahrungen mit weiteren Therapieschemata und Modalitäten in speziellen Metastasierungsfällen, u. a. auch hepatischen Herden, sind doch insgesamt nur sehr begrenzt und sollten nur im Einzelfall individuell entschieden werden. Ein eigentlicher Therapieüberblick lässt sich hier nicht geben (Bagshawe 1998) (Abb. 38-2).

Kontrazeption und Schwangerschaft nach gestationsbedingten Trophoblasterkrankungen

Fragen zur Kontrazeption und zur Schwangerschaft nach gestationsbedingten Trophoblasterkrankungen bedürfen einer besonderen Erwähnung.

Eine qualifizierte Kontrazeption wird für bis ein Jahr nach Abschluss der Primärbehandlung erwartet, da die meisten Rezidive in diesem Zeitraum auftreten. Die weitere Fertilitätsprognose ist nach Abschluss dieses einjährigen Intervalls als günstig zu bezeichnen. Dies betrifft die Fertilitätschance sowohl nach Mono- als auch nach EMA-CO-Polychemotherapie. Es lässt sich damit feststellen, dass die Chemotherapie die Fertilität nicht beeinträchtigt.

Als kontrazeptive Maßnahme der Wahl kann nach komplettem Abfall der HCG-Werte ein **orales Kontrazeptivum** oder eine Gestagenmonotherapie verabreicht werden. Man bevorzugt Präparate mit möglichst niedrigem Östrogenanteil. Nach Beginn des ersten Einnahmezyklus werden die HCG-Werte für weitere 3 Monate in einmonatigen Abständen kontrolliert.

Die Einlage von **Intrauterinpessaren** zur Kontrazeption ist als relative Kontraindikation zu sehen. Auf Grund der intrauterinen invasiven Wachstumspotenz muss mit lokalen Wanddestruktionen oder Wandschwächen gerechnet werden, so dass eine erhöhte Perforationsgefahr besteht. Mit der Hysteroskopie können narbige Residuen oder Destruktionen aufgedeckt werden.

Eine erneute Schwangerschaft nach gestationsbedingten Trophoblasterkrankungen sollte nach frühestens einem Jahr angestrebt werden. Der Schwangerschaftsverlauf nach Therapie ist unauffällig. Eine erhöhte Inzidenz schwangerschaftsbedingter Komplikationen lässt sich nicht nachweisen. Insbesondere sind weder die Abortrate, die Frühgeburtenrate, die Totgeburtenrate oder die Rate angeborener Fehlbildungen im Vergleich zur Normalbevölkerung erhöht (Woolas et al. 1998).

Bei Eintreten einer erneuten Schwangerschaft ist im Rahmen der Schwangerenvorsorge das Programm um die Verlaufskontrolle des HCG-Tumormarkers, wie im Rahmen der Tumornachsorge, zu ergänzen. Abweichungen vom normalen Profil des HCG-Verlaufs einer Schwangerschaft sind suspekt und sollten weiter abgeklärt werden. Im Rahmen der Sonografie sind suspekte intrakavitäre oder intramurale Raumforderungen zu

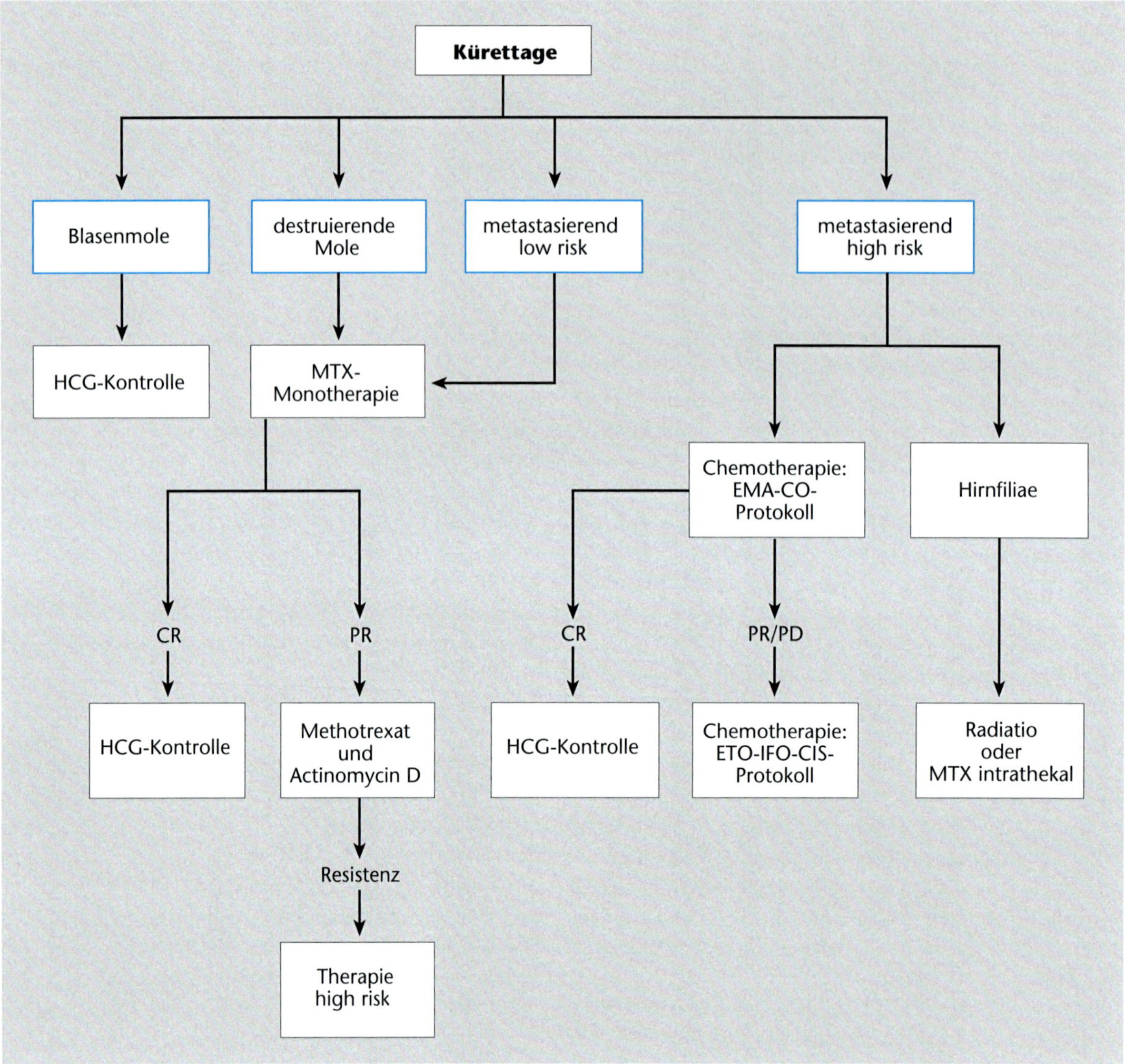

Abb. 38-2 Zusammenfassendes Behandlungsschema maligner Trophoblastproliferationen (CR, complete remission, Vollremission; PR, partial remission, teilweise Remission; PD, progressive disease, fortschreitende Erkrankung).

beachten (partielle Mole). Das Wiederholungsrisiko einer Trophoblasterkrankung ist maximal mit 2% anzugeben. Plazenta- oder Abortmaterial soll in diesem Kontext definitiv einer histologischen Überprüfung zugeführt werden, auch die HCG-Verläufe sind länger zu kontrollieren.

!

Nach abgelaufener Trophoblasterkrankung mit negativen HCG-Werten besteht bei einer erneuten Schwangerschaft keine medizinische Indikation zum Schwangerschaftsabbruch.

Psychosomatische Aspekte und Psychoonkologie

Hinsichtlich der psychosomatischen bzw. psychoonkologischen Betreuung gelten die in Kapitel 33 dargestellten Grundsätze. Besonders im Zusammenhang mit weiterem Kinderwunsch empfiehlt sich eine entsprechende Beratung.

Literatur

Bagshawe K. D.: Trophoblastic tumors: Diagnostic methods, epidemiology, clinical features and management. In: Coppleson M (ed.), Gynecologic Oncology, pp. 1027–1043. Churchill Livingstone, Edinburgh 1992.

Bagshawe K. D.: EMA/CO for high-risk gestational trophoblastic tumors: results from a cohort of 272 patients. J Clin Oncol. 15 1997 2636–2643.

Bagshawe K. D.: Management of resistant gestational trophoblastic tumors. J Reprod Med. 43 1998 111–118.

Bastert G.: Chorionkarzinom. In: Seeber S., Schütte J. (Hrsg.), Therapiekonzept Onkologie, 3. Aufl. Springer, Heidelberg–Berlin 1998.

Erazo A., Cervates G., Torrecilas L., Robles J.: Management of high-risk trophoblastic neoplasms: Experience with etoposid, methotrexate, Actinomycin A, Cyclophosphamid, Vincristine (EMA-CO). Proc Am Soc Clin Oncol 13 (1994) 265.

Janni, W., G. Kindermann: Trophoblasttumoren. In: Bender, H. G., K. Diedrich, W. Künzel (Hrsg.): Klinik der Frauenheilkunde und Geburtshilfe, Bd. 11, 4. Aufl., S. 209–235. Urban & Fischer, München–Jena 2001.

Jauniaux E.: Partial moles: from postnatal to prenatal diagnosis. Placenta. 20 (1999) 379–388.

Matsui H., Iitsuka Y., Seki K., Sekiya S.: Comparison of chemotherapies with methotrexate, VP-16 and actinomycin-D in low-risk gestational trophoblastic disease. Remission rates and drug toxicities. Gynecol Obstet Invest. 46 (1998) 5–8.

Soper J. T., Evans A. C., Clarke-Pearson D. L., Berchuck A., Rodriguez G., Hammond C.B.: Alternating weekly chemotherapy with etoposide-methotrexate-dactinomycin/cyclophosphamide-vincristine for high-risk gestational trophoblastic disease. Obstet Gynecol. 83 (1994) 113–117.

Woolas R. P., Bower M., Newlands E.S., Seckl M., Short D., Holden L.: Influence of chemotherapy for gestational trophoblastic disease on subsequent pregnancy outcome. Br J Obstet Gynaecol. 105 (1998) 1032–1035.

Psychosomatische Aspekte bei Diagnostik und Therapie

IV

39 Psychosomatische Aspekte bei der Anamneseerhebung

Neben den gynäkologischen gibt es einige psychosomatische Aspekte bei der Anamneseerhebung, die sowohl unter diagnostischen als auch unter therapeutischen Gesichtspunkten von Bedeutung sein können. Zumindest eine orientierende Erhebung dieser Punkte ist erforderlich, ggf. dann auch eine tiefere Exploration. Wichtig sind insbesondere der aktuelle psychische Status bzw. evtl. die psychopathologische Symptomatik, die Erhebung einer Vorgeschichte mit psychischen Störungen und die Erfassung der aktuellen Lebens- und Beziehungssituation bzw. des psychosozialen Hintergrundes.

Zuständigkeit und Begriffsklärung

Obwohl Begriffe wie psychosomatisch, psychotherapeutisch, psychologisch etc. aus den Erfordernissen der Praxis heraus im folgenden Kapitel ebenso wie in den anderen Kapiteln nebeneinander und teilweise synonym verwendet werden, soll in diesem Abschnitt kurz eine Begriffsklärung versucht werden (Tab. 39-1).

Abbildung 39-1 stellt in schematischer Weise dar, wie menschliche Reaktionen auf körperliche Erkrankungen oder Krisensituationen hinsichtlich Schweregrad und erforderlicher Fachkompetenz eine Art Kontinuum darstellen. Es gibt eine Reihe von Störungsbildern und Problembereichen, die immer fachpsychiatrische Kompetenz benötigen (wie etwa Suizidalität oder psychotische Symptome), und auch Bereiche, in denen für eine spezifische weitere Betreuung eine über die psychosomatische Grundversorgung hinausgehende psychotherapeutische Ausbildung erforderlich ist (wie etwa die Behandlung von Angst- und Zwangsstörungen). Zur **allgemeinen ärztlichen Basiskompetenz** gehört aber der Umgang mit Emotionen von Patienten sowie Reaktionen in Krisensituationen und auch die Fähigkeit, psychische Störungen im engeren Sinne zu erkennen und die geeignete weiterführende Diagnostik und Therapie auszuwählen und einzuleiten. Die bloße Tatsache, dass eine Patientin verzweifelt ist und weint oder sogar depressiv reagiert, wenn sie über eine maligne Erkrankung oder eine Fehlgeburt informiert wird, erfordert und rechtfertigt kein psychosomatisches oder psychiatrisches Konsil. Selbst wenn in einer gynäkologischen Abteilung eine Psychologin oder Psychotherapeutin den Bereich „Gynäkologische Psychosomatik" abdeckt oder wenn es eine Psychoonkologin in der Klinik gibt, gehört der kompetente Umgang mit solchen Problemen zur frauenärztlichen Routine. Der Erwerb entsprechender Fähigkeiten gehört heute zur Facharztausbildung und ist nicht nur im Kontext der Abrechnung der psychosomatischen Grundversorgung von Bedeutung. Darüber hinaus ermöglichen entsprechende Fähigkeiten ganz eindeutig eine Qualitätssteigerung bei der gynäkologischen Versorgung, woraus letzten Endes erhebliche positive Einflüsse auf Krankheitsverläufe und die subjektive Lebensqualität der Patientinnen resultieren können.

> **!** Der Umgang mit Gefühlen und Reaktionen von Patientinnen gehört zur ärztlichen Basiskompetenz!

Tab. 39-1 Begriffserklärung: Psychologie, Psychosomatik, Psychiatrie, Psychotherapie.

Fachrichtung	Bedeutung	Relevanz für die Frauenheilkunde
Psychologie	– Lehre von der normalen Psyche (inkl. Wissen über Lernprozesse, Reaktionen, Bewältigungsmechanismen etc.).	– Psychologie als Basiswissen über menschliche Reaktionen gehört zur Grundausbildung von Ärzten – Lehrfach/Studiengang mit Abschluss Diplom-Psychologe; falls Diplom-Psychologen später als psychologische Psychotherapeuten tätig sein wollen, folgt eine spezielle Psychotherapieausbildung (analog Facharztausbildung bei Ärzten)
Psychosomatik	– im engeren Sinn: Lehre von somatischen Störungen, die durch psychische Ursachen hervorgerufen wurden – heute allgemein gebräuchlich für die Berücksichtigung psychischer Aspekte auch bei somatischen Erkrankungen	– im engeren Sinn: dazu gehören Störungsbilder wie etwa Somatisierungsstörungen („unklarer Unterbauchschmerz" = körperliche Beschwerden auf psychischem Hintergrund, s. Kap. 40) – im weiteren Sinn: Synonym für Betreuung von Patientinnen unter Berücksichtigung psychischer (Mit-)Ursachen, aber auch Reaktionen und Begleiteffekte somatischer Erkrankungen (als „Psychosomatische Grundversorgung" auch Abrechnungsziffer)
Psychiatrie	– Lehre von den psychischen Störungen (= pathologische Psyche) und deren Behandlung (griechisch: iatros, Psychiater = Arzt für die Psyche)	– konsiliarische Betreuung bei ausgeprägten und/oder akuten psychischen Störungen (z. B. Delir, Psychose, Suizidalität)
Psychotherapie	– spezielle Therapieverfahren (wie etwa Verhaltenstherapie, Psychoanalyse), die von entsprechend ausgebildeten Psychotherapeuten durchgeführt werden (s. Kap. 41) – fächerübergreifend sind sowohl psychologische als auch ärztliche Psychotherapeuten in allen Verfahren tätig; auch eine Reihe von Frauenärzten besitzt den Zusatztitel „Psychotherapie"	– bestimmte Störungsbilder (z. B. Somatisierungsstörungen) oder auch Folge- und Begleiterscheinungen von gynäkologischen Prozessen (z. B. schwere depressive Reaktionen auf Verlusterlebnisse, Traumata etc.) erfordern manchmal eine längerfristige psychotherapeutische Behandlung

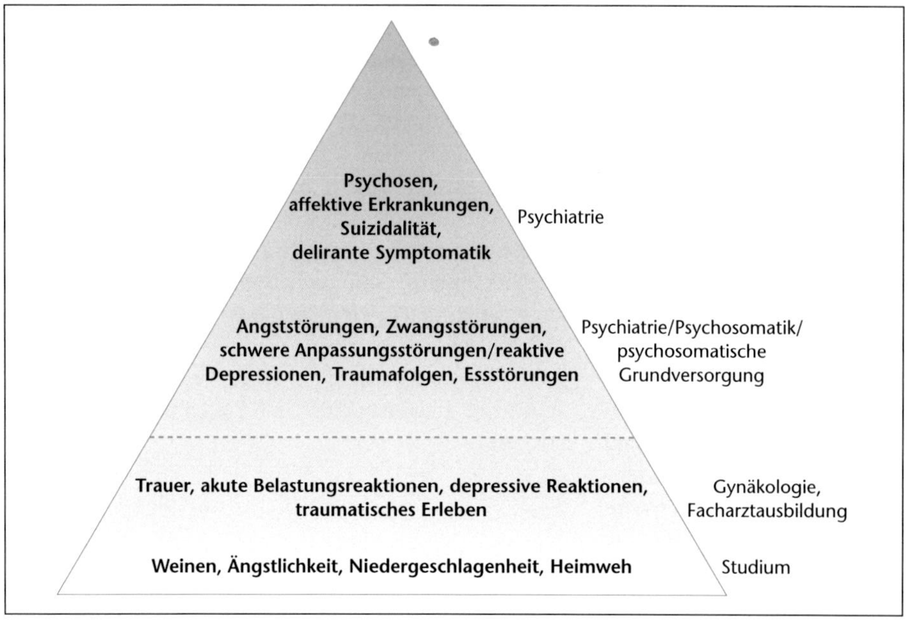

Abb. 39-1 Schematische Darstellung menschlicher Reaktionen auf körperliche Erkrankungen oder Krisensituationen und Ausbildung/Zuständigkeit.

Aktueller psychopathologischer Befund

Die differenzierte Erfassung des psychopathologischen Status würde sicher die Routine-Untersuchungsaufgabe der Gynäkologie und Geburtshilfe sprengen. Trotzdem sollte der Arzt eine gewisse Vorstellung von der **psychischen Situation der Patientin** haben und mit einigen wenigen Screening-Fragen feststellen, ob eventuell eine weitergehende Diagnostik, z. B. durch eine psychosomatische oder psychiatrische Konsiliaruntersuchung, erforderlich ist (z. B. „Wie geht es Ihnen stimmungsmäßig?").

Psychopathologische Symptome wie Depressivität, Angst, Schlafstörungen, Antriebsminderung etc. können sowohl **komorbid** zur gynäkologischen Problematik bestehen (z. B. bei einer gleichzeitig bestehenden Angsterkrankung) (s. Kap. 40), können aber auch **Folge und im Einzelfall sogar Ursache** gynäkologischer Probleme sein. Gerade komorbid bestehende psychische Störungen werden eher selten als relevant wahrgenommen, weil die Patientinnen selbst oft auch nicht darüber sprechen; solche Probleme können aber den diagnostischen Prozess und den Behandlungsverlauf erheblich beeinflussen. Besonders nach den aktuellen Veränderungen im **Abrechnungsmodus** (DRG) kann aber die Diagnosestellung und Dokumentation einer komorbiden psychischen Störung auch in dieser Hinsicht von Bedeutung sein.

So gibt es beispielsweise Patientinnen, die eine ausgeprägte **phobische Angst** vor allem haben, was mit medizinischen Prozeduren zu tun hat (Spritzen, Blut bis hin zu Ärzten und Krankenhäusern). Eine solche Patientin wird wahrscheinlich erst sehr spät zur Behandlung kommen und sich extrem schwer auf erforderliche Maßnahmen einlassen können. Gerade in solchen Fällen kann dann eine sensible psychosomatisch bzw. psychotherapeutisch orientierte Behandlungsstrategie dabei helfen, die erforderlichen Maßnahmen (Diagnostik, Operation etc.) durchzuführen.

Eine andere Gruppe, die in diesem Kontext eine besondere Betreuung benötigt, sind Frauen mit **Vortraumatisierung,** besonders wenn es sich um sexuellen Missbrauch handelt. Frauen mit einer solchen Vorgeschichte haben oftmals große Schwierigkeiten, sich auf gynäkologische Untersuchungen einzulassen, es kann zur Reaktualisierung von früheren traumatischen Erfahrungen kommen. An eine solche Konstellation sollte immer gedacht werden, wenn Frauen vor Untersuchungen (gynäkologische Untersuchung, Pränataldiagnostik, Geburtsvorbereitung) besonders ängstlich sind oder aber auch besondere „Ansprüche stellen", wie etwa, dass sie nur von einer Ärztin untersucht oder operiert werden wollen. Soweit möglich, sollte in solchen Fällen das Vorgehen besonders gut geplant werden; hohe Verlässlichkeit und Einhaltung von Absprachen gegenüber der Patientin ist dabei unerlässlich.

Eine Zusammenstellung der wichtigsten psychischen Symptome und die Störungsbilder, auf die sie am ehesten hinweisen, findet sich in Tabelle 39-2.

Psychiatrische Anamnese

Die psychiatrische Vorgeschichte ist dann besonders wichtig, wenn zum Zeitpunkt der gynäkologischen Behandlung eine **aktuelle psychische Störung** besteht bzw. die Patientin in psychiatrischer Behandlung ist. Je nach Art der Erkrankung kann durch gynäkologische Maßnahmen (z. B. Operationen, Narkose) die bestehende Grunderkrankung erneut auftreten bzw. sich verschlechtern. Auch die als „endogen" bezeichneten Störungsbilder (endogene Depression, in der ICD-10 „depressive Episode", Schizophrenie, Manie) werden darüber hinaus durch relevante Lebensereignisse bzw. Belastungen beeinflusst, so dass auch bei einer derzeit beschwerdefreien Patientin nach einem Eingriff durchaus eine erneute Erkrankung auftreten kann (z. B. eine erneute depressive Episode). Und schließlich kann es in diesem Zusammenhang auch von Bedeutung sein, **Informationen über frühere Erkrankungen** zu bekommen, weil vielleicht schon einmal eine psychische Störung im Zusammenhang mit organischen Prozessen aufgetreten ist (wie etwa im Sinne einer organischen Psychose, z. B. nach Gabe von Kortison, nach einer Operation als „Durchgangssyndrom" oder Ähnliches).

Ein weiterer in diesem Zusammenhang wichtiger Aspekt kann eine bestehende Sucht bzw. ein regelmäßiger **Substanzkonsum** sein. Selbst eine Patientin, die „nur" nikotinabhängig ist, ist u. U. schwer zu führen, wenn man die Problematik nicht kennt. Entzugssymptome bis hin zum schweren Entzugsdelir bei Alkohol- oder Drogensucht, aber auch bei chronischer Tranquilizereinnahme können ebenfalls den Therapieverlauf komplizieren, weshalb zumindest die Frage nach regelmäßigem Konsum gestellt werden sollte (wohl wissend, dass nicht alle Patientinnen darauf eine offene Antwort geben werden).

Falls eine schwere psychische Störung bekannt ist, empfiehlt es sich, den behandelnden Psychiater in die Planung der gynäkologischen Maßnahmen einzubeziehen und eventuelle Veränderungen der Medikation zu besprechen.

Tab. 39-2 Häufigste psychopathologische Symptome.

Symptom	Definition	Hinweis auf
Affektlabilität	labile (= unstetige) Stimmung, rascher Stimmungswechsel, z. B. von Euphorie zu Aggressivität oder von Glücksgefühl zu trauriger Verstimmung	– affektive Störung (Depression, Manie) – hirnorganische Veränderung – Persönlichkeitsstörung (z. B. emotional-instabile Persönlichkeit)
Aggressivität und Gereiztheit	Aggressivität und Gereiztheit, wie sie bei psychischen Störungen vorkommen, unterscheiden sich qualitativ nicht von solchen Symptomen, wie sie auch im normalen menschlichen Leben vorkommen, allerdings kann das Ausmaß deutlich ausgeprägter sein	– akute Belastungsreaktion – affektive Störung (Manie) – hirnorganische Veränderung – Persönlichkeitsmerkmal/-störung
Angst	neben normalpsychologischer, ableitbarer Ängstlichkeit bei Krankheiten oder bevorstehenden medizinischen Maßnahmen gibt es eindeutig pathologische Ängste (Phobien, Panikattacken); Phobie: spezifische Angst, bezogen auf bestimmte Situationen oder Tiere; Panikattacken: attackenartig auftretende massive Angst mit vegetativen Begleitsymptomen (Herzrasen, Schweißausbruch)	– unspezifische Reaktion auf eine Situation – Angststörung – Depression – bei starker Angst evtl. auch Psychose – Persönlichkeitsmerkmal /-störung
Antriebsstörung	breites Spektrum von Antriebsarmut (z. B. Depression) bis Antriebssteigerung (z. B. Manie)	– Anpassungsstörung („reaktive Depression") – affektive Störung (Depression, Manie) – Psychose
Autoaggression	z. B. als selbstverletzendes Verhalten (Ritzen, Schneiden, Verbrennen mit Zigaretten, Kopf oder Hände gegen die Wand schlagen, Gegenstände verschlucken)	– Borderline-Störung (emotional-instabile Persönlichkeit) – nicht selten bei sexuellem Missbrauch in der Vorgeschichte
Bewusstseinsstörung	Bewusstseinsveränderung von Schläfrigkeit bis Koma	– Fieber – hirnorganische Störung – Intoxikation – Stoffwechselentgleisung
depressive Verstimmung	breites Spektrum von leichter Niedergeschlagenheit bis zu schwerer Depression	– affektive Störung („endogene Depression") – Anpassungsstörung („reaktive Depression") – Persönlichkeitsmerkmal /-störung
Entfremdungsgefühle	Entfremdungs- bzw. Unwirklichkeitsgefühle können sich auf die eigene Person beziehen (= Depersonalisation) oder auf die Umgebung (= Derealisation)	– eher unspezifisch, kann bei allen psychischen Störungen vorkommen (z. B. Psychose, Depression etc.) – können in Belastungssituationen auftreten, auch ohne vorher bestehende psychische Störung im engeren Sinne
Entscheidungsschwierigkeiten	Unfähigkeit, auch einfachste Entscheidungen zu treffen	– Depression – Persönlichkeitsmerkmal
erweiterter Suizid	Ausweitung suizidaler Gedanken bzw. Handlungen auf sehr nahe stehende Menschen, z. B. Kinder	– Depression – Psychose
Euphorie	breites Spektrum von leicht gehobener Stimmung bis zur ausgeprägten manischen Hochstimmung	– affektive Störung (Manie) – in leichterer Ausprägung physiologisch (z. B. gute Nachricht, Erfolg)
Grübeln	normal ableitbar bis Grübelzwang bei schweren Depressionen	– alle Arten von Depressionen – Belastungssituationen – Persönlichkeitsmerkmal

Tab. 39-2 Häufigste psychopathologische Symptome. *(Fortsetzung)*

Symptom	Definition	Hinweis auf
Halluzinationen	Sinnestäuschungen, kommen in allen Qualitäten vor (akustisch, optisch, osmisch, gustatorisch, taktil = Körperhalluzinationen)	– Psychose – delirante Symptomatik – Intoxikation (z. B. Drogen) – selten auch physiologisch (z. B. in der Einschlafphase, bei Schlafdeprivation, Reizdeprivation/Monotonie)
Konzentrationsstörung	breites Spektrum von leichter bis ausgeprägter Beeinträchtigung der Konzentration	– physiologisch bei Ermüdung oder in Belastungssituationen – unspezifisches Merkmal bei einer Vielzahl von psychischen Störungen (z. B. Depression, Psychose)
Misstrauen	bei Psychosen oft zu Beginn, später auch in Verbindung mit Wahn oder Halluzinationen	– Psychose – Persönlichkeitsmerkmal/-störung (z. B. paranoide Persönlichkeit)
Suizidalität	breites Spektrum von lebensmüden Gedanken bis hin zur konkreten Suizidplanung und -durchführung	– Depression – Psychose – Persönlichkeitsstörung (z. B. emotional-instabile Persönlichkeit)
Unruhe	innere Unruhe (z. B. bei Depressionen); motorische Unruhe (z. B. bei hirnorganischen Prozessen, Psychosen)	– affektive Störung – hirnorganisches Geschehen (z. B. Delir, Durchgangssyndrom) – Psychose – Nebenwirkung von (Psycho-)Pharmakotherapie
Wahn	absolute, unkorrigierbare Überzeugung ohne realen Hintergrund; z. B. Verfolgungswahn, Größenwahn, Schuldwahn, religiöser Wahn etc.	– schizophrene Psychose – psychotische Manie – psychotische Depression – organische Psychosen – andere Wahnsyndrome (z. B. Eifersuchtswahn, Liebeswahn)
Zwangssymptome	Zwangsgedanken (unerwünschte, unangenehme Gedanken drängen sich trotz Widerstand des Betroffenen stereotyp immer wieder auf) bis hin zu Zwangshandlungen (z. B. Waschzwang, Kontrollzwang), die ausgeführt werden müssen,um Angst und Unruhe abzuwenden	– in leichter Ausprägung auch bei gesunden Menschen bzw. als Persönlichkeitsmerkmal – Zwangsstörung – als Symptom von Depressionen und Psychosen

Psychosozialer Hintergrund und Lebenssituation

Auch die aktuelle Lebens- und Beziehungssituation kann ebenso wie die biografische Vorgeschichte für die gynäkologische Behandlung von Bedeutung sein – zum einen in manchen Fällen bei der **Hypothesenbildung zur (Mit-)Verursachung** oder auch zur Interpretation von Symptomen oder Verhaltensweisen, die die Therapie erschweren; fast immer aber auch für die sinnvolle **Therapieplanung.**

Nicht selten führen ungelöste, oft schon länger bestehende innerpsychische Konflikte zu dem, was man als Somatisierung bezeichnet (körperliche Manifestation von psychischen Problemen) bzw. zur so genannten Somatisierungsstörung (s. Kap. 40). Dabei muss dies den Betroffenen durchaus nicht bewusst sein.

So können sich beispielsweise chronische Belastungen, besonderer Stress oder auch Probleme im familiären oder partnerschaftlichen Bereich in chronischen oder auch attackenartigen Schmerzen ausdrücken. Oder auch die (möglicherweise unbewusste) Vermeidung von Intimität und Sexualität kann sich in Schmerzen manifestieren. Der Wunsch nach Zuwendung und die frühe Erfahrung, dass man Zuwendung besonders bei Krankheit bekam, kann ebenfalls zu somatischen Beschwerden und dann „sekundärem Krankheitsgewinn" führen.

Aber auch lebenspraktische Probleme resultieren häufig aus der aktuellen Lebenssituation. Da hierdurch sowohl die **Compliance** der Patientin als auch eventuelle

Symptome mit beeinflusst werden können, sollte auch dieser Aspekt immer Berücksichtigung finden.

Eine allein erziehende Mutter mit zwei kleinen Kindern wird zum Beispiel ganz anders auf die Ankündigung einer notwendigen Operation reagieren als eine Frau, die sozial und familiär gut eingebunden ist. Die ungeklärte Versorgung von abhängigen Angehörigen (Kinder, alte Eltern etc.) kann bei Frauen sehr viel Druck erzeugen; häufig hilft dabei die Einschaltung eines Sozialarbeiters.

Verarbeitung einer körperlichen Erkrankung

!

Wie ein Mensch eine akute oder chronische Erkrankung verarbeitet, hängt von einer Vielzahl von Faktoren ab, wie etwa Persönlichkeit. Individuelle Bewältigungsmechanismen, aber auch biografische Erfahrungen, aktuelle Lebens- und Beziehungssituation und vorhandene soziale Unterstützung tragen dazu bei (Tab. 39-3). Von der Verarbeitung hängt auch ab, ob sich sekundäre psychische Probleme entwickeln, wie etwa eine reaktive Depression oder Angstsymptomatik (s. Kap. 40, Abschnitt „Anpassungsstörungen"). Wichtig ist deshalb auch für Diagnostik und Therapieplanung, die individuelle Problemkonstellation einer Patientin zu erfassen.

Die **Thematisierung der speziellen Situation der Patientin** ist auch über die Besprechung von Therapieplanung und Prognose hinaus Aufgabe des behandelnden Arztes. Es sollte im Behandlungsverlauf aktiv das Gespräch mit der Patientin über ihre individuellen Probleme und Ängste gesucht werden. Es kann auch hilfreich sein, der Patientin mittels Brückenfragen (s. Kap. 41) aktiv ein Gesprächsthema anzubieten, das sie von sich aus nicht anzusprechen wagt (z. B. Todesängste, Angst vor Behinderungen etc.; „Ich könnte mir vorstellen, dass ..." oder „Viele Patienten in Ihrer Situation machen sich Sorgen wegen ...").

Bei ausgeprägter oder lang andauernder psychischer Problematik sollte das **Angebot einer psychosomatischen bzw. psychiatrischen Konsultation** gemacht werden. Da nicht alle Kliniken über speziell geschulte Mitarbeiter oder eine psychosomatische Abteilung verfügen, kann es hilfreich sein, im ambulanten Bereich Kooperationspartner zu suchen (z. B. Beratungsstellen, niedergelassene Psychotherapeuten), bei denen dann auch eine kurzfristige Vorstellung möglich ist. Der Aufbau eines entsprechenden **Netzwerkes** unter Einbeziehung von Selbsthilfegruppen und Beratungsstellen ist zu Beginn manchmal etwas mühsam, langfristig aber gut funktionsfähig und hilfreich.

Auch die Einbeziehung von **Familienangehörigen** ist von großer Bedeutung; Gespräche sollten nach Möglichkeit immer mit allen Beteiligten gemeinsam stattfinden (s. Kap. 41). Damit wird ein gleicher Informationsstand sichergestellt und einer sonst sehr schnell entstehenden Sprachlosigkeit zwischen Patientin und Angehörigen vorgebeugt. Eine solche Sprachlosigkeit entsteht beispielsweise aus Unsicherheit von Patientin und Angehörigen darüber, was der andere weiß, oder aus dem Bedürfnis heraus, ihn zu schützen. Gerade bei Erkrankungen mit einer schlechten Prognose und nur kurzer verbleibender Überlebenszeit ist der offene Austausch zwischen Patientin und Angehörigen von enormer Wichtigkeit, um die Auseinandersetzung mit dem bevorstehenden Verlauf der Erkrankung, vielleicht sogar dem Tod und allen damit zusammenhängenden Entscheidungen möglich zu machen. Werden entsprechende Gesprächsangebote an Patientin und Angehörige gemacht, stellt man oft fest, dass diese schon lange das Bedürfnis hatten, darüber zu sprechen, aber nicht wussten, wie sie ein solches Gespräch beginnen sollten.

Tab. 39-3 Einflussfaktoren auf die Verarbeitung einer körperlichen Erkrankung.

psychische Stabilität	– psychische Vorgeschichte, z. B. depressive oder sonstige psychische Störung, die mit der Gefahr der psychischen Dekompensation einhergeht – Neigung zu Alkohol- oder Medikamentenkonsum als Problemlösung
Persönlichkeit und individuelle Bewältigungsmechanismen	– Fähigkeit, sich auf die neue Situation einzustellen – aktive Bewältigungsmechanismen (z. B. Informationssuche, Lebensalternativen suchen) vs. passive (z. B. Rückzug, Grübeln) – optimistische vs. pessimistische Grundhaltung – Verleugnung oder Verdrängung vs. aktive Auseinandersetzung mit einem Problem
Relevanz für aktuelle Lebenssituation	– Notwendigkeit, die Lebensplanung zu ändern (z. B. berufliche Neuorientierung, plötzliche Erwerbsunfähigkeit, Einstellung auf Kinderlosigkeit etc.) – Änderung der partnerschaftlichen/familiären Perspektive (z. B. bei lebensbedrohlichen Erkrankungen oder HIV-Infektion)
soziale Unterstützung	– Unterstützung durch Familienangehörige, Freunde, soziale Umgebung – eigene Fähigkeit, Unterstützung und Anteilnahme anzunehmen
professionelle Unterstützung	– Verfügbarkeit psychologischer/psychotherapeutischer/psychiatrischer Unterstützung und Behandlung in der Akutsituation sowie im Verlauf der Erkrankung
langfristige Prognose der Erkrankung	– bleibende Einschränkungen oder Behinderung als Krankheitsfolge – zu erwartende Überlebenszeit bei potenziell todbringender Erkrankung, evtl. nur wenige Monate bis Jahre (bestimmte Krebserkrankungen); – Wissen um schleichende Verschlechterung (z. B. ALS, Chorea Huntington) – Erwartung zunehmender Behinderung
Behandlungsmöglichkeiten	– Verfügbarkeit von Behandlungsmöglichkeiten (z. B. Möglichkeit der operativen Behandlung, medikamentöse Behandlung, alternative Therapiemethoden) – Erfolgsaussichten der Therapie (kurativ vs. palliativ)
Traumatisierung durch Behandlung	– Belastungen durch die Behandlung (z. B. zeitliche Belastung, Erfahrungen auf der Intensivstation, wiederholte diagnostische und operative Eingriffe, Schmerzen, Nebenwirkungen der Therapie) – Verlust der Autonomie durch Erkrankung (angewiesen sein auf Pflege, Versorgung durch andere etc.) – plötzliche oder gravierende Veränderung der Lebensqualität
Beteiligung des ZNS	– zerebrale Metastasen bei onkologischen Erkrankungen – Nebenwirkungen der Therapie (z. B. kognitive Störungen bei manchen Chemotherapieformen)
Nebenwirkung von Medikamenten	– Auftreten substanzinduzierter depressiver und körperlicher Symptome (z. B. Antibiotika, Kortison, Interferon, Chemotherapeutika) – Beeinträchtigung des Allgemeinbefindens als Nebenwirkung (z. B. Müdigkeit, Schwindel)

40 Relevante psychische Störungen

Selbst wenn es keinen Zusammenhang mit den bestehenden gynäkologischen Problemen gibt, können psychiatrische Störungsbilder den Verlauf beeinflussen, teilweise auch Folge der Erkrankung sein. Die wichtigsten Störungsbilder sind deshalb in der Folge kurz synoptisch dargestellt, teilweise auch mit den diagnostischen Kriterien nach ICD-10. Bei vielen der Störungsbilder ist die **Dokumentation** der ICD-10-Kategorie einer solchen den Verlauf komplizierenden Störung auch durch den Gynäkologen bzw. Geburtshelfer ohne Schwierigkeiten möglich bzw. erforderlich (z. B. bei den Anpassungsstörungen) und nicht zuletzt auch unter **Abrechnungsaspekten** wichtig. Die Überprüfung der operationalisierten Diagnosekriterien erleichtert im Einzelfall auch die Entscheidung über das weitere Vorgehen, z. B. über die Hinzuziehung eines Facharztes.

Für die psychischen Erkrankungen, die auf jeden Fall eine fachpsychiatrische Differenzialdiagnostik erfordern, erfolgt die Darstellung der Diagnosekriterien weniger differenziert. Der folgende Überblick über psychische Störungen und ihre Implikationen für den gynäkologischen Alltag macht deutlich, dass praktisch in allen Bereichen psychischer Störungen Überschneidungen zwischen den Fächern möglich sind.

Die folgenden Darstellungen sind nicht in der Reihenfolge der ICD-10-Kapitel beschrieben, sondern entsprechend ihrer **Relevanz** für **Diagnostik** und **Therapie** in der Frauenheilkunde.

Anpassungsstörungen

Vielfältige Lebenssituationen erfordern eine besondere **Anpassungsleistung** vom Betroffenen. Wenn diese Anpassung an eine neue Situation mit dem Auftreten relevanter psychischer Symptome vonstatten geht (wenn also z. B. reaktive depressive Symptome auftreten), dann spricht man von einer Anpassungsstörung. Gerade diese Störungsgruppe ist für die somatische Medizin eine sehr relevante, da **akute Belastungsreaktionen, depressive Reaktionen** oder andere Störungen bei schweren Erkrankungen oder in Krisensituationen recht häufig sind. Abzugrenzen davon ist die „normale emotionale Reaktion", z. B. auf die Mitteilung einer onkologischen Diagnose. Nicht immer ist die Abgrenzung zwischen „normaler Reaktion" und bereits psychiatrisch relevantem Geschehen scharf zu ziehen. Zu berücksichtigen sind dabei letzten Endes Ausmaß und Dauer der Reaktion.
Ein tabellarischer Überblick über die verschiedenen Anpassungsstörungen mit der jeweiligen Zuordnung nach ICD-10 findet sich in Tabelle 40-1.

1 Akute Belastungsreaktion

Die akute Belastungsreaktion entspricht am ehesten dem, was man landläufig als **„Schockreaktion"** bezeichnen würde. Betroffene erleben in einer solchen akuten Belastungsreaktion ihre Umgebung nicht selten wie in einem „Nebel" oder „Film", alles um sie herum ist unwirklich. Ausbrüche von Verzweiflung, Weinen, aber auch Wut und Ärger, sozialer Rückzug und auch Überaktivität bzw. eine Art „Aktionismus" sind typische Symptome. Eine solche Belastungsreaktion tritt typischerweise direkt nach dem belastenden Ereignis auf (z. B. der Mitteilung einer onkologischen Diagnose, der Befundmitteilung in der Pränataldiagnostik, dem Tod des Kindes) und hält in der Regel nicht länger als 2 oder 3 Tage an. Übergänge in andere Formen länger dauernder Belastungsreaktion sind möglich.
Wenn in einer solchen akuten Belastungssituation eine weitreichende Entscheidung ansteht (wie etwa die Entscheidung zum Schwangerschaftsabbruch), dann sollte immer sichergestellt sein, dass die bestehende psychische Ausnahmesituation bei der betroffenen Patientin nicht zu einer **Einschränkung der Geschäftsfähigkeit** führt. Dies sollte v. a. dann überprüft werden, wenn die Patientin massiven Druck ausübt, dass eine medizinische Maßnahme so schnell wie möglich erfolgen soll. Es könnte ein Hinweis darauf sein, dass sie sich in ihrer augenblicklichen psychischen Verfassung mit der Trag-

Tab. 40-1 Anpassungsstörungen (Reaktionen) und diagnostische Einordnung nach ICD-10.

Bezeichnung (ICD-10)	ICD-10	Symptomatik/Verlauf
Akute Belastungsreaktion	F43.0	unmittelbare Reaktion auf ein Ereignis, nach anfänglicher „Betäubung" oft Depression, Angst, Ärger, Wut, Verzweiflung, Unwirklichkeitsgefühle, Überaktivität, sozialer Rückzug; Dauer: Stunden bis max. 2–3 Tage
Posttraumatische Belastungsstörung	F43.1	Auftreten innerhalb von 6 Monaten nach dem belastenden Ereignis (Trauma): ständiges Wiedererleben der Situation mit Nachhallerinnerungen („flashbacks") oder in Albträumen; dauerndes Gefühl des Betäubtseins, emotionale Stumpfheit; Vermeidung von Stimuli, die an das Trauma erinnern; Depression, Reizbarkeit, Überwachheit, Schreckhaftigkeit, Schlaflosigkeit
Anpassungsstörungen	F43.2	Oberbegriff für das Auftreten psychischer Symptome und Verhaltensstörungen nach einer identifizierbaren psychosozialen Belastung
Kurze depressive Reaktion	F43.20	vorübergehender leichter depressiver Zustand, der nicht länger als 1 Monat dauert
Längere depressive Reaktion	F43.21	leichter depressiver Zustand auf eine länger anhaltende Belastungssituation, der aber nicht länger als 2 Jahre dauert
Angst und depressive Reaktion gemischt	F43.22	sowohl Angst als auch depressive Symptome sind vorhanden, ohne dass eine Reaktionsform im Vordergrund steht

weite der Entscheidung nicht wie erforderlich unter Berücksichtigung aller Aspekte auseinander setzen kann. Eine **spezifische Behandlung** ist in der Regel nicht erforderlich, da die Symptomatik einer akuten Belastungsreaktion nur kurz andauernd ist. Qualifizierte Gesprächsangebote im Sinne einer Krisenintervention, Hinzuziehung von Angehörigen und Zurückstellung weitreichender Entscheidungen sind die wichtigsten Maßnahmen. Nur im Ausnahmefall ist eine kurzfristige medikamentöse Intervention (z. B. Tranquilizer oder Anxiolytikum) (s. Kap. 41) erforderlich.

2 Depressive Reaktion

Anpassungsstörungen im Sinne der depressiven Reaktion beginnen zwar meist ebenfalls mit dem auslösenden Ereignis, sind dabei weniger akut, dafür **länger anhaltend.** Eine Vielzahl von Begleitsymptomen (wie etwa Schlafstörungen, Ängste, Hoffnungslosigkeit etc.) können auftreten. Nicht immer ist die Abgrenzung von „normaler Trauer" möglich. Das wichtigste Unterscheidungsmerkmal ist, dass eine depressive Reaktion sozusagen alle Bereiche des Lebens erfasst, so dass z. B. das Empfinden von Freude über positive Ereignisse, der Genuss eines schönen Essens o. Ä. kaum möglich ist. Einem Menschen, der trauert, ist dagegen in Abhängigkeit vom Stadium der Trauer und der Umgebungssituation durchaus eine positive affektive Reaktion möglich, Dinge können trotz der Trauer als schön erlebt werden. Die sog. **pathologische Trauer** kann in diesen Bereich der depressiven Reaktion eingeordnet werden.
Supportive (= unterstützende) Gespräche sollten auch nach der akuten Krisenintervention immer wieder angeboten werden. Wenn die depressive Reaktion länger anhaltend ist und therapeutische Maßnahmen erforderlich macht, liegt das Primat aber bei der psychotherapeutischen Behandlung. In der Regel bietet sich eine Weiterleitung der Patientin in ambulante Psychotherapie an, was allerdings wegen der Schwierigkeiten, einen Therapieplatz zu finden, nicht immer übergangslos möglich ist. Bei schweren reaktiven Depressionen kann auch eine antidepressive Medikation indiziert sein.

3 Posttraumatische Belastungsstörung

Die posttraumatische Belastungsstörung (PTBS) ist eine besondere Reaktion auf meist katastrophale Lebensereignisse: typisches Merkmal ist das ständige Wiedererleben der traumatischen Situation in sog. Flashbacks, die wie ein Film vor dem inneren Auge ablaufen, oder in Alpträumen. Begleitende Symptome sind typischerweise ein Gefühl der inneren Stumpfheit, Gereiztheit, Vermeidungsverhalten bezogen auf Situationen, die an das traumatische Ereignis erinnern, aber auch Depressivität bis hin zur Suizidalität. Während früher davon ausgegangen wurde, dass die Symptomatik einer PTBS nur nach schwersten Traumata (wie etwa Geiselnahme, Verschüttung, Vergewaltigung) auftritt, zeigt sich nun zunehmend, dass nicht die objektive Schwere des Traumas von Bedeutung ist, sondern die **subjektive Wahrnehmung**. Die Symptomatik kann deshalb auch nach schweren Verkehrsunfällen, aber auch im Zusammenhang mit medizinischen Eingriffen auftreten. Beispiel hierfür ist die posttraumatische Belastungsstörung nach traumatisch erlebten Entbindungen (s. Kap. 29). Im Einzelfall können auch Fehlgeburten, reproduktionsmedizinische Eingriffe oder Ähnliches von der Symptomatik einer PTBS gefolgt werden.
Nach traumatischen Erfahrungen sollte der Patientin immer die Gelegenheit gegeben werden, **über das Erlebte** zu sprechen und wiederholt zu sprechen – auch wenn ihre subjektive Sichtweise nicht mit der „objektiven" Wahrnehmung der Behandler übereinstimmt. Die frühzeitige Thematisierung traumatischer Erfahrungen und die Möglichkeit, auch dazugehörige Gefühle auszudrücken, wirkt am ehesten präventiv im Hinblick auf die Entwicklung einer posttraumatischen Belastungsstörung.

> **!**
> Bei Entwicklung der vollen PTBS-Symptomatik ist immer eine psychotherapeutische Behandlung indiziert, möglichst bei einem auf Traumatherapie spezialisierten Psychotherapeuten; bei schwerer Begleitdepression auch eine antidepressive Medikation.

Somatoforme Störungen

1 Chronischer Unterbauchschmerz

Die in der psychiatrischen Klassifikation als somatoforme Störungen bzw. Somatisierungsstörungen bezeichneten Störungsbilder sind neben den Anpassungsstörungen am ehesten relevant in der gynäkologischen Diagnostik. Ein großer Teil von Beschwerdebildern, die unter „unklarer Unterbauchschmerz" geführt werden, gehören in diese Diagnosekategorie. Es wird geschätzt, dass dies für etwa **10% aller Patientinnen in der Frauenarztpraxis** zutrifft. Ein in diesem Zusammenhang auch immer wieder verwendeter Begriff ist „chronic pelvic pain syndrome".

> **!**
> Überschneidungen mit Beschwerden im gastrointestinalen (Colon irritable) und urologischen Bereich („Reizblase“) sind häufig.

Nach den **Leitlinien für den Chronischen Unterbauchschmerz** der Deutschen Gesellschaft für Psychosomatische Frauenheilkunde und Geburtshilfe (s. Anhang) lautet die Definition des chronischen Unterbauchschmerzes: „Schmerzen im Unterbauch, die länger als ein halbes Jahr bestehen und durch eine organbezogene Ursache nicht ausreichend erklärt werden können“. Auch bei Befunden wie Verwachsungen, Endometriose etc., die aber das Ausmaß der Beschwerden nicht erklären, muss an das Vorliegen einer somatoformen Störung gedacht werden. Kriterien und Codierung sind in Tabelle 40-2 dargestellt. Differenzialdiagnostisch sind eine depressive Störung (z. B. im Sinne einer somatisierten bzw. lavierten Depression, ICD-10 F32.8) und auch eine hypochondrische Störung (ICD-10 F54.2) auszuschließen. Im Einzelfall könnte auch eine sog. artifizielle Störung („Münchhausen-Syndrom“, ICD-10 F68.1, s. dort) in Frage kommen.

Eine besondere Schwierigkeit in der Diagnostik und Behandlung dieser Patientinnen ist die Tatsache, dass die Betroffenen ein **subjektives Krankheitsmodell** haben, das von einer rein somatischen Verursachung ausgeht, und dass die Erarbeitung einer Einsicht in eine mögliche psychogene (Mit-)Verursachung auf erhebliche Widerstände stößt. Eine psychosomatische Diagnostik sollte deshalb möglichst früh im Prozess eingeplant werden, um eine Fixierung auf das ausschließlich organische Krankheitsmodell möglichst zu verhindern. Hilfreich kann auch sein, der Patientin deutlich zu machen, dass es bei einer psychosomatischen Konsultation nicht darum geht nachzuweisen, dass sie ein psychisches Problem hat, sondern dass eine psychosomatische (psychotherapeutische) Mitbetreuung bei der Bewältigung der Schmerzen, bei denen

Tab. 40-2 Somatoforme Störungen und diagnostische Einordnung nach ICD-10.

Bezeichnung (ICD-10)	ICD-10	Symptomatik/Verlauf
Somatoforme Störungen	F45	wiederholte Darbietung körperlicher Symptome, hartnäckige Forderung weiterer medizinischer Untersuchungen trotz wiederholter negativer Ergebnisse; wenn organische Befunde vorhanden sind, erklären sie nicht Art und Ausmaß der Symptome, des Leidens und der inneren Beteiligung der Patientin
Somatisierungsstörung	F45.0	anhaltende multiple und unterschiedliche körperliche Symptome, die mindestens 2 Jahre anhalten; ohne ausreichende Erklärung durch organische Befunde mit resultierender Beeinträchtigung in familiären und sozialen Funktionen, oft auch Angst und Depression; Weigerung, Fehlen der organischen Ursache zu akzeptieren. Ziel der Patientin: Beseitigung der Beschwerden
Undifferenzierte Somatisierungsstörung	F45.1	zahlreiche hartnäckige körperliche Beschwerden, wobei das Vollbild einer Somatisierungsstörung noch nicht erfüllt ist
Hypochondrische Störung	F45.2	die Aufmerksamkeit der Patientin ist neben Beschwerden besonders auf Vermutung eines zugrunde liegenden und fortschreitenden Krankheitsprozesses gerichtet; Ziel der Patientin: Bestätigung dieser Diagnose; Depression und Angst finden sich häufig und können zusätzliche Diagnosen rechtfertigen
Somatoforme autonome Funktionsstörung	F45.3	körperliche Symptome, die sich auf ein vegetativ innerviertes Organsystem beziehen (meist gastrointestinal, respiratorisch oder urogenital); zusätzlich vegetative Symptome, wie etwa Herzklopfen, Schwitzen etc. (als Angstkorrelat) sowie unspezifische, wechselnde körperliche Beschwerden
Anhaltende somatoforme Schmerzstörung	F45.4	andauernder, schwerer, quälender Schmerz, der durch einen physiologischen Prozess oder eine körperliche Störung nicht vollständig erklärt werden kann; tritt in Verbindung mit emotionalen Konflikten oder psychosozialen Belastungen auf; die bestehende Schmerzsymptomatik steht im Hauptfokus der Aufmerksamkeit der Patientin; sekundärer Krankheitsgewinn: intensive Hilfe und Unterstützung durch andere (z. B. Angehörige)

somatische Maßnahmen nicht weiterhelfen, unterstützend wirken kann. Wichtig ist, der Patientin zu vermitteln, dass man sie nicht als Simulantin sieht und dass man ihre Beschwerden ernst nimmt.

Mit der Führung eines **Schmerztagebuches** durch die Patientin und der gleichzeitigen Erfassung verschiedener möglicher Einflussfaktoren, wie etwa Stress, familiäre und partnerschaftliche Aspekte, Sexualität etc., erhält man u. U. Aufschluss über die Bedeutung solcher Faktoren im individuellen Fall.

Gerade bei Patientinnen mit chronischen Unterbauchbeschwerden scheinen **biografische Aspekte** und Erlebnisse (wie etwa **sexueller Missbrauch**) von besonderer Bedeutung zu sein. Naturgemäß wird es in der Routinesituation einer frauenärztlichen Untersuchung kaum möglich sein, solche Aspekte zu explorieren. Wenn sich Hinweise auf eine solche Vorgeschichte ergeben oder die Patientin entsprechende Andeutungen macht, sollte sehr vorsichtig weitergefragt werden, da die Patientin mit der Preisgabe solcher Informationen auch die Erwartung an den Frauenarzt verbindet, dass dieser ihr bei der Bewältigung der Problematik hilft. Ohne entsprechende Ausbildung kann man sehr schnell an seine Grenzen stoßen, wenn bei der Patientin in diesem Zusammenhang starke Gefühle und affektive Äußerungen ausgelöst werden. Hilfreich kann es sein, pauschal nach **Gewalterfahrungen** oder **Grenzüberschreitungen** in der Vorgeschichte zu fragen und das mit dem Angebot zu verbinden, die Patientin bei weiterem Gesprächsbedarf an eine Psychotherapeutin zu vermitteln. Eine Art Kooperation mit einer oder auch mehreren Psychotherapeutinnen in einer Beratungsstelle oder auch aus dem ambulanten Bereich kann für solche Fälle sehr sinnvoll sein, um auch ohne sehr langes Zeitintervall die Chance auf einen Gesprächstermin für die Patientin zu haben.

Um die Dynamik bei der individuellen Patientin zu verstehen, ist es auch wichtig, die „positiven" Auswirkungen der Erkrankung (**sekundärer Krankheitsgewinn**) zu erfassen. Das kann beispielsweise die Vermeidung bestimmter Dinge (z. B. Sexualität) oder auch eine besondere Fürsorge der Angehörigen. Man kann sich diesem Thema nähern, indem man Fragen stellt wie etwa „Welche Auswirkungen haben die Beschwerden?"; „Was würde sich in Ihrem Leben ändern, wenn Sie die Beschwerden nicht mehr hätten?".

Am ehesten ist bei Vorliegen einer somatoformen Störung eine **Psychotherapie** indiziert. Hauptproblem ist allerdings in der Regel die nur geringe Bereitschaft der Patientin, sich darauf einzulassen und eine solche Therapie auch längerfristig durchzuhalten. Auch ein Therapieversuch mit Antidepressiva (v. a. auf das Serotoninsystem wirkende Substanzgruppen) (s. Kap. 41) kann sinnvoll sein; hier gilt allerdings das gleiche Problem, dass nämlich die Patientin in der Regel der Gabe von Psychopharmaka sehr zurückhaltend gegenübersteht, weil sie darin einen Hinweis sieht, dass man sie für psychisch krank hält.

Wegen der bereits erwähnten therapeutischen Schwierigkeiten ist der Verlauf dieser Störungsbilder oftmals **chronisch.** Besonders wenn die Patientinnen durch hartnäckige Beschwerdeschilderungen und wiederholte Besuche auch wechselnder Ärzte („doctor hopping") immer wieder diagnostische Maßnahmen erzwingen, führt das Auffinden selbst minimaler organischer Abweichungen (z. B. „Verwachsungen") zu einer weiteren Fixierung der Störung.

2 Artifizielle Störung

Auch wenn die sog. artifizielle Störung in den psychiatrischen Klassifikationssystemen nicht zu den somatoformen Störungen gehört, sondern in der ICD-10-Kategorie F68.1 klassifiziert wird, soll sie wegen der klinischen Relevanz im Zusammenhang mit den anderen somatischen Störungen psychischen Ursprungs abgehandelt werden. „Artifiziell" bedeutet tatsächlich „künstlich herbeigeführt"; nämlich durch die Patientin selbst werden körperliche Symptome absichtlich erzeugt oder vorgetäuscht, weshalb früher für dieses Störungsbild der Begriff **Münchhausen-Syndrom** verwendet wurde (nach dem Lügenbaron Münchhausen). Da dieser Begriff aber etwas sehr Wertendes innehat, sollte im klinischen Alltag auf die Verwendung verzichtet werden.

Abzugrenzen sind hier „Artefakte", also **Selbstverletzungen,** wie sie sich Patientinnen z. B. im Rahmen einer Borderline-Störung oder einer Psychose selbst beibringen, um Spannung abzuführen oder sich zu bestrafen (z. B. „Ritzen", Schneiden, Verbrennen mit Zigaretten etc.). Solche Symptome sind in der Regel eingebettet in eine auch ansonsten deutlich werdende psychische Problematik; die Handlungen werden von der Patientin nicht verleugnet und nicht als etwas anderes ausgegeben. Patientinnen mit Münchhausen-Syndrom leugnen dagegen hartnäckig jede Art von eigener Aktivität.

Das Störungsbild der artifiziellen Störung ist glücklicherweise **sehr selten,** andererseits auch enorm schwer zu diagnostizieren, weshalb in der klinischen Routine in der Regel daran kaum gedacht wird. In Erwägung gezogen werden sollte es immer dann, wenn **Laborbefunde** wiederholt nicht zu erklären oder **Infektionswege** kaum nachvollziehbar sind. Oftmals bedarf es fast kriminalistischer Fähigkeiten herauszufinden, was die Ursache einer Infektion (z. B. subkutan gespritztes Schmutzwasser) oder einer immer wieder auftretenden Stoffwechselentgleisung ist (z. B. bewusste Überdosierung von Insulin). Ohne dass es wegen der geringen Zahl der Fälle verlässliche Statistiken gibt, gibt es Hinweise darauf, dass am ehesten Frauen, und zwar solche mit medizinischen Vorkenntnissen, unter diesem Störungsbild leiden.

Selbst die psychiatrische Wissenschaft weiß nur sehr wenig über die **Dynamik und die Ursachen der artifiziellen Störung,** da es enorm schwer ist, mit Patientinnen ein aufschlussreiches diagnostisches Gespräch zu führen und die Psychodynamik zu erarbeiten – selbst wenn die Ursache der körperlichen Probleme aufgedeckt ist. Von einer schweren neurotischen Problematik ist auszugehen, wahrscheinlich ist der **sekundäre Krankheitsgewinn** (Aufmerksamkeit durch den immer wiederkehrenden diagnostischen und therapeutischen Prozess; Mitgefühl durch die Umwelt etc.) von besonderer Bedeutung.

Diese Dynamik ist auf jeden Fall anzunehmen, wenn Ziel der artifiziellen Störung nicht der Verursacher selbst, sondern ein Angehöriger ist, wovon in der Regel Kinder betroffen sind. **Die Mutter manipuliert die Gesundheit ihres Kindes** in solchen Fällen so, dass immer wieder Krankenhausaufenthalte erforderlich werden. Diese Konstellation wird auch als Münchhausen-Stellvertreter-Syndrom bezeichnet, gebräuchlicher ist die englische Bezeichnung **„Münchhausen by proxy“.**

!

Wichtig ist die Abgrenzung der artifiziellen Störung von anderen Zuständen, in denen psychische Faktoren ein somatisches Problem (mit) verursachen. Um Patientinnen nicht Unrecht zu tun und zu stigmatisieren, sollte diese Diagnose auch nur sehr vorsichtig in Erwägung gezogen werden.

Auch die Abgrenzung von Simulation, Aggravation oder Hypochondrie ist wichtig (Tab. 40-3).

Angsterkrankungen

Angsterkrankungen sind ebenso wie Depressionen ubiquitäre psychische Störungen, von denen Frauen etwa zweimal häufiger betroffen sind als Männer (Angsterkrankungen insgesamt bei Frauen etwa 15%). Die Wahrscheinlichkeit, dass gynäkologische bzw. geburtshilfliche Patientinnen an einer Angsterkrankung leiden, ist also relativ hoch. Drei wichtige klinische Formen von Angststörungen sind zu unterscheiden, wobei Überschneidungen nicht selten vorkommen. Eine Übersicht über diese Störungen mit der wichtigsten Symptomatik findet sich auch in Tabelle 40-4.

1 Phobien

Phobische Ängste in der einen oder anderen Art kennen die meisten Menschen, z. B. als leicht ausgeprägte Höhenangst (**Akrophobie**), als **Klaustrophobie** (Angst in engen Räumen wie etwa Fahrstühlen) oder auch Ängste vor bestimmten Tieren. Klinische Relevanz bekommt eine phobische Angst erst dann, wenn sie den betroffenen Menschen in erheblichem Maße in seiner

Tab. 40-3 Artifizielle Störung und Differenzialdiagnosen.

Artifizielle Störung (Münchhausen-Syndrom)	durch die Patientin selbst ganz bewusst herbeigeführte Gesundheitsstörung (Infektion, Stoffwechselentgleisung, Verätzungen etc.) mit dem Ziel, eine somatische Erkrankung zu imitieren; auch ausgeprägte diagnostische und therapeutische Maßnahmen bis hin zu Operationen werden in Kauf genommen
Artefakte	Selbstverletzungen („Ritzen“, Schneiden, Verbrennen etc.) als Selbstbestrafung oder zur Spannungsabfuhr, z. B. bei Borderline-Störung oder Psychosen
Simulation	Vortäuschen von Beschwerden (z. B. Schmerzen in der Brust); es erfolgt aber keinerlei Manipulation durch die Patientin; Ziel: sekundärer Krankheitsgewinn, z. B. Krankschreibung, finanzieller Gewinn
Aggravation	Beschwerden werden schlimmer dargestellt, als sie sind, um einen bestimmten Zweck zu erreichen (z. B. um Entlassung zu verhindern, Krankschreibung zu erreichen)
Hypochondrie	ausgeprägte Angst vor Erkrankungen; kleinste körperliche Probleme oder Schmerzsensationen werden als Anzeichen für eine schlimme Erkrankung interpretiert
Somatoforme Störung	somatischer Beschwerdekomplex, bei dem keine oder keine ausreichende somatische Ursache für die körperlichen Beschwerden zu finden ist; die zugrunde liegende psychische Problematik ist den Patientinnen in der Regel nicht bewusst; keine bewusste Manipulation des körperlichen Zustandes

Tab. 40-4 Angststörungen und diagnostische Einordnung nach ICD-10.

Bezeichnung (ICD-10)	ICD-10	Symptomatik/Verlauf
Phobische Störung	F40	die Angst wird durch einzelne bzw. eindeutig definierte Situationen hervorgerufen (einzelne Formen, s. u.); diese Situationen werden möglichst vermieden bzw. führen zu Fluchtverhalten; die in der Situation entstehende Furcht geht mit verschiedenen vegetativen Symptomen einher (Herzklopfen, Schweißausbrüche), aber auch Angst vor Kontrollverlust, Angst, wahnsinnig zu werden, zu sterben etc.; phobische Ängste treten häufig gemeinsam mit Depressionen auf
Agoraphobie	F40.0	im Vordergrund stehen Befürchtungen, das Haus zu verlassen, Geschäfte zu betreten, in Menschenmengen und auf öffentlichen Plätzen (Agora) zu sein, allein mit öffentlichen Verkehrsmitteln zu reisen; die Agoraphobie kann ohne (F40.00) oder mit Panikattacken (F40.01) auftreten; als Begleitsymptome sind Depressionen, Zwangssymptome sowie soziale Phobien häufig
Soziale Phobie	F40.1	die Furcht vor der kritischen Betrachtung durch andere Menschen steht im Vordergrund und führt zur Vermeidung sozialer Situationen (z. B. Essen oder Sprechen vor anderen Menschen); oft verbunden mit ausgeprägter Selbstwertproblematik; in der Akutsituation meist begleitet durch vegetative Symptome (z. B. Erröten, Händezittern, Übelkeit, Drang zum Wasserlassen)
Spezifische Phobien	F40.2	Phobien, die auf eng umschriebene Situationen bzw. Auslöser bezogen sind, z. B. Höhenangst (Akrophobie), Dunkelheit bzw. geschlossene Räume (Klaustrophobie), Tiere (z. B. Angst vor Spinnen = Arachnophobie); verbunden mit entsprechendem Vermeidungsverhalten; bei akuter Konfrontation mit dem angstauslösenden Reiz Auftreten von Panikzuständen
Andere Angststörungen	F41	Oberbegriff für Störungen, bei denen die Angst im Vordergrund steht, ohne an bestimmte Situationen oder Auslöser gebunden zu sein; depressive und Zwangssymptome können vorhanden sein, sind aber zweitrangig
Panikstörung	F41.0	Störung mit wiederkehrenden Panikattacken, die nicht auf bestimmte Situationen oder Auslöser bezogen sind; typische Begleitsymptome sind z. B. Herzrasen, Erstickungsgefühle, Schwindel, Entfremdungsgefühle, als Folge die Furcht, zu sterben, die Kontrolle zu verlieren oder verrückt zu werden; wichtige Differenzialdiagnose bei „klimakterischen Beschwerden" ohne hormonelles Korrelat; Panikattacken können auch aus dem Schlaf heraus auftreten; sekundäre depressive Symptome sind häufig; besteht die Depression bereits zu Beginn der Panikattacken, handelt es sich wahrscheinlich um eine depressive Episode mit Panikattacken
Generalisierte Angststörung	F41.1	am engsten von allen Angststörungen mit der Persönlichkeit assoziiert und oft früh beginnend; wesentliches Symptom ist eine generalisierte und anhaltende Angst, ohne auf bestimmte Situationen oder Auslöser bezogen zu sein („frei flottierend"); eine typische Sorge ist die Furcht, ein Angehöriger könnte einen Unfall haben oder schwer erkranken („ständige Sorge um Angehörige"); vegetative Begleitsymptome sind häufig (Nervosität, Zittern, Muskelspannung, Schwitzen, Herzkopfen, Schwindel etc.)

alltäglichen Bewegungsfreiheit einschränkt; wenn beispielsweise ein Mensch mit Katzenphobie nicht mehr das Haus verlässt oder große Umwege geht aus Angst, er könnte einer Katze begegnen. Nicht selten werden Örtlichkeiten gemieden, in denen solche Begegnungen stattgefunden haben. Am ehesten einschränkend ist die **Agoraphobie** (Angst vor freien Plätzen; Agora = Platz), was aber letzten Endes bedeutet, dass der oder die Betroffene sich nicht in Menschenansammlungen begibt (wie sie z. B. auf großen Plätzen zusammenkommen). In manchen Fällen kann man für den Beginn der phobischen Angst eine **Schlüsselsituation** eruieren (z. B. ein unangenehmes Erlebnis, das mit der später phobisch besetzten Situation assoziiert war). So kann z. B. einem Hundebiss die Entwicklung einer Hundephobie folgen.

Nicht selten werden Phobien aber auch **tradiert,** das heißt in einer Familie weitergegeben (wenn die Mutter Angst vor Spinnen hat, lernt auch das Kind entsprechende Reaktionen). Nicht immer lässt sich allerdings der Ursprung der phobischen Angst herausfinden.

Relevant für den Umgang mit Patientinnen wird eine phobische Angst dann, wenn sie Einfluss auf den Umgang mit vorhandenen Gesundheitsproblemen hat. So kann beispielsweise eine ausgeprägte **Krankheitsphobie** dazu führen, dass eine Frau trotz eines bereits äußerlich sichtbaren, vielleicht sogar ulzerierenden Mamakarzinoms nicht aus eigenem Antrieb zum Arzt geht, sondern erst nachdem ein Angehöriger das Ganze bemerkt hat und massiv darauf drängt. Oder eine Frau mit ausgeprägten vaginalen Blutungen ist erst dann zur Operation bereit, wenn der Blutverlust bei ihr so ausgeprägt ist, dass sie unter Schwindel und Ohnmachtsanfällen leidet.

Naturgemäß ist dann auch das weitere **Verhalten in der Untersuchungs- und Behandlungssituation** von den phobischen Ängsten geprägt. Patienten mit einer Tendenz zur Klaustrophobie reagieren meist panisch bei Untersuchungen „in der Röhre" (CT, MRT). Eine kurz wirksame Anxiolyse (z. B. mit Lorazepam) kann hier sinnvoll sein.

Auch eine andere Ausprägung phobischer Ängste haben wahrscheinlich alle Ärzte bereits einmal erlebt, nämlich dass Patientinnen große Angst vor Blutabnahmen oder Spritzen haben, kein Blut sehen können und dabei sogar ohnmächtig werden (**Spritzenphobie**). Eine übergreifende **Iatrophobie** (also Angst vor Ärzten) führt ebenfalls manchmal dazu, dass jeglicher Arztkontakt vermieden wird. Gerade bei dieser Art von Phobie ist es denkbar, dass frühe kindliche Negativerfahrungen zur Entwicklung dieses Phobie geführt haben.

Geduld und besonderes Einfühlungsvermögen sind in solchen Fällen vom medizinischen Personal gefordert; möglichst geringer Personalwechsel hilft dabei zur Vertrauensbildung. Die kurzfristige Gabe eines **Anxiolytikums** (angstlösender Tranquilizer, wie z. B. Lorazepam) (s. Kap. 41) kurz vor einem entsprechenden Eingriff oder einer Untersuchung kann indiziert sein. Wegen des hohen Suchtpotenzials dieser Substanzen, gerade bei Angstpatienten, darf das Medikament aber nicht längerfristig gegeben werden, v. a. nicht über die Entlassung aus der stationären Behandlung hinaus.

!

Die Behandlungsfähigkeit einer phobischen Störung hängt immer auch von der Bereitschaft des Betroffenen ab, sich überhaupt auf eine Behandlung einzulassen.

Abgesehen von der Akutintervention mit einem Anxiolytikum ist die einzige wirklich wirksame Therapie die **Verhaltenstherapie,** in der der Betroffene schrittweise lernt, sich mit der Angst auslösenden Situation zu konfrontieren und nicht die Flucht zu ergreifen (s. Kap. 41). Darüber hinaus sind für die ausgeprägte Sozialphobie mittlerweile auch einige Antidepressiva zugelassen.

2 Panikstörung

Panikattacken werden von Betroffenen als ausgesprochen bedrohlich erlebt. Wegen der begleitenden vegetativen Symptomatik (Herzrasen, Todesangst, verschiedenartige vegetative Symptome) (Tab. 40-5) lautet die erste Differenzialdiagnose in der Regel Herzinfarkt. Wegen der ausgeprägten kardialen Symptomatik wurde

Tab. 40-5 Charakteristika einer Panikattacke (nach ICD-10).

- einzelne Episode von intensiver Angst oder Unbehagen
- abrupter Beginn
- innerhalb weniger Minuten ist ein Maximum der Symptomatik erreicht; Dauer mindestens einige Minuten
- mindestens 4 der folgenden Symptome müssen vorhanden sein, davon mindestens eines der Symptome 1 bis 4:

Vegetative Symptome:

1. Herzstolpern, Herzklopfen oder erhöhte Herzfrequenz
2. Schweißausbrüche
3. Zittern
4. Mundtrockenheit

Symptome, die Brust und Bauch betreffen:

5. Atembeschwerden
6. Beklemmungsgefühl
7. Brustschmerzen und -missempfindungen
8. Übelkeit oder Missempfinden im Bauch (z. B. Unruhe im Magen)

Psychische Symptome:

9. Schwindel, Unsicherheit, Schwäche, Benommenheit
10. Unwirklichkeits-/Entfremdungsgefühl (Derealisation, Depersonalisation)
11. Angst vor Kontrollverlust, Angst, verrückt zu werden
12. Angst zu sterben

diese Störung früher auch als „Herzangstneurose" bezeichnet. Die Fortschritte in der biologischen Psychiatrie machten allerdings deutlich, dass es sich nicht um eine rein neurotische Störung handelt, wie früher angenommen, sondern dass es ein biologischen Korrelat gibt, und zwar eine Beteiligung des Serotoninsystems im ZNS.

Erst bei Ausschluss einer somatischen Ursache durch eine entsprechende Diagnostik (EKG, Herzultraschall etc.) wird die Diagnose einer Panikattacke bzw. beim wiederholten Auftreten solcher Attacken die Diagnose Panikstörung gestellt. Das Auftreten von Panikattacken kann rasch zur Einschränkung in der sozialen Bewegungsfähigkeit führen, da die Betroffenen sehr schnell eine sekundäre Angst („**Angst vor der Angst**") entwickeln und z. B. ohne Begleitung nicht mehr das Haus verlassen (aus Angst, sie könnten keine Hilfe bekommen, wen sie wieder einen solchen „Herzanfall" haben). Sehr rasch entsteht ein **Teufelskreis der Angst** mit körperlichen Wahrnehmungen, daraus abgeleiteten Ängsten, Vermeidungsverhalten etc. Im Krankenhaus oder auch sonst in der Nähe von Ärzten und Krankenschwestern fühlen sich Betroffene eher ruhiger, was unter Umständen zu dem Problem führen kann, dass eine Patientin nicht nach Hause möchte, selbst wenn ihre somatische Behandlung abgeschlossen ist.

Panikattacken sollten auch als Differenzialdiagnose in Erwägung gezogen werden, wenn eine Patientin mit vermeintlich **klimakterischen Beschwerden** zur Untersuchung kommt, die hormonelle Situation aber keinen Hinweis auf eine menopausale oder prämenopausale Situation ergibt. Insbesondere nachts aus dem Schlaf heraus auftretende Panikattacken können zunächst in die Irre führen und an nächtliche Hitzewallungen denken lassen.

Obwohl Tranquilizer in der akuten Angstattacke, die nur wenige Minuten dauert, eine sehr gute Wirkung haben, sind sie für die Langzeitanwendung nicht geeignet, da sie gerade bei Angstpatienten wegen des ausgeprägten anxiolytischen Potenzials ein hohes Suchtpotenzial erzeugen. Das Primat hat die **Verhaltenstherapie**, wobei der Betroffene lernt, die Angst auslösende Situation auszuhalten und nicht die Flucht zu ergreifen, was üblicherweise geschieht. Wegen der serotonergen Komponente in der Verursachung der Störung kommen auch Antidepressiva vom SSRI- bzw. SNRI-Typ (s. Kap. 41) zum Einsatz. Damit sind in der Regel die akuten Panikattacken zu beseitigen oder zumindest zu vermindern, die „Angst vor der Angst" ist jedoch eine typische sekundäre Folgeerscheinung und damit in erster Linie psychotherapeutisch zu behandeln.

3 Generalisierte Angsterkrankung

Die generalisierte Angststörung ist diejenige Angsterkrankung, die am schwierigsten von der ängstlichen Persönlichkeit abzugrenzen ist. Betroffen sind Menschen, die sowieso eine eher selbstunsichere, ängstliche Persönlichkeit haben. Die Störung äußert sich vor allem dahingehend, dass Betroffene sich ständig Sorgen - machen, am ehesten um Angehörige, z. B. dass Familienmitgliedern ein Unfall passiert sein könnte, dass diese krank oder Opfer eines Verbrechens werden. Erst in den letzten Jahren richtet sich auch die Aufmerksamkeit in der psychiatrischen Diagnostik und Therapie auf diese Störung. Mittlerweile sind erste Antidepressiva zur Behandlung dieser Störungen zugelassen.

Zwangsstörungen

Zwangsstörungen gehören zu den psychischen Störungen, die in der Regel chronisch bestehen und ein breites Spektrum von leichten, nicht beeinträchtigenden Symptomen haben bis hin zum schweren Zwangsstörung, die das ganze Leben von Menschen und ihren Angehörigen beeinflusst.

Zwangsstörungen (Tab. 40-6) sind charakterisiert durch immer wiederkehrende Zwangsgedanken oder Zwangs-

Tab. 40-6 Zwangsstörungen (nach ICD-10).

Bezeichnung (ICD-10)	ICD-10	Symptomatik/Verlauf
vorwiegend Zwangsgedanken und Grübelzwang	F42.0	Störung, bei der zwanghafte Ideen, bildhafte Vorstellungen oder Zwangsimpulse im Vordergrund stehen und für die betreffende Person fast immer quälend sind
vorwiegend Zwangshandlungen (Zwangsrituale)	F42.1	meist beziehen sich die Zwangshandlungen auf Reinlichkeit, besonders Händewaschen, wiederholte Kontrollen oder übertriebene Ordnung und Sauberkeit; dem Verhalten liegt Furcht vor Gefahr zugrunde; das Ritual ist ein wirkungsloser oder symbolischer Versuch, die Gefahr abzuwenden

handlungen. Bei den **Zwangsgedanken** handelt es sich in der Regel um unangenehme Gedanken, so etwa Gedanken obszönen Inhalts, Gedanken, die mit Schmutz oder mit Aggressionen gegen andere Menschen zu tun haben. Von den Betroffenen werden sie als äußerst unangenehm erlebt; aber der Versuch, sie zu unterdrücken, gelingt in der Regel nicht – im Gegenteil, dadurch drängen sich die Zwangsgedanken eher stärker auf. Bei den **Zwangshandlungen** handelt es sich am häufigsten um Waschzwang, Kontrollzwang oder zwanghafte Rituale (wie etwa das Ankleiden in einer bestimmten Reihenfolge, Einhaltung bestimmter Ordnung). Wenn solche Rituale verhindert werden (z.B. durch äußere Abläufe auf einer Station im Krankenhaus), führt dies in der Regel bei den Betroffenen zu ausgeprägter Ängstlichkeit und Unruhe.

Zwangssymptome kommen sowohl als Symptome anderer Störungen vor (z.B. Depressionen, Psychosen), aber auch als Hauptsymptom einer eigenständigen Zwangsstörung. Sie sind ich-dyston, d.h., die Inhalte werden vom Betroffenen als fremd zur eigenen Person erlebt (auch wenn ganz klar ist, dass es die eignen Gedanken sind); dies v.a. deshalb, da Zwangspatienten in der Regel eher aggressionsgehemmt mit einer Neigung zur Anpassung sind.

Zwangsgedanken sind ein häufiges Symptom bei **postpartalen Depressionen** und da in der Regel mit dem für die Mutter äußerst schambesetzten Gedanken bzw. Impuls, dem eigenen Kind etwas anzutun. Wichtig ist in solchen Fällen die Abgrenzung der Zwangsgedanken von akustischen Halluzinationen (s. Kap. 39). Wenn Sicherheit besteht, dass es sich nicht um Halluzinationen, sondern um Zwangsgedanken handelt, kann die Mutter dahingehend entlastet werden, dass Zwangsgedanken nicht umgesetzt werden (im Gegensatz z.B. zu suizidalen Ideen oder auch „Befehlen", die von imperativen Stimmen gegeben werden).

Während noch vor wenigen Jahrzehnten davon ausgegangen wurde, dass es sich bei der Zwangsstörung um eine „Zwangsneurose" handelt, also um ein rein psychogen verursachtes Störungsbild, konnte die biologisch-psychiatrische Forschung zwischenzeitlich zeigen, dass sowohl biologische als auch psychogene Faktoren zur multifaktoriellen Verursachung beitragen. Dementsprechend ist auch die Therapie bei schweren Störungen zweigleisig: antidepressive Medikation, die das Serotoninsystem beeinflusst, und Verhaltenstherapie; bei leichteren Fällen ist auch die Verhaltenstherapie alleine erfolgreich.

Rezidivierende affektive Störungen

Affektive Störungen werden nach ihrem Langzeitverlauf in unipolare und bipolare Störungen unterschieden (Tab. 40-7). Bei den unipolaren (= monopolaren) affektiven Störungen werden nur depressive Krankheitsepisoden beobachtet, während bipolare Störungen manische bzw. hypomanische Episoden und depressive Krankheitsepisoden im Wechsel aufweisen. Die Krankheitsepisoden sind in den Tabellen 40-8 und 40-9 beschrieben. Verlaufsmuster und Häufigkeit der Episoden sind intraindividuell sehr unterschiedlich.

Rezidivierende affektive Störungen in Form immer wiederkehrender depressiver und/oder manischer bzw. hypomanischer Episoden stellen relativ selten eine akute Behandlungsindikation während einer gynäkologischen Behandlung dar. Allerdings sollte im Rahmen der Anamneseerhebung nach vorbestehenden psychischen Störungen bzw. früheren Behandlungen gefragt werden, ebenso nach der akuten Medikation. In zweierlei Hinsicht können solche Störungen von Bedeutung sein:

- Bei einer vorbestehenden affektiven Störung besteht immer ein **relevantes Rezidivrisiko,** da nur der kleinere Teil affektiver Störungen monophasisch bleibt, also nur eine Krankheitsepisode zeigt. Sog. **Life Events,** also belastende Lebensereignisse, ge-

Tab. 40-7 Rezidivierende affektive Störungen (nach ICD-10).

Bezeichnung (ICD-10)	ICD-10	Symptomatik/Verlauf
Rezidivierende depressive Stimmung	F33	im Verlauf kommen nur depressive Episoden vor
Bipolare Störung	F31	im Verlauf kommen manische oder hypomanische Episoden im Wechsel mit depressiven Episoden vor. Auch gemischte manisch-depressive Episoden können auftreten; Bipolar I: Verlauf mit manischen Episoden; Bipolar II: Verlauf nur mit hypomanischen Episoden

Tab. 40-8 Depressive Episode und Subtypen (nach ICD-10).

Depressive Episode	F32	Kernsymptomatik (mind. 2 Wochen anhaltend): – depressive Stimmung – Interessenverlust – Antriebsminderung	**andere Symptome:** – vermindertes Selbstwertgefühl – Schuldgefühle – Suizidalität – Konzentrationsstörungen – Getriebenheit oder Hemmung – Schlafstörungen – Appetitstörungen
Leichte depressive Episode	F32.0	mindestens 2 Kernsymptome sind vorhanden	1 oder mehrere Symptome sind vorhanden (Gesamtzahl der Symptome inkl. Kernsymptome 4 oder 5)
Mittelgradige depressive Episode	F32.1	mindestens 2 Kernsymptome sind vorhanden	1 oder mehrere Symptome sind vorhanden (Gesamtzahl der Symptome inkl. Kernsymptome 6 oder 7)
Schwere depressive Episode ohne psychotische Symptome	F32.2	alle Kernsymptome sind vorhanden	1 oder mehrere Symptome sind vorhanden, davon einige besonders ausgeprägt (Gesamtzahl der Symptome inkl. Kernsymptome mind. 8); keine Halluzinationen, Wahn oder depressiver Stupor
Schwere depressive Episode mit psychotischen Symptomen	F32.3	alle Kernsymptome sind vorhanden	schwere depressive Episode wie unter F32.2 beschrieben; es bestehen jedoch Halluzinationen, Wahnideen, schwere psychomotorische Hemmung oder Stupor

hen nicht selten der Manifestation bzw. bei vorbestehender Störung der Remanifestation einer affektiven (depressiven, manischen, hypomanischen Episode) voraus. Sowohl positive Ereignisse (wie etwa die Geburt eines Kindes) als auch negative Erfahrungen (wie etwa die Diagnose Krebs, Operationen) können bei bestehender Vulnerabilität zur Wiedererkrankung führen. Hat also eine Patientin in der Vorgeschichte eine oder mehrere depressive Phasen erlebt – auch wenn sie seit langem rezidivfrei ist – sollte bei erneutem Auftreten depressiver Symptome (wie etwa Schlafstörungen, Antriebsminderung, Appetitstörungen, traurige Verstimmtheit) an eine erneute Krankheitsepisode gedacht werden. Die Abgrenzung von einer reaktiven Depression (Belastungsstörung) kann im Einzelfall nach sehr belastenden Erfahrungen schwierig sein. Wenn jedoch die diagnostischen Kriterien einer depressiven Episode (s. Tab. 40-8) erfüllt sind, ist die depressive Episode (F32) hierarchisch „höherwertig“ als die Diagnose Anpassungsstörung (F43). Eine medikamentöse antidepressive Therapie sollte in solchen Fällen frühzeitig in Erwägung gezogen werden.

- Nimmt eine Patientin **regelmäßig phasenprophylaktisch wirkende Medikamente** ein (Lithium, Carbamazepin, Valproat, Lamotrigin) (s. Kap. 41), dann ist auch das in verschiedener Hinsicht relevant: Eine sog. Phasenprophylaxe, die erneute affektive Krankheitsepisoden verhindern soll, **muss regelmäßig,** möglichst sogar immer zur gleichen Tageszeit**,** eingenommen werden. Ist eine Pause erforderlich, z. B. wegen einer Operation, dann muss im Anschluss daran auf jeden Fall der Blutspiegel überprüft werden, da auch bei zu niedrig dosierter Phasenprophylaxe das erneute Auftreten einer Krankheitsepisode möglich ist. Die enge Kooperation mit dem behandelnden Psychiater oder einem psychiatrischen Konsiliardienst ist in solchen Fällen hilfreich.
- Weiterhin ist zu berücksichtigen, dass Medikamente, die zur Phasenprophylaxe dienen, auch **Auswirkungen auf die gynäkologische Situation** einer Patientin haben können: so wird zum Beispiel durch Valproat u. U. ein PCO-Syndrom begünstigt; Carbamazepin kann durch Enzyminduktion die Wirksamkeit von Kontrazeptiva beeinflussen; sowohl Lithium als auch Carbamazepin und Valproat haben ein relevantes **teratogenes Potenzial** (s. Kap. 41), weshalb solche Patientinnen immer eine möglichst suffiziente

Tab. 40-9 Symptomatik der hypomanischen/manischen Episode (nach ICD-10).

Hypomanie	F30.0	A. Gehobene oder gereizte Stimmung in einem für den Betroffenen deutlich abnormen Ausmaß an mindestens 4 aufeinander folgenden Tagen, B. mindestens 3 der folgenden Merkmale müssen vorhanden sein und die persönliche Lebensführung beeinträchtigen: – gesteigerte Aktivität oder motorische Ruhelosigkeit – gesteigerte Gesprächigkeit – Konzentrationsschwierigkeiten oder Ablenkbarkeit – vermindertes Schlafbedürfnis – gesteigerte Libido – übertriebene Einkäufe oder andere Arten von leichtsinnigem oder verantwortungslosem Verhalten – gesteigerte Geselligkeit oder übermäßige Vertraulichkeit
Manie ohne psychotische Symptome	F30.1	A. Die Stimmung ist vorwiegend gehoben, expansiv oder gereizt und für den Betroffenen deutlich abnorm. Dauer: mindestens 1 Woche, B. mindestens 3 der folgenden Merkmale müssen vorliegen (4 bei gereizter Stimmung) und eine schwere Störung der alltäglichen Lebensführung verursachen: – gesteigerte Aktivität oder motorische Ruhelosigkeit – gesteigerte Gesprächigkeit („Rededrang") – Ideenflucht oder subjektives Gefühl von Gedankenrasen – Verlust normaler sozialer Hemmungen, was zu einem den Umständen unangemessenen Verhalten führt – vermindertes Schlafbedürfnis – überhöhte Selbsteinschätzung oder Größenwahn – Ablenkbarkeit oder andauernder Wechsel von Aktivitäten oder Plänen – tollkühnes oder rücksichtsloses Verhalten, dessen Risiken die Betroffenen nicht erkennen (z. B. Ausgeben von Lokalrunden, törichte Unternehmungen, rücksichtsloses Fahren) – gesteigerte Libido oder sexuelle Taktlosigkeit
Manie mit psychotischen Symptomen	F30.2	gleiche Symptomatik wie F30.1, aber Vorhandensein von Wahn (meist Größenwahn) oder Halluzinationen (meist Stimmen, die unmittelbar zum Betroffenen sprechen)

Kontrazeption betreiben sollten. Gerade auch bei der **Kinderwunschbehandlung** ist es deshalb wichtig, über diese Art der Medikation informiert zu sein. Möglicherweise kann es in solchen Fällen auch angebracht sein, während eines IVF- oder ICSI-Zyklus eine vorübergehende Medikamentenpause einzulegen, um Nidation und Entwicklung des Embryos möglichst ungestört vonstatten gehen zu lassen. Der behandelnde Psychiater wird auf dem Hintergrund der Kenntnis der Grunderkrankung in der Lage sein zu entscheiden, ob eine vorübergehende – einige Wochen dauernde – Unterbrechung der Phasenprophylaxe vertretbar ist.

1 Depressive Episode

Eine depressive Episode wird beim Vorhandensein eines zeitlich abgesetzten depressiven Zustands diagnostiziert, wenn die Kernsymptomatik mindestens zwei Wochen angedauert hat. Zur Kernsymptomatik gehört das Vorhandensein von gedrückter Stimmung, Interessenverlust, Freudlosigkeit und Antriebsminderung. Die Verminderung der Energie führt zu erhöhter Ermüdbarkeit und Aktivitätseinschränkung, deutliche Müdigkeit tritt oft nach nur kleinen Anstrengungen auf.

Außerdem wird der Schweregrad der depressiven Episode festgestellt und eingeordnet (Tab. 40-8).

Treten depressive Episoden im Rahmen einer rezidivierenden affektiven Störung auf, dann werden sie nach den gleichen inhaltlichen Kriterien eingeordnet, allerdings bei unipolarem Verlauf in der Kategorie F33 (rezidivierende, d. h. wiederkehrende Störungen) bzw. in F31, wenn sie im Rahmen einer bipolaren Störung auftreten. Die Unterteilung in die Untergruppen bleibt gleich, also beispielsweise F31.1 für eine mittelgradige depressive Episode im Rahmen einer bipolaren Störung.

Eine Sonderform ist die **rezidivierende kurze depressive Störung** („recurrent brief depressive disorder"), wobei die depressiven Phasen typischerweise jeweils nur 2–3 Tage andauern. Allerdings dürfen die depressiven Phasen nicht an den Zyklus gebunden sein, d. h. nicht nur prämenstruell auftreten; in einem solchen Fall ist differenzialdiagnostisch an ein schweres prämenstruelles Syndrom (prämenstruelle dysphorische Störung, s. Kap. 3) zu denken.

Zur **antidepressiven Therapie** gehören Psychopharmakotherapie und Psychotherapie gleichberechtigt. Welches Therapiemethode ausgewählt wird (s. Kap. 41), hängt von Symptomenkonstellation und Schweregrad der Depression ab (je schwerer, umso wichtiger die medikamentöse Therapie), aber auch von den individuellen Wünschen der Patientin. Gerade bei Depressionen ist die Bandbreite möglicher Präparate und Psychotherapieverfahren groß.

> **!**
>
> Tritt im Rahmen einer Depression Suizidalität auf, muss immer eine fachpsychiatrische Untersuchung der Patientin erfolgen.

2 Manie und Hypomanie

Die Manie bzw. die leichtere Form, die Hypomanie, ist das Gegenstück zur Depression. Eine euphorische Stimmung ist in den Tagen nach der Entbindung nicht selten, ohne dass daraus bereits Krankheitswert abzuleiten ist. Hypomanische Zustände sind auch in der Schwangerschaft zu beobachten, führen allerdings in der Regel nicht zur Behandlung („Ich habe mich nie so gut gefühlt wie in meiner Schwangerschaft"). Auch nach Operationen bzw. anderen Eingriffen, die mit Narkose einhergehen, können postoperativ vorübergehend manische Symptome auftreten.

Behandlungsbedürftig wird eine Manie dann, wenn sie über mehrere Tage anhält oder wenn sie zu Symptomen führt, die die finanzielle, soziale und auch familiäre Situation der betreffenden Patientin gefährden (z. B. durch Größenideen, übertriebenes Geldausgeben, sexuelle Enthemmung, auto- oder fremdaggressives Verhalten wie etwa gefährliches Autofahren). Die Beurteilung eines solchen Zustands und ggf. die Indikation zur Medikamentenbehandlung (z. B. mittels Neuroleptika) sollte immer ein psychiatrischer Facharzt vornehmen.

Handelt es sich nicht um die erste manische bzw. hypomane Episode, dann erfolgt die Zuordnung nach denselben Kriterien unter der Codierung F31 (rezidivierende = wiederkehrende bipolare Störung).

Psychotische Störungen

Psychotische Störungen gehen in der Regel mit einer **veränderten Wahrnehmung der Realität** einher. Bei den sog. **Positivsymptomen** handelt es sich um Erlebnisweisen, die üblicherweise nicht vorhanden sind, wie etwa Wahn, Halluzinationen, Ich-Erlebnis-Störungen, Beeinflussungserlebnisse (auch als produktiv-psychotische Symptome bezeichnet). Bei den sog. **Negativsymptomen** gehen im Gegensatz dazu normalerweise vorhandene Fähigkeiten verloren. Negativsymptome sind beispielsweise Störung der Konzentration, des Antriebs, der Motivation etc.

Die bekannteste psychotische Störung ist die **Schizophrenie,** die in der Regel eine chronisch rezidivierende Erkrankung ist und in der Mehrzahl der Fälle nach mehrjährigem Krankheitsverlauf nicht wieder zur Vollremission führt. Sog. **Residualsymptome** (meist Negativsymptome) bleiben sehr häufig bestehen und bestimmen das Verhalten der betroffenen Patienten. Oft ist eine langfristige neuroleptische Medikation zur Verhinderung von erneuten schizophrenen Schüben erforderlich. Die Abgrenzung anderer psychotischer Störungen (wie etwa schizoaffektive Störungen mit einer Mischung aus schizophrenen und affektiven Symptomen, akute polymorphe Psychosen etc.) ist für Nichtpsychiater schwierig und aus gynäkologischer Sicht nicht unbedingt von Bedeutung, weshalb hier nicht weiter darauf eingegangen wird. Auf psychiatrische Lehrbücher bzw. die ICD-10 als diagnostisches System wird deshalb in diesem Zusammenhang verwiesen.

Eine Vorgeschichte mit psychotischen Krankheitsepisoden ist in gleicher Weise relevant wie bei den affektiven Störungen beschrieben: auch hierfür besteht ein relevantes **Rezidivrisiko** nach operativen Eingriffen, Geburten oder dem Absetzen einer prophylaktisch gegebenen Neuroleptikamedikation. Wann immer möglich sollte vor solchen Interventionen der behandelnde Psychiater kontaktiert werden, so dass mit ihm das Vorgehen in diesem speziellen Fall besprochen werden kann. Und auch eine antipsychotische Medikation kann gynäkologische Befunde beeinflussen: so erhöhen beispielsweise die meisten Neuroleptika, v. a. die sog. klassischen Neuroleptika wie Haloperidol, den **Prolaktinspiegel** und beeinflussen darüber Menstruationszyklus und Fertilität.

Suchterkrankungen und Substanzabusus

Bei den Suchterkrankungen wird unterschieden zwischen substanzgebundenen Süchten und nicht substanzgebundener Sucht (z. B. Spielsucht, Internetsucht). Informationen über bestehende Suchterkrankungen oder den regelmäßigen Konsum von Alkohol, Drogen, Beruhigungs- oder Schlafmitteln oder auch Schmerztabletten sind üblicherweise von Patientinnen sehr viel schwieriger zu erhalten als zu anderen psychischen Störungen.

1 Abhängigkeit

Die Grenze zwischen Abhängigkeit und sog. **schädlichem Gebrauch** (bzw. **Missbrauch**) sind fließend (Tab. 40-10). Umso wichtiger ist es, auf indirekte Zeichen zu achten, wie etwa Einstiche in Armen und Beinen, unerklärbare Unruhezustände nach einigen Tagen stationärer Behandlung als Zeichen eines Entzugs oder auch Anzeichen für heimlichen Konsum (z. B. verwaschene Sprache, Euphorisierung, Müdigkeit, aber auch unerklärliche Laborwerte wie etwa erhöhte Transaminasen).

Tab. 40-10 Kriterien Abhängigkeit (nach ICD-10).

- starker Wunsch oder eine Art Zwang, Substanzen oder Alkohol zu konsumieren
- verminderte Kontrollfähigkeit bezüglich des Beginns, der Beendigung und der Menge des Substanz- oder Alkoholkonsums
- Substanzgebrauch mit dem Ziel, Entzugssymptome zu mildern, und der entsprechenden positiven Erfahrung
- körperliches Entzugssyndrom
- Nachweis einer Toleranz; um die ursprünglich durch niedrigere Dosen erreichten Wirkungen der Substanz herzurufen, sind zunehmend höhere Dosen erforderlich
- eingeengtes Verhaltensmuster im Umgang mit Alkohol oder Substanzen, wie z. B. die Tendenz, Alkohol an Werktagen wie an Wochenenden zu trinken und die Regeln des gesellschaftlich üblichen Trinkverhaltens außer Acht zu lassen
- fortschreitende Vernachlässigung anderer Vergnügen oder Interessen zugunsten des Substanzkonsums
- anhaltender Substanz- oder Alkoholkonsum trotz Nachweises eindeutiger schädlicher Folgen; die schädlichen Folgen können körperlicher Art sein, wie z. B. Leberschädigung durch exzessives Trinken, oder sozial, wie Arbeitsplatzverlust durch eine substanzbedingte Leistungseinbuße, oder psychisch, wie bei depressiven Zuständen nach massivem Substanzgebrauch

2 Entzugssyndrom

Beginn und Ausmaß eines Entzugssyndroms haben unter anderem mit der Dauer und dem Ausmaß des Konsums zu tun, sind aber auch von Substanz zu Substanz unterschiedlich. So beginnt das klassische **Alkoholentzugsdelir** etwa 2–3 Tage nach dem letzten Konsum; bei schweren Alkoholikern kann dies allerdings auch schon bei bloßem Absinken des Alkoholblutspiegels passieren („Spiegeltrinker").

Beim plötzlichen Entzug von **Tranquilizern** bzw. Schlafmitteln aus der Benzodiazepingruppe kann dagegen der Entzug sehr viel protrahierter auftreten und auch länger bestehen bleiben.

Ein Entzugsdelir ist wegen der damit verbundenen ausgeprägten vegetativen Entgleisungen und kardialen Belastung immer ein **intensivpflichtiges Geschehen** bzw. bedarf zumindest einer besonderen Überwachung auf einer Wachstation. Ein postoperativ auftretendes Entzugsdelir lässt sich nicht immer von einem sog. Durchgangssyndrom abgrenzen, das ebenfalls zu den hirnorganischen Störungen gehört.

Beim Alkoholentzugsdelir besteht die **Behandlung** klassischerweise in der Gabe von Clomethiazol®, beim Entzug von Tranquilizern in der niedrigen Gabe des gleichen Mittels. Da Clomethiazol® ein eigenes Suchtpotenzial hat, darf der Einsatz nur im stationären Rahmen erfolgen. Beim Drogenentzug muss individuell entschieden werden, ob z. B. Methadon gegeben wird oder die symptomatische Behandlung von Entzugssymptomen, z. B. unter Einsatz von niedrigpotenten Neuroleptika, zu bevorzugen ist.

Um eine Entzugssymptomatik zu verhindern, dürfen Tranquilizer bzw. Beruhigungsmittel nicht abrupt abgesetzt werden. Das gilt auch, wenn z. B. eine Schwangere wegen drohender Frühgeburt über einige Wochen Benzodiazepine bekommen hat. Falls Tranquilizer noch zum Zeitpunkt der Geburt gegeben werden, ist auch beim Neugeborenen mit Entzugserscheinungen zu rechnen.

!

Beim Auftreten vegetativer Symptome und Unruhe muss immer an den Beginn eines Entzugsdelirs gedacht werden (bei Alkohol rascher Beginn in den ersten 2–3 Tagen, bei Tranquilizern eher protrahiert). Ein Entzugsdelir kann zu lebensbedrohlichen Kreislaufentgleisungen führen.

3 Folgeerkrankungen

Bei **Alkoholmissbrauch** sind die Folgeerkrankungen neben einer Leberschädigung überwiegend neurologische Störungen, wie etwa Polyneuropathiesyndrome oder Demenzen. Zu nennen sind hier das eher langsam schleichend beginnende Korsakow-Syndrom mit Einschränkungen von Merkfähigkeit, Gedächtnis und Orientierung, aber auch die akut auftretende Wernicke-Enzephalopathie als Folge eines Thiamin(Vitamin-B_6)-Mangels. An die Wernicke-Enzephalopathie sollte immer gedacht werden, wenn es zu unerklärlichen neurologischen Komplikationen kommt, wie etwa Augenmuskelparesen oder sonstige Hirnnervensymptome; eine solche Symptomatik ist ein **akuter Notfall,** der sehr rasch eine neurologische Untersuchung und Therapieeinleitung erfordert. Aber auch in allen anderen Fällen von Alkoholfolgeerkrankungen ist ein neurologisches Konsil angebracht, um die weitere Therapie zu planen.

Drogenkonsum führt häufiger als Alkohol zu sekundären psychotischen Erscheinungen, selten auch zu neurologischen Komplikationen. Hepatitis- und HIV-Infektion spielen im gynäkologischen Alltag die wichtigste Rolle.

Hirnorganische Störungen

1 Chronischer hirnorganischer Abbau und Demenz

Einschränkungen von Merkfähigkeit, Gedächtnis und Orientierung sind ebenso wie Affektlabilität und Weitschweifigkeit Hinweise auf eine chronische hirnorganische Veränderung. Nicht immer ist es leicht, „normale Alterserscheinungen" von einer beginnenden Demenz zu unterscheiden, zumal Patienten oft ihre Defizite sehr gut überspielen können.

So sollte man beispielsweise immer aufmerksam werden, wenn eine Patientin auf die Frage nach ihrem Alter ihr Geburtsdatum angibt. Eine genaue Befragung („Vielleicht sagen Sie mir noch das heutige Datum ...? und Wie alt sind Sie dann jetzt?") führt vielleicht zu dem Ergebnis, dass die Patientin zeitlich desorientiert ist oder dass sie ansonsten kognitive Defizite hat. Ihr Geburtsdatum weiß sie in solchen Fällen deshalb noch, weil neue Gedächtnisinhalte zuerst verloren gehen, während die ganz alten erlernten Dinge bis zuletzt bleiben. Eine schwer demente Patientin kann also vielleicht noch ein Gedicht aus ihrer Schulzeit aufsagen.

Auch schwere depressive Zustände können das Vorhandensein einer Demenz imitieren („Pseudodemenz"). Weiterführende Untersuchungen (neurologisches Konsil, neuropsychologische Testung, CCT, MRT etc.) bringen Aufschluss darüber, ob es sich um eine beginnende bzw. manifeste Demenz handelt. Für die Differenzierung von Morbus Alzheimer, Morbus Pick, vaskulären Demenz etc. wird auf neurologische Lehrbücher verwiesen. Für den klinischen Alltag kann es im Umgang mit Patientinnen allerdings wichtig sein, auch über die diagnostische Zuordnung hinaus eine Vorstellung von den Defiziten der Patientin zu haben – insbesondere unter dem Aspekt **Geschäftsfähigkeit** bzw. **Einwilligungsfähigkeit.** Aus diesem Grund sind in Tabelle 40-11 einige Screening-Fragen aufgeführt.

Beispiel einer orientierenden Exploration. „Welches Datum haben wir heute?... Können Sie mir denn sagen, welches Jahr wir haben?... Wissen Sie, welche Jahreszeit jetzt ist?... Schauen Sie doch mal aus dem Fenster. Die Bäume blühen. In welcher Jahreszeit ist das so? Wissen Sie, wie dieser Baum da draußen heißt?... Wo sind wir hier?... Was ist das für ein Gebäude, in dem wir uns hier befinden?"

Wenn die Patientin bei all diesen Fragen Probleme hat, dann ist leicht zu erkennen, dass sie unter hochgradigen kognitiven Problemen leidet.

Für den gynäkologischen Alltag soll noch erwähnt werden, dass bei zererbraler Arteriosklerose auch ohne sonstige Zeichen einer Demenz **nächtliche Verwirrtheitszustände** auftreten können, wenn nämlich der

Tab. 40-11 Screening-Fragen zur Abklärung kognitiver Defizite.

Kognitive Dimension	Beispielfragen
zeitliche Orientierung	„Welches Datum haben wir heute?"
örtliche Orientierung	„In welcher Stadt sind wir?"
räumliche Orientierung	„Fassen Sie bitte mit Ihrer linken Hand an das rechte Ohr!" (die Störung der räumlichen Orientierung [= oben, unten, links, rechts] ist eine typische Veränderung bei der fortgeschrittenen Alzheimer-Erkrankung)
situative Orientierung	„Was ist das hier für ein Raum in dem wir uns befinden?" (= Krankenzimmer, Arztzimmer etc.)
Orientierung zur eigenen Person	„Wann haben Sie geheiratet?"
Merkfähigkeit	„Ich sage Ihnen eine vierstellige Zahl, Sie merken sich bitte die Zahl und ich frage Sie gleich noch mal danach"
Gedächtnis	„Können Sie mir sagen, wie lange Sie schon hier sind?"
Aphasie	„Wie heißt dieser Gegenstand?" (z. B. Kugelschreiber; eine demente Patientin würde vielleicht sagen „etwas zum Schreiben ...")

nächtliche Blutdruck zu tief absinkt – z. B. unter dem Einfluss einer neu eingesetzten Medikation. Eine einfache Überprüfung dieser Hypothese gelingt in solchen Fällen durch die Gabe von Koffein (eine Tasse Kaffee); wenn es sich um eine blutdruckbedingte Verwirrtheit handelt, verschwindet sie in der Regel nach dieser Maßnahme. Eine individuelle Einstellung der Blutdruckwerte mit nicht zu tief liegenden Werten ist hier erforderlich. Bei Patientinnen mit hirnorganischen Veränderungen können auch **paradoxe Reaktionen** auf Medikamente auftreten, z. B. ein akuter Verwirrtheitszustand mit Agitation bei der Gabe eines Benzodiazepins.

2 Akute organisch begründete psychische Störung

Im Gegensatz zur chronischen kommt es bei der akuten hirnorganischen Störung in der Regel zur Bewusstseinstrübung mit einem breiten Spektrum von Schläfrigkeit bis hin zum komatösen Zustand. Die betroffene Patientin ist nicht richtig ansprechbar, oft bestehen Verständnisschwierigkeiten, die nicht auf Problemen mit der akustischen Verständigung beruhen. Begleitend ist in der Regel die Orientierung gestört, wobei der zeitliche Bezug am leichtesten störbar ist. Auch die anderen Qualitäten, wie örtliche Orientierung (z. B. Stadt), räumliche Orientierung (Orientierung im Raum, oben/unten, links/rechts), zur Situation (im Krankenhaus) und zur eigenen Person (Geburtsdatum, Alter, Adresse etc.) sind je nach Ausmaß der hirnorganischen Beeinträchtigung gestört.
Am ehesten hat man es in einem operativen Fach mit einem postoperativen **Durchgangssyndrom** zu tun, einer akuten hirnorganischen Störung mit Unruhe, Verwirrtheit und Orientierungsstörungen, ohne dass immer zwingend Bewusstseinsstörungen fassbar sind. Seltener sind dagegen akute organische Psychosen mit Wahn oder Halluzinationen oder das bereits oben beschriebene akute Entzugsdelir bei regelmäßigem Substanzgebrauch.
Auch bei **akuten Infektionen** (v. a. Sepsis) kann eine psychische Begleitsymptomatik auftreten. Bekanntestes Beispiel ist dabei das **Fieberdelir,** ein Zustand, in dem Betroffene nicht mehr richtig ansprechbar sind (Bewusstseinsstörung) und phantasieren (= halluzinieren).
Erwähnt werden soll hier außerdem noch die akute **hepatische Enzephalopathie,** wie sie beispielsweise bei Lebermetastasen auftreten kann. Auch dabei kommt es zu Bewusstsseinsstörungen, Orientierungsstörungen, Verwirrtheit; auch Halluzinationen und Wahnsymptome kommen vor.
Die **Therapie** bei akuten organisch begründbaren Psychosen besteht in erster Linie in der Beseitigung der organischen Ursache, wie etwa Beseitigung der Infektion, Senkung des Fiebers, Absetzen eines evtl. verursachenden Medikaments, Normalisierung des Ammoniakhaushalts bei schwerer Leberschädigung. Zusätzlich kann vorübergehend die niedrig dosierte Gabe von hochpotenten Neuroleptika (wie etwa Haloperidol) sinnvoll sein.

Essstörungen

Eine Essstörung in Form einer **Anorexie** wird immer eine wichtige Differenzialdiagnose sein bei einer untergewichtigen Frau mit Zyklusstörungen oder sogar

Tab. 40-12 Essstörungen (nach ICD-10).

Bezeichnung (ICD-10)	ICD-10	Symptomatik/Verlauf
Anorexie nervosa	F50.0	absichtlich herbeigeführter und/oder aufrechterhaltener Gewichtsverlust, z. B. durch Diäten, Laxanzien, übermäßigen Sport; mindestens 15% unter dem normalen Körpergewicht, BMI* ≤ 17,5; gestörte Selbstwahrnehmung, sekundäre Amenorrhö
Bulimia nervosa	F50.2	häufige Essattacken; ständige Beschäftigung mit Essen, unwiderstehliche Gier oder Zwang zu essen; Patienten versuchen, der Gewichtszunahme durch selbst induziertes Erbrechen, Laxanzienabusus, Hungern, Appetitzügler etc. entgegenzusteuern; Untergewicht, aber auch Normalgewicht oder Übergewicht möglich

* BMI, body mass index = (Gewicht)/(Körpergröße)^2

Amenorrhö. In Behandlung kommen solche Frauen nicht selten mit dem Wunsch, die Pille verschrieben zu bekommen, da durch die dann wieder eintretende Menstruation ihre anorektische Problematik zum Teil verschleiert wird.

Das Problem bei allen Arten von Essstörungen (Überblick in Tab. 40-12) ist die Tatsache, dass betroffene Frauen nur selten von sich aus über ein solches Problem berichten und selbst bei konkreten Fragen nach dem Essverhalten nicht wahrheitsgemäß antworten. Besonders anorektische Frauen haben in der Regel eine verzerrte Wahrnehmung hinsichtlich ihrer Problematik. Die bestehende **Körperschemastörung** führt dazu, dass sie sich selbst bei Untergewicht an der Überlebensgrenze als zu dick empfinden. Alle ihre Maßnahmen (z.B. Diät, ausdauerndes körperliches Training, induziertes Erbrechen, Einnahme von Laxanzien und Diuretika) erleben sie als sinnvoll und richtig, um ihr Körperbild ihrem Idealbild anzupassen.

Gerade Frauen mit Essstörungen sind oft kaum erreichbar, wenn es um **therapeutische** Maßnahmen geht. Selbst für erfahrene Psychotherapeuten sind schwer essgestörte Patientinnen eine enorme Herausforderung. Der Frauenarzt sollte das Problem offen ansprechen, allerdings keine zu großen Erwartungen an einen Erfolg bei entsprechenden Empfehlungen (Psychotherapie, Behandlung in einer Spezialklinik etc.) richten. Manchmal ist erst beim Eintreten lebensbedrohlicher Komplikationen (wie etwa kardialen Komplikationen bei laxanzieninduziertem Kaliummangel oder Kreislaufproblemen bei absoluter Unterernährung) eine internistische und dem folgend auch eine psychotherapeutische Behandlung möglich.

Sexuelle Funktionsstörungen

Auch für Frauenärzte ist die Erhebung einer **Sexualanamnese** nicht immer selbstverständlich. Frauen mit Problemen im Bereich Sexualität beklagen nicht selten, dass sie von ihrem Arzt nie nach diesem Thema gefragt werden, obwohl gerade der Gynäkologe für sie eigentlich Ansprechpartner für solche Probleme ist. Da sie selbst Hemmungen haben, benötigt es oft eines erheblichen Leidensdrucks, bis die Patientin selbst über ihre Probleme mit der Sexualität spricht.

Naturgemäß ist es im Bereich Sexualität besonders schwierig, Kriterien aufzustellen für das, was „normal" ist und ab wann eine Störung besteht. Wichtig ist immer der individuelle Leidensdruck. **Zu unterscheiden sind primäre und sekundäre Störungen der Sexualität,** weshalb die Patientin immer auch befragt werden muss, wie es früher gewesen ist. Von einer primären Störung würde man dann sprechen, wenn mit Beginn sexueller Aktivität eine Störung deutlich wird; von einer sekundären bei zunächst erfüllter Sexualität, wenn sich dann im Laufe des Sexuallebens eine Störung entwickelt.

Zu den primären Störungen kann z.B. der **Vaginismus** gerechnet werden, weil betroffene Frauen in der Regel bereits mit Beginn ihrer sexuellen Aktivitäten Probleme haben. Nicht selten suchen Frauen erst dann Hilfe, wenn sie bereits längere Zeit in einer festen Partnerschaft leben und Kinder möchten. Die Anamneseerhebung ergibt dann u.U., dass lediglich zu Beginn der Partnerschaft der erfolglose Versuch der Penetration gemacht wurde und seitdem kein Geschlechtsverkehr stattfindet.

Zu den sekundären Sexualstörungen kann beispielsweise der **Libidoverlust** in der Perimenopause gerechnet werden. Nach einer ursprünglich befriedigenden Sexualität treten Probleme auf. Gerade in solchen Fällen muss natürlich auch immer hinterfragt werden, welche Rolle eventuelle partnerschaftliche Probleme spielen, da eine sekundäre Störung auch bedingt sein kann durch Probleme in der Partnerschaft: Eine zunächst gut funktionierende sexuelle Beziehung verändert sich durch zwischenmenschliche Probleme oder auch erotische Anziehung durch einen anderen Partner bis hin zur sexuellen Aversion.

Bei der Anamneseerhebung sollte neben Art, Zeitpunkt des Auftretens und Dauer der Störung auch danach gefragt werden, ob ein Problem an einen Partner gebunden ist („Kannten Sie das Problem auch in Ihrer vorherigen Beziehung") und ob eine Störung wie beispielsweise die Orgasmusstörung lediglich beim Sexualverkehr mit dem Partner oder auch bei Selbstbefriedigung auftritt.

Gerade die Informationen zur **Selbstbefriedigung** können wichtigen Aufschluss über die allgemeine Erlebnisfähigkeit, Einstellung zur und Offenheit gegenüber Sexualität geben. Gerade bei relevanten negativen biografischen Erfahrungen oder bestimmten Persönlichkeitsmerkmalen kann im Kontakt mit einem Sexualpartner u.U. das Problem entstehen, dass man sich nicht „fallen lassen kann" bzw. Angst vor zu viel Nähe und Intimität hat, während Selbstbefriedigung „sicher" und damit unproblematisch ist.

Und schließlich sollte bei Problemen mit der Sexualität auch eruiert werden, ob möglicherweise eine andere sexuelle Orientierung oder eine sexuelle Identitätsstörung (z.B. Transsexualität) (s. Kap. 2) Ursache ist. Auch besondere sexuelle Vorlieben bzw. Abneigungen bei der Patientin oder ihrem Partner und auch sexuelle Störungen auf Seiten des Partners können von Bedeutung sein. Eine Darstellung der wichtigsten Störungen der Sexualität folgt in den nächsten Abschnitten. Eine Übersicht über die diagnostische Einordnung nach ICD-10 gibt Tabelle 40-13.

1 Libidomangel und Libidoverlust

Die Libido ist ebenso wie die Orgasmusfähigkeit bei Frauen besonders störanfällig mit Beeinflussung durch die aktuelle Lebenssituation, Partnerschaft, aber auch biografische Aspekte und Vorerfahrungen. Sogar im

Tab. 40-13 Weibliche Sexualstörungen (nach ICD-10).

Bezeichnung (ICD-10)	ICD-10	Symptomatik
Mangel oder Verlust von sexuellem Verlangen	F52.0	fehlendes sexuelles Verlangen ist das Grundproblem (Libidomangel)
Sexuelle Aversion und mangelnde sexuelle Befriedigung	F52.1	sexuelle Aversion: sexuelle Aktivitäten rufen deutliche Aversion (bis hin zum Ekel), Furcht oder Angst hervor, so dass Aktivitäten vermieden werden; mangelnde sexuelle Befriedigung: genitale Reaktionen treten auf, rufen aber keine angenehmen Empfindungen hervor
Versagen genitaler Reaktionen	F52.2	mangelnde oder fehlende Lubrikation
Orgasmusstörung	F53.3	Orgasmus tritt nicht oder nur stark verzögert ein; primär (nie) oder sekundär (nach Zeit relativ normaler Reaktionen); generell (in allen Situationen, mit jedem Partner) oder situativ (in bestimmten Situationen bzw. mit bestimmten Partnern keine Störung)
Nichtorganischer Vaginismus	F52.5	Spasmus der die Vagina umgebenden Beckenbodenmuskulatur; Immission des Penis ist unmöglich oder schmerzhaft
Nichtorganische Dyspareunie	F52.6	Schmerzen während des Geschlechtsverkehrs ohne organische Ursache; nicht Folge von Vaginismus oder Versagen der Lubrikation
Gesteigertes sexuelles Verlangen	F52.7	insgesamt selten; früher als „Nymphomanie" bezeichnet; Differenzialdiagnose: gesteigertes sexuelles Verlangen im Rahmen einer manischen/hypomanischen Symptomatik

* F52.4 = Ejaculatio praecox

Laufe des Menstruationszyklus gibt es Unterschiede in der sexuellen Appetenz, von großem Verlangen bis hin zur sexuellen Aversion. Neben Stressbelastung und Partnerschaftsproblemen können körperliche oder seelische Erkrankungen (z. B. neurologische oder Stoffwechselerkrankungen, Depressionen etc.) oder auch Medikamente die Libido negativ beeinflussen. Nicht selten bestehen auch noch lange nach der Geburt eines Kindes Beeinträchtigungen der Libido, wozu die veränderte Lebens- und Partnerschaftssituation, aber auch Angst vor einer erneuten Schwangerschaft beitragen kann.

2 Orgasmusstörungen

Das Hauptmerkmal der Orgasmusstörung ist die Verzögerung oder das Fehlen des Orgasmus nach einer normalen sexuellen Erregungsphase. Dabei ist zu berücksichtigen, dass auch Frauen mit erfüllter Sexualität nicht bei jedem Sexualverkehr zum Höhepunkt kommen. Auch das Fehlen oder nur seltene Vorkommen eines „vaginalen" Orgasmus wird von den meisten Frauen nicht als Störung im engeren Sinne erlebt. Wichtig ist, ob die Frau bei anderen Techniken (z. B. bei manueller oder oraler Befriedigung durch den Partner) zum Orgasmus kommt oder überhaupt nicht. Bei der Exploration einer Orgasmusstörung sollte auch eruiert werden, ob Orgasmusfähigkeit bei Selbstbefriedigung besteht; in solchen Fällen ist eher nach psychologischen Ursachen der Störung (z. B. biografische oder partnerschaftliche Einflüsse) zu suchen.

Eine Orgasmusstörung kann lebenslang bestehen oder auch im Laufe des Lebens oder nur in bestimmten Situationen auftreten. Im ersten Fall kann z. B. eine eher sexualfeindliche Erziehung der Grund sein, bei der erworbenen oder situativ bedingten Orgasmusstörung liegt möglicherweise der Grund in aktuellen partnerschaftlichen Problemen. Körperliche Erkrankungen oder medikamentöse Einflüsse (z. B. Antidepressiva) sind eher selten die Ursache einer Orgasmusstörung, sollten aber immer in Erwägung gezogen werden.

3 Schmerzen beim Geschlechtsverkehr (Dyspareunie)

Schmerzen beim Geschlechtsverkehr können Ausdruck einer körperlichen Erkrankung im Genitalbereich bzw. im Unterbauch sein (z. B. Entzündungen, Verwachsungen nach früheren Operationen, Zysten am Eierstock). Eine solche Ursache ist besonders beim akuten Auftreten von Beschwerden zu vermuten.

Sind Schmerzen seit Beginn sexueller Aktivitäten aufgetreten und wird dadurch sogar der Geschlechtsverkehr unmöglich, dann steht der **Ausschluss organischer Ursachen** an erster Stelle (wie etwa Fehlbildungen im Bereich der Geschlechtsorgane, bei Frauen aus anderen Kulturkreisen auch eventuell Folgen einer Beschneidung). Kann eine somatische Ursache ausgeschlossen werden, dann handelt es sich möglicherweise um Vaginismus (s. u.) oder eine Dyspareunie, wobei die Ursache am ehesten im psychischen Bereich liegt. Ist die Libido prinzipiell vorhanden und entstehen Schmerzen beim Vaginalverkehr durch fehlende Lubrikation der Scheide, dann ist eine Überprüfung und ggf. Behandlung der hormonellen Situation angezeigt.

4 Vaginismus

Als Vaginismus wird die unwillkürliche Anspannung der Muskulatur im unteren Bereich der Scheide bezeichnet, die ein Eindringen des Penis, aber auch die Einführung eines Fingers oder Spekulums bei der gynäkologischen Untersuchung unmöglich macht. Betroffene Frauen können in der Regel nicht einmal Tampons benutzen. Negative Erfahrungen mit Sexualität und biografische Aspekte (z. B. eine Vorgeschichte mit sexuellem Missbrauch) können ursächlich sein. Ernsthafte Partnerschaftsprobleme oder auch ein Kinderwunsch sind meist der Anlass zur ärztlichen Untersuchung. Bei Ausschluss einer organischen Ursache der Störung sollte frühzeitig eine psychotherapeutische Diagnostik bei einer tiefenpsychologisch orientierten Psychotherapeutin bzw. einer Sexualtherapeutin erfolgen. Nicht immer ist allerdings eine selbst jahrelang durchgeführte Psychotherapie erfolgreich, so dass im Einzelfall nach ausführlicher psychosomatischer Diagnostik eine solche Problematik auch eine Indikation für eine künstliche Befruchtung darstellen kann.

5 Sexualität in der Perimenopause

Der Eintritt in die hormonellen Veränderungen der Perimenopause kann sowohl positive als auch negative Auswirkungen auf das Sexualleben von Frauen haben. Positiv kann sich zum Beispiel auswirken, dass Frauen unbelastet von der Angst vor einer Schwangerschaft und ohne Notwendigkeit der Kontrazeption ihre Sexualität unbefangen ausleben können. Für andere Frauen stellt gerade der Verlust der Fertilität einen negativen Aspekt dar. Auch die mit den Wechseljahren einhergehenden körperlichen Veränderungen mit Verlust der körperlichen Attraktivität und klimakterische Symptome führen nicht selten zum Rückzug aus engen körperlichen Kontakten. Eine Abnahme der sexuellen Aktivität kann aber auch durch Veränderungen bzw. Störungen beim Partner verursacht werden, z. B. durch bei ihm auftretende Libido- und Erektionsstörungen.

!

Bei der Abwägung von Nutzen und Risiken einer Hormonbehandlung sollte auch der Aspekt Sexualität berücksichtigt werden, da er einen wichtigen Teil der Lebensqualität ausmachen kann.

6 Sexuelle Störungen durch körperliche Erkrankungen oder Medikamenteneinfluss

Körperliche Erkrankungen – v. a. wenn sie den Unterleib betreffen – führen manchmal zu vorübergehenden Störungen der sexuellen Erlebnisfähigkeit. Kommt es zu dauerhaften Folgen für den Körper (z. B. nach Operationen), ist nicht selten das Selbstbewusstsein der Frauen beeinträchtigt, der psychische Faktor spielt dann eine erhebliche Rolle. Bei manchen Erkrankungen (etwa **psychischen Erkrankungen** wie z. B. Depressionen oder Psychosen) können Störungen der Sexualität auch ein Symptom der Erkrankung sein, ebenso bei verschiedenen neurologischen oder Stoffwechselerkrankungen.
Ebenso wie bei Männern können verschiedene **Medikamente** auch bei Frauen zu Störungen der Sexualität führen. Zu nennen sind hier beispielsweise Antidepressiva, Neuroleptika, Betablocker, Antihypertensiva etc. Bei neu aufgetretenen Störungen von Libido- und/oder Organismusfähigkeit sollte deshalb immer überprüft werden, ob ein solcher Zusammenhang mit einer aus anderen Gründen einzunehmenden Medikation möglich ist. Gerade in der Behandlung psychischer Störungen können Beeinträchtigungen der Sexualität auch die Compliance bei der Einnahme negativ beeinflussen.

Störungen der Geschlechtsidentität

Störungen der Geschlechtsidentität werden in der Regel keine direkte Indikation zur gynäkologischen Behandlung darstellen; erst wenn eine ausführliche psychiatrische Diagnostik das Vorliegen eines Transsexualismus belegt, sollten Behandlungsschritte wie Hormonbehandlung oder operative Eingriffe erfolgen.

Tab. 40-14 Störungen der Geschlechtsidentität (nach ICD-10).

Bezeichnung (ICD-10)	ICD-10	Symptomatik/Verlauf
Transsexualismus	F64.0	die Betroffenen haben den Wunsch, als Angehörige des anderen Geschlechts zu leben; in der Regel verbunden mit dem Wunsch nach Angleichung des eigenen Körpers (z. B. chirurgische Maßnahmen, Hormonbehandlung etc.)
Transvestitismus	F64.1	Tragen der Kleidung des anderen Geschlechts, um sich vorübergehend zugehörig zu fühlen; keine sexuelle Motivation (Differenzialdiagnose: fetischistischer Transvestitismus, F65.1, s. Tab. 40-15)

Ein Überblick über die relevanten Störungen der Geschlechtsidentität wird in Tabelle 40-14 gegeben. Das Krankheitsbild Transsexualität mit diagnostischen und therapeutischen Implikationen ist in Kapitel 2 ausführlich beschrieben.

Störungen der Sexualpräferenz

Auch wenn Frauen seltener als Männer eine deviante Sexualität praktizieren, kann ein Gynäkologe in der klinischen Realität mit den körperlichen Folgen konfrontiert werden (z. B. Verletzungen im Genitalbereich bei sadomasochistischen Praktiken oder autoerotischen Handlungen). Ein Überblick über die wichtigsten in der ICD-10 aufgeführten Störungen der Sexualpräferenz (sexuelle Deviationen) ist in Tabelle 40-15 gegeben.

In diesem Kontext muss darauf hingewiesen werden, dass gerade hinsichtlich der Offenheit bestimmten sexuellen Vorlieben gegenüber ein stetiger gesellschaftlicher Wandel zu verzeichnen ist. So gibt es beispielsweise Diskussionen darüber, ob sadomasochistische Handlungen nur noch dann als deviant im engeren Sinne eingeordnet werden sollen, wenn sie nicht in Übereinstimmung zwischen zwei Partnern, sondern unter Gewaltanwendung ausgeübt werden.

Nur der Vollständigkeit halber soll hier erwähnt werden, dass zwar nur ein Bruchteil aller Sexualstraftaten von Frauen begangen wird, dass aber auch Frauen Täterinnen bei pädophilen Handlungen sein können.

Persönlichkeitsstörungen

Persönlichkeitsstörungen bzw. besondere Persönlichkeitsmerkmale sind weniger gut als andere psychische Erkrankungen durch die direkte Exploration zu erfassen; häufig ergibt sich die Diagnose bzw. der Hinweis auf bestimmte Persönlichkeitsmerkmale durch Verhaltensbeobachtung. Interaktion und Kommunikation aller Patientinnen sind genau wie die der Ärzte

Tab. 40-15 Störungen der Sexualpräferenz (nach ICD-10).

Bezeichnung (ICD-10)	ICD-10	Symptomatik/Verlauf
Fetischismus	F65.0	Gebrauch von unbelebten Gegenständen als Stimuli für sexuelle Erregung und Befriedigung (z. B. Gummi, Plastik, Leder, bestimmte Kleidungsstücke, Schuhe)
Fetischistischer Transvestitismus	F65.1	Tragen von Kleidungsstücken des anderen Geschlechts („cross dressing"); mit sexueller Erregung verbunden
Exhibitionismus	F65.2	Neigung, die eigenen Genitalien in der Öffentlichkeit oder vor Fremden zu entblößen; meist von sexueller Erregung begleitet
Voyeurismus	F65.3	Drang, anderen Menschen ohne deren Wissen bei sexuellen Aktivitäten oder intimen Tätigkeiten zuzusehen
Pädophilie	F65.4	sexuelle Präferenz für Kinder
Sadomasochismus	F65.5	sexuelle Aktivitäten mit Zufügen von Schmerzen, Erniedrigung, Fesseln, Unterwerfung

durch die Primärpersönlichkeit geprägt – egal, ob die Persönlichkeit zum Spektrum des „Normalen“ zu zählen ist oder bereits als Störung gelten muss. Mit welcher „Persönlichkeit“ man selbst als Arzt Schwierigkeiten im Umgang hat, kann sehr unterschiedlich sein.

Nicht jede Patientin erweckt bei jedem Arzt die gleichen Gefühle (wie etwa Mitgefühl, Hilflosigkeit, Aggressivität etc.). In der Regel haben die eigenen Reaktionen (in der Psychotherapie würde man **„Gegenübertragung“** sagen) auch etwas mit einem selbst zu tun. Was, kann man in der Regel in einer Balint-Gruppe oder auch in einer Fallsupervision klären. Diese Klärung erleichtert es dem Arzt in der Regel, auch mit „schwierigen“ Patientinnen umzugehen.

Von einer **Persönlichkeitsstörung** spricht man in der psychiatrischen Diagnostik, wenn ein Mensch über deutlich von der Norm abweichende Persönlichkeitsmerkmale verfügt, die entweder für ihn selber oder für die Umgebung zu einem erheblichen Leidensdruck führen. Diese Definition wurde gewählt, da bei einigen Persönlichkeitsstörungen (wie etwa der dissozialen Persönlichkeit) kein subjektiver Leidensdruck besteht, aber die Umgebung erheblich unter der Persönlichkeitsstörung leidet. In Tabelle 40-16 ist ein Überblick über die wichtigsten Persönlichkeitsstörungen und typische Verhaltensweisen gegeben.

Nicht immer ist die Abgrenzung von bloßen Persönlichkeitsmerkmalen zur Persönlichkeitsstörung ohne weiteres möglich. Für die frauenärztliche Praxis ist nur von Bedeutung, dass man sich darüber im Klaren ist, dass manches Verhalten während Diagnostik und Therapie oder auch die Darstellung der Beschwerden durch bestimmte Persönlichkeitsmerkmale beeinflusst ist. Typische Beispiele sind hier ängstlich-vermeidendes Verhalten bei der abhängigen Persönlichkeit, impulsives Verhalten bei der emotional instabilen Persönlichkeit,

Tab. 40-16 Persönlichkeitsstörungen (nach ICD-10).

Bezeichnung (ICD-10)	ICD-10	Symptomatik/Verlauf
Paranoide Persönlichkeit	F60.0	übertriebene Empfindlichkeit, Misstrauen; Neigung, Erlebtes zu verdrehen; streitsüchtiges und beharrliches Bestehen auf eigenen Rechten
Schizoide Persönlichkeit	F60.1	Rückzug aus affektiven und sozialen Kontakten, einzelgängerisch, in sich gekehrt; nur begrenzte Fähigkeit, Gefühle auszudrücken und zu erleben
Dissoziale Persönlichkeit	F60.2	Missachtung sozialer Normen und Regeln, keine Rücksichtnahme auf Gefühle oder Leiden anderer; geringe Frustrationstoleranz mit Neigung zu Aggressivität und gewalttätigem Verhalten
Emotional instabile Persönlichkeit	F60.3	deutliche Tendenz, Impulse ohne Berücksichtigung von Konsequenzen auszuagieren, verbunden mit unvorhersehbarer Neigung zu emotionalen Ausbrüchen und impulsivem Verhalten; impulsiver Typus: emotionale Instabilität und mangelnde Impulskontrolle stehen im Vordergrund; Borderline-Typus: zusätzlich Störungen des Selbstbildes, Neigung zu intensiven, aber instabilen Beziehungen mit Überidealisierung und Abwertung; Neigung zu selbstdestruktivem Verhalten und Autoaggressionen bis zu Suizidversuchen
Histrionische Persönlichkeit	F60.4	Neigung zu oberflächlicher Affektivität, Tendenz zu dramatisierendem und theatralischem Verhalten; erhöhte Kränkbarkeit, dauerndes Verlangen nach Anerkennung
Anankastische Persönlichkeit (auch: zwanghafte Persönlichkeit)	F60.5	Neigung zu Perfektionismus, übertriebener Gewissenhaftigkeit, Rigidität, Zwanghaftigkeit
Ängstlich (vermeidende) Persönlichkeit	F60.6	Persönlichkeitsstörung mit Gefühlen von Anspannung und Besorgtheit, Unsicherheit und Minderwertigkeit; dauernde Sehnsucht nach Zuneigung, Überempfindlichkeit gegenüber Zurückweisung und Kritik mit eingeschränkter Beziehungsfähigkeit
Abhängige Persönlichkeit	F60.7	Personen mit einer solchen Persönlichkeit verlassen sich bei kleineren oder größeren Lebensentscheidungen passiv auf andere Menschen; große Trennungsangst, Gefühle von Hilflosigkeit und Inkompetenz, Neigung, sich anderen unterzuordnen; Tendenz, Verantwortung auf andere abzuschieben

übertriebene, dramatische Darstellung von Beschwerden bei der histrionischen Persönlichkeit.

Intelligenzminderung

Eine besondere Herausforderung kann die Untersuchung und Behandlung geistig behinderter Frauen sein. Das Spektrum der Intelligenzminderung reicht dabei von der leichten Minderbegabung bis hin zu schwerer Debilität (Tab. 40-17). In der Regel wird die Untersuchung und Behandlung von schwerer beeinträchtigten Frauen nur in Begleitung einer Bezugsperson möglich sein, was bei der Aufnahmeplanung berücksichtigt werden muss (z. B. Zurverfügungstellung eines Zwei-Bett-Zimmers mit Aufnahme der Begleitperson, keine Zusammenlegung mit anderen Patientinnen).

Die Behandlung und v. a. operative Eingriffe müssen immer mit dem **gesetzlichen Betreuer** abgesprochen werden. Da in der Regel bei Intelligenzminderungen **keine Geschäftsfähigkeit** besteht, sollten betroffene Frauen zwar in die Aufklärung einbezogen werden, das juristische Einverständnis muss allerdings der vom Vormundschaftsgericht bestellte Betreuer geben. Da Betreuer für die Bereiche Vermögensfürsorge, Gesundheitsfürsorge und Aufenthaltsbestimmungsrecht jeweils getrennt bestellt werden, sollte immer genau geklärt werden, ob der Betreuer/die Betreuerin für den Bereich **Gesundheitsfürsorge** zuständig ist; falls das nicht der Fall ist, muss vor invasiven Eingriffen die **Genehmigung des Vormundschaftsgerichts** eingeholt werden; lediglich in lebensbedrohlichen Notfällen kann darauf verzichtet werden.

Dasselbe Vorgehen gilt übrigens auch bei **psychisch kranken Patientinnen** (z. B. chronisch psychotische Frauen), die oft ebenfalls für einen oder alle Bereiche einen gesetzlichen Betreuer/eine Betreuerin haben.

Ein besonderes Problem ist die **Kontrazeption** bei geistig behinderten Frauen. Natürlich haben auch sie ein Anrecht auf Sexualität, dem in Einrichtungen für Behinderte auch zunehmend Rechnung getragen wird. Wichtig ist deshalb die Sicherstellung der Kontrazeption. Der Wunsch nach **Sterilisation,** der von Angehörigen, die häufig auch die gesetzlichen Betreuer sind, geäußert wird, ist in schweren Fällen nachvollziehbar – besonders dann, wenn absehbar ist, dass eine Frau nie in der Lage sein wird, ein Kind selbständig zu erziehen. Wichtig ist allerdings, dass vor Durchführung jeder Sterilisation eine **spezielle Genehmigung des Vormundschaftsgerichts** eingeholt wird, wofür in der Regel zwei unabhängige Gutachten verlangt werden. **Das Einverständnis eines gesetzlichen Betreuers alleine reicht in solchen Fällen nicht aus!** Diese strengen gesetzlichen Regeln sind Folge der Praxis in der NS-Zeit, wo die Sterilisation geistig behinderter oder psychisch kranker Frauen ein allgemein praktiziertes Vorgehen war.

!

Die Sterilisation bei einer nicht geschäftsfähigen bzw. unter Betreuung stehenden Frau muss immer vom zuständigen Vormundschaftsgericht genehmigt werden.

Tab. 40-17 Intelligenzminderung (nach ICD-10).

Bezeichnung (ICD-10)	ICD-10	Symptomatik/Verlauf
Leichte Intelligenzminderung	F70	mentales Alter etwa 9 bis unter 12 Jahre; IQ-Bereich 50–69; Schwierigkeiten bei der Schulausbildung; Arbeiten und soziale Beziehungen sind möglich
Mittelgradige Intelligenzminderung	F71	mentales Alter etwa 6 bis unter 9 Jahre; IQ-Bereich 35–49; gewisser Grad von Unabhängigkeit und adäquate Kommunikation möglich, unterschiedliche Unterstützung für Leben und Arbeit erforderlich
Schwere Intelligenzminderung	F72	mentales Alter etwa 3 bis unter 6 Jahre; IQ-Bereich 20–34; kontinuierliche Betreuung erforderlich
Schwerste Intelligenzminderung	F73	mentales Alter unter 3 Jahren; IQ unter 20; nur minimale Kommunikation, schwer behindert in der Selbstversorgung, inkontinent

41 Therapeutische Interventionen

Verbale Interventionsformen

Im Rahmen der Ausbildung für die psychosomatische Grundversorgung stellen speziell die verbalen Interventionsformen einen wichtigen Baustein dar. Verbale Intervention ist letzten Endes jedes Gespräch bzw. jede sprachliche Äußerung, die man als Arzt einer Patientin gegenüber tut – sogar das Nicht-Sprechen oder Auslassen von Informationen ist letzten Endes eine Art der verbalen Intervention.

In den meisten Gesprächssituationen wird man als fachlich gut ausgebildeter Mediziner keine Schwierigkeiten haben, mit der Patientin ein Gespräch so zu führen, dass diese sich gut betreut und verstanden fühlt und sich eine **vertrauensvolle Arzt-Patientinnen-Beziehung** aufbauen kann. Und **wie** ein solches Gespräch geführt wird, **welche** verbalen und auch non-verbalen Techniken (wie etwa Mimik, Gestik, Berührungen) man einsetzt – bewusst oder unbewusst –, hat letzten Endes etwas mit der eigenen Persönlichkeit, der eigenen Wahrnehmung der Patientin und der eigenen Reaktion auf diese zu tun. Jeder Arzt und jede Ärztin muss einen **eigenen Gesprächsstil** finden, mit dem er/sie sich wohl fühlt und „authentisch" wirkt. Nicht alles kann man erlernen und trainieren, vieles muss spontan und aus der Situation heraus entstehen. Trotzdem kann es hilfreich sein, wenn man sich über die Bedeutung bestimmter Gesprächssituationen und deren Unterschiedlichkeit im Klaren und auch in der Lage ist, mit bestimmten verbalen Interventionen bestimmte Wirkung zu erzielen (Stichwort „Droge Arzt").

Ebenso bedeutsam kann es sein, seinen eigenen Kommunikationsstil einmal einer Überprüfung zu unterziehen mit der Frage, ob dieser eigentlich so ist, wie man „rüberkommen" möchte. Sehr hilfreich kann es dabei sein, Vorgesetzte, Kollegen oder auch Menschen im privaten Umfeld einmal bewusst zu beobachten, wie sie Gesprächssituationen lösen – was sie gut machen oder was sie vielleicht auch gerade nicht gut machen. Lernen am Vorbild – oder wie es heute heißt die Orientierung an einem „Rollenmodell" – ist wie bei vielen anderen Fertigkeiten von besonderer Bedeutung. Auch wenn Menschen unterschiedlich stark dazu neigen, andere Menschen in ihrem Verhalten zu „imitieren", können „kollektive" Verhaltensweisen, wie bestimmte Ausdrücke, affektive Unterlegung des Sprechstils, Gesten oder Gesichtsausdrücke bis hin zu Grimassen sehr schnell das Kommunikationsklima einer ganzen Gruppe (z. B. einer Familie, eines Freundeskreises, eines Teams) prägen. Vielleicht lässt sich der Einzelne hierdurch sehr beeinflussen; eine kritische Betrachtung der Verhaltens- und Ausdrucksweisen von Kollegen und in diesem Kontext auch des eigenen Verhaltens kann ab und zu sinnvoll sein.

1 Gestaltung verbaler Interventionen

In Tabelle 41-1 sind zunächst einige Aspekte dargestellt, die bei der Strukturierung des Gesprächs hilfreich sein können. Dann sind einige spezielle Formen der Intervention dargestellt, die man vielleicht unbewusst ganz häufig einsetzt und die eine unterschiedliche Funktion haben. Es kann aber durchaus sinnvoll sein, solche Interventionen in speziellen Situationen ganz bewusst zu verwenden, z. B. um bei der Patientin ein bestimmtes Ziel zu erreichen oder einen bestimmten therapeutischen Effekt zu erzielen. Hilfreich ist immer ein eher empathischer Einstieg, auch wenn man vielleicht Dinge besprechen möchte, die der Patientin nicht angenehm sind (wie etwa die Tatsache, dass sie eine verordnete Behandlung nicht wahrgenommen hat oder dass sie beispielsweise Diätregeln nicht befolgen konnte). Dies gelingt dann, wenn man zunächst Verständnis signalisiert und die Patientin nicht in eine „Verteidigungsecke" drängt. Nur selten und dann bewusst sollte es tatsächlich zu direkten Konfrontationen mit Patientinnen kommen.

Zeitliche Strukturierung von Gesprächen. Wenn einer Patientin ein Gesprächsangebot gemacht wird, sollte der Termin möglichst konkret festgelegt werden. Wenn man nicht sicher ist, ob man den Termin einhalten kann, sollte man das vorher bereits ankündigen („Es könnte sein, dass ich etwas später komme, weil ..."). Auch der zeitliche Umfang, den man für das Gespräch einplanen kann, sollte von Anfang an klar sein: wenn man nur eine Viertelstunde Zeit hat, sollte das der Patientin bereits am Anfang gesagt werden („Ich habe jetzt eine Viertelstunde Zeit, bis ich in den OP muss ..."). Die Patientin kann sich dann in ihrem Gespräch darauf einstellen und verliert nicht wertvolle Zeit mit Dingen, die sie vielleicht sonst zurückgestellt hätte. Für die zeitliche Strukturierung eines Gesprächs kann es auch sehr sinnvoll sein, fünf Minuten vor Ende des Gesprächs auf das nahende Ende hinzuweisen, die Gesprächsinhalte noch einmal zusammenzufassen und auch die Patientin zu fragen, ob es jetzt aktuell noch eine wichtige Frage gibt, die sie stellen möchte. Um festzustellen, ob die Patientin die wesentlichen Inhalte verstanden und abgespeichert hat, kann es auch hilfreich sein, die Patientin die wichtigsten Punkte noch einmal rekapitulieren zu lassen. All dies sind Gesprächstechniken, die sich in der Psychotherapie sehr gut bewähren und die auch in normalen ärztlichen Gesprächen eingesetzt werden sollten.

Auf Sprach- und Bildungsstruktur der Patientin einstellen. Es ist selbstverständlich, dass sich sowohl die Ausdrucksweise als auch die Komplexität der Beschreibung auf Sprach- und Bildungsniveau der Patientin einstellen sollten. Auch altersbedingte Einschränkungen müssen berücksichtigt werden. Gerade bei Verständnisschwierigkeiten zeigen sich dann wieder die Vorteile der Anwesenheit eines Angehörigen.

Vollständige Offenheit vs. Nicht-wissen-Wollen. Heutzutage besteht Konsens darüber, dass jeder Patient das Recht hat, alles über seine Erkrankung und deren Prognose zu wissen. Trotzdem gehört es zur ärztlichen Kunst, die Aufklärung so zu gestalten, dass eine Patientin nicht durch „brutale Offenheit" zusätzlich traumatisiert wird. Und es ist auch nicht erforderlich, eine Patientin immer wieder auf die schlechte Prognose ihrer Erkrankung hinzuweisen, wenn dies offen besprochen worden ist, die Patientin es aber wieder „verdrängt". Autonome Patienten haben auch ein Recht darauf, bestimmte Dinge nicht wissen zu wollen bzw. so weit zur Seite zu schieben, dass sie sich davon nicht akut bedroht fühlen. In solchen Fällen kann es sinnvoll sein, immer wieder im Verlauf ein vorsichtiges Gesprächsangebot zu machen.

2 Spezielle Gesprächssituationen

Im Folgenden werden einige relevante Gesprächssituationen im ärztlichen/frauenärztlichen Alltag mit eventuell auftretenden Problemen und Lösungsmöglichkeiten etwas genauer betrachtet. Dargestellt ist, was das Ziel der jeweiligen Gesprächssituation sein sollte und welche problematischen Aspekte sich dabei ergeben können. Eine kurze Übersicht der wichtigsten Punkte ist auch in Tabelle 41-2 dargestellt.

Tab. 41-1 Aspekte zur Gesprächsstrukturierung bei verbaler Intervention.

VERBALE INTERVENTION	ZIEL	BEISPIELFRAGEN/-AUSSAGEN
Gesprächsstruktur		
Gespräch beginnen	Ziel des Gesprächs vorher klären	– „Ich würde gerne mit Ihnen über die Befunde sprechen"
Zeitrahmen abstecken	der Patientin vorher deutlich machen, wie viel Zeit zur Verfügung steht	– „In der nächsten Viertelstunde möchte ich gerne mit Ihnen die weiteren Therapieschritte besprechen ..."
Fokussierung	Blick auf die wesentlichen Gesprächsaspekte lenken	– „Ich sehe, dass Sie sehr unter den Beschwerden leiden ..., aber ich möchte Ihnen noch einige konkrete Fragen stellen ..."; „... besonders interessieren würde mich noch ..."
Gespräch beenden	Ende des Gesprächs ankündigen	– „Haben Sie zum Abschluss noch Fragen?" – „Lassen Sie uns zum Ende die wichtigsten Dinge noch einmal zusammenfassen"; „Vielleicht möchten Sie zum Abschluss noch einmal zusammenfassen, was wir besprochen haben" (dient gleichzeitig der Überprüfung, ob die Patientin die Informationen verstanden hat)
therapeutische Funktion		
explorierend	Informationen erheben	– „Seit wann haben Sie diese Unterleibsschmerzen?"
stützend	Patientin in ihrem Vorgehen unterstützen („positive Verstärkung")	– „Es ist gut, dass Sie so schnell gekommen sind ..." – „Ich finde es sehr beeindruckend, was Sie trotz der Schmerzen alles so schaffen ..."
normalisierend	Gefühle/Verhalten der Patientin ent-pathologisieren	– „In Ihrer Situation ist es ganz normal, dass man verzweifelt ist ..." – „Aus ärztlicher Sicht fände ich es eher bedenklich, wenn Sie jetzt nicht traurig wären"
interpretierend	Bedeutung von Handlungen bzw. Äußerungen ansprechen, „zwischen den Zeilen lesen"	– „Sie haben die letzte Kontrolluntersuchung wieder nicht wahrgenommen. Kann es sein, dass Sie sich vor dem Ergebnis fürchten?" – „Aus dem, was Sie mir erzählen, höre ich raus, dass die Situation mit Ihrem Mann nicht einfach ist ..."
konfrontierend	problematische Aspekte direkt ansprechen, „thematisieren"	– „Wenn man so hört, was Sie sagen, könnte man den Eindruck haben, dass Sie gar nichts ändern wollen ...?" – „Könnte es sein, dass Sie sich bei uns nicht richtig wohl fühlen ...?"
Compliance fördernd	Autonomie zulassen, Fürsorglichkeit, Hoffnung zulassen, ohne „falsche Hoffnungen" zu machen Mitgefühl zeigen	– „Ich bin sicher, dass Ihnen diese Medikamente helfen werden. Aber auch wenn Sie sich gegen die Einnahme entscheiden, kommen Sie bitte wieder zu mir" – „Ich hoffe, dass Ihre Symptome durch Ihr Asthma verursacht sind und nicht durch neue Metastasen. Aber endgültig sagen kann ich das erst nach Vorliegen der Befunde." – „Ich hätte mir für Sie gewünscht, dass die Blutwerte besser ausfallen."
Brückenfragen	Gesprächsbrücke zu einem bestimmten Thema schlagen, ohne der Patientin das Thema aufzuzwingen	– „Ich könnte mir vorstellen, dass Sie sich viele Gedanken machen über ..." – „Von anderen Patientinnen in Ihrer Situation wissen wir, dass sie sich Sorgen machen wegen ..."

Tab. 41-2 Ziele und Probleme spezieller Gesprächssituationen.

Gesprächssituation	Ziel	mögliche Probleme	Lösungsmöglichkeit
Anamneseerhebung	Erhalt von Informationen, die Diagnostik und Behandlungsplanung ermöglichen	– In der Regel unbekannte Patientin, zunächst muss ein Vertrauensverhältnis aufgebaut werden – möglichst viele Informationen müssen in möglichst kurzer Zeit erhoben werden	– Umgebungsbedingungen optimieren (ruhige Gesprächssituation, Ruhe und Kompetenz ausstrahlen, Interesse und Empathie zeigen) – strukturierten Anamnesebogen verwenden, von der Patientin vorab ausfüllen lassen, so dass Zeit für die Besprechung der Aspekte gewonnen wird
Visitengespräch	regelmäßige kurze Kontakte zur Patientin	– keine Möglichkeit, ein „echtes" Gespräch zu führen	– während der Visite Vereinbarung eines Extragesprächs, z. B. zur Besprechung der Therapie
Aufklärung über Diagnose	Information über erhobene Befunde und Therapieoptionen	– besonders problematisch bei malignen Erkrankungen oder sonstigen lebensverändernden Diagnosen (z. B. Querschnittslähmung, HIV etc.) – Beeinträchtigung der Aufnahmefähigkeit der Patientin durch auftretende Emotionen	– bewusst an Aufklärungsgesprächen von erfahrenen Kollegen teilnehmen; Erfahrungen von Patienten verwerten; überlegen, wie man selbst gerne aufgeklärt würde; Üben solcher Gespräche (z. B. im Rollenspiel) – Hinzunahme eines Angehörigen (4 Ohren hören mehr als 2); evtl. stufenweise Aufklärung; nicht zu viel in das Gespräch hineinpacken, lieber Folgegespräch (s. auch Krisenintervention)
Aufklärungsgespräch vor Eingriffen	Information der Patientin über geplanten Eingriff und evtl. Gefahren	– Gleichgewicht finden zwischen juristisch notwendiger Aufklärung und Überfrachtung und Verängstigung der Patientin	– Darstellen der möglichen Komplikationen neutral, gewichten nach Bedeutung
Therapieplanung	Besprechung möglicher/notwendiger Therapiemaßnahmen, Therapieende	– unterschiedliche Strategien können sinnvoll sein – Aufklärung darüber, dass es eigentlich keine sinnvolle Therapie mehr gibt; Thematisierung des Therapieendes	– wertneutrale Besprechung aller möglichen Alternativen, damit die Patientin eine für sie richtige Entscheidung treffen kann – vorher eigene Auseinandersetzung damit; Üben solcher Gespräche (z. B. im Rollenspiel)
Krisenintervention	Intervention bei einem akut aufgetretenen Problem (z. B. Diagnosemitteilung)	– die Patientin steht unter „Schock" – gegebene Informationen werden nur unzureichend verstanden bzw. behalten	– zunächst nur Fokussierung auf die gefühlsmäßige Situation – Verschieben weiterer inhaltlicher Informationen auf ein späteres Gespräch – Einbeziehen eines Angehörigen schon zu Beginn
Beratung	die Patientin zu einer autonomen Entscheidung befähigen	– neutrale Informationsvermittlung bzw. Bereitstellung von Sachinformationen, ohne dass die Patientin das Gefühl hat, mit der Entscheidung alleine gelassen zu werden	– alle relevanten Informationen zur Verfügung stellen – eigene Haltung in der Regel neutral und sachlich – in besonderen Fällen kann auch das Befürworten einer speziellen Richtung sinnvoll sein
Angehörigengespräch	Information und Einbeziehung von Angehörigen	– unterschiedlicher Informationsstand, wenn Gespräche mit Patientin und Angehörigen getrennt geführt werden	– wichtige Gespräche wann immer möglich mit der Patientin und den Angehörigen gemeinsam führen

2.1 Anamneseerhebung

Auch wenn die Erhebung einer Anamnese als die selbstverständlichste Gesprächssituation in der Medizin gelten kann, so gibt es doch einige Dinge, die man berücksichtigen sollte, um die Gesprächssituation optimal zu gestalten. Das Ziel einer Anamneseerhebung ist die gezielte **Informationsgewinnung,** um danach Diagnostik und Therapie sinnvoll planen zu können. Das bedeutet, dass man nicht nur zu der speziellen gynäkologischen Problematik Informationen benötigt, sondern auch zu den begleitenden psychosozialen Lebensumständen, bestehenden Erkrankungen, relevanten Erkrankungen in der Vorgeschichte, Einnahme von Medikamenten etc.

Natürlich ist es nicht immer möglich, eine optimale Gesprächssituation zu schaffen, trotzdem sollte zumindest das Ziel eine Atmosphäre sein, die den **Aufbau einer vertrauensvollen Arzt-Patientinnen-Beziehung** ermöglicht. Besonders, wenn es sich um das erste Gespräch handelt, können äußere Faktoren und das Verhalten des Arztes von entscheidender Bedeutung für den Aufbau dieses Vertrauensverhältnisses sein. Eine ruhige, ausgeglichene Gesprächssituation, die Vermeidung von „Hektik" und Störungen sind dabei hilfreich. Auch ein empathisches Eingehen auf die Patientin sollte zur Regel gehören, ohne dabei die Distanz zur Patientin zu verlieren. Empathie kommt aus dem Griechischen und bedeutet sich in das Leiden der Patientin einfühlen.

Es gibt verschiedene Arten, um in der Anamnesesituation Informationen zu erheben:

Narrativ. Narrativ bedeutet erzählend. Eine entsprechende Frage an die Patientin könnte also lauten: „Berichten Sie mir doch bitte über Ihre Beschwerden und wie diese Beschwerden begonnen haben!" Die Patientin hat dann die Möglichkeit, frei zu berichten, so dass man auch ein gutes Bild über Begleitumstände (z. B. Auslösesituationen, beeinflussende Faktoren etc.) bekommt. Ein Problem – gerade bei älteren, schon etwas umständlichen und weitschweifigen Patientinnen – kann dabei allerdings sein, dass viel Zeit mit der Schilderung von Aspekten vergeht, die für das aktuelle Gesprächsziel unwichtig sind. Das narrative Vorgehen sollte insbesondere dann gewählt werden, wenn die Informationserhebung möglichst wenig durch Suggestivfragen oder Ähnliches beeinflusst werden soll (z. B. wenn eine Frau über eine erlebte sexuelle Grenzüberschreitung berichtet).

Verwendung eines Anamnesebogens. Die Verwendung von Anamnesebögen, die die Patientin selbst vor der ärztlichen Konsultation ausfüllt und in der wichtige formale und Sachinformationen bereits abgefragt werden (Familienstand, Lebenssituation, frühere Operationen, aktuell eingenommene Medikamente etc.), kann sehr viel Zeit einsparen. Auch wenn es in der klinischen Medizin bisher noch relativ wenig üblich ist, solche Formulare der Patientin zum Selbstausfüllen vorzulegen, so zeigen doch die entsprechenden Erfahrungen, dass sehr viel Zeit einzusparen ist und damit Patientinnen in der Regel keine Schwierigkeiten haben. Der Arzt kann sich zu Beginn des Gesprächs einen kurzen Überblick über die Informationen verschaffen, gezielt nachfragen, Informationen auf diesem Bogen ergänzen, der dann anschließend zu den Akten genommen wird. Ein solcher Anamnesefragebogen kann ganz speziell auf bestimmte Fragestellungen zugeschnitten sein (z. B. Kinderwunschbehandlung). Lediglich bei Patientinnen mit Einschränkungen in der Schreib- und Lesefähigkeit kann es im Einzelfall erforderlich sein, diesen Fragebogen während des Gesprächs selbst auszufüllen. Bei Vorliegen eines solchen ausgefüllten Anamnesefragebogens kann die zur Verfügung stehende Zeit meist sehr viel konkreter und sinnvoller eingesetzt werden, um sich ganz auf die aktuellen Beschwerden zu konzentrieren.

Strukturierte Befragung. Im Gegensatz zur narrativen Anamneseerhebung beginnt der Arzt sehr konkret mit Fragen, deren Reihenfolge er nach einem eigenen Schema strukturiert. Die Patientin antwortet auf die gezielten Fragen. Die Erhebung der Vorgeschichte geht so wahrscheinlich sehr viel schneller als beim freien Bericht, es besteht allerdings auch die Gefahr, dass relevante Aspekte nicht berichtet oder vergessen werden.

Offene vs. geschlossene Fragen. Um Zeit zu sparen, kann es verführerisch sein, sog. geschlossene Fragen zu stellen, die man nur mit Ja oder Nein beantworten kann. Offene Fragen dagegen „verleiten" die Patientin unter Umständen zu ausführlichen Antworten. Beide Fragetechniken haben ihre Bedeutung, man sollte sich aber auch darüber im Klaren sein, dass man mit Fragen, die nur Ja oder Nein als Antwort zulassen, unter Umständen Zusammenhänge sehr verkürzt erfährt.

Beispiele:
Offene Frage: „Wo tut es Ihnen weh?"
Geschlossene Frage: „Tut es Ihnen im linken Unterbauch weh?"
Alternativfragen: „Tut es Ihnen im linken oder im rechten Unterbauch mehr weh?"

2.2 Visitengespräch

Aus den wenigen vorhandenen Forschungen über ärztliche Visiten weiß man, dass Patienten in einer solchen Situation die geringste Chance haben, sich verbal zu äußern (90% der Zeit redet der Arzt, 10% der Patient, davon antwortet er in 80% auf Fragen des Arztes). Naturgemäß sind kurze Visitengespräche nicht dazu geeignet, komplexe Zusammenhänge zu besprechen. Hilfreich kann es aber zur weiteren Informationsgewinnung schon sein, wenigstens weitgehend offene Fragen zu stellen („Wie haben Sie geschlafen?") und nicht eine geschlossene Frage, die nur mit Ja oder Nein beantwortet werden kann („Haben Sie gut geschlafen?"). In der Arzt-Patientinnen-Gesprächssituation kommt es nicht selten vor, dass Patienten im Sinne der **sozialen Erwünschtheit** antworten, dass sie also das sagen, wovon sie denken, dass der Arzt es hören möchte.

2.3 Aufklärung über die Diagnose

Die Aufklärung über eine Diagnose, erhobene Befunde und eventuell daraus resultierende Konsequenzen kann unter Umständen eine sehr schwierige Situation sein, nämlich dann, wenn es sich um eine maligne Erkrankung handelt oder eine Erkrankung, die ansonsten das Leben vollständig verändert (Niereninsuffizienz, HIV-Infektion, aber auch Unfallfolgen wie Querschnittslähmung etc.). Für Arzt und Patientin kann das eine besonders belastende Situation sein. Wie für alle anderen Gesprächssituationen ist es natürlich auch bei einem solchen Gespräch erforderlich, den eigenen Stil zu finden, so dass man im Gespräch authentisch wirkt. Das gezielte Üben solcher Gesprächssituationen kann besonders zu Beginn der medizinischen Tätigkeit sinnvoll sein. Auch das **Lernen am Modell** kann sehr hilfreich sein, indem man zunächst bei erfahreneren Kollegen an solchen Gesprächen teilnimmt. Dabei muss man nicht unbedingt nur das mitnehmen, was man selbst sinnvoll findet, sondern vielleicht auch das abspeichern, was man selbst als Patient so nicht erleben möchte oder was man selbst schlecht findet und was man selbst anders machen möchte.

Ein diagnostisches Aufklärungsgespräch kann je nach medizinischer Vorgeschichte in einem einmaligen Gespräch stattfinden oder auch stufenweise vor sich gehen. Gerade das **stufenweise Vorgehen** kann einer Patientin ermöglichen, sich Schritt für Schritt anzupassen. Dies könnte z. B. bedeuten, dass man bei einer entsprechenden Verdachtsdiagnose bereits bei Vorliegen der ersten Befunde der Patientin gegenüber eine entsprechende Äußerung macht, wie etwa „Leider sehen die ersten Befunde nicht so gut aus wie wir uns das gewünscht hätten. Wenn wir alle Ergebnisse zusammenhaben, dann sprechen wir ausführlich darüber." Es hilft der Patientin wenig, wenn man sie „möglichst lange" von der Konfrontation mit der Diagnose verschonen möchte. Je eher eine Patientin bereits gedanklich darauf eingestellt ist, dass der Befund nicht so gut sein könnte, umso eher kann sie auch dem endgültigen Diagnosegespräch folgen.

Eine typische Reaktion auf die Mitteilung einer schlimmen Diagnose ist die **akute Belastungsreaktion** (s. Kap. 40). Landläufig würde man das als „Schockreaktion" bezeichnen, die Patientin kann dabei nach außen sehr unterschiedlich reagieren. Sie kann entweder sehr ruhig werden, gar nichts mehr sagen oder verzweifelt sein, in Tränen ausbrechen etc. Die Art der Reaktion hängt natürlich von der jeweiligen Diagnose, aber auch von der Persönlichkeit der Patientin und ihren jeweiligen Lebensumständen ab. Wichtig zu wissen ist, dass im Rahmen einer solchen akuten Belastungsreaktion unter Umständen Aufmerksamkeit und Wahrnehmung nur noch eingeschränkt funktionieren, was bedeutet, dass es unter Umständen in einer solchen Situation überhaupt keinen Sinn macht, die Patientin noch über weitere Maßnahmen aufzuklären. Viel sinnvoller kann es sein, der Patientin erst einmal Zeit zu lassen, sich darauf einzustellen, die weitere Therapieplanung auf ein späteres Gespräch zu verschieben. Sehr hilfreich kann in einer solchen Situation auch die **Anwesenheit eines Angehörigen** sein, weshalb aus unserer Sicht nach Möglichkeit solche Aufklärungsgespräche von Anfang an so geplant werden sollten, dass eine Vertrauensperson dabei ist. Man kann dies erreichen, indem man z. B. der Patientin ankündigt: „Ich würde gerne heute Nachmittag mit Ihnen die Befunde besprechen, wir haben nun alles zusammen. Vielleicht wäre es ganz gut, wenn Ihr Mann auch dazukommt, wann kommt der denn üblicherweise zu Besuch?" Damit kann die Patientin vielleicht schon erkennen, dass es ein relevantes Gespräch wird, vielleicht macht sie sich auch schon Sorgen, andererseits erspart man aber der Patientin überhaupt nichts, wenn man sie „nicht unnötig in Unruhe stürzen möchte". Die Anwesenheit einer Vertrauensperson hat auch den weiteren Vorteil, dass weniger Informationen verloren gehen („Vier Ohren hören mehr als zwei.").

Ein weiterer, sehr wichtiger Vorteil ist, dass von Anfang an **in der Familie ein gleicher Informationsstand** besteht und dass nicht Patientin und Angehörige Dinge verschweigen, um den jeweils anderen zu schonen. Die schlechteste Variante ist sicher, mit der Patientin zu sprechen und anschließend zu sagen: „Ich würde dann auch gerne noch mit Ihrem Mann sprechen." Diese Patientin wird wahrscheinlich vermuten, dass es noch schlimmer um sie steht, als Sie ihr gesagt haben, dass Sie das aber nur dem Mann sagen möchten. Und sie wird auch immer den Verdacht haben, dass ihr Mann ihr ebenfalls nicht die ganze Wahrheit sagt. Die „Sprachlosigkeit", die aus einem solchen Vorgehen in manchen Familien resultiert, kann man manchmal in tragischer Weise in Kliniken erleben: für jeden Außenstehenden ist ersichtlich, dass eine Patientin in einem präfinalen Zustand ist, während aber Familie und Patientin sich nach wie vor gegenseitig Hoffnung machen und nicht in der Lage sind, über das wichtige Thema Abschiednehmen und alles, was sonst noch von Bedeutung sein könnte, zu sprechen.

Aushalten von Gefühlen. Eine wichtige ärztliche Aufgabe gerade im Rahmen solcher Aufklärungsgespräche kann es sein, Gefühle der Patientin auszuhalten, vielleicht auch zunächst einfach einmal zu schweigen. Eine typische Reaktion von Ärzten, die selbst Schwierigkeiten mit den Gefühlen ihrer Patienten haben, ist es, sofort zu den Therapieoptionen zu kommen, abzuspulen, was man alles für Möglichkeiten hat, ohne darüber nachzudenken, dass die Patientin wahrscheinlich überhaupt nicht in der Lage ist zuzuhören. Das bessere Vorgehen wäre in einem solchen Fall vielleicht einfach zu schweigen oder auch mit einer entsprechenden Frage („Ich kann mir vorstellen, dass das jetzt für Sie ganz schrecklich ist, so etwas zu hören.") die Patientin zu ermutigen, über ihre Gefühle zu sprechen.

2.4 Aufklärung über diagnostische und operative Maßnahmen

Bei solchen Aufklärungsgesprächen geht es in der Regel in erster Linie darum, das Gleichgewicht zwischen juristisch notwendiger Aufklärung über mögliche Komplikationen und zumutbarer Angstauslösung zu finden. Natürlich kann man sich maximal absichern, indem man jede Komplikation ausführlich beschreibt; auf der anderen Seite ist es aber auch Verantwortung des Arztes, der Patientin ein Stück Sicherheit zu geben und sie vertrauensvoll in einen entsprechenden Eingriff hineingehen zu lassen.

2.5 Therapieplanung

Für Therapiegespräche gilt im Wesentlichen das, was auch bereits beim diagnostischen Aufklärungsgespräch gesagt wurde. Auch hier kann es immer wieder sinnvoll sein, Angehörige hinzuzunehmen, um möglichst wenig Informationsverlust zu haben. Gerade bei Therapieformen, die mit einer erheblichen Beeinträchtigung der Lebensqualität einhergehen – wie etwa eine Chemotherapie – wird sich immer wieder das Problem stellen, dass Patientinnen ihre Verzweiflung oder sonstigen Gefühle zeigen. Auch Wut, Aggressivität oder eine Art Verweigerungshaltung kann die emotionale Belastung der Patientin ausdrücken. Es kann sehr hilfreich sein, solche Gefühle zu thematisieren („Ich kann gut nachvollziehen, dass Sie die Vorstellung ganz schrecklich finden, alle Ihre Haare zu verlieren"). Mit solchen **„Brückenfragen"** bietet man ein Thema an, überlässt es aber der Patientin, ob sie darauf eingeht und sich selbst dann dazu äußert oder ob sie sich von diesem Thema zurückziehen möchte.

Beendigung der Therapie. In vielen medizinischen Zusammenhängen gibt es die Erfordernis, auch konkret das Ende einer Therapie anzusprechen, z. B. bei einer austherapierten onkologischen Erkrankung oder auch einer nicht mehr erfolgversprechenden Kinderwunschbehandlung. Es ist wahrscheinlich eine der schwierigsten Aufgaben eines Arztes, ein solches Gespräch zu führen, weil man damit keinerlei Hoffnung mehr vermitteln kann. Trotzdem kann es für die betroffene Patientin von enormer Bedeutung sein, dass so etwas ausgesprochen wird („Wir haben leider keine erfolgversprechenden Behandlungsmöglichkeiten mehr"). Diese **Konkretisierung des Therapieendes** ist für die Patientin von großer Bedeutung, damit sie ihr (verbleibendes) Lebens entsprechend einrichten kann. Die Kinderwunschpatientin kann nach konkreter Besprechung des Therapieendes vielleicht endlich eine alternative Lebensplanung zulassen, die onkologische Patientin wird vielleicht dann beginnen, in ihrem privaten Umfeld noch Dinge abzuschließen, ihren Abschied vorzubereiten. Es gibt sicher onkologische Patientinnen, die so etwas nicht in dieser Klarheit wissen wollen. Vielen Patientinnen und ihren Familien hilft es aber, wenn von ärztlicher Seite das Therapieende konkret angesprochen wird – möglichst wieder im Beisein eines Angehörigen – so dass dann in der Familie auch ein Dialog in Gang kommt. Patienten und Angehörige scheuen sich oft, von sich aus dieses Thema zu berühren („um den anderen zu schonen"), obwohl sie das Bedürfnis dazu haben. Das kann sogar so weit gehen, dass Patientinnen ganz konkret ihren Abschied vorbereiten möchten, über Beerdigungsmodalitäten und solche Dinge sprechen möchten. Und letzten Endes muss man auch bedenken, dass es Menschen gibt, die noch viele Dinge vorbereiten müssen – wie etwa die allein erziehende Mutter, die sich viele Gedanken über ihre Kinder macht und vielleicht diesbezüglich Vorsorge treffen möchte.

Wichtig ist im Zusammenhang mit der **Thematisierung des Therapieendes,** dass der Patientin gleichzeitig signalisiert wird, dass man zwar keine therapeutische Möglichkeiten mehr hat, dass man sie aber auf dem weiteren Weg nicht alleine lassen wird. Das kann z. B. bedeuten, dass man sie über palliativmedizinische Maßnahmen aufklärt. Formulierungen wie „Wir können leider nichts mehr für Sie tun…" sollte man vermeiden. Die schlimmste Erfahrung für Patienten in solchen Situationen ist es, wenn sie plötzlich das Gefühl haben, Ärzte und Schwestern „machen einen Bogen um sie", sie werden gemieden, weil man nichts Kuratives mehr für sie tun kann. Patientinnen sind in diesem Punkt sehr sensibel und leiden in einer solchen Situation doppelt. Die beschriebene Reaktion von Seiten des Pflegepersonals oder der Ärzte wiederum ist natürlich gut ableitbar aus der eigenen Hilflosigkeit („Was soll ich einer solchen Patientin noch sagen?"). Auch hier ist es wichtig, den eigenen richtigen Umgang mit einer solchen Situation zu finden; dabei kann beispielsweise die Besprechung in einer Balint-Gruppe oder Supervision helfen. Man sollte sich auf jeden Fall darüber im Klaren sein, dass ärztliches Handeln nicht nur Heilen bedeutet, sondern auch **Begleiten** und dass diese Fähigkeit vielleicht sogar den besonders guten Arzt auszeichnet. Auch die Rückmeldungen von Patientinnen, die man auf diese Weise begleitet, können bei der eigenen Verarbeitung unterstützend wirken.

Ansprechen schwieriger Themenbereiche. Bedenken sollte man immer, dass es für Patienten manchmal extrem schwierig sein kann, bestimmte Themenbereiche anzusprechen (z.B. Todesängste). Deshalb ist es sinnvoll, immer wieder mit „Brückenfragen" ein solches Thema anzubieten („Wir wissen von anderen Patienten, dass sie sich viele Sorgen machen um...“; „Ich könnte mir vorstellen, dass Sie sich viele Gedanken machen um...“). Darin enthalten ist das Gesprächsangebot zu diesem Thema, die Patientin hat aber gleichzeitig die Möglichkeit, das Thema mit einer entsprechenden Antwort zur Seite zur legen und vielleicht später darauf zurückzukommen. Gerade Themen wie Krankheitsprognose, Todesängste etc. lassen sich naturgemäß in einer Visite schlecht besprechen. Deshalb könnte einem solchen Gesprächsangebot dann auch der Satz folgen „Wenn Sie möchten, sprechen wir außerhalb der Visite noch einmal darüber" und dann ein konkreter Gesprächstermin vereinbart werden.

2.6 Krisenintervention

Krisenintervention ist immer dann erforderlich, wenn es während der Behandlung zu einer akuten Wende kommt; das kann beispielsweise die Mitteilung eines Befundes sein (wie etwa eine fetale Pathologie in der Pränataldiagnostik). Emotionale Reaktionen bis hin zu akuten Belastungsreaktionen (s. Kap. 40) können in einer solchen Krisensituation auftreten. Entsprechend muss die Intervention des Arztes aussehen: zunächst nur auf die Patientin und ihre Gefühle eingehen, **der Patientin Raum und Zeit lassen, ihre Gefühle zu äußern;** nicht gleich versuchen zu handeln und in einen Aktionismus verfallen. Auch hier kann es wieder sinnvoll sein, die Gefühle der Patientin und ihrer Angehörigen einfach nur auszuhalten und da zu sein.

2.7 Beratung

Auch die Beratungstätigkeit macht einen großen Teil ärztlicher verbaler Interventionen aus, nämlich immer dann, wenn Patientinnen über diagnostische Möglichkeiten und Therapieoptionen beraten werden. Prinzipiell sollte Beratung **ergebnisoffen** sein, d.h., die Patientin sollte ihre Entscheidung frei treffen können, nachdem sie mit allen dafür erforderlichen Informationen versorgt worden ist. Ergebnisoffen bedeutet auch, dass die subjektive Meinung des Arztes nicht deutlich werden sollte, um die Patientin nicht zu beeinflussen. Allerdings gibt es Situationen, in denen Patientinnen auch eine konkrete Meinungsäußerung vom Arzt erwarten („Was würden Sie denn tun?“). Es kann sinnvoll sein, dann auch eine konkrete Antwort zu geben, es kann aber auch sinnvoll sein, die Patientin auf ihre eigene Situation zurückzuführen und statt einer konkreten Meinungsäußerung zu sagen „Lassen Sie uns doch gemeinsam noch einmal überlegen, was dafür oder dagegen spricht". Wichtig ist, dass die Patientin eine Entscheidung trifft, mit der sie auch später noch gut leben kann und bei der sie das Gefühl hat, dass sie alle Eventualitäten berücksichtigt hat.

Besonders schwierig kann eine solche Beratung sein, wenn die Patientin zu einem Ergebnis kommt, was man selber nicht wirklich für vertretbar hält (z.B. eine Therapie abzubrechen, einen Schwangerschaftsabbruch durchzuführen). Bei der weiteren Beratung der Patientin muss man aber versuchen, zu unterscheiden, ob man wirklich „das Beste für die Patientin" will, wenn man versucht, sie in eine bestimmte Richtung zu beraten, oder ob man nur versucht, seine eigenen ethischen und moralischen Vorstellungen auf die Patientin zu übertragen. Um sich über den Einfluss der eigenen Wertvorstellungen im Klaren zu sein, kann es auch manches Mal helfen, solche Fälle in einer Balint-Gruppe zu besprechen.

2.8 Angehörigengespräche

Angehörigengespräche dürfen bei erwachsenen und geschäftsfähigen Patientinnen nur mit deren Einverständnis geführt werden, was aber in der Regel kein Problem ist. Eine entsprechende kurze Nachfrage bei der Patientin reicht in der Regel. Respektieren muss man allerdings auch, wenn eine Patientin explizit sagt: „Ich möchte nicht, dass Sie mit meinem Mann sprechen...“ Dann unterliegt man tatsächlich der ärztlichen Schweigepflicht gegenüber den Außenstehenden. Normalerweise werden solche Probleme nicht auftreten, wenn es zur Regel gehört, dass Angehörigengespräche immer nur in Anwesenheit der Patientin geführt werden. Meist gibt es nichts, was man wirklich so vor der Patientin geheim halten müsste, dass man es nur mit den Angehörigen bespricht (Ausnahmen sind vielleicht ältere Patientinnen, denen man bestimmte Informationen einfach ersparen möchte). Ansonsten hilft aber gerade das gemeinsame Gespräch dabei mit, das Gespräch in der Familie über problematische Situationen in Gang zu bringen (s.o.). Je offener in einer Familie über die Erkrankung und deren Folgen gesprochen wird, umso eher gelingt es auch allen Betroffenen, die Situation gemeinsam zu bewältigen. Im Einzelfall kann es auch sinnvoll sein, ein Familiengespräch herbeizuführen, um konkret eine bestehende Sprachlosigkeit aufzulösen, die entstanden ist, weil sich alle Beteiligten gegenseitig schonen wollen oder nicht wissen, was der andere weiß.

Psychotherapieverfahren

Auch wenn man als Gynäkologe oder Geburtshelfer selbst meist keine Psychotherapie im engeren Sinne durchführen wird, ist die Kenntnis der einzelnen Verfahren wichtig – z. B. um einer Patientin eine entsprechende Empfehlung geben zu können.

Derzeit gibt es von der Vielzahl existierender Verfahren nur drei Verfahren, die von den gesetzlichen Krankenkassen anerkannt sind und deren Kosten übernommen werden. Dies sind je nach Indikation und vorliegender Problematik:

- Verhaltenstherapie,
- tiefenpsychologisch fundierte Psychotherapie,
- Psychoanalyse.

Üblicherweise werden vor der endgültigen Antragsstellung auf Kostenübernahme 5 probatorische Sitzungen (Probesitzungen) durchgeführt, in denen festgestellt werden soll, ob Psychotherapeut(in) und Patient(in) ein tragfähiges, vertrauensvolles Arbeitsbündnis aufbauen können.

Da aber viele andere Begriffe im Zusammenhang mit Psychotherapie auftauchen und auch Elemente anderer Verfahren in den von der gesetzlichen Krankenkasse finanzierten Therapien eingebaut werden (im Sinne einer „eklektischen Schule", wobei wirksame Elemente aus verschiedenen Psychotherapieschulen eingesetzt werden), sollen auch andere Therapieverfahren dargestellt werden.

1 Verhaltenstherapie

Die Verhaltenstherapie wird eingesetzt zur Veränderung unerwünschter **Verhaltensweisen und Gedanken,** wie etwa Depressivität, Angstsymptomen und Zwangssymptomen. In einer Verhaltensanalyse wird zu Beginn der Behandlung von Psychotherapeutin und Patientin gemeinsam herausgearbeitet, unter welchen Bedingungen sich die unerwünschten Verhaltensweisen entwickelt haben und was sie aufrechterhält. Danach folgen gezielte Übungen mit dem Ziel, diese Gedanken oder Verhaltensweisen zu verändern. In speziellen Übungen bei Angst- und Zwangsstörungen, die als Konfrontation oder Reizexposition bezeichnet werden, begibt sich die Patientin nach entsprechender Vorbereitung ganz bewusst in eine angstauslösende Situation. Sie verlässt diese Situation nicht trotz aller Ängste und macht die Erfahrung, dass nichts passiert, dass sie nicht „verrückt" wird und nicht „tot umfällt". Am wichtigsten ist die Erfahrung, dass die Angst ohne „Flucht" aus der Situation zurückgeht.

Die bekannteste Technik der Verhaltenstherapie ist die **systematische Desensibilisierung**, die für Angsterkrankungen (z. B. Phobien) besonders gut geeignet ist. Die Patientin übt dabei systematisch, ihre Ängste auszuhalten und zu bewältigen. Bei der **stufenweise Desensibilisierung** erfolgt dies in einzelnen kleinen Schritten, in der sich die Patientin jedes Mal etwas mehr an die angstauslösende Situation annähert. Bei der **Konfrontationstherapie** (Reizüberflutung) beginnt die Desensibilisierung nach entsprechender Vorbereitung direkt mit dem am stärksten angstauslösenden Reiz. Eine Patientin mit Höhenangst wird sich also bei der stufenweisen Desensibilisierung jedes Mal ein paar Stufen höher wagen, bei der Konfrontation dagegen schon zu Beginn auf den Kirchturm steigen – natürlich immer nach entsprechender Vorbereitung und in Begleitung der Psychotherapeutin. Die Konfrontationstherapie ist gerade bei Ängsten eine effektive Therapieform mit sehr raschem Therapieerfolg.

Bei der Konfrontation in vivo erfolgt die Konfrontation ganz real mit der angstauslösenden Situation, bei der in sensu-Desensibilisierung in der Vorstellung durch das Erleben der angstbesetzten Situation in der Phantasie.

Weitere typische Verhaltenstherapietechniken sind das systematische Einüben neuer Verhaltensweisen, die „**Verstärkung**" (= Belohnung) des gewünschten Verhaltens und das Stoppen unerwünschter Gedanken (**Gedankenstopp**). Verhaltenstherapeutische Techniken werden oft kombiniert mit anderen Therapieformen, wie etwa Entspannungsverfahren (s. u.).

Bei der **kognitiven Therapie,** die eng verwandt ist mit der Verhaltenstherapie und als Technik dabei eingesetzt wird, liegt der Schwerpunkt auf der **Veränderung von Gedanken** (Kognitionen) und Überzeugungen, wie etwa selbstabwertende Gedanken bei Depressionen (kognitive Verzerrungen). Durch systematische Anleitungen und Übungen werden die kognitiven Verzerrungen bewusst gemacht und somit einer Überprüfung zugänglich; Auswirkungen dieser Kognitionen auf das Verhalten werden herausgearbeitet; alternative Bewertungen werden geübt.

2 Tiefenpsychologisch fundierte Psychotherapie

Die tiefenpsychologisch fundierte Psychotherapie ist ein aufdeckendes Verfahren. Dabei geht es in erster Linie um das Erkennen von Ursachen für Krankheitssymptome oder Probleme, wie etwa unbewusste Konflikte, die aus der Lebensgeschichte ableitbar sind.

Durch das Erkennen der bis dahin unbewussten Konflikte wird bei erfolgreicher Therapie eine Veränderung im Befinden, in der Selbstwahrnehmung und im Verhalten erreicht.
Tiefenpsychologisch fundierte Therapie kann als **Kurzzeittherapie** durchgeführt werden (meist 25 Therapiestunden), wobei ein klar umrissenes Problemfeld im Fokus steht und andere Aspekte zunächst ausgeblendet werden. Bei der längerfristig angelegten tiefenpsychologischen Psychotherapie können die Problemfelder breiter bearbeitet werden; zunächst werden üblicherweise 40 Therapiestunden beantragt und später evtl. ein Verlängerungsantrag gestellt.

3 Analytische Therapie

Die Psychoanalyse ist mit Namen wie Sigmund Freud oder C. G. Jung verbunden und gehört zu den ältesten Psychotherapieverfahren. Wegen des äußeren Charakteristikum der Psychoanalyse, nämlich dass der Analytiker am Kopfende des liegenden Patienten sitzt, ist „die Couch" für manche Menschen immer noch das Sinnbild der Psychotherapie im Allgemeinen. Dabei trifft das für keines der neueren Psychotherapieverfahren zu.
Bei der Psychoanalyse werden sog. neurotische Konflikte aufgedeckt, die nach den Theorien von Freud ihre Wurzeln in frühen Kindheitserfahrungen haben. Bei der Analyse wird die gesamte Persönlichkeit durchleuchtet und behandelt, weshalb diese Therapieform in der Regel bei ein bis zwei Terminen pro Woche über Jahre läuft. Der Veränderungsprozess ist charakterisiert durch die Elemente „Erinnern", „Wiederholen" und „Durcharbeiten".
Unter anderem wegen der langen Dauer ist die analytische Therapie nicht für jeden und nicht für jedes Problem geeignet. Sie wird immer mehr verdrängt durch die ähnlich arbeitende, aber sehr viel kürzere und fokussierte tiefenpsychologisch orientierte Psychotherapie.

4 Traumatherapie

Die Behandlung von traumatischen Erfahrungen und ihrer Folgen und insbesondere die Therapie der posttraumatischen Belastungsstörung (s. Kap. 40) ist eine komplexe Behandlung und erfordert bei schweren traumatischen Erfahrungen (wie etwa langjähriger sexueller Missbrauch in der Kindheit) viel Erfahrung auf Seiten des/r Psychotherapeuten/in. Üblicherweise werden spezielle und sehr differenzierte Traumatechniken zusätzlich zu einer der Grundausbildungen (Verhaltenstherapie, tiefenpsychologisch fundierte Psychotherapie) erlernt und eingesetzt. In den letzten Jahren wurden zusätzlich spezielle traumaspezifische Behandlungsverfahren bzw. -elemente entwickelt, die allerdings nur von speziell ausgebildeten Therapeuten eingesetzt werden sollten.

5 Gesprächspsychotherapie

Gesprächspsychotherapie ist ein selbständiges Psychotherapieverfahren mit eigenen Regeln und Schwerpunkten, obwohl fälschlicherweise oftmals alle psychotherapeutischen Verfahren, die sich im Gespräch zwischen Patientin und Psychotherapeutin vollziehen, als Gesprächstherapie bezeichnet werden. Die Gesprächspsychotherapie ist kein kassenanerkanntes Verfahren, allerdings verfügen viele Psychotherapeuten über eine Grundausbildung in der Gesprächspsychotherapie, die so auch im Zusammenhang mit anderen Methoden zum Tragen kommt.
Bei der Gesprächspsychotherapie ist die Psychotherapeutin sehr auf ihre Patientin, die als Klientin bezeichnet wird, eingestellt. Sie zeigt weniger Distanz als bei der tiefenpsychologischen Therapie und der analytischen Therapie und arbeitet im Vergleich zur Verhaltenstherapie sehr viel weniger konfrontativ (bei der die Patientin oft auch sehr offen und direkt mit dem eigenen Anteil an Problemen konfrontiert wird).
Bezogen auf die vorhandenen Symptome, wird mit der Klientin erarbeitet, welche Gefühle in Verbindung mit ihrer eigenen Wahrnehmung und in bestimmten sozialen Situationen auftauchen. Es wird herausgearbeitet, inwieweit diese Gefühle Befürchtungen, Sorgen und Wünsche widerspiegeln. Die Selbstwahrnehmung der Patientin wird beleuchtet und ggf. das negative Selbstbild korrigiert. Erwartungen an Mitmenschen und das eigene Rollenverhalten werden überprüft und ggf. korrigiert. Wie bei vielen anderen Therapieverfahren auch besteht das Ziel darin, die eigenen Fähigkeiten und Möglichkeiten (Ressourcen) zu erkennen und besser zu nutzen.

6 Familientherapie und Paartherapie

Bei Familientherapie und Paartherapie steht nicht nur eine Person (die Patientin) im Mittelpunkt, sondern das ganze „System Familie" bzw. das „System Paar". Deshalb wird die Familientherapie je nach Ansatz auch als „systemische Therapie" bezeichnet. Krankheitssymptome sind nicht Problem des Einzelnen, sondern ein Hinweis, dass in dem gesamten System etwas nicht stimmt. Mit allen Familienangehörigen bzw. mit dem

Partner gemeinsam wird daran gearbeitet herauszufinden, wie Symptome entstehen, welche Bedeutung sie haben und durch welche Faktoren sie aufrechterhalten werden. Ziel ist die Veränderung der problematischen Familien- bzw. Paardynamik. Oft werden systemische Aspekte auch in anderen Therapieverfahren berücksichtigt.

7 Sexualtherapie

Eine Sexualtherapie ist nur dann sinnvoll, wenn die gestörte Sexualität ein primäres Problem bei einem der Partner ist oder im Miteinander entsteht. Wenn die Schwierigkeiten mit der Sexualität sekundäre Folge eines anderen Problems sind (z. B. Partnerschaftsprobleme, traumatische biografische Erfahrungen etc.), dann muss der Schwerpunkt der Psychotherapie zunächst woanders liegen (z. B. Paartherapie, Traumatherapie).
Meist basiert die Sexualtherapie auf verhaltenstherapeutischen Verfahren; Problemanalyse und Einüben von anderen Verhaltensweisen – hier im sexuellen Bereich – sind zentrale Techniken der Behandlung. Optimal – dann allerdings nicht mit Kostenerstattung durch die gesetzliche Krankenkasse – ist die Behandlung beider Partner gemeinsam durch zwei Sexualtherapeuten verschiedenen Geschlechts.
Leider ist es bei der Sexualtherapie, die von speziell ausgebildeten Sexualtherapeuten (Ärzte, Psychologen) angeboten wird, noch schwieriger als bei anderen Verfahren, einen Therapieplatz zu finden.

8 Hypnose und Hypnotherapie

Nicht zuletzt durch spektakuläre Darstellungen der Hypnose in den Medien wird diese oft als ein Verfahren verstanden, bei dem Menschen Dinge tun, die sie eigentlich nicht tun wollen. Bezogen auf die psychotherapeutische Technik Hypnose ist dies völlig falsch. Vielmehr wird unter Mitwirkung der Patientin bei der Hypnose ein Zustand tiefer Entspannung herbeigeführt, in dem ein anderer Bewusstseinszustand möglich ist. Die Patientin kann diesen Zustand jederzeit unterbrechen. In diesem Bewusstseinszustand werden eine andere Art des Denkens und eine Konzentration auf das Innere möglich. Die Patientin werden offen für neue Eindrücke und Ideen; Probleme und schwierige Situationen können aus einer anderen Perspektive betrachtet werden. Hypnose wird in der Regel im Rahmen anderer Psychotherapieverfahren, wie etwa der Verhaltenstherapie, eingesetzt. Der Erfolg der Hypnose hängt sehr von der vertrauensvollen Beziehung zwischen Therapeut und Patientin sowie von der Bereitschaft der Patientin und ihrer Fähigkeit zur Entspannung ab.

Entspannungsverfahren

Entspannungsverfahren werden häufig als ergänzende Maßnahmen zur psychotherapeutischen Behandlung psychischer Störungen eingesetzt. Die bekanntesten Verfahren sind das autogene Training und die progressive Muskelrelaxation nach Jacobson.
Für beide Entspannungsverfahren werden bei der Volkshochschule, über die Krankenkasse oder bei Beratungsstellen Kurse angeboten. Entspannungsverfahren kann man aber auch im Rahmen einer psychotherapeutischen Behandlung erlernen.

1 Autogenes Training

Autogenes Training ist wahrscheinlich das bekannteste Entspannungsverfahren und praktisch auch ein Synonym für gezielte Entspannung. Viele Menschen haben sich daran schon einmal versucht; allerdings liegt diese Technik nicht jedem. Gerade bei akuten Erkrankungen oder schweren Belastungssituationen ist es manchmal sogar für im autogenen Training Erfahrene schwierig, sich auf die Tiefe der Körperwahrnehmung einzulassen, um z. B. die Schwere der Arme oder der Beine oder die Wärme im Sonnengeflecht wahrzunehmen. Es gibt aber viele Problembereiche, in denen nach einer gewissen Übungszeit das autogene Training sehr effektiv eingesetzt werden kann, z. B. zum Stressabbau, bei Einschlafproblemen etc.

2 Progressive Muskelentspannung

Die progressive Muskelentspannung nach Jacobson ist einfacher zu erlernen als das autogene Training und deshalb für Patienten mit psychischen Störungen oder anderen akuten Erkrankungen in der Regel gut zu erlernen. Im Wechsel von Anspannung und Entspannung verschiedener Muskelgruppen wird aktiv ein entspannter Zustand herbeigeführt. Besonders bei regelmäßiger Anwendung kann die progressive Muskelentspannung als Einschlafhilfe oder zur Beseitigung von Unruhe und Anspannung genutzt werden.

Psychopharmakotherapie

Ebenso wie in anderen somatischen Fächern werden auch in Gynäkologie und Geburtshilfe Medikamente aus allen Gruppen der Psychopharmaka verordnet – entweder mit einer eigenen Indikation durch den Frauenarzt (z. B. Trizyklika als adjuvante Schmerztherapie in der Behandlung onkologischer Erkrankungen) oder weil die Patientin eine entsprechende Medikation mitbringt. Wirkweise und wichtigste Einsatzgebiete der verschiedenen Gruppen von Psychopharmaka sind deshalb in den nächsten Abschnitten beschrieben.

1 Tranquilizer und Hypnotika

Tranquilizer und Hypnotika aus der Benzodiapezingruppe sind wahrscheinlich die am häufigsten verordneten Psychopharmaka in der Frauenheilkunde. Sie haben den Vorteil der sehr guten und schnellen Wirksamkeit, allerdings auch den Nachteil der potenziellen **Abhängigkeitsgefahr** bei längerer und regelmäßiger Einnahme (mit der Folge Dosissteigerung, körperliche Gewöhnung, Entzugssymptome beim Absetzen). Gegen einen kurzen, gezielten Einsatz dieser Substanzgruppe ist nichts einzuwenden. Insbesondere bei Patientinnen mit einer **begrenzten Überlebensdauer** oder im hohen Alter spricht auch nichts gegen eine längerfristige Gabe (z. B. eines angstlösenden Benzodiazepins, z. B. Lorazepam, Alprazolam).

Immer und besonders dann, wenn eine Patientin über einen längeren Zeitraum mit Benzodiazepinen behandelt wurde (unabhängig davon, ob die Medikation während der gynäkologischen Behandlung indiziert war oder ob die Patientin bereits vor der stationären Behandlung solche Medikamente eingenommen hat), muss das **Absetzen schrittweise erfolgen.** Sonst besteht die große Gefahr von Entzugssymptomen (wie etwa Unruhe, Zittern, Schlafstörungen, Entzugsanfälle etc.) bis hin zum Entzugsdelir (s. Kap. 40). Zum Auftreten einer Entzugssymptomatik kann bereits die Gabe über mehrere Wochen führen.

Gerade bei alten oder hirngeschädigten Patientinnen besteht auch die Gefahr der **paradoxen Reaktion,** dass also bei Gabe eines Tranquilizers oder Hypnotikums die bestehenden Symptome verstärkt werden (Zunahme der Unruhe bis hin zur Verwirrheit).

1.1 Tranquilizer in der Schwangerschaft

Wenn nach entsprechender Nutzen-Risiko-Abwägung die Indikation zur Behandlung mit Tranquilizern in der Schwangerschaft gegeben ist, sollte immer rechtzeitig vor dem errechneten Geburtstermin das Medikament schrittweise abgesetzt oder zumindest reduziert werden, da nach der Geburt beim Kind mit **Entzugserscheinungen** zu rechnen ist (Unruhe, Zittern, Trinkschwäche etc.). Dabei müssen die sehr unterschiedlichen Halbwertszeiten der Präparate berücksichtigt werden; bei der Gabe eines kurz wirksamen Präparats besteht eine bessere Steuerbarkeit. Auf jeden Fall sollte ein Neugeborenes, dessen Mutter in der Schwangerschaft bis (kurz) vor der Geburt Beruhigungsmittel oder Schlafmittel eingenommen, speziell kinderärztlich überwacht werden.

Da gerade bei den Benzodiazepinen immer noch nicht zweifelsfrei ausgeschlossen ist, dass sie bei **Gabe in der Frühschwangerschaft** möglicherweise zu Fehlbildungen (v. a. Lippen-Kiefer-Gaumen-Spalte) führen, sollte im ersten Trimenon der Schwangerschaft oder bei Frauen ohne verlässliche Kontrazeption auch aus diesem Grund auf jeden Fall Zurückhaltung bei der Verordnung von Benzodiazepinen geübt werden. Eine Alternative in Fällen, wo z. B. wegen Unruhe oder Schlafstörungen ein Medikament erforderlich ist und alternative Substanzen (z. B. pflanzliche Präparate wie Baldrian) nicht ausreichen, kann die Gabe sog. niederpotenter Neuroleptika sein (z. B. Promethazin, Chlorprothixen, Melperon, Pipamperon).

> **!**
> Jeglicher Gabe eines Medikaments in der Schwangerschaft und Stillzeit muss eine Nutzen-Risiko-Abwägung vorausgehen. Bei Unsicherheiten sollte eine entsprechende Beratungsstelle kontaktiert werden (z. B. Beratungsstellung für Embryonaltoxikologie, Berlin, Kontakadresse und Infos zu Medikamenten in der Schwangerschaft unter www.frauen-und-psychiatrie.de).

1.2 Anxiolytika

Ihr wichtigstes Einsatzgebiet haben die Anxiolytika bei akuten Angstzuständen, wie etwa ausgeprägter Angst oder phobischen Reaktionen (s. Kap. 40) vor diagnostischen oder therapeutischen Eingriffen. Bei den Substanzen Lorazepam und Alprazolam handelt es sich um speziell angstlösende Benzodiazepine, die aber kaum sedierend und nur indirekt schlafanstoßend sind (nämlich über die Beseitigung von Angst). Gerade bei Patientinnen im **fortgeschrittenen Stadium einer onkologischen Erkrankung** kann es sehr hilfreich sein, eine angstlösende Wirkung zu haben, ohne Nebeneffekte auf die Atmung und ohne Sedierung tagsüber. In solchen Fällen oder auch bei alten Patientinnen ist die Gefahr einer Abhängigkeit zu vernachlässigen. Oftmals müssen gerade diese Patientinnen überredet werden, ein Medikament zu nehmen.

Für **Patientinnen, die nicht mehr in der Lage sind zu schlucken** (z.B. bei präfinalen Patientinnen) kann die Gabe von Tavor expidet® (= Lorazepam) sehr hilfreich sein. Es handelt sich dabei um eine Schmelztablette, die direkt über die Mundschleimhaut aufgenommen wird, also beispielsweise in die Wangentasche gelegt werden kann. Die sehr rasche und effektive Angstlösung (Wirkung innerhalb von max. 30 Minuten) sollte gerade bei präfinalen und finalen Angstzuständen großzügig genutzt werden. Die Dosierung muss individuell angepasst werden, sollte aber nicht zu niedrig sein (max. 6–8 mg/d).

1.3 Alternativen zu Benzodiazepinen

Anders, als man vielleicht vermuten würde, setzen gerade Psychiater Benzodiapezine sehr viel sparsamer ein als andere Facharztgruppen. Bei Unruhe und Schlafstörungen gehören auch die **niederpotenten Neuroleptika** (Promethazin, Chlorprothixen, Melperon, Pipamperon etc.) zu den Behandlungsalternativen. Die ebenfalls in diese Gruppe gehörige Substanz Levomepromazin sollte wegen der ausgeprägten blutdrucksenkenden Wirkung, die oft schon in niedriger Dosierung auftritt, möglichst vermieden werden.

Auch in der Gabe von niedrig dosierten **Antidepressiva** besteht eine Alternative bei einer Vielzahl von Problemen (wie etwa Schlafstörungen, Unruhe). Zu den schlafanstoßenden Antidepressiva gehören beispielsweise Amitriptylin, Trimipramin, Doxepin und als neueres Antidepressivum Mirtazapin in niedriger Dosierung.

Im Übrigen gibt es mittlerweile einige **neuere Schlafmittel** (Zopiclon, Zolpidem und Zaleplon), bei denen die Gewöhnungs- und potenzielle Suchtgefahr sehr viel geringer ausgeprägt ist als bei den Benzodiazepinen.

2 Antidepressiva

Die Wirksamkeit von Antidepressiva kann sehr unterschiedlich sein. Je nach Zielsymptomatik stehen angstlösende und beruhigende Antidepressiva zur Verfügung, ebenso wie antriebssteigernde und aktivierende Medikamente. Auch bei Schlafstörungen, Panikattacken und Zwangssymptomen wirken bestimmte Antidepressiva sehr effektiv.

Im Gegensatz zu Tranquilizern machen Antidepressiva **nicht abhängig.** Trotzdem sollte nach längerer Gabe eine Antidepressivamedikation langsam ausgeschlichen werden, um Absetzeffekte möglichst zu vermeiden. Speziell bei den selektiven Serotoninwiederaufnahmehemmern (SSRI) kann bei zu schneller Dosisreduktion ein **Absetzsyndrom** auftreten, das den zu Anfang der Behandlung typischen Nebenwirkungen gleicht.

Der bekannteste Vertreter der **trizyklischen Antidepressiva** ist das Amitriptylin, das in der Frauenheilkunde durch den Einsatz in der Schmerztherapie weit verbreitet ist. Nachteil der Trizyklika sind oftmals die anticholinergen Nebenwirkungen wie Mundtrockenheit, Schwitzen, Kreislaufprobleme, Verstopfung etc., die bereits bei niedrigen Dosierungen für die Patientin sehr unangenehm sein können.

Bei der Entwicklung aller neueren Substanzen steht immer das Ziel eines günstigeren Nebenwirkungsprofils im Vordergrund. Es wird versucht, spezieller (= selektiver) auf die Bereiche im Gehirn einzuwirken, die an bestimmten Störungen beteiligt sind. Die wichtigsten **Transmittersysteme** sind z.B. das Serotonin- und das Noradrenalinsystem bei Depressionen oder der Dopaminstoffwechsel bei Psychosen.

Die größte Gruppe moderner Antidepressiva sind die **SSRI** (**s**elective **s**erotonin **r**euptake **i**nhibitor = selektive Serotoninwiederaufnahmehemmer). Es handelt sich um Substanzen, die speziell die Wiederaufnahme des Neurotransmitters Serotonin aus dem synaptischen Spalt hemmen, was zu einer Zunahme von verfügbarem Serotonin führt. Leider können auch bei diesen Substanzen Nebenwirkungen auftreten; typisch sind Übelkeit, Erbrechen oder Durchfall, aber auch Kopfschmerzen oder Unruhe. In der Regel dauern diese Nebenwirkungen nur einige Tage an und zwingen nicht zum Absetzen. Bei längerer Einnahme kommt es leider nicht selten zu Libidoverlust und Orgasmusproblemen.

Andere moderne Antidepressiva wirken ebenfalls gezielt auf bestimmte Transmittersysteme, wie etwa die **NASSA** (Noradrenalin- und selektiver Serotoninwiederaufnahmehemmer = Mirtazapin) oder die **SNRI** (Serotonin- und Noradrenalinwiederaufnahmehemmer = Venlafaxin, Duloxetin). Die spezifische Wirkung auf das Serotonin- und das Noradrenalinsystem ist dabei etwas unterschiedlich gewichtet. **NARI** (Noradrenalinwiederaufnahmehemmer = Reboxetin) beeinflussen speziell den Noradrenalinstoffwechsel.

Nur noch von untergeordneter Bedeutung in der Behandlung psychiatrischer Störungsbilder sind die **tetrazyklischen Antidepressiva** und die **MAO-Hemmer,** so benannt nach ihrer chemischen Struktur bzw. dem speziellen Wirkmechanismus.

Besonders bei leichten Depressionen zeigen auch pflanzliche Antidepressiva, nämlich die **Johanniskrautpräparate,** eine gute Wirkung. In der Gynäkologie und Geburtshilfe gibt es aber keine eigene Indikation. Wissenswert und zu berücksichtigen ist, dass Johanniskraut zu Zyklusstörungen führen und die Wirkung einiger Kontrazeptiva abschwächen kann. Darüber hinaus kommt es zu einer erhöhten Empfindlichkeit der Haut bei Lichtexposition.

2.1 Spezielle Aspekte in der Frauenheilkunde

Schmerztherapie. Amitriptylin ist das am häufigsten in der Gynäkologie eingesetzte Antidepressivum, weil es in der Schmerztherapie einen etablierten Platz hat. Auch in niedriger Dosierung können jedoch die anticholinergen Nebenwirkungen (Mundtrockenheit, Obstipation etc.) für die Patientin sehr unangenehm sein. Einige der neueren Antidepressiva (wie etwa Mirtazapin, Venlafaxin) sind auch vielversprechend hinsichtlich der Wirkung auf Schmerzsymptome. Allerdings fehlen noch die entsprechenden Studien zu diesen Aspekten.

Behandlung von Schmerzen und Missempfinden im Genitalbereich. Bei der Besprechung des Themas chronischer Unterbauchschmerz (s. Kap. 40) wurde bereits der mögliche therapeutische Einsatz von Antidepressiva erwähnt. Darüber hinaus gibt es aber eine Gruppe von Patientinnen, bei denen zwar Schmerzen und/oder Missempfinden (wie etwa unerträglicher Juckreiz) im Genitalbereich bestehen, ohne dass es aus gynäkologischer Sicht Hinweise auf eine Infektion oder sonstige organische Ursache gibt. Oder es handelt sich um die Situation, dass eine bestehende Infektion „somatisch" ausgeheilt ist, aber weiterhin Beschwerden bestehen. Anders als bei Patientinnen, bei denen die Diagnosekriterien der somatoformen Störung zu stellen ist, neigen diese Frauen nicht zum „Doktor-Hopping", es finden sich keine Hinweise auf erklärende biografische Aspekte oder sekundären Krankheitsgewinn und die Sexualität wird von den Betroffenen – trotz der Beschwerden – in offener und positiver Weise praktiziert. Diese Frauen sind im Übrigen offen für jede Art von Therapievorschlag – Psychotherapie, Psychopharmakotherapie – ; sie würden „alles tun", solange es nur verspricht, die Beschwerden zu lindern.

In solchen Fällen ist nach unserer Erfahrung ein Behandlungsversuch mit Antidepressiva lohnenswert, z. B. dem SSRI Fluoxetin. Wir beginnen immer mit der niedrigsten Dosierung (bei Fluoxetin 10 mg als halbe Tablette), um möglichst wenig Nebenwirkungen zu erzeugen. Da SSRI keine Müdigkeit verursachen, sind die Patientinnen nicht in ihrer Leistungsfähigkeit beeinträchtigt. Auch andere Antidepressiva, die das Serotoninsystem beeinflussen (wie etwa Venlafaxin), sind nach unserer Erfahrung wirksam. Da allerdings Fluoxetin im Vergleich zu den anderen SSRI-Präparaten keine bzw. nur sehr selten eine Gewichtszunahme verursacht, was v. a. bei jungen Frauen von großer Bedeutung ist, wird dadurch auch die Compliance besser.

Ein möglicher Erklärungsansatz für die Wirksamkeit ist, dass es sich bei den Missempfindungen bzw. Schmerzen um eine Art Körperhalluzinationen, nämlich Coenästhesien, handelt, also um Symptome, wie sie bei Depressionen und besonders den sog. somatisierten Depressionen vorkommen. In dieser Art klären wir auch die Patientinnen auf. Sie werden auch darüber informiert, dass es sich trotz dieses Erklärungsansatzes um einen Therapieansatz handelt, dessen Wirksamkeitsnachweis nur auf der klinischen Empirie besteht. Bisher ist es uns in allen entsprechenden Fällen gelungen, eine deutliche Besserung bzw. eine vollständige Remission der Beschwerden zu erreichen; in Einzelfällen war trotz maximaler Dosis noch die zusätzliche Gabe eines ganz niedrig dosierten Neuroleptikums erforderlich (wie man das ebenfalls bei Depressionen mit entsprechender Symptomatik macht).

Behandlung der therapieresistenten Hyperemesis gravidarum. In einer Subgruppe von Patientinnen mit therapieresistenter Hyperemesis kann nach entsprechender Nutzen-Risiko-Abwägung der Einsatz des Antidepressivums Mirtazapin sinnvoll sein, dass über eine antiemetische Wirkung verfügt. Einzelheiten dazu siehe Kapitel 11.

Antidepressive Behandlung. Auch bei Patientinnen mit einer reaktiven Depression kann die depressive Symptomatik so ausgeprägt werden, dass eine antidepressive Medikation angezeigt ist. Bei einer Vorbehandlung mit Antidepressiva sollte diese Behandlung möglichst fortgeführt werden, da auch bei derzeitiger Beschwerdefreiheit das Absetzen zum Rezidiv einer depressiven Episode führen kann. Die Entscheidung zur Veränderung der Medikation sollte immer in Abstimmung mit dem behandelnden Psychiater erfolgen.

2.2 Antidepressiva in der Schwangerschaft

Obwohl es für kein einziges Antidepressivum Hinweise auf eine erhöhte bzw. spezifische **Teratogenität** gibt, gehört die Schwangerschaft immer zu den relativen Kontraindikationen. Bei ausgeprägten psychischen Problemen, die üblicherweise mit Antidepressiva behandelt werden (Depressionen, Angsterkrankungen, Zwangsstörungen), kann aber die Nutzen-Risiko-Abwägung ergeben, dass der Einsatz von Antidepressiva und das damit prinzipiell vorhandene Risiko von negativen Auswirkungen auf die Schwangerschaft (z. B. erhöhte Frühgeburtsbestrebungen, Möglichkeit der Wachstumsretardierung) durch die sonst auftretenden Krankheitsfolgen gerechtfertigt ist. Schwangere, die Antidepressiva einnehmen, sollten besonders überwacht werden; bei Einnahme in der Frühschwangerschaft ist ein qualifizierter Organultraschall indiziert.

Wenn sich die Frage der Medikation **vor der Konzeption** stellt (z. B. bei Kinderwunsch einer mit Antidepressiva vorbehandelten Frau), dann sollten immer möglichst bewährte, d. h. also ältere Präparate zum Einsatz kommen. Wenn eine Patientin bereits unerwartet schwanger ist, macht eine Umstellung in der Regel keinen großen Sinn mehr. Die Entscheidung, ob die Behandlung erforderlich ist, ob reduziert oder ggf. auch auf ein anderes Präparat umgestellt werden soll, muss immer in Absprache mit dem behandelnden Psychiater erfolgen. Dieser kann am besten das Risiko einer Verschlechterung und auch eventueller psychiatrischer Komplikationen einschätzen.

!

Für die individuelle Risikoberatung beim Einsatz von Psychopharmaka und allen anderen Medikamenten in der Schwangerschaft steht das Beratungszentrum für Embryonaltoxikologie in Berlin unter der Tel.-Nr. 030/3 03 08-111 oder auch über Internet unter www.embryotox.de zur Verfügung.

3 Neuroleptika (Antipsychotika)

Mit der Bezeichnung Antipsychotika wird in der Psychiatrie schrittweise die noch sehr verbreitete alte Bezeichnung Neuroleptika abgelöst. Neuroleptika sind besonders gegen Wahn und Halluzinationen sehr wirksam, aber auch gegen eine Vielzahl anderer psychischer Symptome.

Während **hochpotente** Neuroleptika (z. B. Haloperidol) sehr gut gegen Wahn, Halluzinationen und andere psychotische Symptome wirken, werden **niederpotente** Neuroleptika (z. B. Pipamperon) überwiegend zur Angstlösung sowie Beruhigung und zum Schlafanstoß eingesetzt. Die niederpotenten Neuroleptika werden wegen ihrer beruhigenden und schlafanstoßenden Wirkung und der fehlenden Abhängigkeitsgefahr in der Psychiatrie häufig statt Tranquilizern und Schlafmitteln verordnet.

Alle neuen Substanzen gehören zu den sog. **atypischen Neuroleptika** (Antipsychotika), in Abgrenzung von den klassischen (= typischen) Neuroleptika. Das bekannteste typische Neuroleptikum ist Haloperidol. Dabei und bei vielen anderen klassischen Neuroleptika sind die Nebenwirkungen im Bereich der **EPMS** (extrapyramidalen Symptome) oft sehr ausgeprägt. Das an eine Parkinson-Krankheit erinnernde Parkinsonoid mit Kleinschrittigkeit, Zittern und Steifigkeit in der Muskulatur als Nebenwirkung v. a. der hochpotenten klassischen Neuroleptika ist für Patienten sehr unangenehm.

Auch andere potenzielle Nebenwirkungen, wie etwa die **Akathisie** (Bewegungsunruhe, vor allem in den Beinen, Betroffene können nicht stillsitzen oder -liegen, müssen sich ständig bewegen) und die **Frühdyskinesien** (unwillkürliche Bewegungen im Zungen-Schlund-Bereich, besonders zu Beginn der Therapie), sind oft quälend. Solche Nebenwirkungen können auch auftreten, wenn Neuroleptika im Bereich der Gynäkologie oder Geburtshilfe gegeben werden, z. B. bei Übelkeit. Aus unserer Sicht sollte deshalb mit der Gabe von Neuroleptika insgesamt zurückhaltend umgegangen werden. Falls Frühdyskinesien (Zungen-Schlund-Krämpfe) auftreten, besteht die Therapie der Wahl in der direkten Gabe von **Biperiden** (bei ausgeprägter Symptomatik am besten i. v.) und dann ggf. Umstellung, Reduktion oder längerfristigen Zugabe von Biperiden. Wichtig zu wissen ist, dass derartige Nebenwirkungen auch bei **Metoclopromid,** einer neuroleptikaartigen Substanz, vorkommen. Bekommt also eine Patientin postoperativ wegen Übelkeit ein solches Präparat, können durchaus behandlungsbedürftige Nebenwirkungen vorkommen.

Ein besonderes therapeutisches Problem sind die sog. **Spätdyskinesien** (dauerhafte unwillkürliche Bewegungen im Zungen-Hals-Bereich oder auch in den Extremitäten), die oft nach langfristiger Behandlung auftreten. Allerdings ist das kein Muss: **Bereits nach einer einmaligen Gabe kann ein vulnerabler Mensch Spätdyskinesien entwickeln,** was deshalb besonders schrecklich ist, weil diese Symptome in der Regel therapieresistent sind. Bisher weiß man nur, dass Frauen vulnerabler sind als Männer, ansonsten kann man bei niemandem vorhersehen, ob er möglicherweise solche Dauerschäden entwickelt. Psychiater bemühen sich im Kontext dieses Problems, so häufig wie möglich die „atypischen" Neuroleptika einzusetzen, bei denen dieses Risiko gar nicht besteht bzw. sehr viel geringer ist.

!

Sehr selten, aber vorkommend sind typische Neuroleptikanebenwirkungen (Frühdyskinesien, Akathisie, Parkinsonoid bis hin zu Spätdyskinesien) auch bei Metoclopromid.

Der Versuch, diese Nebenwirkungen auszuschalten oder weitgehend abzuschwächen, hat zur Entwicklung neuer Neuroleptika (Antipsychotika) geführt, den **atypischen Neuroleptika.** Gerade die genannten EPMS treten bei den neueren Präparaten gar nicht oder in sehr viel geringerem Umfang auf, weshalb sie für Betroffene sehr viel angenehmer sind.

3.1 Spezielle Aspekte in der Gynäkologie

Die ausgeprägte Hyperemesis gravidarum ist ein klassisches Einsatzgebiet für Neuroleptika. Triflupromazin (Psyquil®), das über Jahrzehnte sein Haupteinsatzgebiet als **Antiemetikum** und oft auch als Sedativum hatte, ist mittlerweile aus dem Handel genommen. Unter dem Aspekt der möglichen Nebenwirkungen (s. o.) ist dies aus unserer Sicht zu begrüßen. Eine Alternative für die Indikation **Erregungszustand** können einmal kurz wirksame Benzodiazepine sein (wie etwa Lorazepam) oder auch niederpotente Neuroleptika (wie etwa Promethazin, Chlorprothixen oder Pipamperon).
Besonders bei den typischen (= klassischen) Neuroleptika kann es zu ausgeprägten **Prolaktinerhöhungen** kommen mit allen daraus resultierenden Folgen: Zyklusanomalien bis zur Amenorrhö, Gynäkomastie, Fertilitätsstörungen. Und umgekehrt kommt es immer wieder zu ungewollten Schwangerschaften nach der Umstellung von einem typischen auf ein atypisches Neuroleptikum, worunter der Prolaktinspiegel oft sehr dramatisch zurückgeht.

3.2 Neuroleptika in der Schwangerschaft

Ähnlich wie bei den Antidepressiva gilt auch für die gesamte Gruppe der Neuroleptika, dass die Schwangerschaft und v. a. das erste Trimenon eine relative Kontraindikation für die Neuroleptikatherapie darstellt. Allerdings gibt es für kein einziges Präparat – weder von den alten noch den neuen Substanzen – konkrete Hinweise auf Teratogenität. Manchmal ergaben sich aus Tierversuchen Verdachtsmomente; da aber kontrollierte Studien beim Menschen dazu naturgemäß nicht durchgeführt werden können, steht die abschließende Beurteilung immer noch aus.
Für die Praxis gilt, dass bei geplanter Schwangerschaft möglichst alte und bewährte Präparate eingesetzt werden sollten. Tritt eine ungeplante Schwangerschaft unter Neuroleptikatherapie auf, sollte eine Umstellung wegen des damit verbundenen Risikos der Destabilisierung immer nur unter Einschaltung des behandelnden Psychiaters erfolgen. Allerdings ist immer zu fragen, ob eine Umstellung überhaupt Sinn macht, v. a. auf dem Hintergrund, dass bei einer nichtgeplanten Schwangerschaft deren Feststellung häufig erst zu einem Zeitpunkt erfolgt, wenn die wesentlichen Organbildungsprozesse weitgehend abgelaufen sind.
Im konkreten Fall ist eine Beratung zur Medikamentengabe in der Schwangerschaft jederzeit möglich durch das Institut für Embryonaltoxikologie in Berlin (www.embryotox.de).

> **!**
> Die wichtigsten Informationen zum Thema Psychopharmakatherapie in der Schwangerschaft und Informationen zu allen neueren Medikamenten sind im Internetportal www.frauen-und-psychiatrie.de zusammengestellt.

4 Affektstabilisatoren (Phasenprophylaktika)

Als Affektstabilisatoren oder auch Phasenprophylaktika werden Substanzen bezeichnet, die bei affektiven Störungen nach mehrfachem Auftreten von depressiven und/oder manischen Krankheitsepisoden zur Prophylaxe eingesetzt werden. Das älteste und wahrscheinlich bekannteste ist das **Lithium,** ein Spurenelement, das in ganz geringen Mengen auch natürlich im Körper vorkommt. Um bei rezidivierenden affektiven und schizoaffektiven Störungen prophylaktisch zu wirken, ist in erster Linie eine regelmäßige Einnahme erforderlich. Durch regelmäßige Serumspiegelkontrollen wird ein gleichmäßiger Serumspiegel gewährleistet.
In den letzten Jahrzehnten wurde festgestellt, dass verschiedene **Antikonvulsiva** ebenfalls eine prophylaktische Wirkung bei rezidivierenden affektiven und schizoaffektiven Störungen haben. Das sind in erster Linie Carbamazepin und Valproinsäure, wobei Valproat erst kürzlich erstmals mit der Indikation Phasenprophylaxe zugelassen wurde. Für die neuere Substanz Lamotrigin gibt es mittlerweile eine Reihe von Studien. Unter dem Namen Elmendos® ist die Substanz zugelassen zur Prophylaxe bipolarer affektiver Störungen.

4.1 Spezielle Aspekte in der Gynäkologie

Bei der Gabe von **Carbamazepin,** einem Antikonvulsivum, das auch in der Prophylaxe von affekten und schizoaffektiven Störungen eingesetzt wird, kann es durch Enzyminduktion in der Leber zur **schnelleren Verstoffwechselung von Kontrazeptiva** und damit unerwünschten Schwangerschaften kommen. Alternative Empfängnisverhütungsmethoden müssen da u. U. empfohlen werden.
Valproat, das besonders in der Prophylaxe von bipolaren affektiven und schizoaffektiven Störungen eingesetzt wird, wird in den letzten Jahren mit einem erhöhten **PCO-Syndrom-Risiko** in Verbindung gebracht. Welche Faktoren dazu beitragen, ist noch nicht abschließend geklärt. Bei einem entsprechenden Befund lässt sich durch die Medikamentenanamnese schnell herausfinden, ob es sich möglicherweise um eine iatrogen induzierte Problematik handelt. Der behandelnde

Psychiater bzw. Epileptologe (falls es als Antikonvulsivum eingesetzt wird) sollte dann bezüglich Behandlungsalternativen konsultiert werden.

4.2 Einsatz von Affektstabilisatoren in der Schwangerschaft

Gerade bei der regelmäßigen Einnahme von Affektstabilisatoren müssen Frauen besonders auf ihre **Verhütung** achten, da einige dieser Substanzen ein erhöhtes Risiko für Fehlbildungen beim Kind mit sich bringen, wenn das Medikament in der Frühschwangerschaft eingenommen wird. So haben Valproat und Carbamazepin ein erhöhtes Risiko von **Neuralrohrdefekten,** während bei Lithiumgabe **Herzfehlbildungen** (Epstein-Anomalie) vorkommen können. Die Gabe eines solchen Medikaments ist keine Indikation zum Schwangerschaftsabbruch. Allerdings sollte eine qualifizierte Pränataldiagnostik (DEGUM III) erfolgen.

Literatur

Benkert O., H. Hippius: Psychiatrische Pharmakotherapie. 6. Aufl. Springer, Heidelberg–Berlin 1996.

Rohde A., C. Schaefer: Informationen zu allen psychischen Störungen rund um Schwangerschaft, Geburt und Kinderwunsch. Thieme, Stuttgart 2004, www.frauen-und-psychiatrie.de.

Schaefer C., H. Spielmann: Arzneiverordnung in Schwangerschaft und Stillzeit. Urban & Fischer 2001.

Verbraucherzentrale NRW: Chance Psychotherapie; Ängste sinnvoll nutzen. 1999.

Kontaktadresse

Psychotherapie-Integrationsdienst: www.psychotherapiesuche.de.

Anhang

Gesetz zum Schutz von Embryonen (Embryonenschutzgesetz – ESchG)*

§ 1

Missbräuchliche Anwendung von Fortpflanzungstechniken

(1) Mit Freiheitsstrafe bis zu drei Jahren oder mit Geldstrafe wird bestraft, wer

1. auf eine Frau eine *fremde* unbefruchtete Eizelle überträgt,
2. es unternimmt, eine Eizelle zu einem anderen Zweck künstlich zu befruchten, als eine Schwangerschaft der Frau herbeizuführen, von der die Eizelle stammt,
3. es unternimmt, innerhalb eines Zyklus mehr als drei Embryonen auf *eine* Frau zu übertragen,
4. es unternimmt, durch intratubaren Gametentransfer innerhalb eines Zyklus mehr als drei Eizellen zu befruchten,
5. es unternimmt, mehr Eizellen einer Frau zu befruchten, als ihr innerhalb eines Zyklus übertragen werden sollen,
6. einer Frau einen Embryo vor Abschluss seiner Einnistung in der Gebärmutter entnimmt, um diesen auf eine andere Frau zu übertragen oder ihn für einen nicht seiner Erhaltung dienenden Zweck zu verwenden, oder
7. es unternimmt, bei einer Frau, welche bereit ist, ihr Kind nach der Geburt Dritten auf Dauer zu überlassen (Ersatzmutter), eine künstliche Befruchtung durchzuführen oder auf sie einen menschlichen Embryo zu übertragen.

(2) Ebenso wird bestraft, wer

1. künstlich bewirkt, dass eine menschliche Samenzelle in eine menschliche Eizelle eindringt, oder
2. eine menschliche Samenzelle in eine menschliche Eizelle künstlich verbringt, ohne eine Schwangerschaft der Frau herbeiführen zu wollen, von der die Eizelle stammt.

(3) Nicht bestraft werden

1. in den Fällen des Absatzes 1 Nr. 1, 2 und 6 die Frau, von der die Eizelle oder der Embryo stammt, sowie die Frau, auf die die Eizelle übertragen wird oder der Embryo übertragen werden soll, und
2. in den Fällen des Absatzes 1 Nr. 7 die Ersatzmutter sowie die Person, die das Kind auf Dauer bei sich aufnehmen will.

(4) In den Fällen des Absatzes 1 Nr. 6 und des Absatzes 2 ist der Versuch strafbar.

* Beschluss vom 24. Oktober 1990

§ 2

Missbräuchliche Verwendung menschlicher Embryonen

(1) Wer einen extrakorporal erzeugten oder einer Frau vor Abschluss seiner Einnistung in der Gebärmutter entnommenen menschlichen Embryo veräußert oder zu einem nicht seiner Erhaltung dienenden Zweck abgibt, erwirbt oder verwendet, wird mit Freiheitsstrafe bis zu drei Jahren oder mit Geldstrafe bestraft.

(2) Ebenso wird bestraft, wer zu einem anderen Zweck als der Herbeiführung einer Schwangerschaft bewirkt, dass sich ein menschlicher Embryo extrakorporal weiterentwickelt.

(3) Der Versuch ist strafbar.

§ 3

Verbotene Geschlechtswahl

Wer es unternimmt, eine menschliche Eizelle mit einer Samenzelle künstlich zu befruchten, die nach dem in ihr enthaltenen Geschlechtschromosom ausgewählt worden ist, wird mit Freiheitsstrafe bis zu einem Jahr oder mit Geldstrafe bestraft. Dies gilt nicht, wenn die Auswahl der Samenzelle durch einen Arzt dazu dient, das Kind vor der Erkrankung an einer Muskeldystrophie vom Typ Duchenne oder einer ähnlich schwerwiegenden geschlechtsgebundenen Erbkrankheit zu bewahren, und die dem Kind drohende Erkrankung von der nach Landesrecht zuständigen Stelle als entsprechend schwerwiegend anerkannt worden ist.

§ 4

Eigenmächtige Befruchtung, eigenmächtige Embryoübertragung und künstliche Befruchtung nach dem Tode

(1) Mit Freiheitsstrafe bis zu drei Jahren oder mit Geldstrafe wird bestraft, wer

1. es unternimmt, eine Eizelle künstlich zu befruchten, ohne dass die Frau, deren Eizelle befruchtet wird, und der Mann, dessen Samenzelle für die Befruchtung verwendet wird, eingewilligt haben,
2. es unternimmt, auf eine Frau ohne deren Einwilligung einen Embryo zu übertragen, oder
3. wissentlich eine Eizelle mit dem Samen eines Mannes nach dessen Tode künstlich befruchtet.

(2) Nicht bestraft wird im Fall des Absatzes 1 Nr. 3 die Frau, bei der die künstliche Befruchtung vorgenommen wird.

§ 5

Künstliche Veränderung menschlicher Keimbahnzellen

(1) Wer die Erbinformation einer menschlichen Keimbahnzelle künstlich verändert, wird mit Freiheitsstrafe bis zu fünf Jahren oder mit Geldstrafe bestraft.

(2) Ebenso wird bestraft, wer eine menschliche Keimzelle mit künstlich veränderter Erbinformation zur Befruchtung verwendet.
(3) Der Versuch ist strafbar.
(4) Absatz 1 findet keine Anwendung auf
1. eine künstliche Veränderung der Erbinformation einer außerhalb des Körpers befindlichen Keimzelle, wenn ausgeschlossen ist, dass diese zur Befruchtung verwendet wird,
2. eine künstliche Veränderung der Erbinformation einer sonstigen körpereigenen Keimbahnzelle, die einer toten Leibesfrucht, einem Menschen oder einem Verstorbenen entnommen worden ist, wenn ausgeschlossen ist, dass
   a. diese auf einen Embryo, Fetus oder Menschen übertragen wird oder
   b. aus ihr eine Keimzelle entsteht, sowie
3. Impfungen, strahlen-, chemotherapeutische oder andere Behandlungen, mit denen eine Veränderung der Erbinformation von Keimbahnzellen nicht beabsichtigt ist.

§ 6
Klonen
(1) Wer künstlich bewirkt, dass ein menschlicher Embryo mit der gleichen Erbinformation wie ein anderer Embryo, ein Fetus, ein Mensch oder ein Verstorbener entsteht, wird mit Freiheitsstrafe bis zu fünf Jahren oder mit Geldstrafe bestraft.
(2) Ebenso wird bestraft, wer einen in Absatz 1 bezeichneten Embryo auf eine Frau überträgt.
(3) Der Versuch ist strafbar.

§ 7
Chimären- und Hybridbildung
(1) Wer es unternimmt,
1. Embryonen mit unterschiedlichen Erbinformationen unter Verwendung mindestens eines menschlichen Embryos zu einem Zellverband zu vereinigen,
2. mit einem menschlichen Embryo eine Zelle zu verbinden, die eine andere Erbinformation als die Zellen des Embryos enthält und sich mit diesem weiter zu differenzieren vermag, oder
3. durch Befruchtung einer menschlichen Eizelle mit dem Samen eines Tieres oder durch Befruchtung einer tierischen Eizelle mit dem Samen eines Menschen einen differenzierungsfähigen Embryo zu erzeugen, wird mit Freiheitsstrafe bis zu fünf Jahren oder mit Geldstrafe bestraft.
(2) Ebenso wird bestraft, wer es unternimmt,
1. einen durch eine Handlung nach Absatz 1 entstandenen Embryo auf
   a. eine Frau oder
   b. ein Tier
   zu übertragen, oder
2. einen menschlichen Embryo auf ein Tier zu übertragen.

§ 8
Begriffsbestimmung
(1) Als Embryo im Sinne dieses Gesetzes gilt bereits die befruchtete, entwicklungsfähige menschliche Eizelle vom Zeitpunkt der Kernverschmelzung an, ferner jede einem Embryo entnommene totipotente Zelle, die sich bei Vorliegen der dafür erforderlichen weiteren Voraussetzungen zu teilen und zu einem Individuum zu entwickeln vermag.
(2) In den ersten vierundzwanzig Stunden nach der Kernverschmelzung gilt die befruchtete menschliche Eizelle als entwicklungsfähig, es sei denn, dass schon vor Ablauf dieses Zeitraums festgestellt wird, dass sich diese nicht über das Einzellstadium hinaus zu entwickeln vermag.
(3) Keimbahnzellen im Sinne dieses Gesetzes sind alle Zellen, die in einer Zelllinie von der befruchteten Eizelle bis zu den Ei- und Samenzellen des aus ihr hervorgegangenen Menschen führen, ferner die Eizelle vom Einbringen oder Eindringen der Samenzelle an bis zu der mit der Kernverschmelzung abgeschlossenen Befruchtung.

§ 9
Arztvorbehalt
Nur ein Arzt darf vornehmen:
1. die künstliche Befruchtung,
2. die Übertragung eines menschlichen Embryos auf eine Frau,
3. die Konservierung eines menschlichen Embryos sowie einer menschlichen Eizelle, in die bereits eine menschliche Samenzelle eingedrungen oder künstlich eingebracht worden ist.

§ 10
Freiwillige Mitwirkung
Niemand ist verpflichtet, Maßnahmen der in § 9 bezeichneten Art vorzunehmen oder an ihnen mitzuwirken.

§ 11
Verstoß gegen den Arztvorbehalt
(1) Wer, ohne Arzt zu sein,
1. entgegen § 9 Nr. 1 eine künstliche Befruchtung vornimmt oder
2. entgegen § 9 Nr. 2 einen menschlichen Embryo auf eine Frau überträgt, wird mit Freiheitsstrafe bis zu einem Jahr oder mit Geldstrafe bestraft.
(2) Nicht bestraft werden im Fall des § 9 Nr. 1 die Frau, die eine künstliche Insemination bei sich vornimmt, und der Mann, dessen Samen zu einer künstlichen Insemination verwendet wird.

§ 12
Bußgeldvorschriften
(1) Ordnungswidrig handelt, wer, ohne Arzt zu sein, entgegen § 9 Nr. 3 einen menschlichen Embryo oder eine dort bezeichnete menschliche Eizelle konserviert.
(2) Die Ordnungswidrigkeit kann mit einer Geldbuße bis zu zweitausendfünfhundert Euro geahndet werden.

§ 13
Inkrafttreten
Dieses Gesetz tritt am 1. Januar 1991 in Kraft.

Gesetz zum Schutz der erwerbstätigen Mutter (Mutterschutzgesetz – MuSchG)

In der Fassung der Bekanntmachung vom 17. Januar 1997
(BGBl. I S. 22, ber. S. 293)[1]
BGBl. III/FNA 8052-1

Inhaltsübersicht

[1] Neubekanntmachung des Mutterschutzgesetzes vom 18.4.1968 (BGBl. I S. 315) auf Grund des Art. 6 des Gesetzes zur Änderung des Mutterschutzrechts vom 20.12.1996 (BGBl. I S. 2110). Diese Fassung gilt mit Wirkung vom 1.1.1997. Das ÄndG vom 20.12.1996 dient auch der Umsetzung der Richtlinie 92/85/EWG des Rates vom 19. Oktober 1992 über die Durchführung von Maßnahmen zur Verbesserung der Sicherheit und des Gesundheitsschutzes von schwangeren Arbeitnehmerinnen, Wöchnerinnen und stillenden Arbeitnehmerinnen am Arbeitsplatz (zehnte Einzelrichtlinie im Sinne des Artikels 16 Abs. 1 der Richtlinie 89/391/EWG) – Abl. EG Nr. L 348 S. 1.

Erster Abschnitt. Allgemeine Vorschriften

§ 1
Geltungsbereich
Dieses Gesetz gilt
1. für Frauen, die in einem Arbeitsverhältnis stehen,
2. für weibliche in Heimarbeit Beschäftigte und ihnen Gleichgestellte (§ 1 Abs. 1 und 2 des Heimarbeitsgesetzes vom 14. März 1951, BGBl. I S. 191), soweit sie am Stück mitarbeiten.

§ 2
Gestaltung des Arbeitsplatzes
(1) Wer eine werdende oder stillende Mutter beschäftigt, hat bei der Einrichtung und der Unterhaltung des Arbeitsplatzes einschließlich der Maschinen, Werkzeuge und Geräte und bei der Regelung der Beschäftigung die erforderlichen Vorkehrungen und Maßnahmen zum Schutze von Leben und Gesundheit der werdenden oder stillenden Mutter zu treffen.
(2) Wer eine werdende oder stillende Mutter mit Arbeiten beschäftigt, bei denen sie ständig stehen oder gehen muss, hat für sie eine Sitzgelegenheit zum kurzen Ausruhen bereitzustellen.

(3) Wer eine werdende Mutter oder stillende Mutter mit Arbeiten beschäftigt, bei denen sie ständig sitzen muss, hat ihr Gelegenheit zu kurzen Unterbrechungen ihrer Arbeit zu geben.

(4) Die Bundesregierung wird ermächtigt, durch Rechtsverordnung[1] mit Zustimmung des Bundesrates

1. den Arbeitgeber zu verpflichten, zur Vermeidung von Gesundheitsgefährdungen der werdenden oder stillenden Mütter oder ihrer Kinder Liegeräume für diese Frauen einzurichten und sonstige Maßnahmen zur Durchführung des in Absatz 1 enthaltenen Grundsatzes zu treffen.
2. nähere Einzelheiten zu regeln wegen der Verpflichtung des Arbeitgebers zur Beurteilung einer Gefährdung für die werdenden oder stillenden Mütter, zur Durchführung der notwendigen Schutzmaßnahmen und zur Unterrichtung der betroffenen Arbeitnehmerinnen nach Maßgabe der insoweit umzusetzenden Artikel 4 bis 6 der Richtlinie 92/85/EWG des Rates vom 19. Oktober 1992 über die Durchführung von Maßnahmen zur Verbesserung der Sicherheit des Gesundheitsschutzes von schwangeren Arbeitnehmerinnen, Wöchnerinnen und stillenden Arbeitnehmerinnen am Arbeitsplatz (ABl. EG Nr. L 348 S. 1).

(5) Unabhängig von den auf Grund des Absatzes 4 erlassenen Vorschriften kann die Aufsichtsbehörde in Einzelfällen anordnen, welche Vorkehrungen und Maßnahmen zur Durchführung des Absatzes 1 zu treffen sind.

Zweiter Abschnitt. Beschäftigungsverbote

§ 3
Beschäftigungsverbote für werdende Mütter

(1) Werdende Mütter dürfen nicht beschäftigt werden, soweit nach ärztlichem Zeugnis Leben oder Gesundheit von Mutter oder Kind bei Fortdauer der Beschäftigung gefährdet ist.

(2) Werdende Mütter dürfen in den letzten sechs Wochen vor der Entbindung nicht beschäftigt werden, es sei denn, dass sie sich zur Arbeitsleistung ausdrücklich bereit erklären; die Erklärung kann jederzeit widerrufen werden.

§ 4
Weitere Beschäftigungsverbote

(1) Werdende Mütter dürfen nicht mit schweren körperlichen Arbeiten und nicht mit Arbeiten beschäftigt werden, bei denen sie schädlichen Einwirkungen von gesundheitsgefährdenden Stoffen oder Strahlen, von Staub, Gasen oder Dämpfen, von Hitze, Kälte oder Nässe, von Erschütterungen oder Lärm ausgesetzt sind.

(2) Werdende Mütter dürfen insbesondere nicht beschäftigt werden

1. mit Arbeiten, bei denen regelmäßig Lasten von mehr als 5 kg Gewicht oder gelegentlich Lasten von mehr als 10 kg Gewicht ohne mechanische Hilfsmittel von Hand gehoben, bewegt oder befördert werden. Sollen größere Lasten mit mechanischen Hilfsmitteln von Hand gehoben, bewegt oder befördert werden, so darf die körperliche Beanspruchung der werdenden Mutter nicht größer sein als bei Arbeiten nach Satz 1,
2. nach Ablauf des fünften Monats der Schwangerschaft mit Arbeiten, bei denen sie ständig stehen müssen, soweit diese Beschäftigung täglich vier Stunden überschreitet,
3. mit Arbeiten, bei denen sie sich häufig erheblich strecken oder beugen oder bei denen sie dauernd hocken oder sich gebückt halten müssen,
4. mit der Bedienung von Geräten und Maschinen aller Art mit hoher Fußbeanspruchung, insbesondere von solchen mit Fußantrieb,
5. mit dem Schälen von Holz,
6. mit Arbeiten, bei denen sie infolge ihrer Schwangerschaft in besonderem Maße der Gefahr, an einer Berufskrankheit zu erkranken, ausgesetzt sind oder bei denen durch das Risiko der Entstehung einer Berufskrankheit eine erhöhte Gefährdung für die werdende Mutter oder eine Gefahr für die Leibesfrucht besteht,
7. Nach Ablauf des dritten Monats der Schwangerschaft auf Beförderungsmitteln,
8. mit Arbeiten, bei denen sie erhöhten Unfallgefahren, insbesondere der Gefahr auszugleiten, zu fallen oder abzustürzen, ausgesetzt sind.

(3) Die Beschäftigung von werdenden Müttern mit

1. Akkordarbeit und sonstigen Arbeiten, bei denen durch ein gesteigertes Arbeitstempo ein höheres Entgelt erzielt werden kann,
2. Fließbandarbeit mit vorgeschriebenem Arbeitstempo

ist verboten. Die Aufsichtsbehörde kann Ausnahmen bewilligen, wenn die Art der Arbeit und das Arbeitstempo eine Beeinträchtigung der Gesundheit von Mutter oder Kind nicht befürchten lassen. Die Aufsichtsbehörde kann die Beschäftigung für alle werdenden Mütter eines Betriebes oder einer Betriebsabteilung bewilligen, wenn die Voraussetzungen des Satzes 2 für alle im Betrieb oder in der Betriebsabteilung beschäftigten Frauen gegeben sind.

(4) Die Bundesregierung wird ermächtigt, zur Vermeidung von Gesundheitsgefährdungen der werdenden oder stillenden Mütter und ihrer Kinder durch Rechtsverordnung[2]

---

[1] Siehe VO zum Schutze der Mütter am Arbeitsplatz (Nr. 9b).

[2] Vgl. MuSchV (Nr. 9b) § 9 Druckluft (Nr. 17) und GefstoffV (Nr. 16).

1. Arbeiten zu bestimmen, die unter die Beschäftigungsverbote der Absätze 1 und 2 fallen,
2. weitere Beschäftigungsverbote für werdende und stillende Mütter vor und nach der Entbindung zu erlassen.

(5) Die Aufsichtsbehörde kann in Einzelfällen bestimmen, ob eine Arbeit unter die Beschäftigungsverbote der Absätze 1 bis 3 oder eine von der Bundesregierung gemäß Absatz 4 erlassenen Verordnung fällt. Sie kann in Einzelfällen die Beschäftigung mit bestimmten anderen Arbeiten verbieten.

§ 5
Mitteilungspflicht, ärztliches Zeugnis

(1) Werdende Mütter sollen dem Arbeitgeber ihre Schwangerschaft und den mutmaßlichen Tag der Entbindung mitteilen, sobald ihnen ihr Zustand bekannt ist. Auf Verlangen des Arbeitgebers sollen sie das Zeugnis eines Arztes oder einer Hebamme vorlegen. Der Arbeitgeber hat die Aufsichtsbehörde unverzüglich von der Mitteilung der werdenden Mutter zu benachrichtigen. Er darf die Mitteilung der werdenden Mutter Dritten nicht unbefugt bekannt geben.

(2) Für die Berechnung der in § 3 Abs. 2 bezeichneten Zeiträume vor der Entbindung ist das Zeugnis eines Arztes oder einer Hebamme maßgebend; das Zeugnis soll den mutmaßlichen Tag der Entbindung angeben. Irrt sich der Arzt oder die Hebamme über den Zeitpunkt der Entbindung, so verkürzt oder verlängert sich diese Frist entsprechend.

(3) Die Kosten für die Zeugnisse nach den Absätzen 1 und 2 trägt der Arbeitgeber.

§ 6
Beschäftigungsverbote nach der Entbindung

(1) Wöchnerinnen dürfen bis zum Ablauf von acht Wochen nach der Entbindung nicht beschäftigt werden. Für Mütter nach Früh- und Mehrlingsgeburten verlängert sich diese Frist auf zwölf Wochen, bei Frühgeburten zusätzlich um den Zeitraum, der nach § 3 Abs. 2 nicht in Anspruch genommen werden konnte. Beim Tode ihres Kindes kann die Mutter auf ihr ausdrückliches Verlangen schon vor Ablauf dieser Fristen wieder beschäftigt werden, wenn nach ärztlichem Zeugnis nichts dagegen spricht. Sie kann ihre Erklärung jederzeit widerrufen.

(2) Frauen, die in den ersten Monaten nach der Entbindung nach ärztlichem Zeugnis nicht voll leistungsfähig sind, dürfen nicht zu einer ihre Leistungsfähigkeit übersteigenden Arbeit herangezogen werden.

(3) Stillende Mütter dürfen mit den in § 4 Abs. 1 und Abs. 2 Nr. 1, 3, 4, 5, 6 und 8 so weit mit den in Abs. 3 Satz 1 genannten Arbeiten nicht beschäftigt werden. Die Vorschriften des § 4 Abs. 3 Satz 2 und 3 sowie Abs. 5 gelten entsprechend.

§ 7
Stillzeit

(1) Stillenden Müttern ist auf ihr Verlangen die zum Stillen erforderliche Zeit, mindestens aber zweimal täglich eine halbe Stunde oder einmal täglich eine Stunde freizugeben. Bei einer zusammenhängenden Arbeitszeit von mehr als acht Stunden soll auf Verlangen zweimal eine Stillzeit von mindestens fünfundvierzig Minuten oder, wenn in der Nähe der Arbeitsstätte keine Stillgelegenheit vorhanden ist, einmal eine Stillzeit von mindestens neunzig Minuten gewährt werden. Die Arbeitszeit gilt als zusammenhängend, soweit sie nicht durch eine Ruhepause von mindestens zwei Stunden unterbrochen wird.

(2) Durch die Gewährung der Stillzeit darf ein Verdienstausfall nicht eintreten. Die Stillzeit darf von stillenden Müttern nicht vor- oder nachgearbeitet und nicht auf die in dem Arbeitszeitgesetz[1] oder in anderen Vorschriften festgesetzten Ruhepausen angerechnet werden.

(3) Die Aufsichtsbehörde kann in Einzelfällen nähere Bestimmungen über Zahl, Lage und Dauer der Stillzeit treffen; sie kann die Einrichtung von Stillräumen vorschreiben.

(4) Der Auftraggeber oder Zwischenmeister hat den in Heimarbeit Beschäftigten und den ihnen Gleichgestellten für die Stillzeit ein Entgelt von 75 vom Hundert eines durchschnittlichen Stundenverdienstes, mindestens aber 0,75 Euro für jeden Werktag zu zahlen. Ist die Frau für mehrere Auftraggeber oder Zwischenmeister tätig, so haben diese das Entgelt für die Stillzeit zu gleichen Teilen zu gewähren. Auf das Entgelt finden die Vorschriften der §§ 23 bis 25 des Heimarbeitsgesetzes vom 14. März 1951 (BGBl. I S. 191) über den Entgeltschutz Anwendung.

§ 8
Mehrarbeit, Nacht- und Sonntagsarbeit

(1) Werdende und stillende Mütter dürfen nicht mit Mehrarbeit, nicht in der Nacht zwischen 20 und 6 Uhr und nicht an Sonn- und Feiertagen beschäftigt werden.

(2) Mehrarbeit im Sinne des Absatzes 1 ist jede Arbeit, die

1. von Frauen unter 18 Jahren über 8 Stunden täglich oder 80 Stunden in der Doppelwoche,
2. von sonstigen Frauen über 8,5 Stunden täglich oder 90 Stunden in der Doppelwoche

hinaus geleistet wird. In die Doppelwoche werden die Sonntage eingerechnet.

[1] Abgedruckt unter Nr. 1

(3) Abweichend vom Nachtarbeitsverbot des Absatzes 1 dürfen werdende Mütter in den ersten vier Monaten der Schwangerschaft und stillende Mütter beschäftigt werden

1. in Gast- und Schankwirtschaften und im übrigen Beherbergungswesen bis 22 Uhr,
2. in der Landwirtschaft mit dem Melken von Vieh ab 5 Uhr,
3. als Künstlerinnen bei Musikaufführungen, Theatervorstellungen und ähnlichen Aufführungen bis 23 Uhr.

(4) Im Verkehrswesen, in Gast- und Schankwirtschaften und im übrigen Beherbergungswesen, im Familienhaushalt, in Krankenpflege- und in Badeanstalten, bei Musikaufführungen, Theatervorstellungen, anderen Schaustellungen, Darbietungen oder Lustbarkeiten dürfen werdende oder stillende Mütter, abweichend von Absatz 1, an Sonn- und Feiertagen beschäftigt werden, wenn ihnen in jeder Woche einmal eine ununterbrochene Ruhezeit von mindestens 24 Stunden im Anschluss an eine Nachtruhe gewährt wird.

(5) An in Heimarbeit Beschäftigte und ihnen Gleichgestellte, die werdende oder stillende Mütter sind, darf Heimarbeit nur in solchem Umfang und mit solchen Fertigungsfristen ausgegeben werden, dass sie von der werdenden Mutter voraussichtlich während einer achtstündigen Tagesarbeitszeit, von der stillenden Mutter voraussichtlich während einer 7,25-stündigen Tagesarbeitszeit an Werktagen ausgeführt werden kann. Die Aufsichtsbehörde kann in Einzelfällen nähere Bestimmungen über die Arbeitsmenge treffen; falls ein Heimarbeitsausschuss besteht, hat sie diesen vorher zu hören.

(6) Die Aufsichtsbehörde kann in begründeten Einzelfällen Ausnahmen von den vorstehenden Vorschriften zulassen.

Abschnitt 2a. Mutterschaftsurlaub

§§ 8a–8d. (weggefallen)[1]

Dritter Abschnitt. Kündigung

§ 9
Kündigungsverbot

(1) Die Kündigung gegenüber einer Frau während der Schwangerschaft und bis zum Ablauf von vier Monaten nach der Entbindung ist unzulässig, wenn dem Arbeitgeber zur Zeit der Kündigung die Schwangerschaft oder Entbindung bekannt war oder innerhalb zweier Wochen nach Zugang der Kündigung mitgeteilt wird; das Überschreiten dieser Frist ist unschädlich, wenn es auf einem von der Frau nicht zu vertretenden Grund beruht und die Mitteilung unverzüglich nachgeholt wird. Die Vorschrift des Satzes 1 gilt für Frauen, die den in Heimarbeit Beschäftigten gleichgestellt sind, nur, wenn sich die Gleichstellung auch auf den Neunten Abschnitt – Kündigung – des Heimarbeitsgesetzes vom 14. März 1951 (BGBl. I S. 191) erstreckt.

(2) Kündigt eine schwangere Frau, gilt § 5 Abs. 1 Satz 3 entsprechend.

(3) Die für den Arbeitsschutz zuständige oberste Landesbehörde oder die von ihr bestimmte Stelle kann in besonderen Fällen, die nicht mit dem Zustand einer Frau während der Schwangerschaft oder ihrer Lage bis zum Ablauf von vier Monaten nach der Entbindung in Zusammenhang stehen, ausnahmsweise die Kündigung für zulässig erklären. Die Kündigung bedarf der schriftlichen Form und sie muss den zulässigen Kündigungsgrund angeben.

(4) In Heimarbeit Beschäftigte und ihnen Gleichgestellte dürfen während der Schwangerschaft und bis zum Ablauf von vier Monaten nach der Entbindung nicht gegen ihren Willen bei der Ausgabe von Heimarbeit ausgeschlossen werden; die Vorschriften der §§ 3, 4, 6 und 8 Abs. 5 bleiben unberührt.

§ 9a

(weggefallen)[1]

§ 10
Erhaltung von Rechten

(1)[1] Eine Frau kann während der Schwangerschaft und während der Schutzfrist nach der Entbindung (§ 6 Abs. 1) das Arbeitsverhältnis ohne Einhaltung einer Frist zum Ende der Schutzfrist nach der Entbindung kündigen.

(2) Wird das Arbeitsverhältnis nach Absatz 1 aufgelöst und wird die Frau innerhalb eines Jahres nach der Entbindung in ihrem bisherigen Betrieb wieder eingestellt, so gilt, soweit Rechte aus dem Arbeitsverhältnis von der Dauer der Betriebs- oder Berufszugehörigkeit oder von der Dauer der Beschäftigungs- oder Dienstzeit abhängen, das Arbeitsverhältnis als nicht unterbrochen. Dies gilt nicht, wenn die Frau in der Zeit von der Auflösung des Arbeitsverhältnisses bis zur Wiedereinstellung bei einem anderen Arbeitgeber beschäftigt war.

Vierter Abschnitt. Leistungen

§ 11
Arbeitsentgelt bei Beschäftigungsverboten

(1) Den unter den Geltungsbereich des § 1 fallenden Frauen ist, soweit sie nicht Mutterschaftsgeld nach den Vorschriften der Reichsversicherungsordnung[2] beziehen können, vom Arbeitgeber mindestens der Durchschnittsverdienst der letzten dreizehn Wochen oder der letzten drei Monate vor Beginn des Monats, in dem die

[1] S. nunmehr §§ 15 ff. BerzGG (Nr. 9a).
[2] Abgedruckt unter Nr. 9c.

Schwangerschaft eingetreten ist, weiter zu gewähren, wenn sie wegen eines Beschäftigungsverbots nach § 3 Abs. 1, §§ 4, 6 Abs. 2 oder 3 oder wegen des Mehr-, Nacht- oder Sonntagsarbeitsverbots nach § 8 Abs. 1, 3 oder 5 teilweise oder völlig mit der Arbeit aussetzen. Dies gilt auch, wenn wegen dieser Verbote die Beschäftigung oder die Entlohnungsart wechselt. Wird das Arbeitsverhältnis erst nach Eintritt der Schwangerschaft begonnen, so ist der Durchschnittsverdienst aus dem Arbeitsentgelt der ersten dreizehn Wochen oder drei Monate der Beschäftigung zu berechnen. Hat das Arbeitsverhältnis nach Satz 1 oder 3 kürzer gedauert, so ist der kürzere Zeitraum der Berechnung zugrunde zu legen. Zeiten, in denen kein Arbeitsentgelt erzielt wurde, bleiben außer Betracht.

(2) Bei Verdiensterhöhungen nicht nur vorübergehender Natur, die während oder nach Ablauf des Berechnungszeitraums eintreten, ist von dem erhöhten Verdienst auszugehen. Verdienstkürzungen, die im Berechnungszeitraum infolge von Kurzarbeit, Arbeitsausfällen oder unverschuldeter Arbeitsversäumnis eintreten, bleiben für die Berechnung des Durchschnittsverdienstes außer Betracht.

(3) Die Bundesregierung wird ermächtigt, durch Rechtsverordnung mit Zustimmung des Bundesrates Vorschriften über die Berechnung des Durchschnittsverdienstes im Sinne der Absätze 1 und 2 zu erlassen.

§ 12
(weggefallen)

§ 13
Mutterschaftsgeld

(1) Frauen, die Mitglied einer Krankenkasse sind, erhalten für die Zeit der Schutzfristen des § 3 Abs. 2 und des § 6 Abs. 1 sowie für den Entbindungstag Mutterschaftsgeld nach den Vorschriften der Reichsversicherungsordnung[1] oder des Gesetzes über die Krankenversicherung der Landwirte über das Mutterschaftsgeld.

(2) Frauen, die nicht Mitglied einer Krankenkasse sind, erhalten, wenn sie bei Beginn der Schutzfrist nach § 3 Abs. 2 in einem Arbeitsverhältnis stehen oder in Heimarbeit beschäftigt sind oder ihr Arbeitsverhältnis während ihrer Schwangerschaft vom Arbeitgeber zulässig aufgelöst worden ist, für die Zeit der Schutzfristen des § 3 Abs. 2 und des § 6 Abs. 1 sowie für den Entbindungstag Mutterschaftsgeld zu Lasten des Bundes in entsprechender Anwendung der Vorschriften der Reichsversicherungsordnung[1] über das Mutterschaftsgeld, höchstens jedoch insgesamt zweihundert Euro. Das Mutterschaftsgeld wird diesen Frauen vom Bundesversicherungsamt gezahlt.

[1] Abgedruckt unter Nr. 9c.

§ 14
Zuschuss zum Mutterschaftsgeld

(1) Frauen, die Anspruch auf Mutterschaftsgeld nach § 200 Abs. 1, Abs. 2 Satz 1 bis 4 und Abs. 3 der Reichsversicherungsordnung, § 29 Abs. 1, 2 und 4 des Gesetzes über die Krankenversicherung der Landwirte oder § 13 Abs. 2 haben, erhalten für die Zeit der Schutzfristen des § 3 Abs. 2 und § 6 Abs. 1 sowie für den Entbindungstag von ihrem Arbeitgeber einen Zuschuss in Höhe des Unterschiedsbetrages zwischen 12,5 Euro und dem um die gesetzlichen Abzüge verminderten durchschnittlichen kalendertäglichen Arbeitsentgelt. Das durchschnittliche kalendertägliche Arbeitsentgelt ist aus den letzten drei abgerechneten Kalendermonaten, bei wöchentlicher Abrechnung aus den letzten dreizehn abgerechneten Wochen vor Beginn der Schutzfrist nach § 3 Abs. 2 zu berechnen. Nicht nur vorübergehende Erhöhungen des Arbeitsentgeltes, die während der Schutzfristen des § 3 Abs. 2 und § 6 Abs. 1 wirksam werden, sind ab diesem Zeitpunkt in die Berechnung einzubeziehen. Einmalig gezahltes Arbeitsentgelt (§ 23a des Vierten Buches Sozialgesetzbuch) sowie Tage, an denen infolge von Kurzarbeit, Arbeitsausfällen oder unverschuldeter Arbeitsversäumnis kein oder ein vermindertes Arbeitsentgelt erzielt wurde, bleiben außer Betracht. Ist danach eine Berechnung nicht möglich, so ist das durchschnittliche kalendertägliche Arbeitsentgelt einer gleichartig Beschäftigten zugrunde zu legen.

(2) Frauen, deren Arbeitsverhältnis während ihrer Schwangerschaft oder während der Schutzfrist des § 6 Abs. 1 vom Arbeitgeber zulässig aufgelöst worden ist, erhalten den Zuschuss nach Absatz 1 zu Lasten des Bundes von der für die Zahlung des Mutterschaftsgeldes zuständigen Stelle.

(3) Kann der Arbeitgeber seine Verpflichtung zur Zahlung des Zuschusses nach Absatz 1 für die Zeit nach Eröffnung des Konkursverfahrens* oder nach rechtskräftiger Abweisung des Konkurseröffnungsantrages* mangels Masse bis zur zulässigen Auflösung des Arbeitsverhältnisses wegen Zahlungsunfähigkeit nicht erfüllen, erhalten die Frauen den Zuschuss zu Lasten des Bundes von der für die Zahlung des Mutterschaftsgeldes zuständigen Stelle.

(4) Der Zuschuss nach den Absätzen 1 bis 3 entfällt für die Zeit, in der Frauen den Erziehungsurlaub nach dem Bundeserziehungsgeldgesetz in Anspruch nehmen oder in Anspruch genommen hätten, wenn deren Arbeits-

* Amtl. Anm.: Gemäß Artikel 92 des Gesetzes vom 5. Oktober 1994 (BGBl. I S. 2911) werden am 1. Januar 1999 die Worte „des Konkursverfahrens" durch die Worte „des Insolvenzverfahrens" und die Worte „des Konkurseröffnungsantrags" durch die Worte „des Antrags auf Eröffnung des Insolvenzverfahrens" ersetzt.

verhältnis nicht während ihrer Schwangerschaft oder während der Schutzfrist des § 6 Abs. 1 vom Arbeitgeber zulässig aufgelöst worden wäre. Dies gilt nicht, soweit sie eine zulässige Teilzeitarbeit leisten.

§ 15
Sonstige Leistungen bei Schwangerschaft und Mutterschaft
Frauen, die in der gesetzlichen Krankenversicherung versichert sind, erhalten auch die folgenden Leistungen bei Schwangerschaft und Mutterschaft nach den Vorschriften der Reichsversicherungsordnung oder des Gesetzes über die Krankenversicherung der Landwirte:
1. ärztliche Betreuung und Hebammenhilfe,
2. Versorgung mit Arznei-, Verband- oder Heilmitteln,
3. stationäre Entbindung,
4. häusliche Pflege,
5. Haushaltshilfe,
6. Entbindungsgeld.

§ 16
Freizeit für Untersuchungen
Der Arbeitgeber hat der Frau die Freizeit zu gewähren, die zur Durchführung der Untersuchungen im Rahmen der Leistungen der gesetzlichen Krankenversicherung bei Schwangerschaft und Mutterschaft erforderlich ist. Entsprechendes gilt zugunsten der Frau, die nicht in der gesetzlichen Krankenversicherung versichert ist. Ein Entgeltausfall darf hierdurch nicht eintreten.

§ 17
(weggefallen)

Fünfter Abschnitt. Durchführung des Gesetzes

§ 18
Auslage des Gesetzes
(1) In Betrieben und Verwaltungen, in denen regelmäßig mehr als drei Frauen beschäftigt werden, ist ein Abdruck dieses Gesetzes an geeigneter Stelle zur Einsicht auszulegen oder auszuhängen.
(2) Wer Heimarbeit ausgibt oder abnimmt, hat in den Räumen der Ausgabe und Abnahme einen Abdruck dieses Gesetzes an geeigneter Stelle zur Einsicht auszulegen oder auszuhängen.

§ 19
Auskunft
(1) Der Arbeitgeber ist verpflichtet, der Aufsichtsbehörde auf Verlangen
1. die zur Erfüllung der Aufgaben dieser Behörde erforderlichen Angaben wahrheitsgemäß und vollständig zu machen
2. die Unterlagen, aus denen Namen, Beschäftigungsart und -zeiten der werdenden und stillenden Mütter sowie Lohn- und Gehaltszahlungen ersichtlich sind, und alle sonstigen Unterlagen, die sich auf die zu Nummer 1 zu machenden Angaben beziehen, zur Einsicht vorzulegen oder einzusenden.

(2) Die Unterlagen sind mindestens bis zum Ablauf von zwei Jahren nach der letzten Eintragung aufzubewahren.

§ 20
Aufsichtsbehörden
(1) Die Aufsicht über die Ausführung der Vorschriften dieses Gesetzes und der auf Grund dieses Gesetzes erlassenen Vorschriften obliegt den nach Landesrecht zuständigen Behörden (Aufsichtsbehörden).
(2) Die Aufsichtsbehörden haben dieselben Befugnisse oder Obliegenheiten wie nach § 139b der Gewerbeordnung die dort genannten besonderen Beamten. Das Grundrecht der Unverletzlichkeit der Wohnung (Artikel 13 des Grundgesetzes) wird insoweit eingeschränkt.

Sechster Abschnitt. Straftaten und Ordnungswidrigkeiten

§ 21
Straftaten und Ordnungswidrigkeiten
(1) Ordnungswidrig handelt der Arbeitgeber, der vorsätzlich oder fahrlässig
1. den Vorschriften der §§ 3, 4 Abs. 1 bis 3 Satz 1 oder § 6 Abs. 1 bis 3 Satz 1 über die Beschäftigungsverbote vor und nach der Entbindung,
2. den Vorschriften des § 7 Abs. 1 Satz 1 oder Abs. 2 Satz 2 über die Stillzeit,
3. den Vorschriften des § 8 Abs. 1 oder 3 bis 5 Satz 1 über Mehr-, Nacht- oder Sonntagsarbeit,
4. den auf Grund des § 4 Abs. 4 erlassenen Vorschriften, soweit sie für einen bestimmten Tatbestand auf diese Bußgeldvorschrift verweisen,
5. einer vollziehbaren Verfügung der Aufsichtsbehörde nach § 2 Abs. 5, § 4 Abs. 5, § 6 Abs. 3 Satz 2, § 7 Abs. 3 oder § 8 Abs. 5 Satz 2 Halbsatz 1,
6. den Vorschriften des § 5 Abs. 1 Satz 3 über die Benachrichtigung,
7. der Vorschrift des § 16 Satz 1, auch in Verbindung mit Satz 2, über die Freizeit für Untersuchungen oder
8. den Vorschriften des § 18 über die Auslage des Gesetzes oder des § 19 über die Einsicht, Aufbewahrung und Vorlage der Unterlagen und über die Auskunft zuwiderhandelt.

(2) Die Ordnungswidrigkeit nach Absatz 1 Nr. 1 bis 5 kann mit einer Geldbuße bis zu Fünfzehntausend Euro, die Ordnungswidrigkeit nach Absatz 1 Nr. 6 bis 8 mit einer Geldbuße bis zu zweitausendfünfhundert Euro geahndet werden.

(3) Wer vorsätzlich eine der in Absatz 1 Nr. 1 bis 5 bezeichneten Handlungen begeht und dadurch die Frau in ihrer Arbeitskraft oder Gesundheit gefährdet, wird mit Freiheitsstrafe bis zu einem Jahr oder mit Geldstrafe bestraft.
(4) Wer in den Fällen des Absatzes 3 die Gefahr fahrlässig verursacht, wird mit Freiheitsstrafe bis zu sechs Monaten oder mit Geldstrafe bis zu einhundertachtzig Tagessätzen bestraft.

§§ 22, 23
(weggefallen)

Siebenter Abschnitt. Schlussvorschriften

§ 24
In Heimarbeit Beschäftigte
Für die in Heimarbeit Beschäftigten und die ihnen Gleichgestellten gelten
1. die §§ 3, 4 und 6 mit der Maßgabe, dass an die Stelle der Beschäftigungsverbote das Verbot der Ausgabe von Heimarbeit tritt,
2. § 2 Abs. 4, § 5 Abs. 1 und 3, § 9 Abs. 1, § 11 Abs. 1, § 13 Abs. 2, die §§ 14, 16, 19 Abs. 1 und § 21 Abs. 1 mit der Maßgabe, dass an die Stelle des Arbeitgebers der Auftraggeber oder Zwischenmeister tritt.

§ 25
(weggefallen)

Mutterschafts-Richtlinien

Richtlinien des Bundesausschusses der Ärzte und Krankenkassen über die ärztliche Betreuung während der Schwangerschaft und nach der Entbindung

in der Fassung vom 10. Dezember 1985 (veröffentlicht im Bundesanzeiger Nr. 60a vom 27. März 1986)

zuletzt geändert am 24. März 2003 (veröffentlicht im Bundesanzeiger Nr. 126 vom 11. Juli 2003)
in Kraft getreten am 12. Juli 2003

Die vom Bundesausschuss der Ärzte und Krankenkassen gemäß § 92 Abs. 1 Satz 2 Nr. 4 des Fünften Buches Sozialgesetzbuch (SGB V) i. V. m. § 196 der Reichsversicherungsordnung (RVO) bzw. § 23 des Gesetzes über die Krankenversicherung der Landwirte (KVLG 1972) beschlossenen Richtlinien dienen der Sicherung einer nach den Regeln der ärztlichen Kunst und unter Berücksichtigung des allgemein anerkannten Standes der medizinischen Erkenntnisse ausreichenden, zweckmäßigen und wirtschaftlichen ärztlichen Betreuung der Versicherten während der Schwangerschaft und nach der Entbindung (§§ 2 Abs. 1, 12 Abs. 1, 28 Abs. 1, 70 Abs. 1 und 73 Abs. 2 SGB V).

Allgemeines
1. Durch die ärztliche Betreuung während der Schwangerschaft und nach der Entbindung sollen mögliche Gefahren für Leben und Gesundheit von Mutter oder Kind abgewendet sowie Gesundheitsstörungen rechtzeitig erkannt und der Behandlung zugeführt werden. Vorrangiges Ziel der ärztlichen Schwangerenvorsorge ist die frühzeitige Erkennung von Risikoschwangerschaften und Risikogeburten.
2. Zur notwendigen Aufklärung über den Wert dieser den Erkenntnissen der medizinischen Wissenschaft entsprechenden ärztlichen Betreuung während der Schwangerschaft und nach der Entbindung sollen Ärzte, Krankenkassen und Hebammen zusammenwirken.
3. Die an der kassenärztlichen Versorgung teilnehmenden Ärzte treffen ihre Maßnahmen der ärztlichen Betreuung während der Schwangerschaft und nach der Entbindung nach pflichtgemäßem Ermessen innerhalb des durch Gesetz bestimmten Rahmens. Die Ärzte sollten diese Richtlinien beachten, um den Versicherten und ihren Angehörigen eine nach den Regeln der ärztlichen Kunst zweckmäßige und ausreichende ärztliche Betreuung während der Schwangerschaft und nach der Entbindung unter Vermeidung entbehrlicher Kosten zukommen zu lassen.
4. Die Maßnahmen nach diesen Richtlinien dürfen nur diejenigen Ärzte ausführen, welche die vorgesehenen Leistungen aufgrund ihrer Kenntnisse und Erfahrungen erbringen können, nach der ärztlichen Berufsordnung dazu berechtigt sind und über die erforderlichen Einrichtungen verfügen. Sofern ein Arzt Maßnahmen nach Abschnitt A., 6. sowie Einzelmaßnahmen nach Abschnitt B., C. und D. nicht selbst ausführen kann, sollen diese von solchen Ärzten ausgeführt werden, die über die entsprechenden Kenntnisse und Einrichtungen verfügen.
5. Die an der kassenärztlichen Versorgung teilnehmenden Ärzte haben darauf hinzuwirken, dass für sie tätig werdende Vertreter diese Richtlinien kennen und beachten.
6. Es sollen nur Maßnahmen angewendet werden, deren diagnostischer und vorbeugender Wert ausreichend gesichert ist; eine Erprobung auf Kosten der Versichertengemeinschaft ist unzulässig.
7. Ärztliche Betreuung im Sinne der §§ 196 RVO und 23 KVLG sind solche Maßnahmen, welche der Überwachung des Gesundheitszustandes der Schwangeren bzw. Wöchnerinnen dienen, soweit sie nicht

ärztliche Behandlung im Sinne des § 28 Abs. 1 SGB V darstellen. Im Einzelnen gehören zu der Betreuung:

a. Untersuchungen und Beratungen während der Schwangerschaft[1] (siehe Abschnitt A.)
b. Frühzeitige Erkennung und besondere Überwachung von Risikoschwangerschaften – amnioskopische und kardiotokografische Untersuchungen, Ultraschalldiagnostik, Fruchtwasseruntersuchungen usw. – (siehe Abschnitt B.)
c. Serologische Untersuchungen auf Infektionen
   - z. B. Lues, Röteln, Hepatitis B; bei begründetem Verdacht auf Toxoplasmose und andere Infektionen;
   - zum Ausschluss einer HIV-Infektion; auf freiwilliger Basis nach vorheriger ärztlicher Beratung der Schwangeren sowie
   - blutgruppenserologische Untersuchungen während der Schwangerschaft (siehe Abschnitt C.)
d. Blutgruppenserologische Untersuchungen nach Geburt oder Fehlgeburt und Anti-D-Immunglobulin-Prophylaxe (siehe Abschnitt D.)
e. Untersuchungen und Beratungen der Wöchnerin (siehe Abschnitt F.)
f. Medikamentöse Maßnahmen und Verordnungen von Verband- und Heilmitteln (siehe Abschnitt G.)
g. Aufzeichnungen und Bescheinigungen (siehe Abschnitt H.).

A. Untersuchungen und Beratungen sowie sonstige Maßnahmen während der Schwangerschaft

1. Die Schwangere soll in ausreichendem Maße ärztlich untersucht und beraten werden. Die Beratung soll sich auch auf die Risiken einer HIV-Infektion bzw. AIDS-Erkrankung erstrecken. Dabei soll der Arzt auch über die Infektionsmöglichkeiten und deren Häufung bei bestimmten Verhaltensweisen informieren. Darüber hinaus soll der Arzt im letzten Drittel der Schwangerschaft bedarfsgerecht über die Bedeutung der Mundgesundheit für Mutter und Kind aufklären. In die ärztliche Beratung sind auch ernährungsmedizinische Empfehlungen als Maßnahme der Gesundheitsförderung einzubeziehen. Dabei ist insbesondere auf eine ausreichende Jodzufuhr (in der Regel ist eine zusätzliche Zufuhr von 100 bis 200 µg Jodid pro Tag notwendig)[2] und den Zusammenhang zwischen Ernährung und Kariesrisiko hinzuweisen. Die Schwangere soll über ihren Rechtsanspruch auf Beratung zu allgemeinen Fragen der Schwangerschaft nach § 2 des Schwangerschaftskonfliktgesetzes (SchKG) unterrichtet werden.
2. Die erste Untersuchung nach Feststellung der Schwangerschaft sollte möglichst frühzeitig erfolgen. Sie umfasst:
   a. die Familienanamnese, die Eigenanamnese, die Schwangerschaftsanamnese, die Arbeits- und Sozialanamnese;
   b. die Allgemeinuntersuchung, die gynäkologische Untersuchung (einschließlich eines Zervixabstrichs zur Untersuchung auf Chlamydia trachomatis mittels eines geeigneten Antigennachweises[3] oder eines Nukleinsäurenachweises ohne Amplifikation (sog. Gensondentest)) und weitere diagnostische Maßnahmen: Blutdruckmessung, Feststellung des Körpergewichts, Untersuchung des Mittelstrahlurins auf Eiweiß, Zucker und Sediment, gegebenenfalls bakteriologische Untersuchungen (z. B. bei auffälliger Anamnese, Blutdruckerhöhung, Sedimentbefund), Hämoglobinbestimmung und – je nach dem Ergebnis dieser Bestimmung (bei weniger als 11,2 g pro 100 ml = 70% Hb) – Zählung der Erythrozyten.
3. Ergeben sich im Rahmen der Mutterschaftsvorsorge Anhaltspunkte für ein genetisch bedingtes Risiko, so ist der Arzt gehalten, die Schwangere über die Möglichkeiten einer humangenetischen Beratung und/oder humangenetischen Untersuchung aufzuklären.
4. Die nachfolgenden Untersuchungen sollen – unabhängig von der Behandlung von Beschwerden und Krankheitserscheinungen – im Allgemeinen im Abstand von vier Wochen stattfinden und umfassen: Gewichtskontrolle, Blutdruckmessung, Untersuchung des Mittelstrahlurins auf Eiweiß, Zucker und Sediment, gegebenenfalls bakteriologische Untersuchungen (z. B. bei auffälliger Anamnese, Blutdruckerhöhung, Sedimentbefund), Hämoglobinbestimmung – im Regelfall ab 6. Monat, falls bei Erstuntersuchung normal –; je nach dem Ergebnis dieser Bestimmung (bei weniger als 11,2 g je 100 ml = 70% Hb) Zählung der Erythrozyten, Kontrolle des Standes der Gebärmutter, Kontrolle der kindlichen Herzaktionen, Feststellung der Lage des Kindes. In den letzten zwei Schwangerschaftsmonaten sind im Allgemeinen je zwei Untersuchungen angezeigt.
5. Im Verlauf der Schwangerschaft soll ein Ultraschall-Screening mittels B-Mode-Verfahren durchgeführt werden. Die Untersuchungen erfolgen

[1] Die Untersuchung zum Zweck der Feststellung der Schwangerschaft ist Bestandteil der kurativen Vorsorge.

[2] Dieser Hinweis führt nicht automatisch zur Verordnungsfähigkeit von Jodid.

[3] Zulassung der Reagenzien durch das Bundesamt für Sera und Impfstoffe (Paul-Ehrlich-Institut)

– von Beginn der 9. bis zum Ende der 12. SSW (1. Screening),
– von Beginn der 19. bis zum Ende der 22. SSW (2. Screening),
– von Beginn der 29. bis zum Ende der 32. SSW (3. Screening).

Dieses Ultraschall-Screening dient der Überwachung einer normal verlaufenden Schwangerschaft insbesondere mit dem Ziel
– der genauen Bestimmung des Gestationsalters
– der Kontrolle der somatischen Entwicklung des Feten
– der Suche nach auffälligen fetalen Merkmalen
– dem frühzeitigen Erkennen von Mehrlingsschwangerschaften.

Der Inhalt des Screening ist für die jeweiligen Untersuchungszeiträume in **Anlage 1a** festgelegt. Ergeben sich aus dem Screening auffällige Befunde, die der Kontrolle durch Ultraschall-Untersuchungen mit B-Mode oder gegebenenfalls anderen sonografischen Verfahren bedürfen, sind diese Kontroll-Untersuchungen auch außerhalb der vorgegebenen Untersuchungszeiträume Bestandteil des Screening. Dies gilt insbesondere für Untersuchungen bei den in **Anlage 1b** aufgeführten Indikationen.

6. Ergibt sich aus den Screening-Untersuchungen – gegebenenfalls einschließlich der Kontrolluntersuchungen – die Notwendigkeit zu einer weiterführenden sonografischen Diagnostik, auch mit anderen sonografischen Verfahren, sind diese Untersuchungen ebenfalls Bestandteil der Mutterschaftsvorsorge, aber nicht mehr des Screening. Dies gilt auch für alle weiterführenden sonografischen Untersuchungen, die notwendig werden, den Schwangerschaftsverlauf und die Entwicklung des Feten zu kontrollieren, um gegebenenfalls therapeutische Maßnahmen ergreifen oder geburtshilfliche Konsequenzen ziehen zu können. Die Indikationen hierfür sind in den **Anlagen 1c** und **1d** angeführt.

   Die Anwendung dopplersonografischer Untersuchungen zur weiterführenden Diagnostik ist ebenfalls Bestandteil der Mutterschaftsvorsorge. Diese Untersuchungen können nur nach Maßgabe der in **Anlage 1d** aufgeführten Indikationen durchgeführt werden.

   Ergibt sich aus sonografischen Untersuchungen die Notwendigkeit zu weiterführender sonografischer Diagnostik durch einen anderen Arzt, sind die relevanten Bilddokumentationen, welche die Indikation zu dieser weiterführenden Diagnostik begründen, diesem Arzt vor der Untersuchung zur Verfügung zu stellen.

7. Untersuchungen nach Nr. 4 können auch von einer Hebamme im Umfang ihrer beruflichen Befugnisse (Gewichtskontrolle, Blutdruckmessung, Urinuntersuchung auf Eiweiß und Zucker, Kontrolle des Standes der Gebärmutter, Feststellung der Lage, Stellung und Haltung des Kindes, Kontrolle der kindlichen Herztöne sowie allgemeine Beratung der Schwangeren) durchgeführt und im Mutterpass dokumentiert werden, wenn der Arzt dies im Einzelfall angeordnet hat oder wenn der Arzt einen normalen Schwangerschaftsverlauf festgestellt hat und daher seinerseits keine Bedenken gegenüber weiteren Vorsorgeuntersuchungen durch die Hebamme bestehen. Die Delegierung der Untersuchungen an die Hebamme entbindet den Arzt nicht von der Verpflichtung zur Durchführung der von ihm vorzunehmenden Untersuchungen (Untersuchung des Urinsediments, gegebenenfalls bakteriologische Untersuchung, Hämoglobinbestimmung, Ultraschalluntersuchung sowie die Untersuchungen bei Risikoschwangerschaft).
8. Der betreuende Arzt soll die Schwangere in der von ihr gewählten Entbindungsklinik rechtzeitig vor der zu erwartenden Geburt vorstellen. Dabei soll die Planung der Geburtsleitung durch den betreuenden Arzt der Entbindungsklinik erfolgen. Dies schließt eine geburtshilfliche Untersuchung, eine Besprechung mit der Schwangeren sowie gegebenenfalls eine sonografische Untersuchung ein.

B. Erkennung und besondere Überwachung der Risikoschwangerschaften und Risikogeburten

1. Risikoschwangerschaften sind Schwangerschaften, bei denen auf Grund der Vorgeschichte oder erhobener Befunde mit einem erhöhten Risiko für Leben und Gesundheit von Mutter oder Kind zu rechnen ist. Dazu zählen insbesondere:

I. Nach Anamnese:
   a. schwere Allgemeinerkrankungen der Mutter (z.B. an Niere und Leber oder erhebliche Adipositas);
   b. Zustand nach Sterilitätsbehandlung, wiederholten Aborten oder Frühgeburten;
   c. Totgeborenes oder geschädigtes Kind;
   d. vorausgegangene Entbindungen von Kindern über 4000 g Gewicht, hypotrophen Kindern (small for date babies), Mehrlingen;
   e. Zustand nach Uterusoperationen (z.B. Sectio, Myom, Fehlbildung);
   f. Komplikationen bei vorangegangenen Entbindungen (z.B. Placenta praevia, vorzeitige Lösung der Plazenta, Rissverletzungen, Atonie oder sonstige Nachgeburtsblutungen, Gerinnungsstörungen, Krämpfe, Thromboembolie);
   g. Erstgebärende unter 18 Jahren oder über 35 Jahre;
   h. Mehrgebärende über 40 Jahre, Vielgebärende mit mehr als vier Kindern (Gefahren: genetische Defekte, sog. Plazentainsuffizienz, geburtsmechanische Komplikationen).

II. Nach Befund (jetzige Schwangerschaft):
a. EPH-Gestose (d. h. Blutdruck 140/90 mmHg oder mehr, Eiweißausscheidung 1 ‰ bzw. 1 g/24 Stunden oder mehr, Ödeme oder Gewichtszunahme von mehr als 500 g je Woche im letzten Trimenon); Pyelonephritis (Keimzahlen über 100 000 im Mittelstrahlurin);
b. Anämie unter 10 g/100 ml (g %);
c. Diabetes mellitus;
d. uterine Blutung;
e. Blutgruppen-Inkompatibilität (Früherkennung und Prophylaxe des Morbus haemolyticus fetalis bzw. neonatorum);
f. Diskrepanz zwischen Uterus- bzw. Kindsgröße und Schwangerschaftsdauer (z. B. fraglicher Geburtstermin, retardiertes Wachstum, Riesenkind, Gemini, Molenbildung, Hydramnion, Myom);
g. drohende Frühgeburt (vorzeitige Wehen, Zervixinsuffizienz);
h. Mehrlinge; pathologische Kindslagen;
i. Überschreitung des Geburtstermins bzw. Unklarheit über den Termin.

2. Aus Risikoschwangerschaften können sich Risikogeburten entwickeln. Bei folgenden Befunden ist mit einem erhöhten Risiko unter der Geburt zu rechnen:
a. Frühgeburt,
b. Placenta praevia, vorzeitige Plazentalösung,
c. Jede Art von Missverhältnis Kind/Geburtswege.

3. Bei Risikoschwangerschaften können häufigere als vierwöchentliche Untersuchungen (bis zur 32. Woche) bzw. häufigere als zweiwöchentliche Untersuchungen (in den letzten 8 Schwangerschaftswochen) angezeigt sein.

4. Bei Risikoschwangerschaften können neben den üblichen Untersuchungen noch folgende in Frage kommen:
a. Ultraschall-Untersuchungen (Sonografie)
(Die Voraussetzungen für die Durchführung von zusätzlichen Ultraschalluntersuchungen bei Risikoschwangerschaften, die über das sonografische Screening hinausgehen, werden im Abschnitt A. Nr. 6 abgehandelt und sind in den **Anlagen 1c** und **1d** zu diesen Richtlinien spezifiziert);
b. tokografische Untersuchungen vor der 28. Schwangerschaftswoche bei Verdacht auf vorzeitige Wehentätigkeit oder bei medikamentöser Wehenhemmung;
c. kardiotokografische Untersuchungen (CTG) (kardiotokografische Untersuchungen können in der Schwangerenvorsorge nicht routinemäßig durchgeführt werden. Sie sind nur nach Maßgabe des Indikationskataloges nach Anlage 2 der Richtlinien angezeigt.);
d. Amnioskopien;
e. Fruchtwasseruntersuchungen nach Gewinnung des Fruchtwassers durch Amniozentese;
f. transzervikale Gewinnung von Chorionzottengewebe oder transabdominale Gewinnung von Plazentagewebe.

5. Von der Erkennung eines Risikomerkmals ab soll ein Arzt die Betreuung einer Schwangeren nur dann weiterführen, wenn er die Untersuchungen nach Nr. 4. a) bis f) erbringen oder veranlassen und die sich daraus ergebenen Maßnahmen durchführen kann. Anderenfalls soll er die Schwangere einem Arzt überweisen, der über solche Möglichkeiten verfügt.

6. Der betreuende Arzt soll die Schwangere bei der Wahl der Entbindungsklinik unter dem Gesichtspunkt beraten, dass die Klinik über die nötigen personellen und apparativen Möglichkeiten zur Betreuung von Risikogeburten und/oder Risikokindern verfügt.

C. Serologische Untersuchungen und Maßnahmen während der Schwangerschaft

1. Bei jeder Schwangeren sollte zu einem möglichst frühen Zeitpunkt aus einer Blutprobe
a. der TPHA (Treponema-pallidum-Hämagglutinationstest) als Lues-Suchreaktion (LSR),
b. der Röteln-Hämagglutinationshemmungstest (Röteln-HAH),
c. gegebenenfalls ein HIV-Test,
d. die Bestimmung der Blutgruppe und des Rh-Faktors D,
e. ein Antikörpersuchtest (AK) durchgeführt werden.

Zu a: Ist die Lues-Suchreaktion positiv, so sollen aus derselben Blutprobe die üblichen serologischen Untersuchungen auf Lues durchgeführt werden. Bei der Lues-Suchreaktion ist lediglich die Durchführung und nicht das Ergebnis der Untersuchung im Mutterpass zu dokumentieren.

Zu b: Immunität und damit Schutz vor Rötelnembryopathie für die bestehende Schwangerschaft ist anzunehmen, wenn spezifische Antikörper rechtzeitig vor Eintritt dieser Schwangerschaft nachgewiesen worden sind und der Befund ordnungsgemäß dokumentiert worden ist. Der Arzt ist gehalten, sich solche Befunde vorlegen zu lassen und sie in den Mutterpass zu übertragen. Auch nach erfolgter Rötelnschutzimpfung ist der Nachweis spezifischer Antikörper zu erbringen und entsprechend zu dokumentieren. Liegen Befunde aus der Vorschwangerschaftszeit vor, die auf Immunität schließen lassen (siehe Abs. 2), so besteht Schutz vor einer Rötelnembryopathie.
Liegen entsprechende Befunde nicht vor, so ist der Immunstatus der Schwangeren unverzüglich

mittels des HAH-Tests zu bestimmen. Ein positiver Antikörpernachweis gilt ohne zusätzliche Untersuchungen als erbracht, wenn der HAH-Titer mindestens 1:32 beträgt. Bei niedrigeren HAH-Titern ist die Spezifität des Antikörpernachweises durch eine andere geeignete Methode zu sichern, für welche die benötigten Reagenzien staatlich zugelassen* sind. Bestätigt diese Untersuchung die Spezifität des Ergebnisses, kann auch dann Immunität angenommen werden. Im serologischen Befund ist wörtlich auszudrücken, ob Immunität angenommen werden kann oder nicht.

Wird Immunität erstmals während der laufenden Schwangerschaft festgestellt, kann Schutz vor Rötelnembryopathie nur dann angenommen werden, wenn sich aus der gezielt erhobenen Anamnese keine für die Schwangerschaft relevanten Anhaltspunkte für Röteln-Kontakt oder eine frische Röteln-Infektion ergeben. Der Arzt, der die Schwangere betreut, ist deshalb gehalten, die Anamnese sorgfältig zu erheben und zu dokumentieren sowie Auffälligkeiten dem Serologen mitzuteilen. Bei auffälliger Anamnese sind weitere serologische Untersuchungen erforderlich (Nachweis rötelnspezifischer IgM-Antikörper und/oder Kontrolle des Titerverlaufs). Die weiterführenden serologischen Untersuchungen sind nicht notwendig, wenn innerhalb von 11 Tagen nach erwiesenem oder vermutetem Rötelnkontakt spezifische Antikörper nachgewiesen werden.

Schwangere, bei denen ein Befund vorliegt, der nicht auf Immunität schließen lässt, sollen aufgefordert werden, sich unverzüglich zur ärztlichen Beratung zu begeben, falls sie innerhalb der ersten vier Schwangerschaftsmonate Röteln-Kontakt haben oder an rötelnverdächtigen Symptomen erkranken. Auch ohne derartige Verdachtsmomente soll bei diesen Schwangeren in der 16.–17. Schwangerschaftswoche eine erneute Antikörper-Untersuchung gemäß Abs. 2 durchgeführt werden.

Eine aktive Rötelnschutzimpfung soll während der Schwangerschaft nicht vorgenommen werden.

Zu c: Aus dem Blut der Schwangeren ist ein immunochemischer Antikörpertest vorzunehmen, für welchen die benötigten Reagenzien staatlich zugelassen* sind. Ist diese Untersuchung positiv, so muss das Ergebnis mittels Immuno-Blot aus derselben Blutprobe gesichert werden. Alle notwendigen weiterführenden Untersuchungen sind Bestandteil der kurativen Versorgung.

Die AIDS-Beratung und die sich gegebenenfalls daran anschließende HIV-Untersuchung werden im Mutterpass nicht dokumentiert.

Zu d: Die Untersuchung des Rh-Merkmals D erfolgt mit mindestens zwei verschiedenen Testreagenzien. Für die Untersuchung wird die Anwendung zweier monoklonaler Antikörper (IgM-Typ), die die Kategorie D^{VI} nicht erfassen, empfohlen. Bei negativem Ergebnis beider Testansätze gilt die Schwangere als Rh-negativ (D-negativ). Bei übereinstimmend positivem Ergebnis der beiden Testansätze ist die Schwangere Rh-positiv. Bei Diskrepanzen oder schwach positiven Ergebnissen der Testansätze ist eine Klärung, z. B. im indirekten Antiglobulintest, mit geeigneten Testreagenzien notwendig. Fällt dieser Test positiv aus, so ist die Schwangere Rh-positiv (D^{weak} positiv).

Die Bestimmung der Blutgruppe und des Rh-Faktors entfällt, wenn entsprechende Untersuchungsergebnisse bereits vorliegen und von einem Arzt bescheinigt wurden.

Zu e: Der Antikörpersuchtest wird mittels des indirekten Antiglobulintests gegen zwei Test-Blutmuster mit den Antigenen D, C, c, E, e, Kell, Fy und S durchgeführt. Bei Nachweis von Antikörpern sollen möglichst aus derselben Blutprobe deren Spezifität und Titerhöhe bestimmt werden. Gegebenenfalls müssen in solchen Fällen auch das Blut des Kindesvaters und die Bestimmung weiterer Blutgruppenantigene der Mutter in die Untersuchung einbezogen werden. Eine schriftliche Erläuterung der Befunde an den überweisenden Arzt kann sich dabei als notwendig erweisen.

Auch nicht zum Morbus haemolyticus neonatorum führende Antikörper (IgM und/oder Kälteantikörper) sind in den Mutterpass einzutragen, da sie gegebenenfalls bei einer Bluttransfusion für die Schwangere wichtig sein können.

2. Ein weiterer Antikörper-Suchtest ist bei allen Schwangeren (Rh-positiven und Rh-negativen) in der 24.–27. Schwangerschaftswoche durchzuführen. Sind bei Rh-negativen Schwangeren keine Anti-D-Antikörper nachweisbar, so soll in der 28. bis 30. Schwangerschaftswoche eine Standarddosis (um 300 g) Anti-D-Immunglobulin injiziert werden, um möglichst bis zur Geburt eine Sensibilisierung der Schwangeren zu verhindern. Das Datum der präpartalen Anti-D-Prophylaxe ist im Mutterpass zu vermerken.

* Zulassung der Reagenzien durch das Bundesamt für Sera und Impfstoffe (Paul-Ehrlich-Institut), Frankfurt

3. Bei allen Schwangeren ist nach der 32. Schwangerschaftswoche, möglichst nahe am Geburtstermin, das Blut auf HBsAg* zu untersuchen. Dabei ist eine immunchemische Untersuchungsmethode zu verwenden, die mindestens 5 ng/ml HBsAg nachzuweisen in der Lage ist. Ist das Ergebnis positiv, soll das Neugeborene unmittelbar post partum gegen Hepatitis B aktiv/passiv immunisiert werden. Die Untersuchung auf HBsAg entfällt, wenn Immunität (z.B. nach Schutzimpfung) nachgewiesen ist.

D. Blutgruppenserologische Untersuchungen nach Geburt oder Fehlgeburt und Anti-D-Immunglobulinprophylaxe

1. Bei jedem Kind einer Rh-negativen Mutter ist unmittelbar nach der Geburt der Rh-Faktor D unter Beachtung der Ergebnisse des direkten Coombs-Testes zu bestimmen. Ist dieser Rh-Faktor positiv (D+) oder liegt D^{weak} vor, so ist aus derselben Blutprobe auch die Blutgruppe des Kindes zu bestimmen. Bei Rh-positivem Kind ist bei der Rh-negativen Mutter eine weitere Standarddosis Anti-D-Immunglobulin (um 300 µg) innerhalb von 72 Stunden post partum zu applizieren, selbst wenn nach der Geburt schwach reagierende Rh-Antikörper bei der Mutter gefunden worden sind und/oder der direkte Coombs-Test beim Kind schwach positiv ist. Hierdurch soll ein schneller Abbau der insbesondere während der Geburt in den mütterlichen Kreislauf übergetretenen Rh-positiven Erythrozyten bewirkt werden, um die Bildung von Rh-Antikörpern bei der Mutter zu verhindern.
2. Rh-negativen Frauen mit Fehlgeburt bzw. Schwangerschaftsabbruch sollte so bald wie möglich, jedoch innerhalb 72 Stunden post abortum bzw. nach Schwangerschaftsabbruch, Anti-D-Immunglobulin injiziert werden. Entsprechende blutgruppenserologische Untersuchungen sind erforderlichenfalls durchzuführen.

E. Voraussetzungen für die Durchführung serologischer Untersuchungen

Die serologischen Untersuchungen nach den Abschnitten C. und D. sollen nur von solchen Ärzten durchgeführt werden, die über die entsprechenden Kenntnisse und Einrichtungen verfügen. Dieselben Voraussetzungen gelten für Untersuchungen in Instituten.

F. Untersuchungen und Beratungen der Wöchnerin

1. Eine Untersuchung soll innerhalb der ersten Woche nach der Entbindung vorgenommen werden. Dabei soll das Hämoglobin bestimmt werden.
2. Eine weitere Untersuchung soll etwa sechs Wochen, spätestens jedoch acht Wochen nach der Entbindung durchgeführt werden. Die Untersuchung umfasst: Allgemeinuntersuchung (falls erforderlich einschließlich Hb-Bestimmung), Feststellung des gynäkologischen Befundes, Blutdruckmessung, Untersuchung des Mittelstrahlurins auf Eiweiß, Zucker und Sediment, gegebenenfalls bakteriologische Untersuchungen (z.B. bei auffälliger Anamnese, Blutdruckerhöhung, Sedimentbefund) sowie Beratung der Mutter.

G. Medikamentöse Maßnahmen und Verordnung von Verband- und Heilmitteln

Medikamentöse Maßnahmen sowie die Verordnung von Verband- und Heilmitteln sind im Rahmen der Mutterschaftsvorsorge nur zulässig zur Behandlung von Beschwerden, die schwangerschaftsbedingt sind, aber noch keinen Krankheitswert haben. Bei Verordnungen wegen Schwangerschaftsbeschwerden und im Zusammenhang mit der Entbindung ist die Versicherte von der Entrichtung der Verordnungsblattgebühr befreit.

H. Aufzeichnungen und Bescheinigungen

1. Nach Feststellung der Schwangerschaft stellt der Arzt der Schwangeren einen Mutterpass (Anlage 3)** aus, sofern sie nicht bereits einen Pass dieses Musters besitzt.
2. Nach diesem Mutterpass richten sich auch die vom Arzt vorzunehmenden Eintragungen der Ergebnisse der Untersuchungen im Rahmen der ärztlichen Betreuung während der Schwangerschaft und nach der Entbindung. Darüber hinausgehende für die Schwangerschaft relevante Untersuchungsergebnisse sollen in den Mutterpass eingetragen werden, soweit die Eintragung durch die Richtlinien nicht ausgeschlossen ist (Lues-Suchreaktion, AIDS-Beratung sowie HIV-Untersuchung).
3. Die Befunde der ärztlichen Betreuung und der blutgruppenserologischen Untersuchungen hält der Arzt für seine Patientenkartei fest und stellt sie bei eventuellem Arztwechsel dem anderen Arzt auf dessen Anforderung zur Verfügung, sofern die Schwangere zustimmt.
4. Beim Anlegen eines weiteren Mutterpasses sind die Blutgruppenbefunde zu übertragen. Die Richtigkeit der Übertragung ist ärztlich zu bescheinigen.
5. Der Arbeitsausschuss „Mutterschafts-Richtlinien“ des Bundesausschusses der Ärzte und Krankenkassen ist berechtigt, Änderungen am Mutterpass vorzunehmen, deren Notwendigkeit sich aus der praktischen Anwendung ergibt, soweit dadurch der Mutterpass nicht in seinem Aufbau und in seinem wesentlichen Inhalt verändert wird.

* HbsAg = Hepatitis-B-surface-Antigen

**Auf einen Abdruck wurde verzichtet.

I. Inkrafttreten
Die Richtlinien treten am 28. März 1986 in Kraft.
Köln, den 10. Dezember 1985

Anlage 1 (a–d)
(zu den Abschnitten A. Nr. 5 und B. Nr. 4 der Mutterschafts-Richtlinien)

Ultraschalluntersuchungen in der Schwangerschaft (Sonografie)
Es gilt die Anlage 1 der Mutterschafts-Richtlinien in der Fassung vom 22. November 1994 zuzüglich der Änderungen vom 8. Mai 1995 und 17. Dezember 1996.

Anlage 1a
(zu Abschnitt A. Nr. 5 der Mutterschafts-Richtlinien)
Ultraschall-Screening in der Schwangerschaft
Die nachfolgend aufgeführten Befunde sind mittels B-Mode-Verfahren im jeweiligen Zeitraum zu erheben. Dabei ist die jeweilige Bilddokumentation durchzuführen.

1. Untersuchung von Beginn der 9. bis zum Ende der 12. SSW
   Intrauteriner Sitz: ja/nein
   Embryo darstellbar: ja/nein
   V. a. Mehrlingsschwangerschaft: ja/nein
   Herzaktion: ja/nein
   Biometrie I (ein Maß):
   - Scheitelsteißlänge (SSL) oder biparietaler Durchmesser (BPD)
   - zeitgerechte Entwicklung: ja/nein/kontrollbedürftig
   - Auffälligkeiten: ja/nein/kontrollbedürftig
   - weiterführende Untersuchung veranlasst: ja/nein

Bilddokumentation der Biometrie und gegebenenfalls kontrollbedürftiger Befunde

2. Untersuchung von Beginn der 19. bis zum Ende der 22. SSW
   Einlingsschwangerschaft: ja/nein
   Lebenszeichen: ja/nein
   Biometrie II (4 Maße):
   - biparietaler Durchmesser (BPD)
   - frontookzipitaler Durchmesser (FOD) oder Kopfumfang (KU)
   - Abdomen/Thorax-quer-Durchmesser (ATD) oder Abdomen/Thorax-a.-p.-Durchmesser (APD) oder Abdomen/Thorax-Umfang (AU)
   - Femurlänge (FL) oder Humeruslänge (HL)
   - zeitgerechte Entwicklung: ja/nein/kontrollbedürftig

   Hinweiszeichen für Entwicklungsstörungen hinsichtlich:
   - Fruchtwassermenge: ja/nein/kontrollbedürftig
   - körperlicher Entwicklung: ja/nein/kontrollbedürftig
   - Körperumriss: ja/nein/kontrollbedürftig
   - fetaler Strukturen: ja/nein/kontrollbedürftig
   - Herzaktion: ja/nein/kontrollbedürftig
   - Bewegungen: ja/nein/kontrollbedürftig
   - Plazentalokalisation und -struktur: normal/kontrollbedürftig
   - weiterführende Untersuchung veranlasst: ja/nein

Bilddokumentation je eines Kopf-, Rumpf- und Extremitätenmaßes sowie gegebenenfalls kontrollbedürftiger Befunde

3. Untersuchung von Beginn der 29. bis zum Ende der 32. SSW
   Einlingsschwangerschaft: ja/nein
   Lebenszeichen: ja/nein
   Kindslage:
   Biometrie III (4 Maße):
   - biparietaler Durchmesser (BPD)
   - frontookzipitaler Durchmesser (FOD) oder Kopfumfang (KU)
   - Abdomen/Thorax-quer-Durchmesser (ATD) oder Abdomen/Thorax-a.-p.-Durchmesser (APD) oder Abdomen/Thorax-Umfang (AU)
   - Femurlänge (FL) oder Humeruslänge (HL)

   zeitgerechte Entwicklung: ja/nein/kontrollbedürftig
   Kontrolle der Hinweiszeichen für Entwicklungsstörungen gemäß dem 2. Screening
   Plazentalokalisation
   und -struktur: normal/kontrollbedürftig
   weiterführende Untersuchung veranlasst: ja/nein

Bilddokumentation je eines Kopf-, Rumpf- und Extremitätenmaßes sowie gegebenenfalls kontrollbedürftiger Befunde

Anlage 1b
(zu den Abschnitten A. Nr. 5 und B. Nr. 4 der Mutterschafts-Richtlinien)
Über die in Anlage 1a genannten Screening-Untersuchungen hinaus können bei Vorliegen einer der nachfolgend angeführten Indikationen weitere sonografische Untersuchungen zur Überwachung der Schwangerschaft angezeigt sein, die als Kontrolluntersuchungen Bestandteil des Screening sind.

1. Sicherung des Schwangerschaftsalters bei
   - unklarer Regelanamnese
   - Diskrepanz zwischen Uterusgröße und berechnetem Gestationsalter auf Grund des klinischen oder sonografischen Befundes
   - fehlenden Untersuchungsergebnissen aus dem Ultraschall-Screening bei Übernahme der Mutterschaftsvorsorge durch einen anderen Arzt

2. Kontrolle des fetalen Wachstums bei
   - Schwangeren mit einer Erkrankung, die zu Entwicklungsstörungen des Feten führen kann,
   - Verdacht auf Entwicklungsstörung des Feten aufgrund vorausgegangener Untersuchungen
3. Überwachung einer Mehrlingsschwangerschaft
4. Neu- oder Nachbeurteilung des Schwangerschaftsalters bei auffälligen Ergebnissen der in der Mutterschaftsvorsorge notwendigen serologischen Untersuchungen der Mutter
5. Diagnostik und Kontrolle des Plazentasitzes bei vermuteter oder nachgewiesener Placenta praevia
6. Erstmaliges Auftreten einer uterinen Blutung
7. Verdacht auf intrauterinen Fruchttod
8. Verdacht auf Lageanomalie ab Beginn der 36. SSW.

Anlage 1c
(zu Abschnitt B. Nr. 4 der Mutterschafts-Richtlinien)
Über die in Anlage 1a und 1b genannten Untersuchungen hinaus können weitere Ultraschall-Untersuchungen mittels B-Mode oder auch mit anderen sonografischen Verfahren angezeigt sein, wenn sie der Abklärung und/oder Überwachung von pathologischen Befunden dienen und eine der nachfolgend aufgeführten Indikationen vorliegt. Diese Untersuchungen gehören zwar zum Programm der Mutterschaftsvorsorge, sind aber nicht mehr Bestandteil des Screening.

I.*
1. Rezidivierende oder persistierende uterine Blutung;
2. Gestörte intrauterine Frühschwangerschaft;
3. Frühschwangerschaft bei liegendem IUP, Uterus myomatosus, Adnextumor
4. Nachkontrolle intrauteriner Eingriffe
5. Zervixmessung mittels Ultraschall bei Zervixinsuffizienz oder Verdacht;
6. Bestätigter vorzeitiger Blasensprung und/oder vorzeitige Wehentätigkeit;
7. Kontrolle und gegebenenfalls Verlaufsbeobachtung nach Bestätigung einer bestehenden Anomalie oder Erkrankung des Fetus;
8. Verdacht auf vorzeitige Plazentalösung;
9. Ultraschall-Kontrollen bei gestörtem Geburtsverlauf z.B. vor, während und nach äußerer Wendung aus Beckenend- oder Querlage in Schädellage.

II.*
1. Durchführung intrauteriner Eingriffe wie Amniozentese, Chorionzottenbiopsie, Fetalblutgewinnung, Körperhöhlen- oder Gefäßpunktionen, Fruchtwasserersatz-Auffüllungen, Transfusionen, Anlegen von Shunts, Fetoskopie.
2. Gezielte Ausschlussdiagnostik bei erhöhtem Risiko für Fehlbildungen oder Erkrankungen des Fetus aufgrund von
   a. ultraschalldiagnostischen Hinweisen
   b. laborchemischen Befunden
   c. genetisch bedingten oder familiär gehäuften Erkrankungen oder Fehlbildungen in der Familienanamnese
   d. teratogenen Noxen oder als Alternative zur invasiven pränatalen Diagnostik.

Anlage 1d
(zu Abschnitt B. Nr. 4 der Mutterschafts-Richtlinien)

Dopplersonografische Untersuchungen
Die Anwendung der Dopplersonografie als Maßnahme der Mutterschaftsvorsorge ist nur bei einer oder mehreren der nachfolgend aufgeführten Indikationen und – mit Ausnahme der Fehlbildungsdiagnostik – nur in der zweiten Schwangerschaftshälfte zulässig bei:
1. Verdacht auf intrauterine Wachstumsretardierung,
2. Schwangerschaftsinduzierte Hypertonie/Präeklampsie/Eklampsie,
3. Zustand nach Mangelgeburt/intrauterinem Fruchttod,
4. Zustand nach Präeklampsie/Eklampsie,
5. Auffälligkeiten der fetalen Herzfrequenzregistrierung,
6. begründetem Verdacht auf Fehlbildung/fetale Erkrankung,
7. Mehrlingsschwangerschaft bei diskordantem Wachstum,
8. Abklärung bei Verdacht auf Herzfehler/Herzerkrankungen.

Anlage 2
(zu Abschnitt B. Nr. 4c der Mutterschafts-Richtlinien)
Indikationen zur Kardiotokografie (CTG) während der Schwangerschaft
Die Kardiotokografie ist im Rahmen der Schwangerenvorsorge nur angezeigt, wenn eine der nachfolgend aufgeführten Indikationen vorliegt:
A. Indikationen zur erstmaligen CTG
1. in der 26. und 27. Schwangerschaftswoche drohende Frühgeburt;
2. ab der 28. Schwangerschaftswoche:
   - auskultatorisch festgestellte Herztonalterationen,
   - Verdacht auf vorzeitige Wehentätigkeit.

---

* Für die Durchführung der unter I. angeführten Ultraschalluntersuchungen ist die Erfüllung der Anforderungen gemäß Abschnitt 11.1 der Ultraschallvereinbarung Voraussetzung, für die unter II. angeführten Ultraschalluntersuchungen sind die Anforderungen nach Abschnitt 11.2 der Ultraschallvereinbarung zu erfüllen.

B. Indikationen zur CTG-Wiederholung

CTG-Alterationen

a. anhaltende Tachykardie (> 160/Minute);
b. Bradykardie (< 100/Minute);
c. Dezeleration(en) (auch wiederholter Dip null);
d. Hypooszillation, Anoszillation;
e. unklarer Kardiotokogrammbefund bei Verdacht auf vorzeitige Wehentätigkeit;
f. Mehrlinge;
g. intrauteriner Fruchttod bei früherer Schwangerschaft;
h. Verdacht auf Plazentainsuffizienz nach klinischem oder biochemischem Befund;
i. Verdacht auf Übertragung;
j. uterine Blutung, medikamentöse Wehenhemmung.

§§ 218 und 219 Strafgesetzbuch (StGB)

§ 218 StGB („Abbruch der Schwangerschaft")

(1) Wer eine Schwangerschaft abbricht, wird mit Freiheitsstrafe bis zu 3 Jahren oder mit Geldstrafe bestraft. Handlungen, deren Wirkung vor Abschluss der Einnistung des befruchteten Eies in der Gebärmutter eintritt, gelten nicht als Schwangerschaftsabbruch im Sinne dieses Gesetzes.

(2) In besonders schweren Fällen ist die Strafe Freiheitsstrafe von 6 Monaten bis zu 5 Jahren. Ein besonders schwerer Fall liegt in der Regel vor, wenn der Täter

1. gegen den Willen der Schwangeren handelt oder
2. leichtfertig die Gefahr des Todes oder einer schweren Gesundheitsschädigung der Schwangeren verursacht. …

(3) Begeht die Schwangere die Tat, so ist die Strafe Freiheitsstrafe bis zu 1 Jahr oder Geldstrafe.

(4) Der Versuch ist strafbar. Die Schwangere wird nicht wegen Versuchs bestraft.

§ 218a StGB („Indikation zum Schwangerschaftsabbruch")

(1) Der Tatbestand des § 218 ist nicht verwirklicht, wenn

1. die Schwangere den Schwangerschaftsabbruch verlangt und dem Arzt durch eine Bescheinigung nach § 219 Abs. 2 Satz 2 nachgewiesen hat, dass sie sich mindestens 3 Tage vor dem Eingriff hat beraten lassen,
2. der Schwangerschaftsabbruch von einem Arzt vorgenommen wird und
3. seit der Empfängnis nicht mehr als 12 Wochen vergangen sind.

(2) Der mit Einwilligung der Schwangeren von einem Arzt vorgenommene Schwangerschaftsabbruch ist nicht rechtswidrig, wenn der Abbruch der Schwangerschaft unter Berücksichtigung der gegenwärtigen und zukünftigen Lebensverhältnisse der Schwangeren nach ärztlicher Erkenntnis angezeigt ist, um eine Gefahr für das Leben oder die Gefahr einer schwerwiegenden Beeinträchtigung des körperlichen oder seelischen Gesundheitszustands der Schwangeren abzuwenden, und die Gefahr nicht auf eine andere für sie zumutbare Weise abgewendet werden kann.

(3) Die Voraussetzungen des Absatzes 2 gelten bei einem Schwangerschaftsabbruch, der mit Einwilligung der Schwangeren von einem Arzt vorgenommen wird, auch als erfüllt, wenn nach ärztlicher Erkenntnis an der Schwangeren eine rechtswidrige Tat nach den §§ 176 bis 179 des Strafgesetzbuchs begangen worden ist, dringende Gründe für die Annahme sprechen, dass die Schwangerschaft auf der Tat beruht, und seit der Empfängnis nicht mehr als 12 Wochen vergangen sind.

(4) Die Schwangere ist nicht nach § 218 strafbar, wenn der Schwangerschaftsabbruch nach Beratung (§ 219) von einem Arzt vorgenommen worden ist und seit der Empfängnis nicht mehr als 22 Wochen verstrichen sind. Das Gericht kann von einer Strafe nach § 218 absehen, wenn die Schwangere sich zur Zeit des Eingriffs in besonderer Bedrängnis befunden hat.

§ 218b StGB („Schwangerschaftsabbruch ohne ärztliche Feststellung: unrichtige ärztliche Feststellung")

(1) Wer in den Fällen des § 218a Absatz 2 oder 3 eine Schwangerschaft abbricht, ohne dass ihm die schriftliche Feststellung eines Arztes, der nicht selbst den Schwangerschaftsabbruch vornimmt, darüber vorgelegen hat, ob die Voraussetzungen des § 218a Absatz 2 oder 3 gegeben sind, wird mit Freiheitsstrafe bis zu 1 Jahr oder mit Geldstrafe bestraft, wenn die Tat nicht in § 218 mit Strafe bedroht ist. Wer als Arzt wider besseres Wissen eine unrichtige Feststellung über die Voraussetzungen des § 218a Absatz 2 oder 3 zur Vorlage nach Satz 1 trifft, wird mit Freiheitsstrafe bis zu 2 Jahren oder mit Geldstrafe bestraft, wenn die Tat nicht in § 218 mit Strafe bedroht ist. Die Schwangere ist nicht nach Satz 1 oder 2 strafbar.

(2) Ein Arzt darf die Feststellungen nach § 218a Absatz 2 oder 3 nicht treffen, wenn ihm die zuständige Stelle dies untersagt hat. …

§ 218c StGB („Ärztliche Pflichtverletzung bei einem Schwangerschaftsabbruch")

(1) Wer eine Schwangerschaft abbricht,

1. ohne der Frau Gelegenheit gegeben zu haben, ihm die Gründe für ihr Verlangen nach Abbruch der Schwangerschaft darzulegen,
2. ohne die Schwangere über die Bedeutung des Eingriffs, insbesondere über Ablauf, Folgen, Risiken, mögliche physische und psychische Auswirkungen, ärztlich beraten zu haben,
3. ohne sich zuvor in den Fällen des § 218a Absatz 1 und 3 aufgrund ärztlicher Untersuchung von der Dauer der Schwangerschaft überzeugt zu haben oder
4. obwohl er die Frau in einem Fall des § 218a Absatz 1 nach § 219 beraten hat, wird mit Freiheitsstrafe bis zu 1 Jahr oder mit Geldstrafe bestraft, wenn die Tat nicht in § 218 mit Strafe bedroht ist.

(2) Die Schwangere ist nicht nach Absatz 1 strafbar.

§ 219 StGB („Beratung der Schwangeren in einer Not- und Konfliktlage")

(1) Die Beratung dient dem Schutz des ungeborenen Lebens. Sie hat sich von dem Bemühen leiten zu lassen, die Frau zur Fortsetzung der Schwangerschaft zu ermutigen und ihr Perspektiven für ein Leben mit dem Kind zu eröffnen; sie soll ihr helfen, eine verantwortliche und gewissenhafte Entscheidung zu treffen. Dabei muss der Frau bewusst sein, dass das Ungeborene in jedem Stadium der Schwangerschaft auch ihr gegenüber ein eigenes Recht auf Leben hat und dass deshalb nach der Rechtsordnung ein Schwangerschaftsabbruch nur in Ausnahmesituationen in Betracht kommen kann, wenn der Frau durch das Austragen des Kindes eine Belastung erwächst, die so schwer und außergewöhnlich ist, dass sie die zumutbare Opfergrenze übersteigt. Die Beratung soll durch Rat und Hilfe dazu beitragen, die im Zusammenhang mit der Schwangerschaft bestehende Konfliktlage zu bewältigen und einer Notlage abzuhelfen. Das Nähere regelt das Schwangerschaftskonfliktgesetz.

(2) Die Beratung hat nach dem Schwangerschaftskonfliktgesetz durch eine anerkannte Schwangerschafts-Konfliktberatungsstelle zu erfolgen. Die Beratungsstelle hat der Schwangeren nach Abschluss der Beratung hierüber eine mit dem Datum des letzten Beratungsgesprächs und dem Namen der Schwangeren versehene Bescheinigung nach Maßgabe des Schwangerschaftskonfliktgesetzes auszustellen. Der Arzt, der den Abbruch der Schwangerschaft vornimmt, ist als Berater ausgeschlossen.

Standards zur Ultraschalluntersuchung in der Frühschwangerschaft

Empfehlung der DEGUM-Stufe III der Deutschen Gesellschaft für Ultraschall in der Medizin (Sektion Gynäkologie u. Geburtshilfe) und der ARGUS (Arbeitsgemeinschaft für Ultraschalldiagnostik der DGGG) Fassung vom Dezember 2000

Vorbemerkungen

Die transvaginale Ultraschalluntersuchung mit hochauflösenden Realtime-Schallköpfen ist die Methode der Wahl zur ärztlichen Feststellung einer Frühschwangerschaft. Sie dient im Rahmen der Abklärung einer sekundären Amenorrhö oder bei Vorliegen eines positiven Schwangerschaftstestes der Lokalisation und Vitalitätskontrolle der Schwangerschaft. Im Rahmen dieser Publikation wird von einer Frühschwangerschaft gesprochen, wenn seit dem ersten Tag der letzten Menstruation nicht mehr als 14 + 0 Wochen verstrichen sind. Alle Angaben zum Alter der Schwangerschaft werden in abgeschlossenen Schwangerschaftswochen angegeben.

In Bezug auf die biologischen Wirkungen des diagnostischen Ultraschalls wird auf die Stellungnahme der EFSUMB (1) verwiesen.

Empfehlungen zur Technik

Ultraschalluntersuchungen in der Frühschwangerschaft werden meist mittels transvaginaler Technik durchgeführt. Die dazu nötigen Schallköpfe (mechanische oder elektronische Sektorschallköpfe) sollten hochfrequent sein (5,0–10,0 MHz) und einen Sektorwinkel von mindestens 100° aufweisen. Die transvaginalsonografische Untersuchung soll mit leerer Harnblase durchgeführt werden.

In den letzten Wochen der Frühschwangerschaft kann jedoch auch mit abdominalen Schallköpfen eine adäquate Diagnostik durchgeführt werden. Die Schallköpfe (elektronische curved-arrays, elektronische Sektorschallköpfe oder mechanische Sektorsonden) sollten einen Frequenzbereich von 3,5–7,5 MHz umfassen. Wichtig für die klinische Interpretation der Befunde ist die Vergrößerung des Bildausschnittes, so dass die abzubildende Struktur das Bildschirmformat möglichst ganz ausfüllt.

Klinische Aufgaben der Ultraschalluntersuchung in der Frühgravidität

Jede Ultraschalluntersuchung in der Frühschwangerschaft sollte die folgenden Fragen klären:
- Wo ist die Schwangerschaft lokalisiert?
- Ist der Embryo vital?
- Wie viele Embryonen sind ausgebildet und welche Chorion- und Amnionverhältnisse liegen vor?
- Wie alt ist der Embryo?
- Weist der Embryo Auffälligkeiten der körperlichen Integrität auf?

Die Ultraschalluntersuchung ist das einzige Untersuchungsverfahren, mit dem sich die intrauterine Implantation des Embryos in die Gebärmutterhöhle direkt nachweisen lässt. Ferner können bereits 40 Tage nach dem ersten Tag der letzten Periode (5 + 5 SSW) embryonale Herzaktionen als Ausdruck der Vitalität nachweisbar sein und ab 50 Tagen p.m. (7 + 1 SSW) embryonale Bewegungen sichtbar sein (2, 3). Zur Unterscheidung zwischen einer intakten Schwangerschaft und einer gestörten intrauterinen oder einer ektopen Schwangerschaft können auch folgende Kriterien herangezogen werden (4):
- Die Chorionhöhle sollte ab einer hCG-Konzentration von 1500 mIU/ml (1. Internationale Referenzpräparation) vaginalsonografisch immer nachweisbar sein.
- Der Dottersack sollte ab einem mittleren Chorionhöhlendurchmesser (CHD) von 10 mm und ab einem HCG-Wert von 20000 mIU/ml vaginalsonografisch immer darstellbar sein.
- Die Herzaktion sollte ab einem CHD von 20 mm und einem HCG-Wert von 50000 mIU/ml immer positiv sein.

Die Ultraschalluntersuchung in der Frühschwangerschaft kann die Anzahl von Mehrlingen und auch die Eihautverhältnisse sicher festlegen. Dies hat für die weitere Betreuung der Schwangerschaft erhebliche Bedeutung (5, 6).

Die Schätzung des Alters der Schwangerschaft durch Biometrie in der Frühschwangerschaft liefert im Vergleich zu allen anderen Methoden die verlässlichsten Angaben (5, 7, 8). Die möglichst genaue Festlegung des Schwangerschaftsalters ist für die weitere Betreuung der Schwangeren, für die biochemische Risikoeinschätzung im ersten und zweiten Trimenon (9, 10), für die Risikoeinschätzung bei vorzeitigen Wehen im Schwangerschaftszeitraum zwischen 22 und 28 SSW (11) und für die klinische Betreuung bei Terminüberschreitung (12, 13) von Bedeutung.

Die Diagnose von Auffälligkeiten der körperlichen Integrität eröffnet neben der Möglichkeit zur frühzeitigen embryofetalen Therapie (14) auch die Erkennung nicht überlebensfähiger embryofetaler Erkrankungen, wie z.B. der Anenzephalie (15, 16). Über die Beurteilung der Nackentransparenz ergeben sich Hinweise auf eine Vielzahl von Entwicklungsstörungen (17).

Feststellung der Schwangerschaft

Bei der ersten Ultraschalluntersuchung in der Frühschwangerschaft soll die intrauterine Implantation der Schwangerschaft nachgewiesen werden. Die normale Chorionhöhle ist im Unterschied zu intrakavitären Flüssigkeitsansammlungen durch ihre asymmetrische Lokalisation im Endometrium gekennzeichnet. Es ist darauf zu achten, dass das Chorion allseits von Myometrium umgeben ist. Die Diagnostik der zervikalen und isthmischen Schwangerschaft ist so am günstigsten in der Frühschwangerschaft möglich. Ferner wird bei jeder Ultraschalluntersuchung in der Frühschwangerschaft auf das Vorliegen einer Uterusanomalie (Uterus arcuatus, Uterus subseptus, Uterus bicornis, Uterus duplex) geachtet und die Adnexregion beurteilt. Die Beurteilung von Uterus und Adnexregion schließt die Dokumentation von Myomen und Adnexzysten mit ein.

Die Vitalität des Embryos ist im Realtime-Ultraschall direkt sichtbar und sollte im schriftlichen Befund fixiert werden. Eine Time-Motion-Ultraschalluntersuchung ist nicht obligater Bestandteil einer Untersuchung zur Schwangerschaftsfeststellung.

Bei jeder Frühultraschalluntersuchung sollte – falls ein Embryo dargestellt werden kann – die Länge des Embryos gemessen werden, um daraus das anamnestisch errechnete Schwangerschaftsalter überprüfen zu können. Die Messung ist bildlich zu dokumentieren. Beispiele für Referenzwerte zum Wachstum bei bekanntem Schwangerschaftsalter sind in Abbildung 1 und zur Gestationsaltersschätzung in Tabelle 1 aufgeführt.

Die exakteste Schätzung des Schwangerschaftsalters ist durch die Messung der größten Länge oder Scheitel-Steiß-Länge (SSL) möglich, die entweder im Sagittalschnitt oder im Frontalschnitt gemessen wird. Bereits ab 8 abgeschlossenen Wochen p.m. kann auch der biparietale Durchmesser (BPD) zur Schätzung des Schwangerschaftalters herangezogen werden.

Eine Korrektur des Gestationsalters sollte immer dann erfolgen, wenn das anamnestische Gestationsalter mehr als 7 Tage von dem durch die Ultraschalluntersuchung fixierten Alter abweicht.

Werden in der Frühschwangerschaft Mehrlinge diagnostiziert, so sind die Chorion- und Amnionverhältnisse festzuhalten und diese bildlich zu dokumentieren.

Sollten im Rahmen einer Ultraschalluntersuchung in der Frühschwangerschaft Auffälligkeiten der embryonalen Struktur festgestellt werden, so ist möglichst umgehend eine weitere Klärung durch einen speziell qualifizierten Untersucher zu veranlassen.

Ultraschallvorsorgeuntersuchung zwischen 8+0 bis 11+6 SSW p.m. (= Beginn der 9. und Ende der 12. SSW)

Aufgabe der Ultraschallvorsorgeuntersuchung im Rahmen der Mutterschaftsvorsorge ist die Erhebung von Befunden, welche für die weitere ärztliche Betreuung der Schwangerschaft wesentliche klinische Entscheidungsgrundlagen bieten (18).

Sofern dies nicht bereits durch eine vorausgegangene Ultraschalluntersuchung (s. o.) geklärt wurde, hat die Vorsorgeuntersuchung im Rahmen der Mutterschaftsrichtlinien die intrauterine Lokalisation der Schwanger-

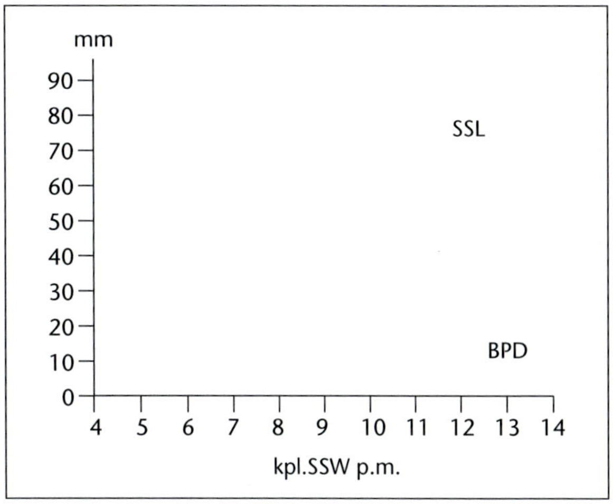

Abb. 1 Vaginalsonografische Wachtumskurven (50. Perzentile mit 90%-Vertrauensbereich) der SSL und des BPD im 1. Trimenon (nach Rempen 1999). Der Zeitraum des ersten Ultraschall-Screenings ist markiert.

Tab. 1 Schätzung des Gestationsalters anhand der SSL und des BPD im 1. Trimenon (nach Rempen 2000).

	KOMPLETTE SSW + TAGE P.M. (SSL)			KOMPLETTE SSW + TAGE P.M. (BPD)		
mm	5%	50%	95%	5%	50%	95%
1	–	–	–	–	–	–
2	5+2	6+0	6+4	–	–	–
3	5+4	6+1	6+5	6+1	6+6	7+3
4	5+5	6+2	7+0	6+3	7+1	7+6
5	5+6	6+3	7+1	6+5	7+3	8+1
6	6+0	6+4	7+2	7+0	7+5	8+4
7	6+1	6+5	7+3	7+2	8+0	8+6
8	6+2	6+6	7+4	7+4	8+2	9+1
9	6+3	7+0	7+5	7+6	8+4	9+3
10	6+4	7+1	7+6	8+1	8+6	9+5
11	6+4	7+2	8+0	8+2	9+1	10+1
12	6+5	7+3	8+1	8+4	9+3	10+3
13	6+6	7+4	8+2	8+6	9+5	10+4
14	7+0	7+5	8+3	9+1	10+0	11+0
15	7+1	7+6	8+4	9+3	10+2	11+2
16	7+2	8+0	8+5	9+4	10+4	11+5
17	7+3	8+0	8+6	9+6	10+6	12+0
18	7+3	8+1	9+0	10+1	11+1	12+2
19	7+4	8+2	9+0	10+3	11+3	12+4
20	7+5	8+3	9+1	10+5	11+5	13+0
21	7+6	8+4	9+2	11+0	12+1	13+2
22	7+6	8+5	9+3	11+2	12+3	13+5
23	8+0	8+5	9+4	–	–	–
24	8+1	8+6	9+5	–	–	–
25	8+2	9+0	9+6	–	–	–
26	8+3	9+1	9+6	–	–	–
27	8+3	9+2	10+0	–	–	–

Tab. 1 Schätzung des Gestationsalters anhand der SSL und des BPD im 1. Trimenon (nach Rempen 2000). *(Fortsetzung)*

	KOMPLETTE SSW + TAGE P.M. (SSL)			KOMPLETTE SSW + TAGE P.M. (BPD)		
mm	5%	50%	95%	5%	50%	95%
28	8+4	9+2	10+1	–	–	–
29	8+5	9+3	10+2	–	–	–
30	8+6	9+4	10+3	–	–	–
31	8+6	9+5	10+3	–	–	–
32	9+0	9+6	10+4	–	–	–
33	9+1	9+6	10+5	–	–	–
34	9+1	10+0	10+6	–	–	–
35	9+2	10+1	11+0	–	–	–
36	9+3	10+2	11+0	–	–	–
37	9+4	10+2	11+1	–	–	–
38	9+4	10+3	11+2	–	–	–
39	9+5	10+4	11+3	–	–	–
40	9+6	10+5	11+4	–	–	–
41	10+0	10+5	11+4	–	–	–
42	10+0	10+6	11+5	–	–	–
43	10+1	11+0	11+6	–	–	–
44	10+2	11+1	12+0	–	–	–
45	10+2	11+1	12+0	–	–	–
46	10+3	11+2	12+1	–	–	–
47	10+4	11+3	12+2	–	–	–
48	10+5	11+4	12+3	–	–	–
49	10+5	11+4	12+3	–	–	–
50	10+6	11+5	12+4	–	–	–
51	11+0	11+6	12+5	–	–	–
52	11+0	11+6	12+6	–	–	–
53	11+1	12+0	12+6	–	–	–
54	11+2	12+1	13+0	–	–	–
55	11+2	12+2	13+1	–	–	–
56	11+3	12+2	13+2	–	–	–
57	11+4	12+3	13+3	–	–	–
58	11+5	12+4	13+3	–	–	–
59	11+5	12+5	13+4	–	–	–
60	11+6	12+5	13+5	–	–	–

schaft zu sichern, wobei die diagnostische Relevanz in dem für diese Untersuchung vorgesehenen Zeitrahmen im Vergleich zu früheren Schwangerschaftswochen abnimmt.

Die Vitalität des Embryo/Fetus wird durch das pulsierende Herz und die embryonalen Bewegungen gesichert und als solche schriftlich dokumentiert.

Zur Überprüfung des anamnestischen Schwangerschaftsalters werden entweder die SSL oder der BPD gemessen. Korrektur und Festlegung des Schwangerschaftsalters erfolgt wie oben beschrieben. Im Anschluss an diese Untersuchung muss der voraussichtliche Entbindungstermin fixiert werden.

In Bezug auf die Mehrlingsdiagnostik sind die oben genannten Ausführungen anzuwenden.

Im Rahmen der Vorsorgeuntersuchung soll die körperliche Integrität der Frühschwangerschaft überprüft werden. Dazu zählen:

- Nachweis von vier Gliedmaßenknospen,
- Ausschluss eines generalisierten Hydrops,
- Nachweis einer geschlossenen Schädelkalotte,
- Ausschluss von zystischen Raumforderungen intraabdominell von 2,0 cm Durchmesser und mehr.

Der sichere Ausschluss eines Bauchwanddefektes ist erst nach 12+0 SSW p.m., nach Rückbildung des physiologischen Nabelschnurbruches, möglich (16, 19).

Bei Auffälligkeiten der embryofetalen Anatomie sollte von einem erfahrenen Untersucher eine zweite Meinung eingeholt werden, bevor mit der Patientin klinische Konsequenzen vereinbart werden.
Die sonografische Messung der Nackentransparenz zwischen 11 und 14 Schwangerschaftswochen (17) mit konsekutiver Risikoberatung bezüglich des Vorliegens einer chromosomalen Aberration oder einer Fehlbildung ist eine Leistung, die zu einer *vorher* durchgeführten Aufklärung verpflichtet. Sie ist gemäß den Mutterschaftsrichtlinien nicht Bestandteil der Mutterschaftsvorsorge. Der im Mutterpass aufgeführte Befund eines „dorsonuchalen Ödems" ist missverständlich, in den Mutterschaftsrichtlinien nicht definiert und nicht mit der „Nackentransparenz" identisch. Die Nackentransparenz ist eine Struktur, die bei allen Feten erhoben werden kann, deren pathophysiologische Relevanz jedoch von ihrer Ausprägung abhängt. Dagegen beschreibt der Begriff des Ödems immer einen pathologischen Befund.

Erweiterte Ultraschalluntersuchungen in der Frühschwangerschaft

Gezielte Ultraschalluntersuchungen in der Frühschwangerschaft sind indiziert bei Patientinnen mit anamnestischen Risikofaktoren zur gezielten Ausschlussdiagnostik fetaler Erkrankungen. Diese sollte jedoch nur von Untersuchern mit entsprechender Erfahrung durchgeführt werden. Die Fehlbildungsdiagnostik in der Frühschwangerschaft sollte immer berücksichtigen, dass Erkrankungen, die sich intrauterin erst ausbilden, nicht in jedem Fall in dieser frühen Schwangerschaftsphase diagnostizierbar und damit auszuschließen sind (16). Ferner ist die Prognoseeinschätzung von Erkrankungen in Unkenntnis des Erkrankungsverlaufes in vielen Fällen nicht möglich. Nur eine gesicherte Diagnose der embryofetalen Erkrankung kann Grundlage von Überlegungen bezüglich der Fortsetzung einer Schwangerschaft sein. In Ermangelung embryofetalpathologischer Diagnosemöglichkeiten kann die Diagnose in der Frühschwangerschaft auch post abortum in den meisten Fällen nicht gestellt werden (Ausnahmen sind nummerische und grobstrukturelle Chromosomenanomalien), so dass eine adäquate Beratung der Eltern bezüglich des Wiederholungsrisikos nicht möglich ist.
Nach Information der Schwangeren über die Möglichkeiten und Konsequenzen der Bestimmung der Nackentransparenz kann diese Messung zwischen 11 und 14 Schwangerschaftswochen zur Risikoabschätzung von Chromosomenaberrationen vorgenommen werden. Dabei wären die folgenden Vorbedingungen zu erfüllen:

- medianer Sagittalschnitt im gezoomten Bild und Messung nach den empfohlenen Standards (17),
- individuelle Risikoberechnung unter Berücksichtigung des Alters der Schwangeren, des Gestationsalters resp. SSL,
- Beteiligung an einer Qualitätskontrolle.

Das derzeit verfügbare Computerprogramm suggeriert durch die Angabe von quantitativen Risiken allerdings eine Genauigkeit, welche bei den beschriebenen intraindividuellen Messfehlern von ± 0,5 mm nicht gewährleistet werden kann (20). Bei einem Nackentransparenzdurchmesser von 3 und mehr Millimetern zwischen 11 und 14 Schwangerschaftswochen ist von einem Risiko für eine Chromosomenanomalie auszugehen, das über dem einer 35-jährigen Schwangeren liegt (21).

Dokumentation

Eine Bilddokumentation sollte von den biometrischen Maßen und von allen auffälligen Befunden erhoben werden. Bei Mehrlingsschwangerschaften sollten die Eihautverhältnisse im Bild festgehalten werden. Eine schriftliche Dokumentation der Vitalität und des Implantationsortes sollte für jede Untersuchung durchgeführt werden, die bei Erhebung pathologischer Befunde um eine entsprechende Deskription zu erweitern ist.

Literatur

1. Rott H. D. EFSUMB-Statement über klinische Sicherheit der Ultraschalldiagnostik. Ultraschall Med 1998; 19: 192.
2. Rempen A. Vaginale Sonografie im ersten Trimenon. I. Qualitative Parameter. Z Geburtshilfe Perinatol 1991; 195: 114–122.
3. Wisser J, Dirschedl P. Embryonic heart rate in dated human embryos. Early Hum Dev 1994; 37: 107–115.
4. Feige A., Rempen A., Würfel W., Caffier H., Jawny J. Frauenheilkunde. München–Wien–Baltimore: Urban & Schwarzenberg 1997.
5. Wisser J. Vaginalsonografie im ersten Schwangerschaftsdrittel. Berlin–Heidelberg–New York: Springer; 1995.
6. Sebire N. J., Snijders R. J., Hughes K., Sepulveda W., Nicolaides KH. The hidden mortality of monochorionic twin pregnancies. Br J Obstet Gynaecol 1997; 104: 1203–1207.
7. Wisser J., Dirschedl P., Krone S.. Estimation of gestational age by transvaginal sonografic measurement of greatest embryonic length in dated human embryos. Ultrasound Obstet Gynecol 1994; 4: 457–462.
8. Rempen A. Ultraschall in der Frühschwangerschaft. In: Schmidt W., editor. Jahrbuch der Gynäkologie und Geburtshilfe 1997/98. Zülpich: Biermann-Verlag; 1997. p. 51–61.
9. Sancken U., Rempen A. Die Bedeutung des Schwangerschaftsalters bei der individuellen Risikoberechnung für ein fetales Down-Syndrom in der sogenannten Triple-Diagnostik. Geburtsh u Frauenheilk 1997; 58: 219–224.
10. Wald N. J., Cuckle H. S., Densem J. W., Kennard A., Smith D. Maternal serum screening for Down's syndrome: the effect of routine ultrasound scan determination of gestational age and adjustment for maternal weight. Br J Obstet Gynaecol 1992; 99: 144–149.
11. Philip A. G. Neonatal mortality rate: is further improvement possible? J Pediatr 1995; 126: 427–33.

12. Rempen A. Effizienz der Ultraschallbiometrie in der Schwangerschaft. Gynäkologe 1996; 29: 553–561.
13. Hilder L., Costeloe K., Thilaganathan B.. Prolonged pregnancy: evaluating gestation-specific risks of fetal and infant mortality. Br J Obstet Gynaecol 1998; 105: 169–173.
14. Wisser J., Kurmanavicius J., Lauper U., Zimmermann R., Huch R., Huch A. Successful treatment of fetal megavesica in the first half of pregnancy. Am J Obstet Gynecol 1997; 177: 685–689.
15. Johnson S. P., Sebire N. J., Snijders R. J. M., Tunkel S., Nicolaides K. H.. Ultrasound screening for anencephaly at 10–14 weeks of gestation. Ultrasound Obstet Gynecol 1997; 9: 14–16.
16. Rempen A. Diagnostik fetaler Anomalien in der Frühschwangerschaft. Gynäkologe 1999; 32: 169–180.
17. Nicolaides K. H., Sebire N. J., Snijders J. M. The 11–14-week scan. New York–London: Parthenon Publishing Group; 1999.
18. KBV. Mutterschaftsrichtlinien. Deutsches Ärzteblatt 1995; 92: B233–B235.
19. Schmidt W., Yarkoni S., Crelin E. S., Hobbins J. C. Sonografic visualization of anterior abdominal wall hernia in the first trimester. Obstet Gynecol 1987; 69: 911–915.
20. Pandya P. P., Altman D. G., Brizot M. L., Pettersen H., Nicolaides K. H. Repeatability of measurement of fetal nuchal translucency thickness. Ultrasound Obstet Gynecol 1995; 5: 334–337.
21. Nicolaides K. H., Brizot M. L., Snijders R. J. Fetal nuchal translucency: ultrasound screening for fetal trisomy in the first trimester of pregnancy. Br J. Obstet Gynaecol 1994; 101: 782–786.

Verfahren zur Konsensbildung:
Erstellung durch eine Expertengruppe (DEGUM-Stufe III) der Deutschen Gesellschaft für Ultraschall in der Medizin (Sektion Gynäkologie u. Geburtshilfe) mit anschließender beratender Mitwirkung des DEGUM-Stufe-III-Gremiums und der ARGUS der Deutschen Gesellschaft für Gynäkologie und Geburtshilfe

Mitglieder der Arbeitsgruppe:
Prof. Dr. Andreas Rempen, Frauenklinik, Evangelisches Diakonie-Krankenhaus Schwäbisch Hall
PD Dr. Rabih Chaoui, Klinik für Geburtshilfe, Universitäts-Spital Zürich
PD Dr. Peter Kozlowski, Düsseldorf
Prof. Dr. Martin Häusler, Geburtshilflich-Gynäkologische Universitätsklinik Graz
Prof. Dr. Rainer Terinde, Universitätsfrauenklinik Ulm
PD Dr. Josef Wisser, Klinik für Geburtshilfe, Universitäts-Spital Zürich

Koordination:
Prof. Dr. Andreas Rempen
Evangelisches Diakonie-Krankenhaus, Frauenklinik
Diakoniestr. 10
D-74523 Schwäbisch Hall
Tel.: 00 49-7 91-7 53 46 05
Fax. 00 49-7 91-7 53 49 23
E-Mail: arempen@diaksha.de
Fassung vom: Dezember 2000

Qualitätsanforderungen an die weiterführende differenzialdiagnostische Ultraschalluntersuchung in der pränatalen Diagnostik (= DEGUM-Stufe II) im Zeitraum 18. bis 22. SSW

(Stand 1. 10. 2001) E. Merz, K. H. Eichhorn, M. Hansmann, K. Meinel

Mit der **Neufassung der Mutterschaftsrichtlinien** (2) wurden am 1. April 1995 drei Ultraschalluntersuchungen in die Mutterschaftsvorsorge aufgenommen und die damit verbundenen Screening-Leistungen (Mindestanforderungen) definiert. Mit diesem sog. **10-20-30-Schwangerschaftswochen-Screening** sollte die Basis geschaffen werden, Auffälligkeiten früher und gezielter zu erkennen, um ggf. noch weitere diagnostische Maßnahmen in die Wege leiten zu können.
Durch Konzentration von auffälligen Befunden in entsprechend ausgerichteten Pränatalzentren (**3-Stufen-Konzept**) (2) konnte innerhalb der letzten Jahre eine praxisrelevante Verbesserung der pränatalen Diagnostik erzielt werden (1). Der Erfolg dieses Mehrstufenkonzeptes in der pränatalen Diagnostik ist gekennzeichnet durch eine fundierte Basissonografie, vorwiegend durch niedergelassene Frauenärzte und deren Zusammenarbeit mit qualifizierten Ultraschallspezialisten in pränataldiagnostisch ausgerichteten Zentren/Praxen.

1 Ziel

Die weiterführende differenzialdiagnostische Ultraschalluntersuchung (Feindiagnostik) beinhaltet den Ausschluss/Nachweis sonografisch erkennbarer Auffälligkeiten, die auf eine fetale Erkrankung und/oder eine Entwicklungsstörung hinweisen (Tab. 2). Ergeben sich Hinweise für chromosomale Aberrationen oder Stoffwechselstörungen, ist für den definitiven Nachweis eine invasive Diagnostik notwendig.
Der Nachweis intrauteriner Auffälligkeiten hängt ganz entscheidend vom Gestationsalter, von den Untersuchungsbedingungen (Beschaffenheit der mütterlichen Bauchdecke, Fruchtwasserverhältnisse, Lage des Fetus), der apparativen Ausstattung und vor allem von der Erfahrung und Qualifikation des Untersuchers ab. Dennoch können auch unter optimalen Voraussetzungen nicht alle Fehlbildungen sonografisch erkannt werden. Zudem entwickeln sich einige fetale Fehlbildungen/Störungen erst im späteren Schwangerschaftsverlauf und müssen deshalb zum Zeitpunkt der weiterführenden Ultraschalluntersuchung zwischen 18. und 22. SSW sonomorphologisch noch nicht erkennbar sein.

Im Gegensatz zur Basissonografie, deren Mindestanforderungen in den Mutterschaftsrichtlinien (3) definiert sind, existieren entsprechende Kriterien für die weiterführende Ultraschalldiagnostik bislang noch nicht bundesweit. Aus diesem Grund hat sich das Gremium der DEGUM-Stufe III zum Ziel gesetzt, entsprechende Mindestanforderungen im Sinne von Leitlinien zu definieren. Ist der Leistungsumfang dieser Spezialuntersuchungen bekannt, kann jeder in der Schwangerenbetreuung tätige Arzt selbst entscheiden, ob eine Spezialuntersuchung im gegebenen Fall für die Diagnosefindung von Nutzen ist und er seiner Schwangeren längere Anfahrtswege und Wartezeiten zumuten kann.

2 Indikationen

In den Mutterschaftsrichtlinien (3) wird die Indikation zur Feindiagnostik in der Anlage 1c zu Abschnitt B. Nr. 4 definiert.

Daraus leiteten sich praxisrelevant folgende Indikationsstellungen ab (Tab. 2):

Tab. 2 Ziel, Indikationen, Zeitpunkt und Inhalt einer Stufe-II-Untersuchung zwischen 18. und 22. SSW.

Ziel	Verbesserung der Ultraschalldiagnostik in Bezug auf fetale Erkrankungen/Entwicklungsstörungen oder Anomalien fetaler Organe/Organsysteme
Indikationen	– Auffälligkeiten im Rahmen der 1. und 2. Screening-Untersuchung (MuVo) – Differenzierung/Prognoseeinschätzung fetaler Anomalien inkl. Indikationsstellung zur invasiven Diagnostik – gezielter Ausschluss bzw. Nachweis einer fetalen Anomalie/Störung bei anamnestischem, maternalem und fetalem Risiko – psychische Belastung (Fehlbildungsangst der Patientin) – Durchführung spezieller invasiver Eingriffe (Amniozentese, Chorionzottenbiopsie, Cordozentese, intrauterine Transfusion, Fetalpunktion, Shunt-Einlage, Fruchtwasserauffüllung, Fetoskopie)
Zeitpunkt	18.–22. SSW (= von Beginn der 19. bis Ende der 22. SSW)
Inhalt	Leistungsbeschreibung zur weiterführenden differenzialdiagnostischen Ultraschalluntersuchung im Rahmen der Stufe-II-Diagnostik der DEGUM als Mindestanforderungen

3 Zeitpunkt

Nach den Mutterschaftsrichtlinien ist für die 2. Screening-Untersuchung der Zeitraum 18.–22. SSW (= von Beginn der 19. bis zum Ende der 22. SSW) vorgesehen (s. Tab. 2). Dies ist im Wesentlichen auch die Zeitspanne für eine weiterführende Feindiagnostik, wobei als optimaler Zeitpunkt ein Gestationsalter von 20 SSW anzusehen ist. Weiterführende Untersuchungen mit 22 oder 23 SSW sind vor allem deshalb problematisch, weil dadurch das Zeitfenster für eventuell notwendige weitere Untersuchungen (Verlaufsbeobachtung, invasive Diagnostik) extrem eng wird.

4 Inhalte der weiterführenden Ultraschalluntersuchung zwischen 18. und 22. SSW

Die nachfolgenden Leistungsbeschreibungen zur weiterführenden differenzialdiagnostischen Ultraschalluntersuchung sind als Mindestanforderungen anzusehen:

- Allgemein:
  - Einling/Mehrlinge;
  - Vitalität;
  - Fruchtwassermenge: qualitativ, quantitativ;
  - Nabelschnur: Gefäßzahl;
  - Plazenta: Sitz, Struktur, Dicke;
  - sofern Mehrlinge: Chorionizität, Amnionizität (sofern zu diesem Zeitpunkt noch erkennbar).
- Biometrie:
  - Kopf: biparietaler Kopfdurchmesser (BPD), frontookzipitaler Kopfdurchmesser (FOD), Kopfumfang (KU), Zerebellumtransversaldurchmesser (CTD);
  - Rumpf: Abdomentransversaldurchmesser (ATD), Abdomensagittaldurchmesser (ASD), Abdomenumfang (AU);
  - Extremitäten: Femur + Tibia oder Fibula oder Humerus + Radius oder Ulna.
- Sonoanatomie:
  - Kopf: Kontur: Außenkontur im Planum frontooccipitale;
  - Innenstrukturen: Hirnseitenventrikel, Plexus chorioideus, Zerebellumkontur;
  - Gesicht: Seitenprofil (medianer Sagittalschnitt), Aufsicht Mund-/Nasenbereich (Frontalschnitt);
  - Nacken/Hals: Kontur;
  - Wirbelsäule: sagittaler Längsschnitt + Hautkontur über der Wirbelsäule;
  - Thorax: Lunge: Struktur,
  - Herz: Herzfrequenz und -rhythmus, qualitative Einschätzung von Größe, Form und Position des

Herzens, Vierkammerblick, links- und rechtsventrikulärer Ausflusstrakt;
- Zwerchfell: Kuppelkontur im Längsschnitt;
- Abdomen: Kontur;
- Leber: Topografie und Struktur;
- Magen: Topografie;
- Darm: Echogenität;
- Urogenitaltrakt: Nieren: Topografie und Struktur, Harnblase: Topografie und Form;
- Extremitäten: Arme und Beine, Hände und Füße (ohne differenzierte Darstellung der Finger und Zehen).

- Dokumentation:
  Wichtige Grundlage für die Qualitätssicherung und -kontrolle ist eine exakte Befund- und ausreichende Bilddokumentation. Eine solche Dokumentation dient gleichermaßen auch als Leistungsnachweis. Standardmäßig sollten nachfolgende Parameter als Bilddokumentation erfasst werden:
  - Planum frontooccipitale,
  - Zerebellum,
  - Gesicht sagittal (Profil),
  - Gesicht frontal (Nase/Lippen),
  - Wirbelsäule mit Hautkontur im Sagittalschnitt,
  - Herz: Vierkammerblick,
  - Herz: linksventrikulärer Ausflusstrakt,
  - Herz: rechtsventrikulärer Ausflusstrakt,
  - Zwerchfell im Sagittal- oder Frontalschnitt,
  - Abdomenquerschnitt (Biometrieebene) mit Magen,
  - Nieren beidseits,
  - Harnblase,
  - Femur oder Humerus,
  - Tibia/Fibula oder Radius/Ulna,
  - Hand,
  - Fuß.

Werden im Rahmen der Untersuchungen Auffälligkeiten entdeckt, sind diese gesondert zu dokumentieren.
Bei eingeschränkten Sichtverhältnissen aufgrund der mütterlichen Bauchdecke, einer ungünstigen Lage des Fetus oder einer ungenügenden Fruchtwassermenge sollte dies im schriftlichen Befund aufgeführt werden. Auch ist die Patientin in einem solchen Fall über die eingeschränkten Sichtverhältnisse aufzuklären.

5 Aufklärung bei pränataler Diagnostik (4)

5.1 Aufklärung vor pränataler Diagnose

Die Komplexität der pränatalen Diagnostik erfordert es, dass die Schwangere von dem Zeitpunkt an, zu dem sie ärztliche Hilfe in Anspruch nimmt, beratend und informierend begleitet wird.

Als Beratungsinhalt sollten die nachfolgend genannten Informationspunkte Berücksichtigung finden:
- Anlass für die Untersuchung,
- Ziel der Untersuchung,
- Risiko der Untersuchung,
- Grenzen der pränatalen diagnostischen Möglichkeiten (pränatal nicht erfassbare Störungen),
- Sicherheit des Untersuchungsergebnisses,
- Art und Schweregrad möglicher oder vermuteter Störungen,
- Möglichkeiten des Vorgehens bei einem pathologischen Befund,
- psychologisches und ethisches Konfliktpotential bei Vorliegen eines pathologischen Befundes,
- Alternativen zur Nichtinanspruchnahme der invasiven pränatalen Diagnostik.

Die Einwilligung der Schwangeren nach Aufklärung ist eine unverzichtbare Voraussetzung für jede Maßnahme der pränatalen Diagnostik. Deshalb wird von der Deutschen Gesellschaft für Ultraschall in der Medizin (DEGUM) empfohlen, sich von jeder Schwangeren, die insbesondere eine gezielte pränatale Ultraschalluntersuchung wünscht, ein Aufklärungsblatt mit den Zielen und Grenzen der pränatalen Diagnostik unterschreiben zu lassen.

5.2 Aufklärung nach pränataler Diagnose

Bei Nachweis einer fetalen Fehlbildung gehört die Mitteilung des pathologischen Befundes an die Schwangere zu den Aufgaben des behandelnden und/oder beratenden Arztes. Das Aufklärungsgespräch sollte dabei die nachfolgenden Punkte berücksichtigen:
- Bedeutung des Befundes,
- Ursache, Art und Prognose der Erkrankung oder Entwicklungsstörung des Kindes,
- mögliche Komplikationen,
- prä- und postnatale Therapie- und Förderungsmöglichkeiten,
- Konsequenzen für die Geburtsleitung (Modus, Zeit und Ort),
- Alternativen: Fortführung oder Abbruch der Schwangerschaft,
- Kontaktmöglichkeiten zu gleichartig Betroffenen und Selbsthilfegruppen,
- Möglichkeiten der Inanspruchnahme medizinischer und sozialer Hilfe.

Je nach Problemstellung sollte eine weiterführende fachkompetente Beratung (Neonatologe/Pädiater, Humangenetiker, Kinderchirurg, Neurochirurg, Kinderkardiologe, Kinderurologe usw.) angeboten werden. Dabei ist grundsätzlich zu berücksichtigen, dass alle nachfolgenden Berater nur diejenige Information verwenden können, die sie vom Pränataldiagnostiker erhalten.

Den Eltern sollte nach Information und Beratung eine angemessene Bedenkzeit bis zur Entscheidung zur Verfügung gestellt werden.

Literatur

1. Bonnet D, Coltri A, Butera G, Fermont L. Le Bidois J, Kachaner J, Sidi D. Detection of transposition of the great arteries in fetuses reduces neonatal morbidity and mortality. Circulation 1999; 99: 916–918.
2. Hansmann M. Nachweis und Ausschluss fetaler Entwicklungsstörungen mittels Ultraschall-Screening und gezielter Untersuchung – ein Mehrstufenkonzept. Ultraschall 1981; 2: 206–220
3. Richtlinien des Bundesausschusses für Ärzte und Krankenkassen über die ärztliche Betreuung während der Schwangerschaft und nach der Entbindung („Mutterschaftsrichtlinien") in der Fassung vom 10.12.1985 (veröffentlicht im Bundesanzeiger Nr. 60 a vom 27.3.1986), zuletzt geändert am 24.4.1998 (veröffentlicht im Bundesanzeiger Nr. 136 vom 25.7.1998).
4. Wissenschaftlicher Beirat der Bundesärztekammer – Bekanntmachungen: Richtlinien zur pränatalen Diagnostik von Krankheiten und Krankheitsdispositionen. Deutsches Ärzteblatt 50 1998; 95: A-3236–3242.

Leitlinie: Anwendung des CTG während Schwangerschaft und Geburt

(Stand September 2004)

Schneider K.T.M., Butterwegge M., Daumer M., Dudenhausen J., Feige A., Gonser M., Hecher K., Jensen A., Koepcke E., Künzel W., Roemer V.M., Schmidt S., Vetter K.

1 Hintergrund

1.1 Ziel, Zielgruppe und Methode

Ziel dieser Arbeit ist es, die Anwendung des Kardiotokogramms (CTG) zur Überwachung des ungeborenen Kindes auf der Basis evidenzbasierter Methoden zu standardisieren. Dies erfolgt unter Berücksichtigung der Einflussfaktoren auf das CTG, unter Verwendung einheitlicher Definitionen und objektiver Bewertungsmöglichkeiten sowie durch Hinweise auf vorgeschaltete Diagnostik und additive Überwachungsverfahren.

Zielgruppe dieses Konsensuspapiers sind alle Berufsgruppen, die mit Hilfe einer CTG-Registrierung Schwangerschaft und Geburt überwachen und beurteilen.

Methode. Die Erstellung dieser Leitlinie erfolgte unter besonderer Berücksichtigung der bisherigen Empfehlungen (62), der FIGO-Richtlinien (42, 60), der Richtlinien des Royal College of Obstetricians and Gynaecologists (61), des National Institute of Child Health and Human Development (52) und des American College of Obstetricians and Gynecologists (2, 3) sowie – soweit vorliegend – evidenzbasierter Daten. Der Grad der Evidenz ist in Tabelle 3 angegeben.

2 Einführung

2.1 Zielsetzung der CTG-Registrierung

Die elektronische Registrierung der fetalen Herzfrequenz wurde Mitte der sechziger Jahre zunächst ohne das Vorliegen randomisierter, klinisch kontrollierter Studien eingesetzt. Ziel war und ist die rechtzeitige Erkennung fetaler Gefahrenzustände, um intervenieren zu können, **bevor** eine fetale Schädigung eintritt. Dabei steht die Erkennung von Parametern der fetalen Herzfrequenz (FHF) im Vordergrund, die mit einer mangelhaften Sauerstoffversorgung des Fetus einhergehen und bei deren Persistenz eine zerebrale Schädigung des Fetus entstehen kann. In aller Regel kann man aus als normal eingestuften FHF-Parametern zuverlässig auf das fetale Wohlbefinden schließen. Das Hauptproblem ergibt sich aber daraus, dass die Mehrzahl der nicht als normal eingestuften FHF-Parameter falsch pathologisch (d.h. falsch-positiv) sind. Daraus resultiert sowohl ante- wie auch subpartual ein Anstieg der Geburtseinleitungen und der operativen Entbindungsfrequenz. Die Ursachen liegen meistens in der Nichtbeachtung zahlreicher Stör- und Einflussgrößen (u.a. fetale Verhaltenszustände, fetale Bewegung, Gestationsalter, Uterusaktivität, mütterliche Kreislaufverhält-

Tab. 3 Evidenzlevel (EL) (nach RCOG, 61).

Level	Evidenz
Ia	systematischer Review einer Metaanalyse randomisierter kontrollierter Studien
Ib	mindestens eine randomisierte kontrollierte Studie
IIa	mindestens eine kontrollierte Studie mit gutem Design ohne Randomisation
IIb	mindestens eine anderweitige quasi Experimentalstudie mit gutem Design
III	nicht experimental beschreibende Studien mit gutem Design wie vergleichende, korrelierende und Fallstudien
IV	Expertenkomitee-Berichte oder Meinungen und/oder klinische Erfahrung respektierter Persönlichkeiten

nisse und Körperhaltung) sowie in Unsicherheiten bei der Beurteilung physiologischer Zusammenhänge zwischen dem fetalen Kreislauf und der fetalen Herzfrequenz. Weitere Gründe liegen in der Verwendung inkonsistenter Grenzwerte und Auswertungsmodalitäten, der Unterlassung ergänzender Testverfahren sowie in fehlenden Management-Empfehlungen.

2.2 Physiologie und Pathophysiologie

Unter physiologischen Bedingungen erfolgt die Regulation des fetalen Herz-Kreislauf-Systems über nervale Beeinflussung des Herzens über die Rr. cardiaci des N. vagus und über die Nn. accelerantes des Sympathikus. Einfluss auf diese Steuerung haben übergeordnete medulläre Zentren, die durch Presso- und Chemorezeptoren sowie lokale Stoffwechselvorgänge gesteuert werden. Unter physiologischen Bedingungen kann somit durch eine ständige Anpassung des arteriellen Blutdruckes, des Herzzeitvolumens und des Gefäßwiderstands ein suffizienter Stoffwechsel aufrechterhalten werden.

Abweichungen von dieser Steady-State-Situation lösen adaptive Mechanismen aus, die der Aufrechterhaltung der fetalen Oxygenierung dienen. Das wichtigste erkennbare und diagnostisch verwertbare Zeichen dabei ist die jeweils veränderte fetale Herzfrequenz mit Akzelerationen, Variabilitätsveränderungen, Tachykardie, Dezelerationen und Bradykardie (34, EL IIb). Die Komplexität der fetalen Antwort auf verschiedene Stör- und Einflussgrößen führt häufig zu Fehlinterpretationen der fetalen Herzfrequenzparameter (35).

2.3 Einflussfaktoren

Die FHF unterliegt den in Tabelle 4 dargestellten Einflussfaktoren (IIa).

Wichtige Einflussfaktoren sind in Tabelle 3 wiedergegeben (28). Bei den **maternalen Faktoren** hat neben dem V.-cava-Okklusions-Syndrom in Rückenlage auch die aufrechte Körperhaltung Auswirkungen auf die uteroplazentare Versorgung (67). Die uterine Durchblutung ist dem arteriellen Mitteldruck der Mutter proportional und dem Widerstand des uterinen Gefäßsystems umgekehrt proportional. Mütterliches Fieber oder körperliche Aktivität führt zu einer Herzfrequenzerhöhung des Fetus mit Steigerung der Nabelschnurdurchblutung. Eine Erhöhung des Uterustonus und Wehentätigkeit reduziert die uterine Durchblutung und kann bei unzureichender uteroplazentarer Reservekapazität zur Einschränkung der fetalen Oxygenierung führen.

Ähnliche Veränderungen des CTG können auch auf **fetoplazentaren Ursachen** beruhen und z.B. durch eine Plazentainsuffizienz ausgelöst werden. Passagere Nabelschnurkompressionen haben häufig saltatorische FHF-Muster zur Folge. Eine Chorioamnionitis kann bereits zu einem Anstieg der fetalen basalen Herzfrequenz und gleichzeitig zu einer Abnahme der Variabilität führen, bevor eine Erhöhung der Körpertemperatur der Mutter nachweisbar wird (19).

Die wichtigsten **fetalen Faktoren** mit Einfluss auf die Herzfrequenz sind das Gestationsalter und die fetalen Verhaltensmuster („fetal behaviour") (11).

Mit zunehmendem Gestationsalter nimmt die basale fetale Herzfrequenz ab und die Variabilität zu (81; EL IIa). Auch Akzelerationen treten zunehmend deutlicher hervor, nicht nur ihre Dauer, sondern auch ihre Amplituden werden größer. Dies gilt besonders für die Phasen des „aktiven Schlafs" (REM-Schlaf, Stadium 2F, sog. reaktives Herzfrequenzmuster), die sich zunehmend deutlicher von den Phasen des „ruhigen Schlafs" (Non-REM-Schlaf, Stadium 1F) abgrenzen lassen. Bei geburtsreifen Kindern sind die zyklischen Wechsel der Herzfrequenzparameter und die mit ihnen assoziierten Wechsel der fetalen Verhaltens- und Bewegungsmuster zwischen ruhigem (Dauer 20–30 Minuten) und aktivem Schlaf (Dauer 20–90 Minuten) das sicherste Zeichen für fetales Wohlbefinden in der Eröffnungs- und frühen Austreibungsperiode. In diesen zwei definierten Aktivitätszuständen verbringen reife Feten etwa 80–90% ihrer Zeit. Die verbleibende Zeit befinden sie sich in ruhigen (Stadium 3F) oder aktiven (Stadium 4F) Wachzuständen. Diesen Aktivitätszuständen sind entsprechende Herzfrequenz- und Bewegungsmuster zuzuordnen. Im Stadium 1F können die fetalen Körperbewegungen bis zu 60 Minuten lang fehlen (im Mittel

Tab. 4 Einflussfaktoren auf das fetale CTG.

MATERNAL	FETOPLAZENTAR	FETAL	EXOGEN
– Körperhaltung – körperliche Aktivität – Fieber – Kreislauf – Uterusaktivität	– Plazentainsuffizienz – NS-Kompression – Chorioamnionitis	– Bewegungen – Verhaltenszustände – Gestationsalter – Hypoxämie	– Medikamente – Rauchen – Weckreize

25 Minuten). Das in dieser Phase vorherrschende Herzfrequenzmuster mit eingeschränkter Variabilität darf jedoch nicht mit dem sog. silenten CTG bei Sauerstoffmangel verwechselt werden. Im Gegensatz zum silenten Kurvenverlauf geht es am häufigsten in das Muster des aktiven Schlafs 2F mit Akzelerationen und erhöhter Variabilität über.

Fetale Atembewegungen wurden früher für einen Indikator fetalen Wohlbefindens gehalten, treten aber zu unregelmäßig auf, um als solcher verwertbar zu sein. Sie verstärken die Kurzzeitvariabilität als Ausdruck fetaler respiratorischer Arrhythmie. Ein Schluckauf des Kindes ist ebenfalls in der Herzfrequenzregistrierung erkennbar und mit einer kurzfristigen Anhebung der basalen Herzfrequenz verbunden.

Auch **exogene Faktoren** können die FHF nachhaltig beeinflussen. Viele Medikamente überwinden mühelos die Plazentaschranke und erreichen in hoher Konzentration das Gehirn und die Zentren der Kreislaufregulation (13, 29, 44, 56, 77, EL IIa). Dies gilt besonders für Sedativa, allgemein und lokal wirksame Anästhetika und Antiepileptika, die die Herzfrequenzvariabilität herabsetzen und einen silenten Kurvenverlauf bewirken können. β-Sympathomimetika (z. B. Fenoterol), wie sie zur Tokolysetherapie eingesetzt werden, werden zwar nahezu vollständig an der Plazentaschranke metabolisiert, sind aber auch in geringen Mengen oder als Metaboliten noch wirksam, so dass sie zu einer Steigerung der Herzfrequenz des Fetus mit gleichzeitiger Verminderung der Variabilität führen können. Antihypertonika (Betarezeptorenblocker) passieren im Verhältnis 1 : 1 die Plazentaschranke und können dosisabhängig zu einer kompletten Blockade des sympathischen Nervensystems des Kindes führen. Dies führt u. U. zur Abflachung von Akzelerationen, zu ausgeprägten Bradykardien oder auch zu Tachykardien. Darüber hinaus führt die Betablockade zur Beeinträchtigung der für den Fall eines Sauerstoffmangels erforderlichen fetalen Kreislaufzentralisation und Glukosemobilisation. Exogene taktile und akustische Reize beeinflussen die fetale Herzfrequenz ebenfalls und können diagnostisch genutzt werden (s. a. 6.1.4).

3 Methodik

3.1 Signalgewinnung

Die am häufigsten eingesetzte Ableitungstechnik ist die **Detektion der fetalen Herzfrequenz** über einen Dopplerultraschall-Transducer, der am mütterlichen Abdomen in Herznähe des Fetus positioniert wird. Er leitet über das Prinzip des kontinuierlichen Dopplers die FHF meist unter Verwendung einer Autokorrelationslogik ab und gibt sie als Verlaufskurve über die Zeit wieder. Die Autokorrelationslogik vergleicht überlappende Abfolgen konsekutiver FHF-Signale (etwa 5 Herzzyklen) und kann so aus den störungsreichen Doppler-Rohsignalen durch Einführung „wahrscheinlicher“ Schläge den tatsächlichen FHF-Verlauf rekonstruieren. Diese Registrierung entspricht also nicht einer echten Schlag-zu-Schlag-Aufzeichnung wie bei der internen EKG-Ableitung direkt vom Fetus (46 EL IIb). Ein CTG gilt nur dann als auswertbar, wenn die Signalausfallrate unter 15% liegt. Bei Beginn der Registrierung und in Zweifelsfällen muss die Herzfrequenz der Mutter von der des Fetus unterschieden werden. Bei Mehrlingen muss jedes Kind getrennt abgeleitet werden.

In Fällen von nicht sicher beurteilbarer FHF, speziell in der Austreibungsperiode, sowie beim ersten Mehrling ist das Anlegen einer Skalpelektrode direkt am vorangehenden fetalen Teil (z. B. Kopf) sinnvoll.

Die **Registrierung von Wehen** erfolgt über einen abdominal applizierten Druck-Transducer, der den durch die Wehen ausgelösten Spannungszustand des Uterus über die Bauchdecken in ein Schreibsignal, das Tokogramm, umwandelt. Die simultane Registrierung von Wehen und FHF definiert das CTG und wird generell empfohlen.

Bei Geräten mit integrierter **Erkennung von Bewegungssignalen des Kindes** werden diese aus denselben Doppler-Signalen des FHF-Transducers – aber mit anderer Signalerkennungstechnik – extrahiert und in einem dritten Kanal dargestellt (Kineto-Kardiotokogramm = K-CTG).

3.2 Registrierdauer, Körperhaltung, Schreibgeschwindigkeit

Antepartual bzw. bei der Aufnahme in den Kreißsaal (Aufnahme-CTG) beträgt die übliche **(Mindest-) Registrierdauer 30 Minuten.** Das CTG sollte v. a. in höherem Gestationsalter in **halblinker bzw. linker Seitenlage** der Mutter geschrieben werden, um ein V.-cava-Syndrom zu vermeiden.

Die **Schreibgeschwindigkeit** (Vorschub) des Papiers beträgt üblicherweise 1 cm/min, die visuelle Auflösung ist allerdings bei einer Geschwindigkeit von 2 oder 3 cm/min besser. In jeder Abteilung sollte man sich jedoch auf eine Geschwindigkeit festlegen, um die notwendige Sicherheit in der Interpretation zu gewährleisten. Für die elektronisch computerisierte Registrierung und Analyse gilt Analoges.

3.3 Beurteilungsparameter

Von der **fetalen Herzfrequenz** werden klassifiziert:
- basale fetale Herzfrequenz (Basisfrequenz),
- Oszillationen,
  - Oszillationsamplitude (Bandbreite),
  - Langzeitoszillationen (Frequenz),
- Akzelerationen,
- Dezelerationen.

Es handelt sich hierbei um lang-, mittel- und kurzfristige Merkmale, die aus der FHF-Verlaufskurve extrahiert werden. Die Dezelerationen werden bei Vorhandensein von Wehen in uniforme frühe, späte und variable Dezelerationen unterteilt.
Über das **Tokogramm** lassen sich im Wesentlichen Frequenz, Dauer, Form und Regularität der Wehen erfassen, bei intraamnialer Impulsaufnahme auch der Basaltonus und die Amplitude.

4 Klinische Wertigkeit

4.1 Antepartual

Routinemäßig wird derzeit bei über 90% der Schwangeren ein CTG geschrieben. Die vier vorliegenden randomisierten Studien (7, 14, 32, 39) zeigen aber selbst in Risikokollektiven keine Verringerung der perinatalen Mortalität bzw. Morbidität (55, EL Ia). Es zeigt sich beim Einsatz der Methode in Hochrisikokollektiven sogar eine signifikante Erhöhung der operativen Entbindungsfrequenz. Eine hohe Falschpositivrate bei gleichzeitig hoher Inter- und Intraobserver-Variabilität und eine damit auch induzierte erhöhte Frühgeburtenrate mögen die wesentlichen Ursachen hierfür sein (6, 9, 38, 75, EL IIa).
Die Kombination des CTG mit der Doppler-Sonografie in Risikokollektiven führt inzwischen zu einer Abnahme der perinatalen Mortalität um etwa 30% (83, EL Ia), so dass der fetale Zustand bei auffälligem CTG v. a. im Bereich der Frühgeburtlichkeit durch den Einsatz der Dopplersonografie abgesichert werden sollte.

4.2 Subpartual

Die vorliegenden prospektiv randomisierten Studien (17, 22, 23, 24, 25, 31, 33, 36, 37, 40, 41, 43, 49, 50, 57, 68, 84) fanden zunächst selbst in Hochrisikokollektiven keine Verbesserung der perinatalen Daten, abgesehen von einer Reduktion von Krämpfen im Neugeborenenalter (74, EL Ia). Das ACOG kam sogar zu dem Schluss, dass die intermittierende Auskultation in vorgegebenen Intervallen der CTG-Überwachung ebenbürtig sei (3, 26). Bei Verzicht auf die CTG-Überwachung wäre die Auskultation jedoch zeit- und personalintensiv, erlaubt unter medikolegalem Blickwinkel nur eine lückenhafte Dokumentation (54) sowie kein frühzeitiges Erkennen von FHF-Parametern der fetalen Zustandsverschlechterung: Akzelerationsverlust, Oszillationsverlust, Anstieg der basalen Herzfrequenz und Dezelerationen.
Neuere Auswertungen der vorliegenden Studien (nach Herausnahme von Studien mit methodischen Fehlern) ergeben allerdings Vorteile der elektronischen CTG-Registrierung:
Hiernach führt das CTG zu einer signifikanten Reduktion der perinatalen Mortalität (78, EL Ib) und zu einer signifikant verbesserten Erkennung der verschiedenen Formen der Geburtsazidose (79, EL Ib). Eine Metaanalyse von neun der oben angeführten Studien belegt eine Reduktion der perinatalen Mortalität von über 50%, allerdings bei einer Erhöhung der Rate operativer Entbindungen um den Faktor 2,5 (80, EL Ia).
Das spätere Auftreten einer Zerebralparese und neonatalen Enzephalopatie ist signifikant mit späten Dezelerationen im CTG (OR 3,9) und eingeschränkter Variabilität (OR 2,7) assoziiert (15, 16, 51, EL IIa). Ein abnormes CTG-Muster – beurteilt nach FIGO – ist ebenfalls signifikant mit der neonatalen Enzephalopathie assoziiert (69, EL IIa).

5 Empfehlungen

5.1 Patientensicherheit

Die abgegebene niedrige Ultraschallenergie über das eingesetzte Dopplerverfahren bei der Detektion der FHF bzw. der Kindsbewegungen hat bisher zu keinem Bericht über schädigende Effekte geführt.
Als Beitrag zur Patientensicherheit sollte der Einsatz der CTG und der nach dem gleichen Prinzip arbeitenden Verfahren (z.B. Kineto-CTG) trotz fehlender Gefährdungshinweise nur bei den unter 5.3 und 5.4 angegebenen Indikationen erfolgen.
Bei Verwendung einer direkt am Skalp angebrachten Kopfschwartenelektrode sind in bis zu 1,3% der Fälle Infektionen und Verletzungen beschrieben (4, EL III). Bei ausreichender Signalqualität kann subpartual auf die Anwendung einer fetalen Skalpelektrode verzichtet werden.

5.2 Registrierdauer und -häufigkeit

Üblicherweise beträgt die **Registrierdauer** 30 Minuten. Bei suspektem FHF-Muster sollte die Registrierdauer verlängert werden. Bei speziellen Analyseverfahren (z.B. Dawes und Redman 1992) ist bei rückversicherndem Ergebnis eine Verkürzung bis auf 10 min möglich. Die maximale Registrierdauer, nach der eine Analyse durchgeführt werden sollte, beträgt 60 Minuten.

Die **Häufigkeit der Registrierung** richtet sich nach dem individuell klinisch und kardiotokografisch ermittelten Risiko. Sie kann von einmal ambulant über mehrmals täglich bis hin zur Dauerüberwachung reichen.

Bei ambulanter Überwachung und Registrierintervallen von über 4 Tagen sollten insbesondere bei den unter 5.3 angegebenen Diagnosen (in kursiver Schreibung!) **additive Verfahren** mit längerer Vorwarnzeit zum Einsatz kommen (Dopplersonografie, US-Fruchtwassermenge, K-CTG).

5.3 Indikationen antepartual

Die Indikationen zur CTG-Registrierung sind in Deutschland in den Mutterschaftsrichtlinien wie folgt festgelegt:

A. Indikationen zur erstmaligen CTG-Registrierung:

- in der 26. und 27. Schwangerschaftswoche drohende Frühgeburt;
- ab der 28. Schwangerschaftswoche bei
  - auskultatorisch festgestellten Herztonalterationen;
  - Verdacht auf vorzeitige Wehentätigkeit.

B. Indikationen zur CTG-Wiederholung:

- CTG-Alterationen:
  - anhaltende Tachykardie (> 160/Minute),
  - Bradykardie (< 100/Minute),
  - Dezeleration(en) (auch wiederholter Dip null),
  - Hypooszillation, Anoszillation,
  - unklarer CTG-Befund bei Verdacht auf vorzeitige Wehentätigkeit,
  - Mehrlinge,
  - intrauteriner Fruchttod bei früherer Schwangerschaft,
  - Verdacht auf Plazentainsuffizienz nach klinischem oder biochemischem Befund,
  - Verdacht auf Übertragung,
  - uterine Blutung,
  - medikamentöse Wehenhemmung.

Die Autoren halten den bisherigen Indikationskatalog der Mutterschaftsrichtlinien für dringend änderungsbedürftig und haben in Anlehnung an die Empfehlungen des RCOG (EL IIa, IV) folgenden Vorschlag erarbeitet:

- Die Indikation für eine **antepartuale** auch wiederholte **CTG-Registrierung** besteht bei (alphabetische Reihenfolge):
  - Anämie der Mutter (Hämoglobin < 10 g/dl oder ≤ 6 mmol/l);
  - Arrhythmien des Fetus (speziell Tachy-) im Ultraschall diagnostiziert;
  - Blutungen (bei lebensfähigem Fetus);
  - Blutgruppeninkompatibilität mit Antikörpernachweis;
  - *Blutdruckdruck (≥ 140/90 mmHg)*;
  - Diabetes mellitus;
  - Doppler-Befund suspekt oder pathologisch (z. B. RI in A. umbilicalis > 90. Perzentile);
  - Drogenabusus (z. B. Nikotinabusus);
  - Hydramnion (AFI > 25 cm);
  - Infektionen, virale, z. B. TORCH inkl. Parvovirus B19 und bakterielle (AIS);
  - Kindsbewegungen vermindert;
  - Kreislaufinstabilität maternal;
  - *Mehrlingsschwangerschaft;*
  - *Oligohydramnion („single pocket" < 2 cm);*
  - Terminüberschreitung (≥ 7 Tage);
  - *Thrombophilien und Kollagenosen;*
  - Unfall mit abdominalem Trauma oder schwerer mütterlicher Verletzung;
  - Wehen, vorzeitige (Tokolyse)/Frühgeburt drohend;
  - *Wachstumsrestriktion fetal (< 10. Perzentile, 82).*

Bei den kursiv gesetzten Indikationen sollte ebenfalls eine Doppleruntersuchung erfolgen.

5.4 Indikationen subpartual

Üblicherweise wird bei jeder Schwangeren bei Klinikaufnahme ein CTG geschrieben (Aufnahme-CTG). Internationale Studien belegen die Notwendigkeit dazu jedoch nicht (27, EL Ib). Dennoch wird ein 30-minütiges Aufnahme-CTG zum Ausschluss einer primären Gefährdung des Fetus und zum Nachweis von Kontraktionen für sinnvoll gehalten (EL IV).

Die subpartuale Überwachung kann bei risikofreien Schwangerschaften und bisher unauffälligem CTG in der frühen Eröffnungsperiode **intermittierend** alle 30 Minuten bis maximal 2 Stunden elektronisch, bei fehlender elektronischer Registriermöglichkeit auch durch Auskultation über 10 Minuten (**mit strikter Dokumentation**) erfolgen. In der späten Eröffnungs- und Austreibungsperiode soll das CTG **kontinuierlich** geschrieben werden. Bei Risikoschwangerschaften (s. antepartuale Indikationen zum CTG) kann eine kontinuierliche CTG-Überwachung während der gesamten Eröffnungs- und Austreibungsperiode erforderlich sein. Eine CTG-Registrierung ist auch bei Tokolyse bzw. Wehenaugmentation (sofern Wehen nachweisbar sind) indiziert.

Pathologische FHF-Muster sollten bei Persistenz über 30 Minuten durch eine fetale Blutgasanalyse (FBA) am vorangehenden fetalen Pol – sofern technisch durchführbar – abgeklärt werden. Ausnahmen sind schwere fetale Bradykardien, die eine sofortige Intervention und Geburtsbeendigung erfordern.

5.5 Klassifizierung

Einzelparameter der FHF und Bewertungsschema (Tab. 5)

Die Autoren empfehlen die in Tabellen 6 und 7 dargestellten **Bewertung des CTG nach normal/suspekt/pathologisch („NSP"-Schema**, n. RCOG modifiziert). Das CTG muss subpartual ständig klassifiziert werden (z. B. nach Tab. 5 in Form eines Scores oder elektronisch). Dabei ist jeweils ein 30-Minuten-Abschnitt mit der höchsten Dichte an suspekten bzw. pathologischen FHF-Parametern (soweit vorhanden) zu analysieren (EL IV).

Bei unauffälligem Muster genügt ein Eintrag auf dem CTG bzw. in der Akte mit Signatur (s. Dokumentation) ca. alle 2 Stunden (z. B. N). Ein farbiger Eintrag ist für einen Nachbegutachter hilfreich.

Bei Einstufung „suspekt" sollte eine wiederholte Beurteilung nach ca. 30 Minuten mindestens mit einer Angabe der Anzahl der suspekten Parameter dokumentiert werden (z. B. S1). Zur Klärung oder Verbesserung des Musters können konservative Maßnahmen erfolgen (z. B. Lagewechsel, Infusion, O_2-Gabe).

Bei Einstufung „pathologisch" muss eine ständige Beurteilung erfolgen, die alle ca. 10 Minuten zusammen mindestens mit der Angabe der Anzahl suspekter Parameter dokumentiert wird (z. B. S2 oder P4). Neben dem Ergreifen konservativer Maßnahmen (z. B. Tokolyse, Weckversuch, Lagewechsel, Infusion, O_2-Gabe) ist eine Blutgasanalyse beim Fetus (FBA) vorzunehmen, wenn dies möglich oder sinnvoll ist (Ausnahme z. B. Ende der Pressperiode). Falls keine Verbesserung des CTG-Musters in einem der drei bedeutsamen Parameter erzielbar ist bzw. die FBA eine drohende Azidämie anzeigt, ist die rasche Entbindung indiziert.

FIGO-Guidelines

Die FIGO-Guidelines sind sowohl ante- wie subpartual einsetzbar. Sobald eines der angegebenen Kriterien als suspekt bzw. pathologisch definiert ist, gilt das gesamte CTG als suspekt bzw. pathologisch. Es wird ebenfalls beim Zusammentreffen zweier suspekter Kriterien als pathologisch eingestuft (vgl. Tab. 7).

Der FIGO-Score ist bisher der einzige auf breitem Konsens beruhende Score. Die Beurteilung eines CTG, die sich an den in 3.3 genannten lang-, mittel- und kurzfristigen Merkmalen (Basisfrequenz, Floating Line mit Akzelerationen und Dezelerationen sowie Variabilität) orientiert (z. B. mit der vorgeschlagener RCOG-Modifikation) zwingt zu einer intensivierten Auseinander-

Tab. 5 Parameter der FHF und deren Definition (modifiziert nach RCOG und FIGO).

TERMINOLOGIE	DEFINITION
Grundfrequenz (SpM)	ist die mittlere über mindestens 5–10 Minuten beibehaltene FHF in Abwesenheit von Akzelerationen bzw. Dezelerationen in Schlägen pro Minute (SpM). Im Bereich der fetalen Unreife ist die mittlere FHF eher im oberen Streubereich. Ein trendmäßig zunehmender Anstieg der FHF muss besonders beachtet werden!
Normalbereich	110–150 SpM
leichte Bradykardie	100–109 SpM
leichte Tachykardie	151–170 SpM
schwere Bradykardie	< 100 SpM
schwere Tachykardie	> 170 SpM
Bandbreite (Variabilität) (SpM)	Fluktuationen der fetalen Grundfrequenz treten 3–5-mal pro Minute auf. Bandbreite ist die SpM-Differenz zwischen höchster und tiefster Fluktuation in der auffälligsten Minute innerhalb des 30-minütigen Registrierstreifens.
normal	> 5 SpM im kontraktionsfreien Intervall
suspekt	< 5 SpM zwischen 40 und 90 Minuten oder > 25 SpM
pathologisch	< 5 SpM über 90 Minuten
Akzelerationen	Anstieg der FHF > 15 SpM bzw. > ½ Bandbreite über 15 Sekunden
normal	2 Akzelerationen in 20 Minuten
suspekt	periodisches Auftreten mit jeder Wehe
pathologisch	keine Akzeleration über 40 Minuten (Bedeutung noch unklar)

Tab. 5 Parameter der FHF und deren Definition (modifiziert nach RCOG und FIGO). *(Fortsetzung)*

Terminologie	Definition
Dezelerationen	Abfall der FHF > 15 SpM bzw. > ½ Bandbreite über 15 Sekunden
frühe	uniforme, wehenabhängig periodisch wiederholte Absenkung der FHF, früher Beginn mit der Wehe. Rückkehr zur Grundfrequenz am Ende der Wehe
späte	uniforme, wehenabhängig periodisch wiederholte Absenkung der FHF, Beginn zwischen Mitte und Ende der Wehe. Nadir > 20 sec nach Wehengipfel. Rückkehr zur Grundfrequenz nach dem Ende der Wehe. Bei einer Bandbreite < 5 SpM sind auch Dezelerationen < 15 SpM gültig
variable	variabel in Form, Dauer, Tiefe und zeitlicher Abhängigkeit von Wehen, intermittierend/periodische wiederholte Absenkung der FHF mit raschem Beginn und rascher Erholung. Auch isoliertes Auftreten (in Verbindung mit Kindsbewegungen)
atypische variable	variable Dezelerationen mit einem der zusätzlichen Merkmale: – Verlust des primären bzw. sekundären FHF-Anstiegs – langsame Rückkehr zur Grundfrequenz nach Kontraktionsende – verlängert erhöhte Grundfrequenz nach der Wehe – biphasische Dezeleration – Oszillationsverlust während der Dezeleration – Fortsetzung der Grundfrequenz auf niedrigerem Level
verlängerte	abrupter Abfall der FHF unter die Grundfrequenz um mind. 60–90 Sekunden. Als pathologisch zu werten, wenn sie über 2 Wehen bzw. über 3 Minuten anhalten
sinusoidales Muster	Langzeitschwankung der Grundfrequenz wie Sinuswelle. Das glatte, undulierende Muster von mind. 10 Minuten besitzt eine relativ fixe Wiederkehr von 3–5 Zyklen pro Minute und eine Amplitude von 5–15 SpM ober- und unterhalb der Grundfrequenz. Eine Grundfrequenzvariabilität lässt sich nicht nachweisen

Tab. 6 Bewertung der Einzelparameter der FHF (modifiziert nach FIGO und RCOG).

Parameter	Grundfrequenz (SpM)	Bandbreite (SpM)	Dezelerationen	Akzelerationen
normal	110–150	> 5	keine[1]	vorhanden, sporadisch[2]
suspekt	100–109 151–170	< 5, > 40 Minute > 25	– frühe/variable Dezelerationen – einzelne verlängerte Dezelerationen bis 3 Minuten	vorhanden, periodisch (mit jeder Wehe)
pathologisch	< 100 > 170 sinusoidal[3]	< 5, > 90 Min	– atypische variable Dezelerationen – späte Dezelerationen – einzelne verlängerte Dezelerationen > 3 Minuten	fehlen > 40 Minuten (Bedeutung noch unklar)

[1] FHF-Dezelerationsamplitude > 15 SpM Dauer > 10 Sekunden;
[2] FHF-Akzelerationsamplitude > 15 SpM Dauer > 15 Sekunden;
[3] sinusoidale FHF: > 10 SpM Dauer > 20 Minuten

Tab. 7 FHF-Klassifikation in normal, suspekt, pathologisch einschl. Handlungsbedarf (n. FIGO)

KATEGORIE	DEFINITION
normal	alle vier Beurteilungskriterien normal (kein Handlungsbedarf)
suspekt	mindestens ein Beurteilungskriterien suspekt und alle anderen normal (Handlungsbedarf: konservativ)
pathologisch	mindestens ein Beurteilungskriterium als pathologisch bzw. 2 oder mehr suspekt (Handlungsbedarf: konservativ und invasiv)

setzung mit der CTG-Registrierung und schafft die Möglichkeit einer objektiveren Verlaufskontrolle (21). Je komplexer ein Score angelegt ist, desto schlechter ist allerdings seine Reproduzierbarkeit. Die beste Reproduzierbarkeit besitzen Bewertungsschemata mit den Kategorien: CTG-Kriterien **mit** und **ohne** Handlungsbedarf (s. o.). Nach Spencer ist das CTG – beurteilt nach FIGO – bei pathologischem Score auch mit einer erhöhten postnatalen Morbidität korreliert (69, EL IIa).

Elektronische Online-Auswertung

Studien zur Inter- und Intraobserver-Variabilität zeigen, dass durch die Einführung einer computergestützten Klassifizierung der CTG-Registrierung eine insgesamt zuverlässigere Einordnung des CTG-Musters möglich wird (30, EL IIa). Insbesondere kann im Klinikalltag eine zeitnahe Bewertung vorgenommen werden, falls die CTG-Analyse und ggf. Benachrichtigung des Begutachters „online" erfolgt. Innerhalb der englischen Fachgesellschaften wird deshalb diskutiert, das CTG-Monitoring nur noch in Verbindung mit einer computergestützten Analyse zu empfehlen. Die verschiedenen Methoden zur Online-Auswertung (z. B. Dawes und Redman 1992, DMW-FIGO, 10, 65) können aufgrund ihrer Reliabilität derzeit alle empfohlen werden. Studien zur Auswirkung auf die perinatale Mortalität und Morbidität liegen allerdings noch nicht in ausreichender Form vor.

Auch die Autoren vertreten die Auffassung, dass die zukünftige CTG-Analyse kontinuierlich und automatisiert erfolgen wird, da dies eine verbesserte Reproduzierbarkeit bei kontinuierlichem Informationsfluss ermöglicht. Dennoch sind unabhängig von der Einführung elektronischer Analysesysteme grundlegende Kenntnisse der Physiologie und Pathophysiologie des fetalen Kreislaufsystems für die Bewertung des CTG erforderlich.

6 Diagnostische Zusatztests und deren Wertigkeit

6.1 Antepartual

Ruhe-CTG (Non-Stress-Test)

Das Ruhe-CTG wird im internationalen Sprachgebrauch auch als Non-Stress-Test (NST) bezeichnet.

Physiologische Grundlagen. Der NST basiert auf der Annahme, dass ein Fetus bei Wohlbefinden seine Herzfrequenz über autonome Einflüsse des sympathischen bzw. parasympathischen Nervensystems moduliert. Die Herzfrequenzsteuerung des nicht deprimierten Fetus beantwortet die physiologisch auftretenden Kindsbewegungen mit einer Akzeleration der Herzfrequenz.

Beurteilung des NST. Im NST wird das CTG ohne Wehen beurteilt. Bewertet werden die Akzelerationen der fetalen Herzfrequenz, die mit den Bewegungen des Kindes auftreten. Ein reaktives Muster liegt bei einer 20-minütigen Registrierung mit zwei bewegungsassoziierten FHF-Akzelerationen vor. Die Abnahme von Akzelerationen (Kindsbewegungen) oder ihr völliges Fehlen kann auf einen fetalen O_2-Mangel hinweisen.

Neben dem Akzelerationsverlust ist insbesondere der Variation der fetalen Herzfrequenz Beachtung zu schenken. Eine silente Oszillation mit einer Bandbreite < 5 Schlägen/min ist bei längerem Bestehen (> 90 Minuten) mit einer erhöhten perinatalen Morbidität verbunden (51, 63 EL Ib).

Evidenzbasierung des NST. Die Analyse der vier bisher vorliegenden prospektiv randomisierten Untersuchungen (7, 14, 32, 39) zum Einsatz des antepartualen Non-Stress-CTG zeigt keinen erkennbaren Benefit bei herkömmlichen Prüfkriterien (55, EL Ia) . Somit kann unter dem Gesichtspunkt der Evidenzbasierung die routinemäßige Anwendung des NST nicht empfohlen werden.

6.1.2 Wehenbelastungstest

Im Wehenbelastungs-/Kontraktionstest wird die fetale Herzfrequenz während einer Kontraktion des Uterus beurteilt. Der Kontraktionstest beruht entweder auf spontaner oder induzierter Wehentätigkeit (OBT, Oxytozinapplikation als Oxytocinbelastungstest). Physiologische Grundlage des Kontraktionstests ist die kurzfristige Einschränkung der uterinen Perfusion während der Kontraktion. Bei einer Borderline-Oxygenation kann es hierbei zum Auftreten von FHF-Dezelerationen kommen. Als unerwünschte Nebenwirkungen können Polysystolien, Dauerkontraktionen mit fetaler Bradykardie auftreten.

Der Wehenbelastungstest weist ebenfalls keinen evidenzbasierten klinischen Benefit auf (70, 73, EL IIa).

Doppler-Sonografie

Die Doppler-Sonografie (DS) ist bei Verwendung einer Hüllkurvenanalyse und der Analyse der systolisch-diastolischen Variabilität besser reproduzierbar als das CTG und alle CTG-basierten Tests einschließlich des OBT. Als einzige Methode konnte bei der DS im antepartualen Einsatz in Risikokollektiven (s. Mutterschaftsrichtlinien) in prospektiv randomisierten Studien eine signifikante, ca. 30%ige Reduktion der perinatalen Mortalität ohne eine Erhöhung der operativen Interventionsrate festgestellt werden (83, EL Ia). Gleichzeitig besitzt die Untersuchung der A. umbilicalis den deutlichsten Vorwarneffekt vor Auftreten pathologischer CTG-Muster (ca. 3 Wochen zwischen 24. und 37. SSW) im Vergleich zu allen anderen Überwachungsverfahren.

Da eine in den Mutterschaftsrichtlinien verankerte Indikation zum Einsatz der DS die „suspekte" fetale FHF-Registrierung ist, sollte diese Methode bei Frühgeburtlichkeit (< 37+0 SSW) und pathologischer FHF stets eingesetzt werden, um eine vorzeitig induzierte Frühgeburt zu vermeiden.

Bei pathologischen DS-Befunden (v.a. bei Kreislaufzentralisation, enddiastolischem Null- und Umkehrfluss in arteriellen bzw. venösen Gefäßen) sollte die FHF-Registrierung additiv zum Einsatz kommen, da sie eine kontinuierlichere Überwachung erlaubt und bei vorselektierten Kollektiven die Spezifität der FHF-Registrierung deutlich ansteigt.

Fetale Stimulation

Durch fetale Stimulation (manuell, akustisch, lichtoptisch, am erfolgreichsten vibroakustisch) können die mit fetalen Tiefschlafperioden assoziierten nichtreaktiven oder eingeengten FHF-Muster teilweise abgeklärt werden. Die Inzidenz dieser Muster kann durch den Einsatz dieser Methode um 48% reduziert werden. Damit wird die Spezifität der CTG-Interpretation erhöht (72, EL IIa).

Es sollten allerdings nur ein bis maximal zwei kurz dauernde (1 sec) Impulse z.B. mit einem modifizierten Elektrolarynx gesetzt werden, da bei intensiverer Anwendung fetale Gefährdungen beschrieben sind. Mögliche Auswirkungen auf das fetale Gehör sind bislang allerdings noch nicht ausreichend untersucht. Da bisher evidenzbasiert keine Verbesserung des perinatalen Ergebnisses nachgewiesen wurde, ist die bessere – aber nicht schnellere – Alternative, eine Verlängerung der Registrierdauer (> 40 Minuten), um das Ende einer Schlafphase abzuwarten.

Fetale Verhaltenszustände (fetal behavioral states)

In Terminnähe finden sich in 80% der Feten periodisch wiederkehrende Verhaltenzustände, die auch unter der Geburt auftreten können. Es lassen sich vier verschiedene Verhaltenszustände klassifizieren. Fetale Tiefschlafperioden sind dabei durch eine eingeengte bis silente Bandbreite charakterisiert, die als hypoxieverdächtiges Muster fehlinterpretiert werden können. Verlängerung der Registrierdauer > 40 Minuten bzw. der Einsatz von Weckverfahren (z.B. vibroakustische Stimulation, s.o.) können helfen, zwischen beiden Diagnosen zu differenzieren. Dies ist vor allem vor dem Hintergrund wichtig, dass der Fetus ca. 40% des Tages in Ruhezuständen, davon 25–35% im Tiefschlaf verbringt. Bei fehlender Abklärung findet sich so ein hoher Anteil falsch-positiver CTG-Befunde (53, EL IIa).

Biophysikalisches Profil

Das biophysikalische Profil ist die synoptische Betrachtung der fetalen Atem- und Körperbewegungen, des Muskeltonus, der Fruchtwassermenge (via Ultraschall) sowie der fetalen Reaktivität (im Ruhe-CTG) in einem Score. Ziel dieses vor allem im angloamerikanischen Sprachraum als Absicherungstest genutzten Verfahrens ist eine angestrebte Verbesserung der Prädiktion einer fetalen Gefährdung gegenüber der Bewertung der Einzelkriterien. Obwohl zahlreiche Studien insbesondere bei negativem Ausfall einen hohen negativen Prädiktionswert aufwiesen, zeigt die metaanalytische Betrachtung in der Cochrane Databank bezüglich des perinatologischen Ergebnisses in randomisierten Studien keinen Benefit (1, 44, EL Ia).

Fetale Bewegungen

Die Verkürzung der fetalen Kindsbewegungsdauer ist ein früher Hinweis (ca. 12–14 Tage) einer drohenden kindlichen Gefährdung. Die kontinuierliche elektronische Registrierung der Kindsbewegungen kann über ein K-CTG erfolgen. Im **K-CTG** werden additiv zum CTG in einem 3. Kanal Kindesbewegungsanzahl sowie -dauer (durch unterschiedliche Balkenlänge) dargestellt. Über das Doppler-Prinzip werden dabei durch einen geeigneten Algorithmus niederfrequente Signale von Extremitäten- und Körperbewegungen registriert. Die korrekte Bewegungserfassung ist dabei mit 81% Sensitivität und 98% Spezifität der mütterlichen Perzeption weit überlegen. Als pathologisch gilt eine Verkürzung der Kindsbewegungs**dauer** unterhalb der 5. Perzentile publizierter Normkurven. Die ebenfalls registrierte **Anzahl** von Kindsbewegungen wird erst sehr spät eingeschränkt und stellt somit keinen wertvollen

Überwachungsparameter dar. Mit der Zuordnung von Kindsbewegungen zu FHF-Akzelerationen lässt sich bei suspekten FHF-Mustern die Lage der Baseline präzise definieren und so die Falschpositivrate um bis zu 50% senken (20, EL IIa).

6.2 Subpartual

Fetalblutanalyse sub partu

Die diskontinuierliche Fetalblutanalyse (FBA) mit der Saling-Technik (64) erlaubt eine zuverlässige Säure-Basen-Diagnostik (Tab. 8). Sie ist von Medikamenteneinwirkungen weitgehend unabhängig.
Die Indikation zur FBA am fetalen Skalp ergibt sich aus dem Herzfrequenzmuster: Bei Hinweisen auf eine Hypoxämie sollte kurzfristig eine FBA durchgeführt werden. Sollten diese Herzfrequenzmuster anhalten und der Säure-Basen- Haushalt (noch) ausgeglichen sein, so ist das weitere Vorgehen situationsgerecht zu überdenken.
Kontraindikationen bzw. Hinderungsgründe für eine FBA sind (modifiziert nach RCOG):

- maternale Infektion (z.B. HIV, Hepatitis A oder C, Herpes-simplex-Virus);
- fetale Gerinnungsstörungen (z.B. Hämophilie);
- Frühgeburtlichkeit (< 34. SSW);
- geschlossene Zervix bzw. ungenügend eröffneter Muttermund (< 3 cm);
- nichtführender Mehrling;
- Gesichtshaltung;
- Ende der Pressperiode (rasche Entbindung ist anzustreben).

Der für die Hypoxämiediagnostik wesentliche Parameter des fetalen Blutes ist der aktuelle pH-Wert. Für klinische Konsequenzen sind die maternogene Aziditätssteigerung sowie der physiologische Abfall des pH-Werts im fetalen Blut zu berücksichtigen. Die 10. Perzentile für pH-Werte des fetalen Bluts am Ende der Geburt ist am Termin (7, 20). Neben der Aziditätsmessung sind für eine differenzierte Zustandsdiagnostik die Bestimmung des pO_2 und pCO_2 und die Berechnung des Basenexzesses sinnvoll. Weniger störanfällig ist die Bestimmung der Laktatkonzentration im fetalen Blut (12, 59).
Der Stellenwert der FBA ist in der kombinierten Geburtsüberwachung mit dem CTG zu sehen. In Fällen nicht interpretierbarer oder abnormer FHF-Muster gibt die Bestimmung der Parameter des Säure-Basen-Haushalts die notwendige diagnostische Sicherheit.
Der Einsatz der FBA führt zu einer signifikanten Reduktion vermeidbarer operativer Entbindungen und einer Reduktion neonataler Krämpfe (25, 80, EL Ib).

7 Dokumentations- und Aufbewahrungspflicht

Das CTG muss stets durch Arzt bzw. Hebamme beurteilt und abgezeichnet werden. Jedes CTG ist mit den wichtigsten Personalien der Schwangeren, der Schwangerschaftswoche sowie (falls nicht automatisch vorhanden) mit Datum und Uhrzeit zu beschriften. Die Aufbewahrungspflicht beträgt wie die aller Befunde einschließlich der Patientenakte 30 Jahre (66). Bei der Verwendung elektronischer Speichermedien ist darauf zu achten, dass diese nicht überschreibbar bzw. löschbar sind und die zeitliche Speichervorgabe erfüllen können.

Tab. 8 pH-Werte, pCO_2 und Basenexzess (BE) aus dem Fetalblut (FBA) und empfohlenes Vorgehen (modifiziert nach FIGO).

FBA*	FOLGERUNG
pH > 7,25	FBA sollte bei persistierender FHF-Abnormalität wiederholt werden
pH 7,21–7,24	FBA sollte innerhalb von 30 Minuten wiederholt oder die Entbindung erwogen werden (bei raschem pH-Abfall seit der letzten Messung)
pH < 7,20 pCO_2 > 65 mmHg (respiratorische Azidose) BE > −9,8 (z. B. −15) (metabolische Azidose)	rasche Entbindung ist v. a. bei metabolischer Azidose indiziert

* Alle Fetalblutmessungen sollten vor dem Hintergrund des initialen pH-Werts, des Metabolismus, des Geburtsfortschritts und der sonstigen klinischen Befunde bei Fetus und Mutter interpretiert werden.

8 Fort- und Weiterbildung

Frauenärzte wie Hebammen müssen eingehende Kenntnisse in der Beurteilung des ante- und subpartual registrierten CTG besitzen. Ziel ist die Verpflichtung zu regelmäßigen (mindestens einmal im Jahr) CTG-Fortbildungen durch einen klinisch qualifizierten Ausbilder mit entsprechendem Nachweis.

Es gibt evidenzbasierte Daten, dass eine regelmäßige CTG-Schulung den fetalen Zustand bei Geburt verbessert (5, 47, EL IIa). Der Einsatz elektronischer Systeme mit integrierter Signalanalyse mit einem Score (unauffällig, suspekt, pathologisch) ist für die Aus- und Weiterbildung sinnvoll, da der Lernerfolg vor und nach der Schulung objektiv gemessen werden kann.

Die Autoren schlagen daher eine Zertifizierung im Rahmen einer Schulung durch qualifizierte Ausbilder vor. Hierbei sollten Themen der täglichen Kreißsaalpraxis vermittelt werden.

9 Weitere Entwicklungen

9.1 Antepartual

Automatisierte CTG-Auswertung

Um die Prognosefähigkeit der CTG-Registrierung zu erhöhen, müssen durch große Fallzahlen die Normbereiche einzelner Parameter (z. B. Baseline) präzisiert werden. Weiterhin sollten Perinataldaten nach der Geburt mit elektronisch gespeicherten einzelnen CTG-Parametern korreliert werden, um deren Prognosefähigkeit zu testen. Erst nach differenziertem Nachweis der klinischen Relevanz eines Parameters, ist es sinnvoll, diesen in einen gewichteten Score bzw. Algorithmus zu integrieren. Eine statistische Analyse von großen CTG-Datenbanken kann so einen objektiven Beitrag zu zahlreichen bislang nicht klar evaluierten Fragestellungen leisten. Grundlage dafür sind:

- elektronische Archivierung der CTG-Registrierungen und Zustandsdaten des Kindes bei Geburt;
- entsprechende Algorithmen und Verfahren zur Analyse dieser Datenstrukturen;
- öffentliche Verfügbarkeit dieser Datenbanken in anonymisierter Form zur Förderung der Methodenentwicklung und des objektiven Methodenvergleichs.

Die Einführung elektronischer Dokumentationssysteme wird daher empfohlen (EL IV)! Entschieden abzulehnen sind aber alle Systeme, die in die ärztliche Entscheidungs- und Therapiehoheit eingreifen oder haftungsrechtliche Konsequenzen für den Arzt nach sich ziehen können.

Die **„Dawes-Redman-Kriterien“** dienen ausschließlich der antepartualen fetalen Zustandsbeschreibung durch eine computerisierte Analyse der fetalen Herzfrequenz mit dem Ziel einer objektiven Beurteilung in kürzestmöglicher Zeit (minimal 10 Minuten). Anhand von Korrelationen mit Outcome-Kriterien konnte gezeigt werden, dass das Erreichen der Dawes-Redman-Kriterien in hohem Maße eine Rückversicherung für einen ungefährdeten Fetus darstellt (10, 71, EL IIa). Die rückversichernden Kriterien lassen sich wie folgt beschreiben:

- **Kurzzeitvariation (short term variation, STV)** > 4 msec (die STV ist die durchschnittliche absolute zeitliche Differenz zwischen konsekutiven Herzschlägen – nur computerisiert erfassbar);
- Abwesenheit sinusoidaler Rhythmen;
- mindestens eine Episode hoher FHF-Variation;
- keine tiefen bzw. wiederholten FHF-Dezelerationen;
- FHF-Akzelerationen und/oder fetale Bewegungen;
- Normokardie.

Insbesondere eine Abnahme der STV kann in serieller Beobachtung auf eine zunehmende Kompromittierung des Fetus der 25.–38. SSW hinweisen.

Allerdings liegen derzeit noch keine prospektiv randomisierten Studien vor, die den Nutzen der Methode belegen. Derartige Studien befinden sich in Vorbereitung (Oxford-, TRUFFLE-Studie).

Bislang verfügbare Systeme, das CTG nach vorher festgelegten Kriterien online zu analysieren, liefern eine zeitnahe Einschätzung der fetalen Situation auf verschiedenen Alarmebenen.

Eine dieser Methoden beschäftigt sich mit der elektronischen Quantifizierung relevanter Herzfrequenzmuster und deren Korrelation mit den perinatalen Daten (QCTG). Die diagnostische Aussagekraft des CTG lässt sich hierdurch beträchtlich steigern und eine hochsignifikante Korrelation mit den Variablen des fetalen Säure-Basen-Haushalts berechnen (58, EL IIb).

Eine andere Variante ist die Online-Analyse der fetalen Herzfrequenz nach dem FIGO-Schema in Form eines Ampelsystems (grün = o. B., gelb = suspekt, rot = pathologisch) (65, IIb). Diese erlaubt dem Arzt oder der Hebamme im Rahmen eines Überwachungssystems jederzeit und überall dort, wo dieses intranetbasierte System installiert ist, auf die wichtigsten CTG-Einzelveränderungen aufmerksam zu werden. Das System wurde mit der visuellen Analyse von CTG-Experten getestet und führt zu einer signifikanten Verbesserung der Reproduzierbarkeit.

Es ist derzeit allerdings noch offen, ob aus derartigen Analysen detaillierte Handlungsempfehlungen gegeben werden können.

9.2 Subpartual

ST-Strecken-Analyse (STAN) mit direktem fetalem EKG

Der Anstieg der T-Wellen-Amplitude ist das Ergebnis eines vermehrten Glykogenabbaus der Myokardzellen während einer metabolischen Azidose. Der T/QRS-Quotient steigt daher mit zunehmender fetaler Hypoxie und konsekutiver metabolischer Azidose während der Geburt an. Die Methode kann nach 36 abgeschlossenen Schwangerschaftswochen eingesetzt werden (Kontraindikationen für STAN und Fetalelektrode wie bei FBA). Um klinische Schlussfolgerungen ziehen zu können, muss die FHF zusammen mit den „ST events"-Markierungen analysiert werden.

Studien zeigen sowohl eine Reduktion der Rate operativer Entbindungen als auch eine Reduktion der Rate von Neugeborenen mit metabolischer Azidose. Die kontinuierliche Information über einen metabolischen Parameter ermöglicht unter gewissen Vorbedingungen (30-minütige Vorlaufregistrierung, anfängliche Prüfung des fetalen Säure-Basen-Haushalts des Fetus) eine Reduzierung der FBA-Anzahl mit der Saling-Technik bei Erhalt der Überwachungssicherheit (48, EL IIa).

Bei pathologischen Signalen ist jedoch die fetale Hypoxämie/Hypoxie häufig bereits weit fortgeschritten, so dass wenig Handlungsspielraum verbleibt. Der Stellenwert der Methode innerhalb der subpartualen Überwachung ist abschließend noch nicht ausreichend geprüft.

Pulsoxymetrie

Die fetale Pulsoxymetrie misst subpartual die Sauerstoffsättigung ($FSpO_2$) z. B. an der kindlichen Wange über einen Einmalsensor. Tierexperimentelle und klinische Studien belegen, dass mit Unterschreiten von 30% $FSpO_2$ die Zahl fetaler Hypoxämien deutlich zunimmt. Randomisierte Studien konnten belegen, dass die Zahl der sekundären Sectiones bei abnormem CTG um 50% (18, EL Ib) und die Zahl der notwendigen Fetalblutanalysen (8, EL IIa) deutlich gesenkt werden können, ohne eine erhöhte Frühmorbidität bei den Neugeborenen in Kauf nehmen zu müssen.

Technische Probleme bei der Fixierung des Sensors sowie von Signalverlusten haben dazu geführt, dass die Pulsoxymetrie derzeit nicht als Standardverfahren bei Risikogeburten empfohlen wird.

10 Zusammenfassende Empfehlung

Antepartual ist das CTG geeignet, bei Risikoschwangerschaften, die durch Anamnese- bzw. Befundrisiken (s. Indikationen) ermittelt werden, Hinweise für eine drohende kindliche Gefährdung zu geben. Der Vorwarneffekt für eine Dekompensation variiert allerding zwischen 1 und 14 Tagen. Es ist daher sinnvoll, bei chronisch gefährdeten Schwangerschaften zusätzlich Überwachungsinstrumente mit längerer Vorwarnzeit einzusetzen wie Dopplersonografie, Ermittlung der Fruchtwassermenge (US), Messung der Kindsbewegungsdauer (K-CTG). Die durch zahlreiche Stör- und Einflussgrößen bis zu 60% hohe Falschpositivrate eines als pathologisch bewerteten CTG kann durch Einsatz der Dopplersonografie, Verlängerung der FHF-Registrierdauer bzw. fetale Stimulation (Weckversuch) reduziert werden. In Studien führt das subpartuale CTG-Monitoring sowohl zu einer signifikanten Reduktion der perinatalen Mortalität als auch zu einer signifikanten Reduktion der neonatalen Morbidität: Senkung von Krampfanfällen in der Neugeborenenperiode sowie von Zerebralparesen. Die subpartual ebenfalls hohe Falschpositivrate und eine möglicherweise damit verbundene erhöhte operative Entbindungsfrequenz können durch den ergänzenden Einsatz von Fetalblutanalysen signifikant reduziert werden. Ante- wie auch subpartual soll der fetale Zustand durch Einsatz möglichst objektiver Bewertungskriterien beurteilt werden. Hierzu eignen sich in besonderer Weise Scores, die die Parameter des CTG visuell quantifizieren und bereits in Entwicklung befindliche elektronische Verfahren, die das CTG online analysieren. Zusätzlich bleibt die Forderung nach zertifizierten Kenntnissen der Physiologie und Pathophysiologie der fetalen Herz-Kreislauf-Regulation.

Literatur

1. Alfirevic Z., Neilson J. P. Biophysical profile for fetal assessment in high risk pregnancies. In: The Cochrane Library, Issue 2, 2004. Chichester, UK: John Wiley & Sons, Ltd.
2. American College of Obstetricians and Gynecologists. Intrapartum fetal heart rate monitoring. ACOG Technical Bulletin No 132. Washington, DC (1989).
3. American College of Obstetricians and Gynecologists. Fetal heart rate patterns: monitoring, interpretation, and management. ACOG Technical Bulletin No 207. Int J Gynaecol Obstet 51 (1995) 65–74.
4. Ashkenazi S., Metzker A., Merlob P., et al. Scalp changes after fetal monitoring. Arch Dis Child 60 (1985):267–269.
5. Beckley S, Stenhouse E, Greene K. The development and evaluation of a computer-assisted teaching programme for intrapartum fetal monitoring. Br J Obstet Gynecol 107 (2000) 1138–1144.
6. Bernardes J., Costa Pereira A., Ayres de Campos D., et al. Evaluation of interobserver agreement of cardiotocograms. Int J Gynecol Obstet 57 (1997) 33–37.
7. Brown V. A., Sawers R. S., Parsons R. J., et al. The value of antenatal cardiotocography in the management of high risk pregnancy: a randomized controlled trial. Br J Obstet Gynaecol 89 (1982) 716–722.
8. Carbonne B., Langer B., Goffinet F., et al. Clinical importance of fetal pulse oxymetry. II. Comparative predictive values of

oxymetry and scalp pH. Multicenter study. J Gynecol Obstet Biol Reprod (Paris) 28 (1999) 137–144.
9. Cibilis L. A. On intrapartum fetal monitoring. Am J Obstet Gynecol 174 (1996) 1382–1389.
10. Dawes G. S., Moulden M., Redman C. W. G. Short-term fetal heart rate variation, decelerations, and umbilical flow velocity waveforms before labour. Obstet Gynecol 80 (1992) 673–678.
11. Drogtrop A. P., Ubels R., Nijhuis J. G. The association between fetal body movements, eye movements, and heart rate patterns in pregnancies between 25 and 30 weeks of gestation. Early Hum Dev 23 (1990) 67–73.
12. Dudenhausen J. W., Luhr C., Dimer J. S. Umbilical artery blood gases in healthy term newborn infants. Int J Gynecol Obstet 57 (1997) 251–258.
13. Fedorkow D. M., Stewart T. J., Parboosingh J. Fetal heart rate changes associated with general anestesia. Am J Perinat 6 (1989) 287–288.
14. Flynn A. M., Kelly J., Mansfield H., et al. A randomized controlled trial of non-stress antepartum cardiotocography. Br J Obstet Gynaecol 89 (1982) 427–433.
15. Gaffney G., Flavell V., Johnson A., et al. Cerebral palsy and neonatal encephalopathy. Arch Dis Child Fetal Neonat 70 (1994a) 195–200.
16. Gaffney G., Sellers S., Flavell V., et al. A case-control study of intrapartum care, cerebral palsy, and perinatal death. Br Med J 308 (1994b) 743–750.
17. Garcia J., Corry M., MacDonald D., et al. Mothers' views of continuous electronic fetal heart monitoring and intermittent auscultation in a randomized controlled trial. Birth 12 (1985) 79–86.
18. Garite T. J., Dildy G. A., McNamara H., et al. A multicenter controlled trial of fetal pulse oxymetry in the intrapartum management of nonreassuring fetal heart rate patterns. Am J Obstet Gynecol 183 (2000) 1049–1058.
19. Garnier Y., Coumans A., Berger R., et al. Endotoxemia severely affects circulation during normoxia and asphyxia in immature fetal sheep. J Soc Gynecol Invest 8 (2001) 134–142.
20. Gnirs J., Schelling M., Kolben M., Schneider K. T. M. Referenzkurven für das fetale Bewegungsprofil. Geburtsh Frauenheilkd 58 (1998) 355–362.
21. Gonser M., König M., Marzusch K. Schema zur CTG-Interpretation nach den FIGO-Richtlinien. Gynäkol Prax 19 (1995) 649–659.
22. Grant A., O'Brien N., Joy M. T., et al. Cerebral palsy among children born during the Dublin randomised trial of intrapartum monitoring. Lancet 8674 (1989) 1233–1236.
23. Hansen P. K., Smith S. F., Nim J, et al. Maternal attitudes to fetal monitoring. Eur J Obstet Gynecol Reprod Biol 20 (1985) 43–51.
24. Haverkamp A. D., Thompson H. E., McFee J. G., Cetrulo C. The evaluation of continuous fetal heart rate monitoring in high-risk pregnancy. Am J Obstet Gynecol 125 (1976) 310–317.
25. Haverkamp A. D., Orleans M., Langendoerfer S., et al. A controlled trial of the differential effects of intrapartum fetal monitoring. Am J Obstet Gynecol 134 (1979) 399–412.
26. Herbst A., Ingemarsson I. Intermittent versus continuous electronic fetal monitoring in labour: a randomized study. Br J Obstet Gynaecol 101 (1994) 663–668.
27. Impey L., Reynolds M., MacQuillan K., et al. Admission cardiotocography: a randomised controlled trial. Lancet 361 (2003) 465–470.
28. Jensen A., Martius G. Überwachung und Leitung der Entbindung. In: Martius G, Rath W (Hrsg.). Geburtshilfe und Perinatologie. Thieme, Stuttgart (1991) 386–442.
29. Jensen A., Roman C., Rudolph A. M. Effects of reducing uterine blood flow distribution and oxygen delivery. J Developmental Physiology (1991) 15:309–323.
30. Keith R. D. F., Beckley S., Garibaldi J. M., et al. A multicentre comparitive study of 17 experts and an intelligent computer system for managing labour using the cardiotocogram. Br J Obstet Gynaecol 102 (1995) 688–700.
31. Kelso A. M., Parsons R. J., Lawrence G. F., et al. An assessment of continuous fetal heart rate monitoring in labor. Am J Obstet Gynecol 131 (1978) 526–532.
32. Kidd L., Patel N. Smith R. Non-stress antenatal cardiotocography – a prospective randomized clinical trial. Br J Obstet Gynaecol 92 (1985) 1156–1159.
33. Killien M. G, Shy K. A randomized trial of electronic fetal monitoring in preterm labor: mother's views. Birth 16 (1989) 7–12.
34. Künzel W. Die Beziehung zwischen der Herzfrequenz des Feten und dem PO_2, PCO_2 und pH im fetalen Blut während der Eröffnungsperiode und am Ende der Austreibungsperiode. Z. Geburtsh. Perinat. 176 (1972) 275.
35. Künzel W. Intrauterine fetal death during pregnancy: limitations of fetal surveillance J. Obstet. Gynaecol. Res. 24/6; (1998) 453–460.
36. Langendoerfer S., Haverkamp A. D., Murphy J., et al. Pediatric follow-up of a randomised controlled trial of intrapartum fetal monitoring techniques. J Ped 97 (1980) 103–107.
37. Leveno K. J., Cunningham F. G., Nelson S., et al. A prospective comparison of selective and universal electronic fetal monitoring in 34,995 pregnancies. N Engl J Med 315 (1986) 615–619.
38. Lotgering F. K., Wallenburg H. C. S., Schouten H. J. A. Interobserver and intraobserver variation in the assessment of antepartum cardiotocograms. Am J Obstet Gynecol 144 (1982) 701–705.
39. Lumley J., Lester A., Anderson I., et al. A randomized trial of weekly cardiotocography in high-risk obstetric patients. Br J Obstet Gynaecol 90 (1983) 1026–1028.
40. Luthy D. A., Shy K. K., van Belle G. A randomized trial of electronic fetal heart monitoring in premature labor. Obstet Gynecol 69 (1987) 687–695.
41. MacDonald D., Grant A., Sheridan-Perreira M. The Dublin randomized controlled trial of intrapartum fetal heart rate monitoring. Am J Obstet Gynecol 152 (1985) 524–539.
42. Maeda K. FIGO News: Report of the FIGO Study Group on the Assessment of New Technology. Evaluation and standardization of fetal monitoring. Int J Gynaecol Obstet 59 (1997) 169–173.
43. Mahomed K., Nyoni R., Mulambo T., et al. Randomised controlled trial of intrapartum fetal heart rate monitoring. Br Med J 308 (1994) 497–500.
44. Mardirosoff C., Dumont L., Boulvain M., Tramer M. R. Fetal bradycardia due to intrathecal opioids for labour analgesia: a systematic review. Br J Obstet Gynecol 109 (2002) 274–281.
45. Miller D. A., Yolanda A. B., Richard H. P. The modified biophysical profile: Antepartum testing in the 1990s. Am J Obstet Gynecol 174 (1996) 812–817.
46. Morgenstern J., Abels T., Somville T., et al. Accuracy of fetal heart rate monitoring. Gynäkologe 27 (1994) 123–129.
47. Murray M. L., Higgins P. Computer versus lecture: strategies for teaching fetal monitoring. J Perinatol 16 (1996) 15–19.
48. Neilson J. P. Fetal electrocardiogram (ECG) for fetal monitoring during labour. In: The Cochrane Library, Issue 2, 2004. Chichester, UK: John Wiley & Sons, Ltd.
49. Neldam S., Osler M., Hansen P. K., et al. Monitoring of labour

with cardiotocography and stethoscopic examination in normal and at risk deliveries. A controlled clinical investigation (translation). Ugeskrift for Laeger 147 (1985) 2901–2907.
50. Neldam S., Osler M., Hansen P. K., et al. Intrapartum fetal heart rate monitoring in a combined low- and high-risk population: a controlled clinical trial. Eur J Obstet Gynecol Reprod Biol 23 (1986) 1–11.
51. Nelson K. B., Dambrosia J. M., Ting T. Y., et al. Uncertain value of electronic fetal monitoring in predicting cerebral palsy. N Engl J Med 334 (1996) 613–618.
52. NICHD (National Institute of Child Health and Human Development). Electronic fetal heart rate monitoring: Research guidelines for interpretation. Research Planning Workshop. Am J Obstet Gynecol 177 (1997) 1385–1390.
53. Nijhuis J. G., van de Pas M. Behavioral states and their ontogeny: human studies. Semin Perinatol 16 (1992) 206–210.
54. OLG Oldenburg 15.5.90 5U 114/89; OLG Karlsruhe 28.11.97 U 28/79; OLG Hamburg 30.03.79 1 U 115/77; BGH NJW 1992, 1560 = VersR 1992,745.
55. Pattison N., McCowan L Cardiotocography for antepartum fetal assessment (Cochrane Review). In: The Cochrane Library, Issue 2, 2004. Chichester, UK: John Wiley & Sons, Ltd.
56. Petrie R. H., Yeh S. Y., Murata Y., et al. The effects of drugs on fetal heart rate variability. Am J Obstet Gynecol 130 (1987) 294–299.
57. Renou P., Chang A., Anderson I. Controlled trial of fetal intensive care. Am J Obstet Gynecol 126 (1976) 470–476.
58. Roemer V. M. Quantitative CTG-Bewertung sub partu mit einem neuen CTG-Score: Wie gut sind die Korrelationen mit den Parametern des fetalen Säure-Basen-Haushaltes im Nabelschnurblut? Z Geburtshilfe Neonatol 2003; 121–126.
59. Rooth G. Perinatal acid-base balance. Studentliteratur, Lund. (1988)
60. Rooth G., Huch A., Huch R. FIGO News: Guidelines for the use of fetal monitoring. Int J Gynaecol Obstet 25 (1987) 159–167.
61. Royal College of Obstetricians and Gynaecologists: The Use of Electronic Fetal Monitoring. Evidence-based Clinical Guideline Number 8 (2001).
62. Rüttgers H. Kardiotokographie. Standards in der Perinatalmedizin. Perinat Med 1 (1989) 9–14.
63. Samueloff A., Langer O., Berkus M., Field N., Xenakis E., Ridgway L. Is fetal heart rate variability a good predictor of fetal outcome? Acta Obstet Gynecol Scand 73 (1994) 39–44.
64. Saling E. Das Kind im Bereich der Geburtshilfe. Thieme, Stuttgart. 1966.
65. Schindler T. Delayed moving window algorithm for online cardiotocogram analysis. A comparison of computerized CTG analysis, Herausgeber Trium Analysis Online. 1. Auflage Wissenschaftsverlag Mainz (2002) 1–110.
66. Schneider K. T. M. Die Überwachung der Geburt aus forensischer Sicht. Gynäkologe 27 (1994) 212–221.
67. Schneider K. T. M, Bung P., Weber S., et al. An orthostatic uterovascular syndrome – a prospective, longitudinal study. Am J Obstet Gynecol 169 (1993) 183–189.
68. Shy K. K., Luthy D. A., Bennett F. C., et al. Effects of electronic fetal heart rate monitoring, as compared with periodic auscultation, on neurologic development of premature infants. N Engl J Med 322 (1990) 588–593.
69. Spencer J. A., Badawi N., Burton P., et al. The intrapartum CTG prior to neonatal encephalopathy at term: a case-control study. Br J Obstet Gynaecol 104 (1997) 25–28.
70. Staisch K. J., Westlake J. R., Bashore R. A. Blind oxytocin challenge test and perinatal outcome. Am J Obstet Gynecol 138 (1980) 399–403.
71. Street P., Dawes G. S., Moulden M., Redman C. W. G. Short-term variation in abnormal antenatal fetal heart rate records. Am J Obstet Gynecol 165 (1991) 515–523.
72. Tan K. H., Smyth R. Fetal vibroacoustic stimulation for facilitation of tests of fetal wellbeing (Cochrane Review). In: The Cochrane Library, Issue 2, 2004. Chichester, UK: John Wiley & Sons, Ltd.
73. Thacker S. B., Berkelman R. L. Assessing the diagnostic accuracy and efficacy of selected antepartum fetal surveillance techniques. Obstet Gynecol Surv 41 (1986) 121–141.
74. Thacker S. B., Stroup D, Chang M, Continuous electronic heart rate monitoring for fetal assessment during labor (Cochrane Review). In: The Cochrane Library, Issue 2, 2004. Chichester, UK: John Wiley & Sons, Ltd.
75. Trimbos J. B., Keirse M. J. N. C. Observer variability in assessment of antepartum cardiotocograms. Br J Obstet Gynaecol 85 (1978) 900–906.
76. Van Geijn H. P., Jongsma H. W., Doesburg W. H., et al. The effect of diazepam administration during pregnancy or labor on the heart rate variability of the newborn infant. Eur J Obstet Gynecol Reprod Biol 10 (1980) 187–201.
77. Van Woerden E. E., van Geijn H. P. Factors influencing the fetal heart rate. In: van Geijn HP, Copray FJA (Hrsg.). A critical appraisal of fetal surveillance. Excerpta Medica, Amsterdam (1994) 211–220.
78. Vintzileos A. M., Antsaklis A., Varvarigos I., et al. A randomized trial of intrapartum electronic fetal heart rate monitoring versus intermittent auscultation. Obstet Gynecol 81 (1993) 899–907.
79. Vintzileos A. M., Nochimson D. J., Antsaklis A., et al. Comparison of intrapartum electronic fetal heart rate monitoring versus intermittent auscultation in detecting fetal acidemia at birth. Am J Obstet Gynecol 173 (1995a) 1021–1024.
80. Vintzileos A. M., Nochimson D. J., Guzman E. R., et al. Intrapartum electronic fetal heart rate monitoring versus intermittent auscultation: a meta-analysis. Obstet Gynecol 85 (1995b) 149–155.
81. Visser G. H., Dawes GS, Redman C. W. Numerical analysis of the normal human antenatal fetal heart rate. Br J Obstet Gynaecol 88 (1981) 792–802.
82. Voigt M., Schneider K. T., Jahrig K. Analyse des Geburtengutes des Jahrgangs 1992 der Bundesrepublik Deutschland. Teil 1: Neue Perzentilwerte für die Körpermaße von Neugeborenen. Geburtshilfe Frauenheilkd 56 (1996) 550–558.
83. Westergaard H. B., Langhoff-Roos J., Lingman G., Marsal K., Kreiner S. A critical appraisal in high-risk pregnancies: use of meta-analysis in evidence-based obstetrics. Ultrasound Obstet Gynecol 17 (2001):466–476.
84. Wood C., Renou P., Oats J., et al. A controlled trial of fetal heart rate monitoring in a low-risk obstetric population. Am J Obstet Gynecol141 (1981) 527–534.

Die Arbeit wurde folgenden Institutionen zur Beratung vorgelegt, deren Anregungen Eingang in die Arbeit gefunden haben. Hierfür sind wir zu Dank verpflichtet:

- AG Medizinrecht der DGGG (Prof. Dr. R. Rauskolb)
- Board für Pränatal- und Geburtsmedizin der DGGG (Prof. Dr. J. Hackeloer)
- Leitlinienkommission der DGGG (Prof. Dr. D. Berg)
- EBCOG (Prof. Dr. W. Künzel)

Anmerkung: Besonderer Dank für die wertvolle Mithilfe gilt Frau Dr. E. Ostermayer, Frau Dr. S. Pildner von Steinburg (Abteilung Perinatalmedizin, Frauenklinik der TU München) sowie Herrn Dipl.-Stat. R. Scholz (Fa. TRIUM, München).

Korrespondenzadresse:
Prof. Dr. K. T. M. Schneider
Abteilung für Perinatalmedizin der
Frauenklinik r. d. Isar, TU München
Ismaningerstr. 22
81675 München

DEGUM-Stufe-III-Mitglieder (Stand Juli 2005)

Dr. med. Rainer Bald
Klinikum Leverkusen GmbH – Frauenklinik
Abt. für Pränatalmedizin und Sonografie
51375 Leverkusen

PD Dr. med. Ernst Beinder
Universitätsspital Zürich
Klinik für Geburtshilfe
CH-8091 Zürich

Prof. Dr. med. Gerhard Bernaschek
Universitätsklinik für Frauenheilkunde
Abt. für pränatale Diagnostik und Therapie
A-1090 Wien

Prof. Dr. med. Rainer Bollmann
Universitäts-Frauenklinik Charité
10098 Berlin

Prof. Dr. med. Rabih Chaoui
Friedrichstr. 147
10117 Berlin

Prof. Dr. med. Friedrich Degenhardt
Franziskus Hospital
Frauenklinik
33615 Bielefeld

Prof. Dr. med. Josef Deutinger
Universitätsklinik für Frauenheilkunde
Abt. für pränatale Diagnostik
A-1090 Wien

PD Dr. med. Karl-Heinz Eichhorn
Facharzt für Frauenheilkunde
Gerhart-Hauptmann-Str. 6
99423 Weimar

Prof. Dr. med. Axel Feige
Klinikum Nürnberg
Frauenheilkunde II Schwerpunkt Geburtshilfe
90471 Nürnberg

PD Dr. med. Ute Germer
Caritas Krankenhaus St. Josef
Zentrum für Pränatalmedizin
93053 Regensburg

PD Dr. med. Markus Gonser
Dr.-Horst-Schmidt-Kliniken GmbH
Klinik für Geburtshilfe und Pränatalmedizin
65199 Wiesbaden

Prof. Dr. med. Dieter Grab
Städt. Krankenhaus Harlaching
Abt. Gynäkologie und Geburtshilfe
81545 München

Prof. Dr. med. B.-Joachim Hackelöer
AK Barmbek
Frauenklinik
22291 Hamburg

Prof. Dr. med. Manfred Hansmann
Praxis für pränatale Diagnostik
53113 Bonn

Prof. Dr. med. Kurt Hecher
Universitätsklinikum Eppendorf
Klinik für Geburtshilfe und Pränatalmedizin
20246 Hamburg

Prof. Dr. med. Heinz-Dieter Henner
Hofstr. 29
CH-6300 Zug

Prof. Dr. med. Hartmut Hoffbauer
Goltzstr. 20
12307 Berlin

Prof. Dr. med. Wolfgang Holzgreve
Universitäts-Frauenklinik
CH-4031 Basel

Prof. Dr. med. Franz Kainer
Universitätsklinikum München
I Frauenklinik
80337 München

PD Dr. med. Karim Kalache
Klinik für Frauenheilkunde
Geburtshilfe – Campus Charité Mitte
10117 Berlin

PD DR. med. Peter Kozlowski
Pränatalmedizin und Genetik
40210 Düsseldorf

Prof. Dr. med. A Kratochwil
Eslarngasse 19/ Tür 15
A-1030 Wien

Prof. Dr. med. Ernst-Gerhard Loch
Akademie für ärztliche Fortbildung und Weiterbildung der LÄK Hessen
61231 Bad Nauheim

Prof. Dr. med. Helmut Madjar
Deutsche Klinik für Diagnostik
Fachbereich Gynäkologie
65191 Wiesbaden

PD Dr. med. Klaus Meinel
St.-Elisabeth-Krankenhaus
04277 Leipzig

Prof. Dr. med. Eberhard Merz
Krankenhaus Nordwest
Frauenklinik
60488 Frankfurt/Main

Prof. Dr. med. Gunther Mielke
Pränatalmedizin-Ultraschall-Brustdiagnostik
Praxis
70597 Stuttgart

Prof. Dr. med. Rüdiger Osmers
Städtisches Krankenhaus Hildesheim
Gynäkologie
31134 Hildesheim

Prof. Dr. med. Andreas Rempen
Evangelisches Diakoniekrankenhaus
Frauenklinik
74523 Schwäbisch Hall

Prof. Dr. med. Ralf Lothar Schild
Universitäts-Frauenklinik
Pränatale Diagnostik und Therapie
91054 Erlangen

Prof. Dr. med. Helmut Schillinger
Frauenklinik
Hegau-Klinikum
78224 Singen

Prof. Dr. med. K. H. Schlensker
Klinikum Siegburg
Frauenklinik
53721 Siegburg

Prof. Dr. Dr. hc. Werner Schmidt
Universitäts-Frauenklinik
66421 Homburg

Prof. Dr. med. Karl-Theodor Schneider
Frauenklinik rechts der Isar
der TU München
81675 München

PD Dr. med. Thomas Schramm
Pränatal-Medizin München
Frauenärzte und Genetik
80639 München

PD Dr. med. Sevgi Tercanli
Universitäts-Frauenklinik
CH-4031 Basel

Prof. Dr. med. Rainer Terinde
Frauenklinik MNH
89075 Ulm

Prof. Dr. med. Klaus Vetter
Klinikdirektor der Klinik für Geburtsmedizin
Vivantes Klinikum Neukölln
12351 Berlin

Prof. Dr. med. H. J. Voigt
Westpfalz-Klinikum
Frauenklinik
67653 Kaiserslautern

PD Dr. med. Josef Wisser
Universitäts-Frauenklinik Zürich
CH-8091 Zürich

Aktuelle Informationen finden Sie unter http://www.degum.de

Stellungnahme: Management bei Beckenendlage des Arbeitskreises Geburtsmechanik in der Arbeitsgemeinschaft für maternofetale Medizin (AG MFM)

(Stand Januar 2005)

1 Vorbemerkungen

Nach den Mutterschaftsrichtlinien (B II, h) stellt die regelwidrige Poleinstellung „Beckenendlage" (BEL) ein Schwangerschafts- und Geburtsrisiko dar. Für Risikoschwangerschaften und Risikogeburten wird in den Mutterschaftsrichtlinien unter B II 6. gefordert: „Der betreuende Arzt soll die Schwangere bei der Wahl der Entbindungsklinik unter dem Gesichtspunkt beraten, dass die Klinik über die nötigen personellen und apparativen Möglichkeiten zur Betreuung von Risikogeburten oder Risikokindern verfügt" (32).

2 Einschätzung der Lage

Seit vielen Jahren wird der Entbindungsmodus von Einlingen in Beckenendlage am Termin im Hinblick auf peri- und neonatale Morbidität und Mortalität kontrovers diskutiert. So bildete sich im Jahre 1984 in Deutschland eine Expertengruppe (Standardkommission „Beckenendlage"), die eine Empfehlung für die Beckenendlagengeburtshilfe erarbeitete (3). Eine Arbeitsgruppe der FIGO publizierte 1995 Empfehlungen, die auch die Bedingungen in den sich entwickelnden Ländern berücksichtigten (46). Sie sollten eine Entscheidungshilfe für die Leitung einer Beckenendlagengeburt sein. Im Laufe der Zeit stellte sich jedoch heraus, dass einige der aufgeführten Entscheidungskriterien einer kritischen Überprüfung nicht standhielten (8).
Insbesondere seit der Publikation der Term Breech Trial Collaborative Group (TBT) (14) ist die Diskussion um den Entbindungsmodus bei Beckenendlage – geplante vaginale Geburt vs. geplante Sectio caesarea – erneut sehr heftig entbrannt. Die Vielzahl der publizierten Studien und deren kontroverse Ergebnisse legen davon ein beredtes Zeugnis ab (7, 11, 12, 17, 21, 23, 35, 36).
Ein kommentarloser Verweis auf die Ergebnisse der TBT und die Übernahme der Empfehlungen zur geplanten Sectio caesarea als alleinige Empfehlung in die Praxis sind nicht gerechtfertigt. Wegen einiger methodischen Mängel der Studie kann die Aussage nicht als allgemein gültiger Standard herangezogen werden (7, 22, 24–26, 53). Verschiedene nationale Fachgesellschaften (ACOG [1], RCOG [34]) sowie die Cochrane Database/ Systematic Review (16) übernahmen jedoch die Empfehlungen des Term Breech Trial (14). Unberücksichtigt blieb bei diesen Empfehlungen, dass sie auf einem Untersuchungskollektiv von ca. 5% vaginaler Entbindungen basieren und Kliniken mit besseren perinatologischen Ergebnissen unterrepräsentiert waren. Gleichzeitig wurde festgestellt, dass die Anwesenheit eines erfahrenen Geburtshelfers mit einem geringen Risiko für den Fetus verbunden war. Nicht alle nationalen Fachgesellschaften schlossen sich den Empfehlungen des TBT (14) bzw. der Empfehlung des Cochrane Systematic Review zur Beckenendlagengeburtshilfe, z.B. Norwegen (23), an.
Bei der Durchsicht und Bewertung der Literatur kristallisiert sich immer mehr heraus, dass die Ergebnisse der peri- und neonatalen (Früh-)Mortalität und Morbidität hauptsächlich von einer strengen Risikoselektion, der Qualifikation des Geburtshelfers und der dazugehörigen spezialisierten Struktur der Entbindungsklinik abhängt (2, 4, 5, 6, 8, 11, 18, 19, 26, 27, 29, 31, 36, 38, 48, 49). Je höher der Ausbildungsstand und je spezialisierter die Entbindungsklinik, desto geringer werden peri- und neonatale Morbidität und Mortalität anlässlich der vaginalen Entbindung aus Beckenendlage ausfallen. Diese Tatsache wird sogar durch die jüngst veröffentlichten Ergebnisse des 2-Jahres-Follow-up der Kinder des Term Breech Trial unterstützt (51). Eine geplante Sectio caesarea reduziert im Vergleich mit einer geplanten vaginalen Geburt bei Beckenendlage nicht das Risiko eines neonatalen Todes oder einer neurologischen Entwicklungsverzögerung in einem Zeitraum bis zu zwei Jahren nach der Geburt. Der eigentliche Vorteil der geplanten Sectio caesarea scheint in der niedrigeren perinatalen Frühmorbidität zu liegen, die aber keinen Einfluss auf die Spätmorbidität ausübt. Die geplante Sectio caesarea kann allenfalls einen eher seltenen intrapartalen Sauerstoffmangel bzw. ein Geburtstrauma vermeiden (51).
Zu gleichen Ergebnissen kamen auch die Arbeitsgruppen. Sie fanden keinen signifikanten Entwicklungsunterschied zwischen den Kindern nach geplanter Sectio caesarea und vaginal entwickelten Kindern bis zu einem Alter von 56 Monaten (11, 52).
Werden die unabdingbaren Voraussetzungen zur vaginalen Beckenendlagengeburtshilfe in struktureller und fachlicher Sicht nicht überall vorgehalten bzw. werden Kliniken mit unterschiedlicher Struktur und Qualifikation zusammengefasst und deren Ergebnisse untersucht, so entsteht als Ergebnis ein Mittelwert, das den Forderungen nach risikoadaptierter Geburtshilfe nicht gerecht wird (14, 47, 50). Bei dieser Konstellation müssen die neonatale Morbidität und Mortalität anlässlich einer Schnittentbindung bei BEL zwangsläufig besser

ausfallen als bei der vaginalen Entbindung, da immer weniger bzw. zu wenig Erfahrung hinsichtlich der vaginalen Entbindungstechnik vorherrscht (48).
Um hohe Sectio-Raten bei Beckenendlage zu reduzieren, wird in vielen Publikationen auf den Versuch der externen Wendung verwiesen (9, 15). Diese Methode besitzt einen hohen Stellenwert und sollte zum Standardrepertoire der geburtshilflichen Aus- und Weiterbildung gehören.
Die vorliegende Stellungnahme soll als Orientierungshilfe dazu beitragen, die Entscheidung zur vaginalen Geburt bzw. zur elektiven Sectio caesarea an Hand wissenschaftlicher Daten zu erleichtern.

3 Klinische Untersuchung

3.1 Klinische Beckenbeurteilung

Eine **klinische Beckenbeurteilung** sollte durchgeführt werden, aufwändige radiologische oder magnetresonanztomografische Untersuchungen zur Beurteilung der mütterlichen Beckenverhältnisse sind in den meisten Fällen entbehrlich (Literatur bei 8, S. 33 ff.).

3.2 Ultraschalluntersuchung

Zielstellung der Fetometrie ist der Ausschluss einer intrauterinen Wachstumsretardierung des Fetus (asymmetrische Form – gestationsalterbezogenes Wachstum < 5. Perzentile und Oligohydramnion) oder einer fetalen Makrosomie (gestationsalterbezogenes Wachstum > 95. Perzentile). Beide Formen sollten antenatal sonografisch diagnostiziert werden.
Die Beurteilung der **fetalen Proportion** (Kopf – Rumpf) besitzt für den eventuell folgenden vaginalen Entbindungsmodus einen höheren Vorhersagewert in Bezug auf das Risiko mechanischer Komplikationen gegenüber der Absolutmessung der fetalen Distanzen bzw. des sonografisch ermittelten bzw. geschätzten Kindsgewichts. Die größte Wahrscheinlichkeit einer komplikationsarmen vaginalen Entbindung besteht bei annähernd gleich großen Umfangsproportionen von Kopf und Abdomen. Daher ist die Messung der fetalen Kopfmaße (biparietaler und frontookzipitaler Durchmesser bzw. Kopfumfang) und Abdomenmaße (transversaler und a.-p. Durchmesser bzw. größter Abdomenumfang – entspricht nicht der ATD-Ebene) eine unabdingbare Voraussetzung zur Einschätzung der Prognose.
Zur ultrasonografischen Diagnostik der fetalen Makrosomie sollen sich nach neueren Studien besonders der Abdominalumfang > 35 cm (geschätztes Gewicht: > 4000 g) bzw. > 38 cm (geschätztes Gewicht: > 4500 g) eignen (10, 20, 37).

Die antenatale bzw. intrapartale Diagnostik einer Hyperextension des fetalen Schädels bei Beckenendlageneinstellung besitzt keinen Einfluss auf den Erfolg einer vaginalen Geburt. Es handelt sich häufig um einen passageren Zustand und diese Besonderheit manifestiert sich extrem selten sub partu.

3.3 Einfluss der biometrischen Maße von Mutter und Kind auf die Geburtsplanung

Aus Erfahrung und vielfältigen Publikationen ist die zum Teil erhebliche Abweichung von sonografisch ermitteltem Schätzgewicht und tatsächlichem Geburtsgewicht bekannt. Je höher das tatsächliche Geburtsgewicht ist, desto größer ist die Ungenauigkeit (10–20%). Daraus folgt, dass sich das sonografisch geschätzte Gewicht des Fetus nicht allein als Kriterium für die Entscheidung zum Entbindungsmodus eignet. Außerdem existieren keine Wachstums- bzw. Gewichtskurven, die die Besonderheiten eines Fetus in Beckenendlage berücksichtigen, z. B. die dolichozephale Kopfform oder das geringere Gewicht im Vergleich zu aus Schädellage geborenen Kindern.
Vielmehr sollte das Verhältnis der ermittelten Umfänge von Kopf und Rumpf herangezogen werden. Das bedeutet, bei annähernd gleich großen Umfängen kommt eine vaginale Entbindung infrage. Die Größe der Mutter bzw. die Relation zwischen Becken- und Kindsgröße sollten in die Überlegungen mit einbezogen werden.
Bei größeren Umfangsdifferenzen zwischen Kopf und Rumpf, wie zum Beispiel bei Feten mit einer ausgeprägten asymmetrischen Wachstumsretardierung und niedrigem Gestationsalter (< 37+0 SSW), sollte der elektiven Sectio caesarea der Vorrang gegeben werden. Bei fetaler Makrosomie kann im Einzelfall eine Empfehlung zum vaginalen Entbindungsversuch gegeben werden. Die Geburtsdynamik entscheidet in diesen Fällen letztlich über den Entbindungsmodus.
Die höchste vaginale Entbindungsrate von ca. 70% wird in den Geburtsgewichtsklassen von 2000–3500 g beobachtet. Bei Kindern mit einem Geburtsgewicht von > 4500 g sinkt die Rate vaginaler Entbindungen auf unter 50% (8).

3.4 Einfluss der Einstellung auf den Entbindungsmodus

Am Termin beobachtet man in ca. 70% der Fälle eine reine **Steißlage** und in ca. 20% eine **Steiß-Fuß-Lage.** Feten mit reiner Steißlage sowie mit Steiß-Fuß-Lage können bis zu 70% vaginal entwickelt werden. Bei einer Steiß-Fuß-Lage muss jedoch mit einer erhöhten

Wahrscheinlichkeit von Nabelschnur- bzw. Extremitätenvorfällen (Fußlage) gerechnet werden.
Eine **Fußlage** entwickelt sich zu ca. 10% aus einer Steiß-Fuß-Lage und kann daher erst intra partum und nach (rechtzeitigem) Blasensprung diagnostiziert werden. Das Kriterium für die Indikationsstellung zur sekundären Sectio caesarea sind die gesprungene Fruchtblase und das ausgestreckte Bein des Fetus (Fußvorfall/Fußlage) in Abhängigkeit von der Zervixweite und dem Höhenstand des Steißes.

3.5 Einfluss des Gestationsalters auf den Entbindungsmodus

Vaginale Entbindungsraten von über 60% wurden zwischen 32+0 und 40+0 SSW erreicht (8). Dabei ist zu berücksichtigen, dass die Rate von primären Sectiones von über 30% bei > 32+0 SSW (hauptsächlich fetale Wachstumsretardierung) auf weniger als 5% am Termin absank. Die Rate an sekundären Sectiones caesareae betrug in allen Gestationswochen zwischen 30 und 40% (8). Bei einem Gestationsalter < 37+0 SSW existiert auf Grund fehlender Daten und Evidenz keine Empfehlung zum Entbindungsmodus (38). Ob eine primäre Sectio caesarea gegenüber einer vaginalen Entbindung Vorteile für das Frühgeborene besitzt, ist unklar. Vielmehr sollte die Entscheidung von der gesamten klinischen Situation bestimmt werden. Eine sich in Gang befindende vaginale Frühgeburt bei Schwangeren mit BEL ohne zusätzliche Risiken sollte nicht durch eine eilig indizierte Schnittentbindung unterbrochen werden.

4 Klinikstruktur

Eine Geburtsklinik muss anlässlich einer Geburt aus Beckenendlage über die Anwesenheit eines geburtshilflich versierten Facharztes verfügen, der mit der Entbindung einer Beckenendlage vertraut ist. In der Geburtsklinik soll ein neonatologisches und anästhesiologisches Team ständig für den geburtshilflichen Einsatz bereit sein, gegebenenfalls können diese Teams anlässlich einer Entbindung aus BEL zum „stand by“ in den Kreißsaal gerufen werden.

5 Präpartale Beratung und Betreuung

Anlässlich der Vorstellung zur Entbindung in einer Frauenklinik sollte mit der Schwangeren ein ausführliches Informationsgespräch geführt werden. In diesem soll sie von einem Facharzt über den Geburtsablauf, die möglichen Risiken, Vor- und Nachteile der vaginalen sowie der abdominal-operativen Entbindung aufgeklärt werden. Besonderes Gewicht sollten in diesem Gespräch die eigenen Erfahrungen bei der vaginalen Entbindung, die Qualifikation der Geburtshelfer sowie die vorhandene Klinikstruktur erhalten. In diesem Zusammenhang ist auf die besondere Bedeutung der Parität hinzuweisen, da sie einen Einfluss auf die Rate der vaginalen Entbindungen ausübt. Mehr als 60% aller Nulliparae und ca. 75% aller Multiparae können ohne Erhöhung der maternalen oder perinatalen Morbidität vaginal entbunden werden (8). Bei den verbleibenden 40 bzw. 25% treten intrapartale Störungen auf, die eine Geburtsbeendigung durch sekundäre Sectio caesarea erfordern. Nulliparität stellt bei hoher klinischer Erfahrung keine Kontraindikation für eine vaginale Entbindung dar. Unter Berücksichtigung der klinischen Gesamtsituation ergibt sich letztlich auch daraus die Empfehlung zum Geburtsmodus.

6 Informations- und Beratungsoptionen zur BEL-Entbindung

Die Empfehlungen zum Entbindungsmodus sind in erster Linie von der Erfahrung des Geburtshelfers sowie der Personalstruktur der Geburtsklinik abhängig. Erst in zweiter Linie sind die verschiedenen anamnestischen Faktoren (Parität, Gestationsalter) und die Untersuchungsergebnisse (Ultraschall, bimanueller Tastbefund) von Bedeutung. Unter Berücksichtigung der unten aufgeführten Kontraindikationen zur vaginalen Entbindung sollte mit der Schwangeren gemeinsam der Geburtsmodus besprochen werden. Bestehen Kontraindikationen, sollte die Empfehlung zur elektiven Schnittentbindung gegeben werden. Anderenfalls kommt eine vaginale Entbindung infrage. Wichtig ist die Erzielung eines Einverständnisses der Schwangeren zum empfohlenen Entbindungsmodus (Zustimmung nach Information, „informed consent“).
Eine dritte Option stellen Hinweise auf die Möglichkeit einer äußeren Wendung inklusive Erfolgsquote sowie Vor- und Nachteile der externen Wendung dar, die in die Beratung mit einbezogen werden sollten.

6.1 Äußere Wendung

Die äußere Wendung kann ab 36+0 SSW unter Beachtung der unten aufgeführten Kontraindikationen durchgeführt werden. Die exakte Selektion der Schwangeren hat großen Einfluss auf die Erfolgsrate des Wendungserfolgs. Ein ergebnisoffenes Aufklärungsgespräch über den Eingriff inklusive potentieller Nebenwirkungen und Risiken sollte nach Möglichkeit ein bis mehrere Tage vor dem Eingriff stattgefunden haben.

Eine Regionalanästhesie zum Wendungsversuch ist nicht indiziert. Während des Wendungsversuchs soll die Möglichkeit einer notfallmäßig durchzuführenden Sectio caesarea sichergestellt sein. Eine Tokolyse (Fenoterol, Nitroglycerin) ist nicht zwingend erforderlich. Die Dauer und Häufigkeit der CTG-Registrierung nach dem Wendungsversuch soll in Abhängigkeit von der klinischen Situation angeordnet werden. Sonografische Lagekontrollen sind nach einem erfolgreichen Wendungsversuch obligatorisch.
Schwangere mit negativem Rhesusfaktor sollen nach dem Wendungsversuch eine Anti-D-Prophylaxe erhalten. Die Wendung kann als (tages)ambulanter Eingriff durchgeführt werden. Verläuft der Wendungsversuch ohne Erfolg, ist eine erneute Wendung nach einigen Tagen wenig erfolgversprechend.

Absolute Kontraindikationen:
- Placenta praevia/tief sitzende Vorderwandplazenta, vaginale Blutung unklarer Genese;
- asymmetrische fetale Wachstumsretardierung;
- pathologisches CTG-Muster;
- pathologisches fetoplazentares Dopplersonogramm;
- Hyperextension des fetalen Kopfs.

Ob die nachfolgend genannten Faktoren den Wendungserfolg beeinflussen können, ist bisher nicht sicher nachgewiesen worden:
- Oligohydramnion,
- Parität,
- Plazentalokalisation,
- Nabelschnurumschlingung,
- Uterusfehlbildung.

6.2 Vaginale Entbindung

Nach Ausschluss von Kontraindikationen zur vaginalen Entbindung (s. u.) sollte diese in üblicher Weise wie eine Entbindung aus Schädellage betreut werden (CTG-Registrierung, ggf. Fetalblutuntersuchung, Ultraschall). Die Geburtsdynamik und das Befinden des Fetus entscheiden letztlich über eine Indikation zur sekundären Sectio caesarea. Eine Katheterperiduralanästhesie ist empfehlenswert.
Ein vaginaler Entbindungsversuch aus BEL ist nach allgemeiner Auffassung kontraindiziert bei:
- asymmetrischer intrauteriner Wachstumsretardierung des Fetus;
- sonografischem Schätzgewicht ≥ 4000 g;
- Fußlage;
- fetalen Fehlbildungen (Hydrozephalus, Teratom etc.);
- Amnioninfektionssyndrom;
- Placenta praevia;
- schweren Erkrankungen der Mutter.

Eine relative Indikation zur Sectio caesarea stellt ein niedriges Gestationsalter (< 32+0 SSW) dar.

6.3 Sectio caesarea bei Beckenendlage

Der Hinweis auf annähernd gleich niedrige Morbiditätsraten für die Mutter bei elektiver Sectio caesarea und vaginaler Entbindung (13) lässt die maternalen Langzeitmorbidität außer Acht, wie z. B. Plazentationsstörungen (40–42, 44), und erhöht das Risiko antenataler Mortalität bei Folgeschwangerschaften (45). Diese Fakten müssen Inhalt des Aufklärungsgesprächs zum geplanten Geburtsmodus sein. In diesem Gespräch weist der Arzt auch darauf hin, dass der vaginale Entbindungsversuch das Risiko einer sekundären Sectio caesarea mit entsprechenden Risiken beinhaltet.
Ausgehend von den Empfehlungen der AG Medizinrecht der DGGG (43) über die Aufklärungsinhalte bezüglich einer elektiven Sectio caesarea, ist eine Schwangere auf die möglichen Risiken für Folgeschwangerschaften hinzuweisen. Es sollten folgende Risiken besonders hervorgehoben werden (40–42, 44, 45):
- Erhöhung der Rupturrate im Status post sectionem bei nachfolgenden Geburten;
- Plazentationsstörungen (Placenta accreta, increta, percreta);
- Placenta praevia und die sich daraus potenziell entwickelnden Blutungskomplikationen wie: Verlust- und Verbrauchskoagulopathie mit der Erhöhung der maternalen Morbidität, Mortalität und Letalität oder Hysterektomie-Sectio aus vitaler Indikation;
- erhöhte antenatale Sterblichkeitsrate von Feten bei nachfolgenden Schwangerschaften.

Indikationen zur abdominalen Schnittentbindung vor Geburtsbeginn (elektive oder primäre Sectio caesarea)

Fetale Indikationen:
Indikationen und Kriterien, die für einen Fetus in Schädellage gültig sind, gelten prinzipiell auch für einen Fetus in Beckenendlage. Das trifft insbesondere zu auf Feten mit:
- einer asymmetrischen intrauterinen Wachstumsretardierung;
- Fehlbildungen, die eine erhebliche körperliche Umfangsvergrößerung zur Folge haben (z. B. Hydrozephalus, Kokzygealteratome etc.).

Maternale Indikationen:
- schwere gestationsbedingte mütterliche Erkrankungen;
- schwere nicht gestationsbedingte mütterliche Erkrankungen.

Indikationen zur sekundären Sectio caesarea

Für die sekundäre Sectio caesarea gelten im Prinzip die gleichen Indikationskriterien wie bei Schädellagengeburten. Allerdings spielt die Geburtsdynamik selbst eine größere Rolle.

7 Zusammenfassung

Bei Beachtung der o. g. spezifischen Risiken ist eine vaginale Geburt aus Beckenendlage möglich.
Die Ergebnisse des kindlichen 2-Jahres-Follow-up der Term Breech Collaborative Group zeigten, dass keine signifikanten Unterschiede zwischen den Kindern hinsichtlich Tod und neurologischer Entwicklungsverzögerung existieren. Auf dieser Grundlage erfolgt die Beratung der Schwangeren bezüglich des Entbindungsmodus in jedem Fall individualisiert und ergebnisoffen. Diese Beratung mündet in eine Empfehlung ein, die mit der Schwangeren in der „Zustimmung nach Information" („informed consent") getroffen werden soll. Dabei sollten immer die Struktur der Geburtsklinik sowie die Erfahrungen der Geburtshelfer vor Ort berücksichtigt werden. Bei geringer geburtshilflicher Erfahrung in der Leitung einer vaginalen Entbindung aus Beckenendlage und bei unzureichender Versorgungsstruktur der Geburtsklinik sollte die Schwangere an eine Klinik verwiesen werden, die Voraussetzungen für eine vaginale Entbindung aus Beckenendlage bietet und an der eine sekundäre Sectio caesarea zügig durchgeführt werden kann.

Literatur

1. ACOG committee opinion. Mode of term singleton breech delivery. Number 265, December 2001. American College of Obstetricians and Gynecologists. Int J Gynaecol Obstet 2002 Apr; 77 (1): 65–66.
2. Albrechtsen, S.; Rasmussen, S.; Reigstad, H.; Markestad, T.; Irgens, L. M.; Dalaker, K: Evaluation of a protocol for selecting fetuses in breech presentation for vaginal delivery or caesarean section. Am J Obstet Gynecol 1997; 177: 586–592.
3. Berg, D.; Albrecht, H.; Dudenhausen, J. W.; Hochuli, E.; Neuhäuser, G; Versmold, HT; Brand, M; Eskes, T; Kubli, F; Staudach, A.; Wulf, H.: Bericht der Standardkommission „Beckenendlage" der Deutschen Gesellschaft für Perinatale Medizin: Z. Geburtsh. u. Perinat. 188 (1984) 100.
4. Büscher, U.; Dudenhausen, J. W.: Lagenanomalien des Fetus in der Schwangerschaft: Beckenendlage. Gynäkologe 2002; 35: 69–80.
5. Danielian, P. J.; Wang, J.; Hall, M. H.: Long-term outcome by method of delivery of fetuses in breech presentation at term: population-based follow-up. BMJ 1996; 312: 1451–1453.
6. de Leeuw, J. P.; de Haan, J.; Derom, R.; Thiery, M.; van Maele, G.; Martens, G.: Indications for caesarean section in breech presentation. Eur J Obstet Gynecol Reprod Biol 1998; 79: 131–137
7. Feige, A.: Eine Antwort auf die Hannah-Studie. Geburtsh Frauenheilk 2002; 62: 500–504.
8. Feige, A.; Krause, M.: Beckenendlage, Urban & Schwarzenberg, 1998 .
9. Flock, F.; Stoz, F.; Paulus, W.; Scheuerle, B.; Kreienberg, R.: Äußere Wendung aus Beckenendlage in Schädellage: Einflussfaktoren, Nutzen und Risiken. Zentralbl Gynäkol 1998; 120: 60–65.
10. Gilby, J. R.; Williams, M. C.; Spallacy, W. N.: Fetal abdominal circumference measurements of 35 and 38 cm as predictors of macrosomia. A risk factor for shoulder dystocia. J Reprod Med. 2000; 45: 936–939.
11. Giuliani, A.; Schöll, W. M. J.; Basver, A.; Tamussino, K. F.: Mode of delivery and outcome of 699 singleton breech deliveries at a single center. Am J Obstet Gynecol 2002; 187: 1694–1698.
12. Golfier, F.; Vaudoyer, F.; Ecochard, R.; Champion, F.; Audra, P; Raudrant, D: Planned vaginal delivery versus elective caesarean section in singleton term breech presentation: a study of 1116 cases. Eur J Obstet Gynecol Reprod Biol 2001; 98: 186–192.
13. Hannah, M. E. et al for the Term Breech Trial 3-Month Follow-up Collaborative Group: Outcomes at 3 months after planned caesarean vs. planned vaginal delivery for breech presentation at term. JAMA, 2002; 287: 1822–1831.
14. Hannah, M. E.; Hannah, W. J.; Hewson, S. A.; Hodnett, ED; Saigal, S; Willan, AR for the Term Breech Trial Collaborative Group: Planned caesarean section versus planned vaginal birth for breech presentation at term: a randomised multicentre trial. Lancet 2000; 356: 1375–1383.
15. Hofmeyr, G. J.: Interventions to help external cephalic version for breech presentation at term. Cochrane Database Syst Rev 2002; (2): CD000184.
16. Hofmeyr, G. J.; Hannah, M. E.: Planned caesarean section for term breech delivery. Cochrane Database Syst Rev 2001; (1):CD000166.
17. Holge, K. L.; Kilburn, L.; Hewson, S.; Gafni, A.; Wall, R.; Hannah, M. E.: Impact of the international term breech trial on clinical practice and concerns: a survey of centre collaborators. J Obstet Gynaecol Can 2003; 25: 14–16.
18. Irion, O.; Hirsbrunner Almagbaly, P.; Morabia, A.: Planned vaginal delivery versus elective caesarean section: a study of 705 singleton term breech presentation. Br J Obstet Gynaecol 1998; 105: 710–717.
19. Ismail, M. A.; Nagib, N.; Ismail, T.; Cibils, L. A.: Comparison of vaginal and caesarean section delivery for fetuses in breech presentation. J Perinat Med 1999; 27: 339–351.
20. Jazayeri, A.; Heffron, J. A.; Phillips, R.; Spellacy, W. N.: Macrosomia prediction using ultrasound abdominal circumference of 35 centimeters or more. Obstet Gynecol 1999; 93: 523–526.
21. Kayem, G.; Goffinet, F.; Clement, D.; Hessabi, M.; Cabrol, D.: Breech presentation at term: morbidity and mortality according to the type of delivery at Port Royal Maternity hospital from 1993 through 1999. Eur J Gynecol Reprod Biol 2002; 102: 137–142.
22. Keirse, M. J. N. C.: Evidence-based childbirth only for breech babies? Birth 2002; 29: 55–59.
23. Kolås, T.; Hofoss, D.; Daltveit; A. K.; Nilsen, S. T.; Henriksen, T; Häger, R; Ingemarsson, I; Oian, P: Indications for cesarean deliveries in Norway. Am J Obstet Gynecol 2003; 188: 864–870.
24. Krause, M.; Feige, A.: Beckenendlage. Gynäkol. Prax. 2002; 26: 437–443.

25. Krause, M.; Feige, A.: Beckenendlage: Ist die Sectio wirklich der bessere Entbindungsmodus? Frauenarzt 2001; 42: 746–749.
26. Krause, M.; Feige, A.: Beckenendlagengeburtshilfe in Deutschland – eine Bestandsaufnahme. Therap Umschau 2002; 59; 677–681.
27. Krebs, L.; Langhoff-Roos, J.; Thorngren-Jerneck, K.: Long-term outcome in term breech infants with low Apgar score – a population-based follow-up. Eur J Obstet Gynecol Reprod Biol 2001; 100: 5–8.
28. Krebs, L.; Langhoff-Ross, J.: Breech presentation: neonatal morbidity and mortality after vaginal and abdominal delivery at term. In: European Practice in Gynecology and Obstetrics: Breech Delivery. Künzel, W (ed.), S. 151–163. Editions Scientifiques et Médicales Elsevier SAS 2002.
29. Krebs, L.; Topp, M.; Langhoff-Roos, J.: The relation of breech presentation at term to cerebral palsy. Br J Obstet Gynaecol 1999; 106: 943–947.
30. Lashen, H.; Fear, K.; Sturdee; D.: Trends in the management of the breech presentation at term; experience in a District General hospital over a 10-year period. Acta Obstet Gynecol Scand 2002; 81: 1116–1122.
31. Münstedt, K.; Georgi, R. von; Reucher, S.; Zygmunt, M.; Lang, U.: Term breech and long-term morbidity – caesarean section versus vaginal breech delivery. Eur J Obstet Gynecol Reprod Biol 2001; 96: 163–167.
32. Mutterschaftsrichtlinien, in: Richtlinien des Bundesausschusses der Ärzte und Krankenkassen über ärztliche Betreuung während der Schwangerschaft und nach der Entbindung, zuletzt geändert am 23.10.1998, in Kraft getreten am 27.01.1999.
33. Rayl, J.; Gibson, P. J.; Hickok, D. E.: A population-based case-control study of risk factors for breech presentation. Am J Obstet Gynecol 1996; 174: 28–32.
34. RCOG-Guidelines: Clinical Green Top Guidelines: The Management of Breech Presentation, http://www.rcog.org.uk/.
35. Sanches-Ramos, L.; Wells, T. L.; Adair, C. D.; Arcelin, G.; Kaunitz, A. M.; Wells, D. S.: Route of breech delivery and maternal and neonatal outcomes. Int J Gynaecol Obstet 2001; 73: 7–14.
36. Shennan, A.; Bewley, S.: How to manage term breech deliveries. BMJ 2001; 323: 244–245.
37. Sokol, R. J.; Chik, L.; Dombrowski, M. P.; Zador, I. E.: Correctly identifying the macrosomic fetus: improving ultrasonography-based prediction. Am J Obstet Gynecol 2000; 182: 1489–1495.
38. Wolf, H.; Schaap, A. H.; Bruinse, H. W.; Smolders-de Haas, H; van Ertbruggen, I; Treffers, PE: Vaginal delivery compared with caesarean section in early preterm breech delivery: a comparison of long-term outcome. Br J Obstet Gynaecol 1999, 106: 486–491.
39. Rortveit, G.; Daltveit, A. K.; Hannestad, Y. S.; Hunskaar, S. for the Norwegian EPINCONT-Study: Urinary Incontinence after Vaginal Delivery or Caesarean Section. N Engl J Med 2003; 348: 900–907.
40. Kitschke, H. J.; Misselwitz, B.; Lieb, E.: Die Sectio caesarea in Hessen. Gynäkologe 2001; 34: 99–101.
41. Kühnert, M.; Schmidt, S.; Feller, A.; Vonderheit, K. H.: Sectio caesarea: ein harmloser Eingriff aus mütterlicher Sicht? Geburtsh Frauenheilk 2000; 60: 354–361.
42. Welsch, H.: Wunschsectio als Normalgeburt der Zukunft? Vortrag auf dem 10. Kongress der Deutschen Gesellschaft für Pränatal- u. Geburtsmedizin, Hamburg, 11.05.2002.
43. Arbeitsgemeinschaft Medizinrecht in der Deutschen Gesellschaft für Gynäkologie und Geburtshilfe: Stellungnahme zu absoluten und relativen Indikationen zur Sectio caesarea und zur Frage der so genannten Sectio auf Wunsch. Frauenarzt 2001; 42: 1311–1317.
44. Vetter, K.: Sectio caesarea – Risiken für die nachfolgende Schwangerschaft. In: Huch, A; Chaoui, R; Huch, R: Sectio caesarea, S. 60–66. Uni-Med, Bremen 2001.
45. Smith, G. C. S.; Pell, J. P.; Dobbie, R.: Caesarean section and risk of unexplained stillbirth in subsequent pregnancy. Lancet 2003; 362: 1779–1784.
46. FIGO Committee on Perinatal Health: Recommendations on guidelines for the management of breech delivery. Eur J Obstet Gynecol Reprod Biol. 1995; 58: 89–92.
47. Gilbert, W. M.; Hicks, S. M.; Boe, N. M.; Danielsen, B.: Vaginal Versus Cesarean Delivery for Breech Presentation in California: A Population-Based Study. Obstet Gynecol 2003; 102: 911–917.
48. Queenan, J. T.: Teaching Infrequently Used Skills: Vaginal Breech Delivery. Obstet Gynecol 2004; 103:405–406.
49. Alarab, M.; Regan, C.; O'Connell, M. P.; Keane D. P.; O'Herlihy, C.; Foley, ME: Singleton Vaginal Breech Delivery at Term: Still a Safe Option. Obstet Gynecol 2004; 103: 407–412.
50. Berg, D.; Selbmann, H. K.; Süß, J.; Galecki: Neonatale Mortalität bei Geburt aus Beckenendlage. TW Gynäkologie 1994.
51. Whyte, H at al. for the 2-year infant follow-up Term Breech Trial Collaborative Group: Outcomes of children at 2 years after planned caesarean birth versus planned vaginal birth for breech presentation at term: The International Randomized Term Breech Trial. Am J Obstet Gynecol 2004; 191: 864–871.
52. Wolke, D.; Söhne, B.; Schulz, J.; Ohrt, B.; Riegel, K.: Die kindliche Entwicklung nach vaginaler und abdominaler Entbindung bei Beckenendlage. In: Beckenendlage. Feige, A, Krause, M (Hrsg.), S.186-206, Urban & Schwarzenberg München 1998.
53. Kotaska, A.: Inappropriate use of randomisation trials to evaluate complex phenomena: case study of vaginal breech delivery. BMJ 2004; 329: 1039–1042.

Diese Stellungnahme wurde vom Arbeitskreis Geburtsmechanik in der Arbeitsgemeinschaft Materno-fetale Medizin und von folgenden Kolleginnen und Kollegen erarbeitet:

AK Geburtsmechanik:

Prof. Dr. med. A. Feige, Dr. med. M. Krause, Nürnberg, PD Dr. med. J. Wisser, Zürich.

Autoren:

Prof. Dr. med. R. Berger, Neuwied; Univ. Prof. Dr. med. Ch. Brezinka, Innsbruck; Prof. Dr. med. J. W. Dudenhausen, Berlin; Prof. Dr. med. A. Feige, Nürnberg; PD Dr. med. M. Gonser, Wiesbaden; Prof. Dr. med. H. Halle, Berlin; Dr. med. G. Hasenöhrl, Salzburg; a.o. Univ. Prof. Dr. med. M. Häusler, Graz; Prof. Dr. med. F. Kainer, München; Dr. med. M. Krause, Nürnberg; Frau PD Dr. med. Maritta Kühnert, Marburg; em. Prof. Dr. med. W. Künzel, Gießen; Prof. Dr. med. Birgit Seelbach-Goebel, Regensburg; Prof. Dr. med. K. Vetter, Berlin; PD Dr. med. E. Weiss, Böblingen.

Zur Frage der erlaubten Zeit zwischen Indikationsstellung und Sectio (E-E-Zeit) bei einer Notlage

Stellungnahme der Deutschen Gesellschaft für Gynäkologie und Geburtshilfe

„Notlage" und „Sectio-Bereitschaft" sind unscharf definierte Begriffe. Bemühungen, klare Definitionen zu finden und insbesondere zwischen „relativer" und „absoluter" Sectio-Bereitschaft zu unterscheiden, müssen in Anbetracht der Vielzahl möglicher geburtshilflicher Gefahrensituationen scheitern.

Notlagen können in Bezug auf die Mutter und auf das Kind auftreten. So kann beispielsweise im Einzelfall ein vaginaler Entbindungsversuch bei Zustand nach Sectio eine mütterliche Notlage befürchten und eine entsprechende Sectio-Bereitschaft herstellen lassen.

Gleiches gilt für zu befürchtende kindliche Notlagen, z. B. im Falle einer vaginalen Beckenendlagen- oder Mehrlingsgeburt, bei der eine „relative Sectio-Bereitschaft" sichergestellt sein sollte, oder im Falle einer sog. Trial-Geburt (vaginal-operativer Entbindungsversuch mit der Möglichkeit des Abbruchs und der konsekutiven Schnell-Sectio), bei der eine absolute Notwendigkeit zur sofortigen Sectio-Bereitschaft besteht („absolute Sectio-Bereitschaft").

Die aufgeführten Beispiele haben lediglich demonstrativen Charakter und erheben nicht den Anspruch auf eine vollständige Aufzählung aller „Notlagen" bzw. aller Indikationen zur Herstellung einer „relativen" oder einer „absoluten" Sectio-Bereitschaft.

Es muss dem erfahrenen Kliniker überlassen bleiben, im Einzelfall die Notlage seitens der Mutter oder des Kindes vorauszusehen oder festzustellen und die daraus folgende Qualität der „Sectio-Bereitschaft" zu definieren.

Bei einer relativen Sectio-Bereitschaft wird Folgendes veranlasst:

- Aufklärung der Patientin, Operationseinwilligung;
- Vorbereitung der Patientin (Rasur, Blutentnahme, venöser Zugang, evtl. Periduralanästhesie);
- Benachrichtigung des Operationssaals und der notwendigen Mannschaft (Assistenten, Pfleger, Schwestern, Anästhesist, evtl. Pädiater) über die Möglichkeit einer bevorstehenden eiligen Sectio.

Eine Präsenz der zur Operation benötigten Mannschaft im Kreißsaal bzw. im Operationssaal ist nicht erforderlich.

Bei absoluter Sectio-Bereitschaft ist zusätzlich zu veranlassen:

- die Mannschaft befindet sich operations- bzw. anästhesiebereit im Operationssaal bzw. Kreißsaal;
- die Patientin ist operationsbereit gelagert, der Bauch ist desinfiziert und abgedeckt;
- ein vaginaler Entbindungsversuch wird entweder im Operationssaal durchgeführt oder
- es kann die Patientin im Kreißbett operiert werden.

Ablauf des Notfalls:

Der Zeitablauf zwischen dem Auftreten einer fetalen Notlage und der Geburt des Kindes gliedert sich in folgende Abschnitte:

1. Beginn der fetalen Notlage.
2. Auftreten von klinischen Symptomen (z. B. im CTG).
3. Erkennen der Symptome.
4. Überprüfung der Symptome auf Bedeutung, Tendenz, Persistenz oder Progredienz, gegebenenfalls Benachrichtigung des Oberarztes.
5. Entschluss zur Notsectio.
6. Alarmierung der Mannschaften.
7. Vorbereitung der Patientin.
8. Bereitstellung des Instrumentariums und der Anästhesiegeräte.
9. Transport der Patientin in den Operationssaal.
10. Waschen und Umkleiden der Mannschaft.
11. Desinfektion und Abdecken der Patientin.
12. Beginn der Narkose.
13. Beginn der Operation.
14. Entwicklung des Kindes.

Eine Reihe von Maßnahmen läuft parallel ab (7.–11.), einige weitere sind bei entsprechender Vorbereitung überflüssig (z. B. 9.) oder zeitlich zu reduzieren (z. B. 4., 10. und 11.), wenn mit einer Notsectio zu rechnen ist (s. „absolute Sectio-Bereitschaft").

Zeitbedarf:

Der Zeitbedarf für die Notsectio ist definiert als das Intervall zwischen Indikationsstellung und Geburt des Kindes (Entschluss-Entwicklungs-Zeit = E-E-Zeit).

Die genannte E-E-Zeit umfasst die Zeiträume 5.–14.

In einer unerwarteten und unvorhersehbar aufgetretenen Notsituation beträgt dieser Zeitraum minimal 10 Minuten, wobei vorausgesetzt werden muss, dass die räumlichen und organisatorischen Gegebenheiten optimal sind. Das schließt die sofortige Verfügbarkeit der gesamten Operationsmannschaft mit ein. Da davon nicht immer ausgegangen werden kann, wird daher in der Regel ein Zeitraum von 20 Minuten noch zu tolerieren sein müssen.

Diese Zahlen stützen sich auf Zeitmessungen während einer simulierten Notlage (Berg, 1991) sowie auf sorgfältige retrospektive Analysen von Roemer et al. (1992)

im Rahmen einer Multizenterstudie an 172 Fällen von Notsectio in Nordrhein-Westfalen.
Der Zeitraum von 20 Minuten ist in einem gegebenen Notfall für das Kind häufig zu lang. Es ist daher zu prüfen, wie Verkürzungen zu erreichen sind.

Prüfung der Sectio-Bereitschaft in der Klinik:
Es wird den Verantwortlichen dringend empfohlen, den Zeitbedarf in der eigenen Klinik für den Ablauf der Situationen 5.–14. (s.o.) mit Hilfe der Simulation optimaler sowie nicht optimaler Voraussetzungen zu messen.
Resultieren E-E-Zeiten über 20 Minuten, müssen die organisatorischen Abläufe verbessert werden. Zur Verkürzung der E-E-Zeit werden daher die folgenden Möglichkeiten vorgeschlagen.

Maßnahmen zur Verkürzung der E-E-Zeit:
1. Anordnung der relativen oder absoluten Sectio-Bereitschaft in vorausschaubar gefährlichen Situationen und Geburtsabläufen.
2. Information des Krankenhausträgers über räumliche und personelle Unzulänglichkeiten sowie über solche der Infra- und Organisationsstruktur.
3. Evtl. Herstellung einer Operationsbereitschaft in Notfällen im Kreißsaal.
4. Training der Kreißsaal- und Operationsmannschaft.
5. Zur Verkürzung der Zeitdauer zwischen Oberarztbenachrichtigung und Entschluss zur Sectio ist zu empfehlen, den Assistenzarzt oder die Hebamme zu ermächtigen, in Notfällen die notwendigen Vorbereitungen zur Notsectio zu treffen. Bedarfsweise müssten diese Vorbereitungsmaßnahmen vom mittlerweile eingetroffenen Oberarzt widerrufen werden.

Literatur

Berg, D., H. Albrecht, W. Künzel, K. Martin, L. Weitzel: Zur Vorbereitung der Notsectio. Podiumsgespräch „Operative Geburtshilfe", 48. Kongreß der Deutschen Gesellschaft für Gynäkologie und Geburtshilfe. Hamburg 1990.
Hickl, E.-J., D. Berg: Gynäkologie und Geburtshilfe 1990. Springer, Berlin–Heidelberg–New York 1991.
Roemer, V. M., G. Heger-Römermann: Der Notfall-Kaiserschnitt – Basisdaten. Z. Geburtsh. Perinat. 196 (1992) 95–99.

Vereinbarung der Deutschen Gesellschaft für Anästhesiologie und Intensivmedizin und des Berufsverbandes Deutscher Anästhesisten mit der Deutschen Gesellschaft für Gynäkologie und Geburtshilfe und dem Berufsverband der Frauenärzte über die Zusammenarbeit in der operativen Gynäkologie und in der Geburtshilfe

Frauenarzt und Anästhesist erfüllen bei ihrer Zusammenarbeit in der operativen Gynäkologie und in der Geburtshilfe eine gemeinsame Aufgabe im Dienste der Patientin. Ihre Kooperation auf der Grundlage präziser Aufgabenteilung und wechselseitigen Vertrauens bietet die beste Gewähr für die Ausschaltung vermeidbarer Risiken sowie für eine reibungslose und zügige Abwicklung des gemeinsamen Arbeitsprogramms.
Das Ziel beider Fachgebiete ist es, im Geiste kollegialen Einverständnisses und in ständiger wechselseitiger Konsultation das interdisziplinäre Zusammenwirken überall dort noch zu verbessern, wo in der täglichen Arbeit Zweifelsfragen und Meinungsverschiedenheiten auftreten können. Die beteiligten Verbände und wissenschaftlichen Gesellschaften vereinbaren folgende

Leitsätze für die Zusammenarbeit

A. In der operativen Gynäkologie

1. Prinzip der Arbeitsteilung und Vertrauensgrundsatz
1.1 Der Frauenarzt ist nach den Grundsätzen einer strikten Arbeitsteilung zuständig und verantwortlich für die Planung und Durchführung des operativen Eingriffs, der Anästhesist für die Planung und Durchführung des Betäubungsverfahrens sowie für die Überwachung und Aufrechterhaltung der vitalen Funktionen.
Insoweit der Frauenarzt für ein bestimmtes Operationsverfahren aus fachlichen Gründen einem bestimmten Anästhesieverfahren den Vorzug geben möchte, sollte dies vom Anästhesisten nach Festlegung der Gründe im Rahmen seiner fachlichen Entscheidungsmöglichkeiten berücksichtigt werden.
Das Gleiche gilt umgekehrt, wenn der Anästhesist aus der Sicht seines Fachgebiets Wünsche hinsichtlich des operativen Vorgehens an den Frauenarzt richtet. Beide

Ärzte dürfen, solange keine offensichtlichen Qualitätsmängel oder Fehlleistungen erkennbar werden, wechselseitig darauf vertrauen, dass der Partner der Zusammenarbeit die ihm obliegenden Aufgaben mit der gebotenen Sorgfalt erfüllt. Strikte Objektivität auf beiden Seiten und die Wahrung der gebotenen Sorgfalt bei der Planung und Durchführung der Behandlung sind unabdingbare Voraussetzungen für eine Zusammenarbeit auf der Grundlage dieses Übereinkommens. Eine reibungslose interdisziplinäre Zusammenarbeit bietet die beste Gewähr für eine wirtschaftliche Behandlungsweise, die angesichts knapper Mittel wesentliche Bedeutung gewinnt. Die medizinischen Erfordernisse, die den Behandlungserfolg und die Sicherheit der Patientin gewährleisten, haben jedoch absoluten Vorrang vor allen anderen Interessen.

1.2 Der Frauenarzt entscheidet über die Indikation zum Eingriff sowie über Art und Zeitpunkt der Operation. Der Anästhesist entscheidet über die Art des Betäubungsverfahrens. Der Frauenarzt unterrichtet den Anästhesisten zum frühestmöglichen Zeitpunkt über den beabsichtigten Eingriff, in der Regel also sobald er bei einer Patientin über die Indikation zum operativen Eingriff entschieden hat. Er stellt ihm möglichst bald auch die vollständigen Behandlungsunterlagen zur Verfügung.
Der Anästhesist unterrichtet den Frauenarzt umgehend, wenn aus der Sicht seines Fachgebietes Kontraindikationen gegen den Eingriff oder seine Durchführung zum vorgesehenen Zeitpunkt erkennbar werden. Die Entscheidung, ob der Eingriff aus medizinischer Indikation dennoch durchgeführt werden muss oder aufgeschoben werden kann, obliegt dem Frauenarzt. Wenn sich dieser entgegen den Bedenken des Anästhesisten für den Eingriff entscheidet, so übernimmt er damit die ärztliche und rechtliche Verantwortung für die richtige Abwägung der indizierenden und der ihm vom Anästhesisten mitgeteilten kontraindizierenden Faktoren. Der Anästhesist trägt bei der Wahl und Durchführung des Betäubungsverfahrens dem durch kontraindizierende Faktoren erhöhten Risiko und Schwierigkeitsgrad im Rahmen seiner Möglichkeiten Rechnung.

1.3 Art und Umfang der präoperativen Untersuchungen sind abhängig vom Alter und Allgemeinzustand der Patientin sowie von der Belastung durch den operativen Eingriff. Für den Regelfall empfiehlt sich eine Abstimmung zwischen Frauenarzt und Anästhesist über ein Basisuntersuchungsprogramm. Ziel der Abstimmung sollte sein, das Absetzen von Operationen wegen unzureichender Voruntersuchung oder Vorbehandlung weitgehend zu vermeiden.

1.4 Meinungsverschiedenheiten über den Eingriff und seine Voraussetzungen zwischen Frauenarzt und Anästhesist dürfen nicht vor den Patientinnen erörtert werden.
1.5 Frauenarzt und Anästhesist klären die Patientin aus der Sicht ihrer Fachgebiete über die Art des Eingriffs und des Anästhesieverfahrens auf. In Risikofällen kann sich die gemeinsame Aufklärung der Patientin durch Frauenarzt und Anästhesist empfehlen.

2. Zuständigkeit für das Betäubungsverfahren
2.1 Der Krankenhausträger, der für die zweckentsprechende Organisation seines Hauses verantwortlich ist, überträgt dem Leiter der Anästhesieabteilung in der Regel die gesamte anästhesiologische Versorgung der stationären Patienten als Dienstaufgabe. Dies bedeutet jedoch nicht, dass alle Betäubungsverfahren von der Anästhesieabteilung durchgeführt werden müssen.
Es ist vielmehr üblich, durch interkollegiale Absprachen zwischen dem leitenden Anästhesisten und dem leitenden Frauenarzt bestimmte Bereiche festzulegen, in denen dieser für die Wahl und Durchführung des Betäubungsverfahrens zuständig ist.

2.2 Wo hier im Einzelnen die Grenzen zu ziehen sind, bestimmt sich nach den Erfordernissen einer rationellen Zusammenarbeit, die Sicherheitsrisiken vermeiden und den speziellen Eingriff und das Betäubungsverfahren nach Möglichkeit dort in einer Hand belässt, wo sich die Verantwortungsbereiche bei Komplikationen nicht trennen lassen.
Soweit nicht die spezifischen Verhältnisse des einzelnen Krankenhauses eine andere Absprache als zweckmäßig erscheinen lassen, empfehlen die beiden Berufsverbände folgende Abgrenzung: Bei Eingriffen, die – nach dem jeweiligen Stand der Medizin – üblicherweise in örtlicher Betäubung durch Infiltration des Operationsgebietes oder in einer operationsfeldnahen Regionalanästhesie ausgeführt werden, bleiben Wahl und Durchführung des Betäubungsverfahren einschließlich der Überwachung der vitalen Funktionen in der Regel dem Frauenarzt überlassen. Das Gleiche gilt auch bei anderen Eingriffen, bei denen sich Frauenarzt und Anästhesist gemeinsam für eines dieser Verfahren entscheiden.
Übernimmt der Frauenarzt die Durchführung des Betäubungsverfahrens, so ist von dem Grundsatz auszugehen, dass die ärztliche und rechtliche Verantwortung für die Voruntersuchung und eine etwaige Vorbehandlung sowie für die Wahl und Durchführung des Betäubungsverfahrens in einer Hand liegen. Soll die Überwachung der vitalen Funktionen gleichwohl vom Anästhesisten übernommen werden, bedarf dies einer generellen oder speziellen Einigung zwischen den Beteiligten.

2.3 Soweit es im Krankenhaus dem Frauenarzt vertraglich freisteht, den Anästhesisten zuzuziehen, sollte er zumindest bei den Patientinnen von dieser Möglichkeit Gebrauch machen, bei denen mit besonderen Risiken beim speziellen Eingriff oder beim Betäubungsverfahren zu rechnen ist. Die Doppelverantwortung für den speziellen Eingriff und eine Narkose sollte der Frauenarzt nur übernehmen, wenn er über die erforderlichen anästhesiologischen Kenntnisse und Erfahrungen verfügt und ein Anästhesist nicht zur Verfügung steht.

3. Ambulantes Operieren

Die ambulante Durchführung von Eingriffen im Krankenhaus und in der Praxis niedergelassener Frauenärzte setzt voraus, dass aus operativer wie aus anästhesiologischer Sicht der volle Leistungsstandard gewahrt wird und die Eingriffsgefahren nicht erhöht werden.

Ambulantes Operieren erfordert die gleiche sorgfältige Voruntersuchung und Vorbereitung der Patientin wie der stationäre Eingriff. Wirkt der Anästhesist bei dem Eingriff mit, so hat er den Frauenarzt auch auf etwaige Bedenken hinzuweisen, die sich aus seiner fachlichen Sicht gegen die ambulante Durchführung ergeben. Ferner muss er rechtzeitig Gelegenheit haben, die Anamnese zu erheben, die Patientin körperlich zu untersuchen, die vorliegenden Befunde zu überprüfen und erforderliche ergänzende Untersuchungen anzuordnen.

Beim praxisambulanten Operieren ist mit besonderer Sorgfalt zu prüfen, ob die personellen und sachlichen Voraussetzungen gegeben sind. Die persönliche Qualifikation und apparative Ausstattung müssen auch den Erfordernissen einer dringlichen Zwischenfallstherapie genügen.

Die viel zu geringe Zahl niedergelassener Anästhesisten erweist sich als schwerwiegendes Hindernis für eine Erweiterung des ambulanten Operierens.

4. Planung und Durchführung des Operationsprogramms

4.1 Der Frauenarzt teilt dem Anästhesisten das Operationsprogramm spätestens am frühen Nachmittag des Vortages mit, damit dieser während des restlichen Tagesdienstes die anstehenden Prämedikationsvisiten und die notwendigen Voruntersuchungen durchführen kann.

4.2 Das Operationsprogramm ist so zu planen, dass es innerhalb der üblichen Arbeitszeit abgewickelt werden kann. Eine ständige Überschreitung der physischen und psychischen Leistungsgrenzen durch die Ausdehnung des Operationsprogramms bis in die Nachmittagsstunden geht zu Lasten der Konzentrationsfähigkeit der beteiligten Ärzte, Krankenschwestern und Krankenpfleger und gefährdet die ordnungsgemäße Erledigung der übrigen Dienstaufgaben.

4.3 Zeitverluste beim Beginn des Operationsprogramms und Verzögerungen in seiner Abwicklung sind durch eine enge Koordination der Zeitpläne und wechselseitige Rücksichtnahme zu vermeiden. Hierzu ist es u. a. erforderlich, dass festgelegte Zeiten von allen Beteiligten in gleicher Weise als verbindlich angesehen werden. Störfaktoren und Fehlerquellen, die eine zügige Abwicklung des Operationsprogramms behindern, sollten gemeinsam ermittelt und im vertrauensvollen interdisziplinären Gespräch offen beim Namen genannt werden. Dienstbesprechungen, Weiterbildungsprogramme und Fortbildungsveranstaltungen sollten im wechselseitigen Einverständnis so eingeplant werden, dass sie das Operationsprogramm nicht beeinträchtigen. Es empfiehlt sich, die Terminierung miteinander abzustimmen.

4.4 Bei der Organisation des Dienstbetriebes und bei allen Planungen ist in Rechnung zu stellen, dass die Versorgung von Notfällen Frauenärzte und Anästhesisten zusätzlich in Anspruch nimmt.

5. Patientenlagerung

Die prä-, intra- und postoperative Lagerung der Patientin auf dem Operationstisch und ihre Überwachung ist eine gemeinsame Aufgabe von Frauenarzt und Anästhesist. Druck und Zerrung können in der Narkose zu Lähmungen – insbesondere im Bereich der Extremitäten – und anderen Schäden führen. Die Art der Lagerung sollte vom Operateur dokumentiert werden.

5.1 Für die Lagerung der Patientin zur Einleitung der Narkose und für die Überwachung bis zur operationsbedingten Lagerung ist der Anästhesist verantwortlich.

5.2 Die Entscheidung über die Art der Lagerung zur Operation bestimmt sich nach den Erfordernissen des operativen Vorgehens unter Berücksichtigung des anästhesiologischen Risikos. Hat der Anästhesist gegen die vom Frauenarzt gewünschte Lagerung Bedenken wegen der Erschwerung der Überwachung und der Aufrechterhaltung der Vitalfunktionen oder der Gefahr von Lagerungsschäden, so hat er den Frauenarzt darauf hinzuweisen. Dieser wägt die für und gegen die Lagerung sprechenden Gesichtspunkte gegeneinander ab. Er trägt die ärztliche und rechtliche Verantwortung dafür, dass Gründe des operativen Vorgehens die erhöhten Risiken der von ihm gewünschten Lagerung rechtfertigen.

5.3 Die Durchführung der Lagerung auf dem Operationstisch fällt prinzipiell in den Aufgabenbereich des Frauenarztes. Pflegekräfte, die die Patientin auf dem Operationstisch lagern, handeln dabei in seinem Auftrag und unter seiner Verantwortung, gleichgültig welcher Fachabteilung sie dienstplanmäßig zugeordnet sind. Der Frauenarzt hat die erforderlichen Weisungen zu erteilen; er hat die Lagerung vor dem Beginn der Operation zu kontrollieren. Auf erkennbare Fehler bei der Lagerung hat jedoch der Anästhesist hinzuweisen.

Der Anästhesist ist verantwortlich für die Lagerung der Extremitäten, die er für die Narkoseüberwachung sowie für die Applikation von Narkosemitteln und Infusionen benötigt. Er hat die spezifischen Sicherungsmaßnahmen zu treffen, die sich aus der Lagerung der Patientin für die Überwachung und Aufrechterhaltung der Vitalfunktionen ergeben.

5.4 Für die Entscheidung über planmäßige Lageveränderungen während der Operation und für ihre Durchführung gelten die eben aufgeführten Grundsätze über die Aufgabenteilung zwischen Frauenarzt und Anästhesist sinngemäß.
Im Verlauf des Eingriffs können sich unbeabsichtigte Lageveränderungen ergeben, die das Lagerungsrisiko erhöhen. Soweit solche Lageveränderungen und andere Einwirkungen auf den Körper der Patientin vom Operateur und von seinen Mitarbeitern ausgehen, ist dieser für die Kontrolle verantwortlich. Bemerkt der Anästhesist eine nicht beabsichtigte Lageveränderung oder andere Einwirkungen, die mit Risiken für die Patientin verbunden sind, so muss er den Operateur darauf hinweisen.
Dem Anästhesisten obliegt die intraoperative Kontrolle hinsichtlich der Extremitäten, für deren Lagerung er verantwortlich ist.

5.5 Die Verantwortung für die Lagerung einschließlich der Umlagerung der Patientin nach Beendigung der Operation bis zur Beendigung der postanästhesiologischen Überwachung trägt der Anästhesist, soweit nicht besondere Umstände die Mitwirkung des Operateurs bei der Umlagerung erfordern.

6. Aufgabenverteilung in der postoperativen Phase

6.1 Für Maßnahmen der Überwachung, Aufrechterhaltung und Wiederherstellung der durch das operative Vorgehen beeinträchtigten Vitalfunktionen sind grundsätzlich beide Fachgebiete fachlich zuständig, der Anästhesist für die Erkennung und Behandlung spezifischer Anästhesiekomplikationen, der Frauenarzt für die Erkennung und Behandlung operativer Komplikationen. Beide Ärzte haben wechselseitig dafür zu sorgen, dass bei Komplikationen der fachlich zuständige Arzt umgehend zur Mitbehandlung zugezogen wird. Jeder der beteiligten Ärzte trägt die Verantwortung für die ordnungsgemäße Unterweisung und Beaufsichtigung des ihm unterstellten Pflegepersonals.

6.2 Während der unmittelbaren postoperativen Aufwachphase bedarf die Patientin noch so lange, wie mit einer anästhesiebedingten Beeinträchtigung vitaler Funktionen und mit daraus resultierenden Komplikationen zu rechnen ist, einer ständigen, unmittelbaren Überwachung. Zuständig für die Überwachung ist die Fachabteilung, in deren Organisationsbereich und Obhut sich die Patientin postoperativ befindet. Nach Aufgabenstellung und fachlicher Zuordnung ist zwischen folgenden Einheiten zu unterscheiden:

1. Aufwachraum: Überwachungsraum ohne Stationscharakter, in dem die Frischoperierte so lange verbleibt, bis sie aus der Narkose erwacht und wieder im Vollbesitz ihrer Schutzreflexe ist, und so lange keine unmittelbaren Komplikationen seitens der Vitalfunktionen mehr zu erwarten sind. Der Aufwachraum untersteht dem Anästhesisten.
2. Wachstation: Bettenstation zur Überwachung und Behandlung Schwerkranker und Frischoperierter. Die fachgebundene Wachstation steht in der Regel unter der Leitung des Frauenarztes.
3. Intensivbehandlungseinheit: Betteneinheit für Schwerstkranke, deren vitale Funktionen in lebensbedrohlicher Weise gestört sind und durch besondere Maßnahmen aufrechterhalten oder wiederhergestellt werden müssen. Interdisziplinäre operative Intensivbehandlungseinheiten stehen unter der Leitung des Anästhesisten. Dieser hat eine enge Zusammenarbeit mit den Ärzten der beteiligten operativen Fachabteilungen sicherzustellen und die ärztliche Behandlung zu koordinieren. Im Übrigen trägt er die Verantwortung für die Überwachung und Aufrechterhaltung der vitalen Funktionen, während der Frauenarzt für die Behandlung des Grundleidens zuständig bleibt.

6.3 Die Intensiveinheiten und Wachstationen können die Funktion eines Aufwachraums nicht ersetzen. Die Einrichtung von Aufwachräumen ist zur Sicherung der Patienten in allen operativen Krankenhäusern unerlässlich. Besteht kein Aufwachraum und muss die Patientin aus diesem Grunde schon während der postoperativen Aufwachphase auf die gynäkologische Krankenstation zurückverlegt werden, so ist auch dort die Überwachung sicherzustellen. Der Krankenhausträger hat dann im Rahmen seiner Organisationspflicht der gynäkologischen Abteilung die dafür zusätzlich erforderlichen Pflegekräfte zur Verfügung zu stellen.

B. In der Geburtshilfe

Spezielle fachliche und organisatorische Probleme ergeben sich bei der geburtshilflichen Anästhesie. Die erforderliche enge Kooperation zwischen Geburtshelfern und Anästhesisten setzt voraus, dass für geburtshilfliche Eingriffe stets ein Anästhesist verfügbar ist. Es ist Aufgabe des Krankenhausträgers, durch eine ausreichende personelle Besetzung der Anästhesie diese Voraussetzung zu schaffen.

1. Personalbedarf

Die anzustrebende volle anästhesiologische Versorgung der geburtshilflichen Fachabteilung erfordert einen 24-stündigen Anästhesiebereitschaftsdienst an 7 Tagen in der Woche. Der hierfür benötigte besonders auszuweisende Personalbedarf hängt von der jährlichen Ge-

burtenzahl und dem Anteil der Anästhesieleistungen ab. Unabhängig von der Frequenz muss gewährleistet sein, dass bedarfsweise jederzeit ein Anästhesist im Kreißsaal zur Verfügung steht.
Wo ein solcher durchgehender Anästhesiedienst noch nicht realisiert werden kann, müssen in Absprache zwischen den beteiligten Abteilungen auf der Grundlage dieser Vereinbarung übergangsweise andere Lösungen gefunden werden, die in den Ziffern 3 und 4 näher erläutert sind.
Die vertragsschließenden Verbände und wissenschaftlichen Gesellschaften betonen nachdrücklich, dass der Krankenhausträger aufgrund seiner Organisationspflicht für eine ausreichende anästhesiologische Versorgung der Geburtshilfe sorgen muss.

2. Indikationsstellung und vorbereitende Maßnahme

2.1 Die Indikationsstellung für ein Betäubungsverfahren in der Geburtshilfe hängt ab:
1. von der geburtshilflichen Situation,
2. von speziellen anästhesiologischen Gesichtspunkten,
3. von den Vorstellungen der Patientin.

2.2 Anamneseerhebung, notwendige Voruntersuchungen und Aufklärung bezüglich eines geplanten oder möglicherweise erforderlich werdenden Anästhesieverfahrens sollten bereits im Rahmen der Schwangerenberatung erfolgen. Prinzipiell ist zwar der Anästhesist für die Aufklärung über diejenigen Verfahren zuständig, die er durchführt. Aus organisatorischen Gründen wird jedoch die Aufklärung der Patientin über anästhesiologische Möglichkeiten der Geburtserleichterung sowie ihre Vor- und Nachteile zweckmäßigerweise bereits in der Schwangerenberatung durch den Geburtshelfer durchgeführt, es sei denn, es liegen spezielle anästhesiologische Risikofaktoren vor oder die Schwangere wünscht ausdrücklich ein Gespräch mit dem Anästhesisten.

3. Aufgabenteilung bei der Durchführung der Betäubungsverfahren

3.1 Geburtswegnahe Lokal- und Leitungsanästhesien werden im Notfall vom Geburtshelfer durchgeführt.

3.2 Wenn ein Anästhesist nicht durchgehend zur Verfügung steht, kann bei der Katheterperiduralanästhesie, unbeschadet der Möglichkeit, nach Ziffer 4 zu verfahren, eine Arbeitsteilung in der Weise erfolgen, dass der Anästhesist den Periduralkatheter legt, eine erste Volldosis des Anästhetikums appliziert und die Anästhesie anschließend vom Geburtshelfer fortgeführt wird. Diese Zusammenarbeit ist an folgende Voraussetzungen gebunden:
- Der Anästhesist bleibt so lange anwesend, bis die volle Wirksamkeit der Anästhesie erreicht ist und stabile Kreislaufverhältnisse vorliegen, mindestens aber 30 Minuten nach der ersten vollen Anästhetikadosis.
- Eine Übergabe der Zuständigkeit und Verantwortung für die Fortführung des Anästhesieverfahrens erfolgt im gegenseitigen Einvernehmen der beiden ärztlichen Partner. Auch danach muss ein Anästhesist für die Therapie anästhesiebedingter Zwischenfälle erreichbar bleiben. Er entfernt den Katheter nach Abschluss des Betäubungsverfahrens, wenn nicht zwischen beiden ärztlichen Partnern etwas vereinbart ist.
- Übernimmt der Geburtshelfer Zuständigkeit und Verantwortung für die Fortführung des Anästhesieverfahrens, muss er ausreichende Kenntnisse und Erfahrungen in der Behandlung von Zwischenfällen besitzen.
- Die Periduralanästhesie setzt während ihres gesamten Verlaufs die unmittelbare Verfügbarkeit eines Arztes (Anästhesist oder Geburtshelfer) voraus.
- Die Entscheidung über Zeitpunkt und Dosis der Applikation des Lokalanästhetikums ist an eine individuelle ärztliche Anordnung gebunden. Wird die Injektion in den liegenden Periduralkatheter durch spezielle Anweisung auf unterwiesene Krankenschwestern bzw. -pfleger oder auf Hebammen delegiert, muss sich der anordnende Arzt in unmittelbarer Nähe aufhalten, um bei Komplikationen sofort verfügbar zu sein.
- Der Anästhesieverlauf ist in üblicher Weise zu dokumentieren. Aus dem Protokoll muss der Zeitpunkt der Übergabe an den Geburtshelfer hervorgehen.

4. Die Durchführung der Periduralanästhesie durch den Geburtshelfer

Ist zwischen den beiden Abteilungen vereinbart, dass die Periduralanästhesie vom Geburtshelfer durchgeführt wird, so trägt dieser dafür die volle ärztliche und rechtliche Verantwortung. Dazu müssen folgende Voraussetzungen erfüllt sein:
- Eine ausreichende Übung in diesen Verfahren in einer hinreichenden Anzahl von Fällen.
- Eingehende Kenntnisse und Erfahrungen in der Erkennung und Behandlung von Zwischenfällen.

5. Dem Anästhesisten vorbehaltene Aufgaben

Die Durchführung von Narkosen ist Aufgabe des Anästhesisten.
Unabhängig von der Art des Betäubungsverfahrens muss in folgenden Fällen grundsätzlich ein Anästhesist zugezogen werden bzw. organisatorisch sichergestellt sein, dass ein Anästhesist sofort verfügbar ist:
- bei der Schnittentbindung,
- bei anästhesiologischen Risikofällen,
- bei anästhesiebedingten Zwischenfällen.

6. Die Erstversorgung des Neugeborenen
Für die Erstversorgung des Neugeborenen ist der Geburtshelfer zuständig. Die primäre Reanimation des Neugeborenen ist eine Aufgabe, die entweder dem Geburtshelfer, dem Neonatologen oder dem Anästhesisten obliegt. Wer im Einzelfall die erforderlichen Maßnahmen durchführt, richtet sich nach den jeweiligen organisatorischen und personellen Gegebenheiten sowie getroffenen Absprachen.

Deutsche Gesellschaft für Anästhesiologie
und Intensivmedizin
Der Präsident: Prof. Dr. med. K. Peter

Berufsverband Deutscher Anästhesisten e.V.
Der Präsident: Dr. med. K. Zinganell

Deutsche Gesellschaft für Gynäkologie
und Geburtshilfe
Der Präsident: Prof. Dr. med. H. Ludwig

Berufsverband der Frauenärzte e.V.
Der Präsident: Dr. med. E. Koschade

LEITLINIEN DER DEUTSCHEN GESELLSCHAFT FÜR PSYCHOSOMATISCHE FRAUENHEILKUNDE UND GEBURTSHILFE (DGPFG)

1 Chronischer Unterbauchschmerz der Frau (Stand Juli 2005)

Vorbemerkung

Das Prinzip evidenzbasierter Leitlinien setzt voraus, Versorgungsempfehlungen auf der bestverfügbaren wissenschaftlichen Erkenntnis zu begründen. Insbesondere auf dem Gebiet der Psychosomatischen Frauenheilkunde und Geburtshilfe kann hierbei allerdings eine starke Orientierung an randomisiert-kontrollierten Studien nicht ausschließlich handlungsleitend sein. Dies liegt unter anderem daran, dass adäquate Studien oft nicht verfügbar und häufig sehr ausgeprägte, nicht kontrollierbare Einflussfaktoren vorhanden sind, die eine kritische Überprüfung der Anwendbarkeit von Studienergebnissen auf die reale klinische Versorgungssituation notwendig machen (s. AWMF-Leitlinienregister Nr. 51/001, Leitlinie 1 Somatoforme Störungen im Überblick). So erlangt hier die Konsensusfindung besonderes Gewicht. Der Quellentext und der ausführliche Methodenreport werden an anderer Stelle publiziert.

1 Definition

Andauernder, schwerer und quälender Schmerz im Unterbauch, der länger als ein halbes Jahr besteht und der durch einen physiologischen Prozess oder eine körperliche Störung nicht vollständig erklärt werden kann. Er tritt in Verbindung mit emotionalen Konflikten oder psychosozialen Problemen auf, die als entscheidende ursächliche Einflüsse gelten sollten. Beträchtliche persönliche oder medizinische Betreuung sind gewöhnlich Folgen.
Der chronische Unterbauchschmerz stellt eine Unterform der chronischen Schmerzsyndrome allgemeiner Art dar.

2 Codierung (ICD-10 und DSM IV)

Tab. 9 ICD-10- und DSM-IV-Codierung der chronischen Schmerzsyndrome (nach Leitungen DGPFG, Stand Juli 2005).

DIAGNOSE	DSM IV	ICD-10
Somatoforme Schmerzstörung		F 45.4
assoziiert mit psychologischen Faktoren	307.80	–
assoziiert mit psychologischen u. allgemein medizinischen Faktoren	307.89	–
Somatisierungsstörung	300.81	F 45.0
undifferenzierte somatoforme Störung	300.81	F 45.1
nicht näher bezeichnete somatoforme Störung	300.81	F 45.9
Schmerzen im Rahmen von depressiven Episoden		F 32.8
Schmerzen im Rahmen von dissoziativen Sensibilitätsstörungen und Empfindungsstörungen		F 44.6

3 Häufigkeit

Etwa 10–15% aller Patientinnen, die ambulant einen Frauenarzt konsultieren (Mathias et al. 1996, Elliott 1996, Scialli 1999).

4 Diagnostik

4.1 Hintergrund der Diagnostik

Psychologische Merkmale der Patientinnen

Es fand sich eine Korrelation zwischen niedrigerer Bildung und stärkeren Schmerzen, Besorgtheit, emotionalem Leid und funktioneller Eingeschränktheit. Keine Unterschiede ergaben sich bezüglich Alter, Schmerzdauer und depressiven Symptomen (Roth et al. 2001, Querschnittstudie). Besteht eine gewalttätige Partnerbeziehung, so steigt das relative Risiko, chronische Unterbauchschmerzen zu entwickeln (Coker et al. 2000, Querschnittstudie).

1980 veröffentlichten Gross et al. eine Untersuchung, die bei 25 Patientinnen ausgeprägte psychopathologische Befunde erhob. Walker et al. beobachteten 1988 an einer Gruppe von 25 Frauen eine erhöhte Prävalenz von Depression, Drogenmissbrauch, sexuellen Funktionsstörungen, Somatisierung und sexuellem Missbrauch sowohl in der Kindheit als auch im Erwachsenenalter im Vergleich zur Kontrollgruppe. Walker et al. (1992) vermuteten eine stärkere Dissoziierungstendenz bei Unterbauchschmerzpatientinnen. 1995 fanden Walker et al. signifikant erhöhte Raten für psychiatrische Erkrankungen, Somatisierungstendenz und sexuellen Missbrauch sowohl in der Kindheit als auch im Erwachsenenalter.

Beard et al. (1988) beobachteten bei Unterbauchschmerzpatientinnen eine größere Anzahl von Krankheiten und Todesfällen in der Familie. In mehreren Untersuchungen werden eine erhöhte Inzidenz von physischem und sexuellem Missbrauch sowie Hinweise auf frühe Störungen und depressive Gestimmtheit gefunden (Campbell et al. 2002, Fall-Kontroll-Studie; Romans et al. 2002, Black 1988, Bodden-Heidrich et al. 1999, Cadirola et al. 1983, Hodgkiss und Watson 1994, Toomey et al. 1993, Collett et al. 1998, Ehlert et al. 1999, Lampe et al. 2000, Reiter et al. 1990, Walling 1995).

Rapkin et al. (1990) fanden keine spezifisch erhöhte Rate an sexuellen Missbrauchserfahrungen. Eine Tendenz zu Dissoziation, Somatisierung und Drogenabusus wurde in einer weiteren Studie gefunden (Badura et al. 1997).

Abschließend betrachtet lässt sich sagen, dass die Forschung zur psychischen Morbidität problematisch ist. Viele Studien weisen Mängel auf wie zu kleine Gruppengröße, ungleiche Kontrollgruppen, Einsatz von unstandardisierten psychiatrischen Instrumenten, die die Validität der Ergebnisse beeinträchtigen (Savidge und Slade 1997).

4.2 Psychologische Diagnostik

Besonderes Augenmerk in der Vorgeschichte der Patientinnen sollte auf sexuellen und körperlichen Missbrauch und Zeichen einer depressiven Erkrankung gelegt werden (s. psychologische Merkmale der Patientinnen) (Reisner 1997).

4.3 Medizinische Diagnostik

Ärztliches Gespräch gemäß der psychosomatischen Grundversorgung

Mögliche Foci:
- auslösende Situation,
- Belastungen,
- Partnerschaft,
- Sexualität,
- Verluste,
- frühe Traumata,
- subjektive Krankheitstheorie.

Gynäkologische Untersuchung

Anschließend an die Anamneseerhebung wird eine gynäkologische Untersuchung durchgeführt (Reisner 1997).

Vaginale Sonografie

Meist unauffällig. Findet sich bei der gynäkologischen Untersuchung keine Auffälligkeit, so ist es auch eher unwahrscheinlich, dass bei der transvaginalen Sonografie pathologische Befunde erhoben werden (Stovall 2000).

Laborchemische Untersuchungen

Leukozyten, CRP, Urinstatus. Die Untersuchungen dienen im Wesentlichen dem Ausschluss entzündlicher Prozesse.

Laparoskopie

Die diagnostische Laparoskopie stellt einen wichtigen Schritt bei der Diagnostik dar (Dwarakanath et al. 1998). Bis zu 40% der diagnostischen Laparoskopien werden wegen chronischen Unterbauchschmerzes durchgeführt (Richter et al. 1998). Sie bietet die Möglichkeit von Diagnostik und Therapie zur gleichen Zeit (Porpora und Gomel 1997). In der Literatur finden sich bei der Laparoskopie bei 24–83% der Patientinnen Auffälligkeiten (Cunanan et al. 1983, Kresch et al. 1984, Kolmorgen et al. 1976, Kontoravdis et al. 1997, Bojahr et al. 1995, Vercellini et al. 1990, Newham et al. 1996).

Werden bei der präoperativen gynäkologischen Untersuchung abnorme Befunde erhoben, sinkt die Rate an unauffälligen Laparoskopiebefunden. Nezhat et al.

(1995) betonen die Dringlichkeit, dass die Laparoskopie in Kombination mit einer Hysteroskopie erfolgt, um Zusatzinformationen über die mögliche Schmerzursache zu gewinnen. In diesem Kollektiv waren je nach laparoskopischem Befund zwischen 27 und 40% intrauterine Auffälligkeiten beschrieben.

Die Kombination der Laparoskopie mit einer Zystoskopie ist nicht ausreichend belegt (Gowri und Krolikowski 2001).

Die Laparoskopie kann auch in Lokalanästhesie vorgenommen werden, um zeitgleich eine Lokalisierung der Schmerzpunkte (pain mapping) zu erlauben (Almeida et al. 1998, Steege 1998, Howard 2000).

4.4 (Meist) entbehrliche medizinische Diagnostik

Computertomografie, Kernspintomografie, PET (Harris 2000).

Cody (2000) diskutiert zusätzlich zur Sonografie noch den Einsatz von MRT, Hysterokontrastsonografie und Spiral-CT für bestimmte Fragestellungen.

4.5 (Meist) entbehrliche psychologische Diagnostik

Persönlichkeitstests bzw. psychiatrische Fragebögen als Screening-Verfahren.

2002 wurde eine Pilotstudie zur Validierung eines diagnostischen Fragebogens durchgeführt. Der Fragebogen enthält 15 Items und ist gedacht als Screening-Instrument in der allgemeinärztlichen Praxis (Van Os-Bossagh et al. 2002).

4.6 Im Einzelfall nützliche Diagnostik

1. Konsil durch Psychiater oder Arzt f. Psychosomatische Medizin.
2. Orthopädisches Konsil (Banerjee et al. 2001).
3. Internistisches Konsil (Banerjee et al. 2001).
4. Chirurgisches Konsil.
5. Urologisches Konsil (Banerjee et al. 2001).
6. Neurologisches Konsil (Banerjee et al. 2001).
7. Konsil durch einen ärztlichen oder psychologischen Psychotherapeuten.

4.7 Hinweise zur Durchführung der Diagnostik

Akute Schmerzursachen sind auszuschließen.

Erhobene Vor- oder Nebenbefunde der gynäkologischen Untersuchung können als mitverursachend angesehen werden, müssen den Schmerz aber nicht vollständig erklären (Porpora und Gomel 1997, Howard 2000, Stout et al. 1991) (s. Definition). Sie verleiten jedoch oft zu rein somatischer Sichtweise des Schmerzsyndroms. Die häufigsten Nebenbefunde sind Zysten, Myome, Adhäsionen und Endometriose.

Hierzu im Einzelnen:

Zysten. Zur Bedeutung von Zysten bei der Schmerzgenese gibt es keine Untersuchungen. Sie sind bei chronischem Unterbauchschmerz als Nebenbefunde einzustufen.

Endometriose. Endometriose ist eine häufige Ursache chronischer Unterbauchschmerzen. Durch die Anamnese ist eine Differenzierung zwischen endometriosebedingtem Schmerz und chronischen Unterbauchschmerzen meist möglich. Leitsymptom bei der Endometriose ist die Dysmenorrhö, häufig kombiniert mit Schmerzen, die die Patientin sehr genau lokalisieren kann. Ob die Ausprägung der Endometriose mit der Schmerzstärke korreliert, ist noch nicht abschließend geklärt. In einer retrospektiven Studie von Stovall et al. (1997) fand man, dass die Ausprägung der Endometriose bei Diagnosestellung mit der Schmerzstärke beim Follow-up korrelierte. Auch Fedele et al. (1992) kommen zu dem Schluss, dass das Ausmaß der Schmerzen mit der Ausprägung der Endometriose korreliert. Vercellini et al. (1996) konnten dies nicht bestätigen. Eine aktuelle retrospektive Analyse von Fauconnier et al. (2002) untersuchte an 225 Patientinnen die Korrelation von tief infiltrierender Endometriose und chronischem Unterbauchschmerz mit Focus auf die Schmerzlokalisation. Für bestimmte Schmerzlokalisationen fand sich in dieser Untersuchung eine gute Übereinstimmung.

Bei der Diagnostik der Endometriose ist eine histologische Sicherung zu fordern, da sonst die Gefahr der Fehldiagnose besteht (Howard 2000).

Myome. Zur Bedeutung der Myome bei der Schmerzgenese gibt es keine Untersuchungen. Sie sind als Nebenbefunde einzustufen. Leitsymptome bei Myomen sind Dysmenorrhö in Kombination mit Blutungsstörungen (v. a. bei submuköser oder intramuraler Myomlokalisation).

Adhäsionen. Die Bedeutung von Adhäsionen in der Schmerzentstehung ist weitgehend unklar. Howard (2000) betont, dass es sich nicht um einen verlässlichen Prädiktor für Unterbauchschmerzen handelt. Rapkin (1986) fand nur bei 26 von 100 Unterbauchschmerzpatientinnen in der Laparoskopie Adhäsionen. Diese unterschieden sich nicht in Ausprägung oder Lokalisation von denen der asymptomatischen Kontrollgruppe. Ehlert et al. (1999) fanden keine Korrelation zwischen der Ausprägung der Adhäsionen und der Stärke der empfundenen Schmerzen.

Die Patientinnen neigen zu einer organbezogenen Krankheitsvorstellung, wobei der körperliche Schmerz eine (psychoprothetische) Schutzfunktion haben kann. Daher soll das Ansprechen psychischer Zusammenhänge nur schrittweise und individuell erfolgen. Markel et al. (1983) bemerken die Schwierigkeit, Patientinnen mit chronischem Unterbauchschmerz zu einer psychotherapeutischen Behandlung und zu einem psychosomatischen Krankheitsverständnis zu motivieren.

Im Vordergrund steht das ärztliche Gespräch, wobei auf die Affekte der Patientin (Ärger) sowie auf kommunikative Aspekte zu achten ist. Selfe et al. (1998) betonen, dass bei der Behandlung von Unterbauchschmerzpatientinnen eine gute Kommunikation zwischen Arzt und Patientin sowie subtile Persönlichkeits- und Einstellungsfaktoren des Behandelnden besondere Bedeutung erlangen.
Die Führung eines Schmerzkalenders scheint sinnvoll, ohne das es hierzu evidenzbasierte Untersuchungen vorliegen.

5 Therapie

5.1 Allgemeines

Die ärztliche Gesprächsführung entsprechend der psychosomatischen Grundversorgung erscheint sinnvoll.
Eine Analyse der bislang durchgeführten Therapiestudien zeigte, dass die häufigsten Ansätze Psychotherapie, Laparoskopie, um andere Pathologie auszuschließen, hormonelle Medikation und chirurgische Interventionen zur Nervenblockade beinhalten. In einer Metaanalyse der Cochrane Collaboration wurden neun Studien berücksichtigt (Stones und Mountfield 2001). Die Autoren beurteilen eine multidisziplinäre Herangehensweise als möglicherweise effektiv. Laparoskopische Adhäsiolyse wird von ihnen nur als sinnvoll bei schweren Adhäsionen gesehen. Die Autoren fordern aufgrund der Prävalenz und der hohen Kosten des Krankheitsbildes für das Gesundheitswesen dringend weitere randomisiert-kontrollierte Studien.
Schon 1983 berichteten Stauber und Blendinger von einem multidimensionalen Behandlungskonzept von Unterbauchschmerzpatientinnen. 1976 forderte Friederich in einem Artikel zu psychologischen Aspekten des chronischen Unterbauchschmerzes, dass primär angestrebt werden müsse, eine Beziehung zu der betroffenen Patientin herzustellen und ihr dadurch in der psychosozialen Belastungssituation beizustehen. Einen direkten Vergleich eines multidisziplinären Ansatzes mit dem Standardvorgehen führten Peters et al. (1991) durch. Beim Follow-up ein Jahr nach der Therapie fand sich in der multidisziplinär behandelten Gruppe eine deutlich verbesserte Schmerzsituation ($p < 0{,}01$). Wood et al. (1990) gehen davon aus, dass der Erkrankung ein sexuelles Trauma zu Grunde liegt, welches von der Patientin selbst nicht mit den Beschwerden in Verbindung gebracht wird.
Wird eine psychosomatisch orientierte Gruppentherapie angeboten, scheint diese den Patientinnen zu helfen (Albert 2000). Das Therapiekonzept bestand aus verhaltenstherapeutischen Ansätzen und psychosomatischen Techniken und wurde von Physiotherapeuten durchgeführt. Verhaltenstherapie wird auch in einer Kasuistik von Ehlert (1995) angewendet.
Eine Kombination von Counselling und Ultraschalluntersuchung wurde von Ghaly (1994) angewendet ($n = 90$). Es kam zu einer Verbesserung von Schmerzscore und Stimmung.
Kommt es nach der Bauchspiegelung zu einer Verbesserung bezüglich der Beschwerden, verbessert sich auch die Lebensqualität der Frauen. In einer US-amerikanischen Studie wurde eine Zunahme der Aktivität und Abnahme von Depressivität, hypochondrischer und konversionshysterischer Symptomatik gemessen (Duleba 1998). In einer Kasuistik (Knight et al. 1997) wird ein systemischer Therapieansatz diskutiert, die Autoren halten ein multimodales Konzept für erfolgversprechend, vergleichbar mit Behandlungsansätzen bei anderen chronischen Schmerzpatienten.

5.2 Konservativ Behandlung

Medikamentöse Therapie

Die pharmakologischen Therapieansätze unterscheiden sich laut Reisner (1997) nicht von denen bei Schmerzen anderer Lokalisation. Diese Tatsache impliziert, dass zur Zeit keine **spezifische** medikamentöse Therapie existiert. In einem Review (Walker et al. 1993) vertreten die Autoren die Ansicht, dass, auch wenn es keine formale Evidenz für die Wirksamkeit von Antidepressiva bei Patientinnen mit chronischem Unterbauchschmerz gibt, eine empirische Therapie gerechtfertigt sei. Diese Ansicht vertreten auch Stones und Price (2002), da die antidepressive Medikation die Lebensqualität der Patientinnen verbessere.
Es ist bei der antidepressiven Medikation unklar, ob der Erfolg auf deren analgetische oder die antidepressive Wirkung zurückzuführen sei (Hahn et al. 1989).
Sertralin (selektiver Serotoninwiederaufnahmehemmer) wurde in einer doppelblinden plazebokontrollierten Studie bei 23 Frauen mit chronischem Unterbauchschmerz getestet (Engel et al. 1998). Verglichen mit Plazebo konnte keine Besserung mit der antidepressiven Medikation erreicht werden.
Walker et al. (1991) behandelten 14 Frauen mit Nortriptylin. Aufgrund von Nebenwirkungen beendeten sieben Patientinnen die Studie vorzeitig. Sechs Frauen berichteten nach der Einnahme partielle oder komplette Schmerzfreiheit.

Embolisation bei pelviner Varikosis

Bei pelviner Varikosis besteht ein Therapieansatz darin, die abführenden Venen zu embolisieren. Inwieweit hier ein langfristiger Behandlungserfolg zu erzielen ist, ist noch unklar (Venbrux 1999). Mittlerweile haben Ven-

broux et al. (2002) eine Studie mit 56 Patientinnen publiziert mit einer mittleren Nachbeobachtungszeit von 22,1 Monaten nach Embolisation und erreichten im Vergleich zur Baseline eine signifikante Schmerzreduktion, gemessen mit einer visuellen Analogskala.
Cordts et al. (1998) wiesen an einer kleinen Zahl von Patientinnen (11 Frauen) sehr gute Ergebnisse direkt nach der Transkatheterembolisation der varikösen Venen nach. Auch Sichlau et al. (1994) beschreiben die Embolisation als erfolgreich.

5.3 Operative Behandlung

Laparoskopie

Die Wirksamkeit einer kompletten oder teilweisen Adhäsiolyse wird in der Literatur unterschiedlich bewertet. Kolmorgen et al. (1991) führten bei 153 Frauen eine laparoskopische Adhäsiolyse durch, davon litten 57,5% unter chronischem Unterbauchschmerz. Bei 86,9% der Patientinnen war bei der Laparoskopie eine komplette Adhäsiolyse möglich. Diese Frauen wurden mittels Fragebogen nachuntersucht (Range: 1–8 Jahre später). 38% berichteten, keine Schmerzen mehr zu haben, 45,7% berichteten deutliche Besserung oder zeitweise Schmerzfreiheit, während 16,2% unveränderte Schmerzen angaben.
In einer retrospektiven Analyse fanden Malik et al. (2000) eine deutliche Besserung der Schmerzsymptomatik nach laparoskopischer Adhäsiolyse. Es profitierten auch jene Patientinnen, bei denen keine komplette Adhäsiolyse gelang. Die Nachbeobachtungszeit betrug 6–18 Monate. Die Autoren fanden jedoch auch, dass die Stärke des Schmerzes, gemessen mit visueller Analogskala, nicht mit der Ausprägung der Adhäsionen korrelierte. Auch Chan et al. (1985) befragten retrospektiv 100 Frauen in Bezug auf den Behandlungserfolg nach Adhäsiolyse. Wolter et al. (2000) fanden bei einer kompletten Adhäsiolyse ein günstigeres Ergebnis hinsichtlich der Zielvariable „Schmerz". Steege et al. (1991) unterschieden bei Patientinnen ein „chronisches Unterbauchschmerzsyndrom" von reinen Unterbauchschmerzen. Von der Zuordnung zu einer der beiden Gruppen schien die Prognose bestimmt zu sein. Beim Follow-up nach laparoskopischer Adhäsiolyse waren die Beschwerden in der „Syndromgruppe" nicht so gebessert wie bei ausschließlichen Schmerzen.
Erfolgt die Adhäsiolyse per laparotomiam, entsteht in der Regel kein Nutzen für die Patientin. Eine Ausnahme stellen laut Peters et al. (1992, randomisiert-kontrollierte Studie) ausgeprägte Adhäsionen mit Darmbeteiligung dar (Studie mit 48 Patientinnen).
Sechs Monate nach unauffälliger Laparoskopie befragten Baker et al. (1992) 60 Patientinnen bezüglich ihrer Schmerzsymptomatik. Nur zwei Frauen gaben ihre Schmerzen als unverändert oder stärker an. Die Autoren folgern daraus, dass nur bei einer Persistenz der Beschwerden über länger als sechs Monate auch eine operative Behandlung erfolgen sollte.

Hysterektomie

Reiter (1990) geht davon aus, dass bei der Mehrzahl der Patientinnen mit einer Hysterektomie oder Ovarektomie in der Regel keine definitive Heilung erzielt werden kann.
An 99 Frauen führten Stovall et al. (1990) eine Hysterektomie auf Grund von chronischen Unterbauchschmerzen durch. Die Nachbeobachtungszeit betrug in dieser Studie im Mittel 21,6 Monate (Range: 24 bis 198 Monate). 22,2% der Patientinnen leiden weiterhin unter Unterbauchschmerzen, wohingegen die übrigen eine signifikante Besserung berichten.
Beard et al. (1991) führten eine Hysterektomie mit beidseitiger Adnektomie bei 36 Frauen mit therapieresistenter pelviner Varikosis durch. Postoperativ erhielten die Frauen eine hormonelle Substitution. Nach einjähriger Nachbeobachtung fanden sich eine deutliche Schmerzreduktion und eine Zunahme der Koitusfrequenz.
Hillis et al. (1995) führten eine prospektive multizentrische Kohortenstudie mit 308 Patientinnen durch. Das Follow-up betrug ein Jahr. Ein großer Teil der Frauen (74%) waren schmerzfrei und ein weiteres Viertel (21%) berichtete zumindest Schmerzlinderung.

5.4 Ambulante Behandlung

Die Therapie sollte ambulant erfolgen. Es empfiehlt sich ein festes Therapiekonzept auf der Basis der psychosomatischen Grundversorgung, welches langfristig angelegt ist.

5.5 Stationäre Behandlung

Bei lang anhaltenden Schmerzstörungen scheint die psychodynamisch orientierte stationäre Psychotherapie sinnvoll (Bassler et al. 1994).

5.6 Hinweise zur Durchführung der Therapie

Ärztliche Gesprächsführung gemäß psychosomatischer Grundversorgung wird empfohlen. Sind die Voraussetzungen für eine Psychotherapie (z. B. Introspektionsfähigkeit, Offenheit für mögliche Psychogenese der Schmerzen) gegeben, sollte diese angestrebt werden.
Trotz unklarer Evidenz kann ein medikamentöser Therapieversuch mit Antidepressiva versucht werden.
Multidisziplinäre Ansätze und die Kombination mit Verfahren wie Balneotherapie, Physiotherapie und körpertherapeutischen Verfahren sind sinnvoll.
Eine operative Diagnostik durch Laparoskopie ist sinn-

voll und kann bei Bedarf auch therapeutisch genutzt werden. *Cave:* Die hauptsächliche Gefahr besteht in wiederholten operativen Eingriffen mit zu invasivem Vorgehen und iatrogener Fixierung auf organische Krankheitsursachen!

6 Nachsorge

Im ärztlichen Gespräch.

Literatur

Albert H.: Psychosomatic group treatment helps women with chronic pelvic pain. J. Psychosom. Obstet. Gynaecol. 20 (1999) 216–225.

Almeida O. D. Jr., J. M. Val-Gallas, B. Rizk: Appendectomy under local anaesthesia following conscious pain mapping with microlaparoscopy. Hum. Reprod.13 (1998) 588–590.

Badura A. S., R. C. Reiter et al.: Dissociation, somatization, substance abuse, and coping in women with chronic pelvic pain. Obstet. Gynecol. 90 (1997) 405–410.

Baker P. N., E. M. Symonds: The resolution of chronic pelvic pain after normal laparoscopy findings. Am. J. Obstet. Gynecol. 166 (1992) 325–327.

Banerjee S., R. T. Farrell, T. Lembo: Gastroenterological causes of pelvic pain. World J. Urol. 19 (2001) 166–172.

Beard R., P. Reginald, S. Pearce: Psychological and somatic factors in women with pain due to pelvic congestion. Adv. Exp. Med. Biol. 245 (1988) 413–421.

Beard R. W., R.G. Kennedy et al.: Bilateral oophorectomy and hysterectomy in the treatment of intractable pelvic pain associated with pelvic congestion. Br. J. Obstet. Gynecol. 98 (1991) 988–992.

Black J. S.: Sexual dysfunction and dyspareunia in the otherwise normal pelvis. Sexual & Marital Therapy 3 (1988) 213–221.

Bodden-Heidrich R., V. Kuppers et al.: Chronic pelvic pain syndrome (CPPS) and chronic vulvar pain syndrome (CVPS): evaluation of psychosomatic aspects. J. Psychosom. Obstet. Gynaecol. 20 (1999) 145–151.

Bojahr B., T. Römer, R. Lober: Zur Bedeutung der Laparoskopie in der Diagnostik und Therapie bei Patientinnen mit chronischen Unterbauchbeschwerden. Zentralbl. Gynakol. 117 (1995) 304–309.

Campbell J., A. S. Jones et al. : Intimate partner violence and physical health consequences. Arch. Intern. Med. 162 (2002) 1157–1163.

Chan C. L., C. Wood: Pelvic adhesiolysis – the assessment of symptom relief by 100 patients. Aust. N. Z. J. Obstet. Gynaecol. 2548 (1985) 295–298.

Cody R. F., S. M. Ascher: Diagnostic value of radiological tests in chronic pelvic pain. Baillieres Best Pract. Res. Clin. Endocrinol. Metab. 14 (2000) 433–466.

Coker A. L., P. H. Smith et al.: Physical health consequences of physical and psychological intimate partner violence. Arch. Fam. Med. 9 (2000) 451–457.

Cordts P. R., A. Eclavea et al.: Pelvic congestion syndrome: early clinical results after transcatheter ovarian vein embolization. J. Vasc. Surg. 28 (1998) 862–868.

Cunanan R. G., N. G. Courey, J. Lippes: Laparoscopic findings in patients with pelvic pain. Am. J. Obstet. Gynecol. 146 (1983) 587–590.

Duleba A. J., K. J. Jubanyik et al.: Changes in personality profile associated with laparoscopic surgery for chronic pelvic pain. J. Am. Assoc. Gynecol. Laparosc. 5 (1998) 389–395.

Dwarakanath L. S., P. S. Persad et al.: Role of laparoscopy in the management of chronic pelvic pain. Hosp. Med. 59 (1998) 627–631.

Ehlert U., C. Heim, D. H. Hellhammer: Chronic pelvic pain as a somatoform disorder. Psychother. Psychosom. 68 (1999) 87–94.

Engel C. C. Jr., E. A. Walker et al.: A randomized, double-blind crossover trial of sertraline in women. J. Psychosom. Res. 44 (1998) 197–201.

Fauconnier A., C. Chapron et al.: Relation between pain symptoms and the anatomic location of deep infiltrating endometriosis. Fertil. Steril. 78 (2002) 719–726.

Fedele L., S. Bianchi et al: Pain symptoms associated with endometriosis. Obstet. Gynecol. 79 (1992) 767–769.

Friederich M. A.: Psychological aspects of chronic pelvic pain. Clin. Obstet. Gynecol. 19 (1976) 399–406.

Ghaly A. F. F.: The psychological and physical benefits of pelvic ultrasonography in patients with chronic pelvic pain and negative laparoscopy. A random allocation trial. J. Obstet. Gynaecol. 77 (1994) 740–744.

Gowri V., A. Krolikowski: Chronic pelvic pain. Laparoscopic and cystoscopic findings. Saudi. Med. J. 2289 (2001) 769–770.

Gross R. J., H. Doerr et al.: Borderline syndrome and incest in chronic pelvic pain patients. Int. J. Psychiatry Med. 10 (1980/81) 79–96.

Hahn M. B., M. M. Jones, H. Carron: Idiopathic pelvic pain. The relationship to depression. Postgrad. Med. 85 (1989) 263–266.

Harris R. D., S. R. Holtzman, A.M. Poppe: Clinical outcome in female patients with pelvic pain and normal US findings. Radiology 16 (2000) 440–443.

Hillis S. D., P. A. Marchbanks, H.B. Peterson: The effectiveness of hysterectomy for chronic pelvic pain. Obstet. Gynecol. 86 (1995) 941–945.

Hodgkiss A. D., R. Sufraz, J. P. Watson: Psychiatric morbidity and illness behaviour in women with chronic pelvic pain. J. Psychosom. Res. 38 (1994) 3–9.

Howard F. M.: The role of laparoscopy as a diagnostic tool in chronic pelvic pain. Baillieres Best Pract. Res. Clin. Endocrinol. Metab. 14 (2000) 467–494.

Kolmorgen K., H. R. Haußwald, O. Havemann: Chronische Unterbauchbeschwerden der Frau – eine postlaparoskopische Analyse. Zentralbl. Gynakol. 98 (1976) 1434–1440.

Kontoravdis A., A. Chryssikopoulos et al.: The diagnostic value of laparoscopy in 2365 patients with acute and chronic pain. Int. J. Gynecol. Obstet. 52 (1996) 243–248.

Kresch A. J., D. B. Seifer et al.: Laparoscopy in 100 women with chronic pelvic pain. Obstet. Gynecol. 64 (1984) 672–674.

Lampe A., E. Sölder et al.: Chronic pelvic pain and previous sexual abuse. Obstet. Gynecol. 96 (2000) 929–933.

Malik E., C. Berg et al.: Subjective evaluation of the therapeutic value of laparoscopic adhesiolysis. Surg Endosc 14 (2000) 79–81.

Markel S. N., C. C. Rigberg, I.K. Strausz: Chronic pelvic pain of obscure origin: A clinical study. J. Psychosom. Obstet. Gynaecol. 2 (1983) 80–85.

Mathias S. D., M. Kupperman et al.: Chronic pelvic pain: Prevalence, health-related quality of life, and economic correlates. Obstet. Gynecol. 87 (1996) 321–327.

Newham A. P., Z. M. van der Spuy, F. Nugent: Laparoscopic findings in women with chronic pelvic pain. S. Afr. Med. J. 86 (Suppl. 9) (1996) 1200–1203.

Nezhat F., C. Nezhat et al.: Use of hysteroscopy in addition to laparoscopy for evaluating chronic pelvic pain. J. Reprod. Med. 40 (1995) 431–434.

Os-Bossagh P. van, T. Pols et al.: Voiding symptoms in chronic pelvic pain (CPP). Eur. J. Obstet. Gynecol. Reprod. Biol. 107 (2003) 185–190.

Peters A. A., E. van Dorst et al.: A randomized clinical trial to compare two different approaches in women with chronic pelvic pain. Obstet. Gynecol. 77 (1991) 740–744.

Peters A. A., G. C. Trimbos-Kemper et al.: A randomized clinical trial on the benefit of adhesiolysis in patients with intraperitoneal adhesions and chronic pelvic pain. Br. J. Obstet. Gynaecol. 99 (1992) 59–62.

Porpora M. G., V. Gomel: The role of laparoscopy in the management of pelvic pain in women of reproductive age. Fertil. Steril. 68 (1997) 765–779.

Rapkin A. J.: Adhesions and pelvic pain: a retrospective study. Obstet. Gynecol. 68 (1986) 13–15.

Rapkin A. J., L. D. Kames et al.: History of physical and sexual abuse in women with chronic pelvic pain. Obstet. Gynecol. 76 (1990) 92–96.

Reisner L. A.: Etiology and management of chronic pelvic pain syndromes. J. Pharmaceut. Care Pain Sympt. Contr. 5 (1997) 31–48.

Reiter R. C.: Occult somatic pathology in women with chronic pelvic pain. Clin. Obstet. Gynecol. 33 (1990) 154–160.

Reiter R. C., J. C. Gambone: Demographic and historic variables in women with idiopathic chronic pelvic pain. Obstet. Gynecol. 75 (1990) 428–432.

Richter D.: Psychosomatische Therapie chronischer Unterbauchschmerzen. In: Richter D., W. Schuth, K. Müller: Psychosomatische Gynäkologie und Geburtshilfe, S. 117–126. Gießen 1998.

Romans S., C. Belaise et al.: Childhood abuse and later medical disorders in women. An epidemiological study. Psychother. Psychosom. 71 (2002) 141–150.

Roth R. S., M. R. Punch, J.E. Bachman: Educational achievement and pain disability among women with chronic pelvic pain. J. Psychosom. Res. 51 (2001) 563–569.

Scialli A. R.: Evaluating chronic pelvic pain. A consensus recommendation. Pelvic Pain Expert Working Group. J. Reprod. Med. 44 (1999) 945–952.

Selfe S. A., M. van Vugt M, R. W. Stones: Chronic gynaecological pain: an exploration of medical attitudes. Pain 77 (1998) 215–225.

Sichlau M. J., J. S. Yao, R. L. Vogelzang: Transcatheter embolotherapy for the treatment of pelvic congestion syndrome. Obstet. Gynecol. 83 (1994) 892–896.

Stauber M., J. Blendinger: Zur Behandlung von Patientinnen mit chronischen Unterbauchbeschwerden. In: Prill H.J., D. Langen: Der psychosomatische Weg zur gynäkologischen Praxis, S. 163–167. Schattauer, Stuttgart–New York 1983.

Steege J. F., A. L. Stout: Resolution of chronic pelvic pain after laparoscopic lysis of adhesions. Am. J. Obstet. Gynecol. 165 (1991) 278–281.

Steege J. F.: Basic philosophy of the Integrated Approach: Overcoming the Mind-Body-Split. In: Steege J.F., D.A. Metzger, B.S. Levy: Chronic pelvic pain: an integrated approach, pp. 5–12. Philadelphia 1998.

Stones R. W., J. Mountfield: Interventions for treating chronic pelvic pain in women (Cochrane Review). In: The Cochrane Library 4 (2001) CD000387.

Stones R. W., C. Price: Health services for women with chronic pelvic pain. J. R. Soc. Med. 95 (2002) 531–535.

Stout A. L., J. F. Steege et al.: Relationship of laparoscopic findings to self-report of pelvic pain. Am. J. Obstet. Gynecol. 164 (1991) 73–79.

Stovall D. W., L. M. Bowser et al.: Endometriosis-associated pelvic pain: evidence for an association between the stage of disease and a history of chronic pelvic pain. Fertil. Steril. 68 (1997) 13–18.

Stovall D. W.: Transvaginal ultrasound findings in women with chronic pelvic pain. Obstet. Gynecol. 95 (Suppl. 1) (2000) S57.

Toomey T. C., J. T. Hernandez et al.: Relationship of sexual and physical abuse to pain and psychological assessment variables in chronic pelvic pain patients. Pain 53 (1993) 105–109.

Venbrux A. C., D. L. Lambert: Embolization of the ovarian veins as a treatment for patients with chronic pelvic pain caused by pelvic venous incompetence (pelvic congestion syndrome). Curr. Opin. Obstet. Gynecol. 11 (1999) 395–399.

Venbrux A. C., A. H. Chang et al.: Pelvic congestion syndrome (pelvic venous incompetence): Impact of ovarian and internal iliac vein embolotherapy on menstrual cycle and chronic pelvic pain. J. Vasc. Interv. Radiol. 13 (2002) 171–178.

Vercellini P., L. Fedele et al.: Laparoscopy in the diagnosis of gynecologic chronic pelvic pain. Int. J. Gynaecol. Obstet. 32 (1990) 261–265.

Vercellini P., L. Trespidi et al.: Endometriosis and pelvic pain: relation to disease stage and localization. Fertil. Steril. 6582 (1996) 299–304.

Walker E. A., M. D. Sullivan, M.A. Stenchever: Use of antidepressants in the management of women with chronic pelvic pain. Obstet. Gynecol. Clin. North Am. 20 (1993) 743–751.

Walker E. A., W. J. Katon et al.: Dissociation in women with chronic pelvic pain. Am. J. Psychiatry 149 (1992) 534–537.

Walker E., W. J. Katon et al.: Psychiatric diagnoses and sexual victimization in women with chronic pelvic pain. Psychosomatics 36 (1995) 531–540.

Walling M. K.: Sexual abuse and family models of pain/illness in the development of chronic pelvic pain. Dissertation Abstracts International: Section B: Sciences Engineering 56 (1995) 2345.

Wolter et al.: Zur Bedeutung der pelviskopischen Adhäsiolyse für die Behandlung chronischer Unterbauchbeschwerden. Zentralbl. Gynäkol. 122 (2000) 368–373.

Wood D. P., M. G. Wiesner, R. C. Reiter: Psychogenic chronic pelvic pain: diagnosis and management. Clin. Obstet. Gynecol. 33 (1990) 179–195.

2 Psychosomatisch orientierte Diagnostik und Therapie bei Sterilität (Stand Juli 2005)

1 Definition

Ungewollte Kinderlosigkeit bei vorgetragenem Kinderwunsch, die mindestens 1 Jahr andauert. Unfruchtbarkeit kann Leiden an ungewollter Kinderlosigkeit bedeuten, wobei biologische, psychische und soziale Faktoren in der Entstehung, der Diagnostik und der Therapie beteiligt sind.

2 Codierung (ICD-9)

Weibliche Sterilität (628.0); männliche Infertilität (606).

3 Häufigkeit

Etwa 5–10% aller Paare in Mitteleuropa sind ungewollt kinderlos. Etwa 3% der Paare bleiben ungewollt kinderlos.

4 Diagnostik

Notwendige Diagnostik

Erstgespräch mit dem Paar entspr. psychosomatischer Grundversorgung mit Fokus auf Sterilitätsproblem (inkl. psychosozialer Bedingungen), Partnerschaft und Sexualität. Parallele Untersuchung der Frau (Hormone, Infektionsserologie, Uterus, Zervix, Tube) und Untersuchung des Mannes (1–2 Spermiogramme, HIV-Test, evtl. körperliche Untersuchung, evtl. Hormonanalyse [FSH, Testosteron], evtl. Zytogenetik). Angebot einer psychologischen/psychotherapeutischen Betreuung des Paares/der Einzelperson.

Im Einzelfall nützliche Diagnostik

Im Einzelfall weiterführende Diagnostik bei männlichen und weiblichen Sterilitätsfaktoren. Einbeziehung eines psychologischen oder ärztlichen Psychotherapeuten in der Praxis/im Team/im Konsiliardienst/im Liaisondienst.

Hinweise zur Durchführung der Diagnostik

Die Sterilität soll als bio-psycho-soziales Problem aufgefasst werden. Der durchführende Arzt soll über ausreichende Kenntnisse der psychosomatischen Grundversorgung verfügen und diese integrativ selbst in Diagnostik und Therapie mit einbeziehen. Psychologische oder ärztliche Psychotherapeuten sollen in die Teams fest integriert sein, um eine Trennung in körperliche und psychische Anteile zu vermeiden. Eine psychosomatische Betreuung soll von Anfang an gewährleistet sein, nicht erst nach Enttäuschungen oder bei erfolgloser Beendigung der Therapie. In der psychosomatisch orientierten Diagnostik empfehlen sich Schlüsselfragen (Tab. 10). Mindestens 30% der Frauen haben in ihrem Leben Phasen der Kinderlosigkeit, wobei der größte Teil später schwanger wird.

5 Therapie

Konservative Behandlung

Die Therapie orientiert sich medizinisch an der Diagnose, wobei die Schwangerschaftsrate nach Therapie und die Spontanschwangerschaftrate ohne Behandlung mit einzubeziehen sind. Bei offenen Tuben soll zurückhaltend therapiert werden: je jünger die Patientin ist, je kürzer der Kinderwunsch besteht und je unauffälliger das Spermiogramm ist.

Ärztliche Gesprächsführung und Begleitung entsprechend der psychosomatischen Grundversorgung (EBM 850 + 851, GOÄ 849).

Eine psychosomatische Betreuung/Paarbetreuung/Paartherapie kann den Leidensdruck der ungewollten Kinderlosigkeit mindern bzw. eine größere Ergebnisoffenheit erreichen. Die psychosomatisch orientierte Therapie sollte alle konservativen, v.a. aber invasiven Therapieabschnitte (z.B. IVF/ICSI) mit umfassen.

Operative Behandlung

Eine operative Therapie der Sterilität kann sich nach Abschluss einer Diagnostik der Sterilität ergeben. Da jede Operation eine zusätzliche Belastung der Patientin /des Paares darstellt, ist auch hier eine integrative psychosomatische Betreuung notwendig.

Ambulante Behandlung

Die Therapie sollte so weit wie möglich ambulant erfolgen.

Stationäre Behandlung

Da eine stationäre Betreuung eher eine zusätzliche belastende Situation für die Patientin darstellt, ist hierbei ein integriertes psychosomatisches Konzept notwendig. Eine enge Kooperation zur Praxis – auch aus psychosomatischer Sicht – ist notwendig.

Tab. 10 Schlüsselfragen zur Leitlinie „Psychosomatisch orientierte Diagnostik und Therapie bei Sterilität".

- Wie lange besteht Kinderwunsch in Ihrer Partnerschaft?
- Wie lange sind Sie in Behandlung?
- Bei wie vielen Ärzten waren Sie in Behandlung?
- Was ist die Ursache Ihrer Sterilität (subjektive Theorie)?
- Wer leidet mehr unter der Kinderlosigkeit (Mann oder Frau)?
- Was hat sich in Ihrem Leben verändert seit Wissen um Sterilität?
- Wie zufrieden sind Sie mit Ihrer Sexualität und Liebe (Frequenz, Anorgasmie, Dyspareunie, Lust)?
- Was hat sich in Ihrer Sexualität verändert?
- Psychosomatische Krankheitsbilder (Ulkus, Asthma, Unterbauchschmerz, Haut)?
- Psychiatrische/psychotherapeutische (Vor-)Behandlung? (Lebenskrisen, Partnerschaft, Sterilität)
- Welche Therapie sollte Ihrer Ansicht nach durchgeführt werden?
- Wie stehen Sie zu Alternativen? (Adoption, Pflegekind)
- Wo sind Grenzen der Therapie? Dauer der Therapie?
- Wie geht es weiter, falls wir nicht „erfolgreich" sind?

6 Nachsorge

Nach Beendigung der Therapie (mit und ohne Kind) sollte in der nachfolgenden ärztlichen Betreuung auf die Sterilitätskrise eingegangen werden, v. a. wenn dieses Thema sich weiterhin als vulnerabel darstellt.

7 Hinweise zur Durchführung der Therapie

Vor jedem therapeutischen Schritt ist das Paar noch einmal in Bezug auf die spontane Schwangerschafts- und Geburtenrate ohne Therapie zu beraten. Bei jeder Therapieform ist das Mehrlings- und Frühgeburtenrisiko zu erwägen und auf die Gefahren und Folgen von Frühgeburtlichkeit hinzuweisen.

Das Therapieziel ist die Lösung des Sterilitätsproblems, wobei das Ergebnis eine Schwangerschaft oder der Verzicht auf ein (eigenes) Kind sein kann.

Bei jeder Therapie sind eine zeitliche Begrenzung und das Alter von Patientin und Patient zu diskutieren.

Bei der ärztlichen Beratung ist besonders auf Nebenwirkungen und Risiken von Medikamenten bzw. der operativen Therapie einzugehen.

Ethische und juristische Vorschriften müssen beachtet werden: Embryonenschutzgesetz, SGB V, Berufsordnung für Ärzte.

SACHVERZEICHNIS

A

B

D

E

F

I

L

M

N

O

Q

R

S

T

U

V